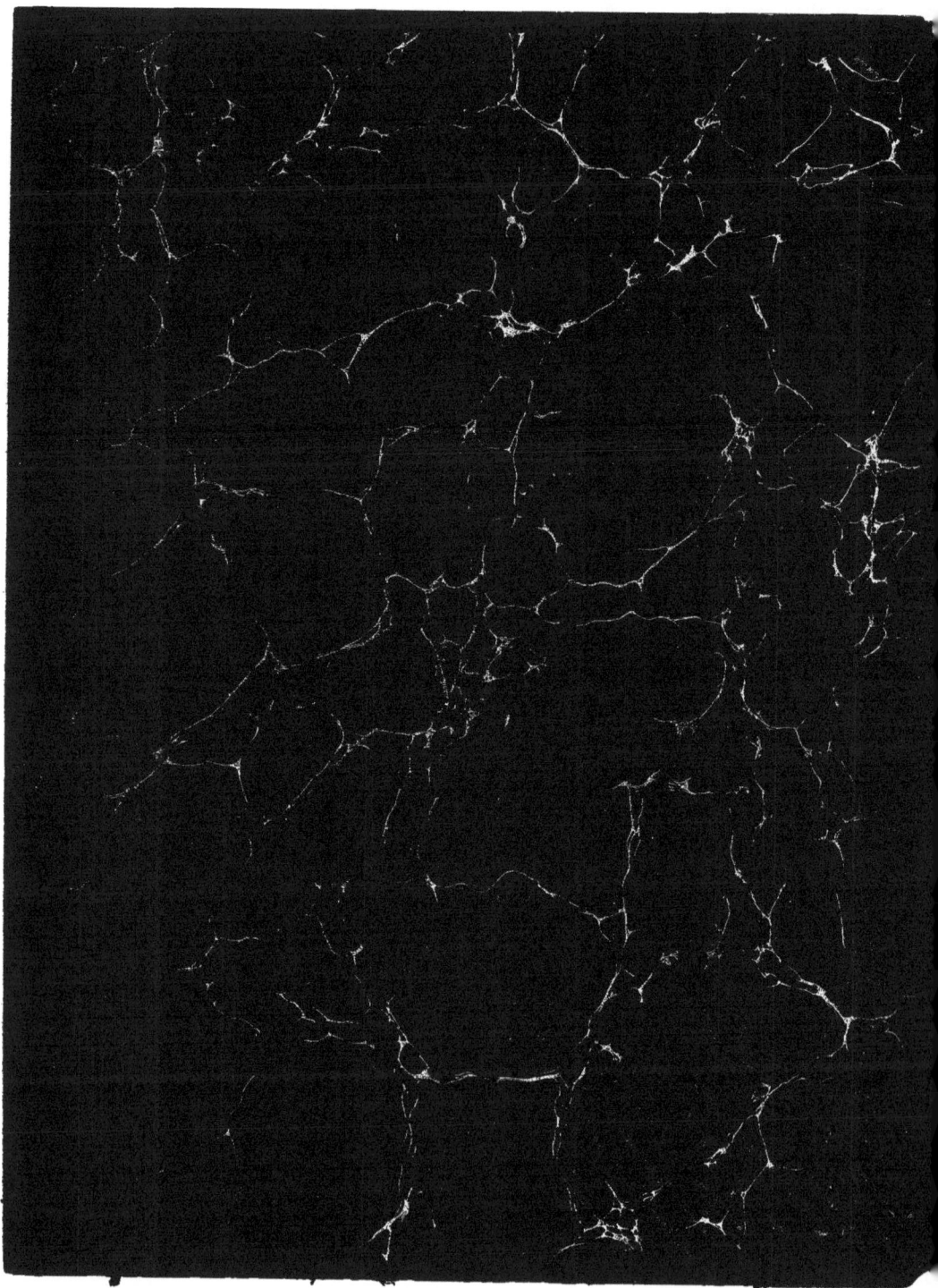

TRAITÉ COMPLET

DE

L'ANATOMIE DE L'HOMME

PAR

LE DOCTEUR J. M. BOURGERY,

AVEC PLANCHES LITHOGRAPHIÉES D'APRÈS NATURE

PAR N. H. JACOB.

ANATOMIE DESCRIPTIVE

ET

PHYSIOLOGIQUE.

ΓΝΩΘΙ ΣΕΑΥΤΌΝ.

TOME TROISIÈME.

MOELLE ÉPINIÈRE. — ENCÉPHALE. — NERFS RACHIDIENS ET ENCÉPHALIQUES. —
ORGANES DES SENS. — LARYNX.

PARIS

C. A. DELAUNAY, ÉDITEUR.

LIBRAIRIE ANATOMIQUE, RUE DE L'ÉCOLE-DE-MÉDECINE, N° 13.

IMPRIMÉ CHEZ PAUL RENOUARD, RUE GARANCIÈRE, N. 5.

1844.

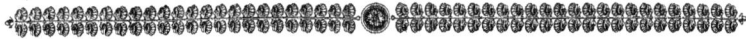

APPAREIL DE RELATION.

ORGANES DE L'INNERVATION.

DISCOURS PRÉLIMINAIRE.

EXPOSÉ PHILOSOPHIQUE

DE L'ANATOMIE ET DE LA PHYSIOLOGIE

DU SYSTÈME NERVEUX.

Homo interior totus nervus.
VAN HELMONT.
L'homme est une intelligence servie par des organes.
DE BONALD.

APRÈS tant de recherches dont le système nerveux a été l'objet dans ces trente dernières années, en anatomie, physiologie, zoologie, chimie, etc., en un mot, dans toutes les directions de la science, qu'est-ce aujourd'hui que le système nerveux? A quel résultat en est-on arrivé? Que sait-on de positif en anatomie et en physiologie, et quel est, sur les divers points, le degré de certitude de l'accord entre ces deux sciences? Enfin, de ces travaux sur le système nerveux, si nombreux et poursuivis avec tant de persévérance par les hommes les plus distingués de l'Europe, ressort-il dans les détails, et surtout dans l'ensemble, quelque haut enseignement pour la science, quelque grande application sociale en rapport avec l'importance d'un pareil sujet ?

Ces questions que le philosophe, l'économiste politique, le législateur, le moraliste, le poète, que les hommes de pratique, aussi bien que les esprits spéculatifs, adressent aux savans, je les ai souvent faites moi-même sans obtenir de réponse satisfaisante. Pour les résoudre, j'ai interrogé tous les documens de la science; j'ai fouillé dans tous les livres sur le système nerveux qui se recommandent par l'autorité des noms de leurs auteurs; mais nulle part je n'ai trouvé que des solutions incomplètes, évasives ou contradictoires. La raison en est simple. Les monographies originales sur les organes nerveux, les seuls ouvrages de quelque valeur, ne traitent que des questions partielles, et presque toujours sous un point de vue très limité. Les traités généraux ne font que répéter en substance, sur chaque sujet, ce qui est contenu dans les monographies. Les ouvrages de physiologie s'occupent bien, à la vérité, de toutes les fonctions connues, mais en se bornant à les rattacher à leurs organes, et, en général, sans s'inquiéter des nerfs, qui en sont les moteurs. Dans tous ces ouvrages, parmi les détails sur chaque sujet, si nombreux et que tout le monde connaît, à peine en trouve-t-on quelques-uns qui puissent se rapporter à l'ensemble, et encore ne s'élèvent-ils pas au-delà de cette sphère habituelle de la physiologie qui est de domaine commun, et que l'on retrouve partout.

C'est l'exposé de cet ensemble de l'anatomie et de la physiologie du système nerveux dans son entier, au point de vue philosophique le plus général, qui est l'objet de ce discours. Avant d'entrer dans la minutieuse description des organes nerveux, déjà très complexe par elle-même, et dont la signification devient si confuse sous la masse accablante des faits de physiologie, et de pathologie, souvent contradictoires, dont on est pourtant forcé de l'extraire, il m'a paru convenable de présenter un résumé succinct du sujet, qui en aplanît les voies et en rendît l'abord plus facile. C'est l'entrée en matière, dans l'étude du système nerveux, par son abrégé synthétique, et en même temps comme le programme anticipé de l'une des fractions les plus intéressantes de l'anatomie philosophique qui doit terminer cet ouvrage.

Ce travail se compose de trois parties : 1° les faits anatomiques, expression fidèle et non contestable de l'état actuel de la science avoué de tous; 2° les applications physiologiques, où, du droit commun à tout homme de science, j'ai tâché d'élucider et de compléter les idées, encore assez vagues, que l'on professe sur beaucoup de fonctions, et de les réunir sous le lien commun de l'organisme; 3° les doctrines philosophiques qui m'ont paru les déductions légitimes des faits, et dont la science ne s'occupe pas, quoiqu'elles puissent offrir certaines applications pratiques, peut-être les plus importantes de toutes car elles n'intéressent pas seulement l'homme isolé, mais la société tout entière.

Dépourvu de guide dans cet aperçu philosophique, où les livres ne pouvaient m'être d'aucun secours, il m'a fallu y suppléer en puisant dans mes inspirations personnelles. Comme on le verra, je m'y suis donné une large carrière, convaincu que la science ne peut que gagner à varier ses directions, et, à travers une percée nouvelle, trouve toujours de nouveaux horizons.

Mais, à peine engagé dans ces voies inexplorées de l'organisme, je n'ai pas tardé à reconnaître qu'elles se perdent de toutes parts dans la métaphysique. Comme le voyageur qui parcourt des régions inconnues, se voit arrêté tout-à-coup par des abîmes sans fond, ou des escarpemens inaccessibles qui le forcent à rebrousser chemin, à chaque pas se dressaient devant moi des questions de l'attrait le plus imposant, mais profondes et obscures à donner le vertige. Quand j'ai cru entrevoir quelque chose, je l'ai dit; autrement j'ai passé outre, sans me croire obligé de trouver un sens à ce que ne peut atteindre la faiblesse de notre esprit.

Au reste, on comprend que ce résumé n'est qu'un essai, et sur un sujet dont il ne s'agit d'abord que de montrer l'immense étendue, laissant au temps et aux efforts de tous à en remplir les vides en tant qu'on le pourra. Le seul but que j'ai dû me proposer a été de réunir et de confronter les matériaux épars de la science, pour en exprimer tout ce qu'il m'a paru possible aujourd'hui d'en comprendre. Le résultat général, à ce qu'il me semble, est que l'étude de l'organisme, moins avancée peut-être que ne le croient ses panégyristes, l'est assurément plus que ne l'avouent ses détracteurs, et que, à tout prendre, elle marche assez rapidement dans une voie de progrès.

J'ignore quel accueil est destiné à ce travail ; mais, à défaut des mérites qui lui manquent, je le donne au moins comme l'énoncé libre et consciencieux des méditations d'un homme de bonne foi, qui a fait, depuis longues années, de la science de l'organisme, l'objet persévérant de ses études. Partout j'ai adopté franchement les opinions qui m'ont paru ressortir des faits. Sans en décliner la responsabilité, j'avais accepté d'avance comme un devoir de les exprimer, ne fût-ce que pour servir de jalons à d'autres plus instruits ou mieux inspirés.

On comprend sous le nom de système nerveux l'ensemble de ces organes mystérieux, siége essentiel de la vie, au moyen desquels agissent et se manifestent, dans l'être animé, les forces particulières et les actes spontanés, distincts des lois physico-chimiques, qui président au développement du corps animal, et déterminent les rapports de ses différentes parties entre elles et avec le monde extérieur. D'après cette définition, on trouve l'animal tout entier dans le système nerveux, appareil matériel ou excipient du principe immatériel de vie, antérieur à l'individu, transmis par voie de génération dans la race, cause efficiente, agent incitateur de formation, moyen et centre commun d'harmonisation, pour et par lequel existent tous les autres appareils organiques, dont les réactions secondaires n'ont pour dernier objet que de l'entretenir dans l'être animal, et de le perpétuer dans son espèce.

Aux facultés nécessaires, nombreuses et très différentes, dont le système nerveux est l'agent, correspond un pareil nombre d'instrumens de manifestations ou d'organes spéciaux, disséminés sur tous les points. La centralisation des facultés éparses s'explique par la coordination des organes nerveux, reliés anatomiquement sous la forme d'un réseau sans fin dans tout l'organisme.

Deux substances, deux forces générales et deux courans existent dans tous les organes nerveux.

Des *deux substances*, l'une *blanche* et pulpeuse, est disposée par fibres continues en filets, cordons et faisceaux ; l'autre *grise*, également pulpeuse, par la dessiccation prend une apparence légèrement granulée. A l'examen microscopique, sous d'énormes grossissemens (3oo à 5oo diamètres), la substance blanche se résout en fibres dites primitives, d'une infinie petitesse, puisqu'elle n'est en diamètre que de 1/3oo° de millimètre, ou la moitié d'un globule du sang. D'après les recherches les plus récentes, ces fibres ne sont elles-mêmes que de petits tubes remplis d'une matière molle ou demi-fluide, pleine et continue suivant les uns, formée de globules alignés en chapelet suivant les autres, et qui est la matière blanche nerveuse elle-même. La substance grise, plus complexe, se compose de sept élémens : 1° des fibres primitives semblables aux précédentes, mais encore plus ténues et de couleur grise ; 2° des globules colorés de différens volumes, depuis celui du globule du sang, et même plus, jusqu'à dix fois moins (1/100 à 1/1000 de millimètre) : les globules les plus gros renferment un noyau qui lui-même en contient un autre encore

plus petit ; 3° une matière grise, dite amorphe, parce qu'elle n'offre aucune forme distincte. A ces élémens de substance grise s'ajoutent presque partout des fibres primitives blanches et une matière amorphe de même couleur, qui ne semblent être que des moyens de liaison entre les deux substances principales ; et de plus, sur quelques points seulement, des matières jaune et noire que l'on croit être des modifications locales de la substance grise.

Partout les substances blanche et grise, où les élémens dont elles se composent sont mélangés sous diverses formes. Associées en faisceaux ou cordons, elles constituent les *nerfs*, formés de fibres primitives blanches et grises accolées longitudinalement. Les nerfs, dans leur trajet, s'envoient l'un à l'autre des filets de communication suivant un système de jonction que l'on appelle leurs *anastomoses*. Le mélange d'un certain nombre de troncs ou de rameaux nerveux anastomosés prend le nom de *plexus*. Enfin les nœuds inextricables de rameaux et de filets nerveux attenant à divers organes, et mélangés avec des amas de matière grise, constituent ce que l'on appelle des *ganglions*, pourvus ou non d'une enveloppe, suivant que, dans le lieu où ils existent, ils ont ou non besoin d'être protégés.

Les fonctions des organes nerveux sont d'autant plus complexes que les anastomoses y sont plus fréquentes, les simples accolemens de nerfs aux plexus et aux ganglions. Mais le mot anastomose, emprunté des vaisseaux sanguins, où il exprime l'abouchement, l'inosculation d'un canal avec un autre, n'a pas pour les nerfs la même signification. Comme, dit-on, à l'observation microscopique les fibres primitives, dans les nerfs, marchent accolées parallèlement, sans qu'on les voie jamais se confondre ou s'aboucher, on pense qu'elles sont continues et complétement isolées les unes des autres dans toute leur longueur ; d'où il suit que l'anastomose n'exprime ici que la translation d'un faisceau de fibres tubulées d'un nerf à l'autre. Toutefois, comme le prouve l'observation physiologique, il est évident qu'il doit résulter de ces rapprochemens, soit dans le trajet des fibres, soit à leur extrémité périphérique, un mélange de leur substance épanouie ou un échange quelconque, liquide, vapeur ou agent impondérable, pour si subtil qu'on le suppose, qui mêle et harmonie les sensations, en atténuant leurs impressions spéciales ; car si l'isolement des fibres était absolu, sans dégagement de l'une à l'autre dans tout le parcours des nerfs, les intrications de leurs rameaux, les plexus et même les ganglions et leurs anastomoses, n'auraient aucun sens.

En somme, la substance nerveuse est le produit le plus élevé de l'organisme. Excipient des forces particulières au corps animal, sans l'influence du principe qui l'anime, aucun tissu ne pourrait s'organiser tel qu'il est, et cette substance elle-même n'existe qu'en vertu de ce même principe qu'elle transmet aux autres.

Les *deux forces* ou *facultés* dont sont doués les organes nerveux sont, d'une part l'incitation à la myotilité ou au mouvement qui est exécuté par les tissus contractiles et, d'autre part, la sensibilité propre au tissu nerveux. Cette théorie était déjà connue des anciens, mais son admission dans la science, fondée sur des preuves irrécusables, est encore toute récente.

Dans l'état de la question, avec deux substances différentes et deux espèces de facultés si nettement distinguées par leur exercice alternatif, il semble que rien ne devrait être plus facile que de prouver la relation des unes avec les autres. Mais, telle est la difficulté d'assigner un siége et un organe aux fonctions exquises des nerfs que, loin de pouvoir rien préciser, on ne sait encore si les deux forces ont pour organes les deux substances à-la-fois, ou si chaque genre de facultés répond à une substance différente. Quelques faits, à la vérité, sembleraient appuyer une opinion qui commence à se répandre, que les fonctions sensitives appartiennent plus particulièrement à la substance grise; mais, en supposant que la myotilité eût son siége plus spécial dans la substance blanche, il serait difficile de ne pas lui accorder quelque autre usage touchant de plus près aux facultés intellectuelles, vu l'excès de son volume dans le cerveau de l'homme comparé à celui de l'animal, en opposition avec la faculté locomotrice, bien plus puissante chez l'animal que chez l'homme. L'anatomie de texture, par la proportion inégale et le degré relatif de vitalité des deux substances, paraît confirmer d'une manière générale cette double opinion. D'une part, la substance blanche, moins riche en vaisseaux que la substance grise, et formée de fibres plus volumineuses, est aussi en plus grande abondance, comme si, dans ce combat d'une force avec la matière, pour la conversion des actes intellectuels en actions physiques, elle exigeait elle-même une plus grande masse de substance nerveuse appropriée. D'autre part, la substance grise, en quantité beaucoup moindre que la blanche, formée de fibres plus fines et de corpuscules particuliers, est en outre tellement riche en réseaux de capillaires sanguins, qu'elle en paraît complétement formée dans les injections microscopiques; d'où il semblerait résulter que la qualité de la substance vivante, l'emportant sur la quantité, elle n'aurait pas autant besoin de masse et de volume pour remplir des fonctions moins matérielles et plus exquises. Quant aux fonctions en elles-mêmes, l'incitation au mouvement paraît une faculté simple, et qui ne s'exerce que suivant un mode partout identique. Mais, si l'on y fait attention, sous la dénomination vague et trop générale de sensibilité, expression provisoire d'une science encore en essai, se trouvent comprises des fonctions nombreuses et très différentes: dans le système cérébro-spinal la sensibilité générale, les sensations partielles, ajoutons aussi, les facultés intellectuelles et les instincts auxquels semblent être correspondre, au cerveau, les amas les plus considérables de substance grise; dans l'appareil nerveux ganglionaire, où la même substance domine, les diverses élaborations qui ont pour objet les transformations organiques et la nutrition, dont les produits sont si variés.

Enfin, de même que deux forces principales sont attribuées aux deux substances nerveuses, deux courans en sens contraire représentent la direction des forces. Quoique ignorés dans leur mécanisme, qu'ils aient lieu par la circulation d'un fluide ou par une simple impulsion, avec ou sans déplacement de matière, ces deux courans, au moins, sont certains dans leurs effets: l'un centrifuge, ou d'un centre vers une circonférence; l'autre centripète, ou d'une circonférence vers un centre. Les ganglions de toute sorte, amas de substance grise de renforcement, et lieu d'intrication de tant de nerfs, dont ils sont à-la-fois l'aboutissant et le point de départ, sont précisément les centres nerveux d'où partent les incitations, et où se rendent les impressions organiques dont les nerfs, par leurs fibres primitives blanches et grises, sont les doubles conducteurs. Quant aux plexus nerveux, et aux simples anastomoses, ils paraissent avoir pour objet de mettre en harmonie, par les échanges des nerfs, les fonctions des organes auxquels ils se distribuent.

Tels sont, en résultat, les faits les plus positifs que la science possède sur la structure intime et les fonctions de la substance nerveuse. Dans l'absence de données plus fécondes, c'est aujourd'hui sur le mélange et la coordination des fibres primitives que roulent toutes les suppositions sur le mécanisme des nerfs. Toutefois, ces données ne portent que sur le trajet des forces, et nullement sur la nature des fonctions. C'est beaucoup, sans doute, que de savoir précisément qu'il existe deux qualités de tissus avec deux fonctions principales: mais qu'il y a loin de là à pouvoir saisir un rapport entre des substances, en apparence partout identiques, et des fonctions partout variées! Les études microscopiques et les injections, si productives dans tous les autres organes, pour montrer le mécanisme, et même, jusqu'à un certain point, pour faire deviner la spécialité des fonctions, dans le système nerveux, n'apprennent rien. C'est à la physiologie aidée de la pathologie à continuer de révéler, en tant qu'elles le pourront, l'existence et les mystères de fonctions dont la texture ne peut montrer que les moyens de liaison. L'anatomie seule, poussée jusqu'à l'infini, ne serait pas même arrivée à faire supposer la destination générale de la substance nerveuse. Mais entre les trois sciences, si heureuses à s'éclairer mutuellement sur tant d'autres points, il y a ici un abime. Qu'attendre, en effet, de l'étude la plus minutieuse, soit d'un arrangement matériel quelconque, pour en inférer une fonction vitale, soit d'une manifestation spirituelle, en plus ou en moins, pour en déduire un mécanisme matériel?

Entre ces deux élémens inconciliables nage dans le vide le problème insoluble de l'alliance de la vie avec la matière, profond mystère qu'il est à jamais interdit à l'homme de connaître. Mais, au-dessous de cette question inaccessible, il en est beaucoup d'autres plus facilement abordables, et heureusement d'une application plus utile et plus féconde, dans le détail desquelles nous allons entrer.

Les élémens des organes nerveux étant connus en général, dans leurs formes, leur composition anatomique et leur destination physiologique, il deviendra bien plus facile de comprendre leurs associations et les influences qu'ils exercent dans l'organisme.

Dans son ensemble le système nerveux se divise en deux grands appareils ou systèmes secondaires.

1° Le *système nerveux ganglionaire*, *splanchnique* ou *viscéral*, nommé par Bichat de la *vie organique*, qui préside aux fonctions de nutrition et de reproduction, et a pour objet la conservation de l'animal et de son espèce.

2° Le système nerveux *encéphalo-rachidien* ou *cérébro-spinal*, appelé par Bichat, de la *vie animale*, dont l'objet est de mettre l'être animal en relation avec l'ensemble des corps de la nature.

Profondément séparés par leurs fonctions, la situation et la texture de leurs organes, ces deux appareils resteraient complétement étrangers l'un à l'autre et ne pourraient se fondre en un ensemble synergique, s'il n'existait un moyen d'union intermédiaire qui, en laissant à chacun des deux appareils et des organes spéciaux dont ils se composent, leurs fonctions spéciales, en relie néanmoins toutes les parties en un tout harmonique et solidaire, ou un organisme. C'est à cette fonction d'harmonisation commune que répond un vaste organe nerveux, le *grand sympathique*, appareil intermédiaire complétif, ou chaîne de conjugaison des nerfs viscéraux avec le système cérébro-spinal, lié plus particulierement avec les premiers, mais qui se distingue de tous les deux par sa texture mixte, sa situation, son étendue et sa masse en anatomie, non moins que par l'importance de ses usages en physiologie.

De la réunion du grand sympathique avec les nerfs viscéraux résulte proprement le SYSTÈME NERVEUX GANGLIONAIRE.

C'est par l'appareil de nutrition et de reproduction que commence la vie. Il n'y en a pas d'autre dans le règne végétal, si volumineux par rapport au règne animal, au profit duquel il apprête et organise, sous mille formes diverses, aux dépens du sol et de l'atmosphère, la matière brute mêlée aux détritus des corps organisés qu'il recherche, et dont il élabore les matériaux pour les faire rentrer dans le domaine de la vie. Dépourvue de termes de comparaison dans l'étude de l'organisme végétal, par la différence des caractères physiques entre les tissus, la science ignore si, pour ces fonctions de la vie élémentaire, il existe dans le végétal quelque appareil d'incitation analogue, quoique très inférieur, au système nerveux qui les régit dans l'animal. Chez les animaux les plus inférieurs, où tous les tissus semblent mélangés dans un état de diffusion apparente, l'anatomie ne saisit rien encore. Mais en s'élevant dans le règne animal, en même temps que des formes se dessinent, des nerfs apparaissent. A l'origine de simples filamens semblent présider à-la-fois d'une manière confuse aux deux fonctions de nutrition et de relation. Puis, par une série de phases intermédiaires, peu-à-peu le système nerveux se complique : d'abord des ganglions relient entre eux les nerfs viscéraux ; à un degré au-dessus, d'autres ganglions, qui sont des cerveaux rudimentaires, commandant un système particulier de nerfs de relation. Enfin, à travers une foule de nuances dans le nombre, le développement relatif et les associations des nerfs, en rapport avec les modifications de formes qu'elles impriment aux divers organismes, on arrive peu-à-peu aux animaux vertébrés, où l'accroissement du système nerveux cérébro-spinal et l'apparition du système intermédiaire sympathique, change brusquement la composition et les rapports de tous les appareils, pour la double condition d'une solidarité plus précise et d'une existence plus variée. Parvenu à ce terme l'organisme continue, par la prédominance graduelle des organes de relation, sa marche ascendante des poissons aux reptiles, aux oiseaux, puis aux mammifères et à l'homme, le plus parfait des êtres, celui chez lequel le système nerveux, à son maximum de

développement, représente, avec une addition nouvelle, la synthèse des organismes, et montre leur destination finale par la subordination de tous les organes au plus noble d'entre eux.

Les NERFS VISCÉRAUX sont très différens dans les deux cavités de l'abdomen et de la poitrine.

Les *nerfs viscéraux de l'abdomen* constituent, hors de l'influence de la volonté, de petits appareils distincts les uns des autres, sans symétrie, pairs ou impairs, suivant le siége et le nombre des organes auxquels ils appartiennent, et dont ils gouvernent le développement et les fonctions. Ils se présentent sous forme de filamens plats et grisâtres, appliqués sur les vaisseaux sanguins qui leur servent de supports, et autour desquels ils forment, par leurs anastomoses, de nombreux *plexus* ou entrelacemens. Ces plexus, caractérisés par l'intrication de nombreux filets, entrecoupés de renflemens ganglionaires irréguliers, relient entre eux les nerfs du même organe et ceux des organes voisins ; de sorte qu'il existe, en chaîne continue, un grand nombre de ces réseaux nerveux intérieurs ou extérieurs aux viscères, l'*estomac*, l'*intestin*, le *foie*, la *rate*, etc. ; aucun n'en est dépourvu.

Les fonctions si variées de ces plexus, sécrétions, élaborations, absorptions, exhalations, etc., qui ont pour objet commun la formation du liquide général, et dont les corrélations intimes se peignent si vivement par les intrications des nerfs eux-mêmes, sont les plus indispensables à la vie, mais aussi les plus mystérieuses. Tous les plexus anastomosés de l'un à l'autre, et, pour quelques organes, avec des rameaux émanés des nerfs sympathiques, convergent et se fondent dans une agglomération centrale de cordons nerveux et de forts ganglions, dite le *plexus solaire*, qui réunit les systèmes nerveux partiels des organes de l'appareil digestif et une partie de ceux des organes génito-urinaires. Appuyé sur la partie supérieure de la colonne lombaire du rachis, par l'intermédiaire des gros vaisseaux sanguins, conducteurs des plexus qu'il reçoit ; communiquant largement de chaque côté avec le grand sympathique par deux cordons, les nerfs grand et petit splanchnique ; également lié avec les viscères de la poitrine, par le pneumo-gastrique droit et les phréniques : sous tous les rapports, le plexus solaire est le centre incitateur et harmonisateur de la vie organique, dont l'influence inaperçue dans le calme de la santé, se révèle brusquement par ses effets redoutables dans les passions et les maladies.

Les *nerfs viscéraux de la poitrine* forment, avec le cœur et les poumons qu'ils représentent, deux appareils bien tranchés : un ganglion cardiaque avec deux plexus, et, de chaque côté, trois cordons nerveux des ganglions cervicaux du grand sympathique commandent l'action d'un muscle creux, le *cœur*, organe d'impulsion du sang qui, par l'importance et la continuité nécessaire de sa fonction, devait être soustrait à l'empire de la volonté.

Les conditions fonctionnelles des *poumons* sont très différentes. La respiration devant s'harmonier avec les forces physiques de l'atmosphère, une grande partie des forces nerveuses de la moelle épinière sont mises en jeu pour la contre-balancer la pression. Ainsi, tandis que, d'une part, un vaste muscle spécial, le diaphragme, tendu comme une cloison mobile de séparation entre la poitrine et l'abdomen, exerce l'action la plus puissante et la plus directe, sur le mécanisme respiratoire, sous la double influence, à-la-fois volontaire et involontaire, de ses nerfs rachidiens (les phréniques), anastomosés avec les rameaux que lui envoie le plexus solaire; d'autre part, tout l'appareil musculaire des parois de la poitrine et de l'abdomen, et, par conséquent, tous les nerfs intercostaux et ceux des lombaires qui s'y distribuent, employés, par intermittence, à des usages de relation, sont appelés en outre, comme auxiliaires permanens, au secours de la respiration qui peut ainsi, quant à l'introduction de l'air, être renforcée par l'influence de la volonté, mais s'exerce habituellement à son insu. Cette participation des muscles du système nerveux cérébro-spinal aux fonctions organiques permanentes des organes respiratoires, et aussi des organes digestifs, pendant le sommeil comme dans la veille, me paraît expliquer, comme je l'ai démontré ailleurs, le nombre immense et le grand volume des nerfs que contiennent les muscles volontaires des parois des cavités viscérales, et ce caractère les distingue de ceux des membres où des nerfs plus petits, et beaucoup moins nombreux, suffisent à des fonctions intermittentes.

Le *poumon* lui-même, organe essentiel de la respiration, est sous l'influence d'un nerf très singulier, le *pneumo-gastrique*. Aucun autre cordon nerveux n'est plus remarquable par la multiplicité de ses rapports et de ses fonctions. Caractérisé exclusivement nerf sensitif ou involontaire, par l'implantation de ses racines sur la face postérieure du bulbe rachidien, mais doué néanmoins de fonctions motrices, le pneumo-gastrique est rendu encore plus complexe, par son anastomose avec le nerf spinal. Considéré, en raison de cette anastomose, par plusieurs physiologistes, comme le cordon sensitif dont le spinal est le cordon moteur, le nerf pneumo-gastrique est envisagé par M. Bernard, l'auteur d'expériences plus nouvelles à ce sujet, comme un nerf proprement splanchnique, à-la-fois moteur et sensitif, dont le spinal ne serait qu'un nerf accessoire de relation, apportant une incitation d'une autre nature aux organes auxquels ils se distribuent en commun. Dans son long trajet jusqu'à l'abdomen, le pneumo-gastrique tient sous sa dépendance ou se mêle avec les fonctions les plus disparates, volontaires et involontaires: au pharynx, la déglutition; au larynx, la voix; dans le poumon, les divers mouvemens respiratoires, tant volontaires que instinctifs, et la portion vitale de l'hématose; à l'estomac, la chymification. Lié aux nerfs moteurs de la face et de la langue, et avec un nerf du goût, on ignore quelle part d'action il leur prête; en communication avec le ganglion cardiaque et plusieurs des plexus et des ganglions du grand sympathique, il participe d'une manière inconnue aux fonctions du cœur et à celles des membranes musculaire et muqueuse des deux canaux aérien et alimentaire. Enfin de ses deux cordons, le gauche se rend au foie comme à l'estomac, et le droit se perd dans le plexus solaire, l'un et l'autre, par cette dernière énigme anatomique, ajoutant à des fonctions déjà si variées, le mystère des influences qu'ils exercent sur les viscères abdominaux.

Dans cette distribution si complexe, où le pneumo-gastrique, sans offrir d'autre ganglion que celui d'origine, qui l'assimile à toutes les branches sensitives de la moelle, joint à tant d'autres fonctions de mouvement ou de sensibilité, de réunir, par leurs ganglions, les appareils viscéraux de la poitrine et du bas-ventre, cet étrange nerf rachidien se montre comme l'intermédiaire ou l'organe de transition du système nerveux cérébro-spinal au système ganglionaire, et justifie complètement le surnom qui lui a été donné de *nerf petit sympathique*. Au reste, si l'on y prend garde, sa double nature n'échappe pas à nos sensations. Dans l'état de calme physiologique, agissant comme nerf ganglionaire, rien

ne fait soupçonner ses actives influences; mais dans le désordre des émotions graves, l'altération involontaire de la voix, l'oppression de la poitrine, les mouvemens tumultueux du cœur, l'anxiété épigastrique, le trouble de la digestion, et tant d'autres phénomènes sensibles, prouvent avec énergie qu'il a repris son rôle de nerf cérébral, et qu'il est, comme tel, le grand chemin des passions.

LE GRAND SYMPATHIQUE est l'appareil intermédiaire complétif, ou la chaîne de conjugaison des nerfs viscéraux avec le système cérébro-spinal. Il se compose de deux séries latérales de petits centres nerveux ou de ganglions en nombre semblable, en général, à celui des vertèbres et des nerfs cérébraux et rachidiens, dans toute la hauteur du tronc. Chaque ganglion, formant comme un petit système à part, intermédiaire aux deux plus voisins, avec lesquels l'unissent ses filets sympathiques ou de liaison, reçoit des nerfs correspondans de la moelle un ou deux rameaux de fibres sensitives et motrices, et envoie d'autres rameaux aux plexus et aux ganglions des viscères. Etudié dans sa texture, le cordon du grand sympathique a paru à M. Lobstein avoir pour axe des filets verticaux continus sans interruption dans toute la longueur, à travers tous les ganglions, malgré les intrications qu'ils y forment avec les filets de ces derniers. Selon M. Longet, au contraire, dépourvu de fibres propres, comme le pensait Bichat, le grand sympathique ne serait qu'une chaîne d'arcades anastomotiques formée par la jonction des filets ascendans et descendans des nerfs rachidiens, mêlés à la substance grise ganglionaire. Quoi qu'il en soit de ces opinions, la continuité persistant dans les deux cas, en anatomie et en physiologie on peut également considérer le grand sympathique, ou comme une chaîne de filets et de ganglions, étendue depuis le crâne jusqu'au bassin, ou comme la réunion, dans la même longueur, d'autant de petits systèmes nerveux, qu'il existe de zones vertébrales. Sous ce double aspect le grand sympathique répète, pour une fraction distincte du système nerveux des animaux supérieurs, la disposition du système entier des annélides, formée de l'assemblage continu d'autant de systèmes particls que le corps présente de segmens.

Les rameaux divergens ou viscéraux du grand sympathique se distinguent par une irrégularité qui porte à-la-fois sur le nombre, le volume, les rapports et le mode de distribution. A la tête, où les ganglions, multipliés pour des fonctions très nombreuses, sont en outre dispersés par l'interposition des cavités sensoriales, avec des connexions très différentes de celles que l'on observe dans la portion rachidienne, les associations nerveuses, et par conséquent, la signification physiologique, sont pourtant les mêmes. Chaque ganglion, continu avec le grand sympathique, reçoit des nerfs crâniens correspondans, des rameaux sensitif et moteur, et communique avec les nerfs des sens, dont, par conséquent, les impressions peuvent se transmettre à-la-fois au cerveau et aux centres nerveux des viscères. Au cou, ces rameaux vont au ganglion et aux plexus cardiaques. Dans la poitrine, les uns se rendent au plexus pulmonaire, où ils s'unissent au pneumo-gastrique; les autres forment, par leur jonction, les nerfs splanchniques, qui viennent se perdre ailleurs l'estomac, dans l'amas des ganglions solaires. Au bas de l'abdomen, ils composent divers plexus destinés à l'extrémité de l'intestin et aux organes du bassin dans les deux sexes, et se mêlent à quelques nerfs rachidiens sur la vessie et le rectum, dont les fonctions, de même que la respiration, se trouvent ainsi en partie volontaires et involontaires.

Ainsi donc, malgré la bizarre variété de ses rapports, du moins anatomiquement, le grand sympathique se montre-t-il partout, quoique sous des formes diverses, le lien puissant et fort des fonctions végétatives et animales. Sa structure même est intermédiaire à celle des organes nerveux des unes et des autres. Tandis que ses rameaux divergens ne diffèrent en rien des plexus viscéraux auxquels ils se mêlent, dans l'ensemble de ses deux chapelets ganglionaires, appliqués sur les côtés du rachis, et représentant une ellipse par leur anastomose au bassin, et dit-on, au crâne, le grand sympathique figure, à ce qu'il me semble, dans toute la hauteur du corps, le double cordon vertical extra-rachidien de la vie organique, analogue à l'axe cérébro-spinal intra-rachidien de la vie animale, avec lequel il communique régulièrement, par des anastomoses, pour chaque paire de nerfs rachidiens. La seule différence, mais elle n'est que apparente, consiste dans l'isolement des deux moitiés ou côtés du grand sympathique, moins symétriques, et séparées, en général, par l'épaisseur des vertèbres, comparé avec la jonction des deux moitiés parfaitement symétriques de l'axe cérébro-spinal, accolées et réunies dans toute la longueur par deux commissures.

Des trois grands embranchemens du système nerveux, le grand sympathique est celui dont les fonctions sont les plus vagues. Les usages des divers appareils du système de relation se révèlent d'eux-mêmes, et l'organe s'y montre clairement déterminé dans sa forme et sa texture par le nerf dont il dépend. Les fonctions des appareils de la vie organique n'offrent déjà plus la même précision. Les unes sont plus ou moins parfaitement connues; d'autres, et je dirais même, en beaucoup plus grand nombre qu'on ne le croit, sont encore ignorées, mais du moins le problème à résoudre est posé par l'existence même des organes dont il s'agit de trouver la destination. Il n'en est pas de même du double cordon du grand sympathique, qui, à part les reins, et cette exception même est encore une nouvelle singularité, ne se rend seul précisément à aucun organe, et ne fait que relier les nerfs des uns et des autres entre eux et avec le système cérébro-spinal. C'est donc à sa texture et à ses rapports anatomiques qu'il faut demander ses usages. Appareil d'harmonisation des forces organiques, intermédiaire du grand cordon cérébro-spinal aux nerfs viscéraux, à-la-fois centre de convergence et foyer d'émergence des actions nerveuses et des sensations des uns aux autres, le grand sympathique en paraît être le lien commun, à-la-fois moyen d'union par les filets, et moyen d'isolement, par les ganglions, tant des innervations viscérales, localisées dans leurs organes propres et centralisées dans leurs plexus, que des sensations de relation renfermées dans l'appareil cérébro-spinal.

En résumé, dans cet aperçu du système ganglionaire, où les organes végétatifs se montrent, suivant le double point de vue de l'indépendance viscérale ou de la solidarité sympathique, si loin ou si près de l'être animal, les nerfs viscéraux sont les agens des fonctions spéciales, les ganglions cardiaque et solaires en sont les centres d'harmonisation, et y ajoutent une double force d'incitation nouvelle, tant par eux-mêmes que par les branches considérables qui leur sont fournies par le grand sympathique, et le pneumo-gastrique. Le grand sympathique, double chapelet de ganglions prévertébraux, rassemble de toutes les parties du système cérébro-spinal des fibres sensitives et motrices qu'il envoie aux ganglions viscéraux, et, interméd⟨iaire⟩ M. Remak, en reçoit en échange d'autres fibres qu'il transmet au système cérébro-spinal. Enfin, entre le grand sympathique et les ganglions cardiaque et solaires, s'interposent le pneumo-gastrique et le phrénique,

tous deux nerfs rachidiens, anastomosés avec des nerfs ganglionaires, mais sans ganglions eux-mêmes, et, par cette texture mixte, soumis et soustraits par moitié à l'empire de la volonté, pour commander la fonction demi-volontaire et involontaire de la respiration.

L'APPAREIL NERVEUX CÉRÉBRO-SPINAL forme le terme le plus élevé de l'organisme. Inappréciable encore dans les classes inférieures, où les deux grands systèmes nerveux semblent se confondre à l'état rudimentaire, dans une imperfection commune, son isolement de l'appareil ganglionaire est le principe déterminant des hautes modifications qui constituent les grands animaux, et, parmi eux, la supériorité ou l'infériorité relative du système nerveux de relation, décide du rang que l'être vivant occupe dans la série animale.

L'appareil cérébro-spinal se partage en deux fractions secondaires: le *système nerveux périphérique* et le *système nerveux central.*

Le **SYSTÈME NERVEUX PÉRIPHÉRIQUE** renferme les nerfs, organes funiculaires ou cordons intermédiaires, du cerveau ou centre de perception, à tous les organes périphériques de locomotion et de sensibilité auxquels ils se distribuent. Les nerfs, pour compléter les rapports de l'organisme avec lui-même, sont à-la-fois de doubles conducteurs, d'une part, des impressions ou sensations, des organes périphériques au cerveau, et d'autre part, des volitions, du centre cérébral aux organes de mouvement.

Les *nerfs* procèdent tous de l'axe cérébro-spinal. Suivant leur point de conjugaison avec le système nerveux central, ils se distinguent en deux groupes : *cérébraux* ou *encéphaliques*, et *spinaux* ou *rachidiens.* Parmi les premiers figurent les nerfs des sensations spéciales et ceux de la voix. Nulle part dans l'organisme on ne saisit mieux l'influence des nerfs sur la forme de leurs organes qui n'en sont que l'expansion fonctionnelle, en vue de l'appareil de relation dont ils constituent dont ils constituent les annexes, pour établir la concordance de l'animal avec le monde extérieur.

Étendus entre leur point de conjugaison avec l'axe cérébro-spinal et l'organe auquel chacun d'eux se distribue, les nerfs, sont pourvus d'un enveloppe protectrice, le *névrilème*, qui forme pour les faisceaux, les branches, rameaux et filets, autant de gaines renfermées les uns dans les autres. De longueur très inégale, suivant la distance de chaque point de la superficie au centre nerveux d'origine, les cordons nouveaux sont disposés par *paires* symétriques, un de chaque côté. On compte ainsi *trente-et-une paires de nerfs rachidiens*, *huit cervicales*, *douze dorsales*, *cinq lombaires et six sacrées*, *et sept paires de nerfs encéphaliques.*

La forme et la composition de tous les *nerfs rachidiens* sont invariablement les mêmes. Chaque nerf, en communication avec les deux substances blanche et grise, procède de deux sillons verticaux, sur les faces antérieure et postérieure de la moitié correspondante de la moelle, par un certain nombre de filamens dont la réunion, en deux cordons, constitue les *deux racines* du nerf, *antérieure* et *postérieure.* D'après une foule d'expériences, dont le glorieux promoteur a été C. Bell, depuis quelques années, on sait, à n'en plus douter, que la racine antérieure préside au mouvement, et la racine postérieure à la sensibilité. Les deux racines s'accolent, après leur origine, pour sortir en commun, du canal du rachis, par le trou placé entre les vertèbres, dit *trou de conjugaison*. Au-delà, un *ganglion*, dit *intervertébral*, est situé exclusivement sur la racine sensitive. Les deux cordons ou racines s'unissent bientôt en un seul nerf, qui, par conséquent, est, pour l'organe auquel il se distribue, un double conducteur du mouvement et de la sensibilité. Dans le reste de son trajet, le nerf envoie successivement des rameaux aux organes qu'il doit animer, et des filets d'anastomoses aux autres nerfs avec lesquels il doit être en communication, et se termine enfin par un dernier rameau à l'organe qui est le plus éloigné de son point de départ. Il y a donc ainsi, pour trente-et-une paires de nerfs rachidiens, de chaque côté, trente-et-un nerfs de mouvement et trente-et-un nerfs de sensibilité, réunis par couples en un pareil nombre de cordons qui président, sous l'influence de la moelle épinière, au mouvement et à la sensibilité de presque toute la moitié correspondante du corps.

La disposition des *nerfs encéphaliques* est infiniment plus complexe.

En dehors de toute classification existent trois paires de nerfs des sensations spéciales, les nerfs *olfactif*, *optique* et *acoustique*, que l'on s'accorde à considérer comme le fondement de trois vertèbres céphaliques particulières.

Dans une autre catégorie se présentent trois paires de nerfs de sensibilité générale : 1° le *trijumeau*, nerf de sensibilité de toute la face, et nerf gustatif de la partie antérieure de la langue et de la bouche en général, et présidant en outre aux fonctions sensitives et de nutrition des membranes et des glandes de l'œil, des fosses nasales, de la cavité buccale et de ses annexes ; 2° le *glosso-pharyngien*, complémentaire du précédent, comme nerf gustatif pour la cavité buccale, par les filets qu'il envoie au voile du palais et à la partie postérieure de la langue ; et se distribuant au pharynx et à la cavité tympanique ; 3° le *pneumo-gastrique*, dont il a déjà été fait mention ci-dessus, destiné aux voies respiratoires et à la partie supérieure des voies digestives. Ces trois nerfs sont distingués, à leur origine, chacun par un ganglion spécial. Un système très complexe de filets d'anastomoses et de ganglions secondaires les unit de proche en proche, de l'un à l'autre, et avec les nerfs sensoriels et le grand sympathique.

Aux trois paires de nerfs sensitifs correspondent sept paires de nerfs moteurs, dépourvus de ganglions d'origine : 1° trois pour les sept muscles de l'œil, le *moteur oculaire commun*, le *pathétique*, et le *moteur externe*, distingués par des origines différentes ; 2° le *masticateur*, ou moteur des muscles de la mastication ; 3° le *facial*, qui donne le mouvement à tous les muscles de la face ; 4° l'*hypoglosse*, moteur des muscles très nombreux qui composent la langue, et de quelques autres muscles auxiliaires de cet organe ; 5° le *spinal*, affecté à certains muscles respiratoires, et considéré des derniers temps comme la racine motrice du pneumo-gastrique ; mais, suivant M. Bernard, affecté, comme nerf de relation, aux fonctions de la déglutition, de la voix et de la respiration.

Tous ces nerfs ont leurs lieux de conjugaison sur des points très différens du prolongement céphalique de l'axe cérébro-spinal, et sans coïncidence régulière entre les cordons sensitifs et moteurs. De ces deux sortes de nerfs, les uns sortent du crâne par des orifices qui leur sont propres, les autres s'accolent pour sortir par un même trou ; mais, dans ce cas, c'est bien plus par relation de voisinage que parce qu'ils se rendent aux mêmes organes, car ce dernier rapport, qui existe pour les uns, et, par

exemple, le spinal et le pneumo-gastrique, n'existe pas du tout pour d'autres, tels que l'acoustique et le facial. La seule analogie des nerfs encéphaliques avec les nerfs spinaux, mais elle est essentielle, consiste dans la coalescence réelle de ces nerfs avec l'axe central. Les recherches les plus récentes de l'anatomie ont permis de démontrer presque complétement que les nerfs sensitifs procèdent des prolongemens des faisceaux postérieurs de la moelle, et les nerfs moteurs de ceux des faisceaux antéro-latéraux. Le dernier effort de la science consisterait à accoupler ces deux sortes de nerfs en qualité de racines sensitives et motrices, pour en former des paires de vertèbres encéphaliques analogues aux vertèbres rachidiennes. Mais l'irrégularité des nerfs eux-mêmes, qui laisse dans leur classification une large part à l'arbitraire, est cause que les divers essais tentés à cet égard ne sont pas encore assez satisfaisans. Rien, en effet, de plus difficile que l'accouplement de ces nerfs, dont quelques-uns sont exceptionnels par leur singularité. Tels sont le pneumo-gastrique et le glosso-pharyngien, nerfs mixtes, sensitifs par leur origine en arrière du bulbe rachidien, et doués cependant de fonctions motrices que l'on attribue à leurs anastomoses ultérieures avec des nerfs de mouvement ; tel est aussi le spinal, né du faisceau latéral de la moelle, et que l'on regarde comme un moteur adjoint aux deux autres, outre ses actions propres. A d'autres égards, le trijumeau, aussi singulier, est encore bien autrement complexe : nerf sensitif par sa triple racine et ses usages, mais doué de fonctions si variées, et de sympathies si nombreuses, démontrées par les vivisections et par les névralgies de la face, dont il est le siége ; remarquable par le grand nombre de ses anastomoses avec des nerfs moteurs, quoiqu'on ne lui connaisse nulle part de fonction motrice ; sous tous les rapports il semble jouer le rôle d'un véritable nerf petit sympathique de la tête.

Quant aux nerfs sensoriels, M. Foville, l'auteur des recherches les plus récentes à ce sujet, leur assigne, avec ce même nerf de sensibilité de la face ou le trijumeau, qu'il leur adjoint, à chacun une double origine, l'une du prolongement de l'axe cérébro-spinal, l'autre des deux gros ganglions de l'encéphale : le cervelet pour le trijumeau et l'acoustique, et le cerveau pour l'optique et l'olfactif. Enfin le même anatomiste croit pouvoir démontrer l'origine, par une double racine, sur le noyau cérébro-spinal, des ganglions encéphaliques eux-mêmes. Avec le secours de la physiologie, nous verrons plus loin toute la valeur philosophique qui est renfermée dans ce simple aperçu de l'anatomie.

En somme, trente-huit nerfs de mouvemens et trente-sept nerfs sensitifs, dont trois de sensations spéciales, établissent les relations de l'organisme avec le monde extérieur.

Une remarque qui n'a pas été faite, c'est que, dans le système cérébro-spinal, prétendu soumis à la volonté, il y en a plus d'une moitié qui lui échappe. Il n'y a de véritablement volontaires que les facultés intellectuelles et le courant centrifuge de la partie antérieure de la moelle et des nerfs moteurs. Tout le courant centripète des faisceaux postérieurs de la moelle et des nerfs sensitifs, plus nombreux et plus volumineux que les nerfs moteurs, et qui répondent à tant de fonctions mystérieuses si différentes, est presque entièrement hors du domaine de la volonté. On ignore absolument s'il en est de même des organes cérébraux auxquels ils se rendent, et qui doivent former une portion très considérable de la masse encéphalique ; mais, dans l'état actuel de la science, on ne peut qu'en soupçonner l'existence, bien loin d'être en mesure d'en déterminer le siége et le volume.

Un autre oubli, eu égard aux nerfs sensitifs, qui s'explique par celui du rapport de leur fonction avec l'encéphale, tient à la signification de leur ganglion d'origine, qui n'existe pas pour les nerfs moteurs. A ce qu'il me semble, c'est l'interposition de ce ganglion qui fait que la fonction est involontaire. La condition est ici la même que pour les nerfs de l'appareil ganglionaire. Mais, comme les ganglions ovoïdes des racines sensitives spinales sont différens des ganglions plats du grand sympathique, la fonction aussi est différente. Tandis que, dans le nerf sensitif rachidien, la sensation est toujours perçue dans l'état de santé, celle du nerf ganglionaire ne l'est que dans les maladies, en qualité de douleur. Toutefois, des deux côtés, la séparation des fonctions des nerfs sensitifs avec le centre percevant n'est pas si complète qu'elle annule l'unité de l'être. Si le cerveau ne peut éteindre ni même refuser complètement les sensations et les douleurs, du moins jusqu'à un certain degré il les gouverne, les modère ou les renforce. Et la preuve que cette action n'est pas seulement intellectuelle, mais qu'il s'y joint une influence centrifuge par ce même courant qui est habituellement centripète, c'est que la disposition du cerveau se traduit dans l'organe sensible par des effets locaux. La peur, dit-on avec raison, augmente le mal; le courage le contient et souvent même le dissipe. Dans les maladies, tel homme n'a succombé que parce qu'il s'est abandonné lui-même, là où tel autre n'a guéri que parce qu'il l'a voulu fortement. Pareille distinction entre l'action sensitive et la réaction cérébrale s'applique aux sensations spéciales, et même elle a été si bien comprise de tout temps par tout le monde, que la plupart des langues possèdent des mots différens pour en exprimer les deux nuances. L'œil voit, mais c'est le cerveau qui regarde, l'oreille entend, le cerveau écoute. Même différence est comprise, pour l'odorat et le goût, entre sentir et flairer, goûter et déguster.

La science aujourd'hui professe l'identité de structure et de fonctions des nerfs. En anatomie, un nerf, dit-on, est formé de fibres primitives parallèles, enveloppées chacune dans sa gaine isolante, agglomérées en faisceaux, non ramifiées entre elles, et continues dans toute leur longueur entre leurs deux extrémités cérébrale et périphérique. Cette proposition, dit M. Valentin, se vérifie sur le nerf moteur oculaire commun de la souris, dont, en raison de son peu de longueur, on peut suivre facilement, au microscope, les fibres primitives parfaitement isolées, depuis leur terminaison périphérique jusqu'à la radiation médullaire du cerveau. Si cette théorie est fondée, il est clair que les fibres primitives doivent être en nombre rigoureusement déterminé, chacune d'elles répondant à deux points précis au centre et à la circonférence, et ne pouvant suppléer chacune aucune autre, ni être suppléée par elle; par conséquent aussi chaque nerf renferme toutes les fibres nécessaires à l'organe qu'il anime, et l'axe cérébro-spinal réunit les fibres de tout le système nerveux périphérique qu'il l'a distribue ensuite aux organes encéphaliques. Voilà pour la théorie générale; mais à l'analyse surgissent d'énormes difficultés. Déjà entre les nerfs de l'appareil ganglionaire et ceux de l'appareil cérébro-spinal, les différences sont si grandes, même à l'œil nu, qu'aucune conformité ne peut être admise; aussi la distinction en est-elle aussi ancienne que la science. En se bornant donc à l'appareil cérébro-spinal, si l'identité peut être soutenue quelque part, c'est assurément pour les nerfs de mouvement. Rien de plus identique, en apparence, que cette volonté transmise par des cordons semblables à des organes de même nature, qui obéissent d'une manière uniforme. Pourtant, encore faut-il qu'il y ait une différence, puisque les organes et les espèces de mou-

vement différent, et, par exemple, il doit y avoir autre chose qu'une simple question de lieu entre les nerfs qui commandent la flexion et l'adduction, et ceux qui commandent l'extension et l'abduction; entre les nerfs du tronc et des membres, de la main et du pied. Mais, en ce qui concerne les nerfs sensitifs, il n'est pas possible de méconnaître des différences qui, lors même qu'elles échappent à l'anatomie, se révèlent par la physiologie. C'est qu'il y a dans les nerfs sensitifs deux sortes de fonctions, la vie ou l'influence propre, et la fonction conductrice qui rattache la circonférence au centre, l'organe à l'organisme.

En égard à la vie propre, déjà la nutrition donne lieu partout à la formation d'organes très différens les uns des autres, os, ligamens, muscles, vaisseaux, etc., et qui ne sont même pas identiques entre les parties similiaires. Mais, en outre, en étudiant bien sur soi-même l'effet des sensations, on reconnaît que, même la sensibilité et la douleur, partout analogues, sont aussi partout différentes; et, par exemple, pour tout le monde, il est évident que la sensibilité de la peau varie de qualités sur tous les points de sa surface. Ainsi donc, d'après le témoignage des faits, soit que l'on rattache leurs fonctions propres à eux-mêmes ou à leurs épanouissemens périphériques, les nerfs seraient tous spéciaux; chaque nerf, et sous ce nom il faut entendre chaque filet, chaque fibre primitive, chaque fibrille, non-seulement imperceptible à tous les instrumens, mais même à ce degré qui touche à l'infini, serait en quelque sorte un être distinct, adjoint, dans un même cordon, à des milliers d'autres, entre eux plus ou moins analogues, différens ou étrangers.

Si cette distinction que j'établis est fondée, le nerf, en ce qui concerne ses fonctions propres, représente une collection de petits individus sensitifs, agglomérés sous une même enveloppe, pour cheminer en commun avec les aqueducs vasculaires. Protégés et garantis, sans gêner eux-mêmes, ces deux sortes de canaux s'insinuent là où se trouve un passage, par économie d'espace et de trajet, simplicité ou facilité plus grande de communication, à travers les sillons continus résultant de l'adossement des organes, que, par une admirable harmonie de forces et de rapports, la nature a réservés partout, et qui sont ainsi les grands chemins de l'organisme. Mais, au lieu que les vaisseaux sanguins et lymphatiques sont presque identiques par leur texture et les fluides circulatoires qu'ils charrient, les nerfs, au contraire, sont différens, sinon absolument par leur structure, du moins par les influences qu'ils transmettent. Une comparaison complétera cette idée.

Soit une voiture publique qui renferme un nombre de voyageurs. Tous se ressemblent, et sont des individus isolés du grand organisme social; tous, en partant, sont compris sous une même enveloppe, dans un véhicule commun; mais là cesse l'identité. En fait, tous sont différens de mœurs, d'idées, de relations, de destination, en un mot, de fonction sociale. Emportés d'abord dans une même direction, à mesure que la route s'avance il s'en détache quelqu'un pour aller à un but connu de lui seul et ignoré des autres : celui-ci s'arrête bientôt; celui-là va plus loin; ces autres plus loin encore; ce dernier va jusqu'aux extrémités du monde : voilà les nerfs. Cette image seule explique les nerfs complexes et chargés de fonctions très différentes, le pneumogastrique, le phrénique, le trijumeau, les nerfs sympathiques; à l'analyse, elle explique également tous les nerfs.

La fonction conductrice est beaucoup plus simple; aussi est-ce celle qui a été le mieux entrevue. La spécialité d'incitation et de perception aurait sa cause dans le centre nerveux; la spécialité

3

d'impression dans l'épanouissement nerveux périphérique. Entre les deux est tendu le nerf ou le cordon de communication. Veut-on pour cette conductibilité des nerfs une autre comparaison empruntée d'une application scientifique toute récente? Soit le télégraphe électrique : des fils métalliques, séparés les uns des autres par une couche isolante, sont agglomérés en faisceaux : ici tout est identique, la matière, le volume, l'agent de transmission ; la fonction seule, la signification donnée aux extrémités est différente, un avertissement à un bout, un ordre à l'autre, qui se partagent l'initiative selon les cas : ce sont là de vrais nerfs artificiels, des nerfs du grand corps social. La ressemblance, et on dirait presque l'identité, pour les relations, est si parfaite, que ces nerfs artificiels réunissent toutes les conditions des nerfs naturels. L'art ici, comme dans tant d'autres combinaisons de mécanique, d'hydraulique, d'optique, d'acoustique, comme dans une foule d'appareils chimiques, retrouve constituées de tout temps dans l'organisme, des applications que, aux diverses époques de son histoire, l'esprit humain a cru successivement inventer. C'est ainsi qu'à mesure que les sciences physiques s'enrichissent de nouvelles découvertes, elles concourent d'autant au progrès de la physiologie, qui se les applique et en sanctionne la valeur par cela seul qu'elle en retrouve l'emploi dans le mécanisme des corps vivans.

Mais, en supposant que l'on soit irrévocablement dans le vrai, en limitant l'anatomie du nerf à sa composition fibrillaire, et sa physiologie à sa fonction conductrice, la théorie laisse évidemment une lacune en ce qui concerne ses deux extrémités.

En définitive, cette théorie nous a montré toutes les fibres sensitives et motrices, réunies pour former le grand cordon de l'axe cérébro-spinal. Plus loin, nous verrons qu'il n'est pas possible de borner à un simple tronc conducteur ce cordon central qui s'annonce aussi comme un organe essentiel incitateur. Mais, en poursuivant les fibres jusqu'à leur terminaison centrale, pour comprendre les deux grands phénomènes des perceptions et des volitions de toute sorte, il faut admettre un espace quelconque du cerveau, soit concentré sur un point, soit disséminé dans la masse, mais distinct des organes propres intellectuels, qui forme l'extrémité céphalique de l'ellipse nerveuse. Et comme ces facultés sont aussi nettes chez l'animal, dont le cerveau est très petit, que chez l'homme, où le même viscère est relativement d'un si grand volume, la somme de l'espace cérébral qui est le siège de ces fonctions, ne peut être que très restreinte, et la même que celle de l'axe cérébro-spinal, par supposition le cordon d'assemblage de toutes les fibres primitives. Or, ni l'une ni l'autre ne répondent en aucune manière à l'immense développement de surface que présente le corps, non-seulement à l'extérieur, mais dans chaque point de la profondeur des organes et des tissus. Et cependant c'est à cette surface d'une si vaste étendue que doivent suffire en nombre les fibres primitives quelconques, puisque la plupart des tissus exercent des mouvemens, et que tous annoncent une sensibilité, pour le plus grand nombre, dans l'état de la santé, et pour quelques-uns seulement, dans l'état de maladie. Voici donc, entre les deux extrémités des mêmes fibres un désaccord manifeste, et une impuissance démontrée de fournir suffisamment au développement de la surface périphérique sensible sur tous ses points. En vain les savans micrographes allemands qui ont fondé la théorie invoqueraient-ils le grossissement des fibres qu'ils ont cru reconnaître du centre vers la circonférence ; sans aucun doute cet élargissement n'est nullement en rapport avec celui des surfaces.

D'un autre côté, avec la théorie de faisceaux de fibres distinctes, dont le tronc renferme le contenu des branches, comment les cordons du grand sympathique, d'un si petit volume, et partout du même volume, résumeraient-ils les nerfs viscéraux en si grand nombre, ce qui serait nécessaire pourtant pour expliquer les incitations physiologiques et les douleurs sur tous les points des viscères dans les maladies? Que seraient aussi les filets sympathiques de liaison à la tête, si déliés, et néanmoins suffisans pour l'entretien de tant de communications et de sympathies? A quoi serviraient les ganglions, et quels seraient les rapports des fibres avec celles du système cérébro-spinal? Nous voici donc ramenés, comme la science l'a été de tout temps, à deux suppositions : 1° pour les fonctions propres de l'extrémité périphérique des nerfs, soit (comme l'admettait Gall, à leur épanouissement en une membrane continue dont celle de la rétine, épanouissement du nerf optique, fournirait l'image ; soit, suivant l'idée de Reil, à une atmosphère microscopique des nerfs. 2° Pour l'alliance des forces et les sympathies, au mélange des fibres nerveuses, ou au moins à une émission quelconque de l'une à l'autre. Avec ces données admises, il serait plus facile de comprendre à-la-fois, la spécialité de fonctions des nerfs rattachée à la disposition de leur épanouissement périphérique, et les alliances des forces qui résulteraient de la fusion des fibres. Mais ce qu'on aurait gagné en clarté, on l'aurait perdu en sévérité de méthode, ou en basant sur une hypothèse, ce qu'il ne faut jamais faire dans les sciences. Qu'il me suffise d'avoir démontré que la théorie actuelle de la texture anatomique des nerfs est insuffisante pour l'explication des faits de physiologie. Cette question, à mon sens, est loin d'être résolue. Plus tard, je dirai, avec tous les développemens qu'exige un pareil sujet, ce que démontre pour moi l'observation microscopique des nerfs. Jusque-là je m'abstiens de rien dire sur un sujet où, supposé que les observations anatomiques fussent irrécusables, de long-temps encore, si ce n'est toujours, il sera impossible de rien exprimer de concluant et de fécond pour la physiologie.

Le **SYSTÈME NERVEUX CENTRAL** se compose de deux parties : 1° Un long cordon cylindroïde, la moelle épinière, logée dans le canal rachidien. 2° Une masse nerveuse, irrégulièrement ovoïde, et d'un grand volume, l'encéphale, qui remplit la cavité du crâne.

Le rachis ou la colonne vertébrale, étui de la moelle épinière, est formé par la superposition de vingt-quatre petits os, les vertèbres, soudés par des coussinets élastiques, de manière à former un long levier brisé, assez solide pour servir de point d'appui à la charpente du squelette, et néanmoins susceptible de mouvemens très étendus sans léser la moelle qu'il renferme. Le crâne, plus développé en arrière qu'en avant, occupe les deux tiers supérieurs de la tête. Considérée philosophiquement comme un épanouissement du rachis, la tête est composée de plusieurs vertèbres dont les appendices osseux se sont élargis de manière à former en commun, pour la réception de l'encéphale, la grande cavité ovoïde du crâne, au-dessous de laquelle se développent en avant, pour la face, cinq cavités plus petites et séparées par des cloisons solides, qui logent les organes des sens.

Protégé à l'extérieur par l'enceinte osseuse du crâne et du rachis, le système nerveux central est enveloppé dans toute son étendue par trois membranes dont chacune est partout continue avec elle-même. La première, extérieure et fibreuse, ou de protection, la dure-mère ; la seconde, moyenne, séreuse à deux feuillets, ou de glissement, l'*arachnoïde*; la troisième, interne et vasculaire, ou de nutrition, la *pie-mère*. Entre le feuillet profond de l'arachnoïde et la pie-mère, est sécrété un liquide dit *cérébro-spinal*, auquel M. Magendie, son principal historien, attribue pour usage essentiel d'exercer sur la substance nerveuse de l'encéphale et de la moelle, dont il remplit tous les intervalles, une pression en équilibre avec celle de l'atmosphère, en même temps qu'il contribue à amortir l'effet des chocs extérieurs.

La MOELLE ÉPINIÈRE, qui occupe le canal rachidien, se compose, de chaque côté, de trois faisceaux parallèles de substance blanche, environnant un cordon central de substance grise, et réunis, au milieu, sur toute la hauteur, par deux séries de fibres transversales, dites les *commissures spinales*. Des sillons antérieur et postérieur sont les points de conjugaison des filamens nerveux rayonnés qui s'unissent, pour former les nerfs rachidiens, en autant de cordons qu'il y a de vertèbres. Deux renflemens de la moelle existent en regard des nerfs plus volumineux qui se rendent aux membres. A son extrémité supérieure, la moelle vertébrale se continue par ses faisceaux dans le crâne. La division verticale de la moelle doit être considérée physiologiquement sous deux aspects. 1° Latéralement, chacune des deux moitiés préside au mouvement ou au sentiment de toute la moitié du corps qui lui correspond. 2° D'avant en arrière, pour les deux côtés ce sont les faisceaux antérieurs et latéraux qui commandent le mouvement, et les faisceaux postérieurs, la sensibilité.

Le prolongement céphalique débute par deux renflemens considérables, l'un qui fait suite à la moelle, le *bulbe rachidien*, de forme conoïde; au-dessus de lui, une sorte d'écusson transversal, dit la *protubérance annulaire*, le *pont de Varole* ou le *mésocéphale*, au-delà duquel les faisceaux médullaires se continuent en avant, pour aboutir de chaque côté, en se bifurquant, à un point dit le *quadrilatère perforé*. Dans sa longueur, le prolongement céphalique offre sur ses divers points de son étendue les lieux de conjugaison des nerfs et de coalescence des organes encéphaliques, et les points de départ médians des faisceaux, entre-croisés d'un côté à l'autre, qui s'épanouissent dans les ganglions doubles de l'encéphale. La succession continue de la moelle épinière avec son prolongement céphalique sur le plan moyen constitue, dans l'état actuel de la science, en un seul organe, la tige nerveuse centrale, à laquelle il convient aujourd'hui de restreindre le nom d'*axe cérébro-spinal*, que l'on a étendu mal-à-propos aux masses latérales de l'encéphale.

Ainsi défini et limité, l'AXE CÉRÉBRO-SPINAL, par sa situation, sa texture et ses connexions avec les organes encéphaliques et les nerfs, se présente comme l'organe de centralisation et de transmission au cerveau, d'une part, de la sensibilité ou des impressions, et d'autre part, des mouvemens ou des volitions, par l'intermédiaire des nerfs, ses agens de communication avec les organes. Mais, quoique déjà, dans ces conditions, l'axe cérébrospinal se déclare formellement la partie fondamentale de l'appareil nerveux de relation, pourtant une analyse minutieuse va nous montrer que là ne se bornent pas ses fonctions. Si l'on considère que, par ses nerfs respiratoires et par ses nombreuses anastomoses avec le grand sympathique et les plexus ganglionaires, il tient sous sa dépendance tout le système nerveux viscéral auquel il imprime une incitation indispensable aux mouvemens des poumons, du cœur et de tous les viscères de l'abdomen et du bassin, et par conséquent à l'exercice de toutes les grandes fonctions; si, par la nécessité même de cette incitation, c'est, comme il résulte des expériences de Legallois, le seul organe nerveux dont la destruction entraîne immédiatement la mort; si on ajoute, enfin, que, par ses nerfs sensitifs, il paraît exercer dans tous les tissus l'influence la plus directe sur les phénomènes de la nutrition : d'après la réunion de tant de caractères d'une importance égale pour les deux modes de la vie, on ne peut s'empêcher de reconnaître dans le grand cordon médullaire cérébro-spinal, le nœud de jonction des appareils de relation et de nutrition, et, en quelque sorte, le centre de l'unité de l'être vivant matériel, incomplet et indéterminé, moitié végétal et moitié animal, sans être précisément ni l'un ni l'autre, et par conséquent, incapable de vivre par lui-même de l'une ou de l'autre vie (1). Cette haute importance de l'axe nerveux cérébro-spinal explique comment il est, en anatomie, le principe déterminant des modifications les plus profondes des organismes, son absence ou sa présence suffisant pour changer le volume relatif, la composition et les rapports de tous les appareils secondaires, de manière à tracer brusquement une ligne de démarcation infranchissable entre les animaux inférieurs ou les *invertébrés*, et les animaux supérieurs ou les *vertébrés*.

L'ENCÉPHALE, siége des plus éminentes facultés de l'organisme, résume à lui seul tout le système nerveux de relation, comme celui-ci résume à son tour l'animal tout entier.

Composé de l'ensemble des masses nerveuses renfermées dans le crâne, il commence où finit la moelle proprement dite, et comprend dans son agglomération l'extrémité céphalique de l'axe cérébro-spinal, qui est comme la tige médiane d'où s'élèvent les organes propres encéphaliques. Quoiqu'elle ne soit que le simple énoncé d'un fait matériel de continuité, c'est assurément une vue anatomique féconde, et par cela même empreinte de grandeur, que celle qui assimile, par leur origine, nerfs et ganglions, cérébraux et rachidiens, c'est-à-dire tous les organes doubles, et disposés par paires symétriques, de l'appareil nerveux de relation, pour les faire aboutir à un cordon central, leur tige commune. Des organes encéphaliques, les uns impairs, symétriques, d'un petit volume, sont formés de deux moitiés égales, soudées sur le prolongement de la ligne moyenne, et font corps avec la tige centrale: ce sont, les tubercules *quadrijumeaux*, la *glande pinéale*, les *tubercules mamillaires*, le *tuber cinereum*, et la *glande pituitaire*. Les autres, pairs, en général d'un volume considérable, groupés latéralement autour de l'axe central, sont : en arrière, le *cervelet*, en avant, les *couches optiques* et les *corps striés*, faisant corps avec les derniers renflemens, les *ganglions cérébraux* ou le cerveau proprement dit. Le cerveau offre, dans chacun de ses hémisphères, une surface immense, repliée sur elle-même, pour occuper moins d'espace, en circonvolutions nombreuses dont l'énorme développement proportionnel, dans l'homme, constitue presque toute la masse de l'encéphale.

En raison de l'écartement des organes latéraux, à partir de la tige centrale, se trouvent renfermés entre ces parties des espaces dits les *ventricules*, formant une suite de cavités qui communiquent de l'une dans l'autre. Les ventricules, où pénètrent des réseaux vasculaires, sont baignés par le liquide cérébro-spinal.

(1) On verra plus loin que l'être vivant, avec l'axe cérébro-spinal pour centre d'unité, ou l'être *végéto-animal*, impossible dans la nature, n'est cependant pas un simple jeu d'esprit, ou une abstraction, mais qu'il existe réellement comme création artificielle, le physiologiste pouvant le produire à volonté par l'ablation de l'encéphale.

Un trou aux membranes, à l'extrémité du ventricule du cervelet, permet le mélange de ce liquide avec celui de la surface de l'encéphale et de la moelle.

En travers, les deux moitiés de l'encéphale sont réunies par deux modes de communication : 1° pour la tige centrale, dans toute sa hauteur, par l'*entre-croisement* d'un côté à l'autre des faisceaux émanés de la moelle; 2° pour les organes cérébraux, par des faisceaux de liaison intermédiaires d'un côté à l'autre, nommés les *commissures*, au nombre de quatre; deux passent en avant et en arrière des cavités ventriculaires; une moyenne, très molle, unit les couches optiques; la supérieure, très épaisse, et d'une grande étendue, dite le *corps calleux*, qui ferme en haut les cavités ventriculaires, unit l'un à l'autre les deux vastes ganglions cérébraux; en arrière, une épaisse commissure réunit les deux lobes du cervelet.

Dans ses élémens anatomiques, l'encéphale est formé des deux substances blanche et grise. La substance grise, centrale dans la moelle, devient superficielle sur la tige céphalique, et, se distribuant aux organes qui environnent les ventricules, vient former une couche extérieure à la surface des lamelles du cervelet et des circonvolutions du cerveau. Il est permis de croire que c'est pour augmenter la surface de cette substance grise, que la blanche est repliée en circonvolutions. La couche grise, ayant une épaisseur assez considérable, forme un grand amas continu, mais ne peut en aucune manière être comparée avec la substance blanche, qui compose la plus grande partie de la masse de l'encéphale.

Telle est succinctement la disposition physique des principaux organes de l'encéphale avec les deux substances qui les composent. L'objet de la science aujourd'hui est de montrer la structure de ces différens organes, et leur subordination entre eux et avec la moelle.

Partant donc, avec Varole et Gall, des trois faisceaux de la moelle, d'abord ils se divisent en deux portions, qui se comportent d'une manière différente. Les fibres de l'une s'entre-croisent, pour passer d'un côté à l'autre dans toute la hauteur de la tige centrale céphalique. Les fibres de l'autre portion continuent leur direction première. Les faisceaux qu'elles forment augmentent progressivement de volume, en donnant naissance, par leurs prolongemens, à chacun des organes cérébraux; en arrière un faisceau envoyé de chaque côté au cervelet forme, avec deux autres faisceaux qui en émanent, pour se glisser sous le pont de Varole, le *pédoncule cérébelleux*. En avant, la tige de continuation du cordon central passe du mésocéphale dans le *pédoncule cérébral*, et se subdivise. Une partie, devenue d'un volume considérable, traverse les couches optiques et les corps striés, et s'épanouit en un cône, pour former la masse centrale de l'hémisphère cérébral; l'autre partie se prolonge en avant jusqu'au *quadrilatère perforé*, d'après M. Foville, le point de départ et l'aboutissant de la périphérie cérébrale ou des circonvolutions, dont les anses nombreuses, que l'on peut suivre sans interruption comme une seule, à partir de ce point y reviennent, après avoir parcouru toute la surface de l'hémisphère cérébral.

Si, dans la description de l'encéphale, en partant de la moelle, on pouvait suivre clairement, de chaque côté, les fibres dans le cervelet et le cerveau, en passant d'un côté à l'autre par les commissures et les entrecroisemens, de manière à inscrire, sans interruption, un amas d'anses, renfermées les unes dans les autres, et qui, nées de la moelle, y retourneraient après avoir parcouru tous les organes cérébraux; si on montrait, en outre,

les fibres d'union par lesquelles toutes ces anses se réuniraient pour former une organisation d'ensemble, la théorie anatomique de l'encéphale serait complète; mais malheureusement il s'en faut bien que la science en soit arrivée à ce degré de précision. On ne possède pas encore de données complètes sur les rapports des diverses parties de l'encéphale avec les commissures; on ne connaît les fibres entre-croisées que par le fait même de leur entre-croisement, suivant la ligne où on l'observe, et on ignore ce qu'elles deviennent au-delà; enfin les connexions et les moyens d'union des divers organes cérébraux sont encore un problème. Pour conclure, avec tant et de si nombreuses recherches sur la structure de l'encéphale, il faut bien reconnaître que l'anatomie de ce mystérieux viscère, est encore dans l'enfance.

Quant à la physiologie de l'encéphale, à partir du nœud de jonction de ce viscère avec la moelle, les fonctions des renflemens continus dont il se compose s'ennoblissent graduellement à mesure que l'on s'élève vers la surface antérieure périphérique : au bulbe rachidien, encore des organes partiels de mouvement et de sentiment; au cervelet, la coordination générale des mouvemens; à la base du cerveau, les organes des sensations spéciales; et enfin, dans le cerveau ou les hémisphères, les instincts, les facultés intellectuelles, le siège du moi, centre des perceptions et de la volonté. Dans cet exposé si court se trouve, en réalité, tout ce que l'on sait de positif sur la localisation des fonctions cérébrales. Dans l'état actuel de la science, toutes les désignations se rapportent à la masse, ou tout au plus à la région de l'encéphale, et ne peuvent être rapportées avec évidence à aucun lieu déterminé. Nous verrons plus loin ce que l'on peut dire des fonctions propres et spontanées de la substance cérébrale, c'est-à-dire des facultés intellectuelles correspondant aux fonctions de sensibilité dans les nerfs. Pour le mouvement, le physiologiste a cru, par des vivisections, reconnaître une disposition corrélative : des fibres antéro-postérieures pour des mouvemens d'avant en arrière, des fibres transversales pour des mouvemens de latéralité. Mais il faudrait, pour compléter cette théorie, autant de directions de fibres que de rayons de la sphère, et encore n'est-il pas dit comment s'opéreraient les mouvemens de circumduction. D'autres, fondés sur des faits de pathologie, ont pensé pouvoir localiser les mouvemens de tel membre dans tel ganglion de l'encéphale; mais, outre que la structure des ganglions ne s'accorderait guère avec cette théorie, qui n'embrasserait elle-même qu'une portion très restreinte de l'appareil locomoteur, les observateurs aussi ne s'entendent pas, la même fonction ayant, pour chacun d'eux, un siège différent. Enfin, tous cherchent dans l'encéphale les organes propres de la faculté locomotrice, mais évidemment c'est parce que les physiologistes ne tiennent pas compte des recherches les uns des autres, qu'ils ne s'aperçoivent pas que cette partie du problème est aujourd'hui résolue. Nul doute, à ce qu'il me semble, que la faculté proprement locomotrice n'ait son siège dans les diverses parties du cordon cérébro-spinal, puisque tous les mouvemens persistent après l'ablation de l'encéphale. Il n'y a donc, qui puisse se rapporter à cet organe, que la coordination des nerfs locomoteurs et, pour l'unité de l'être animal, leur rapport anatomique avec les organes inconnus des perceptions et des volitions, pour leur subordination à la conscience et à la volonté cérébrale. Somme toute, avouons que nous ne connaissons que les phénomènes fonctionnels, tels qu'ils se déduisent pour nous de l'observation, mais sans aucune relation avec leurs organes. C'est-à-dire que, ici comme dans tant d'autres parties de la physiologie, le peu que nous savons se borne à une pure notion métaphysique. Les études de l'encéphale et de la moelle chez les animaux, confirmatives de celles faites sur l'homme, n'ajoutent rien de plus. L'axe cérébro-spinal, qui commande les mouvemens, est proportionnellement plus volumineux et plus fort chez les animaux que chez l'homme, et atteint son plus haut développement dans les oiseaux de haut vol et les grands carnassiers, où la locomotion et la respiration sont si puissantes. Dans l'encéphale, outre l'adjonction progressive de ses nombreux organes, leur développement relatif, suivant les exigences des divers organismes dans la série animale, montre le terme de complication et le point d'arrêt imposé à chaque espèce, des vertébrés les plus inférieurs, où le ganglion cérébral existe à peine, jusqu'à l'homme, chez lequel le volume énorme des hémisphères qui débordent et recouvrent le tout, détermine le point culminant du système nerveux central.

De ce qui précède, il résulte que le système nerveux cérébro-spinal est double, et, comme agent dominateur, imprime la même disposition aux divers appareils de mouvement volontaire et de sensibilité qu'il représente. Chacune des moitiés, parfaitement semblables, dont il se compose, est continue avec elle-même dans toute la longueur de l'animal. Les deux moitiés s'unissent transversalement dans la chaine de succession des centres nerveux, dite *l'axe cérébro-spinal*, par des prolongemens mutuels de leur substance commune, ou les *commissures*, et par les *entre-croisemens* ou les échanges de fibres d'un côté à l'autre. D'après cette organisation, l'animal complet et symétrique se présente, en quelque sorte, comme la réunion de deux individus non symétriques, soudés latéralement l'un à l'autre, sur un plan moyen ou intermédiaire entre eux. Si cet aperçu philosophique, que j'emprunte de l'anatomie, est vrai, le système nerveux de relation, à-la-fois unique et double, doit pouvoir fonctionner d'ensemble ou séparément, par ses deux moitiés confondues en une seule, ou par l'une d'elles isolément. C'est effectivement ce qui résulte du double témoignage de la physiologie et de la pathologie, de la comparaison de l'état de santé avec celui de maladie. Un organe nerveux étant malade, ou plus ou moins complètement détruit, pourvu que son congénère soit resté sain, la fonction persiste. Il suffit, jusqu'à un certain point, d'un hémisphère cérébral pour penser, comme d'un œil pour voir, d'une oreille pour entendre, d'un membre abdominal pour sauter, sinon courir, d'un membre thoracique pour saisir. Tout un côté du corps peut être à l'état de convulsion, ou paralysé, soit du sentiment, soit du mouvement, ou de tous les deux, l'autre côté demeurant intact. L'excitation ou la soustraction de la force nerveuse se scinde même bien davantage, et jusqu'à l'infini : elle s'étend du faisceau nerveux au cordon, au rameau, au filament et à la fibrille la plus déliée, représentant un appareil, un organe, l'une de ses parties, ou une simple fibre.

Dans les hauts organes spéciaux, la modification imprimée à la force nerveuse ne porte pas tant sur l'intensité, la précision ou la lucidité de ses actes, que sur leur durée, l'organe resté sain, et qui, du reste, ne l'est jamais complètement, obligé dans l'absence de son congénère, à une action continue, se fatiguant très vite.

Mais ici l'état pathologique révèle à la physiologie un phénomène d'une haute importance : c'est à l'altération du demi-encéphale du côté opposé que correspond la paralysie d'une moitié

T. III.

du corps. Cette corrélation, qui s'explique naturellement en anatomie par l'entre-croisement des centres nerveux, avait néanmoins paru bizarre et inexplicable à tant de physiologistes qui se sont vainement épuisé à en chercher la raison. Si je ne me trompe, c'est au point de vue de l'unité de l'être intellectuel que trouve sa cause finale ce fait singulier de l'entre-croisement, à-la-fois image et moyen matériel de fusion, d'échange et d'équilibre d'un côté à l'autre, par la soudure en un seul animal, complet et symétrique, des deux moitiés qui, sans cette immixtion, cette incorporation mutuelle, n'auraient présenté qu'un accollement ou une juxta-position de deux individus incomplets et asymétriques.

Dans ces entre-croisemens sur un centre mitoyen, qui n'est tenté de reconnaitre ce point neutre mathématique, espace évanoui, indifférent d'un côté à l'autre, et nœud de jonction de l'esprit avec la matière, que l'imagination, à défaut de la science, aime à se figurer comme le siège de l'unité de l'être animal et du moi individuel, et le lieu de convergence de l'abstraction, de l'attention, du jugement et de la volonté, autour duquel se grouperaient, dans un balancement harmonieux, les organes doubles des diverses facultés cérébrales?

Quant à l'examen détaillé des fonctions cérébrales, les énormes difficultés que présente un pareil sujet ne justifient que trop les débats dont il a toujours été l'objet.

Dès le début, il faut reconnaitre, entre l'anatomie et la physiologie, une scission profonde. L'anatomie ne prouve que l'organe dont l'étude muette et stérile est dépourvue de toute signification. La physiologie montre et détaille les fonctions, et prouve que le ganglion cérébral en est l'organe; mais là cesse toute certitude. Deux théories inverses et contradictoires, quoique avec une égale prétention de s'appuyer sur les faits, partagent les savans. Tandis que les uns croient pouvoir localiser chaque fonction dans un point ou un organe particulier du cerveau, les autres pensent que toute fonction intellectuelle émane de la masse entière cérébrale, une et solidaire dans ses manifestations, quelle qu'en soit la nature. Avant tout examen, la première opinion est assurément bien plus probable que la seconde; aussi est-ce celle du plus grand nombre; toutefois, leur opposition acceptée montre à nu l'incertitude de la science. Pour conclure, en ce qui concerne les études cérébrales, l'anatomie et la physiologie conservent isolément leur valeur; mais dans l'état actuel de nos connaissances, aucun accord n'étant possible entre elles, l'une et l'autre ont besoin, pour une solution, même approximative, du concours de la philosophie scientifique.

Du point de vue de l'esprit, en partant de lui-même pour descendre aux corps extérieurs, il suffit d'un petit nombre de facultés pour y établir des distinctions qui semblent répondre à-peu-près à tous les cas. Au contraire, du point de vue du monde extérieur, en remontant vers l'esprit, ses manifestations sont si complexes qu'elles échappent à toute classification. Le premier aperçu est propre aux idéologues, et le second, aux phrénologistes. Il ne faut pourtant pas attacher trop d'importance à ces distinctions, qui, avec l'apparence de deux écoles rivales, mais parfaitement conciliables, comme j'espère le démontrer plus loin, ne représentent en réalité, sous deux aspects différens, que deux époques du travail de l'esprit humain dans une même étude. Comme dans tous les sujets obscurs, où les déterminations

4

sont d'autant plus claires et plus précises qu'elles sont plus simples et moins nombreuses, les idéologues, par cela même qu'ils
sont restés moins nets dans leurs divisions générales, s'y sont
montrés moins arbitraires que les phrénologistes dans leurs distinctions spéciales.

Véritablement, c'est une témérité singulière de quelques savans de nos jours, d'avoir prétendu tout d'abord localiser des
facultés qu'ils ne peuvent encore suffisamment ni spécifier ni
définir : aussi toutes les spécialisations, toutes les localisations,
sont-elles à-la-fois insuffisantes et incomplètes pour l'analyse,
trop vagues et trop complexes pour la synthèse. Mais il ne
s'ensuit pas que la théorie dont elles émanent soit sans valeur.
Assurément cette distinction des facultés spéciales repose sur
un fondement solide. C'est là, bien plus que dans ses dangereux
essais d'une localisation pour le moins prématurée, si toutefois elle n'est pas impossible, c'est là, il faut le dire, l'idée
vraiment grande, vaguement entrevue de tout temps, mais non
formulée avant lui, dont Gall, qui l'a le mieux comprise, s'est
fait le propagateur, et elle suffit bien à sa gloire. Le principe de
cette idée mère, puisé dans la nature, est sérieux et profondément vrai; il ne s'agit donc que de ne pas trop se hâter dans ses
applications. Si, comme aujourd'hui personne ne serait tenté
d'y contredire, il faut absolument concéder, pour les manifestations de l'esprit, la nécessité d'un organe matériel, il est très indifférent qu'il n'y en ait qu'un seul pour toute faculté quelconque, ou qu'il en existe un grand nombre, dont chacun correspondrait à une faculté différente. Il y a plus, c'est que, cette
dernière hypothèse, bien plus logique, est la seule qui soit en
rapport avec tous les faits de physiologie, partout, dans les êtres
vivans, si l'on admet une manifestation spéciale nécessitant l'existence d'un
organe approprié. C'est la seule aussi qui donne raison de la
variété infinie des aptitudes entre les individus, et qui montre, dans
l'espèce humaine en général, la nature et les limites de l'esprit,
que rien ne pourrait assigner, ni même faire prévoir, dans la supposition d'un appareil également propre à toute manifestation
quelconque.

S'il est un résultat bien prouvé par l'histoire des arts, des
sciences, des langues et de leurs littératures, en un mot, par
tous les monumens propres de l'esprit humain, c'est que,
pour une même race, le cerveau de l'homme dans sa forme, sa
composition organique et ses manifestations, a toujours été le
même dans tous les temps. En essayant d'établir la balance des
supériorités ou des infériorités relatives entre les anciens et les
modernes, si l'on peut accorder que l'esprit de l'homme, dans
son ensemble, n'a rien perdu, au moins faut-il reconnaître qu'il
n'a rien acquis non plus depuis le beau siècle de Périclès, expression enrichie de civilisations plus anciennes et, sous tant de
rapports, point culminant de toutes celles qui lui ont succédé.
Or, aucune hypothèse ne peut donner de cette identité de l'intelligence humaine à toute époque, une explication aussi satisfaisante que la théorie de la pluralité définie des organes cérébraux.
Par elle on comprend que le cerveau étant organisé d'une certaine
manière invariable, il est tout simple que chez l'homme les mêmes
idées, comme chez l'animal les mêmes mœurs, et dans tous les
tissus les mêmes fonctions, se reproduisent dans tous les temps.
Sans aucun doute, dans le cerveau, comme partout ailleurs, l'apparition d'un nouvel organe serait le signal de l'explosion d'une
faculté nouvelle; mais, chez l'homme, de même que dans la série
animale, une pareille modification, réagissant sur l'ensemble, entraînerait une autre harmonie ou un nouvel organisme. Or, il

n'en est point ainsi; et comme le cerveau, de même que tous les
appareils, dans aucune espèce ne peut changer en plus ou en
moins, comme, en un mot, l'organe de l'esprit est fini, force
est bien que l'esprit le soit aussi.

De ces considérations on peut inférer, comme très probable,
qu'il y a un nombre déterminé d'organes cérébraux, puis qu'il y
a un nombre déterminé de facultés. Ces deux existences sont
corrélatives et se supposent l'une l'autre. C'est donc un sujet de
recherches raisonnable que celui des organes propres des facultés intellectuelles; mais il ne s'ensuit pas que leur détermination ait pu être si vite obtenue que le prétendent les phréno-
gistes. Pour les grandes localisations des groupes de facultés
analogues par régions, peut-être la science de nos jours arri-
vera-t-elle à des résultats assez positifs; mais quant aux localisations partielles, à une physiologie déjà elle-même incertaine de
l'existence des facultés qu'elle étudie, l'anatomie ne peut être
d'un grand secours; car, où trouverait-elle des caractères différentiels pour fixer le siége et arrêter les délimitations des organes particuliers, dans un viscère dont toutes les parties, au
point où en sont les études, semblent confondues dans une masse
de texture homogène? Sans se laisser décourager, il faut pourtant bien reconnaître que c'est une question où il y a presque
tout à faire, que celle de la recherche d'organes encore indé-
terminables pour des fonctions encore incomplètement déterminées.

Reprenant où nous l'avons laissée l'analyse intellectuelle, dès
le début, pour répandre un peu de clarté sur un sujet si obscur
et si débattu, et montrer en même temps la voie de conciliation
entre les idéologues et les phrénologistes, au lieu, comme les
uns, de ne reconnaître que certaines facultés, ou, comme les
autres, de les confondre toutes, à titre égal, dans une même catégorie, le point essentiel est de constater d'abord l'existence
de deux genres de facultés, générales et spéciales. Si la division
en un petit nombre de facultés générales, mémoire, imagination, intelligence, abstraction, attention, jugement, volonté, est
d'une certitude irrécusable, d'après les faits de tous les instans, sanctionnés par l'observation de tous les temps, la division, encore toute récente, en facultés spéciales, au profit
desquelles s'exerceraient, à titre d'instrumens, les facultés générales, n'est pas moins fondée. Loin que l'existence des unes
exclue celle des autres, elles se nécessitent et se complètent mutuellement. Parce qu'il y a des facultés générales propres à entrer en action sur tout sujet quelconque, quoique dans une
intensité inégale chez les individus, il y a aussi des facultés spéciales qui accaparent les autres et les fortifient à leur usage. On
ne peut nier les sens spéciaux ou les instincts pour les arts, les
sciences, leurs généralités métaphysiques et leurs applications
pratiques. Or, ce sont ces instincts eux-mêmes qui fournissent
les matériaux de la pensée. Si leur intervention dans le mécanisme intellectuel n'a pas été plus tôt signalée, cela tient sans
doute à leur peu d'énergie ordinaire; et comme ils n'attirent
l'attention qu'à un haut degré de développement, toujours exceptionnel et inattendu, leur infériorité relative n'est souvent
pas remarquée. Leur inactivité forcée, si commune chez tant
d'hommes placés en dehors de leur sphère, a déjà le triste résultat
de dépouiller de toute valeur personnelle le malheureux qui se débat
inaperçu dans la foule du vulgaire; mais la débilité des facultés
générales, destinées à établir tous les rapports de l'individu avec
la société, a des effets encore plus déplorables, car elle porte
atteinte à la dignité morale de l'homme, qu'elle annule et abaisse

parmi ses semblables, et, si elle est portée à l'extrême, elle constitue l'idiotie, qui le ravale au-dessous de la brute. Les facultés générales, laboratoires obligés de toutes les manifestations intellectuelles, sont donc les plus indispensables; aussi sont-elles, bien plus que les instincts spéciaux, le fondement de l'intelligence humaine, réparti à tous les hommes dans une mesure suffisante pour les rapports sociaux. Leur exercice simultané, dans une application soutenue, constitue la *réflexion*, dont le nom pittoresque exprime si bien les trajets tortueux que doit suivre la pensée dans son élaboration, en passant d'un organe ou d'une faculté à une autre. C'est de leur équilibre ou de leur produit composé que ressort la *raison*, le plus noble attribut de l'esprit humain, dont la portée est en rapport avec la moyenne des facultés. Dans un développement convenable, même sans l'auxiliaire d'aucun instinct bien vif, déjà elles suffisent à produire cette moyenne d'hommes encore assez remarquables qui, à défaut de spontanéité, savent néanmoins trouver noblement à s'utiliser en faisant fructifier les idées d'autrui.

Mais, en outre, telle est l'innombrable variété des esprits, qu'il n'est pas rare qu'une seule faculté domine parmi toutes les autres, relativement obtuses et presque nulles : de là tant d'organisations incomplètes. Seule, l'intelligence produit encore des hommes distingués, mais stériles ; le jugement, des hommes sensés, mais médiocres. Sans contre-poids, les autres facultés ne sont pas seulement improductives, mais dangereuses : l'imagination n'engendre plus que des visionnaires; l'abstraction, des rêveurs ; la volonté, des entêtés ; l'attention, des gens distraits. Une seule faculté à cet état d'isolement, la mémoire, fournit encore des effets brillans mais peu durables. Comme un sens toujours en action, qui garde et réveille à volonté les impressions des autres, et y mêle toutes les idées acquises, ce complaisant auxiliaire peut en imposer et simuler, à l'aide des ressources empruntées d'autrui, l'existence de facultés qui manquent. Rapporteur fidèle dans tous les débats de l'esprit et, comme tel, instrument nécessaire au déploiement de toutes ses puissances, la mémoire n'a jamais manqué aux grandes intelligences, au moins dans la sphère des idées où elles ont marqué leur passage. Mais, livrée à elle-même et dépourvue de quelque éminent instinct à mettre en lumière, cette précieuse faculté, privilége accordé à la jeunesse qui a tout à apprendre, illumine d'une trompeuse auréole ces petits prodiges, la gloire des colléges, qu'elle abandonne bientôt faute d'avoir où se prendre, et dont l'âge mûr, frappé d'inertie par l'absence des facultés plus sérieuses que lui seul met en œuvre, vient dénoncer pour jamais la triste incapacité. Enfin, si l'isolement des facultés générales dans un haut développement, ne produit que la médiocrité de l'esprit, celui des instincts particls, étrangers à la raison de l'ensemble, et toujours plus actifs, a souvent des effets plus funestes. Quel qu'en soit l'objet, le propre des instincts très forts, non suffisamment contenus, est de mener, par l'enthousiasme et l'idée fixe, à toutes les voies périlleuses du fanatisme et de la monomanie. Sous quelque aspect que l'on envisage les facultés, soit générales, soit spéciales, ce n'est donc que de leur harmonieuse pondération que ressortent, à des degrés d'intensité proportionnés avec leur manifestation, la sagesse et la fécondité de l'esprit.

Aussi la réunion des deux genres de facultés est-elle le propre de l'esprit humain, accordé à tout homme, et qui le distingue de l'animal. Et parce que le cerveau se compose invariablement des mêmes parties, sans plus ni moins, chez tous les hommes bien conformés, sauf les inégalités de développement propor-

tionnel, les mêmes facultés aussi appartiennent à tous les hommes, quoique avec des inégalités dans leur intensité relative. La différence morale et intellectuelle, comme la différence organique et matérielle, qui est immense de l'animal à l'homme, est donc beaucoup moindre qu'il ne le semble, au premier abord, d'un homme à un autre, de l'esprit le plus élevé au plus humble. L'idée scientifique et sociale, dont l'élaboration a consumé plusieurs générations et toute une filiation spirituelle de grands hommes, dès qu'elle est formulée, est comprise à l'instant par les masses, et si nettement, que plus elle est vraie, plus elle frappe le sens moral de l'homme, et aussi, plus il semble à chacun qu'elle ne fait que réveiller en lui un souvenir, ou qu'il l'aurait trouvée, tout comme un autre, s'il avait bien voulu se donner la peine de la chercher. C'est que le bon sens de la foule l'avertit que les grandes idées sont le fonds commun de l'humanité, sont à elle, sont en elle, et que les hommes supérieurs qui les émettent ne sont en cela que les heureux révélateurs de ses propres instincts. Aussi, ces idées, s'empresse-t-elle de les accepter, de se les approprier, comme de droit, et de les utiliser dans le domaine commun; et alors les hommes inférieurs, sans en excepter les plus bornés, les sentent immédiatement, et même arrivent jusqu'à un certain degré à les comprendre, pourvu qu'on en descende l'expression jusqu'à leur portée, ou, en quelque sorte, qu'on les leur traduise. Et c'est parce que les idées, ou les facultés qu'elles supposent, sont communes à tous, que les hommes s'unissent et se gouvernent en société par des lois et des mœurs, expression des besoins de tous pour une époque et un milieu social donné : l'homme instruit, et de raison supérieure, qui les comprend, y obéit naturellement par conviction ; l'homme simple, auquel on n'a rien enseigné, y obéit plutôt d'instinct et par sentiment, et c'est à cause de cela qu'il se montre presque toujours le mieux agissant et le plus dévoué; l'homme médiocre, intermédiaire, qui se croit assez fort pour raisonner ce qu'il ne comprend que confusément, est celui qui obéit le moins et le plus mal. En somme, l'accord qui résulte des sentiments communs dans les questions générales, s'établit dans les questions partielles par la résistance invincible du grand nombre contre un seul. Dans l'immense conflit de tant d'intelligences, de nuances et de portées si différentes, qui s'agitent au sein des grandes agglomérations d'hommes, les excentricités individuelles, comme autant de forces antagonistes, se neutralisent dans leurs chocs, et de l'absorption des activités contraires, bornées au rôle d'excitans utiles dans la masse paisible, résulte pour l'ensemble le *sens commun*, cette précieuse modération des esprits ordinaires, c'est-à-dire les plus nombreux, sans laquelle la société humaine serait impossible.

Mais si l'union et le balancement des facultés différentes dans les masses ont déjà ces heureux effets de produire, avec l'ordre général, le nécessaire et l'utile, expression des besoins de la société physique et matérielle : dans les belles organisations, où elle atteint toute sa puissance, elle arrive, par toutes les voies de l'esprit, au beau et au sublime, expression des besoins de la société morale et intellectuelle.

En parcourant la liste glorieuse de ces noms qui se sont inscrits le plus haut dans les fastes de l'esprit humain, on reconnaît chez tous, pour condition première de la supériorité, le concours des deux genres de facultés. Quelle richesse prodigieuse et quelle féconde variété d'intelligence entre les hommes tels que Homère, Hippocrate, Phidias, Démosthènes, Socrate, Platon, Aristote, Galien, Mahomet, Charlemagne, Pétrarque, Raphael, Léonard de Vinci, Christophe Colomb, Galilée, Shakspeare, Harvey,

Descartes, P. Corneille, Malpighi, Molière, Bossuet, Leibnitz, Newton, Voltaire, Buffon, Haller, Haydn, Lavoisier, Napoléon, Cuvier! Si l'on n'admettait l'alliance des instincts les plus variés sous une haute raison commune, tous ces hommes illustres et tant d'autres, non moins remarquables par les qualités différentes que par l'étendue prodigieuse et le parfait équilibre de leur esprit, seraient des problèmes inexplicables les uns pour les autres et pour tous. Les facultés générales, dans leurs associations les plus heureuses et à leur plus haut degré de développement, n'auraient point suffi à produire ces grands hommes, de génie si varié, sans la coexistence des magnifiques instincts divers qui les caractérisent et les différencient. Et en sens contraire, ces énergiques instincts, pour si vive que l'on suppose l'impulsion qu'ils aient pu donner à l'esprit, n'auraient pas été plus féconds, sans leur alliance avec une manifestation proportionnelle des nobles facultés générales qui en gouvernent le développement et l'emploi. L'intervention d'instincts divers au milieu d'organismes analogues, peut seule faire comprendre ces couples d'hommes éminens contemporains, qui ont influé les uns sur les autres sans se confondre: Platon et Aristote, Raphaël entre Léonard de Vinci et Michel-Ange, Corneille et Racine, Malpighi et Ruysch, Leibnitz et Newton, Buffon et Linné, etc., identiques par certains côtés de leur éclatant esprit, mais profondément séparés sous d'autres rapports, voués par le fait même de leur riche organisation à se trouver à-la-fois émules et antagonistes, par eux-mêmes ou par leurs écoles, et dont les noms, associés par l'histoire dans une immortalité solidaire, rappelle du même coup leurs luttes avec leurs travaux. Enfin la nécessité d'une harmonie de facultés différentes, dont une au moins assez forte pour résister à tant de causes d'empêchemens qui se présentent dans la vie, donne aussi la raison de ces déplorables avortemens intellectuels si communs chez des hommes dont on avait cru pouvoir beaucoup attendre, et qui n'ont rien produit.

Pour les progrès futurs de la physiologie cérébrale, c'est donc à bien analyser les facultés spéciales dont l'étude ne fait que de naître; c'est à les distinguer nettement, à en montrer les analogies et les différences, les rapprochemens et les oppositions; ce serait à formuler les lois de leur équilibre, de leurs influences mutuelles et de leur subordination aux facultés générales dans les manifestations intellectuelles, que consisteraient les problèmes de l'avenir. Non que l'on puisse assurément en espérer, à tout jamais, une solution, même incomplète: mais peut-être arriverait-on, après un long temps d'études opiniâtres, à y saisir des rapports féconds pour les applications sociales, résultat certes assez important pour justifier et encourager les recherches.

Dans aucune des manifestations de l'esprit les facultés générales ne trouvent à s'exercer qu'après l'initiative d'une faculté spéciale qui leur en fournit l'occasion et le sujet. L'organe qui sollicite la pensée étant mis en jeu, ou, en d'autres termes, l'idée première étant trouvée, on a presque toujours suffisamment de mémoire, d'attention, d'intelligence, de volonté pour les choses auxquelles on est propre, tandis que, presque toujours aussi, ceux-là même chez lesquels ces facultés sont les plus puissantes et les plus variées, en manquent précisément pour les manifestations dont ils n'ont pas l'instinct. C'est donc par le nombre et la puissance relative des facultés spéciales que l'homme se distingue de ses semblables. En elles sont les principes d'activité qui impriment à l'esprit son caractère et à l'homme sa direction. Sans un instinct vif les facultés les plus nobles peuvent rester sans emploi. Tandis que l'homme possède son intelligence et peut la délaisser oubliée,

l'instinct, lui, possède son homme et le pousse à agir. Lui seul est original, lui seul est la source des grands talens. Sous l'excitation d'un instinct spécial très fort, l'homme dépose au profit de tous sa personnalité; il s'oublie lui-même, et désormais se révèle à son insu et agit dans sa sphère, comme un organe propre du grand cerveau de l'humanité.

Autant que nous pouvons en juger, la plupart des facultés générales de l'homme, et quelques-unes de ses facultés spéciales, même l'instinct de sociabilité, même, à un certain degré, l'instinct du langage, se présentent rudimentaires chez l'animal. Un seul manque absolument, l'*abstraction*. Peut-être, est-ce à l'absence de cette éminente faculté chez la brute, qu'il faut attribuer cette impossibilité de transmettre les notions acquises entre les individus, et d'une génération à une autre, le caractère négatif de l'animal invariablement le même dans tous les temps.

Je viens de tracer le tableau des élémens de l'esprit en suivant au plus près la formule usitée dans la science. Les facultés qui se présentent toutes au même titre, pêle-mêle, dans la théorie de Gall, m'ont paru se distinguer en deux groupes essentiels: des *facultés générales*, élémens communs de tous les actes de l'entendement humain, reconnues, dénommées et caractérisées de tout temps, et qui sont la base de l'ancienne classification des philosophes idéologues, sur laquelle ils ont tant écrit; puis des *facultés spéciales* ou des instincts divers, élémens des aptitudes particulières, qui déterminent le caractère et la tendance de l'activité intellectuelle entre les individus. En mettant en jeu ces deux genres de facultés, nous en avons vu naître toutes les variétés d'intelligence, à tous les degrés de supériorité ou d'infériorité relative. Tout se déduit en apparence de ce mécanisme, qui semble répondre à tous les cas. Eh bien! le tableau si satisfaisant pour la science est incomplet; cette organisation si savante n'est point encore un organisme; à tous ces instrumens, il manque un principe moteur; pour toutes ces activités divergentes, qui s'exercent isolément, et s'ignorent les unes les autres, on cherche en vain un centre de convergence où elles puissent se fondre dans l'unité. Ce qui manque enfin à tant de facultés éparses, ce n'est pas moins qu'un chef suprême de toute la hiérarchie intellectuelle. Or ce principe supérieur existe; il se déduit logiquement de l'harmonie intellectuelle, et se prouve par ses actes: indispensable dans la théorie de l'organisme, on ne comprend pas comment tour-à-tour invoqué, puis mis en oubli plutôt que nié pendant plus de deux mille ans, de Platon à Stahl, il ne s'est pas toujours maintenu ferme et incontesté dans la science. En effet à l'analyse intellectuelle, tandis que les instincts, ou les facultés spéciales, comme des sens plus parfaits, et en quelque sorte métaphysiques, ont tous dans la nature extérieure, ou dans les rapports des choses, un objet particulier auquel ils s'appliquent, et qui les caractérise; les facultés générales, par une seconde élaboration intellectuelle, ont pour effet de coordonner et de rationaliser les impressions transmises par les instincts spéciaux. Mais les facultés générales elles-mêmes, étrangères les unes aux autres, ne peuvent entrer en jeu que sous l'influence d'un agent supérieur à toutes, et leur raison d'unité, qui les relie et les subordonne, en faisant passer par chacune d'elles le produit commun de l'élaboration spirituelle qu'il met ensuite en action. Ce régulateur, qui s'impose aux facultés intellectuelles, les juge et les gouverne, les excite et les modère, paraît être l'essence propre de l'esprit, puisque c'est sur les facultés elles-mêmes qu'il s'exerce ; et comme il résume aussi bien qu'il domine tout l'organisme, on y reconnaît le sens de la personnalité physique et morale, de la délibération intellectuelle, de la conviction intime et de la conscience, qui, avec le concours des autres facultés, mais plus profondément qu'aucune d'elles, distingue l'homme de ses semblables. Or, ce sens spirituel auquel a conclu de tout temps, comme à son principe, la science de l'organisme, qui, dans sa marche ascendante de la matière vers l'esprit, arrive forcément à remonter jusqu'à lui, ce prince de l'intelligence n'était-il pas aussi déjà connu d'une autre science qui procède de l'esprit vers la matière ? Dans cet effort commun, où l'esprit n'a pas trop du concours de toutes ses forces et de tous ses aperçus pour se connaître lui-même, la philosophie nous a montré l'existence des facultés générales, la physiologie, celle des facultés spéciales ; la théologie va nous révéler dans *l'âme humaine* le nom et l'essence du principe dominateur si souvent débattu dans la science de l'organisme.

Ainsi, d'après le témoignage réciproque et les concordances de toutes les notions que l'homme possède, l'âme assurément est un principe, et un principe différent de tout ce que nous avons reconnu jusqu'à lui. Dans l'esquisse que nous avons tracée des facultés intellectuelles, nous les avons vues toutes concourir pour une part à l'ensemble dans le mécanisme, ou plutôt l'organisme de la pensée ; mais aucune d'elles, même l'abstraction, déjà le privilège exclusif de l'homme, ne suffit pour expliquer l'âme. L'abstraction et les autres facultés, à un degré très éminent, font les hommes supérieurs ; mais, avant tout, l'âme fait l'homme. C'est le sens propre spirituel, et véritablement caractéristique, donné à tous, qui sépare l'homme de l'animal, et rend, comme nous l'avons vu, si faible la distance d'un homme à un autre ; car l'âme se distingue si bien des facultés intellectuelles, que ses manifestations ne sont pas nécessairement correspondantes avec les leurs. Les facultés intellectuelles décident de la puissance de l'esprit, mais l'âme décide de sa noblesse et de sa pureté. Le sens moral des masses, d'un tact si sûr, ne s'y est pas trompé, et comme toujours, quand les idées sont claires, il en a caractérisé les nuances par l'énergie et la précision du langage. Tel, dit-on, est rempli d'âme, qui pourtant n'est qu'un simple d'esprit. Tel autre, de l'aveu de tous, est un esprit éminent ; mais on l'accuse de manquer d'âme. Or, par cette seule différence, l'estime des autres qui ennoblit le premier, flétrit le second. L'âme, pourtant, est la même chez tous ; c'est comme un instinct sublime qui tourne vers le bien toutes les forces intellectuelles. Dans ses luttes, elle peut être affaissée sous les habitudes impérieuses des besoins, comprimée par les passions ou vaincue par les facultés mauvaises ; mais elle proteste. Les plus grands criminels ne se font pas la moindre illusion sur leur déchéance morale. Quelque hideuse comédie que leur fasse jouer leur monstrueuse vanité pour se poser en héros, bien loin d'en imposer aux autres, il ne leur est même pas permis de s'en imposer à eux-mêmes. Le sens moral, qui ne trompe personne, ne laisse aussi personne se tromper.

Ainsi l'âme n'est pas seulement le principe de coordination des facultés intellectuelles ; mais, de sa nature, elle est encore le foyer d'impulsions nouvelles d'un ordre plus élevé. C'est elle qui est le fondement le plus vrai de toute supériorité ; car la liste des grands hommes est celle aussi des grandes âmes. C'est elle qui fait les bons, et surtout les grands cœurs, non moins beaux que les grands esprits, et tout prêts à le devenir, pour peu qu'ils se rencontrent avec une seule faculté intellectuelle éminente.

Tandis que, parmi les instincts spéciaux, le corps, pour sa conservation, semble réclamer une large part qui, sous l'excitation des appétits matériels, tourne si souvent au profit de l'égoïsme ; l'âme aussi possède d'autres instincts d'une application plus générale, dont elle se sert pour diriger les premiers vers le bien commun de l'humanité. C'est de cette heureuse alliance de quelque émanation de l'âme avec les facultés intellectuelles, que paraissent résulter ces sens inestimables du *vrai*, du *juste*, du *bon* et du *beau*, sans lesquels l'organisation la plus savante des intérêts matériels ne suffirait pas pour maintenir l'ordre dans les sociétés humaines. Mais, en outre, c'est de l'âme seule que jaillissent les plus nobles inspirations de l'esprit humain : ces élans spontanés et si purs, qu'aucune faculté partielle ne saurait produire, et qui ne peuvent naître que du principe supérieur qui les domine ; ces instincts généreux qui semblent l'apanage de l'humanité plutôt que le privilège personnel des individus, puisqu'ils ont pour effet de les réunir, d'imposer chez tous silence à l'égoïsme, et de disposer l'homme à contribuer au bonheur de ses semblables, même, dans certains cas de préférence, au sien propre. De l'âme s'élancent ces impulsions élevées qui, dans leur libre essor, ne prennent conseil que d'elles-mêmes, dédaignent le secours des facultés intellectuelles, les répriment ou les entraînent à leur suite : la *conscience*, juge sévère de tous les instincts, de leurs besoins, de leurs actes et de leurs tendances, arbitre et mobile de l'homme dans l'exercice de ses devoirs, bien plus encore que dans celui de ses droits ; la *sympathie*, si franche dans son expression, et si sûre de son tact, qu'elle n'a besoin d'aucun avertissement ; la *commisération*, qui fait sa douleur propre de la douleur d'autrui ; le *dévoûment*, qui se sacrifie tout d'abord sans examen ni condition ; l'*amour*, qui se donne sans rien demander en échange ; l'*espérance*, si souvent déçue, mais toujours vivace, parce qu'elle pressent toujours un objet à ses vœux bien au-delà de toute déception ; la *foi*, faite pour croire, et plus assurée par elle-même, plus ferme que la certitude, qui ne peut avoir d'autre appui que la raison, toujours si sujette à changer ; enfin c'est de l'âme, comme de leur source commune, que découlent tous ces nobles sentiments, de quelque nom qu'on les appelle, la monnaie du cœur humain, les plus vrais trésors de l'homme, le sanctuaire de son bonheur et de sa tranquillité morale, et, au milieu des agitations et des tristes réalités de la vie, son refuge assuré, sans lequel il ne pourrait toujours supporter le poids de sa raison.

Mais, avec toute la réserve qu'impose un si grave sujet, dans les rapports de l'âme avec les facultés intellectuelles et les instincts, on ne peut nier la réciprocité de leur influence mutuelle. Si le sens moral ne prend pas le change sur la valeur des actes conseillés par les instincts d'égoïsme, pourtant l'âme aussi s'éclaire et se purifie au flambeau de l'intelligence, et malheureusement il faut avouer qu'elle semble dépérir et se dépraver au souffle empoisonné des instincts matériels et des passions, et surtout, sous l'influence du mauvais exemple et de l'horrible vanité du mal, plus pernicieux que les plus mauvais penchans. C'est, comme on s'y efforce plus que jamais, à trouver les moyens les plus sûrs de cultiver et féconder les instincts élevés de l'âme, de développer les facultés générales de l'intelligence, et de réprimer l'essor des plus mauvais instincts, que consiste la solution, si difficile à obtenir, du grand problème social. On peut beaucoup espérer des bons effets de l'éducation sur les masses, en voyant que, même chez les criminels les plus endurcis, l'âme n'est jamais complètement éteinte. A travers le masque transparent de fausse impassibilité ou d'atroce ironie, dont les plus orgueilleux essaient en vain de se couvrir, on voit clairement qu'il n'en est pas un seul qui ne sente profondément tout le prix de l'estime et de la sympathie des autres, qu'il a perdu à jamais, et chez lequel, un jour au moins, loin des regards de la foule, dans le secret de sa conscience, la souffrance morale, par le remords, le repentir et un incurable regret, ne réclame hautement contre l'oubli des droits sacrés de l'âme humaine à la prééminence intellectuelle, pour l'accomplissement des devoirs qui lui sont imposés.

Avec tant de qualités sublimes, qui montrent la préexcellence et l'intervention supérieure de l'âme, il est impossible de ne pas la reconnaître pour le chef suprême de l'organisme. Ne pouvant la déduire de l'organisation, puisque, au contraire, elle en paraît la raison d'être, ni la faire dériver d'elle-même, parce que ce serait un effet sans cause, et que, étant alors étrangère à toute la nature, loin d'y exercer aucune action, elle n'aurait pu même s'y produire; pour en trouver l'origine, il ne reste plus, comme elle en a le sentiment intime, qu'à la rapporter à la cause première.

Mais si le sens spirituel, ou l'âme, a déjà, chez l'homme isolé, cet heureux résultat de faire converger toutes les facultés vers un but commun : semblable à un principe homogène, qui tend à se réunir et à s'agglomérer avec lui-même, c'est surtout chez l'homme en société qu'il manifeste ses effets dans toute leur puissance. Des réactions mutuelles entre des individus différens, du sens spirituel commun à tous, ressortent ces associations, ou, en quelque sorte, ces fusions intellectuelles qui, mettant en jeu toutes les facultés personnelles, pour les réunir en un seul faisceau, font de l'homme social le roi de la nature vivante.

Grâce à l'esprit de généralisation et de causalité, plus fort chez quelques-uns, mais compris de tous, et dont le développement relatif assigne le rang intellectuel entre les individus, de cette réunion en commun des facultés générales et des instincts partiels, variés à l'infini de nombre et d'intensité dans leurs milliers de combinaisons personnelles, résulte le chef-d'œuvre de l'abstraction réalisée, l'esprit de tous, l'*âme collective* ou la *grande personnalité de l'ensemble*, le caractère essentiel de l'homme, qu'il étend par degrés à sa famille, à sa nation, à sa race, au genre humain tout entier, bien plus, qu'il étend à toute la nature, en remontant même jusqu'à son auteur.

C'est par cette personnalité matérielle que l'homme, réunissant les efforts de tous en un seul, établit sa domination sur tous les êtres; c'est elle qui lui permet d'appeler à son aide les agens de la nature pour vaincre les résistances de la matière elle-même, et pour briser les forces des grands animaux, si supérieures aux siennes propres. C'est de cette personnalité spirituelle, transmissible dans la race, que résultent, par le travail collectif des générations, toutes les grandes manifestations de l'esprit, sciences, arts, littérature, philosophie, législation, morale, etc., élémens féconds de la civilisation, la grande application collective de tout le travail humain. C'est d'elle que naissent les nobles idées générales pour lesquelles se passionnent les masses, parce qu'elles sont l'expression des sentimens, des vœux et des besoins de tous. C'est par elle que, sans que les facultés de l'homme s'agrandissent, sans qu'il lui survienne aucune faculté nouvelle, l'esprit humain pourtant s'accroît par l'héritage des générations. Chacune d'elles, reprenant l'œuvre commune au point où l'autre l'a laissée, l'idée sociale, éclose à l'écart dans le cerveau d'un

seul, est acquise à tous dans la succession des siècles. C'est enfin de cette fusion de toutes les intelligences en une seule, que ressort ce que les modernes ont appelé l'*opinion*, si justement caractérisée la reine du monde, ce puissant esprit de tous, fonctionnant comme une intelligence individuelle, juge souverain de toute chose, le meilleur et le plus compétent sur les faits particuliers, quand il est bien informé, parce que, doué de tous les instincts, sans être entraîné par un seul, il peut se placer de prime abord à tous les points de vue; mais comme l'esprit individuel aussi, incertain et mobile dans sa sphère, et susceptible de passion et d'erreur dans les questions générales, ses questions personnelles à lui, sauf à revenir sur ses décisions dans une autre génération, comme l'homme isolé, différent de lui-même avec les années, revient si souvent sur les siennes à divers âges de sa vie.

Mais dans ce tableau de l'esprit humain à son aurore, pour quelques sommets éclairés d'une lueur incertaine, combien tout le reste est encore vague et obscur ! Sans parler du sens spirituel, celui peut-être que nous comprenons le mieux parce que nous le sentons agir, supposons que les facultés générales soient bien nettement précisées, que savons-nous de leur isolement ou de leur fusion avec les facultés spéciales? Parmi ces dernières, déjà celles qu'on a cru entrevoir de nos jours sont trop nombreuses pour leur appréciation, et cependant, si l'on ne veut laisser aucun fait inexpliqué, avant toute localisation possible, on est entraîné à les multiplier encore et à les subdiviser à l'infini. Mais la distinction en fût-elle précise, et le nombre en fût-il nettement arrêté, quel serait l'enchaînement de ces facultés spéciales entre elles et avec les facultés générales? Quel serait surtout le rapport des unes et des autres avec ce qu'il faut appeler les facultés de l'âme, c'est-à-dire, ces élans spontanés que l'on a nommés par leurs effets sympathiques, les impulsions du cœur, impossibles à confondre et si difficiles à harmonier avec les facultés intellectuelles? En suivant, sous la direction du sens spirituel, l'élaboration de la pensée dans ses impénétrables labyrinthes, un sujet étant donné, par quel mécanisme s'opèrent, à l'aide des innombrables matériaux de la mémoire, sur le mobile tableau de l'imagination, ces associations abstraites, ou précisément ces images que l'abstraction combine en idées, retenues long-temps en présence par la force de l'attention, pour que l'intelligence qui les comprend, les transmette au jugement qui les compare, choisit entre elles et renvoie le dernier produit de l'élaboration spirituelle à la volonté qui le transforme en action? Dans le simple énoncé de ces facultés, auxiliaires les unes des autres, suivant les rapports qui les unissent entre elles et avec la cause d'activité première, dans cette action continue où notre esprit semble se peindre à lui-même la succession des actes par lesquels il obtient la conscience des choses, et de leurs relations avec l'organisme, qui ne voit sinon une série de fictions, du moins autant de problèmes dont il nous est à jamais interdit d'espérer la solution? Que serait-ce si, à l'exemple des phrénologistes, il s'agissait de rattacher les diverses manifestations de l'esprit à leurs organes, autre problème, à mon avis, tellement inaccessible, que je n'ose même pas le poser.

N'hésitons donc pas à en faire l'humble aveu, l'esprit de l'homme qui sonde tant de mystères, qui parvient à rattacher tant d'effets à leurs causes secondaires, qui définit et comprend tant de choses : cet esprit, si puissant et si ingénieux en dehors de lui, s'ignore lui-même, ne sait rien du lien qui l'unit à son organe, est impuissant à s'analyser et se définir, et ne comprend aucune chose moins que sa propre nature. Sous quelque aspect qu'il se considère, l'esprit est pour lui-même le mystère le plus étonnant et la plus sublime merveille de la création.

———•◦○◦•———

En suivant la texture et les fonctions du système nerveux dans leur marche ascendante des organes végétatifs à l'encéphale, nous nous sommes trouvés portés tout d'un élan jusque vers les cimes les plus élevées de la métaphysique. Redescendant de ces hautes régions de la psychologie pour rentrer dans le domaine plus humble de la physiologie philosophique, après avoir fait connaître chacun des deux systèmes nerveux en particulier, peut-être ne sera-t-il pas sans intérêt de les comparer l'un avec l'autre, car, si je ne me trompe, ils s'offrent avec une signification et une importance très différentes.

Dans l'*appareil nerveux de relation* qui enveloppe l'appareil ganglionaire, le renferme et le protège, tout se comprend, parce que tout dérive de la physique générale, dont le corps vivant ne peut beaucoup modifier à son profit les phénomènes. La forme générale et particulière n'est que le résultat de l'harmonie d'un organisme déterminé avec le monde extérieur préexistant. La nécessité des divers appareils se révèle par leurs fonctions dont le centre percevant à la conscience, et les fonctions aident à comprendre la structure qui sert à les accomplir. A partir du cerveau qui domine le tout, la forme arborisée du système nerveux montre clairement les rapports d'un centre avec les divers points de sa circonférence. La structure de l'organe résulte de la forme que prend le nerf pour recevoir l'impression ou commander le mouvement. Et comme le monde extérieur est le milieu obligé dans lequel intervient l'organisme, les qualités des corps qu'il s'agit de connaître peuvent donner, jusqu'à un certain point, la raison des formes organiques exigées pour leur perception. Ainsi, la lumière explique l'existence et la structure de l'œil; le son explique l'oreille et le larynx; la volatilité et la solubilité des corps expliquent l'odorat et le goût. Il en est de même pour le toucher des autres qualités physiques, forme, température, consistance, pesanteur, etc. Il y a plus, l'intelligence peut aller jusqu'à supposer l'absence de certains sens qui nous auraient fait connaître, dans les corps, des qualités qui nous échappent. Philosophiquement, c'est même, en quelque sorte, l'objet principal des sciences physiques, en provoquant, sous des conditions nouvelles, les réactions des corps, de les rendre accessibles à nos sens par certaines de leurs propriétés, dont rien ne nous avertit dans cet état neutre, par rapport à nos sensations, que par cela même nous nommons leur état d'équilibre. La locomotion avec ses leviers, ses poulies et ses cordes pour les faire agir, fait voir, encore plus clairement, avec sa nécessité, les moyens d'y obéir pour la translation de l'animal dans l'espace.

Quant aux nerfs, une fois leurs fonctions reconnues, par leur forme, leur distribution et leurs rapports, ils se montrent dans une corrélation parfaite avec les organes qu'ils commandent.

Ainsi donc, on détaille, on juge, on analyse la destination et l'importance relative des organes nerveux de relation; sous tous les aspects notre intelligence les comprend.

Il n'en est pas de même des organes de l'*appareil nerveux viscéral*. Ici, il ne s'agit plus tant de la forme que de la composition; il n'est plus question de simples rapports plus ou moins éloignés, mais de mélange matériel et d'échange réciproque avec les corps de la nature; ce n'est plus la physique, mais la chimie qui domine.

A un point de vue général de philosophie scientifique, peut-être trouverait-on qu'il n'y a qu'une seule action mutuelle générale des corps, à-la-fois physique et chimique, qui ne se différencie pour nous que par ses effets, accessibles ou non à nos sensations. Mais, quoi qu'il en soit, si déjà dans l'ensemble de la nature les réactions moléculaires latentes de la chimie, par cela même qu'elles échappent à nos sens, sont bien plus difficiles à observer et à comprendre que les phénomènes de masse et de surface de la physique, dont nos sens ont la notion, de quelle obscurité les transmutations matérielles ne doivent-elles pas s'envelopper dans la profondeur de nos organes, où elles se passent à notre insu? Et si on ajoute que le corps organisé paraît exercer des modifications bien plus profondes sur les actions chimiques que sur les actions physiques, qu'il y a, en quelque sorte, une chimie particulière des corps vivans, une *chimie nerveuse*, variable pour chacun de ces corps et pour chacun de leurs tissus, tandis qu'il n'y a qu'une forme impérieuse de phénomènes physiques qui domine indistinctement tous les êtres; si les analyses les plus délicates ne peuvent rien montrer, parce qu'elles ne s'adressent plus qu'à des cadavres de solides et de liquides, dont le principe générateur des phénomènes est évanoui : on comprendra de quelles difficultés insurmontables s'entoure l'étude des actions organiques. Aussi les fonctions viscérales se comprennent-elles encore en masse dans la destination générale des appareils qui en sont chargés; mais l'obscurité augmente à mesure que l'on entre dans les fonctions partielles, et finit brusquement par une ignorance complète quand il s'agit de déterminer la spécialité, l'objet et la corrélation de leurs actes. La nécessité étant reconnue des appareils destinés à emprunter aux corps extérieurs, et à répandre partout dans l'organisme les élémens de réparation indispensables à son entretien, on conçoit l'existence et, jusqu'à un certain point, la disposition des divers appareils propres à ces fonctions : un sac aérien pulmonaire d'absorption gazeuse; un tube digestif ou d'élaboration et d'absorption alimentaire; une double série d'aqueducs circulatoires sanguins et lymphatico-chylifères, destinés à charrier, vers tous les tissus, les matériaux d'une nutrition nouvelle, et à en rapporter en échange les élémens trop anciens; un crible dépurateur disposé pour rejeter au-dehors ces anciens élémens; enfin un double appareil de reproduction nécessaire à l'entretien de l'espèce. Mais là finit le domaine des faits, encore très généraux, dont nous avons pleine connaissance. En ce qui concerne les organes spéciaux annexés aux principaux appareils, s'ils fournissent un produit visible d'élaboration, soit, par exemple, les glandes et les membranes, c'est une fonction que l'on accepte, mais sans en être plus savant, car le plus souvent on ignore la destination réelle du liquide sécrété ou exhalé. Si on ne peut démontrer aucun produit, la fonction de l'organe reste un mystère : c'est le fait du corps thyroïde, des capsules surrénales, etc.

Le caractère des fonctions viscérales est la continuité, à des degrés différens. Il y a une sorte d'intermittence dans la digestion dont les organes se cèdent, de proche en proche, l'activité qui n'est continue que pour l'ensemble. Déjà la permanence est plus précise dans les nutritions, les sécrétions, et les diverses élaborations organiques; mais la respiration et la circulation, dont la première représente le foyer de renouvellement et la somme des forces, et la seconde leur moyen de répartition pour l'accomplissement régulier des actes simultanés ou successifs, dont la permanence d'ensemble compose la vie, la respiration et la circulation ne se suspendent jamais, leur interruption suffisant pour causer la mort.

Quant aux nerfs viscéraux, ils sont là; on les voit dans leurs formes bizarres et l'inextricable multiplicité de leurs rapports, image et indice assuré des nombreuses fonctions, auxiliaires les unes des autres, qu'ils tiennent sous leur dépendance. Mais avec des usages si variés, les uns connus, les autres pressentis ou ignorés, on ne peut saisir entre eux que de légères différences; impossible d'y soupçonner, bien loin d'y faire apprécier aucune fonction spéciale. Leur importance ne peut se préjuger que par leur nombre proportionnel qui n'est pas même en rapport avec le volume de l'organe. Les nerfs et, par eux, les fonctions des organes secondaires de l'appareil viscéral, en général, n'enseignent rien de positif que le fait de leur existence. Ils sont, donc il faut qu'ils soient; mais s'ils n'existaient pas, rien, dans l'état actuel de la science, ne pourrait les faire préjuger. Pourtant le nerf, même le plus ignoré dans ses usages, ne perd rien de son caractère dominateur. Par ce que l'on sait d'ailleurs, il excite vivement l'esprit sur ce que l'on ignore. Et tel organe, par exemple la capsule surrénale, sur laquelle on ne sait rien, mais qui, pour un très petit volume, reçoit un grand nombre de nerfs, décèle par cela seul, aux yeux de l'anatomiste, quelque fonction certaine et de haute importance, dont le secret a échappé jusqu'à ce jour à la physiologie.

Tel qu'il est, avec ses nombreux laboratoires, si complexes et si variés, l'appareil de nutrition, enté sur la nature extérieure, dont il élabore et combine les élémens pour en composer le corps matériel, est la base essentielle de la vie.

A son point de départ dans le végétal, il ne consiste que dans une simple vésicule, dont l'accroissement et les agglomérations, modifiées à mesure que l'organisme se complique, engendrent successivement les vaisseaux, les tissus et les organes.

Dans cette progression croissante, un nouvel organe s'ajoutant aux autres, les contraint de se modifier un peu, change les rapports de l'ensemble, et sert de terme à un nouvel organisme, jusqu'à cet état où l'appareil élaboratoire, est assez complexe pour permettre un appareil de relation, qui s'accroît lui-même d'une classe à une autre. En suivant cette chaîne des êtres on passe graduellement du végétal à l'animal le plus inférieur, à l'insecte et au mollusque, et de celui-ci à l'animal supérieur et à l'homme, chez lequel se dessine le système nerveux dans son entier.

Dans la série animale, on voit naître successivement l'appareil de relation de l'appareil ganglionaire. A mesure que celui-ci se complique, celui-là se développe; partout le progrès du second est, sinon la cause, du moins le point d'appui ou le moyen du progrès du premier.

Pour effectuer des transformations si nombreuses, le système nerveux, modifiant l'action ordinaire des lois physico-chimiques par l'influence du principe différent qui l'anime, n'emprunte au monde extérieur qu'un petit nombre de ses élémens, parmi les plus mobiles, et refuse invinciblement tout le reste. Lui seul, par des secrets ignorés de la science, obtient invariablement les mêmes produits d'une seule substance ou d'une foule de substances très différentes. Des matériaux qu'il admet, par un échange multiplié d'élaborations mystérieuses, il compose un produit commun, le sang, liquide vivant, *chair coulante*, suivant l'expression poétique de Bordeu, résumé de tout le corps animal, dont il charrie dans un même courant les matériaux de nutrition et les détritus, et assez puissant pour empêcher les réactions chimiques de quelques-uns des sels qu'il entraîne accidentellement dans son cours.

Dans cette chimie si savante, où nous sommes assurés qu'il ne se fabrique rien d'inutile, si, à part des notions de détail en nombre immense, il est vrai, mais sans corrélation logique et scientifique, si, dis-je, nous ne saisissons encore nettement que les deux termes extrêmes, d'une part, l'extraction des élémens du sein de la matière brute et organisée, suivie du retour dans le réservoir commun, d'autre part, la perfection du liquide vivant, résultat commun de toutes les élaborations; si l'ignorance des réactions intermédiaires rompt, pour nous, la chaîne des transformations matérielles; si, surtout, l'imprégnation de la vie propre de l'être, dans la matière nouvellement admise, nous échappe: du moins concevons-nous que ces actes sont le produit de l'action nerveuse, par l'intermédiaire des organes et des tissus, dont tous et chacun y concourent pour une fonction partout différente, et conséquemment partout nécessaire.

Le *système nerveux cérébro-spinal* offre des qualités très différentes. Enté sur l'appareil ganglionaire, son tronc nourricier, au même titre que celui-ci s'implante sur la matière brute et organisée, où il puise les élémens de ses élaborations, l'appareil de relation apparaît comme une efflorescence de la vie, ou une superaddition d'organes de luxe, auxiliaires les uns des autres et du système ganglionaire, pour la participation de l'animal aux phénomènes du monde extérieur. Par la délicatesse de leurs fonctions, les organes de relation, qui semblent en quelque sorte l'essence et l'objet de la vie, excitent d'autant plus vivement l'organisme, et se fatiguent d'autant plus vite, que leur sensibilité, d'une nature plus exquise par rapport aux autres, est aussi plus fortement mise en jeu. De là l'intermittence nécessaire de leur action, caractérisée, dans son exercice, par le balancement et le jeu alternatif des organes pairs, ou la succession d'activité d'un côté à l'autre de l'animal, puis par le besoin commun de repos, et finalement, après un temps assez court, par la suspension de toute activité, ou le sommeil, qui abandonne l'organisme au travail réparateur de l'appareil de nutrition, et dont la durée est proportionnée à la dépense nerveuse du système cérébro-spinal.

L'intensité de l'action nerveuse et la durée relative de l'intermittence qu'elle exige, se dessinent nettement dans chaque organe, suivant l'importance de sa fonction spéciale. Le mouvement musculaire, la faculté la plus matérielle, est par cela même la plus robuste; aussi est-ce celle qui domine chez les animaux. Incessant dans les parois du tronc, où elle s'allie aux fonctions viscérales, c'est elle encore qui dure le plus long-temps dans les membres. La voix, qui est aussi du mouvement, vient après. Le goût se blase plus vite que le toucher. Vivement exercés, l'ouïe et l'odorat enivrent; la vue éblouit. La faculté de reproduction, qui, sous un certain rapport, n'est que la relation de l'être doublé avec son espèce, énerve profondément. L'action cérébrale trop continue épuise plus que tout le reste. Des facultés intellectuelles, l'imagination la plus subtile, l'attention la plus forte, et l'abstraction la plus élevée de toutes, ne peuvent être long-temps supportées; leur développement à un certain degré est même un don spécial départi seulement à quelques individus privilégiés: leur équilibre fugitif avec un instinct puissant constitue, dans son exercice, le génie dont les actes, les plus élevés de l'intelligence, mais si rares, ne sont que des éclairs dans la vie, et la consumeraient promptement si leur répétition était plus fréquente. Enfin les passions violentes, qui bouleversent tout l'organisme, à leur plus haute énergie le foudroient.

Dans ce jeu multiple de facultés si variées, tel dépense sa force nerveuse par le mouvement, tel par les sens, tel par l'emploi des facultés intellectuelles ou d'une faculté spéciale. La plénitude de la vie, et aussi l'art d'en prolonger la durée, consiste à faire modérément un usage simultané de toutes les facultés, à prévenir la fatigue d'un organe par l'exercice d'un autre, et, en général, à combattre la prépondérance des organes de sensibilité par un emploi proportionnel des organes de mouvement. A ce point de vue, l'appareil locomoteur acquiert une importance de premier ordre. Si l'on considère qu'il entre au moins pour moitié dans la masse des nerfs de relation, où, par sa fonction, il fait antagonisme aux nerfs de sensibilité ; que, par ses organes, il forme environ les deux tiers du volume et du poids de l'animal dont il est la partie matérielle ; que son exercice dépense une masse considérable de sang, qui aurait pu d'autant plus faire ailleurs congestion, que les élémens qui lui sont destinés n'y auraient point trouvé leur emploi ; que ce même exercice active la respiration, dont la somme représente, comme je l'ai démontré ailleurs, l'intensité de l'action nerveuse, facilite les élaborations des viscères, accélère la circulation, et, par elle, tous les échanges organiques et le renouvellement du liquide sanguin : si, dis-je, on apprécie à leur valeur toutes ces précieuses réactions de l'appareil locomoteur, qui semble d'abord relégué si bas, on reconnaîtra qu'il occupe l'un des plateaux de la balance de la vie dont l'autre est rempli par les organes de sensibilité auxquels il fait équilibre, et on comprendra comment il est le seul des grands appareils nerveux de relation, dont l'exercice habituel, au lieu d'affaiblir, fortifie.

Mais, en raison même du rôle si brillant que, en sa qualité d'appareil de luxe, joue à l'extérieur le système nerveux cérébrospinal, ses organes n'ont que des rapports auxiliaires, et non indispensables, avec la vie propre de l'individu, qui exige beaucoup moins. Tandis que rien ne peut être soustrait impunément des appareils viscéraux et des organes de nutrition, où tout est nécessaire, la vie, au contraire, persiste après l'ablation de chacun des organes de relation : des membres d'abord, des organes génitaux après les membres, du larynx après les organes génitaux, des organes des sens après le larynx. Chose singulière ! elle survit encore après l'ablation des ganglions de l'encéphale. Des animaux vertébrés, mammifères et oiseaux, auxquels M. Flourens a enlevé le cerveau et le cervelet, ont continué de vivre de l'existence végétative dans un parfait état de vigueur, pourvu qu'on leur introduisît des alimens dans le pharynx. A mesure que l'on retranche, la vie descend et se retire à sa source dans les organes végétatifs. De tout le système nerveux de relation la moelle seule est nécessaire, parce qu'elle ajoute un principe d'incitation à l'action de l'appareil nerveux ganglionaire. C'est donc cet appareil qui est la base de la vie, sur laquelle s'élève graduellement le système de relation. Cette vérité ressort dans tout son jour de la comparaison des organismes. Dans les vertébrés, la loi d'accroissement, de superaddition des organes nerveux, échelonnés les uns sur les autres, donne la raison anatomique de l'ennoblissement ascendant des fonctions des poissons et des reptiles aux oiseaux, et de ceux-ci aux mammifères et à l'homme. A son point de vue le plus général, le système nerveux de relation a pour objet l'expansion de la vie, son envahissement sur le monde extérieur, et touche à tout dans la nature, par les mouvemens, par les sens, par les instincts : depuis le tissu à peine contractile du polype, qui fait corps avec son rocher, jusqu'à l'aile de l'oiseau qui parcourt les distances, jusqu'à l'œil qui les franchit d'un jet avec la lumière, jusqu'à l'esprit de l'homme, qui se perd dans l'infini de l'espace et du temps.

Ainsi donc nécessité d'existence, action immédiate et chimique sur la matière, continuité de fonctions, dépendance mutuelle entre les divers organes, et solidarité commune dans l'ensemble : tels sont les caractères essentiels de l'appareil nerveux ganglionaire ; et c'est la réunion de ces caractères qui fait qu'il est indispensable à la vie. Au contraire, absence éventuelle d'un ou de plusieurs de ses organes, simples rapports physiques sans action moléculaire sur la matière, intermittence de ses fonctions, indépendance des divers organes à l'égard les uns des autres et de l'ensemble : telles sont les qualités du système nerveux cérébral, moins nécessaire à la vie, dont il use les forces, sans contribuer directement à son entretien.

Jusqu'ici cet examen du système nerveux général nous le montre comme l'association de deux variétés d'existence, sinon séparées, du moins contiguës plutôt que fondues en une seule. Où donc trouver le mécanisme et le siège de l'unité, caractère essentiel de l'être animal ? C'est la pathologie qui va nous fournir la réponse. L'influence réciproque des deux appareils nerveux que la santé dissimule, la maladie la révèle. Dans l'état de calme physiologique qui constitue la parfaite santé, l'organisme éprouve bien le sentiment intime et complet de sa propre unité, mais par l'harmonie même qui résulte de cet état d'équilibre fonctionnel, toutes les sensations se confondant en celle du bien-être général, rien ne donne la conscience des actions particielles. C'est par le trouble fonctionnel, ou, en quelque sorte, par la disgrégation des fonctions que l'analyse en devient perceptible. Dans la passion et la maladie, la surexcitation de sensibilité ou la douleur, qui n'est que la plainte ou l'avertissement donné par l'organe en souffrance au centre percevant, accuse les rapports fonctionnels masqués par l'équilibre de la santé ; et souvent même, par les trajets de la douleur, dessine avec une cruelle énergie ces liens mystérieux entre les nerfs des divers appareils que nous a montrés l'anatomie. Les deux grands systèmes nerveux réagissent alors puissamment l'un sur l'autre.

Si, dans l'état de santé, les organes ganglionaires paraissent agir silencieusement à l'écart, comme autant d'organismes végétaux, il ne faut pourtant pas considérer comme en dehors de l'unité animale les fonctions des viscères. Dans les grands troubles de l'organisme, les passions et les maladies, la souffrance viscérale trouble ou suspend complétement l'action de tout le système nerveux cérébro-spinal, et même, dans certains états, l'extase, la catalepsie, le somnambulisme, l'appareil ganglionaire témoigne accidentellement, dans le sommeil, ou dans l'état d'abstraction du cerveau et des sens, d'une sensibilité mystérieuse, qui semble prouver une notion exquise des phénomènes les plus intimes de l'organisme et du monde extérieur.

En sens contraire, l'appareil cérébral, par son exercice habituel, détruit à la longue les fonctions nutritives, et les trouble immédiatement par l'action des passions. Il montre aussi, par la langueur de ces fonctions, dans les paralysies, l'influence continue, si bien expliquée par l'échange mutuel de fibres primitives, qu'il exerce dans l'état de santé sur les mouvements et la sensibilité des organes viscéraux.

Dans les perturbations de l'organisme, l'initiative appartient également, suivant le point de départ, à l'un ou à l'autre appareil ; mais elle est plus ordinaire de la part du cerveau qui agit incessamment par le simple exercice de ses facultés, par les impressions extérieures et par les passions, causes lentes ou rapides, mais toujours agissantes, de maladies viscérales ; et nécessairement cette initiative est plus rare de la part des viscères, qui ne font que réagir par la maladie, si souvent effet secondaire elle-même de l'influence cérébrale. Si donc, en physiologie, le système nerveux cérébro-spinal ne peut, au-dessous de lui, que fortifier ou affaiblir, sans l'éteindre, un autre mode d'existence différent de celui qui lui est propre ; si, dans les viscères, au même titre que dans son propre système, le cerveau ne peut empêcher de se produire des impressions qui ont précisément pour objet de l'avertir de ce qui se passe, du moins, en maladie comme en santé, dans l'un et l'autre système nerveux, il perçoit ces impressions, jusqu'à un certain degré les dirige et les modère, et, dans tous les cas, les associe et les combine, en appelant les unes à l'aide des autres, et l'intelligence au secours de toutes ; si bien qu'il absorbe et résume en lui toutes les manifestations de l'organisme.

Il y a donc unité sous le cerveau : c'est le dominateur suprême qui dirige tout, et au profit duquel travaille tout l'organisme, qui ne doit compte de ses actes qu'à lui-même, et qui, s'il abuse de ses facultés, consomme sa ruine par celle des autres.

Et comme il résulte de l'observation des phénomènes des deux états de santé ou de maladie, que les facultés cérébrales, encore bien autrement complexes que les organes, comme eux se dédoublent en quelque sorte, et se font, comme eux, équilibre dans chacune des deux moitiés, d'un côté à l'autre de l'encéphale : nous voici donc ramenés, par la physiologie et la pathologie, comme nous y avions été conduits tout d'abord par l'anatomie, à ce point central inconnu, le seul que l'esprit comprenne comme son siége propre, c'est-à-dire celui de l'unité ou du moi individuel, qui tient sous sa dépendance tout l'organisme.

———————

Jusqu'à présent nous avons considéré le système nerveux en lui-même. Pour bien le comprendre dans sa texture et ses fonctions, nous l'avons pris à son plus haut développement dans l'adulte, indépendamment de son action aux divers âges et de ses rapports avec le monde extérieur. La question ainsi réduite à sa plus simple expression, d'après ce que nous avons démontré, dans cet aperçu de l'être animal, le système nerveux se révèle comme la cause et la fin de toute organisation, et le moyen de tout organisme. Il domine à-la-fois la forme et la composition chimique : la forme plus particulièrement affectée à l'appareil cérébral, qui, avec des fonctions analogues entre elles, harmonie les unes avec les autres toutes les parties de l'organisme ; la composition chimique, plus spécialement dévolue à l'appareil ganglionaire de nutrition, qui compte autant de fonctions différentes que de nerfs et d'organes. Maintenant, pour compléter l'étude du système nerveux, il faut le voir fonctionner dans la formation et la destruction de l'être vivant. Mais comme son action ne peut être bien comprise que par la connaissance préalable de ses rapports avec l'ensemble de la nature, abordant la question de l'organisme au point de vue plus général de ses conditions d'existence, nous allons voir comment le système nerveux devient l'agent des trois grandes lois d'*unité*, de *variété* et de *formation*, dont on n'a saisi les rapports que dans le règne animal, mais qui, en fait, régissent toute la création vivante et renferment, pour la science, les principes de toutes les déterminations physiologiques et philosophiques.

Dans l'univers, le milieu préexistant, où toute matière est soumise aux lois de la physique générale, intervient l'organisme, c'est-à-dire une force nouvelle, la *vie*, qui emprunte à l'ensemble une portion infiniment petite de cette matière, déjà inséparable de la loi physique, pour en former des êtres distincts, doués d'une existence propre. Aussi, pour qu'il soit possible, la première condition de tout organisme, végétal ou animal, est-elle de pouvoir s'accommoder de l'équilibre actuel de la nature. Les intermédiaires où il puise ses élémens de nutrition sont l'atmosphère avec ses gaz et ses vapeurs, l'eau avec les substances qu'elle dissout, le sol avec les détritus de la matière organisée qu'il contient : le tout, sous la moyenne existante de chaleur, de lumière et des diverses influences électro-chimiques. Telle est l'étroite limite dans laquelle se renferme tout organisme, qu'il ne peut résister au moindre changement d'équilibre entre les agens physiques ; leurs modifications très restreintes constituent les climats, dont chaque variété convient seulement pour certaines espèces végétales et animales. Là où ces conditions s'exagèrent en plus ou en moins, dans les sables brûlans de la zone torride ou dans les déserts glacés du pôle, la vie cesse et abandonne la matière à la loi physique.

La matière appartient donc à l'ensemble de la nature, et n'est que prêtée, encore même pour un temps très court, à l'être vivant. Mais si la matière appartient à la nature, la vie appartient à l'organisme, ou plutôt l'organisme n'est, dans une enveloppe matérielle, que l'expression de la vie elle-même, qui, pendant sa durée, prend et rend tour-à-tour au réservoir commun la matière inerte qu'elle ne s'approprie temporairement qu'à titre d'aliment du corps qu'elle anime. Or, de ce que la vie ne s'entretient que par une succession perpétuelle d'emprunts matériels au réservoir commun, résultent les trois fonctions essentielles de tous les corps vivans, la digestion, la respiration et la circulation, qui renferment ou sur lesquelles se greffent toutes les autres. A ces trois fonctions de l'être isolé s'en ajoute une quatrième, la reproduction, pour l'entretien de son espèce.

C'est de la réunion de ces conditions nécessaires, auxquelles doit satisfaire tout organisme, pour harmonier l'être vivant avec le monde extérieur, que résulte le type commun ou la *loi d'unité de composition organique*, expression du principe général d'organisation imposé à tous les êtres pour la destination et le milieu communs.

Déjà, dans ces conditions, le corps vivant nous apparaît comme une superaddition ou un être de luxe dans la nature, et, en quelque sorte, un privilégié parmi la matière, de même que, dans le haut organisme animal, le système nerveux de relation nous a paru également un appareil de luxe par rapport au système nerveux de nutrition. Et comme celui-ci est la fin de celui-là, l'être vivant aussi semble être la fin dont le corps brut n'est que le moyen.

Mais, au-dessous de la formule générale, les exigences des milieux, l'air, l'eau et le sol, dans lesquels vivent les êtres, et surtout les mœurs et le genre de vie imposés à chacun d'eux, sont les principes des modifications nombreuses dont les associations, variées à l'infini, décident de la nature de l'organisme, végétal ou animal, et, dans chacun des deux règnes, du rang et de la spécialité de l'être vivant. Ces modifications constituent, sous l'unité primitive de composition, la *loi de variété*, expression des différences nécessaires entre les organismes pour la destination affectée à chaque espèce. Sous la loi de variété, les quatre grandes fonctions principales subissent des changemens considérables dans leurs organes et leurs manifestations, de l'état le plus simple au plus complexe; puis d'autres fonctions, les unes secondaires et complétives, les autres surajoutées, s'y adjoignent successivement, de manière à composer autant d'harmonies ou d'organismes de plus en plus compliqués, pour une existence de plus en plus large et solidaire, à mesure que l'on remonte l'échelle des êtres vivans dans les deux règnes.

Enfin, de l'harmonie nécessaire à la formation des organes divers qui fabriquent et consomment les élémens matériels indispensables au développement et à l'entretien de chacun d'eux, ressort la loi qui préside aux compositions organiques entre les tissus. Dans ces transmutations, la matière physique, déjà organisée dans d'autres corps vivans, est imprégnée, par l'élaboration de chaque organisme, de la force nouvelle ou de la vie qui lui est propre.

Voici donc, je l'espère au moins, bien démontré que les trois grandes lois qui régissent les corps vivans dérivent nécessairement des conditions auxquelles ils doivent satisfaire dans le milieu physique.

En ce qui concerne l'action des forces dans l'organisme, nous venons de voir que, dans son interprétation la plus générale, l'être vivant résulte de la surapplication de la loi vitale à la loi physique, avec l'accord de l'une et de l'autre, modifié dans chaque espèce, sous une raison qui les commande toutes les deux. Dans ses diverses phases, régulières ou accidentelles, la vie n'est donc que la résultante des deux forces physique et vitale, dans un corps organisé, avec prédominance de l'une ou de l'autre dans l'un des deux états physiologique ou pathologique à divers âges.

La formation de l'être vivant montre le triomphe de la force vitale sur la loi physique, avec une énergie qui, semblable à une impulsion donnée, possède toute sa puissance au point de départ, et ne fait plus que décroître à partir du germe, à mesure que l'être avance dans la vie. Or, comme c'est précisément dans cet état, que l'on appelle amorphe, parce qu'on n'y distingue aucune forme organique, que la substance nerveuse témoigne de sa plus haute énergie, les savans s'appuient donc sur un fondement illusoire, quand, pour établir la subordination relative des organes nerveux et des appareils qu'ils commandent, ils prennent pour base l'époque de l'épanouissement de leur organisation matérielle, qui peut tenir à toute autre cause, et, par exemple, comme on le démontre sur quelques points, à certaines conditions d'arrangement pour l'équilibre de pondération physique, ou à la nécessité de l'apparition préalable de certaines fonctions secondaires, préparatoires à d'autres plus importantes, et dont, par cela même, les conditions, plus précises pour une élaboration plus vitale, exigent des apprêts plus longs. Quoi qu'il en soit, la science moderne a démontré que, dans ses développemens, l'embryon passe successivement, pour ses divers organes, par une série de phases intermédiaires, qui représentent dans chacun d'eux l'état permanent des animaux d'un organisme inférieur, mais en composant, à chaque époque d'évolution, un ensemble dont les parties, qui semblent des fractions dépareillées de divers organismes, sont néanmoins réunies entre elles par les lois de l'organisme particulier à l'adulte de la même espèce. Dans cette vie fœtale, la prédominance de la force vitale sur la force physique se traduit par l'intensité de ses effets. Chez l'homme, après quelques jours de la vie embryonnaire, à partir du germe, l'organisme a multiplié par des millions la masse du corps matériel. Au deuxième mois, ce n'est plus que par des milliers; dans les sept mois qui suivent, l'activité d'accroissement, quoique très forte encore, a pourtant beaucoup

diminué, car elle n'a été multipliée que par 700 à 800. A sa naissance, l'enfant offre déjà le quart en longueur, et le vingt-cinquième en poids du corps de l'adulte. Pour quadrupler les dimensions et accroître vingt-cinq fois la masse, avec une activité toujours décroissante, il ne faudra pas moins de trente ans. Dans cette lutte ne semble-t-il pas voir la force vitale s'épuiser par ses efforts sur un principe réfractaire, à mesure qu'elle remue des masses matérielles plus considérables, représentant un plus large envahissement, dans l'organisme, des forces physiques auxquelles elles sont soumises. Aussi, à l'âge de trente ans, à peine les deux puissances rivales sont-elles en équilibre que déjà la force vitale faiblit. Dès que le corps ne croit plus, commence la période de déclin, ou la prédominance des forces physiques, par degrés longtemps insensibles, mais dont les effets s'accroissent de plus en plus rapidement à mesure que l'homme s'avance vers la vieillesse, et se précipitent brusquement dans les maladies. Mais avant de montrer comment se détruit l'organisation, voyons comment elle agit dans toute sa puissance.

Tant que fonctionne librement l'organisme, tout se coordonne, tout fonctionne isolément, et en commun, pour la conservation générale de l'ensemble. L'appareil nerveux ganglionaire prend l'initiative des appétits ; la faim et la soif, les sentinelles de l'organisme, avertissent le cerveau que les fonctions languissent, et que le corps matériel a besoin de réparation. A l'appel du chef tous les appareils entrent successivement en jeu. Les sens guident l'appareil locomoteur pour transporter l'animal dans l'espace, à la recherche de l'aliment qu'ils choisissent; les organes préparatoires de l'appareil digestif le divisent et l'apprêtent. A cette action physique s'ajoute une action chimique de l'appareil ganglionaire, auquel est transmise ultérieurement l'activité sur l'aliment qui lui est confié. Le tube digestif et ses annexes l'élaborent en et séparent le chyle. Ce produit, le premier état du liquide vivant réparateur, et le résultat du travail emprunt de l'organisme sur d'autres corps qui ont vécu, est absorbé par ses vaisseaux propres, et travaillé de nouveau avec la lymphe par les nombreuses glandes lymphatico-chylifères, pour le rendre assimilable, puis versé dans le courant de retour du sang veineux, résidu des dernières élaborations organiques. Enrichi de ces alimens nouveaux, le sang veineux est transporté au cœur droit, pompe aspirante et foulante, et crible mouvant, qui en mêle les élémens hétérogènes, et l'envoie dans les poumons où l'absorption d'un autre aliment gazeux, l'oxygène, puisé dans l'atmosphère, et qui imprègne le fluide alimentaire des forces générales de la nature, le revivifiant en sang rouge, devenu propre à des nutritions nouvelles, il est de là renvoyé au cœur gauche, qui le chasse par les artères dans toutes les parties du corps. Avec l'arrivée du liquide nutritif général tout se réveille, tout fonctionne, chaque organe à sa manière. Le même aliment convient à tous également, quoique pour les fonctions et les nutritions les plus variées. Le nerf, le viscère, l'os, le muscle, tous les tissus se réparent et se renouvellent ; tous échangent quelque élément détérioré qui tend à rentrer sous la loi physique, contre un élément frais imprégné d'une vie nouvelle. Tandis que dans le système nerveux cérébral le mouvement est plus actif, la sensibilité plus vive, les sens plus aigus; que les facultés intellectuelles, d'abord affaissées sous l'effort du travail digestif, se raniment plus nettes et sagaces, avec l'abord d'un sang plus généreux : dans le système nerveux ganglionaire, le rein et les divers émonctoires épurent le liquide nutritif commun des élémens vieillis, et les glandes apprêtent de nouveaux fluides pour des

24   DISCOURS PRÉLIMINAIRE.

élaborations nouvelles. Des résidus de ces diverses travaux de chimie organique, qui ne s'opèrent à chaque fois que sur une petite portion du sang artériel, résultent deux fluides généraux, la lymphe et le sang veineux. Rapportés par leurs vaisseaux, de toutes les parties du corps, ces liquides, dans leur cours, reçoivent encore du chyle, et retournent au cœur droit, pour recommencer un nouveau cercle circulatoire; et ainsi de suite, par une série continuelle de révolutions, pendant plusieurs heures, jusqu'à ce que les principes nutritifs étant épuisés, le besoin recommence à se faire sentir d'une autre alimentation, qui appelle de nouveau l'auxiliaire du système nerveux de relation. Enfin la somme des activités de cet appareil s'épuisant, avec les excitations de l'influence solaire, sous le calme de la nuit il se repose dans le sommeil. Mais dans l'intervalle de ses repas l'animal n'est pas demeuré oisif; en général, tant qu'il veille, il est occupé à rechercher ou préparer sa nourriture. Chez quelques êtres, l'instinct va jusqu'à faire provision. L'homme, doué de prévoyance, travaille incessamment à assurer de loin son existence à venir. Mais, en outre, par l'exercice de ses facultés intellectuelles, il accroît et multiplie ses moyens de conservation et de bien-être, et en étend les effets sur toute sa race. Ainsi, quelle que soit la destination des êtres, dans ce vaste ensemble de l'organisme, tout agit de concert, tout obéit, tout commande dans sa sphère; toutes les activités spéciales s'emploient au profit commun, sous le chef qui règle et coordonne ce qu'il est impuissant à faire lui-même; c'est, en tout, l'image parfaite d'un gouvernement régulier. A ce sujet, je répète donc ici ce que j'ai dit pour les nerfs : dans toutes les applications de l'esprit au monde extérieur, l'organisme ne fait que se copier, en quelque sorte se traduire lui-même et s'imposer à la nature. Si je ne me trompe, l'homme précisément n'invente rien, car il n'imagine que ce qu'il sent en lui, appliquant au-dehors ce qu'il est ou a été fait lui-même au-dedans.

Tel est le tableau de l'organisme dans son cours régulier. Assurément si les choses marchaient toujours dans cet équilibre apparent, où les retours semblent compenser les pertes, l'animal, sans cesse revivifié, serait indestructible et éternel ; et cependant il ne vit qu'un temps très court, pendant lequel son existence, incessamment compromise par les brutalités du milieu physique, n'est qu'une lutte incessante contre la destruction, qui finalement, ne tarde pas à triompher. En quoi donc consiste l'usure de l'organisme? Quel est son mécanisme matériel ? Qu'est-ce, en un mot, la vieillesse et la maladie? La solution de ces questions se rattache à deux vastes théories que j'ai cru entrevoir, que je développerai en leur lieu , dans tous leurs détails, mais dont il est nécessaire, pour compléter le sujet qui nous occupe, de donner ici une esquisse abrégée.

De ces deux théories : la première, physiologique, a pour objet la formation des tissus et la construction de l'être vivant; la seconde, pathologique, ou je dirai, de désorganisation des tissus, montre, par la vieillesse ou la maladie, comment s'opère matériellement l'extinction de la vie. Ajoutées l'une à l'autre, ces deux époques de l'histoire de l'individu, toujours à recommencer dans la suite des générations , figurent, par une série de courbes continues, l'éternel combat de la vie avec la matière.

En parcourant les phases de la formation et du développement des êtres vivans, nous avons reconnu pour cause à ces phénomènes la prédominance de la force vitale sur la force physique. Conséquemment, c'est par l'influence inverse ou la prédominance de la force physique sur la force vitale, que doit s'effectuer la destruction de l'organisme. Ce résultat logique est si simple, qu'il semble que l'on aurait dû le prévoir dans son principe et ses effets. Malheureusement il ne nous est point donné de prévoir le simple et le vrai, que pourtant nous comprenons si bien après qu'ils est, en quelque sorte, déduit lui-même de notre observation.

Dans la série des travaux microscopiques que j'ai entrepris, il y a huit ans, pour éclairer, sous tous ses aspects, l'histoire scientifique des poumons, et dont, avec beaucoup d'autres sujets de recherches, j'ai commencé à soumettre, dans une suite de mémoires originaux, les principaux résultats à l'Académie des sciences, c'est d'abord avec surprise que j'avais reconnu, dans le poumon du vieillard, une analogie évidente avec le poumon du reptile. Plus tard, dans l'état morbide, la même analogie m'a frappé entre les portions atteintes de phlegmasie du poumon aérien du mammifère, et le poumon aquifère ou branchial du poisson. Poursuivant ces recherches microscopiques sur tous les tissus, dans les deux états physiologique et pathologique, il m'a été possible d'en déduire quelques propositions générales qui, lorsqu'elles auront été complétées dans leurs études partielles par le concours d'un grand nombre d'observateurs, sont destinées à transformer toute la médecine, en donnant à la physiologie, à l'anatomie pathologique et à la thérapeutique, le point d'appui invariable qui leur a toujours manqué, c'est-à-dire, une base rationnelle fondée sur l'accord et l'antagonisme des lois générales des corps inorganiques, avec les lois particulières des corps organisés.

Mais pour bien comprendre le jeu et l'opposition des deux forces physique et vitale dans l'organisme, il est nécessaire d'exposer d'abord quelques notions générales de structure intime indispensables à connaître, d'autant que cette branche nouvelle, la plus riche en déductions pratiques et philosophiques, et l'espoir à venir de la science de l'organisme, encore étrangère à l'enseignement, au moins en France, est presque ignorée, ou très imparfaitement connue, et par conséquent mal appréciée de beaucoup de savans, même parmi les plus distingués. De mes observations microscopiques sur la structure intime, et de la comparaison que j'en ai faite avec celles des plus habiles micrographes de l'Europe, j'ai pu déduire quelques principes généraux qui vont montrer jusqu'où s'étend la spécialité d'incitation des nerfs dans les détails d'arrangement moléculaire préparatoires à la spécialité des fonctions.

Du premier coup-d'œil que l'on jette sur le corps vivant, on reconnaît que la circulation générale est , pour l'ensemble des produits matériels, ce qu'est le système nerveux central pour les forces , c'est-à-dire la somme en même temps que la source de toutes les élaborations partielles, et le moyen commun de subordination et de liaison de toutes les parties entre elles et avec l'organisme. Sous le nom de *grande circulation*, on comprend l'ensemble des vaisseaux qui, à partir du cœur gauche et de l'aorte, distribuent dans tous les organes le sang rouge par les artères, et en rapportent au cœur droit le sang noir et la lymphe, par les veines et les vaisseaux lymphatiques. La communication des artères avec les veines aux extrémités périphériques, c'est-à-dire, dans l'intimité de tous les tissus, se fait par l'intermédiaire de très petits vaisseaux microscopiques que l'on a nommés *capillaires* , en raison de leur volume. Voici donc, avec la *petite circulation pulmonaire*, du cœur droit au cœur gauche, le cercle circulatoire complet, tel qu'on le comprend depuis Harvey; mais il n'a rapport qu'à la circulation d'ensemble. Aux extrémités , chaque organe ou tissu distinct, unique ou multiple , nerf, viscère, membrane, muscle, ligament, os, etc., peut être considéré comme un petit organisme distinct, fonctionnant à part, et comme tel, ayant son organisation spéciale, composée de ses nerfs et de ses vaisseaux, reliés à l'ensemble, et d'un tissu qui lui est propre; le tout composant une petite circulation partielle. Or, depuis long-temps les travaux de la science en étaient restés à la *circulation générale* : c'est donc en reprenant la suite des recherches de Malpighi, Leuwenhoëck et Ruysch, de reconnaître les *circulations partielles*, sources de toutes les élaborations organiques, qui est l'objet de la science toute moderne de l'histologie.

En premier fait, dans tout organe il y a une masse considérable de vaisseaux d'apport et de retour, qu'il faut en retrancher comme n'appartenant pas au tissu proprement fonctionnel : tels sont les arteres, les veines et les lymphatiques, appartenant à la circulation générale; jusqu'à un certain degré les nerfs de liaison avec les appareils ganglionaire et cérébro-spinal, et, suivant les organes, diverses sortes de cellules et de canaux, excréteurs, aériens, élaborateurs de tout genre, etc. L'espace envahi par ces élémens étrangers au tissu véritablement fonctionnel, est très considérable, en raison des nombreuses subdivisions nécessitées pour atteindre partout à la capillarité microscopique, condition première de toutes les réactions, qui ne peuvent se faire qu'à l'état moléculaire ; aussi, d'après mes recherches, partout cet espace ne réclame-t-il pas moins du tiers à la moitié du volume des organes eux-mêmes.

Quant aux tissus fonctionnels, rationnellement c'est le système capillaire, intermédiaire des artères aux veines, et, dans tous les tissus, complément au même titre du grand aqueduc de la circulation générale, qui semble devoir être le point de départ et l'aboutissant de toutes les circulations partielles, et leur nœud de jonction avec la circulation générale. C'est effectivement ce qui résulte aussi de l'observation microscopique. D'après les travaux anciens de Malpighi et de Ruysch, corroborés par ceux des savans micrographes de nos jours, en tête desquels il faut citer MM. J. Berres, Hyrtl, Doëllinger, Müller, Wagner, E. Burdach, Valentin, Gruby, etc., comme aussi d'après les miens propres, le système capillaire se modifie dans tous les tissus pour prendre dans chacun d'eux un caractère spécial, en formant d'innombrables réseaux très variables de forme, de volume, d'intrications et d'anastomoses. Mais, en outre, suivant mes observations personnelles, de ces capillaires, encore sanguins, puisqu'ils sont assez volumineux pour admettre les globules du sang que l'on y reconnaît, partent, dans beaucoup de tissus, d'autres capillaires beaucoup plus déliés, très inférieurs en diamètre au globule du sang, et ne pouvant charrier que le fluide sanguin ou d'autres liquides inconnus produits des diverses élaborations organiques, qui sont emportés par les myriades de capillaires microscopiques veineux et lymphatiques, et par les radicules des canaux excréteurs. Tels que je viens de les indiquer, ces appareils capillaires spéciaux, de formes distinctes, véritables filtres variables de volume, de solidité, d'agencement, d'organisation, de perméabilité, de sensibilité, etc., et mêlés à un tissu cellulaire propre, forment, par leurs associations, les corpuscules, aréoles, papilles, villosités, canalicules, granulations, glandules, fibrilles, etc.; en un mot, tous ces *organules* microscopiques si nombreux et si différens les uns des autres, dont l'agglomération sur une plus grande échelle constitue les lobes, lobules, faisceaux, et finalement les organes eux-mêmes, et fait que ceci est un cerveau, cela un foie, cet autre un muscle, un os, etc., car les dif-

férences entre les organes ne sont que la résultante de celles des organules qui les composent.

Or, ce sont ces appareils microscopiques, réseaux capillaires et organules, qui sont les véritables organes fonctionnels. Composant et charriant des liquides inconnus, préparatoires aux liquides généraux, ils sont le siège de ces circulations partielles périphériques greffées sur la circulation générale, dont elles montrent partout les sources en même temps que les terminaisons. C'est l'ensemble de ces organules qui compose ce monde étrange et merveilleux des infiniment petits, où s'élaborent et s'accomplissent, par les actions moléculaires et sous l'incitation des nerfs spéciaux, toutes les transformations matérielles dont, en physiologie et en anatomie pathologique, on ne saisit que les résultats accomplis. En effet, au double point de vue physique et chimique, ces organules se présentent comme les instrumens formateurs des divers principes immédiats, et, à ce qu'il me semble, donnent l'idée d'autant d'appareils microscopiques, moitié filtres, moitié piles galvaniques, qui ne laissent passer les liquides, ou leurs élémens atomiques, oxygène, hydrogène, carbone et azote, que suivant certaines proportions déterminées : le tout sous l'influence et avec l'addition de la force nerveuse. De ce travail organique résulte, suivant le tissu, ici un liquide, soit préparatoire à une autre élaboration, soit nutritif ou dépurateur; là, un acte d'assimilation d'un produit nouveau et de séparation d'un élément ancien. Sans pouvoir encore rien spécifier dans les détails, on comprend du moins dans l'ensemble, que tous les organes recevant un même sang artériel homogène, doivent rendre, après leurs élaborations diverses, des résidus veineux et lymphatiques tous différens, et par conséquent hétérogènes ; mais ces détritus sont destinés à trouver leur emploi. Dans cette chimie vivante des organes, pour la nutrition commune, me paraissent jouer, les uns par rapport aux autres, le rôle de préparateurs des élémens nutritifs, par une sorte d'antagonisme de composition chimique, si bien que, sauf la portion excrémentitielle, ou les anciens élémens non utilisables et qui doivent être rejetés, pour tout le reste, rien n'est perdu, rien n'est isolé, le résidu de l'un devenant la matière nutritive de l'autre, et réciproquement ; de sorte que le produit d'une première élaboration va servir à une seconde, puis à une troisième : et ainsi de suite dans tout l'organisme, par une chaîne sans fin d'actes nécessaires à chacun et à tous, à la molécule et à l'ensemble. Au-dessus de tous est le système nerveux, et son chef, le cerveau, qui consomment beaucoup, parce que c'est par et pour eux que tous consomment, mais aussi, qui donnent à tous le mouvement et la vie. C'est toujours l'image d'un parfait gouvernement, où chacun travaillant pour la masse commune et y prélevant sa part, donne et reçoit, par un cercle d'échanges perpétuels, alternativement préteur et emprunteur. « Vertugoy! s'écrie à ce sujet, par la bouche de Panurge, notre vieux maître Rabelais, dont l'esprit pénétrant a si bien démêlé, à travers les notions incertaines de son temps, la signification générale de tant de fonctions encore si obscures pour la science de notre âge : « Vertugoy! je me naye, je me perdz, je m'esguare quand j'entre au profund abysme de ce monde, ainsi prestant, ainsi doibvant!

Je termine ces préliminaires qui sont peut-être un peu longs. Mais, je le répète, ils sont nécessaires pour l'intelligence de ce qui suit, et j'ai dû en tracer l'exposition parce qu'ils sont l'expression d'une science nouvelle qui, n'étant pas encore enseignée, n'est pas généralement connue. J'appelle donc toute l'attention

T. III.   7

des observateurs sur les faits et les aperçus qui précèdent, et sur ceux qui suivent, non parce qu'ils sont le résultat de mes observations personnelles, mais en raison de l'influence qu'ils me paraissent devoir exercer, en pratique comme en théorie, sur tout l'avenir de la science.

Les *organules* microscopiques quels qu'ils soient étant la partie fonctionnelle, et par conséquent l'élément essentiel de la texture propre à chaque organe, c'est à les amener à l'état viril, qui représente la plénitude de puissance de l'organisme, que s'épuise la prédominance de l'action vitale. Et comme ils augmentent en nombre et deviennent plus complexes dans leur structure à mesure que l'on s'élève dans la série des organismes, de même que les organes ils passent pour leur formation, par des états antérieurs transitoires. Parvenu à l'âge adulte, c'est par la détérioration lente des organules microscopiques dans les divers appareils et, peu-à-peu, par leur destruction, que s'effectuent ces modifications organiques qui se traduisent par l'affaiblissement des fonctions et les ravages que déterminent les progrès de l'âge dans tout l'organisme. Au point où j'en suis arrivé par mes observations microscopiques à ce sujet, je crois pouvoir établir que, dans tous les tissus, les organules fonctionnels, à partir de 35 ans, commencent à diminuer de nombre et deviennent de moins en moins vasculaires à mesure que l'homme s'avance vers la vieillesse, suivant une marche d'autant plus rapide que l'âge est déjà plus avancé, ou ce qui revient au même, que le sujet est plus affaibli. Et comme en général aussi, d'après des observations que j'ai déjà consignées ailleurs, l'homme est celui de tous les êtres où les divers appareils sont le plus travaillés dans leur structure, la détérioration des organules peut être considérée comme une simplification de la texture qui redescend de l'organisme le plus élevé vers ceux qui lui sont inférieurs. Tous les faits de la science tendent maintenant à confirmer cette proposition.

Or cette détérioration des tissus que l'âge amène, et qui constitue l'usure sénile, se reproduit avec quelques variantes encore plus graves dans les maladies. Au point de vue général la vieillesse et la maladie ont les mêmes résultats, si bien que la vieillesse peut être considérée comme une longue maladie générale, ou la maladie, comme une vieillesse locale plus ou moins brusquement précipitée, qui détruit l'équilibre de l'organisme par l'état sénile accidentel de l'une de ses parties.

J'ai déjà dit que c'était par l'examen microscopique du poumon, à divers âges, qu'avait commencé pour moi la série de ces observations. J'avais constaté que les parois des canaux aériens microscopiques, que j'ai nommés *labyrinthiques*, d'abord très vasculaires dans l'enfant, l'étaient déjà moins dans l'adulte. En poursuivant je reconnus que, à partir de l'âge adulte, à mesure que les petits vaisseaux diminuent de nombre, les canaux labyrinthiques se dilatent, puis leurs parois d'adossement se rompent, et plusieurs se convertissant en un seul, il en résulte une petite chambre ou loge aérienne, où l'air séjourne et dont les parois sont presque dépourvues de *capillaires sanguins respiratoires*. Le résultat est que le sang qui traverse ces parois, par les fragments conservés de *capillaires circulatoires*, passe veineux ou très imparfaitement oxygéné du cœur droit au cœur gauche. Le même phénomène, que j'ai démontré n'être autre que ce que l'on a si mal nommé l'*emphysème* du poumon, envahissant peu-à-peu toute l'étendue de l'organe, le transforme, chez le vieillard décrépi, en un assemblage de cellules aériennes qui rappelle le poumon du reptile. Or la fonction respiratoire s'altérant dans la même proportion que la texture, il est évident que, comme chez le rep-

tile aussi, une portion considérable de sang noir passe dans les artères, et contribue à augmenter chaque jour de plus en plus les vices de nutrition des organes et la langueur des fonctions.

Passant de l'examen microscopique du poumon normal à celui du poumon malade, voici très sommairement ce que j'ai reconnu. Dans toute portion de poumon à l'état de congestion prolongée ou de phlegmasie, les canaux aériens se remplissent de liquides, et les membranes venant à se déchirer, il en résulte de petites cavités pleines de liquides dans lesquelles pendent leurs débris. Dans cet état le tissu pulmonaire ne cesse point encore d'être un organe respiratoire: seulement les conditions ne sont plus celles du poumon sain des mammifères. Dans le milieu atmosphérique, une couche liquide, plus ou moins imprégnée d'air, sépare les gaz des surfaces sanguines d'absorption; c'est donc ici une sorte de respiration branchiale, qui s'établit encore accidentellement. A l'observation d'une surface de poumon un peu étendue, les hasards des déchirures, qui transforment plus ou moins l'appareil labyrinthique d'un lobule en petites cavernes aqueuses, la forme des fragments et leurs développements fongueux partiels, donnent toutes les formes connues des branchies. Dans cet état, si le désordre est assez limité, c'est-à-dire si ce mode de respiration presque branchial, insuffisant pour le mammifère, n'occupe pas une trop grande étendue, l'absorption des liquides s'opère, et la congestion étant disparue, les cavernes séro-sanguines, ou aqueuses, deviennent des cavernes aériennes sèches. La guérison qui s'effectue par précisément le retour à la respiration aérienne, mais à une respiration aérienne descendue d'un degré plus bas. Le tissu pulmonaire sain du mammifère, dont la maladie a fait accidentellement un tissu branchial, remonte par la guérison au poumon de reptile et s'y arrête à jamais. C'est une portion d'organe vieillie, ou d'une durée moindre, au milieu d'un organisme plus jeune, qui laisse passer du sang noir dans les artères, et par conséquent rompt l'harmonie de l'ensemble et diminue sa durée possible en proportion de l'étendue qu'elle occupe.

Je viens de montrer en quoi consistent les effets de la pneumonie, l'état le plus simple des altérations pathologiques du poumon; déjà nous voyons, comme conséquence de son passage, la destruction ou la détérioration partielle des organules; la maladie a précisément les mêmes effets que la vieillesse, car la guérison ne peut plus s'obtenir que par la descente dans un organisme inférieur, qui représente du même coup l'état physiologique de l'organe chez le vieillard.

S'il s'agissait de pousser plus loin ces investigations, pour peu qu'une maladie quelconque du poumon se prolongeât sur un point, nous la verrions bientôt en appeler une seconde, puis les deux une troisième, et ainsi de suite. Toutes se sollicitent, se produisent et s'engendrent l'une l'autre, disséminées sur des espaces plus grands ou plus petits, depuis le lobe entier jusqu'au point microscopique. Ce que l'on appelle une telle maladie du poumon ne serait donc que l'altération principale d'un plus grand volume, fait primitif de la désorganisation, et point de départ des altérations secondaires, qui s'offrent en volume moindre que la première, et dans une intensité différente entre elles suivant leurs filiations de cause à effet, et leurs rapports avec la cause première. Quant aux résultats des altérations organiques le premier fait étant la détérioration, puis la destruction des organules fonctionnels, qui descend la portion altérée de l'organe vers un organisme inférieur: dans les affections chroniques, à mesure que la destruction opère des vides, pour remplir imparfaitement les cavernes qui en résultent, le tissu pulmonaire offrirait, comme phases de dégradation intermédiaire, d'abord des houppes fongueuses, c'est-à-dire vasculaires, et par conséquent branchiales ou encore un peu fonctionnelles; au-dessous la conversion en tissu fibreux de liaison et non fonctionnel; puis les dépôts de produits du sang avariés; plus bas encore des dépôts de matière organisée anormale, et enfin de liquides et de matière inorganique. Tous ces effets qui s'engendrent, se pressent et s'accumulent avec plus ou moins de rapidité, dans les maladies, se produisent également plus ou moins sur les divers points, quoique avec lenteur, par les progrès de l'âge avancé. Telle est, par un seul organe, l'histoire générale du mode de destruction qui est commun à tous, d'après une succession de phénomènes analogues, sauf, bien entendu, les modifications nécessitées par les différences de la texture fonctionnelle propre à chacun d'eux.

Dans cette chute graduelle de la plus haute organisation vers la matière inorganique, qui caractérise la maladie et la vieillesse, il est impossible de ne pas voir la lutte de la loi physique et de la loi vitale, et le triomphe continu de la première sur la seconde. Dès que la force vitale ou l'incitation des nerfs, faiblit, le désordre cause le désordre, la maladie d'un organe appelle une autre maladie, et l'altération de la fonction va porter au loin, dans tout l'organisme, un trouble qui s'augmente rapidement de lui-même, par la complication des altérations secondaires qui s'engendrent partout les unes des autres.

J'ai pris le poumon pour exemple de la série de ces phénomènes, parce qu'il en a été pour moi le point de départ, et que sa texture, accessible au microscope sur tous les points, y rend la vérification de ces faits plus facile. Mais je me suis assuré que la loi de destruction est la même pour tous les tissus. Déjà, il y a quelques années, M. J. Berres a montré que la villosité intestinale devient de moins en moins vasculaire de l'enfant au vieillard; mais j'ai observé qu'elle diminue aussi beaucoup de nombre. M. N. Guillot a été plus loin. Il a prouvé que, dans la fièvre typhoïde, sur les portions d'intestins les plus affectées, les villosités et les aréoles se détruisent, et la surface de la muqueuse lisse, glabre et parcheminée, ressemble, dit-il, au gros intestin du vieillard. Ici les résultats sont identiques avec ceux que j'ai consignés plus haut. Un poumon caverneux, où passe l'air sans absorption d'oxygène, et un intestin mat, où passe l'aliment, sans absorption de chyle, n'est-ce pas une même chose: des deux côtés absence d'alimentation, de nutrition aérienne et alimentaire, en un mot, deux manières différentes de mourir de faim? Comme pour le poumon la rate du malade ou du vieillard m'a montré la destruction de ses organules, et la conversion, par rupture des cloisons, de plusieurs vésicules en une seule. Pareille détérioration est offerte par les organules du foie, du rein et des glandes. Dans le cerveau la substance grise pâlit, et les corpuscules microscopiques disparaissent. Les deux substances cérébrales, que l'on sait qui se résorbent dans les maladies, d'après M. Magendie s'atrophient aussi chez le vieillard, et, dans les deux cas, sont remplacées par du liquide cérébro-spinal. Dans les nerfs, après leurs phlegmasies, et chez les vieillards, la pulpe diminue; elle s'absorbe même dans les paralysies. Dans les muscles, le cœur compris, par l'effet des mêmes maladies, comme aussi par la vieillesse, deux résultats se manifestent: la disparition du tissu musculaire, et suivant le cas, son remplacement par des tissus de remplissage, de la graisse ou du tissu fibreux. Également la peau, les membranes

muqueuses, séreuses, le tissu cellulaire lui-même, témoignent dans leurs maladies, et chez les vieillards, de la destruction de leurs organules et de leurs capillaires circulatoires. Enfin le dernier résultat de la vieillesse décrépite la plus saine et robuste, qui se représente à la longue dans les maladies chroniques les plus inoffensives, est la densité croissante des organes par fixation d'élémens plus solides et moins organisés, en remplacement des tissus plus mous et plus vivans; circonstance qui les rapproche des organes de même nature situés plus bas dans la série animale.

De l'ensemble des faits qui précèdent on peut déduire les propositions suivantes, complétives des études de l'organisme.

La maladie et la vieillesse, dans des périodes de temps très différentes, ont pour effet commun la destruction ou la détérioration des organes par celle de leurs organules et de leurs capillaires fonctionnels microscopiques. En sens contraire de la formation embryonaire, où le développement des organes se fait, en général, par une série ascendante de phases intermédiaires, en passant par les organismes inférieurs pour arriver au mammifère et à l'homme: dans la vieillesse, et la maladie, le déclin et la destruction se font aussi, en général, par une série de phases intermédiaires, mais alors descendantes de l'homme vers les organismes inférieurs. Et de même que l'embryon renferme des organes qui simulent, dans un corps humain, des fractions dépareillées d'organismes inférieurs, le malade et le vieillard renferment non plus tels organes en entier, mais seulement telles fractions d'organes analogues à ceux des animaux, toutefois neutralisés sous l'influence des appareils en majorité qui lui sont propres, et surtout du système nerveux particulier à la race. Ainsi dans la comparaison fœtale, comme il n'y a, avec les organismes inférieurs, que des analogies partielles et non une conformité générale: de même la comparaison sénile ne donne lieu aussi qu'à des analogies et avec les organismes inférieurs et avec l'organisme embryonaire. Il y a, qui repousse toute conformité aux deux extrêmes de la vie, la différence essentielle entre l'être en voie de formation ou de rapprochement vers le type commun, et l'être en voie de destruction ou d'éloignement du même type.

Pour le faire observer incidemment, la conséquence bien nette de ces observations, c'est que, dans toute maladie quelconque, il n'y a pas de guérison absolue comme on l'entend, car où la maladie a passé, la guérison n'est plus qu'un retour à la viabilité par un organisme permanent inférieur. Si ces effets ne sont pas appréciables dans les degrés inférieurs, ils n'en sont pas moins certains. De même que, en physiologie, dans le cours régulier de la vie, un jour, une semaine, un mois écoulés, ne laissent pas d'effets assez sensibles pour que l'on en remarque les différences, tandis que la succession des années, composées de jours et de semaines, nous montre pourtant que tous les instans de la vie comptent par leurs effets partiels sur le cours de l'ensemble: de même aussi en pathologie, c'est-à-dire dans le cours irrégulier de la vie, toute maladie, même la plus légère, laisse des traces plus ou moins percevables, et la durée de l'ensemble ou le fond de viabilité en est diminué d'autant. La congestion la plus éphémère amène encor le moins une tendance à la dilatation des plus petits capillaires, comme il s'en montre partout sous le microscope. Si elle se répète fréquemment, elle ne tarde pas à produire un état variqueux visible par sa teinte violacée, quand il se prononce à l'extérieur, par exemple sur la peau du visage, et qui, pour les viscères, s'annonce lentement par des langueurs dans les fonctions, signes avant-coureurs des altérations organiques. Augmentez ces effets et vous voyez peu-à-peu se dérouler tout le tableau de la séméiologie et de l'anatomie pathologique. Après une maladie, ne fût-elle que de quelques jours, la somme de viabilité est diminuée en proportion de ce qu'a été le degré de la maladie. L'homme qui a été gravement malade pendant un mois, sauf de bien rares exceptions, se trouve, par l'organe qui a été affecté, comme s'il avait vécu un certain nombre d'années. Somme toute, il ne faudrait pas être malade, c'est-à-dire que, autant que possible, il faut prévenir la maladie, car c'est plus que de la guérir; et quand elle est survenue, il faut encore la guérir au plus vite.

Mais, dira-t-on, s'il n'y a point de guérison absolue, il n'y a donc point de médecine possible? Si fait, vraiment, car il y a guérison relative. Le rôle de la médecine est d'empêcher, à un moment donné, un effet d'usure de s'accroître. C'est tout ce qu'elle peut; mais elle le peut presque toujours en plus ou en moins, hors les cas où c'est le système nerveux lui-même, qui est frappé de sidération. L'effet accompli, qui déjà diminue la vie probable, soit par exemple d'un an, qui, si vous le laissez envahir, la diminuera de dix, de vingt, de trente ans, ou qui déterminera immédiatement la mort; cet effet arrêtez-le, et la guérison relative fera bénéficier le malade de tout ce temps qu'il lui reste à vivre pour la moyenne d'organisme dans laquelle l'a mis l'altération partielle de l'organe qui a été malade. Sans doute on ne peut attendre cette précision sévère de tout médecin quelconque, ou même du plus habile en toute circonstance. Mais que la médecine, par ses progrès, arrive à-peu-près, ne fût-ce qu'en théorie, à des résultats mathématiques, et elle sera encore ce que l'homme, dans la sphère des applications matérielles de son esprit, aura fait de plus beau, de plus noble et de plus utile. Lui demander davantage, ce que l'on fait si souvent, c'est montrer une ignorance entière, mais à la vérité bien excusable du problème à résoudre. Le médecin n'agit sur la force vitale qu'en opposant quelques-uns de ses effets aux autres, des diminutions ou des surexcitations de sensibilité à d'autres, en un mot, des maladies artificielles à des maladies naturelles. Pour modifier les perturbations de la vie sur un point, il n'a d'autre moyen que de puiser lui-même dans la source commune de la vie, et de la diminuer d'autant. Dans ces conditions lui demander de rétablir l'organisme dans son premier état, c'est vouloir revenir sur ce qui est accompli; c'est croire qu'il peut dominer la résultante moyenne physique et vitale sur laquelle il n'a d'action que par elle-même; c'est attendre de lui de pouvoir refaire l'organisme, qui n'appartient qu'à son auteur; c'est enfin exiger l'impossible et par conséquent l'absurde.

Pour terminer ce qui concerne le débat des forces dans l'organisme, en résultat les choses se montrent ce qu'elles doivent être. La nature est une dans toutes ses œuvres, dans la destruction de l'être vivant comme dans sa formation. Toujours, partout et à tout âge, se retrouve l'accord, dans l'antagonisme, des deux lois physique et vitale, avec prédominance de l'une ou de l'autre à différens âges, et à travers les accidens variés de la santé ou de la maladie.

Du point de vue de sa plus haute généralité, la lutte de la vie contre la loi physique peut se figurer par une ligne ascendante pour le premier tiers de sa longueur, lentement descendante pour les deux autres tiers, dans l'état de santé non interrompu, mais qui tombe à tous les points de son parcours, plus ou moins par saccades, ou même brusquement, par les maladies.

La ligne ascendante représente le point de départ de la matière brute et organisée qui, sous une impulsion vitale très puissante, s'élève d'abord rapidement par les fractions des organismes inférieurs jusqu'à l'organisme de chaque espèce; puis, par un mouvement de plus en plus ralenti, jusqu'à son développement dans l'adulte, c'est-à-dire à la plus haute manifestation possible de la vie pour chaque organisme. La ligne descendante reprend, en sens contraire, le chemin parcouru par la première, c'est-à-dire qu'elle redescend par des fragmens d'organismes et de tissus inférieurs, puis par l'accumulation, dans les organes, de matière simplement organisée ou de matière brute. De sorte que, dans l'ensemble, et sauf les différences apparentes de la forme, qui résultent des phases parcourues, l'organisme vieilli rétabli, pour le rendre à la loi physique, la matière brute et organisée dans les conditions où il l'avait prise au point de départ. En somme c'est la matière aux deux termes, entre lesquels se développe la courbe de la vie.

Après avoir démontré l'universalité de l'action du système nerveux dans l'organisme, pour terminer, il nous reste encore à fixer les rapports de l'un avec l'autre et à définir ce que, logiquement, d'après l'ensemble des faits, il faut entendre par le mot *organisme*.

Rappelant ici ce qui a été dit en commençant ce discours, on ignore s'il existe dans le règne végétal un tissu quelconque qui soit spécialement le siège de la vie; mais, dans le règne animal, il n'y a point à douter que la vie ne réside dans le système nerveux, et c'est là un argument très fort pour la probabilité d'un appareil de même nature dans le végétal. Quoi qu'il en soit, dans l'impossibilité de savoir où se fixer, la science, en physiologie végétale, discute sur les fonctions par leurs phénomènes et leurs effets, sans s'occuper des organes inconnus qui en peuvent être les agens et les régulateurs, et même sans se demander s'il en existe. Mais, en physiologie animale, où ces organes sont connus, on ne peut ainsi les abstraire, ce que pourtant l'on fait trop souvent. Voyons donc en quoi consiste la véritable signification physiologique des nerfs, et si elle n'embrasse pas tout l'organisme.

D'après ce que nous avons vu en anatomie et en physiologie, tous les appareils organiques, dans leurs qualités diverses, configuration, texture, destination, etc., sont soumis à leurs nerfs; et les nerfs eux-mêmes, plus ou moins solidaires entre eux, se coordonnent en un système général avec un organe central qui les résume. Or, qu'est-ce que le nerf, organe lui-même, sinon le moyen ou l'agent de la fonction? Quelque effort d'esprit que l'on fasse, le nerf ne mène qu'à l'organisation; la fonction seule mène à l'organisme. Traduisons donc par la philosophie le double témoignage de l'anatomie et de la physiologie, et disons : Si les nerfs sont connus, ne le sont qu'en vue de leur ensemble ou de l'organisme, voici donc, en partant de la synthèse, ou en descendant des forces vers la matière, une cause trouvée à l'organisation, qui, par contre, et partant de l'analyse, ou en remontant de la matière vers les forces, ne peut en montrer une pour elle-même. A ce point de vue, c'est l'organisme disposé dans un milieu et pour une destination déterminés, qui devient la cause ou la raison de l'être dont l'organisation ou l'ensemble des organes n'est que le moyen. Alors on comprend que les conditions générales de la nature physique deviennent la cause des ressemblances ou du type commun de l'être vivant, et que les exigences des milieux, combinées avec la destination propre de chaque organisme, sont la cause des différences qui caractérisent les êtres des deux règnes, et, dans chacun d'eux, gravent irrévocablement les genres et les espèces. C'est donc en pure perte que les savans, rangés en deux écoles rivales, discutent sur la valeur exclusive des deux lois d'unité et de variété, l'une et l'autre étant également vraies, suivant que l'on considère l'être vivant par rapport à l'ensemble de la nature ou à lui-même, eu égard aux conditions générales de l'existence ou à celles de son existence individuelle ; car tous ont à-la-fois une destination commune dans l'ensemble et une destination particulière pour l'espèce. En un mot, la loi d'unité figure le tronc commun des organismes, dont la loi de variété représente les branches et les rameaux plus ou moins étendus ou écourtés, suivant le nombre des êtres qui se groupent dans chacun d'eux. Enfin la loi de formation se traduit dans tous les organismes comme l'expression de la spécialité de fonction, ou, en d'autres termes, de l'identité d'incitation de certains nerfs, en vertu de laquelle les molécules similaires tendent à se grouper et à s'associer pour former des tissus de même nature.

Dans cet accord des lois secondaires qui régissent tous les organismes se trouve la confirmation de la loi générale de l'*harmonie préétablie*, posée par le grand Leibnitz. Cette loi, qui domine tous les êtres de la nature, en prévoit et en explique suffisamment les rapports, sans qu'il soit nécessaire d'adopter cette idée d'*une échelle des êtres* de Bonnet, image poétique plutôt que conception savante, dont la prétention illusoire a une régularité mathématique qui suppose toute combinaison existante, sans s'inquiéter si elle est nécessaire et possible, et sans tenir compte de la différence entre les forces des corps bruts et des corps vivans, et de celle des milieux où elles s'exercent, blessait si profondément le sage esprit de Cuvier.

En résumé, il existe dans l'organisme deux élémens certains : des fonctions prouvées par toutes les manifestations physiologiques, et des organes matériels très certainement chargés de ces fonctions. Dans la nature vivante, point d'organes sans fonctions, point non plus de fonctions sans organes. En physiologie comme en physique, les forces et la matière sont coexistantes ; nulle part la matière n'existe sans les forces, ni les forces sans la matière. Dans le règne inorganique, toute matière existe indistinctement sous la loi physique ; dans les deux règnes organisés la matière, déjà inséparable des forces physiques, ne revêt les qualités de la vie que par l'addition d'une force nouvelle, et telles sont les exigences des corps vivans, qu'ils ne s'entretiennent que par l'élaboration, avec l'eau et les gaz empruntés de la matière brute, d'une portion de matière déjà organisée, c'est-à-dire, des organes des corps vivans rentrés sous la loi physique, mais non encore détruits par elle, et qu'elle n'a pu produire sans le concours de la force vitale. Enfin dans les animaux il est incontestable que cette force nouvelle a son siége dans le système nerveux, et que c'est par les épanouissemens de ce dernier qu'elle anime tout l'ensemble de l'organisation.

A ce point de la question on est amené à se demander qu'est-ce que l'organisme ? Dans la théorie régnante, la seule nettement professée dans les livres, et à la tête de laquelle je regrette de

voir les noms des plus illustres savans de notre époque, c'est la texture et la disposition de l'organe qui décide de la fonction, dont le nerf n'est que l'agent d'incitation et le moyen de communication avec les centres nerveux. Sans aucun doute la fonction ne peut s'exercer que par l'organe : mais s'ensuit-il que l'organe soit le fait initial ou la cause de la fonction ? Ou je me trompe complètement, ou c'est tout le contraire. La cause d'action rapportée à l'organe, qui suppose autant de causes partielles que de textures différentes, ne peut mener à aucune organisation d'ensemble, rien ne pouvant établir des rapports et une subordination entre des influences spéciales étrangères les unes aux autres. De deux choses l'une : l'association des organes pour une harmonie commune, ou pour un organisme, est un fait de hasard, comme l'affirme le matérialisme, ou un fait prévu, comme conclut le spiritualisme. Mais le seul énoncé du hasard est absurde. Chacun sait qu'il n'y a point de hasard comme l'entend le vulgaire. Le mot hasard n'a de signification que par rapport à la portée très limitée de notre esprit, et n'exprime que notre ignorance des causes des phénomènes dont nous sommes les témoins. Le hasard commence là où notre esprit a cessé de reconnaître une cause pour un effet. Or, les lois de la nature ne permettent point d'effets dont elles ne soient la cause nécessaire. Il n'y a donc point de hasard, et ce que l'on appelle ainsi ne pourrait avoir l'effet qu'on lui attribue dans la question qui nous occupe ; car la rencontre fortuite de plusieurs forces spéciales, et restreintes dans leurs actions, ne saurait avoir pour résultat de faire jaillir une force nouvelle plus générale, et supérieure aux premières, qui les dominât, et se les asservît pour les organiser en un ensemble. Reste une tierce opinion, qui se dit intermédiaire et conciliatrice, mais qui n'est en réalité qu'une émanation de cette philosophie panthéiste si répandue dans le nord de l'Europe. Dans cette opinion, expression illusoire d'un matérialisme qui s'efforce en vain de se renier lui-même, en vain aussi dirait-on, avec certains physiologistes, que la matière organisée s'arrange d'elle-même, comme il leur paraît résulter des phénomènes de formation de l'être vivant, de reproduction de parties dans certaines espèces, et de cicatrisation dans les plaies. Ces faits, inexplicables pour l'ensemble, dans la théorie qui place la cause de développement de chaque organe en lui-même, s'expliquent au contraire naturellement par la perfection de la loi vitale, qui combine et dispose invariablement les élémens de la matière vivante, pour chaque destination spéciale dans l'organisme, comme la matière inorganique s'arrange également dans les corps bruts sous la loi physique.

Loin que cette parité d'action des deux lois nous étonne, elle satisfait, au contraire, notre esprit ; seule elle répond à l'idée que nous nous faisons de la toute-puissance et de l'absolue prévision du créateur, qui a dû constituer tout d'abord la loi des corps vivans, comme celle des corps bruts, pour des effets certains et invariables, sans qu'il fût à jamais besoin de revenir sur son ouvrage. Ce qu'il faut donc conclure, c'est que les organismes sont autant d'effets nécessaires, probables, sinon assurés dans un milieu donné, et par conséquent prévus dans l'ensemble et dans les détails. Chaque organisation étant arrêtée d'avance, est le but final pour lequel sont disposées toutes ses parties.

Dans cette alliance obligée de la force et de la matière, faut-il encore se demander quel est, des deux principes, celui qui domine ? Assurément la matière, inerte et passive par elle-même, et qui n'existe qu'en vertu des lois physiques dont elle n'est que l'effet ou l'expression phénoménale, la matière ne saurait se donner à elle-même les qualités dont sont privées les lois qui la régissent. Or, puisque ce ne peut être la matière qui appelle et sollicite la force vitale, c'est donc la vie elle-même qui s'impose à la matière; c'est le rapport de l'une à l'autre, le but commun de l'association, la raison d'être, c'est-à-dire l'*organisme* qui appelle son moyen ou la fonction; c'est la fonction qui exige le nerf; et le nerf, à son tour, apprête et commande l'appareil, qui, sous son influence, élabore la matière. En un mot, et pour qu'on ne prenne pas ici cet énoncé d'un fait réel pour une abstraction arbitraire, ce que fait l'homme, dans ses infimes ouvrages, où il débute par une idée ou un plan qu'il développe, et auquel il subordonne toutes les parties qui s'y rapportent, est l'image vraie, quoique très affaiblie, ou plutôt la minime et très imparfaite répétition de ce qui se révèle dans les grands ouvrages de la nature, dont l'homme aussi n'est qu'une fraction infiniment petite. Des deux côtés le point de départ appartient à l'esprit, et l'organisme du corps vivant, avec ses fonctions ou les moyens de ses rapports avec le monde extérieur, étant le plan général, les nerfs et les organes s'ensuivent comme les moyens des fonctions.

Les preuves que c'est l'organisme, ou l'ensemble prévu, qui domine ses parties, se présentent en grand nombre.

Loin que l'organe s'impose au nerf, et par conséquent à tout le système et au centre nerveux, le même organe se modifie en tant qu'il est besoin pour s'accommoder aux exigences variées d'une même fonction, sous des conditions et dans des milieux différens; ce qui revient à dire que le même organe s'arrange pour faire partie de divers organismes, ou des plans secondaires dérivés du type commun, nécessairement représentés eux-mêmes par autant de modifications de leurs systèmes nerveux. Et pour choisir un exemple entre mille, le membre thoracique, ou vulgairement le bras, organe de préhension et d'expression dans l'homme, devient successivement la patte, moitié jambe et bras, moitié main et pied du singe, la jambe de devant du quadrupède, l'aile de l'oiseau, la nageoire du poisson, et, à partir de chaque type, se modifie à l'infini dans les espèces, suivant les usages divers auxquels le même appendice locomoteur est appelé par chaque organisme.

En sens contraire, la même fonction est remplie par des organes très différens. Pour fouir ou creuser le sol tel mammifère emploie la patte de devant, tel la patte de derrière, tel autre le nez ou grouin. Bien plus, le nez de l'éléphant, allongé d'abord pour une olfaction plus exquise, en atteignant, dans un autre but, une longueur démesurée, devient, sous forme de trompe, un canal d'aspiration, une longue de réception, et surtout un puissant organe de préhension, d'une adresse, d'une force et d'une souplesse merveilleuses. En outre, par une conformation commune à presque tout le règne animal, là où les membres sont insuffisans, ou manquent complètement, existe, comme un auxiliaire étranger à l'homme, un cinquième appendice, la *queue* propre aux usages les plus variés. Organe de protection chez quelques quadrupèdes, de station et de préhension chez d'autres et chez beaucoup de reptiles, la queue devient un outil chez le castor, un gouvernail et une rame, pour la natation dans les milieux fluides, chez l'oiseau et le poisson, et s'étendant avec les ailes au souffle du vent, se transforme en une voile mobile auxiliaire de la natation chez le cygne et de la marche chez l'autruche. Partout, dans les organismes, pour satisfaire à des conditions d'existences variées, chacun utilise ce qu'il a, et chaque organe, pour servir à des usages divers, se modifie

plus ou moins, mais toujours d'une manière suffisante pour les besoins.

Enfin, à un point de vue encore plus général puisqu'il domine tout le règne animal, un organe s'implante sur un autre quand une fonction accessoire peut se greffer sur une autre plus essentielle. C'est le cas du larynx et du nez qui profitent, l'un pour la voix, l'autre pour l'olfaction, de l'air qui passe pour la respiration. Chaque organe alors, animé par ses nerfs propres, fonctionne à sa manière à côté de l'autre. En sens contraire, un ou plusieurs nerfs aussi, quand il en est besoin, s'adjoignent à d'autres. Lorsqu'un organe étant déjà chargé d'une fonction, il est possible qu'il intervienne encore pour une autre, ou qu'il est nécessaire qu'il soit en même temps sous l'influence des deux systèmes nerveux, il suffit à la nature d'y envoyer un nouveau nerf provenant d'une autre origine, pour doubler ou tripler la fonction. Le même serviteur obéit ainsi à plusieurs maîtres. C'est le cas de l'extrémité supérieure du double tube aérien et alimentaire sous l'influence combinée du pneumo-gastrique et du spinal; c'est celui de tous les organes qui reçoivent à-la-fois des nerfs de relation et des nerfs ganglionaires; c'est assurément encore celui de tous les appareils du grand sympathique, où, si nous ne pouvons définir clairement les fonctions qui s'y accomplissent, nous ne saurions au moins douter de leur multiplicité. En y regardant bien, c'est enfin la loi générale de l'organisme, dont toutes les parties reçoivent, de provenances différentes, des fibres nerveuses de mouvement, en commun avec celles chargées des fonctions si nombreuses que l'on a confondues à tort sous la dénomination impropre et insuffisante de sensibilité. Comment, je le demande, ces faits où l'organe se montre si complètement le docile instrument de plusieurs fonctions étrangères les unes aux autres, que lui impose l'organisme par différens nerfs, où la fonction aussi se modifie en toute mesure et s'impose, quand elle ne trouve rien de mieux, à des organes qui lui sont ordinairement si étrangers, comment, dis-je, ces faits, dont la signification est si claire eu égard à leur coordination dans l'ensemble, pourraient-ils s'expliquer par la théorie actuelle, qui subordonne la fonction ou le nerf à l'organe?

Le principe de la subordination des organes au plan général de leur ensemble, étant posé, rien n'arrête plus pour comprendre l'organisme dans tous ses effets, par l'intermédiaire du système nerveux, devenu pour nous son agent. Dans la série animale, les divers appareils fonctionnels s'offrent avec des énergies relatives très différentes; mais partout où l'un d'eux prédomine, ce n'est qu'en vertu d'un excès de développement proportionnel de l'organe nerveux qui le commande. Toutes les variétés d'association se présentent ainsi dans les divers organismes, avec des caractères de prédominance de certains appareils, sens, locomotion, etc., ou d'une fraction d'entre eux, qui nécessitent de proche en proche, dans tous les autres, des modifications appropriées pour l'harmonie commune. Partout les qualités essentielles des organes prépondérans répondent aux besoins et à la destination de l'espèce, et déterminent, avec ses mœurs, sa physionomie particulière dans l'ensemble du règne animal. Ainsi donc, tout être organisé manifeste et subit les effets de son organisme. Toute la nature vivante, l'homme lui-même compris, vit sous la loi impérieuse du besoin, dont la nécessité s'impose par une certaine organisation matérielle, et dont la satisfaction prochaine se formule par les instincts. Mais là cesse tout parallèle : quant au but, tous les êtres vivans, animaux et même végétaux, d'un côté, l'homme seul de l'autre; pour les moyens comme pour la fin de la vie, entre la brute et l'homme un abime.

A cello-ci, l'accroissement matériel; à celui-là, l'accroissement spirituel. Chez l'animal, en effet, pour si vifs que soient ses instincts, et si puissans les organes propres à les mettre en action, quelles que soient, en un mot, la nature et l'intensité des actes d'innervation, ils n'ont toujours pour but que l'accroissement et l'entretien du corps dans l'individu et son espèce, avec la subordination des centres nerveux encéphaliques, réduits à servir d'instrument au système de nutrition ganglionaire. Chez l'homme, au contraire, dépourvu de tout moyen de protection contre les agens extérieurs, de tout organe d'attaque ou de défense contre les grands animaux, chez l'homme, le plus délicat et le plus faible des êtres par le système nerveux et les organes périphériques et ganglionaires, avec quelques légères modifications où la force est sacrifiée à la précision, la prédominance du ganglion cérébral suffit pour l'abstraire du règne animal, et pour assurer son empire sur tous les corps de la nature. Dès que le cerveau, dépositaire du sens spirituel, l'instinct propre de l'homme, devient l'organe dominateur, c'est pour lui que travaillent les systèmes ganglionaire et périphérique; et, par l'application des forces qu'il commande au monde extérieur, c'est pour lui aussi que travaille toute la nature. A ce point de vue philosophique, en effet, toute la création vivante est solidaire. Sous un aspect général qui sanctionne, jusqu'à un certain degré, quoique avec une signification un peu différente, la pensée d'une échelle des êtres de Bonnet, de la comparaison des organismes, il résulte, pour l'ensemble de la nature vivante ou l'harmonie du tout, qu'il y a subordination de ces organismes entre eux, et de tous à un seul dominateur, comme dans chaque organisme, pour son harmonie propre, il y a subordination des fonctions à une fonction dominante. Tous les organismes s'emboîtent les uns dans les autres; c'est-à-dire que, à un point déterminé de la série, un organisme résume, par ses appareils fonctionnels, tous ceux situés au-dessous. Au dernier terme, l'homme les résumant tous, on conçoit comment tant d'esprits d'élite ont été amenés à le considérer comme leur raison d'être. Dans cette progression, le végétal apprête la matière organisée pour l'animal; les animaux l'apprêtent les uns pour les autres, en général, des organismes inférieurs à ceux qui leur sont supérieurs; les deux règnes l'apprêtent pour l'homme, et le genre humain tout entier en élabore les actes nerveux les plus subtils au profit de quelques hommes privilégiés qui le représentent, et dans lesquels il se spiritualise. Encore un pas sur cette voie ascendante des organismes, et l'élaboration de la pensée apparaît logiquement comme le dernier objet ou le but final de toute la nature vivante.

——————

Pour conclure, il existe dans le corps vivant deux principes : 1° la *matière*, représentée par la loi physique, dont les effets, un peu différens suivant la nature des corps inorganiques, sont invariables dans chacun d'eux; 2° la *vie*, force spontanée ou loi nouvelle imposée à la loi physique, dont les effets se graduent dans les corps organisés des plus simples élaborations matérielles de nutrition jusqu'aux phénomènes intellectuels. Rien ne servirait donc au spiritualisme de nier la valeur de réceptivité de l'organe matériel, dont il faut reconnaître la présence nécessaire, sauf à ne pas en exagérer l'importance; encore moins est-il possible au matérialisme de récuser l'intervention de l'esprit, l'objet et le mobile de l'organe. Dans le monde où nous sommes, l'alliance des deux principes est la condition première de toute manifesta-

tion vitale et psychologique. Le système nerveux est le siége et l'agent de la vie; le cerveau est l'organe de l'esprit, de l'âme, ou, comme on l'entend d'une manière générale, de l'intelligence, la plus haute expression phénoménale de la vie : voilà les faits. Mais le cerveau et l'âme sont deux existences distinctes, l'une le contenant, l'autre le contenu. Entre deux principes existe cette concordance générale où l'appareil matériel ne fait que traduire les exigences des fonctions. Dans l'agglomération des organes propres des facultés intellectuelles, qui s'unissent jusqu'à se confondre en un seul organe dont les parties convergent toutes vers une masse centrale, on reconnaît le lieu des facultés intellectuelles, qui, elles aussi, se coordonnent sous un sens général plus pur et plus élevé, le sens propre de l'esprit ou l'âme humaine, leur suprême dominateur. Quant à l'idée que nous pouvons nous en faire, l'âme nous apparaît comme un précieux instinct divinatoire du vrai, qui mène au bon et au juste, et du beau, qui aspire et conduit au sublime. Le propre de l'activité de l'âme paraît être de diriger toutes les forces intellectuelles vers ces hauteurs morales, et de les fondre en une seule pour les ramener à l'unité de la cause première dont elles émanent. Au milieu de ces élans de forces vives et spontanées, par leur nature indépendantes, inattendues et si variables dans leurs manifestations d'un esprit à un autre, nous voilà transportés bien loin de la force physique et de ses effets calculés, nécessaires et invariables.

En somme, dans ce débat de la force vitale et de la matière où notre esprit est, pour lui-même, rapporteur, juge et partie, s'il accepte l'existence de son organe, comme celle de toute matière, simplement sur le témoignage des sens, pourtant, sa propre existence, dont il juge les effets et puise en lui-même le sentiment intime, est pour lui d'une évidence bien plus directe. Et il est porté d'autant plus invinciblement à la faire naître d'une cause de même nature, c'est-à-dire d'une pure intelligence, mais infiniment supérieure, qu'il ne saurait en aucune façon la déduire de la matière.

Avec des preuves rationnelles si claires et si simples qu'elles peuvent être immédiatement comprises de tout le monde, chez quelques savans qui se disent physiologistes, tout en s'obstinant à rester physiciens dans le domaine de la physiologie, on ne comprend pas cette persistance à nier l'existence de l'esprit tout en acceptant celle de la force vitale, car aucun d'eux, que je sache, ne récuse la réalité, dans le corps vivant, de tout un enchaînement de phénomènes que la loi physique seule ne peut produire. Quelque effort que puisse faire le matérialisme, précisément effort de l'esprit employé à se nier lui-même, à quelque argument qu'il ait recours, il ne peut faire de l'intelligence un produit émané du corps vivant, pas plus que, en physique, on ne peut faire émaner des corps bruts la loi dont, au contraire, on est forcé de reconnaître qu'ils ne font que traduire les effets. Et quand on accorderait au matérialisme que, physiologiquement, l'intelligence apparaît, aussi bien que tout autre phénomène, comme un simple produit d'élaboration, même avec cette concession, il ne serait pas plus avancé; car les produits vivans ne sont que le résultat de l'application de la force vitale à la matière, c'est-à-dire, l'action de ce principe immatériel et spontané de la vie elle-même, mis en cause et qui pourtant, quoique l'on puisse dire, domine tout.

L'âme, dit le matérialisme, n'apparaît qu'avec l'organe, se développe et se complète avec lui ; oui, sans doute. Elle s'évanouit à la mort, s'altère, et même disparaît complètement avec la maladie de l'organe, et reparaît avec la santé; encore une fois, oui. Il y a plus, ajoutera quelqu'un, l'âme se scinde et se subdivise : dans les anciennes affections cérébrales et dans la vieillesse, qui, par ses effets, ressemble si bien à une très longue maladie, telle faculté s'anéantit là où telle autre persiste; et, ce qui est plus étonnant, telle se conserve intacte et souvent d'autant plus nette et brillante, qu'elle est seule active parmi toutes les autres obtuses, et lorsque plusieurs mêmes sont éteintes.

Ici, arrêtons-nous. Pour ne pas faire confusion, sans nier absolument le fait, il faut néanmoins y établir une distinction qui l'explique. Ce que, par un mal-entendu, des pathologistes dont les vues ne s'élèvent pas toujours à la hauteur exigée par la philosophie scientifique, ont cru pouvoir dire de l'âme, ne s'applique logiquement qu'à l'ensemble de toutes les facultés, ou à l'organisme intellectuel, auquel l'âme commande. Il est bien vrai que, dans les maladies, cet organisme se scinde; mais l'âme elle-même, son principe régulateur, ne se scinde pas. Dans l'aliénation mentale, où l'harmonie intellectuelle est détruite, l'âme se trouble et s'altère. Mal informée, elle voit et juge mal. Mais sa nature est si peu modifiée, que c'est encore en agissant sur elle, et en la remettant dans son rôle dominateur, que l'on réussit le mieux à éclaircir le trouble de l'intelligence. Egalement, dans les affections aiguës, les facultés intellectuelles disparaissent bien avant les sentimens : or, ce sont les sentimens qui sont les manifestations propres de l'âme. Dans ce moment suprême où la vie est près de s'éteindre, l'âme persiste si bien que l'homme dont l'intelligence rompt ses liens, dont la sensation s'évanouit, sent néanmoins son état, et se rattache d'autant plus vivement à tout ce qui lui fut cher. Tel moribond, privé de la parole, de presque toutes ses facultés, même de ses sens, témoigne pourtant par une pression de main, par un geste, par une larme, par un soupir, de l'existence, au plus profond de son être, de ces indélébiles sentimens du cœur humain qui l'agitent et l'émeuvent encore lorsque déjà il n'en comprend plus l'objet. Pour que l'âme n'annonce plus sa présence, il faut que la conscience même de l'être soit éteinte, comme dans le coma profond; mais alors toute existence spirituelle a cessé : de même que chez l'animal privé d'encéphale, la vie n'est plus que celle du corps, retirée à sa source première, sous l'incitation nerveuse de l'axe cérébro-spinal, pour quelques instans encore vaguement oscillante.

Mais, objectera la critique, d'après vos aveux, toujours est-il que la vie et l'intelligence, si ce n'est l'âme elle-même, se scindent et se subdivisent; que dans les vésanies, le sens moral lui-même semble s'altérer par suite du trouble survenu parmi les facultés, quoique souvent une ou plusieurs d'entre elles ne paraissent avoir éprouvé aucune atteinte; que dans les maladies aiguës, à un premier degré les facultés intellectuelles s'anéantissent, soit isolément, soit toutes du même coup, et, par cela même, se séparent de l'âme qui persiste; que plus bas, l'âme elle-même s'évanouit en apparence, et que la vie retombe à n'être plus que celle du corps : que, par conséquent, la disgrégation intellectuelle est, dans tous les cas, le résultat de la disgrégation organique.

A cela disons toujours oui : ces faits sont de l'expérience de tous les jours, et de la dernière évidence. Ils prouvent, ce qui est suffisamment démontré ci-dessus, que l'âme, la gouvernante des diverses facultés intellectuelles, n'a pour siège le cerveau, l'agglomération des organes propres à chaque faculté; ils prouvent aussi que chaque organe pouvant s'altérer isolément, l'extinction de la faculté qu'il représente, suivant son importance, diminue d'autant, ou trouble complètement la résultante moyenne ou l'harmonie intellectuelle. Mais parce que l'âme et les facultés qu'elle dirige, ne se manifestent que par l'intermédiaire d'un organe matériel, cela prouve-t-il qu'elles ne soient qu'un même principe avec cet organe ou le corps dont il fait partie, et surtout, qu'elles lui soient subordonnées? Oh ! pour cela, absolument non! De ce que l'œil détruit ne verra plus la lumière, de ce que l'oreille détruite n'entendra plus le son, s'ensuit-il que la lumière et le son ne soient pas en eux-mêmes des phénomènes indépendans des sens qu'ils affectent. L'œil malade, et qui ne voit plus parce qu'il a perdu sa transparence, reverra quand il l'aura recouvrée; l'oreille guérie entendra de nouveau; et pourtant, si l'aveugle et le sourd avaient été les seuls à voir et à entendre, si d'autres n'étaient là pour leur donner l'assurance que les phénomènes de la lumière et du son persistent après qu'ils ont cessé de les percevoir, l'un et l'autre ne seraient-ils pas en droit de nier également, l'aveugle, la lumière du flambeau qu'il tient à la main, le sourd, le bruit de sa propre voix. Et parce que l'on voit la lumière et que l'on entend le bruit d'autrui, tandis que l'on ne peut ni voir ni entendre son âme, doit-on en conclure que l'âme n'a pas d'existence propre? Autant vaudrait-il nier celle des agens physiques eux-mêmes; aussi n'y a-t-on pas manqué, car il n'est pas, dans l'histoire de l'esprit humain, de cause si mauvaise qui n'ait trouvé des soutiens. Mais, en supposant que l'on pût prendre au sérieux de réfuter une doctrine dont l'énoncé suffit pour la réduire à l'absurde : en vain un scepticisme outré arguerait-il de la supposition, que nos sensations ne sont que des produits de nos organes. A moins de nier le monde extérieur, comme l'ont tenté follement quelques philosophes, qui n'ont pas hésité à sacrifier la raison universelle et la dignité de leur propre intelligence à la triste satisfaction de leur menteuse vanité, pour tout homme raisonnable, lors même que l'on pourrait démontrer que nos appareils sensitifs, comme des prismes, nous traduiraient les phénomènes tout autres qu'ils ne sont en eux-mêmes, toujours serait-il que les objets de nos sensations existent en dehors des organes qui nous les font connaître. Partout les forces sont les principes des existences matérielles dont les organes ne font que traduire les phénomènes dans les corps vivans.

Pourquoi donc n'en serait-il pas de même de l'intelligence par rapport au cerveau? Quelle opposition si grande y a-t-il entre les phénomènes de la physique et ceux de la physiologie pour que les uns ne puissent aider à comprendre les autres? Ce morceau de bois était obscur et froid : vous y mettez le feu, et voici qu'il dégage de la chaleur et de la lumière. Couvrez ce feu, rien n'annonce plus sa présence, on le croirait disparu : il couve néanmoins sous la cendre; laissez-le en cet état, ou éteignez-le, il meurt : au contraire, dégagez-le, donnez-lui de l'air, et voilà qu'il se ranime plus brillant; le bois se consume alors, et disparaît par une série de phénomènes dont la cause persiste, et se continue à jamais sur de nouveaux alimens combustibles après destruction. Dans cette suite de métaphores consacrées par l'usage, et qui m'apparaissent si poétiques que parce qu'elles sont vraies, qui ne voit sous ce corps combustible l'emblème de l'organe intellectuel. Développé par l'influence de la vie, tant qu'il fonctionne librement, il en manifeste les actes spirituels. Survient-il une lésion qui le blesse, ou le comprime, l'esprit s'embarrasse, ou même disparaît. Mais la preuve qu'il n'est pas détruit, et qu'il couve dans les profondeurs de l'organe, c'est que, si vous dégagez celui-ci de la pression qui l'opprime, l'intelligence renaît, et l'appareil matériel continue de se consumer par la réitération de ses actes, d'aulant plus vite que leur manifestation est plus puissante. Enfin, son moteur disparu l'abandonnant à la loi physique, il meurt, et désormais, du cerveau éteint, analogue du combustible évanoui, ne pourront plus se dégager la lumière et la chaleur de l'âme, qui rayonnaient de l'organe animé par le feu de la vie. Et gardons-nous de ne voir qu'une image dans cette comparaison, qui n'est que le rapprochement de deux séries de faits analogues, et entre lesquels il n'y a d'autre différence que celle des lois qui les régissent. Pourquoi, dans leur alliance commune avec la matière, n'en serait-il pas des forces vitales comme des forces physiques, où des effets nécessaires sont le résultat d'un équilibre déterminé? Sur quelle preuve refuserait-on au principe immatériel des corps vivants cette virtualité, cette continuité d'action que personne ne songe à dénier aux forces physico-chimiques, mouvement, chaleur, électricité, affinités, etc., toujours prêts à montrer ou à suspendre leurs phénomènes, à passer alternativement à l'état libre ou latent, suivant qu'on leur dispose ou qu'on leur retire les appareils et les conditions propres à en déterminer la manifestation? Et quant à ce que les facultés cérébrales s'augmentent par leur exercice, et diminuent par le repos, cela peut-il dire que l'organe se développe de lui-même, et produit, par le fait initial de son accroissement, celui des forces et de l'esprit? C'est tout le contraire. Qu'est-ce que l'exercice de l'organe intellectuel, sinon l'initiative habituelle de la volonté, de l'intelligence, de l'esprit, qui guide toujours, et corrige peu-à-peu son organe? Et si, par l'effet de cette direction, de cette éducation, soit spontanée, soit imposée par l'intelligence d'autrui, l'esprit lui-même se cultive et s'étend, n'est-il pas évident que c'est en vertu des soins que lui-même a pris de rendre son organe plus apte à ses manifestations?

En dernier mot, pour l'ensemble de la nature, dans l'accord des deux principes, la force et la matière, la première paraît plus essentielle que la seconde; car, si notre esprit ne peut se faire l'idée de l'anéantissement de la matière, du moins la voit-il si complètement soumise à la loi physique, qu'il suffit d'un changement d'équilibre dans l'une de ses forces, soit, par exemple, la chaleur, dans une intensité infinie, pour que la matière s'évanouisse en quelque sorte à notre esprit, tandis que nous ne pouvons d'aucune manière comprendre l'extinction des forces, dont l'existence virtuelle persiste toujours pour nous, bien au-delà du terme quelconque où nous ne comprenons plus rien à la matière.

Par extension, dans les corps organisés, c'est, avec la matière, la force physique elle-même qui semble, jusqu'à un certain point, dominée par une force nouvelle, accidentelle dans l'ensemble de la nature, temporaire dans les êtres vivants, mais durable dans les races par la succession des individus, et du reste, si restreinte dans ses applications, qu'elle n'agit que sur une infiniment petite portion de la matière, continuellement prise et rendue à la loi physique, par la répétition et le renouvelle-ment des actes de la vie pendant sa durée, tandis que la loi physique antérieure domine à jamais toute la nature.

Et comme déjà la matière n'est que secondaire sous la loi physique, qui ressemble si bien elle-même à une immense intelligence, éternelle et immuable, parce qu'elle est l'expression de l'esprit qui embrasse tout dans l'espace et le temps : d'autant plus la matière, et la loi physique qui la gouverne, sont-elles secondaires dans les corps vivans, dont le principe, quoique si fugitif, est pourtant de sa nature encore bien au-dessus, et moins éloigné de la cause première, source commune et intarissable de tous les êtres.

Pourtant, quoique subordonné à l'esprit, le rôle de la matière est encore assez beau, puisqu'il est nécessaire; et c'est dans l'homme qu'il atteint sa destination la plus noble. Appareil de réception des facultés de l'âme, dont la fraction la plus essentielle, l'intelligence, est destinée à se soumettre tous les êtres inférieurs et à servir avec eux d'instrumens pour accomplir les décrets de la volonté souveraine, l'hémisphère cérébral apparaît, dans sa texture mystérieuse, comme la combinaison dernière et le suprême effort de la matière vivante. Revêtue de facultés nouvelles pour des besoins d'un ordre supérieur, faite pour sentir bien au-delà du terme où elle a cessé de comprendre, arbitre de ses actes, douée de la notion de son créateur et de la conscience de sa haute mission, l'âme humaine se proclame le but final et le principe dominateur de l'organisme supérieur qui résume et commande tous les autres. Seul dans la création, l'homme vit par et pour l'esprit.

Tel est, de la manière dont je le comprends, l'exposé philosophique du système nerveux dans sa signification la plus générale. Comme l'on pouvait s'y attendre, ce n'est rien moins que l'histoire de l'organisme en son entier, par celle de l'appareil matériel qui en accomplit tous les actes. Mais, dans ce vaste ensemble, combien encore de lacunes et d'incertitudes! Et surtout combien d'obscurités impénétrables!

Toute science, a dit de Maistre, commence par un mystère. Pour compléter l'idée de ce grand penseur, il faudrait dire : toute science commence et finit par un mystère, ou plutôt n'est que mystère. Et par toute science, comme il ne résulte que trop clairement de ce discours, il faut entendre tout sujet d'observation ou d'examen, même le plus restreint. La notion qui nous paraît la plus claire n'est qu'une lueur entre deux abîmes. Or, puisque l'esprit, comme le corps de l'homme, est renfermé dans d'étroites limites, sachons donc nous résigner à subir les conséquences de notre organisation. Que notre esprit consente à ignorer les secrets qu'il ne lui a pas été donné de connaître. Heureusement que, dans la sphère des idées secondaires qu'il peut atteindre, il lui en reste encore bien assez pour exercer utilement ses plus nobles facultés, si, comme il faut le croire, leur emploi bien dirigé suffit pour assurer son bonheur tout en obéissant aux desseins de la Providence pour sa destination finale.

Je termine cet exposé philosophique, non que la matière en soit épuisée; je répète, au contraire, ce que j'ai dit en commençant : ce n'est là que l'ébauche d'une partie restreinte, mais, à la vérité importante, par la nature des questions qu'elle touche, de la philosophie de la science de l'homme, pour moi, le dernier mot, et, j'avoue aussi, le but désiré qui m'a soutenu dans le cours de cet immense ouvrage. J'avais promis de dire ma pensée sans réserve, et j'ai

9

tenu ma parole. Je livre mes opinions à l'examen de tous, invitant chacun à les juger. Dans l'exposé des faits purement anatomiques, on a pu voir que je n'ai rien avancé qui ne fût bien avéré. Quant aux déductions physiologiques, qui fourmillent en si grand nombre, si l'on peut y reconnaître quelque nouveauté, cela tient au sujet lui-même, qui ne se fût pas montré moins fécond pour tout autre auquel l'idée serait venue d'en tenter l'analyse avant moi. Restent donc les aperçus philosophiques, qui pourront trouver de nombreux contradicteurs. Si je me suis trompé, j'espère que ce n'est pas de tout point. En tout cas, on verra par où j'ai donné dans l'erreur, et j'aurais moi-même beaucoup à gagner que ce discours soulevât une discussion contradictoire, dont je pourrais profiter plus tard dans l'intérêt commun.

On reproche à la science d'être matérialiste; c'est une grande erreur. Cette imputation qui serait si grave, si elle était fondée, heureusement ne s'adresse qu'à l'opinion inintelligente, et même encore bien peu méditée, de quelques-uns de ceux que l'on appelle savans. Mais la science, qui n'est que l'application de l'esprit de l'homme à l'histoire des œuvres de la nature, ne peut mener qu'à la cause première de tous les êtres. Loin donc qu'elle conduise au matérialisme, c'est elle au contraire qui renferme les argumens les plus positifs en faveur du spiritualisme, et elle en fournira d'autant plus à l'avenir qu'elle sera mieux comprise et plus avancée.

Ce que j'ai fait, j'ai donc cru le devoir faire. N'ignorant pas que la science est appelée à dire son mot dans toutes les grandes questions qui intéressent l'ordre social, j'ai voulu indiquer, dans cette courte esquisse, ce que je développerai plus tard, le rôle auxiliaire parmi tout ce qu'il y a de bon, de beau et de vrai, qu'elle réclame sur la scène des idées pratiques. Si les savans sont en dehors de tous les intérêts sociaux, ils ne doivent s'en prendre qu'à eux-mêmes : à eux, qui enfouissent leur science, se la réservent, et n'osent même pas l'interroger pour en exprimer tout ce qu'elle renferme. Par le succès qu'ils ont obtenu de ses applications matérielles, ils auraient bien dû apercevoir et mettre en lumière tout ce qu'elle contient d'applications morales et intellectuelles. Les corps savans, qui ne jugent que la réalité des faits physiques, gouvernent le monde des intérêts matériels sans s'inquiéter autrement des doctrines; et, au contraire, les hommes qui ont pris la direction des doctrines, ne sont savans que par les idées qu'ils se créent à eux-mêmes, ayant négligé de s'enquérir des faits qui devraient leur servir de base. De là deux séries de travaux divergens, et qui tendent chaque jour à le devenir de plus en plus.

La société des savans ressemble à l'organisme, dont elle n'est que l'expression affaiblie. Elle se partage en esprit et en matière : il y a le savant de l'esprit, comme le savant du corps, à cela près qu'il n'existe point d'harmonie entre l'un et l'autre, point d'organisme scientifique et intellectuel. L'œuvre de l'homme est ce qu'elle peut être, une image confuse de celle de la nature. L'un ne reconnaît que la matière, et n'accepte les forces que dans la forme et la mesure où elles lui sont démontrées par les lois physiques; l'autre ne vit que pour l'abstraction, ne reconnaît que les facultés spontanées, et dédaigne la matière, dont la présence ou l'absence lui est indifférente. Des deux côtés l'insuffisance est la même. Aucun d'eux ne veut accepter le monde, comme il a plu au Créateur de le faire, et chacun le refait à sa fantaisie. Cependant les choses sont ce qu'elles sont : l'esprit et la matière existent dans leurs influences mutuelles; il faut bien tenir compte de tous deux. Au lieu de les abstraire l'un de l'autre, ce serait à en trouver l'harmonie que consisterait le problème.

Pour accomplir la réunion des savans, et faire converger leurs travaux vers un centre d'unité, qu'a-t-on fait? Soyons justes, la psychologie a été jusqu'où elle a pu, même jusqu'à tendre la main à la science de l'organisme : c'est à la science, à son tour, à venir au-devant de la psychologie. De cette réunion seule peut sortir la lumière. Bien des efforts y échoueront, bien des objections pourront rester encore long-temps, ou même, sur beaucoup de points, à jamais insolubles dans les détails; mais c'est déjà beaucoup que d'y essayer. Depuis vingt siècles que s'agite le problème, peut-être le temps est-il venu, sinon de le résoudre, du moins de l'étudier sous toutes ses faces. Qui sait si, de nos jours, on n'arrivera pas à concilier Aristote et Platon?

Au reste, pour si obscure qu'elle soit encore, je montre aux hommes de science la carrière. Puissé-je y entraîner quelques-uns de ces esprits lumineux destinés à y servir de flambeaux!

PARIS.   Janvier - Avril 1844.

SYSTÈME NERVEUX CENTRAL.

COUP-D'ŒIL HISTORIQUE

SUR LE SYSTÈME NERVEUX CENTRAL.

Si l'étude des centres nerveux cérébraux et rachidiens n'est pas plus avancée dans son ensemble et ses détails; si aujourd'hui encore elle ne fait, en quelque sorte, qu'irriter nos instincts scientifiques sans les satisfaire, ce n'est pourtant pas que l'importance organique des masses nerveuses centrales n'ait été parfaitement comprise, et que les travaux de recherches qui s'y rapportent, n'aient été poursuivis avec passion et persévérance par une suite de générations des anatomistes les plus éminens depuis l'antiquité jusqu'à nos jours.

Les premières études sur le système et les centres nerveux, de même que la plupart des grandes théories opposées qui semblent devoir se combattre éternellement dans les sciences, venues originairement, selon toute probabilité, du fond de l'Orient, avec les germes de toutes les connaissances humaines, se perdent dans la nuit de l'antiquité grecque. Après *Pythagore*, le mystique révélateur de la science des prêtres égyptiens, déjà l'on voit dans son disciple, *Alcméon* de Crotone (520 avant J.-C.), livré à l'étude de l'anatomie. Alcméon a remarqué que la tête du fœtus des animaux est la partie qui se forme la première et croit que le liquide séminal dérive du cerveau. *Empédocle*, qui avait reconnu l'analogie de la poussière fécondante des végétaux avec l'œuf des animaux, passe aussi pour avoir découvert le limaçon de l'oreille interne. Environ un siècle plus tard, on voit *Démocrite* étudier le cerveau pour y chercher la cause de la folie, preuve qu'il le considérait déjà comme le siége de l'intelligence. Ces notions transpirent dans Hippocrate et deviennent plus précises dans *Aristote* qui décrit les membranes encéphaliques, plusieurs des nerfs de l'œil, et déclare que l'homme, est, de tous les animaux, celui qui offre le cerveau le plus volumineux.

Avec le prince des savans de l'antiquité commence pour l'anatomie, comme pour toutes les sciences naturelles, une ère nouvelle dans l'école grecque d'Alexandrie. *Praxagoras* de Cos, disciple d'Aristote, distingue les nerfs des tissus fibreux. *Hérophile*, élève de Praxagoras (an 300 avant J.-C.), décrit les corps striés, les plexus choroïdes, le calamus scriptorius et le confluent veineux qui porte son nom. Il sait que les nerfs sont les organes des sensations et communiquent avec le cerveau, soit directement, soit par l'intermédiaire de la moelle. Petit fils d'Aristote par sa fille Pythias, d'après les uns, ou seulement son fils d'adoption, suivant Sextus Empiricus, *Erasistrate* distingue les nerfs du sentiment, qui procèdent de la substance du cerveau, des nerfs du mouvement, qui viennent des membranes. Il compare les circonvolutions et les anfractuosités du cerveau à celles de l'intestin grêle, et croit que cette disposition est en rapport avec le développement de l'intelligence. Enfin, par une vue physiologique que l'on s'étonne de voir concorder avec les recherches expérimentales toutes récentes de MM. Flourens et Bouillaud sur le cervelet, il pense que les anfractuosités de cet organe sont d'autant plus grandes dans les animaux, qu'ils sont meilleurs coureurs. Mais *Philotime* va encore plus loin. Galien, précisément par le reproche qu'il lui en fait, nous apprend que cet anatomiste considérait le cerveau comme une efflorescence de la moelle, tige première, dont les circonvolutions ne seraient que l'enroulement de sa substance amplifiée. Cette opinion, à l'origine de la science, est d'autant plus remarquable, qu'elle est flanquée, pour ainsi dire, parallèlement, par une autre, aussi lumineuse, du même anatomiste, qui fait procéder les veines du cœur, tandis que longtemps après, Galien lui-même ne les faisait encore venir que du foie. En vérité! en lisant l'histoire, on ne sait d'où ont pu venir à quelques génies précurseurs et prime-sautiers, certaines inspirations que, dans notre ignorance des données qui les ont fait naître, nous ne pouvons considérer que comme instinctives et qui, en tout cas, étaient bien prématurées, puisque la confirmation n'a pu s'en faire que dans une autre civilisation et après tant de siècles. Au reste, cette portée philosophique extraordinaire d'une science encore si nouvelle, dans l'école d'Alexandrie, semble tenir à deux conditions : au génie grec d'abord, d'un instinct si positif et si sûr; puis à l'avantage, résultat de ce génie même, que les anatomistes alexandrins ont eu, seuls avant les modernes, de pouvoir étudier sur des corps humains.

Dans l'étude du système nerveux comme dans celle de toutes les autres parties de l'anatomie, Galien se montre l'un des observateurs de l'antiquité les plus originaux et les plus féconds, résultat où l'on reconnaît encore l'influence de la race grecque et dont on doit savoir, à Galien, d'autant plus de gré, que les préjugés romains ne lui permettaient d'étudier l'anatomie que sur des animaux. Grâce à M. Daremberg, qui a dépouillé pour nous les volumineux ouvrages du médecin de Pergame, il nous est facile de signaler ses nombreuses découvertes dans l'anatomie du système général et des centres nerveux.

Galien a bien connu et décrit assez exactement l'encéphale et la moelle épinière. A part des erreurs bien excusables, surtout dans l'interprétation des faits, on s'étonne de voir jusqu'à quels minutieux détails s'étendent ses connaissances sur des organes si mous et si délicats, surtout quand on se rappelle qu'il n'a jamais pu disséquer que des corps d'animaux. Galien connaît les deux principales enveloppes de l'encéphale, la dure-mère avec ses principaux sinus veineux et ses cloisons ; la pie-mère, réseau de veines et d'artères. Il étudie le cerveau, de sa surface hémisphérique ou à sa base, et en décrit successivement toutes les parties centrales : le corps calleux, la cloison transparente, la voûte à trois piliers qu'il croit, en raison de sa forme, destinée à supporter le poids des parties susjacentes, les couches optiques et les corps striés, les tubercules quadrijumeaux, le conarium, etc. Il signale les plexus choroïdes comme un prolongement ventriculaire de la pie-mère, et a laissé son nom aux veines des cavités cérébrales qui se dégorgent dans le sinus droit. Il sait que ces cavités contiennent un liquide, sauf les usages obscurs et hypothétiques qu'il lui attribue en commun avec ce qu'il appelle les esprits animaux, et sa prétendue circulation par l'infundibulum et l'os criblé. Il connaît les quatre ventricules, les communications par des trous, des deux grands ventricules latéraux avec le troisième, et de celui-ci avec le quatrième, ou ventricule du cervelet, par le canal, si injustement nommé aqueduc *de Sylvius*, du nom latinisé de l'anatomiste François Lebois ou Leboë venu quinze siècles plus tard. Ce qu'il a le moins étudié c'est précisément ce qui frappe la vue au premier aspect, la surface même des hémisphères avec ses circonvolutions et ses anfractuosités, et la disposition relative des deux substances grise et blanche qu'il ne différencie pas, quoique, en raison des caractères de cette substance en général, et des usages qu'il en connaît, il appelle le cerveau le prince des viscères. Du reste, suivant une observation très juste, il a remarqué que le cerveau plus mou des enfans, remplit plus exactement la boîte du crâne. Oribase qui rapporte ce fait à Hippocrate, ajoute que, chez le vieillard, le cerveau s'atrophie et retombe sur sa base. Comme on l'a remarqué, la cause pour laquelle Galien a peu insisté sur l'étude de la masse cérébrale elle-même, c'est la préoccupation où il était de sa circulation du pneuma dont laquelle on ne voit pas comment intervient l'organe lui-même puisque, le supposant entrer par les méats olfactifs, il le fait parcourir les ventricules pour arriver à la moelle et se répandre dans les nerfs ; théorie, qui, dans **son** aspect informe et incomplet, est pourtant le premier germe des deux courans centripète et centrifuge de la physiologie moderne, sans lesquels il nous serait impossible de rien comprendre aux fonctions du système nerveux.

Mais ce qui est surtout remarquable, dans Galien, c'est la précision de ses idées sur le cerveau comme organe des manifestations psychologiques, tandis que cette opinion est encore très vague et obscure chez ses devanciers. Son instinct scientifique à cet égard est si net qu'il se montre le précurseur de Gall en cherchant à établir un certain rapport entre le volume et la forme de la tête et certaines facultés intellectuelles. Enfin ce qui montre à-la-fois la délicatesse et la lucidité de son tact, c'est qu'il met la *qualité* de la substance cérébrale bien au-dessus de la *quantité*.

En ce qui concerne le cervelet, Galien, assez exact, quoique succinct en anatomie, ne dit rien en physiologie ; mais en sait-on, en réalité, beaucoup plus aujourd'hui ? Quant à la moelle épinière, dans son opinion, adoptée encore de nos jours par quelques anatomistes retardataires, elle procède du cerveau comme la branche vient du tronc, et c'est à ce sujet qu'il s'emporte contre Philotime, qui a été le précurseur de la science moderne en soutenant la proposition inverse. Ce n'est pas que les savans de nos jours y admettent autre chose qu'une simple co-existence sans aucune génération d'un organe nerveux par un autre ; mais du moins, suivant que je l'ai dit dans le discours préliminaire, ils font de la moelle épinière le fondement du système nerveux des vertébrés, dont les organes encéphaliques, comme autant de superadditions nouvelles, marquent, par leur développement dans la série animale, la supériorité relative d'une espèce sur une autre, en s'élevant des vertébrés inférieurs vers les mammifères et l'homme. Au reste, par une admirable distinction de Galien, qui révèle en lui le physiologiste expérimentateur, la moelle, simple en anatomie, est double par ses fonctions, car chacune de ses moitiés, indépendante de l'autre, préside isolément au sentiment et au mouvement de son côté. Enfin il dit, d'une manière générale, que la moelle augmente de volume au niveau de certaines vertèbres pour subvenir aux besoins des parties auxquelles elle fournit des nerfs. Un peu plus de précision, et c'est en entier la belle observation de Desmoulins sur les renflemens de la moelle en regard des plexus qui en naissent.

En ce qui concerne les nerfs, à part des erreurs nombreuses, et des lacunes qui devraient l'être bien plus encore dans une science au berceau, qu'il suffise de rappeler sa théorie, appuyée de vivisections et du plus grand intérêt, sur la distinction des nerfs du mouvement et du sentiment ; théorie dont la résurrection toute récente fait la gloire de Charles Bell et l'honneur de notre âge. Ce n'est pas sans étonnement que l'on voit Galien faire des nerfs moteurs, du moteur oculaire commun, du facial et de l'hypoglosse ; des nerfs sensitifs, du pneumo-gastrique et du glosso-pharyngien ; et, du trijumeau, un nerf sensitif, qui devient moteur par ses anastomoses avec le facial.

Tels sont, relativement au système nerveux en particulier, les faits consignés dans Galien, et qu'il m'a paru convenable de faire connaître pour montrer la somme de connaissances léguées par les anciens, sur laquelle a eu à édifier la science moderne. Véritablement, quand on envisage dans son ensemble la masse déjà si considérable de notions positives que possédait cet infatigable investigateur, et les faits si nombreux de tout genre qu'il a observés ; en considérant la fécondité inépuisable, la sagacité pénétrante et la subtilité d'esprit avec lesquelles, appuyé sur le principe de la raison d'être, ou des causes finales, fondé par Socrate, il a su trouver à chaque organe, des usages divers, erronés parfois, mais le plus souvent si vrais ; en voyant que ce prodigieux érudit a reproduit, résumé, discuté, approfondi pour nous toutes les idées, les observations et les connaissances des savans et des philosophes de l'antiquité gréco-romaine, comme si, certain de la durée de son œuvre, et, en même temps, mû par un pressentiment de la ruine prochaine de la belle et riche civilisation dont il était le dernier représentant, il se fût empressé d'en rassembler les monumens pour les transmettre en masse à la postérité; en présence de tant de faits accomplis, non comme l'œuvre d'Hippocrate, par l'héritage de huit siècles d'observation, mais par les efforts d'un seul homme, on se sent pris d'une admiration respectueuse et d'une vive reconnaissance pour ce fertile et beau génie que Cuvier proclame, avec tant de raison, le premier médecin de l'antiquité. Et alors, loin de blâmer ou d'envier la domination toute-puissante qu'il a exercée, pendant quinze siècles, sur l'Europe moderne qui lui doit tout, on applaudit sans réserve à cette grande renommée, à cette gloire si pure. Incertain de ce que serait aujourd'hui la science en Europe, si l'on n'avait pas eu Galien, on gémit de l'ingratitude des savans, depuis la renaissance, qui, oublieux des immenses services rendus par ce grand homme, n'ont plus voulu voir dans ses écrits que ses erreurs, comme si l'erreur, inséparable de la science humaine, n'était pas de tous les temps.

Après Galien, pendant quatorze siècles, à travers les Arabes et le moyen âge, toute la science consiste à comprendre et à commenter du moins mal que l'on peut ses ouvrages. Mais un fait éclatant domine tous les autres; le christianisme s'est emparé du plus grand résultat de l'œuvre de Galien, et, en adoptant virtuellement, comme intermédiaire, le cerveau pour l'organe des manifestations intellectuelles, a donné, à son point de départ, une base nouvelle et inébranlable à la philosophie religieuse et scientifique chez les modernes. Dès l'aurore de la première renaissance, les savans moines théologiens, les premiers maîtres de la science moderne, s'efforcent pour reconstituer l'œuvre de l'esprit humain, d'en recueillir les matériaux légués par les grands écrivains de l'antiquité grecque, Aristote, Hippocrate, Théophraste, Galien, Dioscoride, etc. Mais incapables alors, dit Cuvier, de comprendre dans leur langue originale, tous ces nobles auteurs, dont les manuscrits ignorés dormaient auprès d'eux dans la poussière de leurs bibliothèques, on les voit, dans leurs efforts naïfs, s'empresser de nous transmettre, dans une troisième traduction de l'arabe en latin, tous les ouvrages des maîtres, déjà fort altérés par les erreurs et les interpolations des premiers traducteurs nestoriens et des copistes musulmans, dans les translations précédentes qui en avaient été faites par l'ordre des califes Abassides, du grec en syriaque, et du syriaque en arabe. Quoi qu'il en soit, en passant par l'islamisme, la science, encore informe de l'organisation, avait revêtu un caractère de spiritualisme qu'elle n'avait pas eu chez les anciens. Plein des opinions des galénistes arabes, et, en quelque sorte, le chef de leurs traducteurs latins, le moine dominicain *Albert-le-Grand* qui a entrepris de traduire, et dit-il, de refaire en entier l'œuvre d'Aristote qu'il s'efforce, à l'aide des progrès de la science, de ramener à la philosophie chrétienne, n'oublie pas de rattacher, d'après Galien, les manifestations de l'esprit au cerveau, et indique même les formes diverses qu'il suppose coexister au développement des diverses facultés. Plus tard ces idées, dont on reconnaît le germe dans l'œuvre immense de son élève saint Thomas-d'Aquin, passent de la scolastique dans la médecine d'application; car, Hugues de Lucques (1295) parle de la guérison d'un homme qui avait perdu une grande partie du cerveau, et en particulier, la *cellule de la mémoire*. C'est le dernier terme de la métaphysique de la renaissance, passé lequel, la science remise par le franciscain Roger Bacon, dans la voie des anciens, va reprendre désormais sa méthode première expérimentale.

C'est en Italie, sous la protection de l'empereur Frédéric II, et avec l'autorisation des papes, que devaient se réveiller les études anatomiques. Mais les premiers efforts, entourés par une foule de préjugés ne pouvaient être que très lents. Deux siècles après *Mundini* (1315), le premier qui ait pu disséquer trois cadavres, *Achillini* (1500-1512) reprend l'étude du cerveau et décrit d'après nature, la voûte à trois piliers, l'infundibulum et les ventricules, plus complétement que ne l'avait fait Galien; le premier, il découvre le nerf pathétique. Un peu plus tard (vers 1530), *Jacques Dubois*, ou le premier *Sylvius*, d'abord le maître de Vésale avant qu'il devînt son plus furieux détracteur, s'est rendu célèbre par l'opposition obstinée avec laquelle il repoussait, d'après l'autorité de Galien, les travaux de ses contemporains faits sur la nature.

C'est de cette époque, à la fin de la renaissance, que date véritablement la rénovation entière de la science de l'homme. Des grands anatomistes qui l'ont illustrée, deux entre autres, par l'un de ces éclairs de génie qui brillent à divers temps dans l'histoire, avaient retrouvé, concernant l'étude du système nerveux central, cette voie de progrès déjà entrevue tant de siècles auparavant, par Philotime, et dans laquelle la science ne devait, en toute connaissance de cause, s'engager que de nos jours. Le père de l'anatomie moderne, *Vésale* (1542) (1), faisant commencer la moelle épinière dans le crâne, y rattachait, comme à une tige nerveuse commune, les deux substances, la grise ou corticale, et la blanche, ou médullaire; et il réfute le prétendu passage de la pituite du cerveau dans le nez. Du reste, par la nature de ses recherches de toute sorte sur l'homme, Vésale s'est trouvé naturellement le critique de Galien, mais il ne le fait jamais qu'avec réserve; et assurément, c'est à l'âcreté des réponses de ses maladroits défenseurs, Sylvius d'abord, et plus tard Riolan, que l'illustre médecin de Marc-Aurèle a dû les attaques si nombreuses dont ses erreurs ont été l'objet.

Parmi les contemporains de Vésale, *Guido-Guidi*, ou, selon l'abbé Gouget, *Vital-Viduro*, plus connu sous le nom de *Vidus-Vidius*, et le premier professeur d'anatomie et de médecine, nommé par François Ier au collége de France, fait mention d'un liquide dans les ventricules (liquide cérébro-spinal), et en constate l'existence à la face interne de la dure-mère; mais Vésale, plus exact, le place à la face externe de la pie-mère.

Varoli (1570) (3), qui a découvert l'arachnoïde, témoigne d'un nouveau progrès dans l'étude du cerveau. Vésale, dont l'exemple a été suivi presque jusqu'à nos jours, découpait le cerveau par tranches horizontales, de haut en bas, jusqu'aux ventricules, et le retournait ensuite pour montrer la prolongation de la moelle à sa base. Plus conséquent et mieux inspiré, Varoli, qui s'est montré en cela le prédécesseur de Willis, Malpighi,

---

(1) De corporis humani fabricâ. Basileæ, 1543.
(2) Loc. cit. lib. vii, fig. 10.
(3) De resolutione corporis humani. Francofurti, 1591.

Vieussens et Gall, renversant immédiatement le cerveau dans sa voûte osseuse, en commençait l'étude par sa base. Partant de la moelle allongée, il en suivait les fibres longitudinales ou cérébrales au travers de la protubérance, sous l'espèce de pont de fibres transversales ou cérébelleuses, auquel il a légué son nom, et les suivait jusqu'aux couches optiques et aux corps canelés ou striés, où elles lui paraissaient s'épanouir.

Environ quarante ans plus tard, *Gaspard Bartholin* (1), s'il n'a pas fait de découverte importante sur l'anatomie du système nerveux cérébro-spinal, fixe au moins très nettement le principe qui doit diriger dans cette étude. Selon lui, au lieu que le cerveau puisse être considéré comme l'origine de la moelle, c'est la moelle au contraire qui doit être appelée le principe du cerveau, cet organe lui-même, divisé en deux parties, étant une production ou *une double apophyse de la moelle*. A l'appui de cette proposition il invoque, comme on le fait aujourd'hui, l'anatomie des poissons, dont la moelle est assez grosse et le cerveau très petit.

A cette époque de rénovation de la science, on ne peut passer sous silence l'ouvrage de *J. J. Wepfer*, sur l'apoplexie (2), non qu'il renferme aucune découverte bien importante, mais en ce qu'il fixe les idées sur quelques points qui étaient restés douteux. L'auteur y a démontré positivement que le crâne est fermé de toutes parts, et qu'il n'existe point de canal de communication des ventricules du cerveau avec les narines, les trous de l'ethmoïde, comme l'a démontré encore plus positivement *Schneider*, ne donnant passage qu'aux filets des nerfs olfactifs. Toute cette argumentation, utile alors, avait pour objet de détruire la théorie de la circulation des esprits animaux de Riolan, héritée de Galien, et tant d'autres rêveries qui faisaient de la prétendue communication des ventricules avec les narines, les uns l'issue d'un agent nerveux, les autres l'émonctoire d'une substance cérébrale excrémentitielle. On ne peut refuser à ces recherches critiques une certaine valeur, surtout quand on voit cette même hypothèse du fluide ventriculaire (cérébro-spinal), considéré comme agent essentiel de la force nerveuse, reprise presque de nos jours, sous une autre forme, par un savant tel que T. Sœmmerring.

Dans le même temps, les opinions de Descartes, sur la glande pinéale, avaient été l'occasion d'un travail sur les organes médians du cerveau, qui est demeuré célèbre. C'est celui de *François Lebois* ou *Leboë*, plus connu sous le nom de *Sylvius*, (le second) qu'il a donné à la grande scissure interlobaire, et, improprement, à l'aqueduc ventriculaire déjà décrit par Galien.

Avec le milieu du dix-septième siècle commence la série des recherches approfondies qui sont restées dans la science. Nous allons, pour relier la chaîne chronologique des travaux, donner une idée sommaire de ceux qui ont pour objet la structure des centres nerveux.

T. Willis (3) est le premier des grands anatomistes généralisateurs qui cherche à relier fortement, dans un ensemble, toutes les parties du système nerveux; et, si ses efforts à montrer les connexions mutuelles des organes encéphaliques par des faisceaux, des fibres, ou ce qu'il croit ne remplir que l'office de liens, ne sont pas toujours heureux, du moins cette idée générale architectonique, qui domine son œuvre, suffit-elle pour en faire le véritable chef des phrénotomistes modernes. Tout son travail est empreint de cette largeur de conception. Pour réaliser le plan d'étude qu'il s'est tracé, déjà l'anatomie de l'homme ne lui suffit plus s'il n'y joint l'anatomie comparée. Ses idées à cet égard sont pleines de grandeur et de justesse. « Pour obtenir, dit-il, une « parfaite connaissance du cerveau et de ses parties, il faut dis- « séquer et étudier non-seulement des têtes humaines, mais « aussi des têtes de chaque genre d'animaux (1). »

Mais, ajoute-t-il, outre la difficulté de se procurer d'un jour à l'autre des cerveaux frais, la masse énorme de cet organe chez l'homme rend très difficile d'observer et de déterminer, avec tout le soin convenable, l'assemblage tellement inextricable, les prolongemens, les détours et les replis variés de tant de parties; « toutes choses dont la zootomie vient nous montrer clairement, « et sans fatigue, les rudimens assemblés en quelque sorte en « abrégé (2). » Une pareille vue, si nouvelle alors, suffit bien pour montrer toute la portée de cet éminent esprit. Conformément à sa déclaration, Willis étudie successivement le cerveau dans l'homme et quelques quadrupèdes mammifères, puis dans les oiseaux et les poissons. Après un exposé général, sa description, inspirée de l'idée de Philotime, de Vésale, Varoli et G. Bauhin, commence par les parties postérieures du cerveau, qui font suite à la moelle allongée, c'est-à-dire, pour nous, par le prolongement céphalique de l'axe cérébro-spinal, en procédant toutefois de haut en bas, ou d'avant en arrière; les corps striés, les couches optiques, les tubercules quadrijumeaux, la glande pinéale, la protubérance annulaire, dont il a fort bien remarqué que le volume est plus considérable dans l'homme que dans aucun autre animal (3). Puis il décrit le cervelet avec la partie postérieure de la moelle allongée; enfin les enveloppes encéphaliques et le cerveau lui-même.

D'après Willis, « au premier abord trois parties se présentent : « la *moelle allongée*, le *cerveau* et le *cervelet*; d'où il suit que « la *moelle ll ongée* est la *tige commune*, d'où naissent le *cer-* « *veau* et le *cervelet* comme des *excroissances*. C'est pourquoi, « ajoute-t-il, quelques anatomistes considèrent le *cordon médul-* « *laire* comme la *partie fondamentale*, dont le *cerveau* et le « *cervelet sont les appendices* (4). » C'est là, pour nous, l'idée essentielle, héritée au plus près de G. Bauhin, et qui paraît avoir eu cours au temps de Willis. Ceci posé : du corps strié où finit la tige médullaire, procède de chaque côté, par une racine libre et indépendante, la substance du cerveau qui se recourbe en haut, en arrière et en bas; de sorte que le cerveau est double ou divisé en deux hémisphères qui se partagent eux-mêmes en deux lobes. Dans l'intervalle médian sont compris les trois ventricules. La masse entière, selon l'ancienne idée de Galien, est maintenue par la voûte, qui en empêche l'affaissement. Des tractus de substance blanche unissent entre elles les diverses parties situées à la base du cerveau; le corps calleux réunit tous les tractus médullaires de la surface périphérique, et communique avec la moelle allongée par des stries médullaires ascendantes

---

(1) Anatomicæ institutiones. Wittemb., 1811.

(2) Observationes anatomicæ ex cadaveribus eorum quos sustulit apoplexia, 1688.

(3) Cerebri anatome, cui accessit nervorum descriptio et usus. Londin., 1664, et Manget : Bibliotheca anatom. t. II, Genevæ, 1685.

(1) Ut perfecta *cerebri* ejusque partium notitia obtinere queat, non modo capita humana, verum aliorum cujuscumque generis animalium dissecare ac inspicere oportebit. In Manget. t. II, p. 241.

(2) Quæquidem omnia, velut in epitomen redacta, zootomia magis commode et plane referat (*loc. cit.*).

(3) Hæc annularis protuberantia major est in homine quam alio quovis animali (*loc. cit.*, page 247).

(4) Hic autem primo intuitu hæc tria occurrunt, nempe *cerebrum, medulla oblongata* et *cerebellum* : à quibus videtur quod *medulla oblongata* sit *caudex communis*, cui *cerebrum* et *cerebellum* velut *tubera* adnascuntur. Quare nonnulli contendunt *funem medullarem* esse partem principem, *cerebrum* autem et *cerebellum*, *appendices ejus* (*loc. cit.*, page 284.).

et descendantes du corps strié. La substance corticale est destinée à séparer du sang les esprits animaux. La substance médullaire, formée de stries, de tractus, de fibres, les élabore et les envoie par la moelle spinale dans les diverses parties du corps. « Les « circonvolutions cérébrales, dans l'homme, sont en plus grand « nombre et plus volumineuses que dans aucun autre animal, « en raison de la variété et de la multiplicité des actes de « facultés supérieures; elles se diversifient par séries indécises « et comme fortuites, pour que la fonction animale soit plus « libre dans son exercice, et que les actes en soient plus variés « et non pas bornés à un seul mode de manifestation (1). »

Au reste, Willis n'est pas moins distingué pour ses travaux dans le reste du système nerveux. C'est à lui que l'on doit la classification des nerfs, encore usitée dans la science. Le premier il a inscrit les nerfs olfactifs comme la première paire, et il a ajouté à la nomenclature en usage la sixième paire et la neuvième, que l'on ne comptait pas séparément. Enfin on lui doit de nombreuses recherches sur l'appareil ganglionaire.

En somme, comme je l'ai dit plus haut, l'œuvre anatomique de Willis est surtout remarquable par la vue d'ensemble avec laquelle il a étudié le système nerveux. Et comme c'est le plus vrai sujet d'éloge. c'est aussi le sujet de blâme le plus fondé que l'on peut lui adresser. Dans son empressement à chercher partout des fonctions aux organes qu'il décrit, il ne s'est pas assez prémuni contre les écarts de cet esprit d'hypothèse, toujours funeste dans les sciences, mais qui pourtant n'appartient qu'aux esprits d'élite, et offre du moins l'avantage d'élargir le champ de l'observation en changeant ses points de vue. Précurseur de Gall, il place l'imagination dans le corps calleux, la mémoire dans les replis des hémisphères, la perception dans les corps striés, et se perd à suivre le cours des esprits animaux. Dans ces recherches, illusoires sans doute, mais empreintes du sceau du génie scientifique, où il a précédé les diverses écoles de phré- nologues modernes, il s'épuise en efforts stériles pour réaliser l'idée, sinon tout-à-fait chimérique, du moins trop ambitieuse, et surtout trop prématurée, dont il avait fait l'objet de son tra- vail, lorsqu'il dit que « s'il parvient à montrer les analogies et « les différences des parties variées du cerveau chez les divers « animaux, comparés entre eux et avec l'homme, assurément, « par cette sorte d'anatomie comparée, on pourra découvrir, « non-seulement les facultés et les usages de chaque organe, « mais aussi les rudimens, les influences, et les modes secrets « d'opérer de l'âme sensitive (2). »

Voici venir le prince des histologistes, l'admirable Malpighi. Parcourons son travail, pour en saisir l'ensemble, mais sans omettre pourtant les principaux détails de l'anatomie de tex- ture des centres nerveux qu'il a fondée. Nous aurons du reste l'occasion de revenir plus tard sur sa théorie; car elle existe encore en entier dans la science actuelle qui n'a fait qu'y ajouter de nouvelles observations, sans rien détruire de l'œuvre origi- nale.

La lettre de Malpighi à Fracassati, son premier Mémoire sur le cerveau, à part quelques observations sur la substance blanche, ne renferme encore rien de bien original et ne fait presque que confirmer les recherches de ses devanciers. Malpighi (1665) dé- bute par admettre la division essentielle entre l'encéphale propre- ment dit, et le prolongement de la moelle. Aux deux organes principaux, décrits par les anciens (le cerveau et le cervelet), « l'illustre Varoli a heureusement ajouté une troisième partie, « qui n'est autre que le principe de la moelle spinale encore « contenue dans le crâne (1).—C'est cette même théorie du cer- « veau, appendice de la moelle qui a été remise en lumière et « confirmée par le célèbre Bartholin. — Du tronc de la moelle « renfermée dans le crâne, comme point de départ d'un faisceau « principal, paraissent naître toutes les fibres dispersées dans le « cerveau et le cervelet; car elles se subdivisent à partir des quatre « pédoncules de la moelle (protubérance) jusqu'à ce que, par des « terminaisons rameuses, elles aboutissent à l'écorce (2). »

Dans ce travail, Malpighi s'occupe de distinguer dans les di- vers organes, les deux substances grise et blanche, et attribue à Piccolomini d'en avoir le premier observé avec soin les connexions et les différences. Au rapport de Bauhin et de Bartholin, il avait acquis assez de dextérité pour séparer l'une de l'autre ces deux substances, et telle était l'importance qu'il croyait déjà pouvoir attribuer à la matière grise, qu'il la nommait proprement cer- veau, tandis qu'il appelait simplement moelle la matière blanche plus solide.

Malpighi compare la substance blanche, épanouie en prolon- gemens sinueux que double la substance grise, au mésentère qui supporte les circonvolutions intestinales. La substance blanche lui paraît évidemment divisée en fibrilles rondes, mais dépri- mées. Cette disposition est si manifeste dans les ventricules céré- braux des poissons que la substance vue à contre-jour (adverso lumine) ressemble à un peigne d'ivoire ou à des tuyaux d'orgue. La même structure fibreuse se remarque dans la matière cérébrale, crue ou cuite, du bœuf et des animaux qui lui ressemblent; mais elle est surtout très évidente à la partie postérieure de la portion crânienne de la moelle; et sur les côtés on voit les fibres blanches prolongées au milieu d'un abondant amas de substance grise. Enfin il en est de même encore des prolongemens du corps cal- leux, « car les corps fibreux dont est tissue la voûte des ventri- « cules se terminent, en quelque sorte, par des franges découpées « ou des productions contournées, qui plongent et s'implan- « tent comme les nombreuses racines d'une plante dans son « écorce (3). » A cette lettre de l'illustre professeur de Bologne, Fracassati répond par une autre d'une immense étendue, pleine d'érudition, mais aussi de spéculations hypothétiques, et qui ne renferme d'intéressant qu'un bon argument en faveur de l'opi- nion qui considère la moelle épinière comme l'organe fonda- mental des centres nerveux; c'est que l'embryon du poulet, si on le

_____

(1) Convolutiones istæ longæ plures ac majores in homine sunt quam in quovis alio animali, neque propter varios et multiplices facultatum superio- rum actus; incerta autem et quasi fortuita serie variegantur, ut fonctionis animalis exercitia sint libera; et mutabilia, nec ad unum determinata (loc. cit., p. 268).

(2) Atque in hoc negotio (cerebri anatomè), si quidem ostendero communi- cates et differentias quas in variis animalibus, inter se et cum homine col- latis, subjectæ partes obtinent; certe ex tali anatomia comparata, non modo cujusque organi facultates et usus, verum ipsius animæ sensitivæ vestigia, influentias et secretos operandi modos detegere licebit (loc. cit., p. 241.)

T. III.

(1) His non infeliciter tertiam addidit partem famigeratissimus Varolius, principium scilicet spinalis medullæ, intra adhuc calvariam contentum. Exercitatio epistolica de cerebro ad Carol. Fracassatum. In Manget, Biblioth. anatom. Genevæ, 1685, t. 2, p. 295.

(2) A spinalis medullæ trunco intra calvariam contento, veluti ab insigni fibrorum collectione egressum videntur habere omnes fibræ per cerebrum et cerebellum dispersæ; a quatuor enim medullæ reflexis cruribus hinc inde ramificantur, donec ramosis terminationibus in corticem desinant (loc. cit., p. 296).

(3) Nam fibrosa corpora, quibus ventriculorum testudo contexitur, tan- dem desinunt veluti laciniatis fimbriis, seu productionibus in gyrum ductis, quæ immerguntur, et implantantur, non secus ac copiosæ plantarum radices in cortice (loc. cit., p. 296.)

t t

ouche avec une pointe d'aiguille, fait déjà preuve de sensibilité par des contractions, à une époque où le cerveau est encore fluide.

Le second mémoire de Malpighi, et qui est son œuvre originale, a pour objet l'étude microscopique de la substance corticale du cerveau (1). C'est la base de toutes les recherches modernes sur l'anatomie de texture de la matière grise. Malpighi annonce en commençant l'existence de glandules, phrase qu'on lui a tant reproché comme se retrouvant dans presque tous ses travaux; mais c'est, aussi, que cette apparence se présente sous toutes les formes dans l'examen microscopique de la plupart des tissus. « Dans le cerveau des grands animaux à sang chaud, j'ai trouvé, « dit-il, la substance corticale formée de l'agglomération d'une « multitude de petites glandes (2). » A ces organules, dans les profonds détours de la substance grise, se rendent les racines blanches des nerfs, si mieux l'on n'aime dire qu'elles en naissent; mais tel est leur mutuel agencement que, de leur masse, semble formée la substance corticale. Ces glandules sont ovales, mais comprimées qu'elles sont de tous les côtés, elles laissent voir des angles légèrement obtus. Voici nettement exprimés l'existence des corpuscules de la substance grise dans leurs formes irrégulières et leurs rapports avec les fibres blanches; tout ce qui suit n'est pas moins remarquable. Les glandules sont environnées par les capillaires sanguins de la pie-mère qui pénètrent profondément dans la substance grise. « De chacune d'elles émerge en dedans une fi- « brille blanche nerveuse, comme le permettent de voir la blan- « cheur et la diaphanéité de ces corps; de sorte que de la con- « texture de cette multitude de fibrilles en un faisceau procède la « substance blanche (3). »

Malpighi émet une opinion aussi arrêtée sur les racines des nerfs, qu'il fait arriver aux glandules de la substance grise. Plusieurs origines des nerfs, dit-il, naissent de la tige intérieure (crânienne), et les autres de la moelle elle-même qui descend au-dessous; mais la moelle spinale n'est qu'un faisceau nerveux, et celui-ci parvenu au cerveau se partage en deux portions qui tapissent les ventricules et arrivent à la substance grise dans laquelle s'implantent les racines nerveuses. Il en est de même des nerfs qui sortent du pont de Varole, lesquels suivis dans l'épaisseur du cervelet montrent leur origine dans les glandules de la matière grise. « Et « comme dans les ventricules et dans les parties principales de la « moelle d'où s'élèvent des renflemens, on trouve en abondance « de la substance corticale; qu'en les coupant (en travers), on ob- « serve (sur les plans de section) la continuation des fibres ner- « veuses : nécessairement il faut bien en conclure que les nerfs « naissent de l'intérieur des glandules (4). » A voir des détails si précis, ne croirait-on pas lire les recherches toutes récentes de quelque micrographe de nos jours?

Enfin, ce qui achève de prouver l'exactitude et la sévérité des observations de Malpighi, c'est que, tout en acceptant le fait physiologique de deux courans nerveux, ascendant pour les impressions et descendant pour les mouvemens, il se refuse à recon-

naître anatomiquement, dans les corps striés et les couches optiques, la double série de faisceaux ascendans et descendans établie par Willis : « car, dit-il, les fibres nerveuses parallèles, amenées « dans les ventricules, et nées concurremment à leur origine de « la moelle allongée, n'offrent point de trajets divers, de telle « sorte que les unes aboutissent à des parties supérieures et les « autres à des parties inférieures; mais toutes également, à ce « qu'il m'a semblé, issues des glandules corticales, se portent « finalement en bas (1). »

Avec ces deux grands anatomistes, Willis et Malpighi, nous venons de voir se produire la plupart des idées originales dont la science est encore aujourd'hui occupée à poursuivre le développement. La meilleure preuve que toutes ces idées si fécondes étaient nouvelles alors, c'est qu'on les voit repoussées par les anatomistes contemporains, et qu'il leur a fallu plus d'un siècle et demi d'incubation pour que, à l'aide de nouvelles recherches, elles aient pu, sous d'autres noms, reparaître et se constituer dans la science.

Au reste, pour donner une idée de l'accueil qu'avaient pu recevoir, à leur apparition, parmi les savans les plus recommandables, les recherches qui avaient pour objet l'anatomie du cerveau, il suffit de citer à ce sujet le discours critique prononcé par N. Sténon (2) dans l'assemblée scientifique tenue chez Thévenot, l'une de celles qui, deux ans plus tard, devaient former le noyau de l'Académie des sciences; discours si fameux alors, et dont le succès, continué à travers le dix-huitième siècle, n'est pas encore épuisé. « Au lieu, dit-il, de vous promettre de contenter votre « curiosité touchant l'anatomie du cerveau, je vous fais ici une « confession sincère et publique que je n'y connais rien. Je sou- « haiterais de tout mon cœur d'être le seul qui fût obligé à parler « de la sorte; car je pourrais profiter avec le temps de la con- « naissance des autres, et ce serait un grand bonheur pour le « genre humain, si cette partie qui est la plus délicate de toutes, « et qui est sujette à des maladies très fréquentes et très dange- « reuses, étaient autant bien connue que beaucoup de philosophes « et d'anatomistes se l'imaginent.....Il est très certain que c'est le « *principal organe de notre âme* et *l'instrument avec lequel elle* « *exécute des choses admirables*; elle croit avoir tellement pé- « nétré tout ce qui est hors d'elle, qu'il n'y a rien au monde qui « puisse borner sa connaissance, cependant quand elle est rentrée « dans sa propre maison, elle ne saurait la décrire, et ne s'y « connaît plus elle-même. » Tout le reste continue sur ce ton d'inexorable négation et de spirituelle ironie. Sténon refuse de reconnaître plus de « raies de même nature » du corps strié, la distinction de faisceaux ascendans et descendans établie par Willis, critique à outrance les figures qu'il a données, et montre combien est chimérique son essai de localisation des facultés intellectuelles. Il combat les hypothèses de Descartes sur la glande pinéale, par les recherches de Sylvius (François Lebois), sur cet organe et l'aqueduc qui porte son nom. Puis successivement il réduit à néant les opinions des anatomistes sur la structure des parties « la mollesse de la substance leur étant tellement obéis- « sante, que, sans y songer, les mains forment les parties selon

<hr/>

(1) De cerebri cortice. Manget, *Biblioth. anatom.*, t. II, p. 321-325.

(2) In sanguinolorum igitur perfectorum animalium cerebro corticem affusum minimarum glandularum proventum, et congeriem esse deprehendi (*loc. cit*, p. 321).

(3) Pars interior (glandulæ) ò se promit fibram albam nerveam, prout videre nobis permittunt corporum horum luciditas et albido, ita ut ex multiplicium fibrularum connexu, e fasciculo, alba medullaris cerebri substantia emergat.

(4) Et quoniam in ventriculis, et ad principium spinalis medullæ copiosus cortex observatur, ubi prominentiæ interiores assurgunt, hisque satis nervorum continuatæ fibræ observantur, necessariò consendum nervos etiam ab interioribus hisce glandulis promi (*loc .cit.*, p. 324).

(1) Nunc parallelæ in ventriculis deductæ nervorum fibræ, in principio autem elongatæ medullæ concurrentis non diversas exhibet vias, ita ut aliæ in supernas, aliæ in infernas destinentur partes, sed omnes æqui, prout mihi videre licuit, a corticalibus glandulis exortæ deorsum tandem protrahuntur (*loc. cit*, p. 325).

(2) Publié en latin : De cerebri anatome dissertatio, 1669. Manget. *Biblioth. anatom.*, t. II, pag. 326-334; et en français dans Winslow : Exposition anatomique de la structure du corps humain, Paris, 1732, page. 641-689.

« que l'esprit se l'est imaginé auparavant. » Sa verve contre les phrénotomistes spéculateurs est intarissable : « Ils vous feront « même, s'écrie-t-il, passer en un besoin, la substance du cer- « veau pour une membrane. » Et pourtant un peu plus tard, (1670), ce germe d'une opinion si célèbre de Gall, aurait bien pu séduire Sténon lui-même, qui, le premier, a remarqué sur un veau, le déplissement des circonvolutions causé par un hydro-céphale (1). Enfin l'auteur termine par d'excellens conseils, pour diriger les anatomistes dans les recherches sur le cerveau, qu'il avait beaucoup étudié lui-même. Pour reconnaître la structure et les rapports des deux substances du cerveau, il pense qu'il con-vient d'en suivre partout les fibres sans rien déchirer ; mais il avoue que cette recherche n'est pas facile. Il est à remarquer que nulle part il ne cite Malpighi et ne fait allusion à ses recher-ches. Cette circonstance explique une difficulté historique. C'est en vain que le discours de Sténon porte, dans Manget, la date de 1668. Comme il fut prononcé chez Thévenot, avant la fonda-tion de l'Académie des sciences (1666), il faut s'en rapporter à Cuvier, qui le fixe à 1664, c'est-à-dire un peu avant le travail du célèbre professeur de Bologne, qui ne fut publié que l'année suivante.

J'ai un peu insisté sur ce discours, non-seulement à cause de l'excellent esprit critique qui y règne, mais aussi en raison de la vogue satirique qu'il a obtenue, et de l'immense influence qu'il a long-temps exercée ; influence bonne et mauvaise, comme toutes les œuvres des hommes. Ce qui montre dans quelle ré-serve doit se tenir la critique, même la plus judicieuse ; car si celle de Sténon a été utile pour refréner l'esprit de spéculation, il semble bien aussi qu'elle ait eu le résultat funeste d'arrêter l'esprit humain dans son essor ; puisque, à partir de cette époque ou, au moins, de l'ouvrage de Vieussens qui en a été le dernier représentant, la science, jusque-là si active, est demeurée sta-tionnaire, et, l'on pourrait même dire, a suivi une marche rétro-grade, à tel point que les idées générales d'organisation déjà en-trevues, et qui devaient être les plus fécondes, frappées de ridicule par l'anatomiste danois, sont restées stériles jusqu'à nos jours.

Raymond Vieussens est le dernier de ces grands phrénotomistes de la fin du dix-septième siècle, et son ouvrage montre qu'il avait su mettre à profit les recherches de ses devanciers (2). Il dissèque le cerveau par la méthode de Varoli, et partant des pyramides antérieures, en suit les faisceaux amplifiés à travers la protubé-rance annulaire, les pédoncules du cerveau, les couches opti-ques et les corps striés, jusque dans le centre ovale. Ses figures 14, 15 et 16, ont pour objet de montrer cette continuité. Mais si j'ai bien compris l'idée générale qu'il s'était faite de la structure du cerveau, ce n'est pas pour rien qu'il avait nommé *centre ovale* toute la masse intérieure de substance blanche de l'hémi-sphère. Au lieu de ne voir, comme Reil, dans les fibres verticales, qu'un faisceau continu divergeant de la pyramide antérieure à la substance grise hémi-sphérique, selon Vieussens, à ce qu'il me semble, les corps striés et les couches optiques se trouveraient l'intermédiaire de deux séries de fibres blanches parallèles, ren-trantes ou sortantes, dont les unes convergeraient du milieu du centre ovale vers la moelle, en passant par les corps striés et les couches optiques, et les autres divergeraient de ces deux corps vers la face interne de la couche grise corticale. Au reste, toute la doctrine de Vieussens me paraît se résumer dans la phrase sui-

vante : « En outre les tractus blancs situés au milieu des corps « striés proviennent de la région moyenne du centre ovale, et ne « se terminent pas, comme les tractus médullaires des corps « striés supérieurs antérieurs, et des corps striés inférieurs (cou-« ches optiques), en dedans des confins du cerveau. Bien au « contraire, dès qu'ils émergent de la substance grise, à laquelle « ils s'insèrent, ils se dirigent, par un trajet légèrement flexueux, « vers la région antérieure de la moelle spinale : de sorte qu'une « partie gagne la moelle épinière, et une autre les origines an-« térieures des nerfs spinaux (1). » En dernier lieu, afin de re-lier entre eux les faisceaux des deux hémisphères, il prend pour point de départ le corps calleux, et il en montre les prolonge-mens dans la substance blanche, où il essaie de leur trouver une continuation avec les faisceaux pédonculaires nés de la pyramide. C'est toute cette masse centrale de la substance blanche, avec ses divers prolongemens ventriculaires et périphériques, formés de fibres ou de stries, tant de continuité que de liaison, qui cons-tituaient ce qu'il entendait par son centre ovale. En outre il a décrit la petite lamelle coupée de stries horizontales, qui ferme en bas l'aqueduc de Sylvius, et que l'on appelle encore aujour-d'hui la *valvule de Vieussens*.

A l'exposé anatomique de l'auteur succèdent des hypothèses physiologiques sur la localisation dans les diverses parties de son centre ovale, des principales facultés de l'esprit, comme on les a comprises de tout temps. Enfin il croit à la structure glanduleuse de la substance cérébrale. Évidemment dans ce tra-vail, Vieussens se montre à-la-fois le continuateur de Willis et de Malpighi, et le prédécesseur de Gall et des micrographes modernes. Comme anatomiste, il a fait un progrès remar-quable à l'anatomie du cerveau, après Willis, et s'est aussi montré supérieur à ce dernier dans les dessins qu'il a donnés du squelette nerveux. Toutes les figures en sont remarquables par ses connaissances précises sur les distributions des nerfs et leurs anastomoses ; celle surtout du grand sympathique (pl. 23), où l'on a lieu de s'étonner de voir si bien connus dans leurs dé-tails, ce nerf, le pneumo-gastrique et le spinal, avec leur anas-tomose à leur sortie du crâne. On regrette seulement de les voir ainsi détachés des organes qui les supportent ; car jusqu'à cette époque, et même encore assez long-temps après, c'était toujours isolément, et, en quelque sorte, sur un fond d'air, que l'on re-présentait les nerfs ; méthode vicieuse dont Scarpa et Fischer ont fait justice, mais que pourtant l'on retrouve encore employée dans des ouvrages tout récens.

Après Vieussens, pendant un siècle, on ne trouve plus guère que des observations de détail, de nouveaux essais de systéma-tions psychologiques ou tout au plus d'incomplètes monogra-phies de quelques parties des centres nerveux. Parmi les princi-paux anatomistes de cette longue période, se distinguent *Ridley* (1701), dont le nom est resté aux anastomoses sanguines circulaires de la base du crâne ; *Pourfour du Petit* (1710), qui a publié trois lettres sur la structure du cerveau, où se remarquent, entre autres observations originales, l'existence de filamens nerveux carotidiens qui se rendent au corps pituitaire ; *Zwinger* (1710),

---

(1) De vitulo hydrocephalo. Manget, *Bibl. anat*, t. II. p. 373-8.
(2) Neurographia universalis. Lugduni, 1684.

(1) Præterea tractus albi, quibus striata corpora media constant, è media ovalis centri regione educuntur, nec quemadmodum tractus medullares stratorum corporum superiorum anteriorum, et stratorum corporum in-feriorum intra cerebri confinia terminantur. Quin è contra ubi è cinerea cui interseruntur, substantia emerserunt, non nihil flexuoso ductu, ad an-ticam spinalis medullæ regionem tendunt : adeo ut partim in medullam spi-nalem, et partim in antica spinalium nervorum principia abeant. (*op. cit.*, p. 87).

auteur d'un essai de localisation des instincts et des facultés intellectuelles ; *Santorini* (1739), auquel, selon Cuvier, on doit la découverte de l'entrecroisement des fibres de la moelle au-dessous des pyramides antérieures ; l'immortel *Morgagni*, qui, dans ses *adversaria* (1741), continue les recherches sur les fibres du cerveau, tandis qu'il a tant contribué à éclairer l'anatomie pathologique de cet important viscère dans son principal ouvrage ; *Gunz* (1750), le premier, peut-être, qui ait étudié avec quelque détail les circonvolutions cérébrales ; *Tarin*, qui a décrit à la face inférieure du cervelet, sous le nom de *frœnula nova*, les deux petits voiles de substance nerveuse, intermédiaires de la luette aux lobules des touffes de Riel , et auxquels la reconnaissance des anatomistes, a conservé le nom de *valvules de Tarin* ; *Albinus* (1754-68), qui a étudié les substances cérébrales dans le même temps que *J. F. Meckel* (1753-57), faisant ses recherches sur le cerveau des nègres et la différence de couleur de leur substance médullaire. A la même époque, *Cotugno* s'est rendu célèbre par ses idées sur le liquide nommé *cérébro-spinal*, vaguement connu de tout temps, mais dont il s'est approprié la découverte en montrant ses voies de communication, et par le rôle qu'il lui fait jouer chez le vieillard. *Malacarne* (1776), auquel on doit la première description un peu détaillée du cervelet et de la moelle épinière, a démontré aussi la communication du liquide cérébro-spinal des quatrième et troisième ventricules. *A. Monro* (1783) a immortalisé son nom par un seul fait, en montrant des orifices de communication, tant cherchés par les modernes quoique déjà connus de Galien, des ventricules latéraux avec le troisième ventricule, auxquels on a conservé le nom de *trous de Monro*.

Vicq-d'Azyr (1781-90), si connu par son travail sur le cerveau, a dû sa célébrité bien plus à la belle exécution de ses planches, jusque-là sans rivale, qu'aux observations dont il a enrichi la science. On lui doit pourtant un certain nombre de faits de détails bien observés , entre autres le quadrilatère perforé et le triangle interpédonculaire de même nom. Ses figures ont beaucoup perdu de leur intérêt vu sa manière d'étudier le cerveau par des coupes. Toutefois on peut toujours les consulter avec fruit à cause de la vérité avec laquelle y sont rendus les détails, fruit des surfaces ventriculaires que des plans de section, sur des cerveaux dont la substance est dessinée fraîche et n'a subi aucune altération par des réactifs. La planche 22 est surtout remarquable. La coupe en est si heureuse, qu'elle montre positivement la continuité des faisceaux antérieurs, à partir de la pyramide à travers la protubérance, le pédoncule cérébral, en dehors du noyau de matière noire, la couche optique et le corps strié ; continuité que l'auteur qualifie seulement de rapports entre ces parties. Rien n'est plus satisfaisant que cette vue des fibres offertes sans préparation et telles qu'elles se présentent dans la substance normale. L'ouvrage de Vicq-d'Azyr, par le soin même que l'auteur a mis à son exécution , prouve à quel point étaient oubliées les idées de ses prédécesseurs sur la structure des masses encéphaliques.

T. Sœmmerring , dans une suite de travaux (1776-1808), a contribué aux progrès de la science. C'est lui qui, aux deux substances blanche et grise, a, par ses observations, ajouté la substance jaunâtre de la couche grise des circonvolutions intermédiaires, et la matière noire du noyau des pédoncules cérébraux. Le premier il a déterminé le poids de l'encéphale humain, et

démontré combien la supériorité relative de sa masse comparée à celle de la moelle épinière et des nerfs, et au poids du corps en son entier, l'emporte dans l'homme par rapport aux animaux mammifères. Du reste, s'étayant des résultats négatifs de l'anatomie pathologique, qui montre souvent des désordres considérables dans la substance nerveuse sans trouble apparent des facultés intellectuelles, par un abus de déduction, il avait cru pouvoir en inférer que le *sensorium commune* doit avoir pour siége un fluide; et de là , comme il l'a fait, il n'y avait qu'un pas à le revêtir de cette noble fonction le liquide ventriculaire, c'est-à-dire à retomber dans toutes les anciennes rêveries des esprits animaux.

Notre *Bichat*, dont le jeune et vigoureux génie a tant fertilisé l'étude de tous les tissus, ne s'est pas montré moins original en ce qui concerne le système nerveux (1). Sa distinction en deux systèmes nerveux de la vie animale et de la vie organique est restée comme l'un des aperçus de la science les plus féconds en anatomie physiologique, humaine et comparée. Et si, ce qui est tout simple, la base de cette théorie avait été, comme on l'a dit, entrevue bien avant lui, du moins faut-il reconnaître qu'il se l'est justement appropriée par la manière nette et lucide dont il l'a conçue, et par les développemens aussi vrais qu'étendus qu'il lui a donnés en anatomie, en physiologie et en pathologie. *Winslow* avait dit que les ganglions « diffèrent plus ou moins en volume, « en couleur et en consistance, comme autant d'origines ou de « germes dispersés de *cette grande paire de nerfs sympathiques*, « et par conséquent comme autant de *petits cerveaux* (2). » Mais il y a loin de ce premier germe d'idées sur les ganglions, demeuré dans la science après Winslow, qui, du reste, consacre, en qualité d'une paire de nerfs distincte, le grand sympathique, à la signification plus précise et si différente que Bichat a su donner aux ganglions, et surtout à l'aspect neuf et original sous lequel il envisage le grand sympathique. Faisons-le parler lui-même :

« Aucun anatomiste n'a encore considéré le système nerveux « des ganglions sous le point de vue sous lequel je vais le pré-« senter. Ce point de vue consiste à envisager chaque ganglion « comme un centre particulier, indépendant des autres par son « action, fournissant ou recevant ses nerfs particuliers comme le « cerveau nous reçoit les siens, n'ayant rien de commun, « que par les anastomoses, avec les autres organes analogues; en « sorte qu'il y a cette remarquable différence entre le système « nerveux de la vie animale, et celui de la vie organique, que le « premier est à centre unique, que c'est au cerveau qu'arrive « toute espèce de sentiment, et que c'est de lui que part toute « espèce de mouvement; tandis que dans le second, il y a autant « de *petits centres particuliers* et par conséquent autant de *petits* « *systèmes nerveux secondaires* qu'il y a de ganglions.

« On sait que tous les anatomistes, même ceux qui, sans attri-« buer à leur expression aucun sens rigoureux, ont appelé les « ganglions de petits cerveaux, les ont pris pour des dépen-« dances, pour des renflemens des nerfs dans le trajet desquels « ils se trouvent; et comme la plupart occupent le grand sympa-« thique, ils les ont présentés comme un caractère distinctif de ce « nerf. Mais d'après l'idée générale que je viens de donner des gan-« glions, il est évident que ce nerf n'existe réellement pas, et que le « filet continu qu'on observe depuis le cou jusqu'au bassin, n'est « autre chose qu'une suite de communications nerveuses, une sé-

(1) Traité d'anatomie et de physiologie, in-folio, 1786.

(1) Anatomie générale. T. 1. Paris, 1801.
(2) Exposition anatomique de la structure du corps humain, in-4° p. 462. — Paris, 1732.

« rie de branches que des ganglions placés les uns au-dessus
« des autres, s'envoient réciproquement, et non un nerf partant
« du cerveau ou de l'épine. »

Bichat expose ensuite les motifs qui lui ont fait penser que le grand sympathique n'est qu'une série d'anastomoses, et dont les principaux sont les interruptions fréquentes qu'il offre accidentellement, entre ses diverses portions comme anomalies chez l'homme, à l'instar de l'état normal chez certains animaux ; puis il ajoute pour conclure :

« Ces diverses considérations me rendirent très probable l'opi-
« nion où j'étais depuis quelque temps, que le nerf grand sym-
« pathique n'existe point réellement (bien entendu, dans la pen-
« sée de l'auteur, en qualité d'un nerf spécial, distinct des autres
« et continu avec lui-même) ; que le cordon qu'il offre *n'est*
« *qu'une suite de communications entre de petits systèmes ner-*
« *veux placés les uns au-dessus des autres* ; que ces communica-
« tions ne sont *qu'une chose accessoire* qui pourrait peut-être ne
« pas exister, comme on le voit constamment entre le ganglion
« ophthalmique et le sphéno-palatin, entre celui-ci et le cervical
« supérieur, comme beaucoup d'animaux en fournissent aussi
« des exemples. Dès-lors je commençai à regarder chaque gan-
« glion comme le centre particulier d'un petit système nerveux
« tout différent du cérébral, et *distinct même des petits systèmes*
« *nerveux des autres ganglions.* En considérant les fonctions
« des nerfs partant de ces centres, je me convainquis de plus en
« plus qu'ils n'appartenaient nullement au système cérébral. En
« effet ces nerfs ont des propriétés toutes différentes des leurs,
« comme nous le verrons. »

Si je ne me trompe, ces idées de Bichat, comme on en pourra juger plus loin, ont été les sources les plus fécondes de la grande généralisation de Gall sur les systèmes nerveux partiels, principe elle-même de sa distinction entre les organes cérébraux.

C'est véritablement J. C. *Reil* qui renoue la chaîne des grands phrénotomistes interrompue depuis Vieussens. Ses nombreuses recherches sur la structure des centres nerveux (1) ouvrent l'ère nouvelle à laquelle appartiennent les travaux de tous les anatomistes de nos jours. Mais avant d'entrer dans l'exposé des travaux modernes sur la structure des centres nerveux, il est bon d'établir sur quels fondemens ils s'appuient.

La substance nerveuse encéphalique, dans l'état frais, ne présente qu'une masse pulpeuse presque homogène. Donner à sa texture une évidence qui permette d'établir une distinction nette entre ses parties, est précisément le problème sur lequel se sont établis, entre les anatomistes, des débats qui durent encore. Les uns ne voyant dans le résultat de l'action des divers agens chimiques qu'une coagulation artificielle de la matière morte, destructive de l'organisation normale, s'abstiennent scrupuleusement de toute préparation chimique, et veulent que l'on se borne à étudier la substance nerveuse telle qu'elle est au plus près de l'état de vie. Ce genre d'étude, emprunté de Malpighi, est le seul convenable pour les recherches de structure intime sous le microscope, mais il n'est d'aucun secours pour reconnaître la disposition, l'agencement, les connexions mutuelles et le mode de continuité des parties. Les autres anatomistes, précisément pour acquérir ces importantes notions sans lesquelles il n'existe point proprement d'anatomie des organes nerveux, font subir à la substance nerveuse une altération préalable par son immersion plus ou moins prolongée

(1) Reil's archiv., t. VIII, IX et XI.
T. III.

dans des solutions minérales, acides, alcalines, salines, ou dans des liquides variés, l'alcool, l'huile, ou même l'eau pure, et ajoutent souvent encore à leur effet la puissance du calorique par la coction. Jusqu'à quel point peut-on se fier aux résultats de ces actions chimiques ? C'est précisément la question qui partage les anatomistes. Assurément le tissu ainsi préparé a subi de graves modifications. Mais si, comme nous verrons plus loin que Gall s'en fait, avec raison, un argument, le résultat univoque de ces procédés si divers, est de montrer une disposition fibreuse, en admettant que la substance nerveuse ainsi préparée ne soit pas précisément la texture, au moins en paraît-elle bien l'image, d'autant plus que cette disposition, partout évidente pour les nerfs, est celle aussi qui se présente d'elle-même dans la substance encore vivante sur certaines parties des centres nerveux. Ces préliminaires posés, il va nous être facile de comprendre, mais en ne les acceptant que sous toutes réserves, les résultats des recherches des anatomistes de nos jours sur la texture des centres nerveux.

Reil, pour ses recherches, faisait durcir la substance nerveuse en mettant les organes à macérer dans l'alcool, et augmentait la coloration de la substance grise par l'action d'un alcali, soit dissous dans le bain alcoolique, soit à part dans une solution aqueuse, où il laissait ensuite digérer la masse encéphalique. Ce mode de préparation est encore aujourd'hui le plus communément usité.

Reil commence ses études par le cervelet. Il établit le premier ce fait, justifié par toutes les observations ultérieures de l'anatomie comparée, que dans la série animale le noyau rudimentaire de cet organe est formé par la partie médiane, le ver ou la double éminence vermiforme, des deux côtés duquel se groupent successivement des masses nouvelles, les lobules, par une série d'additions à mesure que l'on s'élève dans l'échelle des vertébrés ; si bien que, dans les hauts mammifères, et surtout dans l'homme, les hémisphères, par leur développement, deviennent les masses principales, dont la partie intermédiaire vermiforme, relativement exiguë et resserrée, ne semble plus que la commissure médiane. Trois faisceaux de substance composent la masse médullaire du cervelet, et en forment le pédoncule à la sortie de cet organe. De ces faisceaux, le premier fait suite à la partie postérieure de la moelle épinière ; le second, le plus considérable, et qui est propre au cervelet, contourne en demi-cercle la moelle allongée, pour s'unir transversalement à son congénère, d'un hémisphère à l'autre, et former en commun proprement le pont de varole de la protubérance annulaire ; le troisième se rend du cervelet aux tubercules quadrijumeaux. A l'intérieur les deux masses médullaires s'unissent horizontalement par une commissure médiane dans l'épaisseur de l'éminence vermiforme. Entre les faisceaux du centre médullaire de chaque hémisphère s'interpose le corps ciliaire, frangé ou rhomboïdal, environné circulairement d'une lamelle dans laquelle pénètrent ses denticules, et qui se mêle aux faisceaux médullaires périphériques dont les subdivisions lamellaires, doublées par la substance grise, constituent les lobules. Toutefois, à l'extrémité des prolongemens fibreux arborisés, règne circulairement une lamelle blanche qui double la couche grise et en permet le déplissement isolé en une membrane commune, séparée artificiellement des faisceaux qui rayonnent du centre médullaire. Enfin, Reil complète son travail sur le cervelet par la description des lobes et lobules, auxquels il a imposé les noms qu'ils portent, et dont il a prouvé l'existence constante dans leur siège, leur forme principale et

12

leur volume , sauf les irrégularités individuelles que l'on y observe dans leurs subdivisions.

Le *cerveau*, d'après Reil, est formé de deux élémens fibreux de
direction opposée ou de deux portions, verticale et horizontale.

La portion verticale se compose originairement, de chaque
côté, de trois sortes de faisceaux , un antérieur et deux postérieurs. Le premier, né de la pyramide antérieure, traverse la
protubérance et entre dans le pédoncule cérébral. C'est à ce
pédoncule aussi qu'arrivent les deux faisceaux issus de la face
postérieure de la moelle, qui tapissent le quatrième ventricule
et passeut au-dessus de la protubérance. Réunis dans le pédoncule cérébral, les trois faisceaux s'épanouissent dans la couche
optique et le corps strié en un *cône fibreux* d'où irradient, dans
toutes les directions, les fibres qui vont former, par leur épanouissement, les circonvolutions cérébrales.

La portion horizontale se compose du corps calleux et de la
voûte. Reil, qui en suit les prolongemens dans les hémisphères, a
cru y voir trois sortes de terminaisons. Quelques fibres qu'il aurait poursuivies, se porteraient dans les circonvolutions antérieures et postérieures; d'autres lui paraissent s'anastomoser avec
les fibres verticales du cône fibreux; mais la masse principale
des fibres horizontales lui semble aller évidemment à la rencontre
des fibres verticales, et leur contact donne lieu à un entrecroisement confus et inextricable, dans lequel, et surtout au-delà duquel on ne peut plus rien détailler, quant au mode partiel ou
commun de terminaison à la périphérie.

Tel est en résumé, sur la structure de l'encéphale, le travail
déjà très avancé de Reil, dont il est évident que Gall et Spurzheim,
ses contemporains, au point de départ, n'ont été ultérieurement
que les continuateurs immédiats. Ses descriptions sont accompagnées de planches où les faits d'observation anatomique sont
fidèlement représentés. Quant aux nerfs, Reil pense qu'ils procèdent tous de la substance grise, et indique même pour chacun
d'eux, le noyau gris auquel il croit pouvoir en rapporter l'o-
rigine.

Mais Reil ne s'est pas borné à des travaux anatomiques. Avant
leur publication il s'était déjà rendu célèbre par ses opinions
physiologiques sur la substance nerveuse qui, quoique spécula-
tives, indiquaient néanmoins la tendance de ses recherches.
Dans le mémoire qui ouvre son recueil (1), il pose en principe
que la vie et ses phénomènes dépendent de la matière organique
et de la différence originaire du mélange et de la forme de ses
élémens. Et comme la matière seule est accessible aux sens , il
veut que l'on y trouve virtuellement la cause de la vie à l'exclusion de tout principe immatériel. Cette opinion , fractionnée
de la théorie atomistique, qui rapporte uniquement les forces de
la matière à son arrangement physique et à sa composition chimique, assurément n'était pas nouvelle; c'est au contraire la plus
ancienne, car elle remonte au plus près à Empédocle, selon les
vers que nous en a conservé Plutarque; et elle n'était point
ignorée puisque, transmise d'âge en âge par l'école d'Elée, les
Stoïciens, les Épicuriens, et par Asclépiade de Bythinie, elle s'est
infusée par toutes les voies dans la philosophie moderne. Ce qui,
sur cette question, appartenait personnellement à Reil, c'était, par
une contradiction si fréquente dans les théories abstraites, tout
en rejetant un agent immatériel, dominateur de l'organisme, dont
nous ne pouvons, dit-il, avoir aucune idée instinctive, ni fournir
aucune preuve, d'avoir recours néanmoins à certains principes

(1) Archiv. für, t. I, cah. 1. — Halle 1795.

subtils qui, dans des termes plus vagues, ne sont au fond, pas autre
chose, et dont pourtant il reconnaît l'intervention nécessaire pour
l'organisation de la matière vivante et l'explication des phénomènes de la vie. Et encore, après l'admission de ces principes
non définis, n'ose-t-il pas en faire dériver les idées. Il est vrai
qu'elles se prêtent peu à n'être que des produits chimiques.
Mais alors aussi, dans cette théorie, elles se trouvent des effets sans
cause, des actions sans organes, et ne se rapportent plus à rien.
Descartes, certes, a fait plus sagement, qui, admettant un *premier moteur*, le réserve, comme cause secondaire, et, sans plus
s'en inquiéter, ne pouvant le comprendre, passe outre librement
pour procéder à son explication physique des phénomènes.
Tout ce mémoire de Reil, si peu digne de lui, où, comme dans
toutes les mauvaises causes, l'aigreur de la forme concorde avec
la faiblesse du fond, ne doit être considéré que comme un tribut
payé par la jeunesse de l'auteur aux opinions peu raisonnables
de son temps. Mais il ne nous dispense en rien de la reconnaissance qu'on lui doit pour ses recherches anatomiques ultérieures, où il s'est montré si habile phrénotomiste et observateur si
exact et si consciencieux.

En 1810 parut le premier ouvrage de *Gall et Spurzheim*, présenté deux ans auparavant sous forme de mémoire, à l'Académie
des sciences. Depuis, tout ce travail est reproduit dans leur grand
ouvrage in-folio, mais non pas avec autant de détails de structure (1). J'élague toute la partie de phrénologie si prématurée,
de ces œuvres auxquelles le nom de Gall est resté plus spécialement attaché, pour ne parler que de ce qui a trait à l'anatomie
et à la physiologie du système nerveux. Gall et Spurzheim , dans l'étude du cerveau, débutent par celui de l'homme et
motivent cette détermination sur un argument qui, n'étant que la
contre-partie de celui de Willis semble bien en avoir été inspiré.

« D'après, disent ces auteurs, la connaissance que nous avons
« des animaux, nous ne découvrons en eux aucune qualité,
« aucun mode d'action dépendant du cerveau dont le type ne
« se retrouve pas en nous, c'est pourquoi nous sommes fondés
« en quelque manière, à regarder les cerveaux des animaux
« *comme des fragmens du cerveau de l'homme*, et à chercher
« dans le cerveau humain toutes les parties disposées dans les di-
« verses classes d'animaux. En ôtant et retranchant quelques
« parties du cerveau de l'homme, nous le ravalons au niveau
« du cerveau des animaux, et en ajoutant de nouvelles parties
« à celui-ci, on peut l'élever à la perfection du cerveau humain
« (in-4°, 1810, t. I, p. 270). » En le retournant on retrouve ici en
entier l'idée fondamentale de Willis qui veut que l'on commence
l'étude du cerveau par les animaux chez lesquels cet organe présente, en abrégé, les rudimens de celui de l'homme. Mais il y a
plus, c'est que cette méthode de Willis, déguisée d'abord, reparaît à découvert chez Gall et Spurzheim, pour établir la classification de leur ouvrage et les diriger dans leurs études sur le
système nerveux. Également dans cette illusion que s'était faite
Willis, dans cette espérance qu'il avait léguée à l'avenir,
de *déterminer par l'anatomie comparée, les facultés et les usages
de chaque organe,* on ne peut s'empêcher de reconnaître l'idée
mère dont toutes les recherches phrénologiques ultérieures de
Gall et Spurzheim n'ont été que le développement.

(1) Recherches sur le système nerveux en général et celui du cerveau en
particulier. In-4. Paris, 1809-10. — Anatomie et physiologie du système nerveux en général, et du cerveau en particulier, par Gall et Spurzheim, — 4 vol.
in-folio. Paris, 1810-1819.

Comme l'avaient dit leurs devanciers, et surtout Reil, qui insiste beaucoup sur ce fait fondamental, Gall et Spurzheim s'efforcent de prouver que toute la substance blanche est formée de fibres, et opposent, à cet égard, aux partisans de l'opinion contraire, un très bon argument. « Si les fibres, disent-ils, sont le « produit d'une coagulation qui aurait lieu après la mort, comment arrive-t-il que des agens aussi opposés que le sont l'eau, « dans l'hydropisie du cerveau, l'esprit de vin, le vinaigre, la « liqueur de Monro, les acides minéraux, l'huile chaude et « même la gelée (solution de gélatine), agissent tous d'une ma- « nière uniforme? » Pourquoi les fibres se présentent-elles toujours coagulées de même dans les mêmes parties; perpendiculaires du fond au sommet dans les circonvolutions, ailleurs horizontales, ailleurs encore rayonnées ou entrecroisées (1)?

Pour éviter des répétitions inutiles dans l'analyse des travaux anatomiques de Gall et Spurzheim, je vais puiser également dans l'un et l'autre de leurs deux ouvrages, mais en suivant l'ordre adopté dans leur grand traité, où leurs idées sont présentées dans tout leur développement.

Ce beau travail est le premier qui s'élève à la hauteur d'une conception générale du système nerveux. Nous pouvons même dire à l'avance, ce qui sera démontré plus loin, que c'est par là qu'il se montre le plus original. Mais d'accorder à Gall et Spurzheim un point de cette importance, c'est en faire un très grand éloge. Et il faut avouer qu'il est bien justifié par les hautes vues d'ensemble dont ils ont enrichi l'étude du système nerveux; par les résultats de si haute portée, fondamentalement vrais dans leurs aperçus généraux, si ce n'est dans leurs applications de détail, qu'ils en ont su tirer; enfin par la forte impulsion qu'ils ont donnée à la science, en lui ouvrant une mine nouvelle d'observations philosophiques et pratiques, si vaste et si féconde que, dans l'impossibilité d'en suivre toutes les issues et d'y porter la lumière sur les limites obscures de la science matérielle et de la métaphysique, il n'est probablement pas donné à l'esprit humain de l'épuiser jamais.

J'ai dit que la méthode suivie par Gall et Spurzheim dans leur ouvrage est celle indiquée par Willis. Or, cet anatomiste lui-même, n'en avait été que le propagateur et non l'inventeur, car on en retrouve les germes partout avant lui, jusque dans Aristote, le fondateur des sciences naturelles. Pour ce qui est de Gall et Spurzheim, soit qu'ils l'aient ou non connue à l'avance, il est évident qu'elle se déduisait naturellement de l'ensemble de leur travail, et, par les développemens qu'ils ont su lui donner, ils se la sont appropriée d'autant plus légitimement qu'elle n'a plus chez eux qu'une valeur secondaire.

Quand on se pénètre intimement de la signification générale des travaux des hommes puissans, qui ont imprimé un grand mouvement dans l'une des directions de l'esprit humain, on ne tarde pas à y saisir une idée forte, principe d'activité de son auteur, d'abord vaguement entrevue par lui, mais qu'il a poursuivie d'instinct, et qui peu-à-peu se dessine et se déduit ensuite clairement de toutes les parties de son ouvrage. Or, une idée de cette nature, qui ne pouvait ressortir que d'un génie vigoureux comme celui de Gall, et dont j'avoue que je n'ai reconnu aucune trace avant lui, domine tout l'ensemble de ses travaux avec Spurzheim, et se retrouve amplement développée dans les corollaires anatomiques de leur ouvrage. S'il m'est permis d'en donner la formule, voici, d'après Gall, comme je le conçois. *Le système nerveux*

(1) *Loc. cit.*, t. I, page 237.

général, représentant ce que nous nommons aujourd'hui l'organisme, se compose, dans tout le règne animal, d'autant de systèmes partiels qu'il existe de fonctions spéciales. Reliés en un ensemble, mais distincts entre eux, inégaux de développement et, jusqu'à un certain degré, indépendans les uns des autres en anatomie, physiologie et pathologie, ces systèmes partiels, et, par eux, les fonctions qu'ils opèrent, établissent aux divers âges de la vie, dans toute la série animale, les variétés qui distinguent, sous tous les aspects, les classes, les espèces et les individus.

A cette formule, que je résume de leurs propositions principales, Gall et Spurzheim appliquent, dans sa plus grande généralité, la méthode de Willis, qui veut que l'on procède de l'animal à l'homme. En les suivant dans l'ordre de leur exposition, rien n'est donc plus facile que de comprendre cette œuvre remarquable des deux anatomistes allemands, dont toutes les recherches ultérieures ne sont que la continuation.

D'après leurs observations, aux degrés les plus inférieurs de l'échelle animale, où manquent la moelle épinière et l'encéphale, les centres nerveux se composent de petits amas gélatiniformes d'où irradient des filamens nerveux qui se distribuent dans toutes les parties. Ces systèmes nerveux sont ceux des entrailles (viscères) « et comme les fonctions des entrailles se continuent « dans les animaux supérieurs, nous devons retrouver dans leurs « entrailles et dans leurs vaisseaux, les systèmes nerveux des en- « trailles et des vaisseaux des animaux inférieurs. » D'où il suit que les appareils nerveux des invertébrés sont, chez les vertébrés, « les types des plexus nerveux du bas-ventre, de la poitrine, « et de la série plus ou moins interrompue des ganglions du nerf « sympathique. »

A l'examen critique, cette première conclusion n'est pas rigoureuse. Chez les animaux inférieurs les systèmes nerveux n'exercent pas seulement des fonctions viscérales, mais aussi des fonctions de relation, puisque aucun animal n'en est privé. Ces systèmes ne sont donc pas exclusivement les types des systèmes nerveux viscéraux et du grand sympathique des animaux supérieurs. Et comme ils sont doubles et représentent à-la-fois les appareils d'incitation de la vie organique et de la vie animale, ce sont avant tout des systèmes nerveux complets dans leur genre, mais différens. Toutefois, ce qui reste vrai, c'est que, si rien ne prouve que les nerfs viscéraux puissent exister indépendamment de quelque rudiment d'appareil de relation, du moins, et c'est sur ce fait que Gall et Spurzheim ont pour objet de s'appuyer, ils forment des organismes sans la moelle épinière et l'encéphale. Ainsi, au lieu de considérer, avec les anciens anatomistes, le grand sympathique comme né de la moelle et du cerveau, il faut, à l'exemple de Winslow, Sœmmerring, Bichat et Cuvier, y reconnaître un système nerveux essentiel et primitif. De même que Bichat aussi, Gall et Spurzheim, qui englobent les nerfs viscéraux avec le grand sympathique, en font un appareil complexe dont les parties, pourvues de ganglions d'origine d'où naissent leurs filets, composent autant de petits systèmes chargés de fonctions différentes et reliés seulement les uns aux autres par des rameaux de communication. C'est, pour les appareils nerveux de la vie organique, l'expression de l'idée générale sur laquelle ils insistent, de considérer les systèmes partiels comme les parties distinctes d'un ensemble sans commencement ni fin (t. I, p. 289, in-4°, 1810).

La structure générale des appareils nerveux du grand sympathique va se reproduire pour ce que Gall et Spurzheim nomment les systèmes nerveux de la moelle et de l'encéphale. Dans les uns comme dans les autres les fibres de la substance blanche et les nerfs vont naître des ganglions de la substance grise ; d'où le nom de substance nourricière ou de *matrice des nerfs* que Gall et Spurzheim ont cru pouvoir lui imposer.

La moelle épinière se compose de deux moitiés, dont chacune est formée d'une chaîne de ganglions de substance grise d'où émergent les nerfs. Ces ganglions, plus gros ou plus petits, suivant qu'ils donnent naissance à des nerfs plus ou moins volumineux, sont unis entre eux par des fibres blanches fasciculées en un cordon longitudinal à l'intérieur duquel un canal règne dans toute sa longueur. Les deux moitiés latérales sont unies sur le plan moyen par des commissures. De même que les racines des nerfs spinaux proviennent des ganglions de la substance grise, c'est aussi à des amas de même substance que doivent leur origine les nerfs encéphaliques.

De cette structure générale de la moelle il n'y avait qu'un pas pour s'élever à l'idée générale, admise déjà pour le grand sympathique, d'un amas, disposé dans un ordre quelconque, de ganglions, origines des nerfs et organes essentiels d'autant de systèmes attribués à des fonctions différentes. Et cette conception entrevue, il ne s'agissait plus, pour obtenir une systématisation générale, que de faire entrer dans cette analyse ganglionaire les parties dont se compose l'encéphale.

Mais pour apprécier les idées de Gall et Spurzheim, il faut les suivre dans leur filiation comme ils les ont présentées. Dans leur point de départ habituel des animaux inférieurs, c'est, disent-ils, chez les vers et les chenilles qu'ils ont trouvé les élémens de la structure de la moelle et de l'encéphale des animaux vertébrés. Laissons-les parler eux-mêmes :

« Dans ces animaux on trouve autant d'origines particulières « de nerfs ou de ganglions, que le corps de l'animal a d'anneaux « ou de segmens différens, et de même autant d'amas de sub-« stance grise, qui forment chacun un ganglion d'où sortent les « nerfs destinés aux différentes parties des segmens. Tous ces « nœuds ou ganglions sont, comme les ganglions des viscères, « unis entre eux par des branches nerveuses. Il en résulte un « cordon nerveux garni de nœuds qui s'étend d'une extrémité à « l'autre.

« Les systèmes nerveux de la moelle épinière des poissons, des « amphibies et des oiseaux, sont organisés d'après les lois que « nous venons d'exposer; il n'y a aucune différence essentielle; « seulement les ganglions sont ordinairement plus rapprochés, « de sorte qu'en les considérant rapidement ils semblent ne for-« mer partout qu'un cordon à-peu-près également gros, et ne « se renfler en nœuds distincts que dans les endroits où naissent « des nœuds plus forts, par exemple les nerfs des extrémités.

« Mais lorsqu'on examine la chose avec plus d'attention, on « voit clairement que dans l'intervalle d'une paire de nerfs à une « autre, il y a toujours, alternativement, des rétrécissemens et « des renflemens plus ou moins sensibles.....Ces renflemens sont « dus à des amas de substance grise placés çà et là pour donner « naissance aux nerfs qui se détachent des renflemens.

« La nature a suivi exactement la même marche dans les sys-« tèmes nerveux de la colonne vertébrale des animaux mammi-« fères et de l'homme, chez lesquels les renflemens sont aussi « rangés très près les uns des autres, et moins sensibles que chez « les insectes, mais cependant toujours visibles.

L'objection qui a été faite à cette théorie, et qui se présentait d'elle-même, c'est que, si déjà, comme il a été dit plus haut, les systèmes nerveux des animaux inférieurs sont les types de ceux de la poitrine ou du bas-ventre, reconnus comme formant un système différent de ceux de la moelle épinière et du cerveau, on ne voit pas comment la chenille, qui appartient aux invertébrés, deviendrait aussi le type de la moelle épinière et du cerveau, qui caractérisent les vertébrés.

Pour expliquer cette contradiction, ce qui me semble le plus probable, c'est que cette doctrine, que leurs auteurs ont cru de leur intérêt de présenter comme si elle avait été uniquement déduite *à posteriori* des faits d'observation, en procédant du simple au composé, l'avait bien été aussi un peu *à priori*, en alliant à leurs observations positives, en grand nombre, les emprunts fréquens faits à leurs devanciers, Malpighi, Vieussens et peut-être Reil entre autres, en généralisant le tout plus complétement et beaucoup mieux, et le coordonnant en un ensemble. C'est ce qui résulte de la structure qu'ils assignent aux organes encéphaliques.

Reil avait reconnu les deux grands organes encéphaliques, le cervelet et le cerveau, formés de deux courans de fibres opposées, les unes verticales et rugueuses nées de la moelle; les autres horizontales, partant du plan de la suture médiane, et il nous montre ces deux séries de faisceaux allant à la rencontre l'une de l'autre pour s'épanouir à la surface périphérique de la substance grise. La structure générale est la même pour Gall et Spurzheim; mais, outre ce qu'ils ajoutent aux détails, l'idée théorique qui préside aux trajets des fibres et aux rapports des deux substances donne à l'ensemble une signification différente. Selon eux, au cerveau comme au cervelet les deux séries de fibres ont une destination analogue dont la substance grise périphérique est l'intermédiaire. A cette surface grise aboutissent les faisceaux verticaux, rayonnés et divergens; et de cette même couche procèdent les faisceaux horizontaux, rentrans ou convergens. Tout ce qui a rapport aux faisceaux et aux fibres de renforcement et de liaison, n'est plus que secondaire sous cette disposition générale.

Pour le *cervelet*, Gall et Spurzheim reconnaissent que les descriptions de Malacarne et Chaussier sont assez exactes, « mais isolées, sans aucune vue élevée, sans distinguer ce qui est essentiel, de ce qui est accidentel et individuel. » Les deux auteurs s'appuient des recherches de Reil, qui concordent, disent-ils, avec les leurs. D'après eux, de chaque côté, les premières racines du cervelet sont au corps restiforme et aboutissent au corps dentelé, frangé ou rhomboïdal. « Ce corps est un appareil préparatoire destiné à renforcer les filamens qui y entrent par d'autres qui s'y engendrent. » Le corps frangé est le véritable ganglion du cervelet, d'où irradient, en couches, en feuilles, de nouveaux faisceaux vers la circonférence. La partie médiane, formée par le faisceau principal, émané du ganglion, est le noyau primitif, essentiel et fondamental du cervelet, autour duquel, à mesure que l'on remonte dans la série animale, s'adjoignent successivement d'autres faisceaux, pour former les hémisphères du cervelet. En opposition à ces faisceaux rayonnés ou divergens de la racine centrale vers la substance grise de la circonférence, de celle-ci procèdent des faisceaux transversaux, rentrans ou convergens, postérieurs et médians, qui se portent vers le bord externe antérieur et s'unissent d'un côté à l'autre en une couche fibreuse, épaisse et large, pour former le pont de varole ou la partie superficielle de la protubérance annulaire qui n'est autre que la commissure du cervelet.

Le *cerveau* est une agglomération d'un certain nombre d'organes résultant de l'épanouissement de plusieurs faisceaux d'origine.

« Tous ces faisceaux, disent les auteurs, sont composés graduel-

« lement de fibres produites dans la substance grise du grand
« renflement. On doit donc les considérer comme les premiers
« rudimens ou du moins le commencement visible du cerveau.

« Ces faisceaux sont les pyramides antérieures et postérieures,
« les faisceaux qui sortent immédiatement des corps olivaires,
« les faisceaux nerveux longitudinaux qui aident à former en
« partie la quatrième cavité ventriculaire, et encore quelques
« autres qui sont cachés dans l'intérieur du grand renflement. »

Les pyramides font suite aux fibres d'entrecroisement de l'extrémité supérieure de la moelle et sont en communication avec les corps olivaires par des fibres qui les contournent. Le faisceau des pyramides entre dans la protubérance annulaire où il est un peu étranglé, puis s'y partage en plusieurs faisceaux, tous placés dans une grande quantité de substance grise. Celle-ci forme un ganglion d'où sortent beaucoup de nouveaux faisceaux qui se joignent aux premiers et les renforcent. Les uns sont disposés en couches ; d'autres s'entrecoupent à angle droit avec les faisceaux transversaux de la commissure du cervelet.... « D'où il résulte
« que la protubérance est un véritable ganglion où les faisceaux
« primitifs pyramidaux sont renforcés et deviennent les *grands*
« *faisceaux fibreux (crura cerebri)*. Ces grands faisceaux con-
« tiennent une quantité considérable de substance grise et s'y
« renforcent par de nouvelles fibres. Ils s'épanouissent enfin dans
« les circonvolutions inférieures, antérieures et extérieures des
« lobes antérieurs et moyens. »

Du corps olivaire naît un autre faisceau, qui monte, comme celui de la pyramide, entre les fibres transversales de la commissure du cervelet. Mais les nouveaux faisceaux de renforcement y sont moins considérables. Ils augmentent surtout dans le *grand faisceau fibreux* (pédoncule), et composent un ganglion, la couche optique. Au-delà de la couche optique les circonvolutions postérieures et toutes celles du bord supérieur de chaque hémisphère vers la ligne médiane du cerveau.

« Les couches optiques et les corps striés sont donc aussi de
« vrais ganglions où les filets nerveux, déjà formés, reçoivent un
« degré considérable de renforcement et d'augmentation, et se
« préparent, par degrés, à atteindre leur entier perfectionnement
« pour former leurs circonvolutions respectives. »

Après avoir suivi les appareils de formation ou les filets nerveux rentrans et divergens, jusque dans la substance grise, à la surface externe des circonvolutions, il s'agit de montrer la substance corticale ou grise de la surface du cervelet et du cerveau comme l'origine des appareils de réunion.

« Le système rentrant contient des fibres plus nombreuses et
« des faisceaux plus forts que le système sortant..... Les filamens
« du système rentrant se réunissent au-delà du tissu en filets
« plus gros, et, à mesure qu'ils se portent vers l'intérieur, ils
« forment des faisceaux et des couches qui se rapprochent de la
« ligne médiane entre les deux hémisphères, sortent par le bord
« interne de l'hémisphère en couches nerveuses blanches, se joi-
« gnent aux faisceaux et aux couches des systèmes congénères de
« l'hémisphère opposé, et forment ainsi les différentes réunions,
« jonctions et commissures. »

C'est en raison du principe que la substance blanche naît partout de la grise, que Gall et Spurzheim font marcher les fibres horizontales en sens contraire de Reil, de la périphérie vers le plan neuro. Ainsi des diverses circonvolutions des lobes moyen, postérieur et antérieur, naissent les fibres rentrantes qui s'entrecroisent avec les fibres sortantes du système divergent, et, en décrivant des courbes sur certains points pour intercepter entre

elles les cavités cérébrales, ou les ventricules, vont s'unir sur le plan médian avec celles du côté opposé, pour former le corps calleux, la voûte, la harpe et les diverses commissures.

Dans ce système, la substance grise périphérique étant l'organe essentiel, aboutissant des fibres sortantes ou divergentes, et point de départ des fibres rentrantes ou convergentes, les circonvolutions se trouvent formées de ces trois élémens disposés en deux lamelles blanche et grise, accolées avec un tissu intermédiaire, et qui se continuent de l'une à l'autre par une courbe en anse à leur sommet commun. C'est du noyau continu d'entrecroisement des fibres que partent les auteurs pour expliquer la structure des circonvolutions.

« Dès que les faisceaux nerveux sortans et divergens se sont
« entrecroisés au bord externe des grandes cavités avec les filets
« rentrans, en y formant le tissu dont nous avons parlé, ils s'é-
« cartent toujours davantage les uns des autres, se prolongent et
« forment, comme tous les autres systèmes nerveux, une expan-
« sion fibreuse. Les fibres de chaque faisceau n'ont pas toutes la
« même longueur ; un grand nombre, et surtout celles qui sont
« situées du même côté, se terminent immédiatement au-delà
« des parois extérieures des cavités ; les autres continuent à se
« prolonger, mais à des distances inégales, les unes à côté des
« autres : celles qui sont situées au-dedans s'étendent le plus loin.
« C'est ainsi que se forment à l'extérieur les prolongemens de
« chaque faisceau, et, de deux en deux faisceaux, des intervalles,
« renfoncemens et sinuosités.

« Toutes ces fibres sont recouvertes à leur extrémité périphé-
« rique de substance grise qui doit affecter la forme de l'expan-
« sion nerveuse périphérique. Lorsque l'on coupe perpendicu-
« lairement et en travers l'un de ces prolongemens, on voit que
« la substance blanche fibreuse est plus large à la base des cir-
« convolutions, et devient toujours plus étroite en allant à la
« partie supérieure. Cela vient de ce que les fibres nerveuses de
« chaque côté se perdent dans la substance grise, tandis que
« celles du milieu se prolongent seules jusqu'à l'extrémité.

« Les fibres de chaque prolongement ou de chaque circonvo-
« lution forment deux couches particulières qui se touchent
« dans la ligne médiane, et sont légèrement agglutinées l'une
« contre l'autre par le moyen d'un névrilème muqueux ou d'un
« tissu cellulaire très fin. »

A ce tableau de l'organisation générale des centres nerveux s'ajoutent une foule d'observations et d'aperçus qui tendent à relier toutes les parties avec l'ensemble. L'une de ces idées, neuve alors, et encore bien loin d'être acceptée aujourd'hui, consiste à faire de ce que l'on nomme si improprement les glandes pinéale et pituitaire, de véritables ganglions.

Conformément à l'observation déjà faite un siècle avant par Pourfour du Petit et confirmée depuis, la glande pituitaire, suivant Gall et Spurzheim, est véritablement traversée par des filamens blancs. « C'est la partie moyenne de la couche de substance
« grise où se touchent divers filamens nerveux prennent naissance. »
La glande pinéale aussi est l'origine de quatre filamens nerveux, dont deux de chaque côté. C'est ainsi, du moins, qu'ils considèrent les quatre pédoncules dont les antérieurs vont à la couche optique et les postérieurs aux tubercules quadrijumeaux.

En parcourant ce grand travail, pour nous surgissent de tous côtés des réminiscences de travaux antérieurs. Mais en se reportant à l'époque de la première publication de l'ouvrage de Gall et Spurzheim, toutes ces idées étaient tellement oubliées qu'elles furent d'abord repoussées comme d'étranges nouveautés. Gall allègue, avec raison, que tous les écrivains influens d'alors, Sabatier, Portal, Chaussier, Boyer, Fodera, Dumas, et il ajoute même Cuvier, ignoraient la structure fibreuse de la substance blanche et regardaient encore la moelle comme un prolongement du cerveau. Les recherches de Vieussens étaient tellement oubliées, et celles, toutes récentes, de Reil étaient si peu connues, que Walter, de Berlin, et Ackermann, de Heidelberg, pour repousser la méthode de démonstration de Gall et Spurzheim et la réduire à une rêverie dont l'antiquité aurait déjà fait justice, invoquaient l'autorité de Galien, et s'étayaient de son opposition contre les premiers inventeurs de cette méthode, Praxagoras et Philotime. Au reste, il n'est pas sans intérêt de citer à ce sujet le rapport rédigé par Cuvier sur le mémoire original présenté par Gall et Spurzheim à l'Académie des Sciences (1). A cette époque Gall était déjà très connu, non pas tant par l'éclat de ses recherches sur le système nerveux, que par la hardiesse de sa théorie phrénologique, antérieure à son travail sur l'anatomie du cerveau, et à laquelle pourtant ce dernier était destiné à servir de base quoiqu'il n'en fût peut-être au fond que le prétexte. Le rapport de la commission se borne, comme de raison, à juger la partie anatomique, mais il s'y montre peu favorable aux auteurs qu'il semble craindre de fortifier au profit de leurs opinions physiologiques.

Cuvier reconnaît que l'entrecroisement des fibres est facile à voir dans la corne inférieure des ventricules latéraux, entre les fibres divergentes du corps canelé et les fibres convergentes du corps calleux. L'idée générale des deux séries de fibres rentrantes et sortantes lui paraît la découverte la plus originale des auteurs. Mais cette théorie, déduite de l'observation, leur est commune avec Reil. Un autre fait, également vérifié par l'illustre rapporteur, et qui est bien plutôt le propre de Gall et Spurzheim, est le renforcement, si nettement spécifié, des faisceaux verticaux dans la protubérance et le pédoncule cérébral. Cuvier admet encore que les nerfs remontent de la moelle et ne descendent pas du cerveau. Il ne nie pas aussi positivement qu'on l'a dit depuis, les renflemens de la moelle et même la commission aurait vu cette disposition, assez évidente, sur une moelle de veau préparée par Gall et Spurzheim. Elle reconnaît aussi que les circonvolutions cérébrales sont formées de l'adossement de deux lames, mais avec l'intermédiaire d'une substance médullaire amollie pour moyen d'union. Si l'illustre rapporteur accepte, dans la signification que leur nom indique, les commissures cérébrales et cérébelleuses, c'est, avec raison, en qualité d'un fait déjà adopté. Enfin, il n'est pas moins fondé lorsqu'il dit que la fameuse dénomination de *matrice des nerfs*, appliquée à la substance grise, n'est qu'une autre expression de l'opinion alors généralement reçue. Telle est, en peu de mots, la substance du rapport académique. Quant aux idées générales sur la structure du système nerveux, pas un mot. Le ton peu encourageant qui règne dans cet écrit est celui d'une réserve prudente à l'égard d'un athlète que l'on sait qui ne se laissera pas facilement terrasser. On l'avait bien jugé. Il y a paru de reste par la réponse immédiate qu'il a faite au rapport, et par la persévérance que lui et son collaborateur ont apporté depuis, et jusqu'à leur dernier jour, à professer et à répandre partout, dans les deux mondes, leurs opinions et leurs doctrines.

Un reproche essentiel que Cuvier adresse à Gall et Spurzheim, et sur lequel il insiste avec raison, c'est de n'avoir pas déclaré

les emprunts faits à Vieussens. Mais en tant que de leur faire leur procès, il y avait bien autre chose à dire de plus grave et de plus fondé. Évidemment, en recueillant nos souvenirs, ils ont emprunté à tous leurs devanciers leurs germes d'idées les plus féconds, qu'ils ont fertilisés d'abord, puis développés à l'excès, bien au-delà des limites d'une observation rigoureuse, et jusque dans leurs conséquences possibles. A Willis, qu'ils ne citent nulle part, ils doivent la méthode qu'ils ont suivie dans leurs études, en remontant de l'animal à l'homme, et l'idée générale qu'ils ont étendue immodérément par cette méthode, de considérer les centres nerveux comme formés d'organes doués de fonctions spéciales. A Malpighi, dont ils n'ont pas craint de dire qu'il n'a vu dans le cerveau qu'un paquet d'intestins difformes et impurs; à ce Malpighi, toujours si riche de faits originaux, ils ont pris ses observations les plus positives et sa théorie des rapports des deux substances, dont la dénomination de matrice des nerfs, appliquée à la substance grise, n'est que l'expression exagérée. A Bichat, qu'ils ne citent que vaguement, ils ont emprunté ses aperçus féconds sur la spécialité de fonctions et la demi-indépendance mutuelle des fractions diverses du grand sympathique. Enfin, entre leurs travaux et ceux de Reil, leur compatriote, qu'ils ont dû connaître des premiers, on ne peut s'empêcher de remarquer la plus grande analogie, touchant la distinction des fibres verticales et horizontales, qu'ils ont présentée sous une autre forme; et il en est de même aussi d'une quantité de faits de détail sur la structure des centres nerveux. Toutefois, comme ces travaux ont paru dans les mêmes années (1807-8-9), il est impossible de savoir si, pendant leur élaboration, les uns ont été inspirés des autres, ou s'ils ne font que traduire cette coincidence si commune dans l'histoire des sciences, où l'on voit les mêmes découvertes apparaître de plusieurs côtés à-la-fois, lorsqu'elles ne sont plus que la systématisation des idées générales de l'époque. Somme toute, en voyant avec quelle soigneuse érudition Gall et Spurzheim rapportent, des auteurs, les opinions qu'ils peuvent combattre avec avantage, il est difficile de croire qu'ils n'aient pas connu celles, mieux fondées, qui contiennent les germes de leurs doctrines. S'il faut le dire nettement, dans leur oubli à l'égard de Willis, Malpighi et Bichat, on est induit à penser qu'ils ont agi sciemment. Et si, comme l'affirme Cuvier long-temps après (1), Gall a été obligé de reconnaître les emprunts qu'il avait faits à Vieussens, et en se hâtant de faire cet aveu qui masquait les sources nombreuses et, philosophiquement, bien plus fécondes, où il avait tant puisé, cet homme si plein de finesse, se montrait bien plus malin que la savante commission qui avait à le juger.

Au reste, si je rapporte ces faits, c'est par respect pour la vérité dans l'histoire. Loin de moi l'idée de vouloir porter atteinte à la gloire de Gall. Dans le monde intellectuel comme dans le monde physique, les hommes qui empruntent tant sont ceux qui ont de grands besoins, qui consomment beaucoup et savent le mieux se procurer des ressources. Or, par la sagacité même que Gall a su choisir parmi les idées d'autrui, par la manière dont il les a si largement fécondées et par la signification générale qu'il leur a donnée, on peut dire qu'il se les est acquises légitimement et que, au besoin, il aurait bien pu s'en passer ou les tirer de son propre fonds. Mais, pourtant, à chacun sa part, et précisément parce qu'il avait beaucoup fait, il aurait dû peu lui en coûter de recon-

---

(1) Mémoires de la classe des sciences physiques et mathématiques de l'Institut de France. Paris, 1808.

(1) Histoire des sciences naturelles, professée au collège de France en 1830-31. — Paris, 1841, t. II, p. 300.

naître les droits de ses prédécesseurs. En lui rendant justice, on aimerait à voir qu'il l'eût rendue aux autres. La conscience scrupuleuse et la probité scientifique siéent si bien au génie!

Quant à nous, en signalant les torts de Gall et Spurzheim, sachons aussi reconnaître leurs droits. S'ils n'ont pas été justes envers leurs devanciers, on ne l'a pas été non plus d'abord, et peut-être même aujourd'hui ne l'est-on pas assez envers eux. Supposé qu'ils ne se soient mutuellement rien emprunté avec Reil, assurément il y a loin des germes d'idées et de travaux qu'ils ont pris dans Willis, Vieussens et, comme tant d'autres, un peu partout, aux magnifiques développemens de détails et d'ensemble qu'ils leur ont donnés et à la vaste conception qu'ils en ont tirée. L'immense succès populaire des phrénologistes a couvert la gloire plus modeste, mais plus solide, des anatomistes. Rien n'est moins connu aujourd'hui que leurs thèses ou corollaires anatomiques, et cependant c'est dans ces propositions, toutes empreintes de la grandeur et de l'originalité de Gall, que se révèle la haute portée de son esprit et le secret de la vive impulsion qu'il a donnée à la science. En voici les principales :

« Les systèmes nerveux (organes) du cerveau sont de même que tous les autres, renforcés et perfectionnés graduellement.

» Dans ces appareils de renforcement et de perfectionnement, les fibres cérébrales sont juxtaposées ou entrelacées en forme de ganglions.

« Aucun système particulier du cerveau ne peut être dérivé d'un autre système cérébral, de même que, dans tous les autres systèmes nerveux, aucun ne peut être dérivé d'un autre.

« Tous les systèmes particuliers du cerveau sont mis en communication avec les systèmes voisins par des branches communicantes, ainsi que les autres systèmes nerveux le sont entre eux.

« Tous sont doubles comme ceux de la colonne vertébrale et des sens. Les parties doubles du cerveau et du cervelet sont de même que celles de la colonne vertébrale et des sens, réunies entre elles par des appareils de réunion.

« De même que les systèmes nerveux de la poitrine et du bas-ventre, loin d'être constamment en raison directe les uns des autres, sont tantôt plus gros, plus petits, plus simples, plus composés dans les animaux; de même aussi les systèmes nerveux cérébraux sont tantôt plus gros, plus petits, plus simples, plus composés.

« De même que les systèmes nerveux de la poitrine et du bas-ventre diffèrent en grosseur, forme, couleur, contexture, consistance; de même aussi les systèmes cérébraux diffèrent en grosseur, forme, couleur, contexture, consistance.

« Comme tous les autres systèmes aussi, les systèmes cérébraux se développent et diminuent à des époques différentes entre les animaux divers et les individus d'une même espèce. » (Peut-être cette dernière assertion, qui concerne les individus, n'est-elle pas aussi vraie que le reste, si, comme il me semble, elle met l'exception à la place de la règle.)

« Chaque système nerveux peut être malade séparément; d'un côté et pas de l'autre. »

De ces propositions se déduisent naturellement des applications sans nombre, qui n'embrassent pas moins que le champ tout entier de la physiologie générale, de la psychologie, de la pathologie et même de la thérapeutique. Mais leur mérite essentiel et le principe de leur fécondité, c'est d'abord d'être vraies en anatomie. Jamais, sous ce rapport, l'esprit de généralisation ne s'était élevé aussi haut. Dans leur enchaînement et leur ex-

pression d'ensemble, se dessine clairement l'intention des auteurs de les faire servir de base à leur grande théorie phrénologique. Mais tant de travaux qu'elles ont enfantés depuis, dont plusieurs sont conçus dans des intentions différentes et même contraires de celles de Gall et Spurzheim, montrent bien que là ne se bornait pas leur portée. Quant à la théorie elle-même, trop chargée de détails à sa naissance, ou visant trop à une précision impossible, si, à l'examen, elle n'a paru à beaucoup d'excellens esprits que le développement hypothétique, excessif et prématuré d'une idée préconçue, du moins le fondement anatomique que les auteurs lui ont donné a-t-il persisté inébranlable, quelque profonds changemens que ses applications pratiques soient appelés à recevoir du temps et de l'observation.

En somme, au point de vue philosophique de l'anatomie, ces conclusions de Gall et Spurzheim, ou plutôt les observations nombreuses dont elles sont l'expression générale, me paraissent la partie la plus originale et la plus importante de leur ouvrage; car elles ne résument pas seulement l'esprit qui les a guidés dans leurs travaux, mais elles renferment aussi les principes féconds et vrais qui ont présidé depuis à toutes les recherches ultérieures; et les résultats univoques qu'en ont obtenus des observateurs d'opinions très différentes, n'ont fait qu'en prouver plus complètement, de jour en jour, la profonde sagacité.

Je viens de donner l'analyse sommaire des travaux de Gall et Spurzheim ou, je dirai plutôt de Gall seul, car ce n'est pas pour rien que, dans ce qui concerne les idées philosophiques, ceux qui les ont bien connus tous les deux s'adressent plus personnellement à Gall. Mais je ne terminerai pas sans mentionner une opinion qui me paraît importante, parce qu'elle fixe le point culminant de toute la philosophie scientifique du XVIIIe siècle, et qu'elle domine encore aujourd'hui la science de l'organisme. Cette opinion de Gall, qui se révèle sur divers points de son grand ouvrage, est clairement exprimée dans la proposition suivante :

« Beaucoup de phénomènes ont lieu sans le système nerveux, « beaucoup d'autres ne reçoivent de ce système que des modi- « fications, d'autres enfin le reconnaissent pour cause unique; « par conséquent on ne peut considérer le système nerveux « comme la cause première et unique de toutes les actions des « corps organisés, de toute irritabilité, de toute vitalité, à moins « qu'un naturaliste ne soit assez heureux pour démontrer qu'il « y a de véritables systèmes nerveux dans les zoophytes, et assez « hardi pour élever les fibres des plantes au rang de fibres ner- « veuses (In-f°, t. 1, page 7).

Voici nettement résolue l'une des questions les plus délicates et les plus graves de l'organisme. Les hommes de la trempe de Gall sont commodes et sûrs; car, en même temps qu'ils pensent à tout, avec l'assurance de la force ils disent aussi tout ce qu'ils pensent. En somme, dans cette opinion, qui semble formulée sous la prévention théorique de l'irritabilité de Haller, et de la tonicité ou contractilité de tissu de quelques anatomistes, le système nerveux n'exerce que certaines fonctions et n'appartient qu'aux animaux supérieurs; il n'existe pas chez les animaux les plus inférieurs : d'où il suit que les fonctions essentielles à tout être animal pour l'entretien de la vie, les seules existantes chez les derniers animaux, et qui jouent encore un si grand rôle chez les animaux les plus élevés, sont entièrement indépendantes du système nerveux. Mais une pareille conclusion, je l'avoue, me paraît étrange, et, qui plus est, insuffisante, et elle doit le paraître aussi à beaucoup d'autres, si, comme je le crois, je ne suis pas le seul qui ne comprenne la vie que par l'intermédiaire d'un appareil matériel de manifestation, d'une organisation appropriée, toute spéciale, j'ai presque dit d'un système nerveux.

De deux choses l'une : ou tous les tissus sont doués de la vie au même titre, et alors, par une triple difficulté, on ne voit pas comment ils s'approprient la matière physique et organisée, comment ils s'associent en un organisme, et pourquoi, à un certain degré de l'échelle animale, le système nerveux deviendrait nécessaire à une organisation qui, déjà, fonctionnerait d'elle-même dans ses parties et dans son ensemble; ou bien il y a un tissu qui est spécialement le siége de la vie, et ce tissu, qui préside à toutes les fonctions des parties et de l'ensemble, et se modifie dans chaque organe pour sa fonction spéciale, n'est autre que le système nerveux. Pour s'en faire une idée juste, à tous les degrés de la hiérarchie animale et fonctionnelle, il suffit, comme le démontre l'observation, de le voir s'élever graduellement de ses premiers rudiments à ses organes les plus parfaits et de ses actions les plus simples aux plus complexes; des animaux inférieurs et des fonctions les plus humbles, aux animaux supérieurs et aux fonctions les plus nobles. Évidemment c'est parce qu'on ne voit pas le système nerveux dans beaucoup d'animaux qu'on n'en tient compte ou même qu'on le nie et que l'on cherche à comprendre sans lui l'organisme. Mais il est facile d'apercevoir que cette réserve, si sage en principe, ne fait que compliquer la difficulté; comme aussi, à mesure que la science augmente ses moyens d'investigation, elle est, à cet égard, de moins en moins en accord avec les faits, accord pourtant qui est la base de sa prétention à une rigueur positive. S'il fallait nier l'action des nerfs sur tous les points où la substance nerveuse n'est pas visible, à part les organes propres qui en sont formés, il faudrait donc récuser cette action partout à la périphérie, c'est-à-dire, dans l'intimité des tissus, même chez les grands animaux et chez l'homme.

Ce parti pris de n'admettre les nerfs que là où on les voit, partagé par des anatomistes d'ailleurs du plus grand mérite, témoin Bichat, Gall et tant d'autres, est le propre des observateurs qui n'ont jamais fait de l'anatomie qu'à l'œil nu. Le grand Bichat se rit de l'atmosphère nerveuse de Reil et demande si elle s'étend entre des nerfs qui sont parfois à un pouce (3 cent.) de distance l'un de l'autre. Mais, sous le microscope, il n'y a pas d'extrémités de nerfs écartés de 3 cent. Ou on ne les voit point parce qu'ils s'évanouissent dans des tissus incolores, ou leurs derniers filets microscopiques ne sont séparés que par des centièmes de millimètre. Assurément je ne dis pas qu'une substance nerveuse existe, et je crois même cette hypothèse inutile, car, pour moi, l'impossibilité de voir la substance nerveuse, après l'évanouissement des derniers filets de nerfs, ne prouve nullement son absence. Logiquement, ce serait bien plutôt le contraire qu'il faudrait conclure, les filets conducteurs supposant une surface nerveuse périphérique dont ils sont les moyens de communication avec l'extrémité centrale. Ce dont il faudrait bien se convaincre, c'est que pour les nerfs comme pour les aqueducs sanguins, pour les surfaces nerveuses d'incitation comme pour les surfaces d'élaboration matérielle, la profondeur intime des tissus où s'opèrent les fonctions ne se voit point, quoique les moyens de celles-ci se prouvent par leurs effets. Les fonctions ne s'exécutant qu'à l'état moléculaire ou atomique, dans l'infiniment petit, bien au-delà de la portée du microscope dans ses plus forts grossissemens, comme la molécule ou l'atome, insaisissable à nos moyens d'observation, ne sera jamais qu'un être de raison, jamais aussi on n'a vu ni ne verra comment s'exercent les mutations, les élabo-

rations et les incitations nerveuses à l'aide desquelles elles s'accomplissent. Le mécanisme matériel de la vie n'est pas chose accessible aux sens. Et comment saisirait-on les transformations de la matière organisée en liquides et en tissus vivans, puisqu'on ne peut rien voir aux transmutations de la matière brute elle-même? Or puisque, néanmoins, l'on conclut de la circulation générale et de ses organes, le cœur et les vaisseaux, aux élaborations organiques et à leurs appareils indéterminés, il faut bien aussi conclure des centres et des conducteurs nerveux à leurs épanouissemens périphériques invisibles et aux actions qu'ils opèrent. Et de ce que la fonction prouve le nerf, ce n'est, à ce qu'il me semble, que par une timidité non réfléchie que l'on refuserait des nerfs aux animaux inférieurs, comme on en refuse aussi aux tissus les moins vivans. Cela est si vrai, qu'à mesure que l'emploi du microscope permet d'atteindre plus loin dans l'organisation, on trouve visiblement des nerfs là où on n'en soupçonnait pas. Les anatomistes, il y a un demi-siècle, n'étaient pas encore en mesure de prévoir les résultats auxquels on est arrivé sur l'ensemble et les détails du système nerveux des invertébrés, comme aussi sur les nerfs des tissus blancs des animaux supérieurs. Déjà M. Erenberg est parvenu à reconnaître des rudimens de nerfs dans les microscopiques rotifères; or, l'activité des fonctions, la multiplicité des appareils de nutrition, de mouvement et même de sens très visibles, de la plupart des infusoires et des diverses sortes de microscopiques, ne permettent pas de mettre en doute, chez ces petits êtres, un système nerveux même assez complexe.

Quant aux animaux amorphes où l'on ne connaît encore rien de semblable, du moins la science paraît-elle bien près de résoudre cette difficulté, si, comme on est induit à le croire, d'après des observations qui se multiplient de jour en jour, ces êtres, et les éponges elles-mêmes, ne sont que des agglomérations d'animalcules parfaitement réguliers, qui, par leurs systèmes particuliers, se trouveraient dans les mêmes conditions que tous les autres microscopiques. Resterait donc, aurait Gall y avait-il songé, resterait le règne végétal. Certes, on ignore absolument par quels agens la vie opère chez les végétaux. Mais par cela seul qu'il s'y exerce des fonctions bien connues, absorptions, digestion, respiration, circulation, calorification, nutritions, émonctions, génération, élaborations organiques de toute sorte, analogues à celles des animaux, et qui, dans ces agglomérations d'animalcules parfaitement réguliers, qui, par leurs systèmes particuliers, loin de pouvoir être uniquement le résultat des lois physiques, ont précisément pour effet d'utiliser leur action et de se préserver de leurs influences destructives par mille moyens variés; comme les végétaux, de même que les animaux, forment des races, des espèces, et des individus qui ont des âges, un état embryonaire, une croissance, un état stationnaire et un déclin, compris dans une durée déterminée; qu'ils ont aussi une organisation anatomique très précise, qui passe par des phases intermédiaires d'une espèce inférieure à une autre supérieure, d'un âge à un autre dans les individus, d'où il résulte une physiologie, une pathologie et même une thérapeutique, auxquelles on a pu conclure par celles des animaux, jusqu'au point d'y prévoir et même d'y reproduire des phénomènes analogues; enfin, comme les végétaux naissent, vivent et meurent, en un mot, qu'ils sont incontestablement doués de la vie, avec toutes les conditions qui la caractérisent, on ne voit pas pourquoi ils ne seraient pas pourvus d'un appareil organique qui en fût le siége. La physiologie expérimentale, appelée au secours de l'histologie végétale, pourrait seule trancher cette difficulté; mais sans rien préjuger sur une question aussi délicate, au point de vue purement logique, et par une solidarité qui se prouve d'elle-même entre des êtres si parfaitement analogues, sans qu'on puisse anatomiquement le démontrer, on serait bien plus fondé à supposer une sorte de système nerveux rudimentaire, de forme et d'organisation quelconque dans les végétaux, rien qu'en leur qualité de corps vivans, qu'à le dénier à des êtres que l'on est contraint d'accepter pour des animaux.

Je termine cette discussion, qui m'a paru nécessaire, en raison de l'immense portée de la question qui s'y agite et parce que sa solution négative, qui domine encore aujourd'hui dans la science, était le seul point qui ne me parût pas en harmonie avec le reste, dans l'œuvre du savant qui a élevé le plus haut les doctrines physiologiques à notre époque.

Nous voici arrivés à la série des travaux des auteurs vivans. Comme leur exposition détaillée, les examens comparatifs et les discussions qu'elle entraîne sont précisément l'objet de la science contemporaine, et doivent entrer dans le cours de notre narration avec chacun des sujets auxquels ils se rapportent; il nous suffira, pour faire apprécier les droits de chacun des auteurs originaux, de montrer, par les idées plus ou moins neuves qu'il a émises ou dont il s'est fait le propagateur, l'esprit dans lequel j'ai conduit ses recherches et les conclusions qu'il a cru pouvoir en déduire. Dans cet examen sommaire, il ne sera question que des travaux qui ont pour objet le système nerveux en général, et, plus particulièrement le système nerveux central; ceux qui concernent les nerfs en particulier devant être rapportés en leur lieu.

Au premier rang des travaux de généralisation, inspirés de Gall et qui ont mis son œuvre en progrès, se distingue le discours de M. *H. D. de Blainville* (1). La presque impossibilité d'analyser ce travail, qui n'est déjà lui-même qu'un résumé succinct de recherches très étendues, me mettra presque toujours dans l'obligation de faire parler l'auteur.

M. de Blainville débute précisément par deux propositions générales qui nous offrent l'expression systématisée ou la formule scientifique de l'opinion de Gall sur laquelle j'ai tant insisté. Si je le reproduis, néanmoins, c'est pour constater l'état actuel de la science et montrer, par l'un de ses plus actifs coopérateurs et de ses plus habiles interprètes, le dernier résultat philosophique auquel elle soit parvenue.

« Le système nerveux doit être considéré comme ajouté à l'or- « ganisation, lorsqu'elle est assez élevée pour que l'animal aper- « çoive les corps extérieurs; mais non pas comme la partie prin- « cipale, essentielle, autour de laquelle se grouperaient les « organes propres à lui faire apercevoir le monde extérieur.

« On peut lui donner le nom de *système animal*, de *système* « *excitant*, car c'est lui qui augmente l'activité des fonctions « d'où résulte la vie, sans cependant la produire (1) ».

De la première proposition il résulterait que le système ner- veux n'est pas le siége exclusif de la vie. Il ne pourrait donc être nommé, comme il est dit après, le *système animal*, puisque ce ne serait qu'un appareil d'excitation, surajouté à un certain de- gré de la série, au-dessous duquel en seraient privés des êtres innombrables, non-seulement en individus, mais en espèces, que pourtant l'on est forcé de reconnaître pour des animaux. Et re- marquons que, si le système nerveux n'est qu'un appareil *excitant, qui augmente l'activité des fonctions*, avant qu'il soit besoin d'augmenter les fonctions, il y a donc, au préalable,

quelque autre chose qui les établit d'abord dans les animaux su- périeurs et qui en est l'unique instrument dans les animaux infé- rieurs. Or cette autre chose d'indispensable, douée des fonctions attribuées à un degré plus élevé au système nerveux, et qui viendrait ici en superfétation compliquer la question au lieu de la résoudre, qu'est-ce que ce pourrait être, sinon la partie invi- sible ou les rudimens non reconnaissables du système nerveux lui-même? J'ai dit, dans le discours préliminaire (p. 28-30), ce que je pense de la destination affectée au système nerveux, comme agent général de l'organisme. Quant à la persistance du système nerveux et à son existence virtuelle prouvée par les fonctions, dans l'infiniment petit, là où sa substance ne peut être anatomiquement démontrée, je ne puis que renvoyer à la dis- cussion sur la proposition de Gall, où je me suis assez étendu à ce sujet pour n'avoir point à y revenir.

Suivant M. de Blainville, « on doit considérer le système ner- « veux comme subdivisé en autant de parties qu'il y a de grandes « fonctions dans l'animal; en sorte qu'il peut être défini : un plus « ou moins grand nombre d'amas ou de centres de la même sub- « stance nerveuse, pour lesquels on peut généraliser le nom de « *ganglions*, de chacun desquels partent deux ordres de fila- « mens de longueur, grosseur et structure différentes; les uns « excentriques, centrifuges ou sortans, allant se perdre dans « l'organe qu'ils doivent animer, ce qui forme la vie particulière; « les autres centripètes ou rentrans , en se joignant à d'autres « filets provenant d'autres ganglions, ou en se terminant à une « masse centrale, établissant la vie générale, les sympathies et « les rapports. »

De ces principes, où l'on reconnaît l'école de Bichat et de Gall, l'auteur dérive les cinq propositions suivantes, qui témoignent de l'addition d'une quantité de faits nouveaux propres à confirmer les idées générales :

« 1° Le système nerveux d'un animal sera d'autant plus com- « plet, que celui-ci aura un plus grand nombre d'organes coo- « pérans à deux grandes fonctions de la composition et de la « décomposition;

« 2° Les filets de communication entre deux ganglions ou cen- « tres nerveux seront d'autant plus nombreux, d'autant plus « gros, et même d'autant plus courts, que les fonctions auront « plus de rapports entre elles;

« 3° Dans les animaux qui offrent une masse centrale, plus les « filets de communication seront nombreux, courts et gros, et « plus on pourra concevoir de perfection dans l'action de cette « masse centrale;

« 4° Le système nerveux est d'autant plus abondant et d'autant « plus nécessaire à l'action d'un organe, que sa fonction est plus « éloignée du terme des deux grandes fonctions, la composi- « tion et la décomposition, *au point qu'elles peuvent avoir lieu* « *sans lui;* tandis que la perception des corps extérieurs, de leurs « qualités, et la contraction de la fibre musculaire, le demandent « impérieusement;

« 5° D'où il suit que la disposition du système nerveux dans le « corps de l'animal dépend de la forme de celui-ci, et que, par « conséquent, les caractères tirés de cette disposition générale du « système nerveux, sont parfaitement traduits par la forme géné- « rale du corps. »

Dans le tableau tracé par M. de Blainville de l'organisation du système nerveux, il convient d'élaguer les conditions spéciales qui appartiennent aux animaux inférieurs pour nous en tenir à celles qui sont propres aux animaux vertébrés ou ostéozoaires.

(1) Considérations générales sur le système nerveux. *Journal de Physique et de Chimie*, page 260. Paris, 1821. — Réimprimé dans les *Annales d'Anatomie et de Physiologie*, t. III, page 349. Paris, 1839.

Dans les animaux pairs ou symétriques, le système nerveux revêt la même disposition et conséquemment se compose de deux moitiés identiques, droite et gauche, réunies par des filets transverses ou des *commissures ;* ou, s'il y a des parties impaires, elles sont médianes et symétriques.

Toutefois, cette classification n'est pas si rigoureuse qu'il n'y ait aussi des parties non exactement symétriques, d'où la distinction en nerfs de la vie animale et nerfs de la vie organique.

Le système nerveux des animaux pairs se compose de quatre parties.

La première, ou la *partie centrale,* renferme les organes connus sous les noms d'*encéphale*, de *cerveau* et de *moelle épinière.*

La deuxième partie, appelée par l'auteur *ganglionaire*, se compose d'un nombre très variable de ganglions, pairs et symétriques, « que l'on peut subdiviser en deux sections, suivant « qu'ils appartiennent aux organes des sens spéciaux ou à l'or-« gane sensitif général et à la locomotion. »

La troisième partie, ou la *viscérale*, appartient à la rentrée qui forme le canal digestif (et aussi le canal respiratoire). On y trouve les *ganglions cardiaque* et *semi-lunaire.*

La quatrième partie renferme ce que l'on nomme le *grand sympathique.* Elle n'appartient qu'aux animaux les plus élevés, où elle sert « à établir les rapports, les connexions entre le « système viscéral et le système central, au moyen du système « ganglionaire. »

Les deux parties les plus fixes du système nerveux sont la viscérale et la ganglionaire, dont les autres ne semblent être que le développement ou l'extension : la portion sympathique de la viscérale et la portion centrale de la ganglionaire. En redescendant la série animale, la décroissance s'offrirait dans cet ordre : la sympathique, d'abord, puis la centrale; aux degrés les plus inférieurs, les deux parties viscérale et ganglionaire se confondraient en une seule dans les *actinozoaires* (échinodermes, acalèphes, zoophytes), passé lesquels (dans les animaux amorphes), le système nerveux disparaîtrait.

C'est dans les vertébrés, mais principalement chez les mammifères, que les quatre parties du système nerveux sont les plus distinctes.

En ce qui concerne la *partie centrale,* des deux substances qui la composent, la grise est la plus vasculaire et, probablement, la plus active. Centrale et environnée par la substance blanche, dans la moelle, elle devient, au contraire, presque entièrement périphérique dans le crâne.

Les deux moitiés du système central sont unies par des *commissures.* La principale est celle que l'auteur nomme de *continuité.* « Elle réunit les deux substances grises fondamentales, qui « peuvent ainsi être presque considérées comme n'en formant « qu'une; en effet elle existe dans presque toute la longueur du « système central; elle est évidemment formée par la substance « grise elle-même qui se continue d'un côté à l'autre; on la voit « très bien dans toute l'étendue de la moelle épinière; elle n'est « pas moins évidente au pont de varole; c'est elle qui réunit « les deux couches optiques, et la plus grande partie de la « substance grise, qui forme le quatrième ventricule, lui ap-« partient. »

« Les autres commissures de la partie centrale sont toujours « superficielles et appartiennent à la substance blanche : aussi « peut-être n'est-ce, pour ainsi dire, qu'une sorte d'entrecroise-« ment. Il paraît qu'elles n'existent pas dans toute la longueur

« des cordons, et que leur étendue est proportionnelle à leur « écartement. »

De ces commissures, la supérieure, postérieure ou dorsale, occupe le sillon correspondant de la moelle et forme ce que l'on doit nommer *ventricule médian prolongé.* La valvule de Vieussens appartient à cette commissure, et il se pourrait, dit l'auteur, que l'on pût mettre dans la même catégorie les deux commissures antérieure et postérieure, et le corps calleux.

La commissure antérieure, inférieure ou ventrale, ne commence qu'aux pyramides. Peut-être pourrait-on y adjoindre le pont de varole.

Vers les vertèbres céphaliques commence la séparation des deux moitiés de la partie centrale; d'abord à la face dorsale, à partir du calamus scriptorius, puis à la partie inférieure; « il en résulte les pédoncules du cerveau, dont la plus grande « partie va ou vient des hémisphères, tandis que le reste se con-« tinue pour former le lobe olfactif. Mais par cette disposition « de la substance blanche, qui a passé presque tout entière en « dessous, il s'en est suivi que la substance grise a été mise à dé-« couvert en dessus, et c'est ce qui a produit la disposition par-« ticulière des couches optiques, des tubercules géniculés exter-« nes ou internes, et même de la substance grise qui bouche le « troisième ventricule, dont les éminences mamillaires ne sont « qu'un développement. »

Trois faisceaux de substance blanche, émanés de chaque moitié de la moelle, composent, selon M. de Blainville, les *commissures longitudinales* du système nerveux central. L'inférieur, continué dans la pyramide et le pont de varole, et long-temps distinct du pédoncule cérébral, va se terminer dans le lobe antérieur du cerveau ou dans le lobe olfactif. « Le supérieur, superficiel, se « joint au cervelet et va, au côté externe des corps géniculés in-« ternes, se perdre aussi dans l'hémisphère. Quant au faisceau « profond, on peut le suivre jusque dans le corps mamillaire, où « il commence par passer dans les couches optiques; il faut « aussi regarder comme lui appartenant, les faisceaux qu'on « nomme les rênes de la glande pinéale qui s'épanouissent « sur les couches optiques; ils viennent, en effet, se réunir en « avant au pilier antérieur de la voûte qui est également né « dans le corps mamillaire, et que nous verrons former une com-« missure longitudinale du ganglion des facultés intellectuelles.»

Nous verrons plus tard jusqu'à quel point les travaux subséquens des autres phrénotomistes se rapprochent ou diffèrent de cette manière de considérer les trajets et les connexions des faisceaux qui forment, par leurs intrications, la structure du système nerveux central.

Le *système nerveux ganglionaire* comprend deux divisions, suivant que les ganglions sont avec ou sans appareil extérieur. Laissons l'auteur établir lui-même cette distinction.

« On arrive mieux à concevoir ce que nous entendons par là, « en se rappelant ce que nous disons des appareils des sens. Dans « chacun d'eux, le système nerveux qui l'anime est avec l'appa-« reil dans un rapport inverse, c'est-à-dire que le premier devient « de plus en plus prédominant sur le second, à mesure que la « propriété des corps par laquelle il doit nous les faire apperce-« voir, est pour ainsi dire de moins en moins corporelle; en « sorte que, lorsque le système nerveux doit nous faire apperce-« voir des sensations de rapports ou qui ne sont plus immé-« diates, alors il n'y a plus eu d'appareil extérieur et le sys-« tème nerveux est resté seul, mais avec un développement « considérable. »

A la section physiologique des *ganglions sans appareil exté-rieur* appartiennent les masses olfactives, les hémisphères pro-prement dits, les tubercules quadrijumeaux et le cervelet. Leur principal caractère est d'être réunis d'un côté à l'autre par une commissure transverse.

Les *masses olfactives*, nommées à tort nerfs olfactifs, sont de véritables ganglions, plus ou moins séparés des hémisphères. Pourvu d'une couche de substance grise périphérique, le fais-ceau longitudinal inférieur de substance blanche qui s'y termine est leur moyen de liaison avec la partie centrale, tandis que la commissure antérieure est leur commissure transverse.

Les *hémisphères*, situés à la région supérieure de la partie cen-trale et parfois confondus avec les masses olfactives, représen-tent une membrane à deux couches de substance différente, dont la blanche double en dedans la grise périphérique. Repliée sur elle-même en circonvolutions, et arrondie dans son ensemble, elle ressemble, pour chaque hémisphère, à une vésicule, remplie intérieurement de substance blanche fibreuse. Deux ordres de fibres y forment trois commissures : l'une transversale, le *corps calleux*, formée par la jonction des fibres transverses d'un côté à l'autre; deux longitudinales, dont la supérieure ne constitue que la voûte à trois piliers, tandis que l'inférieure n'est autre que le faisceau qui passe sous le pédoncule cérébral. Dans la ligne de rencontre des fibres transverses et longitudinales, leur entrecroi-sement en X forme un raphé assez étendu. Aux circonvolutions inférieures, l'auteur rapporte le *corps strié*, d'où naissent, selon lui, les fibres blanches du pédoncule, et non celles des hémisphères; la *cloison transparente*, diverticulum du corps strié ou plutôt de la circonvolution interne et antérieure du lobe antérieur; les *pieds d'Hippocampe* et l'*ergot du coq* qui ne sont que des sail-lies de circonvolutions.

Les *tubercules quadrijumeaux* pairs et symétriques, sans con-nexions avec les nerfs optiques, se distinguent par une commis-sure transverse épaisse, un faisceau d'origine de la partie centrale et deux faisceaux de commissure longitudinale, antérieure et postérieure.

Le *cervelet* constitue le dernier ganglion. Au centre, le corps dentelé est la continuité de la substance grise. Le pont de varole forme la commissure transverse; le pédoncule du cervelet est une sorte de *diverticulum* de la partie centrale; les prolonge-mens fournissent les commissures longitudinales avec la moelle et les tubercules quadrijumeaux.

Les *ganglions avec appareil extérieur* sont « ceux desquels il « part des nerfs ou filets sortans, qui vont se rendre dans un or-« gane des sens plus ou moins spécialisé. Ils sont plus ou moins « appliqués contre la partie centrale et toujours en rapport, « par ce qu'on nomme leurs filets d'origine, avec la substance « grise. Ils offrent encore cette différence avec ceux sans appa-« reil extérieur, qu'ils sont toujours sans commissure trans-« verse.

« Ils peuvent être plus ou moins renfermés dans la cavité for-« mée par la série des vertèbres; et ils sont en aussi grand « nombre qu'il y a de ces vertèbres complètes; enfin ils sont pro-« portionnels au développement des appendices qui s'y ajou-« tent, etc., ou de la modification de l'enveloppe extérieure à « laquelle les filets se rendent. »

Quoiqu'on les étudie d'avant en arrière, leur direction réelle est d'arrière en avant, pour les ganglions de la tête et une partie du cou, tandis qu'elle est d'avant en arrière pour tous les autres, de manière à figurer deux queues de cheval de direction opposée.

Quatre ganglions appartiennent à autant de vertèbres cépha-liques.

Le premier ganglion est l'olfactif, appliqué contre la masse du même nom, quoiqu'il s'en distingue. Les nerfs qui en émanent vont à la membrane pituitaire.

Le ganglion de la seconde vertèbre céphalique ou sphénoïdale antérieure, est celui de la vision. Il offre des nerfs de deux ori-gines différentes. A l'origine supérieure se rapporte le nerf op-tique, formé principalement par les tubercules géniculés, et le pathétique; les nerfs, moteur commun et moteur oculaire externe, proviennent de l'origine inférieure.

La troisième vertèbre céphalique ou sphénoïdale postérieure a aussi une double origine. L'inférieure est le trijumeau dont le ganglion semble à l'auteur être le corps olivaire; la supérieure est la septième paire dans ses deux portions les nerfs facial et acoustique.

Les nerfs de la quatrième vertèbre céphalique, ou de l'occipi-tale, ont de la ressemblance les nerfs vertébraux, aussi nais-sent-ils de la moelle épinière elle-même (bulbe rachidien). A l'ori-gine supérieure se rapportent le pneumo-gastrique et le glosso-pha-ryngien, et à l'inférieure l'hypoglosse et l'accessoire de Willis. Ces nerfs appartenant à l'enveloppe rentrée qui forme les appareils respiratoire et digestif, leur structure est intermédiaire entre celle des nerfs de la vie animale et de la vie organique.

Au reste, dans cette énumération de quatre ganglions corres-pondant à autant de vertèbres céphaliques, on voit que la théorie allait au-delà des faits, car il n'y a que le ganglion olfactif qui soit précisément déterminé; l'auteur y supplée pour les trois autres en accouplant les nerfs qu'il pense leur appartenir.

La dernière fraction du système nerveux ganglionaire se com-pose des *ganglions vertébraux*, trop connus dans les appareils qu'ils forment pour qu'il soit besoin d'y insister.

« Le système nerveux viscéral, dit l'auteur, n'a plus cette ré-« gularité, cette symétrie que nous avons vue dans les deux pré-« cédens; on peut même assurer qu'il n'a pas non plus la même « importance. Il paraît pouvoir être indifféremment situé au-« dessous ou au-dessus du canal intestinal. »

Deux centres ganglionaires y sont affectés. Le premier est le *ganglion cardiaque*, situé à la partie supérieure du principal tronc des vaisseaux centrifuges. Le second est le *ganglion* ou le *plexus semi-lunaire*, constamment placé au-dessous de l'aorte ab-dominale. De chacun de ces ganglions procèdent des filets sor-tans qui vont aux viscères, et des filets rentrans qui communi-quent avec les cordons du grand sympathique.

« Le système nerveux sympathique ou intermédiaire est réel-« lement placé entre le système visceral et le système ganglio-« naire. Toujours situé au-dessus du canal intestinal comme « celui-ci, sa structure et sa disposition ont quelque chose d'in-« termédiaire à ce qui se voit dans ces deux systèmes. »

Etendu d'une extrémité à l'autre du système nerveux ganglionaire, il commence par le ganglion nasal du canal incisif, ganglion de la première vertèbre céphalique. Le ganglion ophthalmique est ce-lui de la seconde vertèbre; le ganglion de Meckel celui de la troi-sième; le ganglion de M. Jacobson est plutôt celui de la qua-trième vertèbre que ne serait le ganglion cervical supérieur.

A la région cervicale, il existe, comme aux régions dorsale, lombaire et sacrée, autant de ganglions que de vertèbres; mais ces ganglions sont situés dans le canal de l'artère vertébrale, et le filet situé entre les ganglions cervicaux, n'est que leur moyen de communication. Sur les vertèbres coccygiennes, les deux cordons latéraux du grand sympathique se terminent par des ganglions médians. Peut-être, à l'extrémité céphalique, faut-il considérer comme appartenant au grand sympathique le corps dit glande pituitaire, qui répète également cette situation médiane.

Après l'œuvre de Gall, dont il est la continuation, ce travail de M. de Blainville est l'un de ceux qui ont eu le plus de retentissement. L'analyse, au moins dans les divisions sommaires, s'en trouve dans presque tous les ouvrages qui ont été publiés depuis. Pour en apprécier convenablement toute la valeur, il faut se reporter au point de vue de l'époque déjà éloignée de son apparition où il venait préciser les idées de Gall. Aujourd'hui, après un quart de siècle écoulé, il peut être utile de le comparer avec les progrès modernes de la science, dans lesquels son auteur lui-même réclame une large part.

Le caractère de ce travail et qui, indépendamment du mérite personnel et de la haute position scientifique de son auteur, en a fait le succès, est, en dehors de toute hypothèse, d'assoir la physiologie du système nerveux sur son anatomie. L'idée générale qui me semble y dominer a été de classer et de localiser, par ganglions distincts, les différens appareils fonctionnels du système nerveux. De là une foule de rapports heureux et vrais, auxquels l'éminent esprit philosophique de l'auteur et ses profondes connaissances en anatomie comparée, lui ont permis de donner une application très générale. Pour la première fois, les nerfs viscéraux constituent, suivant l'idée de Bichat et de Gall, des systèmes partiels bien distincts. Et s'ils sont loin encore d'être suffisamment connus pour l'anatomie, du moins ils sont classés pour la physiologie, car l'auteur les sépare du grand sympathique qui forme ainsi un appareil de communication, isolé de ces appareils et du système cérébro-spinal, et intermédiaire de celui-ci à ceux-là. Le ganglion cérébral aussi s'abstrait rationnellement des autres, et on comprend qu'il doive former un appareil distinct.

Enfin de ce travail, que l'auteur a continué de développer d'une année à l'autre et d'élucider dans ses cours, résulte une systématisation de l'appareil nerveux central beaucoup plus complète et mieux arrêtée que celles que l'on avait eues jusqu'alors. C'est M. de Blainville qui a réinstitué la partie fondamentale des anciens anatomistes, ou proprement l'*axe cérébro-spinal* formé de deux cônes nerveux réunis par un sommet commun, et d'où procèdent des nerfs dirigés en sens contraire : l'un postérieur ou inférieur, formé par la moelle épinière; l'autre antérieur et supérieur, constitué par la tige céphalique prolongée jusqu'aux lobes olfactifs, et d'où s'élèvent les ganglions encéphaliques. Voilà pour les idées générales sans préjudice des faits de détails.

Toutefois, comme cet essai de systématisation, après un quart de siècle, est resté dans l'enseignement et n'a pas encore été remplacé par quelque autre aussi général et plus précis : dans l'intérêt de la science et pour l'instruction commune, il n'est pas inutile de montrer les objections qu'il soulève et que l'on aurait même pu lui adresser à l'époque de sa publication.

En premier lieu, la classification générale ne paraît pas offrir toute la précision et la clarté désirables. Si, comme il est dit, la partie centrale du système nerveux renferme les organes désignés sous les noms d'*encéphale*, de *cerveau*, etc., on s'étonne de les retrouver dans la partie ganglionaire. Les deux sections empiétant l'une sur l'autre, pour une masse considérable d'organes, ne sont, sous ce rapport, que deux aspects d'un même sujet, tandis que, pour le reste, elles se composent chacune d'organes différens.

Si je comprends bien l'idée de M. de Blainville, ce qu'il appelle

la partie centrale, moelle épinière et encéphale, ne se composerait, pour ces organes généraux, que des deux portions fasciculées qui en formeraient les commissures longitudinales et transverses, entre les faisceaux desquelles se logeraient les organes, encore si complexes, qu'il nomme ganglions. Une autre observation a rapport à la dénomination de *ganglionaire*, donnée à la seconde section et qui pourtant ne lui est pas particulière puisqu'elle peut également s'appliquer à l'ensemble et surtout aux deux dernières parties, la viscérale et la sympathique, principalement formées de ganglions. Sans doute les faits compris dans chaque section se distinguent et sont vrais en eux-mêmes; mais pour la clarté de l'ensemble, on aimerait que la classification eût été prise autrement et de manière à ce que les sections, caractérisées d'abord par des dénominations précises, ne se confondissent pas ensuite les unes dans les autres par leurs organes.

Quant à la distinction des ganglions avec ou sans appareil extérieur, qui embrasse tout le système nerveux cérébro-spinal, moins les commissures longitudinales et transverses réservées pour la partie centrale, outre que, avec cette soustraction purement théorique, on ne voit guère les délimitations anatomiques des ganglions, la classification elle-même ne semble plus aujourd'hui coïncider avec les faits nouveaux de la science. C'est assurément d'après une vue élevée que M. de Blainville a pu dire, en général, qu'il n'y a plus d'appareil extérieur spécial, lorsque les ganglions nerveux n'ont plus pour objet de nous donner la notion des qualités physiques des corps extérieurs. Mais de ganglions de cette nature, il n'y en a pas d'autre, à ce qu'il me semble, que l'hémisphère proprement dit, l'organe unique ou multiple, suivant l'hypothèse que l'on adopte, mais, en tous cas, très vaste et très volumineux des facultés intellectuelles. Des quatre ganglions indiqués, il n'en est pas un, suivant M. Foville, et d'après les observations plus récentes de l'auteur lui-même, qui ne tienne, par deux ordres de racines, à la partie correspondante de l'axe cérébro-spinal. Conséquemment à l'analyse, aucun de ces amas organiques groupés en ganglions distincts, ne saurait être réputé *en masse* sans appareil extérieur. L'olfactif, s'il a une liaison quelconque avec le nerf et l'organe de ce nom, se retranche de lui-même. Le cerveau et le cervelet, toujours indépendamment des fibres de commissures de la partie centrale, ne présentent pas moins de difficultés. Si, comme l'affirme M. Foville, il existe deux nerfs à communication, ou, suivant l'expression usitée, à racines ou origines immédiatement cérébrales, l'olfactif et l'optique, et, d'autre part, deux nerfs qui auraient des racines cérébelleuses, l'acoustique et le trijumeau, n'aurait-on pas ici des ganglions caractérisés sans appareils extérieurs qui seraient précisément pourvus d'appareils extérieurs très précis et très vastes? Enfin, dans une troisième catégorie se rangeraient les tubercules quadrijumeaux, qui, outre leurs faisceaux de liaison bien connus, semblent, d'après de nombreuses expériences, exercer une si grande influence sur la vision. Pour conclure, disons qu'au point où elle est déjà parvenue, l'histologie cérébrale, aidée de la physiologie expérimentale, est bien près de montrer rigoureusement les ganglions des sens en eux-mêmes, et, indépendamment de leurs fibres de liaison, bornés, ou au moins circonscrits à l'extrémité de la tige céphalique de l'axe cérébro-spinal, formant la base de l'encéphale; c'est-à-dire, en leur qualité de sentinelles de l'organisme, placés au plus près de l'organe des perceptions, mais sans toutefois se confondre avec lui. Pour dire toute ma pensée, je ne crois à aucun ganglion absolument sans appareil extérieur, pas même le ganglion cérébral, ou plutôt, celui-ci moins que tout autre, dans ce sens que l'organe complexe intellectuel, centre commun à double effet, c'est-à-dire par les deux courans centripète et centrifuge, aboutissant et point de départ de tous les organes nerveux avec lesquels il communique par leurs filets de liaison, les conducteurs communs, les aurait tous à-la-fois, et au même titre, pour appareils extérieurs, puisque, tout en s'en isolant par ses fonctions propres, soit isolément, soit d'ensemble, il les tient néanmoins tous également sous sa dépendance, et résume, à lui seul, l'ensemble de l'organisme.

En résumé, si, avec tant d'obscurités qui règnent encore dans l'anatomie des centres nerveux, on ne peut se flatter d'y établir prochainement une classification générale assez précise pour être durable, pourtant, afin d'asscoir les progrès obtenus et de faciliter de nouvelles études, il serait à désirer que l'on pût essayer d'une classification nouvelle, ou du moins que celle dont je viens de donner l'analyse fût révisée par son auteur lui-même, de nos anatomistes généralisateurs le plus capable et le mieux en position de nous donner un travail en rapport avec l'état actuel et les aperçus les plus nouveaux de la science.

M. *Laurencet* (1), encore très jeune, s'est inscrit dans la science par une théorie de la continuité des fibres du système nerveux central d'une grande hardiesse d'hypothèse en anatomie et en physiologie, mais d'un aspect neuf dans son ensemble et probablement susceptible à l'avenir d'applications étendues, pour un état plus avancé des études de l'organisme.

Pour saisir promptement la méthode de M. Laurencet, il faut se placer avec lui à un point de vue général de configuration du système nerveux, déjà depuis deux siècles introduit hypothétiquement par quelques anatomistes dans la science. D'après ce principe, auquel adhère M. Laurencet, il faut considérer le système nerveux « comme composé de deux grands arbres confondus « par leurs racines dans l'encéphale, par leurs rameaux dans « les organes, et adossés par leurs troncs le long du rachis, ab- « soutissant comme Bichat représente les deux grands arbres vas- « culaires à sang rouge et à sang noir. L'un deux envoie ses « branches dans l'encéphale, et l'autre dans toutes les parties. » Il en résulte, suivant l'auteur, deux courans, l'un centripète, celui de la sensibilité, qu'il compare au cours du sang noir; l'autre centrifuge ou du mouvement, qu'il assimile à celui du sang rouge. Puis il ajoute : « Le fluide, dans les nerfs, comme « le liquide dans les vaisseaux, est porté d'un point à un autre, « d'où il est renvoyé au premier. Le mot *circuler* est juste pour « tous les deux. L'anastomose, en forme d'anse, des nerfs anté- « rieurs et postérieurs, décrite par MM. Prévost et Dumas, « dans les organes, et l'anastomose semblable des mêmes nerfs « que nous aurons lieu d'observer dans les encéphales des quatre « classes, nous feront voir que le cercle sur lequel a lieu le cir- « cuit dont nous venons de parler, n'est pas moins fermé dans « l'appareil nerveux que dans l'appareil sanguin, par ses deux « extrémités (p. 18). »

Considéré en général, le système nerveux, dans tous les vertébrés, se compose de deux moitiés symétriques. Les faisceaux de chaque moitié inscrivent un cercle dont l'arc inférieur est tracé par la moelle épinière et les épanouissemens périphériques des nerfs, et l'arc supérieur par l'épanouissement des fibres en forme de membrane dans l'encéphale. Mais les anses encéphaliques,

nées de la moelle épinière et qui y retournent, affectent des trajets différens dans l'encéphale des divers animaux, suivant qu'il y existe ou non des commissures médianes (protubérance et corps calleux). Dans l'absence des commissures chez les vertébrés inférieurs, poissons et reptiles, le cercle inscrit par les fibres est droit, c'est-à-dire se complète par lui-même de chaque côté du corps, sans échange de l'un à l'autre; tandis que chez les vertébrés supérieurs, les mammifères, qui ont un pont de varole et un corps calleux, et même peut-être les oiseaux, auxquels l'auteur reconnaît certains élémens de commissures, les cercles s'entrecroisent obliquement d'un côté à l'autre du corps en deux points, de telle sorte que « les fibres qui s'étaient croisées au collet du bulbe « rachidien, se décroisant au corps calleux ou dans la protubé- « rance, repassent au côté du corps qu'elles avaient abandonné, « et viennent compléter (par l'échange des deux côtés) le cercle « qui se continue sans croisement et en ligne directe chez les « animaux inférieurs. »

Du reste, l'auteur admet dans la moelle huit faisceaux, dont quatre de chaque côté, en avant le pyramidal antérieur et l'olivaire, et en arrière, le pyramidal postérieur et le moyen de l'infundibulum. Voici le résumé tracé par lui-même, de la marche qu'il leur fait suivre, et qu'il essaie de faire comprendre par un dessin (fig. 11).

« Le faisceau pyramidal et la division olivaire montent, le « premier à travers et le second par dessus les fibres transverses « de la protubérance; réunis au côté externe de la face anté- « rieure du pédoncule, ils s'étalent en une membrane fibreuse « doublée d'une couche pulpeuse (troisième espèce de substance) « admise par l'auteur), et d'une couche corticale, dont toutes « les sinuosités et les replis composent les divers accidens qu'on « trouve au-dedans ou au-dehors du cerveau. Parmi les premiers « on remarque surtout le corps strié dont les deux points, et côté « de la substance corticale des circonvolutions du repli antérieur de « la membrane, sur la base même de son épanouissement; après « s'être ainsi répandu au-dehors, le réseau des hémisphères, « simple et uni chez les animaux inférieurs, et plissé chez les « animaux supérieurs, concentre son extrémité dans l'étendue « du corps calleux et de ses replis. Aux bords de cette commis- « sure s'arrête, de chaque côté, le feuillet cortical; au milieu « d'elle se terminent, à la surface supérieure, les couches pul- « peuses dont la jonction donne lieu à ce raphé, ressemblant à « la callosité d'une cicatrice. Quant à la couche fibreuse qui « occupe la face inférieure des corps calleux, une assez forte « portion, qui est la postérieure, se recourbe immédiatement « dans la corne d'Ammon; tout le reste, après s'être croisé d'un « côté à l'autre, dans le corps calleux, descend, avec la précé- « dente portion, par le *septum lucidum*, au trigone qui ne fait « avec le corps frangé, la couche fibreuse de la corne d'Ammon, « et la cloison des ventricules, qu'une seule lame médullaire. « Arrivée aux piliers antérieurs, une division de ces fibres des- « cend immédiatement à travers la couche optique au faisceau de « l'infundibulum, au moyen, et celui-ci dans le restiforme. Une « division moindre constitue les corps géniculés, les tuber- « cules quadrijumeaux, les *processus ad cerebellum*, et enfin le « cervelet lui-même au bas duquel elle se continue dans la py- « ramide postérieure du côté opposé, en se croisant avec sa « pareille, au-devant des faisceaux antérieurs de la protubérance « annulaire. Les prolongemens de cette commissure contiennent « un renflement nommé le corps ciliaire, festonné ou rhomboï- « dal, production si analogue à celle du corps olivaire, qu'elle

(1) Anatomie du cerveau dans les quatre classes d'animaux vertébrés, etc. 1826.

T. III. 15

« me porte à croire que les fibres qui descendent du cervelet,
« sont exactement les mêmes que celles de l'olive, qui étaient
« montées au cerveau où elles s'étaient épanouies conjointement
« avec celles des pyramides » (p. 151-53).

Ce dernier trait accuse une incertitude de l'auteur. Mais il en avoue bien d'autres en toute candeur, et dans le cours de son travail il signale les points nombreux sur lesquels il reste dans le doute. Ce n'est que par l'imagination qu'il invite son lecteur à se représenter les deux systèmes ascendants se repliant pour se continuer avec le double système descendant; les fibres de la pyramide antérieure dans celles du faisceau de l'infundibulum après s'être croisées dans le corps calleux, et les fibres du faisceau olivaire dans celles de la pyramide postérieure, sans s'être croisées dans le corps calleux; et encore, pour celles-ci, n'est-ce qu'à titre d'une simple opinion de sa part et pour compléter l'antagonisme avec la décussation commune de la moelle, qu'il les fait se croiser au contraire dans la protubérance cérébelleuse, d'où elles redescendent du cervelet à la pyramide postérieure. Une dernière proposition, et qui résume toute la théorie, consiste à montrer le système nerveux comme un appareil circulaire composé de fibres microscopiques concentriques les unes aux autres, et dont chacune inscrit un cercle aussi complet que celui qui résulte de leur ensemble. Pour plus de précision, au lieu d'un cercle, disons que le système nerveux dans son ensemble, et chaque fibre en particulier représenterait, dans cette théorie, une ellipse très allongée à double courant moteur et sensitif, juxtaposés à la moelle et développés en une anse commune à chaque extrémité centrale et périphérique.

Comme on le voit, dès le début de ce travail, on se trouve en plein dans le champ de l'hypothèse. L'auteur, appliquant aux découvertes récentes de Charles Bell l'ancienne théorie du fluide nerveux, adopte franchement l'opinion d'une circulation nerveuse à double courant centripète et centrifuge. Il en résulte que la théorie anatomique, au lieu de s'offrir comme l'expression généralisée des faits d'organisation qu'il aurait observés sur la nature et dont il l'aurait tirée, semble bien plutôt n'être qu'une déduction de l'idée première physiologique qu'il se serait efforcé de confirmer par ses recherches ultérieures sur la structure. Mais comme c'est là le côté faible de sa théorie, c'en est aussi le côté fort. Si la circulation d'un fluide nerveux ne peut pas être prouvée, du moins l'existence d'un double courant des forces nerveuses, qu'il ait lieu par déplacement de matière ou par une simple vibration ou impulsion, n'est pas douteuse, et il est évident que les fibres nerveuses en sont ou les aqueducs ou les conducteurs. Resterait à déterminer jusqu'à quel point les fibres circulaires ou plutôt elliptiques de M. Laurencet, pourraient d'abord se démontrer en anatomie et suffiraient à expliquer les faits en physiologie. Sous ce double rapport s'élèvent de nombreuses objections. A partir de la moelle, tige commune où les faisceaux moteurs et sensitifs sont accolés longitudinalement, à chaque extrémité, périphérique et encéphalique, les anses, motrices dans une moitié de leur trajet, sont sensitives dans l'autre. Mais on ne voit pas dans quel rapport le sommet de l'anse encéphalique peut être avec la substance grise, que la physiologie actuelle, d'accord avec l'observation microscopique, montre comme l'aboutissant et le point de départ des unes et des autres. On ne comprend non plus la continuité directe des faisceaux antérieurs et postérieurs, amplifiés jusqu'à former une masse si considérable dans l'encéphale, surtout dans l'opinion de l'auteur qui n'admet point, comme Gall, de nouveaux faisceaux de renforcement. Enfin,

pour si vague et confuse qu'elle pût être, entre ses extrémités rétrécies au bulbe rachidien et ses immenses épanouissemens dans le cervelet et le cerveau, on voudrait voir, au moins à-peu-près, cette continuité sur tous les points, de manière à ne laisser aucun doute sur la réalité des anses, quelles que pussent être leurs modifications sur l'étendue de leur parcours. Pourtant, ces objections posées, on ne peut méconnaître tout ce qu'il y a d'ingénieux et de véritablement original dans ce système d'anses elliptiques à double courant nerveux circulatoire ou vibratile, et si, anatomiquement, cette théorie offre des obscurités, des hiatus et des lacunes, et ne peut pas se démontrer positivement dans la continuité, les rapports et le développement relatif des fibres, du moins l'idée fondamentale, sauf toutes modifications ultérieures, en paraît vraie et féconde, et, comme telle, mérite d'être conservée dans les archives de la science, pour servir de point de départ à de nouvelles investigations.

Rolando (1), dans une suite de recherches sur la moelle épinière, le cervelet et le cerveau, publiés pendant une période de vingt années, s'est montré, sur l'anatomie des centres nerveux, l'un des auteurs les plus originaux. Le caractère essentiel de ces travaux, fondés sur des études approfondies, consiste dans la recherche et l'analyse d'une multitude de faisceaux très diversifiés de forme, de volume, de trajet et de connexions. Mais comme ces détails, par leur nouveauté même et leur signification partielle apparente, s'éloignent, sur beaucoup de points, des idées généralement admises sur la détermination, les connexions mutuelles, le mélange ou la fusion des parties dont se composent les centres nerveux, sans toutefois se relier eux-mêmes en un système clairement défini, il en résulte qu'il est très difficile de les comprendre dans leurs rapports pour en former un ensemble, et presque impossible d'en extraire une analyse sommaire qui offre quelque signification générale.

Dans le mémoire de Rolando sur la moelle allongée, se trouvent consignées différentes observations dont voici les principales.

L'entrecroisement de fibres admis par plusieurs anatomistes au-dessous des pyramides n'existe pas réellement. Ce n'est, comme le pense Girardi, qu'une simple apparence qui a toujours lieu lorsqu'on sépare des fibres étroitement unies et parallèles. Les fibres ne forment point une véritable tresse, car les cordons, au lieu de s'entrecouper, ne font que passer mutuellement les uns sur les autres dans une direction oblique, sans se porter du côté opposé. Dans les quadrupèdes on ne trouve plus rien qui puisse simuler un entrecroisement. Mais si Rolando ne croit point à l'entrecroisement médian des pyramides, il dit avoir reconnu, et figure de chaque côté (tab. 11, fig. 1) un entrecroisement de fibres des faisceaux antéro-latéraux qui enveloppent, dans leur écartement, le corps olivaire, en reçoivent des filamens ou racines, se croisent de nouveau au-dessus de ce corps, puis, écartés des faisceaux des pyramides, traversent la protubérance annulaire et vont se perdre sous les pédoncules des hémisphères. A ces faits principaux s'ajoutent diverses observations plus ou moins importantes sur les pédoncules du cervelet, les plans des fibres de la protubérance et les origines de quelques-uns des nerfs. Rolando blâme, avec raison, la qualification de matrice des

_____

(1) *Saggio sulla vera stuttura del cervello,* etc. Sassari, 1809. — Recherches anatomiques sur la moelle allongée, lu à *l'Académie des sciences de Turin* (29 décembre 1822). — *Osservazioni sul cervelletto.* 4 maggio 1823, *Mem. della real. Acad. del. scien. di Torino,* t. XXIX. — Della struttura degli emisferi cerebrali. Torino, 1830.

nerfs donnée à la substance grise; car une substance ne naît pas d'une autre; mais, par une exagération opposée, il est loin de lui accorder toute l'importance qu'elle mérite, lorsqu'il dit que dans la moelle épinière et la moelle allongée, *elle sert principalement à isoler* les faisceaux des fibres médullaires, sauf à lui accorder une plus grande importance au cervelet, où elle *doit servir à la séparation du fluide nerveux.* Rien de plus commun, dans l'étude des sciences, que de rencontrer des contradictions de ce genre, même chez les hommes les plus distingués.

Déjà, il y a long-temps, Rolando avait été amené, à la suite de ses recherches sur le cervelet, à cette opinion singulière, empreinte des préoccupations et de la tendance de l'époque, qui lui avaient fait considérer cet organe, à structure lamellaire, comme une pile galvanique. Mais les ouvrages, sans contredit, les plus importans de Rolando, sont ceux qu'il a publiés sur le cerveau.

Comme énoncé général de l'opinion du célèbre professeur de Turin sur la structure du cerveau, nous ne pouvons mieux faire que de citer d'abord le résumé succinct et clair ou, en quelque sorte, la formule qu'en avait donnée, d'après ses premiers ouvrages, l'un des plus illustres anatomistes. « Suivant M. Rolando, dit M. de Blainville (1), les hémisphères sont composés « de fibres nombreuses, qui, sorties de leurs pédoncules, s'élè- « vent, et s'écartent en traversant une partie de la substance grise « qui constitue les corps striés. Elles se dispersent en partie dans « la pulpe médullaire, forment le corps calleux, la voûte à trois « piliers, le septum lucidum duquel part de tous côtés l'expan- « sion excessivement mince qui recouvre la saillie des corps « striés dans les ventricules, tandis qu'une partie de ces fibres, « retournant en arrière, forme les deux piliers postérieurs de « la voûte, les cornes d'Ammon et la queue des corps canelés. « D'après cela il lui semble qu'il n'y a ni corps striés, ni « même de couches optiques proprement dites, mais que ces « proéminences sont formées par l'entrelacement et le passage, « 1° des fibres supérieures des pédoncules du cerveau, 2° de « celles qui semblent venir des hémisphères et avoir des rela- « tions avec les tubercules quadrijumeaux, et enfin 3°, de celles « qui se portent transversalement, remontent et s'épanouissent « comme une membrane sur les couches optiques, avec une « direction de dedans en dehors, se rassemblent ensuite en un « cordon arrondi qui contourne les pédoncules, et vont, après « s'être entrecroisées, former les nerfs optiques. »

L'ouvrage le plus récent de Rolando (1830), enrichi de ses observations alors les plus nouvelles, donne aussi l'idée d'une structure encore plus complexe. Les études de l'auteur portent naturellement sur deux groupes d'organes essentiels. Les parties profondes ou centrales, sur lesquelles il a fourni de si nombreux détails, dont l'examen et la systématisation sont au nombre des difficultés de la science actuelle; et les parties superficielles périphériques, ou les circonvolutions qu'il a, le premier, parmi les phrénotomistes modernes, étudié avec soin, dans leurs qualités diverses, le siége, le nombre, le volume, la configuration, les subdivisions et les rapports d'origine, de subordination et de continuité, entre elles ou avec les parties centrales.

Les recherches de Rolando ont été faites, en grande partie, sur le cerveau du fœtus. D'après lui, la substance des hémisphères, étudiée de l'extérieur à l'intérieur, renferme plusieurs

(1) Rapport à l'Académie des Sciences sur un mémoire de M. Foville. Procès-verbal de la séance du 23 juin 1828.

couches de fibres, de directions variées, qui avaient échappé à l'attention des anatomistes. Les parois des ventricules latéraux sont formés de fibres qui leur sont propres et ne rejoignent pas celles des circonvolutions. Deux plans de fibres existent dans le corps calleux : l'un superficiel, dont les fibres horizontales, nées du raphé médian, vont contribuer à former les circonvolutions de la face interne des hémisphères; l'autre, profond, procède de la couche optique. Le corps strié se compose de deux parties, c'est-à-dire qu'il existe deux corps striés, externe et interne, séparés l'un de l'autre par deux couches de fibres, l'une qui va des thalami au corps calleux, et l'autre des pédoncules au cerveau. Le corps strié *externe* est formé par un entrelacement très complexe de fibres médullaires; l'*interne* est une éminence pyriforme, composée de substance grise. Nous connaissons déjà les principaux rapports des faisceaux médullaires qui forment le septum lucidum, la voûte et la corne d'Ammon; et il serait trop long de reproduire, sur la contexture et les rapports des parties centrales, une foule d'autres détails qui seront mieux placés dans les descriptions particulières.

Le sujet d'observation le plus général et le plus nouveau à rapport à la formation des circonvolutions que l'auteur nomme, d'après Malacarne, *processus entéroïdes.* Les origines ou les racines des circonvolutions de chaque hémisphère semblent naître de dix processus des masses centrales. Les fibres de ces processus sont toutes de longueur différente, mais déterminée pour chacune d'elles suivant le plus ou moins d'éloignement du centre de leur extrémité périphérique. Les plus courtes vont aux circonvolutions inférieures de revêtement à la base du cerveau, les plus longues aux circonvolutions supérieures du sommet des hémisphères. De l'insula de Reil, située au fond de la scissure de Sylvius, procède la circonvolution marginale de cette scissure, la première qui apparaisse dans le fœtus. La portion transverse ou supérieure donne naissance à quatre processus presque verticaux, en deux couples de circonvolutions inégales : une longue médiane, adossée à sa pareille, et une courte. Les antérieures vont former les circonvolutions frontales, et les postérieures les circonvolutions occipitales. Un cinquième processus, sous-jacent à la scissure, est l'origine des circonvolutions de la face externe. D'autre part, trois processus procèdent des pédoncules, dont un pour les circonvolutions internes, et deux prolongés en haut pour donner naissance aux circonvolutions supérieures des hémisphères. De l'insula de Reil, située au fond de la scissure verticale qui coupe transversalement l'hémisphère en deux moitiés, antérieure et postérieure, et à laquelle M. Longet donne le nom de *scissure de Rolando.* Enfin, sur la face interne, les circonvolutions appartiennent à deux groupes : l'un, le *processo cristato*, étendu de la racine interne du nerf optique au crochet de Vicq d'Azyr, environne circulairement, de chaque côté, le corps calleux; l'autre, formé par les circonvolutions internes placées au-dessus de celles du corps calleux, et qui s'unissent avec celles du pédoncule, provient de la bande médullaire des stries longitudinales de Reil, sous-jacente au processo cristato. Tout ce travail de classification des circonvolutions cérébrales, intéressant en lui-même, l'est plus encore, comparé avec les recherches récentes qui ont été faites ultérieurement sur le même sujet.

Avec l'époque de 1830, à laquelle nous sommes parvenus, expire, à proprement parler, l'histoire du système nerveux central. Il nous est impossible d'aller plus avant sans entrer en plein dans les travaux de la science actuelle, qui sont précisément notre sujet, et, comme tels, doivent entrer dans nos descriptions particulières. Dans la période qu'embrassent les derniers travaux dont je viens de donner l'analyse, il s'en est trouvé bien d'autres et du plus grand intérêt, dont, forcé de me restreindre et pour ne pas rompre le fil des idées sur la texture, je n'ai pu parler; les uns parce qu'ils ne sont que le développement de ceux que j'ai fait connaître, les autres en ce qu'ils s'écartent, par leur objet spécial, du sujet que j'avais à traiter. Néanmoins, comme la plupart d'entre eux ont beaucoup concouru à éclairer la structure des centres nerveux, s'ils n'ont pu trouver ici place dans l'ensemble, successivement, à l'occasion des faits qu'ils contiennent, ils se trouveront rapportés plus tard dans les descriptions des diverses parties.

Parmi ces ouvrages d'anatomie, il y en a quatre des plus importans, qu'il convient de signaler.

Desmoulins (1), l'un des premiers qui aient généralisé l'étude du système nerveux, se distingue par une foule de recherches originales et d'aperçus aussi féconds qu'ingénieux.

M. *Herbert Mayo* a donné une traduction anglaise du travail de Reil, qui lui paraissait ce que l'on avait dit de plus vrai et de plus avancé sur la structure des centres nerveux. Mais dans cette translation il s'est associé au mérite de l'œuvre originale qu'il a enrichie de planches magnifiques, dont plusieurs, ajoutées à celles de Reil, sont bien propres à répandre les idées qui s'y trouvent plus clairement exprimées.

Une série de recherches, un peu différentes par son objet, et qui appartient à cette époque, est celle dont, par rapport au système nerveux central, Tiedemann a été le plus actif investigateur.

Guidé par l'inspiration de quelques hommes célèbres dans des genres différens, réunis dans une même pensée, *Tiedemann*, dès 1816 (2), et ultérieurement dans une suite d'ouvrages, a ouvert à la science une voie nouvelle et si féconde qu'elle se mêle aujourd'hui à toutes les études de l'organisme. Un travail de cette importance, et dont les applications de détail se retrouveront à toutes les pages dans l'histoire du développement des organes nerveux, mérite bien que l'on s'y arrête un moment.

L'idée mère de ses illustres compatriotes, élaborée par Tiedemann, qui commande et résume son œuvre, est assurément l'une de celles qui ont été le plus anciennement entrevues, quoique sous un point de vue très différent et complètement erroné. Nous avons reconnu à quelle précision de résultats étaient arrivés, dans l'antiquité, les anatomistes alexandrins sur l'anatomie et la physiologie du système nerveux. Mais la Grèce savante n'avait pas seulement créé les méthodes d'observation; à elle aussi appartiennent les grandes vues qui dominent l'ensemble des organismes. Outre la belle théorie d'Empédocle sur l'analogie de formation des végétaux et des animaux pour un œuf, confirmée par tous les travaux d'embryogénie générale de nos jours, ce n'est pas sans surprise que, trois siècles avant l'école d'Alexandrie, à l'époque reculée de Thalès, on voit *Anaximandre* de Milet, son ami, affirmer que les créations animales ne sont que successives ou engendrées les unes des autres, et que l'homme a été primitivement poisson, puis reptile, puis mammifère, avant d'arriver

à son état parfait. D'où l'on aurait pu dès-lors inférer que les êtres vivans, se transformant les uns dans les autres, sous une loi générale, des animaux inférieurs à l'homme, n'auraient été, chacun dans son organisation, à des termes fixés de la série, que des expressions différentes, en progrès les unes sur les autres, d'un type commun à tous, et, en quelque sorte, des points d'arrêt sur la route de la vie. Sans doute, Anaximandre n'avait point entrevu cette conséquence rigoureuse du principe qu'il avait posé, conséquence plus vraie que le principe mal entrevu auquel elle survit; mais, du moins, s'y trouvait-elle virtuellement comprise.

C'est cette même théorie, célèbre dans l'antiquité, que l'on voit reproduire, après tant de siècles chez les modernes, sous les formes les plus ridicules par *de Maillet* (1735), puis *Robinet*, *Rodig*; et de nos jours encore, d'une manière un peu moins déraisonnable, par *Lamarck*. Or, pour si erronée que pût être dans sa hardiesse et prise dans un sens absolu, cette hypothèse d'une transformation des animaux les uns dans les autres, du moins en ressortit-il clairement, à ce qu'il me semble, l'idée d'une organisation commune à tous, et principe de leur développement.

Mais ce travail devait être repris d'après des bases toutes différentes, en combinant avec les idées générales de *Leibnitz* les faits d'observation de la science moderne.

Linné, le premier, avait entrevu, dans les végétaux, la transformation de certaines parties les unes dans les autres. Le poëte *Goethe* (1790) dans son *essai sur les métamorphoses des plantes* et, plus tard, dans une *introduction générale à une anatomie comparée*, avait cherché à établir une théorie de compensation entre les parties, d'où il résultait qu'un organe ne se développe en excès qu'aux dépens d'un autre. Et si, à l'examen de détail, on pouvait taxer d'exagération et de singularité les idées du savant littérateur allemand, du moins les admirables expériences d'économie rurale, alors toutes récentes, et démontrées sur la plus vaste échelle, des deux grands observateurs anglais *Bakewell* et *Arthur Young*, sur l'art de modifier le développement relatif des organes et des tissus dans les animaux et les végétaux, prouvaient que ces idées n'étaient pas sans quelque fondement. Mais c'est un professeur de Tubingen, *Kielmaier*, génie original jusqu'à présent peu connu de nous, qui est le véritable auteur de la théorie de l'évolution et le chef de cette école littéraire des naturalistes allemands, dont M. *Magdeleine de Saint-Agy*, le savant et laborieux continuateur du cours de Cuvier, avec une clarté dont il faut lui savoir gré, vient, tout récemment, de nous offrir les éminens, mais bizarres et si obscurs travaux, dans une exposition détaillée qui manquait à notre littérature scientifique. Kielmaier, avec une abondance de preuves où se révèle la sagacité de son esprit, enseigna que les animaux, dans leur formation, passent par des états successifs correspondant au type de chaque classe inférieure, et ne seraient ainsi que des organisations spéciales, arrêtées à des points différens d'une série commune. Il disait aussi, mais sans y attacher trop d'importance, qu'une polarisation se manifestait chez les êtres vivans comme dans les corps bruts; qu'on en pouvait signaler les effets entre les parties d'une extrémité du corps à l'autre et entre les deux sexes. Évidemment ce sont là les idées originales qui ont servi de base à toute la nouvelle école allemande. *Schelling*, élève de l'anatomiste de Tubingen, s'en est emparé pour sa théorie de l'absolu, et l'on sait quels développemens *Oken* a donné à cette théorie dans son grand système scientifique, conception étrange, où les échappées les plus téméraires se mêlent

---

(1) Anatomie des systèmes nerveux chez les animaux vertébrés. Paris, 1827.
(2) Series of engraving intended to illustrate the structure of the brain, and spinal chiord in man. London, 1827. In-fol.
(3) Anatomie und Bildungsgeschichte der Gehirns im fœtus der menschen, etc. Nuremberg, 1810. Traduit en français, par Jourdan. Paris, 1823.

aux idées les plus vraies et aux vues les plus élevées; mais pourtant œuvre de maître, à laquelle se rallient un grand nombre de travaux remarquables, et dont en particulier les savans en Europe, et surtout en France, ont déduit la loi d'unité de composition organique.

En somme, cette unité de plan dans la formation des êtres animés, entrevue non comme déduction de la théorie ancienne, depuis long-temps oubliée, mais directement, en qualité d'expression générale des faits, est précisément la donnée originale de Kielmaier et Oken. Mais l'idée attachée à la transformation organique est beaucoup plus restreinte et très différente. Au lieu que, pour leurs devanciers, par une supposition extravagante, elle était censée s'opérer en entier, successivement d'une classe et d'une espèce inférieure à une autre d'un degré au-dessus; dans la théorie moderne, elle ne s'exerce plus que chez les individus à leur état embryonaire, et alors ce sont toutes les espèces inférieures dont les détails d'organisation viennent se succéder rapidement par autant de phases ou de degrés intermédiaires pour arriver au développement complet de l'espèce relativement supérieure dont l'individu fait partie. Assurément, dans les observations de détail, on peut faire bien des objections à cette loi générale de formation et lui trouver des exceptions nombreuses fondées sur les modifications que nécessite la destination propre de chaque espèce. Mais il suffit qu'elle soit vraie dans la plupart de ses applications pour que l'on puisse s'en servir comme d'un utile instrument scientifique. Or, il faut dire que, sous ce rapport, elle s'est montrée encore plus féconde que ne l'avaient pu espérer ses fondateurs. Non-seulement elle a guidé avec succès les observateurs dans l'anatomie de développement et l'histologie générale, mais elle n'a pas jeté moins de lumière sur l'histoire des anomalies et la tératologie, et je crois avoir démontré, dans le discours préliminaire, toute l'étendue de ses applications à l'anatomie pathologique et à la physiologie de l'âge avancé, la loi de destruction des organismes se montrant la répétition, en sens contraire, des actes de leur loi de formation, dérivée elle-même de l'unité de composition organique.

Or, la part de Tiedemann, au début de ces grandes recherches a été précisément de montrer par les faits, quant au système nerveux central, dont le développement relatif influe tant sur celui des autres organes, la valeur de cette théorie, qui n'était encore que spéculative. En faisant marcher parallèlement et en éclairant l'une par l'autre l'anatomie comparée et l'embryogénie, il a pu démontrer assez positivement que le système nerveux, pour sa formation, dans l'homme, passe graduellement par divers états intermédiaires qui représentent l'état permanent du même système à divers degrés de la série animale, le passage d'une classe à une autre signalant, dans un temps très court, la période correspondante d'évolution de l'état embryonaire. Maintenant, que cette théorie semble trouver de nombreux démentis à l'observation de détail, que les organes en voie de formation ne se présentent pas rigoureusement, pour un âge déterminé, dans les mêmes conditions de forme, de volume, de complication, et même dans les rapports qui caractérisent la classe animale correspondante : ces résultats, assurément, ne suffisent pas pour infirmer la règle générale, si nous nous rappelons qu'avec la loi d'unité de composition, principe des ressemblances entre les animaux, marche parallèlement la loi de variété, principe de leurs différences; car, les classes et les espèces animales étant parfaitement distinctes, si néanmoins elles sont analogues dans leur conformation générale, elles ne peuvent pourtant pas être identiques dans les détails et l'harmonie de leur organisation spéciale, plus prochainement soumis, dans leur enchaînement et leur équilibre, aux nécessités de leur propre organisme. Après avoir trop accordé à la philosophie scientifique allemande, prenons garde aussi de lui trop refuser. Rien de plus clair que ces doubles rapports. D'un côté, s'il est bien vrai que chaque animal est ce qu'il est pour lui-même à tout âge, il ne l'est pas moins qu'il affecte d'abord, en tant qu'animal, une organisation générale, et c'est par là qu'il ressemble aux autres : voilà l'unité de composition. D'un autre côté, il paraît logique et tout naturel que l'animal d'un degré supérieur, en se développant, passe par une série d'états plus simples pour arriver au plus complexe, et que ces états simples offrent des ressemblances avec ce qui s'arrête au-dessous : voilà la variété. Tout animal est à-la-fois semblable et différent l'un à l'autre. Il ne s'agit que de ne rien exagérer, et, en se tenant également éloigné des deux opinions extrêmes, de ne pas prendre les différences spécifiques pour des oppositions, ni les analogies générales pour identités. Dans le milieu, dans l'harmonie seulement est le vrai. Je le répète donc, il suffit, pour les faire accepter, que les rapports entrevus par Kielmaier et appliqués par Tiedemann soient vrais dans leur ensemble, et l'élan qu'ils ont imprimé à toutes les études d'application n'a fait qu'en démontrer de plus en plus toute la valeur scientifique.

M. Serres(1), dans son travail sur l'anatomie du cerveau, reproduit la plupart des idées d'Oken et Tiedemann, mais enrichies d'une foule d'observations nouvelles, et avec cette précision dans les faits, cette élévation et cette clarté dans les vues qui distinguent à un si haut degré ses ouvrages, et en font la base de l'anatomie philosophique ou transcendante, cette brillante création de nos jours dont il a été peut-être l'interprète le plus habile en même temps que l'un des plus laborieux coopérateurs.

À cette même époque, déjà si fertile, se rapportent les premières expériences décisives sur la spécialité de fonctions des nerfs moteurs et sensitifs. Quoique nous ayons à revenir ailleurs avec les détails convenables, sur cet important sujet, nous ne pouvions guère, néanmoins, nous dispenser de le mentionner dans cet ensemble. Avec le peu que l'on savait à cet égard, depuis Galien, il est remarquable de voir, sans autre antécédent, Boerhaave(2) poser le principe d'un double système nerveux dans la moelle. Mais quoique rappelée par Lamarck, cette vue, que rien n'appuyait, pouvait demeurer stérile, si Walker (1809) n'avait pas prononcé hardiment que l'un des faisceaux de la moelle, avec les racines qu'il supporte, était destiné au sentiment et l'autre au mouvement. Dans cette localisation d'une moitié à l'autre de la moelle, il avait le choix, et s'il s'est trompé en attribuant la fonction sensitive au faisceau antérieur et la fonction motrice au faisceau postérieur. Mais il aurait été plus heureux à opter que cela ne prouverait pas davantage, puisque sa détermination que rien ne pouvait guider restait arbitraire.

Le mérite de Charles Bell a été de faire, comme de droit, l'expérience juge des faits. Aussi, dès 1811, avait-il reconnu que c'est aux racines antérieures que se rapporte le mouvement. Plus tard il en vint à conclure, mais sans pouvoir le démontrer, que c'est aux racines postérieures qu'est affectée la sensibilité. Enfin, par une longue suite d'expériences auxquelles ont pris part un grand nombre de physiologistes, et particulièrement

(1) Anatomie comparée du cerveau dans les quatre classes des animaux vertébrés, appliquée à la physiologie et à la pathologie du système nerveux. Paris, 1824-26.
(2) De morbis nervorum, t. II, in-8, 1761.

MM. *Magendie, Backer, Muller, Valentin, Longet,* etc., cette distinction des racines antérieures motrices et des racines postérieures sensitives, est désormais solidement établie.

Mais pendant que se continuaient ces recherches sur la physiologie des nerfs spinaux, commençaient, sur les fonctions des parties différentes du système nerveux, de nouvelles séries d'expériences qui ne devaient pas être moins fécondes. Quelques-uns des physiologistes nommés ci-dessus, et plus particulièrement M. *Magendie,* poursuivaient la détermination des fonctions si variées des nerfs encéphaliques. MM. *Flourens, Magendie,* et *Bouillaud,* chacun à part soi, portaient aussi leurs recherches sur les fonctions, bien plus difficiles à connaître et à localiser, des centres nerveux encéphaliques; et M. Flourens, en particulier, arrivait aux résultats les plus extraordinaires par l'ablation, sur des animaux de classes différentes, des hémisphères cérébraux et du cervelet.

Enfin, aujourd'hui, loin que le zèle pour ces recherches ardues se ralentisse, partout en Europe de jeunes physiologistes et, parmi nous, MM. *Longet, Nonat, Cl. Bernard* et tant d'autres viennent s'adjoindre aux maîtres pour éclairer de plus en plus, par la voie expérimentale, les fonctions encore si obscures et si différentes des organes nerveux, sur tous les points des deux grands appareils de la vie animale et de la vie organique.

Reprenons, pour terminer, les travaux qui ont signalé, pendant ces dernières années, les progrès de l'anatomie du système nerveux central.

Les ouvrages les plus récens, sur la structure des centres nerveux, montrent que l'ardeur des anatomistes n'est pas moindre que celle des physiologistes. Vu l'impossibilité de faire comprendre, sans le secours du dessin, tant de détails variés, tous ces ouvrages sont iconographiques.

M. *Arnold* (1), dans son atlas, a figuré avec exactitude la plupart des recherches qui avaient signalé la période précédente.

M. *Leuret* (2), dans un ouvrage qui est encore en cours de publication, a entrepris un grand travail sur l'encéphale, et, en particulier, sur les circonvolutions cérébrales. Jusqu'à présent, il n'y a de connu que la partie qui a rapport au cerveau des animaux. Le fait qui nous semble le plus important est la spécialisation, à la face interne des hémisphères cérébraux, d'un groupe de circonvolutions intermédiaires des deux masses antérieure et postérieure. Pour parler pertinemment de cet ouvrage, il faut attendre qu'il ait paru au complet. En attendant, les premières conclusions de l'auteur paraissent pour le moins très singulières, car, selon lui, les circonvolutions ne seraient pas en rapport avec le degré d'élévation du mammifère dans la série des animaux de sa classe, et le cerveau de l'homme lui-même, par le nombre et le volume des circonvolutions, ne se distinguerait pas nettement de celui de quelques animaux, en particulier le singe et l'éléphant. Sur certains points, la manière dont l'auteur procède dans cette détermination, semble un peu arbitraire. J'aurai, du reste, l'occasion de revenir plus amplement sur ce sujet en son lieu.

M. *Gerdy* (3) a publié sur la structure du cerveau un travail qui renferme des idées assez originales. Selon lui, le pédoncule cérébral, noyau primitif de l'hémisphère correspondant, se compose de deux faisceaux superposés, sus-pédoncule et sous-pédoncule, séparés par une lame grise, et qui, parvenus dans l'hémisphère, sont successivement entourés de huit anneaux formés par diverses parties. Voici le résumé de ses idées, que M. Gerdy donne lui-même à la fin de son mémoire.

« Il résulte des dispositions que nous venons de décrire que, « sous le rapport de la forme, le cerveau se réduit à deux pédon- « cules divergens qui représentent trois reliefs annulaires sur « leur circonférence, et qui sont lâchement entourés par cinq « autres anneaux, dont plusieurs les unissent en même temps « l'un à l'autre, ainsi que les lobes qui recouvrent et enveloppent « entièrement ces pédoncules à leur extrémité cérébrale.

« En effet, la couche optique forme, avec l'origine du nerf « optique, un premier anneau qui entoure chaque pédoncule en « dedans, en haut, en dehors et en bas. Le tænia en forme un « deuxième qui, commençant en dedans, remonte en dehors, se « prolonge en arrière et finit en bas et en avant.

« Le *cendré supérieur* (partie supérieure et postérieure du « corps strié) forme le troisième. Le quatrième est formé par le « plexus choroïde; le cinquième par le bord latéral du ventricule, « son pilier antérieur et la frange qui en est la suite. Le corps « calleux ou le plafond commence le sixième, qui est continué « en arrière et en bas par la corne ou renflement de l'angle pos- « térieur du corps calleux; le raphé constitue le septième avec « le filet sus-optique et le dentelé. La circonvolution ovalaire ou « annulaire est le huitième.

« Ajoutez à tout cela l'ensemble des circonvolutions de chaque « lobe pour couvrir les pédoncules réunies au moyen des com- « missures, et surtout du corps calleux, et vous aurez l'idée la « plus vraie, la plus simple et la plus générale que vous puissiez « vous former de l'ensemble des nombreuses parties du cerveau « et de leur coordination systématique naturelle. A voir se ré- « péter la disposition annulaire que je viens de signaler, on di- « rait que ces pédoncules sont comme le noyau ou la forme « primitive d'un cristal générateur, et que toutes les parties du « cerveau se sont successivement formées autour de ces deux « noyaux, qui en sont le fondement; à voir combien la forme « conique des pédoncules, on dirait que le cerveau, réduit sur « la ligne médiane à ses commissures, ne se renfle latéralement « à la ligne médiane, pour former ses lobes, que parce que la « partie renflée du cône pédonculaire est elle-même renflée en « dehors.

« Nous verrons, ajoute l'auteur, que le cervelet et le mésocé- « phale sont formés d'après un même principe général, et que « les faisceaux longitudinaux et centraux du mésocéphale y sont « encore entourés de parties annulaires qui semblent s'être « primitivement développées autour des faisceaux longitudi- « naux. ».

On a fait à cette systématisation de M. Gerdy des reproches assez fondés, par exemple, de faire figurer, avec une même signification, des anneaux formés de parties très différentes appartenant soit aux circonvolutions, soit aux ventricules, d'y avoir admis des amas de substance grise au même titre que la blanche, et surtout le plexus choroïde, dont la texture n'offre rien de commun avec celle des deux substances; mais à part ces objections, qui n'ont trait qu'à quelques-uns des organes classés, il y a quelque chose de vrai dans cette disposition concentrique des organes nerveux autour des pédoncules cérébraux, dont la forme générale de l'hémisphère lui-même n'est que la représentation d'ensemble; et si cette image anatomique, qui concentre

(1) Tabulæ anatomicæ, fascic. 1, continens icones cerebri et medullæspi-
nalis. Zurich, 1838, in-fol.
(2) Anatomie du système nerveux considéré dans ses rapports avec l'intelligence. Paris, 1839, t. 1, in-8, avec atlas in-fol.
(3) Recherches sur l'encéphale. *Journal des connaiss. médico-chirurgic.* 1835.
Mém. avec figures.

mieux toutes les parties vers une tige commune, n'ajoute aucun fait en physiologie, elle semble mieux disposer néanmoins à comprendre l'unité des fonctions.

Mais les travaux les plus importans de ces dernières années sont ceux de MM. Foville et N. Guillot. Tous deux sont le résultat de recherches persévérantes poursuivies pendant une longue suite d'années; tous deux sont riches d'observations nouvelles sur les centres nerveux de l'homme et des animaux. Les recherches de M. Foville, dirigées en vue de leurs applications à la physiologie et à la médecine, ont pour objet spécial le cerveau de l'homme, et n'empruntent à l'anatomie comparée que comme auxiliaire. Au contraire, c'est l'anatomie générale des centres nerveux dans tous les vertébrés, en remontant des classes inférieures vers l'homme, qui est l'objet du travail de M. Guillot. Mais ce qui, indépendamment de leur importance commune et de la différence de leurs points de vue, en rend l'étude parallèle encore plus profitable et plus curieuse, c'est la différence du genre d'esprit des auteurs qui les dispose à employer plus particulièrement des modes opposés d'investigation; d'où il résulte que les mêmes questions, envisagées sous des aspects variés, se présentent avec des solutions différentes, entre lesquelles l'esprit de l'auteur, éclairé par ces débats, mais laissé à son indépendance, peut se frayer, pour des recherches ultérieures, une moyenne ou une tierce opinion.

M. *Foville*, si connu par ses études sur l'anatomie du cerveau, auquel il se livre depuis plus de vingt ans, et dont il a successivement consigné les résultats dans plusieurs mémoires à l'Académie des sciences et à l'Académie de médecine (1), vient de commencer la publication d'un grand ouvrage qui donne, avec l'état de la science, l'ensemble de ses propres travaux (2).

M. Foville étudie le cerveau par des moyens variés, et entre autres durci par divers réactifs. Deux moyens lui servent à reconnaître la continuité des faisceaux de la moelle avec le tronçon nerveux encéphalique : l'étude des surfaces et la séparation des parties. Mais il avoue que la combinaison des deux substances grise et blanche, pour s'unir aux renflemens encéphaliques, et surtout la circonstance des entrecroisemens, ont rendu jusqu'à présent les difficultés insurmontables.

Voyons succinctement en quoi consistent, à ce qu'il me semble, les idées les plus originales et les faits les plus nouveaux de l'ouvrage de M. Foville, combinés avec tout ce que l'on sait sur la structure générale des organes encéphalo-rachidiens.

L'axe cérébro-spinal, dans son prolongement céphalique, à partir de la moelle, s'étend jusqu'à l'espace perforé latéral de Vicq d'Azyr, appelé par l'auteur, en raison de sa forme, le *quadrilatère perforé*. Une commissure centrale non interrompue réunit toutes les parties des deux substances, de bas en haut, dans toute la longueur de l'axe cérébro-spinal, du renflement lombaire au troisième ventricule. Dans le cervelet, le corps rhomboïdal, dans le cerveau, les couches optiques et les corps striés, sont les principaux moyens d'union des parties périphériques avec la commissure centrale.

(1) Recherches sur l'anatomie du cerveau. *Mém. à l'Acad. des sciences*, avec rapport de M. de Blainville. Procès-verbal du 23 juin 1838. — *Mém. de l'Acad. de méd.*, t. IX, Paris, 1841. — Recherches sur la structure de l'encéphale. *Mém. à l'Acad. des sciences*, avec rapport de M. de Blainville. — *Compte-rendu de l'Acad.*, séance du 11 mai 1840. — Recherches sur les entrecroisemens, etc. *Bulletin de l'Acad. de méd.*, t. VII, 1842.

(2) Traité complet de l'anatomie, de la physiologie et de la pathologie du système nerveux cérébro-spinal. Première partie : ANATOMIE. 1 vol. in-8 avec atlas. Paris, 1844. C'est le seule qui ait encore paru.

L'axe cérébro-spinal, de même que tous les tissus, engraisse et maigrit suivant l'état d'obésité ou de marasme dans l'homme et les animaux. Celui du marsouin est tellement infiltré de graisse qu'il flotte sur l'eau.

Les organes cérébraux, ou les ganglions sans appareil extérieur de M. de Blainville, suivant que l'affirme ce savant professeur, tiennent, comme les nerfs ou les prolongemens périphériques, à la région correspondante de l'axe nerveux céphalique. Cependant il existe quatre paires de nerfs qui ont une double racine : l'olfactif, l'optique, l'acoustique, et le *trijumeau*. Ces nerfs, tous sensoriaux, dit l'auteur, ne tirent pas seulement leur origine de l'axe nerveux. Les deux premiers procèdent en outre du ganglion cérébral et les deux derniers du cervelet. Il y a donc proprement deux nerfs cérébraux et deux nerfs cérébelleux.

La continuité des deux substances peut se démontrer dans toute l'étendue de la masse nerveuse cérébro-spinale.

A partir de la moelle, indépendamment de l'entrecroisement bien connu des pyramides antérieures de la moelle, M. Foville en a trouvé un autre plus profond entre les deux moitiés de la moelle allongée jusqu'à la bifurcation en arrière du troisième ventricule. Le corps restiforme est la prolongation du faisceau postérieur de la moelle. L'olive et les filets entre lesquels elle ressort font suite au faisceau latéral. La pyramide antérieure n'est que partiellement le prolongement direct du faisceau antérieur de la moelle. Son sommet se décompose en petits faisceaux qui s'entrecroisent pour se continuer d'un côté à l'autre; jusqu'ici on n'est pas fixé sur ce que deviennent les parties entrecroisées. Comme on le voit, cette lacune jette une grande incertitude sur tout ce que l'on sait de la structure du système nerveux central.

Dans le prolongement céphalique, ou le tronçon nerveux, les *faisceaux postérieurs*, dont une partie considérable se porte au cervelet, se prolongent sous les tubercules quadrijumeaux, les couches optiques et le quadrilatère perforé. Les *faisceaux antérieurs* gagnent le centre de la base du cerveau; les *faisceaux latéraux* arrivent à la couche noire du pédoncule. Il serait trop long et inutile de suivre le développement de ces faisceaux dans les masses encéphaliques, et de voir comment, à leur entrée, ils s'entourent d'un système d'anneaux à la manière de M. Gerdy. En résultat général, partout les fibres blanches aboutissent à la substance grise.

La continuité de cette substance grise est également suivie par M. Foville. A partir des trainées centrales de la moelle, où il croit sa structure entièrement fibreuse, cette substance, devenue périphérique au calamus scriptorius, se continue à tout le quatrième ventricule et parfois à l'infundibulum; puis du quatrième ventricule en arrière au corps rhomboïdaux et aux lamelles du cervelet; au-dessus, aux tubercules quadrijumeaux; sur les côtés aux couches optiques et aux corps striés; enfin, en avant, aux quadrilatères perforés, où elle s'adjoint à la couche verticale grise du cerveau.

Quant au cervelet, dit l'auteur, si on veut le considérer comme un ganglion nerveux, « on voit ce ganglion, élevé « sur les dépendances des nerfs auditif et trijumeau, et sur les « développemens du faisceau postérieur de la moelle, se rattacher « au faisceau antérieur par des faisceaux fibreux issus de l'inté- « rieur de sa substance. Les divers élémens du pédoncule céré- « belleux, aboutissant, les uns au faisceau postérieur, les autres « à l'antérieur, peuvent-être comparés aux deux ordres de racines « des nerfs spinaux, séparément fixées au faisceau postérieur et « au faisceau antérieur de la moelle. »

Le ganglion cérébral s'élève naturellement de tout le prolongement pédonculaire, couche optique, corps strié et surtout du lieu de sa terminaison, le quadrilatère perforé, que l'auteur considère comme la *partie fondamentale du cerveau*.

Effectivement, le rôle qu'il lui fait jouer est très important, et, comme il le dit, capital, puisqu'il croit y voir dans une triple coïncidence : « 1° le terme des prolongemens qu'envoient au « cerveau les faisceaux postérieurs de la moelle, avec lesquels « se combinent les racines sensoriales des nerfs spinaux, les nerfs « acoustique et trijumeau ; 2° le lieu de concordance des deux « nerfs qui naissent du cerveau, l'olfactif et l'optique ; 3° l'a- « boutissant et le point de départ des circonvolutions cérébrales « disposées en quatre ordres, dont les deux premiers naissent du « quadrilatère perforé ou de ses limites, et les deux derniers, sans « y atteindre, y convergent du moins par l'intermédiaire des au- « tres. » Dans la signification comparative des circonvolutions entre l'homme et les animaux, M. Foville s'éloigne beaucoup des conclusions données par M. Leuret. Non-seulement il n'y a pas, pour lui, de cerveau d'animal qui puisse être rapproché de celui de l'homme, mais, d'accord avec la remarque que j'ai consignée dans le discours préliminaire de la superaddition graduelle des organes nerveux, à mesure que leurs fonctions deviennent plus élevées, l'adjonction les uns aux autres des quatre ordres de circonvolutions semble correspondre au degré d'élévation de l'animal dans l'échelle instinctive, sinon psychologique. Les rongeurs ne posséderaient que la circonvolution du premier ordre. Celles du second ordre s'y adjoindraient chez les carnassiers et aussi chez les ruminans, mais avec plus d'accidens dans le cours des lignes circonvolutionnaires. L'éléphant lui-même n'irait pas au-delà. Dans cette échelle ascendante, il faudrait arriver jusqu'aux singes pour trouver les premiers rudimens des circonvolutions du quatrième ordre ; mais encore la limite de l'animal serait-elle bien précise, si comme le dit l'auteur, l'encéphale de l'orang-outang ne s'approche de l'encéphale humain qu'à un degré correspondant à la ressemblance de la forme générale de son corps avec celle du corps de l'homme. Ces résultats, qui concordent si bien avec la différence de masse et de configuration relative du cerveau de l'homme et des animaux, tracés ce rapport, plus logiques et satisfaisans, semblent par cela même, il faut l'avouer, avant toute vérification, beaucoup plus probables que ceux obtenus par M. Leuret. Nous verrons plus tard ce que fournit l'examen des pièces à cet égard.

Pour terminer, il reste à montrer comment M. Foville comprend la structure générale du ganglion cérébral. Laissons le lui-même en donner le résumé.

« Le cerveau est composé de deux élémens principaux : l'un « central, unique, symétrique, creusé de ventricules. C'est le « noyau cérébral, qu'on peut considérer comme un segment « amplifié de l'axe nerveux, dont la moelle épinière est la partie « la plus simple.

« L'autre, périphérique, divisé en deux moitiés séparées, so- « lides. C'est l'hémisphère, qu'on peut considérer comme un « énorme ganglion rattaché à l'axe central, et duquel se séparent « les nerfs cérébraux.

« Dans chacun de ces élémens, le noyau cérébral et l'hémis- « phère se prolongent les trois faisceaux distingués dans chaque « moitié de la moelle épinière.

« Toutes les surfaces libres du noyau cérébral, c'est-à-dire la « surface des ventricules, celle de l'espace perforé, la surface « extraventriculaire du corps calleux, sont formées de couches

« fibreuses ou de masses grises, rattachées aux prolongemens « encéphaliques du noyau postérieur.

« Toutes les surfaces libres de l'hémisphère, c'est-à-dire la « surface des circonvolutions, appartiennent à la membrane cor- « ticale, dans laquelle se continuent également, contribuant à la « constituer ce qu'elle est, des émanations du faisceau postérieur.

« Les surfaces libres du noyau cérébral, les surfaces libres de « l'hémisphère, s'unissent les unes aux autres ; c'est avec elles « aussi que se combinent les nerfs cérébraux, et nous avons fait « voir d'ailleurs qu'il en est de même pour le cervelet.

« Les prolongemens du faisceau antérieur et du latéral occu- « pent toujours une situation profonde dans le cerveau.

« Dès que la région fasciculée du pédoncule cérébral a franchi « l'anneau dont l'entourent la couche et le tractus optique à son « entrée dans le noyau cérébral, il ne faut plus chercher ses pro- « longemens à des surfaces libres.

« Qu'on les étudie dans le noyau cérébral ou dans l'hémis- « phère, ils sont toujours enveloppés par les développemens du « faisceau postérieur ; ils peuvent approcher des surfaces par « leurs dernières ramifications, mais jamais ils ne s'épanouissent « dans ces surfaces.

« Les prolongemens cérébraux du faisceau postérieur occupent « dans cet organe la situation qu'occupent, dans le corps, la peau « et les membranes muqueuses animées par des nerfs du faisceau « postérieur, et auxquelles ne parviennent jamais des nerfs du « faisceau antérieur.

« Les prolongemens cérébraux du faisceau antérieur, contenus « dans l'intervalle des épanouissemens membraneux du faisceau « postérieur, occupent dans le cerveau la place qu'occupent dans « le corps le système musculaire animé par des nerfs issus du « faisceau antérieur. »

Ce tableau général de la structure de l'organe nerveux central, des rapports des deux substances et des prolongemens des faisceaux distincts de la moelle dans l'encéphale, qui semble y montrer des fonctions analogues, si cette continuité de matière pouvait rigoureusement se démontrer en anatomie, offrirait déjà une signification assez large en physiologie, en ce qu'elle tracerait, d'une manière générale, les voies que parcourent les deux courans centripète et centrifuge à leur nœud de jonction vers les centres cérébraux des perceptions et des volitions. Et quoique cette donnée ne pût projeter aucune lumière sur le problème si obscur et si complexe des fonctions cérébrales, du moins serait-ce déjà quelque chose de que de connaître les trajets de communication de l'organe nerveux central avec l'organisme. Quant à la dernière corrélation établie par M. Foville, entre la position relative des deux genres de faisceaux et le mode de superposition des nerfs spinaux, antérieurs et postérieurs, dans les organes chargés des fonctions sensitives et motrices, dans l'état actuel de la science on n'y voit guère qu'un rapprochement ingénieux plutôt qu'une conception scientifique. En effet, comme on l'a toujours bien compris, il est tout simple que les organes, et, par conséquent, les nerfs sensitifs, sentinelles de l'organisme, destinés à faire connaître les qualités des corps extérieurs, se développent en surfaces au-dehors, et que les organes contractiles se groupent au-dedans à l'entour des leviers intérieurs de sustentation qu'ils doivent faire mouvoir ; mais on ne voit pas pourquoi des situations analogues s'offriraient dans l'encéphale ; et pourtant si cette corrélation, déjà évidente quant à la situation relative des deux substances blanche et grise, pouvait également être mise hors de doute, en ce qui concerne les masses médullaires qui font suite aux faisceaux antérieurs et postérieurs de la moelle, un fait aussi remarquable mériterait d'être bien constaté, car il devrait avoir une signification importante, qui, peut-être, à une époque plus ou moins éloignée, pourrait se révéler dans un état plus avancé de la science.

Comme on le voit, le grand travail de M. Foville, déjà si remarquable par la quantité de faits intéressans dont il est rempli, ne l'est pas moins encore par les efforts intelligens de l'auteur pour les grouper et les systématiser en un ensemble anatomique et physiologique, auquel l'anatomie pathologique doit venir aussi s'adjoindre par ses preuves négatives.

M. *Natalis Guillot*, auquel la science est redevable d'un certain nombre de travaux très positifs, sur divers points d'anatomie, de texture, normale et pathologique, avait aussi déjà publié anciennement un mémoire sur les vaisseaux sanguins de la substance cérébrale (1). L'ouvrage neuf et original qu'il vient de nous donner sur l'organisation du centre nerveux (2), loin d'appartenir, comme tous les autres, aux écoles de Gall et de Tiedemann, porte un caractère tout différent. Son objet essentiel est de rechercher au plus près que le permet l'observation, la structure réelle des organes encéphalo-rachidiens, abstraction faite de toute idée préconçue, et en évitant d'altérer la substance nerveuse par aucun moyen chimique ou mécanique.

« Je me suis étudié, dit-il, autant qu'il m'a été possible de le
« faire, à traduire simplement la nature. Une théorie de plus
« n'eût point augmenté la richesse de ses détails et l'intérêt qui
« lui appartient.

« Nulle autre matière ne doit, mieux que la matière nerveuse,
« se prêter à la hardiesse de toutes les imaginations; en raison
« du peu de solidité des élémens qui la composent, tout en elle
« change rapidement après la mort, et les contacts même les plus
« légers en altèrent les formes ou les font disparaître; aussi com-
« bien ne faut-il pas douter de la certitude des résultats obtenus
« par quelques observateurs, lorsqu'ils veulent étendre l'encé-
« phale, soit avec la pression des doigts, soit à l'aide de divers
« artifices plus ou moins grossiers, dans l'intention de suivre ce
« qu'ils nomment des fibres, et traire, le faut d'en déplisser, comme
« on le dit, les expansions? N'est-ce pas une vicieuse manière
« d'étudier une organisation que de commencer par la rendre
« méconnaissable?

« Il est malheureusement peu de savans, même parmi les plus
« expérimentés, qui n'enseignent encore sous nos yeux comme
« les meilleurs, parmi les procédés à suivre, ceux qui, précisé-
« ment, sont les plus capables de faire disparaître le caractère de
« la structure des parties.

« Rien ne doit plus conduire au doute, ou servir à propager
« l'erreur, que ces préparations grossières qui modifient complè-
« tement la matière, lors même qu'elles ne la détruisent pas ab-
« solument : tel soutient que l'encéphale est lamelleux, le fait
« bouillir dans le vinaigre, et démontre les lamelles séparées
« comme les feuillets d'un livre; tel prétend qu'il est fibreux, le
« plonge ne le fait macérer dans l'alcool et y découvre des appa-
« rences de fibres; tel autre voudrait assurer qu'il est granuleux,
« pourrait le faire bouillir dans l'huile, et verrait certainement la
« matière se séparer en granulations irrégulières. Autant de pro-

« cédés différens, autant d'erreurs produites, ou pour le moins
« autant de doutes jetés à la discussion. »

Privé de tout moyen d'étude auxiliaire, M. Guillot y supplée par des précautions, et « dissèque la substance nerveuse dans le
« plus court délai après la mort de l'animal auquel elle appar-
« tient, et sous une température assez élevée pour ne produire
« dans les formes aucune altération immédiate. »

Avec cette réserve si sage, mais si sévère, il semble que l'auteur, dans l'étude de tissus si mous et à peine distincts, dut manquer de ressources pour observer des faits nouveaux. Aussi n'est-ce pas, comme pour la plupart des ouvrages que nous avons vu précédemment, par l'abondance des détails de texture, d'arrangement et d'intrication que se caractérise l'ouvrage de M. Guillot; tout, au contraire, en raison de la différence et de la simplicité relative de ses moyens d'investigation, ses résultats, à cet égard, sont bien plutôt négatifs de tout ce qui a été dit. Ses recherches étant faites parallèlement dans les quatre classes d'animaux vertébrés, portent principalement sur la détermination, la forme, le volume, les connexions mutuelles et le mode de développement des masses organiques principales; et les faits, très nombreux sous ce rapport, en même temps qu'ils précisent mieux l'organisation de l'ensemble, dont ils montrent les différences d'une classe à une autre, ont souvent pour résultat d'infirmer les opinions établies, mais sans leur en substituer de nouvelles, que la prudente modestie de l'auteur lui interdit de chercher.

La nouveauté du système d'organisation de la masse encéphalo rachidienne, conçu par M. Guillot, se résume et s'annonce dans la classification de son ouvrage.

Le système nerveux central se compose de trois sortes d'appareils, primaire, secondaire et tertiaire, formés de parties distinctes par le siège, la composition, la forme, le volume et la direction. *L'appareil primaire* est nommé spécialement par l'auteur *appareil fondamental* parce qu'il constitue la partie essentielle du système nerveux central, et, comme tel, sauf d'importantes modifications d'une classe à une autre, appartient indistinctement dans son ensemble à tous les vertébrés. Les deux autres appareils, au contraire, n'apparaissent qu'à mesure que l'organisation se complique en s'élevant dans l'échelle des vertébrés. L'appareil secondaire par une série de phases graduées à partir des poissons et des reptiles; et l'appareil tertiaire chez les mammifères auxquels il est spécialement dévolu.

La manière de voir de l'auteur différant beaucoup des opinions reçues, il a dû, pour des idées nouvelles, se créer un nouveau vocabulaire, dont j'aurai soin de traduire au fur et à mesure la signification. Ainsi, l'une des opinions le plus anciennement établies, est celle qui considère la substance blanche comme formée de fibres. Or, pour éviter tout ce qui rappelle l'idée de fibres dont l'existence lui paraît le plus souvent artificielle, et le résultat des préparations chimiques que l'on a fait subir à la substance nerveuse, M. Guillot, à la dénomination de *faisceaux*, substitue celle de *stratifications*.

Pour donner une idée générale plus précise du travail de M. Guillot, je vais, autant que possible, le laisser parler lui-même, en empruntant à différens points de son ouvrage, et surtout parmi les soixante-et-quatorze propositions où il en a tracé le résumé terminal. J'insisterai particulièrement sur les observations qui ont rapport aux mammifères.

« *L'appareil fondamental* (partie centrale de M. de Blainville),
« constitué par l'axe cérébro-spinal et ses prolongemens cérébel-
« leux et cérébraux, est la base constante, générale, nécessaire,

(1) Essai sur les vaisseaux sanguins du cerveau. *Journ. de Physiol. expérim.* t. IX, p. 20, 1829.
(2) Exposition anatomique de l'organisation du centre nerveux, dans les quatre classes d'animaux vertébrés. Couronné par l'*Académie des Sciences de Bruxelles*, in-4° avec 18 planches dessinées par l'auteur. Paris, 1844.

7. III.

17

« du centre nerveux de tous les animaux vertébrés. L'existence
« peut en être facilement démontrée dans toutes les espèces ; il
« n'en est pas une d'entre elles dans l'organisation de laquelle
« on ne puisse le reconnaître, quelle que soit la forme ou le
« rapport des parties.

« C'est constamment, et sans aucune exception, sur cet appareil
« que viennent se terminer ou bien que naissent les origines des
« cordons qui constituent le système nerveux périphérique. »

Il se distingue des deux autres par deux caractères : la direction de ses stratifications (faisceaux), longitudinale ou parallèle
à l'axe du corps ; et leur grande longueur d'une extrémité à l'autre
du système nerveux central ; une portion formant la moelle épinière, tandis que l'autre se développe dans l'encéphale.

Il se compose « de stratifications de substance blanche , d'ac-
« cumulations isolées de substance grise, et d'une lamelle intermé-
« diaire qui réunit dans le crâne les régions antérieures aux ré-
« gions postérieures. »

Les stratifications de matière blanche peuvent être divisées en
antérieures et en postérieures (faisceaux antérieurs et postérieurs), dans chacune desquelles divisions on peut reconnaître
deux portions latérales, et une double portion médiane, les commissures, que l'auteur nomme les axes médians.

« Les divisions antérieures et postérieures sont rapprochées
« dans toute l'étendue du prolongement rachidien; elles s'écartent
« au contraire dans les régions intracrâniennes; et, en se sépa-
« rant, les unes se portent vers les régions cérébrales, les autres
« se dirigent vers les régions cérébelleuses.

« Les portions latérales et les portions médianes de chacune
« de ces divisions restent unies intimement dans la plus grande
« partie du prolongement rachidien; dans les régions encépha-
« liques elles éprouvent les modifications suivantes.

« Les portions médianes (axes médians ou commissures) s'ar-
« rêtent en avant et en arrière à des hauteurs variables : lorsque
« ces portions cessent d'être appréciables, les stratifications laté-
« rales se séparent et se prolongent plus ou moins, à droite et à
« gauche, pour aller former les hémisphères du cervelet et du
« cerveau.

« L'extrémité supérieure de l'axe ou portion médiane qui
« réunit les stratifications postérieures de l'appareil fondamental
« sur la ligne médiane, disparaît ordinairement dans le voisinage
« de l'extrémité inférieure du ventricule cérébelleux, près de la
« pointe du *calamus scriptorius*. Elle ne paraît jamais subir aucun
« accroissement dans le point de cette terminaison.

« L'extrémité supérieure de l'axe ou portion médiane qui
« réunit les stratifications postérieures de l'appareil fondamental
« des animaux mammifères sur la ligne médiane , disparaît dans
« des régions plus élevées que la portion précédente.

« Dans les animaux de la classe des poissons , des reptiles et
« des oiseaux, cet axe antérieur ne subit aucun accroissement au
« lieu de la terminaison. Chez les mammifères, au contraire, le
« développement de cette portion des stratifications antérieures
« est d'autant plus considérable qu'elle s'approche davantage du
« lieu où elle se termine. Il en résulte de grands changemens
« dans le centre nerveux des mammifères (Page 323-5). »

Les stratifications de l'appareil fondamental, étendues au-dessus
et au-dessous du niveau où s'arrêtent les parties désignées par
l'auteur sous le nom d'axes médians, c'est-à-dire les commissures
de l'axe cérébro-spinal, ne sont jamais dans un rapport égal de
développement. Chez les poissons et les reptiles, la portion supérieure, ou l'encéphale proprement dit, cerveau et cervelet, est

extrêmement faible, si on la compare à celle prolongée au-dessous
c'est-à-dire à l'axe cérébro-spinal lui-même, dans ses deux parties
céphalique et rachidienne. Chez les mammifères, au contraire,
c'est l'axe cérébro-spinal qui est extrêmement faible comparé à
l'énorme développement de l'encéphale.

« Tant que les stratifications latérales de l'appareil fondamental sont réunies par les portions médianes (dans l'axe cérébro-
spinal), elles semblent se confondre intimement, et les séparations
que l'on peut établir entre elles n'ont point toujours toute la netteté désirable ; mais, dès que les parties médianes sont éteintes
dans les régions supérieures du centre nerveux, soit antérieurement (à la bifurcation des pédoncules cérébraux), soit postérieurement (au calamus scriptorius), il est facile de voir que les portions latérales suivent en s'écartant plusieurs directions dans
l'intérieur des masses encéphaliques de tous les animaux, et forment quatre divisions assez nettement arrêtées. »

Ces divisions sont semblables d'un côté à l'autre , et forment
deux moitiés parallèles et symétriques; mais elles sont dissemblables de chaque côté par leurs stratifications, dont l'antérieure
ou inférieure se dirige vers le cerveau, et la postérieure ou supérieure se rend au cervelet. Néanmoins, le cervelet n'est pas seulement formé par les stratifications postérieures, mais aussi par
les lamelles blanches transversales, dites le pont de varole, qui
émanent de la portion médiane des stratifications antérieures.
Cette distinction d'origine des lamelles ou stratifications superficielles de la protubérance, fait, suivant M. Guillot, que le plan
transversal qu'elles forment doit être retranché du nombre des
commissures.

Sur les stratifications antérieures et postérieures de la substance
blanche de l'appareil fondamental, sont déposés deux groupes
d'accumulations de substance grise. Le premier groupe constitue,
dans la moelle, une longue colonne de matière grise, autour de
laquelle convergent toutes les extrémités centrales du système
nerveux périphérique ; à l'autre groupe appartiennent, dans l'encéphale, divers amas de matière grise. Ces amas, au cerveau,
sont au nombre de trois, que l'auteur distingue par des noms
numériques d'avant en arrière : le *premier* ou la couche grise
périphérique; le *second* ou le corps strié; et le troisième ou la
couche optique.

L'appareil fondamental est complété par une bandelette de
liaison du cerveau et du cervelet, dont M. Guillot, le premier,
constate l'existence et qu'il nomme *lamelle intermédiaire*. Cette
lamelle est curieuse à étudier dans sa composition organique et
ses rapports.

Située sur le plan moyen, à la base de l'encéphale, étendue
entre les stratifications antérieures et postérieures, elle naît en
arrière de la substance blanche du cervelet avec laquelle elle se
confond. A mesure qu'elle se dirige en avant, elle forme la valvule de Vieussens, glisse sous les tubercules quadrijumeaux, se
continue à la glande pinéale par ses pédoncules postérieurs, et,
à partir de celle-ci, se termine, par ses pédoncules antérieurs, dans
l'une des masses grises cérébrales. Dans ce petit système de matière blanche, formé par la lamelle intermédiaire, et dont la
glande pinéale est comme le centre, le point de départ en arrière,
et le trajet sont les mêmes dans tous les vertébrés, sauf entre les
classes les modifications de texture des parties composantes. Mais
un fait très remarquable , c'est la différence de terminaison de
l'extrémité antérieure. Toujours elle a lieu sur l'une des masses
grises cérébrales, mais elle diffère dans chaque classe, par une sorte
de raccourcissement relatif d'avant en arrière, à mesure que l'on

s'élève des vertébrés inférieurs aux supérieurs. Chez la plupart des poissons, l'insertion antérieure se fait sur la première masse grise cérébrale (la couche périphérique), représentée dans leur cerveau rudimentaire par un globule terminal. Elle a lieu sur la seconde masse grise (le corps strié), chez quelques poissons et beaucoup de reptiles ; enfin cette implantation s'effectue sur la troisième masse grise (la couche optique) chez quelques reptiles, les oiseaux et les mammifères.

Une autre observation intéressante de l'auteur, a rapport aux connexions des masses grises. La première, réduite à un globule, est simplement antérieure et terminale, et se confond en arrière avec la seconde chez certains poissons ; mais chez d'autres la seconde masse grise, isolée de la première, se place au-dessus et non en avant de la troisième. La succession d'avant en arrière est déjà plus prononcée chez les reptiles où la masse périphérique commence à s'étaler en avant. Ces connexions des trois masses grises, dans les deux classes inférieures, si différentes de celles que l'on observe dans les deux classes supérieures, sert d'argument à M. Guillot pour combattre la théorie de l'évolution à l'état embryonaire, les rapports des masses grises dans l'encéphale du fœtus des mammifères ne pouvant, à aucun âge, présenter rien de semblable à la disposition permanente qu'ils offrent dans les poissons et les reptiles.

Enfin, la considération de l'importance relative des deux substances et des divers organes de matière grise fondée sur la vascularité relative, si faible dans la substance blanche, si abondante, au contraire, dans la substance grise, fournit à l'auteur des aperçus intéressans sur le degré d'activité probable des divers organes.

Quant au mode de terminaison ou d'épanouissement des prolongemens des stratifications, ou, comme l'on dit, des faisceaux dans les hémisphères, M. Guillot ne s'écarte pas de l'opinion commune. « Je crois, dit-il, comme tous les anatomistes, que les « pédoncules cérébraux sont épanouis dans les hémisphères, au- « delà des couches optiques et des corps canelés, jusqu'aux « circonvolutions. Mais je pense en même temps que ces expan- « sions forment dans le cerveau un ensemble parfaitement con- « tinu, et sans aucune division exactement appréciable. »

Les deux derniers appareils établis par M. Guillot n'appartiennent plus qu'à l'encéphale, et, suivant l'auteur, « malgré leur « importance, ne paraissent servir qu'à l'augmentation de la « puissance nerveuse, en ajoutant par leurs perfectionnemens « aux nombreux accroissemens de forme et de volume que pré- « sente l'appareil fondamental, à mesure qu'on le rapproche « les espèces animales les plus rapprochées de l'homme par leur « organisation. »

L'appareil secondaire se compose de parties horizontales dont la direction coupe en travers, à angle droit, celle des stratifications longitudinales de l'appareil fondamental. Ces parties ne sont autres que celles connues sous le nom de commissures cérébrales. L'auteur leur donne pour caractère de relier, d'un côté à l'autre, les organes de substance grise d'une même paire, en n'étant elles-mêmes composées que de substance blanche. Et parce qu'il est formé de substance grise, M. Guillot ne croit pas pouvoir considérer comme une commissure le petit amas médian du troisième ventricule, dit la commissure grise ou molle, qui unit les couches optiques ; car, dit-il, ce serait le seul exemple de ce genre. Mais cette opinion est arbitraire ; il faut bien accepter cette commissure grise, puisque, de l'aveu même de l'auteur, son existence est constante. Et même, il faut le dire, dans l'absence complète, au cerveau, de l'union médiane de la substance grise

périphérique, qui se présente partout au cervelet, c'est un fait remarquable et qui doit avoir une signification, que cette union par de la matière grise des deux tiges céphaliques, analogue à celle de la tige centrale avant sa bifurcation. Au reste, la distinction des moyens de liaison correspond à celle des organes de matière grise. La commissure postérieure réunit les organes de la troisième série (couches optiques), qui, avec l'amas gris intermédiaire, auraient ainsi un double lien. La commissure antérieure appartient aux organes de la deuxième série (les corps striés) ; enfin le corps calleux ou mésolobe est la vaste commissure de la première série ou de la couche grise périphérique, qui représente en réalité l'hémisphère cérébral.

L'appareil secondaire, ou de liaison, se développe peu-à-peu à mesure que l'on monte l'échelle des vertébrés. Il n'en existe qu'un fragment dans chacune des trois classes inférieures : entre les organes de la première série (couche périphérique) chez beaucoup de poissons ; entre ceux de la deuxième série (corps striés) chez quelques poissons et chez les reptiles ; c'est spécialement entre les organes de la troisième série (couches optiques), que la liaison s'effectue chez les oiseaux. Les mammifères sont les seuls chez lesquels l'appareil secondaire, en atteignant la troisième série, se maintient aussi dans les deux autres, si bien qu'il s'y présente au complet.

L'appareil tertiaire, comme une nouvelle addition à celui qui précède, n'appartient qu'aux mammifères. La direction des organes qui le composent est oblique eu égard à celle des deux autres appareils. Ces organes, composés des deux substances blanche et grise, sont : les tubercules mamillaires, la voûte, la cloison transparente, les hippocampes et le corps fimbrié. Les amas de matière grise des tubercules, de la cloison et de l'hippocampe sont toujours appréciables dans tous les mammifères. Mais, dit l'auteur, « celui du corps fimbrié ne peut être démontré que dans « certaines familles. Il n'en existe aucune trace dans les ron- « geurs : les animaux carnassiers paraissent également en être « dépourvus. Les ruminans et les solipèdes semblent être les pre- « miers mammifères dans l'appareil tertiaire desquels apparaît , « pour la première fois, le corps fimbrié. Mais , nulle part, le « volume de cette masse de matière grise n'est aussi appréciable « que dans l'espèce humaine. Cet organe, remarquable par les dé- « coupures légères qui le composent est pénétré par un fort « grand nombre d'artères, ce qui semble annoncer en lui une « importance dont il serait intéressant de découvrir l'objet. »

Tel est succinctement le travail de M. Natalis Guillot. Par exception, je m'y suis un peu plus étendu parce qu'il est original dans sa forme et son objet, et ne peut être considéré comme une continuation de l'œuvre de Reil et de Gall, pour plutôt à la critique. C'est une distinction heureuse que celle de ces trois appareils du système nerveux central dans leurs développemens relatifs et leurs rapports, si, comme la conscience et la sagacité bien connues de l'auteur ne permettent pas d'en douter, elle se déduit positivement de l'observation, et marque graduellement par la superaddition des parties les unes aux autres, les progrès de l'organisation, en remontant des vertébrés inférieurs vers les mammifères et l'homme. Quant au point de vue de la structure générale des hémisphères encéphaliques, si cet ouvrage n'ajoute pas beaucoup à ce que l'on savait, et, au contraire, dans les dé- tails au moins, se montre plutôt négatif que confirmatif des opi- nions reçues, c'est bien plus le résultat de l'extrême réserve de l'auteur, que de la nature des faits en eux-mêmes. Rien n'oblige à ne pas continuer d'étudier la substance nerveuse par tous les moyens possibles, sauf, à l'exemple de M. Guillot, à se tenir en défiance contre ce que peuvent avoir d'artificiel les résultats obtenus, et à en référer, comme moyen de vérification et contre-preuve, à l'étude minutieuse des tissus intacts dans l'état normal et patholo. gique à divers âges, non moins chez les animaux que chez l'homme.

Enfin, nous ne pouvons terminer ce rapide examen des derniers travaux de notre époque sur le système nerveux, sans mentionner au moins les recherches microscopiques sur la structure intime de la substance nerveuse, auxquelles ont pris part en Europe un si grand nombre d'anatomistes, et, en particulier, MM. Prévost et Dumas, Dutrochet, Raspail, Milne Edwards, Schwann, Henle, Valentin, Purkinge, Erenberg, N. Guillot, Mandl, etc. Nous verrons plus tard que l'examen détaillé de ces recherches ne fera que confirmer et développer les premiers travaux de Malpighi.

Je viens de tracer l'histoire abrégée des travaux les plus remarquables sur le système nerveux central. Assurément, c'est une étude d'un vif intérêt que celle des phases parcourues par cette fraction si importante de la science de l'organisation, depuis l'antiquité jusqu'à nos jours. De tant de milliers d'observateurs, de plusieurs centaines d'ouvrages, à peine s'élève-t-il quinze ou vingt noms qui résument dans cette direction tout le travail de l'esprit humain. Et, après tant de recherches, les résultats en sont encore si peu concluans, que, loin de s'entendre sur la texture des centres nerveux, on n'est pas même fixé sur les moyens qui peuvent diriger dans son étude. Dans l'absence d'une organisation nettement arrêtée, j'ai tâché de faire surgir toutes les grandes idées originales qui peuvent y conduire. Elles sont en petit nombre, et les plus fécondes se montrent, dans leurs germes au moins, les plus anciennes. Tour-à-tour on les voit naître, se transmettre, s'éteindre, se raviver et reparaître à divers âges, approuvées ou combattues suivant les opinions régnantes. Mais, invariablement, leur marche ascendante ne s'effectue que par une série d'oscillations entre l'observation des faits et la théorie spéculative, alternativement en progrès l'une sur l'autre.

Dans ce tableau si vaste pour l'étroitesse de mon cadre, où j'avais tant à choisir pour beaucoup élaguer, n'ayant pas plus l'espoir que la prétention d'être complet, je me suis efforcé, du moins, d'être impartial et vrai. Toutefois je suis loin de croire que les observations et les idées que j'ai mises en saillie, soient, dans la science du passé, les seules qui aient une valeur. Dans tous ces auteurs que j'ai lus, il s'en trouve bien d'autres, les unes que j'ai délaissées parce qu'elles m'ont parues de moindre importance, d'autres, probablement en grand nombre, qui peut-être pourraient être fécondes, mais que je n'ai pas remarquées parce que je n'en aurais pas aperçu la signification ; car on n'est frappé que des idées qui touchent ou correspondent à ce que l'on sait ou ce que l'on croit. Je ne puis donc qu'engager à scruter de nouveau les ouvrages de tant d'observateurs, qui ont écrit sur ces difficiles matières, dans des conditions si différentes. Pour qui sait y lire, les auteurs qui ont travaillé d'après la nature sont, comme les faits eux-mêmes, une source inépuisable d'observations utiles, où le passé, l'héritage sans cesse accru des générations nouvelles, apparaît dans sa signification légitime, comme une mine à exploiter au profit de l'avenir.

DESCRIPTION DES ORGANES
DU SYSTÈME NERVEUX CENTRAL.

⸻⊙⊙⊙⸺

Suivant ce que nous avons étbali dans notre discours préliminaire, le système nerveux central se compose de deux parties : 1° *l'axe cérébro-spinal* formé par la moelle épinière et son prolongement céphalique; 2° *l'encéphale* composé de l'ensemble des ganglions pairs et impairs, dont la réunion en deux masses constitue le cerveau et le cervelet.

Les centres nerveux céphalo-rachidiens sont contenus dans les deux cavités osseuses contiguës du crâne et du canal vertébral, qui forment autour d'eux un appareil protecteur très efficace contre les agens extérieurs. Mais pour l'accomplissement de leurs fonctions, les diverses parties de l'encéphale et la moelle épinière possèdent encore un autre appareil de protection intérieure, constitué par une triple enveloppe membraneuse qui limite et maintient les masses nerveuses et les nerfs qui en naissent, et de plus par une couche liquide, le fluide céphalo-rachidien qui supporte et baigne de toutes parts les organes nerveux.

ENVELOPPES ENCÉPHALO-RACHIDIENNES
(PL. 1 à 9).

Les trois membranes encéphalo-rachidiennes sont de l'extérieur à l'intérieur : 1° une enveloppe fibreuse, *la dure-mère;* 2° une enveloppe séreuse, *l'arachnoïde;* 3° une enveloppe cellulo-vasculaire, *la pie-mère.* Le *fluide céphalo-rachidien* est situé dans l'espace sous-arachnoïdien, entre l'arachnoïde et la pie-mère.

En étudiant la disposition et les caractères des enveloppes encéphalo-rachidiennes, M. Foville les partage en deux groupes : le premier comprend la pie-mère et le feuillet viscéral qu'il appelle, en commun, le tégument propre de la substance nerveuse, mais que peut-être conviendrait-il mieux de désigner comme son enveloppe nourricière. Le deuxième groupe se compose de la dure-mère et de l'enceinte osseuse cérébro-spinale, qu'il nomme *rachicrâne,* formant dans cette classification la véritable enveloppe protectrice ostéo-fibreuse. M. Foville, du reste, ne sépare pas de la dure-mère le feuillet pariétal de l'arachnoïde, dont l'existence est douteuse pour lui comme pour M. Magendie et M. Velpeau, mais que, dans tous les cas, il considère seulement comme la surface interne lisse de la dure-mère et, par conséquent, à ce qu'il me semble, en suivant cette idée, comme son feuillet fixe de glissement sur la surface mobile cérébro-spinale.

DE LA DURE-MÈRE.

Μήνιγξ παχεῖηψι (*HYPP.*); νευρόθεσίψα (*GAL.*); DURA MATER (*des Arabes*); DURA MEMBRANA (*VÉS.*); DURE TAYE (*A. PARÉ*); MEMBRANA EXTERNA, S. DURA, S. FIBROSA; DURA, S. CRASSA MENYNX (*Nonnulli*); MENYNX EXTERIOR (*SOEMM.*); MENINGE. (*CHAUSS.*).

Cette membrane forme un sac fibreux commun à l'encéphale et à la moelle épinière. Par sa surface extérieure, la dure-mère est en rapport avec les os du crâne et de la colonne vertébrale : à sa face interne elle est tapissée par l'arachnoïde.

Dans beaucoup de mammifères et dans les deux premières classes d'ovipares, la dure-mère constitue un long étui fibreux, adhérent seulement au pourtour de l'atlas et au niveau des nerfs qui sortent du crâne et du rachis. Chez ces animaux, les deux portions de la dure-mère, crânienne et rachidienne, ont une disposition qui permet de rapporter la plupart de leurs caractères à une description commune. Mais dans l'homme, chez lequel les enveloppes cérébrales se sont modifiées en proportion du développement considérable qu'ont acquis l'encéphale et son appareil circulatoire, les différences qui en résultent motivent parfaitement la division de la dure-mère, admise par les anatomistes, en *dure-mère rachidienne* et *dure-mère crânienne.*

DURE-MÈRE RACHIDIENNE (Pl. 1, 2, 3).

Elle représente un long sac ou étui fibreux, ouvert en haut, et qui s'étend depuis le trou occipital jusqu'au milieu de la deuxième ou troisième vertèbre sacrée, où il se termine en pointe. Par sa surface interne, la dure-mère rachidienne est tapissée par l'arachnoïde spinale, mais elle se distingue de la dure-mère crânienne, en ce qu'elle est libre par sa surface externe et qu'elle ne remplit plus, dans le rachis, le rôle d'une membrane périostée. En raison de cette dernière circonstance, le long sac allongé que forme la dure-mère du rachis, n'a qu'une capacité inférieure à celle du canal vertébral, quoique beaucoup plus large que le diamètre de la moelle qu'il renferme, l'espace intermédiaire étant rempli par le liquide céphalo-rachidien. Étudié à l'état de réplétion par ce liquide, le cylindre membraneux offre un élargissement considérable à la région cervicale, un rétrécissement à la région dorsale, et forme une vaste ampoule conique, au niveau de la région lombo-sacrée que distend le liquide dans lequel nagent les nerfs qui forment la *queue de cheval.*

1° SURFACE EXTÉRIEURE DE LA DURE-MÈRE RACHIDIENNE. Nous avons dit qu'elle était libre ; toutefois, cette surface est fixée dans plusieurs points au canal vertébral qui l'entoure. Ces adhérences se remarquent 1° en haut, au pourtour de l'arc postérieur de l'atlas et au niveau du ligament occipito-atloïdien postérieur; 2° à son extrémité inférieure, où la dure-mère rachidienne est attachée à la partie antérieure du canal sacré, par quatre ou cinq filamens tendineux. 3° En avant, surtout à la région cervicale, elle adhère par des brides fibreuses nacrées et résistantes, avec le ligament vertébral commun postérieur. 4° Sur les côtés et dans l'espace qui sépare les trous de conjugaison, on remarque des petits faisceaux fibreux qui unissent la dure-mère avec les os et les sinus veineux. Dans tout le reste de son étendue, la surface extérieure de la dure-mère est libre et séparée du canal vertébral par un tissu cellulo-graisseux qui entoure les réseaux veineux ou sinus rachidiens. En arrière, ce tissu est très abondant, il remplit tous les vides qui séparent la dure-mère de l'arc postérieur des vertèbres; il est souvent infiltré d'un fluide séreux rougeâtre, ce qui lui donne, aux yeux des observateurs non prévenus, l'apparence d'un tissu morbide ou enflammé. Nous verrons plus tard que cette substance graisseuse, que M. Cruveilhier compare à la moelle des os longs, est très développée chez certains animaux et, par exemple, chez les poissons, où elle remplace le fluide protecteur céphalo-rachidien.

2° SURFACE INTÉRIEURE DE LA DURE-MÈRE RACHIDIENNE. Elle est lisse et recouverte par le feuillet pariétal de la membrane arachnoïde. Le canal fibreux de la dure-mère rachidienne offre certaines adhérences qui le fixent aux parties sous-jacentes, et, de plus, il livre passage à des nerfs et à des vaisseaux. Sur les côtés, on voit les deux séries de nerfs rachidiens qui percent la dure-mère pour s'engager dans les trous de conjugaison : là, cette membrane se comporte comme au crâne, c'est-à-dire qu'elle se subdivise en deux feuillets, dont l'un accompagne le nerf sous forme de canal névrilématique, et dont l'autre se fixe aux vertèbres et se confond avec le périoste. A sa partie supérieure, sur les côtés du trou occipital, elle est encore percée pour le passage des artères vertébrales qui entrent dans le crâne. Les prolongemens qui partent de la face interne de la dure-mère rachidienne sont de deux ordres. Les premiers sont des prolongemens rares et filamenteuses qui s'observent surtout à la face postérieure et qui ont pour but de tenir soulevé le feuillet viscéral de l'arachnoïde : nous y reviendrons à propos du liquide céphalo-rachidien; les seconds prolongemens sont des languettes fibreuses triangulaires qui unissent la dure-mère avec la pie-mère rachidienne, et constituent, par leur assemblage, le *ligament dentelé.*

3° STRUCTURE DE LA DURE-MÈRE RACHIDIENNE. Elle ne diffère pas sensiblement de celle de la dure-mère crânienne, et ce n'est qu'en théorie qu'on peut dire, avec les anatomistes allemands, qu'en entrant dans le canal rachidien et au niveau de la première vertèbre cervicale, la dure-mère se sépare définitivement en deux feuillets pour aller, d'une part, former le périoste interne du ca-

nal vertébral, et de l'autre, constituer, par son dédoublement interne, le sac fibreux qui entoure la moelle.

Les artères, très nombreuses, proviennent des artères rachidiennes, cervicales, dorsales et lombaires. Des rameaux vertébraux de chacune de ces artères, procède, dans toute la hauteur du rachis, un rameau très délié qui entre dans le canal vertébral par le trou de conjugaison correspondant.

Les veines vont se rendre dans les sinus rachidiens. Les vaisseaux lymphatiques sont décrits comme ne faisant que traverser la dure-mère et appartenir à l'arachnoïde.

On n'a pas encore découvert de nerfs dans la dure-mère rachidienne. Cette membrane partage, du reste, le caractère physiologique commun à tous les tissus fibreux, qui est d'être insensible à la section, tandis que la traction ou la déchirure y sont très douloureuses.

DURE-MÈRE CRANIENNE.

(DURA MATER CEREBRI.)

Chez l'homme, la dure-mère crânienne adhère normalement par toute sa surface extérieure aux os du crâne, et remplit à leur égard le rôle d'un feuillet périostique interne. De sa surface intérieure qui est libre et lubrifiée par l'arachnoïde, partent un certain nombre de prolongemens ou de replis qui divisent et sectionnent la masse encéphalique en plusieurs compartimens distincts.

1° SURFACE EXTÉRIEURE OU ADHÉRENTE.

Les moyens d'union entre la dure-mère et la face interne des os du crâne n'ont pas dans tous les points une égale ténacité. Ainsi les adhérences sont plus intimes à la base du crâne et particulièrement au bord supérieur du rocher, au niveau de la lame criblée de l'ethmoïde, au bord postérieur des petites ailes du sphénoïde et au pourtour du trou occipital. A la voûte du crâne, les adhérences solides de la dure-mère se remarquent principalement au niveau des sutures osseuses. Dans tous les autres endroits des parois crâniennes, la dure-mère peut être décollée avec assez de facilité, surtout au niveau des surfaces orbitaires, de la portion écailleuse du temporal, et dans le fond des fosses occipitales où les adhérences sont celluleuses et offrent une grande laxité.

Le tissu qui unit la face extérieure de la dure-mère aux os varie également de nature. A la base du crâne, les adhérences sont principalement fibreuses, tandis que, à la voûte, elles sont surtout constituées par des prolongemens vasculaires qui se trouvent brisés quand on enlève la voûte crânienne dans les autopsies; ce qui détermine alors à la surface de la dure-mère un pointillé de petites gouttelettes de sang et un aspect villeux bien manifeste quand on place la membrane sous l'eau.

Chez le vieillard, la plupart de ces vaisseaux s'oblitèrent et les adhérences vasculaires se transforment en adhérences fibreuses. Chez le jeune enfant, la table interne des os du crâne, encore cartilagineuse, est unie de la manière la plus intime avec la dure-mère. Au niveau des fontanelles, le péricrâne est adossé à la dure-mère au moyen d'un tissu dense et serré, et c'est en dédoublant ces deux membranes que les os achèveront leur accroissement.

D'après Valentin, les adhérences de la dure-mère sont moins prononcées au milieu de l'os frontal et au niveau des sutures, chez les hydrocéphales, et on observerait souvent à la surface externe de cette membrane des cellules épithéliales.

Voici comment la dure-mère se comporte à l'égard des nerfs crâniens : au moment où les cordons nerveux sortent de la base du crâne, cette membrane les accompagne et se divise en deux feuillets : l'un, qui entoure le nerf, forme la gaîne névrilématique ; l'autre qui se fixe au trou osseux, le tapisse et va se continuer avec le périoste externe (péricrâne). C'est au niveau de la fente sphénoïdale que cette disposition est surtout remarquable. La dure-mère forme, en ce point, un repli connu sous le nom d'*aponévrose de Zinn*. Il en part deux prolongemens fibreux dont l'un se confond avec le périoste orbitaire qu'il concourt à former, et l'autre accompagne le nerf optique jusqu'à la sclérotique. À la séparation de ces deux feuillets, et autour de la gaîne du nerf optique, viennent encore s'insérer, dans un cône aponévrotique, tous les muscles intra-orbitaires de l'œil, excepté le petit oblique.

La plupart des artères de la dure-mère rampent à la surface extérieure de cette membrane, entre elle et les os du crâne, de sorte qu'elles sont encastrées dans des canaux formés de deux gouttières fibreuse et osseuse. Les plus importantes de ces ramifications vasculaires sont les artères méningées moyennes, et les branches méningiennes des artères ophthalmiques, auriculaires postérieures, occipitales, vertébrales et pharyngiennes inférieures.

2° SURFACE INTÉRIEURE OU LIBRE DE LA DURE-MÈRE.

Partout lisse et tapissée par le feuillet pariétal de l'arachnoïde, elle est exempte, à l'état normal, d'adhérences avec les parties sous-jacentes, excepté dans les points où les veines cérébrales viennent se jeter dans les sinus.

Les replis ou cloisons qui partent de la face interne de la dure-mère sont au nombre de quatre : deux verticaux, la faux du cerveau et la faux du cervelet ; deux horizontaux, la tente du cervelet et le diaphragme de l'hypophyse.

La *faux du cerveau (falx magna, s. falx cerebri, s. processus falciformis)* (Pl. 7) est une cloison fibreuse incomplète, tendue verticalement sur la ligne médiane et quelquefois obliquement, d'après Valentin, entre les deux hémisphères cérébraux qu'elle sépare. Falciforme, comme son nom l'indique, elle repose en arrière, par sa base, sur la tente du cervelet et se termine en avant par une pointe fibreuse qui se prolonge dans le trou borgne et par un repli qui enveloppe l'apophyse cristagalli. On considère à la faux du cerveau deux bords et deux faces. Son *bord supérieur* convexe s'étend du trou borgne à la protubérance occipitale interne ; il est adhérent aux os, assez épais et loge le sinus longitudinal supérieur dont il représente exactement la direction. Son *bord inférieur* plus court, concave, mince et comme tranchant, s'étend de l'apophyse crista-galli au point médian du contour interne de la tente du cervelet. Ce bord devient plus épais en arrière et touche seulement dans ce point au corps calleux qui est placé transversalement au-dessous. Le sinus longitudinal inférieur, que M. Cruveilhier regarde comme une veine, suit ce bord inférieur et vient se jeter dans le sinus droit, qui existe au point de jonction de la faux du cerveau avec la tente du cervelet. Les deux faces de la faux cérébrale, revêtues par l'arachnoïde, sont en contact, chacune, avec la face interne de l'hémisphère cérébral correspondant. Il n'est pas rare de rencontrer des éraillures de cette cloison qui permettent aux

hémisphères de se toucher, et quelquefois même de se confondre partiellement.

La faux du cerveau constitue une cloison immobile, d'une part à cause de sa nature fibreuse inextensible et, d'autre part, à cause de la rigidité de la tente du cervelet, qui est fortement soulevée par cette dernière ; d'où il suit que ces deux membranes se maintiennent réciproquement dans un état permanent de tension.

La *tente du cervelet (tentorium cerebelli)* (Pl. 7) forme une cloison incomplète située transversalement, ou une sorte de voûte membraneuse surbaissée, qui sépare le cerveau du cervelet. Elle présente la forme d'un large croissant circonscrivant une échancrure (*incisura tentorii, foramen ovale* de Pacchioni), qui étreint et circonscrit le nœud de l'encéphale. Sa face supérieure est bombée et divisée en deux parties égales par l'insertion de la faux du cerveau : sur chacun de ses côtés, légèrement inclinés en dehors, reposent, par leur face inférieure, les lobes postérieurs du cerveau. Sa surface inférieure concave recouvre la face supérieure convexe du cervelet. La tente du cervelet présente aussi deux bords ou circonférences incomplètes.

La *circonférence externe*, adhérente et d'une grande étendue, répond en arrière à la moitié postérieure des gouttières latérales, et loge la partie correspondante des sinus latéraux, tandis qu'en avant elle adhère au bord supérieur du rocher et forme, en ce point, le sinus pétreux supérieur. La *circonférence interne*, très petite relativement à l'externe, décrit une ligne parabolique ouverte en avant ; elle est mince et ne contient aucun sinus dans son épaisseur. Les extrémités du croissant que forme la tente du cervelet viennent s'attacher aux apophyses clinoïdes du sphénoïde par deux piliers ou tendons qui se croisent en X. Le pilier qui continue la circonférence externe se fixe à l'apophyse clinoïde postérieure, et forme, vers l'extrémité du rocher, une sorte de pont au-dessous duquel passe le nerf trijumeau. Le pilier qui fait suite à la circonférence interne, subjacent au précédent, le croise et vient se fixer à l'apophyse clinoïde antérieure. C'est principalement par ce faisceau fibreux que les sinus caverneux se trouvent limités latéralement.

La *faux du cervelet* ou *petite faux (falx minor, s. falx cerebelli)* est interposée entre les deux hémisphères cérébraux qu'elle sépare. C'est un repli fibreux verticalement dirigé au-dessous de la tente du cervelet, suivant la direction de la crête occipitale interne. La faux du cervelet répond supérieurement à la tente cérébelleuse, séparée base à base de la faux cérébrale par le sinus droit, et se termine inférieurement par une extrémité bifurquée qui suit et borde, de chaque côté, le demi-contour postérieur du trou occipital. La tente du cervelet contient, dans son bord adhérent, les sinus occipitaux qui sont le plus souvent à l'état rudimentaire ; son bord libre répond au sillon médian ou à la commissure qui sépare les deux hémisphères du cervelet.

Le *diaphragme de l'hypophyse (diaphragma hypophyseos)*, décrit par Valentin, est une sorte de plancher fibreux tendu, comme le dit cet anatomiste, en manière de tympan, qui recouvre la selle turcique. Par sa circonférence externe, ce diaphragme s'insère aux quatre apophyses clinoïdes et aux bords de la selle turcique ; par sa circonférence interne, il circonscrit la tige pituitaire à laquelle il livre passage par un trou percé à son centre.

Sa face inférieure recouvre le corps pituitaire; sa face supérieure, qui répond à la cavité crânienne, est en rapport avec le plancher du troisième ventricule cérébral. Dans sa grande circonférence, le diaphragme de l'hypophyse recouvre le sinus coronaire.

STRUCTURE DE LA DURE-MÈRE. Cette membrane présente une texture fibreuse si bien caractérisée, qu'il est difficile de comprendre ce qui a pu suggérer à tant d'auteurs l'idée qu'elle dût être musculaire. Que cette opinion ait pu naître chez les médecins arabes, si peu anatomistes, on le conçoit : mais, ce qui étonne, c'est de la voir partagée par un anatomiste du mérite de T. Willis. Tout en reconnaissant la texture fibreuse de la dure-mère, et sans tenir compte de son adhérence aux os du crâne, qui infirme toute mobilité possible, comment a-t-il pu dire que l'on peut conjecturer que ces fibres résistantes et comme ligamenteuses, tirent et dilatent en différens sens la membrane qui les renferme dans son tissu (1)? Au reste, il n'est pas surprenant qu'appuyé sur un si grand nom, la prétendue contractibilité de la dure-mère se soit maintenue quelque temps dans la science. Ainsi *Slevogt* (1690) compare les fibres musculaires entrecroisées de la dure-mère, à celles de la vessie. Mais c'est surtout *Pacchioni* (1700) qui en a porté la description jusqu'au délire. Il ne voit pas moins dans cette membrane que le *cœur* du système nerveux, avec ses quatre cavités cérébrales et cérébelleuses, formé de trois ventres charnus, deux cérébraux et un cérébelleux, munis de quatre tendons membraneux. L'extravagance de cette hypothèse ouvrit les yeux à tous les anatomistes et coupa court à toute discussion. Depuis, ces chimères ont été abandonnées; aujourd'hui il est reconnu, par tous les anatomistes, que la dure-mère forme à l'encéphale une enveloppe uniquement fibreuse et inextensible. Cette membrane n'offre pas, dans tous les points, une égale épaisseur. D'après Valentin, la dure-mère est, en général, plus épaisse à la voûte du crâne et principalement sur les deux côtés de la suture sagittale. Les auteurs ont tous admis plusieurs feuillets dans la dure-mère, mais ils ont varié sur le nombre; Pauli en admet cinq, Verheyen trois ou quatre, et d'autres deux seulement. Ces dissidences s'interprètent facilement quand on sait que la dure-mère, épaissie par la macération, peut se laisser dédoubler artificiellement en presque autant de lamelles que l'on veut. Toutefois aujourd'hui, on est généralement d'accord pour reconnaître à la dure-mère deux feuillets; l'un *externe* ou périostique, qui adhère à la face interne des os du crâne et dans lequel se ramifient plus particulièrement les divisions vasculaires méningiennes; l'autre feuillet, *interne*, est uni avec l'arachnoïde par un tissu cellulaire serré et très fin.

Voici comment se comportent ces deux feuillets pour la formation des sinus. A la base des différens replis falciformes de la dure-mère, le feuillet externe ou périostique reste adhérent aux os, tandis que le feuillet interne ou cérébral s'en sépare en deux lames pendantes qui constituent, par leur adossement, la faux du cerveau et la tente du cervelet, etc. Or, c'est au point de réflexion de ces deux lames que se trouvent interceptés les canaux veineux, en général triangulaires, qui portent le nom de *sinus*. Il résulterait de cette disposition que tous les replis de la dure-mère sont formés par l'adossement de son feuillet encéphalique

(1) « Et enim vero suspicari licet, quod fibræ ista robustæ, ac velut ligamentosæ, membranam, cui intexuntur, modo contrahant, modo dilatent, ac varie contrahant. »

WILLIS *de Cerebri anatom. In Manget bibliot. anat.*, 1685.

qui aurait, par cela même, une étendue plus considérable à parcourir que son feuillet périostique.

Quant à la direction des fibres de la dure-mère, Ridley avait reconnu des fibres arciformes recouvrant la périphérie des hémisphères, et dans la faux, des fibres verticales et antéro-postérieures. Haller, spécifiant davantage, admettait dans la dure-mère deux plans de fibres; l'un *externe*, de fibres longitudinales, l'autre interne, de fibres transversales. De la faux cérébrale, formée elle-même de fibres antéro-postérieures et de faisceaux rayonnés, procédaient les fibres de la tente du cervelet. Cette analyse de la texture fibreuse de la dure-mère était déjà nette et fondée, pourtant elle n'a point prévalu, car on ne la voit après Haller, professée par aucun anatomiste, et aujourd'hui, dans les descriptions que l'on fait de la structure de la dure-mère, on s'accorde à n'y voir qu'une intrication de fibres de directions variées, formant, comme l'on dit, un tissu feutré, sans, du reste, y attribuer aucune signification logique. Mais cette idée de structure est trop vague et incomplète pour être exacte. Ce n'est pas ainsi que sont faits les ouvrages de la nature. Sans doute, les variétés y sont souvent innombrables, mais elles sont soumises à un plan d'unité qui est fondé lui-même sur les usages que l'organe doit remplir. Or, il suffit de jeter les yeux sur l'ensemble de la dure-mère pour y saisir une disposition générale. Organe auxiliaire de nutrition par son feuillet interne, la dure-mère, dans son ensemble, est avant tout un organe de protection et de contention, dont la première condition à remplir est la solidité. Or, toute sa texture correspond à cet usage. Nous connaissons déjà la résistance de ses fibres : quant à leur direction, tous les faisceaux, plus ou moins rayonnés, partent d'autant de centres de renforcemens ou de tendons membraneux tissus dans la membrane, qui se fixent au contour sur toutes les crêtes et les saillies osseuses principales, et vont prendre un nouveau point d'appui à leur extrémité périphérique, soit sur une autre saillie osseuse en regard, soit dans des espèces de piliers de renforcement formés par la soudure de deux ou plusieurs lames de directions différentes, soit par leur fusion en un tissu natté en divers sens, ou comme feutré, formé par la jonction des épanouissemens entrecroisés de plusieurs faisceaux de directions variées, qui se font antagonisme par leurs tractions et leurs résistances mutuelles.

Appliquons maintenant à l'examen de détail ce que nous venons de dire pour l'ensemble. En commençant par la faux cérébrale (pl. 7, fig. 2) : elle est tendue entre un pilier vertical né de l'apophyse crista-galli, et un double pilier de bifurcation postérieure entre elle et la tente du cervelet. L'un et l'autre rayonnent d'abord vers la voûte du crâne sur les deux bords du sinus longitudinal supérieur, puis l'un au-devant de l'autre. A leur rencontre viennent des faisceaux nés des deux bords du sinus longitudinal supérieur et quelques fibres qui procèdent du bord inférieur épaissi de la faux qui renferme le sinus longitudinal inférieur. Tous ces faisceaux s'unissent dans leurs entre-croisemens terminaux, en formant l'épaisseur de la membrane elle-même, et sont reliés tous ensemble par quelques trousseaux de fibres longitudinales. Entre les nexus fibreux rampent les petits canaux veineux. Rien mécaniquement de plus résistant, sous un petit volume, que cette texture, et cependant rien de plus simple et de plus logique. Mais continuons : Nous venons de dire que, en arrière, la faux, pour la formation du bord libre du foramen ovale de la tente du cervelet, se divise en deux tendons de renforcement. Ces tendons eux-mêmes sont fixés en place par des faisceaux rayonnés qui en partent pour s'épanouir en arrière sur les deux bords du sinus longitudinal ; et des uns et des autres partent, de chaque côté, deux autres faisceaux très vastes, assez régulièrement rayonnés, qui constituent de chaque côté le foliole latéral, dit la tente du cervelet, et vont, en se dédoublant, s'insérer au contour sur les bords des sinus latéraux et pétreux supérieurs. Le feuillet supérieur ou cérébral se continue au-delà des sinus avec le feuillet interne des deux fosses occipitale supérieure et sphéno-temporale, et le feuillet inférieur ou cérébelleux se continue pour former le revêtement interne de la fosse occipitale inférieure.

Nous venons de voir comment la grande faux cérébrale s'appuie en arrière et latéralement en formant la tente du cervelet : voyons comment elle s'attache en avant et en bas, et ce qui résulte de ses épanouissemens dans ces deux directions. *En bas et en arrière,* du dédoublement de la faux cérébrale résulte l'espace dans lequel s'interpose le sinus droit (pl. 6, fig. 2). Au-dessous, les feuillets se rejoignent pour former la faux cérébelleuse, sorte de pilier de renforcement qui lui-même se bifurque en bas, en arrière du trou occipital que tapissent ses deux tendons d'écartement. C'est des faisceaux entre-croisés, provenant de la faux cérébelleuse et du bord inférieur et interne du sinus droit, qu'est formé le feuillet de la dure-mère qui tapisse la fosse occipitale inférieure. *En avant,* du dédoublement de la faux cérébrale naissent les deux tendons qui forment de chaque côté le bord libre du foramen ovale de Pacchioni, et dont un pilier interne s'insère à l'apophyse clinoïde postérieure, en laissant au-dessous de lui l'orifice de communication du sinus caverneux dans la jonction des sinus transverse et pétreux inférieur (pl. 6, fig. 2). En dehors de ce tendon émergent, les fibres rayonnées transversales vont s'insérer sur les bords des sinus pétreux supérieurs, et complètent en avant les folioles de la tente du cervelet. La jonction de ce pilier interne du foramen avec le faisceau de renforcement qui recouvre le sinus pétreux supérieur, constitue le fort tendon ou pilier externe qui s'insère à l'apophyse clinoïde antérieure, en interceptant en arrière et au-dessous l'orifice qui débouche du sinus caverneux dans le sinus pétreux supérieur. Mais ce pilier ne se borne pas à l'apophyse clinoïde antérieure. *En dedans,* il s'unit à son congénère, en formant le revêtement des sinus caverneux et le diaphragme de l'hypophyse, cerné de chaque côté par un petit renflement circulaire autour du trou optique, et forme entre les deux, n'un côté à l'autre, un petit ligament transversal entre les apophyses clinoïdes antérieures. *En dehors,* le pilier externe s'épanouit en faisceaux transverses sur la fosse sphéno-temporale, en interceptant un petit sinus non décrit, situé sous les petites ailes sphénoïdes, qu'en raison de sa position on pourrait nommer *sinus ptérydien,* qui reçoit les veines cérébrales antérieures, et s'ouvre dans le sinus caverneux, dont il est le prolongement antérieur (pl. 6, fig. 2 f). Enfin, le pilier externe se termine par un bourrelet fibreux qui revêt le contour interne de la petite aile, et vient se confondre au milieu avec un autre pilier vers lequel convergent les faisceaux de la région latérale sphéno-temporale de la dure-mère. Pour terminer ce qui a rapport à la base du crâne, dans la gouttière basilaire où le tissu est le plus lisse et serré, il est formé par les entrecroisemens de faisceaux nés des tissus de revêtement des sinus pétreux inférieurs et du contour antérieur du trou occipital. En avant, de l'apophyse crista-galli et de la crête ethmoïdo-sphénoïdale, procèdent les fibres serrées transversales qui tapissent les deux planchers orbitaires.

En résumé, c'est des éminences ou des crêtes osseuses des sinus de la base du crâne, et des rebords du grand sinus de la voûte,

que nous voyons naître tous les faisceaux d'attache de la dure-mère. Si, aux fibres de ces grands faisceaux, dont la direction sur les parois du crâne est généralement transversale ou oblique, on ajoute le plan interne des fibres antéro-postérieures de liaison, analogue à celles de la faux, signalées par Haller, et si on y comprend, en outre, une foule de petits faisceaux partiels d'attache plus ou moins évidens, émanés partout des saillies osseuses des parois, on conçoit que l'on ait été amené à considérer, en général, la dure-mère comme un tissu feutré d'un aspect très varié ; mais ce que nous désirions démontrer, c'est que toutes ces variétés accidentelles qui masquent la structure générale, par un examen analytique attentif, se fondent dans un système de structure nécessité par les usages de la membrane, et qui est invariablement le même chez tous les individus.

Vaisseaux de la dure-mère crânienne. Nous avons déjà indiqué les sources des vaisseaux artériels ; les *veines,* beaucoup plus volumineuses que les artères, vont se jeter dans les sinus les plus voisins, et rattachent ainsi la circulation de la dure-mère à la circulation cérébrale. Cependant les sinus reçoivent encore un grand nombre de petites veines osseuses qui font communiquer la circulation veineuse encéphalique avec celle du péricrâne. Les petits conduits osseux qui leur livrent passage sont connus sous le nom de *trous émissaires de Santorini.* A l'égard de ces nombreux vaisseaux, et principalement des veines cérébrales qui se jettent dans les sinus en si grand nombre et en si grand nombre du crâne, M. Foville reproduit avec raison l'opinion de Galien, rapportée par M. Daremberg dans sa thèse inaugurale, et d'après laquelle ce grand anatomiste considérait la membrane vasculaire comme le moyen de fixité de la substance cérébrale, qui, ne pouvant se soutenir d'elle-même, s'affaisse aussitôt qu'elle est dépouillée de la pie-mère.

Les *lymphatiques* de la dure-mère accompagnent, en général, les autres ramifications vasculaires. Mascagni les a figurés passant par le trou sphéno-épineux et allant se réunir avec les lymphatiques profonds de la face dans les ganglions du cou. Toutefois, à leur origine, ces vaisseaux forment un réseau à la face interne de la dure-mère, au-dessous de l'arachnoïde, ce qui porterait à les considérer comme appartenant plus spécialement à cette dernière membrane.

Nerfs de la dure-mère. Les nerfs de la dure-mère, niés pendant long-temps, sont maintenant bien démontrés, et on peut les apercevoir à l'œil nu et sans dissection, quand on a préalablement rendu la dure-mère transparente par la macération dans l'acide azotique étendu. Ils proviennent presque tous d'une même source, qui est la cinquième paire. Parmi ces filets nerveux méningiens, les uns naissent de la grosse racine du trijumeau avant le ganglion de Gasser, et vont se répandre principalement dans la dure-mère qui revêt les fosses temporales ; les autres se détachent de la branche ophthalmique, et entre ceux-ci on remarque surtout un rameau bien distinct décrit par Arnold, qui se réfléchit en arrière pour aller se diviser et se perdre entre les feuillets de la tente du cervelet. Valentin décrit aussi un filet du rameau carotidien du grand sympathique, qui se rend à la tente du cervelet. Enfin, Purkinje et Pappenheim sont parvenus à suivre les divisions microscopiques des nerfs de la dure-mère sur un sujet où cette membrane avait macéré dans l'acide acétique. Tels sont sur ces nerfs les renseignemens que fournissent les auteurs. Je dirai plus loin celles qui résultent de mes propres recherches.

Glandes de Pacchioni (t. III, pl. 4). Ce sont des petites granulations blanchâtres, arrondies ou lenticulaires, isolées ou réunies en grappe, qui se rencontrent, tantôt entre les fibres de la dure-mère, tantôt à la surface extérieure, ou bien à la surface intérieure de cette membrane. Voici les points les plus importans de l'histoire de ces corpuscules : 1° On ne les observe pas chez les animaux ni chez l'enfant : assez nombreux chez l'homme adulte, ils augmentent et se multiplient avec les progrès de l'âge. 2° Ils ne se développent pas indifféremment sur toutes les parties de la dure-mère : on les trouve habituellement groupés sur les deux côtés du sinus longitudinal supérieur. Quand ils sont en grand nombre, ils se dispersent en chapelet sur les côtés, en suivant les principales divisions veineuses qui se rendent dans le sinus longitudinal supérieur. Haller en a remarqué autour du sinus droit, et, d'après Valentin, il arrive parfois que ces granulations pénètrent dans les sinus veineux qu'elles côtoient et y gênent plus ou moins la circulation cérébrale. M. Cruveilhier pense que les glandes de Pacchioni ont toujours leur siége primitif dans le tissu cellulaire sous-arachnoïdien. Il semble que ce soit par leur développement progressif que ces corpuscules dissocient les fibres de la dure-mère et viennent se placer à la face interne des os du crâne, si bien qu'elles finissent par les user pour s'y creuser une loge quelquefois assez profonde.

Les auteurs ne s'accordent pas sur la nature réelle et les usages de ces corpuscules. Pacchioni les considérait comme des petites glandes qui versent le produit de leur sécrétion spéciale dans les sinus veineux voisins; Ruysch les croyait formés par du tissu adipeux. Parmi les anatomistes modernes, les uns regardent ces corps comme des organes existant à l'état physiologique; les autres, entre lesquels nous citerons Valentin et M. Blandin, les rangent parmi les productions morbides, et se basent, pour établir leur opinion, sur l'absence de ces granulations dans le jeune âge. On a soutenu encore que ces granulations étaient de la même nature que celles des plexus choroides. Il serait inutile d'insister sur ces diverses opinions, auxquelles on pourrait encore en ajouter beaucoup d'autres; constatons seulement que, dans l'état actuel de la science, les fonctions des corpuscules de Pacchioni nous sont complétement inconnues.

Entre les deux feuillets de la dure-mère sont situés les confluens veineux ou les *sinus cérébraux*, tapissés en dedans par la membrane interne du système vasculaire à sang noir, et dont l'intérieur est entrecoupé par des brides que l'on assimile à des valvules rudimentaires. Nous renvoyons, pour la description de ces sinus, à celle de l'appareil veineux cérébral (*Angéiologie*, tome IV).

DE L'ARACHNOIDE.

ARACHNOIDEA; MENYNX. S. MEMBRANA MEDIA. S. MEMB. MUCOSA.

L'arachnoïde est un sac séreux sans ouverture, qui tapisse, d'une part, la face interne de la dure-mère crânienne et rachidienne, et qui enveloppe médiatement la masse nerveuse encéphalique et la moelle épinière.

On a donné le nom de *feuillet pariétal* à la partie de l'arachnoïde qui tapisse la dure-mère, et la dénomination de *feuillet viscéral* à celle qui revêt l'encéphale et la moelle épinière.

Ces deux feuillets sont contigus l'un à l'autre par leur surface interne, comme le sont les feuillets de la plèvre, du péritoine, etc., et ils interceptent entre eux une cavité possible, la *cavité arach-noïdienne*, analogue à celle de toutes les membranes séreuses. Mais le feuillet viscéral de l'arachnoïde n'est pas uni aux organes nerveux, la pie-mère l'en séparant partout; il ne fait que passer au-dessus des surfaces, sans leur adhérer et sans pénétrer dans les anfractuosités qu'elles présentent. Il en résulte que ce feuillet viscéral est libre par ses deux faces, et que, entre sa surface interne et les organes nerveux, il existe des vides considérables, représentés par la profondeur des anfractuosités de la surface extérieure du cerveau. C'est à l'ensemble de ces vides ou espaces qu'on a donné le nom de *cavité sous-arachnoïdienne*; là que se trouve le *liquide céphalo-rachidien* qui les remplit : d'où il résulte déjà que ce fluide est placé en dehors de la cavité arachnoïdienne. Nous décrirons successivement : 1° le feuillet pariétal de l'arachnoïde; 2° son feuillet viscéral; 3° la structure de l'arachnoïde. 4° la cavité arachnoïdienne et la cavité sous-arachnoïdienne. Nous renverrons après la description de la pie-mère ce qui concerne la cavité sous-arachnoïdienne et le liquide céphalo-rachidien, auquel nous rattacherons la description des voies de communication de l'espace sous-arachnoïdien avec les cavités ventriculaires du cerveau et du cervelet.

FEUILLET PARIÉTAL DE L'ARACHNOÏDE.

Dans le crâne, et dans le canal rachidien, ce feuillet est uni intimement à la surface interne de la dure-mère par un tissu cellulaire fin et serré. Quoiqu'on ne puisse isoler cette membrane avec le scalpel, on ne peut pas la nier, quand on considère le poli et l'aspect véritablement séreux que présente la surface interne de la dure-mère crânienne et rachidienne. Les anatomo-pathologistes disent qu'il peut se développer dans le tissu cellulaire extra-arachnoïdien des concrétions pierreuses ou osseuses qui soulèvent le feuillet pariétal de l'arachnoïde, et rendent cette membrane facilement séparable dans ces différens états morbides. Nous avons vu que c'est dans ce tissu cellulaire intermédiaire de la dure-mère à l'arachnoïde, que M. Cruveilhier place le siége primitif des glandes de Pacchioni. Dans toute son étendue, la face interne de l'arachnoïde pariétale est en contact avec le feuillet viscéral. Dans la portion crânienne, ces deux feuillets sont seulement contigus, sans adhérence aucune. Dans la portion rachidienne, non-seulement ils sont contigus, mais, de plus, ils sont unis, surtout en arrière, par des prolongemens filamenteux qui fixent leur écartement, et font que jamais le feuillet viscéral ne peut tomber sur la moelle ou sur son névrilème, en supposant même que tout le liquide céphalo-rachidien ait été évacué.

L'arachnoïde pariétale se réfléchit sur tous les nerfs et vaisseaux qui percent la dure-mère. Dans le canal vertébral, elle tapisse les ligamens dentelés; au crâne, elle suit le contour de tous les replis de la dure-mère, et elle pénètre dans le diaphragme de l'hypophyse et dans le petit canal qui loge le tronc du nerf trijumeau et son ganglion semi-lunaire, ainsi que l'a remarqué M. Magendie.

FEUILLET VISCÉRAL DE L'ARACHNOÏDE.

L'arachnoïde viscérale, avons-nous dit, ne fait que recouvrir les centres nerveux, sans pénétrer dans leurs sillons ou anfractuosités. Cette membrane doit être décrite séparément dans sa portion crânienne et dans sa portion rachidienne.

1° *Dans le crâne*. L'arachnoïde revêt la convexité des deux hémisphères cérébraux sur lesquels elle est simplement étendue, sans suivre la forme des circonvolutions. Elle passe ensuite d'un hémisphère à l'autre, en tapissant leur face interne, et en se réfléchissant au-dessous de la faux du cerveau, entre ce repli et la face supérieure du corps calleux. Dans tout ce trajet, la face interne de l'arachnoïde repose sur la pie-mère cérébrale, à laquelle elle n'adhère jamais à l'état normal, excepté au niveau des gros troncs veineux qui vont se rendre dans le sinus longitudinal supérieur. Toutefois, il existe entre la pie-mère et l'arachnoïde qui revêt la convexité des hémisphères cérébraux, une sorte de tissu cellulaire sous-arachnoïdien très lâche, qui peut être insufflé avec beaucoup de facilité, et qui est baigné, pendant la vie, par le liquide céphalo-rachidien.

A la base ou face inférieure du cerveau, l'arachnoïde est appliquée sur les surfaces planes, tandis que, dans les parties anfractueuses de cette région du cerveau, elle se continue d'une éminence à l'autre, en formant des sortes de ponts et laissant des espaces sous-arachnoïdiens très considérables. Ainsi, en avant, l'arachnoïde revêt la face inférieure des lobes antérieurs cérébraux, passe directement de l'un à l'autre et contient les rubans olfactifs jusqu'au niveau des gouttières ethmoïdales. A la scissure de Sylvius, le feuillet arachnoïdien passe directement sur les lobes cérébraux moyens, les revêt, ainsi que la face inférieure des nerfs optiques et leur chiasma, le tuber cinereum et la tige pituitaire, qu'elle accompagne en forme de gaîne jusqu'au corps du même nom. Puis, se portant vers la protubérance annulaire, l'arachnoïde devient plus épaisse et se renforce de quelques filamens fibreux. Dans ce point, elle forme une sorte de membrane tendue à la manière d'un tambour, et elle laisse entre sa face interne et les pédoncules du cerveau une excavation considérable que M. Cruveilhier appelle *espace sous-arachnoïdien antérieur*, et auquel M. Magendie donne le nom de *confluent inférieur* du fluide céphalo-rachidien. Ce grand espace sous-arachnoïdien communique en avant avec les espaces qui répondent à la naissance des scissures de Sylvius (*confluens antérieurs de M. Magendie*). Après avoir tapissé la face inférieure, les lobes postérieurs du cerveau et être arrivée à leur sillon de séparation, la membrane arachnoïde se réfléchit du corps calleux sur la face supérieure du cervelet. Dans ce point, elle forme une gaîne aux veines de Galien, au moment où celles-ci sortent du troisième ventricule pour se rendre dans le sinus droit. C'est autour de ces veines que Bichat avait placé l'orifice d'un *canal arachnoïdien*, par lequel, suivant cet anatomiste, l'arachnoïde se serait prolongée dans les ventricules du cerveau; mais ce canal était le produit de l'art et il n'existe réellement pas. L'arachnoïde passe directement du corps calleux sur le cervelet, en laissant au-dessous d'elle un espace anfractueux qui contient les tubercules quadrijumeaux et la glande pinéale. C'est là que M. Magendie place le *confluent supérieur* du liquide céphalo-rachidien. De la face supérieure du cervelet, l'arachnoïde descend en arrière de cet organe et passe, sans inflexion, d'un hémisphère cérébelleux à l'autre. Enfin, poursuivant toujours son trajet, ce feuillet arachnoïdien se porte directement de la face postérieure du cervelet à la moelle, et il en résulte encore là un espace sous-arachnoïdien très spacieux, *espace sous-arachnoïdien postérieur* de M. Cruveilhier, *confluent postérieur* de M. Magendie.

2° *Dans le canal rachidien*, le feuillet viscéral de l'arachnoïde présente une disposition beaucoup plus simple. Il se continue, comme nous venons de le voir, avec l'arachnoïde encéphalique, et forme autour de la moelle une gaîne séreuse complète. Le caractère principal de ce cylindre arachnoïdien est d'offrir une capacité beaucoup plus grande que ne l'exigerait le volume de la moelle. L'arachnoïde viscérale rachidienne répond à la pie-mère, qui revêt la moelle et à laquelle elle se trouve unie lâchement par des prolongemens de nature fibreuse. Au crâne, comme au rachis, les deux feuillets de l'arachnoïde accompagnent les nerfs qui partent des centres nerveux et leur fournissent une gaîne d'enveloppe. Cette gaîne forme comme une petite séreuse ouverte en dedans, c'est-à-dire que le feuillet pariétal, doublant la membrane fibreuse, suit le nerf, puis se réfléchit sur lui pour rentrer dans le canal, de sorte que nulle part l'arachnoïde n'est percée, et que toujours les troncs nerveux ou vasculaires sont en dehors d'elle. Pour faire comprendre la disposition particulière de ces membranes qui entourent les organes sans les contenir, on a comparé les séreuses à des vessies ou à des bonnets de coton. Si nous voulions peindre à l'esprit la disposition de l'arachnoïde à l'aide d'une comparaison également grossière, mais qui rendit notre pensée, nous dirions que les deux feuillets arachnoïdiens peuvent être figurés par deux chemises qui seraient superposées sur le même individu et qui seraient cousues ensemble au bout des manches, de même qu'à leur pourtour inférieur et supérieur. Et si l'on suppose alors que la cavité sans issue, interceptée entre les deux chemises, représente la cavité arachnoïdienne, on admettra facilement que l'individu n'y est point renfermé et que ses deux bras, comme deux cordons nerveux, peuvent sortir au dehors sans avoir besoin de traverser cette même cavité.

CAVITÉ ARACHNOÏDIENNE.

Comme dans toutes les séreuses, la cavité de l'arachnoïde n'est qu'une cavité possible. Dans l'état normal, elle ne contient aucun liquide, et elle est simplement lubrifiée pour le glissement des deux surfaces. C'est un fait bien démontré aujourd'hui, et c'est sans doute par erreur qu'on trouve écrit dans l'Encyclopédie anatomique (t. IV, p. 138) : *que le sac de l'arachnoïde renferme une quantité médiocre d'un liquide auquel on a donné le nom de liquide céphalo-rachidien*. Dans l'état pathologique, la cavité de l'arachnoïde peut devenir le siége d'épanchemens séreux, purulens, etc.; mais il n'est jamais permis de confondre ces collections avec le fluide céphalo-rachidien placé entre la pie-mère et le feuillet viscéral de l'arachnoïde.

STRUCTURE DE L'ARACHNOÏDE.

La disposition spéciale du feuillet viscéral de l'arachnoïde, qui reste libre de deux côtés, permet d'étudier plus commodément la texture de cette membrane séreuse. D'après Valentin, elle serait formée par des fibres cylindriques réunies en faisceaux et excessivement ténues. On y verrait encore des fibres ramifiées, qui, suivant cet anatomiste, pourraient être considérées comme des vaisseaux vidés de leur contenu. Enfin, cette membrane serait revêtue à sa surface par des cellules épithéliales.

Les *artères* et les *veines* de l'arachnoïde ne sont pas visibles dans l'état sain. Ce n'est que pathologiquement qu'il s'y développe des ramifications vasculaires. Les réseaux de vaisseaux qu'on aperçoit quelquefois normalement, sous l'arachnoïde pariétale, sont placés dans le tissu cellulaire extra-arachnoïdien.

Les *lymphatiques* y sont admis par analogie, plutôt que démontrés. Toutefois il est probable que des recherches bien dirigées à cet égard montreraient dans l'arachnoïde des réseaux lymphatiques aussi nombreux quoique probablement encore plus déliés que dans les autres membranes séreuses. L'analogie si parfaite, ou plutôt, l'identité de texture ne permet aucun doute à cet égard.

Il n'en est plus de même des *nerfs*; les recherches auxquelles je me suis livré à ce sujet et que j'ai consignées dans plusieurs mémoires à l'Académie des sciences (1) démontrent positivement, non-seulement qu'il existe des nerfs dans toutes les membranes séreuses, mais qu'ils y sont en nombre immense et que ces membranes doivent être considérées, avant tout, comme des organes nerveux formés de l'anastomose périphérique en surface, des nervules terminaux ganglionaires et cérébro-spinaux. Les nerfs de la dure-mère et de l'arachnoïde en particulier sont fournis, comme l'ont dit MM. Valentin, Arnold, Pukinje et Pappenheim, par la portion crânienne du trijumeau et le cordon carotidien du grand sympathique. J'y adjoins jusqu'à présent quelques nervules émanées du filet pétreux superficiel, et surtout un plexus, que j'ai décrit, formé par l'anastomose des filets gris émanés des 6 premiers nerfs céphaliques, de structure ganglionaire dans le sinus caverneux, comme le trijumeau et le cordon céphalique du grand sympathique lui-même, qui contribuent pour la plus grande part à la formation de ces plexus. Mais j'ignore s'il n'existe pas encore d'autres origines de ces nerfs. Je renvoie pour leur description détaillée au trijumeau et au système nerveux splanchnique. Pour le moment il me suffira de dire que tous ces nerfs, gris à leur origine, d'apparence gélatiniforme et sans enveloppe apparente, sont, pour la dure-mère, renfermés dans des canaux fibreux en formant des plexus médians par leurs anastomoses d'un côté à l'autre. Dans l'arachnoïde, d'après mes premières recherches, qui toutefois ont encore besoin de nombreuses vérifications, comme dans toutes les séreuses ils m'ont paru se composer de nervules microscopiques en réseau, revêtus que d'une enveloppe névrilématique très déliée, qui leur donne l'apparence de filamens. Ce sont ces filamens fibro-nerveux, peut-être mêlés à d'autres purement fibreux, qui ont été signalés par la plupart des micrographes.

DE LA PIE-MÈRE.

Μιννγξ φλεβώδεστερα αγπαρωδεστερα, (GAL.); PIA S. MOLLIS MATER (Arabes); TENUIS MEMBRANA (VÉSALE); TUNICA S. MENYNX VASCULOSA, S. TUNICA CEREBRI ET MEDULLÆ SPINALIS (Nonnulli); MENYNX EXTERIOR (SOEMMERRING).

Couche profonde et la troisième des membranes d'enveloppe des centres nerveux encéphalo-rachidiens, la pie-mère fine, mince et transparente ne se compose en elle-même que d'un léger réseau cellulaire séreux pour l'encéphale, fibro-celluleux pour la moelle, qui sert de trame et de support aux nombreuses ramifications des capillaires sanguins de la substance nerveuse. En raison de la différence de texture de la pie-mère dans ses deux portions, on la distingue en rachidienne et crânienne.

PIE-MÈRE RACHIDIENNE.

Appelée par quelques auteurs la membrane propre de la moelle, la pie-mère rachidienne comme l'indique plus précisé-

(1) Mémoires à l'Institut : 1° Sur l'extrémité céphalique du grand sympathique (7 avril 1845); 2° Sur les nerfs des membranes séreuses; 1° Sur l'intervention du système nerveux splanchnique dans les nerfs cérébro-spinaux.

ment le nom de *Névrilème de la moelle* que lui a donné M. Cruveilhier, constitue une gaine fibro-vasculaire immédiatement appliquée sur la substance nerveuse, et dans laquelle prédomine l'élément fibro-cellulaire, tandis que c'est l'élément vasculaire qui domine dans la pie-mère crânienne. Dense et résistante, quoique mince, transparente, d'un aspect vitreux et nacré, cette membrane parfois est d'un gris jaunâtre chez le vieillard, est fréquemment parsemée à tout âge, surtout à la région cervicale, de points noirs ou de petites taches grisâtres, plus communes chez certains animaux que chez l'homme, qui ne sont que le résultat du dépôt accidentel d'un piment coloré, suivant M. Ollivier (d'Angers), sans corrélation avec aucun état pathologique.

SURFACE EXTÉRIEURE.

Légèrement rugueuse et comme tomenteuse, elle emprunte son aspect de la réunion de trois particularités anatomiques : 1° deux sortes de prolongemens fibreux qui émanent de la membrane elle-même; 2° des plis transverses et obliques dont elle est ridée; 3° la pénétration, dans l'épaisseur de la pie-mère des vaisseaux capillaires en grand nombre dont elle est criblée.

Les prolongemens fibro-cellulaires, moyens d'attache et de fixité de la pie-mère, et, par elle, de la moelle elle-même avec ses enveloppes, sont de deux sortes : 1° des filamens très déliés qui hérissent la membrane par milliers, et constituent des attaches celluleuses avec le feuillet médullaire de l'arachnoïde. Ces filamens qui traversent l'espace sous-arachnoïdien et baignent dans le liquide cérébro-spinal, sont faciles à voir dans ce liquide ou, à son défaut, en distendant l'espace sous-arachnoïdien, soit par une injection d'eau, soit par l'insufflation; 2° les autres prolongemens constituent trois bandelettes fibreuses, le *ligament dentelé*, latéral et double, et le *ligament coccygien* ou terminal, qui forment les attaches de la pie-mère rachidienne ou du névrilème médullaire, à la dure-mère spinale.

Ligament dentelé (*Ligamentum denticulatum, S. serratum medullæ spinalis*). C'est le nom donné à une bandelette fibreuse, mince et très résistante, aplatie d'avant en arrière, située de chaque côté de la moelle dans toute sa hauteur où il fixe, dans ses diverses zones, par autant d'attaches anatomiques, son névrilème à la dure-mère. C'est un point d'histologie débattu entre les auteurs, de décider si le ligament dentelé doit être considéré avec Bichat, comme un organe fibreux particulier, distinct des enveloppes rachidiennes; avec Bonn et Chaussier, comme un prolongement fibreux de l'arachnoïde intermédiaire à ses deux feuillets; avec Meckel et M. Valentin, comme une production de la dure-mère; ou enfin d'après l'opinion de Cuvier, Keuffel, Bellingeri, M. Longet, etc., comme une expansion de la pie-mère rachidienne. C'est à ce dernier avis que se rangent aujourd'hui la plupart des anatomistes. Il nous semble d'autant mieux motivé que c'est à la pie-mère rachidienne, comme son organe de suspension, que se rapporte évidemment le ligament dentelé, dont la structure n'est que qu'une application plus prononcée des renforcemens fibreux que subit la pie-mère dans les divers points où il est nécessaire qu'elle offre plus de résistance, en particulier dans l'enveloppe même de la moelle.

Dans son ensemble, le ligament dentelé forme de chaque côté, dans les régions cervicale et dorsale, une bandelette continue adhérente à la pie-mère rachidienne, dans toute la hauteur de son bord interne, et offrant en sens opposé de 18 à 22 ou 23 dentelures, en saillie sur son bord externe. De sorte que ce ligament forme dans l'espace sous-arachnoïdien une cloison incomplète, à deux faces, antérieure et postérieure, de 2 à 3 millimètres de largeur, dans les intervalles moyens des dentelures, à 4 ou 5 millimètres à leur base. Du sommet de chacune de ces dentelures procède un prolongement fibreux filiforme, sorte de petit tendon d'insertion qui traverse le reste de l'espace sous-arachnoïdien, puis les deux feuillets de l'arachnoïde dans un canal très court que lui forme cette membrane, et vient se fixer par une extrémité simple ou bifide, sur la face interne de la dure-mère, d'avant en arrière, dans l'écartement des racines antérieure et postérieure du nerf spinal correspondant, et de haut en bas, dans l'espace intermédiaire aux canaux de sortie des deux nerfs rachidiens situés au-dessus et au-dessous. La première dentelure s'insère sur le feuillet fibreux de revêtement du bord du trou occipital et se trouve située, avec celle qui lui fait suite, derrière l'artère vertébrale et au-devant du nerf spinal. Sa dentelure la plus inférieure, suivant que le ligament dentelé descend plus ou moins bas, est fixée en regard de la douzième vertèbre dorsale, de la première ou même de la seconde vertèbre lombaire. Dans la succession des dentelures, en général la direction de leurs petits tendons est telle que ceux de la portion moyenne étant droits, les supérieurs sont inclinés en haut et les inférieurs en bas. Cette disposition, du reste, n'est pas si constante qu'elle n'offre des variétés entre les individus ou entre les deux côtés d'un même sujet. Le nombre et le volume des dentelures et de leurs petits tendons aussi n'est pas constant ; parfois il n'existe point d'attache sur une zone vertébrale, entre deux paires spinales, tandis qu'il y en aura deux sur un autre point.

La fonction du ligament dentelé, comme l'indiquent sa situation, sa texture, ses rapports et même la direction rayonnée de ses petits tendons, cette fonction, disons-nous, paraît être de maintenir fixées dans leur position relative et comme suspendues dans le liquide cérébro-spinal la moelle épinière et chacune de ses zones vertébrales, en les préservant de tout choc comme de toute pression contre les parois du canal ostéo-fibreux, et en empêchant la substance nerveuse de s'affaisser par sa pression sur elle-même.

Ligament coccygien ou *caudal* (filum terminale). C'est le nom que l'on donne à un mince cordon rubané médian, décrit par Huber, qui, du sommet angulaire de la moelle, où il est intermédiaire aux gaines des deux dernières paires sacrées, descend, accompagné d'une veinule, entre les faisceaux des racines des nerfs lombaires et sacrés jusqu'au sommet du sacrum ou à la base du coccyx où il s'implante sur le périoste de l'os. Ce petit ligament, d'une grande résistance malgré son peu de volume, et tendu entre ses attaches, est considéré comme l'insertion inférieure fibreuse de la pie-mère spinale, dont il empêche la rétraction longitudinale, et forme le complément des deux bandelettes latérales d'insertion multiple, qui constituent de chaque côté le ligament dentelé. Quelques auteurs avaient cru reconnaître dans le ligament caudal un dernier nerf médian coccygien. Ce qui a pu donner lieu à cette erreur, c'est que fréquemment, à sa partie supérieure, on le trouve creusé dans l'étendue de quelques centimètres, d'un canal imperforé au-delà, et qui est rempli par une substance grisâtre, molle et demi-fluide.

Les plis transverses de la pie-mère, entrecoupés par d'autres, obliques en divers sens, et comparés par Huber à ceux du tégu-

ment du ver à soie, paraissent évidemment, comme ceux de la peau des articulations dorsales de la main, le résultat de l'allongement et de la rétraction de la moelle dans les mouvemens du rachis, car ils s'effacent par l'extension du cylindre médullaire et se reproduisent en le relâchant, précisément à la manière des rides de la peau et, comme pour cette dernière, pas si complétement que leur empreinte ne soit indélébile et ne se voie encore assez bien au microscope, même dans l'état d'élongation exagérée. Les plis transversaux les plus considérables, et qui coupent toute la largeur de la moelle, sont écartés de 5 à 10 millimètres. Ils sont plus prononcés à la région dorsale que dans les autres, et sur la face antérieure que sur la face postérieure. Leurs intervalles sont entrecoupés par les rides obliques, inscrivant des polyèdres irréguliers qui, sur la face antérieure de la région dorsale, dessinent des espèces de dentelures alternes convergeant vers le sillon médian antérieur. Les intervalles des rides forment de très légères saillies qui sembleraient indiquer que, dans la flexion du tronc, la moelle, comme étranglée dans la pie-mère, tendrait à faire hernie au travers de cette membrane. Cette plissure de la moelle qui, outre ses propres inconvéniens, doit avoir celui de gêner la circulation sanguine, semblerait être une cause lente de compression qui rendrait raison des engorgemens hémorrhoïdaux, des caries des vertèbres, et des paraplégies si communes chez les gens que leur profession oblige à vivre dans un état de flexion habituelle du tronc. Au reste, ces plis paraissent bien dépendre de la pie-mère elle-même. Je me suis assuré que les nombreux capillaires sanguins transverses qui établissent les anastomoses entre les grands vaisseaux longitudinaux des trois sillons n'y sont pour rien ; car loin que ces capillaires, obliques ou horizontaux, suivent le fond des rides, presque toujours au contraire, ils passent en diagonale sur les petites bosselures de leurs intervalles. Toutefois, dans l'état de congestion de la moelle il est possible qu'ils fassent étranglement, car dans une moelle remplie par une injection très pénétrante, ils forment des brides entre lesquelles la moelle, en saillie, dessine des bosselures.

SURFACE INTÉRIEURE. Lisse et polie, elle est immédiatement appliquée sur la substance nerveuse qu'elle contient et dont elle limite partout le contour. La gaine, formée par la pie-mère ou le névrilème rachidien, a si bien pour effet de soutenir la moelle et de l'empêcher de s'affaisser sur elle-même, que celle-ci fait aussitôt hernie et, sur le cadavre, s'écoule au-dehors, en quelque sorte, à travers la moindre piqûre faite à son enveloppe. Cette compression nécessaire exercée par la gaine fibreuse explique à-la-fois, comme le fait observer M. Cruveilhier, la rareté des épanchemens de la moelle et l'extrême gravité de la moindre collection liquide dans son épaisseur.

En dedans, l'adhérence de la pie-mère avec la pulpe nerveuse, comme celle de toutes les enveloppes névrilématiques, n'est point direct de surface à surface, mais n'a lieu que par la pénétration de nombreux prolongemens entre les faisceaux et les fascicules du cordon médullaire. En opérant soit sur la moelle de l'adulte que l'on a préalablement fait durcir dans de l'eau acidulée avec l'acide azotique, soit sur la moelle fraîche des enfans, où cet organe nerveux a le plus de consistance, si, comme l'indique M. Longet, après avoir coupé latéralement les racines spinales au niveau des trous de conjugaison, on incise circulairement la pie-mère, à la hauteur du bulbe rachidien, et qu'on l'arrache avec précaution de haut en bas, de manière à la retourner comme un doigt de gant, on voit se rompre successivement les cloisons qui pénètrent dans son épaisseur, et on obtient ainsi la gaine rachidienne avec les gaines partielles des nerfs. En liant ces derniers ainsi que la gaine elle-même par leurs extrémités on peut lui rendre sa forme première par l'insufflation. Sur sa surface interne se présentent, dans une succession régulière, les fragmens déchirés de ses cloisons.

Les prolongemens fibreux de la moelle, moyens de supports des ramifications vasculaires qui pénètrent dans sa substance, sont proportionnés au volume et à l'écartement des sillons par lesquels ils s'insinuent. Les deux principaux correspondent aux deux grands sillons antérieur et postérieur. Le prolongement fibro-vasculaire antérieur pénètre jusqu'à la commissure blanche transversale; le postérieur, plus mince, jusqu'à la commissure grise. Mais en outre, des divers points du contour procèdent d'autres cloisons cellulo-vasculaires d'une extrême ténuité, qui subdivisent en fascicules secondaires les grands faisceaux de la moelle. Une préparation de Keuffel rend cette disposition très évidente. Coupant un tronçon de la moelle épinière, renfermé dans son enveloppe, il le mettait à macérer pendant quelques jours dans une forte solution alcaline, soude ou potasse, puis le laissait digérer à plusieurs fois dans de l'eau pure, pour enlever peu-à-peu la substance nerveuse dissoute par l'alcali. Dès que le dégorgement commence à s'en opérer, il suffit de mettre le tronçon dans de l'eau bien limpide, sur un fond noir, pour voir flotter dans le liquide l'enveloppe circulaire de la pie-mère et ses prolongemens rayonnés qui, se succédant à-peu-près sur les mêmes plans verticaux, représentent, à la manière d'une section d'orange, autant de cloisons incomplètes, de la pie-mère, comme circonférence, vers les masses centrales de la moelle.

STRUCTURE DE LA PIE-MÈRE RACHIDIENNE. Elle est formée par un tissu fibreux recouvert extérieurement par la couche des vaisseaux sanguins qui s'y ramifient comme une surface de support. Les adhérences de l'une et l'autre sont déterminées par les petits vaisseaux en grand nombre qui traversent l'enveloppe fibreuse pour entrer dans la moelle ou en sortir. *Couche vasculaire.* La disposition des artères et des veines n'est pas la même. Les *artères* proviennent d'abord des *spinales antérieure* et *postérieures,* nées elles-mêmes des vertébrales; l'antérieure (Pl. 1) des troncs vertébraux, des deux côtés, avant leur jonction pour former le tronc basilaire. Les postérieures (Pl. 2) de l'anse postérieure que les vertébrales forment dans les gouttières de l'atlas. Ces artères dont Haller a donné une bonne figure, descendent verticalement sur l'une et l'autre face de la pie-mère rachidienne dans toute sa hauteur. L'artère *spinale antérieure* est simple et médiane. Les *spinales postérieures* sont triplées par deux chaînes d'anastomoses latérales qui courent verticalement, par autant d'anneaux, autour du sillon d'origine des racines nerveuses postérieures. Il en résulte qu'il existe en fait plusieurs courans artériels verticaux sur la face postérieure. Quoique originairement assez faible, chacune des artères *spinales* conserve son volume et descend sous la forme d'un long fil très flexueux, perpétuellement coudé en S suivant son trajet vertical, de sorte que sa longueur est au moins trois fois celle de la moelle ou de la gaine de la pie-mère sur laquelle elle s'applique. Les postérieures même se distinguent par l'augmentation de leur volume en regard des renflemens brachial et lombaire. La raison de cette persistance du volume des artères rachidiennes tient à ce qu'il est rétabli à mesure dans toute la hauteur par les artérioles

anastomotiques que leur envoient successivement, par les trous de conjugaison, les artères vertébrales et intercostales. Les rameaux antérieurs d'anastomoses vont se jeter directement dans l'artère spinale médiane. Les rameaux postérieurs se rendent dans les artérioles verticales des racines postérieures. Des deux côtés les rameaux transverses et obliques forment de nombreuses anastomoses. A l'extrémité de la moelle épinière chacune des longues gaines des doubles racines des nerfs de la queue de cheval possède aussi une artériole filiforme émanée successivement des artères lombaires, ilio-lombaires et sacrées latérales, qui remonte avec l'enveloppe névrilématique jusque sur la moelle où elle s'anastomose, en avant avec le tronc médian, en arrière, avec une arcade de jonction terminale que forment les deux artères rachidiennes. Considérées dans leur ensemble, les artères rachidiennes forment donc sur chaque face de la moelle, un système, et, les postérieures, une ellipse par la continuité de vaisseaux flexueux d'un volume à-peu-près égal, anastomosés dans toute la hauteur par des rameaux sinueux et plus ou moins obliques, et continuellement renouvelé par l'adjonction des nouvelles artérioles qui entrent par les trous de conjugaison. Des rameaux, anastomosés en réseaux dans toute la hauteur, partent les capillaires qui traversent la pie-mère pour pénétrer dans la moelle, dans un volume et une abondance proportionnés avec l'épaisseur des cloisons cellulo-vasculaires qui s'y insinuent. Conséquemment les plus volumineux et les plus nombreux de ces capillaires sont ceux qui entrent par les deux grands sillons l'antérieur, et surtout le postérieur, par lesquels ils viennent s'anastomoser avec l'artère centrale ventriculaire de M. N. Guillot. D'autres capillaires plus petits s'insinuent par les sillons latéraux et les interstices des fascicules médullaires au contour.

Les *veinules* en beaucoup plus grand nombre et plus volumineuses que les artérioles, forment un réseau superficiel d'où se dégagent, en regard de chacun des trous de conjugaison, les rameaux de volume inégal et en nombre variable, qui vont se jeter dans la vaste chaîne des sinus vertébraux. C'est en raison de ce dégorgement latéral à toute hauteur que le réseau veineux médullaire diminue au lieu d'augmenter de volume et d'épaisseur à mesure que l'on remonte vers l'extrémité supérieure. Tout ce réseau veineux est plat, et semble dépourvu de valvules comme l'a remarqué M. Breschet. Cette condition anatomique est en rapport avec la disposition générale de ce système veineux intra-rachidien, également aplati dans toute la chaîne anastomotique des sinus vertébraux, où le sang veineux se trouvant renfermé dans des canaux les moins épais possible, pour ne pas gêner par leur volume, et s'ouvrant partout les uns dans les autres, se répand pour ainsi dire en une nappe continue, qui se dégorge partout avec facilité par les trous de conjugaison et les intervalles des lames vertébrales dans le vaste appareil veineux extra-rachidien. En somme, tout l'appareil sanguin de la moelle avec ses nombreuses artérioles atténuées dans leurs battemens par l'exiguité de leur volume, et son mince réseau veineux débouchant facilement sur tous les points à l'extérieur, semble merveilleusement disposé pour ne permettre qu'avec précaution l'abord d'une suffisante quantité de sang rouge et faciliter, au contraire, par de larges voies l'expulsion du sang noir.

Les *lymphatiques* de la pie-mère rachidienne, n'ont pas encore été le sujet d'un travail spécial. On n'y connaît pas de nerfs.

Nous avons dit plus haut que la pie-mère quoique formant une enveloppe continue aux centres nerveux, offrait néanmoins une structure assez différente dans ses deux portions spinale et crânienne. Naturellement comme on pouvait le prévoir, la transition s'en opère par degrés sur le prolongement céphalique de l'axe cérébro-spinal, la portion des centres nerveux intermédiaire de la moelle à l'encéphale proprement dit. A partir du bulbe rachidien, l'élément fibreux diminue graduellement de proportion sur ce bulbe et sur la protubérance, tandis que le réseau vasculaire augmentant dans le même rapport, aux caractères atténués de la pie-mère rachidienne, a succédé complétement, sur les pédoncules cérébraux, celui de la pie-mère crânienne.

PIE-MÈRE CRANIENNE.

La pie-mère qui revêt les masses encéphaliques diffère, comme il est dit ci-dessus, de celle qui entoure la moelle par sa texture beaucoup plus vasculaire. Cette membrane se distingue encore des autres enveloppes cérébrales en ce que, au lieu de former simplement une sorte de sac libre, réfléchi autour des masses nerveuses centrales, elle leur est intimement adhérente, suit tous leurs contours, et non-seulement pénètre dans les anfractuosités du cerveau, mais s'insinue jusque dans les cavités intérieures ou les ventricules. On donne le nom de *pie-mère extérieure* à la portion de cette membrane qui entoure les surfaces périphériques des organes encéphaliques, et le nom de *pie-mère intérieure* à celle qui pénètre dans les ventricules. Cette dernière portion offre une disposition anatomique spéciale et constituera, ainsi que nous le verrons, ce qu'on appelle la *toile choroïdienne* et les *plexus choroïdes*.

1° Pie-mère extérieure.

Examinée sur le cerveau, la *pie-mère extérieure* entoure exactement toutes les circonvolutions cérébrales et revêt en se réfléchissant chacune des anfractuosités. Par sa surface externe, la pie-mère, libre et baignée par le liquide céphalo-rachidien, se trouve tantôt en rapport médiat avec la lame viscérale de l'arachnoïde et tantôt en rapport avec elle-même par l'adossement des deux feuillets qui pénètrent dans les sillons cérébraux. Toutefois on rencontre des petites brides celluleuses qui unissent ces deux feuillets, et qu'il faut rompre pour apercevoir le fond des anfractuosités. Sur le cervelet, la membrane pie-mère se moule également sur chaque lamelle cérébelleuse et s'infléchit dans les sillons qui les séparent. Les points de l'encéphale où la pie-mère extérieure rentre pour constituer la pie-mère intérieure sont : 1° entre le cerveau et le cervelet, au niveau de ce qu'on appelle la *fente de Bichat;* 2° à l'orifice inférieur du quatrième ventricule ; 3° à la base du cerveau, entre les pédoncules cérébraux et le chiasma.

Par sa face interne, la pie-mère encéphalique est maintenue adhérente par un grand nombre de vaisseaux déliés qui pénètrent dans la substance nerveuse : ce sont ces filamens vasculaires, artériels et veineux, qui donnent à cette surface de la membrane un aspect tomenteux qui la caractérise. Quand on enlève la pie-mère, même avec précaution, il arrive souvent que la substance cérébrale s'éraille et qu'il s'en détache une légère couche qui reste adhérente à la membrane. C'est ordinairement chez le vieillard qu'on observe cette particularité, qui ne saurait toutefois constituer un état pathologique, ainsi que certains auteurs l'ont pensé.

Au niveau de l'origine des nerfs encéphaliques la pie-mère se réfléchit, devient plus dense, et forme à chaque cordon nerveux et même à chacune des fibres qui le constituent, une enveloppe immédiate. Cette gaîne n'est autre chose que le névrilème, qui se trouve renforcé à l'émergence des nerfs, hors du crâne, par un feuillet de la dure-mère.

2° Pie-mère intérieure.

On a pensé long-temps que l'arachnoïde, comme la pie-mère, se réfléchissait du dehors au dedans pour tapisser les cavités cérébrales; mais cette opinion est aujourd'hui vivement combattue. Y a-t-il ou n'y a-t-il pas une seconde membrane différente de la pie-mère qui tapisse les cavités ventriculaires, et cette membrane existe-t-elle sans dépendance de l'arachnoïde? Ce sont des questions que nous examinerons plus tard, en comparant les opinions des auteurs et nous aidant de tout ce que pourra nous fournir l'examen de la texture par les injections, les réactifs et le microscope. Pour le moment, nous n'avons à nous occuper que des prolongemens propres attribués à la pie-mère. On les divise en deux systèmes de replis, formés chacun d'une lamelle fibro-vasculaire, (*toile choroïdienne*), de cordons pelotonnés, de petits vaisseaux et de corpuscules grenus, nommés *plexus choroïdes*. De ces systèmes, l'un antérieur et supérieur, appartient aux ventricules moyens et latéraux, renferme la toile choroïdienne et les plexus choroïdes de ces ventricules; l'autre, postérieur et inférieur, se compose du repli appelé par M. Valentin toile choroïdienne inférieure et des plexus choroïdes du quatrième ventricule.

PIE-MÈRE DU VENTRICULE CÉRÉBELLEUX. Les plexus choroïdes du quatrième ventricule sont au nombre de deux. Ils procèdent l'un auprès de l'autre de la face antérieure de la languette médiane du *vermis inferior*, près de l'orifice inférieur du quatrième ventricule, puis se divisent en deux portions : l'une se porte horizontalement en dehors, s'applique contre la base du pneumo-gastrique, et se termine en s'élargissant dans l'angle latéral du quatrième ventricule; l'autre, qui reste médiane, s'attache d'arrière en avant au nodule et à la luette. La surface nerveuse antérieure du quatrième ventricule est lisse et revêtue d'une membrane fine dont la nature partage les auteurs, les uns la regardant comme une membrane séreuse, et les autres comme une membrane vasculaire.

PIE-MÈRE DES VENTRICULES CÉRÉBRAUX. — *Toile choroïdienne. Tela choroïdea, velum triangulare.* Elle a été ainsi nommée par Hérophile à cause de sa texture déliée, comparable à celle du chorion du fœtus. Pour la former, la pie-mère extérieure, entre le cerveau et le cervelet, se réfléchit d'arrière en avant et pénètre par la partie médiane de la fente de Bichat, entre le bourrelet postérieur du corps calleux et les tubercules quadrijumeaux. Parvenue à l'intérieur, la toile choroïdienne représente une lame fibro-vasculaire, tendue horizontalement au-dessus du troisième ventricule et offrant, dans son ensemble, la forme d'*un triangle* dont la base est tournée en arrière et le sommet tronqué et bifurqué en avant. La *face supérieure*, appliquée sur la surface opposée à la voûte à trois piliers, du corps calleux, en forme de revêtement vasculaire, lui envoie et en reçoit un grand nombre de capillaires artériels et veineux. La *face inférieure* constitue la paroi supérieure ou la voûte du troisième ventricule. En arrière, elle enveloppe presque en entier le conarium auquel elle adhère. Les *bords* de la toile choroïdienne recouvrent la partie interne des couches optiques et se continuent avec la partie supérieure des plexus choroïdes; son *extrémité postérieure* fait suite à la pie-mère extérieure; et son *extrémité antérieure* se bifurque sur les piliers antérieurs de la voûte pour se continuer par les trous de Monro, avec les plexus choroïdes des ventricules latéraux.

2° *Plexus choroïdes du troisième ventricule, Plexus choroïdeus ventriculi tertii, S. medius sensu strictiori.* Pair, peu prononcé, il se compose de deux petits chapelets parallèles de capillaires et de granulations rougeâtres, analogues aux plexus choroïdes des ventricules latéraux et, en raison de ces caractères, présentés par M. Cruveilhier, et décrits par M. Valentin, comme les plexus choroïdes du ventricule médian. Déjà évidentes sur les côtés de la glande pinéale, ces petites traînées vasculaires et granuleuses, appliquées sur la face inférieure de la toile choroïdienne, la parcourent longitudinalement de chaque côté du plan moyen jusqu'aux piliers antérieurs de la voûte où elles se continuent par les trous de Monro avec les plexus choroïdes des ventricules latéraux. M. Valentin admet que ce double plexus, en arrière, s'étend au-dessus de la commissure molle, vers l'aqueduc de Sylvius.

3° *Plexus choroïdes des ventricules latéraux, Plexus choroïdei laterales, dexter et sinister.* La plupart des anatomistes les font naître de leur extrémité antérieure, en regard de l'arc formant le sommet tronqué de la toile choroïdienne, au contour postérieur des piliers antérieurs de la voûte, où ils se confondent d'un côté à l'autre en continuant les plexus choroïdes du ventricule médian. M. Longet, au contraire, les fait procéder de leur extrémité postérieure et inférieure, trajet qui nous semble mieux compris, puisque c'est de ce point, sur les parties latérales de la fente de Bichat, qu'ils font suite à la pie-mère extérieure, et que leur volume diminue en parcourant les ventricules latéraux. Peu importe au reste lequel l'on choisisse de ces deux modes de description puisqu'ils montrent également la continuité des plexus choroïdes des ventricules médian et latéral de chaque côté, en une ellipse dont l'anse intérieure est au trou de Monro, tandis que l'anse extérieure est complétée par la pie-mère périphérique à la fente de Bichat. Ceci posé, à partir de son extrémité postérieure et latérale, où sa largeur est de plus de 1 centimètre, il monte d'avant en arrière avec la bandelette frangée et le pied d'hippocampe, se rétrécit, revêt le tænia semicirculaire, contourne en arrière, et en y imprimant son trajet par des stries, la couche optique, pour remonter en avant à la partie supérieure du ventricule; il rentre ensuite dans le sillon intermédiaire de la couche optique, et de la voûte à trois piliers, puis en descendant avec leur courbe en avant, s'insinue par son extrémité antérieure effilée, dans le trou de Monro, au-delà duquel il se continue avec le plexus du ventricule médian. Dans ce trajet, le plexus choroïde latéral se continue par *son bord interne* avec la pie-mère extérieure par la portion inférieure du ventricule, et avec la toile choroïdienne, dans sa portion supérieure; de sorte que la cavité ventriculaire, close par des membranes dans toute la longueur de la fente elliptique de son bord interne, est complétement séparée de la surface extérieure et ne communique avec le ventricule médian que par le trou de Monro. Le bord externe du plexus choroïde, libre et frangé, renferme un vaisseau d'un assez gros volume.

STRUCTURE DE LA PIE-MÈRE CRANIENNE. La pie-mère extérieure est une gangue celluleuse très déliée qui sert de trame à des my-riades de capillaires sanguins. Mais comme la membrane elle-même est très peu résistante, les espaces capillaires où elle sert de support sont eux-mêmes très circonscrits. En général dans toute la périphérie de la masse encéphalique, les vaisseaux sanguins, les veines surtout, sont remarquables par leur volume considérable et par leur rapprochement sur des surfaces peu étendues. Les intervalles polyédriques qui les séparent sont eux-mêmes remplis par des vaisseaux secondaires en grand nombre et très courts, car ils se subdivisent après quelques millimètres de trajet à la surface des circonvolutions cérébrales ou des lamelles cérébelleuses en un lacis de capillaires; de sorte que ces gros vaisseaux courts peuvent être considérés comme servant de support à la pie-mère elle-même qui n'est apparente que dans les réseaux intermédiaires. La forme de ces capillaires est remarquable en ce qu'ils sont très flexueux, circonstance qui semble indiquer que les surfaces cérébrales sur lesquelles ils rampent sont susceptibles, jusqu'à un certain degré, de dilatation et d'affaissement, et par conséquent que la trame celluleuse même de la pie-mère est extensible et rétractile. Ces vaisseaux capillaires sont en assez grand nombre pour que, dans les injections fines, la surface en soit entièrement recouverte, de sorte que l'élément cellulaire cesse d'être visible. Les veinules y sont plus abondantes que les artérioles. Toutefois si ces capillaires sont très nombreux ils ne sont pas encore très déliés, car ils sont tous apercevables à l'œil nu ou à la loupe. Les plus fins ont bien encore de 1/5 à 1/8 de millimètre de diamètre. Leur surface externe qui est celle de la pie-mère elle-même, paraît sans subdivisions capillaires nouvelles. C'est sur la surface nerveuse qu'ont lieu ces subdivisions par myriades de capillaires formant un chevelu de petits vaisseaux qui pénètrent partout la substance grise, en général périphérique, dans laquelle ils vont former de nouveaux réseaux véritablement microscopiques, c'est-à-dire de quinze à vingt fois plus déliés, et de volume uniforme. En sorte que la pie-mère, considérée comme membrane nourricière de la substance nerveuse, n'est encore qu'une surface préparatoire, destinée à atténuer le volume des vaisseaux, c'est-à-dire à diviser les artérioles avant qu'elles n'entrent dans la substance cérébrale et à recevoir les veinules quand elles en sont encore qu'à l'état capillaire.

La pie-mère intérieure ou ventriculaire diffère assez essentiellement de celle qui est périphérique par trois particularités : 1° par le renforcement de l'élément fibreux sur certains points, par exemple, la toile choroïdienne, qui, tout en se dégageant des vaisseaux, semble comme une corde ligamenteuse propre à maintenir la courbe de la voûte à trois piliers; et les lamelles intermédiaires des lobules du cervelet et des corps restiformes que M. Valentin a nommées, la toile choroïdienne inférieure, et qui semblent bien une portion de la pie-mère, renforcée pour empêcher l'écartement des organes qu'elle unit; 2° par la présence et la composition remarquable des plexus choroïdes; 3° par la texture de la membrane sur les surfaces lisses ventriculaires, et qui est telle que l'on reste encore en doute de déterminer le tissu auquel elle appartient.

La structure des plexus choroïdes en particulier est singulière. C'est comme une toile fibro-celluleuse rentrante ou repliée sur elle-même en un amas de duplicatures renfermant des vaisseaux, de sorte que ces plexus, dans leur ensemble, forment des cordons pelotonnés dont la désagrégation s'obtient facilement en les isolant et les laissant flotter dans l'eau. Sur le contour, les bosselures se dilatent en petites franges ou frisures dans lesquelles les capillaires sanguins s'épanouissent en réseaux arborisés. Suivant M. Valentin, de ces réseaux s'élèvent sous forme de grappes des espèces de villosités. Mais une autre particularité qui distingue les plexus, ceux surtout des ventricules latéraux, tient à l'existence de corpuscules diaphanes ou cristallins, les uns microscopiques, les autres du volume d'un grain de millet et au-dessus, disposés par petits amas ou par traînées longitudinales, et nommés *le sable des plexus choroïdes (acervulus plexuum choroïdeorum).* Ces corpuscules, très variables de nombre et de volume, suivant les sujets, sont les mêmes qui se retrouvent sur les dépendances diverses de la toile choroïdienne, dans les plexus choroïdes, dans la glande pinale en rapport avec cette toile, et en regard de la commissure postérieure où ils se dessinent en relief. A l'examen physico-chimique, ces corpuscules se sont présentés comme des concrétions irrégulièrement sphériques ou moriformes, tantôt isolées, tantôt agglomérées. Ils paraissent se composer d'une enveloppe inorganique ou d'un magma de carbonate calcaire, et par conséquent soluble avec effervescence dans les acides, et d'un noyau central organisé, formé de couches concentriques et incrusté de phosphate et de carbonate de chaux, dont l'enlèvement par les acides laisse, pour résidu, une gangue microscopique cellulo-vasculaire.

Les *vaisseaux lymphatiques* de la pie-mère sont beaucoup mieux connus que ceux des autres enveloppes encéphalo-rachidiennes, ce qui tient à ce que cette membrane étant un organe vasculaire, les capillaires lymphatiques y sont en nombre proportionnel à celui des capillaires sanguins. Toutefois, si on est parvenu à reconnaître par les injections les réseaux de lymphatiques, loin de décider leurs terminaisons, on n'est pas même encore fixé sur la nature des vaisseaux dans lesquels ils s'abouchent.

Suivant Haller, *Collins* avait trouvé des vaisseaux lymphatiques dans la pie-mère du veau, du cheval et de l'homme; et *Heuermann* en aurait vu d'injectés à l'état turgide dans l'encéphale d'un noyé. On ne peut prendre au sérieux ce qu'a dit *Pacchioni* des gros rameaux lymphatiques, nés des granulations qu'il a décrites, et auxquels il fait suivre un trajet non moins long que bizarre à travers la dure-mère, jusqu'à la pie-mère, pour se rendre en sens contraire aux deux surfaces des hémisphères et des ventricules où ils verseraient un liquide particulier. *Fantoni*, prédécesseur sur ce point de Regolo Lippi, avait cru reconnaître des lymphatiques qui, de la substance cérébrale, se rendaient dans le sinus longitudinal supérieur; mais en réitérant ses observations, il a trouvé que les vaisseaux qu'il avait pris pour des lymphatiques n'étaient que des veinules. *Haller* ne croit point à l'existence des lymphatiques dans la pie-mère et suppose que, pour l'encéphale, ces vaisseaux sont remplacés dans leurs fonctions par les veines.

Il était réservé à *Mascagni*, sinon d'éclairer complétement l'histoire des lymphatiques de la pie-mère, du moins de commencer à en démontrer positivement l'existence par les injections au mercure. Il a découvert des lymphatiques à la surface du cerveau, mais il n'a pu les suivre dans la dure-mère, où ils semblaient se diriger vers le sinus longitudinal supérieur. Il a trouvé des rameaux lymphatiques le long des principaux vaisseaux, les artères méningées, vertébrales et carotides, et les veines jusque dans le golfe de la jugulaire interne; et il croit que c'est dans ces veines que s'abouchent tous les vaisseaux lymphatiques de l'encéphale et de la pie-mère.

Fohman est, parmi les anatomistes contemporains, celui qui a le plus étudié les lymphatiques de la pie-mère. Il a vu des ra-

T. III.

dicules lymphatiques former des réseaux dans les feuillets de la pie-mère qui revêtait les surfaces adossées des circonvolutions dans leurs anfractuosités, et il a suivi les rameaux qui en naissent accompagnant les vaisseaux jusqu'aux trous de la base du crâne. Mais les origines et les terminaisons lui ont également échappé; il n'a pu déterminer si les réseaux naissent de la substance cérébrale et si les troncs principaux se continuent à la sortie du crâne sur les vaisseaux pour se jeter dans les chapelets ganglionaires; et comme il ne les a vus qu'interrompus, il a été porté à croire qu'ils s'abouchent dans les veines. Mais il est évident que cette opinion, supposée par plusieurs anatomistes, n'a pas d'autre fondement que celle de l'insuffisance des injections, car aucun d'eux n'a démontré cet abouchement dans les veines, qui pourtant serait facile à démontrer pour des troncs d'un volume de 1 millimètre et au-dessus.

M. *Arnold* (1), dans son atlas, a dessiné des vaisseaux lymphatiques injectés au mercure. La planche figure 1 représente quelques gros troncs rameaux et bosselés, noueux et très inégaux, de 2 millim. de diamètre, qui suivent le trajet de plusieurs des circonvolutions occipitales et dont les principaux rameaux pénètrent dans leurs anfractuosités. Entre ces rameaux, le champ est convert par des réseaux très serrés de lymphaticules. La figure 2 montre également de gros troncs dans le troisième ventricule avec des embranchemens dans les ventricules latéraux. Le gros tronc des ventricules sort avec la veine de Galien. La planche 2, fig. 1, montre de pareils réseaux avec leurs rameaux qui, de la face inférieure des deux lobes antérieur et sphéno-temporal, se rendent dans un tronc principal qui suit la scissure de Sylvius pour se rendre vers la grande fente cérébrale. La face inférieure du cervelet est couverte de semblables réseaux dont les troncs d'abouchement accompagnent fidèlement les vaisseaux cérébelleux. Mais nulle part sur ces figures on ne voit où débouchent ces vaisseaux, et le texte de l'explication n'en fait pas mention et ne dit pas si ces injections ont été faites par l'auteur.

Les *nerfs* de la pie-mère sont encore aujourd'hui complétement inconnus. Aucun micrographe n'en a signalé, et nous aussi, du moins jusqu'à présent, n'avons pas été plus heureux dans nos recherches sur les nervules microscopiques des membranes encéphaliques. Ce n'est donc que pour mémoire que l'on peut rapporter l'observation, très douteuse à notre avis, de *Lancisi*, qui aurait reconnu et poursuivi dans cette membrane quelques filets émanés de la septième paire. Sauf toute vérification, à préjuger de la pie-mère par la dure-mère, ce serait bien plutôt du trijumeau que l'on devrait s'attendre à voir procéder des nerfs sous une forme quelconque.

DÉVELOPPEMENT DES MEMBRANES ENCÉPHALO-RACHIDIENNES.

Suivant *Tiedemann* (2), au premier mois de la vie intra-utérine aucun organe nerveux n'est encore reconnaissable. Le renflement céphalique et la carène, absolument diaphanes, ne renferment encore qu'un fluide limpide et incolore. De la cinquième à la sixième semaine, l'ensemble de la cavité céphalo-rachidienne forme un canal terminé par une poche sphéroïdale. Cette dernière cavité, partagée par de légères dépressions verticales et transversales, semble formée par une agglomération de vésicules remplies, comme le canal rachidien, d'un liquide trans-

(1) *Tabulæ anatomicæ.* Fasciculus 1, tab. 1 et 2, Turici.
(2) *Anatomie du cerveau,* etc. Traduction de A.-J.-L. Jourdan. Paris, 1823.

21

parent. A cet âge on ne peut que supposer leur délimitation circonscrite par les premiers rudiments, non encore apercevables des membranes ; mais, ajoute Tiedemann, d'après ses observations sur le poulet de trois jours, ce qui démontre que « les parois des vésicules cérébrales et du canal de la moelle épinière « sont formées par la pie-mère, c'est que les premières traces de « sang et les premiers vaisseaux paraissent toujours dans leur « épaisseur, comme l'ont dit entre autres Malpighi et Haller. »

Dans un embryon humain de sept semaines et long de 15 millimètres, le crâne en ayant 7, la dure-mère existe déjà dans toute la longueur du canal cérébro-spinal, et la tente du cervelet partage la cavité du crâne en deux portions égales. La pie-mère, déjà très reconnaissable, enveloppe partout les organes nerveux dont on ne peut la détacher sans en arracher la pulpe.

Environ au troisième mois, dans un embryon âgé de onze semaines, et long de 36 millimètres, la dure-mère adhère à la face interne du crâne ; la tente du cervelet est bien conformée, et la faux commence à dessiner une cloison entre les hémisphères. Les sinus latéraux et longitudinaux déjà formés, contiennent du sang. La pie-mère, d'une épaisseur considérable, enveloppe partout les organes nerveux, se replie dans les ventricules et y formant des plexus choroïdes, enveloppe la moelle et pénètre dans son canal par la scissure (le sillon) postérieure.

Vers le quatrième mois (à quinze semaines), sur un fœtus de 6 centimètres et demi de longueur, la dure-mère se montre fort épaisse ; la pie-mère, très vasculaire et les prolongemens dans les grandes cavités des quatre ventricules sont très volumineux. L'arachnoïde n'est pas encore visible.

A l'approche du cinquième mois, sur un fœtus de dix-huit semaines, la dure-mère, fort épaisse et parsemée de fibres d'un blanc grisâtre, adhère intimement par de nombreux vaisseaux à la face interne des os du crâne, encore en grande partie cartilagineux. Son cordon rachidien est ample et à parois épaisses. Les sinus veineux bien développés, sont relativement très vastes. L'arachnoïde commence à se monter sur divers points de la pie-mère cérébrale, sous-forme d'une pellicule translucide d'une extrême minceur. La pie-mère est tendue uniformément sur la surface des hémisphères non encore divisés en circonvolutions Au contraire, à la face interne des hémisphères où ces éminences commencent à se dessiner, elle enveloppe déjà leurs anfractuosités. Mais c'est vers la rentrée ventriculaire que les modifications de la pie-mère à cet âge sont les plus sensibles, et, suivant Desmoulins, elles constituent pour la membrane de nutrition encéphalique, l'une des époques d'évolution les plus remarquables parce que ses effets persistent. Jusqu'à cette période embryonaire, en raison du peu d'épaisseur de la substance des hémisphères, les cavités cérébrales ont eu une très grande étendue. Mais alors, à mesure que les hémisphères plus denses, augmentent relativement de volume, les cavités ventriculaires subissent un retrait proportionnel et la pie-mère, dont l'ampleur est devenue trop considérable pour des surfaces moins étendues, se replie ou se pelotonne sur elle-même. Cet effet qui, d'après l'observation de Tiedemann, a déjà commencé de se produire depuis le troisième mois, en se continuant dans la dernière période embryonaire est, suivant l'opinion de Desmoulins, la cause de formation, dans les ventricules latéraux et le quatrième ventricule, de ces duplicatures de la pie-mère sur elle-même, d'où résultent les plexus choroïdes.

A-peu-près au sixième mois (vingt-deux semaines), toujours en suivant Tiedemann, la dure-mère, très épaisse et dense,

montre très évidemment sa texture de filamens fibreux entre-croisés en divers sens. Les myriades de filamens vasculaires au moyen desquels elle adhère à la face interne des os du crâne ont pris de la résistance. Enfin l'apparition de la faux du cervelet complète la formation de cette membrane. L'arachnoïde, quoique encore très mince, figure néanmoins une pellicule continue à la surface de la pie-mère. Celle-ci, formée d'un épais réseau de capillaires sanguins, en envoie manifestement par myriades dans l'épaisseur de la substance grise corticale encore très molle, et dont une couche se détache avec la membrane quand on en arrache des fragmens. Son prolongement, par le sillon postérieur dans le canal de la moelle épinière, est encore très apparent.

Passé cet âge, l'évolution des membranes d'enveloppe des centres nerveux encéphalo-rachidiens étant à-peu-près terminée, il serait inutile de continuer à en poursuivre le développement. Peu-à-peu, pendant les trois derniers mois, la dure-mère continue à augmenter de densité avec l'ossification croissante des os du crâne. Les sinus veineux se resserrent mais en conservant encore un grand volume relatif à la naissance. La pie-mère se complique et s'étend par ses appendices pour revêtir les anfractuosités des circonvolutions cérébrales à mesure qu'elles se détachent les unes des autres. Les plexus choroïdes prennent leur forme dernière avec le retrait progressif des cavités cérébrales, et la pie-mère centrale de la moelle semble disparaître en même temps que le canal s'en efface. Enfin toutes les parties des membranes cérébro-spinales prennent les formes et les rapports définitifs qu'elles devront conserver.

CAVITÉ SOUS-ARACHNOÏDIENNE ET LIQUIDE CÉPHALO-RACHIDIEN OU CÉRÉBRO-SPINAL.

L'existence de l'espace sous-arachnoïdien et du fluide qui l'occupe, est assurément l'un des faits les plus importans parmi ceux qui ont signalé depuis un siècle les progrès de l'anatomie et de la physiologie du système nerveux central. Mais s'il est juste de rapporter, comme à sa source, le premier honneur d'une découverte au savant qui l'a faite d'abord, d'une manière incontestable, lors même que son travail n'aurait point appelé l'attention, il n'est pas moins équitable d'admettre au partage tel autre observateur qui, sans connaissance du travail de son devancier, ou même avec cette notion première, aurait définitivement acquis à la science une découverte oubliée, surtout, si par une triple série d'observations, complétives les unes des autres en anatomie, en physiologie et en pathologie, il était parvenu à lui donner dans la science une large signification qu'elle n'avait pas eu d'abord.

Cette remarque s'applique en entier à l'histoire du liquide cérébro-spinal. A Haller, mais surtout à Cotugno (1), dans le dernier siècle, l'honneur de l'avoir reconnu positivement ; mais à M. Magendie celui de l'avoir reproduit cette découverte et d'en avoir démontré toute l'importance. Ce n'est pas que le fait principal ait, en quelque sorte, été jamais nouveau dans la science. Comme on aurait pu le supposer, il paraît bien que l'existence, au moins cadavérique, d'un liquide entre la dure-mère et la moelle spinale, comme aussi dans les cavités ventriculaires cérébrales, aurait été entrevue de tout temps par les anatomistes. Aussi la mention s'en trouve-t-elle répandue çà et là, parmi les

(1) De ischiade nervosa. In Thesauro Sandifort, 1780.

auteurs, à toute époque. D'après les renseignemens que nous avons consignés dans l'histoire du système nerveux central, *Galien* a bien connu le liquide renfermé dans les ventricules du cerveau. A la fin de la renaissance, *Guido Guidi* ou *Vital Viduro*, qui en avait aussi constaté l'existence à la périphérie cérébrale, l'aurait cru situé à la face interne de la dure-mère, tandis que, dans le même temps, *Vésale*, avec cette certitude de coup-d'œil qui caractérise les grands observateurs, lui avait dès-lors attribué pour siége la face externe de la pie-mère. Depuis, le fluide cérébro-spinal ne cesse plus d'être signalé de distance à autre. Reconnu par *Coïter et Bidloo*, comparé par *Stæhelinus*, au sérum du sang, il est décrit sous le nom d'*Aqua limpida*, dans les *Éphémérides des curieux de la nature*.

Mais ce liquide et l'espace qui le contient sont bien plus explicitement indiqués par Haller. Suivant ce grand physiologiste, le fluide aqueux des cavités cérébrales et rachidiennes est le même. Il peut descendre facilement des ventricules cérébraux dans l'espace qui entoure la moelle, mais son retour vers le troisième ventricule et l'infundibulum serait très difficile, car il lui faudrait remonter perpendiculairement contre son poids » (1). Du reste, Haller admettait, pendant la vie, l'exhalation par la pie-mère d'une vapeur séreuse, dont la condensation pourrait expliquer l'existence du liquide sur le cadavre.

Parvenue à ce point la question était déjà très avancée; toutefois Cotugno l'a menée beaucoup plus loin. Les observations de Cotugno lui avaient démontré, sur le cadavre, l'existence d'une couche liquide dans les membranes propres d'enveloppe du cerveau et de la moelle, remplissant tous les intervalles que l'on trouve entre elles et la dure-mère (2). Il reconnut parfaitement que le liquide de la surface du cerveau communiquait avec celui des ventricules, et, sans en avoir bien compris la voie, que tous deux avaient une issue dans la cavité rachidienne, où étant une fois arrivé, la situation perpendiculaire facilitait l'écoulement évident du liquide à sa partie inférieure (3), et donnait raison de l'accumulation qu'il en avait constaté fréquemment autour de la queue de cheval. Curieux de confirmer ses observations dans l'état de vie, Cotugno a pu vérifier l'existence du liquide sur les poissons et la tortue de mer; mais, chose singulière! il échoua dans les vivisections, à en reconnaître l'existence, non-seulement sur les oiseaux, mais aussi sur les chiens où on la démontre aujourd'hui si aisément. La présence normale de ce liquide qu'il avait reconnue chez quelques animaux, resta donc pour lui, comme il l'avoue, un sujet de doute en ce qui concerne l'homme vivant (4); quoique par une finesse d'observation à laquelle on n'aurait pas droit de s'attendre sur une question encore aussi nouvelle, il eût très subtilement remarqué que, chez les vieillards en démence, tout ce que le cerveau perd de volume, en augmentant l'espace qui le sépare de la dure-mère, est entièrement remplacé par la vapeur aqueuse ou le liquide lui-même (5).

(1) Qua prodit de ventriculo aqua, facilè in medulla spinalis circumjectum spatium etiam parat : eam aquam enim difficulter omnino in tertium ventriculum et ad infundibulum rodderet, quodd perpendiculum apportet ascendere (Haller, *Élément. physiol.* t. IV, sect. 3; 1760).
(2) Omnia quæ complet intervalla quæ inter cerebrum et duræ matris ambitum inveniuntur.
(3) His spinæ aquis eas etiam subindè commisceri, quas, sive a majoribus cerebri ventriculis per lacunas et Sylvii aquæductum, sive à propriis exhalantibus arteriis, cerebelli ventriculus accipiat; cujus positio perpendiculata et via ad spinæ cavum satis patens defluxum humoris in spinam manifesti persuadent.
(4) Veri humoris præsentiam, quam in homine vivo dubitamus, viventium quorumdam animalium dissectionis affirmant.
(5) Quantum autem magnitudinis cerebrum in his perdit, tantum a contactu

A partir de Cotugno la science, à l'égard du liquide cérébro-spinal, avait fait fausse route. Les anatomistes s'étaient trop hâtés de considérer comme une science formée, l'histologie qui venait seulement de naître avec Malpighi et Ruysch. Entraînés trop exclusivement par la mode à la suite de *Morgagni*, la grande lumière du dernier siècle, les observateurs ayant trop prématurément abandonné les études de l'anatomie normale pour celles de l'anatomie pathologique, on avait si bien fait un produit morbide du liquide cérébro-spinal que l'on trouvait sur les cadavres, dans les cavités cérébrales et rachidiennes, que l'on avait perdu toute idée que sa présence pût avoir une destination physiologique. Aussi ne manquait-on pas de faire figurer, dans toutes les autopsies, sa quantité quelconque parmi les causes probables de mort. Tel était l'état des idées lorsque M. Magendie entreprit ses observations. On voit qu'elles exigeaient une indépendance d'esprit d'autant plus grande qu'il s'agissait d'abord de s'affranchir d'une opinion fausse généralement acceptée.

C'est le dernier ouvrage récemment publié par M. Magendie, que nous prendrons pour guide dans tout ce que nous avons à dire de la cavité sous-arachnoïdienne et du liquide cérébrospinal (1).

M. Magendie débute par une première observation, que l'on pressent devoir être d'une haute importance anatomique et physiologique, et qui fixe tout d'abord l'attention du lecteur sur le fond même de la question qu'il s'agit d'examiner : c'est la différence du volume de l'encéphale et de la moelle épinière avec la capacité des cavités osseuses qui les renferment. Au premier aspect, sur une coupe quelconque du crâne, auquel adhère partout la dure-mère, on peut croire que l'encéphale remplit exactement la cavité de son enveloppe fibreuse et par conséquent la boîte du crâne. Mais sur une coupe médiane verticale du rachis, cette illusion n'est plus possible pour la moelle qui, à tous les points de sa hauteur, au cou, au dos, et jusqu'à son extrémité, en haut de la seconde vertèbre lombaire, n'occupe que la moitié aux deux tiers du diamètre de son canal, c'est-à-dire qu'une fraction bien plus petite encore de sa capacité. Le même fait est encore plus évident pour le canal lombo-sacré où le faisceau nerveux, dit la queue de cheval, ne se compose plus que de cordons largement espacés entre eux. Et cependant cette observation si simple, quoique déjà faite par Cotugno, avait néanmoins, dit M. Magendie, si bien échappé à tous les autres anatomistes, que les iconographes représentaient la moelle remplissant exactement son canal fibreux : « tant il est vrai, ajoute notre auteur, « qu'un fait très apparent n'est pas toujours visible, et qu'il faut « l'intervention de notre esprit pour transformer les impressions « en idées. »

Au reste, par une observation attentive, on ne tarde pas à reconnaître que cette infériorité de volume du cordon rachidien par rapport à son canal ostéo-fibreux, existe également, quoique dans une moindre proportion, pour l'encéphale. A tout âge et sur tous les points de la surface encéphalique, il existe un espace entre la dure-mère et la substance nerveuse recouverte par la pie-mère; et nulle part cette membrane vasculaire ne suffit à remplir les dépressions intermédiaires aux courbes adjacentes des circonvolutions cérébrales. Mais ce fait déjà bien évident chez l'enfant et l'adulte, le devient encore bien davantage chez

subtrahitur duræ matris, et quidquid loci decrescendo reliquit, aquosus vapor collectus totum adimplet.
(1) Recherches physiologiques et cliniques sur le liquide céphalo-rachidien ou cérébro-spinal. — Paris, 1842.

le vieillard en état de démence, où la diminution de volume de la masse encéphalique ne saurait représenter les dimensions de la cavité qui la contient. On pourrait croire que cette différence de capacité entre les centres nerveux et leurs enveloppes solides, si manifeste sur le cadavre, n'existerait pas dans l'état de vie où le volume de l'organe est augmenté par la réplétion des vaisseaux. Mais cette objection qui semblerait assez plausible pour l'encéphale, ne pourrait se soutenir pour la moelle et la queue de cheval, flottant dans un large espace que la réplétion, même exagérée, de leurs vaisseaux et des sinus veineux rachidiens, ne saurait remplir. De toute façon il reste donc partout à la surface des organes nerveux des intervalles très considérables autour de la moelle, moins étendus, mais tout aussi réels autour des surfaces encéphaliques. Or, comme le dit Cotugno, ces espaces ne peuvent être vides; là comme ailleurs rien n'autorise à supposer l'existence normale d'un gaz, tandis que l'observation de tous les temps démontre qu'un liquide aqueux et incolore, très abondant surtout dans le canal vertébral, découle partout de la section des membranes d'enveloppe des centres nerveux. C'est ce fluide aqueux qui a été nommé le *liquide cérébro-spinal*.

SIÉGE DU LIQUIDE CÉRÉBRO-SPINAL.

Le siége du liquide cérébro-spinal est double : 1° à la surface extérieure ostéo-fibreuse de la masse encéphalique et de la moelle épinière; 2° à sa surface intérieure ou dans les cavités de l'encéphale.

Pour la surface extérieure sur toute l'étendue des centres nerveux, il occupe l'intervalle cellulo-vasculaire qui unit la face interne du feuillet viscéral de l'arachnoïde avec la pie-mère : de là le nom de *sous-arachnoïdien* donné en commun à l'espace rempli par le liquide cérébro-spinal et au tissu cellulo-vasculaire qui y baigne.

Nous savons déjà que *Vésale* avait placé le liquide séreux cérébral à la surface externe de la pie-mère. *Haller* qui admet qu'une vapeur d'où naît la *légère humidité* des ventricules, est exhalée par les plexus-choroïdes, n'a pas une opinion bien nette, puisqu'il croit que le liquide du fond du sac de la queue de cheval est sécrété par la dure-mère spinale. *Cotugno*, plus précis, établit le liquide entre la pie-mère et l'arachnoïde. Lors de ses premières recherches, M. *Magendie* avait cru que le liquide extérieur était exhalé dans la cavité de l'arachnoïde; mais par de nouvelles observations il n'a pas tardé à lui donner définitivement pour siége exclusif l'espace sous-arachnoïdien.

Pour en donner une idée générale, laissons parler l'auteur lui-même :

« La conformation, la largeur de l'espace sous-arachnoïdien « varient beaucoup selon les points de la surface cérébrale ou « spinale où on l'examine; mais quelle que soit son étendue, il « est durant la vie constamment plein de liquide.

« Pour se former une idée juste de la disposition de la feuille « séreuse, qui forme la paroi externe de cet espace, en même « temps que de ses dimensions en tous sens, je fais la prépara- « tion suivante :

« J'enlève, avec les précautions d'usage, pour ne pas léser les « parties sous-jacentes, les lames de toutes les vertèbres et la plus « grande partie des os larges du crâne; je mets ainsi à décou- « vert, dans toute sa surface postérieure, la dure-mère rachi- « dienne et celle des parties supérieure, antérieure et latérales « de la tête; je fais ensuite à l'extrémité inférieure du canal

« membraneux de l'épine une petite incision qui pénètre jusqu'à « l'espace sous-arachnoïdien; je laisse écouler le liquide cérébro- « spinal, et je souffle à la place, au moyen d'un tube, de l'air au- « tant que le canal en peut contenir. L'arachnoïde et la dure-mère « se trouvant ainsi distendues, j'applique une ligature pour em- « pêcher la sortie de l'air que je viens d'introduire. En prenant « le soin le plus scrupuleux de laisser intacte l'arachnoïde, j'in- « cise la dure-mère sur la ligne médiane, dans toute la longueur « du rachis, et je termine par une double incision qui s'étend « jusqu'au front en passant à droite et à gauche de la tête. Je la « renverse sur les côtés et je découvre de cette manière l'arach- « noïde dans une étendue considérable. Cette membrane appa- « raît alors transparente et maintenue par l'air insufflé à une « distance assez considérable du cerveau et de la moelle épinière « qu'elle enveloppe.

« ...... Ainsi mise à nu dans toute l'étendue de sa face posté- « rieure, l'arachnoïde, distendue par l'air, montre clairement « que ses dimensions sont en rapport, non avec celles du cer- « veau et de la moelle épinière; mais bien avec celles du crâne « et du canal vertébral, et qu'elle est disposée de manière à « contenir à-la-fois et l'organe cérébro-spinal et le fluide qui « l'environne de toutes parts.

« Soulevée et distendue par l'air, l'arachnoïde du rachis pré- « sente une disposition remarquable, et qui, je pense, n'a point « encore été décrite : c'est un sillon flexueux et opaque qui s'é- « tend depuis la région caudale jusqu'à la partie inférieure de la « région dorsale. Cette espèce de raphé correspond à une cloison « membraneuse, véritable médiastin postérieur de la cavité sous- « arachnoïdienne. Il est placé sur la ligne médiane et formé de « lamelles minces et transparentes, irrégulièrement séparées par « de petits intervalles de grandeur et de forme très variées, qui « se voient dans la cavité sous-arachnoïdienne et qui permettent « au liquide céphalo-rachidien de passer facilement de droite à « gauche et *vice versâ*. Dans les autres points, l'arachnoïde est « attachée à la pie-mère par un grand nombre de vaisseaux san- « guins entremêlés de filamens cellulaires irrégulièrement dis- « posés, mais plus abondans au cou, qu'au dos et aux lombes. « C'est le *tissu cellulo-vasculaire sous-arachnoïdien* ! il est con- « stamment baigné par le liquide. »

Par suite, M. Magendie raisonnant suivant la théorie de conformation générale des séreuses, représente les deux feuillets viscéral et pariétal de l'arachnoïde comme étant toujours en contact l'un avec l'autre, non-seulement à la surface des centres nerveux, mais aussi à l'intérieur des canaux fibreux de la dure-mère qui accompagnent les nerfs. Toutefois, après avoir payé ce tribut à l'opinion régnante, l'auteur, dans une note, met fortement en doute, d'après ses dissections, l'existence du feuillet pariétal de l'arachnoïde. La dure-mère pouvant être divisée artificiellement en plusieurs feuillets, rien, à son avis, ne démontre que le feuillet interne de revêtement, lisse et poli, ne puisse être formé par la surface libre de la dure-mère tout aussi bien que par une duplicature de l'arachnoïde, et il pencherait d'autant plus volontiers vers cette dernière opinion que ce feuillet, très résistant et opaque-nacré, lui paraît conserver le caractère du tissu fibreux bien plus que celui d'une membrane séreuse et en particulier du feuillet cérébral de l'arachnoïde. J'avoue que je ne partage pas cette manière de voir. Dans mes recherches les plus récentes sur les enveloppes cérébrales, plusieurs fois M. Ludovic, mon préparateur, et moi, nous avons pu isoler très nettement des portions assez étendues du feuillet de revêtement de la dure-mère. Ce feuillet même se sépare assez facilement de lui-même dans la fosse sphéno-temporale, sur des pièces qui ont macéré long-temps dans l'eau acidulée avec l'acide azotique; et cette séparation paraît être le résultat d'une adhérence moins intime en ce point, due elle-même à l'interposition d'un plexus microscopique de nervules gris émanés du trijumeau, qui semble disposé là pour se répandre dans les deux membranes. Ce feuillet superficiel est bien effectivement assez résistant et opaque-nacré, mais plus plus que les portions de l'arachnoïde viscérale qui revêtent les confluens du liquide cérébro-spinal à la base de l'encéphale; et assurément beaucoup moins que les autres séreuses, le péritoine et la plèvre en particulier, qui offrent à un bien plus haut degré les mêmes caractères, et dont la couche de tissu ligamenteux élastique, que j'ai démontrée servir de tunique de protection à leurs réseaux nerveux, donne au derme des séreuses la résistance et l'aspect des membranes fibreuses. Au reste, je discute ces faits pour tâcher d'éclairer un point obscur d'anatomie: mais soit que l'on considère le feuillet interne de la dure-mère comme séreux ou comme fibreux, toujours est-il, quant au sujet particulier qui nous occupe, que l'arachnoïde à simple ou à double feuillet, comme le dit M. Magendie, « est conformée dans « toute son étendue pour être appliquée à la dure-mère et non « pour servir de tunique immédiate à l'organe cérébral. »

LIQUIDE DE LA SURFACE EXTÉRIEURE DU CERVEAU ET DE LA
MOELLE ÉPINIÈRE.

1° LIQUIDE DE LA MOELLE. Nous avons vu que toute la surface de la moelle enveloppée de la pie-mère baignait dans le liquide cérébro-spinal. Il en est de même de tous les vaisseaux et de chacun des nerfs qui s'y trouvent isolés les uns des autres et comme suspendus. Cette disposition est surtout très manifeste à la queue de cheval. Ce nom lui-même qui exprime la position relative des cordons, accolés au faisceau, ne convient que dans l'état où on les avait toujours observés, après l'ouverture des membranes et l'évacuation du liquide. Mais si on les étudie sur un sujet dont l'espace sous-arachnoïdien a été injecté avec de l'ichtyocolle prise en gelée, remplaçant le liquide tel qu'il existe pendant la vie, on voit que tous ces nerfs, écartés les uns des autres, sont maintenus à distance par une couche de liquide interposée, de manière à inscrire sur leur plan de section horizontale, par trois rangées irrégulières, une espèce de croissant à concavité antérieure. •

L'épaisseur de la couche liquide varie sur les quatre faces de la moelle à divers points de sa hauteur. C'est une face qu'elle est la plus grande et en avant qu'elle est la plus petite. Sur le plan moyen elle donne : à la face postérieure, en regard du trou occipital, de 12 à 15 millimètres; 4 au milieu de la concavité de la colonne cervicale; 6 à 7 à la hauteur de la cinquième vertèbre dorsale; un peu moins à trois vertèbres au-dessous, et, au contraire, un peu plus encore au niveau de la onzième vertèbre, au-dessus du renflement inférieur de la moelle. Sur la face antérieure, assez mince dans toute la hauteur, la couche liquide varie entre 1 à 2 millimètres au milieu de la convexité cervicale, son point le plus rétréci, jusqu'à 4 ou 5 millimètres en regard de la douzième vertèbre dorsale, son point le plus large. Sur les faces latérales, sauf les lieux de renflemens, la dégradation d'épaisseur de la couche liquide est sensiblement uniforme de haut en bas, de 5 millimètres environ à l'atlas et à l'entonnoir supérieur du canal vertébral où se trouve suspendu le nerf spinal, jusqu'à un seul au bas de la moelle. Enfin pour le faisceau nerveux dit la queue de cheval, c'est le contraire de la moelle, la couche liquide, à peine sensible en arrière, offrant en avant jusqu'à 10 ou 12 millimètres d'épaisseur.

2° LIQUIDE DE LA SURFACE DE L'ENCÉPHALE. Nous avons vu que le liquide cérébro-spinal répandu partout dans l'espace sous-arachnoïdien et pénétrant sur tous les points dans les scissures, les sillons et les anfractuosités, forme à la surface de l'encéphale une couche partout continue, quoique d'inégale épaisseur, suivant les accidens des contours qui écartent plus ou moins l'une de l'autre la pie-mère et l'arachnoïde. Mais pour s'en faire une idée complète, il faut le suivre sur tout le trajet de ce que l'on peut appeler, jusqu'à un certain point, son parcours, puisque suivant ce qui sera dit plus loin, il est susceptible de déplacement avec les mouvemens de la masse encéphalique. C'est encore à M. Magendie que nous empruntons ces détails.

Le lieu d'où il convient de partir est le grand espace situé au-dessous du cervelet, à la hauteur du trou occipital. Ce vaste espace médian, dont la largeur est celle du trou occipital et dont l'épaisseur entre la face postérieure de la moelle et le contour de l'os, n'est pas moins en moyenne, de 15 à 18 millimètres au-dessous du cervelet, a été nommé par M. Magendie, le confluent postérieur et inférieur que l'on pourrait appeler aussi sous-cérébelleux. C'est effectivement le grand confluent commun où se mêle le liquide cérébro-spinal qui provient de toutes les issues : en bas du canal de la moelle, en haut de la surface du cervelet, et de la surface inférieure du cerveau, en contournant les faces latérales du bulbe rachidien; enfin c'est le lieu central où afflue aussi le liquide des cavités ventriculaires par un orifice particulier situé en regard du sommet du quatrième ventricule, comme il sera dit plus loin.

De ce confluent inférieur borné en haut par la gouttière que forme le vermis inférieur, et débordé de chaque côté par les lobes du cervelet, le liquide passe de la face inférieure de cet organe, à ses faces postérieure et latérale, et enfin à la face supérieure, en pénétrant partout avec la pie-mère entre les lobes et les lamelles, et arrive au-devant de la tente du cervelet. En ce point le liquide cesse de former une couche légère et remplit un large espace, le confluent supérieur et postérieur ou sus-cérébelleux, où il baigne en bas le cervelet; en haut le bourrelet du corps calleux; en avant les tubercules quadrijumeaux et la glande pinéale; en arrière la tente du cervelet, et dans l'espace moyen, les veines de Galien.

Du confluent sus-cérébelleux, la couche liquide se continue par le foramen ovale en arrière, sous les lobes postérieurs du cerveau, en dehors sur les pédoncules cérébraux, en haut sur le corps calleux et successivement sur la face interne des hémisphères, puis sur leur face supérieure, de là elle rejoint en arrière la couche du lobe occipital, descend par la face latérale dans les fosses occipitales et antérieures du crâne où elle gagne la face inférieure du cerveau, et chemin faisant baigne abondamment la grande scissure interlobaire de Sylvius. Partout, dans ce long trajet, le liquide forme une couche assez mince à la surface des circonvolutions et plus épaisse dans les espaces irréguliers de leurs anfractuosités.

Reste donc la face inférieure du cerveau. Ici, d'après M. Magendie, probablement en raison de la pression du cerveau, la couche liquide, très évidente dans les creux et les anfractuosités, est à peine sensible sur les courbes des circonvolutions. La portion médiane de la base du crâne est celle qui offre le plus d'intérêt. La couche liquide y est très abondante. Tous les nerfs qui partent du prolongement céphalique y sont plongés. Les nerfs olfactif et optique jusqu'à leurs orifices de sortie du crâne ; les moteurs oculaires jusqu'à leurs canaux fibreux dans la dure-mère. Le trijumeau offre cette disposition remarquable que le liquide l'accompagne dans son canal fibreux de la fosse sphéno-temporale, que M. Magendie nomme sa *cavité ganglionienne*, où il baigne à-la-fois par son tronc, son ganglion et les trois branches qui en procèdent. Le liquide plonge aussi dans le conduit auditif interne avec les nerfs acoustique et facial, jusqu'aux cloisons qui ferment le vestibule et le canal spiroïde du facial où les nerfs pénètrent seuls. Les racines isolées du pneumo-gastrique, du glosso-pharyngien et de l'hypoglosse sont comme suspendues dans le liquide, de même que celles du spinal au-dessous, et les cordons nerveux eux-mêmes, y trempent jusqu'à leurs orifices de sortie.

Enfin la dernière particularité importante du liquide-cérébro-spinal sur le plan moyen de la base du cerveau est la formation, sur les surfaces centrales à contours accidentés, de deux autres confluens en rapport dans toutes les directions avec les couches des circonvolutions. Au milieu de la longueur, de la décussation des nerfs optiques au bord antérieur de la protubérance annulaire existe le *confluent antérieur et supérieur* qui baigne le plancher du troisième ventricule, la face inférieure des pédoncules cérébraux, la tige pituitaire avec laquelle il traverse le diaphragme de l'hypophyse et enfin le ganglion pituitaire. En arrière, à ce confluent en fait suite un autre, le *confluent anté-rieur et inférieur*, étendu sur la protubérance annulaire et dans lequel trempe l'artère basilaire. Celui-ci se continue en bas avec l'espace sous-arachnoïdien antérieur de la moelle et, en contournant ses faces latérales, rejoint le grand confluent sous-cérébelleux que nous avons pris pour point de départ.

LIQUIDE ET ORIFICES DES CAVITÉS DE L'ENCÉPHALE.

On sait, d'une part, qu'un liquide existe dans les cavités cérébrales et, d'autre part, que ces cavités communiquent toutes les unes avec les autres : les ventricules latéraux avec le troisième ventricule par les trous de Monro, et ce dernier ventricule avec le quatrième par l'aqueduc de Sylvius. C'est donc en définitive le ventricule du cervelet qui est le point déclive ou le dernier réservoir du liquide des cavités cérébrales. S'il était fermé inférieurement par la pie-mère il n'y aurait point de communication directe entre le liquide ventriculaire et la couche périphérique. Mais au contraire cette communication existe et s'opère largement par un trou, ménagé au travers de la pie-mère, et nommé par M. Magendie, ORIFICE *des cavités encéphaliques*. Cet orifice est situé à l'extrémité du ventricule du cervelet, en regard du bec de plume. « Pour s'assurer de son existence, dit « M. Magendie, il suffit de soulever et d'écarter quelque peu « l'un de l'autre les lobules de l'éminence vermiforme inférieure « du cervelet ; et, sans rompre aucune des adhérences vasculaires « qui unissent cette partie cérébelleuse avec la pie-mère spinale, « on aperçoit l'excavation anguleuse qui termine le quatrième « ventricule. » Ces précautions prises, on reconnaît que l'ouverture, limitée en avant par le bec de plume, l'est en arrière par une expansion de la pie-mère de l'éminence vermiforme inférieure, et latéralement, par les plexus choroïdes du quatrième ventricule et par deux replis de la pie-mère du bulbe rachidien

qui s'élèvent des bords du *calamus scriptorius*. La forme de l'ouverture est irrégulièrement circulaire, de 5 à 8 millimètres de diamètre. Mais souvent elle est rétrécie par le passage de l'une ou même des deux artères cérébelleuses postérieures ; et parfois même elle est encore partagée par de petits vaisseaux de la pie-mère, qui s'étendent de la moelle au cervelet.

L'orifice des cavités encéphaliques débouche du quatrième ventricule dans le grand confluent inférieur sous-cérébelleux où s'opère librement la triple communication des liquides ventriculaire et périphérique du cerveau avec le liquide rachidien, c'est-à-dire le mélange en un seul et la solidarité commune, dans leurs mouvemens ondulatoires, des fluides qui baignent toutes les surfaces cérébro-spinales. C'est donc un fait important que de constater l'existence constante de cet orifice. Tous les témoignages de la science sont univoques à cet égard. Un liquide injecté dans la cavité sous-arachnoïdienne de la moelle, en même temps qu'il s'insinue dans tous les espaces de la surface de l'encéphale, pénètre aussi librement dans les ventricules qu'il remplit, et, en sens contraire, le liquide injecté dans le troisième ventricule descend immédiatement dans la cavité spinale. C'est même cette injection, pratiquée avec l'ichtyocolle, en raison de sa transparence, qui a permis à M. Magendie d'étudier la forme des divers espaces sous-arachnoïdiens et les rapports des divers organes, les cordons nerveux en particulier, dans le liquide cérébro-spinal que représente, à l'état d'un demi-solide, l'ichtyocolle, après son refroidissement en une gelée diaphane. Au reste, M. Magendie qui a voulu se convaincre de l'existence de l'orifice cérébro-spinal dans les animaux, l'a trouvé chez tous ceux où il l'a cherché chez les carnassiers, les rongeurs, les ruminans et aussi les oiseaux et les reptiles. La pathologie de l'homme vient également, sous ce rapport, au secours de l'anatomie. L'hydropisie des ventricules dilate leur orifice spinal jusqu'au point de pouvoir recevoir, sans rupture, le bout du doigt. Dans l'apoplexie ventriculaire, le liquide rachidien se colore en rouge. Enfin dans une suite d'observations recueillies par le célèbre physiologiste que nous venons de citer, comme il résulte de tous les faits, l'orifice des cavités encéphaliques se démontre également : 1° dans les cavités de l'encéphale et de la moelle, par le mélange à une extrémité du liquide devenu sanguin ou purulent à l'autre ; 2° par les modifications morbides qu'éprouve l'ouverture elle-même ; 3° et même par son oblitération et les accidens qui en résultent.

Quantité du liquide céphalo-rachidien.

M. Magendie, pour recueillir le liquide, enlève avec beaucoup de précaution l'arc osseux postérieur du sacrum et des vertèbres lombaires et reçoit d'abord dans un vase la portion spinale du liquide. Pour obtenir la portion encéphalique, il est besoin d'ouvrir le crâne pour permettre à la pression atmosphérique d'agir sur l'organe. Une pipette sert en outre à pomper le liquide stagnant dans les confluens et les anfractuosités. Mais quelque soin que l'on prenne on conçoit qu'il est impossible de tout enlever.

La quantité de liquide varie suivant l'âge et le genre de mort. Comme elle est en proportion inverse de celle de la substance cérébrale, c'est-à-dire du degré de densité ou de nutrition du cerveau, elle est relativement moindre dans l'enfant que dans l'adulte, augmente graduellement avec l'âge et devient beaucoup plus abondante avec la décrépitude à mesure que le cerveau diminuant de masse par la perte de sa substance, le vieillard passe de la faiblesse intellectuelle à la démence sénile. À tout âge la quantité du liquide augmente ou diminue avec l'hypertrophie ou l'atrophie du cerveau, et varie même avec les conditions générales de l'état de santé ou de maladie. Pour juger de la quantité du liquide céphalo-rachidien, il faut le recueillir au plus près de la mort. Et par exemple chez l'animal, dans les vivisections, on s'assure que le canal rachidien et tous les espaces sous-arachnoïdiens en sont exactement remplis. Après la mort il disparaît peu-à-peu par imbibition, si bien qu'après trois jours, dans les temps chauds, on n'en trouve presque plus sur les cadavres.

En général, chez un homme adulte, la quantité moyenne de liquide est estimée par M. Magendie à 62 grammes au moins. Elle est beaucoup moindre chez l'enfant; chez le vieillard imbécille, au contraire, elle atteint jusqu'à 375 grammes et au-delà.

Propriétés physiques et chimiques du liquide céphalo-rachidien.

Ce liquide à l'état sain est limpide, incolore et pourrait être pris pour une simple sérosité si sa composition chimique et ses qualités propres ne l'en distinguaient essentiellement. Sa température est la plus élevée de l'économie et cette condition lui paraît essentielle, la moindre modification qu'on lui fait éprouver porte le trouble dans les fonctions encéphaliques. L'odeur du liquide est fade, sa saveur salée; il est alcalin.

En voici la composition d'après M. *Lassaigne* :

Liquide céphalo-rachidien d'une vieille femme.

Eau	98,564
Albumine.	0,088
Osmazôme..	0,474
Hydrochlorate de soude et de potasse. . .	0,801
Matière animale et phosphate de soude libre.	0,036
Carbonate de soude et phosphate de chaux.	0,017
	99,980

Le même chimiste a donné l'analyse suivante du *liquide céphalo-rachidien d'un cheval* :

Eau..	98,180
Albumine.	0,035
Osmazôme..	1,104
Chlorure de sodium..	0,610
Sous-carbonate de soude.	0,060
Phosphate et carbonate de chaux. . . .	0,009
	99,998

Une autre analyse du liquide céphalo-rachidien faite par M. *Huldat*, a donné pour résultat :

Eau	96, 5
Osmazôme..	0, 9
Mucus.	0, 3
Albumine..	0, 9
Sel.	1, 5
Perte.	0, 2
	100. »

Enfin, il est bon de consigner ici une dernière analyse faite par M. *Couerbe* (1), du liquide céphalo-rachidien, extrait de plusieurs cadavres humains par M. Magendie :

1° Matière animale insoluble dans l'alcool et l'éther, soluble dans les alcalis; elle est analogue au névrilème du cerveau;
2° Albumine;
3° Cholestérine ;
4° Cérébrote;
5° Chlorure de sodium ;
6° Phosphate de chaux ;
7° Sels de potasse ;
8° Sels de magnésie.

Il est à regretter que cette analyse ne donne pas la proportion relative des parties composantes du liquide céphalo-rachidien, car cette composition elle-même est très remarquable nonseulement par le nombre, mais surtout par la nature des substances qui s'y trouvent; c'est un résultat important que la présence de la cérébrote et de cette matière animale insoluble, d'autant que le résidu de l'évaporation spontanée du liquide, qui avait servi à l'analyse, examiné au microscope, sur une lame de verre, avait présenté un réseau de globules informes offrant quelque analogie avec ceux de la pulpe cérébrale. On conçoit, si ce résultat se vérifiait, toute la signification qu'il prendrait dans tous les cas de retrait ou d'atrophie de la substance du cerveau que l'on voit remplacée par le liquide céphalo-rachidien.

Au reste, M. Magendie a trouvé que la composition de ce liquide n'était pas uniforme. Elle se modifie avec les substances solubles introduites dans la circulation; et par exemple le cyanure l'iodure de potassium dont la moindre trace est si facile à reconnaître, s'y montrent après quelques instans de leur injection dans les veines. L'auteur pense d'après ce fait, que c'est probablement par l'intermédiaire du liquide cérébro-spinal que beaucoup de substances médicamenteuses ou toxiques agissent immédiatement sur les centres nerveux. Cette opinion est corroborée par les modifications que le liquide éprouve avec les altérations du sang ; car il est jaune dans l'ictère et la fièvre jaune et rougeâtre dans le scorbut et les fièvres typhoïdes.

LIQUIDE CÉRÉBRO-SPINAL DANS LES ANIMAUX.

L'espace sous-arachnoïdien et son liquide existent dans tous les animaux vertébrés. Les différences entre eux et l'homme portent sur la forme des cavités cérébrales et surtout sur la quantité relative du liquide.

1° *Mammifères*. Chez tous les animaux de cette classe, la disposition générale des cavités cérébrales et de leurs orifices est la même, avec l'addition toutefois des ventricules olfactifs qui ouvrent dans le troisième ventricule. Les différences avec l'homme sont peu apparentes chez les *quadrumanes*. Chez les *carnassiers* et les *rongeurs*, elles se caractérisent surtout par l'apparition et le grand développement des ventricules olfactifs et la diminution progressive des ventricules latéraux. Chez les *ruminans*, la couche liquide *extra-ventriculaire* est beaucoup ré-

(1) Recherches physiologiques et cliniques sur le liquide céphalo-rachidien ou cérébro-spinal. Paris, 1842.

duite et n'existe presque plus à la surface des hémisphères céré-braux, où les circonvolutions sont moins profondes et plus serrées. Dans tous les animaux mammifères, c'est dans le canal vertébral que la couche liquide se maintient la plus considé-rable. Ce caractère d'infériorité va se prononcer de plus en plus en descendant l'échelle des vertébrés.

2° *Oiseaux.* La quantité du liquide céphalo-rachidien dimi-nue beaucoup chez les oiseaux avec le volume et les modifica-tions de l'encéphale. Comme les hémisphères cérébraux sont dépourvus de circonvolutions à leur surface, l'arachnoïde adhère à la pie-mère et il n'y a plus de couche liquide extérieure. D'un autre côté, l'absence de l'appareil tertiaire de M. Guillot (voûte, cloison, hippocampes) entraîne celle des ventricules latéraux et la séparation des hémisphères. D'où il suit que le liquide cérébral ne se trouve plus que dans les deux ventricules médians (3° et 4° des mammifères), réunis par l'aqueduc de Sylvius. Comme dans les mammifères, à son extrémité inférieure le ventricule cérébelleux communique par le trou de M. Magendie, avec le confluent inférieur et la cavité de la moelle. Une disposition nouvelle qui distingue les oiseaux, c'est l'existence de deux ven-tricules optiques au cerveau et d'un ventricule dans le renfle-ment lombaire de la moelle, tous les trois remplis de liquide. M. Magendie dans ses recherches n'a pu faire pénétrer la matière d'injection dans ces ventricules; mais peut-être cependant ne faut-il pas se hâter d'en conclure qu'ils forment des espaces clos, sans communication avec les autres cavités céphalo-rachi-diennes.

3° *Reptiles.* Chez ces animaux, l'arachnoïde se trouve presque partout confondue avec la pie-mère. Les cavités cérébrales se réduisent au seul ventricule du cervelet communiquant par son orifice inférieur avec la cavité rachidienne. Celle-ci constitue un canal assez vaste, rempli d'une couche à-peu-près uniforme de liquide. Il n'y a point de ventricule dans le renflement lom-baire.

4° *Poissons.* La dégradation des enveloppes céphalo-rachi-diennes et de leur liquide, de plus en plus manifeste dans les oiseaux et reptiles, atteint son dernier terme chez les poissons. Dans les animaux de cette classe la distinction des trois mem-branes d'enveloppe devient de plus en plus confuse. La dure-mère est tellement unie aux parois osseuses ou cartilagineuses du crâne et du rachis qu'on ne peut plus l'en séparer. A sa face viscérale on distingue une couche cellulo-vasculaire qui est la trace de l'arachnoïde et de la pie-mère, réunies chez beaucoup d'espèces en une simple couche de l'enveloppe fibreuse. Ce tissu, dans les morues, s'imprègne à la surface de la moelle et des gan-glions encéphaliques, d'un fluide visqueux, incolore et diaphane, qui représente probablement le liquide cérébro-spinal. Chez d'autres poissons, le thon, la carpe, etc., les ganglions encépha-liques sont recouverts d'une matière cellulo-graisseuse. Ces deux substances se présentent chez presque tous les poissons, mais en proportion inverse l'une de l'autre.

En résumé, la quantité du liquide céphalo-rachidien est pro-portionnée dans tous les animaux vertébrés au volume relatif et au degré de développement et de complexité des centres ner-veux; c'est-à-dire que, à partir de l'homme, où elle s'offre avec le plus d'abondance, elle diminue graduellement avec les masses encéphaliques dans les mammifères, les oiseaux, les reptiles et les poissons. Conformément à cette loi générale, c'est à la péri-phérie cérébrale que le liquide commence à disparaître, puis dans les ventricules céphaliques. La cavité rachidienne est celle où il se maintient le plus uniformément, et le confluent sous-cérébel-leux, le point intermédiaire des centres nerveux encéphaliques et rachidiens, est le lieu où s'en observent les dernières traces.

FONCTIONS DES MEMBRANES D'ENVELOPPE ENCÉPHALO-RACHIDIENNES ET DU LIQUIDE CÉRÉBRO-SPINAL.

A. *Fonctions des membranes.*

1° DURE-MÈRE. Cette membrane a bien manifestement un double usage. Par rapport aux os du crâne, elle en est l'enve-loppe de nutrition ou le périoste interne, augmente beaucoup leur fixité, contient et raffermit leurs sutures. Eu égard aux organes nerveux, la masse encéphalique et la moelle, elle est, par sa ré-sistance, leur enveloppe de protection. Ainsi, dans le crâne, par les replis rigides et fixement tendus qu'elle envoie entre les grands lobes des organes encéphaliques, elle préserve ceux-ci de la pression qu'ils exerceraient les uns sur les autres dans les di-verses positions de la tête : 1° le cervelet de la pression des lobes postérieurs du cerveau, dans la station verticale, par l'in-terposition de la tente cérébelleuse; 2° les hémisphères cérébraux de leur pression latérale l'un sur l'autre par la faux cérébrale; 3° jusqu'à un certain degré les deux hémisphères cérébelleux de leur refoulement l'un sur l'autre, par la faux du cervelet. La dure-mère, sur tous les points, devient aussi la surface de con-tention du liquide cérébral. En outre, cette membrane est l'agent essentiel de la circulation veineuse cérébrale. C'est dans son épaisseur, ou entre elle et les os du crâne, que sont logés les grands sinus veineux dont, toujours en raison de sa résistance, elle protége le calibre contre la pression des organes nerveux; condition si essentielle à la libre évacuation du sang noir dont le refoulement dans la substance nerveuse aurait été si funeste aux fonctions encéphaliques. Aussi, indépendamment du golfe de la veine jugulaire, confluent général de tout le système à sang noir, le dégorgement est-il encore favorisé par plusieurs trous veineux aux os du crâne et par l'émission au travers de leur diploé, de myriades de capillaires de la dure-mère ou périoste interne, dans le périoste externe, qui ouvrent à la circulation veineuse encéphalique de nombreuses voies d'aboutement dans la circulation extérieure faciale. Enfin, d'après nos recherches les plus récentes, la dure-mère est encore la membrane de conten-tion de diverses sortes de nerfs mous qu'elle protége dans des canaux fibreux : soit des plexus médians de nervules gris d'anas-tomose, d'un côté à l'autre, des deux cordons du grand sympa-thique et des six premiers nerfs céphaliques; soit de ses nervules propres et de ceux de l'arachnoïde.

Dans le canal vertébral, le rôle de la dure-mère se dessine en-core plus net comme formant un sac de contention du liquide cérébro-spinal, et par cela même, un moyen d'isolement pour la moelle qu'elle préserve de la pression des os et de celle des sinus vertébraux dont elle force le dégorgement dans les plexus vei-neux extra-rachidiens.

Il n'est d'aucun intérêt de rapporter toutes les discussions qui ont eu lieu entre les physiologistes pour décider si la dure-mère est douée d'une prétendue contractilité. Il était bien inutile de poser la question et d'employer tant de soins à la réfuter par expérience, puisque, de toute évidence, la texture et la fixité de la dure-mère ne lui permettent aucun mouvement. Tout au plus, peut-on admettre que cette membrane, comme tous les tissus fibreux, est douée d'une certaine contractibilité prouvée en pathologie par le développement de diverses tumeurs.

Une autre question, plus importante, est celle qui a pour objet de déterminer si la dure-mère est sensible. *Van Helmont* et *Stahl*, sans autre appui qu'une spéculation imaginaire, ayant fait des méninges le siège de la sensibilité, en concluaient secondairement que la dure-mère était sensible. *Haller*, *Zinn*, *Bordenave*, etc., interrogeant la voie de l'expérience, trouvaient la dure-mère dépourvue de sensibilité à tous les agens mécaniques et chimiques. *Broklesby*, par la même voie, était resté dans le doute; tandis que *Baglivi* disait avoir réveillé un animal endormi en piquant la dure-mère, et que *Lecat*, toujours d'après l'expérience, accordait à la dure-mère une telle sensibilité qu'elle était, selon lui, plus exquise que celle de la peau. Enfin M. *Longet* assure avoir trouvé, sur des chiens, la dure-mère insensible dans la portion supérieure, tandis que, en la raclant avec un scalpel au niveau des fosses temporales, l'animal donnait des signes non équivoques de douleur. Mais dans ce dernier cas, est-ce la dure-mère ou les plexus nerveux de la fosse sphéno-temporale dont la lésion a causé des signes de sensibilité? Voici un bel exemple, entre tant d'autres, du vague que laissent si souvent après elles les vivisections dont le témoignage est prôné par tant d'observateurs comme irrécusable. Ici, où les résultats comportent à-la-fois les deux termes extrêmes et le moyen, la question n'est guère plus avancée que si elle était encore à poser. Si nous en référons à l'anatomie, nous dirons que la dure-mère renfermant des plexus de nerfs gris, est présumable qu'elle doit être sensible, au moins dans l'état pathologique, sinon par elle-même, au moins par les nerfs qu'elle renferme dans ses canaux fibreux. Une pareille assertion est encore bien vague, mais nous ne voyons guère comment, par l'expérience, on pourrait arriver à plus de précision.

ARACHNOÏDE. On admet que cette membrane, de l'ordre des séreuses, est pour les organes encéphalo-rachidiens ce que la plèvre et le péritoine sont pour les organes thoraciques et abdominaux; ce qui semblerait signifier, quoiqu'on ne s'explique pas à ce sujet, que l'arachnoïde est une membrane de glissement, puisque c'est la fonction que l'on assigne aux autres séreuses. A l'appui de cette opinion on allègue la vapeur séreuse dans sa cavité que l'on suppose démontrée par l'état cadavérique. Mais outre que cette fonction de glissement est assez insignifiante pour les organes céphalo-rachidiens, surtout avec l'interposition du liquide cérébro-spinal, jusqu'à ce que des nervules très abondans y soient prouvés, je ne sais, quant à moi, si l'arachnoïde peut être absolument assimilée aux séreuses abdominale et thoracique où la présence de deux sortes de nerfs, en si grand nombre, semble accuser l'existence d'une fonction très essentielle, encore inconnue.

PIE-MÈRE. On connaît à cette membrane deux fonctions très importantes. 1° Sa texture essentiellement vasculaire et les nombreux capillaires qu'elle-même reçoit, ne permettent pas de douter qu'elle ne soit la membrane nourricière de la substance nerveuse. On a dit aussi qu'elle était la membrane de contention de la pulpe nerveuse, qui, pour la moelle surtout, est diffluente dès qu'on arrache son enveloppe. Cette opinion est d'autant plus raisonnable que le même fait existe au cerveau dont la

T. III

substance grise au moins ne semble contenue que par des capillaires en réseaux émanés eux-mêmes de la pie-mère.

2° La seconde fonction de la pie-mère est la sécrétion du liquide céphalo-rachidien. L'opinion de M. Magendie que la pie-mère est chargée de cette sécrétion n'est pas seulement fondée sur la texture vasculaire de cette membrane et le siège du liquide à sa surface externe : une portion de la pie-mère étant mise à découvert sur un chien vivant, on en voit transpirer un liquide; et si on fait à l'animal une injection d'eau à 38° centig., dans les veines, l'exhalation du liquide devient aussitôt plus abondante.

Le liquide cérébro-spinal se reproduit avec une grande rapidité. Si l'on en fait la ponction entre l'occipital et l'atlas, il s'échappe d'abord en jet continu, puis par intervalles isochrones aux mouvemens d'inspiration et ne tarde pas à paraître épuisé. Fermant alors l'orifice pour faciliter une nouvelle accumulation, une seconde ponction, pratiquée le lendemain, prouve qu'il s'est reproduit en entier. La même expérience peut réussir plusieurs jours de suite.

Propriétés physiologiques du liquide céphalo-rachidien.

1° *Mouvemens.* Le liquide céphalo-rachidien obéit à un double mouvement ondulatoire sous l'influence de la respiration. Il afflue dans la cavité rachidienne par l'effet de l'inspiration, et dans les cavités encéphaliques par l'effet de l'expiration. Ce phénomène se traduit en sens contraire dans le *spina-bifida* dont la poche non contenue s'affaisse durant l'inspiration et se gonfle au contraire à chaque expiration et pendant les cris et les efforts. M. Magendie a constaté expérimentalement ce double fait sur l'animal vivant. Il adapte à la cavité sous-arachnoïdienne, derrière l'occiput, un tube de verre de 3 à 4 décimètres de hauteur et de quelques millimètres de diamètre, qui contient un peu d'eau colorée. Le liquide, à chaque double mouvement respiratoire, monte et baisse dans le tube avec une force qui atteint souvent jusqu'à moitié sa hauteur.

L'influence des mouvemens respiratoires sur le flux et le reflux du liquide céphalo-rachidien est facile à comprendre. On sait que, dans l'inspiration, le sang veineux est attiré vers le cœur droit. L'aspiration se faisant sentir de proche en proche, dans les sinus et les veines de l'encéphale et du rachis, un vide s'y produit, et comme l'action est plus intense sur les sinus rachidiens, un vide plus grand s'y opère et le liquide afflue dans les cavités de la moelle; ce qui tient, comme le fait observer M. Magendie, à ce que la liquide est aspiré avec le sang veineux. Le mouvement inverse a lieu par l'expiration, le sang noir qui est refoulé dans les sinus rachidiens, plus dilatables que ceux de l'encéphale, opérant du même coup l'ascension du liquide vers les cavités rachidiennes. Cet échange de liquide, au reste, ne s'exerce guère que du liquide spinal à celui des ventricules cérébraux, la couche extérieure des hémisphères ne témoignant, dans les expériences, que d'une faible oscillation.

2° *Fonctions.* M. Magendie qui a fait ce que l'on peut appeler l'anatomie du liquide céphalo-rachidien, n'a rien laissé non plus à désirer sur sa physiologie et sa pathologie. Ce fluide exerce, par rapport aux centres nerveux, des fonctions mécaniques très importantes. Comme il remplit tous les vides et revêt toutes les surfaces, il fait équilibre à tout âge par une pression excentrique, ou de dedans en dehors, à la pression concentrique extérieure de l'eau de l'amnios pendant la vie fœtale et de l'air atmosphérique

23

dès le premier instant de la vie extra-utérine et pendant toute sa durée. Comme il distend les méninges, sa tension exerce une grande influence sur la formation des cavités ostéo-membraneuses du crâne et du rachis et sur leur configuration à tout âge. C'est lui qui permet à la tête du fœtus de supporter les pressions énormes auxquelles elle est soumise dans l'accouchement, et qui préserve le mieux pendant la vie les organes encéphaliques et la boîte osseuse du crâne elle-même des chocs et des pressions extérieures. L'équilibre de pression entre le liquide cérébro-spinal et l'air atmosphérique, est la condition normale la plus essentielle à l'intégrité des fonctions des centres nerveux. Si la pression intérieure diminue, le crâne s'affaisse chez le jeune enfant naissant où l'ossification n'est pas encore complète; ou le sang afflue avec violence vers l'encéphale, dans l'adulte. Si la pression augmente, les membranes et leurs cavités se distendent, il y a hydrocéphalie. Dans l'un et l'autre cas se manifestent des phénomènes de compression ou de surexcitation. Ces divers effets se démontrent expérimentalement. L'évacuation artificielle du liquide cérébro-spinal chez les animaux, produit le plus souvent un état de torpeur et de faiblesse avec irrégularité des mouvemens telle qu'ils ne peuvent se soutenir; parfois au contraire elle cause un état d'anxiété, d'agitation et de fureur. L'accumulation du liquide n'a pas des effets moins prononcés. L'injection dans la cavité sous-arachnoïdienne d'une certaine quantité d'eau distillée à 38 degrés centigrades cause aussitôt l'assoupissement et la paralysie.

L'une des conséquences nécessaires de l'équilibre de pression est que le liquide remplisse exactement tous les vides. Aussi, comme il résulte de nombreuses autopsies faites par M. Magendie, le liquide remplace tous les organes absens par vice congénial : l'encéphale tout entier chez certains fœtus où existe néanmoins la boîte du crâne; le cervelet, un lobe cérébral, etc., dont rien dans la configuration du crâne ne trahissait l'absence. Également dans les maladies et chez le vieillard, c'est le liquide cérébro-spinal qui supplée à toutes les pertes de substance. La présence de détritus de la substance cérébrale signalée par M. Couerbe dans le liquide extrait de plusieurs cadavres, donne à ces faits une grande signification pour la pathologie et la physiologie de l'âge avancé.

L'équilibre de pression n'est pas moins important entre les liquides périphérique et ventriculaire. Dans un système dont toutes les parties sont solidaires, l'accumulation sur un point devant naturellement réagir sur l'ensemble, les mêmes phénomènes de compression se manifestent, soit que la turgescence occupe la surface hémisphérique ou les cavités ventriculaires. Une cause assez fréquente de ce défaut d'harmonie est l'oblitération ou l'occlusion accidentelle de l'orifice des cavités encéphaliques.

Le liquide cérébro-spinal qui, dans l'état physiologique, préserve les organes nerveux de toute compression, exerce la même influence sur les vaisseaux sanguins. C'est sur le trajet des principales artères et des nerfs que sont situés les confluens. Le liquide qui baigne ces organes, les isole de la pression des masses encéphaliques ou des parois osseuses. Il paraît bien que c'est dans le même but que le liquide accompagne les nerfs jusqu'à leur sortie du crâne et du rachis.

Mais pour que le liquide céphalo-rachidien exerce librement ses fonctions il est nécessaire qu'il soit intact dans ses qualités physiques et chimiques. Sous le point de vue physique ses degrés divers de fluidité ou de consistance paraissent exercer une grande influence sur les fonctions. La moindre différence dans sa température suffit même pour causer certains phénomènes morbides. Ainsi en aspirant avec une petite seringue le fluide cérébro-spinal sur un animal, et le réinjectant après avoir pris le soin de maintenir sa chaleur normale, aucun effet ne se produit; mais si avant l'injection on l'a fait un peu refroidir, l'animal est immédiatement pris de frissons et de tremblemens. Sous le point de vue chimique, l'eau pure ne peut suppléer le liquide cérébro-spinal; toute solution quelconque qu'on y injecte donne aussitôt lieu à des accidens, et celles qui ont des propriétés toxiques manifestent à l'instant leurs effets.

Il resterait pour terminer avec M. Magendie, l'histoire, si intéressante de ce liquide, à montrer le rôle immense qu'il joue dans la pathologie des centres nerveux : mais pour tous ces détails et pour tant d'autres qui nous auraient menés trop loin, nous ne pouvons mieux faire que de renvoyer à l'ouvrage original, assurément l'un des plus complets, comme aussi des plus importans qui aient été faits dans la science à notre époque.

CLASSIFICATION DU SYSTÈME NERVEUX ENCÉPHALO-RACHIDIEN OU CÉRÉBRO-SPINAL.

L'ordre dans lequel il convient de tracer l'exposition d'organes aussi importans et qui renferment un aussi grand nombre de parties que le centre nerveux cérébro-spinal, mérite bien l'examen le plus sérieux, par l'influence qu'il peut avoir sur la marche, les progrès et l'intelligence des études. Cet ordre, évidemment, ne peut être que de deux sortes, anatomique ou physiologique. Le premier est précis et certain; mais dépourvu de toute signification, il exige trop d'efforts de la mémoire, sans résultats satisfaisans pour l'esprit. L'autre est moins rigoureux, mais il aide à retenir les faits et, par cela même, facilite les recherches pour des progrès nouveaux. C'est donc la marche naturelle et légitime de la science de substituer peu-à-peu dans l'exposé des faits de l'anatomie, l'ordre physiologique à l'ordre purement topographique à mesure que la destination fonctionnelle des organes devient moins obscure. A la vérité cette méthode n'est jamais si complète qu'elle n'emprunte fréquemment à la première lorsque, dans l'absence de données physiologiques, l'anatomiste n'a pour se guider dans la classification de certaines parties, d'autre raison que celle de leur voisinage avec des organes mieux connus dans leurs fonctions. Mais si ces irrégularités montrent des lacunes, du moins elles n'établissent pas d'erreurs, et, par les vides mêmes qu'elles indiquent, elles tracent la voie pour de nouvelles recherches.

Ces considérations qui ressortent de l'histoire de toutes les parties de la science, s'appliquent encore plus particulièrement à celle du centre nerveux céphalo-rachidien, où la distinction physiologique des organes offre tant de difficultés. Dans l'état actuel de la science, comme on ne possède de données physiologiques positives que sur les masses, ce n'est que sur elles aussi que peut porter une classification motivée. C'est dans ce sens que nous séparons de l'encéphale proprement dit le prolongement céphalique de la moelle, une distinction physiologique des organes encéphaliques, ignorant leurs fonctions spéciales, dans leur exposition nous ne pouvons, comme on le fait, que suivre l'ordre topographique indiqué par leurs connexions.

AXE CÉRÉBRO-SPINAL.

Conformément à la distinction que nous avons établie dans notre discours préliminaire, la dénomination d'*axe cérébro-spinal*, d'après l'état actuel de la science, non moins que par sa propre signification, ne nous semble pas pouvoir être appliquée, comme l'ont fait quelques-uns des anatomistes les plus modernes, à la totalité de la masse encéphalo-rachidienne, mais doit se restreindre au cordon médian principal, prolongé du canal rachidien à la base du crâne, d'où procèdent des deux côtés, comme d'une tige commune, tous les organes pairs, les nerfs cérébro-spinaux et les organes encéphaliques eux-mêmes. Il en résulte que l'axe cérébro-spinal se compose de deux parties : 1° la moelle vertébrale proprement dite; 2° son prolongement céphalique que les grands anatomistes des XVIe et XVIIe siècles, Vésale, Varoli, G. Bartholin, T. Willis, Malpighi, etc., sous le nom de *moelle allongée*, faisaient déjà remonter jusqu'aux couches optiques.

MOELLE ÉPINIÈRE.

Μυελὸς ῥαχίτης (*des Grecs*); δεύτερος ἐγκέφαλος (*GALIEN*); MEDULLA SPINALIS, S. DORSALIS (*des Latins*); CEREBRUM OBLONGATUM (*COLLINS*); S. CAUDEX DORSALIS, S. FUNICULUS SPINALIS, S. CEREBRUM LONGUM (*Nonnulli*); SUMMUS CORPORIS HUMANI NERVUS (*MONRO, ARNEMANN*); prolongement rachidien (*CHAUSSIER*).

La moelle est cette portion de l'axe cérébro-spinal, funiculaire, cylindroïde, symétrique, molle et de couleur blanchâtre, qui occupe la plus grande partie du canal rachidien.

La moelle est, sous le rapport de la vie fonctionnelle, la partie fondamentale du système nerveux des vertébrés, comme la colonne vertébrale est la partie fondamentale de leur squelette.

Délimitation. La limite de la partie supérieure de la moelle a été établie de diverses manières par les auteurs. Ainsi , nous avons vu que les grands anatomistes, de Vésale à Malpighi, la faisaient continuer jusqu'aux couches optiques. Sœmmerring , Bichat et Chaussier la terminent au niveau du sillon qui sépare la protubérance du bulbe. Pour nous, admettant l'opinion de Haller, Gall, Meckel, et nous conformant à la délimitation à-la-fois anatomique et physiologique, aujourd'hui généralement admise, nous la ferons commencer au niveau du grand trou occipital, ou, plus exactement, en regard de l'angle inférieur de la décussation des pyramides antérieures, entre les filets radiculaires voisins du grand hypoglosse et de la première paire cervicale, où le cylindre offre un léger rétrécissement circulaire au collet. Quant à sa terminaison inférieure, elle est loin d'être la même dans tous les sujets, et varie, en outre, chez le fœtus et chez l'adulte : 1° Dans l'adulte, elle peut présenter une différence de longueur marquée par l'étendue qui sépare la onzième vertèbre dorsale de la troisième lombaire, bien qu'habituellement sa longueur moyenne la fasse terminer à la première ou à la deuxième vertèbre lombaire; disons même qu'il est très rare qu'elle atteigne à ces deux limites extrêmes. 2° Chez le fœtus, jusqu'au cinquième mois de la grossesse, et quelquefois, par exception, jusqu'à la naissance, la moelle se prolonge dans l'intérieur du canal sacré.

Situation, direction et moyens d'union. La moelle épinière est située dans le canal rachidien, à la partie médiane du tronc, postérieure dans l'homme, supérieure dans les quadrupèdes, en arrière ou au-dessus des organes digestifs, respiratoires et circulatoires, caractère qui distingue les animaux vertébrés des invertébrés, où le grand cordon nerveux central est antérieur ou inférieur. Protégée efficacement par une quadruple enveloppe osseuse, fibreuse, séreuse et fibro-vasculaire, la moelle suit les inflexions du canal vertébral, dans lequel elle ne flotte pourtant pas librement, maintenue qu'elle est et véritablement suspendue dans le liquide cérébro-rachidien : de chaque côté, par les ligaments dentelés et les origines des nerfs; en haut, par sa continuité avec le bulbe rachidien et celle des membranes pie-mère et arachnoïde encéphalo-rachidiennes; en bas, par le ligament caudal ou coccygien. Ces moyens de fixité ne sont cependant pas tels, qu'ils empêchent toute espèce de déplacement de la moelle. En effet, elle est susceptible de s'incliner latéralement jusqu'à un certain degré, de s'élever et de s'abaisser, ou du moins de s'étendre et de se reployer ou se refouler sur elle-même dans les mouvemens de flexion ou d'extension du tronc, comme il résulte des observations de plusieurs anatomistes, et notamment de M. Cruveilhier, qui évalue de 3 à 4 centimètres la limite d'allongement et de rétraction.

Volume de la moelle comparé à celui du corps. Les auteurs d'anatomie comparée ont noté que, relativement au volume du corps de l'animal, le volume de la moelle était d'autant plus grand que l'activité vitale était plus considérable. Les oiseaux occupent le premier rang dans cette classification. Chez l'homme, qui vient après, la moelle présente en hauteur, dans l'adulte, de 38 à 45 centimètres; sa circonférence, qui varie suivant les régions, est dans sa partie la plus étroite, de 26 millimètres, et de 45 millimètres dans sa partie la plus volumineuse.

Poids et volume de la moelle comparé au poids et au volume de l'encéphale et de ses parties. En comparant le poids et le volume des différentes parties du centre céphalo-rachidien, Sœmmerring a posé une autre loi, qui, sans infirmer la précédente, établit que, de tous les animaux, l'homme est celui dont l'encéphale est le plus considérable par rapport à la moelle épinière. Chaussier, suivant une marche analogue, est arrivé à un résultat qui tendrait à établir que, chez l'adulte, le poids de la moelle est à celui de l'encéphale comme un est à dix-neuf à vingt-cinq, et, chez l'enfant nouveau-né, comme un est à quarante. Meckel, au contraire, prétend que le seul rapport vrai, chez l'adulte, est celui que Chaussier a établi chez l'enfant. Cette différence dans les résultats a paru à quelques anatomistes s'expliquer par la manière différente dont ces auteurs ont procédé dans leurs expériences, puisque Chaussier a pesé la moelle et le bulbe, tandis que Meckel a retranché celui-ci. Toutefois, d'après mes expériences personnelles, faites en grand nombre, comme on le verra plus loin à propos de l'encéphale, je ne sais comment concilier l'opinion de ces auteurs; car le poids de la moelle épinière seule, et sans le bulbe, revient bien à-peu-près à un vingt-cinquième de celui de l'encéphale, et avec le bulbe, à un vingtième. Je ne comprends donc pas où Meckel a pu trouver une approximation si différente. Au reste, pour compléter ces rapports, le poids de la moelle, dans l'adulte, est environ le double de celui du bulbe rachidien, avec la protubérance et la moitié correspondante des pédoncules cérébelleux ou cérébraux. Il n'est que la moitié de celui des couches optiques et des corps striés; d'où il suit que le prolongement céphalique pèserait trois fois autant que la moelle. Enfin, le poids du centre nerveux rachidien est un peu plus du cinquième de celui du cervelet et le cinquantième de celui des hémisphères cérébraux. Nous verrons, en traitant de l'encéphale, combien est importante la signification physiologique qui ressort de ces simples rapprochemens.

Quant au *volume de la moelle comparé à la capacité du canal rachidien*, on voit que cette tige nerveuse est loin de le remplir exactement, les membranes et le liquide sous-arachnoïdien comblant l'espace qu'elle laisse entre elle et les parois osseuses.

Différence du volume de la moelle dans les divers points de sa longueur. Le volume de la moelle n'est pas le même à toute hauteur. Fixée à son extrémité lombaire par le ligament caudal ou coccygien que suit constamment une veine très apparente, la moelle monte en se renflant presque immédiatement d'une manière très prononcée. La zone la plus large de ce renflement se voit à la hauteur de la douzième vertèbre dorsale. A partir de ce point, elle marche en décroissant jusqu'à la partie supérieure de la onzième vertèbre; là, prenant un volume uniforme, et très réduite dans tous ses diamètres, elle s'élève jusqu'à la région cervicale, où se manifeste un élargissement très sensible. Ce second renflement, beaucoup plus considérable dans tous ses diamètres que le précédent, mesure toute la hauteur qui sépare la deuxième vertèbre cervicale de la troisième dorsale; son plus grand développement en tous sens correspond aux cinquième et sixième vertèbres cervicales. C'est au-dessus de ce renflement et au niveau du grand trou occipital que se trouve cette espèce de sillon ou d'étranglement qui, pour nous, termine la moelle, et que les auteurs décrivent sous le nom du collet du bulbe. De ces renflemens, que Desmoulins a démontré correspondre à l'origine des plexus nerveux des deux membres, celui d'où procède la queue de cheval a été désigné par les auteurs sous le nom de *bulbe rachidien inférieur, bulbe lombaire* ou *crural;* le supérieur sous celui de *bulbe rachidien moyen, cervical* ou *brachial.* Pour nous, ne comprenant sous les parties constituantes de la moelle le renflement que les auteurs ont appelé *bulbe rachidien supérieur* ou *occipital,* et devant faire de celui-ci une étude à part, nous regarderons le bulbe rachidien moyen comme supérieur.

Consistance de la moelle. La moelle, examinée après la mort, présente, d'après Chaussier, une consistance plus grande que celle du cerveau et du cervelet, moindre que celle de la protubérance annulaire, égale à-peu-près à celle du bulbe rachidien proprement dit; mais elle est susceptible d'un ramollissement

beaucoup plus rapide que ces derniers organes et se réduit, après l'ablation de la pie-mère, en une substance pultacée demifluide. Chaussier admet encore que la moelle a plus de consistance dans l'enfant que dans l'homme adulte, et que ses altérations sont plus fréquentes dans le jeune âge.

Forme. La moelle, à toute hauteur, est parfaitement symétrique. Prise en général, sa forme peut être comparée assez exactement à un cylindre aplati d'avant en arrière, lisse et uni à sa surface. La forme du cordon médullaire est cependant susceptible de variations, suivant les points où on la considère; et, sous ce rapport, on pourrait, à l'exemple de certains auteurs, diviser la moelle en trois portions : 1° les deux renflemens cervical et lombaire qui marquent l'origine des plexus brachial et lombosacré; 2° le *corps,* ou *portion dorsale* intermédiaire, qui unit les renflemens entre eux, et dont l'aplatissement d'avant en arrière est beaucoup moins prononcé que celui des deux extrémités, notamment de l'extrémité supérieure ou du renflement brachial. A sa surface, le cylindre médullaire, présente des sillons en long et en travers. Les sillons longitudinaux divisent la moelle en autant de reliefs parallèles, les *faisceaux,* sur lesquels nous reviendrons plus loin.

Connexions. Enveloppée dans toute son étendue par la pie-mère, qui lui forme une gaîne propre et exerce sur elle une légère compression, circonscrite par les autres membranes d'enveloppe, et le liquide sous-arachnoïdien, la moelle présente avec le canal vertébral des rapports médiats : 1° en avant avec le grand surtout ligamenteux postérieur qui la sépare du corps des vertèbres et des disques intervertébraux; 2° en arrière avec les lames vertébrales et les ligamens jaunes ou inter-lamellaires; 3° sur les parties latérales avec les ligamens dentelés, les origines des nerfs spinaux, les pédicules des vertèbres et les trous de conjugaison; enfin, dans tout le contour avec les sinus veineux rachidiens, qui forment un épais réseau dans toute la hauteur du canal.

SILLONS DE LA MOELLE.

Des sillons de la moelle, les uns sont profonds, les autres sont superficiels; ils ont été distingués en médians et latéraux, et se voient facilement sur une moelle dépouillée de la pie-mère.

Sillons médians. Ils sont au nombre de deux, l'un antérieur et l'autre postérieur.

Le sillon médian antérieur règne dans toute la longueur de la moelle. Cette scissure, au fond de laquelle la pie-mère se réfléchit, est marquée par une ligne médiane très visible, qui indique son entrée; elle mesure le tiers de l'épaisseur de la moelle; on trouve au fond une couche de substance nerveuse blanche criblée de trous, livrant passage à des capillaires sanguins. Cette couche blanche n'est autre que la *commissure antérieure* qui sert à lier l'une à l'autre chacune des deux moitiés de la moelle.

Sillon médian postérieur. Niée par Huber et Keuffel, admise avec restriction par Haller, affirmée par Chaussier, Blaes, Pourfour-Du-Petit, Vicq-d'Azir, Gall, l'existence du sillon médian postérieur est aujourd'hui acquise à la science. Parmi les anatomistes qui ont professé cette dernière opinion, Chaussier prétend que le sillon médian postérieur était moins profond que l'antérieur. L'opinion contraire, soutenue anciennement par Blaes et Pourfour-Du-Petit a été sanctionnée par tous les anatomistes modernes. Mais ils ne s'accordent plus sur la question de savoir si le sillon postérieur atteint la commissure grise. Meckel et M. Ollivier (d'Angers) ne le croient pas. Cette opinion, au contraire, professée par Bellingeri, MM. Calmeil, Cruveilhier et Longet, est aujourd'hui généralement adoptée. Nous avons nous-même essayé de résoudre ce point de doctrine anatomique; mais il présente de grandes difficultés. L'entrée de la scissure postérieure est beaucoup moins visible que celle de l'antérieure, et c'est tout au plus si l'on voit à la surface de la moelle une ligne médiane qui serve à l'indiquer. Si on cherche à écarter les lèvres du sillon, pour si légère que soit la pression, la pulpe qui s'épanche rend le résultat fort douteux. L'emploi du filet d'eau ne nous paraît pas mériter beaucoup plus de confiance. Le moyen qui nous a le mieux réussi consiste à étendre et laisser sécher sur une lame de verre un disque très mince de la moelle coupée en travers. Par la dessiccation, les deux moitiés venant à s'écarter, dessinent toute la longueur du sillon postérieur et accusent même au-delà un ventricule de la moelle, comme nous le dirons plus loin.

De la présence des deux sillons médians, antérieur et postérieur, qui tous deux reçoivent un prolongement de la pie-mère, résulte une espèce de division de la moelle en deux parties latérales symétriques qui, au lieu d'être simplement juxtaposées, sont unies l'une à l'autre par les deux commissures blanche et grise.

Sillons latéraux. Nous venons de voir que la détermination du sillon médian postérieur avait soulevé de nombreuses discussions parmi les anatomistes; leurs opinions sont peut-être encore moins arrêtées relativement aux sillons latéraux. Ainsi, Chaussier prétend qu'il existe de véritables sillons latéraux antérieurs et latéraux postérieurs indépendans des préparations qu'on fait subir à la moelle; M. Cruveilhier nie l'existence réelle de ces sillons et ne les admet que comme des solutions de continuité produites par l'arrachement des nerfs et le filet d'eau. Il établit même qu'on ne peut jamais produire artificiellement les sillons latéraux antérieurs, et que la ligne peu apparente déterminée par l'arrachement des paires antérieures n'est pas, plus que les autres points de la moelle, susceptible de céder sous le jet d'eau. Telle était aussi l'opinion de Sœmmerring et de Rolando.

Indépendamment de ces deux sillons de chaque côté, il en existe un troisième, le sillon intermédiaire postérieur (*sulcus intermedius posterior* Arnold), placé entre le sillon médian postérieur et le sillon collatéral du même nom.

Joignons-y, pour être complets, le sillon intermédiaire aux sillons latéraux antérieur et postérieur, admis par Bartholin, Sœmmerring et Meckel, et le sillon intermédiaire antérieur (*sulcus intermedius anterior*) admis par Arnold et Valentin.

Ces scissures, ou sillons latéraux de la moelle indiqués, décrivons-les chacun en particulier.

1° *Sillon latéral postérieur.* Immédiatement en dehors des racines postérieures existe une ligne ou sillon grisâtre, s'étendant sur toute la longueur de la moelle et vers laquelle se dirigent les filets radicaux des nerfs. D'après M. Cruveilhier, cette ligne est formée tout entière par la substance grise arrivant jusqu'à la surface de la moelle. Là, pour lui, elle n'est recouverte par aucune lamelle de substance médullaire blanche, et la séparation des vaisseaux de la moelle dans ce point est le résultat de la destruction de la substance grise par le jet d'eau. M. Foville,

au contraire, et toutes nos observations concordent avec les siennes, M. Foville prétend que la substance grise n'arrive jamais au contact immédiat de la pie-mère, mais qu'elle est toujours recouverte par une couche mince de matière blanche, si peu épaisse, il est vrai, qu'on a besoin d'avoir recours aux instrumens grossissans pour la constater. Cette lamelle blanche est, selon lui, criblée de trous pour le passage des filets radicaux. C'est l'arrachement de ces filets et l'ablation d'une partie de la substance qui rendent sensible ce sillon. Telle n'était pourtant pas l'opinion de Chaussier, qui admettait un sillon réel.

2° *Sillon latéral antérieur.* Beaucoup moins perceptible que le précédent, puisqu'il est nié par quelques auteurs, on pourrait dire que ce sillon ou plutôt la ligne peu tranchée qui le représente, est due tout entière à l'arrachement des filets radicaux des racines antérieures. C'est plutôt une série linéaire de trous creusés dans la substance blanche, et livrant passage aux filets nerveux qui se rendent à la corne grise antérieure qu'une véritable rainure, et jamais dans ce point le filet d'eau n'a assez de prise pour séparer la moelle en faisceaux distincts.

3° *Sillon intermédiaire postérieur.* Admis par tous les anatomistes modernes aux parties supérieure et moyenne de la moelle, ce sillon n'a pu être suivi par quelques-uns d'entre eux jusqu'à son extrémité terminale; M. Longet dit ne l'avoir vu, d'une manière nette et distincte, que dans la région cervicale et dans les deux tiers supérieurs de la région dorsale. MM. Cruveilhier et Foville soutiennent, et avec raison selon nous, l'avoir suivi jusqu'à la pointe de la moelle. Pour le découvrir, il suffit d'avoir une moelle fraîche et de la placer convenablement préparée sous un jet d'eau limpide: on aperçoit alors, même à la partie la plus inférieure de cet organe, à 1 millimètre et demi en dehors de la scissure médiane postérieure, une autre petite scissure qui, bien que plus rapprochée dans ce point qu'à la partie supérieure, n'en est pas moins la continuation de la scissure intermédiaire postérieure.

Considéré généralement comme superficiel, et c'est l'opinion de M. Cruveilhier, ce sillon a été regardé par Bellingeri et M. Foville, comme pénétrant à une certaine profondeur, et atteignant même la substance grise. Le fait est qu'en cherchant à écarter doucement de l'une de l'autre les deux bords de ce sillon, on aperçoit au fond des trous ou fentes verticales, assez rapprochés les uns des autres, qui se prolongent jusqu'à la substance grise, et livrent passage à une série linéaire de pinceaux vasculaires qui arrivent jusqu'à cette substance, et sont assez voisins l'un de l'autre pour déterminer une espèce de scissure profonde. Ces fentes ou fissures sont pourtant séparées par de petits points de substance blanche, qu'on ne peut s'empêcher de détruire en écartant les parois du sillon, et hâtons-nous de le dire, ce sillon intermédiaire postérieur n'est pas comparable aux sillons médians, et ne pénètre pas franchement comme le sillon médian postérieur jusqu'à la substance grise.

Nous ne ferons que mentionner ici le *sillon intermédiaire antérieur*, dont l'existence nous paraît très douteuse, quant au *sillon intermédiaire latéral* (*sulcus intermedius lateralis*), qui correspond, suivant les auteurs au filet d'eau à l'insertion du ligament dentelé, il est nié par M. Longet. Toutefois, nous avons vu nettement dans le point indiqué en regard de la partie inférieure de la région cervicale et supérieure de la région dorsale, plusieurs lignes dont la succession n'était pas très régulière;

lignes que nous n'osons regarder comme de véritables sillons, et qui cependant, ont été considérées comme telles par Bartholin Sœmmerring et Meckel.

Terminaison des sillons. Disons, pour terminer l'étude des sillons, que tous vont jusqu'à la pointe de la moelle, et que supérieurement ils se continuent ou se terminent sur le bulbe, ainsi qu'il suit :

1° Le *médian antérieur*, en se prolongeant entre les pyramides antérieures du bulbe rachidien, atteint le sillon transverse qui sépare celui-ci de la protubérance.

2° Le *médian postérieur*, représenté au bulbe par le sillon de séparation des corps restiformes, arrive jusqu'au bec du calamus scriptorius.

3° L'*intermédiaire postérieur* cesse en s'effaçant en dehors des renflemens qui bordent le bec du calamus scriptorius. Des deux *sillons latéraux*, *antérieur* et *postérieur*, le premier, en arrivant au bulbe, contourne le bord antérieur de l'olive, et atteint sa partie supérieure. Le second finit insensiblement à la partie moyenne des corps restiformes, et sur ces corps eux-mêmes. Il correspond aux insertions des nerfs pneumo-gastrique et glosso-pharyngien.

CORDONS OU FAISCEAUX DE LA MOELLE.

Si on admet que tous les sillons de la moelle, décrits par les auteurs, existent réellement, et qu'on veuille se baser sur eux pour établir sa division en faisceaux; on sera conduit à partager chacune des moitiés de cet organe en six cordons qui seront d'avant en arrière : 1° un *faisceau intermédiaire antérieur*, limité par les sillons médian et intermédiaire antérieurs; 2° un *faisceau latéral antérieur*, limité par le sillon précédent, et celui des racines antérieures; 3° un *faisceau latéral*, compris entre les racines antérieures et postérieures, et que la fissure latérale de Bartholin partagerait en deux faisceaux secondaires; 4° enfin, un *faisceau postérieur*, mesurant l'espace compris entre les racines nerveuses postérieures, et la scissure médiane postérieure, faisceau que divise aussi en deux parties le sillon intermédiaire postérieur. Ce mode de division n'a pourtant été admis par aucun des anatomistes qui se sont occupés de l'étude de la moelle, même par ceux qui ont accepté l'existence de tous les sillons. Ainsi Ash, Alex. Monro, Sœmmerring, et surtout Rolando, n'en reconnaissent que deux : 1° un *postérieur*, compris entre les sillons médian et latéral postérieur; 2° un *antéro-latéral*, s'étendant du sillon collatéral postérieur au médian antérieur. Chaussier voyait trois cordons de chaque côté : 1° un postérieur séparé du moyen par le sillon des racines postérieures; 2° un antérieur limité en dehors par les racines antérieures, et un moyen compris entre les deux ordres de racines. Highmore et Vander-Linden auraient, d'après Chaussier, admis quatre faisceaux de chaque côté, mais la citation de cet auteur a paru inexacte à Meckel. Comme Chaussier, Valentin voit dans chaque moitié de la moelle, trois cordons. Le premier est en tout semblable à celui de Chaussier, mais le moyen et l'antérieur n'ont plus les mêmes limites. Ainsi pour Valentin, le cordon moyen s'étend des racines postérieures au sillon intermédiaire antérieur qu'il admet; et le troisième cordon occupe l'intervalle qui sépare ce sillon intermédiaire antérieur du sillon médian antérieur.

Pour nous, prenant pour base de notre division, non les sillons eux-mêmes, mais la séparation des cordons blancs par la substance grise, nous sommes conduit à n'admettre avec Sœm-

merring, Monro, Rolando et M. Longet, que deux faisceaux dans chaque moitié latérale de la moelle : 1° un antéro-latéral pénétré, il est vrai, dans sa partie moyenne par une corne grise, mais qui n'arrive pas jusqu'à sa surface et ne peut motiver une subdivision; 2° un postérieur, séparé nettement du précédent par la corne grise postérieure qui arrive jusqu'à la superficie de la moelle. Cette division repose d'ailleurs sur une raison physiologique établie par les expériences de M. Longet, et qui se résume ainsi : 1° Toute la portion de moelle comprise en avant de la corne grise postérieure, et qui forme les deux tiers d'une moitié latérale de cet organe est totalement privé de sensibilité; 2° toute la portion de moelle placée en arrière de la même corne grise et qui équivaut au tiers d'une moitié latérale, est pourvue d'une exquise sensibilité; disons toutefois que, en égard à la profondeur du sillon intermédiaire postérieur, on pourrait, avec M. Cruveilhier, subdiviser le faisceau postérieur en deux faisceaux secondaires, mais cette subdivision n'est fondée, jusqu'à présent, sur aucune raison physiologique.

Renflemens des faisceaux. Il nous reste pour compléter l'étude des faisceaux, à dire quelques mots de leur disposition au niveau des renflemens de la moelle. Si on examine le renflement lombaire, on voit qu'il est dû en grande partie à un grossissement de la portion antérieure du faisceau antéro-latéral, qui correspond au faisceau antérieur de Chaussier. Le renflement supérieur ou cervical doit beaucoup plus à la partie latérale du même faisceau antéro-latéral ou faisceau moyen de Chaussier.

Pour ce qui est de la terminaison des faisceaux de la moelle, que nous continuons inférieurement jusqu'à sa pointe; nous ne parlerons de leur mode de continuité avec le bulbe rachidien, qu'en faisant l'histoire de ce bulbe lui-même.

STRUCTURE DE LA MOELLE.

En étudiant la structure de la moelle, nous examinerons d'abord ce que présente le plan de section de cet organe, soumis à des coupes transversales; puis nous rechercherons qu'elle est la contexture de chacune des parties indiquées par ce plan.

Coupe horizontale de la moelle. Cette coupe représente un plan à-peu-près circulaire, un peu déprimé d'arrière en avant, sur lequel on aperçoit la trace d'une partie des sillons que nous avons indiqués précédemment. Le sillon médian antérieur, le mieux marqué de tous, mesure un peu moins du tiers de l'épaisseur de la moelle. Le postérieur, à peine visible, représenté par une ligne très déliée, est beaucoup plus profond que le précédent, et équivaut environ aux 3/5 de l'épaisseur de l'organe; une petite fissure peu profonde, et apparente seulement à la partie supérieure de la moelle, représente le sillon intermédiaire postérieur que nous avons décrit. La pénétration des sillons médians antérieur et postérieur, subdivise le plan circulaire de la moelle en deux autres plans, demi-circulaires, à cause de l'aplatissement interne formé par leur juxtaposition. Ces deux plans représentent les moitiés latérales de la moelle. Dans chacune de ces moitiés on voit un demi-cylindre de substance blanche, dont le milieu est occupé par de la substance grise. La surface blanche est interrompue en deux endroits par des prolongemens gris : 1° à la partie postérieure, vers l'insertion des racines postérieures; 2° vers sa partie interne, par un autre prolongement de substance grise, appelé *commissure grise*, et doublé en avant par la *commissure* blanche, qui sert à lier, à leur partie interne et antérieure, les deux cordons médullaires blancs. Sur chaque coupe de la moelle, on aperçoit la substance grise, représentant assez bien deux croissans, un pour chaque partie latérale; ils sont liés l'un à l'autre en H, par le plan transversal de leur commissure. Leur convexité est tournée vers l'axe de la moelle, et leur concavité regarde vers sa périphérie latérale. De leurs branches dites les *cornes*, les *antérieures* se dirigent vers les racines antérieures des nerfs spinaux; les postérieures marchent vers les racines postérieures. Les *cornes antérieures*, beaucoup plus courtes, mais aussi plus épaisses, se terminent par un renflement qui n'arrive pas jusqu'à la surface de la moelle : ce renflement terminal, épais, denticulé sur ses bords, à deux ou trois pointes, est disposé de telle sorte, par rapport à la substance blanche, qu'il y a pénétration réciproque des deux substances. Les *cornes postérieures*, beaucoup plus allongées et beaucoup plus minces que les précédentes, arrivent, selon la plupart des auteurs, jusqu'à la superficie de la moelle, et leur extrémité terminale vient, suivant plusieurs anatomistes, par un champ sablé ou pénétré de substance grise, au contact de la pie-mère. Telle n'est pas l'opinion de M. Foville, qui admet une lamelle microscopique de substance blanche, recouvrant cette extrémité, et nie formellement l'interruption du cylindre médullaire blanc dans la ligne d'insertion des filets radiculaires postérieurs des nerfs spinaux.

Variétés de volume et de disposition de la matière grise. La matière grise présente, sous le rapport de la quantité et de la disposition, des variations qui suivent les parties de la moelle où on la considère : ainsi plus on se rapproche de la partie inférieure de l'organe, plus la proportion de la substance grise devient considérable, par rapport à la substance blanche. Envisagée d'une manière générale, la matière grise de la moelle est à sa matière blanche dans le rapport de 1 à 8. Si on considère la substance grise, dans sa disposition à diverses hauteurs, on voit que les cornes grises assez écartées supérieurement, sont réunies entre elles par une commissure grise beaucoup plus longue, mais plus mince qu'à la partie inférieure, et qu'inférieurement cette commissure se rétrécit en s'épaississant et en formant une espèce de noyau central, d'où rayonnent quatre prolongemens, disposition qui donne dans ce point, à la substance grise, la forme d'une croix. Ces variations dans la disposition de la matière grise, sont sans doute la raison des diverses formes sous lesquelles les auteurs l'ont décrite, chacun d'eux ayant fait sa coupe à des hauteurs différentes. Keuffel a établi que chez l'homme les proportions de substance grise, par rapport au cylindre blanc, sont beaucoup plus considérables que chez les animaux. Ces vues de Keuffel ont été confirmées dans ces derniers temps par de nouvelles recherches de M. Longet, qui a étudié la moelle chez le bœuf, le mouton, le cheval, etc. Si l'on admet avec Bellingeri, que la sensibilité réside dans la substance grise, on sera conduit par ces résultats à placer l'homme sous ce rapport avant les animaux.

Coloration de la substance grise. Variable suivant l'âge des individus chez lesquels on l'étudie, la substance grise, chez le vieillard, semble perdre de sa vascularité, et devient plus terne : chez le jeune sujet au contraire, les vaisseaux y paraissent plus développés, et sa teinte se rapproche de la couleur lilas. Sa coloration, chez l'adulte, est susceptible de légères variations entre ces deux extrêmes. Croyant voir sans doute, des nuances diverses dans la coloration de la substance grise des cornes antérieures et postérieures,

Rolando a voulu en admettre deux espèces : une première, qu'il appelait *substantia cinerea spongiosa* et *vascularis*, et qu'il rapportait à la corne antérieure; une seconde, dénommée par lui, sous le titre de *substantia cinerea gelatinosa*, et qui formait la corne postérieure. Il dit même avoir vu au point de réunion de ces deux substances, des dentelures qui s'engrènent entre elles et les réunissent à la manière des os du crâne. Mais les anatomistes qui se sont occupés après lui de l'étude de la structure des cylindres médullaires, n'ont confirmé par aucune assertion nouvelle les résultats obtenus par Rolando.

VENTRICULE SPINAL. C'est ici le cas de parler d'un canal ou si sa forme, telle que je le conçois, peut être démontrée, de ce qu'il faudrait appeler un *ventricule*, contenu dans l'intérieur de la moelle, dont je me suis abstenu de rien dire à l'avance en traitant du liquide cérébro-spinal, mais sur lequel il me paraît convenable d'appeler l'attention des anatomistes. Situé verticalement au centre du cordon rachidien, comme un dernier vestige capillaire, dans l'adulte, du *canal médullaire* du fœtus; impair et médian, avec deux embranchemens latéraux, continu au ventricule cérébelleux, et non, comme l'entendait Gall, double ou bi-latéral, avec prolongement de chaque côté dans l'extrémité céphalique de la moelle, ce canal déjà signalé très anciennement à la renaissance de l'anatomie, par Ch. Étienne (1536), avait depuis été reconnu successivement par les plus grands anatomistes, Colombo, Piccolomini, Bauhin, Malpighi, Lyser, Morgagni, Haller, Portal, etc.; mais nié parallèlement à diverses époques par Varoli, Monro, Sabatier, il avait été généralement rejeté de nos jours. Tiedemann (1), dont les assertions et les idées ont fait foi parmi tous les anatomistes, n'admet son existence permanente pendant toute la durée de la vie, que chez les animaux ovipares, poissons, reptiles, oiseaux. Chez les mammifères et l'homme, le canal médullaire, alors double, n'appartient, selon lui, qu'à la vie embryonnaire jusqu'à son neuvième mois, et n'existe plus pendant tout la durée de la vie extra-utérine. D'où il résulterait que les cas de persistance du canal, observés par F. Meckel et Blaes chez divers mammifères adultes, chiens, chats, lapins, brebis et bœufs, et ceux reconnus chez l'homme par Tiedemann lui-même, ne seraient, comme il l'a dit, que des arrêts de développement ou des anomalies. La question étant ainsi posée, si l'opinion générale, fortifiée de la sanction de quelques auteurs anciens, repousse aujourd'hui l'existence d'un ventricule spinal, il faut convenir pourtant que les témoignages contraires des anatomistes les plus originaux, appuyés sur l'analogie de ce qui existe chez les reptiles et les oiseaux, et des cas d'anomalies ou de dilatation extraordinaire chez les mammifères et l'homme, sont bien plus forts et plus nombreux. Avec une pareille masse d'autorités, il n'y a donc rien de téméraire à revenir sur l'existence d'un ventricule normal dans la moelle, pour si étroit qu'il puisse être, exigu, filiforme qu'il soit, proportionné au volume de la moelle elle-même et à celui des vaisseaux nécessaires pour la nutrition de sa substance grise. Dernièrement, M. Natalis Guillot, l'un des anatomistes les plus habiles et des observateurs les plus consciencieux de notre époque, est le premier que je sache, qui ait rappelé, concernant le canal médullaire, de cette décision négative des anatomistes de nos jours, sur laquelle je m'étais aussi proposé de revenir. En 1842, faisant des observations microscopiques sur la structure de la moelle, je remarquai sur des

(1) *Anatomie du cerveau.* Pages 127-134.

tranches minces ou de petits disques du cordon médullaire que j'avais étendus sur des lames de verre, que, par le retrait résultant de la dessiccation,des écartemens se formaient dans l'épaisseur de la substance grise, indiquant l'existence d'une cavité ventriculaire. Dès mes premières recherches, la forme de cette cavité me parut telle que je la crois encore. Je dirai tout-à-l'heure en quoi elle consiste. Je consignai cette observation pour m'en servir au besoin, comme je le fais aujourd'hui, et, jusqu'à ces derniers temps, je crus être le seul qui soupçonnât un ventricule spinal. Mais à la publication du beau travail de M. Guillot (1), je reconnus, quoique sans surprise, vu le talent d'investigation, à moi bien connu, de l'auteur, qu'il signale et décrit positivement, au centre de la colonne grise, un canal qui en occupe toute la longueur, à partir du calamus scriptorius. « Ce canal, dans lequel peut-être « pénètre du liquide céphalo-rachidien, forme une longue cavité « étroite.... » Son centre est occupé par une artériole, qui « s'y « enfonce à la terminaison du calamus scriptorius, et se prolonge « jusqu'à l'extrémité de la moelle épinière, en répandant autour « d'elle de très petites ramifications; celles-ci, nées de la tige « commune centrale,vont se répandre aussitôt dans les deux par-« ties latérales de la substance grise. »

Tel est le résultat important des recherches de M. Guillot. Déjà nous y voyons constaté deux faits essentiels : l'existence d'un canal, puis le mode de la circulation sanguine, qui est tel que la substance grise reçoit, comme celle de l'encéphale, des capillaires par deux voies : directement par sa surface ventriculaire, puis indirectement par les vaisseaux qui ont traversé la substance blanche.

Voici, quant à moi, la forme que j'ai reconnue au canal médullaire, que j'appelle *ventricule spinal*. Dans un petit disque séché, comme je l'ai dit, sur un verre plan, un espace se dessine d'abord en travers le long de la commissure grise; puis d'autres dans les deux cornes latérales, les antérieures surtout, qui sont plus épaisses, de sorte qu'une cavité centrale apparaît partout au milieu de la substance grise dédoublée, dont l'espace ventriculaire prend la forme d'un H, comme on le dit. En arrière ce ventricule se confond avec l'écartement du sillon postérieur qui s'entr'ouvre aussi par la dessiccation. A plusieurs fois différentes, il m'a paru, sous le microscope, qu'il restait au milieu des prolongemens ventriculaires, un petit point de substance, soit qu'elle s'arrache ou qu'elle soit formée par de petites commissures grises, analogues à celle bes couches optiques dans le troisième ventricule cérébral. Je ne suis pas certain que le sillon postérieur ouvre directement dans le Centre du ventricule, car tantôt la communication m'a paru directe, tantôt je l'ai trouvée interrompue par un magma, dont l'existence normale et la nature me laissent des doutes, soit qu'il ait été formé par la substance nerveuse ou par des débris vasculaires ou membraneux. Les personnes qui ont l'habitude des observations microscopiques comprendront cette réserve de ma part, lorsqu'il s'agit de tissus aussi mous et pâteux, dont la division ne peut jamais se faire avec assez de netteté pour conserver une signification sous les verres grossissans.

Au reste, l'insufflation, tant de fois essayée sans succès, donne pourtant des résultats assez satisfaisans. En introduisant avec lenteur par le calamus scriptorius, à la surface d'une section de la moelle à toute hauteur, derrière la commissure grise, le bec d'un tube délié, puis liant circulairement, ou au moins comprimant un peu le cordon nerveux sur le tube, il est rare que l'on

ne réussisse pas à décoller et à distendre assez une certaine étendue du ventricule spinal pour en mettre hors de doute l'existence. Mais une préparation que j'en ai faite, qui me paraît intéressante et que tout le monde peut répéter immédiatement, est celle de son déplissement. Prenant un fragment d'une certaine longueur de la moelle, dépouillée de son névrilème, ou ce qui vaut mieux, pour faciliter les tractions ultérieures, laissant la pie-mère, dont on sépare seulement les artères spinales postérieures, et incisant cette membrane longitudinalement, avec précaution, en regard du sillon postérieur; si on entr'ouvre celui-ci en y projetant un filet d'eau, et tirant ensuite légèrement sur les deux lèvres de la section de la pie-mère, sans rien rompre, on ne tarde pas à entr'ouvrir le sillon postérieur, puis peu-à-peu, les deux faisceaux postérieurs s'écartant de chaque côté, en déroulant d'abord la corne postérieure, puis la corne antérieure, on ne tarde pas d'avoir la moelle tout entière étalée en une membrane à deux surfaces, l'une grise, l'autre blanche, doublée par la pie-mère, avec deux bords latéraux libres, de substance blanche, qui ne sont autres que les lèvres adjacentes du sillon postérieur. Rien de plus simple que de rouler de nouveau la membrane médullaire sur ses plis, et de lui rendre sa forme première que du reste elle tend à reprendre d'elle-même. Ses plis de jonction accusent alors très nettement le ventricule spinal et le prolongement du sillon postérieur.

Tels sont les faits d'observation sur lesquels j'appelle l'examen des anatomistes. L'existence anatomique d'un ventricule spinal rempli de liquide céphalo-rachidien, en même temps qu'elle complète la théorie de ce liquide, est un fait logique qui assimile l'une à l'autre, harmonie et rend solidaires les deux portions, cérébrale et spinale, de la grande masse nerveuse centrale encéphalo-rachidienne. Chacune de ces deux portions se trouve alors comprise entre deux surfaces vasculaires et chacune de ces surfaces, également baignées par le liquide cérébro-spinal, aboutit à un confluent central ou intermédiaire aux deux grandes portions de la masse nerveuse, l'encéphale et la moelle. En effet, tandis que, d'un côté, le grand espace sous-cérébelleux est bien véritablement le confluent commun du liquide cérébro-spinal extérieur ou périphérique, et, peut-être à cause de cela, est le lieu où s'en observent les dernières traces chez les poissons; d'un autre côté, le ventricule cérébelleux apparaît aussi comme le confluent commun des cavités ventriculaires cérébrales et rachidiennes, les deux confluens, extérieur et intérieur, communiquant l'un avec l'autre par le trou de M. Magendie, qui relie par conséquent un seul système solidaire,toutes les couches liquides des diverses surfaces cérébro-spinales.Enfin dans cette manière de considérer la moelle, pourvue d'une cavité ventriculaire à surface grise, continue avec celle de l'encéphale et origine des nerfs sensitifs, le cordon médullaire rachidien ne diffère essentiellement des ganglions cérébral et cérébelleux qu'en ce que ceux-ci sont doublés d'une autre couche grise périphérique, qui paraît l'organe sensitif des manifestations psychologiques chez l'homme et les instinctives chez l'animal. Il serait curieux de rechercher si, dans les grands cordons nerveux des invertébrés, on n'en trouverait pas formés d'une couche blanche, intermédiaire à deux autres de substance grise, centrale et périphérique, qui représentât, dans un même organe, les deux fractions distinctes de la masse cérébro-spinale des vertébrés.

ÉTUDE DE LA MOELLE PAR LE JET D'EAU. Nous n'avons fait jusqu'ici qu'indiquer la conformation intérieure de la moelle et la disposition des substances grise et blanche l'une par rapport à

(1) *Exposition anatomique de l'organisation du système nerveux dans les quatre classes d'animaux vertébrés.* Paris et Bruxelles, 1844. — Page 224.

l'autre : nous n'avons rien dit encore de sa structure intime.

Les auteurs anciens, ignorant complétement la structure intime de la moelle, n'y voyaient point de substance grise, mais la regardaient comme une pulpe homogène, demi-fluide, renfermée dans son névrilème et maintenue par la compression légère qu'il exerçait sur elle. Plus tard, elle fut considérée par quelques-uns comme formée de fibres longitudinales. Mais ces idées ne furent alors confirmées par aucune recherche anatomique exacte. Gall, se fondant sur l'étude de l'anatomie comparée, voulut voir dans la moelle une série de ganglions nerveux analogues à ceux qu'on rencontre dans les annélides, mais rapprochés et réunis de manière à former un tout continu. De nos jours les anatomistes, sans avoir d'opinion bien arrêtée sur la contexture de la substance grise, s'accordent généralement pour admettre la structure fibreuse de la substance blanche. M. Foville toutefois voit aussi dans la substance grise une texture fibreuse, mais ne donne aucune raison qui justifie une pareille assertion. La texture fibreuse de la substance blanche est mise dans tout son jour au moyen d'un filet d'eau, dont on peut faire varier à volonté la force et le volume. Si, écartant les bords du sillon médian postérieur de la moelle, on la place sous le robinet, on produit bientôt le développement de chacune de ses moitiés latérales en deux rubans blancs antérieurement, et doublés postérieurement par la substance grise qu'ils enveloppaient dans leur centre. Les deux bandes latérales blanches sont réunies à leurs bords internes par des ponts de substance de même nature dont nous étudierons plus loin la disposition, et qui constituent la commissure blanche ou antérieure. Cette commissure est doublée postérieurement par la lame de substance grise ou commissure grise, qui sert à lier entre elles les demi-lunes grises de chaque moitié latérale de la moelle. Cette dernière commissure, envisagée par la généralité des auteurs comme la commissure postérieure, n'est, pour M. Foville, qu'une commissure moyenne interposée à deux commissures blanches, l'antérieure que nous avons indiquée et une autre postérieure extrêmement mince, et d'après lui tellement facile à déchirer, qu'elle serait passée, à cause de sa fragilité même, inaperçue à tous les auteurs. Si on prolonge l'action du jet d'eau après le développement de la moelle, la matière grise, détruite par le courant, est entraînée et laisse à nu des lames blanches verticales, uniformes, dirigées de la circonférence vers le centre, dont le bord externe épais, est à la surface de la moelle, et dont le bord interne, mince, regarde l'axe de l'organe Chacune de ces lamelles correspond à ses deux voisines par ses faces latérales, mais en est complétement indépendante, séparée qu'elle est par un prolongement de la pie-mère. L'action prolongée du jet d'eau, détruisant la membrane d'enveloppe propre à chacune de ces lamelles, les subdivise en fibres ou tubes déliés, juxtaposés, tous dit-on, indépendans les uns des autres et liés seulement entre eux par du tissu cellulaire et des vaisseaux. Rolando n'admettait point l'indépendance des diverses lames que nous venons d'étudier : considérant la moelle dans son développement, il la regardait comme primitivement formée par un cylindre de substance blanche qui, peu-à-peu, se plissait longitudinalement sur lui-même, de manière à former des saillies internes, et des cannelures extérieures verticales dans lesquelles s'engageaient des prolongemens de la pie-mère; la cavité du tube, ainsi considérablement amoindrie, était occupée par le développement de la substance grise. Mais l'isolement facile des lames au niveau de leur bord interne est venu infirmer les assertions de Rolando.

STRUCTURE DE LA COMMISSURE BLANCHE. Facile à apercevoir, quand on a écarté les bords du sillon médian antérieur, et qu'on a arraché le prolongement de la pie-mère, cette commissure est encore plus visible quand on a excisé avec des ciseaux bien tranchans toute la partie de moelle qui la déborde en avant. Sa contexture a été l'objet d'opinions diverses, de la part des auteurs qui l'ont étudiée : ainsi Cuvier, Scommerring, Gall et M. Foville l'ont considérée comme formée de faisceaux entrecroisés, sauf quelques légères variations dans leur manière d'expliquer l'entrecroisement. Chaussier a gardé le silence sur ce point. M. Calmeil dit, en parlant de cette commissure, qu'elle est formée d'une suite de faisceaux médullaires, alternant dans leur origine sur chacun des côtés de la moelle, et établissant entre eux un véritable échange de fibres. Pour M. Longet, la commissure blanche n'est rien autre chose qu'un pont de substance blanche, composé en apparence de fibres transverses, et criblé de trous disposés linéairement sur les parties latérales pour le passage des pinceaux vasculaires. L'alternation des trous qui forment chacune de ces séries a été fort bien indiquée par cet anatomiste. L'examen attentif que nous avons fait nous-mêmes de cette partie de la moelle nous porte à considérer comme la plus vraie de toutes, l'opinion de M. Longet. Notons d'ailleurs ici qu'il est encore soutenue contre l'idée de l'entrecroisement, par une raison physiologique puissante, c'est ainsi qu'on les voit immerger en très grande quantité dans la scissure médiane antérieure déjà très visible, puis dans les sillons médian et intermédiaire, mais surtout dans le sillon postérieur. La partie médullaire blanche de la moelle n'est point celle dans laquelle paraissent se rendre surtout les vaisseaux. Ils la traversent bien et lui fournissent de petits rameaux; mais ils semblent spécialement destinés à la substance grise dans laquelle ils vont se terminer, et qui leur doit très probablement la coloration qui la caractérise. Cette terminaison principale des artérioles dans la substance grise explique la présence du double cordon artériel vertical qui embrasse les racines postérieures par d'épais réseaux sanguins. Ces capillaires, ceux qui pénètrent par les sillons, et enfin, l'artériole centrale du ventricule spinal, signalée par M. Guillot, forment la double couche artérielle qui pénètre partout la substance grise.

VAISSEAUX DE LA MOELLE. La moelle reçoit ses artères des branches spinales que nous avons décrites à la surface extérieure de la pie-mère : l'une s'étend en avant, c'est l'artère spinale antérieure; les autres en arrière, les artères spinales postérieures, déjà moins régulières dans leur disposition, et desquelles naissent deux rameaux latéraux, l'un antérieur aux paires nerveuses postérieures, l'autre postérieur à ces mêmes paires. Ces branches de la vertébrale reçoivent successivement, comme nous l'avons vu, dans toute la longueur de la moelle, des anastomoses cervicales, dorsales, lombaires, etc.; de sorte qu'elles se continuent, l'antérieure au moins, sans pour ainsi dire décroître, jusqu'à la partie inférieure de l'organe. Il résulte de la disposition de tous ces vaisseaux un lacis très marqué dans la pie-mère, qui suit ses réflexions et accompagne les prolongemens qu'elle envoie dans le tissu médullaire lui-même, prolongemens qui servent, comme nous l'avons dit, à limiter chacune des lamelles. Il est pourtant des points où les vaisseaux pénètrent en beaucoup plus grand nombre; là ils établissent, par leur série linéaire verticale, l'existence des sillons à travers lesquels ils s'engagent. C'est ainsi qu'on les voit immerger en très

Les veines de la moelle suivent un trajet inverse de celui des branches artérielles, et vont se terminer dans des troncs veineux correspondans aux troncs artériels.

Quant aux lymphatiques, quoiqu'il en existe évidemment là comme ailleurs, jusqu'à présent aucun anatomiste n'en a décrit ou figuré dans la moelle. Ce travail, qui mériterait d'être l'objet d'une monographie particulière, n'a pas encore été fait.

DÉVELOPPEMENT DE LA MOELLE.

1° *Ordre de développement.* La question de l'ordre du développement des parties du système nerveux a soulevé de nombreuses discussions parmi les anatomistes, et loin que la solution du problème soit obtenue, il règne encore à ce sujet dans la science des opinions diverses. Malpighi, trouvant sur un embryon encore peu développé, une fibrille centrale, qu'il a dénommée en l'appelant *quille*,et dont l'apparition lui parut préexister à tout le reste du système nerveux, considéra cette fibrille comme la moelle spinale à l'état rudimentaire. Meckel, étudiant la moelle épinière dans le poulet, a trouvé aussi que cette partie est celle qui se développe la première, et la regarde comme la matrice du système nerveux. Cette vue de Meckel est d'ailleurs basée sur l'anatomie anormale et appuyée sur cette considération, que jamais le cerveau n'existe sans la moelle épinière, pas plus chez les animaux que chez l'homme; tandis que chez tous la moelle épinière peut fort bien exister avec l'absence congéniale du cerveau. Pour Ackermann, dont les idées sont plutôt théoriques que fondées sur l'observation réelle, la moelle serait la dernière à se développer; avant elle viendraient toutes les parties de l'axe nerveux contenues dans la boîte crânienne, parties dont le développement serait soumis lui-même à l'action du grand sympathique, qui préexisterait ainsi à tout le reste du système nerveux. M. Serres, peu satisfait des travaux de ses devanciers, a voulu revoir d'une manière toute spéciale l'étude du développement du système nerveux. Il est arrivé à des conclusions diamétralement opposées à toutes celles qu'on avait tirées avant lui. Ainsi, conformément à la théorie de l'épigénèse, dont ce professeur est aujourd'hui l'un des plus zélés soutiens, le système nerveux, dans son développement, ne rayonne pas du centre à la circonférence, mais converge, au contraire, de la circonférence vers le centre. Les nerfs, dit-il, préexistant dans leur formation à la moelle et au cerveau lui-même, ont acquis déjà tout leur développement lorsque l'axe cérébro-spinal est encore liquide. Cette opinion, qui n'est pas admise par tous les auteurs, n'est pourtant infirmée, dit M. Longet, par aucune observation directe. Rolando prétend que la moelle allongée est la partie du système nerveux qui se développe tout d'abord. Il voit en elle un centre, d'où émergent et l'encéphale et la moelle épinière, qui va, selon lui, se développant progressivement de haut en bas.

2° *Mode de développement.* Dans le premier mois de la vie intra-utérine, la moelle est encore à un tel état de fluidité et ses parties présentent si peu de consistance, qu'elle est, pour ainsi dire, amorphe et impossible à étudier dans sa disposition. Ce n'est que plus tard, à la fin du premier mois, et dans la cinquième semaine, qu'on peut y découvrir, à l'aide de la coagulation par l'alcool, quelques rudimens de la forme qu'elle affectera. A cette époque, le durcissement, ou mieux, la coagulation, laisse voir deux lamelles longitudinales, promptement réunies par leurs bords internes pour former les commissures, et dont les bords

externes, en s'incurvant en arrière, déterminent une gouttière postérieure. Cette espèce de gouttière médullaire s'étend alors de la partie supérieure à la partie la plus inférieure du rachis, et présente déjà de légers renflemens au point d'où émergeront chacune des racines congénères. Rolando admettait que les premiers rudimens apparens de la moelle sont représentés par quatre faisceaux, deux antérieurs et deux postérieurs; ces deux derniers apparaissant un peu plus tard que les précédens. Mais l'opinion de Rolando tombe devant les recherches plus exactes de MM. Serres, Ollivier (d'Angers), Tiedemann, qui n'ont jamais pu, malgré tous les soins qu'ils ont apportés dans leurs investigations, constater la présence des deux cordons primitifs antérieurs. A cette époque la moelle est formée tout entière de substance blanche; à mesure que l'âge avance, la moelle fait son évolution. Tiedemann, qui l'a étudiée aux divers âges de l'embryon, dit que, à la septième semaine, on peut, à l'aide du durcissement, voir que son volume s'est considérablement agrandi, comparativement à celui du cerveau et du reste du corps. Elle mesure à-peu-près la longueur du tronc; la gouttière postérieure qu'elle présentait va en s'amoindrissant, par le relèvement des bords externes, qui se rapprochent peu-à-peu, de manière à ne laisser plus entre eux qu'un espace vertical rétréci ou un sillon médian postérieur à bords très minces, qu'on peut écarter, et entre lesquels on voit s'engager un prolongement de la pie-mère. Ces bords cessant de se porter l'un vers l'autre à la partie tout-à-fait supérieure, forment ainsi le calamus scriptorius, qui n'est autre chose qu'un vestige de la gouttière postérieure de la moelle. A cette époque, cette gouttière postérieure est convertie en un véritable cylindre, étendu dans toute la hauteur de la moelle et se continuant avec le quatrième ventricule. Cette évolution s'accomplit graduellement de bas en haut de l'extrémité coccygienne à l'extrémité céphalique Jusqu'alors on ne reconnaît dans la moelle aucune trace de la substance grise, que plus tard nous verrons remplir les vides du cylindre médullaire. Au troisième mois, la moelle occupe encore toute la hauteur du canal vertébral; elle présente déjà les renflemens cervical et lombaire d'une manière assez tranchée; son canal intérieur, étranglé par le prolongement vertical que la pie-mère envoie à sa partie moyenne d'arrière en avant, se trouve ainsi partagé en deux autres canaux secondaires et latéraux, qui, comme lui, parcourent toute la longueur de la moelle. Ces canaux, dans l'opinion générale, ne sont que transitoires, et cessent d'exister à jamais avant la vie extra-utérine. Pour nous, au contraire, si les doutes que nous avons émis plus haut se transforment, avec l'assentiment général, en une certitude acquise, ces canaux effacés, mais remplis par les capillaires émanés de l'artériole centrale et baignés par le liquide cérébro-spinal, persisteraient néanmoins, sous forme d'un espace bifide de chaque côté, constituant le ventricule spinal, dont nous avons proposé la vérification à l'examen des anatomistes.

La texture fibreuse de la moelle a été reconnue par Tiedemann au quatrième mois de la vie intra-utérine; il est parvenu, à l'aide du durcissement dans l'alcool, à y constater l'existence de fibres longitudinales. Au cinquième mois, la moelle, toujours creusée de son double canal, présente un accroissement assez marqué dans ses renflemens; elle subit vers cette époque un mouvement d'ascension progressive et n'arrive plus jusque dans la cavité du sacrum. Les moyens d'union dans ce point existent pourtant toujours, et sont représentés par le ligament coccygien. Cette disproportion entre l'élongation du canal vertébral et celle de la moelle tient, d'après Tiedemann, à ce que l'accroissement en longueur du canal marche plus vite que celui de l'organe qu'il renferme, et, d'après certains auteurs, à l'atrophie de l'extrémité inférieure de la moelle, atrophie portée assez loin pour amener dans ce point, en contact ou à-peu-près, les différentes parties de la membrane d'enveloppe, et former ce cordon fibreux, dénommé le ligament coccygien. Quant à nous, cette atrophie d'un organe qui doit rester en permanence dans l'économie, et marchant progressivement en sens inverse de l'accroissement plus marqué des parties inférieures, quoique destiné à leur fournir l'animation et la vie, nous paraît tout-à-fait inacceptable. Évidemment, ce n'est pas la moelle qui se rétracte ou s'atrophie, mais la partie inférieure du corps qui s'allonge.

D'après Tiedemann encore, c'est vers la fin du sixième et au commencement du septième mois que la capacité du canal, ou mieux, des canaux médullaires, commence à décroître. On y voit apparaître alors la matière grise, qui se développe de manière à revêtir leur surface interne et à les remplir de la partie inférieure à la partie supérieure. La moelle n'arrive plus qu'à la cinquième vertèbre lombaire, et il existe une queue de cheval assez apparente. La présence de la substance grise dans les canaux paraît due, selon M. Serres, à la conversion du liquide contenu dans leur cavité, dont il regarde l'oblitération comme complète au sixième mois. Tiedemann, au contraire, affirme la persistance du canal au huitième mois et nie la conversion du liquide primitif en matière grise; il regarde la formation de la substance grise comme une élaboration du sang par la membrane pie-mère. Pour le même anatomiste, cette substance est postérieure, dans son développement, à la substance blanche, et ne peut, comme l'ont dit Gall et Spurzheim qui admettaient sa préexistence, engendrer et nourrir la substance blanche. Au neuvième mois, la moelle a parcouru les phases de son développement, le canal médullaire a disparu, et ce n'est plus, dit-on, qu'accidentellement et par anomalie qu'on rencontre un ventricule, quelquefois trois, comme l'a dit M. Foville, les deux latéraux séparés du médian par des cloisons très minces. Ces ventricules considérés comme accidentels, au moins dans l'exagération de leur développement, ne se montrent le plus souvent que dans une partie de la longueur de la moelle, et c'est presque toujours à la partie supérieure; circonstance qui indique encore l'obstruction des canaux de la partie inférieure vers la supérieure. Pour Tiedemann, l'occlusion du canal médullaire n'est point telle, au neuvième mois, qu'il n'en existe encore des traces; mais alors ses dimensions sont extrêmement réduites. C'est encore vers la fin du neuvième mois que la moelle a accompli tout-à-fait sa progression ascensionnelle, elle ne se prolonge plus alors que vers la deuxième ou troisième vertèbre lombaire; aussi, pour atteindre les parties auxquelles ils sont destinés, les nerfs qu'elle fournit dans ce point doivent-ils parcourir un assez long trajet dans le canal rachidien. De là le développement très prononcé de la queue de cheval.

Variétés de consistance de la moelle aux divers âges. En dehors de l'influence qu'exercent sur elle les maladies, la moelle, dit M. Blandin, est susceptible de présenter aux divers âges des variations dans sa consistance. Ainsi d'abord, à l'état de fluidité et encore très molle dans les premières périodes de la vie intra-utérine, elle se durcit peu-à-peu jusqu'à la naissance et pendant le développement du sujet, et n'arrive au summum de sa consistance qu'à la fin du jeune âge. Plus tard, dans la vieillesse, par une progression décroissante, elle cesse d'être aussi ferme, sans

toutefois revenir jamais à un état analogue à son état primitif. Chaussier prétendait que, pendant toutes ses phases, la moelle présentait habituellement moins de densité chez la femme que chez l'homme.

ANATOMIE ANOMALE DE LA MOELLE.

Vices de conformation de la moelle. Le plus simple est celui qui consiste dans sa canaliculation (*syringomyélie*), qui peut être unique ou multiple. Cette canaliculation de la moelle, qui, pour nous, n'est simplement que l'exagération de ce que nous croyons être l'état normal, peut se rapporter à des causes différentes : ou bien elle est l'effet d'un arrêt de développement, ou bien celui d'un état pathologique, ou, enfin, elle est purement artificielle et due à la seule insufflation forcée de la substance grise déjà ramollie. Les cas de canaliculation réelle sont assez rares, et parmi les nombreux exemples rapportés par les auteurs, le plus grand nombre est dû à l'une des deux dernières causes que nous venons d'indiquer, et non à l'arrêt de développement. Ce qui distingue la canaliculation due à l'arrêt de développement de celle qui appartient au ramollissement, ou de celle qui est artificielle, c'est la consistance et le poli de la substance grise qui tapisse le canal dans le premier cas, ce qui n'arrive pas dans les autres. Les exemples les mieux caractérisés de persistance d'un ou plusieurs canaux de la moelle par arrêt de développement sont dus à Morgagni, à M. Calmeil, qui en a vu trois, à M. H. Cloquet, qui en a vu deux. J.-L. Meckel et Blaes en ont rencontré chez les mammifères adultes, et M. Calmeil, en particulier, sur un mouton.

Division longitudinale de la moelle. Les deux bandes verticales médullaires blanches qui doivent former, en se repliant sur elles-mêmes, les deux parties latérales de la moelle, manquent quelquefois de se réunir entre elles, soit en avant, soit en arrière; et de l'absence des réunions commissurales résultent en quelque sorte deux moelles, formées chacune d'un cylindre isolé. Cette division persistante, ou *diastématomyélie*, porte sur une partie plus ou moins étendue de l'organe. Zacchias et Manget en ont rapporté chacun un exemple différent. On l'a rencontrée aussi sur divers points de la moelle. Mohrenheim et Grashuys en ont vu la moelle bifurquée à sa partie inférieure; Dugès a relaté un exemple analogue, mais portant sur la partie supérieure.

Un vice de conformation moins considérable, puisqu'il ne porte que sur la partie postérieure de la moelle, est celui qui consiste dans l'écartement de ses lames, de manière à faire persister la gouttière postérieure, quand déjà depuis long-temps elle devrait former un canal. Cet état est dû à la présence du liquide qui repousse les lames de la moelle chez les embryons affectés d'hydrorachis. La désunion des lames à la partie postérieure peut être générale, ou partielle et bornée à une petite étendue.

Les arrêts de développement peuvent s'étendre à toute la hauteur de la moelle, ou bien n'atteindre qu'un ou plusieurs points déterminés de sa longueur : c'est ainsi qu'on rencontre l'absence des renflemens ou leur diminution au moins très sensible. Cette variété d'anomalie coïncide presque toujours avec l'absence ou l'arrêt de développement des parties auxquelles ils fournissaient leurs nerfs. M. Serres a vu manquer, avec le renflement lombaire, les membres abdominaux, et avec le renflement brachial, les membres thoraciques.

Anomalies de longueur. Sous le rapport de la longueur, la

moelle subit quelquefois aussi des variations qui sont en dehors de l'état normal : tantôt elle n'atteint pas ses limites naturelles, et d'autres fois elle les dépasse. Keuffel l'a vue s'arrêter à la onzième vertèbre dorsale; Mayer, de Bonn, a observé un cas où elle se terminait brusquement par un renflement en massue, au niveau de la douzième. Le premier de ces auteurs l'a suivie jusqu'à la troisième vertèbre lombaire. Morgagni, Meckel, Béclard, M. Cruveilhier l'ont vue se continuer, même après la naissance, jusqu'au bas du sacrum; et ces auteurs ont remarqué que ce mode d'anomalie coïncide très souvent avec l'existence du spina-bifida.

Absence complète de la moelle ou *amyélie*. Elle n'est pas rare chez les fœtus anencéphales parvenus à terme, mais paraît, au contraire, à tous les auteurs, peu probable avec l'existence du cerveau. La science jusqu'à présent ne possède aucun exemple bien confirmé de cette dernière anomalie. Morgagni toutefois, en rapportant deux observations de ce genre de Raygeri, dit que, dans ces deux cas, la moelle manquait complétement, bien que le cerveau ne fût que partiellement détruit. Ces deux observations n'infirment pas ce que nous avons dit précédemment, car il régnait là un état pathologique, dont l'action, se manifestant sur les deux organes déjà développés, a pu porter plus spécialement sur l'un que sur l'autre, et amener la destruction de la moelle, quand le cerveau n'était encore que considérablement altéré, mais non tout-à-fait détruit. Le même auteur, avec Brunner, prétend que les cas d'absence de la moelle et du cerveau sont dus le plus souvent à la disparition de ces organes par l'effet d'une hydropisie interne : toutefois il ne faut pas se hâter de rejeter l'opinion qui admet comme cause de l'absence congéniale de la moelle l'arrêt de développement; car, puisque son action peut se porter sur une des parties de l'organe, on ne voit pas de raison pour qu'elle ne se manifeste pas dès l'origine des premiers rudimens médullaires. M. Ollivier (d'Angers) a cependant voulu infirmer cette dernière proposition, en disant qu'on n'avait jamais rencontré d'absence complète de la moelle dans les embryons qu'on avait ouverts; mais ce n'est là qu'un argument négatif, qui ne peut servir de base à une loi générale.

Jusqu'ici nous n'avons vu, dans le prolongement de la moelle dans le canal sacré jusqu'à la naissance, que des exemples d'anomalie, qui tous établissent une diminution dans le volume du cylindre médullaire. Il existe un autre ordre de déviation à la forme et à la structure naturelles de l'organe : c'est celui qui constitue la duplicité de l'axe nerveux. Toujours cette anomalie coïncide avec une duplicité corrélative du canal rachidien:il existe, en effet, une bifurcation de l'un et de l'autre qui peut avoir son siége à des hauteurs différentes; la hauteur de l'une de ces bifurcations est mesurée exactement par celle de l'autre. Les deux branches médullaires, qui renferment chacune, dans son canal osseux, une moelle complète, se réunissent inférieurement en une moelle unique là où le canal vertébral devient unique aussi, pour se continuer jusqu'à la partie inférieure de ce dernier. Dans un cas rapporté par Prochaska, il existait au niveau de la réunion des deux embranchemens médullaires un renflement très marqué.

ANATOMIE COMPARÉE DE LA MOELLE.

Avant d'entrer dans l'étude des dispositions que présente la moelle épinière dans les diverses classes des vertébrés, rappelons l'idée générale que s'en est formé l'un des anatomistes qui ont le plus influé sur les opinions de notre époque. Conformément à l'idée générale de l'unité de composition organique de Gœthe et Oken, reproduction elle-même, comme nous l'avons vu, d'une théorie beaucoup plus ancienne, Tiedemann dit, en parlant de l'homme, que son système nerveux passe par plusieurs degrés de complication successifs avant d'arriver à son complet développement, et que chacun de ces degrés est la représentation fidèle de l'état permanent du même système dans les diverses classes de la série animale. En n'admettant, avec M. Guillot, cette opinion que, sauf toutes les réserves convenables, il suit de là que dans les vertébrés l'état rudimentaire du système nerveux est à-peu-près chez tous le même, mais qu'en se développant il dépasse dans les classes les plus élevées la limite qui lui est posée dans les classes inférieures. Les poissons et les reptiles présentent la composition la plus simple : les oiseaux, les mammifères, et l'homme avant tous, offrent des exemples de la plus haute complication.

Ayant fait l'étude de la moelle chez ce dernier, nous n'en reparlerons que pour établir les différences qu'elle présente avec celle des autres animaux, en suivant l'échelle d'une manière progressivement décroissante.

Mammifères. La moelle épinière offre chez l'homme et les mammifères une analogie très marquée; toutefois, dans ces derniers, on y remarque quelques caractères qui ne se retrouvent pas dans celle de l'homme. Ainsi sa longueur est généralement beaucoup plus considérable, et elle se prolonge relativement beaucoup plus loin dans le canal vertébral. Le hérisson et la chauve-souris feraient seuls, d'après Meckel, exception à cette règle : chez eux, la moelle est loin d'atteindre une aussi grande longueur et se termine même dans les vertèbres thoraciques. Une seconde différence, d'après Carus, consisterait dans une persistance normale du canal intérieur de la moelle chez les mammifères autres que l'homme, persistance qui a été retrouvée, comme nous l'avons déjà dit, par M. Calmeil, dans le mouton adulte. Ce caractère, effectivement différentiel pour les anatomistes qui n'admettent pas la canaliculation de la moelle chez l'homme adulte, n'en est plus un pour ceux et pour tous ceux qui prétendent que chez ce dernier le canal médullaire, bien que très réduit dans ses dimensions, persiste toujours. Comme chez l'homme, la moelle chez les mammifères offre deux renflemens ou centres d'où émergent les paires nerveuses qui fournissent aux membres correspondans. Le volume de ces renflemens est en rapport, d'après certains anatomistes, et M. Serres en particulier, avec l'énergie de la myotilité et de la sensibilité des parties avec lesquelles ils s'unissent par l'entremise des nerfs. Il suit de là que parmi les mammifères, ceux qui possèdent une énergie différente dans l'action des deux paires de membres, présentent coïncidemment une prédominance de l'un des renflemens sur l'autre. Le plus volumineux est celui qui correspond à la paire de membres doués de la plus grande activité. La taupe offre un exemple de la prédominance du renflement antérieur ou cervical; le chien nous en fournit un tout-à-fait opposé, car chez lui le renflement postérieur est beaucoup plus marqué que l'antérieur.

Oiseaux. Étendue dans toute la longueur du canal vertébral et plus volumineuse que dans toutes les autres classes de vertébrés, la moelle atteint chez les oiseaux la cavité du coccyx dans laquelle elle se prolonge. Cette disposition offre un rapport marqué avec leur mode de locomotion. La dépense de force qu'exige le vol, surtout pour résister aux courans est considérable. Le vol est donc la fonction à laquelle la moelle préside dans une proportion de beaucoup prépondérante, sur celle des autres actes, dont elle régit l'accomplissement.

De ce fait évident, il ressort que dans la détermination des fonctions ou de la fonction d'un appareil organique, on s'est trop préoccupé de sa fonction générale absolue.

Or, s'il est des organes que l'on rencontre dans toute une série d'êtres, alors que le mode d'existence est essentiellement différent, un même organe devra changer d'attribution. Il se peut qu'il ait des fonctions nouvelles à remplir; il arrivera surtout dans le cas où il remplissait plusieurs fonctions, que chacune d'elles devienne tour à tour prépondérante. De là une subordination relative des fonctions d'appareil.

Subordination dépendante du caractère le plus général de l'individu que l'on envisage. La difficulté gît dans l'impossibilité relative de déterminer quelles sont les modifications organiques correspondantes. Or cette impossibilité pour en reculer les limites, exige de notre part une grande mobilité de points de vue. D'où des directions variées dans les investigations. On comprendra que le volume et la forme constituent des notions d'un ordre essentiellement élémentaire; qu'il y a donc des recherches innombrables à faire sur les qualités chimiques, puis organoleptiques, etc. Car aujourd'hui, dans les termes de nos assertions, nous sommes sans cesse dans une alternative, ou de soutenir que la matière seule existe avec ces propriétés, sans en donner la preuve; ou d'accepter des notions surnaturelles, parce que nous n'en avons pas suffisamment dans le domaine positif.

C'est donc une issue nouvelle, positive mais illimitée, que l'on ouvre en changeant, ou mieux, en multipliant les points de vue sous lesquels la matière doit être envisagée.

Ces considérations auraient peut-être mieux trouvé leur place ailleurs. Mais l'exemple qui s'est présenté ici, en nous y conduisant spontanément, en fera, nous l'espérons, mieux sentir la portée.

La moelle occupe toute la longueur du rachis. Chez l'embryon comme l'adulte, on trouve un canal qui se dilate en ventricule au niveau d'origine des nerfs pelviens. Sténon, etc., ont décrit ce renflement sous le nom de sinus rhomboïdal. On remarque un second renflement moins considérable au niveau d'origine des nerfs qui se rendent aux ailes.

M. Leroy va pleinement justifier toutes les généralités qui précèdent. Ce savant commence par distinguer dans les oiseaux le mode de locomotion. Le mode varie du tout au tout. Les uns volent avec une facilité et une puissance considérables, et s'élèvent dans un espace où ils planent pendant des journées. D'autres marchent, grimpent ou nagent, d'autres enfin jouissent de plusieurs modes de locomotion à la fois.

Les deux renflemens prédomineront l'un sur l'autre ou seront égaux, suivant que l'animal exigera pour son mode de translation, un grand développement des extrémités supérieures ou inférieures, ou des deux à la fois.

Et, comme pour atteindre un but les moyens sont variés, il peut y avoir entre autres, augmentation de volume, fait qu'il faut accepter en soi, sans lui donner plus qu'une extension très relative.

Les oiseaux qui volent dans les plus grandes hauteurs, avec autant d'aisance, que les poissons nagent dans les profondeurs

T. III.

des eaux, les meilleurs voiliers ont le renflement antérieur de beaucoup le plus développé.

M. Longet, il est vrai, affirme que pour le pigeon on observe tout le contraire. Desmoulins fait observer aussi, que chez les plus vigoureux oiseaux de proie, le calibre du renflement interscapulaire est inférieur d'aumoins un quart à celui du renflement fémoral.

Les oiseaux, qui, à l'exemple des mammifères, sont attachés au sol, ont des ailes peu développées et des extrémités inférieures fort vigoureuses.

Le renflement inférieur de la moelle de l'autruche, par exemple, est proportionnellement bien plus développé. Les oiseaux qui grimpent ou nagent avec leurs pattes offrent la même particularité.

Les animaux de cette famille qui se transportent, tantôt sur terre, tantôt sur eau, offrent un volume sensiblement égal dans les renflemens.

Cet ensemble de vues de M. Serres pourrait bien faire admettre que les autres observateurs, qui, dans quelques cas, le contredisent, ont observé dans des conditions exceptionnelles.

D'ailleurs, Desmoulins admet, que par exemple, chez l'homme, le renflement supérieur est le plus considérable, et ce, pour présider à la fonction si étendue du toucher. Chez les singes à queue prenante, le renflement antérieur, quoique développé, le serait moins que le postérieur, à cause de l'importance de la fonction locomotrice, dans laquelle il joue le rôle le plus actif.

Ces vues, basées sur l'observation, tout à *posteriori*, sont autant d'élémens dont il y a à tenir compte dans ces problèmes complexes.

Reptiles. Les dimensions en longueur varient chez ces animaux. Elle occupe tout le rachis chez les sauriens et les ophidiens. Comme dans les ventricules et le canal rachidien des oiseaux, on rencontre à la face interne du canal médullaire une couche de substance grise. Certains anatomistes contestent la présence de la substance grise chez les ophidiens. Chez les batraciens, la moelle n'occupe que la partie antérieure du canal vertébral. La tortue et les chéloniens en général, ont une moelle à trois renflemens. Les intervalles en sont étranglés. Le renflement moyen répond aux extrémités supérieures, l'inférieur, aux extrémités correspondantes.

M. Serres, dans son ouvrage, établit une relation entre l'ascension de la moelle épinière et la persistance du prolongement caudal. Le têtard lui fournit un bel exemple: aussi longtemps que la moelle se prolonge dans le coccyx, le têtard conserve sa queue; lors de la métamorphose, la moelle remonte dans le canal, la queue disparaît, et les membres se prononcent de plus en plus. Si la moelle s'arrête dans l'ascension, le têtard naît avec la queue. Desmoulins conteste cette théorie à propos des oiseaux. Ils ont, dit-il, la moelle dans le canal coccygien, et de tous les vertébrés, ce sont ceux qui ont la queue la plus courte.

Poissons. Leur moelle présente les plus grandes variétés. Elle se prolonge dans tout le canal du rachis. Le calibre de la moelle augmente partout où elle donne naissance à des branches nerveuses multiples et volumineuses. Dans la bandroie, la moelle devient très-grêle au niveau de la troisième vertèbre cervicale. Elle se termine en pointe au niveau de la huitième cervicale. M. Cruveilhier fait observer qu'il naît vingt-six paires nerveuses de la partie volumineuse; cinq ou six paires seulement de la portion filiforme.

Chez le mâle, la moelle est réduite au bulbe rachidien : trente-deux paires naissent du pourtour de ce bulbe. Ce fait qui n'a rien que de très-naturel, n'apporte rien, à l'appui des faits relatifs à l'usage varié des renflemens médullaires ; toutefois, il trouve son interprétation dans les généralités physiologiques qui précèdent. Il n'en est pas de même de la remarquable disposition de la moelle d'une espèce de poissons osseux, je veux parler des trigles. La face supérieure de leur moelle présente autant de renflemens qu'il y a de paires nerveuses destinées à leurs nageoires pectorales.

La lamproie a une moelle rubanée, vraie gelée, qui s'évapore sur le verre. Ses dimensions, en épaisseur et en largeur, sont infinies par rapport à sa longueur. Carus a démontré que cette moelle si anormale, en égard aux autres, fournit néanmoins des nerfs. Cela devait être. La *variété* comme le *monstre* ont une raison d'être et une fin. Il s'agit simplement de montrer la transition des types les plus complets aux moins complets. Et alors, les anomalies et les variétés dans l'acception actuelle de ces mots s'effaceront. Toutes les classifications sont subjectives, et par conséquent, relatives. La moelle de l'anguille diffère des précédentes variétés de formes, en ce qu'elle ressemble à la chaîne ganglionaire des animaux articulés. Mais ces renflemens diffèrent des ganglions, en ce que les premiers n'ont ni les fibres longitudinales, ni les fibres transverses, ni la substance granulée, propres aux seconds.

La substance grise est contestée dans la moelle des poissons par Desmoulins et M. Cruveilhier. C'est parce que l'on s'arrête ici seulement à la couleur.

Si Tiedemann et M. Longet l'ont constatée, c'est parce qu'ils la caractérisent, par son état granulé en opposition avec l'état fibreux de la substance blanche.

FONCTIONS DE LA MOELLE ÉPINIÈRE.

Il avait été reconnu, par les premiers maîtres de la science, que les lésions profondes de la moelle détruisent plus ou moins la sensibilité et les mouvemens volontaires. Walker, le premier, en 1809, attribua l'une des fonctions aux racines antérieures, l'autre aux postérieures. Il établit le premier la division. Son idée était, *à priori*, juste quant au principe, elle fut fausse quant au fait. Il avait dans sa conception, interverti les rôles.

Ch. Bell, le premier, sur un animal récemment mort, expérimenta sur les faisceaux de la moelle. Il eut de la difficulté à léser isolément ces deux parties ; mais il constata que l'excitation de la partie antérieure de la moelle causait des contractions musculaires beaucoup plus constamment que l'excitation de sa partie postérieure. D'où pour lui, la conviction que la colonne médullaire antérieure jouissait de l'influence motrice.

M. Magendie n'obtenant pas des résultats identiques dans ses expériences, laissa la question indécise et Müller a dit en 1840, après ses propres insuccès, que l'hypothèse sur les attributs (vrais) des faisceaux n'a pour elle aucune preuve satisfaisante. Rolando, M. Calmeil, etc., etc., ne croyaient point à cette distribution des fonctions.

En 1841, M. Longet entreprit des expériences qui parurent confirmer pleinement l'opinion de Ch. Bell.

M. Cruveilhier qui assista à quelques-unes de ces recherches, admet la même distinction dans la propriété des faisceaux de la moelle. Mais, nous verrons plus loin comment M. Bernard repousse cette idée exclusive, en démontrant péremptoirement

l'existence de la *sensibilité récurrente* dans les racines rachidiennes antérieures.

M. Longet divisa la moelle en portion caudale et céphalique. La pile, appliquée sur les faisceaux postérieurs du segment caudal, ne produisait aucun effet. Toutefois, immédiatement après la section, et chez les jeunes animaux surtout, il obtenait des contractions attribuées au mouvement réflexe. La même expérience, faite sur les faisceaux antérieurs, produisait des mouvemens énergiques. Un seul faisceau antérieur galvanisé produisait quelquefois des secousses dans les deux membres. Les faisceaux latéraux produisaient des contractions moindres.

Le galvanisme, appliqué aux faisceaux postérieurs du segment céphalique, donnait lieu à de violentes douleurs et à des mouvemens dans la partie du corps restée en communication avec le tronc.

Le galvanisme, appliqué aux faisceaux antérieurs et latéraux, ne donna lieu ni à la douleur ni à aucune contraction dans le tronc et le train antérieur.

Cette expérience, répétée sur les racines, a conduit M. Longet à conclure ainsi qu'il suit :

1° Les racines antérieures et les faisceaux médullaires antérieurs, qui sont insensibles aux irritants mécaniques, suscitent des contractions violentes par l'action du galvanisme appliqué à leurs bouts libres : ces parties insensibles du système nerveux sont exclusivement en rapport avec le mouvement.

2° Les racines postérieures et les faisceaux correspondant de la moelle, qui, mécaniquement excités, sont très sensibles, ne déterminent aucune contraction musculaire, si l'on fait agir le galvanisme sur leurs extrémités libres ; les fonctions de ces racines et de ces faisceaux sont relatives, exclusivement à la sensibilité, et non au mouvement. Ajoutons, avant de passer à l'examen de ces faits, que Bellingeri attribuait aux racines antérieures les mouvemens de flexion, et aux postérieures les mouvemens d'extension. De plus, il dota gratuitement la substance grise de sensibilité, propriété qu'il lui faisait, du reste, partager avec les racines postérieures.

Cette manière de voir, si exclusive de Ch. Bell et de M. Longet n'est pas l'expression de la réalité.

Or, voici comment M. Longet croit expliquer l'idée de MM. Magendie et Bernard : « Chez le chien comme chez l'homme j'ai rencontré assez souvent, pour un nerf lombaire ou sacré, trois cordons originels distincts, marchant parallèlement dans le canal rachidien : deux appartenaient à la racine postérieure et le troisième à l'antérieure.

« Ce fait me semble d'autant plus grave à noter, qu'en croyant pincer le cordon de cette dernière, on pourrait saisir celui des deux cordons de la racine postérieure qui est le plus en avant, et alors on ne manquerait pas d'y trouver une très vive sensibilité. Je me suis toujours garanti de cette cause d'erreur qui n'avait point encore été signalée, et qui explique sans doute pourquoi M. Magendie a pu dire qu'il avait trouvé les racines antérieures très sensibles. »

Cette prétendue explication est une assertion gratuite qui tendrait à faire rapporter à l'ignorance ou à l'impéritie des expérimentateurs, ce qui n'est dû, d'après M. Bernard, qu'à l'épuisement plus ou moins grand de la sensibilité des animaux sur lesquels on opère.

Voici, d'après M. Bernard, les faits sur lesquels repose la théorie de la *sensibilité récurrente*.

Les racines antérieures sont *spécialement* motrices ; mais elles manifestent aux irritations physiques ou mécaniques une sensibilité qui est tout à fait particulière, en ce qu'elle semble venir de la périphérie, ce qui l'a fait nommer sensibilité en retour ou sensibilité récurrente.

Cette sensibilité est une propriété caractéristique essentielle des racines antérieures. « En se plaçant dans de bonnes conditions expérimentales, dit M. Bernard, dans son Mémoire à l'Institut (1846), on la trouve constamment. »

M. Bernard les a répétées, ces expériences, depuis plusieurs années, avec un succès invariable un très grand nombre de fois. De nombreux savans les ont constatées, sans parler de la publicité qu'elles ont reçu dans les cours, au collége de France. Voici les caractères de cette sensibilité.

1° Quand, sur un animal, chien, chat, etc., on pince, avec les précautions nécessaires, une racine rachidienne antérieure dont la racine postérieure correspondante est restée intacte, on constate que le pincement de cette racine antérieure arrache des cris à l'animal, ce qui dénote la sensibilité de la manière la plus évidente.

2° Si on divise, avec des ciseaux fins, cette racine antérieure, sans intéresser la racine postérieure correspondante, il résulte de cette section deux bouts de nerf qu'on peut facilement isoler pour constater leurs propriétés. On trouve alors que le bout central du nerf, c'est-à-dire celui qui tient directement à la moelle épinière, est devenu parfaitement insensible, tandis que le bout périphérique du nerf, c'est-à-dire celui qui est séparé de la moelle, a conservé toute sa sensibilité.

3° De sorte qu'une racine antérieure étant coupée, sa sensibilité se réfugie dans le bout périphérique, ce qui est l'inverse pour la racine postérieure. En effet, quand on coupe une racine postérieure, c'est son bout central qui reste sensible, tandis que son bout périphérique devient complétement insensible. Tout ceci indique clairement que, dans la racine rachidienne antérieure, la sensibilité se propage d'une manière inverse.

4° Mais cette sensibilité récurrente, d'une racine antérieure rachidienne, n'est pas habituellement diminuée ni modifiée par la section des racines postérieures des paires rachidiennes situées au-dessus ou au-dessous, tandis qu'elle disparaît aussitôt qu'on vient à couper la racine postérieure correspondante, ce qui démontre que la sensibilité dans la racine antérieure est seulement transmise par la racine postérieure correspondante. Il suit de cette opération, qu'alors, parmi les quatre bouts résultant de la section des deux racines rachidiennes, il n'y en a plus qu'un dans lequel la sensibilité soit évidente : c'est le bout central de la racine postérieure.

Cette sensibilité se propage de la périphérie vers le centre, et s'éteint du centre vers la périphérie. La racine antérieure rachidienne tire donc sa sensibilité récurrente de sa racine postérieure correspondante; de telle sorte que, par ce seul fait qu'un nerf de sentiment transmettra la sensibilité récurrente à un nerf de mouvement, on pourra conclure qu'il joue, par rapport à lui, le rôle d'une racine postérieure.

Ces faits, M. Magendie les constata en 1839; et M. Bernard a recherché surtout le lien, la subordination de ces phénomènes avec les propriétés des racines.

M. Bernard, outre qu'il dessina nettement ces faits, tels qu'ils viennent d'être exposés, les mit en évidence par le procédé de l'éthérisation.

On voit, à mesure que l'anesthésie se manifeste, les organes nerveux devenir insensibles dans l'ordre suivant : 1° la racine antérieure; 2° la peau; 3° la racine postérieure; 4° le faisceau postérieur de la moelle épinière. Puis quand on cesse l'éthérisation pour laisser l'animal revenir à son état normal, on voit la sensibilité reparaître dans les organes nerveux d'une manière inverse, c'est-à-dire : 1° dans la moelle; 2° dans la racine postérieure; 3° dans la peau; 4° dans la racine antérieure. Enfin quand on épuise l'animal par des pertes de sang considérables, ou par le procédé opératoire qu'on emploie, on voit également la sensibilité s'éteindre, d'abord dans la racine antérieure, puis dans la racine postérieure; et, dans ces cas, on pourra trouver les racines postérieures seules sensibles et soutenir que les antérieures sont insensibles. Mais il reste évident que cette circonstance est le fait de l'opération.

M. Bernard a observé et signalé deux faits exceptionnels, dans lesquels la racine antérieure, soudée entre deux racines postérieures, recevait la double influence. La section des deux racines par seule détruire la sensibilité récurrente.

On a cherché à expliquer cette sensibilité de la racine antérieure par des anses anastomotiques et récurrentes qui partant des racines postérieures, s'uniraient aux antérieures près du point où naît le faisceau commun.

Cette opinion n'a cependant pu être vérifiée.

Et d'abord, en coupant la racine antérieure près de son origine, on trouve le bout périphérique sensible. Alors pour savoir si le bout périphérique tire sa sensibilité d'anses récurrentes, on coupe le tronc commun à des distances de plus en plus éloignées de son point d'origine, et on trouve le bout périphérique toujours insensible. De sorte que ces anses doivent être de plus en plus éloignées.

Il est donc expérimentalement impossible de trouver le point précis où se fait cette communication périphérique entre les racines.

Un physiologiste, connu par des travaux aussi persévérans qu'intéressans, M. Brown Séquard, a pensé d'expliquer cette sensibilité de la manière suivante :

Les muscles, en se contractant, excitent les nerfs sensibles, ramifiés dans leur intérieur ou au contact de leur surface. C'est donc parce que les racines antérieures sont motrices, que l'on cause de la douleur en les excitant; c'est-à-dire c'est parce qu'elles font contracter les muscles, dans lesquels elles envoient des fibres, que cette contraction produit de la douleur.

D'après cette explication, il faudrait admettre, ce qui n'est pas, que les filets nerveux de ces muscles émanent tous d'une même paire; car la sensibilité récurrente disparaît ordinairement par la section d'une double racine postérieure.

On voit ainsi comment la racine antérieure est la première à perdre la sensibilité, elle n'en a pas de propre; la sensibilité disparaît ensuite dans la racine et le faisceau postérieur de la moelle. La manière dont se manifeste le retour à la sensibilité récurrente est des plus naturelles. Ne trouverait-on pas dans ce fait quelque élément pour préciser le comment de l'action anesthésique, et la nature de ce phénomène singulier.

Du pouvoir réflexe et des mouvemens qui en dépendent.

Sentir, penser, agir, voilà un mode de filiation qui paraissait général. La volonté, comme on le conçoit bien, n'est elle-même qu'une modalité de la pensée. On perçoit une sensation; celle-ci amène un acte de volition qui se manifeste par un mouvement. Cette idée en supposait une autre, à savoir : l'existence d'une archée qui, du haut de l'encéphale, ordonne et commande. On ne peut analyser le fait beaucoup plus loin, sans discuter la psychologie et sortir de la physiologie. Mais bientôt on reconnaît qu'une impression, sans se transformer en sensation peut être transmise par les nerfs sensitifs, soit à une partie de l'encéphale, soit à la moelle qui, sous ce rapport, est déjà élevée au rang du cerveau; de cette impression naît une incitation immédiatement *réfléchie* sur les nerfs moteurs; ce sont là les mouvemens réflexes, *sans conscience*, comme on dit.

Prochaska les a, le premier, explicitement proclamés en 1800. Et peut-être personne ne les a jamais mieux compris que lui ; car il dit :

La condition générale qui domine la réflexion des impressions sensorielles sur les nerfs moteurs, c'est l'instinct de la conservation individuelle.

Pour peu que l'on reconnaisse que l'instinct est fatal , aveugle, obligé, nécessairement lié à l'individualité qui le manifeste, on y reconnaîtra quelque chose comme une propriété de la matière plus ou moins organisée.

A ce point de vue, on n'aura plus guère à ajouter à Prochaska , qui constituent *les milieux*, qui émet implicitement cette idée.

Il faut avant d'aller plus loin montrer la généralité et l'étendue déjà reconnue de ce pouvoir réflexe.

Voici ce phénomène d'après Prochaska, et tel que M. Longet l'a reproduit dans sa physiologie.

« Les impressions externes qui se font par les nerfs sensitifs, se propagent avec rapidité en suivant toute la longueur de leur trajet jusqu'à leur origine : dès qu'elles y sont parvenues, elles s'y réfléchissent, d'après une loi constante, et passent dans les nerfs moteurs correspondans, d'où des mouvemens constans et déterminés dans les muscles. »

Il faut ajouter que, sous l'influence de ces mêmes excitations, qui constituent *les milieux*, les organes excités dans leur ensemble, exécutent les fonctions à l'aide des appareils. Voilà pourquoi l'on respire, pourquoi le cœur se meut, etc., etc., par l'intermédiaire des nombreux centres d'incitation.

Tel est l'instinct dans sa forme la plus simple et tel qu'il est permis de le concevoir physiologiquement.

On part d'une hypothèse, à savoir : que dans les conditions ordinaires de la vie, les mouvemens dits volontaires, s'exécutent par l'impression perçue par le moi ou *sensorium commune*, qui devient incitateur des mouvemens.

Mais il arrive que malgré l'absence de l'organe dans lequel doit siéger ce moi, les animaux se meuvent sous l'influence d'excitans.

C'est alors, quand le centre de *sensorium commune* manque, que la moelle seule est le point de réflexion.

Et en effet, la destruction de la moelle supprime tout aussitôt l'action réflexe.

Ce sont alors des mouvemens *sans conscience*.

En outre, cette excitation extérieure n'agit, comme tous les excitans possibles, que proportionnellement à sa propre intensité.

Legallois alla au-delà , il localisa la vie du corps dans la moelle. C'est dans la partie grise de la moelle que naissent les nerfs spinaux et le principe qui les anime, la partie blanche les transmet.

Puis, vinrent les observations de M. Lallemand, qui conclut des anencéphales que la respiration , la déglutition, la sensibilité et le mouvement sont indépendans de l'encéphale. La moelle a à la puissance nerveuse nécessaire à ces fonctions.

M. Calmeil , après tous ces expérimentateurs et observateurs , avance et cherche à démontrer par des preuves directes, que la moelle épinière des reptiles , des jeunes oiseaux et des jeunes mammifères , semble également susceptible, après l'enlèvement du cerveau , d'être modifiée par nos irritations, *de les sentir*, et, par suite, d'*ordonner des mouvemens* calculés, durables, etc.

Mais on observe aussi des mouvemens réflexes dans le cerveau.

Après la section du nerf optique, Herbert Mayo excita le bout cérébral du nerf, et il survint des mouvemens de la pupille. Or la section de cette paire nerveuse fait apercevoir au malade des masses considérables de lumière. La précédente expérience , ainsi qu'on le voit, fournit un exemple de mouvement involontaire réflexe, succédant à une sensation, et dans lequel l'encéphale lui-même sert d'intermédiaire entre l'excitation centripète et l'excitation centrifuge. Bien que le cerveau soit le siège de la conscience, il peut donc aussi produire des mouvemens sans conscience. Le phénomène est le même que les précédens, sauf la différence de siége.

C'est ainsi qu'il faut comprendre les mouvemens d'une mouche , d'une grenouille , d'un homme même, après la décapitation, lorsqu'on les irrite , ce sont des mouvemens réflexes sans conscience.

Ce phénomène peut encore présenter beaucoup d'autres variétés.

En sortant du bain, un grand nombre de personnes, sans avoir la moindre sensation de froid ont un claquement de dents, un tremblement général.

Dans les cas où l'on a froid, il faut donc expliquer ou interpréter autrement l'action réflexe. Un tremblement pareil s'observe chez des personnes lorsqu'elles urinent le soir au moment de gagner le lit.

Dans tout phénomène réflexe, le *sensorium commune* assiste-t-il à une série de phénomènes auxquels il ne peut rien?

Voilà une question dont il est plus sage de ne pas tenir compte dans l'étude positive des faits. C'est une inconnue dont on parle comme d'une chose connue, et avec laquelle on propage et perpétue l'ignorance sur la réalité des faits.

On a très judicieusement distingué les muscles de la vie organique des muscles de la vie animale.

Mais cette distinction ne doit être relative. Car on voit les muscles de la vie animale soustraits, à la *volonté*, dans un grand nombre de cas. La distinction, aujourd'hui certaine, c'est que les muscles de la vie organique ne peuvent, dans aucune condition, obéir à la *volonté*, tandis que ceux de la vie animale y obéissent dans certaines conditions. Ce n'est pas ici le lieu de définir la volonté pour montrer sa place et sa signification.

Toute stimulation exercée sur la peau, sur les muqueuses, provoque plus ou moins les mouvemens réflexes. Mais il parait, de plus, qu'il y a une relation très intime entre la nature de la cause et la nature de l'effet.

Voici comment M. Longet, d'après tous les travaux des physiologistes, résume l'état actuel de la question sur le pouvoir réflexe.

Whytt se demande pourquoi l'irritation de la muqueuse nasale occasionne l'éternument plutôt que la toux, le hoquet ou le vomissement ; pourquoi le premier de ces mouvemens convulsifs n'accompagne pas les douleurs de dents, les impressions vives faites au visage, aussi bien que celles qu'on dirige sur la muqueuse du nez, la même paire nerveuse se distribuant à ces diverses parties ; pourquoi encore une irritation violente du rectum ou de la vessie provoque une contraction continue du diaphragme et des muscles abdominaux, plutôt que des contractions alternatives ou intermittentes, comme il arrive dans la toux, etc. Eh bien ! Whytt attribue ce fait à ce que le cerveau ou la moelle perçoivent des sensations particulières.

La titillation du conduit auditif, à l'aide des barbes d'une plume, suffit souvent pour faire tousser ; mais si ce conduit devient le siége d'une vive inflammation et de douleurs violentes, alors la toux sympathique n'a plus lieu. Le sperme, en irritant les nerfs sensitifs de l'urètre, occasionne la contraction saccadée et convulsive des muscles du périnée, tandis que, ni le passage d'une sonde, ni les injections irritables ne produisent le même effet. Il arrive souvent que tout le corps entre en convulsion, quand on chatouille les flancs ou la plante des pieds ; et toute autre manière d'impressionner, normale ou morbide, n'agit pas de la sorte, ajouterons-nous.

La nature spéciale de l'excitation ou de la sensation, en dictant tel mouvement sympathique réflexe plutôt que tel autre, remplit le rôle de la volonté dans la détermination des mouvemens volontaires.

Mais, disons que, dans les mouvemens qui dépendent du pouvoir réflexe, comme dans ceux qui dépendent de la volonté, il existe une coordination remarquable des agens musculaires destinés à leur accomplissement ; et même cette coordination, dans la plupart des mouvemens réflexes, est telle que la volonté est *inhabile* à la faire disparaître. Aussi, d'après ses expériences, M. Flourens a-t-il admis deux centres coordinateurs, l'un pour les mouvemens volontaires (cervelet), l'autre pour les mouvemens respiratoires (le bulbe rachidien) et leurs dérivés, tels que éternument, toux, vomissemens, efforts de parturition, expulsion des urines et feces. De son côté, M. Debrou, frappé de l'insuffisance de la théorie de l'action réflexe, pour expliquer toutes les conditions d'autres mouvemens sympathiques, a proposé de reconnaître, dans la moelle elle-même, un ou plusieurs centres chargés de la coordination de ces mouvemens, et semblables au centre déjà admis pour ceux de la respiration.

Si ce livre était destiné exclusivement à la physiologie, nous montrerions comment on conçoit, d'après ces faits, les sympathies normales et morbides ; et combien il serait facile d'expliquer, non point seulement par l'action réflexe telle que nous l'avons étudiée, mais à l'aide de l'excitation de tous les milieux et de leur influence sur l'organisme, les problèmes les plus embarrassans.

Les fonctions spéciales de la moelle seront traitées ailleurs, et dans leur relation avec les organes et appareils dont elle est l'auxiliaire ou avec lesquels elle coopère.

Il reste à examiner jusqu'à quel point la pathologie confirme les données de la physiologie expérimentale.

Nous allons choisir tous les cas les plus favorables à la doctrine des fonctions distinctes dans les racines, doctrine incontestable au point de vue expérimental.

Nous dirons, en quelques mots, ce qu'il y a de plus net à cet égard, dans le *Journal de Physiologie expérimentale*, de M. Magendie, dans l'*Anatomie pathologique* de M. Cruveilhier, dans la *Bibliothèque médicale*, et dans quelques recueils particuliers.

Dans un cas de division du faisceau antéro-latéral droit, au niveau de la sixième et de la septième vertèbre cervicale, M. Bégin observa une motilité incomplète au membre supérieur droit, et

une abolition du mouvement au membre inférieur. La sensibilité était restée intacte. C'est là une observation qui a été citée comme très-concluante, en faveur de la fonction distincte des faisceaux.

Dans toutes les lésions profondes de la sensibilité, nous voyons la mobilité dégénérée, non pas comme puissance, mais dans son application.

Mais il y a dans certains cas lésion isolée des cordons postérieurs. Toutefois, le nombre de ces observations est restreint.

Dans un cas de paralysie incomplète du sentiment et du mouvement avec marche impossible, on trouva les cordons postérieurs de la moelle, dans un état pulpeux, avec intégrité en haut de quelques filets blancs. Les cordons latéraux étaient lésés en partie.

Dans ce cas, on a voulu expliquer la conservation d'une certaine partie de la sensibilité, par la conservation de quelques fibres blanches.

Dans un cas de ramollissement de la moelle antérieure et d'intégrité de la partie postérieure, il survint une paralysie complète du mouvement en bas, et conservation parfaite des membres supérieurs.

Comme on découvrit quelques filets blancs, quelques fibres épargnées, c'est à elles que l'on a attribué l'influence sur les membres supérieurs.

Puis, voici deux exemples où certainement la lésion était infiniment moins avancée, et il y eut abolition complète des fonctions.

Paraplégie du mouvement ; membres supérieurs sains. On trouva un abcès dans les cordons antérieurs, au niveau de la dixième vertèbre dorsale.

Paralysie complète du mouvement, avec conservation de la sensibilité. On rencontra une tumeur au niveau de la deuxième dorsale, comprimant les faisceaux antérieurs, qui sont étranglés.

Et enfin, un troisième cas de paraplégie du mouvement, avec une atrophie des faisceaux antérieurs, au niveau de la dixième vertèbre dorsale.

Dans des cas de lésion faible des racines ou des faisceaux postérieurs, la sensibilité était exaltée.

Ainsi, voici un cas de paraplégie des mouvemens inférieurs, avec exaltation de la sensibilité. On rencontra la moelle altérée au niveau de la septième cervicale et des trois premières dorsales. La lésion était *surtout* antérieure.

Enfin, nous citerons un dernier cas, c'est celui :

1° D'une insensibilité et immobilité des membres inférieurs.

2° De sensibilité avec immobilité du bras droit.

3° De peu de sensibilité avec immobilité du bras gauche, dans lequel on a trouvé :

Les racines postérieures droites normales ;

Les postérieures gauches un peu altérées ;

Les racines antérieures gauches altérées ;

Les racines antérieures droites annihilées, sauf quelques filets.

Cette altération existait depuis la sixième cervicale à la troisième dorsale. Certes, la lésion postérieure n'était pas en rapport avec la lésion rencontrée dans la sensibilité.

Cette succincte analyse des cas les plus favorables montre, il est vrai, d'une manière générale, une relation assez manifeste de l'effet symptomatique à la cause organique. Mais cette relation, pour que l'on soit en droit de la poser en règle, il faut lui donner une suffisante latitude.

Ce qui prouve que la physiologie normale n'est pas encore

assez avancée pour l'appliquer rigoureusement à la physiologie pathologique. Les faits exprimant alors la multiplicité des côtés d'une question, ne sont pas toujours confirmés par l'autopsie, ce qui montre l'impossibilité de construire aujourd'hui une théorie complète des phénomènes nerveux.

La manière dont on envisage les propriétés de la matière, a donné lieu à plus d'un embarras, de la nature de ceux que nous allons signaler.

Comment concevoir, avec l'idée exclusive de volume, de quantité, d'étendue; comment concevoir l'intégrité d'une fonction, lorsqu'il reste à peine quelques filets intacts?

Comment concevoir que, parallèlement, l'intégrité d'une assez forte proportion des faisceaux n'ait pu empêcher l'abolition de ces fonctions?

Parlerait-on des nombreux cas d'*apparente* intégrité de la moelle, dans des cas de lésions fonctionnelles considérables?

Citera-t-on des cas de ramollissement complet, avec conservation des fonctions dans une large limite? Tous les pathologistes savent combien ces cas se rencontrent.

D'autre part, il n'y a guère de rapport de situation verticale entre les lésions médullaires ici signalées, et les organes auxquels se distribuent les nerfs qui en émanent.

A toutes les hauteurs, comme on a pu le voir, il a suffi de l'intégrité de quelques filets pour expliquer la persistance de la fonction. Aussi, le point d'origine d'un tronc, au-devant des racines intactes, est de peu d'importance dans ces lésions.

RÉSUMÉ ET CONCLUSIONS SUR LES FONCTIONS DE LA MOELLE
ÉPINIÈRE.

Nous nous bornerons aux points qui ressortent de tout ce qui précède. L'étude physiologique du cerveau nous permettra d'embrasser dans son ensemble le rôle de l'axe cérébro-spinal.

Nous avons vu la moelle comme un *agent* manifeste de la sensibilité et du mouvement.

Cette action a été localisée de telle sorte que les racines et faisceaux antéro-latéraux transmettraient le mouvement, et les racines et faisceaux postérieurs le sentiment.

Ainsi, si les propriétés sont nettement tranchées dans les racines, on ne peut pas admettre la même distinction dans les faisceaux. Les preuves expérimentales ne sont pas suffisantes.

Tous les expérimentateurs sont d'accord sur ce fait sans réplique qu'en coupant les racines antérieures on détruit le mouvement, et en détruisant les racines postérieures on abolit le sentiment.

Mais cependant de la sensibilité existe dans la racine extérieure.

Et M. Bernard a montré que c'est après l'avoir reçue elle-même de la moelle, que la racine postérieure transmet la sensibilité récurrente à la racine antérieure.

Il fallait, pour trouver et comprendre la source de la sensibilité récurrente, connaître la *propriété essentielle* de chaque racine.

Tel est l'état de la science sur ce point particulier de l'histoire de la moelle. Il reste encore place, ainsi qu'on le voit, pour des investigations ultérieures.

Il est un point litigieux, pour certaines personnes, à savoir, si les impressions sensitives sont transmises *directement* ou d'une manière croisée.

Voici comment procède M. Brown-Séquard. Après avoir fait, à la hauteur de la dixième et de la onzième vertèbre costale, une section longitudinale, d'un demi ou d'un centimètre, sur la ligne médiane de la moelle épinière, il fait deux sections transversales d'une moitié latérale de cet organe, chacune de ces sections partant des extrémités de la section longitudinale, de manière à retrancher un fragment assez considérable de la moelle.

Les deux cochons d'Inde qui ont subi cette opération, ont conservé presque toute l'énergie des mouvemens volontaires, excepté dans le membre postérieur du côté de la section, lequel possède encore des mouvemens volontaires très faibles. La sensibilité y est conservée, et le membre postérieur du côté opposé en a perdu (*Soc. Biologie.*, février 1851).

M. Brown-Séquard est même arrivé aux conclusions suivantes : La paralysie croisée du sentiment dépend d'un entre-croisement des fibres sensibles de tout le corps dans toute la longueur de la moelle épinière.

Des travaux tout récens porteraient à croire, comme M. Brown l'a lui-même constaté dans certaines de ces expériences, que la différence de sensibilité réside surtout en une hyperesthésie dans le membre correspondant. D'où une simple différence relative entre ce membre et celui du côté opposé.

L'excision opérée n'a-t-elle pas produit ce que nous montre l'anatomie pathologique, à savoir, une hyperesthésie comme suite de certaines lésions de la moelle du côté correspondant? Un petit nombre de filets ont dû expliquer souvent ce phénomène évident.

Quant à l'entre-croisement en lui-même, comme il doit expliquer des faits qui paraissent devoir être confirmés; que d'ailleurs ce fait ne repose pas sur une démonstration anatomique on ne peut encore se prononcer.

On avait envisagé la moelle comme un simple intermédiaire entre les nerfs et le cerveau, qui était le foyer unique, comme aussi le centre percepteur de toute sensibilité et de toute motilité.

Ce n'est pas le lieu d'examiner ici ce qu'il y a de spécial dans le grand sympathique. Mais il s'agit de faire ressortir que les causes extérieures, les milieux, influencent les mouvemens, les déterminent par action réflexe. Que la différence entre les excitans, qui *servent* l'instinct de la conservation, dans la vie dite végétative, et les excitans de la vie de relation, doit s'effacer de plus en plus; mais non pas quant à la nature de ces milieux, excessivement hétérogènes, mais bien quant à l'élément auquel elles s'adressent.

Par conséquent, l'étude physiologique positive de l'homme devra se borner à envisager, d'une part, les milieux, d'autre part, les organes auxquels ils répondent, et le mode de relation de ces deux élémens fondamentaux.

D'où résultera, qu'au lieu de parler de la volonté, de la conscience, dont la nature intime restera à jamais impénétrable, il faut étudier les différens rapports des organes nerveux entre eux et constater les diverses influences qui les excitent.

On ne saura jamais par quel mystérieux rapport les muscles des membres obéissent à ce que l'on nomme la volonté.

On peut dire seulement que, pour d'autres mouvemens, la sensibilité est la condition de la motilité. — Quand la première a disparu, la seconde ne peut qu'à peine s'effectuer.

D'où l'on a conclu que les muscles se contractent par l'excitation sensible transmise à la moelle qui réagit sur l'élément moteur. Ce phénomène est loin d'être expliqué par ces quelques mots. Il y aurait bien des observations à ajouter. Mais lors même que l'explication serait fausse, il suffit de montrer le rapport nécessaire entre les deux ordres de nerfs, et de dire que la sensibilité est *l'une des conditions* de la motilité.

Du reste, l'action réflexe, l'instinct de la conservation, de Prochaska, porte partout des limites à ce que l'on nomme la volonté. Tous les muscles qui sont à la fois volontaires et involontaires, pour les physiologistes, sont volontaires dans une très faible limite. L'empire de la force nécessaire, obligée, calculée, reprend très promptement ses droits.

Un second fait très important, c'est de reconnaître la multiplicité des foyers d'incitation, dont le consensus est la source de l'existence.

Cette multiplicité pour amener l'individu isolé ou collectif à sa fin, exige l'harmonie, la coordination, la subordination relative, et n'est point en opposition avec l'idée que l'on doit avoir du cerveau. Cette impulsion impérative qu'on lui suppose n'est que relative dans le plan de notre organisation. L'harmonie naît d'une action réciproque et d'un accord unanime, entre tous les organes du corps. Pensée que l'on a déjà formulée en disant spéculativement que le cœur et le cerveau sont *également* la source de la vie.

CERVELET.

(Pl. 35, 36, 37.)

Situation. Rapports. Le cervelet est la partie de l'encéphale qui occupe les fosses occipitales inférieures.

Il est inférieur au cerveau qui en reçoit le pédoncule cérébelleux supérieur. Situé au-dessus du bulbe rachidien, auquel il est uni par les pédoncules cérébelleux inférieurs, il envoie les pédoncules moyens à la protubérance qui lui est antérieure. Séparé incomplétement des organes avec lesquels il est en connexion, par une tente membraneuse dont la grande circonférence s'unit au rebord des fosses occipitales inférieures, il est encaissé dans une cavité propre. Celle-ci est ouverte au niveau de la petite circonférence de la tente.

Poids et volume du cervelet. Le volume du cervelet de l'homme est le plus considérable de toute l'échelle animale.

Le volume du cerveau est dans le même cas à peu près. Mais on a comparé le volume du cervelet à celui du cerveau, et de cette relation on a essayé de conclure à une règle invariable.

Cette relation malheureusement, une fois établie, a montré le contraire de ce que l'on cherchait à prouver. En comparant ces deux organes dans l'échelle animale, on pensait trouver un rapport inverse entre le développement de l'un et le développement de l'autre.

Et tout cela pour appuyer la doctrine de Gall sur la localisation de l'intelligence dans le cerveau, et de l'amour sexuel dans le cervelet. Cuvier surtout s'est préoccupé de ce rapport inverse. On pouvait donc devoir trouver la mesure de l'intelligence d'un individu en établissant une relation entre ces organes. Le cerveau étant le numérateur, le cervelet le dénominateur, plus la fraction était petite, plus l'individu était intelligent d'après le tableau, car plus le cerveau *intelligence* l'emportait sur

le cervelet *instinct sexuel*. Le tableau général de ces rapports a été établi par M. Leuret, après Cuvier et d'autres.

Les singes sont placés sur la même ligne que les Rongeurs; le cheval est au-dessous de la taupe; l'homme, se rangerait modestement à côté du bœuf; le hérisson et le lièvre marcheraient en tête de la série.

En comparant les résultats, dit M. Sappey, on trouve que le poids moyen du cervelet des Mammifères est à celui de leur cerveau comme 1 : 5,91; dans les oiseaux, ces deux organes sont dans le rapport de 1 : 6,18 : le poids et le volume du cervelet des premiers est plus fort que celui des seconds; d'où chez ces derniers un cerveau plus fort, et un rang plus élevé dans l'ordre intellectuel.

Sans doute il y a un rapport entre nos fonctions, et dans leur solidarité il y a une corrélation subordonnée, le contraire serait le trouble de toutes les fonctions.

La nature dans laquelle on cherche la subordination, ne peut être comprise qu'en considérant tous ses éléments par la pensée et les groupant dans une même déduction. On ne peut jamais envisager les choses que dans leurs rapports, surtout quand le but n'est pas spéculatif.

Eh bien ! à ce vrai point de vue, les lois de la nature sont la réalisation la plus parfaite de cette subordination. Tous nos efforts, au fond, tendent à le démontrer. Mais cette subordination ne peut dans aucun domaine, soit individuel, soit collectif, soit physique, soit moral, soit intellectuel, être rigoureuse, c'est-à-dire absolue. D'où sont nées la plupart des erreurs scientifiques si ce n'est de là ?.

C'est le cas de Cuvier et de toutes les écoles trop exclusives dans leurs principes.

Chez l'enfant on remarque que le cervelet est très peu en rapport avec le volume du cerveau. Chez la femme, Gall et Cuvier, préoccupés de cette grande idée de la prépondérance relative, croyaient avoir trouvé un cervelet plus développé que chez l'homme.

En se plaçant au même point de vue de volume et de poids, M. Parchappe, qui d'ailleurs n'a observé que sur un petit nombre de sujets, a obtenu une moyenne opposée.

Consistance. La substance du cervelet, comparée au cerveau, offre une consistance plus forte dans le centre médullaire, plus faible dans la substance grise.

La substance grise, il est vrai, étant plus vasculaire, s'altère plus facilement, ce qui explique son peu de consistance sur le cadavre.

Sur un animal que l'on sacrifie expérimentalement, la consistance des deux organes, cervelet et cerveau, est à peu près la même.

Conformation extérieure générale. Symétrique, allongé transversalement et aplati de haut en bas, le cervelet a été comparé à un cœur de carte à jouer, dont le sommet antérieur et tronqué correspondrait à la protubérance cérébrale.

Du reste, supérieurement uni, il offre inférieurement deux lobes latéraux distincts, symétriquement sphéroïdes, séparés par un lobe moyen impair.

Chaque lobe latéral ou hémisphère, irrégulièrement ovoïde, à grosse extrémité postérieure, se continue, en avant avec les pédoncules, en dedans et en haut avec celui du côté opposé, par l'intermédiaire du lobe médian, dont il est assez nettement séparé en dedans et en bas. Le lobe médian, indistinct en haut, où il ne se révèle que par une légère éminence, est confondu et continu dans ce sens avec les deux lobes latéraux ; il se montre à peine distinct en arrière et en avant, pour le devenir complétement en bas.

Le grand diamètre du cervelet est transversal. Il a généralement de 10 à 12 centimètres.

Le diamètre antéro-postérieur du lobe moyen est moindre que celui d'un hémisphère. Celui-ci a de 6 à 8 centimètres. Le diamètre vertical, pris dans l'axe médian antéro-postérieur, est également moindre que celui des hémisphères, dont la plus grande épaisseur correspond à la portion la plus interne, et atteint de 3 à 4 centimètres.

D'après ce que nous avons vu de la conformation extérieure, le cervelet offre à étudier une face supérieure, une face inférieure et une circonférence.

Face supérieure. La ligne médiane présente une éminence antéro-postérieure qui va en s'effaçant d'avant en arrière. Cette saillie recouvre les tubercules quadrijumeaux postérieurs, la valvule de Vieussens, et les pédoncules cérébelleux. Elle est constituée par une série de replis, transversaux de forme, d'aspect et d'étendue, très inégaux ; ces replis sont séparés par des sillons médians, transverses, obliques, etc., généralement peu profonds. Ces plis rappellent, par leur aspect plus que par leur irrégularité, les segmens de certains articulés ; ces espèces d'anneaux, qui se perdent dans les parties voisines, ont valu à cette portion le nom de ver (supérieur). Malacarne, le premier, considéra le *processus vermiformis superior* comme la partie supérieure du lobe médian. La face supérieure des lobes latéraux s'incline d'avant en arrière et de dedans en dehors. Elle est, par la tente du cervelet, en rapport médiat avec les lobes postérieurs du cerveau.

Face inférieure. Elle se moule exactement sur la concavité des fosses occipitales inférieures, dont elle représente tous les accidens. Sa partie moyenne est en rapport avec le bulbe rachidien.

Elle est divisée en deux moitiés latérales, arrondies par un sillon médian qui se dirige suivant le petit diamètre du cervelet, et a reçu le nom de grande scissure médiane du cervelet.

En arrière, les deux lobes sont séparés et libres ; c'est là qu'ils communiquent avec la faux du cervelet ; en avant, on voit entre eux un large sillon dont le diamètre s'élargit d'avant en arrière, mais se rétrécit un peu derrière les amygdales, après avoir atteint la plus grande largeur.

De cette disposition résulte un espace losangique, que l'on aperçoit bien en soulevant en avant et en haut le bulbe rachidien. Cet espace est occupé par la face inférieure du lobe médian. Ici s'applique plus rigoureusement l'expression de *vermis inferior.* Cette partie est en effet constituée par des demi-anneaux très réguliers et très prononcés (au premier aspect elle rappelle même très bien la partie postérieure de certains insectes).

Comme supérieurement ils sont séparés par des sillons qui sont ici très nettement transverses.

Cette éminence présente en arrière une surface arrondie, très obtuse, qui fait saillie dans la grande scissure, et se continue latéralement avec les hémisphères. Les parties latérales du ver inférieur, dirigées un peu d'arrière en avant, se terminent de la même manière. La partie antérieure et latérale antérieure, c'est-à-dire l'éminence mamillaire et les valvules de Tarin, appartiennent au ventricule où nous les étudierons plus à propos.

Comme on le voit, le lobe médian est cruciforme.

Le cervelet, tant supérieurement qu'inférieurement, est parcouru par des sillons courbes, plus ou moins concentriques et peu réguliers. Ils se coupent quelquefois à angle très aigu.

On peut y distinguer des sillons profonds et superficiels. En haut, ces sillons représentent des courbes semi-circulaires, le plus souvent très brisées au niveau du ver supérieur. En bas comme en haut, les deux hémisphères se trouvent divisés par les sillons profonds en une douzaine de segmens qui pénètrent jusqu'au noyau central.

Supérieurement l'on a distingué surtout le grand sillon de Vicq-d'Azyr, qui, partant de l'extrémité postérieure du ver, se rend à l'extrémité du grand axe du cervelet, et partage le cervelet en un segment semi-lunaire postérieur, et un segment antérieur beaucoup plus étendu et de forme quadrilatère. Toutefois, nous ferons remarquer que les autres sillons pénètrent également jusqu'au noyau central, mais un peu moins profondément.

La face inférieure du cervelet est symétriquement divisée, par les sillons, en lobules extérieurs, qui sont les plus volumineux, et en lobules intérieurs ou centraux. Les sillons les plus périphériques sont représentés dans les deux lobes par des arcs de cercle, à concavité antérieure ; les plus centraux ont leur concavité dirigée en dedans et non plus en avant.

Ces lobules, comme nous l'avons dit, sont divisés par des sillons moins profonds, en lames et lamelles. Ces lames sont appliquées les unes contre les autres, médiatement, par l'interposition d'un repli de la dure-mère ; le bord adhérent répond au centre médullaire ; le bord libre à la surface externe du cervelet.

Les lamelles semblent établir une continuité entre les différentes parties du cervelet ; elles passent dans les sillons d'une lame, et même d'un lobule à l'autre, sans arriver généralement jusqu'à la périphérie.

Au niveau du ver supérieur, les sillons, les lames et lamelles sont brisées dans leur direction, et infléchies tantôt en avant, tantôt en arrière, soit en dedans, soit en dehors.

Les branches latérales du ver inférieur établissent la continuité entre les deux lobes du cervelet, dans la région moyenne et dans la région postérieure ; en arrière, les lames s'infléchissent fortement, en dedans et en avant, pour atteindre l'extrémité postérieure du ver inférieur situé sur un plan plus antérieur.

Plusieurs des segmens de la face inférieure ont été étudiés d'une manière spéciale.

Les lobules qui avoisinent le bulbe crânien ont reçu le nom d'amygdales ou lobules tonsillaires. Placés immédiatement en dehors et un peu au-dessous du bulbe crânien, ils se dirigent obliquement d'avant en arrière et de dedans en dehors.

La face interne concave se moule sur les corps restiformes. Le côté externe est profondément séparé du lobule voisin. Le côté externe et postérieur, convexe, offre une dépression notable. Cet étranglement sépare du reste la partie plus saillante et renflée des lobules qui s'engage dans le trou occipital. L'extrémité antérieure, plus petite et arrondie, appartient au quatrième ventricule.

Les deux segmens qui constituent symétriquement les lobules vagues, forment comme le noyau central de la face inférieure du cervelet. Ils sont fixés au ver inférieur par deux pédoncules blancs, dirigés obliquement d'avant en arrière et en dehors, et se rendent dans les prolongemens latéraux de celui-ci.

Sur le bord inférieur des pédoncules cérébelleux moyens on remarque une petite touffe qui est antérieure et un peu supérieure au pneumo-gastrique, un peu inférieure au nerf auditif : c'est le lobule du nerf vague.

Le bord supérieur est limité de chaque côté par un segment régulier. Ce segment est remarquable parce que c'est lui qui, à la face inférieure, donne antérieurement, au cervelet, la forme du cœur. Partant de l'extrémité de l'axe du grand diamètre, il se dirige d'arrière en avant, de dehors en dedans, se termine devant le bord antérieur du pédoncule moyen. Sa forme est elliptique et très allongée. Par le milieu de sa face interne, il correspond au lobule du nerf vague. La protubérance est comme enclavée entre les deux lobules, le plus souvent très symétriques, dans les deux lobes cérébelleux.

Le lobe, très distinct du cervelet en dedans, se continue sans interruption, en dehors, avec sa face supérieure, dont il n'est qu'une expansion.

Circonférence. La circonférence du cervelet a une forme assez heureusement comparée à celle d'un cœur de carte à jouer ; mais son sommet est tronqué et échancré, ainsi que la base. Ces échancrures sont la continuation de la grande scissure médiane qui constitue : en avant, 1° l'échancrure cérébelleuse antérieure ; et en arrière, 2° l'échancrure cérébelleuse postérieure.

A la première répond le pont de Varole, point d'émergence des pédoncules cérébelleux *a* supérieurs, qui unissent le cervelet au cerveau, des pédoncules cérébelleux *b* moyens qui l'unissent à la protubérance elle-même ; et des pédoncules cérébelleux *c* inférieurs, qui font communiquer le cervelet et la moelle.

Ces pédoncules, au nombre de six, trois de chaque côté, peuvent, ainsi que nous le verrons, être envisagés comme émergeant du pont de Varole, ou convergeant vers lui.

Les supérieurs ont encore été nommés *processus cerebelli ad testes*, ils se rendent en apparence aux tubercules quadrijumeaux ; on les a nommés encore *processus cerebelli ad cerebrum*, terme qui exprime plus complètement leur aboutissant ; les moyens, *processus cerebelli ad pontem Varoli* ; ils constituent, si l'on veut, le pont de Varole, et méritent mieux ce nom que celui de cuisses de la moelle allongée. Les inférieurs se rendent au bulbe rachidien, et constituent les corps restiformes, faces latérales et postérieures du bulbe ; d'où *processus cerebelli ad medulam*.

L'échancrure postérieure est quadrilatère ; ses bords, arrondis et convexes en dehors, répondent à la faux du cervelet et à la crête occipitale interne. On y remarque le ver postérieur, qui unit les faces supérieures et inférieures du lobe médian.

QUATRIÈME VENTRICULE.

Le quatrième ventricule a reçu, avec quelque raison, le nom de premier ventricule. Tiedemann fit observer en effet qu'il se distingue des autres, tant par sa constance chez les vertébrés, que par la précocité de son développement. Par sa position, il est aussi bien le ventricule du cervelet que celui de la moelle allongée, et de la moelle allongée que du pont de Varole : car

il est intermédiaire à ces trois parties de l'encéphale. C'est une cavité losangique, que forment 1° l'union de la protubérance et du bulbe qui lui constituent un plan postérieur et supérieur ; 2° la partie moyenne et inférieure du cervelet le ferme en arrière ; 3° les pédoncules supérieurs avec la valvule de Vieussens en haut ; 4° les pédoncules moyens et inférieurs se confondent, les uns avec le pont de Varole, les autres avec le bulbe pour le fermer en dehors ; en bas, le ventricule reste en communication avec l'espace sous-arachnoïdien ; car 5° les deux lamelles de la pie-mère, qui s'étendent de chaque côté, du bulbe à l'amygdale correspondante, ne se réunissent jamais que dans leur partie supérieure.

Inférieurement donc, le ventricule communique avec l'espace sous-arachnoïdien de la moelle ; et supérieurement, comme nous le verrons, il communique avec le troisième ventricule.

Nous allons étudier en détail ses parties constituantes. Nous lui considérerons une paroi supérieure, une inférieure, quatre parois latérales, quatre angles.

Paroi antérieure ou inférieure. La face supérieure de la protubérance annulaire s'adosse à la partie postérieure et supérieure du bulbe crânien, *calamus scriptorius* ; ces deux surfaces, creusées en gouttières au milieu, donnent naissance à une surface losangique ; c'est pourquoi la paroi antérieure a encore reçu le nom de sinus rhomboïdal. Elle répond donc, en haut au pont de Varole, en bas à la moelle allongée.

La gouttière que nous avons nommée, constitue le sillon médian, qui se dirige de haut en bas dans toute l'étendue.

On remarque sur sa moitié inférieure des stries transversales, blanches, non symétriques, se réunissant plus loin en faisceau : ce sont les barbes du *calamus* dont le sillon représente la tige.

Ces faisceaux sont, en partie, les racines primitives du nerf acoustique.

Ce sillon médian se termine, en bas, dans un cul-de-sac triangulaire, que l'on nomme ventricule d'Arantius ou bec du calamus ; et en haut à l'aqueduc de Sylvius.

Elle arrive jusqu'à la valvule de Vieussens, à laquelle elle est contiguë. Attachée par le cervelet, par deux pédicules blancs, qui se perdent dans l'éminence cruciale, elle envoie des deux côtés un repli semi-lunaire. Ce sont les valvules de Tarin, minces, transparentes, elles ressemblent quelque peu aux valvules sigmoïdes. Leur bord antérieur libre est concave et un peu plus épais ; il se continue en dedans avec la luette ; l'extrémité externe, remontant entre le bulbe crânien et l'échancrure du cervelet, va se perdre dans les lobules du nerf vague. Le bord postérieur, convexe, se continue avec les branches latérales de l'éminence cruciale. Leur face inférieure est recouverte par les lobules tonsillaires ; la face supérieure, qui correspond au ventricule, forme, avec la paroi antérieure du ventricule, un nid d'hirondelle (Reil.). En comparant ces parties au voile du palais, l'extrémité antérieure du ver inférieur reçut le nom de luette ; les valvules de Tarin, les piliers du voile ; les lobules tonsillaires, qui constituent deux saillies latérales dans le ventricule, devinrent les amygdales, et l'espace renfermé entre le bulbe crânien et le quatrième ventricule d'une part, la luette et les bords libres des valvules de Tarin, constituèrent l'isthme du gosier.

Les parois latérales inférieures sont formées par les corps restiformes, ou pédoncules cérébraux inférieurs. Ils résultent de la divergence des faisceaux postérieurs de la moelle. Leur partie externe va se perdre dans la substance du cervelet ; la partie interne s'unit à la portion intermédiaire du bulbe grisâtre, qui limite le sillon. Du bord interne des corps restiformes émergent deux lamelles fibro-vasculaires, expansion de la pie-mère; elles se rendent au lobule tonsillaire.

L'espace triangulaire supérieur du losange est limité par les pédoncules cérébelleux supérieurs, dont les fibres blanches forment deux faisceaux, se dirigeant à angle aigu vers les *testes*, après avoir croisé les pédoncules inférieurs au point qui correspond aux deux angles latéraux.

La *paroi postérieure* ou supérieure est une espèce de voûte formée par les pédoncules cérébelleux, la valvule de Vieussens en haut, en bas par le lobe moyen ou ver inférieur et ses dépendances. Pour bien voir ces parties, il faut soulever le bulbe rachidien.

On remarque tout d'abord trois éminences qui font saillie dans le ventricule : les éminences mamelonnées. L'éminence moyenne est la partie la plus antérieure du ver inférieur, dont nous avons remis la description ici.

Le ver inférieur, en s'effilant d'arrière en avant, constitue le tubercule lumineux, ou la luette.

La valvule de Vieussens est une lamelle mince, fermant l'espace compris entre les deux pédoncules supérieurs. Elle se continue en bas avec la face postérieure de la luette. La face antérieure répond au ver supérieur; ses parties latérales, qui se continuent avec les pédoncules, ferment ainsi la partie supérieure du quatrième ventricule. Elle se répand dans les lobes du cervelet, pour contribuer à y former l'arbre de vie; supérieurement elle se continue avec le frein.

DÉVELOPPEMENT DU CERVELET.

La moelle préexiste au cervelet. Tiedemann fait naître cet organe vers la fin du deuxième mois. La substance fluide qui en tenait lieu, se change en deux lamelles, expansions des corps restiformes. Les deux lamelles se touchent sur la ligne médiane sans s'unir. Au mois suivant, les deux élémens unis s'étendent sur le quatrième ventricule, et offrent quelque ressemblance avec le cervelet des vertèbres inférieures.

Au quatrième mois, alors qu'apparaît le pont de Varole, le cervelet n'offre encore aucune trace de sillons. On découvre dans les vestiges des lobes le corps rhomboïdal. Au cinquième mois, le cervelet est partagé par quatre sillons transverses en cinq lobules, mais les trois lobes n'existent pas encore.

Au sixième mois, les vers supérieur et inférieur se dessinent ainsi que les lobes. En même temps que le corps dentelé et l'échancrure postérieure sont très prononcés, le cervelet s'est subdivisé, la protubérance s'est accrue.

Au septième mois, le lobe médian a développé ses dépendances, à savoir, toute la partie qui fait saillie dans le quatrième ventricule.

Ce n'est que dans les deux derniers mois que les lobes latéraux se segmentent et subdivisent complétement. Le développement tel que nous venons de l'exposer, et tel que nous l'avons observé, est d'accord avec celui des principaux auteurs qui l'ont décrit; mais il ne paraît guère se conformer à l'idée de Rolando, qui le comparait à une vessie se plissant successivement sur elle-même, d'où les sillons prenaient naissance.

Tiedemann fait observer que la substance grise se déposant

vers le neuvième mois seulement, ne saurait être l'origine du pont de Varole.

Gall fait naître des fibres divergentes qui constituent la substance grise; les fibres convergentes qui constituent la protubérance leur sont antérieures, d'après ce qui vient d'être dit.

Mais Reil et Tiedemann font naître trop tard la substance grise, comme il ressort des travaux de M. Boulanger.

Gall a pu tout au plus se tromper sur la prétendue origine de ces fibres; mais la simultanéité de leur apparition paraît établie.

ANATOMIE COMPARÉE.

Reptiles. Dans cette classe, le cervelet présente de grandes inégalités dans son développement. Certains auteurs nient son existence chez les *batraciens* et les *ophidiens*; d'autres en reconnaissent des vestiges. Toujours est-il que chez ceux d'entre ces animaux où il a été étudié, on trouve une bandelette en travers le quatrième ventricule. Puis chez les *chéloniens* il forme une espèce de voûte, de masse sphérique pour atteindre chez les *sauriens* un haut degré de développement. Carus le dit plié sur lui-même chez les sauriens, et accompagné de ganglions à la racine des nerfs auditifs, dans l'ordre des sauriens et des chéloniens.

Poissons. Ganglion situé derrière les lobes optiques; il est implanté dans la partie supérieure et latérale de la moelle, au-dessus de son canal. Le ganglion situé derrière lui, par exemple dans la carpe, et qui est avoisiné de deux renflemens pairs, a été assimilé aux lobes latéraux. Dans la raie et la squale il est divisé en lobules et même en lames. Chez les silures il recouvre, d'après Weber, les lobes cérébraux.

Quoique volumineux chez les oiseaux, il n'offre que le lobe médian. Toutefois il présente déjà de nombreux sillons, d'où résultent des lames transversales; on en trouve de dix à vingt. Mais les rudimens des lobes latéraux, signalés chez les squales, sont ici constans. D'après M. Serres, ces lobes latéraux sont très prononcés chez l'autruche, la cigogne, etc.

Le centre du cervelet, chez les oiseaux, renferme une cavité communiquant avec le quatrième ventricule.

La valvule de Vieussens et les pédoncules cérébro-spinaux communiquant avec les lobes optiques.

Dans ses rapports avec la moelle on trouve les rudimens du pont de Varole. Il y est représenté par des fibres transversales, constituant une commissure.

Chez les mammifères, apparaissent distinctement les lobes latéraux. Il est à remarquer que ce sont les rongeurs qui présentent la transition entre les oiseaux et les mammifères, dont ils occupent à cet endroit le dernier rang. Les ruminans, les solipèdes, les carnassiers montrent des lobes latéraux de plus en plus développés, en même temps le cervelet se divise et se subdivise. Chez ces animaux, comme le fœtus humain, les lobes latéraux et les divisions de leur masse vont en croissant à mesure que l'on remonte l'échelle des uns ou la vie fœtale de l'autre. Le corps dentelé, la protubérance, marchent absolument dans la même progression. Quant aux lamelles, Malacarne a trouvé qu'elles étaient en proportion moindre chez les idiots, comme aussi les lobes cérébraux sont frappés de certaine atrophie.

Ainsi, lobe médian rudimentaire au moins toujours dans les classes inférieures; lobes latéraux constans chez les mammifères; division des masses cérébelleuses, proportionnelle à leur développement ; et rapport, parallèle avec le corps dentelé, le pont de Varole et les lobes cérébraux eux-mêmes.

Structure (Pl. 36 *bis*, 36 *ter*). Un grand nombre de moyens ont été préconisés pour arriver à des notions touchant la structure du système nerveux. On a conseillé, par exemple, l'immersion dans les liqueurs, telles que l'alcool, le sublimé, les acides étendus, l'eau salée, la coction dans ce dernier liquide ou dans l'huile, l'action des rayons solaires sur des pièces préalablement macérées ou soumises à la coction dans les liquides que nous venons de nommer, la macération dans l'eau pure, l'action du jet d'eau et l'examen microscopique. Loin de répudier les enseignemens d'aucun de ces moyens, il faut insister, avant tout, sur la description de plusieurs coupes cérébelleuses, qui semblent constituer à elles seules un procédé très avantageux.

Les quatre genres de coupe que nous décrirons doivent servir à une suffisante étude de l'olive quant à sa situation, sa forme, son étendue dans les trois dimensions, les différences et la quantité de ses substances, leur situation respective, leur résistance, etc. Les notions acquises ainsi, loin de rester bornées à l'olive cérébelleuse, peuvent s'étendre au centre médullaire, et, d'une manière générale, à tout l'organe parencéphalique ou cervelet.

Ces coupes se divisent en *horizontales*, *verticales*, *transversales*, *obliques* et *surnuméraires*.

Les coupes horizontales sont au nombre de quatre. La première est très rapprochée de la face supérieure de l'organe ; la deuxième est parallèle, et tangente à la face supérieure des pédoncules supérieurs du cervelet ; la troisième est faite en suivant l'axe des pédoncules supérieurs du cervelet ; la quatrième est parallèle, et tangente à leur face inférieure.

Les coupes verticales sont au nombre de sept. La première est médiane ; la deuxième est faite selon le pédoncule supérieur du cervelet ; et les cinq autres, qui n'ont pas toute la même importance, sont désignées par des termes qui indiquent à quelle distance elles ont été pratiquées de l'extrémité externe de l'organe.

Les cinq coupes transversales décrites sont elle-mêmes désignées d'après leur distance de l'extrémité postérieure des hémisphères du cervelet.

Il y a trois coupes obliques : la première est empruntée à Vicq-d'Azyr ; la deuxième à Gall ; la troisième est une modification de la deuxième.

On peut admettre, avec le docteur Auzias-Turenne, une coupe surnuméraire, qui tire sa spécialité et sa valeur de l'action du jet d'eau.

I. *Coupe horizontale, très rapprochée de la face supérieure du cervelet.* Le résultat qu'elle donne, bien que peu remarquable, mérite néanmoins d'être noté, parce qu'il sert comme d'échelon pour s'élever aux données fournies par les coupes suivantes. Dans chaque hémisphère cérébelleux, on trouve un centre de substance blanche, asymétrique et isolé, c'est-à-dire sans communication d'un côté à l'autre. La substance grise est aussi abondante que peu régulièrement disposée. On ne voit pas de *corps dentelé*. L'irrégularité et l'asymétrie des substances qu'offre cette coupe, est la conséquence de la disposition irrégulière et sans symétrie des lobules, lames et lamelles de la face supérieure de l'organe, bien qu'on ait, dans beaucoup d'ouvrages, consigné cette symétrie et cette régularité.

II. *Coupe pratiquée au niveau de la face supérieure des pé-*

doncules *supérieurs du cervelet.* Cette coupe laisse à découvert et parfaitement en rapport les pédoncules supérieurs et inférieurs de l'organe parencéphalique. On passera successivement en revue la substance blanche, la substance grise et l'olive. *a.* La substance blanche affecte de chaque côté la forme d'un croissant, ou des deux lignes d'un disque, tronqué à sa partie interne, et de 3 centimètres de diamètre environ.

Cette substance fait suite en dedans, au moyen d'une commissure variable, à celle du côté opposé. Sa continuité avec les pédoncules supérieurs et moyens du cervelet devient on ne peut plus manifeste. *b.* La substance grise varie d'aspect dans différentes répétitions de cette coupe : tantôt on voit à son centre des arborescences de substance blanche ; tantôt elle offre des lamelles, parallèles ou obliques les unes par rapport aux autres.

Toutes ces différences dérivent, soit de variétés individuelles, soit surtout de la difficulté de fixer aux sections un plan précis et invariable. *c.* L'olive a tantôt la forme d'un ovale, dont le grand diamètre est antéro-postérieur, et la grosse extrémité en arrière, tantôt celle d'un croissant à concavité interne. Les dimensions approximatives sont, d'avant en arrière, de 1 centimètre et demi, et de 1 demi-centimètre transversalement : cette olive est très rapprochée de la ligne médiane. Lorsqu'elle est ovalaire, elle ne présente aucune échancrure ; mais, lorsqu'elle est semilunaire, elle en offre une vers la concavité. On ne voit pas, comme ailleurs, cette olive s'identifier avec celle du côté opposé ; mais il paraît bien, déjà sur cette coupe, que les pédoncules supérieurs et moyens gagnent l'un et l'autre sa convexité, comme cela devient très manifeste par l'intervention du jet d'eau. Nous y reviendrons.

III. *Coupe horizontale en suivant l'axe des pédoncules supérieurs.* Elle offre : *a.* deux vastes centres médullaires réunis par une étroite commissure. *b.* Une substance grise sans importance. *c.* De chaque côté, un corps dentelé à dentelures profondes de 1 centimètre d'étendue, à peu près, dans tous les sens, et dépourvu d'échancrure en dedans, où il se rétrécit beaucoup. Il n'est plus représenté, au milieu de la commissure, que par de petites masses denticulées séparées les unes des autres, de manière à laisser, par une série en chapelet, les vestiges de l'union du corps dentelé d'un côté avec celui du côté opposé. La substance blanche centrale de cette olive est très peu considérable.

IV. *Coupe pratiquée au niveau de la face inférieure des pédoncules supérieurs.* Cette coupe rase, par la base, le *vermis inferior*, en touchant à la face inférieure de la valvule de Vieussens. Elle est une des plus fécondes. En voici les détails : *a. Substance blanche.* On dirait d'un centre ovale ou d'un corps calleux du cervelet, tantôt rétréci à sa partie moyenne, convexe en avant, concave et échancré en arrière ; tantôt, au contraire, large rectiligne, ou à peine convexe en avant. Ce centre cérébelleux est considérablement élargi sur les côtés, antérieurement surtout, où il occupe presque en entier la surface de la coupe. On vérifie bien aisément, à l'aide de cette coupe, une opinion incontestable de Vicq-d'Azyr, sur laquelle je reviendrai, parce qu'elle est suggérée par plusieurs coupes à peu près semblables. Cette opinion est rendue, par M. Cruveilhier, dans les termes suivants : « Les dimensions du noyau central, dans le sens horizontal, sont de beaucoup supérieures à celles du même noyau, dans le sens vertical. » On voit un beau dessin de cette coupe dans l'ouvrage d'Arnold. Il suffit de jeter les yeux sur cette planche, pour comprendre qu'on serait autorisé à admettre une seconde commissure du cervelet, représentée par les fibres transversales de la protubérance annulaire. *b. Substance grise.* Elle est très peu considérable; on en voit, çà et là, sur la paroi antérieure du quatrième ventricule, une petite quantité que nous étudierons plus tard, dont la teinte se rembrunit, et qui a presque l'apparence d'une substance particulière; puis, quelques parties à la périphérie, bien moins épaisses qu'habituellement. On note la substance grise, qu'on trouve éparse à la surface de la coupe, et ces quelques parcelles s'étendant de la protubérance aux confins des corps restiformes? *c. Olive.* Il y a une olive de chaque côté, parfaitement symétrique, semi-lunaire, à concavité interne. La mollesse, l'affaissement, la position de l'organe, et peut-être même d'autres circonstances, ont une influence énorme sur les diamètres de cette olive, qui varient depuis 1 demi-centimètre jusqu'à 1 centimètre et demi d'avant en arrière, et, transversalement, depuis 1 demi-centimètre jusqu'à 2 centimètres et demi. Ce corps dentelé est éloigné par 3 centimètres et demi de l'extrémité externe de l'organe, et par 2 centimètres des parties antérieure et postérieure. La distance d'une olive à celle du côté opposé est sujette à varier singulièrement. Le centre de ce corps est occupé par une substance d'un blanc mat, qui, du côté de son échancrure, gagne les *processus cerebelli ad testes.*

Voici une coupe qu'on ne peut guère réaliser que comme une modification de l'une ou de l'autre des deux précédentes, et qu'on confond avec la dernière; c'est celle qui passerait au milieu de la valvule de Vieussens, et parallèlement aux deux faces de cette valvule. Pour l'obtenir, comme dérivation de la précédente, il suffit d'entamer un peu horizontalement la paroi postérieure et supérieure du quatrième ventricule. Comme l'instrument n'agit qu'à la partie médiane, ou dans son voisinage, les différences qui distinguent cette coupe des précédentes portent exclusivement sur la partie médiane du corps dentelé. Il est le plus grand que l'on puisse rencontrer, et se présente sous la forme d'une besace étendue d'un côté à l'autre. Peu apparent à la partie moyenne, où il est représenté par une commissure, il affecte, sur les côtés, la forme des deux tiers d'une lune à concavité dirigée en avant et en dedans.

Les deux extrémités postérieures et internes, de chacun de ces croissans, se continuent l'une avec l'autre, au moyen d'une bande transversale; les deux extrémités antérieures et externes arrivent jusqu'à l'endroit d'immersion des corps restiformes dans le cervelet.

Cette olive, parfaitement centrale, et en proportion de quantité avec la substance blanche, présente les dimensions suivantes : le diamètre transversal de la substance blanche, étant de 9 centimètres, celui de l'olive est de 5 centimètres; le diamètre antéro-postérieur de la partie moyenne de la substance blanche étant de 2 centimètres, celui de la partie moyenne de l'olive est de 1 demi-centimètre; le diamètre antéro-postérieur des parties latérales de la substance blanche étant de 4 centimètres et demi, celui des parties latérales de l'olive a 2 centimètres et demi; la largeur de la partie moyenne du croissant de l'olive est de 1 centimètre, et celle de ses extrémités, de 1 demi-centimètre.

V. Coupe verticale médiane. a. Substance blanche. Ce centre médullaire, qui n'est autre chose qu'une des formes de l'arbre de vie des auteurs, a, conjointement avec ses ramifications, la figure d'une roue échancrée à la partie antérieure et inférieure, vers la valvule de Vieussens. Il est très étroit, et ne paraît point présenter invariablement la forme triangulaire que lui assigne

M. Cruveilhier. De ce centre émanent trois branches supérieures, longues et grêles, une branche inférieure, et une autre postérieure : celles-ci sont de même longueur toutes les deux, et la dernière se bifurque presque à sa naissance. Quelquefois, l'arbre de vie se montre de la manière suivante : 1° deux branches supérieures; une, en avant, longue, mais peu ramifiée; une autre, en arrière, plus large, plus grosse et plus ramifiée. 2° Deux branches inférieures aussi, une antérieure plus courte, plus grêle, et moins ramifiée qu'une autre postérieure. 3° Une branche postérieure volumineuse et bifurquée. *b.* Il n'y a rien de remarquable dans la substance grise. *c.* Il n'y a pas d'olive visible. *d.* Cette coupe montre bien la valvule de Vieussens. On voit très bien : 1° qu'elle forme la partie supérieure de la paroi postérieure du quatrième ventricule; 2° que cette valvule est une demi-lamelle se continuant avec le noyau central médullaire du cervelet, et donnant le plus généralement naissance à cinq embranchemens supérieurs; 3° que ceux-ci sont très petits, vont en diminuant de hauteur, d'avant en arrière, et que le plus antérieur est seul blanc intérieurement; 4° que cette valvule, enfin, se dédouble en haut, pour embrasser une substance grise du tubercule quadrijumeau postérieur, en s'identifiant avec la substance blanche qui le couronne.

VI. *Coupe verticale suivant l'axe d'un pédoncule supérieur du cervelet. a.* La *substance blanche* à la forme de la section longitudinale d'un fuseau, à surface irrégulière, très renflé à sa partie moyenne, se continuant en avant avec le *processus cerebelli ad testes. b.* La *substance grise* paraît deux ou trois fois aussi considérable que la blanche; quoique moins épaisse en haut, elle est bien plus étendue qu'en bas et en arrière. *c.* L'olive se moule, par la forme, sur les substances grise et blanche; elle présente comme elles, en bas et en avant, une échancrure vers la valvule de Vieussens. Cette échancrure a au moins 1 centimètre d'étendue, d'avant en arrière. *d.* Quant au *processus* incisé lui-même, on voit qu'il s'infléchit au-dessous du tubercule quadrijumeau postérieur, en donnant une expansion qui passe au-dessus.

VII. *Coupe verticale à 4 centimètres et demi en dedans de l'extrémité externe du cervelet. a.* Le centre médullaire est très considérable, allongé, et comme quadrangulaire.

Tandis qu'en avant, il arrive jusqu'aux confins de la protubérance, plus de 1 centimètre l'éloigne en arrière de la partie postérieure du cervelet. D'une part, il est distant, en haut, d'un peu moins de 1 centimètre de la partie supérieure de cet organe, et d'autre part, il parvient, en bas, jusqu'au côté externe du *processus cerebelli ad testes,* sans être confiné par aucune substance grise. Trois branches en partent supérieurement : deux postérieurement et une inférieurement. Cette coupe est décrite dans le *Traité de l'Encéphale,* de Chaussier. Il donne au centre médullaire cinq branches supérieures : quatre inférieures et une postérieure. M. Cruveilhier indique un total de quinze ou seize branches. Les deux habiles anatomistes ont voulu désigner les branches secondaires du noyau principal. *b.* La substance grise n'offre rien de spécial. *c.* L'olive est presque entièrement dépourvue de substance blanche centrale. Les diamètres sont, d'avant en arrière, de 1 centimètre et demi; de haut en bas, de 1 demi-centimètre, et dans le même sens, de moins de 1 demi-centimètre, tout à fait en arrière.

VIII. *Coupe verticale à 4 centimètres en dedans de l'extrémité* *externe du cervelet*. Cette coupe tombe précisément sur l'endroit d'immergence des pédoncules cérébelleux inférieur et moyen.

a. Le centre médullaire tient le milieu, pour l'étendue, entre le précédent et le suivant, et se termine presque en pointe, en avant et en arrière. Ses branches sont supérieures, inférieures et postérieures. 1° Il y a deux branches supérieures qui se bifurquent bientôt, et dont celle qui est en avant a un tronc plus long et des rameaux plus courts que celle qui est en arrière. 2° Il y a deux branches inférieures, dont l'une en avant, étroite et simple ; l'autre, en arrière, volumineuse et bifurquée. 3° Enfin, il n'y a qu'une seule branche postérieure, bifurquée, le rameau de bifurcation supérieur se subdivisant en deux ramuscules. *b.* Rien à noter pour la substance grise. *c.* L'olive occupe le milieu de la coupe, et présente peu de substance blanche centrale. Un centimètre d'avant en arrière, 1 demi-centimètre de haut en bas, tels sont les diamètres de cette olive.

IX. *Coupe verticale à 3 centimètres et demi en dedans de l'extrémité externe du cervelet.* Cette coupe ressemble à la précédente, avec cette particularité, qu'elle tombe sur l'olive à son origine.

X. *Coupe verticale à 3 centimètres en dedans de l'extrémité externe du cervelet.* Cette coupe fait voir : 1° en haut, une bandelette médullaire étroite, antéro-postérieure, émettant des embranchemens dans la partie supérieure de l'organe ; 2° au milieu, un centre médullaire ellipsoïde, plus étendu d'avant en arrière (3 centimètres), que de haut en bas (1 centimètre), également distant de la partie supérieure et de la partie inférieure du cervelet, mais plus rapproché de la partie antérieure que de la partie postérieure. Il fournit deux ou trois embranchemens postérieurs et un pareil nombre d'inférieurs.

XI. *Coupe verticale à 2 centimètres en dedans de l'extrémité externe du cervelet.* On trouve les émanations suivantes de l'arbre de vie : 1° deux bandelettes antéro-postérieures ; l'une, rapprochée du plan supérieur ; l'autre, rapprochée du plan inférieur. La première se divise en deux branches : l'une supérieure, et l'autre postérieure ; la seconde se divise en trois branches : l'une postérieure, et les deux autres inférieures. 2° Deux petites bandelettes ou deux demi-bandelettes, à peu près antéro-postérieures : l'une existe en arrière et en haut, l'autre en avant et en bas.

XII. *Coupe transversale à 2 centimètres en avant de l'extrémité postérieure des hémisphères cérébelleux. a. La substance blanche* constitue deux noyaux médullaires : un supérieur, et un autre inférieur. Celui-ci, beaucoup plus considérable que celui-là, est l'aboutissant de tous les lobules, lames et lamelles, à l'exception de ceux de la partie médiane supérieure, qui sont tributaires du noyau médullaire supérieur. *b. La substance grise* est remarquablement irrégulière ; il n'y a pas de traces du corps frangé ou dentelé.

XIII. *Coupe transversale à 3 centimètres en avant de l'extrémité postérieure des hémisphères de l'organe.* La figure de cette coupe, qui correspond à la plus grande hauteur des différentes parties du cervelet, est à la fois belle et instructive. Elle offre à la partie moyenne et inférieure une vaste échancrure (de 4 cent. d'étendue), dont la portion moyenne (de 1 cent. d'éten-

due), est occupée par le *vermis inferior*, tandis que, de chaque côté, on voit de la substance blanche. Cette échancrure n'est autre chose que la paroi postérieure et supérieure du quatrième ventricule, dont les dimensions ont dû être singulièrement exagérées par l'écartement artificiel des hémisphères. *a.* La *substance blanche* ressemble à une voûte transversale, ou à un corps calleux transversal, coupé transversalement et parallèlement à son grand diamètre. En effet, comme un corps calleux, cette voûte, dont la convexité est en haut et la concavité en bas, se replie en bas et en dedans à ses deux extrémités, de manière à former deux genoux ou deux renflemens, qui se rétrécissent ensuite pour se terminer presque en pointe. L'étendue de cette espèce de corps calleux, mesurée de l'un des genoux à l'autre, est de 8 centimètres ; son étendue verticale, à la partie moyenne, est de 1 centimètre, de 1 centimètre et demi vers les genoux, d'un demi-centimètre vers les extrémités. Il est bien entendu que l'épithète verticale ne peut s'appliquer aux deux dernières mesures qu'en supposant la voûte redressée. En descendant sur la ligne médiane de cette substance blanche, on trouve au centre un petit losange de substance grise à grand diamètre transversal, formé par des lamelles courtes, et qui sont restées cachées sous les autres. Tandis que la concavité de cette voûte correspond à l'échancrure dont nous avons précédemment parlé, sa convexité se prête à une série de détails. Quatre ou cinq lamelles grisâtres, transversales, ayant 2 centimètres tout au plus d'étendue, et formant quelques zigzags, se superposent à sa partie moyenne ; puis, de chaque côté, et de toute cette convexité, s'élève, en guise d'arbre de vie, un éventail ou une couronne de branches, au nombre de huit ou neuf, qui procèdent de dedans en dehors, puis de dehors en dedans, de manière à faire le tour de la figure jusqu'à l'échancrure inclusivement. De la première à la cinquième inclusivement, ces branches suivent une progression régulièrement ascendante pour leur épaisseur, leur longueur, le nombre et le volume de leurs ramifications. La sixième, qui correspond au côté de l'organe, commence une progression régulièrement descendante qui ne se dément pas même à la neuvième. *b.* La *substance grise*, dont la quantité peut être évaluée par la hauteur des branches que nous venons de décrire, offre à la partie moyenne 1 centimètre de hauteur. Cette hauteur va en augmentant jusque sur les côtés où on la trouve de 2 centimètres pour redevenir de 1 centimètre à l'extrémité interne et terminale de la portion recourbée. *c.* La forme du *corps dentelé* est celle de notre corps calleux, aux courbures duquel il est parfaitement concentrique. Cette olive, un peu plus rapprochée de la concavité que de la convexité de ce corps calleux, laisse apercevoir à sa partie moyenne une interruption, laquelle disparaît aussitôt qu'on a un peu avancé la coupe jusqu'au sommet de l'éminence mamelonnée de Malacarne. Son diamètre transversal est d'un point genouillé ou culminant à un autre de 6 centimètres. On constate sans peine l'identité de la substance blanche inscrite dans l'olive, avec celle qui forme la paroi supérieure du quatrième ventricule.

XIV. *Coupe transversale à 3 trois centimètres et demi en avant de l'extrémité postérieure du cervelet.* Cette coupe tombe à la partie moyenne du *vermis superior*, considéré d'avant en arrière et au-devant de l'éminence mamelonnée qu'elle touche. On comprend que sa description doit à peine différer de celle de la coupe précédente. Elle fait voir plus intégralement qu'elle est la continuité de l'olive de l'un des côtés à l'autre, mais elle lui laisse l'avantage de bien montrer les rapports du *vermis infe- rior*, et spécialement de l'éminence mamelonnée.

XV. *Coupe transversale à 4 centimètres en avant de l'extré- mité postérieure des hémisphères de l'organe.* Elle porte sur les petites lamelles grises transversales qui recouvrent presque tou- jours la valvule de Vieussens.

L'échancrure, beaucoup moins étendue que précédemment, n'est plus occupée par le vermis inferior. *a.* La substance blanche est peut-être plus considérable dans tous les sens qu'après les coupes précédentes. On constate à la partie moyenne et supé- rieure de cette substance, que les deux premières branches de l'arbre de vie, au lieu d'être divergentes, ou tout au moins pa- rallèles, sont convergentes. Une substance grise, interceptée par ces deux branches, représente à la fois le petit losange de sub- stance grise et les lamelles transversales superposées, dont il a été fait mention dans l'avant-dernière coupe.

On compte deux ou trois branches de plus, mais on trouve dans toutes moins de régularité qu'après les deux dernières coupes. *b.* A la partie moyenne et supérieure, la substance grise a plus de hauteur qu'un peu plus en dehors, mais plus loin, dans ce dernier sens, sa hauteur dépasse celle de la partie moyenne. *c.* L'olive passe d'un côté à l'autre, ce qui se voit bien, surtout lorsque sa couleur est devenue plus foncée par son exposition durant un quart d'heure au contact de l'air. Le corps restiforme s'engage manifestement dans la concavité de l'olive.

XVI. *Coupe transversale à 5 centimètres en avant,* ou mieux *oblique en bas et en arrière, de manière à glisser sur le calamus scriptorius.* Cette coupe servira de transition pour arriver aux coupes obliques. *a.* La *substance blanche* est ovalaire, hori- zontale dans sa disposition générale, à peu près plane en haut, surtout au milieu, et concave en bas. Elle a un diamètre trans- versal de 3 centimètres, et un diamètre vertical d'un demi-cen- timètre. Les branches de cette portion centrale sont supérieures, externes et inférieures : 1° les branches supérieures sont au nombre de neuf, petites et à peine ramifiées; 2° les branches externes sont au nombre de trois, longues, grosses et abondam- ment ramifiées; 3° les branches inférieures sont au nombre de trois aussi; plus grosses et plus ramifiées encore que les externes, elles sont pourtant un peu plus courtes qu'elles. *La substance blanche centrale de cet arbre de vie semble (là où il ne naît pas de branches) se dédoubler,* en portion supérieure et antérieure, laquelle, moins considérable, irait constituer le *processus cere- belli ad testes,* et en portion postérieure et inférieure, plus con- sidérable, qui constituerait le corps restiforme. Cette disposition apparente n'est d'autant plus remarquable que la pièce examinée par en bas ne laisse voir qu'une confusion de substance entre le centre médullaire et le pédoncule cérébelleux moyen. *b.* La hauteur de la *substance grise,* ou des branches de l'arbre de vie, suit une progression croissante, en faisant presque entièrement le tour de l'organe, depuis sa partie interne et supérieure jus- qu'à sa terminaison en dedans et en bas. Cette progression n'est pourtant bien sensible que jusqu'à la fin des trois branches latérales. *c.* Le *corps dentelé* a disparu.

XVII. *Coupe oblique de Vicq-d'Azyr.* La voici d'après cet ana- tomiste : « La face supérieure des jambes du cervelet est inclinée obliquement de haut en bas, et de dedans en dehors. Si on fait au cervelet une section dans ce sens, alors on aperçoit la sub- stance médullaire intérieure ou blanche dans une étendue beau- coup plus grande que par toute autre coupe verticale. C'est le sens suivant lequel il pénètre le plus de substance blanche dans le cervelet. »

La coupe IV diffère à peine de celle-là.

XVIII. *Coupe oblique de Gall.* La voici textuellement : « Pour pouvoir embrasser d'un coup d'œil le cours entier du faisceau nerveux du cervelet, la manière dont il est renforcé dans le gan- glion, et ses divisions en rameaux et en feuillets, il faut placer la pointe du scalpel sur le faisceau primitif, à peu près dans le voisinage du nerf auditif, et faire une coupe verticale, exac- tement dans la même direction que suit ce faisceau, en péné- trant dans un des hémisphères du cervelet. De cette manière la coupe ne passe pas précisément dans le milieu d'un hémisphère, mais se rapproche beaucoup de la ligne médiane, de sorte qu'il en reste à peu près les deux tiers en dehors. Cette coupe par- tage le ganglion en deux parties égales. Si l'on fait la coupe plus vers le dehors, on ne rencontre le ganglion qu'en partie, ou même on le manque entièrement. »

Voici la description complète de cette coupe, ainsi esquissée par Gall.

a. Le *centre médullaire* est ovalaire d'arrière en avant, où il se prolonge jusqu'au nerf auditif. Il a, dans ce sens, 4 centimè- tres d'étendue, et de haut en bas, 1 centimètre et demi à sa partie moyenne. Convexe supérieurement, il est plan en bas, où il cor- respond au *processus cerebelli ad testes,* dans le voisinage de la paroi postérieure et supérieure du quatrième ventricule. Les branches qui en partent, sont : 1° des branches supérieures, au nombre de six ou sept, qui vont d'avant en arrière, en augmen- tant de largeur et de longueur. Le nombre et le volume de leurs ramifications suivent une progression analogue. 2° Des branches inférieures, au nombre de trois, dont une, l'antérieure, est de beaucoup plus considérable du centre médullaire, avec la- quelle elle paraît faire corps. Elle se subdivise en trois ou quatre embranchemens. Cette grosse branche correspond au lobule que Vicq-d'Azyr a nommé *lobule de la moelle allongée,* et est pré- cédée d'une petite branche qui correspond au *lobule du nerf pneumo-gastrique* du même auteur. 3° Une ou deux branches postérieures n'offrant rien de spécial à noter. *c.* L'olive, comme l'annonce Gall, est très-étendue, et n'offre pas moins de 2 centi- mètres de longueur, sur 1 demi-centimètre de hauteur. Cette olive, sans échancrure, convexe en haut, plane en bas, comme la substance grise de la face supérieure du cervelet, surtout en avant, où existent de petites branches, ou simplement une lamelle blanchâtre, qui n'est autre que la valvule de Vieussens. L'olive est circonscrite, de toutes parts, par de la substance blanche en fibres; les fibres qui ENTRENT, par le corps restiforme, ne diffèrent en rien de celles qui en SORTENT.

XIX. *Coupe verticale oblique en arrière et en dehors, de ma- nière à diviser, en deux parties égales, l'hémisphère du côté où elle est faite.* Cette coupe ne diffère de celle de Gall que par les embranchemens du centre médullaire qui ont quelque chose de spécial; ce sont : 1° trois branches supérieures, à troncs volu- mineux et à longueur médiocre; 2° cinq branches inférieures, qui sont les plus courtes; 3° deux branches postérieures qui sont les plus longues. *c.* L'olive est sans échancrure, comme la pré- cédente, dont elle ne diffère que par la longueur moins considérable de son grand diamètre, qui ne dépasse guère 1 centimètre.

XX. *Coupe surnuméraire, ou coupe verticale médiane, étudiée par l'action du jet d'eau.* Il est préférable, dit Cuvier, que la pièce ait subi un commencement de décomposition putride. On soumet au jet d'eau la partie interne et inférieure de la coupe, c'est-à-dire l'intervalle situé entre les *processus cerebelli ad testes* et les corps restiformes. Il faut, de temps à autre, pendant l'action du jet d'eau, s'aider du manche d'un petit scalpel ou d'une pince à disséquer, pour écarter ou enlever, surtout à la paroi antérieure du quatrième ventricule, quelques parcelles de substance grise, lesquelles étant grasses, onctueuses, liées par des vaisseaux, flottent dans l'eau, s'enlèvent difficilement, masquent en outre l'action du liquide. Le jet d'eau doit varier de hauteur, de finesse et de direction, suivant le sens où l'on voit qu'il se fraye une route, en écartant les fibres blanches. Voici le résultat auquel on arrive, au bout d'un certain nombre d'irrigations : 1° après la destruction d'une partie de la paroi antérieure du quatrième ventricule, on voit, au fond d'un intervalle intermédiaire aux pédoncules supérieur et inférieur, les fibres transverses du pédoncule moyen ; 2° le pédoncule supérieur est un peu antérieur au pédoncule moyen, mais ces deux pédoncules sont à peu près parallèles, du moins dans la première partie du trajet ; 3° entre eux deux, et perpendiculairement à leur longueur, se porte le corps restiforme ; 4° le *processus cerebelli ad testes* n'est point rectiligne dans tout son trajet, mais a la forme d'une sorte de couronne dont on peut donner une idée par la comparaison suivante.

Supposez une branche d'arbre flexible, saisie par une seule main, et à ses deux extrémités, de manière à former une sorte de roue, laissant échapper seulement de sa convexité des rameaux, des ramuscules et des feuilles. Eh bien ! la section de la branche, dans le lieu où elle a été pratiquée, correspondra aux tubercules *testes*, et la convexité parcourra successivement la face supérieure, la circonférence et la face inférieure de l'hémisphère, tandis que son extrémité ou sa terminaison se dissociant en quelque sorte en plusieurs petits brins, ira constituer, sinon la totalité, du moins la majorité des barbes du *calamus scriptorius*. Pour faire disparaître les pédoncules supérieurs du cervelet, il faut une action prolongée du filet ; 5° le corps restiforme se comporte de la même façon que le pédoncule supérieur. Il fournit, en effet, successivement, des rameaux, des ramuscules et des feuilles à la face supérieure, à la circonférence et à la face inférieure du cervelet, proportionnellement à son volume propre, c'est-à-dire, bien plus abondamment que le *processus cerebelli ad testes* ; 6° le corps restiforme circonscrit l'olive, et l'on dirait que sa concavité lui fournit de petites branches ; 7° la substance blanche centrale de l'olive, apparaît, se confondant avec celle des pédoncules moyens.

Les vestiges de cette dernière étude se trouvent dans Haller, M. Girou, Arnold.

Voici comment Chaussier donne l'opinion de Haller, en parlant des barbes du *calamus scriptorius* : « Haller dit en avoir trouvé sept dans un individu dont les unes se portaient au *pédoncule supérieur*, et les autres au nerf labyrinthique ou *pneumogastrique.* »

Voici comment s'exprime M. Girou, dans le journal de M. Magendie : « Si l'on fait, sur le cervelet, plusieurs sections parallèles entre elles et avec la moelle allongée, et que l'une de ces sections passe, étant prolongée, par le milieu de la glande pinéale et du

29.

vermis du cervelet, celle-ci montre que la valvule de Vieussens part de la glande pinéale, recouvre les tubercules quadrijumeaux, dont elle forme l'opercule, d'où, appuyée des deux côtés sur les *processus ad testes* qu'elle embrasse, elle se dirige vers la base du cervelet, et se continue, par la lame supérieure, dans le plus bas des rameaux antérieurs de l'arbre de vie, qui n'est même pourvu de substance grise que du côté contigu au rameau suivant, tandis que la lame inférieure est collée à la base du tronc de l'arbre de vie, et se perd dans le plus bas des rameaux postérieurs, lequel est pourvu de substance grise des deux côtés, bien différent, en cela, de son analogue, l'antérieur. Les rameaux de cette section offrent une ligne de substance blanche d'une largeur à peu près égale à l'épaisseur de la valvule. »

Arnold, quoique plus explicite, laisse cependant quelques doutes.

Dans l'explication de la figure qu'il donne, cet auteur montre le dessin d'une préparation facile, sur un hémisphère gauche du cervelet, et s'exprime ainsi, à propos du pédoncule supérieur : « *Fibrarum distributio ad faciem hemisphærii sinistri inferiorem.* » Et en parlant du pédoncule inférieur : « *Distributio fibrarum lamellas componentium in hemisphærum sinistrum.* » Il résulte de ses propres expressions, que le pédoncule supérieur ne s'irradie qu'à la face inférieure de l'hémisphère, et que le pédoncule inférieur s'irradie à *l'hémisphère*. En consultant la planche, pour s'éclairer sur ce qu'il y a de vague dans ce dernier mot, on croit voir que Arnold ne fait parvenir les pédoncules inférieurs qu'à la partie supérieure, et un peu à la partie postérieure de l'hémisphère correspondant, mais non à l'hémisphère entier, comme cela résulte des observations.

Après avoir étudié les coupes qui doivent servir pour ce qui suivra, nous arrivons à la description des diverses substances du cervelet, et des différentes parties que ces substances constituent ensemble ou séparément.

Substance blanche ou médullaire. Elle est située au centre de la substance grise, comme dans le cerveau, tandis que dans la moelle et dans l'isthme elle est extérieure. Sa forme générale est celle du cervelet. Cette substance, très abondante absolument, l'est comparativement moins que la substance grise, surtout dans le cervelet, où cette dernière prédomine plus que dans le cerveau.

D'après M. Cruveilhier, qui a recours à la macération, pour arriver à la détermination de la quantité, la substance blanche forme le tiers de l'organe, en poids et en volume.

Par ce procédé, dit-il, la substance grise se putréfiant d'abord, disparaît la première, de façon que, lorsqu'on a pesé l'organe préalablement à toute macération, et qu'on le pèse après la disparition de la substance grise, on ne trouve plus qu'un tiers de substance en poids et en volume. En ayant recours à ce procédé, il est difficile d'obtenir un résultat bien certain : 1° parce qu'on n'est jamais fixé sur l'instant précis où la substance grise est seule et complètement disparue ; 2° parce qu'en séjournant dans l'eau, le cervelet devient plus volumineux et plus pesant. Or, cette augmentation de poids et de volume, portant sur les deux substances, sans qu'il soit facile de déterminer dans quelle proportion, on ne peut, d'après la substance blanche qui restait, établir aucun rapport rigoureux de poids et de volume entre elle et la grise ; 3° enfin, on ne sait quelle limite fixer entre le cervelet et la protubérance ; où couper les prolongemens postérieurs de cette protubérance.

Mais, une rigueur mathématique n'est pas indispensable dans

cette détermination; nous allons montrer qu'en anatomie comparée on peut néanmoins établir des rapports intéressants entre les quantités des deux substances nerveuses.

Rapport de la matière grise à la blanche, du cervelet : des reptiles : : 5 : 1. — des poissons : : 4 : 1. — des oiseaux : : 3 : 1. — des mammifères : : 1 ½ : 1.

Des rapports inverses existent dans la moelle épinière. Il est reçu aujourd'hui que la substance grise ne produit pas la blanche.

Cette substance médullaire présente un tronc, centre médullaire, et des ramifications qui, conjointement avec lui, constituent l'arbre de vie. Elle est lamellaire : la lamellation est manifeste sur des pièces qui ont subi un ou plusieurs des modes de préparation dont nous avons parlé, à savoir la coction dans l'eau salée, dans l'huile, l'exposition aux rayons solaires, après cette coction ou après une macération, ou bien, enfin, la simple macération dans une des liqueurs précitées.

Par ces procédés, bien choisis et bien combinés, on constate : 1° que cette substance centrale est séparable, dans toute son étendue, en autant de lamelles qu'on en peut voir dans le cervelet, par le simple écartement de ses parties, c'est-à-dire sans aucune section préalable; 2° que chacune de ces lamelles est elle-même décomposable en deux autres, lesquelles se continuent ensemble à la périphérie du cervelet (cette continuité n'est bien appréciable que sur une pièce qui a macéré dans l'alcool). La consistance de la substance blanche est, en général, dans le cervelet, plus grande que dans le cerveau.

Nous verrons, comme nous l'avons dit ailleurs, qu'en revanche, la substance grise est plus molle dans le premier que dans le second de ces organes. Mais plus d'une circonstance doit être prise en considération. Quant au poids de la substance blanche, il est toujours et partout plus considérable que celui de la grise, spécifiquement parlant.

Nous terminerons ce qui a trait à la substance blanche, par quelques considérations, sur une question difficile, qui concerne le système nerveux central tout entier. C'est la vascularité des substances nerveuses.

A l'œil nu, ou armé d'une loupe, on voit, avec l'aspect de pointillé, sur toute la surface de section de la substance blanche, un grand nombre de vaisseaux. On constate même que la substance blanche, inscrite dans l'olive, en est pourvue en plus grande quantité. Mais on ne peut se borner à cette inspection grossière. Le procédé des injections est préférable.

Voici l'ordre des substances, d'après leur vascularité : 1° la jaune; 2° la grise extérieure; 3° la blanche.

On peut user quelquefois d'un petit moyen assez simple, pour mettre en évidence cette vascularité : on prend une petite portion de la substance cérébrale dont on veut apprécier les vaisseaux; on la place et la comprime entre deux plaques de verre, bien transparentes, que l'on soude par leurs bords avec de la cire à cacheter, de façon à empêcher toute mobilité. Au bout de quelques jours, cette substance, soumise à une température convenable, est parfaitement desséchée, et réduite à un bien petit volume. Mais, cette diminution de volume n'a presque pas porté sur les vaisseaux, que leur isolement rend très apparens, cachés qu'ils étaient, avant l'expérience, par la substance voisine. On les aperçoit facilement : 1° en grand nombre dans la substance grise; 2° en très-petit nombre dans la blanche; 3° en nombre intermédiaire dans toute la masse de l'olive, y

compris la substance blanche centrale. Toutefois ce procédé n'a rien d'absolument rigoureux.

Substance grise. D'abord vient l'étude de la couleur, dont la connaissance peut servir à définir la substance. Sans préjuger en rien sa nature, qui peut être identique ou hétérogène à celle d'une ou plusieurs autres, on considère comme grise la substance corticale, ou celles qui lui ressemblent. Elle occupe, en effet, en grande quantité, la périphérie de l'organe, et la face supérieure de la valvule de Vieussens, qui ne diffère, du reste, de cette périphérie que par l'étroitesse, la brièveté et la situation profonde de ses lamelles. Quant à celle qu'on trouve dans le cœur de la protubérance, et contre la paroi antérieure du quatrième ventricule, doit-elle ou non être considérée comme dépendant de l'organe parencéphalique? Mais il faut noter que la substance grise de la protubérance se prolonge, dans les pédoncules moyens, à peu de distance, sans doute, mais assez loin toutefois pour que, dans toutes les opinions, on doive la considérer partiellement comme partie intégrante du cervelet. Il est vrai, d'un autre côté, que cette substance a quelque ressemblance avec la jaune. Inutile de répéter ici que, tandis que la substance grise occupe le centre de la moelle, elle siège à la périphérie du cerveau et du cervelet. L'épaisseur de la substance grise, non-seulement n'est point la même dans les différens organes, moelle, cervelet, cerveau, mais encore elle diffère suivant les diverses régions et même les divers points du même organe, comme on peut facilement le constater par des coupes. Pour la périphérie du cervelet, elle varie depuis 1 jusqu'à 2 millimètres. Cette épaisseur est toujours plus grande aux endroits où la substance est tout à fait externe qu'à ceux où elle est appliquée contre elle-même.

Voyons si différentes lames existent dans la substance grise. Il est peu d'auteurs qui ne mentionnent une sorte de superposition de couches. Sœmmering s'exprime de cette manière, à propos du cervelet : « Il existe, à la surface du cervelet, une couche très mince qui peut évidemment être isolée. »

Voici ce que dit Vicq-d'Azyr, en faisant allusion à un passage de Sœmmering : « Sœmmering a observé une couleur jaunâtre entre les substances blanche et corticale qui composent le cervelet. Quoique dans plusieurs sujets, cette couleur ne soit pas sensible, j'en ai quelquefois remarqué la teinte à l'extrémité des ramifications de l'arbre de vie. »

Arnold dit : *Massa explementi e fibris arcuatis, laminas et lobulos, cerebelli, conjungentibus, constans.*

Tel était l'état de la question, quand M. Baillarger publia son travail sur le même sujet. Il admet six couches superposées dans la substance grise. Quoiqu'il soit plus question du cerveau que du cervelet, voici une analyse de ce travail. En allant de dedans en dehors, les six couches que M. Baillarger décrit dans la substance corticale sont ainsi superposées. La première est grise, la deuxième blanche, la troisième grise, la quatrième blanche, la cinquième grise et la sixième blanchâtre. Cet auteur, pour les démontrer, enlève par une coupe perpendiculaire, à la surface de l'encéphale, une couche très mince de substance grise corticale; il la place entre deux verres qu'il réunit, à leur pourtour, par de la cire à cacheter, pour empêcher tout mouvement; il expose ensuite la pièce à une lumière vive, et l'examine par transparence.

Si la couche de substance grise, ainsi étudiée, est homogène et simple, elle se laissera entièrement traverser par les rayons lumineux.

S'il y a, au contraire, dans son épaisseur, une ou plusieurs lames blanches, elles se révéleront par leur opacité.

On observe, en procédant de dedans en dehors : une couche transparente, une couche opaque ; une couche transparente, une couche opaque ; une couche transparente, et enfin une couche demi-opaque.

Que l'on n'examine plus par transparence, on constate que les couches opaques sont blanches, et les autres grises, du moins dans les cas faciles.

Du travail de M. Baillarger résulterait un fait curieux, c'est que la couche la plus externe (du cerveau surtout), cette petite couche très mince de la surface du cerveau ne serait pas formée par de la substance grise, mais par une substance qui se rapproche beaucoup plus, dans certains cas surtout, de la substance blanche. La substance grise ne mériterait donc pas le nom de substance corticale.

M. Baillarger, en étudiant la substance corticale chez l'enfant et chez les animaux, dit :

« Quand on incise les hémisphères d'un enfant nouveau-né, on reconnaît qu'il existe, à l'extérieur, une couche d'une ou deux lignes d'épaisseur, laquelle se distingue de la substance centrale par les caractères suivans : 1° elle fait une saillie plus ou moins marquée ; 2° elle est plus pâle ; 3° elle est moins vasculaire. »

Au centre de la circonvolution, qui est transparent, et qui, plus tard, sera formé de substance blanche opaque, on voit un grand nombre de vaisseaux dirigés verticalement, et s'étalant en gerbe à la partie supérieure. Dans la couche extérieure, la transparence est moindre ; on n'y aperçoit point ou peu de vaisseaux, mais on y remarque deux ou trois lignes opaques, transversales, suivant le contour de la circonvolution, et séparées par des intervalles transparens. M. Baillarger conclut, de cet examen, à l'existence distincte des deux substances chez l'enfant nouveau-né. Il n'y a pas, pour lui, de différence entre la structure des lames du cervelet et celles des circonvolutions cérébelleuses.

En démontrant, dans la seconde partie de son travail, la stratification de la superficie du cervelet, M. Baillarger appelle l'attention sur ce fait, que : chez l'homme, les couches de la substance grise sont plus apparentes dans le cerveau que dans le cervelet ; chez certains animaux, au contraire, on les distingue bien mieux dans le cervelet que dans le cerveau, en sorte que cette couche unique et jaunâtre, qu'on voit dans le cervelet de l'homme, se divise en plusieurs couches très évidentes dans le cervelet du chat, par exemple. Ces travaux impliquent la non-existence de la portion jaune, comme substance spéciale et distincte de la grise et de la blanche. Telle est l'opinion de M. Baillarger.

En étudiant la structure du cerveau, nous reviendrons, d'une manière détaillée, sur plusieurs points.

Substance jaune. La substance jaune existe-t-elle, indépendante de la grise et de la blanche, ou n'est-elle, comme le veulent M. Baillarger, M. Sappey, etc., qu'une de leurs combinaisons ?

On la trouve : 1° dans le liseré de l'olive ; 2° souvent entre la substance corticale et la substance médullaire ; 3° peut-être enfin dans les pédoncules moyens, stries transversales, qui se prolongent de la protubérance dans les cuisses de la moelle allongée.

La figure de la substance jaune est variable : 1° dans l'olive, c'est une bordure en zig-zag ou à dentelures ; 2° entre la substance grise et la blanche, elle forme un plaqué qui a assez de ressemblance avec la contexture du cervelet.

Sa quantité est peu considérable. Quelques anatomistes ont admis que cette substance ne différait pas, ou n'était qu'une légère modification de la substance grise, ou bien qu'elle résultait d'un amalgame de la substance grise avec la blanche.

À l'exception du plaqué périphérique, cette substance a une telle consistance qu'on peut, avec de l'habitude, la reconnaître, en faisant des coupes du cervelet, à la seule résistance qu'elle oppose à l'instrument.

Faisons observer que la compacité du liseré de l'olive est telle, que cette partie est respectée par la macération, longtemps après la destruction des parties voisines. Ce liseré est très adhérent à la substance blanche.

Depuis Vicq-d'Azyr, on a signalé des parcelles de substance noire, existant surtout en petites masses arrondies, à l'intérieur du quatrième ventricule, vers les parois du losange. Étudions maintenant les parties dont ces substances constituent la trame.

Centre médullaire. Pour l'obtenir, on cherche, à la face supérieure du cervelet, près du bord postérieur, un sillon plus profond que les autres, et dont l'étendue est très remarquable ; on pratique une coupe horizontale dans le point où il finit et en dehors.

Vicq-d'Azyr a fait déjà remarquer que le centre médullaire du cervelet n'est que le résultat d'une coupe arbitraire, qu'un produit de l'art, et qu'il n'a pas plus d'existence réelle que le centre ovale de Vieussens. Il est situé entre la valvule de Vieussens qui lui est antérieure, le *vermis posterior* qui lui est postérieur, au-dessous du *vermis superior* et au-dessus de l'*inferior*. Sur les côtés, il s'étend dans les deux hémisphères qui sont comme ses limites en dehors. Beaucoup moins régulier que l'espace cérébral, il est symétrique quand la coupe est bien faite. La substance blanche répond aux pédoncules supérieurs du cervelet.

Corps dentelé, frangé ou festonné, de Vicq-d'Azyr ; corps rhomboïdal, de Vieussens ; corps ciliaire, ganglion du cervelet, de Gall ; olive du cervelet, de M. Cruveilhier.

Vieussens est le premier qui ait parlé de ce corps.

Pour Vieussens, c'est une substance cendrée, un mélange des substances grise et blanche, une substance qui *sécrète* ; une glande qui *engendre*, pour Gall. Ces opinions vagues ne sont qu'hypothèses. L'expression que Vieussens a choisie, il la justifie, par la comparaison, avec la figure géométrique du nom de rhombe. Vieussens et Vicq-d'Azyr insistent sur la vascularité et sur l'analogie de ce corps avec la substance grise.

Pourfour Petit, Prochaska, Tarin, Haller, Malacarne, ont indiqué ce corps sans le décrire. Vicq-d'Azyr l'a si bien décrit que Gall et Chaussier y ont à peine ajouté. Ce dernier l'a toutefois étudié d'une manière assez remarquable. Enfin MM. Tiedemann et Serres ont étudié son développement et son anatomie comparée.

Il existe toujours chez l'adulte. Vicq-d'Azyr croyait même que sa forme était invariable. Chaussier dit, qu'il ne lui a pas paru le même dans tous les individus, dans tous les âges. Dans nos coupes, nous avons montré celles qui font le mieux ressortir sa position.

Il est situé de chaque côté, vers la partie interne de l'hémi-

sphère du cervelet, dans l'épaisseur même de la substance blanche
où il est plongé, et au milieu, à la partie moyenne du corps
calleux du cervelet.

En ne considérant qu'une partie de chaque côté, on la trouve
dirigée d'avant en arrière; mais si on prend la totalité de ce
corps, il est dirigé transversalement. Pour donner une idée de
sa figure, il faut l'étudier dans chaque hémisphère, avant de
le présenter étendu d'un côté à l'autre tel qu'il est. On en a
assez heureusement comparé l'hémisphère à une pêche. L'é-
corce grise représente l'épicarpe; la substance blanche, le sar-
cocarpe; le liséré jaune avec ses dentelures, l'endocarpe, et la
substance blanche intérieure de l'olive, l'amande.

Or, le corps dentelé, qui ne serait autre que l'endocarpe,
c'est-à-dire le noyau, est bien plus convexe, et un peu plus
large en haut qu'en bas, un peu plus large en avant qu'en arrière, et présente un grand diamètre antéro-postérieur de 3 centimètres, un diamètre moyen transversal de 2 centimètres, et
un petit diamètre vertical de 1 centimètre. Il suffit maintenant
de supposer les deux lisérés réunis entre eux par une commissure variable, mais de même nature qu'eux, de façon qu'il n'y
ait plus dans le cervelet qu'une seule olive en forme de besace.

Les deux poches de cette besace seraient formées par les
olives latérales, leur communication par leur commissure transversale en liséré, et les deux ouvertures de la besace par les
deux côtés de l'échancrure qu'on voit en bas, en dedans et en
avant, là où précisément quelques particules de l'olive gagnent
les confins de la substance grise de la protubérance, tandis qu'enfin la partie moyenne de l'échancrure, conjointement avec le
liséré transversal, qui est en voûte ou concave en bas, complé-
terait la comparaison en représentant la partie de la besace reposant habituellement sur le dos de l'animal, en un mot, la
partie moyenne.

Ces détails suffiront à ceux qui répéteront les coupes, et on
pourra sans peine se convaincre de la justesse de cette comparaison.

Chaque masse latérale du corps dentelé est éloignée de la
surface du cervelet : en dehors de 3 centimètres; en haut d'un
peu moins de 1 centimètre; en bas d'un peu plus de 1 centimètre; en avant de 2 centimètres; en arrière de 1 centimètre
et demi.

Son plus grand diamètre transversal est de 6 centimètres; le
plus grand diamètre antéro-postérieur des parties latérales est
de 2 centimètres et demi; le plus grand diamètre vertical des
parties latérales est de 1 centimètre; le plus grand diamètre
transversal des parties latérales est de 1 centimètre aussi; la longueur de la partie moyenne ou de la commissure transversale
est de 4 centimètres. Les autres dimensions peuvent être très
variables. Voici deux remarques qu'il est utile de rapprocher
entre elles.

L'étude du développement du cervelet les confirmera-t-elle?
La substance grise et la substance blanche sont, dans toutes
les parties du cervelet, dans un rapport constant. Abondantes
toutes deux dans les lobes latéraux, elles le sont peu dans le
lobe moyen. Le corps dentelé se trouve partout en quantité bien
moindre que les deux substances grise et blanche; mais il est
aussi dans un rapport constant avec elles. Le corps dentelé est
tellement dominant dans les lobes latéraux qu'on a cru qu'il
n'existait que là? La commissure transversale paraît manquer
en l'absence des quatre ou cinq petites lamelles transversales
qui recouvrent la valvule de Vieussens.

La cavité du quatrième ventricule ne correspond-elle pas à la
partie moyenne ou la plus étroite de l'olive, et n'existe-t-elle
pas à la place d'une grande portion de la substance blanche
inscrite dans le liséré, de sorte que le reste de cette substance
n'a plus qu'un volume proportionnel à l'exiguïté de ce liséré
lui-même? On exposera plus loin d'autres faits relatifs à l'olive.

Sa consistance est très ferme, et doit être rattachée à celle de
la substance composée, que l'on désigne sous le nom de jaune.
Depuis Vicq-d'Azyr et Vieussens, on admet que la substance
jaune de l'olive est une modification de la substance grise, qui
doit sa fermeté et sa résistance à une plus grande quantité de
vaisseaux. La substance jaune serait la substance grise avec
moins de vaisseaux.

Voici ce que l'on trouve dans l'ouvrage de M. Cruveilhier
sur cette question : Dans le noyau central, les lamelles, plus
fortement pressées les unes contre les autres, se dissocient plus
difficilement, sous l'action du jet d'eau, que les lamelles plus
excentriques. L'olive cérébelleuse résiste surtout beaucoup. Le
jet d'eau l'entame par son extrémité interne, qui semble naturellement ouverte, et la divise en deux moitiés, l'une supérieure
et l'autre inférieure. On voit alors que l'aspect dentelé de la
coupe de l'olive résulte du plissement de la lamelle jaunâtre et
dense qui en forme l'écorce; que la substance blanche pénètre
dans l'intérieur de l'olive et par son côté interne, en même
temps qu'un grand nombre de vaisseaux; que cette substance
forme des lamelles qui vont se terminer à tous les points de la
lamelle jaunâtre; en sorte que l'olive cérébelleuse représente
un petit cervelet.

L'anatomie comparative, et l'anatomie de l'embryon, sont
propres à jeter une vive lumière sur l'étude du corps rhomboïdal. C'est à MM. Serres, en France, à M. Tiedemann en Alle-
magne, que revient l'honneur de ces notions importantes.

C'est à quatre mois de la vie intra-utérine que l'on voit apparaître les rudimens du corps ciliaire; à six mois, il est bien
plus développé, et à sept il l'est encore davantage. Cette progression, croissant jusqu'à son entier développement, est toujours proportionnelle à l'accroissement des lobes latéraux, lequel
n'a jamais lieu au détriment du lobe moyen, puisque celui-ci
ne diminue jamais de volume, et qu'il y a seulement augmentation prépondérante de ceux-là.

L'anatomie comparative nous apprend que chez les oiseaux
les pédoncules inférieurs, réunis aux supérieurs, forment un
cône médullaire occupant le centre de toute la hauteur du cervelet. De ce cône partent en avant, en arrière, sur les côtés et
en haut, des radiations médullaires aplaties, minces, disposées
horizontalement, de manière que de leur bord libre, elles regardent la périphérie du cervelet, et que, de l'autre, elles adhèrent aux parois du cône, qu'elles constituent par leur réunion.
Le cône est creusé d'une cavité conique, dont la base plonge
dans le quatrième ventricule.

C'est dans le bas de cette cavité que se développe le corps
dentelé qui, par conséquent, n'existe pas chez les oiseaux, et
ne se manifeste que chez les mammifères. Si l'on veut prendre
les choses de plus haut, et assister plus en détail au mode de
formation du corps ciliaire, l'anatomie comparative qui, à bien
des égards, retrace l'embryogénie, va nous en fournir les élémens.

Chez les poissons cartilagineux, à cervelet impair, on voit les
plis et les replis de la lame médullaire, former des sinus creux,
sinus qui tous viennent aboutir à une cavité commune et plus

vaste, située vers le milieu et sur le flanc du quatrième ventricule. Chez les oiseaux, ces sinus cérébelleux sont comblés par la déposition de couches blanches. Ces couches médullaires, réunies à celles du côté opposé, forment le cône médullaire du cervelet des oiseaux. Un seul sinus n'est pas comblé, c'est celui du milieu, qui communique dans la cavité commune également vide.

Chaque moitié du cervelet des oiseaux offre ainsi, dans la partie moyenne, un hiatus creusé dans le demi-cône de substance médullaire; si on rapproche les deux parties du cervelet, les parois de cet hiatus s'appliquent l'une contre l'autre, donnent naissance au ventricule particulier des oiseaux, creusé dans l'axe du lobe médian. Ce ventricule est donc comme un canal de conjugaison. Chez les mammifères, le dernier sinus qui est resté vide chez les oiseaux, est comblé; le ventricule du lobe médian disparait (à l'exception de sa base, chez quelques insectivores et quelques rongeurs) pour faire place à l'apparition de ce corps dentelé, dont l'étendue s'accroît, comme les hémisphères du cervelet, en montant l'échelle animale. Ce n'est que fort tard, chez les carnassiers, seulement, qu'apparait la lame jaunâtre dentelée, qui s'accroît ensuite jusqu'à l'homme proportionnellement au progrès de l'embryon.

On voit donc, dit M. Serres, la raison pour laquelle les mammifères seuls possèdent le corps dentelé, puisque la place qu'il occupe est vide chez les poissons et les oiseaux; on voit aussi que chez les vertébrés adultes, de même que chez les embryons, l'apparition de la matière grisâtre ou jaunâtre, qui en forme la frange externe, est de beaucoup postérieure à la masse médullaire qui l'environne et le circonscrit de toute part.

Gall a assigné un rôle au corps ciliaire. C'est de la doctrine des fibres convergentes et divergentes qu'il est question ici.

Complémentaires de ses opinions sur le cerveau, voici les idées qu'il a émises. Le corps ciliaire et la substance grise périphérique sont deux ganglions; les fibres des pédoncules inférieurs constituent le système divergent, qui se renforce dans le corps dentelé, puis à la superficie de l'organe, pour rentrer en formant un système convergent. Les pédoncules moyens font partie de ce système, et la protubérance est un corps calleux du cervelet.

En effet, une coupe fait voir le pédoncule inférieur traversant le corps dentelé et montrant au-delà ses fibres multipliées. Seulement il est bon d'observer que les pédoncules supérieurs traversent aussi bien le corps dentelé. Leur développement est proportionnel à celui des corps restiformes.

Cette idée rentre dans celle de l'identité de nature entre la substance grise et la substance jaune. De là donc les deux ganglions, qui sont le théâtre et les agents de renforcement, de la multiplication des fibres blanches.

Nous allons donner l'opinion de M. Foville sur cette question.

Les trois pédoncules du cervelet forment une masse arrondie d'abord, mais bientôt s'épanouissant en un plan fibreux qui marche de dedans en dehors au centre du cervelet, gagne, à la grande circonférence, la substance grise superficielle, qu'il double, au-dessus et au-dessous de l'endroit où elle s'insère, d'une substance blanche très fine, qui suit tous les replis de la substance grise de l'organe, appliquée sur les deux faces opposées du large plan. Une partie du plan se recourbe, de dehors en dedans, vers la ligne médiane, et forme dans l'épaisseur du processus vermiforme, une commissure analogue, jusqu'à un certain point, au corps calleux cérébral.

Le corps rhomboïdal n'est pas mentionné dans cette opinion.

Nous avons déjà vu que les pédoncules supérieurs et inférieurs, forment une couronne qui circonscrit et pénètre le corps dentelé en même temps qu'elle s'irradie vers tout le cervelet.

Les pédoncules moyens restent en dehors du corps ciliaire. Les trois pédoncules, dont les moyens sont de beaucoup les plus volumineux, constituent, avec le centre médullaire, la substance blanche cérébelleuse.

FONCTIONS.

Deux voies ont été suivies, pour étudier les fonctions du cervelet. Dans l'une, on a considéré les phénomènes qu'offre la physiologie expérimentale; dans l'autre, la physiologie pathologique. Dans les deux méthodes, le point capital est de tenir compte des circonstances dans lesquelles on observe.

MM. Flourens, Calmeil, Magendie, Bouillaud, Longet, en irritant mécaniquement le cervelet l'ont trouvé insensible. Pourfour, Dupetit et Saucerotte, entre autres, avaient avancé que les lésions du cervelet produisaient, dans leurs expériences, des hyperesthésies considérables. Leurs lésions s'étaient-elles bornées au cervelet?

Est-ce à dire que cet organe ne puisse éveiller une vive sensibilité? La pathologie rejette cette idée, parce que les lésions anatomo-pathologiques du cervelet ont été rencontrées avec une vive hyperesthésie, sans *apparente* lésion des organes qui en pourraient mieux rendre compte dans l'état actuel de la science.

Cette excitation artificielle n'a, d'après ces mêmes auteurs, jamais produit de contractions musculaires, de secousses convulsives. Zinn et Haller, au contraire, affirment que la lésion du cervelet produit des effets de ce genre. Ajoutez à cette dernière opinion que dans beaucoup d'affections aiguës et chroniques, l'on a observé chez l'homme des convulsions, des phénomènes épileptiformes.

Admettre tout gratuitement que la moelle allongée était lésée, serait peut-être aussi imprudent que d'en conclure à l'influence immédiate du cervelet sur les contractions musculaires.

S'il est difficile d'attribuer au cervelet un rôle principal dans les convulsions, il est des notions plus certaines sur sa participation dans les mouvemens volontaires.

M. Andral a recueilli un assez grand nombre de faits dans sa *Clinique médicale*, desquels il ressort d'abord que les lésions, telles qu'épanchement, etc., dans les lobes du cervelet, ont une *influence croisée*.

M. Piorry a fourni une observation dans laquelle il y avait eu hémorrhagie cérébelleuse gauche d'abord, puis ramollissement cérébral droit.

Eh bien, ces lésions, révélées par deux attaques d'apoplexie à un an de distance, avaient produit une hémiplégie droite en premier lieu, et finalement une hémiplégie gauche qui fut suivie de mort.

D'abord on remarquera ici que le cerveau et le cervelet ont réagi, apparemment du moins, de la même manière. En second lieu, que la lésion du cervelet a précédé la lésion du cerveau, comme l'autopsie l'avait apparemment démontré.

Mais ici se présente un fait qui a vivement frappé M. Andral, à savoir que dans sept cas par lui recueillis, où la lésion du cerveau coïncidait de date avec la lésion du cervelet, ou lui était antérieure, la lésion cérébrale seule produisait une paralysie croisée et la lésion cérébelleuse n'avait entraîné aucun effet.

Ainsi donc, si chez un sujet il survenait un épanchement dans le cerveau, *à droite*, il était suivi d'une hémiplégie *gauche*. Mais qu'une lésion pareille arrive coïncidemment ou postérieurement dans le cervelet gauche, il ne s'ensuivrait aucune hémiplégie droite.

Il serait donc bien embarrassant, dans le cas où il y a hémorrhagie dans un hémisphère cérébral et cérébelleux d'un même côté, de décider auquel des deux doit être attribuée la paraplégie.

M. Andral rapporte un fait de paralysie directe, et M. Rostan en cite un également, dans un cas d'abcès et dans un autre de ramollissement cérébelleux. Y a-t-il dans ces cas absence d'entrecroisement? Ne ferait-on pas aussi bien de chercher la cause plus loin. Car enfin il est des cas où les lésions les plus graves du cervelet n'ont donné lieu à aucune paralysie.

Tant qu'il n'y aura que quelques faits, ce sera une exception; quand ils se multiplieront il faudra trouver la règle, et pour cela étudier les organes d'un appareil dans leur solidarité, c'est-à-dire dans leurs nombreux rapports.

Reil et Rolando ont observé, le dernier surtout, les usages spéciaux du cervelet dans les quatre classes de vertébrés. Ils en ont conclu que le cervelet est l'origine des mouvemens. Or, M. Flourens a découvert un fait tout différent. Les mouvemens, loin d'être abolis après l'ablation du cervelet, sont, d'après lui, très énergiques mais désordonnés.

M. Flourens admet donc que le cervelet est le siége *exclusif* du principe qui coordonne les mouvemens de locomotion.

Les expériences ont été faites sur des oiseaux et des mammifères. L'ablation des couches superficielles du cervelet, amenait des effets moindres que celle des couches moyennes. Celle-ci était suivie de la démarche désordonnée et chancelante de l'ivresse, avec conservation de la vision et de l'audition. L'ablation complète entraîne l'impossibilité de tout équilibre stable, malgré les efforts de l'animal pour y arriver. La sensibilité, la volonté, la motilité ne sont point abolis. Mais la dernière de ces facultés ou propriétés n'est plus subordonnée à la volonté.

S'il est possible de rattacher immédiatement les données expérimentales aux phénomènes pathologiques, pour en faire jaillir quelque lumière sur la pathogénie, nous dirons que la chorée est, de toutes les affections, celle qui répond le plus aux désordres artificiellement provoqués. Car la sensibilité, la volonté existent. Il y a mouvemens convulsifs involontaires sans régularité, il y a mouvemens volontaires désordonnés, au point que la volonté semble avoir perdu tout empire dans les cas extrêmes. Mais il est à remarquer que cet empire n'est aboli que peu dans les cas légers, puis viennent tous les degrés intermédiaires jusqu'à l'ultime.

La chorée se termine le plus souvent d'une manière heureuse. Assez fréquemment il y a récidives. Quelquefois la mort survient. Eh bien, ces lésions sont très rarement appréciables. Dans les cas où l'on en a rencontré, rien ne montrait la relation de cause à effet.

Dans la chorée qui se termine par résolution, on peut bien admettre que les lésions n'étaient pas assez profondes pour que le rétablissement de l'état d'intégrité fût impossible.

Quel que soit le principe moteur directement solide ou intermédiairement fluide, l'élément qui produit les effets, peut être lésé de tant de manières différentes, que l'absence des quelques lésions connues ne justifie rien.

Les observations de M. Flourens furent confirmées par MM. Bouillaud et Longet.

Toutefois M. Bouillaud considère le cervelet comme le centre nerveux, qui donne aux animaux vertébrés la faculté de se maintenir en équilibre, et d'exercer les divers actes de la locomotion. Le cerveau, d'après ce médecin, coordonne certains mouvemens, ceux de la parole en particulier.

M. Flourens attribue à la moelle allongée certains mouvemens qui, il est vrai, sont involontaires.

M. Bouillaud pense que des mouvemens volontaires eux-mêmes, ceux de la glotte, de la mastication, tous les mouvemens qui n'accompagnent pas forcément la respiration, sont soustraits au cervelet.

L'anatomie et la physiologie pathologiques ne fournissent que peu de faits en faveur de l'opinion de M. Flourens.

Sur 93 cas de maladies du cervelet, M. Andral n'en trouve qu'un seul à l'appui des expériences de M. Flourens.

M. Serres considère les tubercules quadrijumeaux comme excitateurs de l'association des mouvemens volontaires ou de l'équilibration.

Les hémisphères cérébelleux seraient excitateurs des mouvemens des membres, surtout des pelviens.

M. Magendie, ainsi que MM. Flourens et Bouillaud, observa la tendance qu'ont les animaux à reculer, après la lésion profonde ou la soustraction du cervelet. Ce physiologiste compara, au point de vue du mouvement, notre encéphale à un tourniquet hydraulique avec une légère variante. Mais le principe est le même que celui du recul des armes à feu.

Dans les corps striés et dans le cervelet résideraient deux forces opposées.

Le premier élément est une force de rétrocession; le second une force de propulsion. Si l'on enlève l'un des deux, l'autre aura seul son effet. D'où la rétrocession après l'ablation du cervelet. Le tourniquet aurait un pivot central mobile, d'où résulterait que le mouvement latéral ou antéro-postérieur deviendrait circulaire. Placé sur un pivot nous tournerions de même.

Ici l'expérimentation n'a pas fourni des résultats aussi invariables que dans la production des mouvemens désordonnés des membres. En effet, si les animaux ne pouvaient faire obéir leurs muscles, comment courraient-ils? C'est une lésion qui paraît assez différente, mais dont nous ne contestons pas la réalité. Mais cette difficulté d'arriver à cette lésion nous fait penser que dans les conditions d'expérimentation où l'on s'était placé, on a dû obtenir des résultats, dont la variabilité exprimait sans doute celle des conditions mêmes.

M. Magendie a vu un canard nager en reculant, des pigeons voler en arrière, après avoir lésé leur cervelet. Mais, pour ce physiologiste, la moelle allongée pourrait bien être le siége de ce mouvement de propulsion, à l'exclusion du cervelet.

M. Bouillaud n'a vu le mouvement de rétrocession que quatre fois sur dix-huit expériences.

M. Flourens a réussi cinq fois sur dix-huit, et il y avait quelquefois mouvement de propulsion.

Sur 93 observations de la clinique de M. Andral, il en est une seule qui confirme le fait.

Willis avait pensé que le cœur tire du cervelet, par l'intermédiaire des nerfs vagues, la source de son mouvement. Ce qui constitue une gratuite hypothèse. Quant aux autres mouvemens involontaires, M. Flourens, en conservant vivants des oiseaux qui digéraient, après l'ablation du cervelet, a suffisamment réfuté leur dépendance du cervelet.

Les seules lésions de la respiration que l'on trouve en pathologie, et qui constituent la cause de la lésion des mouvemens du cœur observée par Willis, doivent être rattachées à la moelle allongée.

Le cervelet a été considéré comme centre des perceptions sensitives. Lapeyronie, Saucerotte, avaient basé leur théorie sur quelques expériences et sur un petit nombre de faits pathologiques. Willis en faisait le centre des sensations auditives qui allaient de là au sensorium commun, les corps striés.

Un certain nombre d'observateurs, MM. Foville, Pinel-Grandchamp, Dugès, etc., ont cru le cervelet préposé à la sensibilité.

Il faudrait donc admettre que le cervelet, sans en être le siège exclusif, peut jouer un certain rôle dans la perception. La pathologie fournit quelques faits d'hyperesthésie dans des cas de lésion cérébelleuse.

Mais les sensations spéciales en paraissent indépendantes, et lorsqu'on les a vues perverties, elles ne tenaient pas directement à une lésion du cervelet.

M. Andral donne un grand nombre de faits de lésions anatomiques chroniques, qui ne furent accompagnées d'aucune lésion physiologique notable.

Si les expériences et observations des uns ne prouvent pas en faveur du siége exclusif de la sensibilité dans le cervelet, celles des autres prouvent peu contre une participation plus ou moins étendue.

MM. Flourens et Bouillaud n'ont pas observé d'altération dans les facultés intellectuelles ; mais les faits pathologiques de M. Andral conduisent également à la négation.

M. Serres a localisé dans le lobe médian du cervelet le foyer d'excitation des fonctions génératrices ; les lobes latéraux exciteraient les mouvemens des membres.

Gall avait déjà dit : le cervelet est l'organe de l'instinct de propagation, ou de l'amour physique. M. Serres cite un assez grand nombre d'observations à l'appui de cette doctrine.

Dans ces observations, il y avait plusieurs fois lésion du lobe médian seulement, accompagnée d'érections ou de priapisme. Dans d'autres cas où la lésion avait été plus profonde, les organes génitaux avaient paru comme atrophiés et leurs fonctions annihilées.

M. Longet fait remarquer que sur quinze cas de lésion avec compression de la portion cervicale de la moelle, M. Ollivier d'Angers a observé huit fois l'érection du pénis, et trois fois sur treize cas ayant trait à des lésions de la portion dorso-lombaire.

Ce qui semble, au premier abord, confirmer la théorie de M. Serres, c'est que, d'après ce qu'il vient d'en être dit, il y avait coïncidence entre des apoplexies du lobe médian et le priapisme, et que ce dernier symptôme n'a pas été vu soit dans les hémorrhagies, soit dans les ramollissemens des lobes latéraux.

M. Pétrequin attribue l'influence supposée du lobe cérébelleux moyen, à une compression exercée sur la moelle allongée par la tumeur voisine.

De plus, dans des cas de ramollissement total du cervelet, où l'on a également observé du priapisme, la moelle avait été atteinte. Ainsi, sur trois ramollissemens complets, deux fois on a observé l'érection.

Sans doute, il y a, en faveur de l'action de la moelle, les faits consignés par M. Ollivier d'Angers, l'interprétation de quelques cas de lésion du cervelet avec extension, et enfin les expériences de M. Ségalas. Cet auteur a montré qu'en titillant chez des animaux la portion cervicale de la moelle, en excitant simultané-

T. III.

ment la moelle lombaire, on produit érection et éjaculation. Or, dans les cas où l'on stimule isolément le cervelet ou le cerveau, rien de pareil n'arrive. On sait, du reste, que l'acte de la pendaison s'accompagne souvent d'éjaculation, et ce fait va même au-delà de toutes les expériences sur les animaux, car on n'agit que sur la moelle cervicale. Mais il est bon d'observer que les conditions d'expérimentation, s'il est permis d'envisager ainsi une manœuvre volontaire ou involontaire en dehors de la science, sont toutes différentes.

La science a enregistré le fait d'une fille qui se livrait à la masturbation et qui n'avait point de cervelet. Elle mourut à l'âge de 11 ans. Son intelligence nulle. Ses forces de même. Ni lobes cérébelleux, ni pont de Varole, ni quatrième ventricule, etc., etc.

Ce fait, analysé dans son ensemble, paraîtrait également infirmer toutes les théories.

On avait dit aussi que la physiologie et l'anatomie comparées prêtent appui à la doctrine de Gall.

Les poissons, dont le cervelet offre l'organisation la plus parfaite, s'accouplent ; chez eux seuls, il y a union intime des sexes. Il n'en est point ainsi. Les squales, les raies, dit M. Leuret, s'unissent, et certaines espèces seulement, d'après lui, ont des lamelles cérébelleuses.

En comparant le cervelet de la morue qui ne présente point d'union sexuelle au cervelet des roussettes, on les trouve analogues. Les premières ont un cervelet très développé et ne copulent point. Les secondes en ont un aussi développé et copulent. D'autres poissons, avec des cervelets très inégalement développés, jouissant également de cette faculté.

Eh bien, dans les cas extrêmes, le volume peut être pris en considération ; mais dans les cas intermédiaires, il faut surtout considérer la qualité, les rapports. D'où une toute autre manière de classer les faits et d'en conclure.

On a fait observer aussi que les grenouilles ont à peine un cervelet, et que cependant ces animaux sont absorbés par les sensations érotiques, au point de ne ressentir aucune cause de douleur. L'instinct de la propagation se maintient chez les reptiles malgré l'ablation du cervelet, mais il est aboli par la soustraction des lobes cérébraux. M. Magendie a vérifié ces expériences de M. Calmeil.

M. Flourens parle d'un coq qui conserva pendant huit mois après l'ablation d'une partie du cervelet, l'instinct de la propagation à un haut degré, mais il avait perdu la faculté d'équilibrer ses mouvemens.

Conclusions. On peut voir combien les fonctions du cervelet ont provoqué de faits et d'opinions contradictoires.

Nous avons fait pressentir ces difficultés, mais nous avons toujours laissé parler les faits d'abord.

Nous avons surtout pu voir combien il y a de distance entre les expériences et les observations en général.

Puis, nous nous sommes attaché aux conditions des expériences qui doivent être invariables, pour obtenir des résultats comparables. On comprendra aussi sans peine combien une affection graduelle est peu propre à confirmer ou à infirmer un résultat expérimental subit, quelle que soit sa portée. Dans le cervelet, lorsque la lésion est précédée de celle du cerveau, on peut penser que peut-être, le cervelet lésé uniquement n'agit que par influence à travers les lobes cérébraux intacts.

Considéré en lui-même, le cervelet ne paraît point irritable

3.

expérimentalement, mais précédemment on a pu voir que ses lésions pathologiques ont quelquefois donné lieu à de l'hyperesthésie. La sensibilité récurrente pourra peut-être plus tard donner l'explication de ces faits.

Des considérations de physiologie comparée ont été invoquées contre Gall. D'autre part parmi les faits de M. Serres, il en est plus d'un qui mérite une haute attention.

Le cervelet peut encore avoir sa part dans l'accomplissement de fonctions d'un ordre bien différent.

M. Bernard a découvert du sucre dans le foie. Ce sucre n'y arrive pas, mais il y est élaboré.

Ce fait inattendu, cette sorte de sécrétion du foie, dépend-elle du pneumo-gastrique, dont certains filets se rendent dans ce viscère? Cette question provoqua des recherches qui ne furent pas moins étonnantes dans leurs résultats.

Si la sécrétion du sucre se fait sous l'influence du pneumo-gastrique, l'excitation de ce nerf à son origine augmente-t-elle la sécrétion, comme l'excitation des nerfs qui se rendent à la glande lacrymale provoque les larmes, l'excitation des nerfs de la glande salivaire la salive?

En galvanisant le pneumo-gastrique, on arrive assez difficilement à ce résultat?

M. Bernard fut conduit à irriter l'origine du pneumo-gastrique par des agents mécaniques. Et cette fois-ci, le résultat dépassa toute attente.

En piquant l'espace du quatrième ventricule, compris entre les tubercules de Wenzel, origine des nerfs acoustiques, et l'éminence qui porte le bec du *calamus scriptorius*, on obtient une augmentation considérable dans la quantité du sucre qui se traduit par des urines diabétiques.

Mais il est un point important à noter, c'est que le succès complet de l'opération est subordonné à différentes conditions.

Cette piqûre, qui a surtout été pratiquée sur des chiens et des lapins, doit être faite sur la ligne médiane. Elle réussit néanmoins. Cette piqûre est faite assez profondément sur les parties latérales, mais elle atteint, d'après M. Bernard, nécessairement l'origine réelle et visible des pneumo-gastriques.

Le sucre apparaît au bout d'une heure et demie (chez les lapins), dans les urines; mais avant, comme on l'a constaté maintes fois, on le trouve déjà dans la totalité du sang.

Quand l'animal est malade, on ne parvient jamais à le rendre diabétique. Ce fait très remarquable mérite d'être rapproché d'un autre, souvent constaté par M. Rayer, à savoir que des affections intercurrentes du diabète suppriment le sucre dans l'urine.

Cela a surtout été observé dans des cas de variole, d'affections éruptives, intercurrentes. Nous avons là un exemple à ce fait assez général. Il a été vu aussi dans des cas de pneumonie. Enfin, chose non moins remarquable, quelquefois le diabète n'est qu'interrompu, et le retour à la guérison se manifeste par l'apparition du sucre dans l'urine; comme la disparition de l'albumine des urines indiquait souvent chez les cholériques un retour à la santé (*M. Lévy*).

Restait un point capital à démontrer.

Si c'est le pneumo-gastrique qui produit directement une hypersécrétion, la section des pneumo-gastriques doit produire la suppression du sucre dans le foie même. Mais cependant cette section n'empêche pas les animaux de devenir diabétiques sous l'influence de la piqûre du quatrième ventricule. Ce fait domine toute la pathogénie de ce diabète artificiel. Avec les notions

actuelles, on a cherché à expliquer ce diabète artificiel, de plusieurs manières, en partant du fait expérimental que nous avons mentionné et irrévocablement acquis à la science.

Les théories peuvent aujourd'hui se grouper sous deux chefs: ou le sucre apparaît dans les urines parce que sa sécrétion est augmentée; ou bien il y apparaît parce que sa destruction est diminuée. Ce qui s'exprimerait en d'autres termes par ces mots: augmentation absolue ou augmentation relative du sucre dans le sang.

D'après les expériences bien évidentes de M. Bernard, le sucre vient du foie; de là il passe dans le sang. Lors donc qu'on l'y trouve, personne ne peut dire que le sucre, en tant que *sucre constitué*, vient du sang. Le foie, après l'avoir constitué, l'élimine par la veine cave.

La section du pneumo-gastrique n'empêchant pas la production du sucre, l'apparition du sucre ne saurait être attribuée à la transmission directe de l'excitation par ce nerf. Alors M. Bernard chercha à se rendre compte du phénomène par le mouvement réflexe. Il observa, en effet, qu'après la section du nerf optique, l'irritation du bout central réagit sur l'oculo-moteur commun qui le contracte. Tandis que l'excitation directe de l'oculo-moteur commun n'agit point sur la pupille. De plus, en coupant le nerf lingual, on n'abolit pas la sécrétion salivaire. En touchant ce nerf on produit une hypersécrétion de la glande sous-maxillaire.

Et la cause en est dans une action réflexe qui est transmise du tissu papillaire lingual à la glande.

En coupant le pneumo-gastrique, on voit que l'irritation du bout périphérique ne produit rien. Mais en irritant le bout central, l'effet se constate très bien. Cette action retourne par la moelle. La preuve en est qu'en la coupant, tout cesse. La moelle transmet cette action aux nerfs splanchniques. Ceux-ci, comme on sait, envoient des filets au foie et au rein. Aussi survient-il quelquefois de la polyurie à côté du diabète.

Voilà les faits et théorie de M. Bernard.

C'est la théorie de l'augmentation absolue.

Elle a pour elle des expériences directes; M. Bernard est cependant loin de rejeter les considérations suivantes.

Toute diminution de l'oxydation peut amener une augmentation relative du sucre.

Et le pneumo-gastrique devait ou pouvait y jouer un certain rôle. Cette opinion a depuis été reproduite par M. Dechambre, M. Reynoso, etc. M. Reynoso a émis la pensée que les hyposthénisans devaient tous, plus ou moins, amener le diabète en diminuant la respiration.

L'hyposthénisant, qui porte ce nom comme on l'avait entendu jusqu'ici, n'a pas le privilège d'agir en déprimant une seule fonction, mais bien au contraire toutes les fonctions. De sorte que l'hyposthénisant devrait diminuer toutes les fonctions, aussi bien la production du sucre que sa destruction.

Ou bien les hyposthénisans ont une action déprimante *exclusive* sur les fonctions respiratoires, ce qui serait nouveau; ou bien les médicamens qui produisent de la glucosurie n'agissent point comme hyposthénisans, mais peut-être d'une manière inverse. Dans les deux cas, le mot hyposthénisant est à supprimer pour ne point induire en erreur, d'après les idées reçues. Eh bien, ces diabètes, par voie thérapeutique, rentreraient très aisément dans la théorie de M. Bernard, moyennant une action spéciale sur le système nerveux de réflexion.

Ici, on peut ajouter une nouvelle interprétation à toutes les précédentes. La circulation générale peut offrir des trajets, des circuits partiels, qui, se rattachant à un appareil, s'isolent plus ou moins. De là, des reflux de sang de la veine porte dans le rein, etc., etc.

Tout trouble respiratoire agit directement sur la circulation et peut produire ces derniers effets tout mécaniques.

Il faut donc tenir compte, dans l'étiologie de ces diabètes, de causes mécaniques.

On a peut-être rapproché des faits de nature essentiellement hétérogène.

Ces dernières influences peuvent, dans des cas donnés, être tout à fait indépendantes du système nerveux. Il n'est pas douteux cependant qu'il lui revienne une grande part dans l'accomplissement de ces fonctions, par conséquent, dans leur perturbation.

ISTHME DE L'ENCÉPHALE.

On entend par isthme de l'encéphale, la portion du système nerveux central, qui unit entre eux le cervelet, la moelle et le cerveau.

Elle comprend le bulbe rachidien, le pont de Varole, les pédoncules moyens du cervelet, les pédoncules cérébraux, les pédoncules supérieurs du cervelet, les tubercules quadrijumeaux, la valvule de Vieussens. Il est inutile de faire remarquer que les pédoncules cérébelleux inférieurs, sont compris dans le bulbe rachidien.

Plusieurs anatomistes décrivent encore aujourd'hui l'ensemble de ces parties sous le nom de moelle allongée. Manière de faire qui n'a aucun fondement.

De plus, des anatomistes ont de tout temps appliqué l'expression de moelle allongée au bulbe rachidien ; il y a donc même des inconvéniens à s'en servir.

La *moelle allongée* a d'ailleurs servi à désigner non seulement le bulbe, ou tout l'isthme, mais un nombre de parties très arbitrairement restreint ou étendu en deçà ou au-delà.

Le bulbe rachidien couronne la moelle épinière qu'il semble continuer. Il sert de lien, mais de lien plus volumineux que la moelle qu'il relie au centre cérébral. Il est intra-crânien, mais cette limite n'est pas très fixe. Par contre, l'absence de la protubérance annulaire, chez beaucoup d'animaux, rend la délimitation supérieure trop variable.

On n'invoquera pas la coloration blanche, parce que plusieurs organes, tels que la glande pinéale, les tubercules mamillaires, les bandelettes optiques, etc., devraient être étudiées dans l'isthme.

Cependant, en analysant plus loin, on voit que le bulbe rachidien a une conformation intérieure qui le rapproche plus de l'isthme en général que de la moelle épinière. M. Cruveilhier, néanmoins, décrit le bulbe avec la moelle.

Pourquoi la délimitation est difficile ?

Cette seule énumération montre bien les inconvéniens que l'on rencontre dans la voie descriptive, alors qu'aucune règle ne sert de guide.

Tout ce que l'on sait de plus positif sur le système nerveux,

c'est qu'il est système à peu près au même titre que le système vasculaire ; que ce système a ses tissus propres, ses élémens anatomiques caractéristiques.

On a, d'autre part, distingué dans ce système un certain nombre d'organes étroitement unis. Mais l'usage de ces organes est indéterminé pour la plupart d'entre eux ; et les notions si vagues que nous avons des fonctions de ces organes, constitués en appareil, tient précisément à ce que nous ignorons nécessairement aussi quel lien fonctionnel enchaîne les organes pour les constituer tels. On sait bien constituer un appareil digestif avec des organes si variés. La description méthodique en est facile, à la condition toutefois d'avoir en vue le but de l'organe d'abord, puis l'organe en lui-même.

Quand on a assigné sa place, dans l'appareil, à un organe, il n'en est que plus facile de le décrire clairement et complètement.

Ainsi on discute pour savoir si le bulbe rachidien doit ou non faire partie de l'isthme ou de la moelle, comme si l'isthme ou la moelle pouvaient jeter quelque lumière sur les usages ou les fonctions de ce bulbe. Dans sa complexité, il pourrait représenter un appareil ; et si ce n'est qu'un organe, il reste à déterminer quelles sont ces relations avec d'autres parties, et comment il constitue avec celles-ci un appareil.

Eh bien ! on connaît aujourd'hui, dans une certaine limite, à quoi sert le bulbe. Mais on ne peut pas dire que lui seul préside à une fonction donnée, pas plus qu'on ne peut affirmer qu'il ne préside qu'à une seule fonction.

Or, ce que l'on sait du bulbe rachidien ne justifie nullement la place qu'on lui donne dans l'isthme. Il est vrai qu'on n'avait nullement ses fonctions en vue ; mais puisqu'on lui en reconnaît, il en faut tenir compte.

La description et la délimitation anatomiques doivent être faites en vue d'une idée. Partout où il y a des organes à décrire, la description doit sans cesse tendre à la relation, aux rapports ; mais à ces rapports qui peuvent jeter une lumière sur le secret d'une fonction, en montrant à quel titre l'organe fait partie de l'appareil, et comment naît la solidarité des parties de ceux-ci, comme aussi la solidarité des fonctions de tous les appareils.

Voilà le rôle de l'anatomie descriptive. D'autre part, des *propriétés* de la matière, sous forme d'*élément anatomique*, on s'élève aux *usages* des *organes* qu'ils constituent, et ainsi successivement à la notion complexe de la *fonction*. Et comme les *élémens* vont former des *systèmes de tissus*, les études seront simplifiées par la connaissance générale des *propriétés* de ceux-ci.

Nous conserverons le bulbe dans l'isthme, et nous le décrirons ici.

On peut considérer à l'isthme deux plans superposés.

Le plan supérieur se recouvre médiatement par le cervelet ; l'inférieur appartient à la concavité de l'encéphale. L'inférieur est le plus volumineux ; il comprend : les pédoncules cérébraux, la protubérance, les pédoncules cérébelleux moyens et le bulbe.

Les anciens, à cause de sa disposition rayonnée, avaient comparé ce plan à un animal. La protubérance en était le corps, les pédoncules cérébraux les bras, les pédoncules cérébelleux les cuisses, le bulbe rachidien la queue. C'est de là aussi que vinrent les dénominations de nates et de testes pour des éminences du plan opposé.

Le plan supérieur est séparé de l'inférieur par un sillon. De ce sillon naît, des deux côtés, un faisceau rubané qui se rend au-dessous des tubercules quadrijumeaux. Le plan supérieur se compose des tubercules quadrijumeaux, de la glande pinéale, des pédoncules cérébelleux supérieurs, de la valvule de Vieussens.

Pour la description générale de l'isthme, on devrait y comprendre les pédoncules cérébelleux inférieurs, que l'on isolerait ainsi du bulbe.

Le quatrième ventricule, qui est intermédiaire à ces organes, a été décrit avec le cervelet.

La valvule de Vieussens, les pédoncules supérieurs ont été étudiés en grande partie en ce lieu.

Nous allons étudier successivement les parties constituantes de chacun de ces plans.

BULBE RACHIDIEN.

Conformation extérieure.

Limites. La limite inférieure du bulbe rachidien est assez arbitraire; il continue la moelle épinière sans interruption; l'expression de *collet* du bulbe est imparfaite en ce qu'elle est loin d'exprimer ce changement de volume insensible qui renfle la moelle de bas en haut.

On a pensé qu'un plan horizontal, passant sous les condyles occipitaux, exprimerait assez nettement cette limite. Mais M. Cruveilhier a démontré que ce plan rencontre le bulbe à des hauteurs variables, suivant l'attitude de la tête. Ainsi, dans l'extension de la tête sur le tronc, c'est-à-dire la tête étant verticale, on rencontre le bulbe moins haut que dans la flexion, c'est-à-dire la tête étant inclinée.

Cette difficulté de délimitation dont nous avons parlé plus haut, est surtout grande pour des organes qui sont extérieurement continus; s'ils présentent intérieurement des modifications de structure, auxquelles doivent correspondre des différences d'usage, la difficulté s'en trouve amoindrie.

On a eu égard à cette différence de structure, et on a pris en considération le point d'entrecroisement des pyramides.

La limite inférieure du bulbe est ainsi marquée par un plan passant au-dessous de l'entrecroisement des pyramides.

Chez l'homme, la limite supérieure du bulbe crânien est bien établie par la saillie de la protubérance. Chez certains mammifères, elle recouvre même son extrémité supérieure. Les autres classes manquent de protubérance, elle ne peut donc pas être prise pour une limite générale ou de premier ordre.

La délimitation n'est possible chez l'homme lui-même qu'en avant; en arrière, le bulbe semble se prolonger au-delà de la protubérance.

Ainsi limité, le bulbe est compris entre la partie moyenne de l'apophyse odontoïde et la partie moyenne de la gouttière basilaire.

Dimensions. Direction. Rapports. Forme.

La longueur du bulbe est de 3 centimètres, sa largeur de 2 centimètres, sa profondeur de 12 millimètres environ. On ne peut, du reste, donner qu'une dimension moyenne, à moins d'en donner un certain nombre, comme nous l'avons fait pour le cervelet. Mais ces chiffres attestent suffisamment la prédominance du bulbe sur la moelle dans toutes les dimensions hormis la longueur.

Il est obliquement dirigé comme le plan sur lequel il repose, et fait un angle obtus avec la moelle, rentrant en avant, saillant

en arrière. Le bulbe, dont la face antérieure repose sur la gouttière basilaire, est embrassé, en arrière et sur les côtés, par le cervelet profondément creusé à cet effet comme nous l'avons vu.

Sa forme est celle d'un cône aplati en arrière, ou inférieurement, où il repose sur un plan très résistant, tandis qu'il supporte un certain poids de haut en bas.

Le sommet du cône, qui continue la moelle, a reçu le nom de collet; mais cette expression qui n'est peut-être pas très juste en bas, l'est plus en haut, c'est-à-dire à la base renflée du cône. Au niveau de la protubérance, elle se rétrécit en effet assez sensiblement.

Le bulbe crânien nous offre à considérer sa face antérieure qui est inférieure, sa face postérieure qui est supérieure; deux faces latérales, un sommet et une base.

Face antéro-inférieure.

Inclinée sur la gouttière basilaire dont elle est séparée par les artères vertébrales, cette face est convexe, un peu déprimée. Quand on a enlevé son névrilème, on y remarque:

1° Un sillon longitudinal médian.

2° De chaque côté du sillon une saillie longitudinale, les pyramides antérieures.

3° Derrière ces faisceaux, un sillon plus superficiel moins étendu; ce sillon est en avant

4° D'une saillie moins étendue que la première et qui a reçu le nom d'olive.

Le sillon médian, moins profond que celui de la moelle qu'il continue, a pour limite supérieure la surface curviligne de la protubérance sur laquelle il tombe perpendiculairement. Quelquefois des fibres de la protubérance s'avancent un peu, et continuent le bord inférieur de manière à masquer transversalement l'extrémité du sillon.

L'extrémité inférieure du sillon, au lieu d'être le prolongement non interrompu du grand sillon médullaire, se trouve limité transversalement par quelques fibres entrecroisées émanant des pyramides.

Ce sillon reçoit un grand nombre de vaisseaux, et pour peu qu'on l'écarte, on y remarque comme une lame criblée. Le sillon se termine en haut en s'élargissant. C'est là qu'il forme une petite excavation étroite et profonde, que Vicq-d'Azyr nomme le *trou borgne.*

Pyramides.

De chaque côté du sillon, et en dedans des olives, on voit les faisceaux prismatiques, triangulaires, à direction verticale, mesurant la longueur du bulbe. Renflées au milieu, les pyramides font saillie surtout dans la moitié supérieure.

Elles ne sont point parallèles: car, rapprochées à leur point d'émergence, elles s'écartent en se renflant et en proéminant de plus en plus; puis, arrivées au niveau de la protubérance, elles s'étranglent et divergent en pénétrant sous le pont. De triangulaires elles sont devenues cylindriques.

Ainsi les pyramides représentent un tronc de cône à sommet inférieur naissant du collet, à base supérieure pénétrant sous la protubérance.

La face antérieure de chaque pyramide, arrondie et convexe, répond à la périphérie du bulbe.

La face externe est contiguë au corps olivaire, dont elle est séparée par un sillon, mais qu'elle recouvre en partie ;

La face interne adossée contre la face correspondante de la pyramide opposée et dont la sépare le sillon médian.

Nous avons vu inférieurement des faisceaux partant de chaque pyramide, et qui, en s'entrecroisant, constituent sa limite inférieure.

En haut, tantôt le bord du pont, tantôt le ponticule, séparent nettement ces faisceaux des organes contigus.

En mentionnant l'aspect criblé que présente le fond du sillon, nous n'avons point parlé de cette apparence d'entrecroisement qui a induit en erreur beaucoup d'anatomistes. Il semblerait que des fibres, partant des deux faisceaux pyramidaux, s'entrecroisent au milieu, ce qui n'est point. Les trous vasculaires, l'écartement que l'on produit dans les fibres *adossées*, par la seule traction, ont donné lieu à cette illusion d'optique. L'entrecroisement est plus bas.

Il arrive même que le sillon manquant dans la partie inférieure, les pyramides sont complètement fondues extérieurement.

Les fibres que l'on prenait pour transversales ne sont donc qu'antéro-postérieures.

Corps olivaires.

En dehors et un peu en arrière des pyramides se voient les olives. Ces petits corps oblongs arrondis, dans toute leur surface, de manière à ressembler à une ellipse, sont souvent d'inégal volume des deux côtés.

Il n'est pas rare qu'une dépression transversale les divise en deux parties. Ces éminences blanches, bosselées quelquefois, diminuent à mesure que l'on avance en âge. Propres à l'espèce humaine, on les trouve plus volumineuses chez le fœtus et le nouveau-né que chez l'adulte.

Le grand axe des olives est parallèle à celui des pyramides. Les olives sont beaucoup plus courtes que ces dernières, car elles n'atteignent pas au-delà de 15 millimètres. Étant parallèles aux pyramides, comme elles, elles se dirigent obliquement de bas en haut, en divergeant assez notablement. Leur extrémité supérieure qui n'atteint pas le bord de Varole, forme avec celui-ci une fossette. Cette dépression, Vicq-d'Azyr l'a nommée fossette de *l'éminence olivaire*.

L'extrémité inférieure, moins volumineuse que la supérieure, est limitée fréquemment par deux faisceaux de fibres disposés en arcs. Ce sont les fibres arciformes de l'olive.

Le bord interne des olives est limité par le sillon qui les sépare des pyramides. De ce sillon naissent les filets d'origine du grand hypoglosse. Vicq-d'Azyr, et plus récemment M. Hirschfeld, font naître du bord supérieur de l'olive, ou plutôt de la fossette olivaire, le facial et la portion antérieure de l'acoustique. Un sillon, mieux une rainure verticale sépare en dehors les olives des pédoncules inférieurs du cervelet.

Dans cette description ne se trouve comprise que la partie de l'olive qui déborde la pyramide. Une partie intérieure s'avance dans l'épaisseur du bulbe.

Face postéro-supérieure du bulbe.

Il y faut distinguer une partie inférieure blanche, continue avec la moelle, et une partie supérieure, excavée, grise, et qui

concourt à la formation de la paroi inférieure du quatrième ventricule. La première partie correspond à son tiers inférieur ; la deuxième à ses deux tiers supérieurs. Délimitation d'ailleurs tout arbitraire.

Cette face est recouverte par le cervelet, qui la reçoit dans son sillon antéro-postérieur. Pour la bien voir, il faut renverser fortement le bulbe en arrière, ou, ce qui est plus avantageux, enlever le lobe moyen du cervelet.

Après avoir découvert cette partie du bulbe, on le voit, cylindrique inférieurement, se continuer sans démarcation avec la moelle. Puis le bulbe se divise sur la ligne médiane en deux branches comprenant la substance blanche médullaire, et remontant en divergeant, laisse à nu la substance grise. Cette divergence forme un espace angulaire. Les deux branches ou côtés ont été comparés au V. L'étendue comprise dans le V, est lisse et un peu concave. Sa forme lui a valu la dénomination de *calamus scriptorius* qu'Hérophile lui a appliquée. Le sillon qui existe sur le milieu de la surface qu'il parcourt de bas en haut, représente *la tige*. De ce sillon semblent naître des *filets* que l'on a comparés aux *barbes* d'une plume. Ils sont en nombre variable ; à peine si on les voit arriver jusqu'au sillon. De là ils partent en convergeant et augmentent de volume, pour constituer l'origine postérieure du nerf acoustique. Les stries blanchâtres ne concourent pas toutes à la formation de ce faisceau d'origine. Plusieurs d'entre elles se perdent dans l'espace angulaire de couleur grise que nous avons indiqué.

Le sommet de l'angle est le *bec de la plume* ; c'est la *pointe du V* qui limite en bas le point vital de M. Flourens.

Le bec se termine dans un cul-de-sac désigné sous le nom de *ventricula d'Arantius*. On a considéré cette cavité comme étant la terminaison du canal spinal, dont l'existence chez l'homme n'est pas démontrée, mais qui existe chez beaucoup d'animaux.

Cet espace, limité par les corps restiformes, est continué en sens opposé par un semblable espace, dont les bords ou les côtés appartiennent aux pédoncules cérébelleux supérieurs. De la juxtaposition de ces deux plans résulte un losange. Mais comme il est impossible de montrer où commence l'un, où finit l'autre, on ne peut déterminer si le bulbe ou la protubérance ont la plus grande part dans la face inférieure du quatrième ventricule. Par la pensée on peut tirer un plan horizontal passant par le point d'entrecroisement des pédoncules supérieurs et inférieurs. Cette ligne serait la base commune de deux triangles, et délimiterait ainsi très arbitrairement le bulbe et la protubérance.

Les faisceaux de bifurcation du bulbe naissent, d'après cette délimitation, du milieu de sa hauteur en arrière.

Nous avons déjà vu le sillon médian du ventricule, continuant le sillon médian du bulbe. Ce sillon est limité au niveau du bec par deux éminences, qui représentent l'extrémité supérieure renflée des *pyramides postérieures*.

Ces faisceaux, qui naissent bien au-dessous du collet du bulbe, sont à peine saillans. Un sillon très superficiel sépare en dehors les pyramides postérieures des corps restiformes.

Faces latérales du bulbe.

On doit se rappeler ici que le bulbe continue sans interruption la moelle. On distingue à la surface de celle-ci : d'avant en arrière, en dehors du sillon médian, un faisceau très peu marqué qui, joint au bulbe, constituera la pyramide antérieure; puis un sillon *latéral antérieur*, en dedans duquel naissent les racines antérieures. En dehors de ce sillon, le bulbe présente les olives ; puis un faisceau latéral, limité en arrière par un sillon profond duquel naissent les racines postérieures. Ce sillon limite dans le bulbe le faisceau de Ch. Bell, et sert d'origine à des racines de nerfs crâniens. En arrière, un faisceau, le postérieur de la moelle, qui est subdivisé par un sillon en deux autres; le faisceau médian postérieur, c'est-à-dire le plus interne, constitue, dans le bulbe, la pyramide postérieure, dont les renflemens sont limités en dehors par ce sillon, en dedans par le sillon médian postérieur.

Ces différens sillons n'ont pas permis de distinguer positivement, dans la moelle, d'autres parties que les faisceaux postérieurs et les antéro-latéraux. Mais ils sont utiles ici, comme on le voit, pour l'intelligence du bulbe.

La face latérale du bulbe nous offre donc, d'avant en arrière, les pyramides antérieures ; de profil, le sillon qui les sépare des olives. Les olives, le sillon qui les sépare du faisceau de Ch. Bell, en haut. Au-dessous de l'olive, dans la direction du sillon, les tubercules de Rolando, les fibres arciformes.

Puis le faisceau respiratoire du bulbe de Ch. Bell. En arrière de ce faisceau existe une ligne qui sert d'insertion à l'origine du glosso-pharyngien, du pneumo-gastrique et à la racine bulbaire du nerf spinal. Comme nous l'avons dit précédemment, cette ligne continue le sillon latéral postérieur. Tout le faisceau situé derrière ces parties se nomme corps restiforme.

On remarque au-dessus de cette ligne une dépression, sur laquelle sont placés les filets du facial, et la racine antérieure de l'acoustique.

Les corps restiformes comprennent, pour certains anatomistes, es pyramides postérieures, qui s'y perdent d'ailleurs supérieurement.

Ainsi les corps restiformes sont compris entre le sillon médian postérieur et le sillon latéro-postérieur. Ce seraient par conséquent les faisceaux médullaires postérieurs, divergeant au niveau du bec du calamus.

Mais la partie sous-olivaire du bulbe, sur laquelle existent les fibres arciformes et le tubercule cendré de Rolando, cette partie s'avance jusqu'aux pyramides antérieures, dans les deux tiers inférieurs du bulbe.

Limités en *haut* par le sillon très prononcé qui les sépare des olives, elles ont *inférieurement* pour limite antérieure les *pyramides* antérieures.

En *arrière*, leur limite est le *sillon médian*, ou le *sillon* qui limite les *cordons médians* postérieurs ou pyramides postérieures (suivant la manière dont on envisage les pyramides postérieures). Ces colonnes blanches se constituent en faisceau, et vont s'enfoncer, sous le nom de pédoncules cérébelleux inférieurs, dans le noyau blanc du cervelet, après avoir croisé les pédoncules supérieurs.

Nous n'avons pas fait naître les filets nerveux du glosso-pharyngien, etc., du sillon de séparation des corps restiformes et des olives, mais d'une ligne qui divise les corps restiformes pour former une partie antérieure que Bell a spécialement signalée.

Ce faisceau, il le croyait prolongé dans toute la moelle, pour présider tous les mouvemens respiratoires qui peuvent s'exécuter.

Cette partie, intermédiaire aux olives et à la ligne d'insertion des filets, est le *faisceau respirateur du bulbe*; déjà nommé plus haut. Sur le prolongement du sillon postéro-latéral, à 6 millimètres au-dessous et en arrière des olives, existe une saillie oblongue, de forme ellipsoïde, le plus souvent à peine visible, de couleur cendrée, c'est le *tubercule cendré de Rolando*.

Cette saillie, M. Sappey la compare très bien aux apparences d'une hernie de la substance grise, située au fond du sillon; elle pousse devant soi, en l'amincissant, la couche blanche.

Fibres arciformes.

Les fibres arciformes (*fibræ transversæ arciformis*) ont été bien décrites par Rolando.

Ces fibres, il les fait partir de la protubérance, au niveau des pédoncules cérébelleux inférieurs.

Elles descendent alors sur les pédoncules, contournent en bas les olives, et vont jusqu'au sillon médian antérieur. Le plus souvent elles partent, non du pont de Varole, mais des corps restiformes.

De là elles descendent obliquement de haut en bas et de dedans en dehors, entourent, en bandelette ou en zone, les olives et les pyramides, et se terminent dans le sillon médian antérieur.

Les filamens sont en nombre très variable; leur forme est curviligne; leur position très superficielle; leur volume, quoique grêle, est cependant inégal. On les voit d'ailleurs quelquefois manquer complètement. Il n'est pas rare de les voir disposés en deux faisceaux.

Le *supérieur* embrasse l'extrémité supérieure de la pyramide antérieure, au niveau de la protubérance. Le faisceau *inférieur* entoure et recourbe l'extrémité inférieure de l'olive.

Ainsi, nous les voyons sur la partie médiane, sur les deux extrémités des éminences du bulbe; nous pouvons ajouter qu'on les rencontre sous la forme d'une zone plus étendue, recouvrant de sa mince couche circulaire toute la surface des olives et des pyramides.

Quand ces fibres partent de la protubérance annulaire pour se joindre en avant des pyramides et à leur partie supérieure, elles constituent ce qu'on appelle le *ponticule*.

Sommet et base du bulbe, ou extrémité inférieure et extrémité supérieure.

Le sommet du cône tronqué que représente le bulbe rachidien est, comme nous l'avons établi, impossible à limiter *extérieurement*. Il s'y continue sans interruption avec la moelle épinière. Il se trouve donc compris dans l'espace étranglé, le plus supérieur de la tige ou du cylindre spinal.

L'extrémité supérieure, renflée, mais étranglée en collet très visiblement, au moment où elle pénètre sous le pont, lorsqu'il n'existe pas de ponticule, a donc pour limite le pont en avant. En arrière, la base se continue sans interruption avec la partie (adjacente ou contiguë dans la pensée) de la protubérance. Par les corps restiformes, la base du bulbe se perd dans l'épaisseur du cervelet. En avant, la base du bulbe présente sur la ligne médiane la fossette, ou trou borgne de Vicq-d'Azyr, qui est la terminaison du sillon antérieur. Nous avons montré comment les pyramides, en s'écartant en haut, y donnaient naissance. Par conséquent, les côtés internes des pyramides le limitent en dedans, la protubérance en haut. Celle-ci envoie un prolongement entre les deux pyramides, de manière à constituer, dit M. Cruveilhier, pour chacune d'elles, une espèce de collier, qu'on peut appeler collier inter-pyramidal de la protubérance. La ligne médiane présente des deux côtés un sillon assez pro-

fond, qu'on a nommé *fossette latérale de la base du bulbe.*
Le bord inférieur de la protubérance lui sert de limite supérieure. Cette fossette repose sur la face antérieure des corps restiformes. Plus en dehors, nous l'avons montré séparant l'olive de la protubérance.

Protubérance annulaire ou pont de Varole, *et pédoncules cérébelleux moyens.*

Une masse blanche, cuboïde, placée à la base de l'encéphale, intermédiaire au cerveau par les pédoncules cérébraux, à la moelle épinière par le bulbe crânien, au cervelet par les pédoncules cérébelleux moyens, constitue le *mésocéphale* ou *nodus encephali.*

On peut donc dire que de ce centre partent, en avant, les pédoncules cérébraux, latéralement les pédoncules cérébelleux moyens, et en arrière le bulbe crânien. Tel est le mode de connexion antérieure des parties constituantes de l'isthme, que l'on dénomme encore quelquefois *moelle allongée.* De là sont venues les autres dénominations de *queue*, de *cuisses*, de *bras*, de *corps* de la moelle allongée, appliquées au *bulbe crânien*, aux *pédoncules moyens du cervelet*, aux *pédoncules cérébraux* et à la *protubérance.* Varole, comparant la protubérance à un pont jeté sur les bras d'une rivière à leur point de jonction, la nomme *pons cerebelli.*

Le volume du mésocéphale atteint son plus grand développement chez l'homme. Il marche du reste parallèlement avec les lobes latéraux du cervelet.

On ne peut lui assigner de limites très fixes sur les côtés. Mais en bas et en haut, les bords supérieur et inférieur le séparent très nettement. Libre en avant, la protubérance est moins bien séparée en arrière. On lui considère, à cause de sa forme cuboïde, six faces.

1. *Face antérieure ou inférieure.* Elle repose sur l'extrémité supérieure de la gouttière basilaire; elle est inclinée et se dirige comme la gouttière, obliquement d'avant en arrière et de haut en bas. Dans son milieu on aperçoit une large gouttière, peu profonde, servant à loger le tronc basilaire. M. Cruveilhier a rencontré, ainsi que d'autres anatomistes, le tronc basilaire latéralement dévié, sans qu'il y ait pour cela changement dans les dispositions de la gouttière; le fait s'explique, parce que la gouttière, sa forme et sa présence, tiennent à la disposition des pyramides seules. On sait en effet que celles-ci, pénétrant sous le pont, soulèvent les couches superposées, d'où naissent les saillies qui bordent la gouttière. Cette saillie dépend donc du développement des pyramides. Et chez les individus dont celles-ci présentent des différences, on trouve en effet des différences correspondantes dans la profondeur de la gouttière médiane.

La couche, soulevée ainsi, est remarquable par les fibres transversales qui la constituent. Les bandelettes ou faisceaux peuvent se diviser en trois séries.

1° Les faisceaux supérieurs, d'horizontaux sur la ligne médiane, deviennent obliquement verticaux, sur les côtés, ils descendent s'arc-bouter en-devant de l'origine des trijumeaux, se contournent de bas en haut pour former la partie supérieure et interne des pédoncules cérébelleux moyens.

2° Les faisceaux inférieurs se dirigent transversalement vers le centre des pédoncules.

3° Les moyens décrivent une courbe en croisant en dehors

la bandelette inférieure. Leur concavité regarde en arrière, et touche, par son extrémité, les corps restiformes. Ils se dirigent en arrière et en dedans de l'origine du trijumeau. Après avoir croisé les fibres du faisceau inférieur, ils vont former la partie antéro-inférieure des pédoncules cérébelleux moyens.

2. La *face postérieure* est reçue dans la scissure cérébelleuse avec tout le *plan* supérieur.

Pour la voir, on enlève, par une section verticale, toute la partie correspondante du cervelet. De plus, une partie du plan supérieur, la valvule de Vieussens, ainsi que l'extrémité la plus externe des pédoncules cérébelleux supérieurs.

En considérant la délimitation arbitraire que nous avons donnée à la base du bulbe, la limite de cette face sera, comme pour celui-ci, déterminée par le plan d'intersection des pédoncules supérieurs et inférieurs. La délimitation supérieure sera donnée par le plan horizontal qui passerait sous les *testes.*

Sur la ligne médiane on voit la continuation du sillon médian. Au niveau de l'angle supérieur de la paroi inférieure du quatrième ventricule, déterminé par la rencontre des pédoncules supérieurs, ce sillon s'enfonce sous l'étage supérieur pour commencer l'*aquéduc de Sylvius.*

De chaque côté du sillon médian existe un faisceau blanc qui inférieurement constitue les faisceaux du bulbe.

La surface du ventricule est en outre parcourue par des stries transversales, obliques, en nombre variable, mais de couleur blanche, de manière à faire relief sur le fond grisâtre.

Plus en dehors se voient les pédoncules cérébelleux supérieurs qui, avec les corps restiformes, limitent toute la périphérie du quatrième ventricule.

3. *Face supérieure.* La protubérance a des fibres transverses très nettement accusées, qui, par leur direction horizontale, séparent aisément le pont de Varole des fibres à direction verticale oblique, appartenant aux pédoncules cérébraux. En outre, ceux-ci sont comme embrassés par un collet que leur constituent les fibres les plus supérieures, assez déprimées à leur niveau.

En faisant une coupe à la face supérieure du pont, on voit qu'il donne naissance, sur la ligne médiane, à un prolongement semblable à celui qui, inférieurement, se dirige entre les pyramides. Ce prolongement embrasse chaque pédoncule à son origine, de manière à constituer un *collier*, le *collier des pédoncules cérébraux.*

4. La *face inférieure* de la protubérance, en rapport avec la base du bulbe, présente une surface libre, un peu excavée, tandis que celle de la face supérieure est assez convexe.

En rapport avec les pyramides, les olives, le faisceau respiratoire de Bell, les corps restiformes, elle est nettement séparée de ces parties par un sillon transversal, plus profond latéralement que sur la ligne médiane.

L'arrachement brusque du bulbe permet de bien voir la disposition réciproque des parties.

Enfin nous mentionnerons que la protubérance, en se déprimant par ses fibres les plus inférieures, embrasse les pyramides; que de sa ligne médiane part un faisceau interpyramidal, semblable à l'interpédonculaire; qu'en embrassant les pyramides de chaque côté il leur constitue un collier.

5. *Faces latérales.* Elles se continuent directement avec les pé-

doncules cérébelleux moyens, et doivent être étudiées ensemble.

Pédoncules cérébelleux moyens. La dépendance réciproque du pont de Varole et des pédoncules, leur a valu le nom commun, l'expression collective de *commissure du cervelet, corps calleux du cervelet.*

Les fibres transverses de la protubérance se réunissent en faisceaux et donnent naissance ainsi aux pédoncules.

La couche fibreuse est donc commune à ces deux parties, avant de se perdre dans le noyau blanc du cervelet.

Le bord supérieur des pédoncules est recouvert en partie par les lobules triangulaires, symétriquement placés des deux côtés de la protubérance.

Le bord inférieur est en rapport avec le lobule du pneumogastrique et quelquefois avec d'autres lobules.

Le bord externe répond au sillon horizontal du cervelet.

Le bord interne pourrait être délimité dans la pensée par un plan supéro-inférieur, passant au-dessous de l'origine de la cinquième paire, et passant sous le niveau du point d'émergence de l'acoustique, à son bord inférieur.

Pédoncules cérébraux.

De la face supérieure de la protubérance naissent deux faisceaux blancs qui, rapprochés à leur origine sans se rencontrer, remontent en divergeant une étendue de 12 à 15 millim.

De cylindriques, et étranglés à leur naissance, les pédoncules s'élargissent, s'aplatissent vers leur extrémité supérieure.

Limités en arrière par la protubérance, on remarque en dehors les corps genouillés qui, supérieurement, les limitent encore alors qu'ils sont devenus bandelettes optiques.

On a considéré les pédoncules cérébraux, tantôt comme prolongemens du cerveau vers la moelle, et on les a nommés (*processus cerebri ad medulam oblongatam*) vers la protubérance (*processus cerebri ad pontem Varolî*); tantôt comme les bras, les jambes, les cuisses du cerveau (*crura, femora, brachia, cerebri*); d'autres fois enfin comme les prolongemens de la moelle vers le cerveau (*processus medullæ oblongatæ ad cerebrum*). M. Cruveilhier a constaté que ces faisceaux, qui sont égaux dans l'état normal et suivent, pour le volume, la marche des hémisphères cérébraux, subissent une atrophie correspondante à celle de ces hémisphères dans les cas pathologiques.

Ainsi, normalement ou pathologiquement, leur volume est solidaire de celui de l'hémisphère cérébral correspondant.

La *face inférieure* des pédoncules est libre et montre bien la disposition parallèle des fibres fasciculées, avec une apparence très fortement striée.

Le parallélisme est moindre pour les fibres latérales, qui convergent assez sensiblement à leur extrémité antérieure, au niveau du croisement des bandelettes optiques.

Libres inférieurement, où ils sont recouverts par la pie-mère, ils sont confondus à leur *face supérieure* avec le plan postérieur de l'isthme qui offre, à la partie correspondante, les tubercules quadrijumeaux avec la glande pinéale.

La face interne des pédoncules offre une surface convexe divisée par un sillon en deux parties, dans la direction antéro-postérieure. Au niveau du sillon existe le *locus niger* de Vicq-d'Azyr, et l'origine de la troisième paire.

La face interne des deux pédoncules est unie par deux *lamelles perforées* de pertuis vasculaires. Ces lamelles sont adossées par

leur face interne. C'est la lame criblée interpédonculaire. De forme triangulaire, juxtaposées par le côté rectiligne, elles donnent naissance à un grand triangle que complètent les éminences mamillaires. Cette lame est creusée en gouttière, sur la ligne médiane commune, tant du côté de la base du cerveau que du côté du ventricule.

La face externe répond à la circonvolution de l'hippocampe. Elle est obliquement croisée par la bandelette optique, et se trouve en rapport immédiat avec le repli de la pie-mère qui formera les plexus choroïdes des ventricules. Une partie latérale de la grande fente cérébrale la sépare de la circonvolution.

Les faisceaux blancs internes divergent quelque peu entre eux. Des tractus blancs, médullaires, verticalement dirigés, venant des testes, de la valvule de Vieussens, de la face interne des pédoncules, coupent ceux-ci perpendiculairement. C'est l'*entrelacement transversal des gros faisceaux fibreux* de Gall et Spurzheim.

Nous avons vu un espace triangulaire résultant de la divergence de la face interne des pédoncules. Cet espace est rempli par les lames perforées et les éminences mamillaires. La partie des deux liandelettes, comprise entre les points d'intersection des pédoncules et de celles-ci, dans laquelle naît d'ailleurs le chiasma, cette partie, disons-nous, offre une ouverture angulaire.

Adossée contre les pédoncules, il en résulte un losange dont la moitié inférieure est constituée par le triangle déjà nommé. La moitié supérieure, plus petite, renferme la glande pituitaire, qui dépasse toutefois le triangle supérieur en bas et en haut.

Nous avons compris dans ce plan les pédoncules supérieurs du cervelet, la valvule de Vieussens, les tubercules quadrijumeaux, avec la glande pinéale.

Pédoncules cérébelleux supérieurs.

Les pédoncules supérieurs du cervelet portent le nom de *processus cerebelli ad testes* ou *ad cerebrum.*

La dernière expression est seule juste. La première, qui est de Haller, consacre une erreur anatomique. En apparence, seulement, ces pédoncules supérieurs s'arrêtent aux *testes*. Mais en réalité ils s'enfoncent sous eux et les rubans de Reil.

Ce sont deux colonnes étendues du centre cérébelleux aux pédoncules cérébraux.

Ces deux bandes cylindriques, aplaties légèrement de haut en bas, se portent obliquement de dehors en dedans, des bords internes des lobes latéraux vers la ligne médiane. Elles s'unissent sous un angle très-aigu, au-dessous des *testes*, pour constituer la moitié supérieure du losange ventriculaire. Composées de faisceaux, de fibres parallèles, très blanches, leur face supérieure convexe est recouverte immédiatement par un double feuillet de la pie-mère. Ce feuillet s'interpose entre les pédoncules et l'extrémité du ver supérieur. Cette face répond, en avant, au *faisceau triangulaire* et aux tubercules testes.

La *face inférieure*, après avoir concouru à la formation de la face supérieure du quatrième ventricule, va constituer l'aquéduc de Sylvius. Le sillon latéral de l'isthme sépare leur *face extérieure* du pont de Varole.

Enfin leur *face interne* s'unit à la valvule de Vieussens, qui se distingue par sa couleur plus foncée et son peu d'épaisseur.

L'extrémité *supérieure* s'enfonce sous les tubercules quadrijumeaux jusqu'aux couches optiques.

L'*inférieure* se perd dans le noyau médullaire du cervelet.

Valvule de Vieussens.

La valvule de Vieussens, *lame médullaire moyenne du cervelet* de Vicq-d'Azyr, *velum medullare, velum interjectum* de Haller, *valvula magna cerebri* de Vieussens, est une lame de couleur plus foncée que les pédoncules, très mince, demi-transparente, et qui remplit l'intervalle compris entre les deux pédoncules cérébelleux.

Elle est longue de 12 à 16 millim. et large de 5 à 8 millim. Son épaisseur est un peu moindre qu'un demi-millimètre. Sa forme est presque rectangulaire, sa direction sensiblement horizontale.

Sa face supérieure est concave, le segment inférieur du ver supérieur la recouvre médiatement.

La couleur n'est pas toujours la même, tantôt blanche, tantôt grise, elle est libre ou parcourue par des stries de substance grise, dirigées transversalement, qui ne dépassent jamais les deux tiers inférieurs.

Cette couche qui représente l'aspect d'une lamelle cérébelleuse, lorsqu'elle existe, donne cette dernière couleur à la face supérieure de la valvule.

Rolando attribuait la ligne médiane, que l'on aperçoit sur la valvule, aux traces de la conjugaison de deux lamelles paires.

La face inférieure convexe fait partie du ventricule cérébelleux. Elle forme aussi la paroi postérieure de l'aqueduc de Sylvius. L'extrémité antérieure du ver inférieur, la luette et les tubercules de Malacarne sont en rapport avec cette face. La valvule est donc placée, comme nous l'avons dit ailleurs, entre les extrémités antérieures des vers supérieur et inférieur.

Les bords se confondent avec les pédoncules du cervelet. Son extrémité postérieure se perd dans le noyau blanc médian du parencéphale.

Cette extrémité large et mince, montre là surtout que la valvule n'est autre qu'une demi-lamelle du cervelet. Quand on pratique une coupe sur la ligne médiane d'avant en arrière, on la voit sortir de la substance blanche du lobe moyen ; la substance grise reçoit un petit noyau blanc dans toute son étendue. L'extrémité antérieure se prolonge en avant des tubercules quadrijumeaux, et se confond avec la lame médullaire qui les recouvre. Sur la ligne médiane, entre les deux testes, naît un petit faisceau, qui se dirige de haut en bas, et un peu incliné d'avant en arrière. Il se divise souvent en deux bandelettes, quelquefois en trois filets blancs ténus qui adhèrent à l'extrémité de la valvule. On les dénomme *frein de la valvule*.

Gall avait considéré la valvule de Vieussens comme la commissure du cervelet. Mais on a rejeté cette opinion à cause de la direction antéro-postérieure de ses fibres.

Tubercules quadrijumeaux.

À la face postérieure de l'isthme, entre les pédoncules cérébelleux supérieurs *en bas*, les lobes optiques, la toile choroïdienne, le troisième ventricule *en haut*, se trouvent quatre éminences qui surmontent les pédoncules cérébraux.

Nommés quadrijumeaux, ou corpora bigemina, par Sœmmer-

ring, ce sont deux paires de tubercules dont l'antérieure, la plus volumineuse a reçu le nom de *nates*, eminentiæ natiformes, la postérieure, *testes*, eminentiæ testiformes.

Ces quatre tubercules, ainsi régulièrement disposés aux côtés de la ligne médiane, sont en outre séparés par un sillon transversal en deux paires.

Ils occupent une base quadrilatère, dont chaque éminence semble en quelque sorte surmonter un angle. Le sillon médian antéro-postérieur est droit. Il sépare les tubercules d'un côté de ceux du côté opposé. Les *nates* et les *testes* sont séparés, au contraire, par un sillon curviligne à concavité antérieure.

Les tubercules postérieurs, comme les antérieurs, sont séparés entre eux par une petite dépression. Cette dépression des tubercules antérieurs donne naissance à la glande pinéale ; les éminences postérieures voient naître dans leur intervalle le frein de la valvule de Vieussens. Cette dernière excavation est bien plus petite que la précédente, comme aussi les corps qui y naissent sont l'un bien moins volumineux que l'autre ; les éminences, entre lesquelles elles sont placées, offrent des dimensions qui sont dans le même rapport.

Placés entre le cerveau et le cervelet, au-dessus des pédoncules cérébraux, par conséquent en avant de la protubérance, on ne saurait avec Chaussier leur appliquer le nom de tubercules du méso-céphale. Ils surmontent, la partie la plus postérieure de l'aqueduc de Sylvius, qui fait communiquer le quatrième avec le troisième ventricule.

Le volume de ces éminences est, en général, peu considérable chez l'homme. Leur développement étant dans la série animale en raison inverse du développement du cerveau et du cervelet, on conçoit qu'ils ne soient que rudimentaires dans l'espèce humaine.

Déjà nous avons vu que les tubercules antérieurs sont plus volumineux que les postérieurs.

Mais sous ce rapport, il y a des différences individuelles assez nombreuses, et des différences remarquables chez les animaux.

Les anciens auteurs ne s'entendaient pas sur les noms qu'ils ont donné à ces éminences ; les uns appelaient *testes* ce que les autres appelaient *nates*, ce qui tient sans doute à l'existence réelle et incontestable de ces inégalités, variables dans une très-forte latitude, puisque les rapports de volume peuvent être renversés complètement.

La couleur générale est grise ou blanc grisâtre ; de forme oblongue, ovoïde, ils sont divergens et un peu concaves, l'extrémité la plus grosse de l'ellipse regarde en dehors et en avant. Si l'on prolongeait suffisamment leur grand axe, les tubercules antérieurs se croiseraient un peu au-dessus de l'origine du frein de la valvule de Vieussens.

C'est dans l'intervalle de ces *nates* qu'est placé le conarium ou la glande pinéale, dont les bords sont en rapport avec leur face interne.

De leur extrémité antérieure part en dehors, de chaque côté un petit groupe de fibres, peu apparentes, qui vont former une couche mince au corps genouillé externe, et concourent ainsi à la formation du nerf optique. Cette bandelette si ténue peut acquérir des dimensions plus fortes qui sont toujours en rapport avec celles du tubercule correspondant.

Les tubercules postérieurs, *testes*, plus petits, ont une surface dont la base est mieux accusée aussi.

Leur forme est presque hémisphérique ; entre eux naît le faisceau connu et décrit sous le nom de *frenulum veli medullaris*.

T. III.   33

De la face externe des *testes* part un faisceau qui, en se dirigeant de haut en bas, va se rendre aux corps genouillés internes.

Le faisceau triangulaire latéral de l'isthme de M. Cruveilhier, a été indiqué par Reil, Tiedemann et par Rolando. Il provient pour ces différents anatomistes des faisceaux blancs antérolatéraux profonds de la moelle. Ces faisceaux situés au-dessous des olives, M. Cruveilhier les a décrits sous le nom de faisceaux sous-olivaires. Cette bande, étendue obliquement du sillon latéral de l'isthme aux *testes*, offre un bord antérieur, obliquement dirigé en avant et en dehors, longe le tubercule quadrijumeau antérieur et se termine à l'éminence connue sous le nom de *corps genouillé interne*. Le bord postérieur fait relief au-dessus des pédoncules cérébelleux supérieurs et en recouvre une petite partie.

Le sommet des *rubans de Reil* répond au tubercule quadrijumeau postérieur, et la base au sillon latéral de l'isthme.

M. Sappey émet un avis différent sur la position et la dépendance de ce cordon.

Remarquons d'abord, dit-il, que le cordon qui se dirige vers les corps genouillés, en est tout à fait distinct par son origine et sa direction, ainsi que l'a établi M. Foville. Quant à la valvule de Vieussens, elle en reçoit toujours, en effet, un certain nombre de fibres, remarquables par leur direction transversale ou oblique, en dedans et en arrière. Mais ces fibres sont-elles les seules qui participent à sa formation, se demande M. Sappey? Je ne le pense pas; dans un grand nombre de cas, du moins, j'ai pu constater l'existence de deux ordres de fibres; les unes longitudinales ou parallèles aux pédoncules cérébelleux supérieurs, les autres obliques et rétrogrades, provenant du faisceau latéral oblique.

Réduit aux fibres qui lui sont propres, ce faisceau ne présente pas une forme triangulaire, mais celle d'un ruban que Reil lui avait assignée.

Ce ruban décrit un trajet oblique et demi-circulaire autour des pédoncules cérébelleux supérieurs, de telle sorte qu'il leur est d'abord inférieur, puis externe, puis supérieur.

Par son extrémité inférieure, il répond au faisceau intermédiaire du bulbe, dont il tire son origine. C'est le faisceau sous-olivaire de M. Cruveilhier.

Par son extrémité supérieure, il s'étale d'abord au-dessous des tubercules quadrijumeaux, en se réunissant à celui du côté opposé pour former une sorte de voûte qui supporte, par sa convexité, les tubercules quadrijumeaux.

La moitié environ de ces fibres se réunit au pédoncule cérébelleux supérieur correspondant, pour se porter avec lui vers le cerveau.

M. Cruveilhier s'exprime ainsi à leur égard : « Le faisceau blanc central profond, que la moelle envoie au faisceau de renforcement du bulbe (faisceau respiratoire de Ch. Bell), et que j'ai décrit sous le nom de faisceau sous-olivaire, me paraît l'origine du faisceau triangulaire latéral de l'isthme. Les faisceaux sous-olivaires se divisent donc en deux parties : l'une qui se confond avec le faisceau de renforcement du bulbe, l'autre qui va constituer le faisceau latéral de l'isthme. »

M. Longet, enfin, en parle en ces termes : On se rappelle la portion du faisceau antéro-latéral de la moelle (ruban de Reil), qui, s'incurvant, comme l'a surtout démontré Tiedemann, au-dessous des tubercules quadrijumeaux, leur forme une commissure transverse : on n'a point oublié qu'au-dessous d'eux

s'engagent également les pédoncules supérieurs du cervelet, avec une portion du corps restiforme signalée par Burdach.

Or, si l'on regarde celle-ci et les pédoncules cérébelleux supérieurs comme faisant suite aux faisceaux médullaires postérieurs ou sensitives, il en résulte évidemment que les tubercules quadrijumeaux sont à la fois en relation avec les colonnes postérieures ou sensitives de la moelle, et avec les colonnes antéro-latérales ou motrices. Cette double connexion a servi à expliquer certains résultats obtenus dans les vivisections.

Cette manière de voir n'est point partagée par beaucoup d'anteurs. D'abord l'origine réelle du ruban n'est pas, à ce qu'il paraît, dans les faisceaux antérieurs. En second lieu, les faisceaux antérieurs sont-ils bien aussi sûrement dévolus à la motilité que les racines correspondantes? Autre point non encore définitivement résolu.

Structure de l'isthme de l'encéphale.

Nous allons étudier, d'une part, la structure du bulbe crânien; puis d'autre part, la protubérance, les pédoncules cérébelleux et cérébraux, etc.

Les rapports que montre la structure, doivent, tôt ou tard, arriver à une signification physiologique. On pourrait déjà aujourd'hui envisager la question à un point de vue plus synthétique.

Nous commencerons par l'étude des coupes pratiquées sur le bulbe, et bien décrites par M. Cruveilhier.

La première coupe de cet auteur étant identique à celle de la moelle, nous ne la ferons que mentionner.

Première coupe. Cette coupe horizontale est pratiquée au niveau de *l'entrecroisement des pyramides*.

Deuxième coupe horizontale. Elle est faite au niveau de la partie moyenne des olives.

Troisième coupe horizontale. On la pratique au-dessous de la protubérance annulaire.

A la première coupe on aperçoit les pyramides dont les faisceaux entrecroisés ont une forme triangulaire à leur surface. Le sommet du prisme regarde en arrière, la base en avant. Dénominations d'ailleurs toutes relatives à la manière d'envisager la coupe. Le sommet est tronqué. Sur les côtés, la substance grise, au lieu d'être circonscrite, pénètre dans la substance blanche. Celle-ci est consécutivement altérée dans sa couleur. D'autre part, la substance grise, devenue plus dense, a pris un aspect jaunâtre. Les pyramides antérieures seules ont conservé la couleur blanche médullaire, qui les distingue des parties voisines.

La coupe faite au niveau des olives, montre les faisceaux triangulaires. Puis les olives, dont l'aspect est festonné. Ces corps s'avancent jusque vers la ligne médiane, dans une direction oblique d'avant en arrière et de dehors en dedans. On y reconnaît déjà un contenant et un contenu. Le premier est formé d'une lamelle jaunâtre incomplète, ayant l'apparence d'une écorce. La surface interne de cette lame est tapissée par une substance blanche. On voit aisément l'ouverture par laquelle celle-ci pénètre dans la membrane plissée ou festonnée, de couleur jaunâtre, qui a valu aux olives le nom de *corps festonné*.

Derrière cette membrane, on voit la substance à couleur gris-jaunâtre, qui constitue le faisceau intermédiaire des auteurs.

Plus en dehors et en arrière, l'on voit une substance blanche. à surface arrondie, due à la section des corps restiformes.

La troisième coupe, faite au-dessous de la protubérance offre une surface triangulaire ; on y remarque les faisceaux pyramidaux, dont la surface blanche est ici arrondie et circulaire.

Aux deux angles qui répondent à la base, on voit un gros faisceau blanc qui donnera naissance, des deux côtés, au nerf trijumeau ; les corps restiformes se montrent également avec l'aspect blanchâtre qui leur est propre. Enfin, au centre existe une substance grise que M. Cruveilhier, comme nous verrons, rattache au faisceau innominé du bulbe. Cette substance est revêtue à sa surface par les cordons blancs de la moelle.

On peut pratiquer une *coupe verticale* d'avant en arrière, de manière à tomber sur la ligne médiane. Cette coupe, au lieu de la faire avec le scalpel, on peut la faire naître par l'écartement des deux moitiés du bulbe. On reconnaît alors aisément que l'on a séparé, par ce procédé, un faisceau central de fibres antéro-postérieures. Ces deux faisceaux, l'un accolé à la moitié droite, l'autre à la moitié gauche, sont de volume très variable, et dans leur direction horizontale, ils mesurent le diamètre antéro-postérieur correspondant. Ces fibres se terminent souvent assez brusquement au niveau des sillons médians, antérieur et postérieur. M. Cruveilhier a vu ces fibres se prolonger au-devant de l'espace interpyramidal et recouvrir en fibres arciformes les pyramides et les olives. Ces fibres sont intérieurement toujours limitées par l'étage supérieur de l'entrecroisement pyramidal. Il n'est pas rare de ne le point voir du tout à l'extérieur.

De l'entrecroisement des pyramides.

Arétée, le premier, mentionne l'entrecroisement des pyramides en ces termes : Nervi ab initio enati, protinus ad oppositos transeunt, se invicem permutantes in figuram litteræ X. Cassius parle à la même époque de cette disposition.

Mistichelli, dans un traité de l'apoplexie, signale, en 1709, l'entrecroisement. L'année suivante, François Pourfour du Petit en fait cette description :

Chaque corps pyramidal se divise, à sa partie inférieure, en deux grosses manipules de fibres, le plus souvent en trois, quelquefois en quatre. Celles du côté droit passent du côté gauche, et celles du côté gauche passent au côté droit, en s'engageant les unes entre les autres.

Vient ensuite Gall, qui s'exprime ainsi en parlant de Santorini : Cet auteur, dit-il, a également décrit et désigné le lieu de cet entrecroisement, mais il croit que pour le mieuxvoir, il faut une longue macération, et il indique encore des entrecroisemens en d'autres lieux où il n'en existe pas.

Malgré ces fidèles tableaux, continue-t-il, dont l'exactitude a été confirmée par Sœmmering, Portal, la plupart des auteurs nient encore cet entrecroisement (1809).

Voici ce que dit M. Cruveilhier, au sujet de Rolando : De tous les antagonistes de l'entrecroisement, Rolando me paraît être celui qui l'a combattu avec le plus de force. Il a examiné le fait avec la plus grande attention, il a soumis le bulbe à des coupes horizontales : il n'a jamais vu autre chose qu'une naissance alterne des faisceaux qui constituent les pyramides antérieures ; jamais il n'a vu les faisceaux de droite passer à gauche et réciproquement. Que si on lui objecte l'impossibilité d'expliquer sans entrecroisement l'effet croisé des affec-

tions cérébrales, il répond que cet effet s'explique par l'union intime entre les deux couches optiques, les tubercules quadrijumeaux, les deux moitiés de la protubérance annulaire et les deux moitiés du bulbe rachidien. L'erreur de Rolando vient évidemment de l'importance exclusive qu'il a donnée aux coupes, comme moyen de détermination de la texture du bulbe.

Voici comment s'exprime Vicq-d'Azyr à la 22e planche de son livre : Lorsqu'on écarte le sillon entre les corps pyramidaux, on aperçoit de petits cordons blanchâtres et médullaires, qui se portent d'un côté à l'autre, comme autant de petites commissures dont la direction varie. A la planche 23, le même endroit est désigné par des fibres transversales. Enfin ailleurs, en parlant des éminences pyramidales, il dit : Elles sont séparées de la protubérance annulaire par un petit enfoncement, et entre ces corps se trouve une fente ou division longitudinale, au fond de laquelle on voit, lorsqu'on en a écarté les bords, plusieurs cordons blancs qui se dirigent d'un côté à l'autre, en manière de commissures, les uns transversalement, les autres obliquement.

Ces trois passages, ajoute Gall, prouvent que Vicq-d'Azyr n'a pas connu le véritable entrecroisement des éminences pyramidales. Tout ce qu'il en dit, et qui pourrait sembler avoir quelque trait à l'entrecroisement des corps pyramidaux, se rapporte uniquement à la couche transversale qu'on voit réellement tout le long et au fond de la moelle allongée et de la moelle épinière, en en écartant bien les deux moitiés.

Dumas, Boyer, et avant eux Haller, Morgagni, soutenaient que la paralysie du côté opposé n'est point expliquée par l'anatomie, parce que l'entrecroisement des filets de la *moelle allongée* ne peut être démontré en aucune manière, et qu'il n'est rien moins que prouvé par l'anatomie.

Sabatier en doutait ; en citant l'opinion de *du Petit*, il ajoute : Mais le prétendu entrecroisement des fibres de la moelle n'est rien moins que certain, et ne peut être aperçu d'une manière distincte sur le plus grand nombre des sujets.

Chaussier, en parlant du même anatomiste, parle en ces termes : Lorsqu'après avoir enlevé la *méningine*, on écarte peu à peu les éminences médianes, qui se trouvent à la face antérieure du bulbe rachidien, on voit, disent les anatomistes, dans le fond du sillon et à quelque distance de ces bords, des faisceaux de fibres blanches qui se croisent et passent d'un côté à l'autre. On démontrera, ajoutent-ils, d'une manière plus frappante encore, cet entrecroisement des fibres à l'extrémité de la fossette angulaire, qui termine le quatrième ventricule, en écartant avec la pointe d'un stylet les éminences qui se trouvent à la face postérieure du bulbe rachidien ; et cette disposition, suivant eux, est si frappante qu'il faut de l'opiniâtreté ou de l'aveuglement pour ne pas la reconnaître. Certainement, quand la préparation se fait comme on vient de l'indiquer, on voit bien, ainsi que Santorini l'a fait dessiner dans une de ses planches, et on peut faire voir, *à ceux qui se contentent de l'apparence*, des espèces de cordons mous, blanchâtres, qui se dirigent dans le fond des sillons longitudinaux, et semblent se porter transversalement d'un côté à l'autre ; mais en examinant les objets de plus près, en suivant attentivement les progrès de la préparation, les changemens que produit l'écartement, le tiraillement des parties, il nous a paru que ces prétendus faisceaux de fibres transversales ou obliques, sont uniquement le résultat de la traction qui l'on exerce sur le tissu de la partie, qui, avant de se déchirer, s'allonge et prend l'apparence fibreuse.

Ayant démontré la réalité de cet entrecroisement, en indiquant en même temps la préparation nécessaire à tous les anatomistes qui ont désiré s'en convaincre, nous nous flattons, disent Gall et Spurzheim, d'avoir mis fin à la discussion pour toujours.

Après s'être entrecroisés, ces cordons se rendent en partie à la surface inférieure, et montent, en s'élargissant, vers la protubérance annulaire, sous le nom d'éminences pyramidales. Quelquefois on voit des filamens qui s'en détachent et se contournent autour des corps olivaires. Il s'y rend, en outre, d'autres faisceaux de la partie supérieure ou postérieure de la moelle allongée, et des corps olivaires, dont on peut démontrer la continuation immédiate.

Nous verrons bientôt ce qu'il y a de vrai dans cette dernière opinion de Gall. Déjà nous avons vu que les fibres blanches olivaires ne venaient nullement des pyramides.

Telles étaient les opinions au commencement du siècle, lorsque la puissante impulsion donnée à l'École de Paris produisit successivement des travaux qui reculèrent de beaucoup les limites que les anciens avaient posées à la question.

L'étude de l'entrecroisement et de son origine doit être faite sur une moelle fraîche, dépouillée de son névrilème; après l'avoir fait macérer dans l'alcool affaibli, on divise la moelle avec le scalpel, en deux moitiés correspondant à la commissure. On achève la division jusqu'au collet du bulbe à l'aide de tractions. Lorsque l'on rencontre une résistance plus forte, on s'arrête, car on est arrivé à l'entrecroisement.

Quand le bulbe a été durci, il est possible de disséquer l'entrecroisement fibre par fibre; voici du reste l'aspect qu'il nous offre :

La moelle, divisée en deux moitiés, dont chacune comprend trois faisceaux, le moyen, l'antérieur et le postérieur, séparés par les sillons collatéraux antérieur et postérieur, change tout à fait dans ses rapports au niveau du bulbe.

Le cordon moyen se divise en trois ou quatre faisceaux, et les faisceaux appartenant à la moitié gauche, s'inclinent de bas en haut, obliquement, vers la ligne médiane; là ils rencontrent les faisceaux semblablement disposés et dirigés de la moitié droite qui s'engagent au-devant ou en dedans de chacun d'eux. Les choses ont absolument l'aspect qu'offre deux mains entrecroisées par les doigts. C'est un entrecroisement en X. Mais ces X, au nombre de trois ou quatre, se superposent d'abord d'avant en arrière. De plus ils sont étagés, ce qui provient de ce que la division fasciculée suit une ligne oblique de bas en haut et d'avant en arrière, de manière à ce que les divisions, dans cette direction, naissent sur un plan de plus en plus élevé.

Par suite de la disposition indiquée, le sillon médian se trouve dévié légèrement de la ligne médiane. En même temps on voit se détacher du faisceau antérieur un faisceau secondaire, qui remonte du côté qui lui a donné naissance, en se déviant un peu vers la ligne médiane.

Les faisceaux entrecroisés droits se réunissent à gauche pour former les deux tiers internes de la pyramide gauche. Le faisceau parti de la face interne du faisceau antérieur gauche s'y unit pour en former le tiers externe.

Les faisceaux entrecroisés gauches se réunissent à droite pour constituer les deux tiers internes de la pyramide droite. Le faisceau originaire de la face interne du faisceau antérieur droit s'y accole de la même manière en dehors : d'où résultent des deux côtés les faisceaux pyramidaux.

Comme on en peut juger, chaque pyramide est donc formée

d'un *faisceau entrecroisé* moyen et d'un *faisceau direct* antérieur.

Une partie des pyramides échappe donc à l'entrecroisement.

Il est bon aussi de diviser le bulbe de haut en bas, comme nous le divisions de bas en haut, de couper la pyramide à son origine d'un côté, afin de bien saisir les rapports.

L'entrecroisement a de 8 à 9 millimètres d'étendue. Ce tissu natté naît à environ 2 centimètres au-dessous du bord inférieur de la protubérance.

Cet entrecroisement, d'après certains auteurs cités, n'était qu'une apparence. Tantôt elle résultait de la traction exercée sur des fibres parallèles. Tantôt on expliquait l'entrecroisement en faisant naître les pyramides de faisceaux alternes, de chaque côté de la ligne médiane.

Si, d'une part, ces hypothèses n'ont plus de raison d'être, d'autre part, il existe encore, chez certains anatomistes, des doutes sur la vraie portée de l'entrecroisement.

MM. Longet, Hirschfeld, Sappey admettent l'entrecroisement dans les termes où nous l'avons donné.

Le premier auteur ajoute : En examinant par derrière, et après avoir éloigné les corps restiformes, on voit encore les cordons secondaires qui résultent de la subdivision inférieure des pyramides, s'entrecroiser de la manière la plus évidente sur la ligne médiane, et se natter d'arrière en avant, dans toute l'épaisseur des colonnes antéro-latérales de la moelle, et de haut en bas, dans une longueur d'un centimètre environ. Mais si les pyramides font suite principalement aux colonnes latérales de la moelle, il importe de savoir que l'on trouve *constamment* vers la partie supérieure de cet organe, deux petits faisceaux internes qui dépendent de ses colonnes antérieures et qui bordent le sillon médian. Chacun de ces faisceaux remonte sans s'entrecroiser avec son congénère, le long du bord externe de la pyramide qui lui correspond et se confond avec elle.

Ces deux faisceaux sont sans doute ceux que Burdach a désignés sous le nom de *funiculi siliquæ interni*.

M. Foville, qui a mis l'un des premiers cet entrecroisement en évidence, envisage, avec *Valentin*, *Arnold*, sa structure et sa composition comme les auteurs les plus récens.

M. *Cruveilhier* accepte le mode de structure de l'entrecroisement, mais tandis que *Meckel* y voyait exclusivement les faisceaux antérieurs, M. Cruveilhier l'attribue aux faisceaux latéraux, et *exceptionnellement* à quelques faisceaux antérieurs. Les cordons antérieurs, dit-il, ne seraient pas tout à fait étrangers à la formation des pyramides, suivant plusieurs anatomistes modernes, d'après lesquels les fibres les plus internes de ces cordons écartés s'ajoutent au côté externe des pyramides, qu'ils complètent en quelque sorte sans présenter d'entrecroisement. Suivant ces anatomistes, une partie des pyramides échapperait donc à l'entrecroisement (*Decussatio partiaria*, Arnold), qui ne serait donc que partiel.

Puis M. Cruveilhier appuie son opinion sur ce que, chez le fœtus, la couleur des pyramides antérieures est (à 7 ou 9 mois) de couleur gris-rose, tandis que les cordons antérieurs ont déjà toute leur blancheur.

La pyramide antérieure est donc, pour lui, exclusivement constituée par ceux des faisceaux latéraux de la moelle qui avoisinent les faisceaux postérieurs; les faisceaux antérieurs lui sont complétement étrangers, et la décussation des pyramides est complète.

Sur quelques sujets enfin, il a cru rencontrer des fibres antérieures s'unissant aux faisceaux latéraux, pour former la partie externe de la pyramide, mais ces fibres lui semblaient se jeter dans les faisceaux sous-olivaires, au-dessus des olives, et ne traversaient pas la protubérance avec les pyramides.

Ainsi pour nous, une partie des faisceaux antérieurs et une autre des faisceaux latéraux constituent les pyramides.

Olives et fibres antéro-postérieures.

Quand on enlève les pyramides, on voit les olives gagnant jusqu'à la ligne médiane. Elles offrent une concavité antérieure pour loger les pyramides. Chez les individus à cerveau peu développé, les pyramides atrophiées laissent voir les olives s'adossant au milieu du bulbe.

Les olives constituent un noyau ellipsoïde formé de deux membranes ; l'externe est médullaire, l'interne est jaunâtre comme le corps rhomboïdal du cervelet.

Tandis que la première lamelle, qui dépend du faisceau latéral est lisse, la seconde est plissée en dentelures comme le corps rhomboïdal. Ces dentelures ou ondulations sont décrites par Prochaska et Vicq-d'Azyr.

Les olives sont ouvertes en dedans et en arrière. On peut étaler l'enveloppe par le jet d'eau. On reconnaît alors la forme de celle-ci analogue à une bourse, dont le col ouvert et rétréci regarde en arrière. Cette bourse, suivant Rolando, laisse pénétrer dans sa capacité les substances blanche et grise du faisceau latéral, comme les pédoncules cérébelleux pénètrent dans le corps dentelé de cet organe.

Entre les olives existe une substance blanche médullaire souvent très dense. C'est la *couche fibreuse verticale* de Tréviranus. On les distingue bien en séparant la moelle et le bulbe en ses deux moitiés.

C'est un plan de fibres antéro-postérieures, limitées en bas par l'entrecroisement, en haut par le pont de Varole.

Ces fibres, parvenues au niveau du bord postérieur des pyramides, se comportent de la manière suivante : les unes longent la face interne des pyramides, en continuant leur trajet d'arrière en avant ; arrivées au bord antérieur, elles le contournent dans une direction plus ou moins horizontale, recouvrent toute la face antérieure et latérale du bulbe, sous le nom de *fibres arciformes*. La plus grande partie des fibres, au contraire, arrivées au sillon qui sépare les olives des pyramides, passent entre elles, horizontalement, se dirigent ensuite d'avant en arrière pour recouvrir les olives.

Ces deux groupes constituent donc quatre faisceaux, qui s'étalent dans une étendue plus ou moins grande.

Du nombre de ces fibres dépendent toutes les variétés qu'offrent les fibres arciformes d'une part, les fibres blanches des olives de l'autre.

Quand nous avons décrit la surface externe du bulbe, nous avons vu un espace latéral, qui se trouve compris entre les pyramides et les corps restiformes, occupé supérieurement par les olives et la surface du faisceau sous-olivaire. Il eût été peut-être plus simple de l'appeler *espace innominé*. Nous avons cherché, pour la clarté de la description, à le rattacher aux corps restiformes. Mais on éprouve toujours de l'embarras à classer une surface, qui n'est pas bien limitée dans toute son étendue. On peut s'expliquer par là les dissidences entre les auteurs, pour la question de structure. En ce point les faisceaux antérieurs, latéraux et postérieurs, entrent dans une com-

T. III.

binaison nouvelle. D'une part, nous avons vu les faisceaux moyens pénétrer entre les faisceaux antérieurs écartés, et constituer les pyramides entrecroisées, qui s'adjoignent un faisceau *interne* antérieur et direct, pour former leur tiers *externe*.

En arrière, d'autre part, les faisceaux du bulbe s'écartent pour concourir en partie à la formation du quatrième ventricule.

Pour la plupart des anatomistes, les faisceaux postérieurs constituent à eux seuls les corps restiformes. Pour M. Cruveilhier, les corps restiformes sont formés par une partie des faisceaux antéro-latéraux qui s'unissent, à cet effet, aux faisceaux postérieurs.

M. Cruveilhier propose de nommer *faisceau cérébral du bulbe* la pyramide antérieure. Elle se rend au cerveau comme nous verrons. Le corps restiforme recevrait le nom de *faisceau cérébelleux du bulbe* ; il est destiné au cervelet. Le *faisceau sous-olivaire* est profond ; il est constitué par la partie des faisceaux antéro-latéraux, qui ne se rendent ni à la pyramide antérieure, ni aux corps restiformes.

Pour les autres anatomistes, comme on sait, cette dernière combinaison n'aurait jamais lieu.

Voici comment M. Cruveilhier s'exprime au sujet de ce faisceau moyen innominé, qui a une composition toute spéciale d'après lui.

Faisceaux intermédiaires du bulbe.

« Quand on a enlevé successivement les pyramides et les corps restiformes sur un bulbe durci, on voit qu'il est loin d'être épuisé, et que chacune des moitiés de ce bulbe est essentiellement constituée par un noyau dense, résultant d'un mélange de substance blanche et grise. Les pyramides et les corps restiformes ne seraient que le revêtement de ce noyau. C'est là le *faisceau innominé* ou *de renforcement* du bulbe. Il naît au niveau de l'entrecroisement des pyramides, par une extrémité étroite, va grossissant de bas en haut, pour passer au-dessus de la protubérance, et se continue avec la couche optique du côté opposé, après s'être entrecroisé avec son semblable, au niveau des pédoncules cérébraux. La face interne, plane, répond à celle du côté opposé sur la ligne médiane du bulbe, où elles sont séparées par les fibres antéro-postérieures. La face postérieure constitue la paroi antérieure du quatrième ventricule. Le corps restiforme l'embrasse en dehors comme dans une espèce de gouttière.

« Le faisceau de renforcement, ajoute M. Cruveilhier, a été très incomplétement décrit sous le nom de faisceau moyen ou faisceau latéral, et considéré comme exclusivement formé par toute la portion des cordons antéro-latéraux qui n'a pas concouru à la formation des pyramides ; mais il est *de la dernière évidence* que la plus grande partie de ces faisceaux constituent les corps restiformes, qu'une petite portion seulement (les fibres les plus profondes qui constituent le troisième faisceau blanc du bulbe) va se jeter dans le faisceau de renforcement du bulbe. Ce tissu est propre à ce faisceau ; il se continue d'ailleurs au-delà avec son aspect gris-jaunâtre.

« Ainsi le faisceau innominé est constitué 1° essentiellement *par un tissu propre* ; 2° *par des fibres blanches émanées des couches les plus profondes des cordons latéraux de la moelle.* Ces fibres blanches sont les faisceaux moyens ou latéraux des

34

auteurs, dit M. Cruveilhier. Nous les nommons faisceaux sous-olivaires. »

Cette manière de voir n'est pas acceptée par tous les anatomistes. M. Sappey avance que le faisceau intermédiaire, latéral, moyen du bulbe, faisceau olivaire de Tiedemann, sous-olivaire de M. Cruveilhier, respiratoire de Ch. Bell, est composé de substances blanche et grise mélangées d'une manière intime, et donnant naissance à une couleur gris-jaunâtre.

Il est constitué par toute la portion du cordon antéro-latéral de la moelle qui ne participe pas à la composition des pyramides.

Les résultats de mes dissections, dit M. L. Hirschfeld, contredisent formellement l'opinion de M. Cruveilhier.

M. Longet n'est pas moins explicite que M. Sappey, dans l'expression de sa manière d'envisager les faisceaux moyens. Il est bon d'observer toutefois que cet auteur donne du faisceau latéral, la même description que M. Cruveilhier fait du faisceau propre de renforcement.

Nous verrons plus loin ce qu'il advient de ces faisceaux, si l'on en retrouve la trace, et comment les opinions peuvent être conciliées sur ce point.

Corps restiformes.

Les corps restiformes sont le résultat de la prolongation des faisceaux postérieurs. Les pyramides postérieures, qui en sont une dépendance, forment le faisceau le plus interne de ceux-ci, Il est essentiel d'être fixé sur leurs limites à cause des entre-croisemens.

Les corps restiformes sont situés en arrière des cordons latéraux du bulbe. Blancs comme les pyramides antérieures, ils paraissent gris à la surface de contact avec les faisceaux intermédiaires qui les revêtent d'une petite couche grise.

Burdach leur a donné le nom de *funiculi cuneati*, et celui de *funiculi graciles* aux pyramides. Arrivés à l'angle inférieur du quatrième ventricule, ils divergent pour intercepter la moitié inférieure de cette cavité. Mais au point de cette divergence, chaque corps se bifurque. Le faisceau interne longe la ligne médiane. Vers le milieu du sillon médian, il s'accole au pédoncule cérébelleux supérieur. Le faisceau externe, le plus volumineux des deux, se rend au cervelet, c'est le pédoncule cérébelleux inférieur.

La plupart des anatomistes rapportent aux faisceaux intermédiaires, les saillies qui bordent la ligne médiane à la face inférieure du quatrième ventricule. Du reste les anatomistes qui, à l'exemple de M. Cruveilhier, envisagent le corps restiforme comme complexe, devront toujours rapporter ces proéminences au faisceau le plus interne de ceux-ci.

Structure de la protubérance, des pédoncules cérébraux et cérébelleux.

Protubérance. Quand on pratique une coupe horizontale et superficielle sur la face inférieure de la protubérance, on voit que celle-ci est constituée par un plan de fibres blanches transversales, disséminées au milieu d'une masse jaunâtre. Sur la ligne médiane, les fibres transversales étant moins marquées, il en résulte une raphé.

Le plan le plus antérieur déjà nous montre l'existence des deux substances, dont l'une, la blanche, revêt la face inférieure, la seconde, la grise, la face supérieure de la protubérance. Les fibres associées entre elles donnent un aspect strié à la surface que nous examinons.

Elles paraissent être l'épanouissement des pédoncules moyens du cervelet. Chaussier croyait, à tort, que les fibres venant d'un côté, s'entrecroisaient avec celles du côté opposé. Il n'y a pas, comme le pensait Vicq-d'Azyr, un raphé au milieu. Ce n'est qu'une simple apparence.

Pour étudier plus loin, on peut se contenter de faire une coupe de la protubérance, d'une part, au niveau de la surface horizontale des pyramides ; d'autre part, au niveau des pédoncules cérébraux ; ou enfin une coupe horizontale, comprenant toute la partie de la protubérance, située au-dessus des pédoncules cérébraux et des pyramides.

Cette dernière coupe, qui doit être complète, montre : 1° la continuité entre les fibres transverses de la protubérance et le pédoncule cérébelleux moyen ;

2° En arrière, la *continuité* des pyramides avec des fibres blanches *antéro-postérieures* de la protubérance, entre ces fibres antéro-postérieures et les pédoncules cérébraux. En pratiquant plusieurs coupes successives dans ce sens, on voit que les premières fibres, les transverses, alternent avec les secondes, les antéro-postérieures. Elles se croisent perpendiculairement, comme en natte. Ces couches, horizontalement superposées, forment donc plusieurs plans distincts.

Les plans transverses sont grisâtres, les antéro-postérieurs blancs. A travers les faisceaux de fibres blanches se voit la substance grise.

Après trois ou quatre plans alternes, se trouve un noyau volumineux de substance grise.

Puis ce noyau étant détruit, on rencontre un noyau volumineux de substance blanche, à direction antéro-postérieure.

C'est le faisceau innominé, ou de renforcement. Ce faisceau se continue en arrière avec le faisceau latéral du bulbe, saillant dans le quatrième ventricule. Les auteurs qui admettent que le faisceau antérieur envoie un faisceau externe aux pyramides, faisceau direct des pyramides, *étranger à l'entrecroisement*, commettent évidemment une erreur en disant que le faisceau intermédiaire est composé de toute la portion antéro-latérale du bulbe étranger à l'entre-croisement. Ils oublient le faisceau direct. Ce faisceau innominé, aurait, comme nous l'avons vu, une autre composition d'après M. Cruveilhier.

Il comprend, suivant cet auteur, le petit faisceau sous-olivaire qui, lui-même, est doublé, c'est-à-dire renforcé par un tissu propre jaunâtre. M. Cruveilhier place ce faisceau dans l'étage moyen de l'isthme. Il est alors indépendant de la protubérance à laquelle il est superposé, par l'intermédiaire du noyau gris, décrit plus haut. Cette manière d'envisager ce faisceau n'est point partagée par M. Foville, M. Sappey, M. Hirschfeld, ni par M. Longet. D'abord, le faisceau de tissu propre n'est, pour ces auteurs, que cette partie du faisceau antéro-latéral, que M. Cruveilhier range avec les corps restiformes.

Les faisceaux innominés constituent la face supérieure de la protubérance. M. Foville rattache d'ailleurs les corps restiformes à la protubérance. Il y a, par conséquent, pour ce dernier anatomiste, *six* faisceaux traversant la protubérance.

M. Cruveilhier en reconnaît *deux*, avec l'origine de la cinquième paire. Nous en admettons *quatre*.

Quels sont les rapports de ce faisceau innominé ? Supérieurement ce faisceau se continue avec les pédoncules du cerveau, dont il constitue le plan moyen. En dedans il répond au faisceau du côté opposé; en dehors il donne naissance au faisceau triangulaire.

Ce faisceau innominé, entrevu par Rolando et Herbert Mayo, est très bien figuré par M. Hirschfeld. Il traverse, dit-il, d'arrière en avant, la protubérance pour se continuer : 1° avec la couche profonde des fibres du pédoncule cérébral; 2° avec la lamelle perforée médiane; 3° avec le pédoncule cérébelleux moyen, par une petite portion qui se détourne pour se rendre dans cet organe. De chaque côté de la ligne médiane, la face postérieure des cordons moyens, donne deux autres prolongemens. L'un, le faisceau triangulaire latéral, forme, avec celui du côté opposé, une sorte de commissure, au-dessous des tubercules quadrijumeaux; l'autre qui constitue une des moitiés de la valvule de Vieussens, s'entre-croise avec celui du côté opposé, à la manière du chiasma des nerfs optiques pour compléter cette valvule, laquelle occupe l'intervalle qui sépare les bords internes des pédoncules cérébelleux supérieurs, et se prolonge dans l'épaisseur du lobe médian du cervelet. On voit donc que le faisceau intermédiaire fournit cinq prolongemens. Il est placé entre le corps restiforme et la pyramide, dont il est séparé par une couche de fibres transverses et la substance grise.

Au-dessus de ce faisceau longitudinal, il existe un faisceau de fibres transverses, profondes.

Pédoncules cérébraux. Les pédoncules du cerveau résultent de la superposition de trois plans de fibres qui se distinguent par leur position en inférieur, moyen et supérieur.

Le plan inférieur se compose des fibres longitudinales de la couche correspondant à la protubérance : il continue par conséquent les pyramides antérieures.

Le plan moyen fait suite au faisceau intermédiaire du bulbe.

Le plan supérieur est formé par les pédoncules cérébelleux supérieurs et la partie du ruban de Reil qui se prolonge jusqu'au cerveau.

Ainsi, l'étage inférieur résulte de la continuation des pyramides. Cette continuité des pyramides avec les pédoncules du cerveau, Varole, Vieussens, Vicq-d'Azyr l'avaient montrée. Gall a mis ce rapport en évidence mieux que tous ses prédécesseurs.

L'étage inférieur est séparé du moyen par une couche de substance noire, placée immédiatement au-devant de la protubérance. C'est le *locus niger* de Sœmmering; Vicq-d'Azyr aussi l'a décrit sous le nom de *locus niger crurum cerebri*.

Par son extrémité interne, il apparaît au niveau de l'origine de la troisième paire, sur les côtés de l'espace intermédiaire.

L'étage supérieur, nous l'examinerons bientôt.

Disons, avant d'aller plus loin, que M. Cruveilhier rejette cette manière d'envisager les pédoncules. Ils appartiennent, suivant lui, à l'étage inférieur de l'isthme, et ne sont pas composés de trois plans continus avec ceux de la protubérance. Outre que cet auteur rejette l'opinion que certaines fibres pyramidales se perdent dans la protubérance, il admet que les pédoncules cérébraux ne sont autre chose que les pyramides elles-mêmes, étalées, sans addition aucune de faisceaux nouveaux. Les faisceaux innominés seraient donc simplement superposés aux pédoncules cérébraux.

Valvule de Vieussens, rubans de Reil, etc.

Le faisceau latéral envoie cinq prolongemens.

Les deux qui forment, d'après certains auteurs, les faisceaux triangulaires, et la valvule de Vieussens ont été diversement envisagés. M. Cruveilhier pense que les faisceaux triangulaires, émanés du faisceau innominé, se rendent sous les tubercules quadrijumeaux. Comme lui, M. Hirschfeld pense que par leur réunion ils constituent une commissure transversale.

Voici comment M. Hirschfeld établit les rapports entre le pédoncule cérébelleux supérieur, la valvule de Vieussens et les rubans de Reil.

« La valvule de Vieussens est généralement regardée comme la continuation des bords internes des pédoncules cérébelleux supérieurs. Mes dissections m'ont démontré que son origine et son trajet sont ceux du faisceau triangulaire avec lequel elle se confond supérieurement. En effet, il est facile de voir que chacune des moitiés de la valvule prend naissance au niveau du bord externe du pédoncule supérieur correspondant du cervelet; où elle se continue avec le faisceau intermédiaire du bulbe ou faisceau innominé. Là, elle se recourbe de dehors en dedans, recouvre la face supérieure du pédoncule cérébelleux supérieur. Arrivée au niveau du bord interne du pédoncule correspondant, elle se réunit et s'entre-croise avec celle du côté opposé. Cette valvule n'est donc que le résultat d'un entre-croisement des fibres les plus externes des faisceaux innominés du bulbe ou faisceaux intermédiaires. »

M. Sappey pense que cette origine n'appartient qu'aux fibres antérieures; d'autres fibres à direction longitudinale et parallèle, étendues du cervelet aux tubercules quadrijumeaux, croiseraient les précédentes à angle aigu.

Contrairement à l'opinion de M. Cruveilhier, M. Foville dit que le cordon du ruban de Reil, qui se dirige vers les corps genouillés, est tout à fait distinct de celui-ci par son origine et sa direction.

Pédoncules cérébelleux. Les pédoncules moyens reçoivent quelques fibres du faisceau moyen, puis ils se perdent dans le noyau cérébelleux. Les corps restiformes se rendent, pour la majeure partie, dans ce noyau. Une petite partie, qui appartient au quatrième ventricule, se continue avec le pédoncule cérébelleux supérieur, pour se rendre sous les tubercules, et de là, d'après quelques auteurs, aux pédoncules cérébraux.

Les pédoncules cérébelleux supérieurs naissent du noyau central, mais de telle sorte qu'on peut les considérer comme la continuation des corps restiformes. Arrivés sous les tubercules quadrijumeaux, ils vont constituer, avec la portion interne du corps restiforme correspondant, l'étage supérieur du pédoncule cérébral, ou l'étage supérieur de l'isthme avec les *tubercules quadrijumeaux.*

Ceux-ci, formés d'une substance grise centrale, sont recouverts par une couche de substance blanche. La substance grise est traversée par quelques fibres longitudinales qui semblent se continuer avec les pédoncules cérébelleux supérieurs, et avec des fibres transverses qui émergent des rubans de Reil.

Les tubercules, d'après la plupart des auteurs, semblent une dépendance des couches optiques, dont ils se rapprochent par la couleur.

Nous voyons ainsi que les corps restiformes sont, à certains égards, continués par les pédoncules cérébelleux supérieurs. Pour ces pédoncules il ne répugne point d'admettre un entre-croisement.

La valvule de Vieussens et les rubans semblent, d'autre part, s'entre-croiser à leur tour.

Pour quelques faisceaux antéro-latéraux l'entre croisement (des pyramides) est incontestable, sauf le petit faisceau latéral interne de la moelle qui paraît direct.

Ainsi, il reste à examiner si les faisceaux innominés eux-mêmes s'entre-croisent, où et dans quelle étendue. La solution de cette question trouve un élément indirect, dans ce fait que des *dépendances de ces faisceaux* s'entre-croisent très probablement sous forme de commissure.

Entre-croisement au-dessus de celui des pyramides. M. Foville, en écartant le sillon médian postérieur *du bulbe* et surtout *de la protubérance* jusqu'au-dessous des tubercules quadrijumeaux, y a reconnu un second entre-croisement. Valentin, dans son livre, admet un entre-croisement ayant lieu dans toute l'étendue de la moelle allongée, et qu'il nomme entre-croisement supérieur, par opposition à celui des pyramides antérieures, qu'il nomme entre-croisement inférieur. Pour le physiologiste de Berne, le dernier est moins important que le premier.

Gall ne l'admettait pas : suivant nos recherches anatomiques, dit-il, les faisceaux sont les seuls qui s'entre-croisent; conséquemment les lésions des parties du cerveau, qui sont une continuation des pyramides, doivent seules communiquer leurs effets au côté opposé du corps. Les *faisceaux* des lobes postérieurs et d'une grande partie des circonvolutions médianes ne s'entre-croisent pas.

Les faisceaux innominés sont-ils juxtaposés ou entre-croisés? Les auteurs sont encore partagés aujourd'hui. MM. Foville, Valentin et Longet admettent l'entre-croisement dans toute sa hauteur. M. Cruveilhier le croit admissible au niveau des pédoncules cérébraux. M. Hirschfeld et M. Sappey, sont tentés de le nier complétement et de n'y voir qu'une apparence.

En pratiquant une section verticale, ou mieux en écartant, avec les doigts les deux moitiés d'une moelle fraîche, durcie à l'alcool, jusqu'au-dessus des pédoncules cérébraux, on aperçoit sur toute la ligne cet entre-croisement. M. Longet dit qu'il lui a paru avoir lieu entre les faisceaux postérieurs prolongés dans les pédoncules cérébelleux supérieurs, d'une part, et entre les prolongemens des cordons latéraux du bulbe.

La première partie de cet entre-croisement se ferait au niveau de tout le bord antéro-supérieur de la protubérance. La seconde dans toute la hauteur de la protubérance et du bulbe.

Voici comment s'exprime Valentin : « A l'extrémité la plus antérieure du sinus rhomboïdal, on aperçoit sur la ligne médiane, une décussation latérale régulière des faisceaux fibreux, particularité d'autant moins surprenante que, comme nous l'avons dit précédemment, cette décussation règne tout le long de la ligne moyenne du sinus rhomboïdal, quand on cherche à l'ouvrir en bas, par diduction de ses deux moitiés latérales. Lorsqu'au contraire on a enlevé les tubercules quadrijumeaux, avec une partie des deux rubans de Reil, et qu'on pénètre dans la profondeur, sur la ligne médiane on rencontre, dans les masses médullaires appartenant aux coiffes (partie supérieure du pédoncule cérébral), et située derrière elles, une autre décussation latérale analogue, mais beaucoup plus prononcée, dans laquelle les faisceaux s'entrelacent à la façon des doigts croisés des deux mains. De là il résulte, que des faisceaux du pédoncule antérieur droit du cervelet (pédoncule cérébelleux supérieur), du cordon rond droit (dépendance du cordon latéral), et en partie aussi du cordon latéral droit, passent dans le pédoncule cérébral gauche, *et vice versâ*. »

M. Cruveilhier dit : On voit 1° au niveau du bulbe et au niveau de la protubérance, une couche très épaisse de fibres antéro-postérieures qui semblent entre-croisées, nattées, lorsqu'on tient écartées les deux moitiés, incomplétement séparées du bulbe et de la protubérance ; mais à mesure qu'on examine les surfaces correspondantes des deux faisceaux innominés, complétement séparés, il est évident que ces surfaces n'ont subi aucune lacération, mais qu'il y a eu simple séparation des deux couches de fibres antéro-postérieures accolées.

Il suit de là qu'il y a seulement apparence d'entre-croisement dans toute la hauteur du faisceau innominé du bulbe, depuis le collet du bulbe jusqu'au niveau de l'extrémité postérieure de l'espace interpédonculaire ; que cette apparence d'entre-croisement est le résultat de l'accollement des deux moitiés du bulbe.

Au niveau des pédoncules cérébraux, il m'a paru, dit-il, et nous partageons cet avis, qu'il n'y a pas seulement juxtaposition avec accollement des deux faisceaux innominés, mais bien véritable entre-croisement ; le faisceau innominé, du côté droit, m'a paru s'entre-croiser par fascicules avec le faisceau innominé du côté gauche, pour aller se jeter dans la couche optique, et réciproquement.

D'ailleurs l'entre-croisement, s'il avait lieu, ne se ferait qu'aux dépens des fibres antéro-postérieures, lesquelles forment un système particulier de fibres entre les deux faisceaux innominés, et ne se continuent en aucune façon avec les fibres longitudinales de ces faisceaux innominés ; mais cet entre-croisement est sinon démontré incontestable, au moins très probable entre ces faisceaux innominés dans toute l'étendue de l'espace interpédonculaire, c'est-à-dire au niveau des tubercules quadrijumeaux.

M. Sappey, de son côté, donne une description très complète de la disposition de ces faisceaux.

Au niveau du bulbe, les pyramides et faisceaux intermédiaires d'un côté, sont séparés de ceux du côté opposé par un plan de fibres perpendiculaires à leur direction, et parallèles entre elles.

A la face postérieure de la protubérance, les faisceaux intermédiaires s'adossent et se confondent sur la ligne médiane, et toutes les fibres qui les composent marchent parallèlement à leur axe ; les plus internes de ces fibres semblent se dévier ; l'entre-croisement des faisceaux intermédiaires du bulbe se réduirait aux plus minces proportions. Entre l'entre-croisement des pyramides et la protubérance il n'y a pas d'entre-croisement.

Enfin nous terminerons par l'exposé de l'opinion de M. Hirschfeld. En écartant, dit-il, l'un de l'autre les bords ou lèvres du sillon médian du quatrième ventricule, on dissocie les fibres antéro-postérieures qui étaient simplement juxtaposées, et, pendant que les extrémités supérieures de ces fibres s'écartent, leurs extrémités inférieures se rapprochent, se pressent les unes contre les autres, de manière à s'engrener réciproquement. Quand on complète la séparation des deux moitiés, un examen attentif démontre que toutes les fibres antéro-postérieures sont parallèles entre elles ; on ne trouve nulle part aucun vestige de déchirure de ces fibres ; ce qui aurait lieu inévitablement, si leur passage s'effectuait d'un côté à l'autre.

Quand on pratique quelques coupes antéro-postérieures verticales, on peut reconnaître les dispositions relatives de ces diverses parties avec une netteté qui ne laisse rien à désirer.

M. Hirschfeld figure quatre coupes de ce genre.

La première de ces coupes verticales, est pratiquée au niveau de la séparation du pédoncule cérébelleux moyen et de la protubérance. On y voit le faisceau d'origine de la cinquième paire qui se rend vers la partie antérieure de la protubérance, et l'un des faisceaux d'origine de l'auditif, qui apparaît à la partie postérieure de la protubérance. Ce faisceau d'origine représente un cordon courbe qui a une direction supéro-inférieure et antéro-postérieure.

Une deuxième coupe antéro-postérieure, pratiquée sur la ligne médiane de l'isthme, montre très bien les fibres antéro-postérieures et transverses. Il n'est pas rare de voir ces fibres continuées en avant, à travers le sillon médian antérieur, par les fibres arciformes.

Ce sont ces fibres qui ont l'apparence d'un entre-croisement avec les fibres semblables de l'autre moitié.

Une troisième coupe verticale antéro-postérieure pratiquée un peu en dehors de la ligne médiane, montre les rapports des trois faisceaux dans l'isthme.

D'avant en arrière on voit 1° une masse striée, elliptique, formée de faisceaux gris transverses, de fibres blanches longitudinales;

2° Au-dessous de celle-ci, le faisceau innominé du bulbe, placé dans l'épaisseur, entre le corps restiforme et la pyramide. Le faisceau innominé, plus volumineux vers les pédoncules cérébraux, passe sous la pyramide et sur le pédoncule cérébelleux supérieur. L'aqueduc de Sylvius le sépare de ce dernier organe.

On voit des fibres se détacher de ce faisceau pour donner naissance au collier interpédonculaire.

La dernière coupe est faite 5 millimètres au-dessus des pyramides. Les fibres transversales ont une direction onduleuse serpentante, pour s'entre-croiser avec les fibres antéro-postérieures.

La protubérance est en avant; les pédoncules moyens du cervelet sont situés latéralement. En dedans et au-dessous se voient les deux *testes*. Entre eux l'origine de la valvule de Vieussens, sous laquelle apparaît l'aqueduc de Sylvius.

Anatomie comparée de l'isthme.

Bulbe. Chez les mammifères, le bulbe offre beaucoup d'analogie avec celui de l'espèce humaine. Les pyramides antérieures sont beaucoup plus petites. Rolando nie qu'il soit possible d'y trouver les vestiges d'un entre-croisement entre les fibres dont elles sont composées. D'autres ont vu cet entre-croisement sur tous les mammifères.

Le bulbe passe, chez les mammifères, au-devant du petit pont de Varole. L'on voit très distinctement la sixième paire naître de ces pyramides. Les tractus blancs que l'on voit sur la paroi du quatrième ventricule, et qui concourent à l'origine de l'acoustique, n'existent pas; il en est de même des tubercules cendrés de Rolando.

Voici ce que Rolando dit des corps olivaires : « Ayant soigneusement examiné l'endroit où devraient être placées ces éminences, je crois pouvoir assurer que dans le bœuf, le mouton, le cochon, la chèvre, il est impossible de rien voir qui ait ressemblance avec cette lame jaunâtre plissée, dentelée, qui se trouve dans l'homme. » Carus affirme que les corps olivaires manquent totalement chez la plupart des mammifères, ou du moins qu'ils ne présentent pas les arborisations de substance grise et blanche qu'on aperçoit dans l'homme.

Chez l'homme, les olives ont atteint leur summum de déve-

loppement. Mais néanmoins on les voit chez certains animaux, ainsi que, par exemple, chez le veau, le singe, le dauphin. Chez les *poissons*, on trouve derrière le bulbe une paire de lobes pris pour les lobes latéraux du cervelet, que Haller nomma *pons mamillaris*, et qui servent d'origine à la cinquième paire.

Très souvent le lobe droit est étroitement uni au lobe gauche. Dans la raie, l'esturgeon, ce lobe est tellement développé qu'il forme une grande partie de l'encéphale.

En arrière et sur les côtés de ces lobes se voient d'autres ganglions, qui fournissent aux nerfs branchiaux.

Chez la torpille, le volume de ce lobe est énorme; il va fournir à l'appareil électrique, et a reçu le nom de *lobe électrique*. Enfin les trigles ont une série de lobules qui se rendent aux appendices digitiformes destinés à leur progression.

Chez les *reptiles* et les *oiseaux*, les pyramides sont planes, de même que chez les poissons. Dans les poissons, les reptiles et les oiseaux, il n'y a point d'olives.

L'entre-croisement n'a lieu que chez les oiseaux et les mammifères. Aussi M. Serres dit-il que chez les poissons et les reptiles, l'action du cerveau, sur la moelle allongée et épinière, est directe.

Protubérance et pédoncules cérébelleux.

Willis s'exprime ainsi : « Hœc annularis protuberantia major « est in homine quàm in alio quovis animali.

« Protuberantiæ annularis compages longe amplior est in homine « quàm in alio quovis animali; in lepore, cuniculo, mure « et similibus perexigua est; in volucribus aut omnino deest, aut « præ tenuitate ejus vix oculis conspicua est. » — Gall a, le premier, signalé chez les mammifères le rapport qui existe entre les lobes latéraux du cervelet et le pont de Varole. Les fibres transverses de la protubérance constituent la commissure du cervelet. Or, ce rapport est tel, que les animaux dont le cervelet est dépourvu de lobes latéraux, manquent de protubérance, c'est-à-dire de fibres transverses de la protubérance, et forcément aussi de pédoncules moyens.

Les oiseaux, les reptiles et les poissons, qui n'ont pas de lobes latéraux, manquent de fibres transverses et de pédoncules cérébelleux moyens.

De tous les mammifères, c'est l'homme qui offre les lobes latéraux les plus développés. Il en résulte que, chez lui, le bourrelet de la protubérance, au-dessus du bulbe et au-dessous des pédoncules cérébraux, est de beaucoup plus développé, que chez les autres mammifères.

Chez les *carnassiers*, les *ruminans*, le dauphin, ces organes sont moins prononcés, ce qui sert de transition aux *rongeurs*. Le lapin, le lièvre, la souris, le rat, le cabiai, la marmotte, présentent les hémisphères fort petits relativement au lobe médian. Aussi le pont de Varole n'est-il qu'un ruban mince et étroit. Les pyramides passent, chez la plupart des mammifères, au-devant du ponticule. Cette couche de fibres transverses est appelée *pont inférieur* par Etrus, et *trapèze* par Tréviranus.

Le trapèze a été décrit par Willis sous le nom de *protuberantia minor* : « In plerisque brutis animalibus, juxta hanc protube- « rantiam majorem, paulo inferius, alia minor pariter circularis, « ac medullæ oblongatæ superficiem circumambiens, consistit; « cujus radix est linea alba et medullaris, sub cerebello, supra « fundum quarti ventriculi protensa. E lateribus hujus minoris « protuberantiæ, nervi auditorii exoriuntur. » Le trapèze résulte de deux moitiés naissant, de chaque côté, sur la paroi antérieure du quatrième ventricule. Ce sont des *tractus* filamenteux qui apparaissent au niveau du *tænia grisea* de Wenzel. Ils contournent le bulbe sur le corps restiforme, se dirigent d'arrière en avant, de dedans en dehors, puis de dehors en dedans, en arrière des pyramides; réunis en petite bande, celle du côté droit se joint à celle du côté gauche, sur la ligne médiane.

Tubercules quadrijumeaux.

La protubérance est en raison du cervelet, et les tubercules en raison inverse. Il est aisé de prévoir, d'après cela, dans quels rapports ils sont avec l'encéphale dans toute l'échelle animale; l'homme les offre à l'état rudimentaire. La difficulté est assez grande pour déterminer leur situation chez les animaux, et il existe dans la science bien des confusions à cet égard.

Ainsi, chez les *poissons*, on trouve au-devant du cervelet deux éminences lisses, globuleuses, ovalaires, variant selon les espèces et séparées par un sillon longitudinal..

Collins, Camper Monro, Cuvier, y voyaient les lobes cérébraux. Haller et Vicq-d'Azyr les ont pris pour des couches optiques. Scarpa les dénomme sous le nom de *tubercula majora cerebri, corpora* ou *tubercula olivaria*. Il faut arriver jusqu'à Arsaky qui, sous le nom de *tubercula optica*, désigne les analogues des tubercules quadrijumeaux. Tiedemann et Carus acceptent cette interprétation.

Tiedemann montre que les hémisphères du cerveau, étant placés en avant, ne sauraient être confondus avec eux. Quoiqu'ils donnent naissance aux nerfs optiques, il pense qu'on doit les distinguer des couches optiques, qui n'ont jamais de cavité dans leur intérieur.

Cette cavité, d'ailleurs spacieuse, se montre déjà chez les mammifères à l'état fœtal.

Les éminences naissent, au-devant du cervelet, sur le prolongement des cordons médullaires qui s'incurvent de dehors en dedans, après avoir intercepté un espace communiquant avec le quatrième ventricule. Leur volume est en raison directe de celui des yeux et des nerfs optiques.

En haut et en bas, à la face interne, on voit les tubercules des nerfs optiques de chaque côté. Leurs dimensions sont, du reste, tellement en rapport avec celui des nerfs optiques, que les pleuronectes, qui ont des organes visuels inégaux, ont les tubercules également inégaux.

Tiedemann nous apprend que le congre, l'anguille, le saluth, la lotte, ont de petits yeux, ont les tubercules peu prononcés. Petits encore dans les raies et les squales, leur volume s'accroît beaucoup dans la truite, le saumon, le brochet, le barbeau, la carpe. Formés de substance blanche et grise, celles-ci, en se renversant en dedans, donnent lieu à des cavités qui renferment, chez la plupart des poissons, des renflemens ou des plis que les auteurs envisagent comme les tubercules eux-mêmes.

Tiedemann, ainsi qu'Arsaky, ne partage pas cette manière de voir. Ce dernier a surtout montré combien ces renflemens varient sous le rapport de la forme, du nombre et du volume.

Reptiles. Chez ces animaux, les tubercules bijumeaux offrent une forme arrondie, ou mieux piriforme, blancs à l'extérieur. Le volume est moindre que celui des hémisphères cérébraux. Les nerfs optiques en naissent par deux racines comme chez les poissons. Les deux tubercules excavés communiquent entre

eux. Déjà nous avons signalé des ganglions naissant au-devant de ceux-ci; les nerfs optiques tirent à la fois l'origine de ces deux sources. La dernière paraît représenter réellement les couches optiques.

Du reste, Tiedemann a vu les fibres médullaires des cordons moyens se ramifier dans la cavité des tubercules. Ces fibres équivalaient aux rubans de Reil. Or, on sait que ces fibres aboutissent, tant chez les mammifères que chez l'homme, aux tubercules quadrijumeaux.

Pour mieux comprendre le rapport qui existe entre ces tubercules et les tubercules quadrijumeaux de l'homme, il faut les examiner chez le fœtus humain. Là également ces éminences sont distinctes. Les bords des parois se touchent sans se confondre, comme nous le verrons chez les oiseaux.

Oiseaux. Pour savoir si l'on trouve des tubercules quadrijumeaux dans cette classe d'animaux, il faut se rappeler que la forme et les rapports de position peuvent varier.

Quand donc Willis dit : « In volucribus, nates et testes omnino desunt, » il faut se rappeler cette première donnée. Gall, Carus, Tiedemann ont démontré que l'on retrouve ces organes chez les oiseaux.

En arrière et au-dessous des lobes cérébraux, il existe deux corps globuleux, grisâtres, comme implantés sur la moelle. Ce sont les lobes optiques des auteurs, ou *tubercules bijumeaux,* formés d'un noyau gris, revêtu de substance blanche médullaire; ils fournissent aux nerfs visuels deux racines. Vicq-d'Azyr, Cuvier, etc., considéraient ces corps comme les couches optiques. Gall y voyait les *nates,* Carus et Cuvier acceptèrent plus tard cette opinion, et Cuvier dit, dans son rapport : ce que les anatomistes ont nommé *couches optiques* dans les oiseaux, n'est autre chose que les *nates* eux-mêmes.

Les vraies couches optiques sont en avant, avec leur troisième ventricule, leurs pédicules à la glande pinéale, les deux commissures à la place ordinaire, en un mot, semblables en tout à celles des quadrupèdes, sauf la grandeur qui varie. Les prétendues couches optiques sont, au contraire, entre la commissure postérieure et la valvule de Vieussens; l'aqueduc de Sylvius passe entre elles : c'est avec lui que communiquent les ventricules qui leur sont propres dans cette classe. Nous avons vérifié cette remarque importante; elle ne souffre pas de réplique. Or, comme les tubercules en question donnent évidemment naissance aux nerfs optiques dans les oiseaux, ils confirment l'origine qu'on donne à ces nerfs dans les mammifères et dans l'homme, au lieu de l'infirmer.

Tiedemann pense même que les éminences en question, ce que Cuvier avec Gall n'envisage que comme les *nates,* représentent aussi les *testes.* Nous reproduisons les argumens que le savant anatomiste fait valoir.

Les prétendues couches optiques des oiseaux correspondent manifestement, quant à leur situation, aux tubercules quadrijumeaux, tels qu'on les observe dans le fœtus de l'homme; on les aperçoit tout à fait à découvert, circonstance qui se retrouve aussi dans ce dernier jusqu'au cinquième mois. Elles sont très volumineuses, arrondies et lisses, comme dans le fœtus des premiers temps de la grossesse. Elles contiennent une cavité ventriculaire (analogue en cela aux lobes olfactifs des mammifères) qui communique avec l'aqueduc de Sylvius, comme dans le fœtus. Elles sont formées par des fibres médullaires qui s'élèvent des parties latérales de la moelle, se renversent de dehors en dedans, et s'unissent ensemble par le moyen d'une lamelle médullaire fort mince ; une couche de substance grise se trouve mêlée avec les fibres médullaires. Enfin on aperçoit, immédiatement au-devant de ces éminences, deux petits renflemens situés sur les pédoncules cérébraux, unis par une commissure, et entre lesquels existe le troisième ventricule.

Ces renflemens sont donc les analogues de ceux auxquels on donne le nom de couches optiques, dans l'homme et les mammifères.

Comme nous l'avons vu dans toutes les séries, le développement de ces organes est en rapport avec les fonctions visuelles. Les oiseaux puissans, grands voiliers, au regard vaste, embrassant une grande étendue à la fois, l'aigle, le vautour, ont des nerfs optiques et des tubercules très développés. Les oiseaux de la famille des gallinacés, à vue restreinte, ont des tubercules à faibles dimensions. Autant le rapport entre le volume des nerfs optiques et des tubercules, est évident et certain, autant il y a peu de relation entre ces nerfs et les couches dites optiques.

Mammifères. En parlant des tubercules quadrijumeaux chez l'homme, nous avons déjà signalé cette divergence des auteurs sur la relation du volume des tubercules antérieurs et postérieurs. Chez le mouton, les *nates* sont larges, arrondies ; les *testes* petits, blancs à l'extérieur à l'inverse des précédens qui sont gris. Le chien présente un rapport inverse. Les postérieurs développés recouvrent en partie les antérieurs.

Cuvier, Tiedemann ont pensé que les herbivores se rapprochent du mouton ; les carnivores du chien.

Gall s'exprime ainsi : les tubercules *testes* sont assez grands dans le genre felis ; les *nates* y sont pareillement considérables, parce que les nerfs optiques y sont aussi assez développés. Chez les chiens, les antérieurs sont petits, ce qui fait que ces animaux ont le nerf visuel petit, et que les *testes* paraissent plus grands. Le cochon, le mouton, le bœuf, le cheval, ont les deux paires très développées. On voit par là que la différence de grandeur des tubercules quadrijumeaux, soit antérieurs, soit postérieurs, ne se trouve dans aucun rapport avec la manière dont se nourrissent les animaux. Gall dit qu'on peut suivre l'expansion médullaire des racines *des nerfs optiques*, et *les conduire* jusque dans l'*intérieur des nates*, où elles se *continuent* en une *lame blanche* qui occupe le milieu de ces tubercules.

Dugès expliquait les différences de volume des *nates* et des *testes* entre eux, en attribuant aux premiers la perception des sensations, aux seconds la direction des mouvemens.

Le volume des *nates*, chez les carnassiers, s'expliquerait parce que leurs fibres motrices rendent plus puissante l'action contractile du nerf optique sur le cristallin. Les variations de volume de celui-ci donneraient à l'œil la faculté de voir, suivant la volonté, à des distances variables. Les carnassiers ayant plus besoin de juger des distances, posséderaient ainsi un organe approprié à leur existence. Chez les mammifères, les cavités des éminences quadrijumelles n'existent plus qu'à l'état rudimentaire. Chez les rongeurs, on voit ces organes à nu entre le cervelet et le cerveau. Chez les quadrumanes, les ruminans, les carnassiers ils sont recouverts par les lobes cérébraux. Nous verrons ailleurs, que le bulbe olfactif n'a rien de commun avec les tubercules quadrijumeaux.

Développement de l'isthme.

Bulbe. L'étude du développement des organes est le moyen de comprendre les individus isolés, et les individus comparés. L'embryogénie explique les différences aussi bien qu'elle démontre les rapports. C'est la clé des anomalies, comme aussi la base rationnelle de l'anatomie comparée. Nous avons placé le développement de l'isthme après l'anatomie comparée, parce que nous trouvons dans cette dernière les *transitions* qui, dans le fœtus humain, marquent autant de périodes aboutissant à l'individu complet.

Nous avons vu que les oiseaux, les reptiles, les poissons n'ont point de protubérance. Le bulbe rachidien n'a donc pas de limite supérieure. Tiedemann a démontré que les fibres transversales de la protubérance n'apparaissent, chez le fœtus humain, qu'au quatrième mois. D'ailleurs les deux moitiés du bulbe sont parfaitement distinctes, et chaque moitié est formée de trois cordons : l'un qui ira, sous le nom de pyramide, au cerveau ; l'autre, le faisceau de renforcement, de qui naissent les olives, et qui se rend aux couches optiques ; et le faisceau restiforme, en partie cérébelleux et cérébral pour les uns, tout cérébral pour les autres.

Comme dans les vertébrés inférieurs, les pyramides sont aplaties, mais seulement jusqu'au quatrième mois. Primitivement, leur teinte rougeâtre les distingue des faisceaux antérieurs.

Tiedemann signale l'entre-croisement des pyramides [dès la quatrième et cinquième semaine.

Les *faisceaux olivaires*, développés dès le quatrième mois, après s'être accolés aux pyramides, se rendent, les uns aux tubercules quadrijumeaux, constituent le *faisceau triangulaire ;* d'autres, après avoir fourni au pédoncule cérébelleux moyen, forment l'étage moyen des pédoncules cérébraux.

Les *olives* manquent aux oiseaux, aux reptiles et aux poissons. Chez le fœtus humain, elles n'apparaissent qu'au sixième et septième mois. A cette époque, la pie-mère les sécréterait, suivant certains anatomistes.

Tandis que les olives étant des dépendances du faisceau olivaire, Gall y voit des ganglions de renforcement produisant ces mêmes faisceaux. Or, ces faisceaux apparaissent bien avant les olives.

Les pyramides postérieures, qui sont des dépendances des corps restiformes, et qui bordent le sillon médian postérieur, ont été vues, pour la première fois, dans un fœtus de cinq mois.

Protubérance annulaire et pédoncules.

Comme nous l'avons dit plus haut, la protubérance n'est d'abord constituée que par des fibres longitudinales, faisant suite aux lames médullaires.

Tiedemann a vu naître deux lamelles ascendantes des parties latérales de la protubérance. Elles porteront les tubercules quadrijumeaux. Après s'être réunies, à la fin du troisième mois, elles forment la voûte de l'aqueduc de Sylvius.

Vers le quatrième mois, dit Tiedemann, la continuité qui existe entre les faisceaux médullaires et les pédoncules cérébraux, est interrompue par les fibres *annulaires transverses.*

Les pédoncules cérébelleux moyens ne peuvent naturellement

apparaître qu'après; tandis que nous avons vu les pédoncules inférieurs apparaître très tôt.

Dès la fin du troisième mois, Tiedemann signale l'apparition des pédoncules cérébelleux supérieurs. C'est une mince lamelle se rendant sous les tubercules en voie de formation. Les fibres longitudinales de ces pédoncules sont très manifestes au septième mois. Vers le cinquième mois, le sillon médian est très évident; alors aussi les fibres grises naissent à la face antérieure de la protubérance, entre les fibres blanches.

Du reste, à un point de vue plus général, on peut dire que le développement de la protubérance et des pédoncules cérébelleux, est en raison directe du développement du parencéphale. De même que le développement des pédoncules cérébraux et des faisceaux innominés est en rapport avec celui du cerveau.

Tubercules quadrijumeaux.

Déjà nous avons vu une lamelle mince, rudiment du ruban de Reil, qui, en se soudant à celle du côté opposé, formera une voûte. Ces lamelles sont recouvertes, au sixième mois, par les hémisphères cérébraux. N'offrant d'abord qu'un sillon longitudinal, ces tubercules sont au nombre de deux dans le fœtus à six mois, comme dans les oiseaux, les reptiles et les poissons. Vers le septième mois, lorsque la substance grise apparaît, le sillon transverse sépare les *nates* des *testes*. L'espace ventriculaire, auquel ces lamelles primitives formaient une voûte, se resserre et se transforme en un simple conduit.

Ainsi, jusqu'à la cavité creusée dans les tubercules, tout montre la transition des vertébrés inférieurs à l'homme par l'évolution fœtale.

Reil et Tiedemann ont tous deux fait dépendre les tubercules du faisceau olivaire, et du ruban *dit* de Reil.

Fonctions de l'isthme.

Ici, il est aisé de le prévoir, rien ne nous permet de recourir au mot *fonction*, pour exposer les attributs de telle ou telle partie, arbitrairement dénommée *organe*.

Les *appareils* si complexes, *à priori*, qui accomplissent les *actes nerveux*, sont partout encore confondus avec les organes. De telle sorte qu'on ne peut guère parler que des *usages* d'une partie, *constituée en organe*, pour les besoins de la démonstration anatomique.

Quand nous avons décrit l'anatomie de l'*isthme*, nous avons montré qu'à ce terme ne répond aucune idée de *relation fonctionnelle*.

Il n'y a donc pas possibilité rationnelle d'exposer les fonctions de l'isthme.

Plusieurs parties, dites *organes*, concourent à sa formation. Nous allons indiquer ce qu'on sait de leurs usages.

Bulbe crânien.

Envisagé comme continuation de la moelle, on lui trouve les propriétés que nous avons reconnues dans celle-ci. La sensibilité, la motilité, au moins inégalement répandues dans la partie antérieure et dans la postérieure. Le pouvoir réflexe, que Marshal-Hall, croyait devoir attribuer à l'appareil *excito-moteur* et *réflecto-moteur*.

Le bulbe a d'ailleurs été envisagé, depuis Galien, comme centre des mouvemens respiratoires. Dans un autre lieu, nous avons fait sentir combien l'exercice de ces fonctions se lie à l'action réflexe.

Legallois constata qu'il était possible d'enlever tout l'encéphale, et qu'à la condition d'intégrité de cette partie de la moelle allongée, voisine de l'origine de la huitième paire, l'animal continuait à respirer.

Ainsi qu'on peut le voir, ce physiologiste attribuait au pneumo-gastrique la *première impulsion respiratoire*. C'était un centre dominateur, source de l'innervation nécessaire à l'exécution de l'acte respiratoire.

Cette manière de voir fut changée par les beaux travaux de M. Flourens. Le pneumo-gastrique fut déshérité de cette fonction : la question se précisa d'avantage et avec une grande rigueur.

Voici comment s'exprime ce savant : le point central, premier moteur du mécanisme respiratoire, commence avec l'origine de la huitième paire, et s'étend un peu au-dessous. Pour en déterminer les limites avec plus de précision, je mis à nu, sur les lapins que je venais d'opérer, toute la partie supérieure de la moelle épinière cervicale et toute la moelle allongée. En comparant les diverses sections, voici ce que je trouvai :

La première avait été pratiquée *immédiatement au-dessous* et en arrière de l'origine de la huitième paire; la seconde section se trouvait *une ligne et demie* au-dessous; la troisième, *trois lignes* au-dessous de cette origine; la quatrième, trois lignes et demie plus au-dessous encore. La cinquième section, ou mieux le cinquième lapin avait été sectionné, immédiatement au-dessus de l'origine de la huitième paire, et la sixième, près d'une ligne au-dessus de cette origine. L'animal sur lequel M. Flourens avait fait la *troisième section* respirait de la tête, celui de la cinquième section avait même la respiration du tronc.

La limite du point central, et premier moteur du système nerveux, se trouve donc immédiatement au-dessus de l'origine de la huitième paire; et la limite inférieure, trois lignes à peu près au-dessous de cette origine.

Ce point n'a donc, en tout, que quelques lignes d'étendue dans les lapins ; il en a moins encore dans les animaux plus petits que ceux-ci; il en a un peu plus dans les animaux plus grands, l'étendue particulière de ce point variant comme varie l'étendue totale de l'encéphale; mais en définitive, c'est toujours d'un point, et d'un point unique, et d'un point qui a quelques lignes à peine, que la respiration, l'exercice de l'action nerveuse, l'unité de cette action, la vie entière de l'animal, en un mot, dépendent.

Ainsi en 1827, M. Flourens disait que le *nœud vital*, le point premier moteur du mécanisme respiratoire, avait trois lignes d'étendue.

Le 27 octobre 1851, le même savant s'exprime en ces termes, remarquables par leur portée ·

Le *point a à peine une ligne*.

La limite supérieure passe sur le trou borgne, l'inférieure sur le point de jonction des pyramides postérieures. Il y a à peine une ligne entre.

Si une section transversale passe en avant du trou borgne, les mouvemens respiratoires du thorax subsistent.

En arrière du point de jonction des pyramides, le mouvement des narines, le bâillement persistent.

Si la section passe sur la pointe du V de substance grise, inscrit dans le bec de plume des pyramides, les mouvemens respiratoires de la face et du thorax sont abolis ensemble.

On peut se servir d'un emporte-pièce dont l'ouverture a à peine un millimètre de diamètre. On plonge l'emporte-pièce dans la moelle allongée, en ayant soin que l'ouverture réponde au V de la substance grise et l'embrasse. Le point ainsi isolé des corps restiformes, des pyramides, tout mouvement respiratoire cesse.

Tout ce qui, du système nerveux, reste attaché à ce point, vit; tout ce qu'on en sépare, meurt.

Lors de l'importante découverte de M. Cl. Bernard, relative à la piqûre du quatrième ventricule, l'on pensa que les effets de celle-ci tenaient à une lésion de l'origine des pneumo-gastriques. On pensa même que cette lésion, en *abaissant le taux de la combustion*, expliquait le diabète sucré.

M. Bernard a rejeté cette manière de voir, et M. Flourens croit même le *nœud vital* indépendant des nerfs de la huitième paire, ou étranger à l'opération que M. Bernard a introduite dans la science.

M. Longet fait observer que c'est surtout à l'intégrité du faisceau intermédiaire du bulbe qu'est liée la fonction respiratoire. Les faisceaux antéro-postérieurs y sont étrangers.

D'ailleurs, alors que déjà la vie est abolie dans les faisceaux blancs de la moelle, comme chez les agonisans, la substance grise, seule, fonctionne, et l'homme respire.

Ce point étant donné, par quelle voie transmet-il son action? Ch. Bell considérait le faisceau sous-olivaire comme *un faisceau respiratoire du bulbe*.

La colonne latérale de la moelle, suivant le physiologiste anglais, donnerait origine au spinal, au pneumo-gastrique, au glosso-pharyngien et au facial. Ces nerfs, à commune origine, concourraient ainsi tout naturellement, et par un *consensus*, aux mouvemens du col, de la face et des yeux qui ont rapport à la respiration.

Or, le *glosso-pharyngien*, le pneumo-gastrique, et la portion bulbaire du spinal, s'insèrent dans la continuation supérieure du *sillon collatéral postérieur*.

Le facial n'a point cette origine, ce qui le différencie déjà des trois précédens. Ensuite, certains auteurs font provenir les trois premiers des corps restiformes, et ceux-ci ont sans doute une fonction différente des faisceaux antéro-latéraux. D'ailleurs, les faisceaux antéro-latéraux concourrent, d'après certains anatomistes, à la constitution des corps restiformes. Cette question n'est donc pas résolue, et loin de là.

Enfin, Ch. Bell prétend, que de ces quatre nerfs, aucun ne fournit à la sensibilité ni aux mouvemens volontaires.

Cette assertion erronée sera réfutée ailleurs mieux à propos, et avec une suffisante extension.

Les physiologistes admettent la répartition exclusive de la sensibilité en arrière, de la motilité en avant; les attributs du bulbe, au point de vue de ces fonctions, sont très-simples. Cependant, observons que cette question est d'une difficulté immense. D'abord, il faut tenir compte des effets croisés, possibles pour les uns, certains pour les autres.

Les pyramides antérieures sont formées de faisceaux moyens *croisés*, de *faisceaux antérieurs directs*. Les corps restiformes sont constitués par des faisceaux postérieurs, exclusivement pour les uns, partiellement pour les autres.

Les faisceaux intermédiaires sont formés par la partie antéro-

T. III.

latérale qui n'appartient pas aux pyramides. Et, dans ces faisceaux, naît un faisceau triangulaire qu'on retrouve dans la protubérance et les pédoncules, faisceau respiratoire pour les uns, et de nature douteuse pour d'autres.

La question n'est donc plus entre des faisceaux antérieurs et postérieurs, comme pour la moelle.

En second lieu, les effets sont-ils croisés ou non?

Or, les anatomistes ne sont nullement d'accord sur la portée des entre-croisemens supérieurs. Et l'entre-croisement des pyramides étant incomplet, les effets directs partiels sont logiquement possibles.

MM. Flourens et Magendie prétendent que les effets sont directs. M. Calmeil admet des effets directs et croisés; directs en arrière, croisés en avant.

Enfin, Ollivier d'Angers a observé des effets croisés dans les altérations du bulbe.

Budge, dans une série de recherches entreprises depuis une dizaine d'années, a découvert les faits suivans. Quand on a privé un animal du bulbe et de la moelle jusqu'au niveau d'origine des nerfs, qui se rendent aux membres antérieurs, le nombre des battemens du cœur *diminue*. Alors même que l'on ménage la portion respiratoire du bulbe, le même phénomène s'observe encore. Un courant électrique, dirigé à travers le bulbe suspendait les mouvemens du cœur, et agitait convulsivement le reste du corps. Les mêmes convulsions se manifestent encore quand le courant traverse la moelle, mais les contractions cardiaques n'en sont pas modifiées.

Une autre expérience consistait à retirer la moelle et le bulbe, à appliquer un courant sous la face inférieure de celui-ci; le cœur arrêta ses mouvemens, sans que cette fois le corps s'en ressentît.

Les courans dirigés à travers les nerfs vagues, agissaient de la même manière sur le cœur. Il en fut tout autrement du grand sympathique qui, stimulé par l'électricité, n'influait pas sur les contractions.

Les contractions du cœur dépendent donc, d'après Budge, du bulbe ayant le pneumo-gastrique pour agent de transmission.

La stimulation réduit un courant galvanique le cœur à l'immobilité, la respiration étant intacte, et réciproquement.

M. Bernard, les frères Weber et Meyer, d'après Wagner, auraient obtenu des résultats analogues.

M. Longet n'a pas réussi dans ses expériences, à constater les faits de Budge. Il a même admis une influence particlle du grand sympathique cervical.

La difficulté de se placer dans les mêmes conditions, est pour deux expérimentateurs, un écueil qui rend raison, d'une part, de bien des insuccès, et de bien des méprises de l'autre.

La protubérance annulaire.

Dans la protubérance, on trouve des fibres transverses propres, les faisceaux médullaires blancs, un noyau gris très volumineux.

Les propriétés, les usages de chacun des élémens constituant le mésocéphale, se sont-ils conservés dans son épaisseur? Se sont-ils modifiés, renforcés comme dans un ganglion? Y ont-ils puisé autant de nouvelles propriétés?

La science laisse encore ces questions sans réponse.

D'ailleurs, ce champ si vaste est bien éloigné d'être connu. Et une découverte isolée d'un usage, ou d'une propriété particielle, ne seront qu'*un point* dans la question.

36

Les irritations profondes de la protubérance réagissent sur la sensibilité et la motilité comme les faisceaux médullaires qui la constituent. Pour la motilité, on a en outre incontestablement observé l'effet croisé.

Pédoncules cérébelleux inférieurs.

Ces pédoncules, qui continuent les faisceaux spinaux postérieurs sous le nom de corps restiformes, ont, d'après Rolando et M. Magendie, une notable influence sur les mouvemens. Leur lésion courbe en arc le corps du côté correspondant à celle-ci. M. Flourens a de même observé la tendance au recul, consécutive à une lésion de ces pédoncules.

M. Longet, qui a du reste observé des troubles dans la locomotion, consécutifs à cette lésion, les attribue à la nature sensible des faisceaux postérieurs, sensibilité dont l'intégrité est indispensable à l'acte locomoteur.

Pédoncules cérébelleux supérieurs.

Naissant en partie du noyau cérébelleux, d'autre part *directement* des corps restiformes, ils offrent une vive sensibilité, l'adjonction de ces faisceaux en rendrait compte, si on n'avait quelque raison de les envisager comme la continuation médiate des corps restiformes, à partir du centre cérébelleux.

Pédoncules cérébelleux moyens.

C'est la continuation des fibres transverses du pont de Varole. Les propriétés sont les mêmes.

Pourfour Du Petit pratiqua une incision comprenant l'un des pédoncules et la partie correspondante du cervelet, et vit les animaux expérimentés se rouler comme une boule.

En 1825, M. Magendie trouva que la lésion d'un pédoncule cérébelleux moyen produit immédiatement chez les animaux des mouvemens violens de rotation suivant l'axe du tronc, en même temps qu'on observe une distorsion singulière dans la direction des yeux. L'œil du côté blessé se porte en bas et en avant.

Voici comment se manifeste le phénomène : quand on coupe le pédoncule gauche, le mouvement de rotation a lieu de droite à gauche. L'animal roule latéralement du côté où le pédoncule est coupé, et quelquefois avec une telle rapidité, dit M. Magendie, qu'il fait soixante révolutions à la minute.

M. Flourens, en 1828, publia des expériences confirmatives de celles-ci.

M. Longet, après M. Lafargue, produisit dans ses expériences la rotation *du côté opposé* à la section. Quand le pédoncule droit était coupé, l'animal roulait sur lui-même de droite à gauche.

MM. Serres et Belhomme ont de leur côté observé des faits pathologiques qui rentrent parfaitement dans les résultats obtenus par M. Lafargue.

Schiff, dans un mémoire intitulé : *De vi motoriâ baseos encephali inquisitiones experimentales*, cherche à faire concorder les résultats divergens. Lorsque le pédoncule moyen avait été atteint en arrière, à travers l'espace occipito-atloïdien mis à nu, les lapins tournaient du même côté que la section. Quand le pédoncule avait été lésé en avant, Schiff vit les animaux tourner du côté opposé. Il attribua cet effet au cervelet.

M. Bernard a reconnu, au contraire, que toutes les fois que le pédoncule cérébelleux est atteint dans la partie située en arrière de l'origine du nerf de la cinquième paire, l'animal tourne du même côté, tandis que la lésion du côté du pédoncule en avant de l'origine du même nerf, entraîne le tournoiement du côté opposé. Il en a conclu à l'existence d'un entre-croisement, vers le voisinage de l'origine du nerf trijumeau.

Il y a, dans le pédoncule cérébelleux, des fibres directes venant du faisceau intermédiaire du bulbe ; d'autres fibres de ce faisceau, longeant la face postérieure de la protubérance, forment un entre-croisement dans la protubérance ; ces fibres, ainsi entre-croisées, visibles sur la ligne médiane, se rendent : les unes dans l'étage moyen du pédoncule cérébral opposé, les autres forment le pédoncule cérébelleux moyen du côté opposé. Il y a donc des fibres directes et des fibres croisées.

Ce fait, nous l'avons fait ressortir pour les pyramides, et au même titre.

Les fibres directes sont en arrière, les croisées en avant.

On a voulu expliquer la *rotation*, par l'*activité* isolée de deux membres opposés au côté *paralysé*.

L'une des premières objections à faire, est de se demander pourquoi les hémiplégies croisées ne sont pas d'ordinaire accompagnées de ce tournoiement.

Pédoncules cérébraux.

Quand on coupe les deux pédoncules cérébraux, on détruit les rapports de l'isthme avec le cerveau ; mais les mouvemens et la sensibilité ne sont pas abolis. Toutefois, la volonté ne peut plus se manifester. Mais les cris accusaient la douleur ; la station était impossible. En faisant la section partielle d'un pédoncule cérébral, on voit les animaux exécuter un mouvement de manége du côté opposé à celui de la section. Quand cette section, au-devant de la protubérance, était complète, le mouvement signalé disparaissait.

M. Magendie, dans les sections latérales de la moelle allongée, près des pyramides antérieures, observe ce mouvement du côté correspondant.

L'entre-croisement des faisceaux a pour résultat, dit M. Lafargue, que, normalement, les membres droits reçoivent l'impulsion du côté gauche ; les membres gauches, du côté droit. L'abolition de l'une de ces impulsions laisse prédominer l'autre, d'où la série de mouvemens signalés, pour les couches optiques comme pour les pédoncules cérébraux. Tandis que MM. Schiff et Lafargue ont vu dans ces conditions les animaux, après le manége, rouler sur leur axe, M. Flourens observa, après la section des pédoncules cérébraux, une série de mouvemens, d'arrière en avant. M. Flourens ajoute, de plus, qu'il a observé des phénomènes très analogues à ceux qui succèdent à la lésion des pédoncules, lorsqu'il pratiquait la section des canaux demi-circulaires de l'oreille interne.

M. Schiff, a cru observer, dans la lésion d'un pédoncule cérébral, une paralysie des adducteurs dans l'un des membres thoraciques, et des abducteurs dans l'autre. La déviation est donc parallèle. L'impulsion directe du train postérieur, combinée avec cette déviation des membres d'un côté, de la tête de l'autre, produit les mouvemens.

MM. Budge et Schiff ont, de plus, admis une réaction spéciale sur les appareils digestif et urinaire. Valentin signale, de son côté, des effets semblables se rattachant à la lésion des pédoncules. Mais M. Schiff, surtout, a démontré les modifications très notables que subit l'urine après ces lésions. Ces faits, d'ailleurs, exigent plus de précision pour acquérir un rang significatif dans la science.

Tubercules quadrijumeaux.

Les tubercules quadrijumeaux des mammifères, les bijumeaux ou lobes optiques des autres vertébrés, jouent un rôle très puissant dans les phénomènes de la vision.

Anatomiquement déjà, nous avons vu les nerfs optiques naître constamment de ces parties. Nous avons reconnu, en outre, combien le développement de ces nerfs est solidaire des proportions mêmes de ces petits organes.

Plus loin, on verra si l'on est en droit, ou non, d'y voir des *appareils à usages multiples*, concourant vers un but *fonctionnel*.

M. Flourens a enlevé les tubercules chez des mammifères, des oiseaux, et la cécité en fut l'invariable conséquence. M. Magendie pensait, autrefois, que les éminences *nates* ne servaient point à la vision ; mais, depuis, il a modifié sa manière de voir.

Ce fait est maintenant irrévocablement acquis à la science.

La deuxième question à résoudre est le *mode d'influence*, c'est-à-dire l'action des tubercules est-elle directe ou croisée ?

M. Flourens a parfaitement démontré que l'extirpation du tubercule droit anéantit la vision de l'œil gauche, et réciproquement. M. Magendie a vu survenir l'atrophie du nerf optique *correspondant* et du lobe optique *opposé*.

En 1825, Desmoulins a avancé que, chez les grenouilles, l'influence est directe. Ces observations n'ont pas été contredites.

Il se présente spontanément une question : cette cécité, observée après l'ablation des lobes optiques, est-elle le résultat de la destruction du *centre de perception* ou d'une voie de *communication* ?

L'ablation complète des hémisphères cérébraux, avec intégrité des couches et des lobes optiques, laisse persister la contractilité de l'iris et sa sensibilité à la lumière. Ces mouvemens de l'iris, en l'absence des lobes cérébraux, avec persistance des tubercules quadrijumeaux, donnent à ces organes le caractère de foyer, de centre de réflexion, sinon d'*incitation*. Car la contraction de l'iris ne peut s'expliquer que par une action réflexe des tubercules, centre de perception et de réflexion, sur les moteurs de l'iris.

M. Flourens a noté un autre fait qui appuie l'idée d'un *foyer d'incitation*, c'est que l'irritation exercée sur un tubercule contracte les *deux iris* à la fois.

M. Serres considère les tubercules quadrijumeaux comme excitateurs de l'association des mouvemens volontaires ou de l'équilibration ; et, de plus, les excitateurs du sens de la vue, dans les trois classes inférieures.

Quant à la question d'équilibration, il est bon de se rappeler la constitution et les rapports des tubercules quadrijumeaux. Superposés aux pédoncules cérébraux, aux pédoncules cérébelleux supérieurs, en rapport avec le faisceau latéral du bulbe, ils sont insérables dans leur profondeur, et agissent par les fibres qui les touchent sur la locomotion.

M. Flourens, en enlevant un tubercule d'un côté, voyait l'animal tourner sur lui-même, et surtout sur le côté lésé. Chez les grenouilles, il obtint des effets croisés. Il est difficile de faire la part des tubercules dans ces effets, d'autant plus que les résultats de ces lésions sont ceux que l'on obtient avec les pédoncules cérébraux.

M. Serres signale des mammifères, des reptiles, des poissons, jouissant de tubercules bijumeaux et quadrijumeaux très développés, et privés de vue néanmoins.

M. Flourens admet que ces tubercules sont le siége des contractions de l'iris, et, chose remarquable, les *poissons* qui ont des tubercules développés, ont un iris tout à fait immobile.

Quelle fonction, quels usages remplissent les tubercules quadrijumeaux chez ces individus ?

CERVEAU.

Le cerveau est la portion la plus volumineuse de la masse encéphalique. Il occupe la cavité crânienne, moins les fosses occipitales inférieures. La tente du cervelet, horizontalement étendue, sépare ces deux parties de l'encéphale.

Volume. — Poids.

Le volume du cerveau atteint ses plus hautes proportions chez l'homme. Le cervelet, l'isthme, la moelle, sont plus développés chez quelques animaux. Mais, nulle part on ne trouve les dimensions des hémisphères de l'homme. Leur poids représente les neuf dixièmes de la masse encéphalique qui est d'environ 1,200 grammes. Chez quelques animaux comme la baleine, le dauphin, son poids atteint jusqu'à 1,800 grammes.

Il est à remarquer, toutefois, que la comparaison du poids du cerveau à celui du corps entier, rend celui de l'espèce humaine de beaucoup prépondérant. C'est-à-dire que le cerveau de l'homme représente sensiblement la 1/30 partie de son corps, et qu'il n'est que la 1/100 du poids du corps du dauphin, et la 1/500 de la baleine.

M. Cruveilhier pense que le cervelet représente de la 1/12 à la 1/8 partie du cerveau.

Du reste il ne faudrait pas attacher trop d'importance à ce rapprochement. Chez le fœtus, par exemple, le cerveau représente une bien plus forte fraction du poids du corps que chez l'adulte. Fraction qui va en diminuant sans cesse, tandis que, par le développement, les autres organes deviennent prépondérans, le cerveau, qui est lui-même en voie d'accroissement absolu, est en décroissement relatif.

La taille ne semble pas exercer d'influence sur le développement du cerveau. Quant aux races, les hommes qui se sont le plus occupés à en démontrer les variations sont arrivés aux conclusions les plus divergentes. Sœmmering, qui mesurait les dimensions du cerveau d'après celles du crâne, trouva tous les diamètres plus petits dans la race éthiopienne.

Tiedemann mesurait la capacité relative des crânes avec du millet, et il trouva, par une compensation des diamètres, des capacités sensiblement égales.

Les crânes larges en avant et en haut sont étroits en bas et en arrière, et réciproquement ; d'où une prédominance relative des parties postérieures ou antérieures de l'encéphale.

Cette prédominance a-t-elle des rapports certains avec l'intelligence ?

Il faudrait juger cette question d'après l'aptitude vraie à la civilisation, aptitude dont la manifestation est elle-même subordonnée à une foule de conditions. C'est donc moins la valeur effective que la puissance en germe qu'il faut envisager. Et, pour arriver à un résultat positif, il faudrait expérimenter.

La femme paraît avoir, en général, un cerveau un peu moins volumineux que l'homme. Mais, en le comparant au poids du corps, il l'emporterait sur celui de l'homme. M. Parchappe ne partage point cette opinion. D'ailleurs, cet anatomiste pense que le cerveau n'arrive à son complet développement qu'entre trente et quarante ans. Plus tard, le cerveau s'atrophie, mais très lentement, et bien moins que le reste du corps.

Le liquide encéphalo-rachidien remplit les vides qu'il laisse.

Le cerveau, comme organe, est sans doute proportionné aux usages qu'il doit réaliser. L'analogie pourrait même faire admettre que, par l'exercice, il se modifie.

Mais les notions *extérieures* de configuration, de volume, de poids, diminuent d'importance à mesure que l'on avance dans la science de la vie, et lorsqu'il s'agit des fonctions les plus élevées et les plus complexes de l'organisme, on est fondé à ne donner qu'une valeur toute secondaire à des notions géométriques et physiques.

Comme instrument de la pensée au moins, les notions qualitatives, les notions de rapport, doivent de beaucoup prédominer dans l'appréciation absolue et relative du cerveau.

M. Lélut, dans un travail sur le poids du cerveau, dans ses rapports avec le développement de l'intelligence, est arrivé aux résultats suivans : 1° l'encéphale est, en général, plus pesant chez les hommes intelligens que chez les autres ; 2° cette proportion est, en général, plus marquée dans les lobes cérébraux que dans le cervelet.

Ce savant, tout en signalant ces faits, reconnaît l'inconstance de ces lois. Les exceptions lui ont paru très nombreuses. Nous en avons donné la raison. Il en sera de même des appréciations de densité. Celle-ci est à la densité de l'eau dans le rapport de 1030 : 1000. Sœmmering et Desmoulins ont cherché à établir que la densité du cerveau allait en diminuant chez les vieillards. A égales propriétés, à puissance égale, un cerveau plus riche en élémens, et surtout en élémens actifs, réalisera des effets plus grands que celui qui lui sera inférieur. Voilà la limite rationnelle de cette influence.

Une intéressante question fut récemment soulevée, c'est celle de la déformation artificielle du crâne, et les conséquences qui en résultent pour les fonctions cérébrales.

M. Foville avait noté que les trois quarts des aliénés les plus abrutis de l'Asile de Rouen, et la moitié des autres pensionnaires du même sexe présentaient la déformation du crâne à un haut degré. M. Lunier, à Niort, sur trente-huit malades du quartier des femmes présentant les altérations suivantes : Tantôt le front déprimé se déjette en arrière ; tantôt le crâne est aplati au niveau de la fontanelle antérieure, et un peu latéralement ; à un degré plus avancé, la surface plane est remplacée par une dépression latérale qui se prolonge parfois sur les côtés, etc., etc.; à ces différens degrés d'altération de la voûte du crâne correspondait, selon le docteur Lunier, sur le nombre mentionné : 13 idiotes, 5 imbéciles, 7 épileptiques, 1 hystérique idiote, 2 paralytiques, 8 démentes, etc., etc. Le docteur Le Bret, qui a étudié la question au point ethnologique, nous a appris que ces déformations se trouvaient dans une grande partie de l'Amérique du sud.

Les manœuvres exécutées à cet effet, dit-il, sont très spéciales à ces tribus, quoique variées. Nous insisterons uniquement sur ce qu'elles permettent une compression *méthodique en quelque*

sorte, et *tout au moins graduelle*. Nous ne parlons point de l'aplatissement de l'occiput, il a peu d'importance ; mais les moyennes de mensurations prises par Morton sur huit crânes *colombiens* de sa collection, et comparées avec celles des crânes américains normalement conformés, tendent à démontrer que l'opération d'aplatir ou autrement de déformer le crâne dès l'enfance par des moyens artificiels, ne diminue ni la capacité intérieure du crâne, ni le volume entier du cerveau. A en juger par l'évaluation des deux portions antérieure et postérieure de la boîte crânienne, il n'y a pas non plus de modifications matérielles dans les proportions relatives du cerveau, d'autant moins que l'expansion latérale de la région du front compense la diminution du diamètre cervical : toutefois l'angle facial est réduit d'au moins cinq degrés. Ces procédés ne lèsent point l'intelligence des Américains, dit M. Le Bret, il y a accommodement des parties. La civilisation a même été très avancée chez certaines de ces peuplades.

Si donc on se demande s'il y a analogie entre les résultats de la compression sur nos races civilisées, et sur les crânes des sauvages, après ce que nous avons dit sur la déformation graduelle, d'une part, et la constriction à l'aide d'un bandeau fixé de l'autre, le parallèle des désordres produits n'est pas même possible.

Ainsi, il est assez évident que les compressions graduées n'ont guère d'effet nuisible : c'est surtout parce que ces compressions sont très limitées, et qu'elles ne peuvent s'opposer à une expansion compensatrice, fait si fréquent dans le règne végétal.

M. Bérard, en mesurant directement des crânes de nègre, a démontré que leurs diamètres étaient en quelque sorte complémentaires les uns des autres.

M. Foville a soutenu l'opinion que l'amaigrissement du corps s'accompagnait d'une diminution dans le volume du cerveau. Il a été frappé de la grande différence qu'offre le cerveau d'individus morts d'affections aiguës, avec ceux morts d'affections chroniques.

Cette différence exprimée par la rondeur des formes d'une part, et l'inégalité de l'autre, est en tout semblable aux formes achevées d'un corps robuste, comparé aux contours anguleux d'un sujet amaigri.

M. Foville fait reposer ce changement uniquement sur la disparition de la graisse que renferme l'axe cérébro-spinal.

En effet, tous les observateurs n'ont-ils pas été frappés de voir des phthisiques au plus haut degré, conserver une grande intégrité des facultés intellectuelles. Dans une foule d'affections chroniques aboutissant à l'émaciation, à une consomption, l'intelligence reste la dernière debout.

Eh bien, n'est-ce pas évidemment parce que les actes nutritifs du cerveau se sont soustraits, dans une certaine limite, à la perturbation générale. D'autre part, si nous envisageons la constitution élémentaire de cet organe, nous sommes bien fondé à reconnaître une inégale importance aux différens élémens constitutifs. C'est donc de l'intégrité des plus essentiels que dépend peut-être cette intégrité fonctionnelle.

Or, l'anatomie pathologique, les élémens hétéromorphes à part, consiste surtout à apprécier les changemens de proportions qui sont survenus dans l'état normal. Et ce n'est qu'après s'être fixé sur la grande variation de proportion normale, que l'on peut désigner un fait de la caractéristique *morbide*. Quand on étudie l'évolution de certains tissus, comme M. Robin l'a fait pour la *moelle des os*, on voit celle-ci avoir successivement des caractères extérieurs très-différens, coïncidant avec des différences de proportion dans les élémens anatomiques, qui varient quelquefois du tout au tout, en passant par les transitions insensibles.

Enfin, on a admis la possibilité d'une hypertrophie du cerveau. Il serait difficile de s'expliquer complétement sur ce fait, dans l'état actuel de la science.

Forme.

Le cerveau a une forme ovoïde dont la grosse extrémité regarde en arrière. Il n'est pas rare, cependant, de le rencontrer avec une forme voisine de l'ellipse. Dans ces cas, comme on le conçoit, l'extrémité antérieure et celle postérieure offrent des dimensions égales. Le plus grand diamètre en largeur existe au niveau du trou occipital. Son rapprochement ou son éloignement de ce niveau partage le cerveau en deux masses plus ou moins inégales.

La facilité avec laquelle on peut faire prédominer tour à tour, sur une tête de fœtus, les différentes régions, par des pressions convenables, prouve combien, en général, ces proéminences sont sujettes à varier.

On considère au cerveau une *face supérieure* et une *face inférieure*. Toutes deux sont parcourues par un grand nombre d'*anfractuosités* qui circonscrivent les replis nommés *circonvolutions*.

Face supérieure du Cerveau.

Cette face est convexe et répond à la concavité de la voûte du crâne, savoir : en avant au coronal ; latéralement aux pariétaux et à l'écaille des temporaux ; en arrière aux fosses occipitales supérieures. Le cerveau est parcouru, d'avant en arrière, par une scissure qui le partage en deux segmens égaux, de chaque côté de la ligne médiane ; c'est la *grande scissure antéro-postérieure*, et les deux *lobes cérébraux*, nommés encore *hémisphères*, pour mieux exprimer la symétrie de la division.

Les deux lobes du cerveau ont été considérés, par Galien déjà, comme deux cerveaux. Leur double existence aurait pour but d'assurer l'intégrité des fonctions dévolues au cerveau. Certes, cette opinion toute simple est appuyée sur les nombreuses analogies qu'offre notre organisme symétrique. Le rein, par exemple, fournit des preuves éclatantes de ce fait ; et pour le cerveau comme pour celui-ci, on a vu l'intégrité fonctionnelle persister, malgré l'atrophie, la lésion profonde de l'un des organes. Cette manière de voir exige quelques réserves, à cause des organes médians tenant à la fois aux deux lobes, leur empruntant ou leur fournissant un élément de vie dont les deux parties sont solidaires. Nous verrons toutes les hypothèses qu'enfanta l'idée de la dualité cérébrale, et les solutions importantes qu'on a voulu y chercher.

La *grande scissure* sépare complétement, en avant et en arrière, les deux lobes cérébraux. Dans un intervalle égal à la moitié de l'étendue antéro-postérieure, la scissure se trouve limitée, verticalement, par le corps calleux. Les lobes cérébraux ne sont donc pas indépendans sur tout cet espace. Comme nous le verrons, la scissure s'élargit à leurs dépens, pour y constituer le *ventricule du corps calleux*.

T. III.

Les *deux lobes cérébraux*, généralement symétriques, présentent des inégalités dont le dernier terme est une atrophie relative évidente.

La symétrie est une loi de la vie de relation que l'on trouve à un degré bien moindre dans la vie végétative, où, par contre, la suppléance est plus aisée.

De tout l'axe cérébro-spinal, c'est le cerveau qui est le plus souvent asymétrique ; c'est-à-dire que ses deux lobes ne sauraient coïncider par superposition, mais la similitude est maintenue.

Bichat s'était vivement préoccupé des conséquences de cette asymétrie. Les idiots, les imbéciles la présenteraient fréquemment. S'il était permis de raisonner *à priori* et par analogie, on pourrait bien concevoir que l'inégalité fonctionnelle des deux lobes, dans l'hypothèse d'une inégalité primitive ou normale, dût entraîner une perturbation dans les manifestations. Il est à peu près certain que, par suite de l'inégalité dans la puissance optique des deux yeux, les perceptions sont bien plus confuses que par l'usage d'un seul organe visuel.

Bichat avait, à ce qu'il paraît, les deux lobes inégaux, et, cependant, il est l'auteur de la *Vie et la Mort*.

Tout récemment, nous avons vu une atrophie relative du cervelet et de l'isthme, atrophie croisée, d'ailleurs, qui ne s'est traduite que dans les derniers temps de la vie d'une jeune adulte.

La scissure peut être déviée : alors la symétrie disparaît quelquefois avec la similitude.

Chaque lobe cérébral présente : 1° une face externe ; 2° une face interne, verticale ; 3° une face inférieure, deux extrémités, l'une antérieure, l'autre postérieure.

La face externe, oblique de haut en bas, est convexe. Richement pourvue de veines qui se jettent dans le sinus, elle est couverte, à sa partie interne et médiane, par les glandes ou granulations de Pacchioni, qui adhèrent fréquemment à la pie-mère.

Une ligne courbe interne unit à angle aigu cette face externe à la face interne. Celle-ci descend verticalement et offre une surface plane en avant et en arrière, dans toute l'étendue des lobes cérébraux. Dans la partie moyenne, la surface plane, supérieurement, s'excave et devient concave en bas, pour former le sinus. Toute la partie moyenne est séparée par la faux du cerveau dont le plan supérieur renferme le grand sinus longitudinal.

La face inférieure sera examinée dans l'étude de la base du cerveau.

Enfin, viennent les deux extrémités. Que le plus grand diamètre transversal soit avant ou après le trou occipital, cela n'influe en rien sur le volume des extrémités qui est en rapport avec les cavités frontales et les occipitales supérieures. Il nous semble que c'est précisément sur cette relation entre les deux extrémités que repose la différence entre ce que l'on nomme des *fronts larges*, dont on a fait l'expression de la puissance intellectuelle, et les *fronts étroits*. Dans les conditions ordinaires de la vie, la prédominance de l'extrémité postérieure paraît être la règle.

Ajoutons encore que ces extrémités sont prismatiques, de telle sorte que leur face interne est, comme l'externe, un peu oblique ; la première de dehors en dedans, la seconde en sens inverse de la base vers le sommet. De cette obliquité symétrique il résulte que la scissure présente, en avant, un sinus dont l'ouverture va en divergeant avec l'écartement des côtés de l'angle. Cette forme prismatique est moins prononcée en arrière, où les lobes sont plus obtus, et les sommets quelquefois un peu convergens.

Nous avons vu les lobes cérébraux en contact immédiat, vers les extrémités seulement. Or, il arrive assez souvent que la faux

37

cérébrale a des pertes de substance dans son étendue; les parties moyennes de la face interne peuvent alors adhérer entre elles, ou être en contact comme les parties antérieures et postérieures.

Face inférieure du cerveau.

Les pédoncules cérébraux arrivent à la face inférieure du cerveau, pour le relier à l'axe cérébro-spinal. Expansion des faisceaux médullaires et bulbeux, enrichis des faisceaux cérébelleux supérieurs, ils représentent, dans le cerveau, tout l'appareil nerveux que nous avons étudié jusqu'ici.

Quand le cerveau repose sur sa convexité, on remarque vers sa base *le cervelet*, recouvert par les éminences blanches de *l'isthme*. Celui-ci s'unit, comme il a été dit, à l'encéphale par *deux gros faisceaux divergens*. En avançant d'arrière en avant, on remarque dans *l'espace angulaire* qui résulte de cette divergence, *les deux nerfs oculo-moteurs* qui entourent *l'espace perforé médian*. Devant ce dernier se trouvent les deux *éminences mamillaires* qui couvrent en partie la *glande pituitaire*. La partie antérieure de celle-ci est recouverte par les *bandelettes optiques*, dont le *chiasma* répond à *l'espace perforé antérieur*. Puis les *nerfs optiques* qui, près de leur origine, croisent obliquement et en dehors les *nerfs olfactifs*. En dehors de ces parties *médianes*, on remarque les deux lobes *cérébraux antérieurs*, sur lesquels reposent les lobes *postérieurs*, dits médians, dont les sépare la scissure de Sylvius.

La face inférieure des lobes cérébraux repose sur le repli de la dure-mère, transversalement étendu, en tente, et qui la sépare du cervelet.

De la sorte, le cerveau repose, *en avant*, sur les fosses coronales; puis la saillie que fait la *partie antérieure des lobes postérieurs*, s'appuie sur les fosses *cérébrales moyennes* constituées par le sphénoïde et le temporal; et leur partie *postérieure* repose sur le cervelet, moyennant la tente; et sur *l'isthme*, moyennant la tente et le cervelet.

Le centre de cette large base est occupé par une couronne artérielle qui nourrit l'encéphale.

Ces vaisseaux tirent leur origine de quatre troncs. Deux troncs antérieurs viennent des carotides : ce sont les carotides internes; deux postérieurs : ce sont les vertébrales, provenant des sous-clavières.

La carotide interne envoie, de chaque côté et en avant, une branche qui s'anastomose avec sa correspondante, par la *communiquante antérieure* : ce sont les deux *cérébrales antérieures*.

Une autre branche externe part de chaque côté et se perd dans la scissure transverse, sous le nom de cérébrale moyenne.

Enfin, elle envoie, en arrière, une artère très importante : c'est la *communiquante postérieure*. Les deux artères, en se joignant aux suivantes, constituent le cercle complet.

Les deux vertébrales, en se réunissant d'arrière en avant, constituent le *tronc basilaire*. Celui-ci émet les deux *cérébelleuses postérieures*, les deux *cérébelleuses antérieures*, et se termine dans la *cérébrale postérieure* où il s'unit à la communiquante.

Ce n'est pas le lieu de rappeler la disposition des différens sinus que l'on remarque à la base du crâne, dans l'épaisseur de la dure-mère.

Montrons seulement comment le cerveau repose sur une double couronne artérielle et veineuse.

On voit, d'arrière en avant, les sinus *latéraux*; de leur centre

partent les *occipitaux*; puis en avant les sinus latéraux fournissent les *pétreux supérieurs* et les *pétreux inférieurs*. Les premiers se perdent dans le *sinus caverneux*; les seconds dans le *sinus transverse*, et concourent à la formation du *sinus coronaire*.

Après avoir ainsi pris une notion générale de la base du cerveau, nous allons étudier successivement chaque partie signalée à la surface; nous étudierons ensuite les circonvolutions, et ce n'est qu'après, que nous pénétrerons dans l'extérieur du cerveau. Là aussi nous énumérerons successivement chaque partie, avant de les étudier une à une et en détail.

Lobes cérébraux et scissure de Sylvius.

Sur les parties latérales de la base cérébrale, on remarque un vaste sillon qui, partant du centre de la masse, se dirige obliquement de dedans en dehors, d'arrière en avant; puis, arrive à l'union du tiers antérieur avec les deux tiers postérieurs, de dedans en dehors où il se perd en se bifurquant. De ces deux directions, résulte une courbe à concavité postérieure, embrassant le lobule cérébral correspondant.

Entre les bords existe une excavation qui a reçu le nom d'espace sous-arachnoïdien antérieur.

L'extrémité externe de la scissure de Sylvius se bifurque, avons-nous dit; la plus longue des branches de bifurcation se dirige d'avant en arrière, et se perd dans les circonvolutions externes. La plus courte se dirige en haut et, après un court trajet à direction un peu antérieure, elle se perd dans les replis. Cette scissure est occupée, dans toute son étendue, par l'artère cérébrale moyenne. L'intervalle des deux branches bifurquées est rempli par une espèce d'île, c'est *l'insula de Reil*, le *lobule du corps strié* de M. Cruveilhier, dénomination que lui vaut sa dépendance du corps strié. Ce lobule résulte de plusieurs circonvolutions profondes, d'une grande fixité dans leurs caractères, et qui vont en rayonnant de bas en haut, comme en éventail.

La scissure de Sylvius présente antérieurement une courbure convexe, qui répond à la concavité de l'apophyse d'Ingrassias. C'est surtout la partie bif et tranchant de celle-ci qui s'y loge.

Quand on a enlevé l'arachnoïde, on voit que cette excavation profonde est tapissée par la pie-mère.

Après avoir soulevé cette tunique et soulevé le lobule cérébral, on voit que l'espace interne blanc est criblé de trous vasculaires. Cette substance, dite *perforée antérieure*, a été spécialement étudiée par M. Foville. Cet anatomiste a fait observer que cette surface était régulièrement quadrilatère.

Les parties qu'on observe à sa surface, constituent des séries régulières. Ce quadrilatère allongé se courbe un peu de dedans en dehors. Il est limité en avant par une surface grise inscrite entre les nerfs olfactifs et leurs racines externe et interne; en arrière il est limité par le chiasma et les nerfs optiques.

La racine grise des nerfs optiques le limite en dedans; en dehors, il s'étend jusqu'à la partie sphénoïdale du lobe cérébral postérieur.

La scissure sépare la base du cerveau en deux lobes d'où un *lobe antérieur* et un *lobe postérieur*.

On admet encore, dans d'anciens ouvrages, un lobe moyen. Mais cette division n'est point aussi réelle. La partie qui correspond à cette dénomination a pour unique caractère d'occuper la fosse cérébrale moyenne et d'être convexe, tandis que le lobe cérébral postérieur est concave, là où il se moule sur le cervelet.

De plus il occupe la fosse occipitale, ou fosse cérébrale postérieure et supérieure.

Lobes antérieurs et postérieurs.

En parlant de l'extrémité antérieure des lobes cérébraux,
nous leur avons assigné une forme prismatique.

Le *lobe antérieur* ou frontal est une pyramide à trois pans,
dont deux *plans* et un *convexe*.

L'extrémité postérieure ou la *base*, se confond avec le centre
de l'hémisphère; l'extrémité antérieure, ou le *sommet*, a été
décrit précédemment.

Limité en dedans par la grande scissure, il touche en dehors
à l'*insula de Reil*.

En dehors et en arrière se remarque un sillon *antéro-postérieur* qui loge le nerf olfactif, qui repose sur deux circonvolutions à direction semblable.

Pour étudier le *lobe postérieur*, on enlève l'isthme avec le
cervelet. On lui reconnaît alors une forme générale, qui est
assez bien celle du rein.

Comme le précédent, sa face supérieure se confond dans la
masse cérébrale unie en haut, sans qu'il soit possible d'y distinguer quelque division.

Tandis que la face inférieure du lobe antérieur est plane,
celle-ci présente, d'avant en arrière, une surface convexe, et
dans la plus grande partie de son étendue, elle repose sur la
surface convexe de la tente cérébelleuse.

Le *bord externe* convexe correspond tour à tour à la surface
interne, inférieure et externe du lobe, dont il constitue la
grande circonférence.

Le *bord interne*, comme le premier, convexe en dehors, embrasse, dans sa concavité, les pédoncules cérébraux. Beaucoup
moins étendu que le précédent, ce bord répond à la petite circonférence, et limite, avec celui du côté opposé, la *fente de
Bichat*. Au moment où il s'unit à son congénère, il embrasse
l'extrémité postérieure du corps calleux.

Il est tout à fait indépendant des parties qu'il enveloppe;
l'intervalle circulaire et régulier qui l'en sépare, se continuant
tout autour du *mésocéphale* (centre cérébral), a reçu le nom
de *grande fente cérébrale*, ou de fente de Bichat. Cette espèce
de canal met en connexion, à l'extérieur
les lobes cérébraux, à l'intérieur les ventricules latéraux et
moyen.

Cette fente est impaire et asymétrique, comme les organes
médians. Son trajet est celui d'une parabole à concavité antérieure. C'est par les côtés de cette fente que la pie-mère pénètre,
sous le nom de plexus choroïde, dans les ventricules latéraux.

L'extrémité antérieure convexe a reçu le nom de lobe moyen
ou sphénoïdal, division que quelques anatomistes ont rejetée.
L'extrémité postérieure ou occipitale, que l'on pourrait nommer
aussi cérébelleuse, a une forme pyramidale souvent très bien
accusée. Dans ces cas, le plus souvent, l'extrémité opposée offre
une disposition inverse.

Ligne médiane.

L'extrémité antérieure de la grande scissure cérébrale s'offre
la première à la vue, quand on examine la base du cerveau

d'avant en arrière. Béante, de forme anguleuse, à sommet postérieur, cette partie est unie, dans sa moitié postérieure, par
une lamelle fibro-séreuse qui passe d'un bord à l'autre.

La partie antérieure répond à l'apophyse crista-galli et à la
faux cérébrale. La postérieure, après l'écartement de la lamelle
interlobaire, présente, au fond, l'*extrémité antérieure du corps
calleux*.

Cette extrémité retroussée, renversée sur elle-même de haut
en bas, d'avant en arrière, forme une sorte de *genou* qui ferme
l'extrémité antérieure et interne des ventricules latéraux. Cette
bandelette, plutôt triangulaire que quadrilatère, sert de commissure aux deux lobes.

La surface inférieure que l'on aperçoit, est convexe en avant
et plane en arrière. Le long de cette lame marchent deux bandelettes ténues, qui suivent ses bords internes et semblent continuer la portion réfléchie du corps calleux. Leur direction est
plus convergente que parallèle. Arrivés aux racines grises des
nerfs optiques, ces fascicules rubanés s'écartent à angle obtus,
ouvert en arrière, et, côtoyant les bandelettes à leur côté externe,
se perdent à l'extrémité interne de la scissure de Sylvius.

Nerfs optiques, leurs racines.

Du centre encéphalique partent deux rubans, l'un épais,
l'autre grêle, qui se contournent, et sous le nom de corps *genouillés*, donnent naissance aux bandelettes optiques. Ces bandelettes cylindriques et aplaties croisent les pédoncules cérébraux obliquement d'arrière en avant, de dehors en dedans.
Arrivées à la ligne médiane, en avant du *tuber cinereum*, au-
dessus de la grande scissure, elles s'entre-croisent la droite avec
la gauche, de manière que ces deux bandelettes cylindriques se
confondent complètement en ce point.

Le *chiasma des nerfs optiques* n'est autre que la bandelette
quadrilatère qui résulte de cette disposition.

En arrière, sa surface est concave et représente un petit
segment ovoïde. Des deux côtés de sa surface antérieure naît un
cylindre blanc comme les bandelettes, qui se dirige obliquement
de dedans en dehors et d'arrière en avant, par conséquent en
sens inverse des faisceaux d'origine, d'où résulte une disposition en X. Ces deux gros cordons pénètrent dans le trou optique,
tandis qu'ils laissent, en s'écartant en avant, un angle ouvert,
dont le sommet correspond au chiasma.

De l'intervalle que laissent entre eux les *pédoncules* du corps
calleux, naît une série de fibres qui vont aboutir à la base du
chiasma. D'où résulte une lamelle triangulaire, à sommet interpédonculaire, à base supérieure, qui constitue la paroi antérieure
et supérieure du troisième ventricule. En renversant le chiasma,
on voit que les fibres nées de ces deux côtés s'entre-croisent sur la
ligne médiane, et forment une lamelle moitié nerveuse, moitié
cellulo-fibreuse. Cette dernière, rougeâtre, se continue avec
l'enveloppe des nerfs optiques; l'autre grise comme le ventricule moyen dont elle émane, se continue avec la substance des
nerfs optiques.

Cette lamelle, qui se déchire assez facilement pour laisser
pénétrer la lamelle *sus-optique* dans la cavité du troisième ventricule, est fréquemment perforée d'un petit trou; en tous cas,
elle présente un point plus transparent que les autres, dans sa
partie médiane. Telle est *la racine grise des nerfs optiques*; grise
par opposition avec la couleur *blanche* que revêtent ces bandelettes après avoir croisé les pédoncules cérébraux.

Tubercule cendré. — *Tige et corps pituitaire.*

Sœmmering donna le nom de *tuber cinereum* à un amas de substance grise et molle, faisant saillie à la base de l'encéphale. On l'a envisagé comme le plancher du troisième ventricule. Le tubercule cendré est logé entre les éminences mamillaires et le chiasma. Sa forme est un peu conique, et son sommet se continue avec la base de la tige pituitaire. Il s'étend supérieurement sur les parois latérales du troisième ventricule, sur la cloison transparente. C'est en enveloppant les piliers antérieurs qu'il contribue à la formation du plancher ventriculaire. La face supérieure, qui répond à la partie la plus déclive du troisième ventricule, offre une dépression qu'occupe la sérosité intra-ventriculaire.

La tige pituitaire ou infundibulum.

Tige conique, de 4 à 6 millimètres de long; sa couleur est d'un gris rougeâtre; sa direction oblique d'arrière en avant. Sa base, ou extrémité postérieure, répond au tubercule cendré; son sommet est continu avec la glande pituitaire qui paraît comme suspendue à son extrémité.

La structure est représentée par deux couches. L'externe cellulo-fibreuse n'est qu'une dépendance de la pie-mère qui tapisse l'espace sous-arachnoïdien antérieur. Sa couche interne est grise et continue avec le tubercule cendré.

Est-elle ou non canaliculée? Cette question a été soulevée et résolue très différemment depuis les premiers anatomistes.

Les Grecs avaient dénommé cet organe d'une expression synonyme du mot infundibulum des Romains. Or, l'idée d'entonnoir suppose une cavité communiquante évasée supérieurement, rétrécie en bas. Radix pituitaria, aquæ ductus, selon Brunn, Galien et Vésale avaient admis l'état canaliculé.

Willis dit : Vidimus hunc tubum, in cerebro equino, pennâ anserinæ majorem, item pellucidum et aquâ limpidâ repletum ; ut nemini dubitandum fuerit, quin serosi humores hâc viâ de cerebro in glandulam pituitariam dilabantur.

Murray affirme qu'ayant fait congeler deux cerveaux humains, il a trouvé un petit glaçon dans la cavité de l'infundibulum : il prétend même avoir vu deux canaux distincts pour les deux lobes de la glande.

Vieussens, après y avoir fait passer un liquide qui s'égouttait lentement, conclut que l'entonnoir n'est que perforé de pores dans sa partie inférieure, et canaliculé dans la partie évasée.

Puis viennent Santorini, Ridley, Lieutaud, qui la nomment tige pituitaire, et qui nient l'existence du canal.

D'autres admettent qu'elle peut être tantôt creuse, tantôt pleine. Sœmmering reste dans le doute, ainsi que. Haller. M. Longet est assez porté à admettre un canal, d'après les notions d'anatomie comparée. M. Cruveilhier en admet l'existence au moins dans certains cas.

M. Sappey semble l'accepter d'une manière générale, tandis que M. Hirschfeld paraît tout à fait indécis.

Dans un certain nombre de cas, M. Cruveilhier a reconnu l'existence de ce canal communiquant en haut avec le ventricule moyen, et en bas avec le corps pituitaire, pour la première fois dénommée par Vésale sous le nom de glans pituitam excipiens.

Différens procédés ont été mis en usage pour en constater la réalité. Toujours il faut diviser la bandelette optique et la lame qui la surmonte ; on voit alors que le corps cendré se prolonge

dans la tige. L'incision transversale de cette tige montre très bien une cavité dans son centre.

Les injections, l'insufflation, le filet d'eau, l'introduction d'un stylet, sont autant de moyens de recherche.

Vieussens remplissait le troisième ventricule d'un liquide coloré et le faisait arriver ainsi jusqu'au corps pituitaire.

M. Cruveilhier dit cependant n'avoir observé aucune communication entre la tige pituitaire, dans deux cas d'hydropisie du troisième ventricule.

Dans la selle turcique repose un petit corps, que Chaussier nomma appendice sus-sphénoïdal du cerveau, l'hypophyse de Sœmmering. Un repli de la dure-mère l'enveloppe en quelque sorte dans cette loge.

Cette enveloppe a une ouverture circulaire au niveau de l'infundibulum. Autour d'elle sont les sinus caverneux latéralement, et coronaire périphériquement. Après avoir enlevé la lame carrée du sphénoïde, on reconnaît que la glande est ovoïde, grisâtre. Son diamètre antéro-postérieur est de 6 à 7 millimètres, tandis que le transverse est du double au moins. Elle communique en haut, par l'infundibulum, avec le *tuber cinereum* et le troisième ventricule.

Sa face supérieure a une forme variable. Tantôt plane, tantôt déprimée, convexe, assez souvent elle sert de point d'insertion à l'infundibulum. Sa face inférieure se moule sur la forme de la fossette qui la reçoit.

Environnée d'un autre cercle vasculaire, la glande déborde assez fréquemment la selle turcique.

Soit qu'on l'enlève, soit qu'on l'incise sur place, on voit qu'elle est formée de deux lobes séparés par une membrane. L'antérieur, de beaucoup le plus volumineux, est réniforme, concave en arrière, convexe en avant. Le lobe postérieur occupe la concavité du précédent et la fossette de la lame carrée.

Le premier lobe est gris-jaunâtre. La substance est gris-foncé, l'interne jaune blanchâtre.

Le lobe postérieur, plus arrondi, plus mou, est grisâtre, c'est-à-dire de la couleur des circonvolutions.

Les nombreux capillaires qui s'y ramifient, et le reste de sa structure, ont porté des anatomistes à l'éloigner des glandes. L'infundibulum s'insère tantôt sur le grand lobe, tantôt sur le plan de séparation du grand et du petit. Les personnes qui ont vu ce cas ont été tentées de croire à une bifurcation du canal et de la tige. Mais, chez l'homme, le corps pituitaire est plein. Chez le fœtus, il renferme une partie du liquide ventriculaire. Tel est le cas aussi des vertébrés.

Éminences mamillaires.

Ce sont deux globules blancs, piriformes, hémisphériques, situés sur la ligne médiane. Au-devant d'eux se trouve le corps pituitaire, dont la face postérieure se moule sur eux. Latéralement ils sont limités par les pédoncules, et en arrière par l'espace interpédonculaire.

Leur face interne est légèrement aplatie, et séparée par un sillon profond, supérieurement uni par une lamelle de substance grise très adhérente, et qu'on déchire en l'enlevant.

La base de ces éminences répond au troisième ventricule. Leur conformation extérieure est blanche, tandis que l'interne est grise. Cette substance est une continuation du noyau gris qui constitue la paroi ventriculaire, et forme presque à elle seule l'éminence. La substance corticale est une double expansion terminale des piliers antérieurs de la voûte, d'où le nom de *bulbi fornicis* que leur donna Santorini ; et d'un gros faisceau blanc qui émerge de la face interne de la couche optique.

Généralement d'un volume égal, ils paraissent subir les modifications nutritives des lobes cérébraux correspondans.

L'*espace interpédonculaire* est rempli par les lames perforées moyennes. Cette substance grise perforée d'un grand nombre de pertuis vasculaires, a été étudiée avec les pédoncules.

Derrière l'isthme, nous rencontrons l'*extrémité postérieure du corps calleux*, horizontalement étendue entre les deux hémisphères. Plus large que l'extrémité antérieure, elle a la forme d'un bourrelet épais qui s'arrête à une petite distance du centre cérébral. De cette disposition il ressort que le corps calleux occupe presque la moitié antérieure de l'encéphale.

Derrière le corps calleux, recouvert sur chaque bord par une circonvolution, on voit l'extrémité postérieure de la grande scissure ; en avant, la partie médiane de la grande *fente cérébrale*.

Cette fente est limitée par les tubercules quadrijumeaux en bas, par l'extrémité postérieure du corps calleux en haut. Quand, le cerveau étant couché sur sa convexité, on soulève l'isthme avec le cervelet, et que l'on écarte les deux lèvres de la fente, on reconnaît qu'elle est occupée par un prolongement de la pie-mère, qui a reçu le nom de *toile choroïdienne*. La glande pinéale repose dans l'épaisseur de cette toile et s'y unit par des vaisseaux. La fente se continue des deux côtés, le long de la petite circonférence du lobe postérieur.

Nous avons vu que la grande scissure était occupée, dans sa moitié antérieure, en partie par le corps calleux ; que la faux cérébrale n'en occupait que la partie la plus antérieure. D'ailleurs au niveau du corps calleux, les lobes sont unis par un lien fibro-cellulaire. En arrière, la scissure médiane est libre. Le corps calleux, qui se termine au-devant d'elle, n'est point recouvert dans sa partie médiane. La scissure s'ouvre largement d'avant en arrière, et est occupée dans toute son étendue par la faux cérébrale.

Circonvolutions du cerveau.

Les sillons profonds que l'on remarque à la surface du cerveau ont reçu le nom d'*anfractuosités*. Les saillies onduleuses et repliées qu'ils limitent, constituent les circonvolutions. En se représentant une sphère molle, enfoncée dans une autre dont la capacité serait trop petite, on conçoit que celle-ci, la comprimant en tous sens, tendrait à en réduire le volume, d'où les replis si nombreux.

C'est là une manière grossière de comprendre les circonvolutions. Comparaison que la plupart des auteurs ont répétée et qui exprime l'opinion d'une distribution arbitraire, confiée aux chances du hasard. Nous verrons qu'il en est autrement. Mais c'est grâce à l'anatomie comparée et à l'embryogénie seules, que nous possédons des notions plus exactes et plus précises sur la nature et la signification anatomique de ces circonvolutions.

Le nombre des circonvolutions est, de même que celui des anfractuosités, d'autant plus difficile à déterminer que nulle part la délimitation n'existe.

Le nombre est d'ailleurs en raison directe du développement

T. III.

du cerveau ; il en est de même de leur volume et de leurs dimensions.

Il est bon d'observer de suite que ces éminences oblongues, serpentantes à la surface du cerveau, sont les seules parties que nous entendions déterminer. Les enfoncemens secondaires, les petits replis, que l'on observe à la surface et sur le corps des premières, n'ont pas fixé au même degré l'attention des anatomistes.

D'autre part, les circonvolutions elles-mêmes peuvent être divisées en *constantes* et en *variables*. Cette division s'applique aussi aux *anfractuosités*.

La *direction* et la *continuité* les a fait comparer aux circonvolutions intestinales. Mais on doit leur considérer *deux faces* et *deux bords*. Les faces des circonvolutions correspondantes semblent moulées les unes sur les autres. Un tissu cellulo-vasculaire très fin, qui constitue la pie-mère cérébrale, sépare les parois des anfractuosités. La direction de ces éminences est perpendiculaire à la masse cérébrale ; leur forme est celle d'un cylindre à direction sinueuse. Les faces sont aplaties, d'où résulte précisément qu'elles se moulent les unes sur les autres.

Le *bord libre* ou supérieur est arrondi. Les bords de deux circonvolutions interceptent, avec l'arachnoïde, un espace triangulaire qui, par la rencontre de trois circonvolutions, est conique ou prismatique, suivant la direction des bords adjacens. Quelquefois le bord se déprime en fossette, en gouttière, en angle. Ces sillons, ces enfoncemens suivent la direction de la circonvolution, quelquefois ils rayonnent en divergeant à leur surface.

Toutes les circonvolutions n'arrivent point au même niveau périphérique. Il est des circonvolutions secondaires et principales qui s'enfoncent sous les autres. Souvent aussi leur hauteur varie dans le trajet.

La hauteur, de même que l'épaisseur, offre donc de grandes variations. La hauteur moyenne est de 15 à 30 millimètres. Cette moyenne exprime aussi bien les différences individuelles, que celles qui existent entre les circonvolutions elles-mêmes. Quant à l'épaisseur, elle ne varie pas moins suivant les individus. La circonvolution dans quelques points, s'effile très souvent après avoir eu un fort calibre. D'autre part, au point de jonction de deux circonvolutions, on remarque toujours un renflement.

Il est évident que l'étendue générale du cerveau est en raison de la hauteur des circonvolutions. Desmoulins a montré que, par la profondeur des anfractuosités, le cerveau de l'homme l'emportait en étendue sur tous les animaux. M. Cruveilhier, et nous sommes de son avis, pense que la hauteur des circonvolutions est en raison directe avec le volume et le poids du cerveau.

Ces faits ont servi de base à la doctrine qui subordonnait la puissance intellectuelle à l'étendue de la surface cérébrale.

Déjà nous avons vu les anfractuosités tapissées par un feuillet double de la pie-mère, dans laquelle circule le liquide céphalorachidien. Les circonvolutions, en s'adossant par leur bord libre, partagent les anfractuosités en deux *étages*. Un étage supérieur prismatique, déjà mentionné et qui loge les veines du cerveau. L'étage inférieur contient les artères cérébrales, dont les troncs se rapprochent du centre des hémisphères.

Nous avons cherché à donner une idée générale des circonvolutions du cerveau. Nous avons fait ressortir la différence qu'il y avait entre les circonvolutions elles-mêmes et les ondu-

38

lations qui en sont comme des accidens, et échappent, dans la grande généralité, à toute régularité. Rolando, le premier, a essayé de les décrire en les classant. Pour lui, comme pour M. Leuret plus tard, la direction générale de celles-ci offre une normale qui permet de les classer et de les subdiviser. M. Leuret affirme qu'on observe autant de régularité entre les circonvolutions de deux lobes cérébraux, que l'on en rencontre entre les veines et les artères de deux membres correspondans. Les anomalies que peut offrir le système vasculaire ne renversent nullement les lois constantes, dont la conformation ordinaire est l'évidente expression.

Erasistrate avait déjà avancé que les circonvolutions cérébrales sont plus compliquées chez l'homme que chez les animaux, parce que l'homme l'emporte sur les animaux par l'esprit et le raisonnement.

Galien lui objecta que la multiplicité des circonvolutions ne donnait pas de jugement à certaines gens; et que d'ailleurs à voir la bêtise et la rudesse de certaines autres, on devrait supposer chez elles l'absence de tout repli. Vésale ne sut mieux faire que d'assimiler les circonvolutions aux peintures des mauvais badigeonneurs, qui représentent les nuages.

Tiedemann a figuré l'évolution du cerveau dans l'échelle animale, depuis les plus simples jusqu'aux plus complexes. M. Leuret a montré, le premier, comment on peut retrouver une circonvolution dans différentes séries, dissemblables à certains égards, en leur assignant des caractères généraux, en les individualisant.

Nous allons commencer l'étude des circonvolutions cérébrales par celles du renard. Nous suivrons dans cette voie M. Leuret qui, en passant du simple au composé, a pu établir les lois relatives à leur constance. En examinant un lobe cérébral de cet animal, on remarque, que les en haut, un sillon profond, haut de 6 à 8 millimètres, se dirigeant un peu d'avant en arrière. C'est la scissure de Sylvius. Un repli cylindrique, à concavité inférieure, forme, par sa courbure et dans son intervalle, le sillon dont il s'agit. Un second repli, situé au-dessus du premier, présente à sa surface deux ou trois sillons communiquant avec la deuxième anfractuosité.

La troisième circonvolution, superposée aux précédentes, offre en arrière une bifurcation. Puis au-dessus des trois précédentes, on remarque une quatrième qui semble les envelopper toutes. La cinquième circonvolution, située en avant, reposant sur la voûte sus-orbitaire, en a reçu le nom. Il existe enfin une sixième circonvolution interne, au-dessus du corps calleux, et qui est la circonvolution de l'hippocampe. M. Leuret distingue donc les circonvolutions de l'homme en circonvolutions de la face latérale interne et de la face latérale externe.

Une première différence entre les circonvolutions de l'homme et celles du renard est dans la présence d'une scissure qui interrompt dans leur parcours les circonvolutions du premier, sans qu'il y ait rien de semblable chez le second. Cette scissure constante a reçu le nom de scissure de Rolando. En avant et en arrière de la scissure se trouve une circonvolution transverse. Une troisième circonvolution existe derrière celles-ci, moins étendue et visible sur la face externe.

Ces circonvolutions ont reçu le nom de *pariétales* ou *transverses*. La circonvolution qui naît au-devant de la scissure est la *pariétale antérieure*; celle qui naît en arrière de la scissure est la *pariétale postérieure*. La troisième est la *pariétale rudi-*

mentaire. A ces trois circonvolutions aboutissent les autres circonvolutions externes.

A la pariétale antérieure aboutissent les *circonvolutions frontales*, au nombre de 3 ou 4, s'anastomosant assez souvent.

A la pariétale postérieure aboutissent les *occipitales*. C'est-à-dire qu'il en part au moins deux qui suivent la direction de la troisième occipitale, venant de la pariétale rudimentaire. La direction de ces trois circonvolutions est d'autant plus difficile à suivre, que l'une d'elles le plus souvent se bifurque, d'où en naît une quatrième. Ces quatre circonvolutions vont alors s'intriquer avec la pensée, ce qui n'arrive pas pour les frontales.

M. Leuret n'a pas retrouvé les trois transversales chez les animaux. La scissure de Rolando étant obliquement dirigée d'avant en arrière, les circonvolutions ne sauraient toutes arriver au même niveau d'origine.

On comprendra toute l'importance de cette scissure si bien étudiée par Rolando, et qui a fixé l'attention de M. Leuret, quand on songera à sa constance, à sa profondeur et à l'uniformité de sa direction. Si donc, par la pensée, on supprimait la scissure de Rolando et les trois circonvolutions transverses, les occipitales et les frontales en se touchant, comme elles sont en nombre à peu près égal, reproduiraient les circonvolutions non interrompues de l'hémisphère du renard.

Circonvolutions de la face interne des hémisphères.

Quand on écarte les lobes cérébraux, on voit aisément une grande circonvolution qui surmonte le corps calleux.

Cette circonvolution commence sous la portion antérieure et réfléchie du corps calleux, se réfléchit à son tour pour s'appliquer sur la face supérieure de celui-ci, le parcourt dans son étendue, et arrivé au bourrelet, se réfléchit une seconde fois, et se termine au bord interne de la scissure sylvienne. Elle décrit ainsi une sorte d'isthme elliptique qui embrasse le corps calleux et la racine du lobe cérébral. Cette circonvolution, étroite d'abord, augmente peu à peu de volume, pour se terminer par un puissant renflement.

Avec d'autres anatomistes, nous lui distinguerons une branche ascendante, une horizontale, qui naît au genou du corps calleux et finit au bourrelet, où commence la branche descendante qui aboutit à l'angle interne de la scissure de Sylvius.

Au moment où cette circonvolution se termine, elle offre un repli par lequel elle se continue avec la corne d'Ammon ou le grand hippocampe. C'est de là que lui vient encore le nom de *circonvolutions de l'hippocampe*.

Au-dessus de la circonvolution du corps calleux existe une anfractuosité qui la limite jusqu'au niveau de la concavité du lobe postérieur; là elle se redresse et se dirige presque verticalement en haut. Chez les animaux, ce sillon se dirige sans varier, dans le sens de la circonvolution qu'il accompagne.

A quatre centimètres environ derrière cette portion redressée, existe une seconde anfractuosité verticale un peu d'avant en arrière. Entre ces deux lignes est situé un groupe de circonvolutions, se continuant avec la transverse rudimentaire, dont il a été question précédemment, à la convexité. Au-dessus de la circonvolution du corps calleux, il existe un groupe de circonvolutions; en arrière du groupe transverse existe un autre groupe de circonvolutions. Le groupe intermédiaire transverse interrompt donc ici aussi les circonvolutions antérieures et les postérieures à ces deux anfractuosités qui circonscrivent un groupe spécial.

C'est là un point d'analogie avec les circonvolutions externes. Dans les deux cas, il existe un groupe de circonvolutions transverses qui interrompent la continuité. Si on en fait abstraction, la continuité existant, on a le cerveau du renard. Telle est la disposition des *circonvolutions additionnelles* ou de *perfectionnement*, qui occupent, comme on le voit, les côtés et la partie interne et postérieure du cerveau. Ces circonvolutions ont déjà été signalées chez le singe et l'éléphant, mais elles n'existent pas, comme on le pensait, dans la région frontale.

On peut donc distinguer aux circonvolutions, tant internes qu'externes, un *groupe antérieur*, un *groupe moyen* et un *groupe postérieur*.

Le groupe antérieur et le postérieur marchent d'avant en arrière. Le groupe moyen se porte de bas en haut, c'est-à-dire perpendiculairement aux deux groupes précédents, auxquels il est intermédiaire.

Ce groupe de perfectionnement est contigu et commun aux deux faces de l'hémisphère.

Les circonvolutions de *la face inférieure* ou de la base sont divisées en *antérieures*, en *postérieures* et en *sylviennes*.

Les circonvolutions du *lobe antérieur* sont petites.

Leur direction antéro-postérieure est surtout marquée dans les deux circonvolutions qui servent de gouttière au bulbe olfactif.

Les circonvolutions du *lobe postérieur* marchent dans le même sens que les précédentes. Elles partent de la circonvolution de l'hippocampe, c'est-à-dire de la circonvolution calleuse.

Les unes naissent en arrière, les autres sur les côtés et en avant.

Les plus remarquables sont les circonvolutions de la scissure. L'une d'elles embrasse les trois autres ; c'est la plus étendue des circonvolutions de la base. Elle naît au niveau de la lame perforée moyenne, puis se dirigeant de dedans au dehors, d'avant en arrière, elle suit la scissure et en forme le plancher. Elle se réfléchit une première fois et passe au-dessus de l'insula de Reil, puis une seconde réflexion la dirige en avant et en bas, de manière à revenir à son point de départ. Elle enveloppe dans son trajet l'insula de Reil, dans laquelle nous distinguerons une circonvolution antérieure, une moyenne et une postérieure. Après avoir bien écarté les nombreux replis secondaires, on voit l'insula sous forme d'une saillie prismatique, composée de plusieurs éminences repliées souvent de bas en haut.

M. Cruveilhier a distingué les circonvolutions et anfractuosités en *internes*, *inférieures* et *externes*.

A la face inférieure, il décrit la circonvolution des corps calleux. De la crête terminale de cette circonvolution, il fait dériver une série de circonvolutions se dirigeant soit en dehors, soit en arrière et en dedans. Cette crête, signalée par Vicq-d'Azyr, a reçu de Rolando le nom de *processo enteroido-cristato*.

Un deuxième groupe est constitué par la circonvolution et l'anfractuosité interne du lobule antérieur du cerveau.

Cette circonvolution, très-volumineuse à son origine, constitue la partie interne du lobe antérieur. Elle commence au-devant de la scissure, et après avoir suivi la direction de la circonvolution du corps calleux, elle se continue avec la surface externe au point où la précédente se redresse. Une profonde anfractuosité sépare ces deux circonvolutions.

Le dernier groupe de cette face comprend la *circonvolution et l'anfractuosité de la cavité digitale*.

Un sillon antéro-postérieur très-profond, en rapport avec la cavité digitale du ventricule latéral, commence à la circonvolution du corps calleux, au niveau du bourrelet, se dirige d'avant en arrière et de bas en haut jusqu'au lobule occipital, et le divise en deux moitiés, l'une supérieure et antérieure, l'autre inférieure et postérieure. C'est l'anfractuosité de la cavité digitale, et la portion postérieure et inférieure de ce lobule est la circonvolution de la cavité digitale, ou circonvolution du lobule occipital.

Les circonvolutions et les anfractuosités de la face inférieure sont pour M. Cruveilhier :

1° Les circonvolutions externes du lobe antérieur.

Les circonvolutions constantes de ce lobule sont : les deux petites circonvolutions antéro-postérieures, rectilignes, bornées par le sillon du ruban olfactif et la circonvolution flexueuse, oblique en avant et en dehors ; celle-ci finit à la scissure de Sylvius, et se continue en arrière, avec la circonvolution externe, qui est l'origine du ruban olfactif.

2° Les circonvolutions du lobe postérieur.

Elle sont formées par la circonvolution de la grande fente qui est la continuation de la circonvolution du corps calleux, et qui se termine en avant par un renflement uniforme, en rapport avec l'extrémité renflée de la corne d'Ammon ; elle est longée en dedans par la grande fente cérébrale. La circonvolution du corps calleux et celle de la grande fente cérébrale, qui en est la continuation, représentent une ellipse interrompue par la scissure de Sylvius.

La circonvolution du lobule postérieur est limitée, en dehors, par une anfractuosité antéro-postérieure en rapport avec la paroi inférieure de la portion réfléchie du ventricule latéral, et circonscrite par les circonvolutions antéro-postérieures, petites et flexueuses, qui émergent de la circonvolution de la grande fente cérébrale.

La plus externe de ces circonvolutions borne inférieurement l'anfractuosité qui correspond à la cavité digitale.

La circonvolution de la grande fente cérébrale de Bichat donne à sa partie antérieure des circonvolutions extrêmement flexueuses, qui constituent la corne sphénoïdale et se confondent avec les circonvolutions de la face externe.

D'autres circonvolutions petites et superficielles, qui vont en rayonnant du sommet vers la base, sillonnent l'insula de Reil, (lobule du corps strié).

Deux petites anfractuosités, qui résultent de la bifurcation de la scissure de Sylvius, isolent ce lobule des autres parties. Le troisième ordre des circonvolutions et anfractuosités embrasse la convexité du cerveau.

Elles comprennent trois séries : les frontales, les pariétales, les occipitales.

1° Circonvolutions frontales. Au nombre de trois ou quatre, antéro-postérieures et très-flexueuses, les circonvolutions frontales sont contiguës à elles-mêmes dans une grande partie de leur étendue ; leur volume, inférieur à celui des circonvolutions pariétales, est supérieur au volume des circonvolutions occipitales.

2° Circonvolutions pariétales. Au nombre de trois seulement, plus volumineuses que les autres et présentant plus de profondeur, les circonvolutions pariétales, flexueuses, dirigées de dedans en dehors, se continuent avec la circonvolution qui limite en haut la scissure de Sylvius.

3° Circonvolutions occipitales. Elles sont antéro-postérieures, et commencent, soit à la circonvolution pariétale la plus postérieure, soit au bord postérieur de la scissure de Sylvius.

Les circonvolutions les plus grêles de toutes ont aussi leurs sinuosités plus petites et plus courbes.

M. Foville se prononce très nettement contre la manière de voir de M. Leuret. Après avoir cherché s'il existait une loi, une règle dans la distribution des circonvolutions, il se résume ainsi : Les cerveaux des animaux ont, avec le cerveau de l'homme, la même analogie que la tête, les mains, la station, la voix de l'homme avec celle des animaux. L'homme, dit-il, les domine tous d'une immense hauteur. De tous les organes, c'est le cerveau qui traduit le mieux la supériorité; et, dans le cerveau lui-même, rien de plus caractéristique que la circonvolution.

M. Foville admet, dans le cerveau de l'homme, quatre ordres de circonvolutions.

Au *premier ordre* appartient une seule circonvolution, qu'il nomme *ourlet.* Elle commence au bord antérieur du quadrilatère perforé, contourne le corps calleux, la portion transversale de la fente cérébrale de Bichat, le pédoncule cérébral, et finit au bord postérieur de ce même quadrilatère, en formant une ellipse interrompue par la scissure de Sylvius. Cette circonvolution est celle du corps calleux des auteurs.

Le *deuxième ordre* comprend deux grandes lignes à circonvolutions, décrivant des anses elliptiques et concentriques antéro-postérieures, dont la plus grande convexité est dirigée en arrière.

Les circonvolutions naissent au devant de l'espace perforé, et se terminent en arrière du même espace.

De ces deux circonvolutions, l'une interne et plus grande, occupe la circonférence de la face interne de l'hémisphère; l'autre externe, entoure le lobule de l'insula.

La *première* marche du bord antérieur de l'espace perforé sur la face supérieure et interne, et jusqu'à l'extrémité antérieure du lobule frontal, change de direction, s'élève vers la face supérieure de l'hémisphère, pour former la limite de la convexité et de la face latérale interne, gagne l'extrémité postérieure du lobule occipital, se réfléchit sur la face inférieure, longe le bord externe de la circonvolution de l'hippocampe de la ligne du premier ordre, atteint l'extrémité antérieure du lobule sphénoïdal et se termine au niveau du bord postérieur et externe de l'espace perforé.

Telle est la *grande circonvolution d'enceinte de l'hémisphère.*

La *seconde,* ou *circonvolution d'enceinte de la scissure de Sylvius,* concentrique à la première, commence sur le bord antérieur et externe de l'espace perforé, se porte obliquement en avant et en dehors pour former le côté externe de la surface orbitaire, et partant de la lèvre antérieure de la scissure de Sylvius, se dirige en arrière sur la convexité, où elle constitue les lèvres supérieure, postérieure et antérieure de cette même scissure, à l'extrémité de laquelle elle se termine, sur le sommet du lobule sphénoïdal et au niveau du bord externe de l'espace perforé.

La première se rattache à la face interne, les deux autres à la face externe; elles aboutissent à l'espace perforé, et sont interrompues par la scissure de Sylvius.

Voilà pour les deux premiers ordres.

Le *troisième ordre* est composé de replis cérébraux, étendus entre les deux ordres des circonvolutions précédentes : ce sont les replis des circonvolutions internes et celles de l'insula. Leur direction est divergente : ceux de la face interne se portent en rayonnant de la circonvolution à la grande *circonvolution d'enceinte de l'hémisphère;* ceux de l'insula se portent en rayonnant de l'espace perforé vers la circonvolution d'enceinte de la scissure de Sylvius.

Le *quatrième ordre* comprend les circonvolutions étendues entre les deux circonvolutions du second ordre. Ces replis s'étendent, en divergeant, de la circonvolution d'enceinte de la scissure de Sylvius, à la grande circonvolution d'enceinte de l'hémisphère; ils semblent, en quelque sorte, continuer ceux du lobule de l'insula et les prolonger jusqu'à ceux de la face interne, en se dirigeant et communiquant entre eux pendant le trajet.

Voici comment M. Sappey résume les travaux de M. Foville :

On voit que les quatre ordres de circonvolutions signalés par M. Foville se réduisent à deux, dont l'un comprend celles de son premier et de son second ordre, qui sont longitudinales ou antéro-postérieures; tandis que l'autre comprend celles de son troisième et quatrième ordre, qui sont perpendiculaires aux précédentes : ce résultat offre de l'analogie avec celui de M. Leuret. Mais lorsqu'il a fallu faire la part respective des circonvolutions longitudinales et transversales, M. Foville a été beaucoup moins heureux que M. Leuret. En considérant les circonvolutions de l'insula de la face externe et celles de la face interne comme un seul et même système de circonvolutions transversales, coupées sur leur trajet par les deux circonvolutions du second ordre, M. Foville est tombé dans une erreur que l'anatomie comparée démontre.

Car, il est aisé de se convaincre que les circonvolutions antérieures et postérieures de chaque hémisphère ont constamment une direction longitudinale, tant chez l'homme que chez les mammifères. Ces circonvolutions sont en majorité chez l'homme. Le cerveau humain, par conséquent, est loin de différer de celui des animaux, autant que le pensait M. Foville.

Les circonvolutions périphériques sont en rapport médiat avec la cavité crânienne, dont les parois se moulent presque sur elles. Les impressions les plus profondes, dit M. Sappey, ne correspondent cependant pas aux circonvolutions les plus profondes.

Ainsi, tandis que les impressions digitales du coronal correspondent à des circonvolutions grêles, les impressions du pariétal, si faibles, correspondent aux circonvolutions les plus volumineuses. Si, dans des cas particuliers, les impressions digitales correspondent peu au volume des circonvolutions, on peut dire, d'une manière générale, que ces impressions sont proportionnelles au développement des replis de la surface du cerveau.

SURFACE INTERNE DU CERVEAU.

Corps calleux. — Face supérieure.

Nous allons étudier la surface interne par une coupe horizontale. Nous ne ferons ici que la description des diverses parties que l'on reconnaît au cerveau, réservant l'étude de la structure pour la fin.

Quand on enlève les lobes cérébraux, par une coupe horizontale, au niveau du corps calleux, on a sous les yeux une surface blanche très étendue, festonnée, échancrée à la périphérie, où elle est comme doublée de substance grise qui pénètre plus ou moins avant, suivant la profondeur de ces échancrures. On peut également envisager ces étendues blanches comme des surfaces irrégulièrement circonscrites, pénétrant plus ou moins avant, dans une couche grise enveloppante, par des tractus dissemblables et inégaux, tant pour l'étendue que pour la forme.

Cette surface est partagée en trois parties : deux latérales et une médiane. Les deux latérales correspondent à chacun des hémisphères cérébraux, dont elles constituent le *centre médullaire*.

Elles sont unies par une partie médiane qui appartient au *corps calleux*, et qui se distingue parfaitement des premières. C'est au niveau de celui-ci que leur surface n'est point en rapport avec la substance grise. Les deux parties latérales et la médiane constituent, par leur réunion, le *centre ovale de Vieussens*. Cette coupe que l'on pratique, d'après Vieussens, au niveau du corps calleux, de dedans en dehors, en relevant le couteau, ne présente du corps calleux que la partie moyenne, qui, d'étroite en avant, s'élargit un peu en arrière.

Pour voir le corps calleux en entier, il faut pratiquer la coupe de M. Foville, qui consiste à introduire la lame du couteau au niveau du *genou* d'une part, et à aller en avant; puis au niveau du *bourrelet*, en se dirigeant en arrière. On introduit le doigt dans le sillon et on détache doucement le lobe cérébral.

Ainsi isolé, le corps calleux apparaît comme une commissure transverse, ressemblant à une voûte quadrilatère, recouvrant les ventricules latéraux dont il reproduit la forme. Avec un peu d'inattention dans ces coupes, on peut pénétrer dans les ventricules que l'on explore, d'ailleurs, par ce procédé dans les cas pathologiques.

Comme on le voit par ce qui précède, le corps calleux, est recouvert par la substance médullaire des hémisphères, qui ne lui adhère que d'une manière superficielle, et lui est simplement accolée.

La largeur du corps calleux est d'environ 6 centimètres; sa longueur est de 8 à 10 centimètres.

Sa profondeur ou son épaisseur est variable, suivant le point où on l'examine. Après avoir fait une incision verticale sur la ligne médiane, on voit que, épais au niveau du bourrelet, il devient bientôt plus mince puis en avant se renfle de nouveau, devient de plus en plus épais jusqu'au niveau de la réflexion, pour devenir au delà une simple lamelle.

Le corps calleux nous présente sa face supérieure, ses bords, ses angles et enfin sa face inférieure.

La *face supérieure*, convexe d'avant en arrière, concave transversalement, répond, dans sa partie moyenne, aux artères calleuses, au bord inférieur de la face cérébrale, qui s'en rapproche

surtout en arrière, à l'arachnoïde, et de chaque côté à la surface concave de la circonvolution callense.

L'espace compris entre l'hémisphère et le corps calleux a reçu le nom de *sinus* ou de ventricule du corps calleux. Mais c'est simplement une anfractuosité profonde, tapissée par la pie-mère à la manière de toutes les anfractuosités.

Sur la ligne médiane, on observe un *sillon* un peu plus étendu en arrière qu'en avant, assez souvent parcouru par une saillie longitudinale.

Ce sillon est bordé de chaque côté par une saillie longitudinale, qui se rapproche de celle du côté opposé vers la partie antérieure. Il arrive même qu'elles se réunissent complètement. Dans le premier cas, elles se prolongent et se terminent sur les pédoncules du corps calleux.

Winslow, à raison de leur nature fasciculée, les nomma cordons médullaires. Lancisi, les considérant comme un nerf, leur a laissé le nom de *nerf longitudinal de Lancisi.*

Avec Vicq-d'Azyr et les modernes, nous les nommerons tractus longitudinaux. M. Sappey dit les avoir isolés d'un cerveau en macération dans l'alcool. Ils n'étaient adhérents que par un peu de tissu cellulaire. Beaucoup d'auteurs ont envisagé le tissu médian comme la trace de la réunion de deux corps calleux symétriques. Des *tractus transversaux* passent au-dessous des précédents et dans une direction perpendiculaire à la leur. Ces tractus vont d'un bord à l'autre, sans s'entre-croiser sur la ligne médiane avec ceux du côté opposé.

Plus en dehors, existent deux bourrelets, un de chaque côté, très bien décrits par M. Foville, également composés de tractus transversaux; ils se renflent de dedans en dehors, font un relief notable, puis se continuent en bas avec l'expansion des pédoncules.

Les *bords latéraux* sont limités par des fibres couchées, renversées en bas et en dehors. Elles isolent le corps calleux du centre médullaire des hémisphères. Mais cet isolement établit-il une ligne de séparation complète, absolue, et est-on bien en droit d'en conclure que le corps calleux ne tire pas son origine des hémisphères? Les fibres de celles-ci, loin de descendre, montent vers le corps calleux et se continuent avec lui. Nous reviendrons sur cette question en étudiant la structure.

Remarquons ici que M. Foville a surtout insisté sur ce fait, que le corps calleux n'était point la commissure des hémisphères, mais une véritable commissure de l'expansion des pédoncules. Est-ce à dire que le corps calleux n'ait rien de commun avec les hémisphères? Avec M. Blainville, nous ferons observer que l'on ne peut arriver à l'isolement du corps calleux sans rompre des adhérences. Il apparaît, de part et d'autre, des attaches, qu'a bien représentées M. Hirschfeld.

Tiedemann dit que le corps calleux est formé de fibres transverses qui sont la continuation immédiate de celles des pédoncules cérébraux à travers la circonférence entière des hémisphères.

Dugès pense qu'il y a deux couches de fibres dans le corps calleux : l'une qui remonte vers les circonvolutions, l'autre qui descend dans la couche optique.

Voici comment s'exprime M. Cruveilhier sur cette question : Les fibres radiées, émanées du côté externe du corps strié et de la couche optique du côté droit, se recourbent immédiatement en dedans, se portent de droite à gauche pour constituer le corps calleux, traversent la ligne médiane; parvenues au bord gauche du corps calleux, au niveau du côté externe du corps strié et de la couche optique gauche, ces fibres, au lieu de se recourber pour se continuer avec les radiations émanées du corps strié et de la couche optique, comme le dit M. Foville, s'épanouissent et vont se terminer dans les circonvolutions de l'hémisphère gauche. D'un autre côté, les radiations blanches émanées des corps striés et de la couche optique gauche, se recourbent immédiatement en dedans, rencontrent au lieu de cette courbure, c'est-à-dire au niveau du bord gauche du corps calleux, les radiations émanées de la couche optique et du corps strié du côté droit, s'entre-croisent avec elles, et, après l'entre-croisement, s'associent avec ces radiations qui leur sont parallèles, pour constituer toute l'épaisseur du corps calleux, les abandonnent pour aller s'épanouir dans l'hémisphère droit et se terminer dans les circonvolutions de cet hémisphère. Le corps calleux est donc constitué par les radiations blanches, émanées des deux hémisphères. Il y a donc entre-croisement de ces radiations dans l'épaisseur du corps calleux. Cet entre-croisement n'a pas lieu sur la ligne médiane, mais bien de chaque côté de la ligne médiane, sur les limites externes du ventricule latéral, au côté externe des corps striés et des couches optiques, et si cet entre-croisement a échappé à l'investigation des anatomistes, c'est parce qu'il y a parallélisme entre les fibres qui se croisent. Cet entre-croisement qui résulte du double fait de la continuité du corps calleux, d'une part, avec les radiations des hémisphères, et par conséquent des circonvolutions; cet entre-croisement, peut expliquer parfaitement l'effet croisé des maladies du cerveau, fait qui n'est que partiellement expliqué par l'effet croisé des pyramides; car cet entre-croisement porte sur tous les faisceaux de la moelle qui, se prolongeant dans le cerveau, ont échappé à l'entre-croisement du bulbe. M. Hirschfeld n'accepte pas cette manière de voir de M. Cruveilhier.

Pour cet anatomiste, il existe un entre-croisement, mais tout différent de celui de M. Cruveilhier.

Cet organe, dit-il, est constitué sur un plan de couches de fibres superposées, horizontales, curvilignes, accolées les unes aux autres, dont le nombre est indéterminé. Le plan de fibres devient, dans son pourtour, au niveau des couches optiques et des corps striés, le point de départ de fibres rayonnées dans toutes les directions. Les unes, ascendantes, se portent vers la convexité du cerveau; les autres, descendantes, se dirigent vers la base; enfin, les fibres intermédiaires, horizontales, se continuent et rayonnent en avant, en arrière et sur les côtés.

Quant aux fibres rayonnées pédonculaires, elles traversent l'épaisseur des couches optiques et des corps striés, en formant une lame dirigée obliquement de bas en haut et de dedans en dehors. La face inférieure de cette lame adhère au noyau extra-ventriculaire, auquel elle envoie des fibres blanchâtres très déliées; sa face supérieure donne aussi des fibres très déliées, qui pénètrent dans tous les sens le noyau intra-ventriculaire. Ces deux ordres de fibres se terminent dans les noyaux extra et intra-ventriculaire du corps strié.

Indépendamment de ces fibres, d'autres plus externes et plus grosses, après avoir traversé le corps strié, s'incurvent vers la face inférieure du corps calleux et semblent se réunir, en avant, aux fibres de la face inférieure de cet organe, dont les sépare, dans le reste de leur étendue, une espèce de raphé. Enfin, ces fibres, les plus grosses et les plus nombreuses, montent en rayonnant vers la convexité, où elles constituent le noyau de chaque circonvolution. C'est entre ce dernier ordre de fibres pédoncu-

laires, c'est-à-dire celles qui rayonnent vers la convexité et les fibres rayonnées du corps calleux, que se place cet entre-croisement.

A la base du cerveau, au niveau du côté externe du noyau extra-ventriculaire du corps strié, les fibres pédonculaires ascendantes s'entre-croisent avec les fibres descendantes du corps calleux: parvenues à l'extrémité antérieure du noyau intra-ventriculaire du corps strié, les fibres pédonculaires antérieures rencontrent aussi les fibres transverses et obliques de la portion réfléchie de cet organe, et forment avec elles un entre-croisement; enfin, arrivées au niveau des bourrelets longitudinaux, les fibres pédonculaires s'entre-croisent de nouveau avec les fibres horizontales du corps calleux.

De ce qui précède, M. Hirschfeld conclut :

1° Que le corps calleux est constitué par des fibres qui aboutissent aux circonvolutions ou qui en émanent;

2° Que les fibres de la face inférieure semblent se continuer, de chaque côté, avec les fibres radiées pédonculaires; mais que la continuité n'est pas directe, surtout en arrière, à cause de l'existence d'un raphé sur les limites de ces deux ordres de fibres;

3° Qu'il existe un entre-croisement au niveau des bourrelets longitudinaux, mais que cet entre-croisement a lieu entre les fibres pédonculaires et les fibres du corps calleux;

4° Que les pédoncules cérébraux et le corps calleux envoient des expansions fibreuses dans les circonvolutions pour en constituer le noyau;

5° Que le corps calleux est une véritable commissure des hémisphères, et non pas une commissure des pédoncules cérébraux.

L'étude des bords du corps calleux nous a conduit à étudier des points importants de structure, dont l'exposition nous a paru indispensable ici, pour l'intelligence de ses limites.

Il ressort clairement de tout ce qui précède que, contrairement à l'opinion qu'a fait valoir M. Foville, il y a plus que juxtaposition des noyaux blancs des hémisphères avec le corps calleux. D'ailleurs, il est plus qu'évident que ces séparations nettes que l'on obtient, sont toutes artificielles; les bords festonnés, traces d'une continuité entre les parties contiguës, ont établi notre conviction à cet égard.

La continuité étant admise, il y aura encore un second point de discussion, celui de savoir si les hémisphères *envoient* ou *reçoivent*. Puis se présente l'importante question de savoir comment les fibres arrivent au niveau du bourrelet longitudinal pour entrer dans l'hémisphère. Quel entre-croisement et en quel lieu il se fait. Lequel des entre-croisements de M. Cruveilhier et de M. Hirschfeld est incontestable; si enfin ces opinions s'excluent complètement, et quelle lumière elles portent sur la physiologie normale et pathologique : c'est ce que nous réservons pour l'étude générale de la structure du cerveau.

Le bord antérieur du corps calleux est échancré, concave; sa partie moyenne répond à la grande scissure longitudinale: mais, concave dans un sens, elle est convexe dans le sens vertical. Elle est limitée des deux côtés par les *angles antérieurs*, qui forment ainsi les ventricules latéraux.

Recourbée de haut en bas, dit M. Hirschfeld, entre les deux lobules frontaux et de plus en plus mince, cette extrémité laisse voir à sa surface la terminaison des tractus blancs, et va se confondre avec la lame sus-optique, et, sur les côtés, avec les fibres qui réunissent les cornes frontales et sphénoïdales du corps calleux.

Vicq-d'Azyr, et nous l'avons dit ailleurs, faisait aboutir le corps calleux à la substance perforée par l'intermédiaire de deux cordons blancs ou pédoncules des corps calleux.

Nous avons nommé *genou* la courbure antérieure, et *bec* la portion mince qui la termine.

M. Hirschfeld applique le nom de pédoncules du corps calleux aux épanouissemens des parties latérales, de chaque côté, dans les lobules frontaux, et, en partie, dans le lobule du corps strié.

L'extrémité postérieure se nomme bourrelet, à cause de son renflement de bas en haut. L'intervalle qui sépare le bourrelet de l'occipital est près du double de celui qui sépare le genou du coronal ; elle a, dit M. Sappey, la forme d'un croissant à concavité postérieure. C'est uniquement à la partie moyenne que s'applique le nom de bourrelet.

Le sillon médian supérieur se prolonge vers ce point, mais il ne saurait être, comme le voulait Chaussier, l'effet de l'impression de la faux.

Des parties postéro-latérales émergent quatre cornes ou angles, deux de chaque côté. Cette disposition répond à celle des ventricules.

La corne antérieure se prolonge dans la partie sphénoïdale, la postérieure dans la partie occipitale du lobule postérieur.

Reil nomme l'angle le plus postérieur *forceps major* ; il recouvre l'ergot de Morand.

Il appelle *tapetum* le faisceau fibreux qui le recouvre de haut en bas, de dedans en dehors, et d'arrière en avant, pour former les parois supérieure, latérale et inférieure de la corne inférieure du ventricule latéral, où se loge le pied de l'hippocampe.

Face inférieure.

Pour arriver à cette surface, M. Hirschfeld procède de la manière suivante : on place le cerveau sur la convexité après avoir enlevé ses membranes ; par l'ablation du cervelet et du bulbe, on découvre complètement la base. Sur toute la ligne médiane, on fait une incision verticale antéro-postérieure ; on écarte et on renverse du côté gauche toute la portion correspondante divisée ; ainsi l'on pénètre dans les ventricules. Puis, après l'ablation du noyau intra-ventriculaire du corps strié, on met à nu la face supérieure de l'épanouissement pédonculaire ; par une section légèrement oblique, on divise les lobules sphénoïdal et occipital, et on arrive à la cavité digitale et à l'étage inférieur. Ensuite on porte du côté droit le couteau dans la scissure de Sylvius, on enlève, par une section oblique d'avant en arrière, la moitié inférieure des lobules sphénoïdal et occipital, pour dégager le noyau extra-ventriculaire du corps strié et la cavité digitale ; après l'ablation du noyau, on découvre la face inférieure de l'épanouissement pédonculaire. Par une section horizontale, on enlève la portion des lobules frontaux qui est au-dessus du niveau du genou et du bec du corps calleux ; enfin, on enlève la voûte à trois piliers.

M. Sappey conseille une coupe dans la même direction, et qui divise : 1° le chiasma des nerfs optiques, le corps cendré, les tubercules mamillaires et la lame inter-pédonculaire ; 2° les bords antérieur et postérieur du troisième ventricule ; 3° la toile choroïdienne, le trigone cérébral et la cloison transparente. Arrivé dans les ventricules latéraux, on ouvre leur pro-

longement occipito-sphénoïdal, et la face inférieure du corps calleux est mise à nu dans toute son étendue.

C'est la voûte des ventricules, dont elle a, par conséquent, l'étendue ; elle est convexe au milieu, continue, d'une part, avec la cloison transparente ; d'autre part, avec le trigone cérébral. Elle se voûte sur les côtés de manière à augmenter la dimension verticale des ventricules latéraux. Après avoir embrassé la cloison transparente et les corps striés, et s'être confondue en arrière avec le trigone, elle se continue latéralement avec la corne d'Ammon et l'ergot de Morand.

Des trois cornes, l'antérieure seule se présente comme supérieurement.

La moyenne, qui était peu apparente, est la plus développée.

La postérieure offre des dimensions moindres.

La partie du corps calleux qui répond à cette partie a reçu le nom de lyre, par la disposition régulière qu'affectent les deux piliers de la voûte avec les fibres transverses du corps calleux.

Cloison transparente.

On peut isoler la cloison par un procédé fort simple qui consiste à inciser, des deux côtés, près de la ligne médiane, la face supérieure du corps calleux, et à enlever, de bas en haut, la partie moyenne du centre de Vieussens.

La cloison transparente, septum lucidum, septum médian de Chaussier, est une lame mince, située sur la ligne médiane, entre le corps calleux et le trigone cérébral.

Elle est demi-transparente et sépare les deux ventricules latéraux, ce qui lui a valu sa dénomination.

Ses faces, qui constituent une paroi commune aux deux ventricules, sont verticales, lisses, humides, grisâtres, tapissées par la membrane ventriculaire.

Cette lame est triangulaire à base élargie en avant, à sommet aigu en arrière.

Le bout supérieur se continue avec la face inférieure du corps calleux ; le postérieur avec la voûte.

Le supérieur est le plus long, il est convexe ; le postérieur est concave. En s'unissant, ces deux bords donnent naissance à un angle très aigu, qui s'insinue entre le trigone et le corps calleux, et se prolonge jusqu'à leur point de jonction.

Le bord inférieur se continu en avant avec la portion réfléchie du corps calleux, en arrière, avec ses pédoncules inférieurs. Vicq-d'Azyr regardait même la cloison comme leur continuation.

La cloison transparente est formée de deux lames adossées sur la ligne médiane ; ces lames interceptent un espace, sorte de sinus qui a reçu le nom de ventricule de la cloison. Sa forme, tantôt elliptique, tantôt triangulaire, offre toujours de plus fortes dimensions en avant qu'en arrière où il est pointu. Il renferme normalement un peu de sérosité. M. Cruveilhier dit y avoir rencontré un foyer apoplectique. D'autre part, il l'a vu également le siège d'hydropisie.

Cuvier le dénomma *cinquième ventricule ;* Wenzel en fit le *premier ventricule ;* Chaussier l'appela *sinus du septum* médian ; et son nom le plus général est *ventricule de la cloison.*

On se demande encore si ce ventricule communique avec les autres cavités ventriculaires.

Vieussens pensait que le liquide du troisième ventricule pénétrait dans le ventricule de la cloison.

La communication se ferait par un orifice ellipsoïde étroit, situé à l'angle de réunion des bords postérieur et inférieur de la cloison.

Farin croit avoir observé que le ventricule de la cloison s'ouvre quelquefois dans les ventricules latéraux.

Santorini, Sabatier, Vicq-d'Azyr, contestent l'existence de cette communication.

Tiedmann, au contraire, admet une communication.

M. Cruveilhier ne pense pas, d'après ses recherches, pouvoir affirmer avec Tiedmann. Mais cet anatomiste, cependant, admet que les ventricules latéraux peuvent communiquer à travers cette membrane.

M. Sappey, tout en se rangeant de l'avis des anatomistes français, fait observer : 1° qu'au niveau de la réunion des bords inférieur et postérieur, on voit la cavité du ventricule se prolonger sous la forme d'un infundibulum, jusqu'à l'angle de séparation des piliers antérieurs du trigone cérébral ; 2° que sur un cerveau qui avait longtemps séjourné dans l'alcool, et qui se prêtait mieux à cette étude, ce canal infundibuliforme venait manifestement s'ouvrir dans le troisième ventricule ; mais sur tous les autres cerveaux qu'il a examinés, l'extrémité inférieure de cet infundibulum était oblitérée par la membrane ventriculaire et une couche de substance blanche.

La cloison est essentiellement constituée par une couche médullaire, composée de fibres radiées qui se portent, suivant certains anatomistes, des piliers de la voûte au corps calleux. La lamelle est revêtue en dedans par une séreuse, très manifeste dans les cas d'hydropisie du ventricule. En dehors, la séreuse des ventricules latéraux lui forme la couche la plus externe. Entre ces deux membranes est comprise la double couche de substance blanche et grise. L'interne est blanche ou médullaire, l'externe grise ou corticale.

La substance blanche est une dépendance du trigone. La grise se rattache à la substance cendrée du troisième ventricule. Les deux parois du ventricule, en se perdant dans le corps calleux, restent séparées par un sillon.

Voûte à quatre piliers ou trigone cérébral.

Fornix, corpus fornicatum des Latins, corpus tripidum de Riolan, voûte à trois piliers de Winslow, bandelette géminée de Reil, triangle médullaire de Vicq-d'Azyr, trigone cérébral de Chaussier.

Cet organe est un arc médullaire subjacent du corps calleux ; cette lame blanche, située sur la ligne médiane, a la forme d'un triangle isocèle à base tournée en arrière. La face inférieure, mise à nu, présente une voûte simple à son centre, mais résultant de l'adossement de deux bandelettes antéro-postérieures, et bifide à chacune des extrémités où celles-ci sont libres.

Les différentes dénominations des auteurs s'expliquent par la diversité de leurs points de vue. Mais l'une d'entre elles est fausse, car la voûte est à quatre et non à trois piliers comme le voulait Winslow.

Voici comment les envisage M. Cruveilhier. L'angle antérieur du triangle est très allongé ; il ne tarde pas à se bifurquer ; les angles postérieurs s'écartent brusquement en dehors et en bas, pour se prolonger dans la partie inférieure ou réfléchie des ventricules latéraux, sous le nom de corps frangés ; ou plutôt la voûte est constituée par deux cordons médullaires bien distincts en avant, qui se portent en convergeant d'avant en arrière, s'adossent bientôt, vont ensuite s'élargissant et s'aplatissant de haut

en bas, et se séparent, en divergeant brusquement, au niveau de la portion réfléchie des ventricules latéraux dans lesquels ils se plongent. La voûte représente donc une espèce d'X horizontal, dont les branches antérieures sont très rapprochées et très courbes, et les branches postérieures très longues et très écartées : d'où l'expression heureuse de *bandelette géminée* de Reil.

Nous allons considérer au trigone une face supérieure, une inférieure, un bord droit et gauche, quatre angles dont deux antérieurs et deux postérieurs.

Face supérieure. Contiguë à la cloison transparente, en avant, elle est unie au corps calleux dans le reste de son étendue. Cette face est un peu convexe, plus large en arrière qu'en avant ; elle fait partie du plancher ventriculaire.

Parcourue par un sillon que bordent deux saillies longitudinales et parallèles, elle se continue par celles-ci avec la cloison. Ces deux bandelettes, ainsi unies par la ligne médiane, vont bientôt se séparer en divergeant à angle aigu ; de là, elles se portent en bas, en arrière et en dehors, l'une à droite, l'autre à gauche.

L'angle est très adhérent au corps calleux. Les fibres de celui-ci sont transversales, celles du trigone sont obliques en bas et en dehors. Les fibres, en se croisant dans ces deux directions opposées, imitent les cordes d'un instrument de musique.

De là, vient le nom de *lyre*, par lequel Vicq-d'Azyr caractérise le sinus, ouvert en arrière, que laissent les piliers postérieurs à leur origine. Cette substance, remarquable par sa conformation, offre en arrière un bord qui comble la large étendue qui sépare les piliers, bord qui a reçu avec raison le nom de *base du trigone*. Ce ne sont pas les filets de jonction des deux côtés de la voûte qui la constituent, mais bien le bourrelet du corps calleux.

M. Sappey fait observer que les anciens avaient donné le nom de psalterium à la voûte entière ; que c'est, par conséquent, à tort que les modernes ont donné cette dénomination à la lyre en particulier.

La face inférieure répond à la toile choroïdienne immédiatement.

Elle la sépare en avant du ventricule moyen dont elle forme la voûte, latéralement des couches optiques dont elle couvre le tiers interne, et en arrière de la glande pinéale.

Tout l'espace compris entre l'origine des piliers postérieurs et des piliers antérieurs est parcouru par un sillon médian. La plupart des auteurs décrivent la lyre à la face inférieure ; mais, avec plusieurs anatomistes, nous pensons qu'il y a avantage à la décrire supérieurement.

C'est un espace triangulaire, excavé, dont les côtés sont circonscrits par les prolongements postérieurs de la voûte et la base par le bourrelet. Cet espace est circonscrit par trois ordres de fibres, suivant M. Hirschfeld.

Les unes transversales, onduleuses ; les autres antéro-postérieures ; les dernières obliques et convergentes en avant.

Les *bords latéraux* de la voûte sont minces, concaves, obliquement dirigés en arrière et en dehors. Ils se continuent avec les deux piliers du côté correspondant. Ils sont reçus par l'angle que fait la toile choroïdienne avec les plexus choroïdes qui les recouvrent.

Au niveau de la divergence antérieure et postérieure des piliers, existent des ouvertures anguleuses ou sinus.

Le postérieur n'est point complétement obtus ; il est seulement moins aigu que l'antérieur.

Vers le sommet, on voit les fibres des deux bandelettes, de longitudinales, devenir obliques en bas, en dehors et en arrière. C'est l'angle qu'elles interceptent, que remplit le corps calleux.

Pour étudier l'angle antérieur, il faut inciser la voûte sur sa partie moyenne transversalement, soulever ensuite sa partie antérieure et la ramener en avant.

On voit ainsi, que l'angle antérieur est très aigu, qu'il est limité en avant par un cordon blanc régulièrement arrondi, *la commissure antérieure du cerveau*, qu'il existe au-dessus de cette commissure, entre les deux piliers antérieurs, une dépression angulaire à base inférieure. Cette dépression, remarquable par le rapport qu'elle présente avec la partie la plus déclive du ventricule de la cloison, dont elle n'est séparée que par une lame assez mince, a été considérée par Columbo et Vieussens comme un orifice qu'ils ont décrit sous le nom de *vulve*; cet orifice est une simple dépression.

Piliers postérieurs.

Ces deux piliers se dirigent, comme nous avons vu à leur origine, en bas, en arrière et en dehors. Ils se divisent en deux bandelettes, l'une postérieure, l'autre antérieure. Après avoir contourné l'extrémité postérieure de la couche optique, la bandelette antérieure descend sur le bord interne de l'hippocampe, s'amincit peu à peu et se termine avec le corps bordant. On l'a nommée *hernie de l'hippocampe*, *corpus fimbriatum*, de corps frangé, corps bordé, qui borde au devant la corne d'Ammon.

La bandelette postérieure, plus courte, se confond avec l'écorce blanche de la corne d'Ammon.

Piliers antérieurs.

Du sommet de la voûte part un cordon volumineux, arrondi en bas, plat en haut et en avant, qui, en contournant le bord antérieur et interne de chaque couche optique, se partage en deux faisceaux.

Au moment où ils sont devenus distincts, ils donnent naissance aux trous de Monro. De là, ils passent derrière la commissure antérieure; puis, après s'être séparés, ils aboutissent aux tubercules mamillaires.

A leur origine, la commissure antérieure libre mesure l'écartement des piliers. Derrière la commissure, ils plongent dans la couche optique, se dirigent de haut en bas et d'avant en arrière vers les éminences mamillaires.

Là, ils subissent un double changement de direction, un mouvement de torsion et un mouvement de réflexion.

Après avoir enveloppé par leur noyau gris et décrit un 8 de chiffre, ils se dirigent en dehors, et en haut vers la partie antérieure de la couche optique; les piliers regardent tour à tour en bas, en arrière et en haut.

On a donné très minutieusement la description complète de ce trajet. Ainsi Vieussens, Farin, Lieutaud ont décrit le sommet du trigone comme indivis et se perdant dans la commissure antérieure.

T. III.

Sabatier dit qu'ils vont se perdre sur les parois de la partie antérieure, inférieure et latérale externe du troisième ventricule. Alors on avait déjà reconnu que les piliers étaient bien distincts en avant.

Santorini, le premier, a démontré qu'ils se prolongeaient à travers les couches optiques dans les tubercules mamillaires.

Un autre anatomiste, Güntz, confirma la découverte de Santorini, en nommant les éminences *bulbi fornicis*.

Vicq-d'Azyr et Reil montrèrent que les piliers avaient une origine plus éloignée encore, et que les véritables racines de chacun d'eux, comme le dernier surtout l'a démontré, prennent naissance dans l'intérieur des couches optiques, au-dessous de leur tubercule antérieur.

On peut très-bien voir que, différens des piliers postérieurs qui cheminent librement à la surface des parois des ventricules latéraux, les piliers antérieurs s'enfoncent, après un court trajet, dans les couches optiques. Le pilier antérieur emprunte à la substance cendrée quelques fibres; mais leur principale origine est dans les pédoncules cérébraux, par des fibres très éparses.

Grêles à leur origine, ils sont renforcés par les pédoncules supérieurs de la glande pinéale au niveau de la dépression vulvaire; d'autre part, par les couches médullaires du septum lucidum, qui se continuent avec les moitiés correspondantes du trigone.

Gall range la voûte à trois piliers parmi les commissures cérébrales, et la fait provenir des fibres rentrantes, dérivant de la substance grise des circonvolutions du lobe moyen.

TOILE CHOROÏDIENNE.

Une lame cellulo-vasculaire est sous-jacente au trigone cérébral que l'on soulève pour le bien voir. Elle recouvre les couches optiques et le ventricule moyen. Sa forme est celle d'un plan triangulaire. Hérophile, lui trouvant de la ressemblance avec le chorion du fœtus, la nomma toile choroïdienne.

Sa face supérieure est convexe d'arrière en avant, et concave de droite à gauche. Sa face inférieure offre les dispositions inverses. M. Sappey a décrit cette surface de la manière suivante :

« Après avoir ouvert le cerveau de bas en haut sur la ligne médiane, de manière à permettre un large écartement de la base des hémisphères, on remarque :

« 1° Que cette face est parcourue d'arrière en avant par deux rangées de granulations rouges qui, après un trajet de 12 millim. environ, se rapprochent et se juxtaposent pour former un cordon médian délié qu'on ne peut bien observer qu'en examinant la toile choroïdienne sous l'eau;

« 2° Qu'arrivées auprès de la dépression vulvaire, les deux rangées granuleuses qui forment ce cordon médian, se séparent de nouveau pour se continuer à travers les trous de Monro avec les plexus choroïdes des ventricules latéraux;

« 3° Que chacune de ces traînées granuleuses, vue à la loupe ou à l'œil nu, après avoir été injectée au mercure, est composée de vaisseaux capillaires anastomosés et contournés sur eux-mêmes;

« 4° Qu'au niveau de l'espace angulaire qu'elles interceptent, elles sont réunies l'une à l'autre par une petite membrane cellulo-fibreuse sous-jacente aux veines de Galien, et en partie indépendante de la toile choroïdienne;

40

«5°Qu'en arrière,elles adhèrent, par des liens vasculaires déliés et nombreux, à la glande pinéale. »

Vicq-d'Azyr a décrit ces deux traînées sous le nom de plexus choroïde du ventricule moyen. Bichat a placé dans l'intervalle de ces plexus choroïdes l'orifice interne de son canal arachnoïdien. M. Sappey n'a pas réussi à le découvrir ; mais M. Valentin et M. Hirschfeld l'ont vu et décrit.

Un stylet introduit d'arrière en avant dans la gaine que l'arachnoïde fournit aux veines de Galien, ne franchit jamais, dit M. Sappey, les limites antérieures de cette gaine sans une certaine violence et sans quelques tâtonnemens, lorsque la toile choroïdienne a été mise à nu avec tous les ménagemens nécessaires pour assurer son intégrité; et lorsqu'il franchit cette limite, on le voit surgir tantôt sur la ligne médiane, au devant de la glande pinéale, tantôt sur les côtés de cette glande, tantôt sur les parties latérales des plexus choroïdes du ventricule moyen. L'examen le plus attentif de la face inférieure de la toile choroïdienne ne m'ayant démontré aucun orifice, je pensais être plus heureux en insufflant la gaine des veines de Galien, après avoir placé la toile choroïdienne dans l'eau ; mais toutes les fois que j'ai pratiqué cette insufflation avec ménagement, aucune bulle d'air n'a paru sur la face inférieure de la toile choroïdienne; lorsque la colonne d'air était projetée avec une certaine force, un courant de bulles se dégageait tout aussitôt, mais sur des pointes multiples et variables, offrant tous les caractères d'une déchirure. De ces recherches, j'ai conclu que la petite membrane intermédiaire aux plexus choroïdes du ventricule moyen est imperforée et que la cavité de l'arachnoïde ne communique pas avec les ventricules du cerveau, ou, en d'autres termes, que le canal arachnoïdien de Bichat est une simple gaine arachnoïdienne. Les bords latéraux de la toile choroïdienne se continuent avec les plexus choroïdes des ventricules latéraux.

La base du triangle que forme cette toile, répond à la partie moyenne de la grande fente cérébrale. Deux feuillets composent cette membrane :

Un feuillet supérieur qui passe au-dessus de la glande pinéale. Ce feuillet renferme les veines de Galien dans son épaisseur, réunit les plexus choroïdes des ventricules latéraux, et constitue la toile choroïdienne proprement dite;

Un feuillet inférieur ou cérébelleux, qui passe au-dessous et sur les côtés de la glande pinéale, pour se rendre dans l'intervalle des plexus choroïdes du ventricule moyen qu'il réunit.

Ces deux feuillets, enveloppent ainsi la glande pinéale, qui les sépare. Toutefois des liens cellulo-vasculaires les unissent sur les bords et au devant de la glande.

Quand on introduit un stylet pour chercher le canal de Bichat, c'est, suivant M. Sappey, entre ces deux feuillets que l'on chemine.

L'extrémité antérieure ou le sommet est bifide.

Chaque branche bifurquée passe du ventricule moyen dans le ventricule latéral. Elle est comme embrassée par la courbure que forment, en se réunissant, le plexus choroïde du ventricule moyen et celui du ventricule latéral correspondant.

Cette lame celluleuse, doublée par la pie-mère est parcourue par une grande quantité de vaisseaux, tant artériels que veineux.

Glande pinéale.

Le conarium ou glande pinéale est un petit cône de la forme d'une pomme de pin, d'aspect grisâtre, situé sur la ligne médiane,

entre les éminences nates. Il répond au bourrelet du corps calleux au-dessous duquel il est placé; recouvert par la toile choroïdienne qui l'enveloppe, il repose au devant du cervelet et en arrière du troisième ventricule.

Le nom de *glande* lui vient de l'idée de sécrétion que les auteurs y ont attachée. La glande pinéale est obliquement dirigée de haut en bas et d'arrière en avant.

Son volume égale ou surpasse celui des *nates*; il est généralement comparable à celui d'un pois; il a de 7 à 9 millimètres de long, sur 4 à 5 de large.

Le sommet du cône qui est libre, est arrondi ; la base qui est adhérente élargie.

Sa couleur est d'un gris plus terne que la substance grise environnante.

Entre les *nates*, se trouve un espace triangulaire, la *fossette du conarium*, qui est spécialement destinée à loger la face postérieure du conarium ; située au-dessus et en arrière de la commissure cérébrale postérieure, il est recouvert par les veines de Galien et la toile choroïdienne qui l'isole du corps calleux, tandis que ses côtés sont confondus avec le plexus choroïde du troisième ventricule, à l'aide de nombreux liens vasculaires.

La glande pinéale est unie d'une manière toute spéciale à la couche optique.

Quatre petits cordons médullaires la maintiennent dans sa position.

M. Cruveilhier admet, en outre, une commissure transversale.

M. Sappey décrit trois pédoncules de chaque côté.

Deux supérieurs, deux inférieurs et deux transverses; ces derniers répondent à la commissure de M. Cruveilhier;

Les deux *pédoncules supérieurs ou antérieurs* sont des tractus médullaires ouverts en anse elliptique, à concavité antérieure et convexes en arrière. Ils partent du sommet du corps pinéal, se dirigent en dehors, l'un à droite, l'autre à gauche, tous deux un peu en avant ; puis, arrivés à la face externe des couches optiques, ils s'y appliquent et continuent à border le troisième ventricule. A l'extrémité antérieure de cette couche et des couches optiques, après s'être effilés, ils s'unissent aux piliers antérieurs de la voûte, dont ils représentent une origine. Leur couleur blanche, le léger relief qu'ils font, permet aisément de les suivre dans toute leur étendue.

Les *pédoncules postérieurs ou inférieurs* descendent verticalement au devant de la commissure postérieure du cerveau, et après s'être écartés de la ligne médiane, vont se perdre dans les couches optiques.

M. Hirschfeld dit que les pédoncules inférieurs assujétissent la glande aux *testes*, opinion qu'a déjà émise Ridley.

Quant aux *pédoncules moyens ou transverses*, les uns, à l'exemple de M. Cruveilhier, les nomment *commissure transversale*; d'autres, comme M. Hirschfeld, les confondent avec le faisceau transversal des pédoncules antérieurs.

Ces pédoncules, suivant M. Sappey, se portent directement en dehors, dans l'épaisseur des couches optiques, en formant, par leur réunion, un petit faisceau transversal superposé à la commissure postérieure du cerveau dont il est toujours indépendant. Ce faisceau transversal offre quelques variétés : tantôt il manque, tantôt il forme, avec la commissure transverse, un grillage très visible quand la glande est renversée en avant.

La *structure* du conarium présente à considérer la substance blanche, épanouissement des pédoncules supérieurs et inférieurs; leur terminaison se fait en houppe très légère. La plus grande partie de cet organe se compose de substance grise. Quand on le divise par une coupe horizontale, on le trouve tantôt plein d'un liquide, tantôt sans cavité, parcouru par des vaisseaux et des lames celluleuses.

On a prétendu que cette cavité communique avec le troisième ventricule. Mais les pertuis qui ont amené cette supposition pouvaient être artificiels, et, par conséquent, rien ne justifiait cette opinion.

En tous cas, on y a rencontré très souvent un liquide renfermé dans la cavité centrale, qui envahit d'ailleurs quelquefois presque toute la glande.

Ce liquide lactescent, séreux, qui paraîtrait sécrété par celle-ci, serait sans communication extérieure.

Lorsque la cavité n'existe pas, il est facile de l'exprimer de l'organe glanduleux qui le renferme alors dans ses alvéoles.

Un fait remarquable, c'est que le liquide du conarium précipite spontanément des concrétions, que l'on avait considérées comme des osselets.

Leur composition chimique les en rapprocherait si c'était au chimiste et non à l'anatomiste à donner la signification d'un tissu. Il y a beaucoup de phosphate calcique, du carbonate calcique et un peu de matière animale. Mais toute cette masse est amorphe.

Le plus souvent, il s'y trouve plusieurs concrétions.

D'après les frères Wenzel, ces granulations seraient alors juxtaposées et articulées à l'aide d'une membrane propre.

La constance de ces concrétions montre bien l'erreur de ceux qui attribuaient leur présence à des phénomènes pathologiques.

Scemmering, qui les a vus sur quinze cerveaux, les attribue déjà au fœtus, tandis que Meckel ne pense pas qu'elles existent avant six ou sept ans.

Ces corpuscules, jaune opalin chez le vieillard, blanchâtres chez les jeunes sujets, occupent le centre de l'organe lorsque celui-ci est rempli de liquide, et la périphérie lorsque la cavité est effacée.

Ventricule moyen ou troisième ventricule.

Sur la ligne médiane, au-dessus du plan inférieur du cerveau, est situé le ventricule *inférieur*. Le nom de ventricule *moyen* lui est assez légitimement appliqué, parce qu'il répond presque au centre de la masse cérébrale.

Limité latéralement par les couches optiques, il est situé en arrière de la commissure antérieure et des piliers antérieurs, au devant des tubercules quadrijumeaux et de la glande pinéale; au-dessous du trigone et de la toile choroïdienne, et repose sur tout l'espace interpédonculaire, à savoir : la lame perforée, les éminences mamillaires et le tuber cinereum.

Cavité étroite, oblongue, c'est une fente intermédiaire aux couches optiques, qui a été assez heureusement comparée à une vallée enclavée entre deux montagnes qu'unirait un pont, la commissure grise. C'est de plus, suivant l'expression de Vésale, *communis ventriculorum concavitas*.

En communication avec le quatrième ventricule en arrière,

avec les deux ventricules latéraux, vers la partie antérieure, il serait, suivant certains anatomistes, en rapport avec le ventricule de la cloison par la fente ou *vulva*.

On lui considère *six parois* ou surfaces distinctes :

Parois latérales. Elles sont planes, lisses, triangulaires, verticales et parallèles, divisées horizontalement en deux parties par un sillon antéro-postérieur.

La supérieure est formée par les couches optiques; l'inférieure a été décrite par M. Cruveilhier, sous le nom de masse grise du troisième ventricule.

Cet anatomiste démontre que sa face externe est continue avec le cerveau; en bas, la masse grise constitue le *tuber cinereum* ou base de l'infundibulum; elle entoure les tubercules mamillaires, les piliers antérieurs de la voûte et leurs racines, se prolonge en haut jusque sur les côtés du septum lucidum, en bas jusqu'au-dessus du chiasma des nerfs optiques, dont le bord postérieur qui plonge dans l'épaisseur de cette masse, reçoit de chaque côté une racine blanche et courte qui semble naître au sein de cette substance grise.

La face interne de cette masse grise est tapissée par la membrane ventriculaire.

A la partie antérieure du ventricule, existe une bandelette mince de substance grise, connue sous le nom de commissure molle ou grise des couches optiques. Lame quadrilatère, horizontale, très rapprochée du bord antérieur; ses bords libres sont échancrés, curvilignes, elle est la continuation de la substance grise pariétale, sans être, comme celle-ci, recouverte par la membrane ventriculaire.

Il existe quelquefois deux lamelles semblables superposées pour former une commissure double.

La facilité avec laquelle elle se déchire a conduit certains anatomistes à nier l'existence constante.

Car, partout où on ne la trouve pas, il est aisé de retrouver les fragmens rompus, adhérens aux parois du ventricule.

La *paroi postérieure* du troisième ventricule est constituée par la glande pinéale, les tubercules quadrijumeaux. Mais, en examinant attentivement de haut en bas, on voit, au-dessous de la glande pinéale et de ses pédoncules, la *commissure postérieure*. Celle-ci est située immédiatement au-dessous des *pédoncules transverses*, tandis que ses extrémités cylindroïdes, comme tout le cordon, plongent et se perdent dans les couches optiques.

Un peu plus bas, se voit l'orifice circulaire qui pénètre dans l'*aqueduc de Sylvius*.

Ce canal, qui fait communiquer le troisième avec le quatrième ventricule, et, par conséquent, ce dernier avec tous les ventricules cérébraux, est creusé sur la ligne médiane, dans l'isthme, sous les tubercules quadrijumeaux. Il est obliquement dirigé en bas et en arrière. Sur les parois supérieure et inférieure, existent une dépression, un sillon antéro-postérieur que circonscrivent deux petits cordons longitudinaux.

Les frères Wenzel ont décrit, en outre, deux sillons latéraux, dirigés dans le même sens. Contrairement à l'opinion de Vieussens, il est démontré que ce canal n'est point muni d'une valvule en arrière. L'orifice postérieur du troisième ventricule a reçu le nom d'*anus*, par opposition à la *vulve*, orifice antérieur qui, selon Vieussens, établirait une communication avec le ventricule de la cloison.

Plus bas, on trouve superposés une lame blanche, appartenant à la lame interpédonculaire; la couche grise qui revêt la base des tubercules mamillaires, enfin, le corps cendré.

La *paroi antérieure* est brisée, tandis que la postérieure est rectiligne. Elle résulte de la juxtaposition par imbrication de quatre plans successifs qui sont, en procédant du ventricule, les piliers antérieurs de la voûte à trois piliers, la commissure cérébrale antérieure, la lame sus-optique et un repli de la pie-mère qui la revêt.

M. Sappey la divise en trois plans, dont le *supérieur*, formé par les piliers de la voûte et la commissure antérieure du cerveau; le *moyen* par la racine grise des nerfs optiques; l'*inférieur*, par le chiasma et le tuber cinereum.

Les piliers antérieurs se séparent à angle aigu, et après s'être contournés, passent derrière la commissure antérieure pour s'enfoncer dans la masse grise du troisième ventricule. Ils décrivent une courbe postéro-latérale, qui embrasse l'extrémité des couches optiques et des pédoncules de la glande pinéale.

Ces pédoncules, en se rétrécissant de bas en haut, pour s'unir à la voûte, décrivent aussi une courbure dont la concavité regarde en haut et en avant; de la réunion de ces deux courbures opposées, résulte un orifice ovalaire destiné à établir une communication entre le troisième ventricule et les ventricules latéraux, orifice connu sous le nom de *trou de Monro*, parce que cet anatomiste, le premier, en a donné une description complète. Le cordon qui réunit les plexus choroïdes du ventricule moyen aux plexus choroïdes des ventricules latéraux et les veines de Galien passent de chaque côté par cette ouverture.

L'on a contesté la communication qu'établissent les trous de Monro. Haller, qui a cherché à faire envisager ces ouvertures comme accidentelles, se fondait sur la vacuité du ventricule moyen, coïncidant avec la réplétion des ventricules latéraux.

L'explication de ce fait est fort simple. Ainsi l'expérimentation démontre que l'insufflation du quatrième ventricule distend les ventricules latéraux.

Mais l'air, comme aussi les injections, passent difficilement dans le sens opposé, à savoir, des ventricules latéraux dans le ventricule médian.

M. Sappey pense que cette insufflation, en déprimant les bords du trigone, applique ceux-ci sur les trous de Monro, d'où interruption momentanée de la communication entre les ventricules.

La *commissure antérieure du cerveau*, est un cordon plus volumineux que la commissure postérieure.

Elle répond, en arrière, au coude des piliers antérieurs, par sa partie supérieure et moyenne à la dépression vulvaire; en bas, à la jonction des plans supérieur et moyen de la paroi antérieure. Par son bord antérieur, elle est en rapport avec la racine grise et le bec du corps calleux. Sa longueur est de cinq à huit centimètres.

On a comparé sa forme à deux arcs de cercle, se touchant sur la ligne médiane.

Elle offre trois courbures : deux latérales, à concavité postérieure; une moyenne, plus petite que les deux précédentes, à concavité antérieure. L'extrémité externe de ces arcs correspond aux cornes latérales du corps calleux; la partie moyenne traverse l'extrémité antérieure du corps strié.

La *paroi supérieure* est composée de la toile choroïdienne du trigone cérébral et du corps calleux, parties que nous avons déjà étudiées.

La *paroi inférieure* est formée par les parties situées à la base du cerveau, dans l'espace interpédonculaire.

M. Cruveilhier la décrit, sous le nom de *plancher du troisième ventricule*. C'est la paroi la plus étendue du ventricule. Nous la divisons en plancher antérieur, moyen et postérieur.

Portion antérieure. Plan incliné en bas et en arrière; elle est formée par une lame grise très mince, demi-transparente, soutenue par une lame fibreuse, continue avec la pie-mère.

Cette portion antérieure répond au chiasma et au tuber cinereum. Elle s'étend du bec du corps calleux, jusqu'aux lames perforées. Il existe ordinairement, dans son milieu, une ligne, un point plus transparent, à travers lequel on aperçoit la cavité du ventricule. Le chiasma y participe par la portion postéro-supérieure, cachée par l'infundibulum et le corps cendré.

La *portion moyenne*, ou plancher moyen, conduit à l'infundibulum et dans son canal. Elle est elle-même en entonnoir.

La *portion postérieure* est profondément sillonnée sur la ligne médiane et représente un plan fortement incliné d'arrière en avant, répondant à l'intervalle des pédoncules cérébraux, au niveau des lamelles et des éminences mamillaires. Sa couleur est blanche et légèrement revêtue de substance grise, continue avec celle des parois latérales.

M. Sappey ne décrit pas le ventricule avec six parois, mais comme un entonnoir aplati, ayant deux parois réunies par elles par trois commissures.

Un bord postérieur oblique, rectiligne, perforé sur la ligne médiane, un bord antérieur surmonté par deux ouvertures latérales, une base et un sommet.

Ce ventricule joue donc un grand rôle dans les rapports des liquides cérébraux. Par lui, toutes les cavités forment comme autant de réservoirs distincts, unis par des canaux.

La différence de composition que l'on prétend avoir rencontrée, s'expliquerait très bien par la distension excessive des ventricules latéraux, agissant comme les parois de la vessie sur l'uretère, ou par des obstructions anormales des orifices et canaux.

Ventricules latéraux.

Les pédoncules cérébraux s'épanouissent en un gros et puissant renflement, qui semble la racine de chaque hémisphère.

Cet épanouissement est enveloppé d'un canal, elliptique comme lui, et qu'interrompt la scissure de Sylvius.

Pour constituer ce canal, le corps calleux se réfléchit en avant, en arrière, en dedans et en dehors.

En se réfléchissant de haut en bas et en dedans, pour constituer la cloison médiane et commune, il présente en avant et en arrière une inflexion demi-circulaire, dont les deux extrémités, peu distantes, ne peuvent se toucher.

De cette disposition et de l'adossement de ces canaux demi-circulaires sur la ligne médiane, résulte un X. Le petit intervalle qui sépare les deux extrémités de chaque branche, empêche que ce ne soit la forme d'un huit de chiffre.

Toutefois, au niveau de l'inflexion postérieure, la branche se bifurque, et envoie en arrière et en dedans un second canal réfléchi.

On a comparé la disposition de ce canal à un L renversé, mais il nous paraîtrait plus juste de le comparer à un Q majuscule; les deux branches principales, en s'adossant, représentent parfaitement la forme de l'X, que les auteurs ont signalée.

Ces termes de comparaison, lorsqu'ils sont justes, ont uniquement l'avantage de fixer facilement, dans la mémoire, une infinité de détails.

Ce canal commence dans le lobe frontal, un peu en dehors, se dirige d'avant en arrière et en dedans, puis, après un court trajet, se recourbe d'avant en arrière, puis d'arrière en avant et de dedans en dehors, et se termine dans la partie sphénoïdale du lobe postérieur, un peu plus bas que l'extrémité antérieure et à quelque distance de lui, au niveau de l'espace perforé de Vicq-d'Azyr. Au niveau de sa réflexion, une seconde branche postérieure se dirige en arrière et en bas, dans l'extrémité postérieure du lobule occipital. Chacune des trois branches s'effile à son extrémité, d'où le nom de *tricorne*, appliqué à chacun des ventricules latéraux. Il y a donc une partie *circumpédonculaire*, qui contourne les couches optiques, et une partie accessoire, la *cavité ancyroïde* ou *digitale*.

Il y a ainsi une partie *supérieure, frontale* ou *antérieure*; une partie *inférieure, sphénoïdale*; une partie *postérieure* ou *occipitale*.

Ces trois portions représentent, à un point de vue plus général, une partie enveloppante concave, le corps calleux; une partie enveloppée convexe, la couche optique et les corps striés.

Ce qu'il faut remarquer encore, c'est la similitude qui existe entre les trois branches. Nous voyons, en effet, chacune d'elles infléchie : la postérieure plus que l'antérieure, et la moyenne plus que les deux autres, au point de former un demi-cercle.

Puis chacune offre une surface concave que représente le corps calleux, et une convexe inférieure, expansion périphérique, les noyaux optiques et striés, les deux hippocampes.

On a coutume d'étudier les ventricules d'après l'ordre de superposition de leurs parties. D'où un *étage supérieur* surmontant la couche optique et les corps striés, et un *inférieur*, qui comprend la branche moyenne.

La branche postérieure est considérée comme une dépendance du plan supérieur.

Étage supérieur.

C'est la partie *antéro-supérieure* du canal circulaire. Sa courbure est convexe en dedans et en avant, concave en sens opposé. Il offre à étudier une paroi supérieure et une inférieure, un bord interne et externe, et deux extrémités.

L'*extrémité antérieure* résulte de la réflexion du corps calleux.

L'*extrémité postérieure* répond à la bifurcation de l'étage inférieur avec la cavité digitale.

Pour former la *paroi interne*, le corps calleux se prolonge sur le *septum lucidum*, vraie cloison inter-ventriculaire en avant; en arrière, la paroi résulte de l'adossement du trigone au corps calleux. Ici, la cloison a des dimensions si faibles, qu'elle n'est qu'un bord.

C'est encore le corps calleux qui, par sa face inférieure concave, constitue la *paroi supérieure* des ventricules latéraux.

La *paroi inférieure* est la plus remarquable : elle est constituée par les couches optiques, le noyau ventriculaire des corps striés, la lame cornée, la bandelette demi-circulaire.

La voûte ou le trigone recouvre la couche optique dans son tiers postérieur et interne. Le plexus choroïde les croise en diagonale, pour se réfléchir en avant et en arrière.

Corps striés. En avant et en dehors de la couche optique, existe une éminence grise, ovoïde et recourbée; avec une grosse extrémité antérieure tournée en dedans, et une extrémité postérieure effilée. Ce qui frappe tout d'abord, c'est sa coloration qui la différencie si bien des couches optiques. D'autre part, ce sont les veines qui parcourent en grand nombre le corps strié, et perpendiculairement à son grand diamètre.

Le bord interne du corps strié est concave, embrassant la convexité de la couche optique correspondante, dont elle est séparée par la bandelette demi-circulaire, la lame cornée et la veine du corps strié. Le bord externe est inégal et festonné. La face libre du corps strié répond à la membrane ventriculaire.

L'étude de la face adhérente montre que le corps strié consiste en une masse elliptique très volumineuse dont la partie supérieure est ventriculaire; celle-ci repose sur une couche blanche qui surmonte à son tour un puissant noyau de substance grise : le lobule de l'insula.

Il est aisé de constater, en incisant le corps strié, que les faisceaux fibreux très abondans le parcourent comme des stries qui apparaissent par le mélange des deux substances.

En dehors, en avant et au-dessous du noyau intra-ventriculaire, existe le noyau extra-ventriculaire.

La grosse extrémité va se perdre dans le lobule frontal; elle est traversée par la commissure cérébrale antérieure.

C'est cette partie que recouvrent les circonvolutions du lobule de l'insula; d'où la dénomination de lobule du corps strié.

Ces deux noyaux sont séparés par l'expansion du pédoncule cérébral, qui s'amincit et se déprime d'arrière en avant. Cette lame, en se décomposant en plusieurs feuillets, constitue la couronne rayonnante de Reil.

Après l'ablation du corps calleux, on ne voit donc qu'une faible partie du corps strié; une coupe pratiquée dans son épaisseur montre que l'épanouissement blanc continue avec les pédoncules cérébraux et au-dessous du noyau gris. Toute cette masse peut être énucléée sans solution de continuité, sauf en haut et en dehors.

Couches optiques.

En arrière et en dedans des corps striés se trouve un renflement ovoïde qui limite par sa face interne le troisième ventricule en avant, les tubercules quadrijumeaux en arrière.

Les couches optiques surmontent les pédoncules cérébraux.

Ces éminences se dirigent d'avant en arrière et de dedans en dehors, de telle sorte que, très rapprochées en avant où les piliers antérieurs seuls les séparent, elles sont séparées en arrière par l'étendue des tubercules quadrijumeaux.

On en considère quatre faces :

La *supérieure*, convexe, est couverte en dedans par la voûte à trois piliers, les plexus choroïdes et la toile choroïdienne. Elle constitue en partie le plancher des ventricules. Antérieurement, on remarque une saillie plus ou moins manifeste suivant les sujets. C'est le tubercule antérieur de la couche optique; *corpus album subrotundum* de Vieussens.

La *face interne* se confond dans le tiers postérieur avec les tubercules quadrijumeaux. Dans sa partie médiane, elle constitue la face interne du troisième ventricule. Elle est séparée de la face supérieure par le liséré blanc qui constitue le pédoncule antérieur de la glande pinéale de chaque côté. Tout-à-fait en avant, elle répond aux piliers antérieurs du trigone et à la commissure antérieure.

Outre cette première commissure qui leur est étrangère, les couches optiques sont unies, comme nous l'avons vu antérieurement, par la commissure grise médiane et la commissure postérieure, qui, toutes deux, se perdent dans la masse.

La *face inférieure* se confond en avant avec les pédoncules cérébraux. En arrière, elle donne naissance aux corps genouillés, deux petites saillies qui présentent à étudier une portion externe et interne.

Le *corps genouillé interne* est contigu aux tubercules quadrijumeaux. Quoique moins volumineux que l'externe, il est plus saillant que lui : il se dirige obliquement en bas, en avant et en dehors; il s'unit aux tubercules quatrijumeaux postérieurs par un cordon médullaire; son extrémité antérieure et externe forme le point de départ de la racine interne du nerf optique.

Le *corps genouillé externe*, situé en dehors et en avant du précédent, est aussi plus volumineux ; sa couleur est plus blanche et sa direction antéro-postérieure.

Une bandelette émanant du tubercule quadrijumeau antérieur, et peu marquée, se rend à cette éminence qui, en s'unissant à la racine interne, donne naissance à la bandelette optique.

L'*extrémité* ou *face postérieure*, arrondie et plus volumineuse que l'extérieure, présente une large saillie, décrite sous le nom de tubercule postérieur de la couche optique.

Elle est contournée par le pilier postérieur de la voûte et le plexus choroïde correspondant.

Les corps genouillés reposent sur la réunion de la face postérieure avec la face inférieure.

L'*extrémité* ou *face antérieure* est contournée par le pilier antérieur de la voûte. Il existe un intervalle ovoïde entre la couche optique et ces piliers : c'est lui qui fait communiquer le troisième ventricule et les latéraux sous le nom de trous de Monro.

Les couches optiques ont une couleur café au lait très spéciale. Elles sont constituées par un gros noyau de substance grise très visible à leur face externe traversée par le pilier antérieur. Cette substance grise est traversée par des fibres médullaires qui proviennent du pédoncule cérébelleux supérieur.

Lame cornée.

Une lame mince translucide, résistante, étroite, grisâtre, cornée, occupe le sillon de séparation des couches optiques et

du corps strié. Garin, à cause de sa résistance et de sa transparence, la comparait à la cornée transparente. Toutefois, sa texture est loin d'offrir la solidité de ce dernier tissu, quoique le cerveau soit moins résistant qu'elle. Vicq-d'Azyr la regardait comme une lame de substance grise ayant une couleur analogue à la corne. Large de deux ou trois millimètres, elle a une épaisseur bien moindre. Elle répond en avant au sillon de séparation et se perd en arrière dans ce sillon. Elle est libre par sa face supérieure et repose par la face inférieure sur les couches optiques dont elle est séparée par la *veine striée*. Plus épaisse que la membrane ventriculaire dont elle est une dépendance, elle n'en diffère pas essentiellement, elle se caractérise par sa teinte opaline et sa résistance.

Bandelette demi-circulaire. Elle est placée sous la veine du corps strié, par conséquent plus profondément que la lame cornée qui la recouvre médiatement.

C'est un cordon demi-circulaire, aplati, formé de fibres blanches, qui embrasse comme un lien les fibres qui, du pédoncule cérébral et de la couche optique, rayonnent vers l'hémisphère. Après avoir longé le côté externe de la face supérieure des couches optiques, elle en contourne l'extrémité postérieure qu'elle côtoie du même côté.

Elle répond en haut à la veine du corps strié et en bas à la couche médullaire qui forme le centre demi-circulaire.

Voici comment les auteurs se partagent sur ses connexions externes.

M. Hirschfeld. De cette bandelette émergent, en dedans, des racines qui se confondent avec les fibres blanches qui traversent les couches optiques; en dehors, d'autres racines qui s'entre-croisent presque à angle droit avec les fibres rayonnantes pédonculaires, situées entre les deux noyaux des corps striés.

L'extrémité antérieure et supérieure de cette bandelette se confond, en avant, avec les piliers de la voûte.

Son extrémité antérieure et inférieure se termine en s'irradiant sur la corne d'Ammon et dans l'étage inférieur du ventricule latéral.

En avant, dit M. Sappey, elle m'a paru s'unir au niveau du trou de Monro avec le pilier correspondant de la voûte.

M. Cruveilhier dit l'avoir vue se continuer dans l'épaisseur de la couche optique avec le faisceau qui descend vers le tubercule mamillaire pour donner naissance au pilier antérieur du trigone.

M. Longet, qui n'a pas rencontré cette continuité, dit avoir vu la bandelette se bifurquer pour se rendre en partie au pilier antérieur de la voûte et en partie dans l'épaisseur de la couche optique. Son extrémité postérieure s'épanouit en un pinceau de fibres qui se perdent sur la paroi supérieure de la portion réfléchie du ventricule latéral; quelques-unes de ces fibres arrivent jusqu'à la partie inférieure de la corne d'Ammon.

Selon M. Foville, le cordon fibreux que forme la bandelette demi-circulaire part en avant de l'espace perforé et se termine en arrière au même espace; de plus, il existerait, suivant le même anatomiste, sur le côté externe du corps strié, une bandelette analogue tant pour la direction que pour l'origine et la terminaison.

Plexus choroïdes.

En étudiant la toile choroïdienne, nous avons mentionné les

plexus choroïdes. Cette toile, qui recouvre directement le troisième ventricule, la face interne des couches optiques, est elle-même recouverte par le trigone. Quand on découvre cet organe, on le voit longé des deux côtés par un bourrelet vasculaire qui, arrivé au niveau du plan inférieur, s'y réfléchit. C'est une dépendance de la pie-mère extérieure qui pénètre dans la portion réflexe des ventricules latéraux. Ces cordons se portent d'avant en arrière et de bas en haut, puis horizontalement d'arrière en avant et en dedans jusqu'aux trous de Monro. Ils traversent ces ouvertures pour continuer avec les plexus choroïdes du troisième ventricule.

C'est un S très allongé dont la base dirigée en bas et en avant se continue avec la pie-mère extérieure, tandis que son extrémité supérieure, tournée en arrière, s'adosse sur la ligne médiane à celle du côté opposé.

Les plexus et la toile choroïdiennes, étroitement unis à la membrane ventriculaire, s'opposent à toute communication entre le ventricule moyen et les ventricules latéraux au niveau du trigone.

Ces bourrelets spongieux, pelotonnés, d'un aspect granuleux, sont, comme la toile, riches en vaisseaux disposés ici en houppes. Ce lacis de capillaires artériels et veineux tire son sang d'origines multiples que nous examinerons ici tant pour la toile que pour les plexus choroïdes.

La circulation artérielle du cerveau, comme il a été déjà dit, émerge d'une couronne vasculaire que l'on voit à la base de l'encéphale.

Cette couronne provient de la carotide interne de chaque côté et des deux vertébrales.

La couronne envoie en avant les cérébrales antérieures; sur les côtés la cérébrale moyenne. La choroïdienne, tantôt dérive de celle-ci, tantôt directement de la carotide. En arrière, elle donne naissance à la communicante de Willis. Au niveau de l'anastomose du tronc basilaire avec celle-ci naît la cérébrale postérieure. Les deux vertébrales émettent en arrière la cérébelleuse inféro-postérieure, s'unissent pour former le tronc basilaire qui fournit les cérébelleuses antéro-inférieures et les cérébelleuses supérieures.

Or la cérébelleuse supérieure fournit quelques rameaux médians et les plexus du troisième ventricule.

La cérébrale postérieure fournit les parties latérales de la toile.

Le système veineux est remarquable par les sinus nombreux que nous avons déjà étudiés. C'est vers eux que convergent toutes les veines de la toile et des plexus.

Les veines de Galien parcourent sur la ligne médiane la toile choroïdienne; on sait qu'elles s'ouvrent dans la partie antérieure du sinus droit.

Six rameaux veineux d'origine variée s'unissent pour constituer les veines de Galien. Les veines ventriculaires sont formées de la manière suivante. Elles résultent de l'union de la veine choroïdienne et la veine du corps strié.

La veine choroïdienne règne dans l'épaisseur du plexus choroïde et en forme le bord externe, parcourt d'arrière en avant toute la longueur de ce plexus. Elle reçoit un certain nombre de rameaux. Les rameaux de la portion réfléchie du corps calleux et de la cloison transparente se jettent dans les veines de Galien tout-à-fait en avant.

La veine du corps strié émane de l'épaisseur de cette partie

par de nombreuses radicules; situé dans le sillon de séparation de ce corps et de la couche optique, elle marche d'arrière en avant, recouverte par une bandelette d'aspect corné, et se réunit vers le sommet de la toile choroïdienne avec le rameau du corps calleux pour former l'une des veines de Galien.

C'est au voisinage de ces veines que la choroïdienne se jette dans les veines de Galien.

Le trigone cérébral et la couche optique fournissent une veinule qui se porte de dehors en dedans et se jette perpendiculairement dans le tronc principal vers sa partie moyenne.

Les veines de l'ergot de Morand et de la corne d'Ammon se jettent dans les veines des ventricules, près de leur embouchure dans une direction un peu oblique.

Les deux veines marchent ensuite d'avant en arrière, parallèles en avant et en arrière; et en sortant de la toile choroïdienne, toutes celles du corps calleux se jettent dans le sinus droit au-dessous du sinus longitudinal inférieur.

Partie moyenne, réfléchie des ventricules latéraux.

L'étage inférieur, ou partie inférieure du canal circum-pédonculaire, corne latérale, corne sphénoïdale, est aplatie de haut en bas et de dedans en dehors.

C'est une cavité constituée par la face inférieure de la couche optique et du corps strié, d'autre part par le prolongement sphénoïdal du corps calleux.

L'extrémité inférieure de l'étage inférieur répond à la lèvre postérieure de la scissure de Sylvius dont elle est séparée par un petit intervalle.

L'extrémité supérieure se continue avec l'étage supérieur et sa dépendance.

Le bord interne embrasse la couche optique et le corps strié. Il présente une interruption circonscrite en haut et en dedans par la face inférieure de la couche optique et du pédoncule cérébral, en bas et en dehors, par la circonvolution de l'hippocampe, le corps frangé et la corne d'Ammon. C'est par cette solution de continuité longitudinale et antéro-postérieure que cet étage communique avec l'espace sous-arachnoïdien de la base de l'encéphale. C'est par cette partie latérale de la grande fente cérébrale que la pie-mère extérieure pénètre, pelotonnée, dans les ventricules.

Le bord externe décrit une courbure parallèle à la branche externe de la scissure de Sylvius.

La paroi supérieure est externe, et regarde en bas et en arrière; elle est concave de manière à loger la corne d'Ammon, d'où le nom d'étui de l'hippocampe et de superum. Elle est formée par la portion descendante du corps calleux. M. Hirschfeld la dit aussi formée par la face inférieure de la couche optique. C'est sur cette face que se termine la bandelette demi-circulaire.

La paroi inférieure regarde en avant et en haut : elle offre à considérer la corne d'Ammon, saillie curviligne, et de la forme d'un cylindre aplati.

Puis successivement, nous aurons à étudier le corps frangé, le corps godronné, la partie correspondante du plexus choroïde.

Corne d'Ammon, pied d'hippocampe ou de cheval marin, corne de bélier, protubérance cylindroïde.

C'est une éminence conoïde, concave en dedans, convexe en dehors, plus large et plus épaisse à son extrémité inférieure, ou encore à grosse extrémité antérieure ; elle y présente plusieurs renflements. Son extrémité postérieure est beaucoup moins volumineuse ; par opposition à la précédente, on la nomme encore supérieure. Cette extrémité se transforme en une lame mince qui, se confondant avec le pilier postérieur du trigone en avant, avec le bourrelet du corps calleux en haut, et avec la base de l'ergot de Morand en arrière.

Les auteurs mentionnent une éminence, existant au-dessus et en dehors de la corne d'Ammon, que Malacarne nommait *cuissart*, Meckel *éminence collatérale*, et Vicq-d'Azir, *éminence accessoire du pied d'hippocampe.*

Le corps bordé, frangé, le tœnia de l'hippocampe est situé au devant de la corne d'Ammon, sur le trajet du pilier postérieur de la voûte à trois piliers.

Cette bandelette, qui mérite bien plus le nom de corps bordant, est curviligne comme l'organe qu'elle borde. Son extrémité supérieure se continue avec le pilier postérieur correspondant. L'extrémité antérieure et inférieure se termine au niveau du crochet de l'hippocampe.

Le bord antérieur concave répond au corps strié et à la couche optique. Le bord postérieur est continu avec l'écorce blanche qui double la corne d'Ammon.

Le corps godronné est une bandelette grisâtre, denticulée, située au-dessous de la corne d'Ammon, qu'il faut soulever pour l'apercevoir. Cette bandelette est séparée de l'hippocampe par une lame blanche qui contourne le bord convexe de celui-ci. L'aspect festonné qui lui a valu sa dénomination, résulte de douze à quinze échancrures qu'offre son bord antérieur. Son extrémité postérieure contourne le bourrelet du corps calleux et se perd dans l'ourlet. L'extrémité externe ou antérieure se termine en avant et en bas, un peu derrière la portion renflée de la corne d'Ammon, et se confond avec la substance grise voisine.

Les trois parties que nous venons d'étudier sous le nom de *corne d'Ammon*, de *corps bordant*, de *corps godronné*, sont trois parties d'un même organe.

On peut résumer ainsi la manière dont on envisage actuellement ces relations.

Après avoir pratiqué des coupes parallèles et des coupes perpendiculaires à la portion réfléchie du ventricule latéral, on reconnaît :

Que la corne d'Ammon, d'après la démonstration bien ancienne des frères Wenzel, n'est qu'une circonvolution dédoublée et renversée de dehors en dedans, de telle sorte que la partie médullaire, d'enveloppée qu'elle était, est devenue enveloppante ;

Que cette circonvolution n'est pas perpendiculaire à la surface du cerveau, comme le sont toutes les circonvolutions extérieures, mais infléchie, sur sa face interne, qui est concave et comme roulée sur elle-même, tandis que sa face externe est convexe ;

Que la bandelette de l'hippocampe est attachée par son bord adhérent au bord libre, et inclinée en dedans de cette circonvolution ;

Que le corps godronné se trouve logé dans la concavité de sa face interne ;

Que la lame blanche qui recouvre sa face convexe se continue en dehors avec celle qui forme la paroi supérieure de la corne sphénoïdale, en haut avec le corps calleux, en avant avec la bandelette de l'hippocampe ;

Que la lame médullaire, appliquée sur la face concave, se continue aussi avec la précédente, et qu'après avoir contourné la face supérieure, le bord postérieur et la face inférieure du corps godronné, elle vient s'unir à celle qui recouvre la face ventriculaire du lobule de l'hippocampe, ainsi que le fait remarquer M. Lélut ;

Que l'enveloppe, formée par la réunion de ces lames, décrit, dans son trajet, deux courbures : l'une, dont la concavité regarde en dehors, et qui renferme la substance grise de la circonvolution retournée ; l'autre, dont la concavité regarde en dedans et dans laquelle se trouve encadré le corps godronné ; sur les coupes transversales, ce trajet est accusé par un liséré blanc, qui se contourne à la manière d'un S iliaque.

Partie postérieure, occipitale des ventricules latéraux.

Cavité digitale ou ancyroïde, le diverticulum qu'offre en arrière le ventricule latéral, ressemble assez bien à l'impression qu'aurait faite un doigt dans la substance molle du cerveau. Il prend origine au niveau du bourrelet du corps calleux, se dirige d'avant en arrière et en dedans, en décrivant une courbure à concavité interne.

Vers son extrémité postérieure, elle se rétrécit beaucoup, jusqu'à se terminer en pointe à une distance peu éloignée de l'extrémité postérieure de l'hémisphère.

Les dimensions de cette cavité sont d'ailleurs très variables, non-seulement chez les différents sujets, mais des deux côtés sur le même sujet.

Il est à remarquer que les hydropisies ventriculaires portent de préférence sur la cavité ancyroïde ; la distension qui en résulte amincit en quelque sorte la paroi ventriculaire correspondante.

La paroi *supérieure* de la cavité est formée par le corps calleux, dont la forme en corne se moule sur celle de l'éminence inférieure.

La paroi inférieure présente une saillie semblable à la corne d'Ammon. Morand, qui l'a décrite le premier sous le nom d'ergot, y a laissé son nom.

Comme l'hippocampe, elle est produite par une circonvolution retournée. Vicq-d'Azyr, pour mieux faire sentir l'analogie avec la précédente éminence, l'a dénommée petit hippocampe. Analogie de forme, analogie de nature, tels sont les deux titres qui justifient l'expression de Vicq-d'Azyr.

L'ergot a, comme la cavité ancyroïde, une concavité dirigée en dedans, et une convexité dirigée en dehors.

La concavité de la corne postérieure du corps calleux se moule sur la face supérieure convexe et lisse ; sa face inférieure se confond avec la cavité ancyroïde.

La base se continue avec le bourrelet du corps calleux et l'hippocampe, avec lequel elle fait un angle ouvert en dehors. Le sommet est arrondi et se perd dans l'extrémité ventriculaire.

L'ergot de Morand a des dimensions peu en rapport avec la profondeur de la cavité ancyroïde.

Il n'est pas rare qu'un sillon le divise longitudinalement en deux parties, l'une supérieure, l'autre inférieure, fait qui s'observe également sur l'hippocampe. Comme sur lui aussi, on y remarque des dépressions transversales. Greding a décrit ces variétés de l'ergot de Morand.

On le trouve quelquefois double, comme il en est de son analogue. Tantôt on l'a vu manquer tout à fait, tantôt seulement d'un côté.

Tiedmann considère cette absence comme un défaut de développement. Meckel , contrairement à Wenzel, affirme que son existence est constante. Une coupe, faite dans la cavité digitale montre que le petit comme le grand hyppocampe sont revêtus de la substance blanche médullaire et renferment un noyau gris, tous deux continus avec la substance des circonvolutions.

Séreuse ventriculaire.

Les ventricules sont tapissés par une membrane séreuse dont la ténuité, sur certain point, en avait rendu l'existence douteuse. Nulle part, elle n'offre une plus grande épaisseur que là où elle constitue la lame cornée, qui sépare les corps striés de la couche optique.

Après avoir tapissé le ventricule moyen, elle passe par les trous de Monro, dans les ventricules latéraux, pénètre dans l'aqueduc de Sylvius, et tapisse le quatrième ventricule. C'est dans ces dernières parties que sa ténuité est extrême.

Il est aisé de la montrer, en la durcissant par l'alcool. Mais, dans l'hydropisie ventriculaire, son évidence devient très grande et le ramollissement des couches voisines la met en relief.

Cette membrane est incontestablement séreuse; cependant elle est la continuation de la pie-mère.

Il faut donc admettre que la structure de la pie-mère se modifie dans les ventricules où elle prend les caractères de l'arachnoïde, à savoir, un tissu cellulaire lâche recouvert d'un épithélium.

A côté de ce fait, se place la présence d'un liquide dans les ventricules et dans tout l'espace sous-arachnoïdien.

Il est à remarquer, toutefois, que le liquide est contenu dans cet espace et non dans la cavité elle-même, qui du reste est humide. Cette circonstance a jeté de l'incertitude sur l'origine réelle du liquide céphalo-rachidien, incertitude bien grande, lorsqu'il s'agit des ventricules. En effet, si l'arachnoïde sécrète, par son feuillet viscéral , le liquide qui baigne toutes les surfaces, la nature séreuse de la membrane ventriculaire, qui paraît hors de doute, lui fait attribuer cette fonction dans les ventricules.

Le meilleur moyen de démontrer son existence, consiste à enlever la substance cérébrale du dehors au dedans.

On arrive ainsi peu à peu à une membrane fine, translucide qui occupe la surface interne de tous les ventricules.

Quelles sont les connexions de cette membrane avec les membranes voisines? On admet, d'après ce qui a été dit, que les membranes ventriculaires se continuent avec la pie-mère.

Les auteurs sont loin de partager tous cette opinion. D'après Winslow, Haller et quelques auteurs modernes, la membrane ventriculaire appartient à la pie-mère.

En effet, au niveau de la communication des ventricules avec l'extérieur de l'encéphale, le feuillet viscéral ne communique point avec la membrane ventriculaire.

T. III.

Au contraire, la pie-mère se continue avec celle-ci au niveau de l'orifice qui appartient à l'espace sous-arachnoïdien postérieur, ainsi qu'au niveau de la fente de Bichat.

D'ailleurs, comme celle-ci, elle renferme des capillaires dans son épaisseur. Ce qui, enfin, la distinguerait encore de l'arachnoïde, c'est qu'elle communique avec l'extérieur, à l'opposé de toutes les séreuses.

C'est Bichat, surtout, qui soutenait sa communication avec l'arachnoïde. Ailleurs, nous avons signalé l'absence de son canal arachnoïdien, qui enveloppait les veines de Galien. L'arachnoïde, après avoir fourni cette gaine , pénétrerait, d'après Bichat, dans le troisième ventricule, et enverrait un prolongement, à travers l'aqueduc de Sylvius, dans le quatrième ventricule; un prolongement en avant, à travers les trous de Monro, qui, après avoir tapissé les ventricules latéraux, se réfléchirait sur les plexus choroïdes.

M. Magendie, le premier, a montré la fausseté de cette opinion. Car, d'abord, au niveau des veines de Galien, l'arachnoïde se termine en cul-de-sac.

D'autre part, le quatrième ventricule n'est pas fermé en arrière , puisqu'il communique avec le tissu cellulaire sous-arachnoïdien, au niveau de l'orifice postérieur.

Enfin, M. Blandin, cherchant à concilier l'opinion de Bichat avec celle de M. Magendie, émit l'hypothèse de l'existence fœtale du canal de Bichat, et le prolongement de l'arachnoïde dans les cavités ventriculaires qu'elle tapisserait. Le canal, en s'oblitérant plus tard, placerait l'arachnoïde ventriculaire vis-à-vis l'arachnoïde générale, dans le même rapport que la tunique vaginale vis-à-vis du péritoine. Quant au canal de communication avec l'espace sous-arachnoïdien, il serait l'analogue de l'ouverture péritonéale, au niveau des trompes de la matrice.

Remarquons cependant que, d'après Tiedmann , l'arachnoïde n'apparaît, chez le fœtus, qu'après la formation du ventricule.

Quant à la manière dont la membrane ventriculaire se comporte à l'égard des plexus choroïdes, il n'en est que deux de possibles; ou bien elle est percée d'ouvertures pour leur livrer passage, ou bien elle se réfléchit autour des plexus.

Dans le premier cas, la séreuse ventriculaire serait percée de cinq ouvertures, ce qui pour être unique dans l'espèce, n'en serait pas moins possible, ou bien les replis vasculaires flotteraient dans la cavité de la séreuse, ce qui ne détruit en rien la sorte d'analogie cherchée.

D'autre part, cette membrane ventriculaire lisse, celluleuse, est munie d'épithélium vibratile.

Ce sont autant de caractères qui la rapprochent des séreuses, ce qui permet, en outre, en tenant compte de la continuité de tissus, de l'envisager comme une modification locale de la pie-mère.

Structure du cerveau.

On étudie généralement le cerveau de deux manières : tantôt en pratiquant des coupes successives, tantôt en poursuivant les organes dans leurs connexions et leurs rapports.

Pour étudier les organes d'une manière purement descriptive, nous les avons d'abord étudiés à la surface du cerveau, tant à la base qu'à la convexité.

A l'aide d'une coupe horizontale, nous sommes arrivé au corps calleux ; à partir de là, nous avons poursuivi les différentes parties avec le manche du scalpel.

4.

Il nous reste, maintenant, à étudier la structure des principales parties examinées. Mais, avant de pénétrer aussi avant dans la conformation du cerveau, il est encore nécessaire de l'étudier à l'aide d'une coupe verticale et antéro-postérieure sur la ligne médiane.

Dans cette coupe, embrassant à la fois le cervelet, l'isthme et le cerveau, voici ce qui se présente :

1° Le lobe médian du cervelet avec l'arbre de vie semblable aux *rayons d'une roue*. De l'*axe* de celle-ci, partent deux feuillets blancs, l'un supérieur, l'autre inférieur. Ce dernier se rend aux faisceaux postérieurs du bulbe, où il reçoit le nom de corps restiformes.

Le feuillet supérieur, ou pédoncule supérieur du cervelet, constitue, en grande partie, la valvule de Vieussens qui lui est superposée.

Ces deux feuillets en s'écartant laissent un angle ouvert qui est la face supérieure du quatrième ventricule.

D'autre part, on voit le bulbe rachidien, la protubérance et un pédoncule cérébral et les divers faisceaux constituans.

La face postérieure du bulbe et de la protubérance forme la face inféro-antérieure du quatrième ventricule.

Entre les pédoncules cérébraux et les tubercules quadrijumeaux, continuation du pédoncule cérébelleux supérieur, se voit l'aqueduc de Sylvius, et on pénètre ainsi dans le troisième ventricule.

Les tubercules quadrijumeaux se continuent eux-mêmes avec les rênes de la glande pinéale, dont l'antérieur, en se prolongeant sur la couche optique, va rejoindre les piliers antérieurs de la voûte.

La surface ventriculaire-couche optique est plane et lisse.

Elle forme la paroi interne et latérale du ventricule moyen ; convexe en haut pour constituer la face inférieure de l'étage supérieur ; en arrière, elle donne naissance aux corps genouillés ; en avant, elle se confond avec le corps strié ; en dehors, avec l'hémisphère correspondant ; en bas, avec le pédoncule cérébral correspondant.

Enfin, l'on sait que ce noyau est concentrique au corps strié qui l'enveloppe en s'amincissant d'avant en arrière.

Autour de ce noyau règne le ventricule latéral, sous forme d'une rigole. Sa paroi supérieure est constituée par le corps calleux comme celle du quatrième ventricule et de l'aqueduc l'est par les pédoncules cérébelleux et les tubercules quadrijumeaux.

On voit le ventricule décrire une ellipse complète, sauf l'interposition de la lame perforée antérieure.

Tout ce trajet est limité circulairement par le corps calleux et il est aisé de reconnaître l'inégale épaisseur de celui-ci.

Le *genou* s'avance, puis se réfléchit en se convertissant en une mince lamelle, tandis que le bourrelet épais s'unit au trigone. Entre le trigone et le corps calleux s'observe sur cette coupe le *septum lucidum*.

Puis, au-dessous de cette portion réfléchie du corps calleux, se voit la commissure antérieure du cerveau située sur un plan un peu inférieur à la commissure grise et à la commissure postérieure.

Entre la circonvolution du corps calleux et cet organe règne une fente étroite à laquelle on donne le nom de ventricule du corps calleux.

Entre le lobe antérieur et la coupe du pédoncule cérébral, on trouve d'arrière en avant : le nerf oculo-moteur commun, la portion de lame perforée, l'une des éminences mamillaires, la glande pituitaire, la tige pituitaire, en avant desquelles émergent les nerfs optiques et leurs racines grises provenant de la portion réfléchie.

On conçoit sans peine, d'après cette coupe, que le troisième ventricule résulte en grande partie de la juxtaposition des deux noyaux de la couche optique, centre de l'hémisphère.

Par conséquent, les deux hémisphères ne sont unis que par le corps calleux et les trois commissures cérébrales.

Au niveau de cette coupe se voit la partie médiane de la fente de Bichat, le point de communication avec la pie-mère extra-ventriculaire et le ventricule.

On peut énucléer avec le manche du scalpel le noyau central en passant entre la portion réfléchie du corps calleux et le corps strié.

Quelques auteurs, tels que M. Cruveilhier, pensent que le corps calleux ne tient au corps strié que par la membrane ventriculaire. Toutefois, il faut observer cependant que le corps strié ne saurait être isolé sans déchirure dans toute sa surface, vu les radiations blanches qui en émanent pour former la substance blanche des hémisphères.

Le corps calleux forme au noyau une espèce de coque.

M. Cruveilhier pratique en outre des coupes verticales et transversales.

Nous allons décrire ici une coupe verticale et transversale faite sur le crâne au-devant de l'apophyse mastoïde et qu'a figurée M. Hirschfeld.

Voici ce que présente cette surface de cette section :

A son centre, transversalement étendu, se trouve le corps calleux. Il est en rapport, sur la ligne médiane, avec la faux du cerveau ; de chaque côté, il est séparé des hémisphères cérébraux par les sillons, dits ventricules du corps calleux. Plus en dehors, on voit les fibres du corps calleux s'épanouissant dans les circonvolutions dont elles commencent ou terminent les fibres blanches.

En bas, le corps calleux avec les tubercules quadrijumeaux limite la portion transversale de la fente de Bichat. Celle-ci est traversée d'avant en arrière par les veines de Galien et la pie-mère extérieure.

Au dehors de la ligne médiane, on voit un schema des ventricules latéraux, partout enveloppés par le corps calleux. En dedans, l'étage inférieur est refoulé par la corne d'Ammon. Celle-ci est couverte par la substance blanche, mais se continue très visiblement avec la substance grise des circonvolutions qui lui fournissent un noyau central.

La tente du cervelet sépare cet organe du cerveau. A la face inférieure et antérieure du cervelet se présente une coupe des tubercules quadrijumeaux, de l'aqueduc de Sylvius, et de la protubérance ; derrière ces parties naît le bulbe crânien.

Puis les nerfs émanant du bulbe, savoir : l'auditif, se rendant au conduit auditif interne ; le pneumo-gastrique, traversant le trou déchiré postérieur ; le grand hypoglosse, traversant le trou condylien antérieur.

Pour ce qu'il est de la périphérie de la masse cérébrale, nous avons déjà signalé que le corps calleux, en s'épanouissant périphériquement, constituait la substance blanche des circonvolutions qu'enveloppe partout une couche grise qui est exceptionnellement centrale dans les deux circonvolutions renversées, le grand et le petit hippocampe.

A l'aide d'une première coupe antéro-postérieure pratiquée sur la ligne médiane, nous avons pris connaissance des rapports des différentes parties. En pratiquant une seconde coupe verticale antéro-postérieure à un centimètre de la ligne médiane, voici les connexions intimes que l'on observe :

Le corps strié, que l'on apercevait à peine dans la première de ces coupes, entoure la couche optique sous forme d'une courbe elliptique, échancrée en avant.

L'extrémité antéro-supérieure, très renflée, s'amincit en se dirigeant d'avant en arrière et de haut en bas.

Sa portion supérieure fait saillie dans la corne frontale et appartient à l'étage supérieur du ventricule latéral.

La portion inférieure appartient à la paroi supérieure de l'étage inférieur et proémine dans la corne sphénoïdale.

C'est dans cet espace elliptique qu'est renfermé le noyau ovoïde connu sous le nom de couche optique.

On voit sa face externe cernée par le noyau intra-ventriculaire du corps strié qui lui est uni par la membrane ventriculaire.

La face interne est conservée en haut, mais inférieurement elle est entamée par la coupe verticale. On voit naître de son épaisseur un gros faisceau blanc, qui se contourne en 8 de chiffre pour former l'éminence mamillaire et remonte en avant sous le nom de pilier antérieur de la voûte.

Sa face supérieure est libre, convexe et appartient au plancher de l'étage supérieur ; sa face inférieure, libre en bas, offre en arrière les corps genouillés.

Entre le corps strié et le noyau optique se trouve la bandelette demi-circulaire, logée dans un sillon elliptique.

Cette bandelette naît sous la lame cornée et la face supérieure de la couche optique ; après avoir contourné l'extrémité postérieure de la couche optique, elle arrive sur sa face inférieure, s'épanouit en un pinceau de filamens blanchâtres, divergens, dont les uns se terminent dans la corne d'Ammon, les autres dans la partie supérieure de l'étage correspondant.

Ces différentes parties sont enveloppées par le corps calleux auquel on reconnaît ici la forme d'un tricorne.

En avant, il donne naissance à la corne frontale, en arrière à l'occipitale, en bas à la sphénoïdale.

A la face supérieure et antérieure du noyau optique s'observe le trou de Monro, constitué par ses rapports avec le pilier antérieur. Un peu au-devant on observe la commissure antérieure.

Quand on enlève sur cette coupe le noyau intra-ventriculaire du corps strié, on voit la couche optique enveloppée par la *couronne rayonnante de Reil*.

L'éventail de Vieussens décrit un courbe elliptique, ouverte en avant, semblable à celle du corps strié dont il occupe l'épaisseur. Pour comprendre la composition des fibres rayonnantes qui forment la couronne de Reil, il faut savoir que la couche optique est formée de substance grise et blanche. Un assez grand nombre de vaisseaux se rendant à la toile choroïdienne complètent sa structure.

Une couche mince blanche recouvre le noyau optique en haut et en arrière ; sa face interne, continue avec le *tuber cinereum*, est formée de substance grise en grande partie.

Une coupe horizontale dans la couche optique y fait découvrir un noyau gris, volumineux, traversé par des fibres blanches très fines, obliquement dirigées de dedans en dehors et de bas en haut.

Quand il arrive de faire une section en dehors de la direction des fibres, on ne voit plus qu'un pointillé blanc sur un fond gris-jaunâtre. Les fibres blanches sont l'expansion de l'étage supérieur du pédoncule cérébral, c'est-à-dire l'épanouissement du pédoncule cérébelleux supérieur qui passe sous le ruban de Reil, les tubercules quadrijumeaux, et autour de la commissure postérieure. De plus, on trouve dans l'épaisseur de la couche optique un faisceau médullaire qui est l'origine du pilier antérieur de la voûte.

C'est de la face externe de la couche optique que naissent ces fibres blanches et grises qui rayonnent en tous sens. Les unes en avant et en haut, ce sont celles qui émergent des parties antérieure et supérieure de la couche optique ; d'autres, postérieures et inférieures, regardent en arrière et en bas ; les plus inférieures se dirigent en avant. Elles se continuent en partie avec les fibres du corps calleux et de l'hémisphère correspondant.

Elles sont un épanouissement des fibres pédonculaires, qui représentent les pyramides antérieures, les faisceaux innominés du bulbe et les pédoncules supérieurs du cervelet, dont nous avons déjà parlé.

Une *coupe verticale antéro-postérieure*, pratiquée à un demi-centimètre plus en dehors, montre le noyau intra-ventriculaire et extra-ventriculaire du corps strié.

Quand on examine le corps strié, on le voit formé par une couche de substance grise superposée à une couche blanche extra-ventriculaire, s'élargissant d'avant en arrière, à l'opposé du noyau intra-ventriculaire qui s'épaissit d'arrière en avant. Cette couche blanche, expansion du pédoncule cérébral, est entremêlée d'un pointillé grisâtre ; elle se continue avec l'hémisphère correspondant et sépare le noyau intra-ventriculaire d'un second noyau gris qui appartient au corps strié et qui avoisine la scissure de Sylvius.

A l'aide d'une série de coupes horizontales, on prend, d'une autre manière, connaissance des différentes parties du cerveau.

Nous avons mentionné une coupe horizontale générale, le cerveau étant placé sur sa base, dans le but d'étudier le corps calleux.

Quoique nous reviendrons plus tard sur ses connexions, nous allons procéder ici à des coupes horizontales, le cerveau étant couché sur sa convexité.

Une première coupe, partielle, peu profonde, entamant à peine la corne postérieure des ventricules latéraux, nous montre, au niveau de la section des pédoncules cérébraux, l'orifice de l'aqueduc de Sylvius ; la substance blanche cérébrale entourée de substance grise.

Au centre les corps genouillés avec les bandelettes et le bourrelet du corps calleux en arrière.

Une coupe plus profonde montre la face inférieure du trigone, son union avec le bourrelet du corps calleux ; plus en dehors, la face inférieure du corps calleux fermant en haut les ventricules.

On voit très nettement le sillon de séparation des deux piliers de la voûte. Puis les fibres transversales du bourrelet ; au-devant d'elles, des fibres à direction variée, mentionnées ailleurs, et qui forment la lyre. Celles du milieu, antéro-postérieures, longitudinales, légèrement curvilignes. Les fibres latérales sont obliques, de plus en plus longues vers la périphérie.

L'extrémité antérieure de la voûte se termine par un crochet, renflé à son extrémité ; c'est le pilier antérieur avec le tubercule pisiforme.

En arrière, le pilier postérieur de la voûte se continue avec le corps bordant et la circonvolution de l'hippocampe.

En dedans de lui, on voit les corps genouillés qui, à leur tour, embrassent la racine enlevée des pédoncules cérébraux ; enfin, tout au dedans, la couche optique qu'avoisinent les piliers élargis de la voûte dont nous étions partis.

Une coupe plus profonde que les précédentes montre la face inférieure du corps calleux.

Pour M. Foville, on sait qu'il n'y a aucune continuité entre le corps calleux et les hémisphères. Mais il admet la continuité entre les fibres incurvées de haut en bas qui partent des corps calleux et les fibres des pédoncules cérébraux.

Ainsi le corps calleux est une commissure formée par l'expansion des pédoncules.

On a vu que, pour M. Cruveilhier, les fibres radiées partant du bord externe du corps strié et de la couche optique vont constituer le corps calleux pour se perdre dans l'hémisphère opposé ; qu'au niveau d'émergence de ces fibres des noyaux optique et strié, les fibres qui émergent du corps calleux et venant du côté opposé s'entre-croisent avec les premières.

M. Hirschfeld envisage le corps calleux comme un plan de fibres horizontales, curvilignes, parallèles. Les fibres rayonnent tout autour de ses bords, dans toutes les directions.

Les unes, ascendantes, vont à la convexité du cerveau ; d'autres, descendantes, à la base ; d'autres, enfin, horizontalement en tous sens.

Les fibres pédonculaires traversent toutes les couches optiques et les corps striés, de bas en haut et de dedans en dehors.

Tandis que les fibres inférieures appartiennent au noyau extra-ventriculaire, les fibres supérieures se rendent au noyau intra-ventriculaire.

Enfin, d'autres fibres plus externes et plus volumineuses se perdent les unes dans le corps calleux, les autres dans le noyau blanc de chaque circonvolution.

Les fibres descendantes des corps calleux s'entre-croisent en dehors, les fibres réfléchies en avant, les fibres horizontales au niveau des bourrelets longitudinaux avec des fibres pédonculaires correspondantes.

Pour constater l'entre-croisement des fibres ascendantes pédonculaires et descendantes calleuses, on enlève, à l'aide d'une coupe horizontale, voisine de notre première coupe, le noyau intra-ventriculaire du corps strié.

On voit, en mettant à nu toute la face inférieure du corps calleux, qu'il existe un raphé médian, contesté par certains anatomistes.

Par suite de l'existence de ce raphé, les fibres transverses d'un côté ne se continuent pas avec celles du côté opposé, preuve bien évidente du non-entre-croisement.

Les fibres dites obliques ne sont qu'une continuation des fibres transverses dans les cornes ventriculaires.

Au niveau, l'extrémité postérieure de la couche optique, les fibres transverses, s'incurvent au point de devenir longitudinales, c'est-à-dire antéro-postérieures.

Pour prendre une idée bien complète de la structure du corps calleux, nous isolons cet organe de l'un des hémisphères, en le découpant partout. Puis, à l'aide de petites incisions, on en isole des fibres.

On constate d'abord la présence des tractus longitudinaux superposés sur la ligne médiane aux fibres transverses.

Plus en dehors, on voit les fibres transverses devenues obliques s'entre-croisant avec les fibres rayonnées pédonculaires.

Cet entre-croisement devient très manifeste quand on enlève les couches supérieures. Au niveau du bourrelet on voit que les fibres pédonculaires et calleuses n'ont aucune continuité. Les fibres postérieures se dirigent dans les circonvolutions postérieures qui se trouvent ainsi formées par des fibres pédonculaires et les fibres du corps calleux.

Quand on a ouvert les ventricules latéraux par en haut et que l'on pratique une coupe horizontale dans les couches optiques, voici les rapports que l'on découvre :

Les fibres du *corpus album subrotundum* se continuent, les superficielles au moins, avec la bandelette demi-circulaire.

D'autre part, les fibres de cette bandelette se continuent en s'engrénant avec les fibres rayonnées pédonculaires.

Celles-ci, à leur tour, forment un entre-croisement avec les fibres obliques et transverses du corps calleux.

Les fibres de la portion réfléchie, en s'incurvant de bas en haut, donnent naissance aux deux lamelles du *septum*.

Enfin, sur le bord interne et renversé du corps calleux, existe un raphé qui sépare les fibres pédonculaires et celles du corps calleux.

Pour étudier au point de vue purement descriptif les différentes parties du cerveau, nous avons procédé du dehors au dedans en découvrant successivement des couches de plus en plus profondes.

Lorsque ensuite nous avons repris la question de structure intime des tissus constituant ces organes, nous avons procédé du dedans au dehors en poursuivant les tissus et les parties auxquelles ils donnent naissance jusque vers la surface.

Jusqu'ici, nous avons vu les pédoncules cérébraux traversant le pont que forment les pédoncules cérébelleux moyens et portant au cerveau tous les faisceaux du bulbe rachidien.

Puis, à la base de l'encéphale, nous voyons ces faisceaux s'épanouir en dehors et en haut.

Ils plongent dans la couche optique et en émergent partiellement pour former la couronne rayonnante de Reil, pénètrent d'autre part dans les noyaux intra et extra-ventriculaires du corps strié.

D'autre part, ces pédoncules vont s'entre-croiser avec les fibres du corps calleux en plusieurs directions.

Ce corps calleux est continu avec les fibres radiées pédonculaires indirectement, près du raphé, entre-croisé, en avant et au niveau du bourrelet. La cloison transparente se continue en avant, le trigone en arrière avec le corps calleux.

Puis les pédoncules cérébraux et le corps calleux envoient des fibres en dehors qui s'épanouissent dans les circonvolutions.

Le corps calleux est ainsi une vraie commissure des hémisphères. D'autre part, nous avons vu naître en avant et en dehors des hémisphères et des pédoncules cérébraux une bandelette blanche, cylindrique, qui se trouve au-devant des piliers antérieurs, et connue sous le nom de commissure antérieure.

Au milieu, la commissure grise qui naît de la substance grise qui revêt le troisième ventricule et continue avec le tubercule cendré ; en arrière, enfin, la commissure postérieure qui se perd des deux côtés dans la couche optique.

Telle est la connexion intime des parties ; nous y voyons des fibres multiplement reliées entre elles, quoique toutes émanées d'une même source.

Arrivé là, nous examinerons la partie périphérique du cerveau.

Structure des circonvolutions.

Il suffit d'une coupe horizontale superficielle pour voir qu'il y a dans les circonvolutions deux substances : l'une, *grise*, enveloppante, la couche corticale ; l'autre, *blanche*, centrale, médullaire, qui est le noyau ou la base de chaque circonvolution. La substance corticale, en coiffant le noyau central, se moule exactement sur lui. La substance grise, un peu moindre que la blanche, en représente les 5/6 environ.

Pour étudier la disposition de la substance blanche, on la fait macérer dans l'alcool, ou bien on la fait bouillir dans l'huile comme le fit Vieussens. Il y reconnut des fibriles blanches fasciculées. Rolando, plus tard, montra que la substance blanche était réellement disposée en lamelles. Ce mode d'arrangement, que nous avons déjà vu en étudiant la structure du cervelet, et généralisé par M. Leuret le premier, est très facile à vérifier à l'aide des moyens tels que la coction ou la macération, dans les véhicules ci-dessus énoncés.

Au niveau des circonvolutions, les lamelles de substance blanche sont disposées en éventail. Le bord large répond au bord libre, le bord étroit au bord adhérent de la circonvolution.

Les lamelles sont unies entre elles par des filamens cellulo-vasculaires. Les lamelles sont continues avec les fibres du corps calleux et des pédoncules cérébraux. Indépendamment de celles-ci, les circonvolutions ont des fibres propres, passant sous forme d'anses d'une circonvolution à l'autre en s'infléchissant dans les anfractuosités.

Herbert Mayo admet trois ordres de fibres dans les circonvolutions cérébrales : 1° des fibres qui se dirigent d'une circonvolution à la plus voisine et aux plus éloignées ; 2° des fibres émanées des commissures ; 3° des fibres qui émergent de la moelle épinière.

Le premier ordre de fibres constitue en grande partie l'épaisseur de chaque circonvolution ; les fibres blanches, venues des couches optiques, des corps striés et des commissures, constituent le centre des circonvolutions.

Les fibres blanches de la couche inférieure des pédoncules cérébraux s'irradient dans l'épaisseur du cerveau ; elles en constituent les fibres antérieures et moyennes ; les fibres qui émanent de la couche optique constituent des fibres cérébrales postérieures.

Les fibres sont canaliculées et uniformément cylindriques. L'état variqueux qu'on leur a trouvé était un fait tout artificiel. Ces fibres sont à double contour, quoique l'on en trouve aussi qui n'en ont qu'un seul.

Leur membrane interne est formée d'une substance transparente homogène remplie d'un liquide oléagineux. Les fibres sont dans une complète indépendance réciproque et d'un diamètre variable.

Substance grise des circonvolutions.

Ce que nous allons exposer sera un complément de ce que nous avons dit à propos de la structure du cervelet. La sub-

stance corticale, comme nous l'avons dit, est composée de six couches.

La première, de dedans en dehors, est grise, la seconde blanche, la troisième grise, la quatrième blanche, la cinquième grise, la sixième blanchâtre.

Pour étudier ces couches, les anatomistes se sont fondés sur la transparence de la substance grise et sur l'opacité de la substance blanche.

En allant de dedans en dehors, on compte une première couche transparente, une seconde opaque, une troisième transparente, une quatrième opaque, une cinquième transparente et une sixième demi-opaque.

Pour bien voir ces dispositions, M. Baillarger enlève une couche très mince qu'il place entre deux plaques de verre qu'il scelle à la cire. On voit alors à la lumière, en interposant la plaque entre les rayons lumineux et l'œil, la parfaite transparence de la substance grise, transparence qu'altère la moindre partie de substance blanche.

Vicq-d'Azyr avait reconnu dans le lobe postérieur que la couche grise est interrompue par une couche blanche, d'où l'aspect rayé de cette substance.

Meckel, plus tard, signala une semblable disposition dans la corne d'Ammon.

Puis Cazauvieilh vint à distinguer trois couches : la plus interne grise, la moyenne blanche, la plus externe gris-blanchâtre.

M. Baillarger a ensuite expliqué des anomalies de disposition que présentent ces différentes couches.

Quand la substance grise qui forme la troisième couche est très mince, la deuxième et la quatrième couche, qui sont blanches se trouvent par le fait rapprochées.

Les deux lames blanches, qui peuvent être presque confondues, ne forment plus qu'une couche, cas qui s'est sans doute offert à M. Cazauvieilh, et qui justifie dans cette limite seulement sa manière de voir.

Quelquefois aussi, les deux lames blanches sont très rapprochées de la substance corticale, la substance grise qui les sépare ayant disparu.

Quand cette dernière disposition se joint à la première, les quatre couches internes n'en forment qu'une seule.

C'est de la sorte que M. Baillarger explique l'existence admise par certains auteurs d'une couche jaune interstitielle.

Celle-ci, d'après lui, résulterait d'une combinaison de substance blanche et grise. Une partie des fibres de la substance dite jaune lui semble venir de la substance blanche centrale.

De plus, la couche la plus superficielle de la substance grise, dite corticale, est bien plutôt blanchâtre, ce qui rend cette dénomination vicieuse. Elle se rapproche plus de la substance médullaire. D'ailleurs, la coloration de la couche corticale, coïncidant avec la blancheur de la couche superficielle, vient confirmer cette manière de voir.

On conçoit ainsi toutes les colorations partielles que l'on observe dans des cas pathologiques et qui consacrent ainsi l'opinion exprimée sur la constitution normale de ces couches.

Malpighi voyait de petites glandes partout dans la trame des organes. C'est à elle qu'aboutissent suivant lui les vaisseaux qui leur apportaient les matériaux de sécrétion.

Dans cette hypothèse, la couche corticale du cerveau était couverte de glandes et les tubes nerveux qui y aboutissent en constituaient les canaux excréteurs. Malheureusement, Malpighi n'avait pas même été le premier à émettre cette opinion erronée, car Hippocrate disait : « Caput quoque ipsum glandulas habet, cerebrum nempe glandulæ simile. » La doctrine de Ruysch sur la nature exclusivement vasculaire de cette substance était également une erreur.

Il est une question sur laquelle régnait une non moins grande incertitude ; c'est celle relative au mode d'union des substances corticale et médullaire.

Pour Malpighi, les fibres médullaires canaliculées naissant dans l'épaisseur de la matière grise amenaient une pénétration réciproque des deux substances.

Vieussens et Reil n'admettaient qu'une simple adhérence entre les couches corticale et médullaire.

Nous y verrons aboutir les fibres divergentes de Gall et naître les fibres convergentes.

Nous mentionnerons ici l'opinion de M. Baillarger.

Une couche très mince de la substance corticale examinée à la lumière entre les plaques de verre montre un grand nombre de fibres blanches, coniques, à grosse extrémité dirigée en bas. Ces fibres, très nombreuses et très longues au sommet des circonvolutions, deviennent de plus en plus rares et plus courtes à mesure qu'on descend dans le fond des anfractuosités, où elles semblent même cesser presque complétement dans certains cerveaux.

Ce fait s'explique par le changement de direction que reçoivent les fibres, qui, verticales à la partie moyenne, deviennent de plus en plus obliques pour se trouver transversales au-dessus de l'anfractuosité, et de là passer aux circonvolutions voisines. Aussi, la ligne d'union est-elle bien plus nette dans le fond de l'anfractuosité qu'au sommet où il y a une sorte de fusion.

De sorte qu'au sommet des circonvolutions les deux substances sont étroitement unies. Cette question nous conduirait à examiner le mode de terminaison des fibres primitives à la surface de l'encéphale.

Suivant Valentin, la terminaison se fait en anses très distinctes dans la couche jaune interstitielle.

La substance périphérique serait purement globuleuse.

Ern. Burdach n'a point confirmé l'observation de la terminaison en anses. Néanmoins, observons que Ehrenberg a vu les fibres primitives des nerfs se continuer dans celles de la substance blanche du cerveau et de la moelle.

D'après Valentin, les fibres primitives qui pénètrent dans la moelle se terminent toutes dans le cerveau.

Puis, parvenues dans la substance blanche, elles y prennent des dispositions plexiformes variées au moment où elles se terminent dans la substance interstitielle.

Après avoir démontré l'existence de deux couches blanches dans la substance corticale, M. Baillarger démontra dans ces couches l'existence de deux rangées de fibres verticales. Beaucoup de ces fibres viendraient de la substance blanche centrale. Ces fibres, dit-il, en sortant de la substance blanche, traversent en s'amincissant la première couche qui est grise et transparente ; arrivant à la deuxième couche blanche et opaque, elles se renflent, puis elles diminuent de nouveau dans la troisième couche grise pour se renfler une seconde fois dans la quatrième couche qui est blanche.

Toutes les fibres des lames blanches ne se continuent point avec celles venues de la substance blanche centrale.

Les couches ou lames blanches intermédiaires auraient donc des fibres propres indépendantes de la substance blanche centrale.

De plus, il a constaté chez le chien la présence de fibres transverses, croisées à angle droit avec les précédentes et formant avec elles une sorte de damier.

On a déjà vu que Valentin a cru découvrir des fibres en anses dans les lames blanches intermédiaires.

Nous croyons utile de présenter ici le résumé de la doctrine anatomique de Gall et Spurzheim sur la structure du cerveau.

Doctrine de Gall et Spurzheim.

Nos découvertes et nos opinions, disent les auteurs, se présentent sous quatre points différens. Les unes ont été attribuées à des auteurs anciens ; d'autres ont été regardées comme douteuses ; plusieurs autres ont été reconnues comme neuves et véritables ; et une quatrième partie a été entièrement passée sous silence.

A. Parmi les objets attribués aux anciens se trouve :

1° Leur méthode de dissection pour l'examen des nerfs et du cerveau. Or, leurs procédés sont purement mécaniques. Ainsi, Varole et Vieussens, chez qui l'on a cru retrouver leurs idées, faisaient venir tous les nerfs des parties supérieures du cerveau. Cette méthode est celle de Vicq-d'Azyr que tout le monde reconnaît insuffisante.

Ceux des anatomistes qui commençaient par la base ne restaient pas fidèles à cette méthode, en procédant au hasard d'une partie à l'autre, ou bien désignant sous le nom de base toute la partie inférieure des hémisphères, et sans penser à dériver les faisceaux primitifs du cerveau et du cervelet, de la moelle allongée, ni à les poursuivre dans la protubérance annulaire et au-delà, selon l'ordre de leur renforcement et de leur épanouissement successifs.

Les allégations isolées, que l'on produisait contre eux sous formes d'objections étaient à la vérité déjà connues en grande partie comme faits isolés et matériels ; mais c'est en les empruntant à Gall, qu'on les a produites comme des argumens de l'ancienneté des principes par eux d'abord établis.

Même nous verrons dans la suite que Gall démontre que leur méthode, loin d'avoir été suivie antérieurement d'après des principes d'anatomie comparée et de physiologie, ne l'a même pas été sous le rapport mécanique.

2° Leur doctrine sur l'usage de la substance grise d'où ils font l'origine des nerfs.

Les plus grands anatomistes, Haller et Sœmmering, leur fournissent des argumens qui démontrent que leurs principes ne se retrouvent et ne se trouveront jamais en aucune manière dans les hypothèses contradictoires produites en faveur de leurs devanciers.

3° La comparaison de tout le système nerveux à un réseau. Ici, Gall avoue avec bonne foi qu'on lui attribue plus qu'il ne lui revient.

Ce n'est pas qu'il n'admette une influence mutuelle entre les divers systèmes de nerfs qui ont entre eux des branches de communication. Mais, d'autre part, n'abandonnant point pour cela l'opinion que les systèmes nerveux diffèrent les uns des autres, selon les divers amas de substance grise qui leur donnent naissance, Gall rejette la comparaison avec un réseau, surtout si l'on en veut conclure à leur homogénéité, et ne faire plus dépendre la différence de leurs fonctions que de la différence de leurs aspects extérieurs ou d'autres circonstances accessoires.

4° La connaissance du prolongement des pyramides à travers la protubérance annulaire, les prétendues couches optiques et les corps striés, jusque dans les circonvolutions. D'après les preuves fournies par Gall, il semble impossible de lui contester qu'avant eux on dérivait tous les nerfs de haut en bas ; que les hémisphères ne peuvent être considérés comme un simple prolongement des pyramides qui leur sont de beaucoup inférieurs en volume ; et que d'ailleurs personne n'a jamais eu l'idée de la loi du renforcement successif.

Ce que l'on avait vu avant eux n'était qu'un *enchaînement* mécanique, mais point un *prolongement* ni une préparation successive pour la formation des circonvolutions ou pour le complément des véritables organes des facultés intellectuelles.

5° L'explication de la véritable formation des commissures.

Avant nous, dit Gall, on n'avait absolument aucune idée des systèmes des nerfs rentrans ou convergens, lesquels arrivent de l'un et de l'autre hémisphère, pour former les commissures ; d'où il résulte nécessairement qu'avant nous l'on avait à la vérité aperçu d'une manière plus ou moins claire qu'il y avait entre les hémisphères des intermédiaires de substance médullaire en connexion avec eux, mais on ne pouvait se faire aucune idée de leur véritable rapport ni de leur manière d'être.

B. Objets regardés comme douteux.

1° L'analogie qui règne entre les divers ganglions du système nerveux de la vie organique et les renflemens de la moelle épinière.

2° L'analogie qu'ont le réseau muqueux de la peau et les autres couches de substance grise, visibles sur toutes les expansions nerveuses avec la substance grise du cerveau et du cervelet.

A moins que, par analogie, l'on n'entende la même chose par identité et homogénéité, il est impossible qu'il reste encore le moindre doute sur cet objet.

3° La parité des lois d'après lesquelles les nerfs et le germe des plantes se développent, se forment et se renforcent successivement.

Tant que l'on a cru que tous les nerfs prenaient leur origine dans le cerveau et que les branches et les rameaux d'un arbre étaient un prolongement des fibres ligneuses du tronc, la comparaison n'a porté que sur de fausses suppositions et a dû principalement être abandonnée par ceux qui ne faisaient aussi naître des nerfs calleux que dans le cerveau. Mais Gall ne pense pas que l'on puisse rejeter cette parité ou cette comparaison en voyant le germe sortir d'un amas particulier de substance muqueuse, en voyant ce germe se développer, les branches se former, s'accroître, se multiplier et se modifier, précisément d'après les lois mêmes observées par Gall et Spurzheim sur le système nerveux.

4° Le renflement plus ou moins marqué de la moelle épinière aussi bien dans l'homme que dans les brutes à l'origine de chaque paire de nerfs.

5° L'origine des nerfs cérébraux de l'homme, des animaux mammifères et des oiseaux dans des amas de substance grise de la moelle allongée.

Pour s'en convaincre, il suffit de regarder, disent les auteurs, partout on reconnaîtra qu'il existe de la substance grise dans la moelle allongée. Cette vérité d'ailleurs avait été consacrée par les anatomistes qui les ont précédés.

6° Le détachement qui, dans les animaux carnassiers, a lieu derrière le pont pour la sixième et la huitième paire des nerfs, et même chez plusieurs d'entre eux pour la cinquième paire.

Sous ce rapport, d'après eux, le singe seul se rapproche de l'homme.

7° L'usage qu'a le corps ciliaire de renforcer suffisamment les corps restiformes, pour la production des deux lobes.

D'après cette notion, les lobes cérébelleux se forment absolument d'après les mêmes lois que les hémisphères du cerveau.

8° La démonstration, non pas seulement analogique, mais réelle relativement à l'existence d'une masse nerveuse convergente dans le cervelet.

Certains anatomistes avaient reproché à Gall et Spurzheim d'admettre par pure induction l'existence des deux ordres de nerfs dans le cervelet.

Or c'est précisément dans les nerfs du cervelet qu'ils les ont d'abord découverts, et là, disent-ils, ils sautent encore plus évidemment aux yeux que dans le cerveau.

9° Le déplissement naturel et artificiel des circonvolutions fondé sur une duplicature réelle de leurs couches fibreuses, lesquelles sont tenues en contact, soit par un adossement immédiat, soit par un tissu cellulaire intermédiaire.

10° La non-existence d'un seul centre pour tous les nerfs.

On avait dit que les esprits sages n'ont jamais présenté le centre unique, imaginé pour en faire le siège de l'âme ; et que, à la fin, ils restent indécis sur ce point central qui est physiquement et moralement impossible, et dont la non-existence est évidemment démontrée par les faits, depuis le polype jusqu'à l'homme ; aussi n'hésitons-nous pas, disent-ils, malgré toutes les rêveries des métaphysiciens, à le déclarer comme un être absolument chimérique.

11° La pluralité des organes des facultés intellectuelles.

Question sur laquelle nous aurons occasion de revenir dans la physiologie du cerveau.

C. Objets avoués et reconnus.

1° La méthode des deux célèbres anatomistes a été reconnue préférable à toutes celles qui sont connues, tant pour arriver à la connaissance exacte de la structure du cerveau qu'à celle de ses fonctions.

2° La substance grise est l'origine et l'aliment de toutes les fibres nerveuses, et c'est par son moyen qu'elles se renforcent et se multiplient.

3° Les premiers, ils ont démontré les renflemens qui, dans la moelle épinière du veau, correspondent à chaque paire de nerfs.

4° Il y a analogie entre la substance grise qui recouvre les hémisphères du cerveau et du cervelet, et celle qui se trouve dans les tubercules quadrijumeaux, les prétendues couches optiques et les corps striés.

5° Que les nerfs cérébraux viennent de la prétendue moelle allongée, et que l'on ne peut plus considérer le cerveau comme l'origine des divers systèmes nerveux.

6° Que la bande ou le renflement de substance grise, visible à la tige du nerf auditif, est le véritable ganglion de ce dernier et se trouve toujours en rapport avec son volume.

7° Les premiers, ils ont démontré la véritable origine de la sixième et de la septième paire crâniennes.

8° Qu'avant eux, il est positif qu'on ignorait la véritable origine de la cinquième paire de nerfs, et on leur doit la connaissance d'un moyen propre à faire voir sa direction d'une manière évidente.

9° Que le nerf optique ne reçoit point de fibre de l'intérieur de ses prétendues couches optiques.

10° Que la paire antérieure, nattes des tubercules quadrijumeaux, et le corps genouillé externe, sont de véritables ganglions du nerf optique ; qu'ils se trouvent en rapport avec lui et qu'ils s'atrophiaient comme lui.

11° Avant eux aussi, on avait confondu les tubercules antérieurs des oiseaux avec les couches prétendues optiques des mammifères.

12° Que les nerfs optiques sont plus gros avant qu'après leur jonction.

13° Que le corps ciliaire ou frangé existe aussi dans le cervelet des brutes mammifères, et qu'il y est seulement plus petit que dans l'homme, parce qu'il est proportionné au volume du cervelet.

14° Mieux que qui que ce soit avant eux, ils ont mis hors de doute la décussation des pyramides.

15° Les pyramides, dans leur progression à travers la protubérance annulaire, les couches dites optiques, et les corps striés, se renforcent par de nouveaux filets nerveux, engendrés dans la substance grise, qu'elles s'épanouissent ensuite dans les circonvolutions du cerveau, et que c'est uniquement dans ce sens que se fait leur prolongement.

16° C'est à elle que l'on doit la coupe au moyen de laquelle on peut suivre de l'œil le prolongement et le renforcement successif des pyramides jusque dans les circonvolutions du cerveau.

17° Les premiers, ils ont fait connaître les deux ordres de fibres nerveuses du cerveau.

18° Les premiers ils ont établi la généralité des commissures et leur rapport avec les nerfs qui se trouvent en connexion avec elle.

D. Objets absolument passés sous silence.

Gall et Spurzheim reprochent aux anatomistes qui les ont jugés d'avoir omis les points suivans :

1° Que ce sont eux (Gall et Spurzheim) qui, les premiers, ont décrit la bande transversale située derrière le nerf optique chez les animaux et indiqué en même temps la cause pour laquelle on ne la remarque point chez l'homme.

2° Qu'avant eux, personne n'avait parlé des divers faisceaux nerveux visibles dans la moelle allongée des gros animaux, ni pensé à les désigner comme l'origine des nerfs dits cérébraux.

3° Qu'on leur doit la connaissance du prolongement, à travers le pont, d'un cordon nerveux particulier, sorti des éminences olivaires, et de plusieurs autres situés plus profondément, ainsi que celle du rapport de leur renforcement comparé à celui des pyramides.

4° Que, les premiers, ils ont fait observer la formation des circonvolutions des hémisphères par les différens faisceaux des nerfs qui sortent en plusieurs points des couches optiques et des corps striés, objet très important par rapport à l'augmentation progressive des hémisphères dans les diverses espèces d'animaux, puisqu'en le perdant de vue, l'anatomie comparée des parties cérébrales devient impossible dans ses relations respectives avec les facultés des animaux.

5° Qu'à part les deux bandes transverses, mutilées dans les dessins de Vicq-d'Azyr, ils en ont découvert plusieurs autres tout à fait ignorées.

6° Que ce n'est que depuis eux que l'on connait la différence de la commissure antérieure dans l'homme et dans les animaux ainsi que la cause de cette différence.

7° Que ce n'est que depuis leurs données que l'on peut expliquer l'accroissement extraordinaire du nerf olfactif de plusieurs animaux dans la substance grise qui se trouve à la base des circonvolutions antérieures.

8° Que les commissures sont toujours en rapport avec leurs nerfs respectifs, et que c'est par cette raison que le pont est ordinairement beaucoup plus étroit dans les brutes que dans l'homme.

9° Que le ver ou l'appendice vermiforme du cervelet des mammifères est formé par un faisceau du corps ciliaire.

10° Ils ont de plus expliqué pourquoi les amphibies, les poissons et les oiseaux n'ont point de pont.

11° Ils ont observé les couches nerveuses perpendiculaires, l'origine et l'accroissement de la cloison transparente, sa connexion avec la grande commissure.

Or, jusqu'où allait avant eux la connaissance de la structure du cerveau ?

L'on s'est asservi, disent-ils, pendant plusieurs siècles, à une nomenclature absurde et toute basée sur des analogies qu'une imagination nourrie de futilité pouvait seule saisir.

Voilà pourquoi l'on voit encore figurer dans l'anatomie du cerveau la corne d'Ammon, le pied de cheval marin, le cuissard, la voûte à trois piliers, l'écorce, la substance médullaire, le centre ovale, le corps calleux, les corps olivaires, les corps pyramidaux, les glandes pinéale et pituitaire, le pont de Varole, la lyre, le ténia, l'éperon, la cuisse, la jambe, les corps maxillaires, les nattes, testes, vulva, anus.

Sœmmering et Chaussier ont proposé de réformer cette nomenclature ; mais ils n'ont pas non plus été au-delà des formes mécaniques des diverses parties du cerveau.

Les tubercules quadrijumeaux, au lieu des nates et testes, n'apprennent rien de plus.

Cette tendance est bien manifeste dans Vicq-d'Azyr qui ne propose que des coupes.

De la sorte, on n'étudiait jamais que des cerveaux lacérés ; d'où de fausses idées sur la direction des fibres, sur le tissu constituant les organes ; d'où des notions grossières sur la connexion des organes, sans rapport soit entre eux, soit avec le tout, par conséquent sans indice de connexion.

Dès à-présent donc, on peut considérer l'ensemble des systèmes nerveux sous un point de vue plus élevé.

Les lois sur leur origine, leur renforcement successif, leur épanouissement et sur le complément des appareils des fonctions les plus variées, sont en partie découvertes et ramenées à un principe général. Le nerf qui préside au mouvement, au sentiment et aux fonctions des sens, naît et se développe d'après les mêmes lois que l'organe au moyen duquel l'esprit sent, veut et pense.

Partout désormais, on verra un but dans une disposition ; partout des moyens d'influence réciproque, malgré la diversité la plus étonnante des fonctions.

Toutes ces anciennes formes et ces connexions mécaniques se transforment aujourd'hui en une collection d'appareils avec des usages déterminés.

De même que l'action des différens viscères et la relation des différens sens se trouvent subordonnées à un appareil nerveux particulier, de même aussi chaque instinct, chaque faculté intellectuelle, se trouvent subordonnés dans l'homme et dans tous les animaux, aux conditions matérielles de la substance nerveuse du cerveau.

Il faut convenir, dit Gall, avec Bonnet, Condillac, Herder, Cabanis, Prochaska, Sœmmering, Reil, que tous les phénomènes de la nature animée sont basés sur l'organisme en général, et que tous les phénomènes intellectuels sont basés sur le cerveau en particulier.

Tels sont d'une manière générale les points fondamentaux de la doctrine de Gall; ils cherchent à montrer comment il faut envisager ces connexions intimes qu'ils regardent comme la base rationnelle de la physiologie du cerveau.

Nous étions arrivés dans la question de structure jusqu'aux pédoncules cérébraux. C'est de là que nous allons continuer à suivre Gall.

Toutes les parties parvenues à la protubérance pénètrent dans son intérieur, recouvertes à la face inférieure de la couche épaisse des jambes antérieures du cervelet; là, elles se divisent en plusieurs faisceaux, entrelacés dans d'autres faisceaux transversaux qui viennent du cervelet, plongent dans un amas de substance pulpeuse, s'y renforcent et s'y multiplient au point qu'à leur issue elles forment les pédoncules du cerveau. Chez l'homme, ce sont les faisceaux inférieurs qui, prenant le plus grand accroissement dans ce passage, forment les deux tiers des pédoncules.

Les pédoncules contiennent eux-mêmes, dans tout leur trajet, beaucoup de substance pulpeuse, par laquelle ils acquièrent un accroissement successif; mais cet accroissement se fait dans les couches inférieures.

Elles s'enfoncent dans une grande masse de substance grise, et forment un renflement assez dense, très élevé et d'une figure inégale vers les parois des ventricules.

Dans ces ganglions, nommés couches optiques, les faisceaux se renforcent par l'accession d'une quantité de petits filamens qui les rendent plus gros; ils en sortent ensuite dans une direction rayonnante et divergente.

Les faisceaux postérieurs vont, en s'épanouissant, former les lobes postérieurs.

A la face inférieure latérale des pédoncules et au bord extérieur du nerf optique, il se détache d'autres faisceaux pour produire les lobes moyens.

Tous les autres faisceaux traversent un grand amas de substance gélatineuse connue sous le nom de corps striés; les uns s'y enfoncent directement, et les autres après avoir traversé une partie des couches optiques.

C'est là qu'il s'engendre encore une quantité de filamens nerveux. Ceux de la masse située dans les ventricules se rendent aux faisceaux déjà formés pour les renforcer, et forment avec eux, en se prolongeant et s'épanouissant, les lobes antérieurs et les circonvolutions supérieures et moyennes.

D'autres filamens nouvellement engendrés dans la partie inférieure et extérieure de la même masse, se rendent immédiatement aux circonvolutions voisines, qui sont moins prolongées que les autres et recouvertes par les lobes moyens.

C'est donc une grande erreur de prendre les couches optiques pour l'origine des nerfs optiques, d'autant plus que leur grandeur n'est jamais en raison de celle des nerfs, mais toujours proportionnée aux parties des hémisphères qui en sont la production.

On voit aussi l'erreur de ceux qui ont pris les corps striés

pour l'origine des nerfs olfactifs, quoique Sœmmering ait déjà observé que ces nerfs n'ont aucune proportion avec ces tubercules.

Tous les faisceaux du bord externe des corps striés et des couches optiques se dirigent donc dans tous les sens.

En avant, vers les côtés, en arrière, en haut en s'élargissant toujours davantage jusqu'aux bords externes des grandes cavités, c'est là qu'ils paraissent former un tissu d'où ils se dégagent ensuite en plusieurs filamens épanouis pour former des duplications sous le nom de circonvolutions.

La base de ces circonvolutions et leurs interstices s'appuient sur le bord extérieur de ce tissu. Les duplicatures sont donc formées dans le cerveau d'après la même loi que dans le cervelet, si ce n'est que dans le cerveau elles ne se subdivisent que rarement en ramifications latérales, et qu'elles sont d'ailleurs plus grandes et plus profondes.

Au delà de ce tissu, chaque duplicature se laisse très facilement étendre en forme de poche; il s'ensuit que ce tissu est déchiré par une manipulation grossière, ou étendu par une action successive; comme dans l'hydrocéphale, toutes ces duplicatures se trouvent transformées en une espèce d'épanouissement membraneux recouvert au dehors de substance grise.

Il en est donc, dit Gall, de la membrane cérébrale comme de l'épanouissement de tous les nerfs, à commencer par la rétine jusqu'aux ligamens; et les mêmes lois s'observent dans la formation du cerveau et du cervelet, comme dans tous les autres systèmes nerveux; partout origine et accroissement successif par l'entremise de la substance gélatineuse, puis épanouissement final recouvert de la même substance. Comme il manque dans les animaux plusieurs parties qui constituent le cerveau humain, il en résulte des hémisphères moins compliqués et en apparence plus symétriques, qui très simples dans certains animaux, ne forment plus qu'une expansion unique et creuse à l'intérieur.

Il faut encore indiquer un appareil tout particulier dans l'accroissement successif de ce système.

Plusieurs renflemens considérables présentent dans tout leur contour un tissu qui est produit par une bande transversale. On en remarque une dans les pédoncules du cerveau des animaux, dans le mouton par exemple; une autre aux bords extérieurs des tubercules quadrijumeaux; une troisième entre les couches optiques et les corps striés; une quatrième sur les bords antérieurs de la substance grise dans les grandes cavités : en renversant le nerf optique, il s'en présente d'abord une cinquième; et en levant une partie de la substance grise, on en voit une sixième et une septième.

La coupe par laquelle Gall et Spurzheim veulent démontrer leur opinion est ainsi décrite :

Elle passe par le milieu de l'éminence pyramidale de la jambe du cerveau, de la couche optique et du corps strié d'un côté, en allant obliquement en avant et en dehors.

On y voit les faisceaux des pyramides s'entrelacer distinctement avec ceux du pont de Varole et avec la substance grise qui s'y mêle et qui leur fournit des fibres de renforcement; partant de là dans la jambe, ils reçoivent de nouveaux filets du *processus cerebelli ad testes*. Une fois sous la couche optique, ils se rassemblent en une masse blanche à laquelle les filets innombrables de l'intérieur de la couche optique viennent se joindre par des angles aigus en avant. Cette dernière circonstance est essentielle à remarquer; elle prouve que les couches envoient leurs filets en avant, et non en arrière, comme Vieussens l'avait supposé; elle fait voir aussi que ce n'est pas dans le nerf optique que ces filets se rendent, comme l'avait cru Vicq-d'Azyr.

La masse blanche devient alors plus forte et se partage en un grand nombre de colonnes divergentes qui constituent le grillage blanc du milieu des corps striés ; la matière grise de la face supérieure de ces corps donne encore une infinité de petits filets comme les couches en avaient donné ; enfin, toutes ces fibres se dispersent dans la masse médullaire des hémisphères où nous les retrouverons bientôt.

Les deux arcs transversaux blanchâtres que l'on voit dans la coupe horizontale, et que Vicq-d'Azyr a exprimé en partie dans sa planche, sont les endroits où il arrive le plus de filets des régions supérieures des couches optiques et des corps striés.

Cependant, des auteurs pensent qu'il n'y a pas plus de raison pour dire que les gros faisceaux des pyramides vont aux hémisphères que de les en faire émaner.

On doit pourtant se demander dans quel sens vont les petites fibres des corps striés et des couches optiques.

Sont-elles fournies par ces tubercules pour grossir le grand faisceau médullaire, ou bien se détachent-elles du faisceau médullaire pour se perdre dans ces tubercules ?

Or, cette opinion est rejetée par beaucoup d'auteurs qui préfèrent la théorie de Gall. Car ils pensent aussi que ces anatomistes sont en droit de dire, dans ce cas, que les faisceaux médullaires vont toujours en grossissant, depuis les pyramides jusqu'aux hémisphères.

De ce fait, il ne résulte pas que l'on doive accepter la doctrine entière de Gall. Car l'objection, sur la double direction de l'action nerveuse n'est point résolue par cela. Cependant les réactions sympathiques de tous les organes sur le cerveau, soulèvent toutes les objections de ce genre.

Relativement à l'analogie des systèmes végétaux et nerveux, on a objecté à Gall et Spurzheim que, tandis que tout naît simultanément dans le système nerveux, dans les systèmes végétaux tout naît successivement.

Si l'on voulait admettre, dit Gall, que le germe, la simple ébauche ou la tendance à une forme quelconque, est déjà la formation complète de toutes les parties d'un individu, il faudrait aussi admettre que dans la semence d'une plante toutes les parties sont formées à la fois du moment de la fructification. La régénération des parties tronquées, même des yeux et de la tête, dans les écrevisses, les lézards, prouve qu'une formation et un développement successif de diverses parties n'ont rien de contradictoire dans l'organisme vivant.

Dans la chenille, les organes de la digestion et de la nutrition sont déjà complétement développés, tandis que l'on y découvre à peine les premiers rudiments de ceux de la génération, qui prennent un grand accroissement dans le papillon.

De même qu'après la naissance il y a des parties qui s'oblitèrent en perdant leurs fonctions, de même aussi il y en a d'autres qui se développent pour de nouvelles fonctions. Plus les animaux sont près de l'époque de leur formation, plus la substance grise domine sur la substance nerveuse.

Dans un fœtus de cinq mois, presque toute la moelle allongée est encore de la substance grise, tandis que les nerfs spinaux, les optiques, les oculo-moteurs, sont déjà sensiblement développés. On y voit les pyramides, mais on a de la peine à se convaincre de leur prolongation à travers la protubérance, et l'on ne distingue pas non plus les fibres transverses du cervelet dans cette dernière. Les pédoncules du cerveau eux-mêmes se

trouvent, à cette époque, encore noyés dans la substance grise. Les couches optiques et les corps striés ne présentent pas encore de stries blanches à l'œil.

Dans le cervelet, le corps frangé est encore très petit, parce que ce n'est que longtemps après la naissance qu'il acquiert son développement.

En supposant que tout se forme simultanément chez les animaux, il n'en est pas moins vrai de dire que les nerfs naissent, se développent et se renforcent chez eux moyennant les mêmes appareils que l'on découvre pour la formation, l'accroissement et la nutrition des plantes.

Dans les végétaux, c'est le suc laiteux des cotylédons, le cambium, l'écorce ; et dans les animaux, c'est la substance grise, muqueuse et gélatineuse qui se trouvent toujours en raison directe du volume et du nombre des parties qui en naissent.

Que cela ait lieu simultanément ou successivement, toujours est-il que l'on retrouve la même loi.

Du système nerveux rentrant ou convergent.

Comme Bichat, ces auteurs regardent les nerfs organiques et animaux comme formés de systèmes indépendans, mais ayant plusieurs ramifications entre eux.

Les systèmes de la vie organique se présentent réellement quelquefois dans un isolement absolu ; mais ils sont enchaînés les uns aux autres par des anastomoses.

De même toute la vie organique est dans un enchaînement réciproque avec la vie animale par le moyen des branches communiquantes de la moelle, des nerfs vague, glosso-pharyngien, des cinquième et sixième paires qui se rendent au nerf intercostal. La réunion des divers organes de la vie animale, des sens, etc., dans chacun des hémisphères par le moyen des anastomoses, établit entre ces organes tant de connexions, que l'on ne saurait toujours assigner leurs limites exactes, et qu'une anatomie circonscrite des organes du cerveau devient impossible.

Ces connexions n'établissent pas encore la correspondance d'un organe de la vie animale avec son congénère de l'hémisphère opposé, ce qui a fait présumer que la nature devait avoir établi des moyens de communications et d'influences réciproques.

Aussi les anatomistes ont-ils de tout temps démontré sous le nom de commissures des connexions de la substance médullaire d'un côté à l'autre ; ils ont indiqué les commissures antérieure et postérieure, de même que la grande commissure des hémisphères.

Ainsi, la forme mécanique de ces points d'alliance mutuelle était connue ; mais comme on a compris que les commissures avaient pour but de faire communiquer les deux hémisphères l'un avec l'autre, on aurait dû conjecturer qu'elles devaient avoir une liaison et un rapport avec toutes les parties constituantes du cerveau, et en conséquence dériver leur origine de plus loin.

Examinons ces appareils. Les deux faisceaux constituans, les corps restiformes se dirigent, avons-nous dit, postérieurement à leur entrée dans chaque hémisphère, pour former le système des nerfs divergens.

Outre ce système, on en observe un autre ; car on voit aux bords antérieur et extérieur que des filamens nerveux venant de toutes les lames, se rassemblent en un gros cordon qui passe à angle aigu au-dessus du faisceau constitutif de chaque côté, s'élargit et forme avec sa partie congénère la commissure du cervelet ou la protubérance annulaire.

Le cervelet, son cordon, son ganglion et sa commissure sont toujours dans une proportion réciproque.

Dans les animaux mammifères, ces parties sont plus petites, cela explique pourquoi la cinquième paire se détache immédiatement derrière la commissure, et pourquoi on voit une bande transversale d'un nerf auditif à l'autre surmontée par les pyramides.

Les poissons, les reptiles et les oiseaux, n'ayant pas de lobes cérébelleux latéraux, n'ont pas non plus cette commissure.

Les hémisphères du cerveau nous offrent les mêmes phénomènes que le cervelet, relativement aux deux ordres de fibres nerveuses. Les fibrilles qui viennent des pédoncules en s'épanouissant pour former des plicatures, aboutissent, comme nous l'avons vu à la substance grise.

Mais on peut en outre démontrer dans toute la périphérie des hémisphères, au delà du tissu sur lequel porte le fond des duplicatures ou des circonvolutions, une substance nerveuse particulière, qui paraît d'abord épanouie par couches, et qui se réunit ensuite en filamens, et enfin en faisceaux distincts lesquels se portent en convergeant vers l'intérieur pour former avec la substance congénère du côté opposé une commissure entre les deux hémisphères. Dans quelques circonvolutions de la partie repliée au-dessous du lobe postérieur, on peut poursuivre cette masse rentrante dans une couche non interrompue jusqu'à ce qu'elle forme des filamens distincts. Cette substance blanche et molle, qu'on rencontre dans les duplicatures, se continue sans doute partout de la même manière dans les commissures.

Comme ces fibres sont convergentes, et qu'elles affectent non seulement dans chaque région une direction différente, mais en quelques endroits, une entièrement opposée à celle des fibres qui viennent des pédoncules, principalement dans les parties antérieure et postérieure; qu'en outre séparées de ces dernières, elles sont beaucoup plus molles et plus blanches qu'elles, les auteurs se croient autorisés à les regarder comme un système particulier.

Enfin, comme plusieurs commissures, la grande et l'antérieure seraient situées hors des hémisphères et dans leur interstice, et leur origine ne pourrait être dérivée de leurs points de réunion où il n'y a guère de substance grise; cette raison paraît suffisante à Gall pour les considérer comme une masse rentrante des circonvolutions, soit qu'elle se constitue des filamens sortans, ou qu'elle ait été nouvellement engendrée dans la substance grise.

Par là, Gall croit réfuter l'opinion qui attribuait à la substance grise l'usage d'émousser les premières impressions.

Par là aussi, il explique pourquoi les hémisphères ont un volume plus considérable que les corps striés.

La commissure des circonvolutions antérieures présente une différence dans l'homme et dans les mammifères privés de la majeure partie des lobes moyens, par exemple chez le cheval, le bœuf, le cochon, le chien, le mouton. Cette commissure sortant, dans ces animaux, des circonvolutions antérieures et inférieures, forme chez eux un arc dont la direction est opposée à celle du même arc dans l'homme.

Mais ses fibrilles ne se confondent ni dans l'homme ni dans les animaux, avec la grande commissure ou avec les pédoncules cérébraux.

Les lobes antérieurs et postérieurs sont disposés de manière que les nerfs rentrans ne se réunissent pas partout dans une direction transversale; par conséquent, la grande commissure n'occupe pas toute la longueur des hémisphères, mais seulement la partie moyenne.

Les filamens rentrans des parties antérieure et postérieure se rendent donc obliquement vers les bords respectifs de la grande commissure et y forment les replis antérieur et postérieur.

Il est difficile de soutenir que dans ces commissures il s'opère une véritable réunion, c'est-à-dire que les parties rentrantes des deux hémisphères se confondent. Car avec une coupe perpendiculaire sur toute la ligne médiane de l'encéphale, on rencontre des stries perpendiculaires. Ces deux lames verticales s'adossent ou bien les fibres des commissures se continuent à travers les stries perpendiculaires.

Formation des ventricules et déplissement des circonvolutions.

Comme la masse divergente s'étend dans toutes les directions avant de former un épanouissement plus délié dans les duplicatures des circonvolutions, et que les nerfs rentrans forment des couches larges, provenant de toutes les parties des deux hémisphères, c'est-à-dire d'en haut, de devant et de derrière, pour se porter dans la région supérieure vers la ligne médiane, et s'y réunir, il en résulte nécessairement des cavités que l'on nomme ventricules.

Ces cavités sont le siège de l'hydrocéphalie qui, devenant considérable, déplisse les circonvolutions et les étend comme une sorte de vessie, sans que pour cela les fonctions intellectuelles soient toujours dérangées d'une manière très considérable, car cette maladie, ne consiste point dans une dissolution ou une désorganisation de la masse cérébrale. Pour déplisser artificiellement les circonvolutions, on enlève simultanément l'arachnoïde et la pie-mère; puis on porte ses doigts entre les pédoncules et la bandelette festonnée, pour pénétrer dans la cavité postérieure et latérale; en étendant alors et en remuant doucement les doigts, l'on éprouve une légère résistance dans toute l'étendue de la cavité, à cause du tissu qui se trouve en deçà de la base des duplicatures.

Par le déplissement prompt et violent, les points adhérents se déchirent, mais après cela les duplicatures se séparent facilement et sans destruction en deux parties, et présentent une expansion membraneuse d'une épaisseur à peu près égale et d'environ une ligne et demie. La paroi intérieure offre une couche de substance blanche, fibreuse, qui a sa face recouverte de substance grise.

On obtient très exactement le même effet, en posant une partie des hémisphères sur sa main, de manière que la surface des circonvolutions soit tournée en bas.

Aussitôt que les points d'adhérence des duplicatures sont détruits, on peut dérouler les deux lames adossées l'une contre l'autre. On y voit même un petit sillon, qui indique la ligne de séparation et les vaisseaux sanguins étendus comme des filamens nerveux.

Quand on coupe les circonvolutions des hémisphères dans leur longueur aux points d'attache, on peut aussi les déplisser en membrane sans aucune destruction.

On conçoit par là que chez les animaux le déplissement est d'autant moins possible que les anfractuosités sont moins profondes.

Jusqu'ici l'on a généralement cru, dit Gall, que les circonvolutions du cerveau étaient formées par la membrane vasculaire, enfoncée dans le cerveau pour y faire pénétrer le sang plus profondément. Mais la chose, loin d'être si mécanique, est le résultat d'un arrangement bien autrement calculé. Dès que les faisceaux nerveux sortans se sont entrecroisés au bord externe des ventricules avec les faisceaux rentrans, en y formant un tissu, ils s'écartent les uns des autres, se prolongent et forment, en s'épanouissant, une expansion fibreuse.

Les fibres de ces faisceaux épanouis n'ont pas toutes la même longueur; les plus courtes se terminent immédiatement au delà des parois des ventricules; les plus longues continuent à se porter plus loin, les unes à côté des autres. C'est ainsi que se forment divers prolongemens et divers enfoncemens, selon le plus ou moins de longueur des fibres. Toutes les fibres médullaires du cerveau sont, à leur extrémité, recouvertes de substance grise, de même que toutes les autres expansions nerveuses, et ainsi chaque couche de substance grise se trouve conforme à la couche de fibres médullaires subjacente. Les fibres de ces faisceaux ne se prolongent pas seulement dans une couche, mais dans deux, ce qui fait que chaque circonvolution forme une véritable duplicature composée de ces deux couches fibreuses, et recouverte à l'extérieur de substance grise d'épaisseur à peu près égale. La moitié interne de l'enveloppe formée par la substance grise étant visiblement pénétrée par des fibres médullaires, présente un tissu plus pâle et plus ferme que sa partie extérieure.

Les circonvolutions simples sont toujours plus larges à leur base et deviennent toujours plus étroites à leur sommet, à mesure qu'il se perd des fibres nerveuses de chaque côté de leurs parois dans la substance grise. Au lieu d'être absolument verticales, elles ont ordinairement des inclinaisons ou courbures qui les portent plus d'un côté que de l'autre. Elles ont assez souvent un affaissement ou aplatissement qui déprime légèrement leur sommet en dedans, ce qui leur donne à peu près la même forme qu'aurait un fil dont on ferait un peu rentrer le haut dans lui-même. Mais ce n'est point là le seul appareil dont se composent les circonvolutions.

Nous avons dit que les faisceaux nerveux sortans s'entrecroisent dans le plus grand circuit des ventricules, avec les faisceaux rentrans. Mais de quel point dérivent les fibres rentrantes? Sont-ce les fibres sortantes elles-mêmes qui repliées dans les circonvolutions, reviendraient en convergeant, ou seraient-ce des fibres de nouvelle formation de la substance grise?

Ce qu'il y a de certain, comme nous l'avons dit, c'est qu'il rentre, dans les deux faces internes de chaque circonvolution, des fibres nerveuses plus molles et plus fines que les fibres sortantes; à raison de leur extrême finesse, elles ne peuvent être aperçues distinctement dans toutes les circonvolutions, mais seulement dans celles des lobes postérieurs. Les fibres se ramassent, les unes dès leur entrecroisement et d'autres immédiatement après, en faisceaux considérables qui convergent de plus en plus en se portant conjointement vers l'intérieur, où elles forment d'abord la couche interne des ventricules, puis enfin les commissures.

Quand on coupe perpendiculairement et en travers une circonvolution, l'œil n'y découvre intérieurement qu'une substance blanche sans division intermédiaire.

Elle ne se divise pas même lorsque l'on en tire légèrement les deux bords latéraux en sens contraires. Cependant, les deux faces internes ne sont qu'agglutinées l'une contre l'autre, peut-

être au moyen d'un tissu cellulaire assez lâche et peu résistant, sans qu'il y ait entre elles une véritable réunion ni une adhérence intime par transmission réciproque des fibres de l'une à l'autre.

Voilà pourquoi, lorsque dans l'hydrocéphalie le liquide agit avec un certain effort contre les parois des ventricules, ceux-ci s'agrandissent; les masses nerveuses précédemment indiquées paraissent être insensiblement repoussées plus en dehors; les couches fibreuses des circonvolutions se trouvent divisées et de plus en plus écartées dans leur milieu, tellement que leur situation devient absolument horizontale, de verticale qu'elle était.

Dans une hydrocéphalie considérable, presque toutes les circonvolutions se trouvent de cette manière distendues en une expansion membraneuse, c'est-à-dire que presque toutes les duplicatures sont effacées et les hémisphères ne se présentent plus que comme une poche en forme de vessie dont l'intérieur n'est qu'une substance blanche nerveuse, et l'extérieur qu'une substance grise pulpeuse. Dans les hydrocéphalies légères, il y a des circonvolutions qui ne se déplissent que partiellement et d'autres qui ne se déplissent pas sensiblement.

Quand il s'agit de déplisser artificiellement les circonvolutions, l'on est obligé de déchirer les tissus de leur entrecroisement, alors leurs duplicatures peuvent être facilement écartées l'une de l'autre. La division s'en fait toujours dans la ligne médiane, et présente constamment un sillon à son fond lorsque l'effort pour l'écartement est ménagé. Il n'y a, par conséquent pas une adhérence intime, mais seulement une juxtaposition ou un adossement des deux couches sur lames qui ne paraissent tenues en contact qu'au moyen d'un tissu cellulaire lâche.

Ce point de la doctrine de Gall a été vivement attaqué. Voici ses propres termes sur cette question qu'il croit mal comprise en général.

Chaque duplicature se laisse très facilement étendre en forme de poche, comme cela a lieu par rapport à toutes, il s'ensuit que si ce tissu vient à être déchiré par une manipulation, ou étendu par une action successive comme dans l'hydrocéphalie, toutes ces duplicatures se trouvent transformées en une espèce d'épanouissement membraneux recouvert en dehors de substance grise.

Par le déplissement prompt et violent, ces points adhérens se déchirent; mais après cela, les duplicatures se séparent facilement et sans destruction en deux parties, et présentent une expansion membraneuse d'une ligne et demie environ.

La substance grise ne forme point de membrane et ne peut d'elle-même se modifier en circonvolutions; c'est un enduit dont se recouvrent les extrémités périphériques des nerfs, et qui prend toujours la forme affectée à l'expansion de ces dernières.

Elle n'est ni fibreuse, ni expansive, et n'ayant aucune forme qui lui soit propre, elle en reçoit une toute différente dans les différentes parties.

Lorsque l'on détache la substance grise de la substance nerveuse qui la soutient, elle s'amasse en grumeaux informes, tandis que la substance nerveuse, séparée de la grise, garde également sa forme et son épanouissement. La substance grise ne donne donc point sa forme aux circonvolutions, ni ne les rend susceptibles de déplissement.

Or on a objecté que la substance molle et gélatineuse, non fibreuse par conséquent, s'affaissant par son propre poids, peut rendre le déplissement de la substance médullaire impossible.

De plus, on a fait valoir la nature molle de la substance blanche pouvant aussi se déchirer.

Si les couches blanches étaient assez molles pour s'affaisser, ou que les deux couches latérales de substance grise emportassent, en s'écartant horizontalement, chacune une partie de la matière blanche qui occupe leur intervalle, la division, au lieu de se faire dans la ligne médiane de chaque circonvolution, serait toujours irrégulière, et présenterait tantôt plus, tantôt moins de matière blanche d'un côté que de l'autre.

S'il se faisait des déchirures, comme on le prétend, serait-il possible que l'interstice des deux feuillets d'une circonvolution se trouvât toujours marqué d'avance par un sillon visible au fond de la division à mesure qu'elle s'opère? La prétendue matière blanche, au lieu d'être uniformément répartie de chaque côté, resterait alors en grumeaux irréguliers attachée aux vaisseaux dont on la dit traversée, non pas en ligne droite, mais en zigzag et dans le sens de la rupture inégale de ces vaisseaux, qui ne peuvent pas se rompre, parce qu'ils sont placés dans le sens de la déchirure.

Toujours est-il qu'il y aurait un certain nombre de ces vaisseaux qui, par leur rupture irrégulière, devraient produire dans la matière blanche une division inégale; d'autant plus facilement que les vaisseaux sont censés traverser la matière médullaire, très molle, comme des fils traverseraient de la gelée.

Du reste, en admettant que les fibres médullaires forment par leur prolongement et par leur expansion les couches internes des circonvolutions; qu'elles s'adossent perpendiculairement en ligne droite de la base jusqu'au sommet l'une d'elles; que les vaisseaux qui les accompagnent suivent la même direction, et que, par conséquent, la substance médullaire, loin d'être une matière semblable à de la gelée, forme deux expansions parallèles, et peuvent être réunies l'une à l'autre par du tissu cellulaire, alors tout s'explique. Il n'est plus étonnant que deux lames de substance nerveuse, réunies l'une à l'autre par du tissu cellulaire, aient à la loupe l'apparence de déchirures, vu que toutes les substances vues à la loupe offrent le même aspect.

En admettant aussi que les fibres nerveuses les plus courtes s'enfoncent à diverses hauteurs dans la substance grise, l'on conçoit également pourquoi, dans une certaine longueur, les fibres les plus courtes doivent réellement se déchirer.

D'ailleurs, il faut reconnaître que les deux faces qui se séparent restent lisses et que les vaisseaux qui les parcourent sont intacts.

Mais à propos des hydrocéphales, on objecta à Gall qu'une accumulation de liquide dans les ventricules du cerveau peut étendre lentement les parois des cavités, effacer la saillie des circonvolutions et amincir la matière médullaire qui les enveloppe sans que celle-ci ait besoin de se déplisser; l'hydropisie du rein étend et amincit la substance de cet organe au point de faire ressembler à une membrane, sans que personne ait été tenté de croire qu'elle se déplissait.

Or, ces arguments, Gall les réfute parce que, dit-il, l'exemple invoqué recule la question; que d'ailleurs, là où il n'y a rien à déplisser, le déplissement est remplacé par une distenssion.

Pour que l'on se rende à l'évidence, on reconnaît, dit-il, que dans l'hydrocéphalie la base et le sommet de chaque duplicature se trouvent replacés sur un même plan par l'écartement réciproque et successif de chacune des deux lames antérieurement parallèles des circonvolutions qui sont le siège du dé-

T. III.

plissement. Pour assimiler le déplissement du cerveau à l'expansion des reins, il faudrait commencer par nier l'existence des anfractuosités du cerveau, le parallélisme des deux couches blanches et grises, et le changement de direction verticale de ces couches en une direction horizontale; ou bien admettre la même disposition et le même changement dans un rein, en prouvant qu'il n'a été que distendu.

Les ventricules du cerveau sont circonscrits dans toute leur circonférence, et les circonvolutions portent perpendiculairement sur la périphérie extérieure de leurs parois.

S'il n'y avait qu'une simple extension des parois des ventricules, les circonvolutions se trouveraient toujours de plus en plus écartées les unes des autres par l'allongement des fibres intermédiaires, mais point déplissées ni effacées.

D'ailleurs, si les circonvolutions étaient aussi molles qu'on l'a supposé, au lieu d'être amincies, effacées, tout en conservant leur solidité intérieure, elles seraient le siège de ruptures.

Or cet effacement des circonvolutions peut aller loin, sans que jamais on ait observé cet accident.

Le déplissement rend compte, d'après Gall, de la persistance de l'intelligence dans les hydrocéphales. Or ceux qui admettent une destruction partielle dans cette maladie ne pourraient rendre compte de cette intégrité.

Les lobes cérébraux établissent la différence entre tous les animaux. Or leur périphérie n'étant que l'expansion des faisceaux intérieurs, on en peut inférer que la régularité des fonctions cérébrales est liée à l'intégrité de ces faisceaux.

Or, si cette matière était molle, pulpeuse, comment concevoir l'extension que produit l'accumulation du fluide céphalo-rachidien avec intégrité intellectuelle?

Supposez au contraire la structure fibreuse; comme les fonctions des fibres ne tiennent pas à leur direction, elles peuvent rester intactes quand de verticales elles deviennent horizontales. Une extension ou un allongement peuvent également peut-être ne pas leur être nuisibles.

Mais on peut voir et se convaincre de la facilité du déplissement d'une circonvolution par son milieu. On a cherché à l'expliquer en admettant l'existence d'une couche plus molle au milieu. Or les acides le durcissent aussi; et alors même que cela ne serait pas, elle devrait du moins se dilacérer.

Mais en soufflant l'air avec un tube, on obtient très bien cette séparation des lames adossées et agglutinées d'une circonvolution. Un filet d'eau produit le même effet. Or, partout ailleurs que sur la ligne médiane, on obtient seulement une dilacération.

De plus, lorsqu'une circonvolution a des portions latérales et des sinuosités, le jet d'eau se porte en serpentant dans la direction tortueuse qu'affecte la ligne médiane de la circonvolution, au lieu de la percer dans le sens de son impulsion.

Par toutes ces considérations, Gall et Spurzheim pensent avoir irrévocablement établi la structure fibreuse des circonvolutions, d'où la facilité de leur déplissement régulier sans aucune dilacération médullaire ou vasculaire.

M. Cruveilhier résume la doctrine d'Herbert Mayo, de Rolando, de M. Foville, en ces termes:

Herbert Mayo, qui, à l'exemple de Reil, a étudié le cerveau durci, admet dans chaque circonvolution trois ordres de fibres: 1° des fibres qui vont d'une circonvolution à la circonvolution voisine et à des circonvolutions plus distantes; 2° des fibres provenant des commissures; 3° des fibres provenant de la moelle.

45

Suivant cet anatomiste, les fibres qui vont d'une circonvolution à la circonvolution voisine, constituent en grande partie l'épaisseur de chaque circonvolution ; les autres fibres blanches, qui forment le centre des circonvolutions, dérivent en partie des commissures, en partie des couches optiques et des corps striés.

Suivant ce même anatomiste, les fibres qui forment la couche inférieure des pédoncules cérébraux vont s'irradier dans l'épaisseur du cerveau dont elles constituent les fibres antérieures et moyennes. Les fibres provenant des couches optiques vont former les fibres cérébrales postérieures. Il y a, suivant lui, un point où ces radiations s'entre-croisent manifestement avec les fibres provenant de la grande commissure du cerveau. Les radiations postérieures ne présentent pas cet entre-croisement.

Les deux plus remarquables faisceaux de communication entre les circonvolutions sont les suivantes : 1° celui qui occupe le fond de la scissure de Sylvius et qui fait communiquer les circonvolutions du lobe antérieur avec celles du lobe postérieur ; 2° celui qui coupe perpendiculairement le corps calleux auquel il est superposé, et qui établit une communication entre les circonvolutions antérieures et supérieures et les circonvolutions postérieures et inférieures.

Idée générale du cerveau d'après Rolando.

Moins heureux dans ses recherches sur la structure du cerveau que sur celle de la structure du cervelet, voici les résultats auxquels Rolando est parvenu par la lacération du cerveau et par l'étude du cerveau du fœtus :

Suivant lui, le cerveau est composé de fibres superposées qui sont, en procédant du dehors au dedans : 1° une couche blanche étendue dans la scissure de Sylvius et recouverte par la substance grise ; 2° une couche d'où naissent les fibres des circonvolutions externes ; 3° une couche formée par les fibres des pédoncules, couche qui fournit aux circonvolutions du bord interne ; 4° un plan qui, des couches optiques, s'étend aux parois des ventricules latéraux pour constituer le corps calleux ; 5° un appareil de fibres longitudinales qui constituent les circonvolutions situées à la face interne des hémisphères ; 6° un appareil de fibres médullaires qui constituent la voûte à trois piliers et la corne d'Ammon ; 7° des corps striés internes et externes auxquels il faut ajouter les commissures antérieures, la lame perforée et le fascicule du tubercule genouillé externe.

Idée générale du cerveau d'après M. Foville.

La difficulté de la généralisation du cerveau dans l'état actuel de la science n'apparaîtra pas moins dans le résumé suivant du cerveau présenté par M. Foville en ces termes :

Le cerveau est composé de deux élémens principaux : l'un, central, unique, symétrique, creusé de ventricules, c'est le noyau cérébral, qu'on peut considérer comme un segment amplifié de l'axe nerveux, dont la moelle épinière est la partie la plus simple.

L'autre, périphérique, divisé en deux moitiés séparées solides, c'est l'hémisphère qu'on peut considérer comme un énorme ganglion rattaché à l'axe central et duquel se séparent les nerfs cérébraux.

Dans chacun de ces élémens, le noyau cérébral et l'hémisphère se prolongent en trois faisceaux distincts dans chaque moitié de la moelle épinière.

Toutes les surfaces libres du noyau cérébral, c'est-à-dire la surface du ventricule, celle de l'espace perforé, la surface extra-ventriculaire du corps calleux, sont formées de couches fibreuses ou de masses grises rattachées aux prolongemens encéphaliques du faisceau postérieur.

Toutes les surfaces libres de l'hémisphère, c'est-à-dire la surface des circonvolutions, appartiennent à la membrane corticale, dans laquelle se continuent également, en contribuant à la constituer ce qu'elle est, des émanations du faisceau postérieur.

Les surfaces libres du noyau central, les surfaces libres de l'hémisphère s'unissent les unes aux autres ; c'est avec elles aussi que se combinent les nerfs cérébraux, et nous avons fait voir d'ailleurs qu'il en est de même pour le cervelet.

Les prolongemens du faisceau antérieur et latéral occupent toujours une situation profonde dans le cerveau.

Dès que la région fasciculée du pédoncule cérébral a franchi l'anneau dont l'entourent la couche et les tractus optiques, il ne faut plus chercher ces prolongemens à des surfaces libres.

Qu'on les étudie dans le noyau central ou dans l'hémisphère, ils sont toujours enveloppés par les développemens du faisceau postérieur : ils peuvent approcher des surfaces par leurs dernières ramifications, mais jamais ils ne s'épanouissent dans les surfaces.

Les prolongemens cérébraux du faisceau postérieur occupent dans cet organe la situation qu'occupent dans la peau et les membranes muqueuses animées par les nerfs du faisceau postérieur, et auxquelles ne parviennent pas les nerfs du faisceau antérieur.

Les prolongemens cérébraux du faisceau antérieur contenus dans l'ensemble des épanouissemens membraneux du faisceau postérieur, occupent dans le cerveau la place qu'occupe dans le corps le système musculaire animé par des nerfs issus du faisceau antérieur.

Idée générale sur le cerveau d'après M. Cruveilhier.

L'entre-croisement des faisceaux pyramidaux du bulbe, leur partage à travers la protubérance dont ils forment l'étage inférieur, leur passage à travers la couche optique, leur épanouissement dans les corps striés à travers lesquels ils peuvent être suivis jusque dans les circonvolutions des hémisphères, sont des faits incontestables. Un autre fait non moins positif, c'est que les faisceaux pyramidaux n'éprouvent point (comme le pensait Gall) de renforcement en traversant la protubérance.

D'une autre part, les faisceaux innominés du bulbe, unis aux faisceaux sous-olivaires, se prolongent au-dessus de la protubérance cérébrale dans les pédoncules cérébraux dont ils forment l'étage supérieur, pour se continuer dans la ligne de démarcation avec la couche optique sont hors de doute. Ces faisceaux innominés s'entre-croisent-ils ?

On voit au-dessus de la protubérance, au niveau des tubercules quadrijumeaux, ces faisceaux jusque-là distincts, bien qu'accolés, s'unir intimement ; ils m'ont paru s'entre-croiser, mais cela est encore incertain.

De tous les points de la surface de la couche optique, à l'exception de son côté interne et supérieur, partent comme d'un centre, et s'irradient en rayonnant des faisceaux de fibres dont les uns antérieurs se portent directement en avant, les moyens en dehors, les postérieurs en arrière : c'est le grand éventail, la couronne rayonnante de Reil.

Elles sont au moment de leur émergence bridées par d'autres fibres blanches curvilignes dont la réunion constitue la bandelette demi-circulaire.

Tous les faisceaux blancs des corps striés, à l'exception de ceux qui continuent les pyramides, émanent des couches optiques : aucun faisceau blanc ne naît directement du corps strié.

Quelques-uns de ces faisceaux m'ont paru se terminer dans les corps striés sous la forme de filets extrêmement déliés : le plus grand nombre traversent les corps striés pour s'enfoncer dans les hémisphères. Les corps striés ne sont donc autre chose qu'une masse grise, pulpeuse, que traversent et les radiations blanches de la circonférence de la couche optique et les radiations blanches des pyramides. La substance grise n'est nullement disposée en stries linéaires alternes avec les stries blanches (reconnues déjà par Gall). La substance grise des corps striés ne présente nullement la disposition fibreuse.

Bien loin de penser avec Reil, Gall, Tiedemann, que les fibres qui sortent des corps striés sont beaucoup plus multipliées que celles qui y entrent, j'ai été conduit à admettre qu'un certain nombre de fibres émanées des couches optiques, se terminaient dans l'épaisseur du corps strié dont la substance grise représente, à l'égard de ces fibres, la substance grise des circonvolutions (Gall).

De ce fait, qu'un certain nombre de fibres blanches se terminent dans le corps strié, de cet autre fait que le volume du corps strié est quelquefois dans la série animale, en raison inverse de celui des hémisphères, il m'a paru résulter que les corps striés pouvaient être considérés comme des circonvolutions intérieures, aboutissant d'un certain nombre de fibres médullaires.

Il est facile d'énucléer le corps strié de la coque que lui forme le cerveau au niveau de la scissure de Sylvius.

Le corps strié ne tient au cerveau que par des radiations qui partent de sa circonférence et au voisinage du corps calleux.

La couche optique et son faisceau d'origine ne présentent en aucune manière la texture linéaire.

Avec de l'attention, on reconnaît dans la couche optique des filets blancs extrêmement déliés, que leur ténuité et la cohérence du tissu ambiant ne permettent pas d'isoler.

Si la dénomination de ganglion est applicable quelque part, c'est bien là. Le ganglion est en effet un appareil particulier dans lequel se disséminent des filets nerveux pour entrer dans de nouvelles combinaisons. Je considère les couches optiques comme le prolongement renflé des faisceaux innommés du bulbe.

Un des points fondamentaux, dans la structure du cerveau, consiste à déterminer le trajet ultérieur des radiations des couches optiques et des corps striés, et les rapports de ces radiations avec les circonvolutions du cerveau et avec le corps calleux.

Il n'y a pas entre-croisement entre le corps calleux et les couches optiques, mais par contre il y a continuité.

De plus, il y a continuité entre le corps calleux et les fibres de l'hémisphère.

La doctrine des fibres convergentes et divergentes rend compte de la continuité entre l'hémisphère et le corps calleux, mais non de celui-ci avec les couches optiques.

Tiedemann établit que le corps calleux est formé par la réunion des fibres pédonculaires, après leur épanouissement dans les hémisphères.

M. Foville, après avoir montré la continuité du corps calleux avec un certain nombre de radiations émanées des corps striés et des couches optiques, affirme au contraire que le corps calleux n'a rien de commun avec les hémisphères. Nous avons montré ailleurs comment M. Cruveilhier admet cette double continuité par un entre-croisement latéral. Les fibres des couches optiques et striées, après avoir formé le corps calleux, se rendent dans les hémisphères, et, vers ce point, elles s'entrecroisent avec les fibres émanées de ces mêmes organes du côté opposé.

La voûte à trois piliers est-elle une commissure antéro-postérieure ?

M. Cruveilhier a vu un cas où la moitié droite de cette voûte atrophiée coïncidant avec la destruction des circonvolutions cérébrales du même côté et répondant à la tente du cervelet.

La commissure antérieure était, pour Willis, destinée à réunir les corps striés ; Reil la croyait destinée à réunir les circonvolutions antérieures et de la scissure sylvienne ; Chaussier, Gall, en font une dépendance des pédoncules cérébraux.

Ce qu'il y a de positif au sujet de cette commissure, c'est que le cordon qui la constitue traverse la partie antérieure des corps striés et s'épanouit dans les circonvolutions antérieures et inférieures, derrière la scissure de Sylvius.

Tels sont les principales vues exposées par M. Cruveilhier, sur l'ensemble du cerveau.

DÉVELOPPEMENT DU CERVEAU.

Couches optiques et corps striés.

On aperçoit à deux mois, au devant des tubercules quadrijumeaux, deux éminences lisses : ce sont les pédoncules cérébraux. Vers le commencement du troisième mois, leur longueur est d'une ligne et demie, et leur largeur d'une ligne trois quarts ; les hémisphères du cerveau ne les recouvrent point encore. A la fin de ce mois, elles ont acquis deux lignes et demie de long, et les hémisphères membraniformes s'étendent presque sur elles. Ces protubérances, dont l'intérieur est plein et solide, sont alors unies l'une à l'autre par une petite bandelette transversale qui représente la commissure postérieure. A quatre mois, chacune d'elles a trois lignes de long sur une ligne et deux tiers de large ; à cinq mois, leur longueur est de trois lignes et demie et leur largeur de deux et demie. Ce sont évidemment des renflemens des pédoncules cérébraux, car lorsqu'on râcle la couche de substance molle et non fibreuse qui couvre leur partie supérieure et externe, et qui adhère immédiatement à la pie-mère étendue sur elles, on aperçoit les fibres de ces pédoncules, qui sont ellesmêmes la continuation de celles des faisceaux pyramidaux à travers la protubérance.

La substance non fibreuse qui les couvre est parsemée d'un grand nombre de petits vaisseaux sanguins provenant de la face interne de la pie-mère. Les fibres elles-mêmes passent ensuite au-dessous et au travers des corps striés, pour se rendre dans les hémisphères du cerveau. De la substance molle répandue à leur surface naissent quelques petites racines des nerfs optiques, qui s'unissent aux racines plus volumineuses provenant des tubercules quadrijumeaux et forment ainsi les nerfs. De là naissent aussi les pédoncules de la glande pinéale.

De chaque couche sort un petit cordon qui, après s'être rendu dans les éminences mamillaires, se réfléchit dans leur intérieur pour se continuer avec le pilier antérieur de la voûte. La masse et le volume des couches optiques augmentent pendant les mois suivans ; les pédoncules cérébraux se développent proportionnellement aux couches optiques. La commissure postérieure, visible vers la fin du troisième mois, se développe beaucoup plus tôt que la commissure grise. Tandis que les frères Wenzel l'ont rencontrée au cinquième et au septième mois, Tiedemann ne l'a vue qu'au neuvième mois.

Tiedemann n'a rencontré la glande pinéale qu'au quatrième mois. Les frères Wenzel l'ont vue au cinquième mois.

En examinant le cerveau d'un fœtus de deux mois on voit, en avant et en dehors des couches optiques, deux petites protubérances étroites et longues d'une ligne, situées tout à découvert. Au commencement du troisième mois, plus volumineuses, elles sont déjà recouvertes par les membranes hémisphériques du cerveau.

Elles ont deux lignes et demie de long vers la fin du même mois. Le pédoncule cérébral s'étale le long de son bord externe, dans l'hémisphère. Celui-ci, en se réfléchissant au-dessus de la protubérance, forme le ventricule latéral.

Par la suite, les corps striés, recourbés autour des pédoncules cérébraux, au moment où leurs fibres se répandent en rayonnant dans les hémisphères, augmentent peu à peu de volume, et croissent dans la même proportion que ces derniers, acquièrent eux-mêmes plus d'épaisseur et de développement.

L'extrémité antérieure s'enfonce dans la corne antérieure du ventricule latéral, la postérieure se plonge dans la corne descendante. A six mois, chacun a sept lignes de long, sur trois lignes et demie de large en avant et une ligne et demie en arrière. Entre ces corps et les couches optiques se trouve un enfoncement qui loge un vaisseau.

Les bandelettes cornées n'existent pas encore.

Les fibres pédonculaires rayonnent déjà très visiblement.

Au neuvième mois, la longueur est de quinze lignes ; leurs limites sont, à cette époque, moins tranchées.

Ils semblent enfoncés dans la paroi externe des hémisphères. Entre ceux-ci et les couches optiques, on aperçoit une masse molle, parsemée de vaisseaux sanguins, qui remplit le vide existant en cet endroit. Cette masse qui repose sur un vaisseau répond à la bandelette cornée. Chez un sujet de cet âge les substances blanche et grise ne sont pas distinctes encore : les corps sont formés par une masse informe et rougeâtre. Dans le fœtus, le nom de corps strié ne leur convient donc pas.

La commissure antérieure n'existe pas encore au deuxième mois, d'après Tiedemann. Il ne l'a vue qu'au troisième mois ; d'abord très mince et très déliée, elle progresse dans son développement comme les hémisphères ; c'est un cordon médullaire, formé de fibres très rapprochées les unes des autres et couvertes par la pie-mère qui leur forme une sorte de gaîne.

Les pédoncules cérébraux, après avoir pénétré dans les corps striés, étalent dans les hémisphères leurs nombreuses fibres médullaires, dont un certain nombre, en s'inclinant entr'elles, se rapprochent sous forme de cordon.

Hémisphères cérébraux.

Dans le fœtus âgé de deux mois on aperçoit de chaque côté, en avant et le long des petits tubercules correspondant aux corps striés, une membrane très mince et très délicate qui les couvre à peine. Cette membrane est formée de substance médullaire, renversée d'avant en arrière et de dehors en dedans, et couverte par la pie-mère.

C'est le premier rudiment des hémisphères cérébraux.

Ils sont tellement petits qu'ils ne recouvrent ni les couches optiques, ni les tubercules quadrijumeaux, etc.

Au commencement du troisième mois, ils couvrent complétement les corps striés. A la fin du même mois, ils ont déjà neuf millimètres de large ; ils couvrent les corps striés et les couches optiques. Chaque hémisphère n'est composé que du lobe antérieur, car le moyen et le postérieur ne forment encore qu'un petit appendice arrondi.

A quatre mois, les hémisphères ont vingt-deux millimètres et demie de long, sur onze de large en avant et huit en arrière.

Ils se sont surtout prolongés en arrière, de sorte qu'ils ne couvrent pas seulement les corps striés et les couches optiques, mais encore la partie antérieure des tubercules quadrijumeaux.

Leur face supérieure est lisse ; on y aperçoit seulement, çà et là, quelques légères dépressions, dans lesquelles s'enfonce la pie-mère. Vu de côté et en dessous, chacun d'eux est partagé par un faible sillon, la scissure de Sylvius, en un gros lobe antérieur et en une autre petite masse qui correspond à la fois au lobe moyen et au lobe postérieur. De la scissure de Sylvius, dans laquelle se trouve logée l'artère sylvienne, naît le nerf olfactif. Les hémisphères sont deux gros sacs membraneux dans lesquels les plexus choroïdes pénètrent par la partie interne, au-dessus des couches optiques. La plus grande épaisseur de leurs parois correspond en dedans, à la hauteur des corps striés, et la moindre en dedans et en arrière.

A cinq mois, les hémisphères sont longs de trente-quatre millimètres, et larges de vingt-sept millimètres en arrière. Quoiqu'ils se soient beaucoup allongés dans ce dernier sens, ils ne couvrent cependant pas encore tout-à-fait les tubercules quadrijumeaux.

A six mois, ils ont trois centimètres et demi de long, sur une largeur de deux centimètres et demi en devant et vingt-huit millim. en arrière. A cette époque, ils couvrent non-seulement toute l'étendue des tubercules quadrijumeaux, mais encore la plus grande partie du cervelet. Sur leur face interne, c'est-à-dire sur celle par laquelle ils se regardent, on aperçoit déjà plusieurs sillons, qui sont des rudiments de circonvolutions, tandis que la surface supérieure est lisse, aussi bien que les latérales. Si on les considère de dessus, on y découvre les lobes antérieurs, moyens et postérieurs. Les deux grands lobes antérieurs sont séparés des moyens par les scissures de Sylvius. Celles-ci logent les artères sylviennes.

Les lobes moyens, qui forment une saillie arrondie, sont séparés des postérieurs par une légère dépression.

A sept mois, le cerveau a cinq centimètres de long, sur trois centimètres de large en devant, et trente-huit millimètres en arrière.

Il a tellement augmenté de volume, qu'il s'étend même un peu au-delà du cervelet.

On y aperçoit çà et là des enfoncements, qui sont des rudiments de circonvolutions et d'infractuosités, et dans lesquels pénètrent des replis de la pie-mère. Les scissures de Sylvius sont profondes, montent fort haut dans la substance de l'encéphale, et s'inclinent un peu en arrière. Les artères moyennes du cerveau qu'elles logent, envoient dans la substance de cet organe un grand nombre de ramifications qui servent à la nutrition des corps striés.

A huit mois, les hémisphères qui couvrent le cervelet, et se prolongent même au delà de son bord postérieur, ont sept centimètres de long, sur cinq centimètres de large, et sept centimètres et demi de haut. En examinant leur face inférieure, on aperçoit les lobes antérieurs, moyens et postérieurs, dont les limites respectives sont bien tranchées. De toutes parts on y découvre un grand nombre de sillons et d'enfoncemens, tapissés par des replis de la pie-mère. Ces sillons, et les circonvolutions qu'ils produisent, sont plus nombreux à la surface du lobe antérieur et du lobe moyen, qu'à celle du lobe postérieur.

A neuf mois, les hémisphères ont neuf centimètres de long, sur soixante-neuf millimètres de large. Ils ont alors exactement la forme qu'on leur connaît chez l'adulte.

Il résulte de cet exposé, dit Tiedemann, que les hémisphères du cerveau se forment par les côtés et d'avant en arrière, qu'ils constituent, dans le principe, une membane mince médullaire, réfléchie de dehors en dedans et d'arrière en avant, qu'ils augmentent peu à peu de volume et d'épaisseur, et qu'à mesure qu'ils font ainsi des progrès, ils s'étendent sur les corps striés, les couches optiques, les tubercules quadrijumeaux et le cervelet, de manière à couvrir enfin ces parties.

On observe ce mode de formation chez les animaux, seulement elle s'arrête durant toute la vie, dans les différentes espèces, aux divers degrés de développement que ceux du fœtus humain parcourent dans leur évolution successive.

Expansion des pédoncules cérébraux dans les hémisphères.

A quatre mois les faisceaux moyens et ascendans de la moelle, continus avec les pédoncules cérébraux, sont couverts par la protubérance annulaire qu'on commence alors à apercevoir, mais dont les dimensions sont peu considérables, et qui établit la limite entre les pyramides et les bras de la moelle allongée.

Les deux pédoncules s'écartent un peu l'un de l'autre en montant. La courbure qu'ils décrivent à deux et à trois mois est moins sensible, parce qu'ils ont beaucoup augmenté de volume, et que la substance nouvelle, ajoutée à leur masse, remplit la concavité de la courbe. Ils ont une structure fibreuse.

Ces fibres pénètrent dans les couches optiques, où une substance non fibreuse et vasculaire se dépose sur leur partie supérieure. Des côtés interne et inférieur de la couche optique, un faisceau de fibres se détache de chaque pédoncule et descend dans les éminences mamillaires, où, se recourbant sur lui-même et se dirigeant ensuite de bas en haut, il forme les piliers antérieurs de la voûte. Toutes les autres fibres des pédoncules se dirigent en avant et en dehors, passent sous les corps striés, et se répandent en rayonnant ou en manière d'éventail, dans la membrane mince des hémisphères. On aperçoit cette expansion rayonnée dès que l'on détache les corps striés des pédoncules. Plusieurs fibres montent dans ces corps, où elles sont couvertes en dessus d'une substance homogène.

Celles qui se répandent dans la membrane des hémisphères, au côté externe des corps striés, se portent de bas en haut, se courbent de dehors en dedans, forment la paroi supérieure du ventricule latéral, et redescendent ensuite le long de la face interne des hémisphères, pour aller gagner les piliers postérieurs de la voûte, avec lesquels elles s'unissent en arrière. Par leur union avec ces piliers, elles produisent la corne d'Ammon, qui n'est d'abord qu'un pli saillant à la face interne du ventricule latéral.

En devant, dans l'endroit où s'élèvent les piliers de la voûte, les fibres des deux hémisphères s'unissent ensemble, et donnent naissance au corps calleux qui, à cette époque, est encore petit et étroit.

Lorsqu'on pratique une incision horizontale à la membrane des hémisphères, on pénètre dans la vaste cavité du ventricule latéral. Les parois de celui-ci ont près d'un millimètre et demi d'épaisseur en dehors, le long du corps strié, et elles ont à peine deux tiers de millimètre d'épaisseur en dedans. Cela tient-il, comme le pense Tiedemann, à ce que les fibres des pédoncules cérébraux sont encore très serrées les unes contre les autres en dehors, tandis qu'en dedans elles occupent plus de surface, par suite de leur expansion rayonnante? Il n'est pas rare que les membranes des hémisphères soient, à cette époque, parsemées çà et là de légers sillons, d'où résultent des saillies qui sont les premiers rudimens des circonvolutions.

Vers le sixième mois, les parois des ventricules ont beaucoup augmenté d'épaisseur, le rayonnement des fibres devient périphérique.

A huit et neuf mois, les hémisphères très amples et très bombés, présentent de nombreuses circonvolutions et anfractuosités, dont la profondeur est à son maximum au neuvième mois. Les pédoncules cérébraux, très volumineux, ont beaucoup grossi; ils traversent, à la manière accoutumée, les couches optiques et les corps striés, protubérances dans l'intérieur desquelles ils sont couverts par une substance homogène. Devenus ainsi plus volumineux, ils se dirigent vers la partie externe des hémisphères dans lesquels leurs fibres s'élèvent en manière d'éventail.

Corps calleux.

Il n'apparaît que vers le milieu du troisième mois: on trouve alors les deux hémisphères membraniformes réunis en devant par une petite commissure étroite et presque perpendiculaire, tandis qu'en arrière on les écartant un peu l'un de l'autre, on aperçoit de suite les couches optiques et le troisième ventricule.

A quatre et à cinq mois, le corps calleux est encore très petit; il conserve toujours sa direction perpendiculaire.

A six mois, il a sept millimètres de long. A cette époque où les hémisphères du cerveau se sont déjà considérablement prolongés en arrière, le corps calleux est incliné aussi dans le même sens, ce qui fait qu'il est devenu horizontal, et couvre la partie antérieure des couches optiques. Il est formé de fibres transversales qui sont la continuation immédiate de celles des pédoncules cérébraux à travers la circonférence entière des hémisphères.

L'union des fibres d'un côté avec celles de l'autre lui donne naissance, de sorte qu'il constitue réellement la commissure des hémisphères.

A 7 mois, sa direction est horizontale; il a deux centimètres de long, et, de même que les hémisphères, il s'est assez allongé d'avant en arrière pour pouvoir couvrir les couches optiques et le troisième ventricule.

Il y a trois centimètres et demi de long à huit mois et dix-huit à neuf mois. Non-seulement il couvre tout à fait les couches optiques, mais encore il s'étend aux tubercules quadrijumeaux antérieurs.

On peut conclure de là que le corps calleux se forme d'avant en arrière dans le cerveau du fœtus, qu'il se courbe peu à peu de bas en haut, de manière à former ce que Reil appelait le genou, et qu'ensuite il s'allonge vers la partie postérieure, à mesure que les hémisphères eux-mêmes s'étendent sur les tubercules quadrijumeaux et le cervelet.

Des ventricules latéraux.

Dans le fœtus de deux mois, dont les hémisphères du cerveau représentent une membrane mince, infléchie de dehors en dedans et d'avant en arrière, qui couvre à peine les corps striés, les ventricules latéraux sont encore fort petits, parcequ'ils ne comprennent que l'espace existant entre ces corps et la membrane. Au commencement du troisième mois, ils ont acquis un peu plus de capacité, parceque les hémisphères membraniformes couvraient les corps striés. Vers la fin du même mois, quand la membrane couvre les couches optiques, les ventricules latéraux sont encore bien plus amples.

Eu égard à l'épaisseur de leurs parois, ils sont plus vastes que les ventricules de l'adulte.

Chacun d'eux s'enfonce un peu au devant du corps strié et forme la corne antérieure; celle-ci se prolonge jusque dans l'intérieur du nerf olfactif, alors très volumineux. Le ventricule latéral s'enfonce à la partie postérieure du corps calleux, dans l'appendice rudimentaire qui formera le lobe moyen, d'où naîtra la corne moyenne ou sphénoïdale. Dans chaque ventricule on trouve déjà un repli de la pie-mère.

A quatre et cinq mois, époque où les hémisphères ont acquis plus de volume et se sont prolongés, les ventricules latéraux sont devenus considérables.

La corne antérieure se continue avec la cavité creusée dans le nerf olfactif. La corne moyenne offre un relief de la paroi membraneuse de l'hémisphère qui est le rudiment de la corne d'Ammon.

Le ventricule latéral se prolonge en arrière dans le lobe postérieur, et représente la corne postérieure.

Dans cette dernière cavité on voit un léger relief qui sera l'ergot de Morand.

A six et sept mois, quand les lobes postérieurs se sont encore étendus davantage au-dessus du cervelet, et que les parois hémisphériques ont notablement augmenté d'épaisseur, les ventricules latéraux se rétrécissent peu à peu et prennent une forme voisine de celle qu'ils doivent conserver par la suite.

La corne antérieure communique encore avec la cavité du nerf olfactif. On trouve dans la corne descendante la corne d'Ammon avec le corps bordant. Dans la postérieure on aperçoit le petit hippocampe.

A huit et neuf mois les ventricules latéraux du fœtus ressemblent tout à fait à ceux de l'adulte pour la forme, ou mieux pour leur configuration.

Les éminences mamillaires ne paraissent qu'à la fin du troisième mois, sous la forme d'une masse commune, simple et volumineuse. C'est seulement vers le neuvième mois que cette masse, d'abord simple, est partagée en deux éminences par un sillon longitudinal.

Le sillon loge un repli de la pie-mère.

De la voûte et de la cloison transparente.

Au commencement du troisième mois on ne trouve pas encore es rudimens de la voûte et de la cloison.

Vers la fin du troisième mois, on voit s'élever la masse, encore commune à cette époque, des éminences mamillaires, deux rubans très minces, très étroits, les piliers antérieurs de la voûte. Ces deux rubans se dirigent de haut en bas, derrière le corps calleux, encore perpendiculaire; puis ils se recourbent, s'unissent avec le bord interne, fort mince, des hémisphères membraniformes. Les piliers n'étant pas encore soudés, il n'existe pas de voûte. A quatre mois, ces cordons s'unissent très légèrement; mais immédiatement, derrière cette étroite commissure, ils s'écartent et se contournent autour des couches optiques. Entre ces corps et la couche, on voit les ouvertures par lesquelles le plexus choroïde pénètre dans le ventricule latéral.

Au cinquième mois, les deux piliers forment la voûte.

Celle-ci, peu étendue, se courbe d'avant en arrière, et recouvre en partie le troisième ventricule.

Dans leur passage, ils envoient au corps calleux deux minces lamelles qui constituent la cloison transparente.

Dans l'intervalle de ces lamelles, on aperçoit un prolongement du troisième ventricule qui se dirige d'arrière en avant, par un petit espace triangulaire situé entre les piliers antérieurs de la voûte, et au-dessus de la commissure antérieure, d'où naît le ventricule de la cloison transparente.

Après s'être unis aux corps calleux par ces lamelles, ils s'écartent de nouveau, se portent en arrière et contournant les couches optiques et s'enfoncent profondément dans les lobes moyens. Là ils représentent les piliers postérieurs et leur bord inférieur, mince, aigu, correspond au corps frangé.

La partie de la paroi interne des hémisphères, avec laquelle ils se confondent, est creusée d'une fosse profonde qui se dirige de haut en bas et d'avant en arrière.

A six et à sept mois, les faisceaux fibreux, qui descendent des couches optiques dans les éminences mamillaires, sont devenus plus volumineux.

Les lamelles de la cloison transparente, qui naissent des piliers après leur jonction, et qui les unissent à la face inférieure du corps calleux, ont pris plus de développement, et l'espace compris entr'elles, c'est-à-dire, le ventricule de la cloison, a acquis plus de capacité. A dater de cette époque, la voûte se rapproche de plus en plus de la direction horizontale, et couvre le troisième ventricule.

Les piliers s'écartent l'un de l'autre en arrière.

A sept mois, on commence à apercevoir quelques fibres transversales, qui unissent les piliers postérieurs en manière de commissure. C'est la lyre.

A huit et à neuf mois, la voûte est encore prolongée davantage en arrière, et couvre entièrement le troisième ventricule. Sa masse s'est accrue de celle de toutes ses parties. La voûte se forme donc de bas en haut et d'avant en arrière. Son développement marche avec celui des hémisphères.

De la corne d'Ammon.

Elle n'existe pas avant le quatrième mois.

On aperçoit alors, de chaque côté du pilier postérieur de la voûte, en dehors et dans l'endroit où celui-ci s'unit à l'hémisphère, un enfoncement courbé dans la direction du pilier. A cette fossette correspond une saillie dans le ventricule latéral, qui se plonge, avec le pilier postérieur, dans la corne descendante du ventricule.

Le pli de la substance cérébrale, saillant dans la corne descendante du ventricule latéral, qui, par son union avec le pilier postérieur de la voûte, représente la corne d'Ammon.

A cinq, six et sept mois, cette éminence conserve encore la forme d'un pli. Lorsqu'on enlève la pie-mère de la substance cérébrale, on voit le petit enfoncement creusé dans le pli dont la membrane tapisse la surface. Ce pli, uni au pilier postérieur de la voûte, se roule ou s'écarte en dehors, à mesure que le cerveau se prolonge en arrière et forme ainsi une protubérance, dont la saillie répond au lobe moyen.

A huit et neuf mois, la corne ressemble moins à un simple pli de la substance cérébrale, parceque la masse du cerveau s'est beaucoup accrue, et parceque les circonvolutions dont on compte alors un grand nombre, ne permettent pas de voir la fosse qui correspond en dehors au pilier antérieur, d'une manière aussi claire que durant les premiers mois, époque où il n'y a pas d'autres enfoncemens, et la fossette correspondante à l'ergot de Morand.

C'est au neuvième mois seulement qu'on aperçoit bien l'extrémité renflée de la corne d'Ammon dans la corne descendante du ventricule.

Ergot de Morand ou petit hippocampe.

Il ne se montre guère avant la fin du quatrième mois, sous la forme d'un léger repli de la membrane des hémisphères; dans les mois suivans, le repli augmente peu à peu de masse et d'étendue. Son développement est lent en général (Tiedemann).

La glande pituitaire ne se voit que vers la fin du troisième mois.

A quatre, cinq et six mois, elle représente une pyramide volumineuse. A partir de cette époque, elle ressemble à celle de l'adulte.

ANATOMIE COMPARÉE DU CERVEAU.

Couches optiques.

Déjà nous avons montré ailleurs comment en confondant les tubercules bijumeaux avec les couches optiques, on en avait inféré que le nerf optique naissait de ces couches ou éminences de ce nom.

On trouve chez les *Poissons*, au devant du cervelet, deux éminences lisses, arrondies, séparées par une dépression.

Ces éminences, contrairement à l'opinion de Haller, Vicq-d'Azyr, ne sont pas semblables aux couches optiques. Ces éminences, creuses à l'intérieur, ce qui n'a point lieu pour les couches optiques, sont les analogues des tubercules quadrijumeaux.

D'après Tiedemann, les poissons n'offrent pas d'organe comparable aux couches optiques.

Carus, qui a donné le nom de masses optiques aux protubérances situées au devant du cervelet, dit qu'elles sont les analogues des tubercules quadrijumeaux antérieurs de l'homme. M. Serres, n'ayant pu les rencontrer chez les poissons osseux, croit cependant à leur existence chez les poissons cartilagineux. Elles sont aplaties comme au début de leur apparition chez le fœtus humain.

Chez la lamproie et l'esturgeon, elles sont saillantes et faciles à reconnaître.

Reptiles. Carus a décrit, comme couche optique, un petit renflement placé sur les pédoncules cérébraux du crocodile, en avant des tubercules bijumeaux. Mais il ne tarda pas à reconnaître la généralité de ce fait, et il la découvrit dans tous les ordres de la classe des reptiles.

Tiedemann dit avoir trouvé, chez les grenouilles et les crapauds, au devant des protubérances creuses analogues aux tubercules quadrijumeaux, deux autres petites masses pleines, qui ne sont même pas couvertes par les hémisphères du cerveau, à l'instar de ce que l'on observe chez le fœtus humain.

Ces masses constituent deux renflemens de la partie antérieure des pédoncules cérébraux, et sont unies ensemble par une commissure. Tiedemann dit même les avoir rencontrées dans le cerveau de la couleuvre à collier et du lézard gris, au devant des protubérances creuses qui donnent naissance aux nerfs optiques; chez ces animaux, elles étaient de même unies par une commissure, et la partie postérieure des hémisphères ne les recouvrait pas. Il lui fut possible aussi de les voir dans le cerveau de la tortue grecque et du caret; mais, chez ces deux reptiles, elles étaient couvertes par les hémisphères.

Chez les *Oiseaux*, on trouve, au devant des tubercules bijumeaux, deux petits renflemens grisâtres, implantés sur la partie supérieure et interne des pédoncules cérébraux, et unis entr'eux par une commissure très délicate : l'intervalle observé entre ces deux ventricules doit être assimilé au troisième ventricule. On les voit parcourus par des fibres se rendant de la moelle dans les hémisphères. Quoiqu'étrangers à l'origine des nerfs optiques, on doit leur conserver le titre de couches optiques, par analogie avec ces organes chez l'homme.

Chez les oiseaux qui offrent un développement notable des hémisphères, la surface de chaque couche optique est munie d'une proéminence grise.

Les anatomistes qui avaient confondu les couches optiques avec les tubercules quadrijumeaux, confondirent les couches optiques avec de prétendus corps striés.

Chez les mammifères, les couches optiques acquièrent un volume remarquable, toujours en raison directe de celui des hémisphères. Il suit de que, c'est chez l'homme que ces organes atteignent à peu près le plus haut degré de développement.

Leur volume, dit Tiedemann, n'est point en rapport avec celui des nerfs optiques, mais avec celui des hémisphères.

En effet, chez les amphibies qui ont de très petits hémisphères, elles sont elles-mêmes si peu prononcées que la plupart des anatomistes n'en ont point parlé; mais elles sont plus grosses dans les rongeurs, ainsi que dans le hérisson et la chauve-souris, et plus saillantes encore, proportionnellement, dans les carnassiers et les ruminans. Carus désigne les couches optiques sous le nom de ganglions des hémisphères cérébraux.

Quoique les nerfs optiques se renforcent au niveau des corps genouillés, Gall, avec Tiedemann et Carus, fait observer que cette origine n'est qu'accessoire. Chez le cheval, le bœuf, le cerf, ces couches sont beaucoup plus petites que chez l'homme, quoique chez ces animaux le nerf optique soit plus gros; mais il existe une proportion entre ce nerf et la paire antérieure des tubercules quadrijumeaux.

Les corps striés, depuis les descriptions de Haller, ont été contestés chez les poissons. Pour les admettre, dit Tiedemann, il faudrait supposer que les masses d'où naissent les nerfs olfactifs, et qu'on considère comme les analogues des hémisphères, représentent à la fois ces derniers et les corps striés.

Lorsque l'on ouvre le cerveau par une section longitudinale, les ventricules offrent, au devant de chaque couche optique, une protubérance oblongue, lisse en dessus, et couverte en partie par le plexus choroïde. Cette protubérance est située au devant et à côté du renflement du pédoncule cérébral, analogue à la couche optique des mammifères, dont elle est séparée par un sillon, comme dans le cerveau des plus jeunes fœtus.

D'après Tiedemann, elle est composée d'une substance non fibreuse, et d'un blanc rougeâtre, dans laquelle se plongent de haut en bas des vaisseaux sanguins qui émanent des plexus choroïdes. Cette substance est en rapport immédiat avec les fibres du pédoncule cérébral à leur sortie du renflement, c'est-à-dire à l'endroit où elles se renversent de dedans en dehors, pour constituer la paroi mince et membraneuse de l'hémisphère.

La protubérance est donc bien l'analogue du corps strié des fœtus de trois et 4 mois. Son volume varie suivant les espèces; il est toujours proportionnel à l'étendue et à la grandeur des hémisphères. Dans la grenouille, le crapaud et la salamandre terrestre, qui sont, parmi les reptiles, ceux chez lesquels on trouve les plus petits hémisphères, les corps striés sont fort minces.

Ils sont plus développés dans la couleuvre à collier et le lézard gris, dont les hémisphères sont plus amples que ceux des reptiles précédens. C'est dans la tortue grecque, le caret, le crocodile du Nil, et l'iguane bleue qu'ils sont les plus volumineux.

Chez les oiseaux, les protubérances analogues aux corps striés sont très saillantes, d'après Vicq-d'Azyr, Cuvier, Tiedemann. Elles y forment la plus grande partie des hémisphères cérébraux. Le dernier anatomiste fait observer que leur face convexe et lisse, saillante dans le ventricule latéral, est couverte par le plexus choroïde, dont il se détache des vaisseaux qui s'enfoncent dans leur substance. Elles sont séparées par un léger enfoncement, des petits renflemens des pédoncules cérébraux, ou des couches optiques, en sorte qu'il n'existe pas plus de bandelette demi-circulaire chez les oiseaux que chez les reptiles et dans les premiers temps de la vie du fœtus humain.

Les corps striés sont composés extérieurement d'une substance d'un gris rougeâtre, qui reçoit beaucoup de vaisseaux sanguins; mais on aperçoit à leur base un mélange de substance grise et de substance médullaire. Les pédoncules cérébraux, après avoir formé les couches optiques, s'introduisent dans le corps strié, s'étalent ensuite dans les membranes minces des hémisphères, qui se recourbent de bas en haut, de dehors en dedans, d'avant en arrière, pour produire les ventricules latéraux et couvrir ces cavités.

M. de Blainville regarde les lobes cérébraux comme formés par les corps striés, et de plus, par une partie correspondante aux circonvolutions qu'on découvre, chez les mammifères, au fond de la scissure de Sylvius, et désignées sous le nom d'insula de Reil.

Les corps striés existent chez tous les *mammifères*.

Willis les a trouvés chez la brebis; Lollius, chez le chat; Stukeley, chez l'éléphant. Dans le lièvre, le lapin, le castor, l'écureuil et le hérisson, ils forment, comme dans les oiseaux, la plus grande partie des hémisphères du cerveau.

Ils sont séparés des couches optiques par un sillon superficiel.

Les animaux ont une bandelette demi-circulaire très étroite.

Les corps striés, d'après Tiedemann, sont petits, en proportion du cerveau, dans le chien, le renard, le chat, le bœuf, la brebis, la biche et le cheval; d'après cet auteur, ce défaut apparent de rapport tient à ce que les hémisphères ont beaucoup augmenté de volume, par l'addition des couches encéphaliques supérieures dans lesquelles sont creusées les circonvolutions, tandis que chez les rongeurs et chez le hérisson ces couches n'existent pas, non plus que les circonvolutions. Dans les carnassiers, les ruminans et les solipèdes, les corps striés représentent des protubérances oblongues, lisses et convexes en dessus, qui naissent du plancher du ventricule latéral, et qui sont unies aux couches optiques par des bandelettes demi-circulaires. Leur partie supérieure est formée par une substance grise et non fibreuse, dans laquelle s'enfoncent des ramifications vasculaires, issues des plexus choroïdes.

Comme on a pu le voir chez les mammifères, on trouve la bandelette demi-circulaire, très étroite. On avait considéré les corps striés comme les ganglions d'origine des nerfs olfactifs, d'où le nom de couche des nerfs ethmoïdaux, appliqué par Chaussier.

Or, les cétacés offrant les nerfs olfactifs dans un état tout à fait rudimentaire, que deviennent, chez ces animaux, les corps striés? D'après Cuvier, les dauphins et les marsouins ont des nerfs olfactifs tellement grêles, que l'on pouvait révoquer leur existence en doute, et cependant ils ont des corps striés très bien développés.

Scemmering avait déjà avancé que l'anatomie comparée ne justifiait aucun rapprochement entre les corps striés et les nerfs olfactifs. En effet, à côté du fait signalé au sujet des cétacés, on en mentionne un qui en est la contre-partie en quelque sorte : les poissons sont dépourvus de corps striés et offrent des nerfs olfactifs très volumineux.

Glande pinéale.

Les *poissons* n'ont pas de glande pinéale, d'après la plupart des anatomistes. Tiedemann, après avoir dit qu'il lui fut impossible de la rencontrer, ajoute que Haller ne l'a trouvée ni dans le brochet, ni dans la truite; mais il dit l'avoir vue dans la carpe et dans la tanche. Camper ne l'a observée ni dans le cabliau, ni dans l'aigrefin, ni dans le brochet. Vicq-d'Azyr, Cuvier et Arsaky ne la mentionnent pas. Desmoulins, sur les trente genres de poissons qu'il a observés, n'en a observé aucune trace.

Willis, toutefois, admet la glande pinéale chez les poissons. M. Serres a pu la découvrir en faisant ses recherches sous l'eau. Il dit même l'avoir rencontrée chez la plupart des poissons à l'aide de ce procédé.

Dans les cyprins, la morue, le congre, il l'aurait très nettement rencontrée. Chez l'ange, son volume, d'après cet anatomiste, dépasserait toutes les proportions que nous lui connaissons dans les autres classes. M. Longet dit l'avoir lui-même observée sur la carpe.

Chez les *reptiles*, la glande pinéale a été rencontrée d'une manière assez générale. M. Longet, qui l'a vue chez la grenouille, la dit d'un rouge intense. Tiedemann l'a décrite chez le caret, le dragon, le lézard des murailles et la couleuvre à collier. Située immédiatement derrière les hémisphères du cerveau, elle y revêt la forme d'un petit corps arrondi et mollasse.

Les pédicules, très déliés, naissent manifestement, comme dans le cerveau de l'homme, de la face supérieure des renflemens des pédoncules cérébraux situés au devant des tubercules quadrijumeaux. Ces deux pédicules s'unissent en arrière et forment une petite masse qui est la glande pinéale.

M. Serres dit avoir trouvé une glande pinéale d'un volume considérable chez les crocodiles, où sa forme est très allongée.

Chez le caïman à museau de brochet, elle est encore plus volumineuse et divisée jusqu'à son sommet; chez la tortue grecque elle est bifide dans toute son étendue.

Desmoulins prétend que chez le couï la glande pinéale est plus volumineuse et de la même forme qu'un des lobes optiques.

Cette glande se trouve également chez les *oiseaux*. Haller, Desmoulins, la leur ont donc refusée à tort. Rorrich et Harder l'avaient déjà démontrée dans l'aigle et Perrault dans l'autruche.

Vicq-d'Azyr, Malacarne, l'ont vue de même. Cuvier dit que les lignes blanches qui bordent supérieurement le troisième ventricule, se prolongent, chez les oiseaux, comme à l'ordinaire, pour servir de pédicule à la glande pinéale.

D'après Tiedemann, elle est placée derrière les hémisphères du cerveau, immédiatement au-dessous de la pie-mère, à laquelle l'unissent quelques liens vasculaires, et elle a la forme d'un petit corps allongé ou pyramidal, dont les pédicules proviennent de la face supérieure et du bord interne des renflemens des pédoncules cérébraux.

Comme on la trouve toujours, dans les reptiles et les oiseaux, au devant de ces renflemens, c'est, ajoute Tiedemann, une nouvelle preuve de l'erreur dans laquelle sont tombés les anatomistes, qui ont regardé comme les analogues des couches optiques de l'homme, les protubérances creuses d'où naissent les nerfs optiques chez ces animaux.

M. Serres l'a observée dans un grand nombre d'espèces : chez le coq d'Inde, la glande pinéale égale presque le volume d'un cœur de grenouille, et s'en rapproche pour la forme.

Large et aplatie d'avant en arrière chez l'épervier, elle est arrondie chez les perroquets, les aigles, l'autruche de l'ancien continent, et chez le casoar, où elle est très développée.

Dans les oiseaux comme dans les mammifères, la glande pinéale est unie aux parties contiguës par deux rangées de pédoncules.

Tiedemann a étudié la glande pinéale sur un assez grand nombre de mammifères. Voici le résultat de ses recherches. S'il est vrai qu'on trouve la glande pinéale dans le cerveau des mammifères, elle varie beaucoup à l'égard de sa grandeur, de sa figure et de sa structure. Elle est très petite et de forme arrondie dans les carnassiers, tels que le chien, le renard, le chat, la marthe; volumineuse, oblongue, un peu conique dans quelques rongeurs, par exemple dans le castor et dans la marmotte; petite et arrondie dans d'autres rongeurs, tels que le lièvre et le lapin. Son volume est beaucoup plus considérable, proportionnellement à celui du cerveau, dans les ruminans que dans l'homme; mais elle diffère, quant à la forme, suivant les espèces : presque ronde dans la brebis, elle est allongée, cylindrique, dans le bœuf, et à peu près cordiforme dans le cerf et la biche. Dans le cheval elle est très grosse, oblongue et fort dure. Elle est, de même, très volumineuse dans le cochon; allongée et un peu plus épaisse au centre qu'aux deux extrémités. Dans tous les mammifères, ses pédicules médullaires naissent de la face supérieure des couches optiques, et, en même temps, un peu des *nates*; ils sont unis ensemble par la

masse, d'un gris rougeâtre, qui constitue le corps de la glande. Celle-ci est creuse dans le cerf, la biche et la brebis.

Tiedemann dit n'avoir rencontré de concrétion dans la glande d'aucun mammifère. Wenzel est dans le même cas.

Sœmmering en a rencontré dans le daim, et Malacarne, dans la chèvre. D'après M. Serres, on n'en trouve non plus aucune trace chez les oiseaux, les reptiles et les poissons, de telle sorte que la présence de ces concrétions semblerait plus constante dans la glande pinéale de l'homme.

Commissure antérieure.

Dans les poissons, dit Tiedemann, les deux protubérances d'où naissent les nerfs olfactifs, sont unies par une commissure blanche et médullaire. La commissure existe aussi dans les reptiles et dans les oiseaux. Lorsqu'on écarte avec précaution la partie supérieure des hémisphères du cerveau chez les grenouilles, les crapauds, les lézards, les couleuvres, les tortues et les oiseaux, on reconnaît qu'ils sont séparés l'un de l'autre par une échancrure, et unis seulement par un petit cordon transversal de substance médullaire. Le cordon s'enfonce dans chaque hémisphère où il s'étale, sous les protubérances analogues aux corps striés, en un certain nombre de fibres, qui se perdent dans la substance des hémisphères et s'anastomosent avec celles des pédoncules cérébraux. Comme il n'y a pas de circonvolutions chez ces animaux, et qu'ils possèdent cependant une commissure antérieure, on voit, dit Tiedemann, que Gall s'est trompé, en faisant naître cette dernière des circonvolutions et en disant qu'elle est composée de fibres rentrantes. La commissure antérieure se rencontre également chez les *mammifères;* là, elle forme un cordon transversal blanc situé au devant des piliers antérieurs de la voûte qui réunit les deux hémisphères du cerveau; il en résulte un assemblage de fibres médullaires ayant à très peu de chose près la même marche et les mêmes connexions avec celles que les pédoncules cérébraux envoient de leur côté dans les hémisphères. Dans ceux des mammifères, en particulier parmi les carnassiers, comme le chien ; chez les ruminans et les rongeurs qui ont les nerfs olfactifs très développés, la commissure antérieure unit aussi les deux renflemens de ces nerfs.

Lobes cérébraux.

Quelles sont les parties correspondant aux lobes cérébraux des animaux? Cette question a été beaucoup controversée, nous exposerons l'état de la science sur cette question en appréciant de notre mieux les différentes opinions.

Dans tous les poissons osseux, et dans les poissons cartilagineux des genres lophie et esturgeon, on trouve, au devant des protubérances d'où proviennent les nerfs optiques, et qui correspondent aux tubercules quadrijumeaux, deux éminences pleines et solides, qui donnent naissance aux nerfs olfactifs, d'après Tiedemann. Haller les nommait tubercules supérieurs des nerfs olfactifs; Vicq-d'Azyr, Cuvier, les ont appelées protubérances ou ganglions d'origine des nerfs olfactifs.

Arsaky leur donne le nom de tubercules olfactifs et les considère comme les analogues des hémisphères. La forme de ces éminences est oblongue, tantôt lisses, tantôt accidentées par des sillons et des élévations, ce qui ressemble plus ou moins à des circonvolutions. Camper dit avoir observé ces petites anfractuosités dans le cerveau du cabillaud, et Vicq-d'Azyr les a rencontrées dans celui de plusieurs poissons.

Tiedemann dit qu'elles se sont offertes à lui dans la raie pêcheresse, l'hirondelle de mer ou pirabibe commune, qui habite la Méditerranée, l'uranoscope, la dorée ou poisson de Saint-Pierre, le boulereau noir, le saluth, la lotte, la truite, l'ombre, la salmo salvelinus, le saumon de Schieffermuller, etc., etc.

Le volume des protubérances varie suivant les espèces.

Dans le saluth, la lotte et l'acipenser stellaris, Tiedemann les a trouvées plus grosses que celles dont naissent les nerfs optiques.

En général, elles paraissent être moins volumineuses dans certains poissons et particulièrement dans les genres lophie, scorpène, uranoscope, dorée, vive, brochet, saumon, cyprin.

Généralement, elles sont composées d'une substance, soit grise, soit blanc rougeâtre, unies ensemble par la petite commissure médullaire antérieure. Plusieurs fibres des pédoncules cérébraux pénétrent dans leur épaisseur, et se confondent avec les nerfs olfactifs, auxquels elles donnent naissance.

Tiedemann les considère comme les analogues des corps striés, du bord externe desquels les membranes des hémisphères n'ont point encore commencé à s'élever. L'analogie, dit-il, qui existe entre elles et les corps striés des fœtus, aux premières époques de son développement, parle en faveur de cette opinion, aussi bien que la présence de la commissure antérieure, et leur expansion en nerfs olfactifs. Les autres petites protubérances, en nombre variable, qu'on aperçoit en avant d'elles, doivent être considérées comme de simples renflemens des nerfs olfactifs.

On trouve quatre de ces renflemens dans les anguilles, tandis qu'il n'y a que deux dans les uranoscopes, les pleuronectes, les brochets et les clupées. Dans les gades, les silures et les cyprins, il dit n'en avoir point observé.

Le cerveau des poissons cartilagineux, chez les raies et les squales entre autres, présente deux masses très volumineuses, et unies l'une avec l'autre, d'où naissent les nerfs olfactifs.

Ces masses sont creuses, d'après Tiedemann et Arsaky, et leur cavité se prolonge dans les nerfs olfactifs; la paroi qui couvre le ventricule de ces masses est formée par une membrane grise, renversée de dehors en dedans et d'avant en arrière, et dans laquelle se répandent les fibres des pédoncules cérébraux.

Ainsi Tiedemann, se fondant sur les connexions avec les nerfs olfactifs, assimile les éminences aux corps striés. Carus et M. Serres les nomment *première masse cérébrale*. D'autres anatomistes les désignent sous le nom de lobes optiques.

Arsaky les assimile aux lobes cérébraux des animaux plus élevés. Meckel, Arsaky, Carus, etc., y ont même rencontré des cavités ventriculaires. Camper, Vicq-d'Azyr, Tiedemann, y décrivent des circonvolutions cérébrales.

Chez les *Reptiles*, l'existence des hémisphères n'est déjà plus discutée. Vicq-d'Azyr leur a donné le nom de nerfs olfactifs.

En avant des tubercules quadrijumeaux, dont émanent les nerfs optiques, il se trouve deux masses volumineuses, lisses, revêtues par la pie-mère, de la partie antérieure desquelles sortent les nerfs olfactifs. Ces masses sont incomparablement plus développées que les tubercules quadrijumeaux.

C'est dans les grenouilles, les crapauds et les salamandres, qu'elles ont le moins de volume; c'est dans les chéloniens et les ophidiens qu'elles sont des plus grosses; on ne les trouve, dans aucun reptile, aussi développées que dans les lézards, les dragons, les iguanes et les crocodiles. De forme variable, elles

sont ovales, allongées et presque cylindriques dans les salamandres; oblongues, mais unies en avant, dans les grenouilles et les crapauds; ovales dans le lézard gris, la tortue grecque et le caret; presque triangulaires, fort larges en arrière, et terminées en avant par une extrémité déliée, qui devient le nerf olfactif, dans la couleuvre à collier, l'iguane bleue et le crocodile.

Déjà elles ressemblent aux hémisphères des oiseaux.

Quand on écarte l'une de l'autre, à leur partie supérieure, ces deux éminences, on aperçoit au devant des tubercules quadrijumeaux les deux petites couches optiques sur lesquelles repose la glande pinéale; on voit au devant du troisième ventricule, ainsi que la commissure cérébrale antérieure.

Sur chaque hémisphère, en arrière et en dedans, on reconnaît l'existence d'une ouverture par laquelle s'insinue la pie-mère, afin d'aller former le plexus choroïde dans le ventricule latéral.

Quand on ouvre les hémisphères par une excision verticale, on découvre les ventricules latéraux; leur capacité est remplie par les plexus choroïdes. Au-dessous d'eux et à leur côté interne, se trouvent des éminences oblongues qui correspondent aux corps striés, et font saillie dans l'intérieur des ventricules. Chaque hémisphère représente un sac membraneux. La substance blanche, fort mince, qui s'élève des parties latérale et antérieure des corps striés, est renversée d'avant en arrière et de dehors en dedans.

Tiedemann compare cet état des hémisphères du cerveau des reptiles à ceux du fœtus de trois mois, qui offre la même inflexion, et couvrent les corps striés et les couches optiques, laissant les tubercules quadrijumeaux à nu, de même que chez les reptiles.

Tiedemann dit aussi, que les nerfs olfactifs, en sortant des hémisphères, chez les tortues, produisent un renflement oblong et creux. Cette cavité n'est, selon lui, qu'un prolongement du ventricule latéral dans l'intérieur de ces nerfs.

On rencontre, chez les *Oiseaux*, des hémisphères beaucoup plus volumineux et plus développés que dans les classes précédentes. Toutefois, il est à remarquer qu'ils ne couvrent pas plus que ceux-ci des tubercules quadrijumeaux.

Leurs extrémités antérieures se continuent avec les nerfs olfactifs; leur forme se rapproche de celle du cœur.

On n'aperçoit, d'ailleurs, point de circonvolutions à leur surface. Les scissures de Sylvius n'existant pas encore, il n'y a pas encore de lobes.

Les corps striés entrent dans leur composition. De Blainville regarde les lobes cérébraux des oiseaux comme constitués par les corps striés, et de plus, par une partie correspondant aux circonvolutions qu'on découvre, chez quelques mammifères, au fond de la scissure de Sylvius. Ce ne serait point, d'après ce célèbre zoologiste, les analogues des grandes masses hémisphériques.

Les lobes cérébraux sont réunis l'un à l'autre par leur partie inférieure et interne, mais libres dans le reste de leur étendue. L'une des commissures est, comme nous l'avons dit, placée en avant du troisième ventricule; l'autre, placée au-dessus, est considérée par Meckel comme le rudiment du corps calleux. Carus pense même que cette partie répond au *genou* du corps calleux.

Après l'incision des lobes cérébraux, on les trouve formés par une substance d'un gris rougeâtre, sans distinction des couches corticales et médullaires. D'après M. Baillarger, il n'existe à l'extérieur ni couche corticale, ni stratification.

Dans les passereaux, les hémisphères longs et larges sont dépassés par les lobes optiques dans les rapaces.

Mammifères.

L'étude importante de l'anatomie comparée des lobes cérébraux mérite à plus d'un titre de fixer l'attention. C'est à son aide que l'on a voulu édifier de vastes systèmes de physiologie, à l'aide desquels on classait les animaux parallèlement au développement organique et au développement intellectuel et instinctif.

Cette classification, fondée sur des données purement anatomiques, et le plus souvent d'anatomie descriptive, a dû subir le sort de toute doctrine péchant par la base. Il n'en est pas moins indispensable de comparer, dans toutes les directions possibles, les lobes cérébraux chez les différens mammifères. Nous verrons comment les uns, au bas de l'échelle, se rapprochent des oiseaux, tandis que les autres, par leur développement considérable, viennent à se rapprocher des hémisphères de l'homme, avec lesquels ils ne deviennent, toutefois, jamais identiques.

On a étudié comparativement la forme des hémisphères, leur étendue absolue, leur étendue par rapport au corps entier et par rapport au cervelet et à la moelle allongée.

Tiedemann, dans l'étude générale des hémisphères chez les mammifères, est arrivé à cette conclusion, que le cerveau des mammifères se rapproche peu de celui de l'homme, en passant par plusieurs degrés d'organisation, qui établissent une ressemblance entre lui et le cerveau du fœtus, ce dernier devant parcourir tous ces degrés dans les progrès de son développement. Ce sont les rongeurs et les chéroptères qui occupent le dernier rang sous ce rapport. Les hémisphères des rongeurs, en particulier ceux de la souris, du rat, de la marmotte, du castor, du lièvre, du lapin, de l'écureuil, n'ont ni sillons, ni circonvolutions.

Il en est de même de la chauve-souris commune; Tison dit qu'il en est ainsi de l'opossum à oreilles bicolores. Daubenton a constaté cette absence de toute circonvolution dans le coucou et le fourmilier à deux doigts.

On aperçoit à la surface des hémisphères du lièvre, du lapin et de l'écureuil de légers sillons dans lesquels pénètre la pie-mère. Chez ces rongeurs, et plus spécialement dans les espèces du genre rat, dans la marmotte et dans le castor, de même que dans les chauves-souris, ils s'étendent si peu, que l'on voit les tubercules quadrijumeaux à nu, comme dans le fœtus de quatre à cinq mois. Là aussi, ils sont divisés en lobe antérieur et en lobe moyen par la scissure de Sylvius, encore superficielle.

Dans les carnassiers, tels que la marte, le renard, le chien et le chat; dans les ruminans tels que la brebis, la chèvre, le bœuf, la biche et le cerf; enfin dans le cochon et le cheval les hémisphères sont plus volumineux, plus voûtés, garnis de circonvolutions et d'anfractuosités; ils couvrent toute la surface des tubercules quadrijumeaux et une portion du cervelet comme dans un fœtus de six à sept mois; une scissure de Sylvius sépare le lobe antérieur du moyen qui n'est pas encore distinct du postérieur.

Dans les singes, le cerveau plus grand, plus étendu, plus sphérique, couvre même le cervelet. On y distingue, comme dans le fœtus qui va naître, des lobes antérieurs, moyens et postérieurs; les circonvolutions et anfractuosités sont manifestes.

Tiedemann, ainsi que les Wenzel, M. Serres, Lélut, Lafargue, Leuret, ont établi la relation qui existe entre le diamètre antéro-postérieur et le diamètre transverse des lobes cérébraux.

M. Lélut, en déterminant ce rapport, avait en vue de déterminer l'exactitude de l'assertion sur le siége de la destructivité.

Dans le tableau comparatif de M. Leuret, où figurent les rapports de dimensions avec les mœurs, les instincts des animaux, le chien et le coati occupent le dernier rang pour les dimensions du diamètre transverse. — On trouve en tête du tableau, parmi les cerveaux les plus allongés, les singes; parmi les plus élargis, les rongeurs. Le phoque, la baleine, occupent le même rang que les rongeurs, deux lapins sont placés entre une louve et un singe macaque. Puis, sont au même niveau : une jument et un loup, et d'autre part, une gazelle et un cougouar.

La longueur relative du cerveau n'a point de relation avec les tubercules quadrijumeaux et le cervelet.

Des cerveaux très allongés recouvrent peu le cervelet, tel est le cas pour les pachydermes et les ruminans; d'autres, larges mais courts, reposent en grande partie sur le cervelet, tel on le voit chez la loutre, le phoque, la baleine, le marsouin.

En général, le diamètre antéro-postérieur l'emporte sur le diamètre transverse: le marsouin, qui a un cerveau arrondi, a un cerveau deux fois plus large que long.

Il n'y a guère de règles à établir sur la largeur relative des lobes frontaux.

Ainsi chez le lapin, le lièvre, le loup, le chien, cette partie est mince; chez le mouton elle s'élargit.

M. Leuret a signalé une erreur qui s'est assez généralement accréditée chez les phrénologistes. Ils ont vu, dit-il, que le front des animaux fuit en arrière, au point de l'abaisser, presque au niveau des os propres du nez; ils ont conclu de cet abaissement à la diminution proportionnelle de la partie antérieure du cerveau, sans considérer que, chez ces animaux, la cavité crânienne n'est pas au-dessus, mais en arrière des orbites; d'où résulte que le cerveau est derrière et non au-dessus de la face. Quand donc on veut déterminer le volume relatif de la partie antérieure du cerveau chez ces animaux, il faut, dit-il, ne pas considérer la saillie du cerveau au-dessus des os de la face, mais comparer les cerveaux entre eux, les circonvolutions entre elles, et choisir, dans le cerveau lui-même, un point fixe qui serve de départ pour diviser chaque lobe en partie antérieure et postérieure. M. Leuret a choisi, pour point de repère, le corps calleux. Suivant que les parties sont situées au devant ou en arrière de cet organe, elles sont antérieures ou postérieures.

Ainsi cet anatomiste a classé les cerveaux des mammifères d'après la longueur relative des cerveaux.

Le développement de la partie antérieure est, ainsi que celui des circonvolutions, très considérable chez le mouton, le cheval, le bœuf, si on le compare aux parties correspondantes, chez le chien, le renard, l'éléphant, et surtout chez le singe.

Et tandis que la masse cérébrale qui se trouve en avant et au-dessus du corps calleux s'arrondit et s'élève chez les uns, la disposition inverse a lieu chez les seconds.

Dans un second tableau, les mammifères sont rangés d'après le développement des lobes cérébraux en arrière du corps calleux. Le mouton, la chèvre, le cavia-paca, l'âne, ont cette partie très peu développée. Au-dessus de ces animaux se placent le chien et le renard. Ensuite viennent des animaux du genre felis qui ont cet organe postérieur plus développé encore, tel est le chat, le lion. L'ours et la loutre nous amènent, par une transition insensible, à l'éléphant et au singe. Mais au-dessus de tous se place le marsouin, qui précède immédiatement l'homme.

Le lapin, le kanguroo, le chameau, se trouvent à la fois compris dans la première colonne. Ce fait, dit M. Leuret, s'oppose à ce que l'on classe l'intelligence des animaux d'après la longueur de leur masse cérébrale.

Tiedemann, Spix, Neumann, ont déjà signalé l'opposition qu'il y a entre le développement des parties antérieure et postérieure des lobes cérébraux. Les deux derniers anatomistes ont cru trouver, dans leurs observations, la base d'une théorie établissant une solidarité entre le développement des lobes postérieurs et celui de l'intelligence.

Voici, en résumé, ce qu'a conclu M. Leuret de ses recherches :

1° Que le volume absolu du cerveau ne serait pas dans un rapport nécessaire avec le développement de l'intelligence.

2° Qu'il en serait de même du poids de l'encéphale, comparé au poids du corps; du poids comparé du cervelet, de la moelle allongée au poids comparé du cerveau.

3° Qu'on trouverait des cerveaux très différens pour la forme, chez des animaux semblables pour les mœurs.

4° Que ce ne seraient point les parties antérieures qui manqueraient au crâne des mammifères, mais plutôt les parties postérieures.

5° Qu'en raisonnant d'après le principe de Gall, il y aurait beaucoup plus d'organes intellectuels chez le mouton que chez le chien, le premier ayant la partie antérieure ou frontale des lobes cérébraux plus large, plus développée que le second.

6° Que d'après les mêmes principes, le marsouin ayant le cerveau plus large que tous les autres mammifères, et avec lui l'éléphant, et le porc-épic, il faudrait ranger en première ligne le porc-épic, le marsouin, l'éléphant, pour le courage, la ruse et l'instinct carnassier; qu'après eux viendraient la chauve-souris, la taupe, la marmotte, et bien en arrière d'eux, le lion, le chien, le renard.

L'étude très complète de l'étendue comparative des circonvolutions cérébrale a été faite, par M. Leuret, avec beaucoup de discernement. Avant lui, Desmoulins, dans ses nombreux travaux sur le système nerveux, avait avancé que le nombre et la perfection des facultés intellectuelles dans la série des espèces, et dans les individus de la même espèce, sont en proportion de l'étendue des surfaces cérébrales; que l'étendue de ces surfaces est en proportion du nombre et de la profondeur des circonvolutions.

Ainsi, suivant cet anatomiste, 1° le dauphin est l'animal qui a le plus de circonvolutions, il en a plus que l'homme; mais comme, relativement au volume du corps, le cerveau du dauphin est moindre que celui de l'homme de la moitié environ, il s'ensuit qu'en réalité il a moins de surface cérébrale que l'homme. 2° Les circonvolutions dans les chiens, et surtout dans les chiens de chasse, ne sont guère moins nombreuses, ni moins profondes que dans les singes et même dans l'homme. 3° Les ouistitis qui n'ont guère plus de circonvolutions que les écureuils, n'ont qu'une intelligence analogue à celle des écureuils, et fort inférieure à celle des autres singes. 4° Les chiens, qui ont des sillons plus nombreux au cerveau que n'en ont les chats, l'emportent sur les chats en intelligence. 5° Les sarigues, les édentés, les tatous, les paresseux, les rongeurs, n'ont pas de plis à leur cerveau, ils sont moins intelligens que les chats et les chiens. Leuret a objecté à Desmoulins de n'avoir pas tenu compte de faits qui sont tout à fait subversifs de sa doctrine; ainsi, les ruminans,

suivant Leuret, offrent une étendue cérébrale plus considérable que le chien, le chat.

Le mouton, surtout, offre un exemple de ce développement, et cependant, cet animal, avec tous les autres qui sont dans un cas analogue, est inférieur en intelligence aux précédens.

Voici, à ce sujet, les conclusions des recherches de Leuret :

1° Le cerveau de la plupart des mammifères est pourvu de circonvolutions.

2° Les mammifères qui manquent de circonvolutions cérébrales appartiennent tous aux ordres dont l'organisation est la moins parfaite.

3° On peut classer les mammifères d'après la similitude de leurs circonvolutions cérébrales.

4° Le classement établi, d'après les circonvolutions, rapproche les animaux semblables par leurs facultés, tandis qu'il éloigne les uns des autres les animaux à facultés différentes.

5° Les circonvolutions cérébrales ont plusieurs types bien tranchés; cependant, on peut suivre les transitions d'un type à l'autre par des degrés intermédiaires.

6° Trois animaux, l'éléphant, le maki et le singe, ont des circonvolutions dont les analogues ne se trouvent que chez l'homme.

7° La présence et le développement des circonvolutions ne sont pas en rapport, direct avec le volume du cerveau. Toutefois, il est généralement vrai de dire que les plus gros cerveaux ont les circonvolutions les plus nombreuses et surtout les plus ondulées.

8° Le renard, le loup, le chien, le chacal, sont les animaux dont les circonvolutions cérébrales ont une grande simplicité.

9° Chez les chats, les circonvolutions sont en même nombre que chez les précédens, mais elles se réunissent les unes aux autres en plusieurs points.

10° Chez l'ours, le maki, elles se réunissent davantage et présentent de nombreuses différences dans les détails.

11° Les herbivores ruminans ont des circonvolutions cérébrales qui sont moins simples, plus ondulées, que celles des carnivores, et qui ressemblent assez, pour l'aspect général, aux circonvolutions cérébrales de l'homme.

12° Les cochons et les ours, chacun dans un mode différent, ont un cerveau qui caractérise un état transitoire entre les carnivores et les herbivores.

13° Le cerveau du phoque se rapproche de celui du cochon; le cerveau du dauphin, du marsouin et de la baleine, de celui des herbivores.

14° De tous les mammifères, l'éléphant et la baleine ont les circonvolutions les plus volumineuses et les plus ondulées; mais l'éléphant est au-dessus de la baleine par les circonvolutions qui lui sont communes avec le singe, et même avec l'homme.

15° C'est chez les mammifères les plus intelligens que l'on trouve le cerveau le plus ondulé; mais tous les mammifères intelligens ne sont pas dans ce cas.

16° Ni la présence des circonvolutions, ni leur nombre, ni leur forme, ne révèlent d'une manière absolue le nombre et l'étendue des facultés des mammifères.

17° L'étendue de la surface cérébrale n'est pas en rapport nécessaire avec le développement de l'intelligence.

18° La forme générale des circonvolutions divise les cerveaux des mammifères en trois groupes.

Dans le premier groupe se placent les circonvolutions non flexueuses, celles qui sont séparées les unes des autres par des lignes régulières, droites ou courbes : elles appartiennent exclusivement aux mammifères carnassiers. Dans le second se trouvent les circonvolutions ondulées, sinueuses qui, au premier aspect, ressemblent le plus à celles de l'homme ; elles appartiennent à tous les solipèdes et à tous les ruminans, animaux qui vivent uniquement de substances végétales ; elles appartiennent à l'éléphant qui est exclusivement herbivore ; on les trouve aussi chez les cétacés et les amphibies, animaux dont quelques-uns se nourrissent de végétaux, mais dont la plupart vivent de poissons.

Enfin, dans le troisième groupe vient se ranger la famille entière des ours, des martes et des cochons, mammifères omnivores, dont le cerveau a des circonvolutions sinueuses et des circonvolutions non sinueuses.

Il faut, il est vrai, remarquer que l'on ne saurait, quelque point de vue que l'on ait, se refuser à accorder une certaine importance à la présence des circonvolutions, et à reconnaître leur influence sur le développement de l'intelligence. C'est tout au moins une condition organique qui est étroitement liée avec celle-ci.

Les animaux inférieurs, comme on en peut juger, n'offrent jamais de circonvolutions ; les supérieurs en sont toujours pourvus, et chez l'éléphant les circonvolutions sont les plus nombreuses et se rapprochent le plus de celles de l'homme :

Il en est de même du volume général des lobes cérébraux.

Il est digne de remarque que l'homme est, parmi les autres animaux, un des mieux partagés pour le volume absolu de l'encéphale.

Quant au volume relatif, il est incontestablement supérieur.

On sait que bon nombre d'anatomistes ont cherché à déterminer le poids de l'encéphale entier, relativement à celui du corps, au lieu de ne chercher que le poids relatif des deux lobes cérébraux.

Or, que voulait-on ? Déterminer le rapport entre l'organe qui préside aux fonctions intellectuelles chez les animaux.

Ce rapport, qui suppose avant tout la connaissance de cet organe, n'a pu être cherché jusqu'à ce jour que d'après des conjectures plus ou moins fondées.

Si d'ailleurs les lobes cérébraux président directement à ces fonctions, c'est sur eux seuls que devaient porter ces investigations. D'ailleurs, on a pensé aussi que ce n'étaient pas les lobes tout entiers qui étaient chargés de cette fonction, par conséquent il eût encore fallu pouvoir isoler la partie des hémisphères qui est spécialement chargée de ce rôle.

Ainsi, d'après Cuvier, le poids de tout l'encéphale, chez l'homme adulte, étant au poids du corps :: 1:30 ou 35, il est chez le zaïmari :: 1:22 ; chez le ouistiti :: 1:28 ; chez le dauphin :: 1:36.

En examinant une table de proportion, prise dans la classe des oiseaux, on trouve quelques rapports encore moins avantageux pour l'homme.

Le poids de tout l'encéphale est à celui du corps chez la mésange :: 1:12, chez le serin :: 1:14, chez le tarin :: 1:23, chez le moineau :: 1:25, chez le pinçon :: 1:27, chez le rouge-gorge :: 1:32.

Ces tables comparatives ont été dressées sur une vaste échelle par Cuvier, Leuret, pour les mammifères, les oiseaux, les reptiles, les poissons. M. Leuret, après avoir rapproché tous les élémens connus du problème, arriva au résultat suivant :

Chez les poissons, le rapport de l'encéphale est au corps :: 1:5668. Chez les reptiles :: 1:1321. Chez les oiseaux :: 1:212. Chez les mammifères :: 1:186. Donc, incontestablement, l'encéphale augmente de volume à mesure que l'on monte dans la série animale. Cependant on aurait tort d'inférer de là que dans une même classe les individus ont le cerveau d'autant plus développé qu'ils sont plus intelligens, ou vice versâ. Les faits donnent un démenti formel à cette assertion. En effet dans la classe des mammifères, la table des proportions donne au rat, à la souris, au lapin, à la taupe, au hérisson, l'avantage sur le renard, le chien et l'éléphant.

Donc on ne saurait logiquement comparer entre elles les intelligences de deux ou plusieurs animaux, par la seule inspection du volume de la masse encéphalique.

Le rapport général observé ne justifie que des observations générales à cet égard, bien plus applicables à des classes d'individus qu'à des individus entre eux.

Tous ces inconvéniens ont été puissamment sentis par des hommes d'un haut mérite. On a tourné les regards vers d'autres points comparables. Ainsi, le corps subissant de fortes variations et d'augmentation et de diminution, auxquelles le cerveau ne participe pas, on a cherché deux termes moins variables ou moins sujets à varier par des influences aussi accidentelles. On prit le cervelet pour second terme.

Cuvier et Leuret ont dressé des tableaux à cet égard, mais il est à observer que ces tableaux ont fourni des résultats tout aussi peu édifians. L'homme est à côté du bœuf et au-dessous d'un singe.

Il en est autrement de la comparaison du cerveau avec la moelle allongée. Il résulte des travaux d'Ebel, de Sœmmering, que cette proportion est plus à l'avantage du cerveau dans l'homme que dans les autres animaux, et qu'elle est un très bon indicateur de la perfection de l'intelligence ; c'est le meilleur indice de cette prédominance que l'organe de la réflexion conserve sur ceux des sens extérieurs.

Il est évident, toutefois, que là pas plus qu'ailleurs, il n'y a de caractères absolus.

Corps calleux.

Les poissons, les reptiles et les oiseaux sont dépourvus de corps calleux. C'est là un nouveau rapport commun entre ces animaux et les jeunes fœtus. Haller, Vicq-d'Azyr, Cuvier, Tiedemann, l'ont tour à tour signalé.

Quand on écarte les hémisphères du cerveau, dans les reptiles et les oiseaux, on reconnaît qu'ils sont tout à fait séparés l'un de l'autre en-dessus, et qu'ils ne sont unis en dessous que par les deux commissures, antérieure et postérieure, ainsi que par la glande pituitaire. On rencontre le corps calleux dans le cerveau de tous les mammifères ; mais dans les rongeurs et les chéiroptères, où le cerveau proprement dit est très surbaissé et peu prolongé en arrière, ce corps est très étroit et court comme dans le fœtus de six mois.

Il est infiniment plus grand, plus long, dans les carnassiers, les ruminans et les solipèdes, dont les hémisphères sont plus vastes et plus étendus en arrière que ceux des animaux précédens. Chez tous les mammifères, rien n'est plus facile que de démontrer les fibres médullaires qui se répandent en rayonnant dans les hémisphères, se recourbent de dehors en dedans, et s'unissent pour produire le corps calleux. Cette préparation s'exécute surtout sans aucune difficulté dans les rongeurs, qui

T. III.   48

ont les hémisphères très surbaissés. Si l'on prend le cerveau d'un lièvre, d'un lapin ou d'un castor, après l'avoir fait macérer pendant quelque temps dans l'alcool, et qu'avec le manche d'un scalpel on enlève la couche extrêmement mince des hémisphères qui recouvre les fibres transversales du corps calleux, on aperçoit aussitôt ces fibres dirigées de dedans en dehors, et qui se continuent avec celles des pédoncules cérébraux.

Chez l'écureuil et le lapin, en particulier, il y a au corps calleux deux couches évidentes, l'une qui remonte vers les circonvolutions, l'autre qui descend dans le corps strié et la couche optique. Willis avait déjà parfaitement démontré les fibres médullaires transversales du corps calleux dans le cerveau de la brebis.

Ventricules latéraux.

Les ventricules latéraux n'existent pas chez la plupart des poissons. Meckel et Arsaky ont trouvé chez quelques espèces de squales une cavité correspondant aux deux ventricules latéraux réunis du cerveau de l'homme, et prolongée dans les nerfs olfactifs. Carus a fait la même observation dans les squales.

On n'en trouve aucune trace, dit Tiedemann, dans le cerveau des poissons osseux, qui sont privés des hémisphères membraniformes. Les premiers animaux chez lesquels on les rencontre, dit-il, sont les raies et les squales, où on les voit dans la masse antérieure du cerveau, d'où ils se prolongent dans l'intérieur des nerfs olfactifs.

Chez les reptiles et les oiseaux, ils sont très amples, proportionnellement à l'épaisseur de leurs parois, comme dans le fœtus de trois mois; mais leur intérieur n'est point encore divisé en cornes. Chez les reptiles, quand on incise les lobes cérébraux, on les trouve creux, et la surface interne parsemée de vaisseaux sanguins. Les parois des cavités ventriculaires sont minces, excepté vers la partie externe et inférieure, où elles présentent de petits renflemens ganglionnaires analogues aux corps striés. Cela s'observe dans la grenouille et dans la salamandre. Chez les tortues ils se prolongent dans le renflement des nerfs olfactifs, comme nous l'avons vu pour certains poissons. Carus dit qu'ils sont très distendus dans l'iguane et le crocodile.

Chez les oiseaux, les ventricules ont une grande ampleur; d'ailleurs très rapprochés de la superficie. On trouve dans leur intérieur un gros ganglion, l'analogue du corps strié de l'homme.

Chez les mammifères ils sont moins larges comparativement à l'épaisseur de leurs parois; on y découvre la corne antérieure et la corne descendante. La première se continue dans les carnassiers, les rongeurs, les ruminans, les solipèdes et les pachydermes, comme dans le fœtus avec les renflemens des nerfs optiques, désignés sous le nom d'éminences mamillaires.

D'après Cuvier, c'est dans les quadrumanes qu'on aperçoit, avec les lobes postérieurs du cerveau, les cornes postérieures des ventricules latéraux, qui se développent aussi les dernières dans le cerveau du fœtus. Cependant Carus dit que l'on rencontre déjà les cornes postérieures chez le phoque et le dauphin. Les ventricules latéraux se forment donc postérieurement au canal de la moelle épinière, au troisième et au quatrième ventricule, dans le fœtus humain, aussi bien que dans les animaux.

Ils sont le produit du renversement des hémisphères membraneux en dedans et en arrière. Ce renversement fait que la pie-mère cérébrale se replie sur elle-même, d'où résulte le plexus choroïde qu'on rencontre dans tous les ventricules.

Éminences mamillaires.

Sœmmering, Vicq-d'Azyr, ont remarqué qu'il existe deux éminences mamillaires dans les carnassiers, dans le chien, le renard, le chat, la loutre. Mais dans les ruminans, tels que le bœuf, le cerf, la biche, la brebis et la chèvre, et dans le cochon, l'écureuil, ces éminences ne forment qu'une seule masse, très volumineuse comme dans les premiers temps de la vie du fœtus humain. Chez les oiseaux elles constituent une petite masse simple. Elles n'existent pas bien distinctement dans les reptiles. Tiedemann se demande si les tubercules très volumineux qu'on voit auprès de la glande pituitaire des poissons, que Haller appelait protubérances inférieures des nerfs olfactifs, que Vicq-d'Azyr et Arsaky ont considérés comme les éminences mamillaires, leur correspondent réellement ou non; l'hypothèse d'Arsaky et Vicq-d'Azyr paraît la plus vraisemblable, d'après la forme et la situation de ces tubercules.

Voûte et cloison transparente.

On ne trouve pas davantage de voûte ni de cloison transparente proprement dites, dans les poissons, les reptiles et les oiseaux, que dans l'embryon de deux ou trois mois. Tiedemann dit avoir observé dans un caret une partie analogue à la voûte du fœtus de la fin du troisième mois, c'est-à-dire qu'un petit faisceau de fibres médullaires, né des couches optiques, se portait un peu de haut en bas, se réfléchissait ensuite derrière la commissure antérieure, et s'élevait enfin en rayonnant sous la forme d'une membrane mince, qui s'unissait avec celle des hémisphères, recourbée sur elle-même de dehors en dedans. Cet état de chose, semblable à ce qu'on observe dans le premier âge du fœtus, est encore plus marqué dans le cerveau des oiseaux. De chaque couche optique descend un faisceau de fibres médullaires, qui s'infléchit derrière la glande pituitaire et produit ainsi les éminences mamillaires. Ce faisceau s'élève ensuite le long de la commissure antérieure, et répand, en rayonnant, ses fibres dans la paroi interne des hémisphères, où elles s'unissent à celles qui proviennent des pédoncules cérébraux. Cette paroi interne rayonnée des hémisphères, que Haller, Vicq d'Azyr, Cuvier, ont décrite, a quelque analogie avec les piliers de la voûte qui, dans le fœtus, ne se sont pas encore unis ensemble, à la fin du troisième mois, pour former la voûte elle-même.

Dans les mammifères, on trouve toujours la voûte, la cloison transparente et le ventricule de la cloison. Mais l'étendue de ces parties est en raison directe du prolongement postérieur des hémisphères cérébraux. Aussi sont-elles très petites chez les rongeurs, dont le cerveau ne couvre même pas les tubercules quadrijumeaux. Dans tous ces animaux, on peut soulever et renverser d'avant en arrière les hémisphères. La voûte et ses parties sont infiniment plus grandes et plus longues dans le cerveau des carnassiers, des ruminans et des solipèdes, chez lesquels les hémisphères s'étendent bien davantage en arrière que chez les rongeurs. Voilà pourquoi la voûte de ces derniers, et les diverses parties qu'elle comprend, rappellent ce qu'on voit dans le cerveau du fœtus de six mois; tandis que dans les carnassiers, les ruminans et les solipèdes, elles ressemblent davantage à ce qu'on observe dans le fœtus de sept à huit mois. Au reste, la voûte n'offre aucune différence chez tous ces animaux quant à la manière dont elle se forme ; c'est toujours un faisceau médullaire qui descend des couches optiques dans les éminences mamillaires, s'y recourbe de bas en haut, se redresse derrière la commissure antérieure, s'incline ensuite en arrière, s'unit à son correspondant du côté opposé, envoie à la face inférieure du corps calleux une lamelle médullaire rayonnée qui produit la cloison transparente, s'écarte enfin de son congénère à la partie postérieure, et s'enfonce dans l'hémisphère où il va donner naissance à la corne d'Ammon.

Corne d'Ammon. Comme c'est une des dernières parties qui se développent dans le cerveau du fœtus, de même aussi on ne la voit paraître que fort tard dans la série des animaux, car c'est seulement chez les mammifères qu'on commence à l'apercevoir d'après Tiedemann. Aucun des cerveaux de poissons, de reptiles et d'oiseaux qu'il a examinés ne lui a offert d'organe qui puisse être comparé à la corne d'Ammon. Dans les mammifères, il l'a toujours dû considérer comme un pli que la substance cérébrale forme dans la corne descendante du ventricule latéral, et qu'accompagne le pilier postérieur de la voûte, constituant l'espèce de bordure connue sous le nom de corps frangé.

On voit, en dessous, une fosse profonde dans laquelle pénètre la pie-mère. Lorsqu'on étudie la corne d'Ammon sous le rapport de la substance qui la constitue, on reconnaît que sa partie renflée et saillante, dans la corne du ventricule, est composée, comme dans le cerveau de l'adulte, de substance médullaire dans l'intérieur de laquelle on aperçoit de la substance grise, et qui est tapissée extérieurement par la pie-mère. De là résulte qu'on découvre, en coupant longitudinalement cette protubérance, les couches alternativement blanches et grises. La corne d'Ammon est évidemment plus volumineuse, proportionnellement à la masse du cerveau proprement dit, dans les mammifères que chez l'homme, ainsi que Vicq-d'Azyr, Sœmmering, Wenzel, l'ont très bien indiqué. Ce fait dépend de ce que les hémisphères cérébraux des animaux sont moins volumineux que ceux de l'homme. De tout ceci il résulterait que la corne d'Ammon est, chez tous les animaux où on la rencontre, un repli des hémisphères.

L'éminence unciforme n'existe dans aucun animal, au dire de Tiedemann. Les mammifères, moins les quadrumanes, sont compris dans cette règle. En effet, les mammifères, et *à fortiori* les autres animaux, sont privés de lobes postérieurs du cerveau et de la corne postérieure du ventricule latéral. Les singes ont, il est vrai, ce lobe et cette corne, mais il n'est pas démontré encore qu'ils aient un ergot de Morand.

Glande pituitaire.

Willis admet que cette glande existe chez tous les vertébrés. Il en conclut très légitimement qu'elle doit avoir une influence très importante sur les fonctions de l'encéphale.

Le même anatomiste fait observer que cet organe n'a point un volume proportionnel à celui du cerveau ou du corps entier. Chez l'agneau, par exemple, la glande pituitaire est plus volumineuse que chez l'homme.

Chez les poissons cet organe a un volume énorme, proportionnellement à celui du cerveau ; il est conique comme dans les squales et les raies, ou arrondi et pédiculé comme dans la plupart des poissons osseux, entre autres le saluit, le brochet, la carpe, le boulereau noir. Tiedemann ne l'a jamais vu creux.

Dans les reptiles et les oiseaux, il représente une éminence pyramidale et creuse.

Il offre aussi les deux mêmes caractères dans les mammifères, chez lesquels on lui trouve un volume beaucoup plus considérable que chez l'homme adulte.

Déjà nous avons vu que chez le cheval, le bœuf, etc., il est creusé d'un canal fort apparent.

Chez les poissons, au contraire, il ne semble jamais être creusé.

Enfin la grande disproportion entre le volume de la glande pituitaire des animaux et leur cerveau établit une dernière analogie entre la glande pituitaire des animaux et celle du fœtus humain.

Anatomie anormale du cerveau.

Nous avons vu, en étudiant deux séries parallèles, celle du développement fœtal et celle de l'échelle zoologique, comment le cerveau, de l'état rudimentaire, arrive à son plus haut degré de développement chez l'homme adulte ou même l'enfant.

Il serait maintenant intéressant de voir naître des hommes offrant, avec l'invariabilité du plan général de leur organisation cérébrale, toutes les variétés d'anomalie que nous pouvons concevoir dans un appareil aussi complexe.

Les tératologues, et M. I. Geoffroi Saint-Hilaire en particulier, ont longuement traité des anomalies de l'encéphale. Mais ce grand naturaliste a lui-même senti les immenses lacunes qui restent à combler. Il suffira d'énoncer les points principaux de sa classification pour reconnaître avec lui tout ce qu'il reste à faire dans cette vaste branche de l'anatomie cérébrale.

La première famille des anomalies cérébrales porte le nom d'*exencéphaliens*. Elle est caractérisée par un cerveau mal conformé, *plus ou moins incomplet*, et placé, au moins en partie, hors de la cavité crânienne, elle-même très imparfaite.

Les exencéphaliens, à quelque genre qu'ils appartiennent, ont encore leur encéphale ; le plus souvent même ils présentent le volume ordinaire, et, sauf quelques modifications, la conformation normale, mais se montrant sous la forme d'une tumeur placée en avant, en arrière, au-dessus ou au-dessous de la tête.

Ces positions sont déterminées par le siége de la lésion crânienne. Tantôt les os sont séparés, tantôt non développés, d'où la mise à nu du cerveau.

La structure et le volume de l'encéphale, dans la plupart des cas, s'éloignent peu de l'état régulier ; les circonvolutions même sont bien formées, ce qui indique un degré très élevé de développement, et la moelle épinière existe normale. Mais il est aussi des cas où les deux moitiés de l'encéphale sont irrégulières en volume et différentes de forme, où les circonvolutions sont très peu marquées, où apparaissent des anomalies plus ou moins graves. Enfin la moelle épinière elle-même disparaît, ou n'existe que très rudimentairement.

Tous ces individus ont une naissance prématurée, et une mort très prompte (J. Geoffroi Saint-Hilaire).

Mais on cite le cas d'un individu pareil qui, né en Russie, aurait atteint l'âge adulte, tout en jouissant de toutes ses facultés intellectuelles. M. Edwards, qui a été aux renseignements sur ce cas si extraordinaire, est resté dans le doute le plus complet sur son authenticité.

Entre les exencéphaliens caractérisés par la position extérieure et la déformation de leur encéphale, et les anencéphaliens chez lesquels l'encéphale a tout à fait disparu, il existe un degré intermédiaire : l'existence de quelques vestiges d'encéphale.

Tel est le cas des *pseudencéphaliens*, dont les conditions organiques éminemment remarquables ne sauraient être complétement prévues avant l'observation.

Cette famille se compose d'individus qui n'ont plus, à proprement parler, d'encéphale ; car la matière nerveuse essentiellement caractéristique de l'encéphale a plus ou moins disparu ; mais l'encéphale se trouve représenté par une partie dont la nature a longtemps échappé aux observateurs. La base du crâne porte et montre à l'extérieur, au défaut de la voûte qui manque presque entièrement, une tumeur d'un rouge foncé, quelquefois plus volumineuse qu'un cerveau normal, plus souvent beaucoup moindre, recouverte seulement par une membrane transparente, comparable à l'arachnoïde. Cette tumeur se compose ordinairement de plusieurs lobes dans lesquels on trouve quelquefois de petits amas de sérosité qui, par leur position et leur forme, simulent souvent les hémisphères cérébraux. La structure de la tumeur anormale est d'ailleurs essentiellement différente de celle du cerveau. Elle est composée d'un lacis de petits vaisseaux gorgés de sang, et c'est tout au plus si l'on peut, dans quelques cas, découvrir par un examen attentif quelques parcelles de substance nerveuse, dispersée plus ou moins irrégulièrement dans la masse vasculaire.

Cette tumeur, par conséquent essentiellement sanguine, se continue en arrière et en bas avec l'extrémité supérieure de la portion spinale de la pie-mère, et semble résulter d'une hypertrophie de cette membrane et des petits vaisseaux de l'encéphale.

Lorsque la moelle épinière existe, la pie-mère spinale, d'abord considérablement épaissie, est beaucoup plus rouge que dans l'état régulier, reprend bientôt ses caractères normaux, en même temps que l'état de la moelle épinière, dont l'extrémité supérieure est plus ou moins atrophiée, se rapproche de la structure et du volume ordinaires.

Dans le dernier degré de cette anomalie, le crâne, ouvert dans toute sa largeur en haut et en arrière, présente à sa base une tumeur vasculaire. Le canal rachidien est, comme le crâne, largement ouvert, et la fissure se prolonge jusqu'à la partie inférieure du dos, ou même, et le plus souvent, jusque dans la région lombaire. Les lames des vertèbres sont disjointes, très écartées, renversées latéralement et étalées horizontalement. La moelle épinière a disparu comme l'encéphale, et le plus souvent n'est même pas comme lui remplacée par une tumeur sanguine.

La dégénérescence des organes encéphaliques qui caractérise essentiellement les pseudencéphaliens, n'offre point des conditions aussi variées que le simple déplacement de l'encéphale.

Il suit de là que les genres qui composent ces deux familles tératologiques, sont plus nombreux pour la première que pour la seconde. Si au lieu de compter les genres, on compte le nombre de cas offerts par les deux familles, c'est la seconde qui l'emporte de beaucoup.

Chez l'homme surtout, les pseudencéphales sont très communs. L'étude de la structure de la tumeur vasculaire offre autant de difficultés que d'intérêt. On s'en convaincra en voyant les auteurs décrire tous cette structure d'une manière fort imparfaite.

Ragger a comparé le tissu de la tumeur au tissu du foie, Bartholin à celui du rein de l'homme, Denys à du sang coagulé, Haller à un amas de ganglions lymphatiques, Sandifort à une tumeur fongueuse.

En examinant avec soin ces tumeurs, on y distingue trois sortes de parties : des vaisseaux qui forment la portion constante et principale de la tumeur, des amas de sérosité dont l'existence est assez ordinaire, et quelques vestiges de matière encéphalique.

Les vaisseaux qui composent la plus grande partie, et quelquefois la totalité, de la tumeur, sont remarquables par l'abondance du sang dont ils sont gorgés. L'ensemble de la tumeur est toujours, à sa surface comme dans l'intérieur de son tissu, d'un rouge foncé semblable à celui d'un caillot récemment formé, et la moindre déchirure de la membrane mince et transparente qui la recouvre, laisse échapper du sang. A l'intérieur, outre un lacis de vaisseaux très ténus et peu distincts qui se présentent, quand on les incise, sous la forme d'un tissu spongieux criblé de petits trous, on aperçoit quelques branches vasculaires, ce sont les unes, des artères qui s'ouvrent dans les carotides et les vertébrales, les autres, des veines communiquant avec des sinus, et tous les petits vaisseaux sont des ramuscules de ces branches. Au centre de la tumeur existe une petite cavité le plus souvent, dans laquelle on trouve du sang épanché, et de plus chez quelques sujets, ceux surtout dont la tumeur est volumineuse, des amas de sérosité limpide ou colorée par son mélange avec un peu de sang.

Ces petits amas d'eau sont renfermés dans des vésicules, que l'on a comparées à des kystes hydatiques.

Dans tous les cas, l'écoulement de la sérosité et du sang épanché a lieu quand on ouvre les vésicules. La tumeur, qui, dans son état naturel, est gonflée, dure au toucher et saillante, perd alors sa forme primitive, s'amollit, s'affaisse et se réduit à un petit volume.

L'existence de quelques parties médullaires dans la tumeur est plus rare que la présence d'un peu de sérosité. Les vestiges de l'encéphale sont ordinairement disposés irrégulièrement dans la masse vasculaire. Lorsqu'il existe en même temps des amas de sérosité, les parties médullaires sont quelquefois contenues dans les mêmes cellules que ceux-ci. La *détermination précise de ces rudimens de l'encéphale* est presque entièrement impossible, tant ils sont informes.

Geoffroi Saint-Hilaire et M. Serres, guidés par le principe des connexions, ont pu retrouver la glande pituitaire dans l'un des cas, et l'on ne peut douter qu'un renflement, qui quelquefois existe au sommet de la moelle épinière, ne corresponde à la moelle allongée. MM. I. Geoffroi Saint-Hilaire et Martin Saint-Ange l'ont trouvée dans un cas. Elle était, disent-ils, divisée en deux lobes peu distincts, composés uniquement de matière grise, et étroitement unis au tissu rouge qui les enveloppait et les cachait au dehors.

Dans un second cas, ces naturalistes ont vu la moelle allongée presque dans l'état normal.

L'existence de ces vestiges de l'encéphale, malgré leur état si imparfait, démontre que la tumeur crânienne est non un organe anormal substitué à l'encéphale et aux méninges, mais bien ces parties elles-mêmes, dont les caractères ont disparu par une transformation presque complète. Cette détermination de la tumeur vasculaire est confirmée par sa situation, ses connexions avec les os du crâne, et de plus par ses rapports avec les troncs vasculaires encéphaliques et sa continuité avec la moelle épinière et les méninges spinales. On voit, en effet, les carotides et les vertébrales pénétrer dans la tumeur. Tous les nerfs cérébraux se portent pareillement sur la tumeur, comme sur un véritable encéphale. De même encore, dans les genres où existe la moelle épinière, celle-ci recevant, comme dans l'état normal, les nerfs cervicaux et le spinal, vient, avec l'arachnoïde et la pie-mère, s'insérer sous la tumeur, et se continue avec elle ; fait d'un intérêt capital.

La moelle épinière est quelquefois modifiée dans toute son étendue. Rouant l'a vue dans un cas comme desséchée et si grêle que le canal vertébral, exploré d'abord par une sonde, parut vide.

Dans le cas vu par Ragger, elle sembla n'être que du sang coagulé ; dans plusieurs cas consignés dans des recueils scientifiques, le tissu de la moelle était semblable à celui de la tumeur crânienne.

Mais le plus souvent la moelle épinière offre des conditions presque normales, ou ne s'en écarte que par une faible diminution de volume, quelquefois par une légère injection de ses enveloppes ; c'est au niveau des cervicales supérieures et moyennes qu'elle commence à être modifiée par de graves anomalies. Elle offre deux sortes de changemens qui, à mesure qu'on se rapproche davantage du cerveau, la rendent de plus en plus semblable à la tumeur sanguine de l'encéphale.

La pie-mère s'épaissit, s'injecte fortement ; en même temps la moelle elle-même devient de plus en plus grêle et frappée d'atrophie, jusqu'à ce qu'enfin la matière nerveuse, ayant complétement disparu, il ne reste plus que l'enveloppe.

Alors celle-ci offre des parois très épaisses, rouges, creusées d'une cavité très grêle ; elle se continue supérieurement avec la tumeur de l'encéphale, qui n'est évidemment qu'un épanouissement de la moelle épinière ainsi transformée.

C'est en suivant cette métamorphose de la moelle épinière en une masse vasculaire, que l'on peut se faire une idée exacte de la tumeur crânienne des monstres pseudencéphaliens.

Cette tumeur est à l'encéphale normal ce qu'est le sommet transformé de la moelle épinière à la portion restée normale.

Elle résulte, par conséquent, de l'atrophie de la matière nerveuse et de l'hypertrophie excessive de la pie-mère et des vaisseaux intra-crâniens ; agglomérés en une masse considérable, sorte d'encéphale uniquement vasculaire, au lieu de se trouver dispersés à la surface et dans l'intérieur de divers organes cérébraux et cérébelleux. Peut-on expliquer les conditions de cet encéphale par une déformation ou par un simple défaut de formation ? Le cerveau et le cervelet ont-ils été détruits ou n'ont-ils jamais existé ? Les méninges, elles-mêmes, se continuent sur la tumeur dont elles constituent l'enveloppe.

Ainsi s'expliquent les connexions de la tumeur crânienne, si parfaitement semblables à celles de l'encéphale, mais aussi sa configuration extérieure et sa division très superficielle en lobes qui offrent souvent des rapports marqués avec les hémisphères cérébraux et le cervelet, surtout lorsqu'ils ne sont pas modifiés par la présence de sérosité dans leur intérieur.

Ce qu'il y a de remarquable dans la pseudencéphalie, c'est de voir que les ouvertures les plus considérables du crâne ne doivent jamais être attribuées qu'à des développemens incomplets. On y retrouve la trace, le rudiment de chacun des os qui entrent dans la constitution du crâne normal.

Au niveau de la solution de continuité du crâne, très régulièrement circulaire et assez bien représentée par la ligne qui, sur un crâne normal, sépare la base de la voûte crânienne ; à ce niveau, la peau du front, de la partie supérieure des paupières, de la tempe, de la nuque, s'arrête et, après s'être un peu enfoncée, adhère au cercle osseux.

Dans un récent travail, publié (Soc. Biol. 1851), nous trouvons une anatomie assez précise d'un cas de pseudencéphalie qui représente assez bien un type général de cette espèce.

L'auteur de ce travail fait d'abord observer combien, au premier aspect, on est tenté de voir deux hémisphères dans cette tumeur. Mais outre la grande scissure longitudinale, il en est de transversales qui rappellent immédiatement les lobules antérieurs, moyens et postérieurs.

Un examen rigoureux de la tumeur montre l'absence de la dure-mère, au niveau du point où cessent les os. L'arachnoïde, au contraire, couvre assez généralement la tumeur. La pie-mère forme cette masse d'apparence molle, spongieuse et sanguine. On peut voir la transition de la pie-mère normale à cet état spécial, quand on la poursuit sur celles des parties de l'axe cérébro-spinal qui sont restées intactes.

Dans la tumeur, on peut isoler la pie-mère et rendre ainsi manifeste, qu'à elle seule doit être attribué cet aspect déjà signalé de la tumeur.

Mais au-dessous, ajoute l'auteur, on trouve trois poches sphériques bien isolables, bien distinctes, dans toute leur étendue, l'antérieure très considérable, celle du milieu beaucoup plus petite. En ouvrant ces poches, on les trouve formées d'une couche ferme, peu épaisse, blanchâtre et nerveuse à l'intérieur, et limitant une sorte de kyste plein de sérosité sanguinolente.

Devant cette dissection, peut-on encore admettre l'existence d'hémisphères cérébraux ? Non ; les parties que l'on compare aux lobules antérieurs et postérieurs, sont une illusion, c'est la pie-mère seule, et il n'existe rien dans ces poches nerveuses qui représente les portions basilaires de l'encéphale.

Mais l'auteur se demande ingénieusement si l'on peut méconnaître dans ces poches les cellules cérébrales, premier rudiment de tout l'encéphale chez l'embryon. Sauf le volume, c'est ainsi que se présentent ces cellules lors de leur formation, pleines de liquide et déposant de la substance nerveuse à la face interne de leur paroi ; de la sorte, l'arrêt de développement serait à la fois la cause vraie de l'état anormal, du contenant et du contenu.

En cherchant le nerf optique à son origine, dans la deuxième cellule cérébrale, on l'a trouvé grêle, offrant sous son névrilème un tube nerveux mince, rempli de sérosité.

Tous les nerfs naissant du bulbe qui dans ce cas était intègre, étaient eux-mêmes intacts.

La cinquième paire était intacte, ce qui, suivant l'auteur, prouve que son origine vraie est dans le bulbe et non dans les pédoncules cérébelleux moyens.

La rétine avait tout son développement, malgré cet état du nerf optique. Ne trouve-t-on pas dans ce nouveau fait une des innombrables preuves de l'indépendance d'origine des diverses parties du corps, et la négation formelle de cette transformation des élémens embryonnaires des organes d'adulte ?

Anencéphalie.

Nous avons vu des déplacemens de l'encéphale, puis son atrophie presque complète. Les anencéphaliens présentent un état plus anormal de la tête, caractérisé par l'absence complète de l'encéphale.

Loin de rencontrer ici des organes d'une structure nouvelle, nous voyons une absence de l'axe cérébro-spinal, et une déformation du canal osseux.

Le nombre des vertèbres affectées de fissure n'est pas le même chez tous les individus; au premier degré la fissure s'arrête aux dernières cervicales.

Si d'une part, le fait de l'amyélie complique fréquemment le spina bifida, il existe dans la science quelques faits où l'on a constaté la présence de la moelle. Billard a observé un fœtus anencéphale avec spina bifida et persistance de la moelle épinière; mais dans ce cas, la moelle consistant en deux petits filets blancs, assez solides, contigus l'un à l'autre, et présentant dans leur ensemble le volume d'une plume de corbeau. En haut, ces filets se confondaient avec une substance pulpeuse, sanguinolente, contenue dans une poche à la base du crâne. Les nerfs rachidiens, n'ayant pas toutefois l'apparence normale, naissaient des parties latérales de chacun de ces filets. Comme on en peut juger d'après les observations des auteurs, il existait dans certains cas, à la place du cerveau, une poche de nature indéterminée. Cependant, les cas d'anencéphalie complète sont plus fréquens que les pseudencéphales, et la poche caractéristique de ces derniers a le plus souvent manqué. Ce qu'il y a de remarquable dans ces cas, c'est l'existence de mouvemens des membres malgré l'absence de toute communication de leurs nerfs avec la moelle épinière.

Un premier fait frappant, c'est la production exclusive, ou presque exclusive de cette monstruosité dans l'espèce humaine.

Les grossesses terminées par la naissance des monstres pseudencéphaliens sont toujours troublées par des accidens subits, surtout par des chutes ou par des violences extérieures, et le plus souvent elles se prolongent jusqu'au huitième mois.

A leur naissance, les monstres anencéphales, plus souvent femelles que mâles, présentent un état d'embonpoint plus qu'ordinaire, et il est de toute évidence que, comme les pseudencéphaliens, ils ont joui d'une santé parfaite jusqu'à leur sortie de l'utérus. Cependant la plupart d'entre eux naissent déjà sans vie, ou ne survivent à l'accouchement que de quelques minutes, ou tout au plus quelques heures.

On a contesté la possibilité de la vie chez ces monstres, privés de la totalité ou d'une grande partie de l'axe cérébro-spinal: mais les doutes ont été levés par des faits authentiques (Geoff. St-Hil.).

Vincent Portal vit un anencéphale vivre un quart d'heure dans de fortes convulsions. Un anencéphale de Fauvel donna des signes de sensibilité pendant le baptême. L'anencéphale de J.-J. Sue exécuta quelques mouvemens, et mourut au bout de sept heures; celui de Malacarne au bout de douze; celui de Méry au bout de vingt-et-une heures. En 1812, un anencéphale naquit entre les mains de M. Serres et vécut trois jours.

Pendant toute la grossesse, la monstruosité, comme on peut en juger à présent, n'exerce aucune influence fâcheuse sur les conditions générales, et les anencéphales vivent robustes et pleins de santé: à leur naissance, transportés tout à coup dans un monde extérieur, qui n'est pas en harmonie avec les données de leur organisation, obligés de respirer l'air atmosphérique par des poumons que n'anime pas l'action des centres nerveux, ils languissent et ne tardent pas à périr. Semblable à un poisson vigoureux qui, enlevé du sein des eaux, périt au milieu d'un air vivifiant pour nous, funeste pour lui, comparable aussi, et avec plus de justesse, à un embryon né longtemps avant terme, un anencéphale est nécessairement condamné à une mort plus ou moins prompte, non pas que son organisation soit par elle-même vicieuse, impropre à l'accomplissement des fonctions vitales, mais parce que, coordonnée avec les conditions de la vie intra-utérine, elle ne l'est plus avec celles de cette seconde vie libre et indépendante, à laquelle les autres êtres sont appelés par des combinaisons plus favorables, et par une complication plus grande de leurs appareils organiques.

Ainsi, dans l'impuissance elle-même où les anencéphales sont de survivre aux premiers jours de leur naissance, il n'est rien qui accuse en eux un défaut réel de régularité et d'harmonie; rien qui échappe aux lois ordinaires de la vie et de la mort des êtres organisés. Si ces doctrines anciennes qui, pour expliquer la non viabilité de ces monstres et de tant d'autres, tendaient à représenter la nature comme une mère attentive à repousser de son sein des êtres nés contre son vœu, si ces vieilles idées, si long-temps seule philosophie de la science, méritent d'être conservées dans nos souvenirs, c'est seulement, dit I. Geoffroi St-Hilaire, parce qu'elles appartiennent à la longue histoire des erreurs de l'esprit humain.

En commençant le chapitre des anomalies, nous avons fait pressentir qu'il restait d'importantes lacunes à combler. En effet, nous n'avons touché jusqu'ici que les degrés extrêmes des anomalies. C'est de l'encéphale en masse qu'il a été question constamment. Cependant comme les anomalies sont tellement nombreuses, que les tératologues comptent presque autant d'individus anormaux que de personnes normalement constituées, il est difficile d'admettre qu'il ne se produit pas autant de degrés qu'il y a d'élémens constitutifs dans l'appareil cérébral. La science n'a consigné jusqu'ici qu'un petit nombre de ces anomalies, mais la doctrine des localisations devrait trouver dans ces faits la plus éclatante consécration. Leur petit nombre n'infirme ni ne confirme rien quant à la question générale. Mais l'absence d'un organe devrait incontestablement, d'après cette doctrine, amener une perturbation dans la fonction.

Ici, il faut distinguer plusieurs cas. 1° Celui d'un fœtus qui naît avec une lésion partielle par suite du vice primitif du germe. 2° Celui d'un fœtus avec anomalie par défaut ou par excès, par suite d'une maladie intra-utérine. 3° Enfin, celui d'un cerveau anormal chez un individu adulte, mort d'une affection quelconque. Suivant chacun de ces cas, la doctrine des localisations native aura d'autres argumens à invoquer et d'autres objections à combattre.

Abandonnant ce terrain qui nous entraînerait hors de notre cadre, nous allons signaler les anomalies signalées jusqu'à ce jour; nous les trouverons rapportées dans l'anatomie pathologique du cerveau qui les a revendiquées pour la plupart.

Reil, Meckel, Wenzel, Focry, ont vu les cas d'absence du corps calleux, sans qu'il en résultât aucun préjudice pour l'entretien de la vie.

Le premier de ces anatomistes rapporte le fait d'une femme âgée d'environ trente ans, ayant toujours joui d'une bonne santé jusqu'alors, et qui, quoique idiote, était cependant capable de remplir les petites commissions dont les habitans du village la chargeaient pour la ville voisine; cette femme tomba tout à coup et expira sur-le-champ, foudroyée par une attaque d'apoplexie. A l'ouverture du corps, on trouva une légère collection de sérosité dans l'intérieur des ventricules latéraux. Mais ce qui frappa le plus, ce fut de voir le *corps calleux manquer* entièrement sur toute la longueur de la ligne médiane. Aussi les couches optiques paraissaient à nu, et les hémisphères n'étaient unis ensemble que par la commissure de ces couches, les pédoncules cérébraux et les tubercules bigéminés. En avant, manquaient le genou du corps calleux et le septum lucidum qui s'y trouve logé. Les lobes antérieurs du cerveau étaient, par leur face interne, complètement séparés jusqu'à la commissure des couches optiques et à la commissure antérieure, le point de leur face interne, où le genou et le bec du corps calleux auraient dû pénétrer, était couvert de circonvolutions comme le reste de leur surface. La voûte à trois piliers naissait, comme à l'ordinaire, des couches optiques, formait les éminences mamillaires, remontait de là derrière la commissure antérieure, et se prolongeait ensuite comme à l'ordinaire

FONCTIONS DU CERVEAU.

Lobes cérébraux.

Le siège de la sensibilité et des mouvemens, des sensations et des facultés intellectuelles, a donné lieu à une série de suppositions et de systèmes dont l'expérimentation physiologique et l'observation pathologique pouvaient seules avoir raison.

Les fluides, pendant long-temps, avaient été dotés du privilége de présider à l'accomplissement de toutes ces fonctions. Les nerfs n'en étaient que les dispensateurs. Puis les membranes du cerveau dépossédèrent les fluides, et à elles seules on rapporta tous les phénomènes. D'abord, dit M. Serres, on supposa que les enveloppes étaient le siège de la sensibilité; que les nerfs sensibles y prenaient leurs racines, et que les moteurs tiraient les leurs de la masse cérébrale. Riolan concentra sur l'arachnoïde toutes les propriétés que l'on avait attribuées aux autres membranes en général et à la masse nerveuse; il attribua ces facultés diverses à l'arachnoïde externe et à celle qui tapisse les ventricules. Baglivi préféra douer la dure-mère des fonctions que Riolan avait placées dans l'arachnoïde.

Le fluide nerveux, à cette époque, venait de déshériter les esprits animaux. Pour le faire circuler à son tour, il fallait un organe moteur contractile : la dure-mère, en comprimant le cerveau, en exprimait les fluides qui circulaient de la sorte. La dure-mère resta spécialement le foyer de la sensibilité.

Malpighi, en admettant que les lobes cérébraux étaient une masse sécrétante, avait fait rejeter les idées de Willis.

Bœrhaave, supposant la matière médullaire de l'encéphale composée de vaisseaux, place l'action nerveuse au point de contact de ces vaisseaux, avec les artères provenant de la pie-mère et de la substance corticale. — Reil, à son tour, distingua dans le nerf l'enveloppe et la pulpe : l'enveloppe était un étui formé par la pie-mère; la pulpe était un prolongement de la pulpe cérébrale; l'enveloppe avait la puissance motrice, la pulpe devint l'organe de la sensibilité.

Arnemann crut fournir un appui à cette doctrine, en montrant qu'après la cicatrisation des nerfs, le mouvement seul était rétabli, et que le sentiment était aboli. Et comme, d'autre part, il pensait que dans la cicatrisation des nerfs, l'enveloppe seule se régénérait, il crut avoir trouvé la preuve matérielle de sa doctrine. Vicq-d'Azyr et Bichat, en isolant le névrilème de la pulpe, l'irritèrent et ne trouvèrent rien de ce que Reil avait avancé.

Enfin, Willis et l'École de Haller rendirent à l'axe cérébrospinal l'important rôle qui lui est dévolu.

Aussitôt on se préoccupa de trouver dans l'encéphale un point qui régit les autres. Descartes, et d'autres après lui, donnèrent cette prérogative à la glande pinéale; Willis, Pourfour-du-Petit, à la couche optique; Duncan, au septum lucidum; Lancisi Lapeyronie, au corps calleux; Hoffmann, Lorry, à la moelle allongée; Sœmmering, aux parois du 4e ventricule.

Les fonctions de l'encéphale sont réparties dans toute la moelle et aucune ne les régit toutes : chaque partie y concourt à sa façon.

Il s'agit de déterminer la part que chacune y prend (Serres).

Bœrhaave avait déjà avancé que chaque nerf doit avoir sa portion de pulpe cérébrale propre.

Il y avait autant de centres d'action que d'origines distinctes des nerfs. Willis, parlant de l'existence des circonvolutions chez les mammifères seuls, et de leur grand développement chez l'homme, en fit le réservoir des idées.

La substance corticale fut douée de la faculté de reproduire les idées (mémoire); le corps calleux, de celle de les féconder (imagination). Les corps striés et la couche optique placés entre ces deux parties furent le sensorium commune et l'organe des mouvemens volontaires. C'est alors que Gall et Spurzheim localisèrent d'une manière très spécifique les fonctions du cerveau. Ils cherchèrent à démontrer que les saillies extérieures du crâne répètent exactement les saillies des circonvolutions, et que les goûts, les penchans, l'aptitude de l'esprit et ses diverses applications, se trouvent trahis, de cette manière, par les accidens de surface de la voûte du crâne.

La localisation des faits fondamentaux de mouvement et de sensibilité, après avoir fixé l'attention sur les enveloppes, conduisit Willis à placer le siège de la sensibilité dans le cervelet.

Les lobes cérébraux complétement insensibles leur parurent présider aux mouvemens volontaires.

Enfin, Lorry plaça le siège de la sensibilité et le centre des mouvemens dans la moelle allongée.

Quand plus tard on eut découvert le rôle des lobes cérébelleux dans le mouvement, l'influence en fut exagérée, peut-être, comme l'avait été celle des lobes cérébraux.

La différence caractéristique des deux substances constitutives du cerveau n'attira pas moins l'attention des anatomistes. La substance grise seule fut douée de la sensibilité pour les uns, et le centre du mouvement pour les autres; la matière blanche, par réciprocité, devenait le centre du mouvement pour les uns, de la sensibilité pour les autres.

Les animaux qui n'ont dans leur moelle que la substance blanche, donnent des signes non équivoques de douleur, si on vient à irriter cette substance. Voilà une preuve sans réplique (Serres).

De ce qu'un organe se montre sensible, moteur, en peut-on conclure que c'est là son attribut unique, ou bien que lui seul a cette propriété? Là est l'erreur.

M. Serres fait observer que dans les cas pathologiques comme dans les expériences, le cervelet est plus sensible que les lobes cérébraux. La sensibilité est donc répandue dans toute la masse, quoiqu'il soit, dit-il, bien établi qu'elle est plus développée dans la moelle allongée.

Si, ajoute cet auteur, on avait réfléchi aux faits énoncés par Willis, aux faits pathologiques, dans lesquels la lésion des lobes cérébraux était suivie de paralysie, on n'aurait pas exclu ces organes de l'influence motrice.

Pour savoir la part qui leur vient réellement, M. Serres a recours à l'observation pathologique et à l'expérimentation. D'abord, ce physiologiste fait cette remarque générale, que dans les altérations de la moelle allongée et de la protubérance, les extrémités supérieures et inférieures sont également frappées d'immobilité; les extrémités supérieures semblent plus sous la dépendance des lobes cérébraux, les inférieures sous celle des lobes cérébelleux, de même les radiations des corps striés agissent plus directement sur les membres inférieurs, les couches optiques sur les membres supérieurs.

M. Serres, en incisant le lobe antérieur gauche d'un chien de taille moyenne, à quelques lignes au-dessus du niveau de la partie antérieure du ventricule latéral, vit que la pulpe droite postérieure fléchissait seule : la même section sur le lobe droit amena la paralysie du côté gauche ; en marchant sur ses pattes de devant, l'animal traînait celles de derrière. Donc, avec la lésion des radiations antérieures des corps striés, les pattes postérieures étaient seules paralysées.

Si on enlève à un jeune chat la partie antérieure des deux lobes cérébraux, à une ligne en avant du grand ventricule, l'animal fléchit les jambes de derrière et se traîne sur celles de devant. Placé sur le dos, maintenu dans cette position, il agite les pattes de devant, celles de derrière restant immobiles. Les radiations de la couche optique restent intactes, celles du corps strié étant enlevées.

Le lobe cérébral droit étant mis à découvert sur un gros chien, on incisa sa partie postérieure au niveau de la partie moyenne de la couche optique, c'est-à-dire de la bandelette, la patte antérieure gauche cessa de se mouvoir ; en prolongeant l'incision sur l'hémisphère gauche et au même niveau, l'animal fléchit sur le train antérieur ; voulant marcher, l'animal tomba sur les pattes de devant, et à l'aide des pattes de derrière restées très agiles, il décrivait des cercles dont le centre correspondait à l'axe immobile du train antérieur. Les radiations moyennes et antérieures avaient seules été divisées.

Sur un autre chien, M. Serres pratiqua une très petite ouverture sur la partie moyenne et postérieure du coronal ; en plongeant dans le lobe postérieur gauche un bistouri effilé, il se manifesta des convulsions légères dans la patte droite de devant ; retirant ensuite le bistouri, il introduisit, à l'aide d'un petit tube de verre, quelques gouttes d'acide nitrique dans la profondeur du lobe incisé, les convulsions redoublèrent. Ainsi, dans ce cas où la lésion du lobe postérieur fut nettement isolée dans sa couche optique, l'extrémité antérieure est seule lésée dans ses fonctions.

Rolando raconte qu'un cochon sur lequel on avait coupé, avec un instrument tranchant, les fibres qui se rendent des couches optiques aux corps striés, ne pouvait plus remuer les jambes de devant. Il est facile de déduire de ces faits, que les radiations de la couche optique influencent plus spécialement les membres antérieurs et ceux du corps strié les membres postérieurs.

La partie moyenne ou la fonction de ces deux ordres de radiations, influence tout à la fois et instantanément les deux membres. C'est un fait constant chez les mammifères.

Il n'en est pas de même chez les oiseaux ; M. Serres n'est pas parvenu à léser isolément les pattes et les ailes en agissant sur la partie antérieure ou postérieure des lobes cérébraux ; chez ces êtres, de même que chez les reptiles, l'influence des lobes cérébraux sur les mouvemens est beaucoup moins marquée. Cependant il paraît que, chez les oiseaux, les ailes sont plus affaiblies que les pattes par l'ablation des lobes cérébraux.

Ainsi, dans la classe des vertébrés supérieurs, les hémisphères ont une influence directe sur les mouvemens ; la division de leurs fibres produit la paralysie, leur irritation détermine les convulsions. Les convulsions sont limitées, de même que les paralysies, suivant que l'on étend ou restreint l'irritation.

Les paralysies sont croisées, de même que les convulsions. Jamais un hémisphère n'agit sur deux côtés à la fois. Cependant on a avancé qu'il y avait des paralysies directes ; de plus, on a dit qu'une même lésion pouvait donner lieu à des paralysies croisées et à des convulsions directes ; enfin, on a pensé que le même hémisphère pouvait paralyser la jambe d'un côté, le bras

de l'autre ; on expliquait ainsi les paralysies en diagonale. M. Serres pense que l'action des corps calleux n'est pas fixée ; cependant son absence, ainsi que celle de la voûte à trois piliers, feraient croire qu'ils ne jouent qu'un rôle très restreint, au moins chez les animaux qui ont des mouvemens très étendus.

Les hémisphères cérébraux sont-ils les organes immédiats des sens ? Bœrhaave, nous l'avons vu plus haut, avait posé en principe, que l'action de chaque nerf existait à son point d'insertion, à l'axe cérébro spinal ; on place le siège de l'odorat aux environs du champ olfactif, et celui de la vision dans la couche optique.

Le sens du goût et celui de l'ouïe résidaient vers les cordons inférieurs de la moelle allongée, et le toucher, sens le plus général, était disséminé dans la masse des hémisphères.

Sanserotte croyait avoir établi, par ses expériences sur les animaux, que l'odorat avait son siége dans le champ olfactif, parce qu'il abolissait ce sens par la section de cette partie ; Lover l'avait vu détruit chez l'homme par une tumeur qui comprimait les branches d'insertion du nerf olfactif ; M. Serres crut avoir observé que dans des altérations à l'origine olfactive, la fonction était abolie dans la narine correspondante à la lésion. Mais Béclard, en montrant la dégénérescence cancéreuse du champ olfactif avec persistance de l'olfaction, ébranla les convictions.

Coïter, Valsalva, etc. ont constaté la perte de ce sens à la suite de l'altération ou de l'ablation des lobes cérébraux. Mais, il reste à préciser quelle partie des lobes est spécialement chargée de cette fonction.

Dans les altérations de la périphérie des lobes, à quelque profondeur qu'elles pénètrent, la vue reste intacte. Il en est de même du corps strié. La masse de la couche optique paraît, à M. Serres, être le foyer de ce sens chez l'homme ; mais elle n'y concourt pas en entier. La surface supérieure de celle-ci peut se détruire en entier, sans que la vision en soit altérée ; cette destruction peut se faire, soit d'un seul, soit des deux côtés, avec conservation de la vue. Quand on pénètre dans la profondeur, la vue n'est détruite que lorsque la désorganisation pénètre au niveau du point de départ de la commissure molle. Cette commissure est, pour M. Serres, la limite de ce sens. Si les corps genouillés d'un côté sont détruits, la vue est perdue du côté opposé ; l'altération d'un seul ne fait que l'affaiblir.

Quelquefois les malades voient les objets doubles ; quelquefois ils voient les objets doubles d'un côté et simples de l'autre : alors la vision est singulièrement troublée. Quelquefois, l'œil qui voyait double voit simple, et celui qui voyait simple voit double. Dans quelques cas de ce genre, M. Serres a rencontré des altérations du tubercule optique et des pédoncules cérébraux. Cette action n'est établie que chez les mammifères et les oiseaux. Chez les reptiles et les poissons, les lobes cérébraux sont complétement étrangers à l'exercice de ce sens.

Quant à la part que prennent les lobes cérébraux dans les manifestations intellectuelles, voici ce que l'éminent physiologiste a observé :

Tantôt il y a perversion de l'intelligence par la lésion d'un seul hémisphère cérébral, tantôt cette lésion unilobaire est sans effet sur l'intégrité des facultés intellectuelles.

C'est particulièrement dans des cas de lésion cérébrale très limités que cette intégrité a été observée. Pour s'en rendre compte, on a imaginé qu'un hémisphère suppléait à l'autre, ou mieux encore, qu'on ne pensait que par un seul hémisphère, comme on ne voyait que d'un œil, qu'on n'entendait que d'une oreille.

L'action simultanée des deux hémisphères semble mieux prouvée dans les cas où la perversion de l'intelligence est perçue par le malade même. Tel est celui où un seul hémisphère étant profondément affecté, le malade comprend les questions qu'on lui adresse, médite sa réponse, et lorsqu'il veut l'exprimer, parle tout différemment qu'il n'a pensé, profère des mots, des phrases et des réponses, qu'il n'avait pas l'intention de proférer.

Le malade, qui s'aperçoit de cette incohérence, s'interrompt, se reprend, recommence, et ne parvient jamais à exprimer sa pensée. Tels sont encore les cas d'altération unilobaire, dans lesquels les malades ne peuvent proférer qu'une seule phrase, toujours la même. Il y a là une association de mots qui paraît irrésistible.

L'altération profonde des deux lobes cérébraux trouble l'intelligence, et la trouble en en paralysant la manifestation.

Il y a impression, mais ni perception, ni sensation.

Tandis qu'Esquirol prétend que les lésions matérielles font défaut dans les aliénations mentales, MM. Falret et Georget soutiennent une opinion opposée.

M. Flourens a entrepris une série d'expériences sur les fonctions des lobes cérébraux, qui ont jeté un grand jour sur cette question.

En enlevant le lobe cérébral droit sur un pigeon, l'animal ne voyait plus de l'œil opposé à ce lobe. D'abord il y eut faiblesse dans toutes les parties situées à gauche. Cette faiblesse, du côté opposé au lobe retranché est du reste, quant à sa durée et à son intensité, un phénomène fort variable. Cette faiblesse ne tarde pas à disparaître.

En enlevant les deux lobes à la fois sur un autre pigeon, on remarquait une faiblesse assez générale, mais la faculté locomotrice n'était modifiée en rien; seulement l'animal privé de vue, ne se mouvait jamais seul. L'iris, dans toutes ces expériences, avait conservé sa contractilité.

Placé sur le dos, l'animal se relevait; si on lui mettait de l'eau dans le bec il l'avalait, et paraissait de plus très irritable. Jamais il ne donnait signe de volonté.

L'ablation d'un seul lobe cérébral n'eut d'autre résultat que l'abolition de la vue du côté opposé.

Sauf un peu de faiblesse, l'animal marchait, volait comme auparavant. L'ablation de l'autre lobe était suivie de la disparition de tout mouvement spontané. L'animal, sous l'influence d'une excitation, exécutait des mouvemens, mais sans bouger de place.

Ces expériences, répétées un grand nombre de fois, ont montré que les lobes cérébraux ne sont le siège, ni du principe immédiat des mouvemens musculaires, ni du principe qui coordonne ces mouvemens en marche, saut, vol ou station. Mais elles démontrent qu'ils sont le siège exclusif de la volition et des perceptions.

En effet, la contraction de l'iris sous l'influence d'une irritation des nerfs optiques, etc., se maintient, mais l'animal ne voit plus, donc il ne perçoit plus et ne veut plus. La vision réside, par conséquent, essentiellement dans le phénomène de la perception.

Toutes les parties conspirent tellement dans un but commun, que l'ablation d'un organe à usages déterminés influe sur la puissance des autres.

M. Flourens enleva les deux lobes cérébraux à la fois sur une poule jeune et vigoureuse : privée de ses deux lobes, elle vécut dix mois avec une apparence de bonne santé.

Immédiatement après l'opération elle perdit la vue; la vie animale fut modifiée en ce sens, que la bête n'offrait plus que des mouvemens automatiques. Les irritations, les stimulations produisirent une réaction chaque fois. Jetée en l'air, elle volait; elle

se tenait debout sans difficulté. Mais peu après l'ablation des hémisphères, elle tomba dans un sommeil qui s'est maintenu d'une manière assez constante sous forme de somnolence. Tous les organes des sens avaient persisté, mais toute perception était interrompue; la vie végétative était en pleine activité, mais la préhension des alimens était abolie avec le tact, le goût, l'odorat, la vue, l'ouïe. Les instincts étaient si bien perdus qu'elle ne mangeait plus d'elle-même, à quelque jeûne qu'on la soumît. Les fonctions de génération étaient abolies, par conséquent, l'instinct de la reproduction aussi bien que celui de la conservation.

Les pigeons auxquels on enlevait les seuls tubercules quadrijumeaux vécurent parfaitement, le sens du tact sembla se développer pour réparer la vue, au point de compenser ce que la perte de ce sens avait enlevé.

En enlevant sur une poule le lobe cérébral droit, la vue fut perdue soudain du côté opposé, puis enlevant le tubercule gauche, la vue fut perdue à droite.

Cette poule vécut deux mois, dans une activité médiocre, mais avec persistance de l'intelligence.

Cette disparition de l'intelligence consécutive à l'ablation des lobes, cette abolition des sens par l'anéantissement de toute perception, laisse irrésolue cette question, à savoir, dans quelle mesure chaque partie des lobes concourt à l'accomplissement de ces actes.

M. Flourens enleva successivement des couches du cerveau jusqu'au noyau central : la vue s'affaiblissait peu à peu; au moment où elle se perdit, toutes les facultés intellectuelles et perceptives furent perdues à la fois.

On peut retrancher, soit par devant, soit par derrière, soit par en haut, soit par côté, une portion assez étendue des lobes cérébraux, sans que leurs fonctions soient anéanties.

Une portion assez restreinte de ces lobes suffit donc à l'exercice de leurs fonctions. A mesure que ce retranchement s'opère, toutes les fonctions s'affaiblissent et s'éteignent graduellement; et, passé certaines limites, elles sont tout à fait éteintes. Les lobes cérébraux concourent donc par tout leur ensemble à l'exercice plein et entier de leurs fonctions.

Dès qu'une perception est perdue, toutes le sont; dès qu'une faculté disparaît, toutes disparaissent. Il n'y a donc point de sièges divers, ni pour les diverses facultés, ni pour les diverses perceptions.

Les divers organes des sens n'en ont pas moins chacun une origine distincte dans la masse cérébrale.

Le centre d'action de la rétine et de l'iris se trouve dans les tubercules quadrijumeaux. Le sens du goût, de l'odorat, de l'ouïe, tirent, comme la vue, leur origine particulière du renflement particulier qui donne naissance à leurs nerfs.

Un fait bien autrement remarquable, est la possibilité, pour un animal, de recouvrer ses fonctions après les avoir perdues dans certaines circonstances.

Si on enlève les lobes jusqu'au noyau central et que l'on s'arrête, au bout de 24 heures les lobes sont tuméfiés. La tuméfaction de ces lobes est suivie peu à peu du rétablissement intégral de toutes les fonctions.

De tous les faits observés sur les effets directs et croisés, on peut conclure, que le retranchement d'un seul lobe cérébral, cérébelleux, ou d'un tubercule bijumeau, produit constamment une faiblesse plus marquée dans le côté du corps opposé au lobe, etc. La moelle allongée et spinale a un effet direct : outre la paralysie, elle produit des convulsions que ne produisent pas les lobes cérébraux et cérébelleux, ni les tubercules bijumeaux.

D'après tous les faits énumérés jusqu'ici, on a pu voir que M. Serres, avec Haller, croit à la sensibilité de la substance cérébrale. Haller était cependant dans le doute sur la sensibilité de la substance corticale. Mais quant à la substance médullaire, son opinion était bien arrêtée.

Quand on relit ces expériences, on voit, à n'en pas douter, qu'il y a eu des signes de sensibilité en lésant le cerveau en masse, par conséquent, des parties étrangères aux lobes. Lorry avait répété un grand nombre d'expériences, dans le but de vérifier l'insensibilité du cerveau, proclamée par Aristote et Galien, et les liqueurs aussi bien que l'instrument tranchant donnèrent un résultat négatif. M. Serres pense, comme on l'a vu, qu'en plongeant un instrument dans la profondeur des lobes, les signes de la sensibilité seront toujours manifestes, et que la circonstance spéciale dans laquelle les expérimentateurs se sont placés, a seule pu les induire en erreur. Les oiseaux, d'après cet auteur, ont les lobes beaucoup moins sensibles que les mammifères. Si donc on expérimente sur les premiers, on ne peut rien en inférer pour les seconds. Mais il est bon de remarquer que Lorry, et M. Flourens surtout, ont répété leurs expériences sur les animaux de toutes les classes, et que leurs conclusions s'appuient sur des preuves suffisantes.

Les lésions traumatiques de la tête sont accompagnées de douleurs, vives souvent. Mais dans les cas de maladie, une sensibilité anormale se développe, et peut-être, à l'aide d'un retentissement sympathique, par réflexion. Ce fait est d'ailleurs très complexe, et on peut faire toutes réserves à son égard. On connaît le fait remarquable de Dupuytren, plongeant un bistouri dans la profondeur du cerveau, dont un flot purulent s'échappa, tandis que le malade ne ressentit aucune douleur.

Lorry, en irritant les lobes et le corps calleux, n'obtint jamais de convulsions. La moelle allongée seule, d'après ces expériences, a la propriété d'en déterminer.

Haller et Zinn ont évidemment lésé la moelle allongée, car les expériences de M. Flourens, citées plus haut, prouvent bien que les convulsions appartiennent au bulbe.

La perception, avons-nous dit, disparaît avec l'ablation des lobes cérébraux. Les sens n'existent donc plus ; mais les sens, en tant qu'organes spéciaux, ne peuvent être confondus avec la sensibilité générale. MM. Calmeil, Bouillaud, Gerdy, ont vu la sensibilité persister. M. Flourens, dont les expériences ont été si catégoriques, a vu qu'en retranchant toutes les parties cérébrales, à l'exception de la moelle allongée, l'animal respirait, et s'agitait quand on le pinçait ; et comme il criait, le phénomène réflexe conduit, dans ce cas, à cette idée déjà connue, que le cri est indépendant de la volonté dans des circonstances données.

C'est donc seulement la perception des sensations qui est perdue. M. Gerdy, repoussant cette idée, pense que, dans ces cas, la perception a lieu néanmoins, mais à l'aide du mésocéphale.

D'autres observateurs ont vu des animaux privés des lobes, marcher sans excitation, agiter leurs plumes, les aiguiser, cacher la patte qu'on pinçait, détourner la tête quand on piquait la conjonctive, résister à des efforts, etc., etc. M. Bouillaud n'hésite pas à admettre que chez ces êtres il y avait néanmoins perception.

L'intervention active, l'impulsion spontanée, l'analyse raisonnée de ces perceptions, voilà ce qui semble le plus lésé.

M. Flourens pense que la vue est très complètement abolie par l'ablation des lobes cérébraux, malgré le maintien de la contractilité de l'iris.

M. Magendie, après avoir admis que l'animal devenait insensible à la lumière, par l'ablation des lobes cérébraux, parle d'un canard que cette ablation n'empêcha pas de se conduire dans toutes les directions. La contractilité pupillaire est un fait certain. Toutes ses actions pourraient parfaitement se ranger dans l'ordre des phénomènes réflexes. L'animal n'élabore point les perceptions, la mémoire perdue le prive du souvenir des perceptions antérieures.

M. Flourens a montré l'abolition de l'ouïe simultanée avec l'abolition de tous les sens. M. Magendie pense, au contraire, que tous les sens peuvent se conserver, et conclut de là que leur siège n'est pas dans les lobes cérébraux. M. Longet a observé que les lobes cérébraux étant enlevés sur des pigeons, ces animaux ont encore perçu des sons. Voici les circonstances qui lui ont fourni cette observation : l'animal étant placé sur une planche, libre, on produisait une violente détonation d'arme à feu, et l'animal tendait le cou, redressait la tête. La sensibilité générale avait été vivement incommodée ; l'animal avait perçu le son et fait un mouvement. Un sourd, ébranlé par une voiture qui fait trembler le pavé, se retourne et cherche, il n'a pas entendu la voiture, il l'a sentie.

C'est précisément un défaut d'interprétation de ce genre qui a fait admettre à M. Magendie la persistance de l'odorat. Les agens employés par l'expérimentateur n'agissaient pas sur l'odorat, ils agissaient sur la sensibilité générale, et les signes manifestés par l'animal exprimaient une sensation désagréable, comme une piqûre, etc. L'intégrité des couches auxquelles adhèrent les bulbes olfactifs, n'ont pas empêché l'animal d'être privé de ce sens.

Quant au goût, M. Flourens n'est pas moins en opposition avec M. Magendie ; ce dernier prétend l'avoir vu persister. Mais si les agens à l'aide desquels est faite l'expérience sont de la nature des caustiques, etc., l'animal peut très bien ressentir leur action, en vertu des principes que nous avons invoqués jusqu'ici.

M. Bouillaud ne pense pas que l'on puisse ou doive confondre le siège des sensations spéciales avec celui des facultés intellectuelles en général.

L'influence des lobes cérébraux sur les mouvemens est très remarquable. Chez les individus les plus simples, dans l'échelle animale, leur influence paraît nulle. A mesure que les fonctions se multiplient, la solidarité augmente, et en s'élevant aux animaux les plus compliqués, on voit la motilité abolie sous l'influence de cette ablation, même sous l'influence de leur lésion.

Desmoulins a vu, chez des reptiles et des poissons privés de lobes cérébraux, toute la spontanéité gardée, ainsi que l'intégrité de tous les mouvemens. M. Flourens a vu la perte de ces fonctions chez les oiseaux privés de lobes. Mais Desmoulins, Gall, MM. Bouillaud, Gerdy, ont vu une série de mouvemens spontanés, que M. Flourens lui-même ne conteste pas, et ces mouvemens ne s'expliquent que par un admettant, avec MM. Bouillaud et Gerdy, la conservation de la faculté de vouloir et de percevoir, en même temps que la diminution de l'activité.

MM. Foville et Pinel-Grandchamp ont émis l'opinion, que la substance blanche des hémisphères est affectée aux mouvemens volontaires, à l'exclusion de la matière grise des circonvolutions. M. Calmeil a fait des observations contraires. Dans les paralysies des aliénés, la substance corticale lui a paru altérée.

M. Parchappe prétend que de toutes les lésions, la plus constante dans les paralysies générales, c'est le ramollissement de la couche corticale. De nombreuses observations invoquées par cet auteur, à l'appui de son observation, méritent de fixer l'attention.

On a voulu localiser cette influence du cerveau suivant les muscles qu'elle anime. Il y aurait ainsi, d'après Saucerotte, une influence spéciale des lobes postérieurs sur les membres thoraciques, opinion acceptée par M. Serres ; les membres pelviens seraient sous l'influence des lobes antérieurs. La corne d'Ammon et le lobe moyen seraient le siége spécial du principe des mouvemens de la langue.

M. Bouillaud, frappé des nombreux cas de lésion musculaire isolée, s'est demandé si ce fait ne se rattachait pas à l'existence de plusieurs autres moteurs ou conducteurs. C'est là la pensée de Gall, pour l'explication des phénomènes nombreux que manifeste l'intelligence. Nous avons exprimé cette même idée, en la présentant comme une *multiplication des foyers d'incitation*. Ainsi, tous les organes chargés d'exécuter des mouvemens volontaires sous l'empire du cerveau, ont dans le cerveau un centre spécial.

Les organes des mouvemens de la parole doivent aussi avoir dans le cerveau un centre spécial. Cet organe, législateur de la parole, réside dans les lobules antérieurs du cerveau, suivant M. Bouillaud. Il faudra donc que dans les cas où les lobules antérieurs du cerveau seront altérés, la parole soit plus ou moins dérangée, et réciproquement ; il faudra, de plus, que la parole subsiste lorsque l'affection occupera des points du cerveau, autres que les lobules indiqués. Voici ce que pense M. Andral de cette localisation : sur trente-sept cas observés par nous ou par d'autres, dit M. Andral, cas relatifs à des hémorrhagies ou à d'autres lésions, dans lesquels l'altération résidait, dans un des lobules antérieurs ou dans tous les deux, la parole a été abolie vingt et une fois, et conservée seize fois. D'un autre côté, ajoute-t-il, nous avons rassemblé quatorze cas où il y avait abolition de la parole, sans aucune altération dans les lobules antérieurs. De ces quatorze cas, sept étaient relatifs à des maladies des lobules moyens, et sept autres à des maladies des lobules postérieurs. La perte de la parole n'est donc pas le résultat nécessaire de la lésion des lobules antérieurs, contrairement à l'opinion de M. Bouillaud, et, en outre, elle peut avoir lieu dans des cas où l'anatomie ne montre dans ces lobules aucune altération.

Déjà nous avons, à plusieurs reprises, fait observer combien une expérience diffère d'une observation pathologique ; combien il y a de différence entre une lésion subite et une altération qui désorganise lentement les lésions. Aussi, M. Bouillaud a-t-il triomphé de plusieurs argumens qu'on invoquait contre lui.

Jusqu'ici le rôle des lobes cérébraux dans la locomotion, la sensibilité générale, les sensibilités spéciales, a été étudié. En parlant de la perception des sensations, de leur comparaison, de leur élaboration, nous avons touché à la vie intellectuelle.

Les physiologistes sont-ils unanimes pour localiser dans le cerveau l'ensemble des fonctions supérieures ?

De nombreuses questions sont soulevées quand on aborde cette partie de la physiologie.

On doit se demander d'abord si le cerveau est ou n'est pas le point de départ de tous les phénomènes dont il est le siége ? Puis une autre question aussi importante, est de savoir s'il y a une fonction principale dominant toutes les autres, ou bien si toutes les fonctions sont coordonnées ensemble, tout en conservant une indépendance propre ?

Si les fonctions sont indépendantes, sont-elles toutes de même ordre ? En est-il de primitives et de secondaires ? Ce sont là de magnifiques problèmes, que la psychologie seule résout à l'aide du *principe immatériel*; mais pour cela elle se met en dehors de la méthode positive, expérimentale, qui seule pourra fournir des données suffisantes pour l'éclaircissement de ces grandes questions.

Le premier point fondamental accepté, c'est le rapport entre les manifestations intellectuelles et le développement des circonvolutions cérébrales. Desmoulins a cru observer une proportion, un rapport, constants. M. Leuret, tout en signalant des faits sortant de la régle, n'a pu détruire cette vérité, que la présence ou l'absence des circonvolutions cérébrales a une étroite liaison avec le développement de l'intelligence. Jamais le cerveau des animaux inférieurs n'offre de circonvolutions, tandis qu'on en trouve toujours dans celui des animaux, surtout de l'homme, de tous le plus intelligent. On conçoit dès lors comment les anatomistes et les physiologistes, frappés des inégalités d'étendue que l'on observe dans ces circonvolutions chez différens individus, ont cherché à établir des relations entre le volume des circonvolutions et la portée de l'intelligence.

Si on tient compte de la profondeur des anfractuosités autant que de la saillie des replis, il y a sans doute quelques données à rechercher, dans une question même purement quantitative. Un fait encore très digne d'attention, c'est l'inégale épaisseur de la couche corticale du cerveau. Or, Willis, Vieussens, et plus récemment M. Foville, ont placé le siége des fonctions intellectuelles dans cette substance corticale. Pour les deux premiers auteurs, la substance blanche ne fait que transmettre la force nerveuse produite par la substance grise. Eh bien ! deux cerveaux de volume égal peuvent offrir une quantité différente de substance corticale, soit parce que la profondeur des anfractuosités n'est pas la même, soit parce que, avec une égale étendue, la couche corticale est plus épaisse.

Selon M. Foville, l'exemple suivant est concluant : chez les idiots, les circonvolutions petites et atrophiées, quelquefois absentes, sont recouvertes d'une faible couche de substance corticale. A part cette lésion, les autres parties du cerveau sont normalement conformées.

L'expérience de M. Flourens, consistant dans l'ablation des lobes cérébraux, est digne d'attention. Les lésions fonctionnelles ne se manifestent que lors de la lésion du noyau médullaire. Il s'agit, il est vrai, surtout des oiseaux. Et comme d'ailleurs, l'ablation complète ne détruit pas certains actes instinctifs, on en peut conclure, que même si le fait était bien établi pour les lobes cérébraux, il ne le serait pas pour la substance corticale, et enfin que, s'il l'était même sans réserve chez les oiseaux, la multiplicité fonctionnelle du cerveau humain laisserait encore bien des points indécis.

Des observations sont consignées dans la science, qui tendent à prouver que l'intelligence est compatible avec l'existence d'un seul lobe cérébral. D'autre part, des individus nés avec une atrophie du centre cérébral d'un côté, ont passé leur vie avec une épilepsie, une hémiplégie, et du reste une parfaite intégrité de l'intelligence. La seule particularité que présentaient les fonctions du cerveau se rattachait à une diminution dans la durée de l'attention.

En parlant de la différence des expériences d'avec les cas pa thologiques, nous n'avons pas insisté sur un ordre de faits très remarquables : ce sont les lésions cérébrales profondes, survenues chez l'homme par suite d'accidens, et qui n'ont jamais retenti sur l'intelligence, presque toujours sur la locomotion.

L'importance des circonvolutions antérieures, relativement à l'exercice des facultés intellectuelles, se trouverait pleinement justifiée, si on ne consultait que certains faits pathologiques.

Ainsi, dans le livre de M. Cruveilhier, on trouve signalés plusieurs cas d'enfans et d'adultes idiots, privés des circonvolutions et même des lobes antérieurs du cerveau.

Dans ces cas, le plus souvent, le crâne était très bien conformé à l'extérieur. On a observé des lésions particlles de la motilité, mais quelquefois assez graves, coïncidant avec cette altération cérébrale. Un point reste indécis, c'est celui de savoir si des lésions du même genre, dans les circonvolutions postérieures, n'auraient pas la même influence. Ce qui est vrai pour les circonvolutions l'est également pour les lobes.

Ce qui vient contre-carrer tous les raisonnemens, toutes les radiations, c'est l'exemple d'individus idiots avec intégrité des lobules antérieurs ou moyens.

Ainsi, absence de lobes avec idiotie; idiotie sans absence de circonvolutions et des lobes, voilà des faits acquis à la science.

Voici des faits dans lesquels les facultés intellectuelles ont été conservées malgré l'altération des lobules antérieurs du cerveau, et qu'il faut rapprocher de ceux déjà mentionnés, lors des lésions artificielles de cet organe. Ce sont des sujets ayant une intelligence intacte, offrant des affections, en apparence indépendantes de la lésion cérébrale. L'autopsie montra chez eux, les lobes antérieurs du cerveau très notablement altérés par des tumeurs, de la sérosité, etc.

Mentionnons un ordre de faits non moins probant contre les localisations exclusives. Il s'agit de la perturbation des fonctions intellectuelles, avec intégrité des deux lobes antérieurs, par suite de lésions circonscrites dans divers autres points du cerveau.

On peut trouver dans la clinique de M. Andral de nombreux faits de ce genre. M. Lallemand en a consigné également plusieurs.

La pathologie n'autorise pas jusqu'à présent à dire que c'est plutôt telle région des lobes cérébraux que telle autre qui jouisse du privilège d'être le siége exclusif de l'intelligence. Elle n'a rien prouvé relativement aux siéges spéciaux qu'on a prétendu assigner aux diverses facultés intellectuelles.

Ceux qui veulent que les organes de ces facultés soient placés vers les régions antérieures du cerveau, n'admettront sans doute, comme valables, que les premières des observations précédentes, parce qu'elles confirment leur système. Quant au trouble et à la perte de l'intelligence, survenus dans les derniers cas que nous avons mentionnés, ces auteurs n'hésiteront pas à l'expliquer, en disant qu'une lésion cérébrale qui est éloignée des organes spéciaux de l'intelligence peut bien réagir sur ces organes, d'une manière fâcheuse, sans qu'il y ait là rien qui contrarie une localisation qu'ils supposent réelle. Ainsi, si l'intelligence a pu être pervertie par une lésion limitée au lobe postérieur ou au lobe moyen, c'est en vertu d'une réaction sympathique sur les lobes antérieurs. On pourrait, il est vrai, leur demander, si le trouble de la raison n'a point accompagné la lésion des lobes antérieurs du cerveau, en vertu d'une réaction sympathique sur les lobes postérieurs ou moyens, puisque des altérations morbides, indifféremment localisées, limitées, ont perverti également les fonctions intellectuelles.

Neumann, d'après l'examen du cerveau de cinquante aliénés, avait pensé que l'intelligence résidait dans les circonvolutions occipitales ou les lobes occipitaux. M. Cruveilhier fait même observer à ce propos, que l'atrophie du cerveau des vieillards en démence porte sur les circonvolutions occipitales, beaucoup plus que sur les circonvolutions frontales.

Mais il n'est pas difficile, en compilant les faits, de trouver dans les annales de la science de quoi édifier les doctrines les plus opposées, parce que les faits muets cèdent à la souplesse des interprétations.

Des expériences entreprises sur une vaste échelle devaient fonder la doctrine des localisations.

M. Bouillaud détruisit, sur des poules, des pigeons, des chiens et des lapins, la paroi antérieure des deux hémisphères cérébraux : il a vu ces animaux présenter des signes irrécusables d'un idiotisme profond. Après cette lésion, ils sentent, voient, entendent, odorent, s'effraient facilement, s'impatientent, paraissent étonnés de leur situation, exécutent une foule de mouvemens spontanés, instinctifs, crient, marchent, cherchent à éloigner machinalement les objets qui les irritent; mais ils ne reconnaissent plus les êtres divers qui les environnent; rien dans leurs actes n'annonce une combinaison d'idées; les animaux les plus dociles, les plus intelligens, tels que le chien, ne sont plus caressans, et incapables de rien comprendre à ce qui se passe autour d'eux. L'éducabilité, la mémoire des lieux, des personnes, tout cela est perdu sans retour. Ainsi, selon M. Bouillaud, l'animal dont on a lésé profondément la partie antérieure des hémisphères cérébraux, quoique privé de l'exercice d'un nombre plus ou moins considérable d'actes intellectuels, continue à jouir de ses facultés sensitives, preuve, dit-il, que la sensation et l'intellection ne sont pas la même chose, et qu'elles ont des siéges distincts. Il faudrait prouver de plus que l'ablation des lobes postérieurs ne peut produire le même effet.

D'un autre côté, M. Flourens dit que l'on peut retrancher, soit par devant, soit par derrière, soit par en haut, soit par côté, une portion assez étendue des lobes cérébraux, sans que leurs fonctions soient perdues. Une portion assez restreinte de ces lobes suffit donc à l'exercice de leurs fonctions. Mais si la déperdition de substance devient plus considérable, dès qu'une perception devient *impossible*, toutes le deviennent en même temps. Il n'y a donc point de siéges divers, ni pour les différentes facultés, ni pour les différentes perceptions. La faculté de percevoir, de juger, de vouloir une chose, réside dans le même lieu que celle d'en percevoir, d'en juger, d'en vouloir une autre; et conséquemment, cette faculté, essentiellement une, réside essentiellement dans un seul organe. Voilà les argumens qu'oppose M. Flourens aux faits de la localisation.

Contre l'opinion de M. Flourens, il est juste d'observer, comme nous l'avons fait à différentes reprises, que l'homme a des fonctions intellectuelles multiples. Il peut en perdre une ou plusieurs sans que les autres s'en ressentent. Cette solidarité des fonctions est donc difficile à comprendre. Mais, répétons-le, il faut commencer par démontrer des facultés primitives, irréductibles, fondamentales, dont dérivent les autres. Le point capital établi, on verra ce que c'est que cette solidarité; on en saisira les limites, la cause, le mécanisme, et il sera possible d'établir des systèmes basés sur l'observation positive. M. Bouillaud, en expérimentateur consciencieux, ajoute, en terminant son travail, qu'en exposant les résultats de ses propres recherches, il est bien loin de se faire illusion sur leur peu de valeur, mais qu'il a pensé que, tels qu'ils sont, ils pourraient donner l'éveil à des expérimentateurs plus habiles, et provoquer des travaux plus précieux.

Ce que ni la pathologie ni la physiologie n'avaient pu établir, on essaya de le démontrer par l'anatomie comparée.

Chez les mammifères, disent les partisans de Gall, les instincts l'emportent d'autant plus sur l'intelligence et les sentiments, que les parties postérieures du crâne et du cerveau sont plus développées relativement aux antérieures, d'où ils concluent que les instincts siégent en arrière et l'intelligence en avant.

Si l'on considère, dit M. Lafargue, que, dans les quadrupèdes, l'encéphale est petit et les mâchoires volumineuses, on verra que, pour des raisons d'équilibre faciles à saisir, le crâne doit s'allonger en sens inverse de la face, se rétrécir au front, s'élargir dans la région temporo-pariétale, affecter la forme d'un triangle à base postérieure.

Aussi M. Lafargue a-t-il soutenu : 1° que le crâne a une forme nécessairement en rapport avec l'attitude de l'animal et avec la largeur de la mâchoire inférieure; 2° que cette forme du crâne et les habitudes morales sont loin d'avoir entre elles une relation nécessaire; ainsi que souvent deux animaux de mœurs identiques diffèrent par le crâne s'ils diffèrent d'attitude; et réciproquement, que deux animaux de caractère opposé se ressemblent par le crâne, si leur attitude est semblable, et si leur mâchoire a une grandeur égale.

La transfiguration du crâne des quadrupèdes est donc la conséquence nécessaire des proportions respectives de la face de l'encéphale. Mais, comme, d'après Cuvier, le rapport des mâchoires au cerveau entraîne, suivant qu'il est plus fort ou plus faible, la prédominance des penchans grossiers ou celle des facultés supérieures, on peut comprendre la coïncidence sur laquelle Gall a appuyé son opinion, car, si, chez les quadrupèdes, les instincts l'emportent sur les hautes facultés, c'est que les mâchoires l'emportent de beaucoup sur les hémisphères; la largeur du crâne en arrière, son étroitesse en avant, reposent sur la même raison.

Si les instincts siégent en arrière, et les hautes facultés en avant, les carnassiers les plus intelligens doivent se distinguer des autres par la forte proportion des régions coronales et pariétales supérieures; or, l'observation prouve qu'il n'en est pas ainsi : car, si on compare le tigre et le loup au barbet et au chat, on voit que le rétrécissement du crâne chez les premiers, son ampliation chez les seconds, portent à la fois sur toutes les parties, soit antérieures, soit postérieures. Les mâchoires, fortes chez les uns, sont plus faibles chez les autres, et le crâne exprime cette différence, non par la forme de sa cavité qui est la même pour tous, mais par le volume des crêtes élevées à sa surface. L'une de ces crêtes, occipitale, donne attache aux muscles redresseurs de la tête, l'autre, inter-pariétale, aux muscles temporaux; on conçoit que toutes deux doivent être en raison directe du développement et du poids des mâchoires, et en raison inverse des hémisphères. Chez les ruminans qui manquent, pour la plupart, de crête inter-pariétale, vu la faiblesse des temporaux, le développement de la crête occipitale, des sinus frontaux et de leurs dépendances est toujours en raison inverse du cerveau, en raison directe de la face. En s'élevant des carnassiers aux quadrumanes, les crêtes diminuent, en même temps que le volume des mâchoires.

Il résulte de là que, chez tous les carnassiers, quelle que soit la force respective de leurs instincts et de leur intelligence,

les régions antérieures et postérieures du cerveau ont entre elles le même rapport. Les carnassiers ont les temps développées : ils sont astucieux, sanguinaires, voleurs; les ruminans ont les temps peu développées : ils sont timides, inoffensifs.

Les phrénologistes ont voulu conclure de là que les penchans qui caractérisent le moral des carnassiers siégent dans les régions sus-zygomatiques; mais il est naturel que cette région doive s'accommoder à la forme de la mâchoire inférieure, large chez les carnassiers, étroite chez les ruminans. Cette réflexion isolée infirme faiblement les conclusions de Gall; mais elle aurait plus de poids, s'il était possible de trouver des animaux doux et paisibles dont les temps soient larges, par cela seul qu'ils possèdent une large mâchoire. Or, selon M. Lafargue, le castor, dont les instincts industriels exigent et supposent une mâchoire large et forte, a des muscles temporaux énergiques, et son crâne est, pour cette raison, conformé comme celui des carnassiers.

D'autre part, chez certains carnassiers, éminemment féroces, la tête représente un cône allongé, sensiblement rétréci au-dessus des apophyses zygomatiques, large et enflé vers la partie postérieure des pariétaux : tels sont le furet, l'hermine, la belette.

Si la forme du crâne dérive du rapport de volume de la face et du cerveau, il faut que cette forme soit en corrélation avec l'attitude, et qu'elle en suive les variations. La forme du crâne des furets, des belettes, des taupes, s'explique par le mode de station de ces animaux, dont les membres sont très courts, et qui marchent presque en rampant. Si, avec une pareille attitude, ils avaient eu le crâne court et globuleux, et si la plus grande masse de leur cerveau eût été concentrée vers les apophyses zygomatiques, les organes des sens et l'extrémité du museau se seraient nécessairement dirigés vers le sol. Il fallait donc, pour les raisons mécaniques les plus simples, que le plus grand volume des hémisphères occupât la région pariétale postérieure, et que les régions sus-zygomatiques fussent déprimées. Tous les animaux dont le port est analogue à celui des belettes ont le crâne conformé de la même manière, quelles que soient leurs mœurs : tels sont les souris, les rats, etc.

Toutes ces dispositions en opposition avec les lois phrénologiques s'expliquent, quand on compare les quadrupèdes, les quadrumanes et l'homme, et que l'on examine les conditions anatomiques d'où résulte l'équilibre de la tête dans chaque race; on voit une corrélation nécessaire entre le mode de station et le rapport de l'encéphale à la face, entre l'intelligence et l'attitude. Ce serait donc des conditions de mécanique physique qui, bien interprétées, rendraient compte de toutes les relations qu'a cru saisir Gall.

L'attitude humaine comporte la plus petite face et le plus grand cerveau possibles; aussi y a-t-il, entre la forme du crâne et celle du bassin, une corrélation telle, que la perfection et la solidité de la station bipède se trouvent dans chaque race, en raison directe de la capacité crânienne, en raison inverse des mâchoires. Il suffit de comparer le Caffre à l'Européen pour se convaincre de cette vérité.

On voit aussi, par le rapprochement des races humaines, le crâne se déjeter en arrière, à mesure que les mâchoires ont un plus grand développement. Le Nègre a le front fuyant, l'ensemble du crâne étroit et allongé; l'Européen se trouve dans des conditions opposées, tandis que les Malais, les Mongols, les Américains, tiennent le milieu entre ces deux extrêmes.

Ainsi, s'explique et se réalise cette loi du règne animal, en vertu de laquelle, le crâne et le cerveau sont répartis, de manière à balancer le poids de la face. La forme du crâne exprime donc le rapport du volume des mâchoires et du cerveau : elle peut indiquer l'énergie relative des instincts et des hautes facultés. Mais on se tromperait si, se plaçant au point de vue des localisations, on croyait toujours rencontrer la prédominance des tempes chez les peuples qui se font remarquer par leurs instincts de pillage et de voracité; et au contraire, la proéminence plus grande du front chez les nations les plus intelligentes. Qu'on considère la tête de l'Européen, du Hottentot, de l'Indien du nord, peuples qui sont loin d'avoir les mêmes mœurs et le même degré d'intelligence, on trouvera que le rapport des tempes au front est exactement le même.

Ces races ne diffèrent entre elles que par la proportion de la face au cerveau, proportion qui, tout en déterminant la forme du crâne, explique la prépondérance des instincts chez les uns, de l'intelligence chez les autres.

Aux liaisons nécessaires des formes du crâne avec certaines conditions de statique, soit partielles, soit générales, voici ce que l'on peut objecter :

L'attitude des animaux est à leur moral comme le geste est à la pensée; le mode de mastication est subordonné aux penchants nutritifs, soit carnassiers, soit herbivores, comme l'instrument l'est à la volonté. De même, les formes du cerveau, qui déterminent les penchans, subordonnent à leurs inflexibles nécessités et l'attitude générale et la puissance de la mâchoire inférieure.

M. Lafargue répond : Certaines formes du crâne et du cerveau coïncident toujours et nécessairement, avec certains modes de station et de mastication; mais, si l'on assigne à la première de ces circonstances le rôle de fait primordial, en réduisant l'autre au rôle de fait secondaire, on peut dire que toutes les deux, également nécessaires l'une à l'autre, concourent au même titre, à l'harmonie de l'ensemble.

Gall, comme on sait, faisait résider l'organe du meurtre dans les circonvolutions moyennes, latérales et inférieures du cerveau; M. Lélut a fait aussi des recherches sur ce point. Gall avait dit que le plus grand développement de cet organe, dans les oiseaux et les mammifères carnassiers, donne au cerveau et au crâne de ces animaux, une largeur proportionnelle plus grande que celle du cerveau et du crâne des oiseaux et des mammifères frugivores. Or, voici ce que M. Lélut, appuyé sur les travaux de M. Serres, de Tiedemann, etc., a établi en opposition avec le célèbre phrénologiste :

1° Les oiseaux frugivores et les oiseaux carnassiers insectivores ont, comparativement les uns aux autres, le cerveau et le crâne d'égale largeur, proportionnellement à leur longueur.

2° Les oiseaux de proie ou oiseaux rapaces ont le cerveau, et surtout le crâne, plus large que celui des oiseaux des deux classes précédentes.

Mais cela tient, selon lui, à ce que, chez ces animaux, le développement en largeur des hémisphères cérébraux a suivi l'élargissement crânien, qui lui-même est déterminé, chez ces oiseaux, par le développement considérable de l'oreille interne et de ses cavités annexes, et par celui de leur globe oculaire.

3° Les faits de comparaison isolés entre le cerveau et le crâne de ces oiseaux frugivores et ceux de ces oiseaux carnassiers donnent le même résultat que les rapports déduits des moyennes, sur la proportion de la largeur à la longueur des hémisphères cérébraux et du crâne; c'est-à-dire, qu'ils mon-

trent que tel ou tel oiseau frugivore a une plus grande largeur cérébrale ou crânienne proportionnelle, que tel ou tel oiseau insectivore, et même que tel ou tel oiseau rapace.

4° Les mammifères carnassiers n'ont pas le cerveau plus large, proportionnellement à leur longueur, que ceux des mammifères frugivores. Ce serait même le contraire qui aurait lieu.

5° Les comparaisons isolées du cerveau et du crâne de tel mammifère carnassier, au cerveau et au crâne de tel mammifère frugivore donnent, dans le plus grand nombre des cas, le même résultat.

Glande pinéale. — Couches optiques.

Les fonctions de la glande pinéale sont encore à l'état d'hypothèses.

Avant Galien, la glande pinéale paraissait destinée aux fonctions de portier, comme le pylore de l'estomac. Elle ne laissait passer du ventricule moyen dans le ventricule du cervelet que la quantité convenable d'esprit vital. Cette idée, réfutée par Galien, fut reproduite par M. Magendie, sous une forme plus physique. C'est pour lui un tampon destiné à ouvrir ou à fermer l'aqueduc de Sylvius. Galien a envisagé le conarium comme accomplissant des fonctions sécrétoires, opinion que M. Cruveilhier appuie, en considérant surtout sa cavité et les hydropisies dont elle est le siège.

Pour Willis, la glande pinéale est destinée à absorber la sérosité, transsudant à travers les vaisseaux des plexus choroïdes.

Ambroise Paré emprunte à Galien l'idée que le processus vermiformis remplit les fonctions que d'autres avaient attribuées au conarium, en le destinant à fermer l'aqueduc de Sylvius, comme un portier.

Enfin, Descartes en fit la source des esprits. Ils coulent de la glande pinéale dans la concavité du cerveau. C'est une source abondante d'où les parties du sang les plus petites et les plus agitées coulent en même temps de tous côtés. Il faut peu de chose pour la déterminer à s'incliner ou se pencher plus ou moins, de manière à diriger les esprits vers tel point plutôt que vers tel autre. De là, à l'exagération qui place l'âme sur la glande et dirige avec des rênes les impulsions du cerveau, il n'y avait qu'un pas.

Les couches optiques, nous l'avons dit en traitant des tubercules quadrijumeaux, n'ont pas d'influence directe et immédiate sur la fonction visuelle. Si dans les épanchemens siégeant dans ces couches on a observé quelques faits d'immobilité et de dilatation pupillaire, cela tient à ce que les nerfs optiques eux-mêmes étaient intéressés dans ces lésions. — Leur influence croisée sur les mouvemens ne saurait être mise en doute.

Les couches optiques jouent un grand rôle dans les actes de la locomotion ; ce rôle est nettement accusé par les expériences relatives à leur ablation. Quand on enlève les deux hémisphères cérébraux, les corps striés, sur un lapin, la station et la progression sont encore possibles, mais à peine supprime-t-on la couche optique, droite par exemple, que l'animal tombe à gauche. Cependant les auteurs ont émis des avis différens sur l'étendue de cette influence. Saucerotte, le premier, fait observer que, indépendamment du croisement transversal des fibres cérébrales, il existe un croisement antéro-postérieur, de façon que l'origine des nerfs destinés au mouvement des extrémités supérieures est dans la partie postérieure du cerveau, et réciproquement dans l'antérieure pour les extrémités inférieures.

M. Serres a lésé sur des chiens les couches optiques et leurs radiations, et il survenait de la paralysie des extrémités antérieures. MM. Foville et Serres citent à l'appui, des observations pathologiques. Cependant des faits nombreux tendent à prouver que la soustraction des corps striés ne lèse en rien le train postérieur ni le train antérieur : dès lors que l'expérimentation et l'observation pathologique refusent également leur appui à la doctrine citée, il faut l'abandonner.

Que voyons-nous en effet : M. Andral a interrogé 75 cas de cette lésion exactement circonscrite ; 40 fois il y avait hémiplégie, due 21 fois à la lésion des corps striés et 19 fois à la lésion des couches optiques.

Sur ces soixante-quinze cas, il y en eut 23 dans lesquels la paralysie, bornée au membre thoracique, coïncidait avec une lésion du corps strié ; 10 avec lésion de la couche optique ; 2 avec lésion du lobe moyen.

De cette comparaison des faits, résulte, que la prétendue localisation croisée d'avant en arrière, des moteurs supérieurs et inférieurs, n'est point démontrée.

On peut piquer, dilacérer chez un animal vivant les couches optiques, il ne se manifeste ni douleur ni contraction dans les muscles volontaires.

M. Lafargue et M. Flourens, en enlevant la couche optique, ont observé un mouvement de manége, comme à la suite de la lésion partielle d'un des pédoncules. Mais l'effet croisé que l'on observe chez les vertébrés supérieurs n'a point lieu chez les inférieurs ; tandis que chez ces animaux, l'animal lésé tourne du côté correspondant. Schiff pense que le sens du mouvement de manége varie suivant la partie de la couche optique détruite. La destruction des trois quarts antérieurs de cet organe, chez les lapins, détermine le mouvement vers le côté lésé, et celle de son quart postérieur vers le côté opposé à la lésion, c'est-à-dire, comme après la section des pédoncules cérébelleux. Nous avons insisté sur les recherches de M. Bernard, touchant cette intéressante question, alors que nous avons fait la physiologie de ces organes.

Pour comprendre l'influence directe des trois quarts antérieurs des couches optiques sur les mouvements, Schiff admet, au niveau de l'espace perforé moyen, un entrecroisement fibrilleux qui neutraliserait celui des pyramides. Le mouvement de manége résulte pour lui, de la paralysie des adducteurs d'un côté, et des abducteurs de l'autre. De plus, il n'admet pas même l'affaissement des extrémités postérieures après l'ablation des couches optiques. Les extrémités antérieures, au contraire, deviennent impropres à la station. Cette inaptitude n'est pas complète cependant, Valentin admet que la stimulation directe des couches optiques agit sur le cœur. Budge, Schiff et le précédent auteur admettent en outre que la contraction de l'estomac et des intestins succède régulièrement à la stimulation des couches optiques.

Corps striés.

En parlant des opinions diverses qu'ont émises les anciens sur le cerveau, nous avons signalé la théorie de Willis, qui faisait des corps striés le siége du sensorium commune, à cause de l'origine voisine des nerfs des sensations spéciales.

Dans le désir d'appuyer cette opinion, il dit avoir remarqué le ramollissement de ces nerfs à leur origine cérébrale, dans les cas d'anesthésie et de paralysies anciennes. Dans les jeunes animaux manquant de vue, et qui sont génés dans leurs fonctions sensoriales et locomotrices, les corps striés sont à peine formés.

Bien des efforts furent tentés pour démontrer cette opinion. On dut néanmoins l'abandonner, quand Saucerotte crut à son tour avoir découvert leurs vrais usages.

Déjà, en parlant des couches optiques, nous avons signalé les expériences sur lesquelles on fonde l'opinion que les corps striés influencent les membres pelviens. En même temps nous avons cité des faits qui ne viennent nullement à l'appui de cette opinion.

En traitant du cervelet, nous avons mentionné l'opinion de M. Magendie sur la relation qu'il croit exister entre le cervelet et les couches optiques. D'après lui, il existe chez les mammifères et chez l'homme une force intérieure qui les pousse à marcher en avant ; une autre qui les porte à reculer ; la première réside dans le cervelet ; la seconde dans les corps striés. Dans l'état sain, ces deux forces sont dirigées par la volonté et se contrebalancent mutuellement. Si l'on enlève l'un ou l'autre des deux organes, l'antagoniste demeuré sain obtient tout son effet ; d'où la propulsion après l'ablation des corps striés, et la rétrocession après l'ablation du cervelet.

Il faut pour que cet effet soit complet que l'on enlève, après la substance grise, la substance blanche des corps striés. Si l'on n'enlève qu'un corps strié, il reste encore maître de ses mouvemens et les dirige en divers sens, s'arrête quand il lui plait ; mais immédiatement après la section du second corps strié, l'animal se précipite en avant, comme poussé par un pouvoir irrésistible. MM. Longet, Schiff, Lafargue, contredisent ces résultats. D'après ce dernier, voici les effets : les ablations occasionnaient une profonde stupeur ; et quand, à force d'excitations, on parvenait à faire marcher les lapins mutilés, leur progression était lente parce qu'ils étaient aveugles. Dans tous les cas, pas de propulsion rapide, malgré la destruction des corps striés. La section des nerfs optiques paraît toujours avoir lieu en même temps ; d'où la cécité. Cette cécité subite rend l'animal pusillanime. Or, M. Lafargue pense que l'on doit attribuer la propulsion à la frayeur augmentée de l'excitation. Pour que ma présomption se changeât en certitude, ajoute-t-il, il fallait, au moyen d'une mutilation quelconque, troubler, effrayer profondément un lapin vigoureux, en le privant de la vue, en conservant ses mouvemens ; il fallait que malgré l'intégrité des corps striés, il présentât, avec toutes ces circonstances, le mouvement de propulsion.

Or, deux fois, une mutilation des hémisphères, qui avait entraîné la cécité, a donné lieu à ce mouvement ; la blessure des tubercules quadrijumeaux a donné lieu deux fois à une suite rapide. M. Lafargue affirme que l'on a pris pour l'effet d'une impulsion spéciale la fuite pure et simple d'un animal aveugle. Schiff pense, et avec raison, que la cécité ne doit point être invoquée directement à cette occasion. Cependant, faut-il avec lui, attribuer cet effet à la lésion des lobes cérébraux, lésion qui paralyse l'action modératrice de la volonté ? — Ils ne sont, d'autre part, nullement en rapport avec l'olfaction, comme le croyait Chaussier.

Corps calleux, voûte à trois piliers, et cloison transparente.

Lapeyronie avait fait des corps calleux le siége de l'âme ; Descartes le logeait dans la glande pinéale, disions-nous ; Willis, dans le corps strié.

Saucerotte raconte, qu'ayant porté doucement et perpendiculairement un scalpel vers le corpscalleux, qu'il incisa légèrement d'avant en arrière, l'animal tomba dans la léthargie; il fut insensible à toute opération.

Chez des lapins, de jeunes chiens, les lésions artificielles n'ont pas paru donner lieu à un trouble notable des actes volontaires. Certains animaux ne peuvent supporter l'opération à cause de l'hémorrhagie qu'elle entraîne à sa suite. A part cette circonstance, ni la locomotion ni la sensibilité ne sont abolies.

Lorry dit : Ni les irritations du cerveau, ni celles du corps calleux lui-même, ne produisent de convulsions. On peut l'emporter même impunément; la seule partie, entre celles qui sont contenues dans le cerveau, qui ait paru, uniformément et universellement exciter des convulsions, c'est la moelle allongée. MM. Flourens, Magendie, Serres, sont unanimes sur ce point. Valentin a de plus observé que la stimulation directe du corps calleux donne lieu à des contractions cardiaques.

Treviranus pense que le corps calleux, ainsi que les autres commissures, est le lien nécessaire entre les deux lobes cérébraux, pour qu'il y ait unité fonctionnelle. Quelque manière de voir que soit sur les fonctions cérébrales, on ne peut se dispenser de remarquer que les oiseaux, par exemple, sont dépourvus de corps calleux.

Des vices de conformation très notables, l'absence même du corps calleux a été observée, sans grand préjudice pour les fonctions.

Choppart a donc avancé à tort que le défaut d'intelligence, ou la perte de raison, résultait de l'affection du corps calleux. La lésion ou l'anomalie, isolées du corps calleux, ont été observées rarement. Il est donc difficile de dire ce qui revenait au corps calleux. S'il est vrai que l'absence du corps calleux s'est accompagnée d'une intelligence faible, le contraire a été observé également.

Galien assigne à la voûte des usages tout mécaniques : sa forme arquée la rend propre à remplir l'usage des voûtes dans les édifices : *Usus sane illius fornicati corporis nullas alius est putandus, quam fornicam in ædificiis ; quemadmodum enim fornices, ad incumbentia onera sustinenda sunt quavis alia figura aptiores, ita et hoc corpus fornicati cerebri omnem incumbentem citra molestiam sustinet.* Galien n'a pas maintenu cette opinion, et il pense, d'après un autre passage, que le cerveau est suspendu dans les replis de la dure-mère, sans que les piliers de la voûte aient à intervenir.

Il semblerait plus logique d'admettre avec d'autres physiologistes, que la voûte est une commissure antéro-postérieure, destinée à établir une sorte de consensus entre les lobes d'un même hémisphère, et à les mettre en état de synergie. Si plausible que soit cette opinion, aucun fait ne la justifiant, elle n'est qu'une hypothèse. Il paraîtrait que des expériences tentées dans la direction de cette découverte n'ont fourni aucun résultat. Ainsi, la section de cette partie de l'encéphale n'a produit ni douleur ni contraction.

Dans le domaine de la pathologie il n'y a guère à glaner. Les lésions de la voûte étaient rarement isolées; dès lors, il devint fort difficile de faire la part juste qui revient à la voûte. Dans un cas de lésion isolée de la voûte, les symptômes dominans ont été une vive céphalalgie, le délire, l'incohérence dans les idées. Il est difficile, au premier abord, de concilier ces symptômes avec ceux observés dans les vivisections. Mais nous avons fait remarquer ailleurs combien il existe de différence entre une vivisection et une lésion pathologique.

Ventricules du cerveau.

L'odorat s'exerçait, suivant Galien, par le passage des molécules odorantes, à travers la lame criblée dans les ventricules. Il leur attribuait, en outre, la fonction d'élaborer l'esprit animal. Galien et Vésale, qui partageaient cette opinion, furent vivement combattus par Willis, qui voyait dans les ventricules le simple réceptacle de la sérosité.

On peut ajouter à cet usage celui d'offrir une large surface d'expansion aux vaisseaux sanguins qui parcourent la séreuse. La circulation eût été très pénible dans un organe solide et dense uniformément. Par l'existence de ces cavités, l'abord en est devenu plus aisé.

Certes, on ne songe plus à soutenir l'étrange hypothèse de Galien sur la circulation de l'air dans le cerveau. C'est cependant bien vers lui que convergent les impressions sensoriales. C'est lui qui les élabore pour en faire des notions. A quelle partie de l'encéphale ce travail est-il dévolu ? Quel en est le mécanisme intime ?

Quant au fluide vivant, son origine ne saurait être mise en question, avant que le sens du mot soit suffisamment précisé. De plus, les auteurs modernes pensent que cet influx nerveux doit être attribué, soit à la substance blanche, soit à la substance grise. On peut d'ailleurs irriter la surface des ventricules, comme aussi le corps calleux, sans provoquer de douleur, etc.

Broussais pense que les ventricules sont tapissés par la substance nerveuse du sentiment, qui est, selon lui, la continuation de la substance des cordons postérieurs. Cette opinion, Broussais la fonde, dit-il, sur l'observation pathologique.

Corne d'Ammon.

Treviranus a fait des conjectures assez invraisemblables sur les usages de la corne d'Ammon. La relation intime de cette circonvolution avec les nerfs olfactifs et le corps strié, le corps calleux et la voûte, chez les mammifères, lui semble digne de remarque. Moins que les autres parties du cerveau, ajoute-t-il, elle a des connexions avec la moelle allongée et la sphère de la vie négative; plus que les autres elle paraît avoir des rapports avec le nerf olfactif correspondant. Son volume n'est en rapport direct qu'avec le volume de ceux-ci, et la substance médullaire de son extrémité inférieure se confond avec le noyau médullaire duquel naissent les racines externes de cette paire nerveuse. La corne d'Ammon coopère donc vraisemblablement à une fonction supérieure de la vie intellectuelle : l'olfaction qui a tant d'action sur les réminiscences, la relation de ses organes avec les cornes d'Ammon, ne permet-elle pas d'y entrevoir le siége de la mémoire ?

Sur l'espèce humaine, ces connexions sont difficiles à démontrer, sinon impossibles. D'autre part, M. Cruveilhier fait observer que l'animal qui a la corne la plus développée, le lièvre, est celui auquel on accorde le moins de mémoire.

M. Foville, d'après des observations spéciales, a cru devoir attribuer à ces organes une influence sur la langue.

Glande pituitaire et infundibulum.

Galien et Vésale ont pris cette glande pour une éponge,

destinée à absorber la pituite ou les humeurs du cerveau, transmises par l'infundibulum, et qui, trop pleine, les laisse bientôt s'écouler à l'extérieur. Pour une seconde classe de physiologistes, elle est un organe sécréteur; pour une troisième, elle participe à la fois à ces deux usages ou fonctions.

Galien fait servir l'infundibulum et le corps pituitaire à excréter une partie de la pituite du cerveau, et à la faire écouler à travers les porosités de la selle turcique. D'après lui, le liquide exhalé des ventricules latéraux est transmis dans les fosses nasales, à travers la lame criblée de l'ethmoïde, par l'entremise des processus olfactifs, tandis que celui qui provient des ventricules cérébelleux et moyen, suit l'infundibulum et le corps pituitaire pour arriver au palais, à travers le tissu poreux du corps du sphénoïde.

Vésale n'acceptait point l'opinion de Galien sur le trajet de la pituite, et il la faisait arriver par tous les trous de la base du crâne.

Diemerbrock pense que la glande pituitaire sécrète un liquide qui, par le moyen de l'infundibulum, s'épanche dans le troisième ventricule, de là dans les ventricules latéraux, d'où il parvient dans les fosses nasales, à l'aide des nerfs olfactifs. Meckel pense également que l'entonnoir sert peut-être à transmettre dans les ventricules cérébraux un fluide sécrété par l'hypophyse.

Willis admit aussi que la glande pituitaire pourrait être chargée de l'excrétion des humeurs cérébrales. Il diffère avec les précédens auteurs, sur la direction que suivraient ces humeurs. La glande pituitaire communiquerait directement avec les sinus veineux qui l'entourent, et, d'après Vieussens, la lymphe cérébrale serait versée d'abord dans ces sinus, puis dans la veine jugulaire, la veine-cave supérieure, et enfin, dans les cavités droites du cœur.

Muray, Petit et bien d'autres anatomistes subirent l'influence des idées de ce temps, et poursuivirent les canaux qui devaient conduire au dehors la pituite cérébrale.

Pour dire vrai, on ne sait rien de positif sur les usages de ces organes, ni sur la nature, le but, l'élimination de l'humeur pituitaire.

Tiedemann, se plaçant en dehors de toutes les opinions reçues, a comparé cet organe à un ganglion du grand sympathique; ce serait de plus le centre du mouvement associé des deux iris. Il en est de cette opinion comme des autres: ni l'expérimentation ni l'observation ne la justifient.

SYSTÈME NERVEUX PÉRIPHÉRIQUE,

OU DES NERFS EN PARTICULIER.

Les nerfs du corps se divisent en plusieurs groupes d'après leur apparence extérieure, leur distribution, et d'après leurs points d'origine dans le système nerveux central.

Tous les nerfs qui prennent naissance à l'encéphale, et qui sortent par les trous de la base du crâne, sont désignés sous la dénomination de nerfs *encéphaliques* ou nerfs *crâniens*.

Tous ceux qui prennent naissance sur les côtés de la moelle épinière et sortent par les trous de conjugaison de la colonne vertébrale, se nomment nerfs *spinaux* ou *rachidiens*.

On donne le nom de *système nerveux grand sympathique* ou *système nerveux ganglionnaire*, à un ensemble de filamens nerveux, disposés de chaque côté, le long de la colonne vertébrale, présentant sur leur trajet un grand nombre de ganglions, communiquant de haut en bas et latéralement avec les nerfs rachidiens, et se distribuant spécialement aux organes splanchniques dans lesquels ils forment des plexus et des réseaux excessivement riches.

Ce système de nerfs avait été appelé par Bichat, *système nerveux de la vie organique*, par opposition à la dénomination de *système de la vie animale*, appliquée à l'ensemble des nerfs encéphalo-rachidiens, qui se distribuent plus spécialement aux organes des sens et de locomotion volontaire, tandis que le système du grand sympathique influence plus particulièrement les fonctions de la nutrition.

DES NERFS CRANIENS EN GÉNÉRAL.

Nomenclature. Les nerfs qui naissent de l'encéphale et qui sortent par les trous que présente la base du crâne, ont été dénommés quelquefois suivant les organes dans lesquels ils se distribuent ; ainsi, on donne le nom d'*hypoglosse* à un nerf de la langue ; le nom de *nerf optique, acoustique, olfactif* aux nerfs de la vision, de l'ouïe et de l'olfaction, etc. Mais le plus ordinairement on désigne les nerfs crâniens par des dénominations numériques qui indiquent leur succession d'origine à l'encéphale, ou l'ordre suivant lequel ils sortent par les trous de la base du crâne. Et comme chaque nerf crânien est double, le même nom s'applique aux nerfs du côté droit et à celui du côté gauche, qui, par leur ensemble, constituent ce qu'on appelle une paire de nerfs.

Galien comptait sept paires de nerfs crâniens qui comprennent tous les nerfs cérébraux admis aujourd'hui, sauf les nerfs pathétiques et oculo-moteurs externes. Galien, qui considérait le nerf olfactif comme destiné à excréter la pituite, ne le comptait pas dans sa classification ; aussi la première paire de nerfs, suivant lui, est constituée par les nerfs optiques ; la deuxième paire par les nerfs oculo-moteurs communs ; la troisième paire par le trifacial ; la quatrième paire par les nerfs palatins ; la cinquième paire par les nerfs faciaux et acoustiques ; la sixième paire par les nerfs pneumo-gastrique, glosso-pharyngien et spinal ; la septième paire par le nerf grand hypoglosse.

Willis admet dans sa classification dix paires de nerfs, établies d'après l'ordre de succession des orifices fibreux de la dure-mère, dans lesquels ils s'engagent, pour sortir de la cavité du crâne.

En examinant successivement les nerfs qui entrent dans ces orifices fibreux, on trouve :

1° Les trous de la lame criblée, au travers desquels sortent les divisions des nerfs olfactifs. (Première paire.)

2° Le trou optique, qui laisse passer le nerf du même nom. (Deuxième paire.)

3° Un orifice circulaire, placé en dehors des apophyses clinoïdes postérieures, et donnant passage au nerf moteur oculaire commun. (Troisième paire.)

4° Un autre orifice plus petit et placé plus en dehors laisse passer le nerf pathétique. (Quatrième paire.)

5° Une ouverture beaucoup plus grande et ovalaire, par laquelle passe le nerf trijumeau. (Cinquième paire.)

6° Un petit orifice situé plus en arrière et au-dessous des précédens, et destiné au nerf moteur oculaire externe. (Sixième paire.)

7° Le conduit auditif interne, par où sortent le nerf facial et le nerf acoustique. (Septième paire.)

8° Le trou déchiré postérieur, par lequel passent successivement, et d'avant en arrière, les nerfs glosso-pharyngien, pneumo-gastrique et spinal ou accessoire de Willis. (Huitième paire.)

9° Le trou condyloïdien antérieur, qui livre passage au nerf grand hypoglosse. (Neuvième paire.)

10° Un orifice de la dure-mère, situé entre l'occipital et l'atlas, par lequel sort le nerf sous-occipital. (Dixième paire.)

Cette classification admet donc dix paires nerveuses qui se

trouvent indiquées par l'ordre de sortie successive des nerfs qui traversent la dure-mère.

La nomenclature de Willis fut admise par Vieussens et par beaucoup d'autres anatomistes; mais vers la fin du xviii° siècle, Sœmmering et Vicq-d'Azyr y apportèrent des modifications en supprimant le nerf sous-occipital qu'ils rangèrent, à l'exemple de Haller, parmi les nerfs spinaux; ils dédoublèrent encore la septième paire de Willis en deux nerfs, et la huitième en trois autres nerfs. D'où il résultait que dans cette classification, ainsi modifiée, il fallait compter douze paires de nerfs, savoir :

Nerfs olfactifs . . . . 1re paire.
Nerfs optiques. . . . . 2e »
Nerfs moteurs oculaires communs. . 3e »
Nerfs pathétiques . . . . 4e »
Nerfs trijumeaux . . . . 5e »
Nerfs moteurs oculaires externes . . 6e »
Nerfs faciaux . . . . 7e »
Nerfs auditifs . . . . 8e »
Nerfs glosso-pharyngiens . . . . 9e »
Nerfs pneumo-gastriques. . . . . 10e »
Nerfs spinaux ou accessoires de Willis. 11e »
Nerfs grands hypoglosses . . . . 12e »

Bichat, le premier, voulut classer les nerfs cérébraux, non d'après leurs sorties par les trous de la base du crâne, mais d'après leur lieu d'origine dans l'encéphale; il divisa donc les nerfs encéphaliques en trois classes :

1° Les nerfs cérébraux proprement dits, au nombre de deux : l'optique et l'olfactif.

2° Les nerfs de la protubérance, au nombre de six, savoir : le moteur oculaire commun, le pathétique, le trijumeau, le moteur oculaire externe, le facial et l'auditif.

3° Les nerfs du bulbe rachidien, au nombre de quatre, qui sont : le glosso-pharyngien, le pneumo-gastrique, le spinal ou accessoire de Willis, et l'hypoglosse.

Cette classification n'a pas prévalu parce qu'elle indiquait seulement les origines apparentes des nerfs, mais non leur origine réelle dans le centre nerveux; c'est ainsi que le nerf optique, qui est désigné comme un nerf naissant du cerveau, a cependant des origines jusque dans l'isthme de l'encéphale. De même beaucoup de nerfs que Bichat fait naître de la protubérance ont une autre provenance. Le nerf moteur oculaire, par exemple, naît des pédoncules cérébraux, le pathétique du faisceau latéral oblique de l'isthme ou ruban de Reil, etc.

Toutes les classifications précédentes des nerfs sont, comme on le voit, exclusivement anatomiques, c'est-à-dire basées, soit sur leur mode d'origine à l'encéphale, soit sur leur ordre de sortie par les trous de la base du crâne, soit enfin sur leur mode de terminaison dans les organes.

Charles Bell a tenté d'établir une classification physiologique, c'est-à-dire qui fût fondée sur les fonctions des nerfs. Il divisa les nerfs crâniens en quatre catégories :

1° Les nerfs de sensations spéciales. (Nerfs de l'olfaction, de a vue et de l'ouïe.)

2° Les nerfs de sensibilité générale, savoir : la portion ganglionnaire du nerf trijumeau.

3° Les nerfs de mouvemens volontaires, qui sont : les nerfs moteur oculaire commun, moteur oculaire externe et hypoglosse.

4° Les nerfs de mouvemens respiratoires : les nerfs pathétique, facial, glosso-pharyngien, pneumo-gastrique et accessoire de Willis.

Charles Bell pensait en outre, que chacune de ces catégories de nerfs tirait ses propriétés spéciales des points déterminés, où ils prenaient naissance, dans le centre nerveux, et il admettait que les *nerfs de sensibilité générale* avaient leur origine sur les prolongemens de faisceaux postérieurs de la moelle, que les nerfs de *mouvemens volontaires* provenaient des prolongemens des faisceaux antérieurs, et que les nerfs de *mouvemens respiratoires* ou *involontaires*, étaient en rapport avec les faisceaux latéraux de la moelle, qui, suivant le physiologiste anglais constituaient ce qu'il nommait les faisceaux respiratoires de la moelle épinière. Enfin, les nerfs de sensibilité spéciale n'avaient de connexion avec aucun des faisceaux de la moelle, mais naissaient directement du cerveau.

Cette classification n'a pas été généralement admise, quoique cette distinction physiologique des nerfs cérébraux fût vraie sous certains rapports. Aujourd'hui, par exemple, on a complétement abandonné la distinction des nerfs de mouvement, en volontaires et respiratoires.

M. *Foville* a proposé une classification fondée sur les mêmes principes. Cet anatomiste a essayé de démontrer que, parmi les nerfs crâniens, tous ceux qui sont affectés à la sensibilité générale ou spéciale naissent sur les prolongemens des faisceaux postérieurs de la moelle épinière, tandis que ceux qui sont affectés aux mouvemens prennent naissance sur les prolongemens de ses cordons antérieurs.

Pour certains nerfs crâniens, il est possible de donner la démonstration de la proposition précédente; en effet, il parait incontestable que les nerfs moteur oculaire commun, moteur oculaire externe, facial, spinal ou accessoire de Willis, naissent du cordon antéro-latéral de la moelle épinière, et que les nerfs trijumeau (portion ganglionnaire), auditif, glosso-phryngien, naissent de son faisceau postérieur. Mais, pour les nerfs olfactif et optique, il est beaucoup plus douteux qu'il en soit ainsi.

Paletta, suivant toujours le même principe de classification physiologique, subdivisa le nerf trijumeau en deux nerfs, l'un de sensibilité, comprenant la portion ganglionnaire qui naît sur les prolongemens des faisceaux postérieurs de la moelle, l'autre de mouvement, qu'il appelle nerf masticateur, et qui provient des prolongemens des faisceaux antérieurs de la moelle.

J. Müller divise les nerfs encéphaliques ou crâniens d'après le même principe physiologique, de la manière suivante :

1° Nerfs purement sensitifs ou des sens supérieurs, qui sont : l'olfactif, l'optique et l'acoustique.

2° Les nerfs mixtes à racines doubles, qui sont : le trijumeau, le glosso-pharyngien, le pneumo-gastrique avec l'accessoire de Willis, et chez plusieurs mammifères l'hypoglosse.

3° Des nerfs principalement moteurs à une seule racine, savoir : le moteur oculaire commun, le moteur oculaire externe, le pathétique et le facial.

Valentin et M. *Longet* ont reproduit une classification également physiologique. Ils admettent trois classes de nerfs :

1° Nerfs de sensation spéciale : l'olfactif, l'auditif et l'optique.

2° Nerfs de sensibilité générale, savoir : la portion ganglionnaire du trijumeau, le glosso-pharyngien et le pneumo-gastrique; les deux premiers pouvant, en outre, servir à des sensations spéciales établissent une transition entre les nerfs de sensibilité générale et les nerfs précédens.

3° Les nerfs qui président à la fois aux mouvemens volontaires et respiratoires, savoir: le moteur oculaire commun, le pathétique, le masticateur (portion non ganglionnaire du trijumeau), le moteur oculaire externe, le facial, le spinal, le grand hypoglosse.

Cette classification est, comme on le voit, assez analogue aux précédentes ; cependant elle diffère de celle de J. Müller, en ce que Valentin et M. Longet ne reconnaissent pas des nerfs *originairement mixtes*. Nous verrons plus tard, à propos de l'histoire anatomique et physiologique de chaque nerf crânien en particulier, jusqu'à quel point une opinion aussi exclusive peut être soutenue.

Malgré toutes les tentatives d'amélioration qui ont été successivement apportées aux classifications des nerfs encéphaliques, il est difficile d'en trouver une qui soit complétement irréprochable ; leur comparaison même est très difficile à établir, parce qu'elles n'ont pas été faites au même point de vue. Sans aucun doute, une classification qui indiquerait les propriétés physiologiques de chaque nerf, en même temps que ses distributions anatomiques, serait préférable à toutes les autres ; mais la plupart des nomenclatures physiologiques que nous avons indiquées ayant été établies d'après des connaissances, sur certains points, incomplètes et contestables, il en est résulté que les distinctions entre les nerfs représentent la théorie de chacun des auteurs, bien plutôt qu'une classification que tout le monde puisse admettre sans discussion.

Les nomenclatures anatomiques qui sont basées sur des données beaucoup plus fixes, ne présentent pas ces inconvéniens ; aussi ont-elles prévalu sur toutes les autres, et aujourd'hui encore, les anatomistes français se servent généralement de la classification de Willis avec cette seule modification qu'on supprime des nerfs crâniens le nerf sous-occipital, pour le rendre aux nerfs rachidiens ; de sorte que le nombre des paires de nerfs encéphaliques se réduit à neuf au lieu de dix.

C'est donc cette classification que nous suivrons dans la description des nerfs.

PREMIÈRE PAIRE DE NERFS.

NERFS OLFACTIFS.

Il est très peu de nerfs sur lesquels l'opinion des anatomistes ait autant varié, et sur les fonctions duquel l'étude soit entourée d'autant de difficultés.

Galien, à l'exemple d'Hippocrate et d'Aristote, ne considérait pas les nerfs olfactifs comme destinés à percevoir les odeurs, il attribuait cette faculté au cerveau lui-même. Aussi il ne faisait pas entrer les nerfs olfactifs dans sa classification des nerfs.

Mondini, ce qu'on rapporte le premier ouvrage sur l'anatomie humaine (1315), signala les nerfs olfactifs chez l'homme, de la manière suivante : « Levez, » dit-il, « le cerveau légèrement pour ne point rompre quelque nerf, et en commençant par la partie antérieure, aussitôt apparaissent deux caroncules semblables au sommet des mamelons. Leur substance paraît semblable à celle du cerveau ; elles naissent de la substance médullaire ; elles sont couvertes d'une mince membrane, appelée pie-mère, et sont assez fragiles. Elles ne s'étendent pas hors du crâne, mais restent dans la concavité de l'os coronaire ; là elles reçoivent les vapeurs odorantes à travers les trous des narines, et les conduisent jusqu'au ventricule antérieur du cerveau. »

Magnus Hundt représenta le premier, mais grossièrement, les nerfs olfactifs, sous le nom de caroncules de Mondini.

Béranger de Carpi décrivit d'une manière plus satisfaisante les nerfs olfactifs chez l'homme, et signala le premier les différences que ces nerfs présentent dans les animaux ; toutefois il ne dit rien sur leurs fonctions.

Ensuite, les nerfs olfactifs furent successivement décrits par Vésale, Charles Estienne, Columbo, Fallope, Gaspard Bauhin, Vidus Vidius, Jean Riolan, etc.

Dans toutes ces descriptions successives, depuis Mondini jusqu'à nos jours, il s'est trouvé des anatomistes tels que Th. Athellini, Massa, Valverda, Piccolomini qui, comme Galien, ont refusé aux nerfs olfactifs les propriétés des cordons nerveux, et ne les ont pas, conséquemment, fait rentrer dans la classification des nerfs.

De plus d'autres anatomistes, tels que Piccolomini, les ont décrits après les nerfs optiques. C'est Willis qui les classa définitivement dans la première paire des nerfs crâniens.

Enfin, d'autres auteurs, tels que T. Plattner, Bauhin, Grasseck, Knobloch, Vidius, Riolan, Schenkius, Diemerbrock, Mery Slevogt, ont prétendu que ces nerfs n'étaient pas les organes de l'olfaction ; et nous verrons plus tard que cette opinion est encore soutenue aujourd'hui.

Dans l'espèce humaine, le nerf olfactif ou nerf de la première paire, siége à la partie antérieure et inférieure du cerveau, et s'étend depuis l'angle de la scissure de Sylvius où il prend naissance, jusque dans les fosses ethmoïdales où il se renfle en un ganglion mou et grisâtre ; par sa partie inférieure il donne naissance à un très grand nombre de nerfs qui pénètrent, par les trous de la lame criblée, dans la partie supérieure des fosses nasales et se terminent dans la membrane muqueuse.

Les nerfs olfactifs peuvent donc être considérés comme composés de deux portions, l'une intra-crânienne, et l'autre extra-crânienne.

La portion intra-crânienne est composée de deux substances, l'une grise et l'autre blanche, complétement dépourvues de névrilème.

La portion extra-crânienne ou intra-nasale est constituée par des filets nerveux, accompagnés par une gaîne névrilématique se continuant avec la dure-mère qui tapisse la lame criblée de l'ethmoïde.

Origine des nerfs olfactifs.

Chez l'homme, les nerfs olfactifs naissent de la partie inférieure du cerveau par trois racines distinctes. On les distingue en *racines blanches* qui sont au nombre de deux, l'une interne, l'autre externe ; plus une seule *racine grise* qui est médiane.

La *racine blanche externe* ou *longue* est la plus facile à apercevoir, elle part de la lèvre postérieure de la scissure de Sylvius et se dirige d'abord presque transversalement en dedans, puis obliquement en dedans et en avant, en décrivant ainsi une courbure assez régulière, dont la concavité regarde en dehors ; sa longueur est de 12 à 15 millimètres.

Les anatomistes ne sont point d'accord sur l'origine réelle de cette racine. Willis, Vieussens, Duverney, Winslow, Vicqd'Azyr, etc. la font provenir du corps strié, tandis que d'autres anatomistes, tels que Sœmmering, contestent cette origine, en faisant remarquer qu'il n'existe aucun rapport de développement entre le corps strié et les nerfs olfactifs.

Treviranus indique l'origine de la racine externe du nerf olfactif dans la corne d'Ammon, et Meckel, à la commissure antérieure du cerveau, tandis que Riedley la regarde alors, comme une dépendance du corps calleux.

M. Foville fait provenir cette racine d'une partie des cordons postérieurs de la moelle qui, après avoir traversé le cervelet et être parvenue aux tubercules quadrijumeaux, fournirait en dehors un faisceau destiné à la production des nerfs optiques et olfactifs.

Vicq-d'Azyr a décrit et fait représenter une seconde racine externe du nerf olfactif ; ce qui élèverait à trois le nombre des racines blanches. Mais cette racine supplémentaire paraît être une anomalie, elle n'est pas généralement décrite par les anatomistes.

La *racine blanche interne* du nerf olfactif est moins longue que la précédente, mais offre une plus grande largeur ; elle est obliquement dirigée en avant et en dehors, dans une longueur de 5 à 7 millimètres. Elle est recouverte par une couche très mince de substance grise, dans une grande partie de son étendue.

L'origine de cette racine blanche a lieu dans la partie la plus reculée de la circonvolution qui forme l'angle interne du lobe frontal du cerveau, et elle ne se trouve d'abord séparée de la racine grise des nerfs optiques et de la commissure cérébrale antérieure, que par l'épaisseur du pédoncule du corps calleux.

Quelques anatomistes pensent que cette racine blanche interne provient réellement de la commissure cérébrale, qui jouerait, relativement aux nerfs olfactifs, le même rôle que le chiasma pour les nerfs optiques. M. Sappey n'admet pas cette origine, et pense, au contraire, que la racine interne du nerf olfactif prend naissance dans l'épaisseur de la substance grise cérébrale.

La *racine grise*, pour être étudiée convenablement, doit être examinée après que le nerf olfactif a été détaché et renversé en arrière ; c'est en effet, de l'extrémité postérieure du sillon qu'occupe le nerf olfactif, que l'on voit la racine grise s'élever sous la forme d'une pyramide à base triangulaire. Par son sommet, cette racine converge vers le point de rencontre des deux racines blanches, à la partie supérieure desquelles elle s'applique, en les accompagnant jusqu'au bulbe ethmoïdal.

Tronc ou pédicule des nerfs olfactifs.

Le pédicule des nerfs olfactifs est composé, ainsi que nous l'avons dit, par la réunion des trois racines de ces nerfs. Ce pédicule qui caractérise, en quelque sorte, les nerfs olfactifs de l'homme, présente une forme prismatique et triangulaire. Il se trouve placé dans une anfractuosité longitudinale du cerveau, qu'on nomme le sillon des nerfs olfactifs, de telle sorte que, de ses trois faces, l'une est tournée en haut et en dehors, l'autre en haut et en dedans, et la troisième, tournée en bas et divisée en deux moitiés parallèles, par un léger sillon longitudinal. Les troncs des nerfs olfactifs sont dirigés obliquement en avant et en dedans, de manière qu'en s'avançant, ils se rapprochent de plus en plus, et bientôt ne se trouvent plus séparés que par l'apophyse *crista galli*.

Par sa partie supérieure, le tronc des nerfs olfactifs se trouve en rapport directement avec le cerveau, et par sa partie inférieure, il est recouvert par le feuillet viscéral de l'arachnoïde.

Le tronc du nerf olfactif est composé par les substances ner-

т. III.

veuses blanche et grise. Vu par sa partie inférieure, on n'aperçoit que la substance blanche, parce que la grise constitue l'angle supérieur du nerf qui se trouve caché dans l'anfractuosité cérébrale. La substance blanche constitue à peu près les deux tiers du volume du nerf.

On a décrit un canal dans le tronc des nerfs olfactifs, mais depuis Vésale, qui a nié son existence, tous les anatomistes s'accordent à reconnaître que chez l'homme adulte les troncs des nerfs olfactifs sont constamment pleins.

Ganglions ou bulbes olfactifs.

Arrivé sur les côtés de l'apophyse *crista galli*, chacun des nerfs olfactifs se renfle et devient plus volumineux.

Ce renflement, appelé bulbe olfactif ou ethmoïdal, est long de 9 à 13 millimètres, large de 4 à 6 millimètres. Il est plus renflé du côté de son bord interne et de sa face inférieure, et il se termine par une extrémité arrondie. Sa face inférieure est moins convexe vers son bord externe, et la supérieure, qui parfois est un peu concave, présente dans son milieu un faible sillon, qui s'étend en avant jusqu'à l'extrémité arrondie.

Le bulbe olfactif est en rapport par sa face inférieure avec la lame criblée de l'ethmoïde, par sa partie interne avec l'apophyse *crista galli* et la grande faux du cerveau qui s'y insère.

Ce renflement des nerfs olfactifs est d'une couleur grise rougeâtre ; cela provient de ce que les fibres médullaires du nerf olfactif forment un très grand nombre de petits plexus, laissant entre eux des mailles remplies de substance grise. On trouve de plus une certaine quantité de substance grise, qui paraît être accumulée en plus grande quantité au côté interne de la face inférieure de ces renflemens nerveux.

Rameaux des nerfs olfactifs.

C'est de la face inférieure des bulbes olfactifs que se détachent les branches terminales de ces nerfs. Elles sont au nombre de 15 à 18 de chaque côté, et après avoir traversé les trous de la lame criblée, elles se terminent dans la membrane muqueuse pituitaire.

Les rameaux du nerf olfactif qui se détachent sous des angles divers, se trouvent enveloppés par des prolongemens vaginiformes de la dure-mère, au moment où ils traversent la lame criblée de l'ethmoïde pour descendre dans la cavité nasale.

Arrivés dans la membrane muqueuse, les filets nerveux se placent entre son feuillet interne et son feuillet externe, et se distinguent en deux groupes principaux, l'un interne, l'autre externe.

Les *branches internes* des nerfs olfactifs, au nombre de 12, 14 ou 16 (Valentin), descendent perpendiculairement sur le côté de la cloison des fosses nasales, formant au-dessous de la muqueuse des plexus rhomboïdaux à mailles larges. Vers leur extrémité inférieure, les rameaux nerveux dont les antérieurs sont un peu plus longs, deviennent plus fins et forment des mailles plus serrées. Arrivés vers le quart supérieur de la cloison des fosses nasales, les filets nerveux se terminent en paraissant s'anastomoser en avant, surtout avec les filets du rameau naso-ciliaire de la cinquième paire.

Les *branches externes*, en nombre variable, sont générale-

53

ment plus grêles que celles du côté interne. Elles forment également des plexus rhomboïdaux, qui offrent toutefois des mailles plus petites. Ces branches externes fournissent à la membrane muqueuse de la portion supérieure et moyenne du cornet moyen jusqu'à son bord inférieur, mais elles ne paraissent pas aller jusqu'au cornet inférieur. On a décrit des anastomoses entre ces branches et les nerfs nasaux postérieurs, supérieurs et inférieurs de la seconde branche de la cinquième paire, mais tous les anatomistes ne sont pas d'accord sur la réalité de ces anastomoses.

En comparant ce qui se rapporte à l'anatomie des parties intra-crânienne et extra-crânienne des nerfs olfactifs, on voit que ces nerfs dans l'intérieur du crâne, offrent une grande mollesse qui les caractérise.

Ces nerfs diffèrent encore des autres, en ce que les globules de substance grise qui sont déposés entre leurs fibres, pendant leur trajet dans le crâne, sont analogues à ceux de la substance grise du cerveau et de la moelle épinière , et non à ceux du système nerveux périphérique. Il en résulte que depuis leur origine jusqu'à l'extrémité antérieure de leur bulbe , les nerfs olfactifs ressemblent beaucoup plus à une partie du cerveau qu'à un nerf ordinaire.

Les nerfs olfactifs diffèrent encore des nerfs périphériques par la nature de leur ganglion, qui ne ressemble en rien à celui de la cinquième paire, du nerf pneumo-gastrique et du glosso-pharyngien.

La mollesse très grande de leurs fibres primitives forme encore un caractère des nerfs olfactifs, qui les distingue des autres nerfs vertébraux ou sensoriels, dont les fibres primitives sont beaucoup plus solides.

De cette grande mollesse dépend, suivant Valentin, la facilité avec laquelle le nerf s'altère après la mort, chez les cadavres.

Différences du nerf olfactif suivant les âges.

Dans son développement, le nerf olfactif provient de la partie antérieure de la vésicule cérébrale, ou autrement dit, d'une vésicule antérieure qui s'en détache. Bientôt cette vésicule se partage en deux parties latérales, qui, plus tard, représenteront les bulbes olfactifs et les stries du même nom.

A l'état embryonaire, le nerf olfactif est creux et sa cavité est tapissée par une lame très fine d'épithélium vibratil. Le nerf est alors très volumineux, et il conserve ce volume disproportionnel jusqu'à la naissance, où on l'observe encore très bien.

Après la naissance, le nerf olfactif garde encore pendant quelque temps une grosseur, relativement plus considérable que celle des autres nerfs cérébraux. Chez l'enfant de six mois, on remarque encore un excès de dimension dans la strie olfactive, aux dépens de laquelle était produit l'excès de volume du nerf.

MM. Cruveilhier et Sappey, contre l'opinion de Sœmmering, de Tiedemann , de Valentin , etc., soutiennent qu'à aucune époque de la vie intra-utérine, le nerf olfactif de l'homme ne présente de cavité dans son intérieur. C'est donc un point qui nécessite de nouvelles études pour être décidé.

Anomalies des nerfs olfactifs.

Dans les diverses formes de monstruosités encéphaliques, on rencontre soit l'absence des nerfs, soit des anomalies dans leurs origines correspondant aux déformations que présente l'encéphale. Mais parmi ces nerfs, le nerf olfactif constitue une sorte d'exception en ce qu'on a rencontré son absence un assez grand nombre de fois, sans aucune autre déformation ni anomalie du centre encéphalique. Les auteurs anciens ont cité quelques cas d'absence des nerfs olfactifs. M. Pressat a décrit avec soin le cerveau d'un homme qui offrait un cas semblable. On en trouve sept à huit consignés dans les *Bulletins de la Société anatomique*, et nous avons fait représenter un cerveau chez lequel il y a absence complète des nerfs olfactifs, dont l'observation appartient à M. Cl. Bernard.

En recourant à cette figure, on voit que les nerfs olfactifs manquent d'une manière complète ; on ne trouve aucun vestige de leur origine, et cependant le cerveau ne présente aucun vice de conformation réel, et tous les autres nerfs prennent naissance d'une manière tout à fait normale avec leur volume ordinaire. Peut-être seulement pourrait-on remarquer que la face inférieure des lobes antérieurs du cerveau offre une étendue un peu plus considérable qu'à l'état normal; mais si cette particularité existe, elle est loin de constituer un vice de conformation réel.

La lame criblée de l'ethmoïde, lorsqu'on l'examine à l'état frais et recouverte de la dure-mère, ne présente pas les trous par lesquels s'engagent ordinairement les rameaux des nerfs olfactifs. Lorsqu'on a enlevé la dure-mère, on trouve la lame criblée de l'ethmoïde complètement obstruée et ne présentant que quelques pertuis vasculaires d'une très grande finesse. Toutefois sur les côtés de l'apophyse crista galli, on voit très nettement le filet ethmoïdal du rameau nasal de la branche ophtalmique de Willis, qui pénètre dans le crâne et sort par la lame criblée, pour aller se distribuer dans le nez, comme à l'état normal.

On n'a pas signalé d'autres anomalies des nerfs olfactifs, et la persistance de canaux qui existeraient dans les pédicules de ces nerfs ne paraissent pas s'appuyer sur des observations suffisamment authentiques.

Anatomie comparée des nerfs olfactifs.

Parmi tous les nerfs crâniens, les nerfs olfactifs sont ceux qui présentent les plus grandes différences de volume chez l'homme et les animaux.

Chez les *poissons* , les nerfs olfactifs ou ganglions olfactifs présentent un volume si considérable que certains anatomistes ont pu les prendre pour le cerveau lui-même; chez les poissons cartilagineux surtout, ces ganglions olfactifs présentent une cavité dans leur intérieur.

Chez ces animaux, les organes d'olfaction sont donc constitués par de véritables nerfs olfactifs, c'est-à-dire par des filets qui se distribuent aux narines, et de plus par des pédoncules qui établissent la communication entre les ganglions olfactifs et les lobes du cerveau.

Chez les poissons, les nerfs olfactifs tirent leur origine des hémisphères du cerveau par des faisceaux plus ou moins nombreux.

Chez les cyclostomes, les esturgeons et beaucoup de poissons osseux, chacun de ces nerfs présente, au moment de sa sortie du cerveau, un renflement nommé tubercule olfactif. Quelquefois il existe deux renflements, l'un situé derrière l'autre, et dans ce cas les nerfs présentent un volume considérable.

Toutefois on remarque que le nombre des branches nerveuses qui naissent du nerf olfactif, surpassent toujours en volume le nerf lui-même.

Chez les *reptiles*, l'origine des nerfs olfactifs est très analogue à ce qui existe chez les animaux vertébrés supérieurs. Ils présentent généralement un nerf volumineux, qui naît toujours des lobes des hémisphères cérébraux.

Chez les *batraciens* et les *chéloniens*, le nerf olfactif présente un bulbe sur son trajet, qui est séparé des lobes cérébraux par un étranglement, ou qui se trouve confondu avec eux.

Chez les *Sauriens* et les *crocodiles*, le bulbe olfactif est allongé et creux, et se trouve situé immédiatement en arrière de la cavité olfactive.

Dans les *oiseaux*, le nerf olfactif prend son origine à la base des hémisphères cérébraux, et s'applique à la face inférieure du bulbe olfactif. Ce nerf arrive par un canal creusé dans le crâne, d'abord à la partie supérieure et interne de l'orbite, et ensuite dans la cavité nasale. Il se distribue à la muqueuse de la cloison et du cornet supérieur.

Les *mammifères* sont les animaux chez lesquels le nerf olfactif présente le plus grand nombre de variétés ; il manque complétement chez quelques dauphins. Chez la plupart des autres mammifères, les nerfs présentent un renflement considérable, creux dans son intérieur et communiquant avec les ventricules cérébraux.

Les *singes* supérieurs, les *phoques* et quelques *cétacés* font exception, en ce que leurs nerfs n'offrent pas de renflement olfactif et ressemblent à ceux de l'homme (Siebold).

Fonctions du nerf olfactif.

Les nerfs olfactifs ont été généralement considérés de tout temps comme étant les organes de l'olfaction, à cause de leur distribution dans les cavités olfactives. Toutefois, Galien, et après lui quelques auteurs anciens, n'ont pas regardé ces nerfs comme destinés à l'olfaction.

Aujourd'hui un grand nombre d'observations pathologiques ont été réunies, et beaucoup d'expériences physiologiques ont été faites dans le but de démontrer si ces nerfs sont réellement destinés au sens de l'olfaction, et s'ils ne partagent pas cette fonction avec la cinquième paire, qui se distribue également dans les fosses nasales.

M. Pressat a rassemblé dans sa thèse, publiée en 1837, un grand nombre d'observations pathologiques, tendantes à démontrer que l'absence de l'odorat coïncide avec la destruction ou l'absence des nerfs olfactifs. Parmi les observations pathologiques rapportées, il en est dans lesquelles il s'agit de tumeurs qui comprimaient les nerfs olfactifs ou avaient ainsi détruit le sens de l'odorat. Ces observations ne sont point suffisamment probantes, parce qu'elles manquent de détails nécessaires, et parce que dans beaucoup d'entre elles, la tumeur placée au voisinage de la selle turcique devait nécessairement comprimer à la fois les nerfs olfactifs et la cinquième paire.

Quant au cas d'absence du nerf olfactif qui fait le sujet principal de la thèse de M. Pressat, il ne donne pas non plus une démonstration directe de la spécialité des nerfs olfactifs pour le sens de l'olfaction. En effet, M. Pressat a vécu un certain temps avec un malade qui était affecté d'une absence complète des nerfs olfactifs, sans s'apercevoir qu'il manquait du sens de l'odorat, et ce n'est qu'après la mort, après avoir constaté par l'autopsie, la non-existence des nerfs olfactifs, qu'il fit des recherches auprès des parens de son malade, pour savoir si on avait reconnu pendant la vie, chez lui, l'absence du sens d'olfaction. Les renseignemens très vagues qui furent fournis à M. Pressat lui parurent cependant suffisans pour admettre que le malade avait été privé du sens olfactif pendant la vie.

Il paraîtra sans doute étonnant qu'une absence complète des nerfs olfactifs n'ait pas été diagnostiquée pendant la vie. Cependant, c'est le cas ordinaire, et sur douze ou quatorze exemples bien constatés dans la science, pas un seul n'a été diagnostiqué pendant la vie. Les faits ont été recueillis après la mort, dans les amphithéâtres de dissection, sur des cadavres sur lesquels on n'avait eu aucun renseignement antérieur.

C'est dans des circonstances analogues qu'a été observé le cas rapporté par M. Bernard. Il s'agit d'une femme morte dans les salles de l'Hôtel-Dieu, de phthisie tuberculeuse, et dont M. Bernard, qui avait observé la malade, comme interne, fit l'autopsie. En soulevant le cerveau, on s'aperçut que les nerfs olfactifs étaient complétement absens, ainsi que nous l'avons figuré, et cependant, de toutes les personnes qui avaient vu cette femme depuis quelque temps à l'hôpital, aucune ne s'était aperçue qu'il lui manquât le sens d'olfaction. Elle s'était même plainte plusieurs fois de la mauvaise odeur qu'exhalait sa transpiration, plusieurs fois aussi elle avait refusé son potage ou des alimens qui, disait-elle, avaient une odeur de fumée.

M. Bernard fit des recherches auprès des personnes qui connaissaient la malade, pour s'enquérir des remarques qu'ils avaient pu faire sur l'état de son sens d'olfaction.

Tous répondirent qu'ils n'avaient rien remarqué de spécial ; et même, son propriétaire fit que la malade avait demandé à changer de chambre, à cause du voisinage des lieux d'aisances.

Un homme qui avait vécu dans son intimité certifia qu'elle avait une aversion prononcée pour l'odeur de la pipe et qu'elle aimait, au contraire, beaucoup les fleurs, etc.

Ainsi, les résultats obtenus dans cette observation, par M. Bernard, conduiraient donc à des conclusions opposées à celles de M. Pressat. Cependant on doit reconnaître que ces deux observations ne peuvent, ni l'une ni l'autre, résoudre la question d'une manière positive en ce qu'on est obligé de s'en rapporter à des indications venant de personnes étrangères à la science, au lieu d'observations directes pendant la vie, faites par un médecin.

Toutefois il est bien digne de remarque, que le nerf olfactif soit certainement le seul, parmi les nerfs des sens, qui puisse ainsi manquer d'une manière complète, sans entraîner des troubles faciles à diagnostiquer pendant la vie.

La physiologie expérimentale a essayé de résoudre la question. M. Magendie a détruit complétement les nerfs olfactifs sur des chiens ; après quoi il a constaté que les animaux n'avaient pas perdu complètement l'odorat, d'où il conclut que c'est le nerf de la cinquième paire qui préside spécialement à cette fonction.

La plupart des physiologistes ont repoussé cette opinion et ont reproché à M. Magendie d'avoir confondu la sensibilité spéciale qui réside dans le nerf olfactif avec la sensibilité tactile générale qui réside dans la cinquième paire.

Il est positif qu'après la destruction des nerfs olfactifs, les animaux ont encore la perception de quelques odeurs, ainsi que la perception tactile.

Si dans ses expériences, M. Magendie a employé des sub-stances odorantes et irritantes, il n'a pas confondu leur mode d'action comme on le lui a reproché, et il est certain que l'odeur du fromage, par exemple, n'est point une impression tactile. M. Magendie a constaté que les chiens pouvaient encore la per-cevoir après la soustraction des nerfs olfactifs.

Ce serait donc, dans ce cas, la cinquième paire destinée à la sensation du tact, qui aurait aussi la propriété de percevoir cer-taines odeurs. Il n'y aurait, du reste, rien de surprenant dans un fait semblable, puisque nous voyons déjà le même nerf de la cinquième paire servir dans la langue à une fonction tactile et sensorielle pour le goût. Dans les deux cas, dans la cavité nasale comme dans la cavité buccale, le sens s'exerce sur une membrane muqueuse et sous l'influence du même nerf, ce qui permet jusqu'à un certain point, de comprendre l'espèce de relation ou de dépendance qui existe entre les sens de gusta-tion et d'olfaction.

Il nous paraît donc évident que le nerf de la cinquième paire joue un rôle important dans la sensation olfactive proprement dite ; nous ne voulons pas nier pour cela que le nerf olfactif n'ait une part dans l'accomplissement de cette fonction, seule-ment nous disons qu'elle n'est pas encore rigoureusement dé-terminée.

DEUXIÈME PAIRE DE NERFS.

Nerfs optiques.

Les nerfs optiques, destinés à la sensation spéciale de la vision, sont remarquables par l'étendue de leur origine et par l'espèce de décussation ou d'entre-croisement qu'ils présentent entre eux avant leur terminaison à l'œil.

Origine des nerfs optiques.

Les nerfs optiques naissent par trois racines qui sont comme celles de la première paire de nerfs, désignées sous les noms de racines blanches, qui sont au nombre de deux, et d'une racine grise.

Les racines blanches se distinguent encore en interne et externe. La racine blanche interne provient des tubercules quadri-jumeaux postérieurs, sous la forme d'un cordon court et assez volumineux, dirigé d'abord obliquement en bas et en avant vers le corps genouillé interne. Alors cette racine s'étale et s'élargit par l'addition de fibres nouvelles, et bientôt après s'être portée en bas et en avant, elle se réunit et se confond avec la racine externe.

La racine blanche externe est plus volumineuse que la précé-dente. Elle provient des tubercules quadrijumeaux antérieurs, par un faisceau peu apparent qui contourne l'extrémité posté-rieure de la couche optique, ainsi que le corps genouillé interne. Cette racine se porte ensuite vers le corps genouillé externe, au niveau duquel elle devient beaucoup plus grosse et présente un aspect rubané. Bientôt cette racine s'unit à la précédente pour constituer un faisceau aplati qu'on nomme la *bandelette optique.*

Cette bandelette se porte obliquement en bas, en avant et en dedans, parallèlement à la grande fente cérébrale, et vient s'unir sur la ligne médiane avec celle du côté opposé pour constituer le chiasma des nerfs optiques, après avoir décrit une courbe qui embrasse dans sa concavité le pédoncule cérébral correspondant.

La racine grise du nerf optique qui a été signalée par Vicq-d'Azyr sous le nom de *lame grise de la jonction des nerfs opti-ques* est située au-devant et au-dessus du chiasma des nerfs optiques. Cette racine grise, qui a été surtout parfaitement décrite par M. Foville, est une dépendance de la masse grise qui revêt la face interne des couches optiques. M. Sappey a décrit avec beaucoup de détails cette origine du nerf optique. Lorsque, dit-il, on soulève le chiasma des nerfs optiques, les deux racines grises réunies se présentent sous l'aspect d'une lame quadrilatère qui répond, par son bord supérieur, au bec du corps calleux ainsi qu'au quadrilatère perforé, et, par son bord inférieur, aux nerfs optiques. Cette lame, appelée *sus-optique* ou *plancher antérieur* du troisième ventricule, se dirige obliquement de haut en bas et d'arrière en avant, en offrant sur la ligne médiane une demi-transparence à travers laquelle on aperçoit la cavité du troisième ventricule. Elle est donc composée de deux couches superposées, savoir :

1° D'une couche antérieure fibro-vasculaire qui dépend de la pie-mère.

2° D'une couche postérieure formée de substance grise.

Les nerfs optiques prennent donc naissance en partie des couches optiques et en partie des tubercules quadrijumeaux, après quoi ils se réunissent dans une commissure qui leur est commune.

Du chiasma des nerfs optiques.

Le chiasma des nerfs optiques sert pour ainsi dire de limite entre la portion cérébrale et la portion oculaire des nerfs optiques. On ne cite pas d'exemple, chez l'homme, d'absence du chiasma des nerfs optiques.

Ce chiasma est en rapport avec la lame sus-optique qui le recouvre et avec la tige et le corps pituitaires au-dessus duquel il se trouve.

Au niveau du chiasma il y a une espèce de fusion ou d'entre-croisement des nerfs optiques, de telle sorte qu'il est impos-sible de les suivre distinctement au premier abord.

Les auteurs ont varié pendant longtemps d'opinion sur la manière dont ces nerfs se comportent au niveau du chiasma. Pourfour du Petit, Soemmering, etc., croyaient que les nerfs optiques s'entre-croisaient d'une manière complète. Galien, Vésale, Santorini, A. Monro, Vicq-d'Azyr pensaient qu'au lieu de s'entre-croiser, les nerfs se faisaient simplement que s'accoler ou s'adosser. La plupart des auteurs modernes n'admettent pas ces opinions exclusives et considèrent l'entre-croisement comme partiel, de telle manière que les fibres les plus internes d'un nerf optique passent dans le nerf optique du côté opposé, tandis que les fibres externes restent accolées au même tronc nerveux dans toute son étendue.

Cette dernière opinion, qui est la plus généralement adoptée, se démontre directement à l'aide des dissections sur des pièces convenablement macérées. On constate alors qu'il y a dans chaque nerf optique des fibres *directes* et des fibres *entre-croisées* ; mais, en outre, on distingue encore sur le bord posté-rieur du chiasma des fibres en arcades dont les extrémités répondent latéralement aux tubercules quadrijumeaux. Sur le bord antérieur du chiasma des fibres en arcades existent aussi, mais tournées en sens contraire.

Arnold, qui a décrit ces fibres, appelle les antérieures *fibræ arcuatæ orbitales*, et les postérieures *fibræ arcuatæ cerebrales*.

Au moyen de la section des nerfs optiques chez les animaux, au-devant du chiasma et au moyen d'observations pathologiques, on arrive également, comme nous le verrons plus loin, à démontrer qu'il y a un entre-croisement partiel.

Rapports et trajet des nerfs optiques depuis leur chiasma jusqu'à l'œil.

Jusqu'au niveau de leur chiasma les nerfs optiques sont rubanés, le chiasma lui-même présente encore cet aspect aplati. Ce n'est qu'au delà que les nerfs optiques prennent une forme arrondie qu'ils conservent jusqu'à leur terminaison.

En arrière du chiasma nous avons vu les nerfs optiques être en rapport avec la couche optique et le pédoncule cérébral.

Au-devant du chiasma les nerfs correspondent à la gouttière optique et au trou optique dans lequel ils s'engagent avec l'artère ophthalmique située à leur côté inférieur et interne.

Dès qu'ils sont parvenus dans l'orbite, ils se trouvent en rapport avec l'insertion des quatre muscles droits de l'œil et ils reçoivent de la pie-mère une gaine résistante. Cette membrane est un prolongement de la lame fibreuse étalée sur les racines grises et de celle qui couvre le corps cendré. Les nerfs optiques reçoivent encore une seconde enveloppe du feuillet viscéral de l'arachnoïde qui les accompagne dans le trou optique, jusqu'au niveau de l'insertion des muscles droits, où il forme un cul-de-sac en se réfléchissant pour venir se continuer avec le feuillet pariétal.

A ce niveau, la dure-mère forme un canal fibreux qui se confond avec le périoste, s'applique sur le nerf optique qu'elle accompagne ensuite jusqu'à la sclérotique pour se confondre avec elle.

Dans son trajet dans la cavité orbitaire, le tronc du nerf optique est en rapport avec la masse cellulo-adipeuse qui le sépare des muscles droits, et dans lequel rampent les principaux filets nerveux destinés au globe oculaire. A sa partie supérieure, le nerf optique est croisé par le rameau nasal de la branche ophthalmique de Willis. Par son côté externe, il est en rapport avec le ganglion ophthalmique et avec les nerfs ciliaires qui en partent et qui constituent quelquefois pour lui une véritable gaine.

En résumé, depuis leur origine jusqu'à leur terminaison, les nerfs optiques suivent trois directions différentes :

1° Une direction curviligne et convergente jusqu'au chiasma ;

2° Une direction droite et divergente depuis le chiasma jusqu'au fond de la cavité orbitaire ;

3° Une direction droite et presque parallèle dans l'orbite.

Relativement à leur structure, les nerfs optiques sont formés par des fibres médullaires, à la portion qui précède le chiasma, au niveau duquel la pie-mère leur fournit une gaine résistante, qui se prolonge jusqu'à leur entrée dans le globe de l'œil, et enfin à leur sortie du trou optique, ils reçoivent de la dure-mère une seconde enveloppe fibreuse.

Terminaison des nerfs optiques.

Les nerfs optiques parvenus au globe de l'œil pénètrent par

sa partie postérieure, inférieure et interne. Ils traversent successivement la sclérotique et la choroïde, et s'épanouissent dans une membrane hémisphérique à concavité tournée en avant qu'on appelle *rétine*. Cette membrane nerveuse, qu'on a considérée comme une expansion du nerf optique et qui, d'après Henle et Kœlliker, serait composée en outre d'élémens nerveux spéciaux, sera décrite plus tard à l'occasion de l'appareil de la vision, et dans le tome VIII à propos de l'anatomie microscopique.

Nous signalerons seulement ici certaines particularités de la terminaison des nerfs optiques.

On constate qu'à son entrée dans le globe oculaire, chaque nerf optique y pénètre par une sorte de lame criblée, formée par la sclérotique et en présentant un étranglement très notable. Une fois que les filets nerveux sont parvenus dans la cavité de l'œil, ils se réunissent de nouveau sous la forme d'une petite saillie mamelonnée, du pourtour de laquelle partent en rayonnant les fibres radiées nombreuses qui constituent la rétine.

Développement des nerfs optiques.

Dès les premiers temps de la vie embryonaire, on peut suivre le développement de l'œil, cet organe provient du plancher de la première cellule cérébrale et de la partie de cette cellule qui ensuite appartient plus particulièrement au cerveau intermédiaire, c'est-à-dire aux couches optiques. La partie antérieure de cette espèce de cône formera plus tard l'œil et sa partie postérieure le nerf optique.

Dans le commencement de son apparition le nerf optique est creux, peu à peu il se remplit de matière nerveuse et le canal disparaît par l'accumulation de substance qui se fait plus spécialement en bas et en dehors, sous la forme de stries rubanées.

Le volume du nerf optique chez le fœtus est relativement considérable, et son insertion sur le globe oculaire se fait beaucoup plus latéralement que chez l'adulte.

Après la naissance, le nerf optique ne subit pas de changement notable dans sa texture, seulement son volume devient un peu moins considérable d'une manière relative, et son insertion au globe oculaire devient un peu plus médiane et inférieure.

Anomalies des nerfs optiques.

Les anomalies des nerfs optiques sont relatives au mode de leur entre-croisement, soit que cet entre-croisement n'ait pas lieu, ou soit qu'il ait été modifié par la perte de l'un des deux yeux.

Vésale, Valverda et Loesel ont cité des cas d'absence du chiasma et de non-réunion des nerfs optiques sur la ligne médiane. Aucun observateur moderne ne signale un semblable fait, et il est difficile de savoir, dans les cas cités plus haut, s'il ne s'agit pas simplement d'une déchirure accidentelle du chiasma des nerfs optiques.

Les cas d'atrophie des nerfs optiques se remarquent toutes les fois que l'organe visuel cesse de fonctionner. L'atrophie a lieu dans le nerf qui correspond à l'œil manquant, et on peut observer beaucoup de variétés à cet égard. Tantôt l'atrophie du nerf optique se propage en arrière du chiasma et du même côté, tantôt elle se propage également en arrière du chiasma, mais du côté opposé. On a observé un troisième cas qui consiste dans une atrophie d'un seul nerf au-devant du chiasma et des deux nerfs en arrière et quelquefois cette atrophie se propageait jusqu'au corps genouillé ou aux tubercules quadrijumeaux eux-mêmes ; enfin un dernier mode d'atrophie qui a été observé est celui qui a lieu seulement dans la partie des nerfs optiques située au-devant du chiasma.

Toutes ces variétés d'atrophie des nerfs optiques peuvent facilement s'expliquer par l'entre-croisement partiel de ces nerfs, ainsi que nous l'avons décrit plus haut, et si la lésion porte partiellement sur les fibres directes ou sur des fibres entre-croisées, on comprendra que l'atrophie du nerf devra se manifester de manière différente. Si au contraire la lésion porte sur la totalité du tronc nerveux, qui se compose lui-même de fibres directes et de fibres entre-croisées, l'atrophie des fibres croisées se manifestera alors du côté opposé, en arrière du chiasma, et du même côté en avant du chiasma, tandis que l'atrophie des fibres directes se montrera toujours du même côté, soit en avant ou en arrière du chiasma. Or, d'après les observations de Meckel et de M. Cruveilhier, ces derniers cas sont les plus nombreux.

De tout ce qui vient d'être dit, il résulte que le mode d'atrophie des nerfs optiques donne une confirmation à l'anatomie normale, relativement au mélange des fibres des nerfs au niveau de leur commissure.

Anatomie comparée du nerf optique.

Les nerfs optiques présentent, chez les animaux vertébrés, un grand nombre de variétés intéressantes, principalement relatives à leur entre-croisement.

Poissons. Dans ces animaux, le nerf optique présente un volume généralement considérable, si ce n'est toutefois les mixynoïdes qui font exception et n'ont qu'un nerf optique rudimentaire. Les lobes optiques donnent naissance aux nerfs du même nom qui paraissent recevoir en même temps des fibres provenant du cerveau.

Relativement à leur connexion, on remarque que chez les bdellostomes les deux nerfs n'ont aucune espèce de connexion et ne s'entre-croisent pas, tandis que chez les petromyzons, les plagiostomes et les esturgeons ils sont réunis par une commissure. Dans les poissons osseux, les deux nerfs optiques sont réunis à leur origine par une commissure, et plus tard ils s'entre-croisent d'une manière complète sans présenter toutefois aucun échange de fibres, de sorte que le nerf gauche passe tout entier dans l'œil droit et vice versâ. Le plus ordinairement les deux nerfs en se croisant passent l'un au-dessus de l'autre, plus rarement l'un des deux nerfs passe par un écartement de fibres en forme de boutonnière de l'autre nerf.

Relativement à sa structure, le nerf optique présente une sorte de membrane plissée chez les plagiostomes, les esturgeons et les poissons osseux. Il sort du crâne par une ouverture ou trou optique qui se trouve à sa partie antérieure.

Reptiles. Dans ces animaux, le nerf optique prend son origine aux couches optiques et à la face inférieure des tubercules quadrijumeaux.

Il existe généralement un véritable chiasma ou entre-croisement des nerfs optiques chez ces animaux, ce qui les différencie des poissons. Chez un grand nombre de reptiles écailleux

les tractus optiques se réunissent par une commissure partielle, avant de former leur chiasma. Dans le chiasma lui-même la portion interne des nerfs s'entre-croise sous forme de lamelle, et ensuite chaque nerf optique pénètre dans le bulbe de l'œil, un peu en dehors de son axe.

Chez un grand nombre de reptiles sauriens, il existe un prolongement du nerf optique connu sous le nom de peigne, qui, du point d'entrée du nerf s'enfonce dans le corps vitré. Ce peigne, qui est cunéiforme, vasculaire et recouvert de pigment noir, pénètre jusqu'à la partie inférieure de la capsule du cristallin et est l'analogue de l'organe du même genre existant chez les oiseaux, mais il s'en distingue par le petit nombre de ses plis, qui manquent souvent même entièrement. Ce peigne n'est qu'à l'état rudimentaire chez les crocodiles et les autres reptiles ne le possèdent pas.

Fonctions des nerfs optiques.

Le nerf optique est le nerf de la vision, c'est un fait qui est tellement évident et qui est démontré par un si grand nombre de preuves de toutes espèces qu'il est inutile d'y insister ; nous indiquerons seulement ici les propriétés spéciales du nerf optique et son influence sur les mouvemens de la pupille.

M. Magendie est le premier qui ait constaté l'insensibilité du nerf optique : on peut en effet pincer, tirailler et brûler ce nerf sans que l'animal manifeste aucun signe de douleur. La rétine se trouve exactement douée des mêmes propriétés d'insensibilité aux irritations mécaniques.

Mais si l'animal n'éprouve aucune sensation douloureuse lorsqu'on agit mécaniquement sur son nerf optique, il ressent cependant une sensation d'une autre nature analogue à la perception visuelle, ainsi que le démontre la contraction de la pupille, qui s'opère en un instant.

En effet, Herbert Mayow a observé qu'après avoir divisé le nerf optique sur un animal, si l'on vient à irriter le bout central du nerf, on voit aussitôt, sous l'influence de cette excitation, la pupille se resserrer du même côté pour se dilater ensuite et se resserrer de nouveau si on recommence la même excitation. Mais on a observé, depuis Herbert Mayow, que le pincement du bout central du nerf optique détermine un resserrement de la pupille des deux côtés. Ce qui s'explique parfaitement à l'aide du chiasma, qui permet à la sensation produite sur un seul nerf de se propager à l'origine des deux nerfs optiques et de revenir ensuite à la pupille sous la forme de mouvement réflexe dans les deux yeux à la fois.

On peut produire cet effet double sur les pupilles en pinçant le nerf optique entre le chiasma et l'œil, tandis que cet effet n'a lieu que sur l'œil du même côté quand on vient à pincer le nerf en arrière du chiasma.

TROISIÈME PAIRE DE NERFS.

NERF MOTEUR OCULAIRE COMMUN.

Origine et trajet intra-crânien du nerf moteur oculaire commun.

Le nerf de la troisième paire, nommé encore nerf moteur oculaire commun parce qu'il se distribue à la plus grande partie des muscles de l'œil, prend naissance sur le côté interne des pédoncules cérébraux, à distance égale de la protubérance et des tubercules mammillaires. Ses filets, d'origine divergente, se plongent dans l'épaisseur du pédoncule jusque dans le *locus niger* de Sœmmering, et semblent se continuer avec les fibres inférieures du pédoncule cérébral jusque dans les faisceaux antéro-latéraux de la moelle.

Au niveau de leur origine les nerfs de la troisième paire sont séparés l'un de l'autre par la lame inter-pédonculaire qui empêche entre ces deux nerfs les rapports de contiguïté ou même de continuité qu'avaient supposés d'anciens anatomistes.

Après leur origine le tronc de chaque nerf moteur oculaire commun est d'abord aplati, se dirige en bas et d'arrière en avant. A la sortie de sa scissure inter-pédonculaire, le tronc du nerf devient arrondi et présente une face interne lisse, tandis que l'externe, qui est raboteuse, donne implantation à de nouvelles fibres médullaires qui viennent du pédoncule cérébral.

Les deux nerfs, ayant reçu toutes ces origines, sortent de leur scissure et vont ensuite en s'écartant l'un de l'autre, d'autant plus qu'ils avancent davantage vers l'orbite. Arrivés au-devant du bord antérieur du pont de Varole, ils se trouvent placés sur les côtés des apophyses clinoïdes postérieures : ils s'engagent dans l'épaisseur de la paroi externe du sinus caverneux pour se diriger ensuite vers l'orbite.

Les rapports de ces nerfs sont variables suivant les points où on les examine. Depuis les pédoncules cérébraux jusqu'aux apophyses clinoïdes postérieures, le nerf de la troisième paire occupe l'espace sous-arachnoïdien antérieur.

Vers leur origine ils sont en rapport avec les artères cérébrales postérieures et cérébelleuses supérieures ; plus en avant ils sont situés au-dessous de la bandelette des nerfs optiques, et lorsqu'ils sont parvenus aux apophyses clinoïdes, l'arachnoïde viscérale les entoure et les accompagne dans un trajet de 3 à 4 mill. dans un canal qui leur est formé par la dure-mère. Enfin, au niveau du sinus caverneux, les nerfs moteurs oculaires communs correspondent en dedans à l'artère carotide interne, en dehors au pathétique et à la branche ophthalmique de Willis, et en bas au moteur oculaire externe.

Dans son trajet intra-crânien, le nerf de la troisième paire ne contracte aucune anastomose, si ce n'est au niveau du tiers antérieur du sinus caverneux, où il reçoit un ou plusieurs filets venant du plexus carotidien du grand sympathique, et un filet qui lui est fourni par la branche ophthalmique de Willis de la cinquième paire.

Distribution du nerf de la troisième paire.

Avant d'entrer dans l'orbite, le nerf de la troisième paire ne fournit aucun rameau ; mais dès qu'il y est parvenu, il se divise en deux branches dont la supérieure est plus petite et l'inférieure, plus grosse, sert de continuation au tronc principal.

La *branche supérieure*, qui est d'abord placée en dehors du nerf optique, passe bientôt au-dessus de ce nerf et croise le rameau nasal de la branche ophthalmique de Willis. Continuant ensuite son trajet en haut et en avant, cette branche donne des rameaux au muscle droit supérieur de l'œil et au muscle élévateur de la paupière supérieure.

Vers son origine, la branche supérieure du nerf de la troisième paire s'anastomose avec le nerf trijumeau, soit avec la branche ophthalmique elle-même, soit avec la longue racine du ganglion ophthalmique qui en provient.

On constate, en outre, quelques anastomoses provenant du rameau nasal de la branche ophthalmique et quelques-unes plus déliées qui appartiennent au grand sympathique.

La *branche inférieure*, beaucoup plus grosse que la précédente, se dirige en bas, en avant et un peu en dehors. Bientôt elle se divise en trois rameaux principaux qui sont :

1° Rameau externe qui naît au même point que la courte racine du ganglion ophthalmique, et va au muscle oblique et droit inférieur, paraissant être la continuation du rameau nerveux principal.

2° La courte racine du ganglion ophthalmique, sur lequel nous reviendrons bientôt.

3° Un rameau interne qui s'épanouit en forme de pinceau dans le muscle droit interne.

En résumé, le nerf moteur oculaire commun se distribue à cinq muscles de l'orbite, savoir : par sa branche supérieure, aux muscles releveur de la paupière et droit supérieur ; par sa branche inférieure, au petit oblique, au droit inférieur et au droit interne.

Ganglion ophthalmique et nerfs ciliaires.

Le ganglion ophthalmique, encore nommé ganglion ciliaire ou lenticulaire, est un petit corps d'une teinte rougeâtre, placé sur la face externe du nerf optique, à quelques millimètres de distance de l'entrée de ce nerf dans l'œil, au-dessous de l'origine commune des muscles releveur de la paupière et droit externe. Le ganglion ophthalmique a une forme qu'on a comparée à un carré émoussé sur ses angles, quelquefois il est irrégulier et comme divisé en deux portions. Par son bord postérieur il reçoit la courte racine provenant du nerf moteur oculaire commun, sa longue racine provenant de la cinquième paire, de plus, un filet provenant du grand sympathique et quelquefois des filets d'anastomoses avec le ganglion sphéno-palatin. Par sa partie antérieure, il fournit les nerfs ciliaires destinés à l'iris, et des filets destinés au nerf optique lui-même.

1° *Racine courte ou motrice du ganglion ophthalmique.* Cette racine est ordinairement simple, cependant elle offre souvent des divisions et paraît provenir du rameau externe de la branche inférieure du nerf de la troisième paire. Sa longueur varie entre 1,5 millim.-3 millim. Elle pénètre dans la face postérieure, dans le ganglion ophthalmique, s'y mélange avec les fibres provenant du grand sympathique et du nerf trijumeau, et en sort ensuite pour aller constituer les nerfs ciliaires.

Comme anomalie, Valentin signale que la courte racine est quelquefois double, ou bien qu'elle naît d'une branche destinée aux muscles droit inférieur et petit oblique de l'œil ; d'autres fois la racine courte est très grêle, et il s'y joint une autre racine venant du nerf abducteur. Enfin, il arrive encore que un, deux ou trois rameaux naissent de la branche supérieure du nerf de la troisième paire, pour aller se jeter dans la portion postérieure et interne du ganglion ophthalmique.

2° *Racine longue ou sensitive du ganglion ophthalmique.* Cette racine provient du rameau naso-ciliaire de la branche ophthalmique du nerf trijumeau. Elle se sépare ordinairement du tronc nerveux avant que celui-ci sorte de l'orbite, et après un trajet rectiligne de quelques millimètres, elle vient se jeter dans la partie postérieure externe du ganglion ophthalmique.

Valentin signale pour cette racine un certain nombre d'anomalies. Tantôt la racine longue est excessivement mince, tantôt elle est double, et quelquefois elle reçoit un filet de renforcement du nerf lacrymal. Il arrive aussi que la longue racine, simple en apparence du côté du ganglion, se divise en arrière à la manière d'une fourche, en deux branches radiculaires, dont l'une provient du rameau naso-ciliaire du trijumeau, et l'autre de la branche supérieure de l'oculo-musculaire commun. On a vu même la longue racine manquer complétement comme branche de la cinquième paire, et les deux racines être fournies en apparence, par le nerf de la troisième.

3° *Racine sympathique ou organique du ganglion ophthalmique.* La racine sympathique, appelée encore racine moyenne du ganglion ophthalmique, est constituée par un filet très grêle, qui tire son origine du plexus caverneux et qui se jette, tantôt dans le côté postérieur interne du ganglion, tantôt dans la longue racine.

4° *Racines accessoires du ganglion ophthalmique.* Valentin décrit sous le nom de racines accessoires du ganglion ophthalmique :

1° Un filet provenant du rameau nasal de la branche ophthalmique du trijumeau, et allant à la partie postérieure de la face inférieure du ganglion.

2° Un filet qui né de la partie supérieure et antérieure du ganglion sphéno-palatin, traverse la fente sphéno-palatine, et vient à la partie postérieure du ganglion ophthalmique.

3° Enfin, d'autres racines plus inconstantes encore, provenant, soit des filets des rameaux nasal, lacrymal, frontal, et peut-être aussi du rameau malaire du nerf maxillaire supérieur; soit de la branche supérieure du nerf de la troisième paire et des deux autres nerfs oculaires; soit du plexus sphénoïdal externe du nerf carotidien.

En résumé, le ganglion ophthalmique reçoit donc des fibres de trois sources différentes, savoir : du nerf trijumeau, du nerf moteur oculaire commun et de la portion cervicale du grand sympathique.

5° *Nerfs ciliaires du ganglion ophthalmique ou nerfs ciliaires courts.* Ils émergent de la partie antérieure du ganglion ophthalmique à la manière de deux pinceaux nerveux, l'un supérieur et l'autre inférieur, qui se dirigent en avant vers le globe oculaire.

Le faisceau supérieur des nerfs ciliaires qui est le plus petit, est placé sur le côté externe et supérieur du nerf optique et se partage en trois faisceaux principaux. Chacun de ces faisceaux se subdivise ensuite en deux; les uns percent la sclérotique pour pénétrer dans l'intérieur de l'œil, les autres percent le névrilème du nerf optique, et tous accompagnent les artères ciliaires.

Le faisceau inférieur qui est le plus considérable est placé au côté externe et inférieur du nerf optique et est formé ordinairement par six nerfs principaux, dont quelques-uns se subdivisent. Ces nerfs se dirigeant ensuite en avant, percent la sclérotique au nombre de huit ou dix filets, à une certaine distance de l'insertion du nerf optique.

Un autre filet provenant du même faisceau fait constamment

un détour vers le muscle droit externe, en passant à travers le tissu cellulaire graisseux, et vient perforer la sclérotique dans le milieu du globe oculaire.

Un autre filet, provenant de la même source, va toujours s'anastomoser avec les filets ciliaires directs provenant de la cinquième paire.

Tous les filets ciliaires réunis arrivés à la partie postérieure de la sclérotique, percent cette membrane à une distance plus ou moins grande de l'insertion du nerf optique. Avant d'entrer dans l'œil en accompagnant les artères ciliaires, ces filets nerveux parcourent un certain trajet entre les feuillets de la sclérotique, puis ils se trouvent placés entre cette membrane et la choroïde. Ils s'avancent ainsi dans une direction à peu près parallèle, jusqu'à la circonférence de l'iris, où ils forment des arcades, d'où partent en rayonnant des rameaux qui se dirigent vers cette membrane.

Au niveau du ligament ciliaire, il existe un plexus nerveux considérable d'où sortent huit ou dix filets ciliaires qui pénètrent dans la cornée transparente et dont les uns se répandent dans cette membrane, et dont les autres semblent en percer le bord pour venir s'anastomoser sans doute avec la ramification nerveuse de la conjonctive.

Les nerfs ciliaires présentent dans le cours de leur trajet des anastomoses fréquentes qui forment une sorte de plexus autour du nerf optique; à ce plexus viennent encore concourir des filets du rameau naso-ciliaire de la branche ophthalmique du trijumeau et du ganglion sphéno-palatin.

Indépendamment des nerfs ciliaires qui se terminent à l'iris, il en est d'autres qui, après avoir pénétré dans le névrilème du nerf optique, accompagnent dans leur distribution l'artère centrale de la rétine.

Anatomie comparée du nerf de la troisième paire.

Poissons. Les nerfs des muscles de l'œil manquent complétement chez les mixynoïdes, mais chez les pétromyzons, le nerf moteur oculaire commun existe, seulement il est confondu avec le nerf pathétique.

Chez ces animaux, le nerf de la troisième paire prend origine à la base de l'encéphale, derrière les lobes inférieurs. Chez les poissons osseux, il passe à travers la grande aile du sphénoïde ou par la membrane fibreuse qui est tendue au-dessous d'elle.

Ce nerf se distribue toujours aux muscles droit supérieur, droit inférieur, droit inférieur et oblique inférieur; il fournit en outre, chez les poissons osseux, la courte racine du ganglion ophthalmique, ou tout au moins, suivant Siebold et Stannius, l'un de ces rameaux se réunit à un autre provenant du nerf de la cinquième paire, pour former un nerf ciliaire qui pénètre dans le globe de l'œil à côté du nerf optique.

Reptiles. Chez ces animaux, le nerf de la troisième paire provient des pyramides antérieures, et sort de la base du cerveau derrière l'infundibulum.

Il y a chez les reptiles comme chez les poissons une tendance à la fusion des nerfs de l'œil les uns avec les autres; toutefois le nerf de la troisième paire est celui qui reste le plus constamment isolé. Il se divise en deux branches qui se distribuent aux muscles droit supérieur, droit inférieur, droit interne et oblique inférieur. Toutefois il faut citer comme exception que, chez les salamandres et les tritons, le muscle droit supérieur reçoit plutôt ses filets de la branche ophthalmique de la cinquième paire.

Le nerf de la troisième paire donne constamment un rameau ciliaire qui, réuni à une autre branche provenant du nerf ophthalmique, forme un ganglion ciliaire. C'est ce que l'on observe surtout chez quelques chéloniens, chez les sauriens et les crocodiles.

Oiseaux. L'origine des nerfs de la troisième paire a lieu à la base du cerveau derrière l'hypophyse et ils émergent de la substance grise qui existe entre les pédoncules du cerveau. Chacun de ces nerfs pénètre dans l'orbite par un orifice situé latéralement à côté du trou optique. Ils se ramifient dans les muscles droit supérieur, droit inférieur, droit interne et oblique inférieur.

Dans tous les oiseaux, le ganglion ciliaire, qui est généralement très développé, reçoit sa courte racine du nerf moteur oculaire commun, quelquefois seulement cette courte racine se réunit préalablement avec le nerf trijumeau.

Mammifères. Ce nerf se comporte à peu près chez les autres mammifères comme chez l'homme, seulement c'est lui qui se distribue au muscle choanoïde ou rétracteur du bulbe de l'œil quand il existe.

Les anastomoses qu'on a signalées chez certains animaux entre le nerf de la troisième paire et le nerf trijumeau, ne constituent pas des différences réelles, car ces anastomoses existent aussi chez l'homme, peut-être seulement moins prononcées.

Chez quelques mammifères dont les yeux sont excessivement petits, comme la taupe, on a signalé l'absence du nerf de la troisième paire.

Fonctions du nerf de la troisième paire.

Comme l'indique sa distribution, ce nerf est spécialement moteur. Mais ce ne serait point un motif pour admettre *à priori*, qu'il est dépourvu de toute sensibilité aux irritations mécaniques; car les racines antérieures elles-mêmes, qui sont exclusivement motrices, possèdent une sensibilité qui leur est communiquée par les racines postérieures, ainsi que nous l'exposerons plus tard.

Toutefois, à cause de la difficulté de l'expérimentation, les physiologistes ne s'accordent pas sur la question de savoir si le nerf de la troisième paire est pourvu ou non de sensibilité. Valentin admet qu'il est sensible, et pense que c'est à lui qu'il faut attribuer la douleur que perçoivent les animaux, lorsqu'on pique les pédoncules cérébraux au voisinage de son origine. Toutefois si après avoir ouvert le crâne on pince le tronc même du nerf, les animaux ne paraissent éprouver aucune douleur, et M. Cl. Bernard assure qu'en coupant ou arrachant ce nerf dans le crâne, par un procédé analogue à celui employé pour la cinquième paire, les animaux ne manifestent non plus aucune douleur. Le même observateur a constaté que dans l'intérieur de l'orbite les rameaux nerveux sont doués d'une sensibilité très évidente, ce qui s'explique très bien par les anastomoses qu'il a déjà contractées avec la branche ophthalmique de la cinquième paire.

Lorsque le nerf de la troisième paire a été coupé sur un animal vivant ou paralysé sur l'homme par une cause quelconque, tous les muscles auxquels il se distribue restent dans

l'inaction et produisent des symptômes très caractéristiques et faciles à expliquer. Ces symptômes sont :

1° Une chute de la paupière supérieure produite par la paralysie de son muscle releveur.

2° Une saillie en avant de la totalité du globe de l'œil, par le relâchement des muscles droit supérieur, droit inférieur, droit interne et petit oblique, qui cessent de maintenir en arrière le globe de l'œil.

3° Un strabisme en dehors, produit par l'action persistante du muscle droit externe, qui tire le globe de l'œil dans ce sens.

4° Il y a alors une immobilité du globe de l'œil dont tous les mouvements sont impossibles, si ce n'est un peu en haut et en dehors, par l'action combinée des muscles droit externe et oblique supérieur, qui sont les seuls muscles de l'œil qui ne soient pas paralysés.

5° On observe en même temps une dilatation de la pupille, qui cesse de se contracter sous l'influence des rayons lumineux, et amène un trouble de la vision, qui résulte de l'impossibilité de modérer l'entrée des rayons lumineux par le mouvement pupillaire.

Tous ces symptômes s'expliquent par la distribution du nerf de la troisième paire aux muscles de l'œil. L'immobilité et la paralysie de la pupille s'expliquent en disant que la racine courte, motrice du ganglion ophthalmique étant paralysée, amène la cessation d'action des nerfs ciliaires moteurs.

Toutefois, il y a quelque chose de spécial dans cette immobilité de la pupille, et si on constate l'impossibilité du son rétrécissement sous l'influence des rayons lumineux, beaucoup d'observateurs, et Ruete en particulier, ont vu que sous l'influence de la belladone la pupille peut encore s'élargir davantage. C'est en considérant qu'après la paralysie du nerf de la troisième paire, la pupille perd seulement les mouvemens de rétrécissement et conserve ceux de dilatation que Ruete a admis que les fibres musculaires circulaires qui rétrécissent la pupille sont animées par le nerf de la troisième paire, tandis que ces fibres rayonnées qui servent à la dilatation sont animées par un autre nerf qui est probablement le grand sympathique. Cette opinion a été soutenue depuis, à l'aide d'expériences d'une autre nature, par Budge et Waller.

Du reste, la paralysie de la troisième paire entraîne uniquement après elle des désordres de mouvements et laisse intacts les phénomènes de sensibilité et de nutrition de l'œil.

QUATRIÈME PAIRE DE NERFS.

NERF PATHÉTIQUE.

Origine. — Les deux nerfs pathétiques, bien qu'ils sortent du crâne par un pertuis placé en avant, prennent cependant leur origine dans une partie très reculée de l'encéphale. Ils naissent en effet sur les côtés de la valvule de Vieussens, à 1 ou 2 millimètres en arrière des tubercules quadrijumeaux, au moyen de deux petits tractus blanchâtres, dirigés transversalement de dedans en dehors. On peut suivre l'origine réelle de ces nerfs jusqu'au faisceau intermédiaire du bulbe et de là au cordon antéro-latéral ou moteur de la moelle épinière.

Trajet intra-crânien.

Après leur naissance les nerfs pathétiques se dirigent d'abord en dehors, en bas et en avant en contournant la protubérance.

Après être arrivés au-dessous des pédoncules cérébraux ils se portent en avant du côté d'un repli de la dure-mère étendu depuis le sommet du rocher jusqu'à la lame quadrilatère du sphénoïde. Durant ce trajet ces nerfs sont placés entre le feuillet viscéral de l'arachnoïde et la pie-mère.

Un peu en arrière et en dehors de l'apophyse clinoïde postérieure, les nerfs de la troisième paire pénètrent dans un repli de la dure-mère qu'ils parcourent dans toute sa longueur pour s'enfoncer dans la paroi externe du sinus caverneux et arriver jusqu'à la fente sphénoïdale par la partie interne de laquelle il entre dans l'orbite.

Dans ce point, c'est-à-dire au niveau du sinus caverneux, ces nerfs reçoivent plusieurs filets d'anastomoses provenant de la branche ophthalmique; mais un peu plus loin la plupart de ces filets s'en séparent de nouveau, soit pour se joindre au nerf lacrymal, soit pour se distribuer dans la tente du cervelet.

Terminaison.

Une fois parvenu dans l'orbite, le nerf pathétique croise la branche supérieure du nerf moteur oculaire commun et se trouve placé entre le périoste et l'élévateur de la paupière supérieure. Il se sépare bientôt de la branche ophthalmique parallèlement à laquelle il marchait, et se divise en un nombre de filets terminaux qui s'irradient en forme de pinceau et pénètrent dans le muscle grand oblique par son bord supérieur.

Ce nerf est remarquable par sa ténuité, et par son long trajet dans le crâne.

Anatomie comparée.

Poissons. Le nerf pathétique naît de la face inférieure du cerveau entre les lobes optiques et le cervelet, et il parvient à l'orbite en passant chez les poissons osseux, tantôt par la grande aile du sphénoïde, tantôt par la partie fibro-membraneuse du crâne. Il se distribue toujours exclusivement dans le muscle oblique supérieur.

Reptiles. Le nerf pathétique ne se rencontre pas toujours, mais quand il existe, ce qui est le cas le plus fréquent, il naît de la partie supérieure de l'encéphale aux bords postérieurs des tubercules quadrijumeaux et en avant du cervelet. Ce nerf est isolé chez les batraciens anoures et se rend distinctement au muscle oblique supérieur; mais chez les salamandres et les tritons il paraît confondu avec le nerf trijumeau.

Oiseaux. Dans cette classe d'animaux les nerfs pathétiques proviennent encore de l'extrémité postérieure des tubercules quadrijumeaux entre ces organes et le cervelet. Ils pénètrent dans l'orbite par un petit orifice placé à côté du trou optique et se rendent exclusivement aux muscles obliques supérieurs.

Mammifères. Le nerf de la quatrième paire ne présente rien de remarquable, son origine et sa distribution sont semblables à ce qui a été décrit dans l'homme.

Fonctions de la quatrième paire de nerfs.

D'après M. Szokalsky, la paralysie du nerf pathétique se caractérise :

1° Par l'impossibilité de mouvemens de rotation de l'œil malade, lorsqu'on incline la tête du même côté.

2° Par une diplopie ou perception de deux images. Si l'on vient à incliner la tête du côté paralysé, les deux images s'écartent et lorsqu'on ramène la tête du côté opposé, elles se rapprochent et se confondent dans une seule.

Charles Bell avait nommé le nerf pathétique nerf respirateur de l'œil, parce que, suivant ce physiologiste, il présidait à la rotation de l'œil en haut et contribuait ainsi puissamment à l'expression de la physionomie. Les phénomènes de paralysie du nerf pathétique sont du reste peu apparens à cause de sa distribution très limitée.

CINQUIÈME PAIRE DE NERFS.

NERF TRIFACIAL.

Le nerf de la cinquième paire est un des nerfs des plus volumineux de la face, destiné à la sensibilité dans sa plus grande portion. Par la nature des organes auxquels il se distribue, il doit être considéré comme un des nerfs les plus importans du corps.

Origine. Le nerf de la cinquième paire prend naissance sur les côtés de la protubérance annulaire dans un point qui sert précisément de limite entre le pédoncule cérébelleux moyen et la protubérance elle-même. Le tronc originel du nerf de la cinquième paire, qui est volumineux et aplati, émerge à travers un écartement des fibres transversales du pont de varole.

Il prend origine par deux racines, l'une ganglionaire ou sensitive et l'autre motrice ou non-ganglionaire. Constitué par ces deux racines, le tronc du nerf trijumeau se porte en avant et un peu en dehors et bientôt se divise en trois branches destinées aux diverses parties de la face.

1° *Racine sensitive ou grosse racine.* Cette racine présente à son origine apparente, c'est-à-dire à son point d'émergence de la protubérance annulaire, une sorte de collet ou d'étranglement. Ainsi que l'avait déjà remarqué Bichat, lorsque l'on vient à arracher cette racine, on observe à la place une petite éminence analogue à un tubercule mammillaire. Cela tient à ce que ses filets, qui sont au nombre de 30-40 (Vicq-d'Azyr), se déchirent à des hauteurs inégales.

Si l'on poursuit cette grosse racine à travers la protubérance annulaire, on peut la suivre dans le bulbe rachidien jusqu'à la partie moyenne des corps olivaires. En ce point vient un faisceau arrondi dont l'extrémité inférieure se perd dans le corps restiforme en devenant de plus en plus grêle. M. Ludovic Hirschfeld a décrit et figuré des communications entre la grosse racine de la cinquième paire et le nerf acoustique, au moyen de fibres qui se dirigent en avant et avec le faisceau latéral du bulbe à l'aide de fibres qui se dirigent en arrière. C'est sur le trajet de la grosse racine qu'on observe bientôt un renflement appelé ganglion de Gasser d'où prennent naissance les trois branches terminales de la cinquième paire qui sortent du crâne, chacune par un trou particulier.

2° *Petite racine ou racine motrice.* Très rapprochée de la grosse racine de la cinquième paire, elle en est cependant bien distincte dès son origine. Elle se trouve un peu plus élevée et plus rapprochée de la ligne médiane.

Il n'est pas possible de poursuivre la petite racine au-delà de la protubérance annulaire ; cependant on admet qu'elle se continue avec le faisceau intermédiaire du bulbe qui fait suite au cordon antéro-latéral ou moteur de la moelle. Toutefois, cette opinion ne se trouve pas démontrée anatomiquement et elle est fondée sur une analogie d'origine avec les autres nerfs moteurs.

La petite racine ne présente point de renflement sur son trajet, les filets qui la composent, seulement au nombre de 6 ou 8, ne laissent pas apercevoir d'éminence à leur place si on les arrache.

Les deux racines de la cinquième paire présentent donc des différences qui sont analogues à celles qui existent entre les racines antérieures et postérieures d'une paire rachidienne.

Trajet intra-crânien et rapports. — Ganglion de Gasser.

Après son origine par deux racines, le tronc du nerf trijumeau se dirige obliquement en haut, en dehors et en avant vers le sommet du rocher et se place dans une dépression qui y existe et qui se trouve transformée en un orifice ovalaire par un repli de la dure-mère. Ensuite il change de direction, se porte en bas et en avant vers le ganglion de Gasser qui se trouve dans la fosse temporale moyenne.

Les rapports du tronc de la cinquième paire, depuis son origine jusqu'au ganglion de Gasser, sont donc :

Sur les côtés, avec l'apophyse clinoïde postérieure et la dépression du rocher. Dans ce trajet les deux racines sont contiguës l'une à l'autre, et la petite racine contourne la plus grosse, de manière qu'étant placée d'abord à son côté supérieur, elle descend à sa face interne et vient se placer ensuite à son côté inférieur.

Le feuillet viscéral de l'arachnoïde entoure le tronc de la cinquième paire, depuis son origine jusqu'au ganglion de Gasser.

Le *ganglion de Gasser*, situé dans la fosse temporale moyenne, occupe une petite excavation creusée sur la face antérieure du rocher. On a comparé sa forme à celle d'un croissant dont la concavité est tournée en haut et en dedans et la convexité en bas et en dehors. Par sa concavité, il reçoit les fibres de la grosse racine du trijumeau, et par sa convexité il donne naissance aux trois branches de la cinquième paire.

Le ganglion de Gasser a une direction oblique, ce qui fait que l'une de ses faces est tournée en avant et en dehors, et l'autre en arrière et en dedans. La première répond à la dure-mère qui la recouvre, la seconde est recouverte également par un feuillet mince de la dure-mère, qui la sépare de l'artère carotide interne et du nerf pétreux qui sont en rapport avec elle. On trouve également à la face postérieure et interne du ganglion de Gasser la petite racine motrice qui est restée séparée et qui se dirige en bas, en avant et en dehors vers la branche maxillaire inférieure avec laquelle elle sort du crâne.

Le ganglion de Gasser, que nous avons représenté à divers grossissemens, offre une structure analogue à celle des ganglions nerveux rachidiens : il est formé par un mélange de fibres nerveuses et de corpuscules ganglionaires. On aperçoit d'une manière très évidente la subdivision et l'intrication que subissent ces fibres originaires de la grosse racine de la cinquième paire à leur passage dans le ganglion de Gasser, tandis que la petite racine conserve complétement son indépendance primitive.

Le ganglion fournit lui-même des rameaux nerveux qui se distribuent à la membrane dure-mère. Ils naissent sur sa partie antérieure et externe, rampent dans l'épaisseur de la dure-mère, en suivant parallèlement les rameaux de l'artère méningée moyenne. Ces filets nerveux, admis par beaucoup d'anatomistes, ont été niés par Meckel, Haller, Lobstein et Wrisberg. M. Sappey dit également ne pas avoir réussi à les découvrir.

D'après Winslow, Duverney, Blandin, etc., il y aurait encore des filets nerveux allant à la dure-mère qui se détachent de la grosse racine du trijumeau avant le ganglion de Gasser.

La concavité de ce ganglion donne naissance, ainsi qu'il a été dit, à trois branches nerveuses considérables qui sont :

1º La branche supérieure, ou *branche ophthalmique de Willis*, qui sort du crâne par la fente sphénoïdale ;

2º Une branche moyenne, ou *nerf maxillaire supérieur*, qui sort du crâne par le trou grand rond ;

3º Une branche inférieure, ou *nerf maxillaire inférieur*, qui sort du crâne par le trou ovale.

Branche ophthalmique de Willis.

La branche ophthalmique de la cinquième paire, appelée *branche supérieure* par Vieussens, *première branche* par Sœmmering et Meckel, nerf *orbito-frontal* par Chaussier, émerge de la partie antérieure et interne du ganglion de Gasser et se trouve placée dès son origine dans l'épaisseur de la paroi externe du sinus caverneux. De là elle se dirige en avant vers la fente sphénoïdale, en suivant une direction un peu oblique en haut. Elle se trouve en rapport avec le nerf moteur oculaire commun qu'elle croise à angle aigu, avec le nerf pathétique qui lui est parallèle dans toute son étendue, et avec le nerf moteur oculaire externe dont elle croise la direction à son entrée dans l'orbite.

Dans ce point, c'est-à-dire au niveau du sinus caverneux, la branche ophthalmique reçoit deux filets d'anastomose du grand sympathique, en même temps qu'elle en fournit plusieurs aux divers nerfs moteurs de l'œil avec lesquels elle est en rapport par son côté interne.

Il existe une anastomose de la branche ophthalmique avec le nerf pathétique qui est ordinairement double et se fait par deux filets, dont l'un se détache du bord supérieur de la branche ophthalmique immédiatement au-devant du ganglion de Gasser, tandis que l'autre s'en détache un peu plus loin.

Arrivée dans la fente sphénoïdale et avant de se distribuer dans l'orbite, la branche ophthalmique se divise en plusieurs rameaux que nous allons décrire successivement.

1º *Nerf lacrymal.* Ce rameau est le plus petit et le plus externe de ceux qui terminent la branche ophthalmique. Il naît de son bord externe au niveau de l'extrémité antérieure du sinus caverneux, et il arrive dans l'orbite par la portion la plus étroite et la plus élevée de la fente sphénoïdale. Ensuite ce nerf longe la paroi externe de l'orbite en se dirigeant vers la glande lacrymale, qu'il traverse en lui abandonnant plusieurs filets pour aller ensuite se terminer dans la paupière supérieure.

Durant ce trajet il est en rapport avec la dure-mère à laquelle il adhère intimement vers son point d'origine : il suit dans l'orbite le bord supérieur du droit externe et se trouve en contact avec ce muscle et le périoste orbitaire.

Avant d'arriver à la glande lacrymale, ce filet s'anastomose avec le nerf pathétique et avec le rameau orbitaire la branche maxillaire supérieure de la cinquième paire.

Les filets destinés à la glande lacrymale se ramifient dans l'épaisseur de son tissu; ils naissent par un ou plusieurs troncs, des rameaux qui traversent la glande pour aller à la paupière supérieure.

Les filets palpébraux entrent dans la paupière supérieure au niveau de son tiers externe avec ses deux tiers internes. Ils se ramifient dans la conjonctive palpébrale, et envoient ensuite des filets antérieurs dans la peau de la paupière supérieure et des filets en dehors qui contournent l'apophyse orbitaire externe et se distribuent dans les tégumens de la partie antérieure de la tempe. Ce rameau s'anastomose avec le nerf facial et avec le rameau temporal profond de la branche maxillaire inférieure de la cinquième paire.

2° *Nerf frontal.* Il est le plus volumineux des trois rameaux qui terminent la branche ophthalmique : il pénètre dans l'orbite par la partie moyenne de la fente sphénoïdale, se porte obliquement en avant et en dehors, puis se divise vers le tiers antérieur de l'orbite environ, en deux branches : le frontal interne et le frontal externe.

Dans tout ce trajet le nerf frontal est placé très superficiellement et peut être aperçu aussitôt qu'on a enlevé la paroi supérieure de l'orbite et le périoste.

A son entrée dans l'orbite, il est en rapport en haut avec la voûte orbitaire, en bas avec l'insertion du muscle élévateur supérieur de la paupière, en dedans avec le pathétique auquel il est contigu et en dehors avec le lacrymal dont il est séparé par un intervalle de quelques millimètres. Le rameau frontal ne contracte aucune anastomose, si ce n'est quelquefois un filet qu'il donne au nerf nasal externe.

Le rameau frontal externe constitue, en général, la division la plus forte du nerf frontal primitif, il se dirige en avant, s'engage dans le trou sus-orbitaire avec l'artère du même nom et se divise en se terminant en filets descendans très grêles qui sont destinés à la paupière, et en filets ascendans ou frontaux.

On voit parmi les filets frontaux quelques-uns qui sont destinés aux os. Un petit filet parcourt un conduit osseux qui se dirige vers l'os coronal , et donne ensuite quelques ramuscules à la membrane des sinus frontaux.

Le nerf frontal interne sort en dedans de l'orbite , entre le trou sus-orbitaire et la poulie du muscle grand oblique; il se recourbe ensuite et se dirige obliquement en haut et en dedans, entre le périoste et le muscle frontal.

Les filets terminaux se rendent, les uns à la membrane muqueuse, les autres à la peau de la paupière supérieure.

Des ramifications plus internes se distribuent à la peau de la racine du nez. Parmi ces derniers filets, on en remarque qui pénètrent dans l'os, au niveau de la bosse frontale et qui se ramifient dans la membrane des sinus frontaux.

Enfin, des ramifications ascendantes du frontal interne se rendent à la peau du front. Ce sont ces derniers filets qui constituent quelquefois, par exception, une petite branche appelée rameau *sus-trochléaire* d'Arnold.

Nerf nasal. Moyen pour le volume, entre les trois branches du nerf ophthalmique de Willis; le nerf nasal émerge de son bord interne, au niveau de son tiers antérieur et de ses deux tiers extérieurs, et sur la paroi externe du sinus caverneux. Après son origine il se dirige vers l'orbite, et il pénètre par la partie la plus large de la fente sphénoïdale. Il passe à travers l'anneau qui sépare les deux tendons d'origine du muscle droit externe. Il longe ensuite la paroi interne de l'orbite et se trouve en rapport, près de son origine, en haut avec le nerf frontal, en dedans avec le nerf moteur oculaire commun, en bas et en dehors avec le nerf moteur oculaire externe.

Dans l'intérieur de l'orbite, le nerf nasal est situé plus profondément que les nerfs frontal et lacrymal, et il se trouve placé dans la couche sous-musculaire, entre le nerf optique et le muscle droit supérieur.

Ce nerf fournit successivement, à partir de son origine :

1° Un filet long et grêle qui se rend au ganglion ophthalmique pour constituer sa *longue racine ou racine sensitive.*

2° Deux ou trois filets *ciliaires directs* c'est-à-dire qui, sans passer par le ganglion ophthalmique, se dirigent vers la sclérotique et pénètrent dans le globe de l'œil.

3° Des filets plus ou moins nombreux qui suivent les artères musculaires pour se rendre avec elles dans les muscles.

4° Enfin, un ganglion d'anastomose existe quelquefois entre le nerf nasal et la branche supérieure du nerf moteur oculaire commun.

Parvenu au niveau du trou orbitaire interne antérieur, le nerf nasal se divise en deux rameaux terminaux qui sont : le nasal externe et le nasal interne.

Le rameau nasal externe, nommé par Meckel et Arnold, *rameau sous-trochléaire,* peut être considéré comme la continuation du tronc primitif du nerf nasal. Il continue en effet son trajet parallèlement au bord supérieur du muscle droit interne, s'anastomose avec le nerf frontal, enfin sort de l'orbite au-dessous de la poulie du grand oblique, et se termine par des filets qui se distribuent à la paupière supérieure et inférieure, au sac et aux conduits lacrymaux, ainsi qu'à la caroncule; enfin, il est encore des filets ascendans qui se rendent à la racine du nez et à la peau de la région interne sous-ciliaire.

Le rameau nasal interne, nommé par Chaussier *rameau ethmoïdal,* s'engage dès son origine dans le trou orbitaire interne et antérieur, se dirige ensuite obliquement en bas et en avant, puis pénètre vers la partie antérieure de la fosse ethmoïdale et vient se placer sur les côtés de l'apophyse *crista-galli.* Il entre ensuite par la partie supérieure des fosses nasales, longe la face postérieure des os propres du nez, et se divise bientôt en un rameau interne qui se distribue à la muqueuse de la cloison des fosses nasales et en un rameau externe, qui va en partie à la membrane muqueuse qui tapisse les cornets et les méats, et en partie à la peau du bout du nez, par un rameau *naso-lobaire,* traversant le tissu fibreux qui unit le bord inférieur de l'os du nez au cartilage latéral de l'aile du nez. Ce sont des filets du rameau interne qu'on a signalé comme s'anastomosant avec les nerfs sphéno-palatins ou nasaux postérieurs, ainsi qu'avec des divisions des nerfs olfactifs.

Nerf maxillaire supérieur.

Émané comme les autres branches de la cinquième paire, du bord antérieur ou convexe du ganglion de Gasser, le nerf maxillaire supérieur se dirige un peu en dehors, et presque aussitôt après son origine, sort du crâne par le trou rond. Dans sa partie intra-cranienne, le nerf est entouré par la dure-mère à laquelle il fournit, d'après Valentin, quelques filets nerveux très déliés.

Le nerf maxillaire supérieur change de direction aussitôt qu'il est sorti du crâne par le trou rond; son tronc décrit alors une légère arcade dont la concavité regarde en arrière et en bas, et il se dirige d'arrière en avant vers le point d'adossement de la fente sphéno-maxillaire et de la fente sphénoïdale. Bientôt il pénètre dans le canal sous-orbitaire, où il forme un second coude à concavité tournée en dedans et en arrière, et enfin, il sort par le trou sous-orbitaire où il se termine.

Durant tout ce trajet, le nerf maxillaire supérieur contracte des rapports différens. A sa sortie du crâne, dans sa portion sphéno-maxillaire, il est en contact avec le tissu cellulaire adipeux qui l'entoure. A son entrée dans le canal sous-orbitaire il est d'abord logé en arrière, dans un canal demi-membraneux, et en avant, dans un canal tout à fait osseux.

Les rameaux que le nerf maxillaire supérieur fournit sont les suivans, d'après leur ordre de succession :

1° *Rameau orbitaire.* Il naît de l'origine même du maxillaire supérieur, au moment même où ce nerf traverse le trou grand rond pour sortir du crâne. Il se porte ensuite en avant et en dehors, vers la partie antérieure de la fente sphéno-maxillaire; il pénètre dans l'orbite, au-dessous du muscle droit inférieur de l'œil, et au côté externe du muscle droit externe. Peu après son entrée dans l'orbite, ce nerf se divise en deux rameaux qui sont: 1° *le filet lacrymo-palpébral* qui se dirige en partie vers la glande lacrymale, pour s'anastomoser avec un filet du rameau lacrymal de la branche ophthalmique, et en partie vers l'angle externe de la paupière dans laquelle il se termine; 2° *le filet temporo-malaire* qui se divise en deux filets secondaires, dont l'un interne ou malaire s'engage dans le conduit malaire, pour aller se distribuer à la peau de la pommette, dont l'autre traverse la portion orbitaire de l'os malaire, pour aller s'anastomoser avec le rameau temporal-profond antérieur du nerf maxillaire inférieur, et se terminer dans la peau de la tempe.

2° Les *racines sensitives* du ganglion sphéno-palatin sur lesquelles nous reviendrons plus loin, à propos de la description de ce ganglion nerveux.

3° *Rameaux dentaires postérieurs.* Au nombre de deux ou trois, ces rameaux prennent naissance du maxillaire supérieur dans le point où ce nerf s'engage dans la gouttière sous-orbitaire, ils se dirigent en bas et en avant vers la tubérosité maxillaire, et se distribuent en partie à la membrane muqueuse, buccale et gingivale, et en partie aux dents de la mâchoire supérieure. Les filets dentaires proprement dits parcourent des conduits creusés dans l'os, en s'envoyant réciproquement des filets d'anastomoses qui constituent des plexus ou mailles, d'où émanent des filets dentaires qui pénètrent dans les racines des grosses et petites molaires; des filets alvéolo-dentaires qui, après avoir traversé les parois des alvéoles, se distribuent à leur périoste; des filets osseux dans le tissu spongieux de l'os maxillaire supérieur et plus spécialement dans son bord alvéolaire.

4° *Rameau dentaire antérieur.* Ce rameau se détache du maxillaire supérieur à cinq ou six millimètres au-dessus du trou sous-orbitaire; il pénètre dans un canal osseux particu-

T. III.

lier, et se dirige en bas, en dedans et en avant, en formant une ligne courbe.

Dans ce trajet, ce rameau est placé d'abord profondément dans l'épaisseur de l'os maxillaire, et ensuite il devient très superficiel et se rapproche de sa surface externe, ainsi que du plancher des fosses nasales.

Les filets terminaux du rameau dentaire antérieur sont destinés, les uns à s'anastomoser avec des rameaux dentaires postérieurs; les autres à la pulpe des dents incisives, de la canine, et quelquefois à la première molaire. Enfin, quelques ramuscules se distribuent encore au tissu spongieux de l'os, au périoste alvéolo-dentaire et à la membrane muqueuse du canal nasal.

5° *Rameaux sous-orbitaires.* Ce sont les derniers que fournit le nerf maxillaire supérieur à sa terminaison proprement dite. Ils s'épanouissent en rayonnant, au moment où le nerf sort par le trou sous-orbitaire, et se dirigent dans tous les sens en s'intriquant et s'anastomosant avec les filets du nerf facial, pour former un plexus désigné sous le nom de *plexus sous-orbitaire.* On peut diviser les filets terminaux du maxillaire supérieur en rameaux ascendans qui se distribuent à la conjonctive et à la paupière inférieure, en rameaux descendans pour la peau et la lèvre supérieure, ainsi que pour sa membrane muqueuse et en rameaux internes pour la muqueuse et la peau de l'aile du nez.

Ganglion sphéno-palatin.

Le ganglion sphéno-palatin, ou ganglion de Meckel, présente généralement une forme triangulaire dont les bords seraient arrondis; on lui distingue un bord supérieur, un antérieur et un postérieur.

Ce ganglion est situé dans la fosse ptérygo-maxillaire, au niveau du canal palatin postérieur, et au-dessous du nerf maxillaire supérieur, au-devant du trou vidien ou ptérygoidien, et en dehors du trou sphéno-épineux.

Ce ganglion donne un grand nombre de filets nerveux, dont les uns sont considérés comme des *rameaux afférens ou racines,* et les autres comme des rameaux *efférens* ou de *distribution,* et enfin, d'autres comme des rameaux de *communication* avec d'autres ganglions du grand sympathique.

Les rameaux qui servent de racines au ganglion sphéno-palatin sont: 1° des nerfs qui viennent du nerf maxillaire supérieur; 2° des rameaux qui viendraient du nerf facial.

La racine sensitive est fournie par le nerf maxillaire supérieur. Elle se détache sous la forme de deux ou trois filets qui se rendent dans le ganglion sphéno-palatin. Ces filets ont une direction verticale, et ne dépassent pas en longueur 3 ou 4 millimètres. Ils pénètrent, les uns dans l'épaisseur même du ganglion, tandis que les autres s'accolant seulement à sa surface, peuvent être suivis directement dans les nerfs palatins et sphéno-palatins, à la formation desquels ils concourent.

La racine motrice du ganglion de Meckel serait constituée, d'après Bidder et M. Longet, par le nerf grand pétreux superficiel provenant du facial, et entrant dans le ganglion par sa partie postérieure et externe.

Avec le même filet du facial se trouverait uni un autre filet sympathique provenant du plexus carotidien, qui constituerait la racine sympathique du ganglion sphéno-palatin.

56

On voit d'après cette théorie, que le ganglion de Meckel communiquerait avec un nerf de sentiment, la branche maxillaire supérieure du nerf de la cinquième paire, avec un nerf de mouvement, le nerf facial; avec un rameau du plexus carotidien qui établirait une communication entre le ganglion de Meckel et le ganglion cervical supérieur.

Les rameaux de distribution du ganglion sphéno-palatin sont: les nerfs palatins proprement dits, le nerf sphéno-palatin et le nerf pharyngien.

Les nerfs palatins naissent de la partie inférieure du ganglion et ils se distinguent, d'après leur position, en nerfs palatins antérieurs, moyens et postérieurs.

Le nerf palatin antérieur ou nerf grand palatin, passe dans le conduit palatin postérieur pour arriver à la voûte palatine, au niveau de laquelle il se bifurque, après s'être réfléchi d'avant en arrière. Dans son trajet dans le conduit palatin, il s'en détache un filet appelé filet nasal postérieur et inférieur, qui se ramifie dans la membrane muqueuse du méat moyen, du cornet inférieur et du méat inférieur. A sa terminaison, ce nerf fournit deux branches se divisant en rameaux, dont les uns vont à la membrane muqueuse et aux glandules de la voûte du palais, dont les autres se perdent dans la muqueuse de la gencive.

Le nerf palatin moyen descend dans le conduit palatin commun, mais quelquefois cependant, dans un conduit qui lui est particulier. Ce filet se termine dans la membrane muqueuse et les glandules du voile du palais.

Le nerf palatin postérieur accompagne les deux nerfs précédens; il parvient à la voûte palatine où il se divise en plusieurs filets, dont les uns vont aux muscles péristaphylin interne et palato-staphylin, et en filets pour la membrane muqueuse du voile du palais.

Les nerfs sphéno-palatins partent de la partie antérieure du ganglion de Meckel, ils se divisent en nerfs sphéno-palatins internes et externes.

Les nerfs sphéno-palatins externes sont destinés à la membrane muqueuse qui revêt les cornets supérieur et moyen.

Le nerf sphéno-palatin interne ou nerf naso-palatin de Scarpa, marche de dehors en dedans, passe au devant du sinus sphénoïdal, et arrive sur la cloison des fosses nasales pour se diriger de là obliquement, en bas et en avant, vers le conduit palatin antérieur. Arrivé dans ce point, ce filet pénètre dans le conduit sphéno-palatin, et s'accole à sa partie inférieure avec le nerf sphéno-palatin du côté opposé, et se termine par des ramifications très fines dans la partie antérieure de la membrane muqueuse palatine.

Au moment où les deux nerfs sphéno-palatins se rencontrent dans le conduit palatin antérieur, il se formerait, suivant H. Cloquet, un ganglion qui unirait les deux nerfs.

Les anatomistes modernes n'admettent pas l'existence de ce ganglion, et suivant M. Sappey, l'aspect ganglionaire serait dû à la présence d'un petit corps fibro-cartilagineux résistant qui occupe cette région.

Le nerf pharyngien ou nerf de Bock est un petit filet nerveux qui prend naissance à la partie postérieure et interne du ganglion de Meckel. Il s'introduit dans le conduit ptérygo-palatin dont il sort, pour aller se ramifier dans la partie postérieure et supérieure des fosses nasales, et à la membrane muqueuse qui revêt la partie supérieure du pharynx ainsi que le voisinage de la trompe d'Eustache.

Nerf maxillaire inférieur.

Le nerf maxillaire inférieur se distingue des deux autres branches de la cinquième paire, en ce qu'il est constitué à la fois par la grosse portion ganglionaire et par la petite portion motrice, tandis que les branches ophthalmique et maxillaire supérieure sont constituées exclusivement par la grosse portion ganglionaire.

Cette branche, qui est la plus volumineuse des trois, sort du crâne par le trou ovale. Avant sa sortie, les deux branches d'origine du nerf maxillaire inférieur sont simplement accolées l'une à l'autre. La branche ganglionaire est plus volumineuse et plexiforme, tandis que la branche motrice non ganglionaire est d'une couleur plus blanche, et formée de fibres plus parallèles; elle est située en arrière de la grosse branche et se dirige un peu obliquement en bas et en avant.

A la sortie du trou ovale, les deux branches qui composent le nerf maxillaire inférieur s'accollent plus intimement, et se confondent en un seul nerf. Toutefois, bien que l'accollement soit devenu très intime, on peut cependant, sur des pièces convenablement macérées, suivre la terminaison des deux branches, et constater que la distribution de la petite racine non ganglionaire est plus spécialement motrice. Cependant, nous décrirons indistinctement tous les nerfs qui proviennent de la branche maxillaire inférieure comme d'un nerf mixte.

De plus, il existe sur le trajet du nerf maxillaire inférieur plusieurs ganglions, qui sont: les ganglions otique, sous-maxillaire et sub-lingual.

Les rameaux qui en émanent sont:

1° Les rameaux externes, savoir: le nerf temporal profond moyen, le nerf massétérin et le nerf buccal.

2° Un rameau interne, le nerf ptérygoïdien interne.

3° Un rameau postérieur, le nerf temporal superficiel ou auriculo-temporal.

4° Des rameaux inférieurs, le nerf lingual et le nerf dentaire inférieur.

1° *Nerf temporal profond moyen.* Il prend naissance très peu au-dessous du trou ovale et émerge de la partie antérieure et externe du tronc du maxillaire inférieur. Il décrit une courbe à concavité supérieure, en se dirigeant d'abord horizontalement en avant, puis obliquement en haut et en dehors.

Ce nerf se place entre le muscle ptérygoïdien externe et la paroi supérieure de la fosse zygomatique, et il se divise en deux rameaux, qui, après avoir contracté des anastomoses avec les nerfs buccal et massétérin, se distribuent exclusivement au muscle crotaphite.

2° *Nerf massétérin.* Ce nerf accompagne le précédent dans la première portion de son trajet, et il se trouve placé entre la paroi supérieure de la fosse zygomatique et le muscle ptérygoïdien externe. Mais bientôt il se porte obliquement en bas et en dehors, passe par l'échancrure sygmoïde où il se trouve en rapport avec le bord postérieur du tendon du temporal et va se terminer en pénétrant dans la partie moyenne et profonde du muscle massétérin.

Dans son trajet, le nerf massétérin fournit successivement: 1° un filet temporal profond postérieur qui se distribue dans le muscle crotaphite, en s'anastomosant avec le temporal moyen, et en envoyant un filet qui traverse l'aponévrose temporale pour aller s'anastomoser avec le nerf temporal superficiel ; cette anastomose, mentionnée par beaucoup d'auteurs, n'est pas admise par M. Sappey. 2° Un rameau destiné à l'articulation temporo-maxillaire.

3° *Nerf buccal.* Il naît par une ou plusieurs racines et traverse aussitôt le muscle ptérygoïdien externe. Il se porte en avant et en bas, entre la tubérosité de l'os maxillaire supérieur et le bord antérieur de l'apophyse coronoïde, et il se termine sur le muscle buccinateur, où il s'épanouit en plusieurs rameaux.

Les filets collatéraux que fournit le nerf buccal sont destinés au muscle ptérygoïdien et au muscle temporal; ces derniers constituent le nerf temporal profond antérieur. Quelques-uns d'entre eux traversent l'aponévrose temporale, pour aller se terminer à la peau de la tempe, et s'anastomoser avec les filets du nerf facial.

Les filets terminaux du nerf buccal sont : des branches cutanées pour la peau de la joue; des filets qui arrivent à la membrane muqueuse de la bouche, après avoir traversé le muscle buccinateur; mais sans lui avoir fourni des filets moteurs comme le croyaient d'anciens auteurs.

Parmi ces rameaux de terminaison du nerf buccal, il en est un certain nombre qui s'anastomose avec le nerf facial, sur la face externe du muscle buccinateur.

4° *Nerf du muscle ptérygoïdien interne.* Il se détache du côté antérieur et interne du nerf maxillaire inférieur. Le ganglion otique est placé à côté de ce filet dès son origine, et semble concourir à sa formation. Il se distribue dans le muscle ptérygoïdien interne et dans le muscle péristaphylin externe.

5° *Nerf temporal superficiel ou auriculo-temporal.* Plus volumineux que les nerfs précédens, ce nerf a également une distribution beaucoup plus étendue. Né du maxillaire inférieur par deux racines qui s'écartent, pour laisser passer entre elles l'artère méningée moyenne, et qui se réunissent ensemble derrière le col du condyle de la mâchoire, ce nerf se porte en haut, entre le pavillon de l'oreille et la base de l'apophyse zygomatique, pour aller se terminer dans la région temporale.

Parmi les filets de ce nerf, les plus intéressans sont : des rameaux anastomotiques, généralement au nombre de deux, qui se dirigent en avant pour venir se joindre au niveau du bord postérieur du muscle masséter avec la branche supérieure du nerf facial; il y a de plus quelques ramuscules d'anastomoses avec le grand sympathique, dans le plexus nerveux qui entoure l'artère maxillaire interne, et un filet qui s'unit au nerf dentaire inférieur à son entrée dans le canal du même nom.

Les rameaux de terminaison du nerf temporal superficiel sont : un ou deux filets pour l'articulation temporo-maxillaire; des rameaux auriculaires pour la peau du conduit auditif externe, les glandes cérumineuses, le lobule et la partie antérieure du pavillon de l'oreille; des rameaux parotidiens pour le tissu de la glande, et enfin des rameaux pour la peau de la tempe et pour le cuir chevelu.

6° *Nerf dentaire inférieur.* Ce nerf, par son volume et par sa direction, peut être considéré comme la continuation la plus directe du nerf maxillaire inférieur. Il se trouve situé entre le pharynx et le ptérygoïdien interne, et comme accolé au nerf lingual ;

mais parvenu au niveau de l'orifice du canal dentaire inférieur, il y pénètre et le parcourt dans toute son étendue, pour sortir par le trou mentonnier, après avoir fourni un grand nombre de filets collatéraux.

Parmi ces filets, le plus important est le *rameau mylo-hyoïdien* qui se sépare du nerf lingual au moment où il pénètre dans le canal dentaire, et se trouve logé dans un canal demi-fibreux, demi-osseux, creusé dans la face interne de la mâchoire inférieure. C'est au niveau du muscle mylo-hyoïdien que ce filet se dégage de son canal, pour se distribuer au muscle mylo-hyoïdien, et en même temps au ventre antérieur du muscle digastrique. M. Sappey signale un filet qui, ne faisant que traverser le muscle mylo-hyoïdien, va se joindre ensuite au nerf lingual, et sert ainsi à établir une relation entre la langue et la branche motrice de la cinquième paire.

Le nerf dentaire, en parcourant le canal du même nom, envoie des filets au gros et au petit molaire, et donne d'autres filets destinés au bord alvéolaire de la mâchoire et au tissu gingival.

Parvenu au niveau du trou mentonnier, le nerf dentaire inférieur se divise en deux branches. 1° Le *rameau incisif* qui continue le trajet primitif du nerf, et se distribue à la dent canine et aux deux incisives inférieures du côté correspondant. 2° Le *rameau mentonnier* qui sort par le trou du même nom, pour s'épanouir en filets divergens, qui s'entre-croisent et s'anastomosent avec les filets du nerf facial, pour former le plexus mentonnier. Parmi ces filets terminaux du nerf mentonnier, les uns se distribuent à la peau du menton, de la lèvre inférieure et de la partie inférieure de la joue; les autres aux glandes salivaires voisines et à la muqueuse buccale.

7° *Nerf lingual.* De concert avec le nerf dentaire inférieur, il continue le nerf maxillaire inférieur ; il se sépare du dentaire et se place d'abord entre les deux ptérygoïdiens, et ensuite entre le ptérygoïdien interne et la branche de la mâchoire. A dater de ce point, le lingual suit une direction horizontale et marche au-dessous de la membrane muqueuse de la bouche, en se dirigeant du côté de la langue.

Dans son trajet, ce nerf se trouve en rapport avec les muscles ptérygoïdiens, avec le muscle hyo-glosse et le canal de Wharton, et croisant ce dernier à angle aigu, il marche dans l'interstice des muscles lingual et génio-glosse, pour aller se terminer dans la langue.

Les rameaux que le nerf lingual fournit sont : des rameaux destinés à la glande sous-maxillaire et sous linguale; des rameaux d'anastomose avec le grand hypoglosse, et enfin ses rameaux terminaux dans la muqueuse de la langue et dans la glande de Nuhn.

Enfin, il reçoit une branche d'anastomose très importante du facial, la corde du tympan.

Les rameaux du nerf lingual qui vont dans la glande sous-maxillaire et sub-linguale, passent d'abord dans les ganglions du même nom, et seraient considérés comme leurs racines sensitives.

Les filets d'anastomose entre le nerf lingual et le grand hypoglosse sont nombreux, et ils décrivent des anses dont la concavité regarde en arrière. Enfin, les branches de terminaison se distribuent à la membrane muqueuse qui tapisse la face inférieure de la langue, et aux deux tiers antérieurs de celle qui revêt sa partie dorsale et latérale. Avant de parvenir à la membrane muqueuse proprement dite, ces filets traversent l'épaisseur des muscles linguaux, mais sans leur abandonner aucun filet.

C'est près de l'origine du lingual que la corde du tympan vient s'accoler pour l'accompagner ensuite. Les anatomistes ont considéré, tantôt la corde du tympan comme intimement unie au nerf lingual, tantôt comme lui étant simplement accolée, pour s'en séparer ensuite.

Arnold, M. Longet, etc., pensent qu'au niveau du ganglion sous-maxillaire, la corde du tympan se détache pour s'unir à la partie postérieure du ganglion dont elle constituerait la racine motrice. D'autres auteurs, parmi lesquels se trouvent M. Cl. Bernard, M. Sappey, admettent que si quelques filets de la corde du tympan se rendent au ganglion sous-maxillaire, la plus grande partie reste accolée au nerf lingual et l'accompagne jusqu'à sa terminaison dans la langue.

Ganglion otique.

Ce ganglion de forme ovoïde est situé à la partie interne du nerf maxillaire inférieur, immédiatement au-dessous de sa sortie par le trou ovale. On lui considère deux faces, une interne qui répond au muscle péristaphylin externe et une externe qui est en rapport avec le nerf maxillaire inférieur, et particulièrement avec sa portion non ganglionaire.

On considère, d'après la théorie d'Arnold, ce ganglion comme ayant des branches afférentes ou radiculaires ; des branches de terminaison et des filets sympathiques de communication avec d'autres ganglions.

Les rameaux afférens seraient : 1° une branche motrice provenant du facial, que M. Longet a décrit sous le nom de *nerf petit pétreux ou superficiel.* 2° une branche sensitive provenant du glosso-pharyngien, par l'intermédiaire de l'anastomose de Jacobson. 3° Le filet sympathique de communication ou branche végétative, se détacherait du plexus qui entoure l'artère sphéno-épineuse, et qui provient du plexus inter-carotidien auquel concourent le glosso-pharyngien et le ganglion cervical supérieur.

Les rameaux de distribution du ganglion otique sont : les uns antérieurs, se dirigeant un peu obliquement en bas et en avant, pour se terminer dans le muscle péristaphylin externe ; les autres remontant en haut et en arrière, pour se distribuer dans le muscle interne du marteau. Enfin, le ganglion otique fournit encore des filets, qui s'appliquent d'abord au nerf temporal-superficiel et qui s'en séparent bientôt, pour aller se distribuer à la membrane muqueuse de la caisse du tympan.

Ganglions sous-maxillaire et sub-lingual.

Le ganglion sous-maxillaire est placé sur le trajet du nerf lingual, à sa partie inférieure et au niveau de la glande sous-maxillaire ; il présente une forme ovoïde et offre des rameaux qui sont divisés : en rameaux afférens ou radiculaires ; en rameaux efférens ou de terminaison, et en rameaux de communication avec les autres parties du grand sympathique.

Les rameaux radiculaires seraient représentés : 1° par des filets provenant de la corde du tympan, ainsi qu'il a été dit plus haut, et constituant la racine motrice ; 2° par d'autres filets venant directement du nerf lingual et pénétrant le ganglion par sa partie supérieure.

Les filets de distribution du ganglion vont : les uns dans les parois du conduit de Wharton, et les autres dans le tissu de la glande sous-maxillaire. Il existe un autre filet, décrit par M. Cl. Bernard, qui part de la partie postérieure du ganglion, et va se distribuer à la muqueuse des parois latérales et supérieures du pharynx.

Le filet sympathique qui constitue la racine végétative proviendrait du plexus que le grand sympathique fournit à l'artère faciale.

Le *ganglion sub-lingual* décrit par Blandin serait soumis aux mêmes lois que les autres ganglions qui sont sur le trajet des branches de la cinquième paire. Mais ce ganglion, étant très petit, et même nié par certains anatomistes, n'a pas été suffisamment étudié à ce point de vue ; on peut dire seulement qu'il est placé sur le trajet du nerf lingual avec lequel il communique par plusieurs rameaux, et que les filets qui s'en détachent sont spécialement destinés à la glande sub-linguale.

RÉSUMÉ GÉNÉRAL DE LA DISTRIBUTION DE LA CINQUIÈME PAIRE.

Par ses trois branches, le nerf trijumeau se distribue à tous les organes des sens, et donne la sensibilité à la peau de la plus grande partie de la face. Il contracte en outre des anastomoses nombreuses avec les différens autres nerfs qui sont en rapport avec lui.

La branche ophthalmique est spécialement destinée à la membrane muqueuse de la cavité nasale et des sinus frontaux, ainsi qu'au tissu osseux, à l'iris, aux organes sécréteurs lacrymaux, à la conjonctive, à la peau du front, des paupières, du nez et de la joue.

Sur les côtés du sinus caverneux, elle s'anastomose avec quatre paires de nerfs : avec le grand sympathique, le moteur oculaire commun, le moteur oculaire externe et le pathétique.

Sur son trajet on rencontre un seul ganglion du grand sympathique, *le ganglion ophthalmique.*

Le nerf *maxillaire supérieur* fournit cinq branches, qui sont destinées à la glande lacrymale et aux glandules de la muqueuse de la conjonctive, aux dents et aux arcades alvéolaires, et enfin à la peau du nez, des paupières et de la joue.

Au moyen de ces différens rameaux, il contracte des anastomoses nombreuses avec les rameaux lacrymal, temporal profond, et avec le nerf facial et le nerf buccal de la branche maxillaire inférieure.

Un seul ganglion du grand sympathique, *le ganglion sphéno-palatin*, existe sur le trajet de cette branche du trijumeau.

Nerf maxillaire inférieur. Tandis que les deux autres divisions de la cinquième paire naissent exclusivement de sa grosse racine ganglionaire sensitive, la branche maxillaire inférieure, au contraire, est constituée de plus, par la partie motrice ou petite racine qui l'accompagne dans sa distribution. Formée par ces deux élémens, moteur et sensitif, elle est destinée à la peau de l'oreille et du conduit auditif, à la membrane muqueuse de la caisse du tympan et de la trompe d'Eustache ; à la peau du menton, des lèvres, des joues, de la tempe et du cuir chevelu. Elle se distribue encore aux dents, aux gencives et au périoste de l'os maxillaire inférieur, à la membrane muqueuse du palais de la partie supérieure du pharynx, de la langue, des joues; aux amygdales; aux glandes sous-maxillaire et sub-linguale. Enfin, par son élément moteur, elle anime les muscles masticateurs, le mylo-hyoïdien, le digastrique et le muscle interne du marteau.

Dans cette distribution très compliquée, la branche maxillaire inférieure s'anastomose avec le grand hypo-glosse et avec le facial; les communications avec ce dernier nerf sont surtout très multipliées et se font par réciprocité, c'est-à-dire que tantôt ce sont des filets du nerf maxillaire inférieur qui s'unissent au facial, tantôt, au contraire, des filets de ce dernier qui suivent, dans leur distribution, des rameaux du nerf précédent.

On rencontre trois ganglions du grand sympathique, qui sont :

Le *ganglion otique*, placé sur le tronc lui-même du nerf maxillaire inférieur.

Les *ganglions sous-maxillaire et sub-lingual*, situés sur le trajet du rameau lingual de la branche inférieure du trijumeau.

Il est remarquable que le nerf de la cinquième paire ne s'anastomose par aucune de ces branches, avec des nerfs sensoriels proprement dits, tels que l'olfactif, l'optique et l'acoustique.

Différence du nerf trijumeau suivant les âges.

Ce nerf offre de très bonne heure un développement considérable. On observe surtout cette augmentation de volume dans le ganglion de Gasser et dans les rameaux qui en émanent. Les ganglions du grand sympathique et leurs anastomoses avec la cinquième paire, sont également plus développés qu'à aucune autre époque de la vie. Cet excès de volume qui porte à la fois sur les ganglions otique, sous-maxillaire et sub-lingual en même temps que sur le ganglion de Gasser, fait penser à Valentin, que ce dernier n'a pas seulement la signification d'un ganglion cérébro-spinal, mais qu'il participe en même temps à la nature d'un ganglion sympathique.

Les branches du nerf trijumeau augmentent de volume, à mesure que les parties auxquelles elles se distribuent se développent; la branche ophthalmique est d'abord la plus volumineuse, ensuite vient la branche maxillaire supérieure, et enfin la branche maxillaire inférieure.

La petite portion motrice non ganglionaire se sépare plus tard, et une portion de ses fibres reste étrangère à la formation de la cinquième paire, pour aller constituer une partie du nerf facial. C'est à cette séparation, suivant Valentin, que se rattache la formation de la corde du tympan.

Les filets destinés aux dents forment déjà des plexus, avant que les organes auxquels ils se distribuent soient développés.

Anatomie comparée du nerf de la cinquième paire.

Chez les animaux, le nerf de la cinquième paire offre un développement qui est en rapport d'une manière générale, avec le perfectionnement des organes sensoriaux; mais d'un autre côté, ces diverses branches subissent des changemens de volume qui sont relatives à la prédominance de certaines parties de la face, les unes sur les autres.

Poissons. Le nerf trijumeau est d'un volume considérable. Il prend naissance sur les parties latérales de la moelle allongée, au delà des lobes optiques et des lobes cérébraux postérieurs, en offrant dans ses racines originaires un grand nombre de variétés. Seulement au nombre de deux, l'une inférieure, l'autre supérieure, chez les pétromyzons, elles sont beaucoup plus nombreuses chez l'accipenser. On a observé également des origines multiples chez les poissons osseux; toutefois, il ne faut pas confondre avec les racines de la cinquième paire. ainsi que le font remarquer Stannius et Siebold, la racine du facial qui émerge dans le voisinage, à côté du nerf acoustique.

Toutes les racines du nerf trijumeau ne concourent pas à la formation du ganglion de Gasser, celle qui correspond au nerf facial en est constamment exclue. Les branches terminales du nerf sortent du crâne, tantôt par une seule échancrure, tantôt par plusieurs ouvertures pratiquées dans le rocher, et elles se comportent d'une manière différente dans leur distribution, chez les divers ordres de poissons.

Chez les myxinoïdes, le nerf trifacial, d'après Müller, se distribue non-seulement à la peau de la face et de la tête, sur les tentacules, le tube nasal, la muqueuse de la langue, de la cavité buccale et du pharynx, mais aussi aux muscles de la région nasale à ceux des cartilages buccaux et du museau, et enfin à ceux de la bouche, de la langue et de l'os hyoïde. Chez les pétromyzons, il se distribue aux mêmes parties, mais de plus, aux muscles de l'œil, d'après Schlemm et Dalton. Dans les plagiostomes, Schwann décrit trois branches au nerf de la cinquième paire; la première se distribue à l'organe de la vision; la seconde aux muscles de la mâchoire, aux lèvres et au museau, et la troisième aux muscles de la mâchoire et à la peau autour de la bouche. Chez les chimères, d'après Siebold et Stannius, il existe une branche qui correspond au nerf ophthalmique, une seconde qui est destinée aux parties membraneuses du museau, et aux canaux muqueux de cette région, et enfin une troisième qui se rend également au museau, puis à la peau, aux muscles des cartilages labiaux, aux lèvres et à la muqueuse buccale. Dans ces poissons, il existe encore une quatrième branche qui dépend du trijumeau, qui, en même temps, tient lieu du nerf facial, en ce que ses rameaux sont destinés aux muscles du sac branchial, aux muscles et à la peau de la lèvre inférieure, à la langue et à la muqueuse buccale, à la voûte palatine et aux dents. Dans les esturgeons, on trouve, d'après les mêmes auteurs : 1° Une branche ophthalmique, avec un rameau ciliaire, pour l'orbite et les parties environnantes ainsi que pour l'organe olfactif. 2° Deux branches pour le museau et les barbillons. 3° Un nerf maxillaire supérieur, qui fournit en même temps des rameaux aux muscles de la mâchoire inférieure. 5° Un nerf palatin. 6° Des nerfs temporaux, et 7° un nerf operculaire qui correspond en partie au nerf facial et qui, dans son trajet et sa distribution, est l'analogue du même nerf chez les poissons osseux.

On remarque quelquefois des ganglions sur le trajet des branches de la cinquième paire.

Dans tous les cas, il existe généralement chez les poissons osseux des nerfs ciliaires, des nerfs palatins qui correspondent aux filets qui, chez d'autres animaux, naissent des ganglions du grand sympathique.

On rapporte encore au nerf trijumeau un tronc appelé *tronc latéral*, qui perce ordinairement la voûte crânienne, se dirige au-dessus et en arrière, et s'étend jusqu'à la queue. Mais ce rameau, ainsi que celui destiné aux opercules, pourraient être considérés comme des dépendances d'autres nerfs qui se confondraient avec le facial.

Reptiles. Là nous trouvons encore une sorte de fusion entre le nerf de la cinquième paire et le facial. Il résulte de cette fusion un nerf intermédiaire, qu'on a encore nommé *rameau jugulaire.*

Toutefois, la première branche du nerf trijumeau se distribue surtout à la paupière supérieure, à la muqueuse du nez et aux muscles des narines. Chez les grenouilles il envoie un rameau ciliaire. Les branches maxillaires inférieure et supérieure sont souvent réunies en un seul tronc à leur origine. La première se distribue principalement à la paupière inférieure et à la peau de la région malaire. La seconde, qui est plus considérable, se rend dans la peau de la région maxillaire et dans les muscles masticateurs, de plus, elle fournit un nerf alvéolaire et se termine dans le muscle mylo-hyoidien.

Le rameau jugulaire, qui résulte de la fusion du facial avec une partie du trijumeau, reçoit, chez tous les batraciens anoures, un filet anastomotique, provenant de la première branche du pneumo-gastrique.

Enfin, il existe un ganglion de Gasser chez les reptiles; mais bien que les ganglions du sympathique n'aient pas été décrits sur le trajet du nerf trijumeau, cependant, Bojanus indique sur le nerf maxillaire supérieur, chez la tortue, l'existence d'un ganglion ou plexus sphéno-palatin.

Oiseaux. Le nerf de la cinquième paire naît par deux racines ; la grosse portion est longée à son origine, par un cordon qui fait relief à la moelle allongée. La petite se continue avec la colonne antérieure de la moelle épinière.

Le ganglion de Gasser, très développé, est rougeâtre, oblong et situé sur le trajet de la grosse racine, tandis que la petite portion se jette dans la branche maxillaire inférieure.

La branche ophthalmique, chez les oiseaux, fournit des filets à la conjonctive, à la membrane nictitante, à la glande de Harder et à la peau du front. Dans l'orbite, il ne s'anastomose avec le grand sympathique, et par une particularité spéciale aux oiseaux, il pénètre jusque dans le bec, en envoyant un ou plusieurs filets à la membrane palatine, et se prolongeant dans la substance cellulaire de l'inter-maxillaire jusqu'à l'extrémité du bec.

Le ganglion ophthalmique est très développé ; en arrière il reçoit un rameau de communication avec la branche ophthalmique et le moteur oculaire commun, et en avant il fournit des nerfs ciliaires nombreux.

La branche maxillaire supérieure pénètre dans l'orbite, passe sous le globe de l'œil, communique par un nerf vidien avec le grand sympathique, donne des filets à la glande lacrymale et à la conjonctive, un rameau malaire à la peau du dessous de l'œil. S'engageant ensuite dans un canal de l'os inter-maxillaire, il fournit des nerfs palatins postérieurs qui se terminent dans les papilles de la membrane palatine, et parviennent quelquefois jusqu'à l'extrémité du bec.

Il n'existe pas de ganglion sphéno-palatin sur cette branche de la cinquième paire.

Le nerf maxillaire inférieur fournit dans la fosse temporale, des rameaux musculaires pour le palais, la mâchoire inférieure et l'os tympanique ; il fournit des filets à la glande buccale, à la peau et à la muqueuse qui recouvre la mâchoire, enfin, il se termine par un rameau sous-maxillaire externe, et un autre pour le muscle mylo-hyoidien.

Jamais il n'existe de nerf lingual, non plus que des ganglions sous-maxillaires et sub-linguaux, sur son trajet.

Mammifères. Le trijumeau est encore le plus volumineux de tous les nerfs crâniens bien que cependant, il ait un volume relativement moindre que dans les trois autres classes d'animaux vertébrés. Relativement à ses origines et à sa distribution, ce nerf diffère peu de celui de l'homme. Seulement ses diverses branches acquièrent quelquefois un volume énorme, à cause du développement spécial des organes auxquels elles se distribuent. C'est ainsi que chez les mammifères qui ont le museau très proéminent, ou chez lesquels existe une trompe, comme chez l'éléphant, le nerf maxillaire supérieur acquiert une grosseur disproportionnelle à celle des deux autres branches du nerf. Il en est de même chez ceux qui comme le phoque, etc., présentent des moustaches très développées.

Le nerf lingual est en outre une branche de la cinquième paire qui est spéciale aux mammifères.

On rencontre généralement sur le trajet des branches du trijumeau, les ganglions du grand sympathique, que nous avons signalés chez l'homme. Toutefois, ils présentent de grandes variétés dans leur développement absolu ou relatif.

Fonctions du nerf de la cinquième paire.

Les observations pathologiques sur l'homme et les vivisections sur les animaux s'accordent parfaitement, pour établir que le nerf de la cinquième paire est exclusivement destiné à la sensibilité par ses branches ophthalmique et maxillaire supérieure et qu'il préside à des usages mixtes de mouvement et de sentiment, par sa branche maxillaire inférieure. Il faut ajouter de plus, qu'il joue le rôle d'un nerf de sensation spéciale dans la langue, et probablement aussi dans les fosses nasales. Enfin, sa paralysie est accompagnée de désordre très manifeste dans les phénomènes de la nutrition.

Les propriétés du nerf trijumeau sont celles des racines rachidiennes sensitives pour ses branches supérieure et moyenne, et celles des racines sensitives et motrices pour la branche maxillaire inférieure. En effet, ces branches sont très sensibles, et leur irritation détermine une vive douleur; mais leur galvanisation ne produit aucune contraction directe dans les muscles, excepté pour la branche maxillaire inférieure qui possède des fibres motrices analogues à celles d'une racine antérieure.

C'est d'après les expériences de MM. Charles Bell, Magendie, Eschricht, etc., qu'ont été établies les fonctions du nerf trijumeau.

Lorsqu'on le coupe dans le crâne chez un animal vivant, les effets de sa paralysie se manifestent immédiatement dans les points où il se distribue, et d'une manière si nette et si tranchée, que c'est, pour ainsi dire, le scalpel à la main, qu'on peut les décrire.

La sensibilité est alors éteinte dans tous les tégumens de la face, de même que dans la conjonctive et les membranes muqueuses buccale et nasale, dans le côté correspondant à la section du nerf. On peut alors brûler, pincer, tirailler ces parties sans que l'animal en éprouve aucune douleur.

La partie postérieure du cuir chevelu et le pavillon de l'oreille seuls ont conservé leur sensibilité, parce que ces régions reçoivent leurs nerfs de sentiment d'une autre source, du plexus cervical.

Le sens de la gustation se trouve instantanément aboli dans les deux tiers antérieurs de la langue, qui correspondent à la distribution du nerf lingual. Ce sont alors particulièrement les saveurs acides qui cessent d'être perçues, tandis que les saveurs amères continuent à être appréciées par le glosso-pharyngien, qui se distribue spécialement à la partie postérieure de la muqueuse linguale et à celle des piliers du voile du palais.

Le sens de l'olfaction paraît avoir subi une altération profonde après la paralysie de la cinquième paire, toutefois il est difficile, ainsi que nous l'avons déjà dit, de déterminer si ce sens est complétement perdu, ou seulement considérablement diminué.

Il n'en est pas de même pour les sensations visuelle et auditive.

Au moment même de la section de la cinquième paire, on observe chez certains animaux, tel que le lapin, ainsi que l'a signalé M. Magendie, une saillie du globe de l'œil et une contraction énergique de la pupille. Mais ces phénomènes ne sont que momentanés, et on constate que la vue n'est point abolie : si la cinquième paire a été coupée des deux côtés, l'animal voit encore très bien pour diriger ses mouvemens, et la lumière du soleil, brusquement introduite dans l'œil, détermine une contraction de l'ouverture pupillaire. On constate également l'intégrité du sens de l'ouïe.

Les désordres de mouvemens qui suivent la section de la cinquième paire, ne s'observent que dans les parties où se distribue la branche maxillaire inférieure. Ce sont particulièrement les muscles masticateurs, tels que le temporal et les ptérygoïdiens qui sont paralysés. Il en résulte que les mouvemens d'élévation de la mâchoire ne s'exercent plus qu'à l'aide des muscles du côté opposé, ce qui produit une déviation de la mâchoire qui se trouve entraînée dans ce sens.

Lorsque l'animal mange, ses arcades dentaires ne se rencontrent plus exactement, ce qui rend la mastication très difficile. M. Cl. Bernard a observé que chez les rongeurs, tels que les lapins, l'usure des dents antérieures se fait d'une manière irrégulière et en biseau.

Si le nerf de la cinquième paire est paralysé des deux côtés, la mastication devient complétement impossible, la bouche reste ouverte, et la mâchoire inférieure, cessant d'être maintenue par les muscles élévateurs, reste pendante.

Tels sont les phénomènes immédiats qui suivent la paralysie de la cinquième paire, mais bientôt il en survient d'autres secondairement, qui sont relatifs à la nutrition des parties. On voit en effet la conjonctive se dessécher d'abord, la cornée transparente devenir terne et inégale à sa surface ; sa courbure est plus prononcée. En même temps, les vaisseaux capillaires de la membrane muqueuse oculaire deviennent plus visibles, ils s'engorgent et offrent tous les caractères de l'inflammation, sauf toutefois la douleur, puisque les parties sont complétement insensibles. A mesure que cet épaississement et cette vascularisation de la conjonctive se manifestent, la cornée s'altère et se ramollit de plus en plus. Dès le lendemain de l'opération, déjà elle est recouverte plus ou moins complétement par un leucoma. A la surface des membranes muqueuses du nez, de la bouche, de l'oreille moyenne, on remarque des désordres de nutrition analogues à ceux observés à la conjonctive, et dans le tissu cellulaire sous-cutané de la face on voit survenir un œdème et une injection des vaisseaux capillaires. Avec le temps, tous ces symptômes augmentent d'intensité ; la conjonctive sup-

pure, les paupières sont collées ; la cornée transparente s'ulcère, se perfore et donne issue au cristallin et aux humeurs de l'œil qui ont conservé toute leur transparence et n'ont subi aucune altération apparente dans leurs propriétés. Chez l'animal devenu aveugle, le globe oculaire se fond et se réduit à une sorte de tubercule.

Un écoulement purulent a lieu par la narine correspondante à la paralysie de la cinquième paire. Il existe aussi des ulcères au côté correspondant de la commissure des lèvres chez les lapins. Cela tient à ce que ces animaux, en mangeant, mordent de ce côté leurs lèvres insensibles, et ces morsures se transforment en ulcération.

Si les sens de l'olfaction, de la vue et de l'ouïe ne sont pas abolis immédiatement après la section de la cinquième paire, on comprend cependant qu'ils doivent l'être nécessairement d'une manière secondaire, par suite de la perforation de la cornée transparente et de l'altération des membranes muqueuses nasale et auditive.

Le nerf de la cinquième paire agit encore sur les sécrétions des glandes, ainsi que sur certains organes spéciaux annexés aux appareils des sens. Mais il semble que cette influence se transmet à l'aide des ganglions du grand sympathique qui se trouve sur le trajet des rameaux du trijumeau. C'est ainsi, par exemple, que les actions directes ou réflexes, qui agissent pour faire sécréter la glande sous-maxillaire, passent nécessairement par le ganglion de ce nom. S'il a été enlevé préalablement, l'excitation cesse d'agir sur la sécrétion de la glande. Relativement au ganglion ophthalmique, M. Bernard a observé qu'il était la source de la sensibilité spéciale de l'iris et de la cornée transparente.

Ces faits, sur lesquels nous reviendrons à propos du grand sympathique, prouveraient que les ganglions modifient d'une certaine manière les propriétés des filets nerveux qui les traversent.

Les phénomènes secondaires, c'est-à-dire ceux d'altération de la nutrition, ne se montrent pas constamment dans les paralysies de la cinquième paire chez l'homme.

M. Magendie a remarqué que lorsque la cause de la paralysie siège entre le ganglion de Gasser et le cerveau, les phénomènes surviennent plus tardivement ; M. Bernard a vu, qu'en paralysant la cinquième paire par la section de ses racines dans la moelle allongée, ils ne se manifestaient pas. De sorte que la présence des troubles de nutrition caractériserait les paralysies ayant leur siège dans la périphérie du nerf, et leur absence celles siégeant dans la portion cérébrale ou originaire du nerf.

SIXIÈME PAIRE DE NERFS.

NERF MOTEUR OCULAIRE EXTERNE OU NERF ABDUCTEUR.

Ce nerf se distribue à un seul muscle de l'œil, le droit externe ; il est le plus grêle de tous les nerfs crâniens.

Origine.

Le nerf moteur oculaire externe provient du sillon de séparation du bulbe rachidien et de la protubérance annulaire par deux racines, l'une inférieure et externe, l'autre supérieure et interne.

La racine inférieure, plus volumineuse que la supérieure,

prend naissance de la partie externe de la pyramide antérieure de la moelle allongée.

La racine supérieure naît des fibres les plus reculées de la partie inférieure de la protubérance annulaire. En poursuivant cette racine dans les fibres de la protubérance, on constate qu'elle se prolonge jusqu'à la pyramide antérieure, qui doit dès lors être considérée comme le point d'origine unique du nerf abducteur.

Rapports et trajet.

A leur origine, les deux nerfs de la sixième paire sont séparés l'un de l'autre par une distance de huit ou neuf millimètres environ. Chacun d'eux présente d'abord un aspect aplati, mais bientôt devient arrondi, et se dirige en avant, en haut et en dehors. Arrivé au sommet du rocher, vers un repli fibreux de la dure-mère, il le traverse à sa partie la plus inférieure, parcourt le sinus caverneux d'arrière en avant, pénètre dans l'orbite par la partie la plus large de la fente sphénoïdale, et enfin se termine dans le muscle droit auquel il donne le mouvement.

Dans son trajet intra-crânien, ce nerf est placé à la base du crâne, entre la gouttière basilaire et la protubérance annulaire ; il est accompagné par le feuillet viscéral de l'arachnoïde qui l'entoure lorsqu'il s'engage dans le canal fibreux de la dure-mère.

Placé ensuite dans la paroi externe et inférieure du sinus caverneux, il est en rapport en dedans, avec l'artère carotide et avec le courant sanguin veineux, dont le sépare un feuillet séreux très mince ; en haut avec le nerf moteur oculaire commun ; en dehors avec le nerf pathétique et la branche ophthalmique de Willis, qui le croisent ensuite pour se placer au-dessus de lui.

Dans l'orbite, il est situé au-dessous des autres nerfs de l'œil ; se place entre les deux insertions du muscle droit externe, puis marche entre ce muscle et le tissu cellulo-graisseux qui le sépare du nerf optique, enfin, arrivé vers le tiers postérieur de l'orbite, il se divise en cinq ou six rameaux terminaux qui se distribuent en rayonnant et après s'être anastomosés entre eux dans le corps du muscle.

Le nerf abducteur s'anastomose dans son trajet, successivement avec le grand sympathique et avec la branche ophthalmique de Willis.

Son anastomose avec le nerf grand sympathique qu'on avait considéré comme l'origine céphalique du système ganglionaire se fait au moyen de deux ou trois filets anastomotiques, au niveau de l'orifice supérieur du canal carotidien.

En arrivant dans l'orbite, au-dessous de l'origine de la veine ophthalmique, il s'anastomose par un filet court, soit avec la branche ophthalmique du trijumeau qui est située en dehors et au-dessus de lui, soit avec son rameau nasal.

Indépendamment de ces anastomoses , Pourfour du Petit , M. Grant et M. Longet ont signalé un filet de communication avec le ganglion ophthalmique, qui constituerait pour lui une deuxième racine motrice.

Anatomie comparée.

Chez les *poissons*, le nerf abducteur naît généralement par deux racines, des pyramides inférieures de la moelle allongée. Il s'anastomose quelquefois, d'après Siebold, avec le ganglion du nerf trijumeau ou avec un filet du nerf sympathique. Il sort par la base du crâne, traverse le rocher chez beaucoup de poissons osseux, et se distribue exclusivement dans le muscle droit externe.

Dans les *reptiles*, le nerf abducteur qui existe aussi d'une manière générale, naît par deux racines, de la base de la moelle allongée sur les côtés de son sillon antérieur. Il n'est distinct que chez les salamandres, les tritons, ainsi que dans le genre *buffo* et *pipa*, où il se distribue au muscle droit externe et au muscle choanoïde. Chez les autres batraciens, le nerf de la sixième paire est confondu avec le nerf ophthalmique ; toutefois, cela n'a lieu que chez les adultes et non chez les larves. Chez les reptiles, ce nerf fournit toujours une anastomose à la portion céphalique du grand sympathique, et c'est lui qui donne le mouvement à la membrane nictitante.

Les *oiseaux* ont un nerf de la sixième paire relativement considérable : il provient des pyramides antérieures de la moelle allongée et arrive dans l'orbite, à travers un canal du sphénoïde. Là il donne deux filets grêles aux muscles de la membrane nictitante, et se termine ensuite dans le droit externe.

Chez les *mammifères*, le nerf abducteur ne diffère pas sensiblement de ce qui a été dit chez l'homme, si ce n'est qu'il se distribue aussi dans le muscle choanoïde ou rétracteur du bulbe, quand il existe.

Fonctions du nerf abducteur.

Essentiellement moteur par son origine et sa terminaison, il paraît doué de peu de sensibilité quand on l'excite dans le crâne, sur un animal dont le cerveau a été mis à découvert. Toutefois, sa sensibilité est évidente lorsqu'on l'examine dans l'orbite, ce qui provient de l'anastomose qu'il a contractée avec la branche ophthalmique.

La paralysie du nerf de la sixième paire, produite par une cause quelconque, se caractérise par un seul symptôme très facile à constater, le strabisme interne, dû au relâchement du muscle droit externe paralysé.

Les causes qui chez l'homme peuvent amener la paralysie du nerf abducteur, sont des lésions siégeant dans le centre nerveux, ou des tumeurs siégeant sur le trajet du nerf. Dans certains cas de méningite, ce nerf peut être enflammé, ainsi que les membranes du cerveau avec lesquelles il se trouve en contact, et alors être momentanément paralysé. C'est à une cause de cette nature qu'on a rapporté les cas de strabisme interne observés dans la méningite de la base du cerveau.

Enfin, on a vu quelquefois, qu'avec la paralysie du nerf moteur oculaire commun, il existait encore des mouvemens de resserrement de la pupille. M. Grant dit avoir constaté qu'ils étaient dus à l'existence d'une seconde racine motrice, fournie au ganglion ophthalmique par le nerf moteur oculaire externe.

SEPTIÈME PAIRE DE NERFS.

NERF FACIAL (portion dure).

Ce nerf, encore appelé petit sympathique de Winslow, est un des plus importans parmi les nerfs crâniens ; il suit un trajet très compliqué dans l'os temporal ; en sort à la partie postérieure de la face et s'épanouit en rameaux très nombreux, qui sont destinés aux muscles peauciers qui circonscrivent les divers orifices des organes des sens.

Origine.

Le facial prend naissance immédiatement au-dessous et en avant du nerf auditif, en arrière du pont de Varole, sur les côtés de la moelle allongée, en avant et en dehors des olives, en avant et en dedans des corps restiformes. Son volume est de 3 millimètres environ à son origine, où il se divise en deux portions distinctes, l'une interne, plus considérable, l'autre externe, plus petite.

La grosse portion qui constitue le facial proprement dit, provient du prolongement du faisceau latéral de la moelle allongée avec lequel elle se confond.

La petite portion, nommée encore nerf intermédiaire de Wrisberg, prend naissance par deux filets, sur un petit faisceau qui sépare, à leur origine, le nerf facial du nerf auditif. Elle se continue avec les fibres moyennes de la protubérance, et encore, suivant M. Cusco, avec les renflemens mamelonnés des cordons médians postérieurs de la moelle. M. Sappey pense que cette dernière origine se continue encore avec les pédoncules cérébelleux inférieurs.

D'après cela, il faudrait donc admettre deux racines pour le nerf facial, l'une plus grosse, provenant du faisceau moteur de la moelle, l'autre plus petite, provenant du faisceau sensitif. Nous verrons plus tard si la physiologie soutient une pareille opinion.

Trajet et rapports.

Après son origine, le nerf facial se dirige obliquement en haut, en avant et en dehors, du côté du trou auditif interne, dans lequel il s'engage avec le nerf acoustique. A son entrée dans ce conduit, il est placé au-dessus et en arrière du nerf acoustique, puis arrivé à sa partie profonde et au côté externe du limaçon, il s'engage dans un canal osseux, change tout à coup de direction, se réfléchit en arrière, en bas et en dehors sous un angle de 5o à 6o degrés, de telle façon, qu'il présente en ce point, un angle ou genou offrant un aspect ganglionnaire (ganglion géniculé). En continuant son trajet, le nerf marche dans l'aqueduc de Fallope d'avant en arrière, de dedans en dehors, et obliquement de haut en bas, au-dessus et un peu en dehors du trou ovale. Ensuite il s'infléchit une seconde fois derrière la caisse du tympan, pour suivre une direction verticale jusqu'à la partie inférieure du trou stylo-mastoïdien par où il sort pour s'épanouir sur la face.

Dans ce trajet tortueux que le nerf décrit en suivant l'aqueduc de Fallope dans l'os temporal, on peut lui distinguer trois portions: la première oblique en avant et en dehors, située dans le conduit auditif interne; la deuxième horizontale et située au-dessus de l'oreille moyenne; la troisième verticale et placée en arrière de la caisse du tympan.

La petite portion du nerf facial ou nerf intermédiaire de Wrisberg qui devient distincte de la grosse portion au fond du conduit auditif où elle s'engage avec le nerf facial, dans l'aqueduc de Fallope, viendrait ensuite, d'après quelques anatomistes, se jeter dans la partie postérieure du ganglion géniculé qui se trouverait ainsi placé sur le trajet de cette petite racine. Cette dis-

position n'est pas toujours aussi facile à voir, et il paraît souvent avoir une fusion beaucoup plus intime entre la grosse et la petite portion du facial.

Anastomoses et filets du nerf facial, dans son trajet dans l'aqueduc de Fallope.

A son entrée dans le conduit auditif interne, le nerf facial proprement dit reçoit un filet du nerf intermédiaire de Wrisberg, qui semble se confondre avec lui. Mais cette anastomose n'est qu'apparente, et parvenu au fond du conduit auditif, ce filet redevient distinct, s'engage dans l'aqueduc de Fallope avec le facial pour aller se rendre en plus grande partie dans le ganglion géniculé.

C'est au niveau de sa première courbure que l'on rencontre les nerfs grand et petit pétreux superficiels qui communiquent avec les ganglions de Meckel et otique. Un filet pour le muscle de l'étrier se détache un peu plus loin, et dans la portion descendante du nerf, on trouve des rameaux anastomotiques entre le facial, le pneumo-gastrique et le glosso-pharyngien, de plus, la corde du tympan, les rameaux digastrique, stylo-hyoïdien et ceux destinés aux muscles stylo-glosse et glosso-staphylin.

Nous décrirons successivement chacun de ces filets, ainsi que le ganglion géniculé qui se trouvent dans cette portion du trajet du nerf.

Ganglion géniculé. Déjà décrit par Arnold, sous le nom d'*intumescence gangliforme*, ce ganglion est situé au niveau du premier coude du nerf facial, dans le conduit de Fallope, au moment où sa direction change, pour se porter en arrière et en bas.

Ce ganglion, qui est quelquefois assez difficile à isoler malgré la macération, présente la forme d'un triangle dont le sommet est tourné en devant et en dehors, et la base convexe appliquée en arrière, sur le genou ou angle du nerf facial. Par son angle interne, il reçoit le nerf intermédiaire de Wrisberg, qui semble s'y épuiser en presque totalité. De son extrémité externe, se détachent des filets qui suivent le nerf facial dans son trajet ultérieur. Enfin, de son sommet partent les nerfs grand et petit pétreux superficiels.

La nature ganglionnaire de ce renflement, contestée pendant longtemps, a été mise hors de doute aujourd'hui par les études microscopiques, qui y ont démontré la présence de corpuscules ganglionnaires. Quelques anatomistes, tels que Bischoff, Valentin, Ch. Robin, Cusco, etc., le considèrent comme analogue à un ganglion rachidien, et pensent que le nerf intermédiaire de Wrisberg sur le trajet duquel il se trouve placé, constitue une racine sensitive qui, en se combinant avec la grosse portion du nerf facial, forme un véritable nerf à propriété mixte.

Nous verrons plus tard que la physiologie n'appuie pas une semblable opinion, et qu'il faudrait plutôt ranger le ganglion géniculé parmi ceux du grand sympathique, au lieu de l'assimiler à ceux des nerfs rachidiens.

1° *Nerf grand pétreux superficiel.* Ce filet, encore appelé *rameau crânien du nerf vidien*, émerge du sommet du ganglion géniculé et traverse l'hiatus de Fallope et se porte en avant et en bas, en décrivant à la base du crâne, le long de la partie externe du rocher une inflexion dont la concavité regarde en arrière: se plaçant ensuite au dessous et en arrière de la troisième branche du trijumeau, il traverse la substance fibro-cartilagineuse qui remplit le trou déchiré antérieur et se réunit au filet carotidien du grand sympathique, pour constituer le nerf vidien ou ptérygoïdien qui se rend au ganglion de Meckel.

Il résulte donc de ce trajet, que le grand nerf pétreux superficiel fait communiquer le nerf facial avec la branche maxillaire supérieure de la cinquième paire. Les anciens anatomistes tels que Meckel, Cloquet, Hirzel, Ribes, etc., le décrivaient comme une branche, qui de la cinquième paire venait s'unir au facial.

Aujourd'hui les anatomistes le décrivent d'une manière opposée et le considèrent comme une branche du facial qui se rend au ganglion sphéno-palatin, pour former sa racine motrice.

Dans la première portion de son trajet intra-crânien, le grand nerf pétreux superficiel reçoit une anastomose du nerf de Jacobson, et il donne en outre, des filets nombreux aux vaisseaux qui l'accompagnent.

2° *Petit pétreux superficiel*. Ce nerf, décrit d'une manière différente par les auteurs, se détache du facial au niveau de l'angle antérieur du ganglion géniculé. Quelquefois il naît du tronc même du facial, à un millimètre environ au delà du ganglion; et dans ce dernier cas, il sort de l'aqueduc de Fallope par un orifice particulier. Ce filet nerveux suit une marche analogue à celle du grand pétreux superficiel; comme lui, il se place d'abord dans une gouttière située sur la partie interne de la face antérieure du rocher, puis s'engage dans une petite ouverture placée entre les trous ovale et petit rond, et se termine dans le ganglion otique. Chemin faisant, il reçoit également un filet du rameau Jacobson qui l'accompagne dans le reste de son trajet. Les anatomistes décrivent aujourd'hui ce nerf, comme provenant du facial et allant fournir au ganglion otique une racine motrice.

Les nerfs grand et petit pétreux seraient donc des filets moteurs émanés du facial. M. Longet admet que le petit pétreux superficiel est un prolongement du nerf de Wrisberg, qui, après avoir traversé le ganglion géniculé, est destiné à fournir le mouvement au muscle de l'étrier et au muscle interne du marteau; seulement la partie qui se rend à ce dernier muscle irait traverser préalablement le ganglion otique. C'est à raison de cette destination physiologique spéciale, que M. Longet a donné le nom de *moteur tympanique* au nerf intermédiaire de Wrisberg.

Les anastomoses que le glosso-pharyngien fournit aux nerfs grand et petit pétreux superficiels sont considérées comme de nature sensitive. Ce sont ces filets qui ont été décrits sous les noms de *pétreux profond interne* pour celui qui s'unit au grand pétreux superficiel, et de *pétreux profond externe* pour celui qui s'anastomose avec le petit pétreux superficiel. C'est encore ce dernier filet, provenant du glosso-pharyngien, que certains auteurs ont décrit sous le nom de *petit pétreux superficiel d'Arnold*.

3° *Nerf de la fenêtre ovale*. Valentin décrit sous ce nom un filet nerveux qui naît à 4 ou 5 millimètres au-dessus du nerf du muscle de l'étrier et au dessous du canal semi-circulaire externe. Il se détache du bord interne du nerf facial, se porte en haut et en dedans, se loge dans un petit canal osseux et parvient à la partie postérieure de la fenêtre ovale.

4° *Nerf du muscle de l'étrier*. D'une grande ténuité, ce filet se détache de la portion verticale du facial, un peu au-dessous de la pyramide; il se dirige obliquement en dedans et va se distribuer dans le muscle de l'étrier.

5° *Corde du tympan*. Ce rameau est plus volumineux que ceux qui précèdent, et de tout temps il a été remarqué par les anatomistes à cause de son trajet récurrent qui le ramène en haut, dans la caisse du tympan qu'il traverse, en se plaçant au milieu de la chaîne des osselets de l'ouïe, pour en sortir et aller se terminer ensuite dans le nerf lingual, après avoir décrit ainsi une arcade à convexité supérieure. La corde du tympan prend origine au tronc du nerf facial, à 4 ou 5 millimètres au-dessus du trou stylo-mastoïdien. Aussitôt elle se dirige en haut et en avant, se loge dans un conduit osseux particulier et arrive dans l'oreille moyenne par un petit orifice situé sur la paroi postérieure de la caisse auditive, immédiatement en dedans de l'insertion de la membrane du tympan. A dater de ce point, le nerf devient libre et continue son trajet en avant et en haut, en venant se placer entre le manche du marteau et la grande branche de l'enclume: il s'infléchit ensuite en bas et en avant, et sort de l'oreille moyenne par un petit conduit osseux de 6 à 8 millimètres d'étendue, parallèle à la scissure de Glaser, bien décrit par M. Huguier. La corde du tympan se dégage ainsi du crâne à côté de l'épine du sphénoïde, et vient aussitôt se réunir, à angle aigu, avec le rameau du nerf lingual de la cinquième paire. Dans son trajet, depuis le facial jusqu'au nerf lingual, elle ne donne aucun filet et reçoit seulement une ou deux anastomoses très grêles du ganglion otique.

L'origine de la corde du tympan a été le sujet d'un grand nombre d'interprétations. MM. Hirzel, H. Cloquet, Ribes, la considèrent comme étant la suite de la branche superficielle du nerf vidien ou grand pétreux superficiel qui proviendrait du ganglion de Meckel, et irait ensuite se rendre dans le nerf lingual et faire communiquer ainsi la branche maxillaire supérieure avec la branche maxillaire inférieure du nerf trijumeau.

Nous avons vu que les anatomistes modernes n'admettent point cette opinion, et ils regardent la corde du tympan comme émanant du nerf facial. Seulement quelques-uns, tels que MM. Longet, Cl. Bernard, Sappey, etc., la font provenir des filets du tronc du facial, tandis que d'autres, tels que M. Cusco, etc., veulent qu'elle soit la continuation exclusive du rameau intermédiaire de Wrisberg.

Une fois accolée au nerf lingual, le rameau tympanique l'accompagne jusqu'à son extrémité. Quelques auteurs avec Arnold admettent cependant qu'il n'y a là qu'un simple accollement, et qu'au niveau du ganglion sous-maxillaire, il se détacherait, pour se jeter dans ce ganglion dont il constituerait la racine motrice. Cette opinion n'est pas admissible, et l'on peut se convaincre, par la dissection convenablement faite, que la corde du tympan accompagne le nerf lingual jusque dans la langue.

6° *Rameau anastomotique entre le facial et le pneumo-gastrique*. Dans le point où la branche auriculaire du pneumogastrique vient croiser le tronc du nerf facial, on remarque ordinairement deux rameaux qui s'en détachent pour se jeter dans ce dernier nerf. L'un de ces rameaux placé plus haut marche obliquement de bas en haut et d'arrière en avant, et semble passer du nerf pneumo-gastrique dans le facial, tandis que l'autre, un peu plus bas, se dirige de haut en bas et semble provenir du pneumo-gastrique pour se joindre au facial.

On admettrait ainsi que par ces deux filets, l'un moteur et l'autre sensitif, il y aurait échange de propriétés entre les deux nerfs. Toutefois, Arnold et M. Cruveilhier n'admettent pas cette composition mixte. Le premier fait provenir le filet anastomotique exclusivement du facial; le second le décrit sous le nom de *rameau de la fosse jugulaire*, et le fait provenir exclusivement du nerf pneumo-gastrique.

Cette dernière opinion est la plus vraisemblable; toutefois M. Sappey fait remarquer que ce filet n'est point destiné à s'unir au tronc du facial, mais qu'il s'en sépare bientôt, et se porte ensuite en haut et en dehors, vers la membrane du tympan et la paroi supérieure du conduit auditif externe.

7° *Rameau anastomotique entre le facial et le glosso-pharyngien*. Ce filet qui manque quelquefois, suivant M. Sappey, naît de la portion verticale du nerf facial, sort par le trou stylo-mastoïdien, se porte transversalement de dehors en dedans, passe derrière l'apophyse styloïde ou contourne le ventre postérieur du digastrique, lui donne quelques filets ainsi qu'au muscle stylo-mastoïdien, et vient ensuite, par un trajet ascendant, s'anastomoser avec le glosso-pharyngien, immédiatement au-dessous du ganglion d'Andersh.

Rameaux du nerf facial à sa sortie du trou stylo-mastoïdien.

Ce sont les rameaux auriculaire postérieur, digastrique, stylo-hyoïdien et ceux fournis aux muscles stylo-glosse et glosso-staphylin.

1° *Rameau lingual*. M. L. Hirschfeld décrit sous ce nom un rameau qui naît du facial un peu avant sa sortie du trou stylo-mastoïdien. Il longe le côté externe et antérieur du muscle stylo-pharyngien, le traverse par quelques-uns de ses filets qui vont s'anastomoser avec le glosso-pharyngien, se dirige vers la langue, entre le pilier antérieur et le pilier postérieur du voile du palais, sous l'amygdale et se distribue aux fibres musculaires subjacentes à la muqueuse papillaire de la langue.

2° *Rameau auriculaire postérieur*. Il provient du tronc du nerf facial à 1 ou 2 millimètres au-dessus du trou stylo-mastoïdien; il se dirige verticalement en bas, se réfléchit pour contourner l'apophyse mastoïde, et se divise ensuite en deux filets dont l'un, supérieur et vertical, constitue le *rameau auriculaire proprement dit*, et l'autre, inférieur et horizontal, a été décrit sous le nom *d'occipital profond* par quelques auteurs.

Le filet supérieur ou ascendant traverse le muscle auriculaire postérieur en fournissant un filet à chacun de ses faisceaux; il suit le pavillon de l'oreille et vient ensuite se terminer dans le muscle auriculaire supérieur.

Le filet inférieur ou horizontal est exclusivement destiné au muscle occipital, dans lequel il se ramifie en suivant la direction de la ligne courbe occipitale supérieure.

A sa sortie du trou stylo-mastoïdien, ce nerf contracte des anastomoses constantes avec la branche auriculaire du plexus cervical superficiel.

3° *Rameau digastrique*, encore appelé *rameau mastoïdien postérieur*. Il naît du facial à la même hauteur que le précédent; il donne, suivant Valentin, des branches à l'artère carotide

et à la veine jugulaire interne, s'anastomose avec les nerfs grand sympathique et pneumo-gastrique ainsi qu'avec des branches voisines du facial et du trijumeau, et se jette dans le muscle digastrique et plus spécialement dans son ventre postérieur. Il contracte ordinairement avec le glosso-pharyngien une anastomose en anse de la convexité de laquelle partent plusieurs filets destinés aux muscles digastrique, stylo-hyoïdien et quelquefois aussi stylo-pharyngien.

4° *Rameau stylo-hyoïdien* ou *stylien*. Émané du tronc du nerf facial au niveau du trou stylo-mastoïdien, il se dirige obliquement en bas, en dedans et en avant, suit le bord supérieur du muscle stylo-hyoïdien dans lequel il se distribue exclusivement. Ce rameau nerveux provient quelquefois d'une bifurcation du rameau digastrique.

5° *Rameau des muscles stylo-glosse et stylo-hyoïdien*. Ce rameau, d'une très grande ténuité et d'une longueur considérable, provient quelquefois du facial au-dessus du trou stylo-mastoïdien, et dans ce cas il n'est pas rare de le voir sortir par un petit canal osseux particulier. Ce filet, déjà signalé par M. Bérard, est, d'après M. Sappey, le même qui a été décrit par M. L. Hirschfeld sous le nom de *rameau lingual*. (*Voy.* ce rameau.)

6° *Nerfs parotidiens postérieurs*. Valentin appelle ainsi des rameaux, les uns gros, les autres plus petits qui proviennent du tronc du nerf facial avant que celui-ci se soit divisé en ses trois branches terminales principales. Ils pénètrent dans la substance glandulaire de la parotide en s'entre-croisant et s'anastomosant entre eux, ainsi qu'avec des ramifications des nerfs auriculaires antérieur et postérieur. Ils s'épuisent dans la substance de la glande par des filaments très nombreux qui forment un véritable *plexus parotidien*.

Branches terminales du nerf facial.

Parvenu au bord postérieur de la branche montante de la mâchoire, le nerf facial forme une espèce de patte d'oie d'où partent, en s'irradiant vers la face, un très grand nombre de rameaux qui viennent couvrir la joue de leurs ramifications, en s'anastomosant entre eux ainsi qu'avec les diverses branches de la cinquième paire. On a groupé ces rameaux en deux branches qui sont: 1° la branche temporo-faciale; 2° la branche cervico-faciale.

a. Branche terminale supérieure ou *temporo-faciale*. Elle fournit un grand nombre de rameaux qu'on décrit successivement sous les noms de rameaux temporaux, frontaux, palpébraux, nasaux et buccaux.

Rameaux temporaux. Dirigés verticalement en haut, ils occupent la région temporale, coupent à angle droit l'arcade zygomatique et se terminent dans les muscles auriculaire antérieur et auriculaire supérieur. Ils s'anastomosent avec des filets de la branche temporale superficielle du maxillaire inférieur, qui vont à la peau de la tempe ainsi qu'au cuir chevelu.

Les rameaux frontaux, plus nombreux et plus volumineux que les précédents, sont obliquement dirigés en haut et en avant vers le bord externe du muscle frontal : ils se ramifient finalement dans ce muscle en y pénétrant par sa partie profonde. Quelques-uns de ces filets s'anastomosent vers l'apophyse orbitaire externe avec le nerf temporal profond antérieur et le nerf frontal externe de la cinquième paire. Ce sont ces derniers rameaux qui se distribuent plus spécialement aux muscles sourciliers et à une portion de l'orbiculaire des paupières.

Les rameaux orbitaires ou *palpébraux* pénètrent au-dessous du muscle orbiculaire des paupières, soit vers sa partie externe, ce sont les palpébraux supérieurs; soit par sa partie inférieure, ce sont les palpébraux inférieurs. Dans tous les cas, ces filets nerveux s'épuisent dans le tissu musculaire en formant entre eux un grand nombre d'arcades anastomotiques.

En descendant vers la partie inférieure de la face, on voit deux rameaux volumineux se dirigeant horizontalement en avant, parallèlement et au-dessus du canal de Sténon : ce sont les rameaux nasaux ou sous-orbitaires qui, parvenus sur le bord antérieur du masséter, se divisent en plusieurs filets, passant, pour le plus grand nombre, sous les muscles grand et petit zygomatiques, puis sous les muscles élévateur propre de la lèvre supérieure et élévateur commun, dans lesquels ils se terminent. Dans leur trajet ces filets s'anastomosent fréquemment entre eux, à leur terminaison, ils viennent se confondre avec le nerf sous-orbitaire de la cinquième paire pour constituer le plexus de ce nom. Ainsi que nous l'avons vu, ils donnent le mouvement aux muscles zygomatiques, à l'élévateur propre de la lèvre supérieure, à l'élévateur commun de la lèvre et de l'aile du nez, au transversal, au myrtiforme, au canin, au pyramidal et à la partie correspondante de l'orbiculaire de la lèvre.

Viennent ensuite les *rameaux buccaux* qui offrent encore une direction à peu près horizontale, et se divisent en filets musculaires destinés au muscle buccinateur, à une partie de l'orbiculaire labial et au muscle triangulaire de la lèvre; et en filets qui, après s'être anastomosés avec des divisions de la branche buccale du maxillaire inférieur de la cinquième paire, vont se distribuer dans la peau en suivant le trajet des artères et veines faciales.

b. Branche terminale inférieure ou *cervico-faciale*. Elle fournit des rameaux buccaux, mentonniers et cervicaux.

Les *rameaux buccaux* se portent horizontalement en avant, entre le masséter et la glande parotide, et vont se distribuer aux muscles buccinateur et orbiculaire des lèvres. Ils s'anastomosent plusieurs fois entre eux ainsi qu'avec le nerf buccal du nerf maxillaire inférieur de la cinquième paire. Ils donnent encore quelques filets à la peau et à la glande parotide.

Les *rameaux mentonniers* sont au nombre de deux principaux. Ils se dirigent le long du bord inférieur de la mâchoire, s'engagent sous le muscle triangulaire des lèvres et se terminent dans les muscles triangulaire, carré, orbiculaire labial et dans le muscle de la houppe du menton. Ils s'anastomosent avec les rameaux mentonniers du dentaire inférieur de la cinquième paire pour constituer le plexus mentonnier.

Les *rameaux cervicaux* descendent dans la région sus-hyoïdienne qu'ils parcourent en se plaçant au-dessous du muscle peaucier et en formant entre eux de nombreuses arcades anastomotiques. Ces filets s'épuisent dans le muscle peaucier et fournissent quelques ramifications à la peau après s'être anastomosés avec diverses ramifications de la branche transverse du plexus cervical superficiel.

Résumé de la distribution du nerf facial.

Le nerf facial essentiellement moteur prend origine sur le faisceau latéral de la moelle épinière et s'engage dans le trou auditif interne accompagné par le nerf intermédiaire de Wrisberg et le nerf acoustique. Le dernier de ces nerfs s'arrête dans le rocher, tandis que les deux autres poursuivent plus loin leur distribution, et enfin le nerf facial sort du crâne par le trou stylo-mastoïdien pour venir donner le mouvement à tous les muscles peauciers de la tête et de la face. Dans son trajet dans le canal de Fallope, il fournit plusieurs filets qui sont : les nerfs pétreux, les filets de la fenêtre ronde, du muscle de l'étrier, la corde du tympan. Il communique avec les branches maxillaires supérieure et inférieure du trijumeau, avec le pneumo-gastrique et le glosso-pharyngien.

A sa sortie par le trou stylo-mastoïdien, il donne un certain nombre de rameaux qui sont : l'auriculaire postérieur, les filets stylo-hyoïdiens, sous-mastoïdiens et parotidiens. Il communique en ce point avec les nerfs glosso-pharyngiens et avec le plexus cervical.

Le facial s'épanouit sur la face par ses deux branches terminales, la cervico-faciale et la temporo-faciale. La première fournit des rameaux cervicaux mentonniers et buccaux; la deuxième donne des rameaux temporaux, fronto-orbitaires, sous-orbitaires ou naseaux et buccaux.

Au moyen de ses diverses branches terminales, il s'anastomose très largement au niveau des plexus sus-orbitaire, sous-orbitaire et mentonnier, de plus avec le nerf temporal profond antérieur.

Le facial ne donne aucun filet à la peau de la face par lui-même : ceux qui paraissent s'y distribuer proviennent de filets de la cinquième paire qui se sont adjoints à lui.

Anatomie comparée du nerf facial.

Le nerf facial, destiné à l'expression de la face, existe d'autant plus développé que cette partie du corps est plus considérable et douée de mouvemens plus variés.

Poissons. Le nerf facial distinct existe chez les cyclostomes d'après Müller, mais il se confond en partie avec des filets appartenant au nerf acoustique. Il se distribue aux muscles cutanés de la face et de la tête. Chez les pétromyzons, il concourt avec le pneumo-gastrique à la formation du *tronc latéral.*

Reptiles. Chez ces animaux le nerf facial très grêle s'unit encore avec le nerf acoustique, et prend son origine sur les côtés du quatrième ventricule. Chez quelques ophidiens, d'après Vogt, il concourt encore à la formation du ganglion de Casser et sort du crâne par la même ouverture que le nerf maxillaire inférieur. Il donne des rameaux musculaires et s'anastomose avec le sympathique et les nerfs pneumo-gastrique, hypo-glosse et glosso-pharyngien. Chez les chéloniens et sauriens, il se confond en partie avec la portion céphalique du grand sympathique, fournit un nerf tympanique et donne des branches musculaires aux muscles cutanés du cou et au digastrique.

Oiseaux. Chez eux le facial est encore relativement très peu considérable, il prend naissance sur les côtés de la moelle allongée au devant du nerf acoustique. Avec ce dernier nerf il pénètre dans le rocher, puis s'anastomose avec le grand sympathique et sort de la caisse du tympan par une ouverture située derrière l'os tympanique. Il distribue ses filets aux muscles digastrique et élévateur de l'os hyoïde, ainsi que dans les muscles cutanés de la nuque et du cou.

Il contracte des anastomoses nombreuses avec les branches des nerfs glosso-pharyngien, pneumo-gastrique, hypo-glosse et avec le deuxième nerf cervical.

Mammifères. Le nerf facial présente un beaucoup plus grand développement, surtout chez certains mammifères qui ont la face très considérable. Les rameaux qui vont aux oreilles, au museau, au groin ou à la trompe chez les animaux qui en sont pourvus, présentent un volume proportionnel à celui des agens moteurs de ces organes.

Chez les dauphins il se distribue en majeure partie aux muscles de l'évent.

C'est encore lui qui met en mouvement les moustaches mobiles de certains carnassiers; il diffère du reste peu dans sa distribution de celui de l'homme, et la corde du tympan paraît ne jamais manquer chez les mammifères.

Fonctions du nerf facial.

Les observations pathologiques sur l'homme et les expériences sur les animaux tendent à démontrer que le nerf facial est spécialement moteur. Lorsqu'il a été paralysé par une cause quelconque, tous les mouvemens extérieurs de la face sont abolis du côté correspondant. Il en résulte une déviation des traits du côté opposé, parce que les muscles restés sains sont toujours dans un état de rétraction physiologique qui entraîne les traits de leur côté. Les paupières restent ouvertes et ne peuvent plus se fermer, même pendant le sommeil, parce que la paupière supérieure est maintenue ouverte par son muscle élévateur, qui est animé par le nerf de la cinquième paire. La narine est légèrement déprimée et immobile, en même temps que la pointe du nez est portée du côté opposé. La commissure labiale relevée est plus rapprochée de la ligne médiane; enfin, par suite de la paralysie du muscle occipito-frontal et des autres muscles peaussiers de la face, la physionomie a perdu son expression, le front ne peut plus se rider et la joue flasque se gonfle sous l'influence de l'air qui sort par le côté paralysé des lèvres, lorsque le malade veut parler ou siffler; on dit alors que le malade *fume la pipe.* Cette flaccidité de la joue détermine encore, pendant la mastication, l'accumulation des parties alimentaires en dehors des dents dans la rainure gingivale.

La paralysie du nerf facial ne se manifeste pas seulement par ces phénomènes extérieurs, elle agit encore sur le sens du goût dans les deux tiers antérieurs de la langue où se distribue la corde du tympan, de concert avec le nerf lingual. On constate alors une diminution sensible dans la perception des saveurs, quelquefois un peu de difficulté dans la parole, surtout pour la prononciation des lettres labiales.

Le voile du palais, paralysé dans certains cas, amène la déviation de la luette du côté opposé. Enfin on remarque aussi quelquefois un peu de gêne dans la déglutition.

Ces phénomènes intérieurs tiennent, pour l'altération du goût, à la paralysie de la corde du tympan, ainsi que l'a surtout démontré M. Cl. Bernard; ceux du voile du palais sont dus, d'après MM. Bidder et Longet, à la paralysie du grand nerf pétreux superficiel et, d'après MM. Debrou et Davaine, à une lésion du filet anastomotique, entre le facial et le glosso-pharyngien. Lorsqu'il n'y a qu'un seul facial paralysé, les phénomènes extérieurs sont beaucoup plus évidents que les autres. Si au contraire la paralysie est double, la désharmonie des traits de la face est moins évidente, tandis que les troubles du sens du goût, de la prononciation et de la déglutition prédominent.

Dans un mémoire *sur la paralysie double des deux nerfs de la septième paire*, M. le docteur Davaine a insisté sur ces différences importantes et a montré les erreurs diagnostiques auxquelles elles pouvaient donner lieu.

Tels sont les caractères les plus visibles de la paralysie des nerfs faciaux chez l'homme, qui diffèrent peu de ceux qu'on observe chez les animaux mammifères; toutefois M. Bernard a constaté que chez ces derniers, à l'inverse de ce qui se voit chez l'homme, les traits de la face sont toujours déviés du côté paralysé. Cette particularité n'a pas encore reçu d'explication.

Aucun trouble de la nutrition n'accompagne la paralysie du facial; ce phénomène, réuni à l'intégrité de la sensibilité cutanée, distingue les paralysies de ces nerfs d'avec celle de la cinquième paire.

Nous avons déjà dit que les nerfs de mouvement se distinguent par une *sensibilité réflexe*, c'est-à-dire communiquée de la périphérie au centre par un nerf de sentiment qui joue, par rapport au premier, le rôle de racine postérieure. Le facial a un très haut degré de cette sensibilité qui lui est communiquée par le nerf trijumeau. Toutefois, lorsqu'on excite les rameaux en dehors du trou stylo-mastoïdien sur la joue, on perçoit en même temps une sensibilité directe qui appartient aux filets de la cinquième paire qui se sont anastomosés avec eux. Dans le crâne, de l'aveu de tous les physiologistes, le tronc du nerf facial réuni au nerf de Wrisberg est dépourvu de sensibilité; circonstance qui s'oppose à ce qu'on considère ce dernier nerf comme une racine sensitive.

PORTION MOLLE DE LA SEPTIÈME PAIRE DE NERFS.

NERF ACOUSTIQUE.

Le nerf auditif, encore appelé portion molle de la septième paire, se distribue spécialement dans l'oreille interne et est destiné au sens de l'ouïe.

Origine.

Deux racines donnent naissance à ce nerf, on les distingue en latérale et postérieure.

La *racine latérale* provient du pédoncule cérébelleux inférieur par un faisceau qui peut être poursuivi jusqu'à une certaine profondeur et jusqu'à la partie postérieure du pédoncule. Cette origine du nerf acoustique légèrement aplatie répond inférieurement au glosso-pharyngien, et supérieurement au facial.

La racine postérieure naît dans l'épaisseur de la substance grise du bulbe rachidien. Des stries qui se dirigent transversalement vers les parties latérale et supérieure du bulbe, et connues sous le nom de *barbe du calamus scriptorius*, se réunissent pour former cette racine. Plus ordinairement superficielles et visibles sur le plancher du quatrième ventricule, elles sont généralement au nombre de quatre ou cinq, et quelquefois on en remarque une ou deux qui ne concourent pas à la formation du nerf auditif. Vicq-d'Azyr pensait que, sur la ligne médiane, ces filamens originaires s'anastomosaient par continuité avec ceux du côté opposé; mais cette opinion n'a pas été vérifiée par les recherches des anatomistes modernes.

Ainsi constitué par ses deux origines, le tronc du nerf acoustique apparaît immédiatement en dehors et en arrière du nerf facial, sur le côté postérieur et interne de la partie libre du pédoncule du cervelet.

Distribution et rapports.

Ce nerf se dirige en avant, en dehors et en haut, du côté du conduit auditif interne; il accompagne le nerf facial, en arrière duquel il se moule comme une sorte de gouttière.

Dans ce trajet, les deux portions de la septième paire reçoivent une gaine du feuillet viscéral de l'arachnoïde qui les suit jusqu'au fond du conduit auditif interne. Toutefois, le nerf acoustique se divise bientôt en deux portions qui ont ensuite une terminaison distincte.

La branche antérieure ou *nerf limacien* se porte en avant, en dehors et un peu en bas : ses fibres se contournent à la manière d'un pas de vis et se terminent dans le limaçon. Après y avoir pénétré, elles suivent le canal spiral de la columelle par les ouvertures de laquelle elles donnent des rameaux qui sont d'autant plus courts qu'ils sont plus près du sommet de la lame spirale.

La branche postérieure ou *nerf vestibulaire* se subdivise en trois rameaux qui sont :

1° Le rameau postérieur, dirigé obliquement en avant et pénétrant bientôt dans le vestibule à travers les trous de la fossette sous-pyramidale, puis il y répand ses fibres dans l'utricule en fournissant aux ampoules des canaux semi-circulaires supérieurs et externes.

2° Le rameau moyen, dirigé plus horizontalement que les précédens, va au saccule hémisphérique dans lequel il se termine.

3° Le rameau inférieur, situé plus profondément que les autres, se rend dans l'ampoule du canal semi-circulaire postérieur.

La texture spéciale de ce nerf, ainsi que son mode de terminaison, seront étudiés plus tard à propos des organes des sens; il suffit d'ajouter actuellement que le nerf acoustique, comme les autres nerfs sensoriels, est primitivement creux et constitue en quelque sorte une expansion du cerveau lui-même. Valentin insiste encore sur la torsion du nerf limacien qui existe avant même que le développement du limaçon soit achevé.

Anatomie comparée du nerf acoustique.

Le nerf acoustique offre un volume considérable chez les poissons. Il naît de la partie latérale de la moelle allongée par des racines très molles qui, au nombre de 3 à 5, sont situées entre le nerf trijumeau et le pneumo-gastrique. Ensuite il se distribue dans les différentes parties de l'appareil auditif.

Reptiles. Leur nerf acoustique se caractérise encore par une très grande mollesse et prend naissance sur le plancher du quatrième ventricule. Il se divise en deux branches principales dont l'une se distribue chez les reptiles nus sur le sac du labyrinthe, l'autre sur les ampoules des canaux semi-circulaires. Chez les reptiles écailleux, une des branches du nerf acoustique est également destinée aux ampoules, mais l'autre se rend au limaçon et le sac du labyrinthe reçoit des filets de deux branches à la fois.

Oiseaux. Les racines auditives prennent naissance à côté du nerf facial, et on peut les poursuivre jusque sur le plancher du quatrième ventricule. Le nerf acoustique pénètre dans le labyrinthe par quatre rameaux dont trois, *nerfs vestibulaires*, sont destinés aux ampoules des canaux semi-circulaires; le quatrième, *nerf limacien*, va au limaçon.

Mammifères. Il diffère généralement peu de celui de l'homme dans sa distribution, seulement il est quelquefois très volumineux, et présente souvent à son origine des tubercules spéciaux (tubercules de Wenzel).

Fonctions du nerf acoustique.

Ainsi que son nom l'indique, il est spécialement destiné à l'ouïe; les observations pathologiques et physiologiques ont depuis longtemps donné cette démonstration. Toutefois ses deux branches n'ont pas une égale importance dans la perception des sons, et M. Flourens pense, sous ce rapport, que la portion limacienne est plus spécialement auditive.

En sa qualité de nerf sensoriel, l'acoustique ne donne lieu à aucune sensation douloureuse lorsqu'on l'excite sur des animaux vivans. S'il en est ainsi pour le tronc nerveux, il paraîtrait en être autrement pour ses branches terminales, car M. Flourens assure que le rameau limacien est doué d'une vive sensibilité.

HUITIÈME PAIRE DE NERFS.

(1° Glosso-pharyngien, 2° nerf pneumo-gastrique, 3° nerf spinal ou accessoire de Willis.)

1° NERF GLOSSO-PHARYNGIEN.

Il constitue la première portion de la huitième paire de Willis, et il se distribue ainsi que son nom l'indique, à la langue et au pharynx auxquels il donne le sentiment et le mouvement.

Origine.

Le glosso-pharyngien prend naissance sur les côtés de la moelle allongée, entre l'acoustique et le pneumo-gastrique; il émerge des pédoncules cérébelleux inférieurs, à deux millimètres en arrière des olives, et sur la même ligne, suivant laquelle prennent insertion les racines rachidiennes postérieures. Il présente cinq ou six filets originaires qui souvent se groupent en deux faisceaux, et qu'on ne peut pas poursuivre au delà de leur origine apparente. Le tronc du nerf ainsi constitué se dirige vers le trou déchiré postérieur, est situé au-dessous de l'arachnoïde, et se porte horizontalement en avant et en dehors en pénétrant par sa partie antérieure.

Rapports, distribution et anastomoses.

Dans le trou déchiré postérieur, le glosso-pharyngien est placé dans un canal particulier, au devant du pneumo gastrique et du spinal dont le sépare une lamelle, moitié osseuse, moitié membraneuse.

Dès qu'il en sort, il se trouve en rapport en dedans avec la veine jugulaire et l'artère carotide interne ; bientôt il contourne cette dernière pour se placer sur son côté antérieur, puis il se dirige entre le stylo-pharyngien et le stylo-glosse, sur les parties latérales du muscle constricteur du pharynx ; il se porte d'arrière en avant du côté de la langue.

Dans ce trajet, le glosso-pharyngien présente un ganglion et un grand nombre d'anastomoses avec les nerfs voisins.

Ganglion pétreux du glosso-pharyngien ou ganglion d'Andersh.

Il se présente sur le tronc du nerf sous la forme d'une masse gris-rougeâtre, longue de 2 à 3 millimètres et placée en avant et en dedans du trou déchiré, en arrière de l'orifice d'entrée du canal carotidien.

Valentin décrit un autre ganglion sous le nom de ganglion d'Ehrenritter, situé plus haut que le précédent, et ayant été considéré comme l'analogue d'un ganglion rachidien. Toutefois, Valentin ajoute que souvent les deux ganglions du glosso-pharyngien sont confondus, et que ce n'est que chez certains sujets où on les voit bien distincts.

Nerf de Jacobson. Ce filet naît de la partie antérieure et externe du ganglion d'Andersh, et s'engage aussitôt dans un petit canal osseux du rocher, qui vient s'ouvrir après un trajet de 6 à 8 millimètres, dans la caisse du tympan, immédiatement au-dessous du promontoire. Il se place alors dans une gouttière creusée sur cet os, et se partage en six filets, dont deux se dirigent en arrière, deux en avant et deux en haut.

Les deux filets postérieurs très ténus se distribuent dans la muqueuse tympanique, autour de la fenêtre ronde et de la fenêtre ovale.

Les filets antérieurs dont le premier est quelquefois double, vont, celui-ci directement en avant, dans le canal carotidien, pour s'anastomoser avec un filet du ganglion cervical supérieur ; l'autre se porte obliquement en avant et en haut, vers la muqueuse de la trompe d'Eustache dans laquelle il se distribue.

Les filets supérieurs sont distingués, par leur position, en interne et en externe. Le premier, après avoir traversé la face supérieure du rocher, s'accole au grand nerf pétreux superficiel et se rend avec lui au ganglion sphéno-palatin ; le second s'unit au petit pétreux superficiel, à deux millimètres de son origine, et se dirige avec lui vers le ganglion otique.

Les anastomoses du glosso-pharyngien sont nombreuses, elles ont lieu avec le pneumo-gastrique, le grand sympathique et le facial.

1° *Avec le pneumo-gastrique,* cette anastomose s'effectue à l'aide d'un filet ordinairement très fin, qui se porte du ganglion d'Andersh au ganglion du pneumo-gastrique. Elle manque fréquemment.

2° *Avec le grand sympathique.* Outre les filets du rameau Jacobson dont nous avons précédemment parlé, il existe encore un petit filet très grêle qui provient de la partie inférieure du ganglion d'Andersh, ou un peu plus bas du tronc même du glosso-pharyngien, et il se dirige ensuite verticalement en bas, pour se jeter dans le rameau carotidien du ganglion cervical supérieur.

3° *Avec le facial.* Cette anastomose transversalement dirigée, passe au devant de la veine jugulaire interne, et se dirige du facial au glosso-pharyngien, dans lequel elle se termine ordinairement un peu au-dessous du ganglion d'Andersh. M. Sappey regarde ce filet comme exceptionnel et comme existant rarement.

Les rameaux de terminaison du glosso-pharyngien sont des rameaux carotidiens, pharyngiens et tonsillaires ; un rameau pour les muscles digastrique et stylo-hyoïdien ; un rameau pour le stylo-glosse, et enfin des rameaux linguaux.

1° *Rameaux carotidiens.* Ils sont dirigés verticalement en bas vers la bifurcation de la carotide primitive, et sont au nombre de deux ou trois ; ils constituent le plexus inter-carotidien, et communiquent avec un rameau venu du pneumo-gastrique et plusieurs filets provenant du ganglion cervical supérieur. Dans ce plexus on remarque un certain nombre de petits renflemens ganglionnaires.

2° *Rameaux pharyngiens.* Variables en nombre, ils occupent les côtés du pharynx et s'anastomosent avec d'autres rameaux provenant des nerfs pneumo-gastrique, spinal et grand sympathique. Ce sont eux qui, par leur intrication, constituent le plexus pharyngien d'où émanent ensuite deux espèces de filets, les uns musculaires, sont destinés aux trois muscles constricteurs du pharynx, les autres sont destinés à la membrane muqueuse du même organe.

3° *Rameaux tonsillaires.* Dirigés vers l'amygdale et plusieurs fois anastomosés entre eux, ils forment le plexus tonsillaire d'où partent des filets pour les amygdales et la membrane muqueuse qui couvre leur face interne, les piliers et la base du voile du palais. MM. Debrou et Sappey pensent que quelques-uns de ces nerfs vont animer les muscles glosso-pharyngo-staphylin; nous verrons plus tard ce que les expériences physiologiques ont appris à cet égard.

4° *Rameau des muscles digastrique et stylo-hyoïdien.* Émané du glosso-pharyngien, un peu au-dessous du trou déchiré, il contourne en arrière le muscle stylo-pharyngien, lui fournit des nerfs et se place ensuite en dehors du stylo-hyoïdien, auquel il donne un ramuscule, et vient enfin se terminer dans le ventre postérieur du muscle digastrique.

Dans son trajet, ce rameau décrit une courbure et s'anastomose à son extrémité, avec les filets du facial qui se distribuent également au muscle digastrique.

5° *Rameau qui s'unit au filet du muscle stylo-glosse.* Après sa naissance, au-dessus du muscle stylo-pharyngien, ce nerf s'y engage bientôt et le traverse sans lui fournir de rameaux ; il s'unit alors à un filet du facial qui se porte à la base de la langue.

De ces deux nerfs réunis en résulte un autre qui se dirige sur les parties latérale et postérieure de la langue, où il s'anastomose avec d'autres branches terminales du glosso-pharyngien.

6° Branches terminales ou linguales. Après avoir fourni tous les rameaux précédemment décrits, le nerf glosso-pharyngien a perdu à peu près la moitié de son volume. Il pénètre alors dans l'épaisseur de la base de la langue où il se divise en deux ou trois branches principales, qui se ramifient en devenant de plus en plus superficielles. Toutes ces branches, fréquemment anastomosées entre elles, constituent un véritable *plexus lingual.*

Dans la langue, ces rameaux de terminaison se distribuent, les uns dans les glandules, les autres plus spécialement aux papilles calyciformes situées en arrière du V lingual. On a pu cependant suivre les divisions du glosso-pharyngien, jusqu'à la partie moyenne dans la langue, et le voir s'anastomoser avec un filet du lingual de la cinquième paire. Au niveau du *foramen cæcum* les branches terminales d'un côté, s'anastomosent avec celles du côté opposé, et elles forment une espèce de *plexus circulaire,* ainsi nommé par Valentin.

Anatomie comparée du glosso-pharyngien.

Poissons. Il manque comme nerf distinct chez les cyclostomes, mais il paraît exister sans exception dans tous les autres poissons.

Il prend naissance sur les côtés de la moelle allongée, au devant du nerf pneumo-gastrique, avec les racines duquel il se confond très souvent. Traversant ensuite les parties internes de l'organe auditif, il sort du crâne par un trou particulier qui existe dans l'os occipital latéral chez les poissons osseux. Il parvient dans la cavité branchiale, et présente alors sur son trajet un ganglion, à la formation duquel ne concourent pas toutes ses fibres originaires. Il se divise ensuite en deux branches dont l'intérieure, destinée à la muqueuse de la voûte palatine, envoie chez les poissons osseux, des filets à la branchie accessoire, et dont l'autre, beaucoup plus forte et nommée nerf branchial, se distribue au premier arc branchial, en se terminant dans la langue.

C'est le glosso-pharyngien qui, chez les cyprins, fournit des filets à cet organe érectile qu'on a appelé organe du goût.

Reptiles. Il naît des côtés de la moelle allongée, au voisinage des nerfs acoustique et pneumo-gastrique. Il s'anastomose avec le sympathique, le pneumo-gastrique et l'hypo-glosse. Chez le plus grand nombre des reptiles écailleux, il possède seulement deux branches principales ; l'une va au pharynx, dans le voisinage de la glotte et au larynx, en formant une espèce de nerf laryngé supérieur ; l'autre s'anastomose avec le nerf hypoglosse et se perd dans la substance de la langue. Chez les crocodiles, comme chez les oiseaux, le glosso-pharyngien reçoit une branche anastomotique du pneumo-gastrique, qui forme ensuite un rameau descendant entre la trachée-artère et l'œsophage jusqu'à l'ouverture supérieure du thorax. Chemin faisant, ce filet se ramifie dans le larynx, l'œsophage, la traché-eartère, et se termine par des filets grêles, dans le plexus pulmonaire du pneumo-gastrique (Siebold et Stannius).

Oiseaux. Né des colonnes moyennes de la moelle allongée par une double série de racines, souvent confondues à celle du pneumo-gastrique, le glosso-pharyngien sort du crâne, ordinairement par un trou particulier de l'occipital latéral. Il offre un ganglion intra-crânien, qui se confond souvent avec celui du pneumo-gastrique, mais plus bas, en dehors du crâne, il présente de nouveau un renflement ganglionnaire. Au niveau de ce dernier il reçoit son anastomose avec le nerf vague qui, ainsi que nous l'avons dit pour les crocodiles, fournit des branches linguales, pharyngiennes, œsophagiennes et laryngées. Une autre branche terminale se rend à la langue, en passant entre les muscles de la mâchoire inférieure et de l'os hyoïde, en s'anastomosant avec des filets du facial et de l'hypo-glosse. Dans les oiseaux à langue très développée, cette branche arrive jusque dans la pointe de l'organe, en envoyant de nombreux filets dans la peau qui la couvre.

Mammifères. Semblable à celui de l'homme, le glosso-pharyngien ne diffère, chez quelques mammifères, que par quelques particularités relatives à son origine. Ainsi, Mayer a trouvé chez le bœuf deux filets radiculaires, qui de l'intérieur de la dure-mère se renflent en deux ganglions.

Fonctions du nerf glosso-pharyngien.

Le glosso-pharyngien est un nerf mixte qui préside aux mouvemens, à la sensibilité tactile et gustative. Il donne le mouvement au pharynx par ses branches terminales, et préside, par d'autres branches collatérales, à la sensibilité des membranes muqueuses tympanique, pharyngienne, tonsillaire et palatine. Enfin il donne la sensibilité gustative au tiers postérieur de la membrane muqueuse de la langue.

Lorsqu'on pince ou qu'on excite le tronc du nerf glosso-pharyngien on le trouve doué d'une sensibilité vive, mais de plus, il se manifeste des mouvemens dans le pharynx. Ces propriétés qui sont celles d'un nerf mixte, s'observent également, d'après Müller, Bischoff, Bernard, etc., lorsque l'excitation est portée sur la portion intra-crânienne du nerf ; tandis que Valentin, M. Longet, pensent que le glosso-pharyngien est exclusivement sensitif à son origine, et que ses fibres motrices résultent de ces anastomoses ultérieures.

La paralysie de ce nerf amène de la difficulté dans la déglutition, en même temps que l'abolition du goût dans la partie postérieure de la langue. La sensation gustative est donc perçue par des nerfs différens dans les portions antérieures et postérieures de la langue. Dans le premier cas, elle est transmise par le nerf de la cinquième paire, et dans le second, par les rameaux du glosso-pharyngien.

On a observé que les saveurs acides affectent plus spécialement les filets du nerf lingual, et les saveurs amères celles du nerf du glosso-pharyngien. MM. Admirault et Cazalis ont rendu ce fait évident en donnant à des chiens des soupes acidulées ou rendues amères par la coloquinte, après leur avoir coupé préalablement, soit le nerf lingual, soit le glosso-pharyngien. Lorsque les deux nerfs étaient intacts, les animaux ne voulaient manger ni la soupe amère, ni la soupe acide ; si on coupait les nerfs linguaux de la cinquième paire, ils mangeaient la soupe acide, mais refusaient toujours la soupe amère. Si au contraire, les glosso-pharyngiens seuls avaient été réséqués, le phénomène inverse s'observait, c'est-à-dire que les animaux mangeaient la soupe amère et refusaient celle qui était acidulée.

Chez l'homme, cette même spécialisation gustative existe d'après les expériences de M. Vernière. En outre, M. Bernard a observé qu'en faisant passer un courant galvanique dans la pointe ou la base de la langue, on fait naître, dans le premier cas, une sensation piquante acidule, et dans le second, une sensation d'amertume quelquefois très développée.

HUITIÈME PAIRE DE NERFS. (DEUXIÈME PORTION.)

NERF PNEUMO-GASTRIQUE OU VAGUE.

Le pneumo-gastrique encore appelé sympathique moyen, est un des nerfs les plus importans du corps, tant à cause de l'étendue de sa distribution, qu'à cause de la nature des fonctions des organes dans lesquels il se rend.

Il s'étend en effet depuis la moelle allongée jusque dans l'abdomen, et il donne successivement des rameaux, dans le cou : au pharynx, à l'œsophage, au larynx, à la trachée artère ; dans le thorax : au cœur, aux poumons ; dans le ventre : à l'estomac au duodénum, au foie, etc. Dans tout ce trajet, le nerf pneumo-gastrique contracte des anastomoses très nombreuses, soit avec le grand sympathique, soit avec d'autres nerfs cérébro-rachidiens, et il forme un grand nombre de plexus nerveux au voisinage des organes dans lesquels il se répand.

Origine.

Les nerfs vagues naissent des parties latérales de la moelle allongée, immédiatement en arrière du glosso-pharyngien et au-dessus du nerf spinal ou accessoire de Willis. Sa séparation d'avec ce dernier nerf n'a pas toujours été comprise de la même manière, et nous verrons plus tard, à propos du spinal, que d'anciens anatomistes ont considéré comme appartenant au pneumo-gastrique, un certain nombre de filets originaires que l'on regarde aujourd'hui comme appartenant au nerf accessoire de Willis.

Les filets d'origine du pneumo-gastrique émergent de la moelle allongée entre le faisceau latéral ou intermédiaire et le corps restiforme, par conséquent, sur la même ligne que les racines postérieures rachidiennes. Au nombre de huit à dix, ces racines forment bientôt un faisceau aplati qui se porte en dehors transversalement, du côté du trou déchiré postérieur.

A partir de ce point, le tronc du pneumo-gastrique se constitue, s'infléchit et forme un coude à angle droit, pour se diriger en bas vers le cou.

Rapports et trajet.

On peut considérer au pneumo-gastrique une portion crânienne, une portion cervicale, une portion thoracique et abdominale.

La portion crânienne est constituée par les origines mêmes du pneumo-gastrique qui gagnent le trou déchiré postérieur, au milieu des racines du glosso-pharyngien et accessoire de Willis, qui tous sont alors contenus dans une gaîne commune, formée par le feuillet viscéral de l'arachnoïde ; et de plus, par la portion située dans le trou déchiré postérieur. Cette dernière est en arrière du glosso-pharyngien, dont la sépare une lamelle fibreuse en avant de l'accessoire de Willis, avec lequel elle est en contact immédiat.

Au moment où le tronc du vague s'infléchit en bas, pour

s'engager dans le trou déchiré postérieur, il présente un ganglion appelé ganglion supérieur ou jugulaire du pneumo-gastrique.

Dans le cou, le tronc du vague est appuyé sur la colonne vertébrale, dont le séparent les muscles prévertébraux. Il est en rapport avec la veine jugulaire interne et les artères carotide interne et carotide primitive. Il est contenu dans une gaîne commune qui l'unit à ces derniers vaisseaux et le sépare du grand sympathique, placé en arrière et en dehors.

Dans le thorax, le pneumo-gastrique droit se place entre l'artère sous-clavière et le tronc veineux brachio-céphalique correspondant ; tandis que celui du côté gauche, situé d'abord entre les artères carotides primitive et sous-clavière, se place plus bas entre la crosse de l'aorte et la bronche gauche. Les deux nerfs se confondent ensuite en partie pour former le plexus pulmonaire, et leurs rameaux descendent ensuite vers l'abdomen, en accompagnant les côtés de l'œsophage.

Dans le ventre, les deux pneumo-gastriques se placent : celui du côté droit en arrière, entre le cardia et les piliers du diaphragme, puis entre le plexus solaire et l'épiploon gastro-hépatique ; celui du côté gauche, situé en avant, s'épanouit sur la face antérieure de l'estomac, en un très grand nombre de rameaux.

Rameaux, anastomoses et ganglions du pneumo-gastrique.

1° *Dans la région crânienne.* Le pneumo-gastrique présente dans cette région le ganglion jugulaire, et des anastomoses avec les nerfs facial, glosso-pharyngien et spinal.

Le ganglion jugulaire existe sur le tronc du nerf, peu après que celui-ci a traversé l'ouverture de la dure-mère ; quelquefois même il est visible dans l'intérieur du crâne. Ce ganglion a une forme arrondie, oblongue et légèrement aplatie, il est placé sur la convexité du coude formé par le pneumo-gastrique ; les filets les plus supérieurs du nerf seulement se confondent avec lui, tandis que les autres passent au-dessous sans contribuer à sa formation. C'est de ce ganglion supérieur que naît le filet auriculaire d'Arnold, et de plus un petit filet anastomotique qui se rend au ganglion du glosso-pharyngien.

Le rameau auriculaire d'Arnold, destiné à s'anastomoser avec le facial, se dirige dans l'épaisseur de l'apophyse mastoïde, vient croiser la direction du nerf facial, et se divise ordinairement en trois filets, dont deux se terminent dans la peau de la paroi supérieure du conduit auditif externe et le troisième dans la membrane du tympan.

L'anastomose avec le *nerf spinal* a lieu dans le trou déchiré postérieur lui-même, les anatomistes ne l'ont pas toujours interprété de la même manière. Nous verrons en effet que, pour Willis, c'était le pneumo-gastrique qui fournissait une anastomose au spinal, tandis que pour Scarpa et les modernes, c'est au contraire le spinal qui envoie un rameau anastomotique appelé branche interne dans le tronc du pneumo-gastrique.

2° *Dans la portion cervicale.* Dans cette région, le pneumo-gastrique présente son ganglion inférieur ou cervical. Il contracte des anastomoses avec l'hypoglosse, le grand sympathique et les paires rachidiennes cervicales. Enfin il fournit les rameaux pharyngien, laryngé supérieur et laryngé inférieur.

60

Le *ganglion inférieur* ou *cervical* du vague, encore appelé *plexus gangliforme*, se présente chez l'homme comme un renflement allongé, fusiforme, rougeâtre, d'une longueur de deux à quatre centimètres. Il est situé au devant et en dedans du ganglion cervical supérieur du grand sympathique, et en arrière du glosso-pharyngien et de l'artère carotide interne. La plus grande partie des fibres du pneumo-gastrique passe dans ce ganglion, tandis qu'un plus petit nombre de filamens blancs se placent à sa surface et ne paraissent lui être que simplement accolés.

Chez l'homme, ce ganglion n'est pas nettement délimité, tandis que chez les animaux, il offre tout à fait l'aspect d'un ganglion inter-vertébral rachidien. Du reste, nous reviendrons plus tard, à propos de l'accessoire de Willis, sur la signification réelle des ganglions du pneumo-gastrique, parce qu'on a voulu comparer ces deux nerfs comme étant confondus à la manière des deux racines d'une paire rachidienne.

L'anastomose du pneumo-gastrique avec le *grand hypoglosse* a lieu au moment où ce nerf contourne et croise le plexus gangliforme du pneumo-gastrique. Elle s'effectue au moyen de deux ou trois filets qui se portent d'un nerf à l'autre. La question de savoir si c'est le pneumo-gastrique qui fournit à l'hypoglosse, ou si c'est ce dernier qui fournit au pneumo-gastrique n'est pas résolue.

MM. Valentin, Longet, etc. admettent la première hypothèse et M. Bernard considère la seconde comme plus probable.

Le *grand sympathique* s'anastomose dans la région cervicale, avec le pneumo-gastrique, au moyen de son ganglion supérieur et de filets émanés du cordon de communication avec le ganglion cervical inférieur. Ces filets d'anastomoses sont nombreux et offrent des directions variées. Ceux qui proviennent du ganglion cervical supérieur lui-même, sont généralement plus nombreux et plus courts; et il arrive quelquefois que le tronc du nerf vague est comme soudé à la partie antérieure du ganglion supérieur du sympathique.

La *première paire rachidienne cervicale* forme avec la seconde une arcade d'où émane une anastomose qui se porte dans le ganglion cervical du pneumo-gastrique. Cette anastomose qui n'est pas constante chez l'homme paraît être, d'après M. Bernard, une dépendance de la racine postérieure de la première paire cervicale, parce qu'elle manque chez les singes où la première paire cervicale ne présente pas de racine postérieure.

Rameau pharyngien du pneumo-gastrique. Il se sépare du tronc du vague à la partie supérieure et externe du plexus gangliforme de ce nerf, immédiatement au-dessous de son anastomose avec l'accessoire de Willis. Aussi il est facile de constater que ce rameau pharyngien provient à la fois des fibres du pneumo-gastrique et des fibres du spinal. Il est placé en dehors de la carotide interne, et fournit en ce point plusieurs filets au plexus inter-carotidien, après quoi il se dirige obliquement en bas, en avant et en dedans sur les côtés du pharynx. Il concourt par un certain nombre de ses divisions terminales, à la formation du plexus pharyngien dont les branches mixtes se distribuent aux muscles et à la membrane muqueuse du pharynx.

Nerf laryngé supérieur. Né de la partie inférieure et interne du plexus gangliforme du vague, ce nerf reçoit directement quelques fibres d'anastomoses de la branche interne du spinal. Il se dirige ensuite sur les côtés du pharynx, et chemin faisant, il fournit un rameau appelé *nerf laryngé externe* qui se termine d'une manière différente, du tronc principal.

En effet, les branches terminales du laryngé supérieur se portent horizontalement et parallèlement à la grande corne de l'os hyoïde, vers la membrane thyro hyoïdienne qu'elles traversent à sa partie moyenne. Arrivées dans l'épaisseur du repli arythéno-épiglottique, elles se divisent en filets antérieurs destinés à l'épiglotte, à la muqueuse de la base de la langue, en filets moyens qui s'épuisent dans l'épaisseur des replis arythéno-épiglottiques et dans la membrane muqueuse qui tapisse l'ouverture supérieure du larynx, ainsi que dans celle qui revêt les cordes vocales supérieures; en filets postérieurs se dirigeant dans la membrane muqueuse qui couvre la partie postérieure du larynx. Un certain nombre de ces filets traverse le muscle arythénoïdien, pour en ressortir et aller à la muqueuse laryngée. Toutefois un certain nombre reste dans l'épaisseur du muscle lui-même. Ce sont ces filets qui fournissent un petit rameau descendant entre le muscle crico-arythénoïdien latéral et le cartilage thyroïde, et allant s'anastomoser avec un rameau ascendant du laryngé inférieur.

Le rameau *laryngé externe* se détache du nerf laryngé, ordinairement en dedans de la carotide interne, puis il descend entre le corps thyroïde et le constricteur inférieur du pharynx pour se porter vers le muscle crico-thyroïdien auquel il donne plusieurs filets. Chemin faisant il donne des nerfs au constricteur inférieur du pharynx et concourt quelquefois à la formation du plexus laryngé de Haller. Enfin, il se termine en se distribuant dans la membrane muqueuse qui tapisse le ventricule du larynx.

Nerf laryngé inférieur ou récurrent. Ce nerf ne présente pas exactement la même origine à droite et à gauche. Du côté gauche il naît du pneumo-gastrique au niveau de la crosse de l'aorte, se dirige en haut, en formant une courbure dont la concavité supérieure embrasse la crosse aortique. Il vient ensuite se placer sur les côtés de la trachée, dans un sillon formé par son adossement avec l'œsophage.

Du côté droit, le récurrent prend naissance au devant de l'origine de l'artère sous-clavière, il se dirige ensuite en haut, en formant une courbure dont la concavité supérieure embrasse l'artère sous-clavière; puis il vient se placer sur les côtés de l'œsophage et de la trachée, comme celui du côté opposé.

Il résulte de cette différence d'origine que le nerf récurrent gauche, est un peu plus long que celui du côté droit, le premier est également un peu plus volumineux. On comprend que leurs rapports doivent différer, mais seulement dans la partie inférieure, tandis que leur terminaison est semblable.

Les filets de terminaison des nerfs laryngés inférieurs sont: des *filets cardiaques* variables dans leur volume, s'anastomosant entre eux, naissant de la partie la plus inférieure de ces nerfs, et allant concourir à la formation du plexus cardiaque.

Des filets œsophagiens nés plus haut que les précédens, et destinés aux tuniques musculaire et muqueuse de l'œsophage. Des filets trachéens pénétrant, pour la plupart, dans la partie postérieure membraneuse de la trachée, et destinés à la muqueuse de cette partie, des filets pharyngiens se détachant au nombre d'un ou de deux du nerf récurrent, et allant se perdre dans le constricteur inférieur; un filet anastomotique avec le laryngé supérieur; enfin des filets laryngiens au nombre de quatre, destinés aux muscles crico-arythénoïdien postérieur, arythénoïdien, crico-arythénoïdien latéral et thyro-arythénoïdien. Ces derniers filets pénètrent dans les muscles du larynx généralement par leur face profonde.

3° Dans le thorax. Le nerf pneumo-gastrique contracte des anastomoses très multipliées avec le grand sympathique, et il fournit des rameaux qu'on peut diviser : en cardiaques, pulmonaires ou bronchiques et en œsophagiens.

Rameaux cardiaques. Ils sont très nombreux et très irréguliers pour leur volume, pour leur origine et pour leur nombre. Ceux qui proviennent du pneumo-gastrique s'anastomosent avec ceux qui émanent du grand sympathique, mais de plus, le plexus cardiaque est formé par des filets provenant à la fois de la région cervicale et thoracique du pneumo-gastrique.

Les rameaux cardiaques de la région cervicale sont ordinairement au nombre de trois, se détachent à des hauteurs différentes du tronc du nerf vague, se portent en bas et pénètrent dans la poitrine pour arriver bientôt au plexus cardiaque. Les filets cardiaques thoraciques du pneumo-gastrique naissent au-dessous de l'origine des nerfs récurrens, s'engagent entre la trachée et la crosse aortique, puis se jettent dans le plexus cardiaque. Ces derniers sont, par conséquent, beaucoup plus longs que les premiers.

Rameaux pulmonaires ou bronchiques. On les distingue en rameaux pulmonaires antérieurs et en rameaux pulmonaires postérieurs. Les premiers naissent un peu au-dessus de la bifurcation de la trachée et se rendent à sa partie antérieure; les autres, qui sont plus nombreux, prennent naissance en arrière de l'origine des bronches.

Les filets pulmonaires antérieurs se dirigent en bas, en dedans et en avant; ils donnent plusieurs ramuscules à la trachée qu'ils croisent; ils s'anastomosent entre eux ou avec ceux du côté opposé pour constituer ce qu'on appelle le *plexus pulmonaire antérieur.* De là ils s'appliquent sur les divisions bronchiques qu'ils accompagnent dans toute leur étendue.

Les filets pulmonaires postérieurs sont en grand nombre, ils s'anastomosent fréquemment avec les rameaux du grand sympathique et avec ceux du côté opposé. De toutes ces intrications anastomotiques résultent deux plexus latéraux appelés l'un, le plexus pulmonaire postérieur droit, et l'autre, le plexus pulmonaire postérieur gauche.

C'est de ces plexus que partent des filets de plusieurs ordres, savoir : 1° des filets *trachéens* destinés à la partie inférieure et postérieure de la trachée; 2° des filets *œsophagiens* pour les tuniques musculaires et muqueuses de la partie moyenne de l'œsophage; 3° des filets péricardiques destinés aux parties postérieures et supérieures du péricarde; 4° des filets bronchiques en plus grand nombre que les précédens, et se distribuant aux divisions bronchiques qui les accompagnent jusqu'à leur terminaison.

Quant à ce qui concerne la manière dont ces ramifications se terminent dans le poumon, M. Sappey a fait sur ce point des recherches d'où il conclut, 1° que ces filets bronchiques suivent jusqu'à leur terminaison les divisions de l'arbre aérien-phère, qu'ils ne s'en écartent en aucun point, et qu'ils péné-

trent avec elles dans les lobules qui leur correspondent; 2° que les filets partis du plexus pulmonaire antérieur et ceux beaucoup plus nombreux, fournis par le plexus pulmonaire postérieur conservent dans toute l'étendue de leur trajet, leur disposition plexiforme; 3° que leurs ramifications sont exclusivement destinées à la membrane muqueuse respiratoire et n'ont avec les vaisseaux sanguins, d'autres connexions que celles qu'elles affectent avec les capillaires artériels et veineux.

Rameaux œsophagiens. Dans le thorax, l'œsophage reçoit des divisions qui proviennent des rameaux pulmonaires, puis un peu plus bas, au-dessous de la racine des poumons, les pneumo-gastriques s'appliquent sur l'œsophage, s'anastomosent entre eux autour de lui pour constituer ce qu'on appelle le plexus œsophagien. Ce plexus fournit des filets aux tuniques musculaire et muqueuse du tiers inférieur de l'œsophage.

4° Dans l'abdomen. C'est là où se terminent les pneumo-gastriques; et cette terminaison est différente pour le nerf droit et gauche.

Le pneumo-gastrique gauche arrivé au devant du cardia s'épanouit en divergeant en un grand nombre de rameaux à la surface de l'estomac. Les uns se dirigent vers le grand cul-de-sac de l'estomac, les autres vers la petite courbure, et parmi ces derniers, il en est qui se réfléchissent pour se porter de bas en haut dans le foie, dans l'épiploon gastro-hépatique.

Le pneumo-gastrique droit arrivé en arrière du cardia donne des ramifications à la face inférieure de l'estomac, et se perd ensuite dans le plexus solaire en formant une arcade à concavité supérieure, vers l'extrémité interne du ganglion semi-lunaire.

Valentin décrit un plexus gastrique antérieur et supérieur qui est situé immédiatement au-dessous du cardia et sur la face antérieure de l'estomac. Il signale un autre plexus de la petite courbure, étendu du pylore au cardia et situé sur le trajet d'un nerf principal, appelé nerf coronaire de la petite courbure. Enfin, suivant le même anatomiste, il existe encore un plexus gastrique postérieur et supérieur, situé du côté de la portion pylorique de l'estomac, et constitué surtout par la branche externe du nerf pneumo-gastrique droit, s'anastomosant avec des filets du plexus de la petite courbure.

Nous reviendrons d'ailleurs, sur la terminaison du pneumo-gastrique dans l'abdomen, à propos du grand sympathique.

Résumé général de la distribution du pneumo-gastrique.

Relativement à sa distribution, le pneumo-gastrique donne ses filets successivement de haut en bas au conduit auditif externe et à l'oreille interne, au pharynx, au larynx, à la trachée-artère et aux poumons, au cœur et aux gros vaisseaux, à l'œsophage et à l'estomac, et enfin après avoir passé dans le plexus cœliaque se distribue encore à l'estomac, au foie, à la rate, etc.

Les nerfs pour l'oreille proviennent du rameau auriculaire d'Arnold.

Ceux pour l'appareil de la voix sont : le laryngé supérieur, le laryngé inférieur.

Pour l'appareil de la respiration on trouve les nerfs pulmonaires antérieurs et postérieurs.

Pour le cœur, les rameaux cardiaques supérieurs, moyens et inférieurs forment par leur réunion, le plexus cardiaque.

Les filets fournis à l'appareil de la digestion sont le rameau pharyngien, les rameaux œsophagiens, et de plus les rameaux envoyés à l'estomac, au foie et au plexus solaire, etc.

Les deux pneumo-gastriques s'anastomosent très fréquemment entre eux sur la ligne médiane, et de plus, ils s'anastomosent encore avec le trijumeau, le facial, le glosso-pharyngien, l'accessoire de Willis, l'hypo-glosse et les nerfs cervicaux supérieurs. De plus, ils ont des communications très multipliées avec le grand sympathique.

Relativement à ses origines, le nerf pneumo-gastrique peut être considéré comme constitué par des racines motrices, des racines sensitives et des racines organiques ou sympathiques. Plusieurs de ces origines peuvent être regardées comme lui étant fournies dans différens points de son trajet dans le cou, dans le thorax ou dans l'abdomen.

Anatomie comparée.

Poissons. Ce nerf est très considérable chez tous les poissons et il prend naissance sur les côtés de la moelle allongée, en arrière du nerf acoustique et à côté du cervelet et du quatrième ventricule. Souvent on remarque à cette origine, un renflement ou lobe appelé *lobe du nerf pneumo-gastrique.*

Il se distribue constamment à l'appareil branchial, au pharynx, à l'œsophage, à l'estomac et au cœur. De plus, il envoie des rameaux à la vessie natatoire lorsqu'elle existe.

Reptiles. Né sur les côtés de la moelle allongée, en même temps que le glosso-pharyngien, le pneumo-gastrique, chez les reptiles nus, offre un ganglion spécial. Il fournit ses filets à la langue, au canal intestinal, aux poumons et au cœur. Chez les chéloniens il est plus volumineux que chez les reptiles écailleux, et il descend le long du cou, dans la cavité thoracique, en fournissant des filets à l'œsophage, au canal intestinal et au cœur.

Oiseaux. Chez ces animaux, les racines du pneumo-gastrique qui sont nombreuses, proviennent également de la partie latérale de la moelle allongée; un ganglion visible dans le crâne existe sur son trajet et il sort par le trou jugulaire, descend sur le côté externe du cou, fournit le nerf récurrent et se ramifie dans le larynx inférieur et ses muscles, ainsi que dans l'œsophage. Dans le thorax il donne des filets aux poumons, au cœur, à l'œsophage et à l'estomac.

Mammifères. Il se comporte à peu près comme chez l'homme et il paraît seulement caractérisé, chez ces animaux, par la présence constante de deux ganglions sur son trajet.

Fonctions du pneumo-gastrique.

Il est peu de nerfs dont les fonctions soient aussi variées et aussi importantes que celle du pneumo-gastrique. Il distribue en effet le mouvement et le sentiment aux organes de la respiration, de la circulation et de la digestion. Toutefois, bien que dans le larynx il paraisse destiné aux mouvemens volontaires de la voix, on doit, d'après M. Cl. Bernard, le considérer comme spécialement affecté aux mouvemens involontaires, et empruntant des fibres au spinal toutes les fois qu'il doit accomplir quelque acte soumis à la volonté. A propos de la physiologie du nerf accessoire de Willis, nous reviendrons sur cette opinion. Pour le moment, nous examinerons les filets mixtes

du pneumo-gastrique et leur influence sur les fonctions des différens organes auxquels ils se distribuent.

1° *Influence du pneumo-gastrique sur le larynx.* Deux nerfs, le laryngé supérieur et le laryngé inférieur, sont destinés à cet organe. Les observations pathologiques, de même que les expériences sur les animaux vivans, s'accordent pour établir que le laryngé supérieur donne surtout la sensibilité au larynx, et que le laryngé inférieur lui fournit ses mouvemens.

La paralysie ou la section du nerf laryngé supérieur amène immédiatement une insensibilité complète de l'ouverture supérieure du larynx, en même temps que de la raucité dans la voix. Le premier phénomène s'explique par la distribution du nerf dans la muqueuse laryngienne, et le second par un filet que ce nerf fournit au muscle crico-thyroïdien.

Ce muscle, par sa contraction, est destiné à faire basculer en quelque sorte le cartilage thyroïde sur le cartilage cricoïde, et à opérer par cela une tension des cordes vocales. Après sa paralysie, cette tension n'ayant plus lieu, les cris aigus sont impossibles et la voix prend un timbre rauque.

A part ces phénomènes, la section du nerf laryngé supérieur n'amène pas d'autres accidens, la respiration n'est pas gênée et les animaux peuvent vivre avec cette lésion. Toutefois l'insensibilité de l'ouverture supérieure du larynx peut permettre l'entrée de substances étrangères dans le larynx pendant la déglutition.

La paralysie du nerf laryngé inférieur amène dans le larynx des désordres plus profonds et qui tiennent spécialement à la cessation des mouvemens de cet organe. La voix est complètement abolie par suite de la paralysie de tous les muscles du larynx, excepté du crico-thyroïdien, mais la sensibilité de l'organe n'a subi aucune atteinte.

Chez les animaux adultes, la respiration peut encore continuer à s'effectuer après la section des laryngés inférieurs, seulement le nombre de respirations est devenu plus accéléré. Chez les animaux jeunes, la section des laryngés entraîne avec l'abolition de la voix une suffocation qui devient immédiatement mortelle si on ne pratique pas la trachéotomie. On a donné plusieurs explications de cette différence de phénomènes observés chez les animaux, suivant qu'ils sont jeunes ou adultes.

Legallois le premier signalait la suffocation par suite de la section du laryngé inférieur chez les jeunes animaux, et il l'explique en disant que la glotte était devenue trop étroite pour laisser entrer une quantité d'air suffisante à la respiration. M. Magendie explique le phénomène en admettant un antagonisme entre les deux nerfs laryngés. Suivant lui, le laryngé supérieur animait les muscles constricteurs du larynx (crico-thyroïdien et arythénoïdien), et le laryngé inférieur les muscles dilatateurs. Dès lors, dans la paralysie du premier de ces nerfs, il n'y avait pas de suffocation, parce que les muscles dilatateurs du larynx restaient intacts, tandis que dans la paralysie du second nerf l'occlusion du larynx était produite par la persistance d'action des muscles constricteurs qui n'étaient plus contrebalancés par l'action des dilatateurs. Cette théorie ne s'accorde pas complètement avec l'anatomie, car on a démontré depuis que le muscle arythénoïdien est animé par le laryngé inférieur. M. Longet explique l'absence de la suffocation chez les animaux adultes par la résistance plus grande chez eux de la base des cartilages arythénoïdes qui, ne pouvant pas se rapprocher complétement après la paralysie du larynx, laissent entre eux un intervalle par lequel l'air peut encore pénétrer dans les poumons.

Chez les jeunes animaux, cette disposition n'ayant pas lieu, les lèvres de la glotte, qui sont molles dans toute leur étendue, s'appliquent l'une contre l'autre au moment de l'inspiration à la manière de deux soupapes accolées empêchant complétement l'entrée de l'air. La suffocation se produit alors par un mécanisme tout à fait analogue à celui qui a lieu dans l'œdème de la glotte, c'est-à-dire que la sortie de l'air des voies respiratoires peut s'effectuer, mais que son entrée est impossible.

Chez l'homme les mêmes phénomènes différentiels s'observent suivant l'âge. Des observations pathologiques en grand nombre ont démontré que la section des laryngés inférieurs ou leur compression par des tumeurs, amènent la perte de la voix sans suffocation dans l'âge adulte, tandis que chez les jeunes enfants la suffocation existe constamment.

La vie est donc compatible, jusqu'à un certain point, avec la paralysie seule des deux nerfs laryngés inférieurs : il y a seulement une plus grande fréquence dans la respiration. On explique ce dernier phénomène par le rétrécissement survenu dans la capacité du larynx qui ne permet pas l'entrée d'une colonne d'air suffisante; mais, ainsi que l'a fait observer M. Bernard, le rétrécissement pur et simple du larynx amène un phénomène inverse, c'est-à-dire des inspirations plus prolongées et moins fréquentes; il faut donc chercher une autre explication à ce fait.

2° Actions des pneumo-gastriques sur les poumons. Les conséquences de la section des pneumo-gastriques sur les poumons peuvent être différentes, suivant qu'elle a porté sur un seul nerf ou sur les deux à la fois et suivant le lieu où cette section a été pratiquée.

La section d'un seul pneumo-gastrique dans la région moyenne du cou n'entraîne pas la mort en général. La voix est modifiée dans son timbre, les respirations ont un peu diminué de fréquence; mais bientôt la plaie du cou s'étant cicatrisée, tous les phénomènes sont rentrés dans l'état normal par le rétablissement des fonctions du nerf. Ce qui le prouve, c'est qu'on peut alors couper impunément le pneumo-gastrique du côté opposé. Le microscope, du reste, a démontré la régénération du nerf entre les deux bouts coupés, et il faut cinq à six semaines environ pour que ce résultat se produise.

Les troubles qu'on observe dans le poumon après la section d'un seul pneumo-gastrique ne se remarquent, en général, que sur le poumon correspondant. Ainsi, de ce côté, il y a une diminution dans la force avec laquelle l'air est expiré. M. Cl. Bernard a signalé depuis long-temps que l'air s'échappe avec moins de force par la narine correspondante. M. Holland a fait des observations analogues. M. Magendie a déjà autrefois signalé une altération du tissu du poumon dans le côté de la section du pneumo-gastrique.

Lorsque les deux pneumo-gastriques ont été coupés simultanément, le nombre des respirations se trouve immédiatement diminué d'une manière considérable. Un chien, par exemple, qui à l'état normal offre 24 respirations par minute n'en a plus que quinze à seize immédiatement après la section de ces nerfs, et ce nombre diminue de plus en plus jusqu'à la mort, qui arrive généralement le troisième jour après l'opération.

Chez les mammifères, le tissu du poumon éprouve alors une altération profonde caractérisée par des épanchemens sanguins

nombreux, en même temps qu'il existe un emphysème intervésiculaire très manifeste, surtout sur le bord tranchant des poumons. On a donné un très grand nombre d'explications à ce sujet. Legallois admettait que les mucosités bronchiques ne pouvant plus être expulsées, séjournaient dans les vésicules du poumon, empêchaient le contact de l'air et du sang, et amenaient l'asphyxie lente avec stase du sang dans les vaisseaux du poumon, qui était la cause constante de la mort. Cette explication a long-temps été généralement partagée par les physiologistes qui lui ont succédé. On pensait seulement qu'il y avait encore des désordres de nutrition qui arrivaient dans le tissu du poumon, à la suite de la section des nerfs pneumo-gastriques, comme il en survient à la face à la suite de la section de la cinquième paire. M. Longet exprime à peu près l'opinion de Legallois; mais il explique l'emphysème qu'on observe, en supposant que l'acide carbonique contenu dans les vésicules du poumon y séjourne à cause de sa plus grande densité, distend et rompt ces vésicules paralysées qui sont devenues impropres à l'expulser.

M. Traube pense que la lésion des poumons est toujours consécutive à l'introduction de substances étrangères dans les voies respiratoires, soit des mucosités buccale et pharyngienne, soit des liquides refoulés de l'estomac par l'œsophage; et il assure avoir empêché cette altération des poumons en opérant la trachéotomie et en faisant au-dessus de l'ouverture une ligature pour empêcher le passage des matières étrangères dans la trachée. Nous verrons plus tard que si ces résultats se sont montrés, c'est qu'ils ont été observés sur des animaux d'âges différens; car les précautions indiquées plus haut n'empêchent aucunement l'engouement pulmonaire sur de jeunes animaux.

M. Ludwig explique les épanchemens sanguins dans le poumon par des désordres de la circulation, qui amènent un excès de pression dans le sang de l'artère pulmonaire.

M. Bernard donne un tout autre mécanisme pour expliquer les lésions du poumon après la section des nerfs pneumo-gastriques. Il a observé en effet que les inspirations sont beaucoup plus larges après la section des nerfs, de telle sorte qu'un lapin, par exemple, qui à chaque inspiration fait entrer 25 C. C. d'air dans ses poumons, en inspire 32 C. C. après l'opération. Cette particularité est due à l'excès de dilatation des parois thoraciques que le poumon est nécessairement forcé de suivre, parce qu'il ne peut pas se faire de vide entre la plèvre et cet organe. D'où il résulte que le tissu du poumon est distendu d'une manière plus énergique dans ces circonstances. Sous ces influences, le tissu du poumon rupture constamment quand il est délicat, comme cela a lieu chez les lapins ou les chiens particulièrement dans le jeune âge. Cette rupture amène immédiatement un emphysème inter-vésiculaire et une lésion des vaisseaux capillaires qui produit à son tour des épanchemens de sang dans le parenchyme pulmonaire. La respiration, alors troublée, s'effectue d'autant plus mal, que les désordres signalés précédemment sont plus considérables, et la mort par asphyxie en est infailliblement la conséquence. Mais si l'animal est adulte, son tissu pulmonaire plus solide résiste; l'emphysème inter-vésiculaire se produit plus difficilement, et il peut arriver que l'épanchement de sang n'ait pas lieu. On voit alors survenir un autre emphysème qui a son siége dans le tissu cellulaire du médiastin postérieur, et qui dépend de ce que l'air s'insinue par la plaie du cou jusque dans le thorax au moment des inspirations exagérées, pour remplir le vide qui tend à se produire entre les deux poumons entraînés latéralement par la dilatation des côtes. D'après ce mécanisme, on peut comprendre pourquoi la lésion des poumons arrive surtout chez les jeunes animaux mammifères, et pourquoi elle ne survient jamais chez les oiseaux, par exemple, où le mécanisme respiratoire est tout à fait différent.

Enfin, puisque dans certains cas la mort peut arriver sans les lésions des poumons, nous devrons donc en chercher la cause ailleurs.

3° *Actions des pneumo-gastriques sur l'œsophage.* Tous les auteurs ont remarqué qu'après la section des nerfs vagues, la déglutition est considérablement gênée. Toutefois, elle ne paraît pas impossible, car l'animal peut encore faire entrer un certain nombre de bols alimentaires qui se poussent les uns à la suite des autres par suite des contractions du pharynx qui persistent encore. Mais bientôt l'animal ne peut plus rien avaler, son œsophage est rempli jusqu'au niveau du larynx, et le contact des matières alimentaires arrivées à l'orifice de la glotte détermine des efforts de vomissemens, après quoi l'animal recommence à manger jusqu'à ce que le même phénomène se reproduise de nouveau.

On voit par cette expérience que la section des pneumo-gastriques n'a pas aboli la sensation de la faim, puisque les animaux mangent jusqu'à ce que les alimens arrivent à la partie supérieure de l'œsophage. Tous les expérimentateurs avaient conclu de cette dernière circonstance, que les animaux perdent le sentiment de la satiété par la section des nerfs vagues, c'est-à-dire qu'ils n'ont plus la sensation que leur faim est satisfaite, et qu'ils mangent outre mesure, jusqu'à ce que l'œsophage lui-même se remplisse. M. Bernard a montré que ce phénomène devait avoir une toute autre explication, et que loin de remplir leur estomac à l'excès, les animaux ne pouvaient pas y faire pénétrer des alimens. En effet, en répétant cette expérience sur un animal préalablement muni d'une fistule à l'estomac, M. Bernard a vu qu'aucune parcelle alimentaire solide ne pénétrait jusque dans cet organe, mais s'accumulait seulement dans l'œsophage, qui bientôt, se trouvant rempli, donnait lieu au phénomène de régurgitation signalé plus haut. Donc, si la déglutition est, jusqu'à un certain point, possible après la section des pneumo-gastriques dans la région moyenne du cou, l'introduction des matières alimentaires solides dans l'estomac ne peut pas avoir lieu. M. Bernard s'est assuré que cet empêchement a pour cause une sorte de resserrement spasmodique qui persiste dans la partie inférieure de l'œsophage, précisément dans ce point où M. Magendie d'abord, et Müller ensuite, ont signalé une sorte de mouvement rhythmique dirigé, tantôt de haut en bas, tantôt de bas en haut. Toutefois, le lendemain de la section des pneumo-gastriques, le relâchement est survenu dans cette partie inférieure de l'estomac, et alors, les alimens, poussés de proche en proche, peuvent parvenir jusque dans l'estomac.

4° *Action du pneumo-gastrique sur l'estomac.* Les expérimentateurs varient beaucoup d'opinion relativement à l'influence que les pneumo-gastriques exercent sur la digestion stomacale ; les uns pensent qu'elle est tout à fait abolie, d'autres qu'elle est seulement ralentie, et enfin il en est qui croient qu'elle n'est pas sensiblement modifiée. Ces divergences d'opinions tiennent à ce qu'elles ont pour base des expériences qui ne sont pas comparables, parce que les auteurs n'ont pas toujours étudié la digestibilité de la même substance alimentaire,

ou bien ne se sont pas mis au même point de vue pour caractériser les phénomènes de la digestion stomacale. Sans entrer dans cette discussion purement physiologique, nous indiquerons quels sont les phénomènes qui se passent dans l'estomac au moment où on opère la section des nerfs, et tels qu'a pu les observer M. Bernard, sur des chiens portant de larges fistules stomacales.

Au moment où la membrane muqueuse de l'estomac est excitée par le contact des alimens, elle devient rouge, turgide et comme érectile, la circulation devient très active, et à ce moment-là, suinte de toute part une rosée comme la sueur à la surface de la peau, qui bientôt se rassemble en gouttelettes et s'accumule dans l'estomac en se mélangeant avec les alimens. Ce liquide ainsi sécrété est le suc gastrique qui a une action digestive plus spéciale sur les matières azotées.

Or, M. Bernard a observé que si on coupe dans la région moyenne du cou les deux nerfs vagues, tous les phénomènes de sécrétion du suc gastrique s'arrêtent à l'instant ; la membrane muqueuse devient pâle, comme exsangue, le suc gastrique est remplacé par la formation d'un liquide visqueux et de réaction alcaline. Si alors on introduit de la viande dans l'estomac, elle n'est plus digérée et se putrifie au bout d'un certain temps.

Les matières féculeuses subissent une fermentation lactique qui donne lieu à une réaction acide qu'il ne faut pas confondre avec la formation d'une nouvelle quantité de suc gastrique.

Il résulterait donc de ces expériences, que la sécrétion du suc gastrique et par suite, la digestion stomacale, se trouvent arrêtées au moment de la section des nerfs vagues, mais on comprend que si on opérait cette section après qu'une certaine quantité de liquide gastrique a déjà été produite, une digestion partielle pourrait cependant avoir lieu.

Tout ce qui vient d'être dit doit se rapporter seulement aux cas de section des nerfs vagues dans la région moyenne du cou, car M. Bernard a remarqué que si l'on coupe les nerfs dans la poitrine, au-dessous du poumon et sur les côtés de l'œsophage, la digestion stomacale ne paraît pas sensiblement troublée, ce qui semblerait indiquer que la sécrétion du suc gastrique se fait sous l'influence d'une action réflexe encore indéterminée.

Les nerfs vagues exercent encore une influence sur les mouvemens de l'estomac qui sont considérablement troublés après leur section, et qui ne se rétablissent définitivement que si les animaux vivent assez long-temps, pour que les nerfs coupés viennent à se régénérer.

Quant à la question de savoir si l'absorption de l'estomac se trouve abolie ou modifiée d'une manière quelconque, elle a été diversement résolue ; et ces faits purement physiologiques, sur lesquels repose cette discussion, ne sauraient trouver place ici.

5° *Effet de la section du pneumo-gastrique sur les fonctions du foie.* Les fonctions du foie connues jusqu'alors sont : la sécrétion de la bile et celle du sucre. On n'a pas encore indiqué les modifications que la première de ces sécrétions subit sous l'influence de la section des pneumo-gastriques. Relativement à la seconde, M. Bernard a établi qu'elle est complètement supprimée par la section du nerf vague dans la région moyenne du cou, tandis qu'elle persiste après leur distribution dans la poitrine, au-dessous des poumons. Le mécanisme de l'abolition de cette sécrétion de sucre se rattache du reste à l'étude des actions réflexes du système nerveux dans les sécrétions en général, qui seront examinées plus tard à propos des fonctions du grand sympathique.

TROISIÈME PORTION DE LA HUITIÈME PAIRE.

NERF SPINAL OU ACCESSOIRE DE WILLIS.

Origine et trajet intra-rachidien.

Galien n'avait sur le spinal que des connaissances fort incomplètes, et il considérait ce nerf comme un rameau du pneumo-gastrique. (Sixième paire de Galien.)

Willis, le premier, le décrivit comme un nerf particulier, auquel il reconnut une origine et une distribution distinctes de celle du pneumo-gastrique.

Le nerf spinal naît par des origines très étendues sur la moelle épinière cervicale, et remonte par un trajet récurrent, bizarre, dans le crâne, pour sortir ensuite conjointement avec le vague, par le trou déchiré postérieur. Ces dispositions anatomiques exceptionnelles ont de tout temps attiré l'attention des auteurs.

Willis a parfaitement indiqué la manière dont il prend naissance sur les côtés de la moelle épinière cervicale.

Le nerf spinal (accessoire) naît, dit cet auteur, sur les côtés de la moelle et commence vers la sixième ou septième vertèbre cervicale, par une origine très déliée; puis il remonte vers le crâne, en augmentant considérablement de volume par l'adjonction successive de nouvelles fibres originaires, jusqu'à ce que tous ces filets, nés de la moelle épinière, constituent dans le canal vertébral, par leur réunion, un tronc nerveux, blanc et arrondi, qui se dirige ensuite vers le trou déchiré postérieur.

Il est nécessaire de nous arrêter un instant sur la description du spinal, donnée par Willis, parce que bien qu'elle soit très exacte, elle n'a pas été comprise et a été mal appréciée par les auteurs modernes. Il résulte en effet très clairement, de sa description anatomique et des figures qui l'accompagnent, que Willis comprend comme origine du spinal, seulement les filets nés de la moelle épinière et se réunissant au niveau ou très peu au dessus de la première paire cervicale, dans le canal vertébral en un tronc nerveux commun, tandis que tous les filets originaires nés de la moelle allongée, au-dessus de la première paire cervicale, et qui ne s'accollent au spinal que dans le trou déchiré postérieur sont regardés par Willis, comme appartenant au nerf pneumo-gastrique.

Scarpa, dont la description a été suivie par les modernes, a donné au nerf spinal une définition originaire toute différente de celle de Willis, en ce qu'il a compris dans les origines du spinal, les filets nerveux provenant de la moelle allongée que Willis rapportait au pneumo-gastrique.

Il faut donc être bien fixé sur ce point, que les origines du spinal, d'après Willis, ne sont constituées que par des filets nés de la moelle épinière cervicale, tandis que Scarpa y joint en plus les filaments nés de la moelle allongée et placés au-dessous des origines du pneumo-gastrique, dont ils ne sont séparés que par un petit intervalle, dans lequel passe habituellement une petite artère cérébelleuse postérieure.

Cette remarque, qui n'avait été faite par aucun anatomiste avant M. Bernard, découle directement de la lecture attentive des auteurs et d'un grand nombre de dissections minutieuses. Elle servira de point de départ à la critique que nous allons faire des opinions de Willis, de Scarpa et des modernes, sur le nerf spinal.

Si en effet on examine la distribution du spinal indiquée par Willis, en donnant à ce nerf la même délimitation originelle que lui, on trouve sa description parfaitement claire et très exacte. En suivant le faisceau qui résulte de la réunion de tous les filets originaires du spinal provenant de la moelle épinière cervicale, et qui constitue le nerf accessoire tel que le délimite Willis, on voit, qu'arrivé dans le trou déchiré postérieur, ce tronc nerveux, peut très facilement, sur des pièces convenablement préparées, être décollé et séparé des nerfs voisins. On constate ensuite qu'il se continue directement avec la branche externe du spinal, qui se distribue dans les muscles sterno-mastoïdien et trapèze. De sorte que l'accessoire par Willis ne concourt par rien à la formation de la branche anastomotique interne; il ne fournit donc rien au pneumo-gastrique; au contraire, il en reçoit une anastomose qui est profondément et postérieurement située.

Ainsi, Willis est conséquent à sa description, quand il dit que l'accessoire qui remonte dans le crâne n'apporte rien au vague, mais qu'il vient, au contraire, lui emprunter un ou plusieurs filets, pour aller ensuite se distribuer dans les muscles du cou. De plus, cette description est parfaitement exacte, en ce qu'elle établit déjà clairement ce que Bendz a trouvé dans ces derniers temps, savoir: que les filets du spinal nés de la moelle épinière, vont plus spécialement constituer la branche externe de ce nerf.

Scarpa, ayant donné au nerf spinal, non-seulement les mêmes origines que Willis, mais y ayant adjoint de plus le petit faisceau de filets nés de la moelle allongée, a dû nécessairement donner une description toute différente, de l'anastomose entre le spinal et le pneumo-gastrique. En effet, quand on poursuit jusque dans le trou déchiré postérieur ces origines émanées de la moelle allongée, on constate évidemment qu'elles s'unissent au tronc du spinal et semblent se confondre avec lui, en s'enveloppant dans une gaine celluleuse commune. Mais sur des pièces macérées et convenablement préparées, on démontre, en divisant cette gaine, qu'il n'y a là qu'un simple accollement et que ces mêmes filamens bulbaires réunis se détachent plus bas en un ou plusieurs filets, pour constituer la branche anastomotique du vague. Ceci prouve que les anastomoses que Scarpa a décrites sous le nom de *branche anastomotique interne du spinal*, proviennent uniquement des filets originaires supérieurs du spinal et naissent de la moelle allongée. Et comme d'autre part, nous avons démontré que Willis ne rangeait pas parmi les organes du spinal, les filets nés de la moelle épinière, au-dessus de la première paire cervicale, il est facile de comprendre que cet auteur n'ait pas pu décrire la *branche anastomotique interne*. C'est pour n'avoir pas fait toutes ces remarques, que Bischoff accuse à tort Willis d'ignorance en anatomie, et lui reproche de ne pas avoir vu que l'accessoire envoie un rameau anastomotique dans le vague. « *Analisantem erat anatomiæ scientia non mirum est Willisium, non perspexisse quod sit accessorium inter et vagum vera ratio,* » etc.

En résumé, lorsqu'on admet, ainsi que le font les anatomistes modernes, la délimitation originelle du nerf spinal, telle que l'a donnée Scarpa, il faut savoir que les origines du spinal doivent être distinguées, en celles qui naissent de la moelle épinière pour aller constituer la branche externe du spinal, et en celles qui prennent origine de la moelle allongée pour aller former la branche anastomotique interne.

Toutefois, Scarpa a complétement ignoré cette disposition, il a décrit le spinal comme un tronc nerveux dont les fibres, sans distinction d'origine, se séparent en deux portions, et il admet que la partie anastomotique provient indifféremment de toutes les origines médullaires, puisqu'il suppose, comme nous l'avons dit plus bas, que cette anastomose est destinée à apporter au pneumo-gastrique l'influence de toute la moelle cervicale. Bischoff n'a pas fait non plus cette distinction, bien que ses expériences eussent dû l'y conduire. M. Longet qui a reproduit la doctrine de Bischoff est tombé dans la même erreur, et a décrit l'anastomose interne, comme provenant de toute portion de la moelle épinière où s'insère le spinal.

Seulement cet auteur, raisonnant sur cette disposition anatomique inexacte, veut lui trouver une cause finale, et il ajoute que c'est une prévision admirable de la nature d'avoir ainsi assuré les fonctions si importantes de la branche interne du spinal, en la faisant naître dans une étendue très considérable de la moelle épinière.

Relativement aux anastomoses que le spinal contracte, soit dans le canal rachidien, soit à son passage dans le trou déchiré postérieur, soit à la sortie du crâne, on trouve une grande divergence d'opinions parmi les anatomistes.

Avant son entrée dans le trou déchiré postérieur, le spinal forme un nerf successivement croissant de bas en haut, depuis la cinquième paire cervicale environ, qui limite ses origines inférieures. Le tronc du spinal, alors placé sur les côtés de la moelle épinière, semble être collé sur un faisceau latéral. Mais en soulevant ce nerf avec des pinces, on voit que ses radicules se portent obliquement en arrière et viennent s'implanter en se bifurquant et quelquefois en se trifurquant, immédiatement au devant des filets radiculaires des racines postérieures. Vers la partie supérieure du cou, les filets d'origine du spinal sont plus longs et le tronc du nerf placé tout à fait latéralement à la moelle épinière, appuie sur la face postérieure du ligament dentelé. A mesure que l'on descend, les origines du spinal deviennent de plus en plus courtes et font conséquemment que le tronc du nerf se rapproche davantage des faisceaux postérieurs de la moelle, si bien que dans la partie inférieure du cou, il est placé très en arrière et très près des racines postérieures rachidiennes.

Quoi qu'il en soit, les filets originaires du spinal naissent tous par des origines bifurquées ou trifurquées, sur la partie la plus reculée des faisceaux latéraux, par conséquent, immédiatement à côté des racines postérieures et bien en arrière des racines antérieures.

Le tronc spinal contracte, dans son trajet intra-rachidien, quelques anastomoses avec les racines postérieures. Dans toutes les pièces que M. Bernard a disséquées, les connexions lui ont paru constantes et plus marquées avec les racines postérieures de la première paire cervicale, ainsi que l'avait déjà observé Bischoff. Il ne lui a pas semblé que ce fussent là de véritables anastomoses, c'est-à-dire un échange de filets nerveux entre le spinal et les racines postérieures. Souvent il arrive en effet, que quelques filets de la racine postérieure de la première paire cervicale s'unissent au tronc du spinal, mais il est toujours facile de les isoler, et de constater qu'il n'y a là qu'un simple accolement.

Quelques anatomistes, et Mayer en particulier, ont décrit un de ces accolemens des petits corps ganglionnaires sur le tronc du spinal. M. Bernard a cherché souvent ces corps ganglion-

naires, sans succès. Il a seulement vu quelquefois le petit ganglion de la racine postérieure de la première paire cervicale, adhérer au tronc du spinal, dont on pouvait très bien le séparer sur des pièces un peu macérées. A part cela, il n'a jamais vu de ganglion appartenant à l'accessoire de Willis.

Après avoir franchi la première paire cervicale, toutes les origines que le nerf spinal a tirées de la moelle épinière forment un tronc isolé, et c'est ce tronc nerveux seul, qui constituait pour Willis le spinal tout entier, ainsi que nous l'avons dit ailleurs. Cette portion du spinal monte vers le trou déchiré postérieur en s'infléchissant un peu en dehors, et elle reçoit, chemin faisant, un certain nombre de filets, nés de la moelle allongée, qui s'y accolent pour aller constituer plus tard la branche anastomotique interne.

Willis considérait ces filets comme appartenant au pneumo-gastrique ; c'est Scarpa qui les a rangés dans les origines du spinal.

Il paraît au premier abord assez difficile de séparer nettement les filets du spinal émanés de la moelle allongée, de ceux du vague lui-même, qui naissent absolument sur la même ligne. Cependant ces filets, qui sont au nombre de trois ou quatre, ont des origines bifurquées ou trifurquées, ce qui n'a pas lieu pour les origines du vague, dont ils sont, du reste, souvent séparés par le passage de l'artère cérébelleuse postérieure. Les trois ou quatre filets originaires, nés de la moelle allongée, s'unissent quelquefois au spinal par le canal vertébral, mais c'est plus ordinairement à l'entrée du trou déchiré postérieur, et ils se placent en avant et au-dessus de la portion formée par les origines provenant de la moelle cervicale, à laquelle ils ne font que s'accoler pour aller former ensuite la branche anastomotique interne du spinal.

Le spinal étant ainsi constitué par deux portions originairement distinctes, pénètre dans le trou déchiré, en arrière et un peu au-dessous du pneumo-gastrique. Chacune des deux portions originaires du spinal peut être suivie isolément dans son trajet dans le trou déchiré postérieur. Le tronc qui est le résultat de toutes les origines médullaires du spinal, et que M. Bernard appelle *grande racine médullaire*, se place tout à fait en arrière dans le trou déchiré postérieur, et sur des pièces macérées convenablement on peut toujours le décoller avec la plus grande facilité, et suivre sa continuité entière avec la branche externe du spinal. M. Bernard a toujours constaté, ainsi que l'admettait Willis, que cette grande racine du spinal reçoit un filet anastomotique du pneumo-gastrique lorsqu'elle est près de sortir du trou déchiré postérieur. Le faisceau qui provient de l'assemblage des filets radiculaires du spinal, insérés sur la moelle allongée, et que nous appellerons *courte racine bulbaire*, est d'abord accolé au tissu cellulaire, à la partie antérieure de la grande racine, avec laquelle il chemine pendant quelque temps, comme étant dans un névrilème commun. Mais bientôt, en suivant avec soin cette courte racine, on constate qu'elle se sépare du tronc du spinal par un, deux, ou quelquefois plusieurs filets qui se jettent dans le pneumo-gastrique.

Scarpa et les modernes qui ont suivi sa description n'avaient pas su, ainsi que M. Bernard l'a établi, que la grande racine médullaire née de la moelle épinière, va constituer la branche musculaire externe du spinal, tandis que la courte racine bulbaire, née du bulbe rachidien, va se jeter dans le vague, et constituer la branche anastomotique interne. Scarpa considérait, en effet, que le tronc du spinal arrivé dans le trou déchiré postérieur était un nerf indivis, parfaitement homogène, dont toutes les origines s'intriquaient et se confondaient intimement, après quoi il se séparait en deux portions, la branche externe et la branche interne, destinées à porter aux muscles du cou et au pneumo-gastrique l'influence provenant de toutes les origines médullaires du spinal. Cette erreur de Scarpa a été partagée par Bischoff et par plusieurs autres anatomistes. Mais elle a surtout été développée par M. Longet, qui a admis qu'il fallait que chacune des origines si multipliées du spinal vînt concourir, dans une certaine mesure, à la formation de sa branche interne, car c'était, suivant cet auteur, une prévision admirable de la nature, pour assurer les fonctions de la branche interne du spinal.

Il est donc évident, contre l'opinion de Scarpa et celle des auteurs qui l'ont adoptée, que le spinal est un nerf composé de deux portions qui sont distinctes à leur origine et à leur terminaison ; que la grande racine médullaire correspond à la branche externe du spinal, que la courte racine bulbaire correspond à la branche interne du spinal anastomotique avec le vague. Bendz était déjà arrivé à une distinction analogue, en se basant sur des dissections minutieuses. M. Bernard, sans connaître son travail, y a été conduit par les expériences physiologiques ; ce qui lui a permis non pas d'avancer cette distinction, qui est un fait capital dans l'histoire du spinal, mais d'en donner la démonstration, ainsi qu'on le verra plus loin.

La branche interne du spinal, après s'être séparée de ce qu'on a appelé le tronc du spinal, se jette dans le pneumo-gastrique par un, deux ou plusieurs filets. Ces filets viennent se placer en arrière et un peu en dedans du tronc du vague auquel ils ne font que s'accoler, sans se confondre dans l'intumescence gangliforme que ce nerf présente en ce point. Spence, se fondant sur cette particularité, compare ingénieusement le mode d'adjonction de cette branche interne du spinal au vague à la manière dont se comporte la petite racine motrice de la cinquième paire avec sa grosse racine sensitive.

Il est difficile de poursuivre longtemps les filets émanés de la branche interne du spinal, et anatomiquement il est impossible de les distinguer aussi loin que nous le ferons plus tard à l'aide de l'expérimentation physiologique. On voit, en effet, la branche interne du spinal se diviser et s'éparpiller en filamens blancs sur le tronc du vague qui présente une intumescence gangliforme, grisâtre, marquée en ce point.

On peut constater cependant directement la continuation des filets de la branche interne du spinal jusque dans le rameau pharyngien, ainsi que l'avait très bien figuré Scarpa. Sur des pièces convenablement macérées les filets de la branche interne tranchent par leur blancheur sur le fond gris du tronc du pneumo-gastrique ; on les voit se composer et se décomposer sans qu'il soit possible, anatomiquement, de les suivre isolément. Il n'a pas été possible à M. Bernard de séparer, ainsi que Bendz l'a fait, les filets de la branche interne jusque dans le nerf récurrent ou laryngé inférieur. On ne peut pas non plus constater d'anastomose bien nette de la branche interne du spinal avec le glosso-pharyngien et l'hypoglosse dans le trou déchiré postérieur.

La branche externe du spinal, à sa sortie du trou déchiré postérieur, se dirige en dehors et en bas, au-dessous des muscles digastrique et stylo-hyoïdien, puis au-dessous du muscle sterno-mastoïdien, traverse souvent ce muscle ou s'accole à sa face profonde pour gagner le muscle trapèze dans lequel le spinal se

T. III.

termine. Chemin faisant, la branche externe du spinal donne des branches au sterno-cleido-mastoïdien, et forme au niveau de ce muscle une sorte de plexus auquel concourent des rameaux venant des paires cervicales et en particulier de la troisième. Les anastomoses ont une disposition en anses très marquée. Après avoir franchi le sterno-mastoïdien, le spinal affaibli reçoit encore des filets de communication des deuxième et troisième paires cervicales. A la face profonde du trapèze, il reçoit deux branches des troisième, quatrième et cinquième paires cervicales. C'est à tort qu'on a dit que chez l'homme le spinal se rendait dans d'autres muscles que le sterno-mastoïdien et le trapèze.

Résumé de la description du spinal chez l'homme.

1° Le nerf spinal ou accessoire de Willis, étudié chez l'homme, est composé par une série de filamens nerveux, à origines superficielles et bifurquées, qui s'implantent sur la ligne de séparation des cordons postérieurs et latéraux de la moelle.

2° Ces filets d'origine du spinal commencent en haut, sur les côtés de la moelle allongée, au-dessous du nerf vague et descendent inférieurement jusqu'au niveau de la racine postérieure de la cinquième paire cervicale environ.

3° Le nerf spinal doit être divisé en deux portions : 1° *la petite racine bulbaire*, qui naît de la moelle allongée au-dessus de la première paire cervicale, et qui est destinée à former la branche interne du spinal, dite *anastomotique* du vague ; 2° *la grande racine médullaire*, qui prend naissance sur la moelle épinière cervicale, et est destinée à former la branche externe du spinal.

4° L'anastomose entre le spinal et le pneumo-gastrique dans le trou déchiré postérieur n'est pas constituée uniquement par les anastomoses de la branche interne qui se jettent dans le tronc du vague, mais il y a aussi un ou plusieurs filets plus antérieurement situés, qui proviennent du pneumo-gastrique et vont se jeter dans la branche externe du spinal ; de sorte qu'en réalité il y a un échange de filets entre le spinal et le pneumo-gastrique.

5° Le nerf spinal doit être considéré comme un nerf essentiellement moteur. La branche interne se jette dans le vague et s'associe, de plus, au glosso-pharyngien et au grand sympathique par l'intermédiaire du plexus pharyngien, tandis que la branche externe va s'associer avec le plexus cervical.

Comparaison du pneumo-gastrique et du spinal avec les racines d'un nerf rachidien.

Nous avons déjà vu que Galien confondait le nerf spinal avec le pneumo-gastrique. Ce fut Willis qui, le premier, le décrivit comme un nerf anatomiquement et physiologiquement distinct. Plus tard, Goeres et Scarpa comparèrent les deux nerfs pneumo-gastrique et spinal réunis à une paire rachidienne dont le pneumo-gastrique représenterait la racine postérieure et le spinal la racine antérieure. Cette idée a surtout été développée et introduite dans la science par Bischoff. Cet auteur, dans un travail remarquable, s'appuyant d'une part sur l'anatomie humaine et comparée, et d'autre part sur l'expérimentation physiologique directe, avança cette proposition absolue : que le pneumo-gastrique (nerf sensitif) et le spinal (nerf moteur) ont des origines distinctes et se trouvent entre eux dans le même rapport anatomique et physiologique que les deux racines d'une paire rachi-

6a

dienne. « Nervus accessorius Willisii est nervus motorius atque eamdem habet rationem ad nervum vagum qui sensibilitati solo modo præest quam antica radix nervi spinalis ad posticam. »

M. Bernard, s'appuyant également sur l'anatomie et l'expérimentation physiologique, a développé une opinion opposée et soutient que le spinal, nerf distinct du pneumo-gastrique ne peut pas être considéré comme sa racine motrice. Voici les raisons sur lesquelles il appuie son argumentation anatomique.

Les principaux arguments apportés par Bischoff et par les autres auteurs qui ont soutenu cette comparaison anatomique se résument en disant :

1° Que le nerf spinal, comme une racine rachidienne antérieure, naît du faisceau antéro-latéral de la moelle ;

2° Que ce nerf, comme une racine rachidienne antérieure, est toujours dépourvu de ganglion sur son trajet ;

3° Que le spinal, en s'anastomosant dans le trou déchiré postérieur, par sa branche interne, avec le pneumo-gastrique au-dessous du ganglion jugulaire, se comporte, à l'égard de ce nerf, de la même manière que le fait une racine rachidienne antérieure, quand elle s'unit à sa racine postérieure correspondante dans le trou de conjugaison, après son ganglion inter-vertébral ;

4° Enfin on ajoute que la distribution de la branche externe du spinal dans les muscles sterno-mastoïdien et trapèze établit pleinement sa nature motrice.

Tout le monde admet, en effet, et cela est incontestable, que le spinal possède les caractères anatomiques d'un nerf moteur. Ce qui n'empêche pas, ainsi qu'il sera facile à démontrer, que les rapprochemens précédens qui tendraient à faire considérer ce nerf comme la racine antérieure du pneumo-gastrique, ne soient complétement inexacts et forcés.

D'abord le mode d'origine du spinal n'est pas le même que celui d'une racine antérieure. Ce nerf prend naissance dans une étendue très considérable de la moelle épinière, tandis que chaque racine rachidienne naît d'un point très limité. Ensuite au lieu de s'insérer, comme les racines antérieures, dans le sillon de séparation du faisceau antérieur et du faisceau latéral, les filets originaires du spinal émergent d'une partie de la moelle beaucoup plus reculée et très près du faisceau postérieur.

Sous le rapport de ses variations de volume chez les animaux, le spinal ne se montre pas, comme une racine rachidienne antérieure, d'autant plus volumineux que les organes musculaires auxquels il se distribue prennent un plus grand développement.

Ainsi le spinal n'augmente pas chez les animaux dont les organes pharyngo-gastriques acquièrent un volume considérable. Chez le bœuf, où il y a quatre estomacs très musculeux et des mouvemens spéciaux de rumination, le spinal n'est pas plus gros que chez le cheval, où il y a un estomac simple, très petit, dans lequel les alimens séjournent pendant très peu de temps.

Mais le rapprochement le plus erroné qu'on a voulu établir entre le spinal et une racine antérieure, c'est d'avoir comparé son anastomose avec le pneumo-gastrique dans le trou déchiré postérieur, à l'union qui s'établit entre les racines rachidiennes antérieure et postérieure, dans le trou de conjugaison.

En effet, les deux racines rachidiennes, un peu au delà du ganglion intervertébral, qui appartient à la racine postérieure, se joignent et se réunissent de telle manière, qu'il y a une décussation intime entre leurs filets. Cette intrication, qui était entière, se montre comme une fusion complète des deux racines en un

nerf mixte ; de telle sorte qu'il devient impossible de distinguer si un rameau, né au delà de cette union, provient de la racine antérieure, plutôt que de la racine postérieure.

Pour le spinal, au contraire, c'est une simple jonction partielle de sa branche interne avec le tronc du pneumo-gastrique. Bischoff, partageant l'erreur de Scarpa, de Goeres, etc., pensait que cette branche anastomotique interne résultait indistinctement de filets émanés de toute l'étendue des origines du nerf spinal. Mais les dissections de Bendz, de Spence, ainsi que celles de M. Bernard, prouvent clairement que le rameau anastomotique qui se jette dans le tronc du pneumo-gastrique, provient uniquement des trois ou quatre filamens originaires, les plus élevés du spinal, qui naissent de la moelle allongée, tandis que toutes les origines situées au-dessous, et s'insérant sur la moelle cervicale, composent la branche externe du spinal, qui reste complétement étrangère à l'anastomose du spinal et du pneumo-gastrique.

Mais la comparaison, même ainsi restreinte, est encore fautive. En effet, si nous supposons que la branche interne du spinal seul joue le rôle d'une racine antérieure à l'égard du pneumo-gastrique, elle devrait se confondre avec lui, comme le fait une racine antérieure avec sa racine postérieure correspondante.

Or, au lieu d'une fusion complète, il existe un simple accolement, et on constate clairement, par la dissection la plus facile, que parmi les filets de cette anastomose interne du spinal, il en est qui se continuent directement avec la branche pharyngienne du vague, tandis que, à l'égard des rameaux qui naissent après l'union des racines rachidiennes, ainsi que nous l'avons déjà dit, le scalpel le plus habile ne pourrait les débrouiller, tant la fusion des deux nerfs a été intime. Spence, qui a soutenu cette opinion, que la branche interne du spinal représentait seule la racine antérieure du vague, n'a pas admis la fusion des deux nerfs, car il compare très ingénieusement cette anastomose à la petite racine motrice de la cinquième paire.

Une objection grave doit encore être faite, à la manière dont on a considéré l'anastomose du spinal, dans ses rapports avec le ganglion du pneumo-gastrique. On voit, en effet, que chaque racine rachidienne antérieure s'unit à la racine postérieure, un peu au delà du ganglion inter-vertébral de cette dernière. La plupart des auteurs regardant le ganglion jugulaire du pneumo-gastrique qu'on voit exister sur son trajet, au moment où il pénètre dans le trou déchiré postérieur, comme l'analogue du ganglion inter-vertébral d'une racine postérieure, ont cru trouver là un argument en faveur de leur doctrine, en disant que le spinal s'unit au pneumo-gastrique, au-dessous de ce ganglion. Mais il fallait prouver, d'abord, que ce ganglion du pneumo-gastrique était l'analogue du ganglion inter-vertébral d'une racine rachidienne postérieure. Or, il est facile de démontrer que le seul ganglion qui pourrait être rapproché de celui des racines postérieures est celui qui existe sur le trajet du pneumo-gastrique, au-dessous de l'anastomose du spinal. Ce ganglion est très visible et nettement délimité chez certains animaux, tels que le chat et le lapin, tandis que chez l'homme il est représenté par une sorte d'intumescence ganglionnaire diffuse du tronc du pneumo-gastrique, à laquelle on donne le nom de *plexus gangliforme*, et qui avait été décrit déjà parfaitement par Scarpa. De sorte que l'anastomose du spinal diffère encore de celle d'une racine antérieure, en ce qu'elle se jette dans le pneumo-gastrique, réellement au-dessus du ganglion qui est l'analogue de celui d'une racine postérieure.

En résumé, à cause de toutes les différences précédemment signalées, M. Bernard conclut : « qu'au point de vue anatomique, les nerfs pneumo gastrique et spinal ne sont pas dans les mêmes rapports que les deux racines d'une paire rachidienne, et que le rapprochement qu'on a voulu établir entre eux à cet égard, est complétement fautif. »

Anatomie comparée.

Chez les *poissons*, qui sont complétement dépourvus de voix, le nerf spinal n'existe pas.

Reptiles. Chez ces animaux, l'accessoire de Willis prend naissance entre les racines antérieures et postérieures des premiers nerfs cervicaux. Chez les chéloniens, ces origines descendent jusqu'au niveau du quatrième nerf cervical. Il remonte en recevant successivement des filets de la moelle allongée, et il sort du crâne par le trou déchiré postérieur, en se confondant plus ou moins avec le pneumo-gastrique.

Oiseaux. Chez eux, le nerf spinal se confond entièrement avec le pneumo-gastrique. M. Bernard a démontré que dans ces animaux, comme dans les reptiles, le nerf est réduit à la seule branche interne, et que la branche externe qui se distribue aux muscles sterno-mastoïdien et trapèze n'existe pas. Ceci explique pourquoi les origines de la moelle épinière se prolongent beaucoup moins que dans les mammifères.

Mammifères. Ce nerf existe chez tous les mammifères, ses racines s'étendent quelquefois jusqu'au septième nerf cervical.

On doit distinguer, ainsi que l'a fait voir M. Bernard, deux branches originaires du spinal, l'une provenant de la moelle épinière cervicale, et qui est spécialement destinée à former la branche externe, l'autre provenant du bulbe où la moelle allongée est spécialement destinée à former la branche interne qui se confond avec le pneumo-gastrique.

Chez le plus grand nombre des mammifères, la branche bulbaire du spinal se confond avec le pneumo-gastrique, cependant il paraîtrait que cela n'est pas un fait général, car, Vrolic dit que, chez le chimpanzé, la branche interne du nerf spinal ne se réunit pas au vague, et va directement au larynx, tandis que la branche externe de ce nerf, chez le même animal, se distribue au sterno mastoïdien et au trapèze, mais presque exclusivement à ce dernier muscle.

Fonctions du nerf spinal.

Au point de vue physiologique, comme au point de vue anatomique, le nerf spinal ne peut pas être considéré comme la racine motrice du pneumo-gastrique. M. Bernard, en effet, a démontré qu'en arrachant complétement l'accessoire de Willis, les animaux peuvent survivre long-temps, et pour ainsi dire, indéfiniment, ce qui prouve que les fonctions motrices du vague n'ont pas été détruites ; ce qui aurait dû cependant avoir lieu nécessairement, si le spinal avait été la source unique des mouvemens pour ce nerf.

Le spinal a donc des fonctions distinctes et indépendantes de celles du vague.

Les propriétés du nerf spinal sont celles des nerfs moteurs en général, c'est-à-dire que l'excitation galvanique de son tronc produit des contractions dans les muscles auxquels il se distribue. D'autre part, il possède la *sensibilité récurrente* qui lui vient des racines postérieures des trois premières paires cervicales et non du pneumo-gastrique. Ce dernier fait démontre encore que le vague ne joue pas, par rapport au spinal, le rôle d'une racine postérieure.

Relativement à ses fonctions, le nerf spinal est spécialement destiné à l'organe de la voix, et on peut le désigner très bien sous le nom de *nerf vocal.* Après son extirpation, on constate aussitôt chez l'animal, une aphonie complète, une certaine gêne de la déglutition, la brièveté de l'expiration quand l'animal veut crier, les soufflemens dans les grands mouvemens, ou les efforts, et parfois un peu d'irrégularité dans la démarche. Tous ces phénomènes ne sont visibles que chez l'animal en mouvement ; lorsqu'il est en repos ils disparaissent, et on constate alors que toutes les fonctions organiques qui sont sous l'influence du pneumo-gastrique, savoir : la respiration, la digestion et la circulation, s'accomplissent avec une grande régularité.

L'ensemble des phénomènes qui caractérisent la paralysie des nerfs spinaux se distingue par une foule de points, de la paralysie qui suit la section des deux nerfs vagues. On pourra mieux saisir cette différence dans le tableau comparatif suivant :

Phénomènes propres à la paralysie des deux nerfs spinaux.	*Phénomènes propres à la paralysie des deux nerfs vagues.*
1° La voix est abolie.	1° La voix est abolie.
2° La respiration n'est pas troublée ; le nombre des respirations n'est pas changé.	2° La respiration est modifiée, et le nombre des inspirations est constamment diminué.
3° Le nombre des battemens du cœur et des pulsations artérielles reste le même.	3° Les battemens du cœur sont considérablement accélérés, et le nombre des pulsations artérielles est considérablement augmenté.
4° La digestion stomacale n'est pas dérangée, et les sécrétions gastriques s'accomplissent bien.	4° La digestion stomacale est profondément troublée, ainsi que les sécrétions gastriques.
5° La survie des animaux est indéfinie.	5° La mort des animaux arrive généralement au plus tard après trois ou quatre jours.

Il résulte de la comparaison précédente qu'il n'y a qu'un seul caractère qui soit commun à la paralysie des spinaux et à celle des pneumo-gastriques, c'est l'aphonie, ou l'abolition de la voix.

En analysant chacun des phénomènes qui suivent l'extirpation des nerfs spinaux, M. Bernard les rapporte tous aux troubles de l'appareil vocal et de l'appareil respiratoire, en tant qu'il sert à la phonation. Car il admet que le larynx et le thorax sont, en quelque sorte, des organes doubles qui tantôt servent à la respiration, tantôt sont utilisés à la phonation. Dans le premier cas, ils agissent sous l'influence du pneumo-gastrique ; dans le second sous celle des nerfs spinaux.

Voici, du reste, comment M. Bernard résume les fonctions du spinal, dans leurs rapports avec celles du pneumo-gastrique :

Tous les troubles remarquables qui accompagnent la section des nerfs spinaux, se concentrent uniquement sur la partie motrice ou dynamique de l'appareil respiratoire (mouvemens laryngiens, mouvemens thoraciques). Il importe de se rappeler que les agens respirateurs (larynx, thorax) peuvent, à raison des deux ordres de nerfs moteurs qui les animent, se trouver chez un animal sain dans deux états fonctionnels bien distincts.

Tantôt, comme cela, soit chez un animal qui reste en repos ou qui est plongé dans le sommeil, une seule fonction organique s'accomplit, c'est la respiration. Le larynx béant livre à l'air un passage facile dans les poumons, le thorax se dilate et se resserre alternativement ; enfin, l'inspiration et l'expiration, à peu près égales, s'exercent involontairement , d'après un rythme régulier que rien ne vient troubler: tels sont les phénomènes de la *respiration simple.*

Dans un autre état qui accompagne seulement la veille, et qui est appelé *état respiratoire complexe* par opposition au précédent, il se manifeste d'autres phénomènes , qui bien que se produisant toujours au moyen des agens respirateurs, sont cependant en dehors du but de la respiration : telles sont la phonation, la déglutition, etc.

Les agens respirateurs (larynx, thorax) ont donc un double but fonctionnel, et il serait vrai de dire que, dans le premier état de respiration simple, ces organes appartiennent exclusivement à la vie intérieure ou organique, tandis que, dans le second état de respiration complexe, ils intervertissent provisoirement leur fonction respiratoire, pour s'approprier à d'autres actes de la vie intérieure. Or, il ne faut pas oublier que c'est uniquement à ces organes que le nerf spinal va distribuer ses rameaux et porter son influence.

Dans l'état de repos, quand la respiration simple s'effectue, les nerfs spinaux n'ont aucun rôle à remplir ; car lorsqu'ils sont extirpés et que les animaux restent calmes, ou qu'ils dorment, on ne voit pas le moindre trouble dans leurs fonctions, et il serait tout à fait impossible de dire alors, s'ils ont des spinaux, ou s'ils n'en ont pas.

Mais quand l'état opposé au repos arrive et lorsque l'animal privé de ses spinaux veut accomplir les différentes fonctions qui établissent des rapports entre lui et le monde extérieur, il se trouve arrêté dans tous les actes qui, pour s'opérer, réclament des modifications particulières dans les agens respirateurs. La volonté de l'animal se manifeste pourtant toujours, mais elle n'a plus de prise sur sa respiration, pour l'arrêter, la modifier à son gré, et produire la phonation, l'effort, etc.

Le larynx et le thorax ne sont plus avertis, en quelque sorte, des actes de la vie extérieure qui se passe autour d'eux ou dans eux, ces organes, demeurés agens de la respiration simple , continuent perpétuellement, malgré l'animal, à exécuter cette fonction et ils ne peuvent plus en remplir d'autres. Quand l'animal croit former un cri, il respire ; quand il veut avaler, il respire en même temps ; quand il cherche à faire un effort , il respire encore plus vite.

Ainsi les agens actifs de la respiration (muscles qui agissent sur le larynx, muscles qui agissent sur le thorax) reçoivent donc deux ordres d'influence nerveuse motrice. Dans l'état de *respiration simple*, l'influence du spinal sur eux est nulle ; ce nerf n'excite des mouvemens qu'en vue des actes de la vie extérieure, et c'est lui qui préside à tous les changemens qui surviennent dans la mobilité du larynx et du thorax, lors de la *respiration complexe*, tels que l'effort, la voix. Aussi, sous ce rapport, le nerf spinal doit-il être considéré comme le nerf vocal par excellence.

NEUVIÈME PAIRE DE NERFS.

NERF GRAND HYPOGLOSSE.

Origine.

Le nerf grand hypoglosse prend naissance sur les côtés de la moelle allongée, entre l'olive et la pyramide, par des filets généralement au nombre de onze, d'après Valentin, mais pouvant quelquefois s'élever jusqu'à douze ou quinze. Ce nerf provient, par conséquent, d'un point qui répond à peu près à l'entrecroisement des pyramides de la moelle. Toutes les racines de l'hypoglosse se dirigent vers le trou condyloïdien , les supérieures constituant un petit faisceau qui traverse isolément la dure-mère ; les inférieures forment également un faisceau distinct, qui s'engage par un orifice particulier de la dure-mère, dans le trou condyloïdien ; enfin, les origines moyennes, tantôt se réunissent à l'un des faisceaux précédents, tantôt s'isolent, pour former un troisième faisceau indépendant, pénétrant également dans le trou condyloïdien.

Quelquefois, par exception, un des faisceaux de l'hypoglosse reçoit, d'après Valentin, un filet anastomotique de la racine postérieure du premier nerf cervical. Meyer dit également avoir aperçu un ganglion rudimentaire sur un des faisceaux de l'hypoglosse ; cette disposition, revue par Bach, n'a point été retrouvée par Valentin, ni par la plupart des anatomistes.

Trajet, rapports et anastomoses.

Une fois sorti par le trou condyloïdien antérieur, le nerf hypoglosse se distribue aux muscles de la région sous-hyoïdienne et à tous les muscles de la langue. Il se dirige d'abord en bas , en avant et légèrement en dehors, et il se trouve placé d'abord au côté interne et postérieur de l'accessoire, du pneumo-gastrique et de la veine jugulaire interne : puis il croise obliquement le pneumo-gastrique qu'il contourne, ainsi que l'artère carotide au niveau du deuxième nerf cervical. Ensuite il se dirige en bas et en avant. vers l'os hyoïde, parvient vers la grande corne de cet os et se porte vers la langue où il se termine.

Dans ce trajet, le nerf hypoglosse décrit une grande courbe dont la concavité regarde en haut. Ses rapports, au-dessous du pneumo-gastrique, sont en dedans les muscles stylo-pharyngien et stylo-glosse, puis le nerf lingual et l'artère linguale qu'il accompagne ; seulement l'artère s'en sépare au moment où il s'engage sous le muscle hyo-glosse. Le nerf alors chemine entre les muscles mylo-hyoïdien et hyo-glosse, au-dessous du canal de Wharton, et il pénètre ensuite dans l'épaisseur du muscle génio-glosse où il se divise en un très grand nombre de rameaux terminaux.

Les anastomoses du nerf hypoglosse sont nombreuses, et elles ont lieu de la manière suivante :

1° Avec l'anse des deux nerfs cervicaux supérieurs. On voit ordinairement un filet de l'hypoglosse se porter vers un autre filet, provenant des deux nerfs cervicaux. Il résulte de là un tronc commun qui se dirige en arrière et en bas, pour se porter vers l'anse de l'hypoglosse.

2° Avec le pneumo-gastrique. Valentin décrit deux anastomoses, l'une inférieure, l'autre supérieure. La première a lieu à l'endroit où le grand hypoglosse passe sur la face externe du pneumo-gastrique, par une ou deux branches assez fortes, qui descendent obliquement de l'hypoglosse, pour se rendre à la partie inférieure du ganglion plexiforme du vague. La seconde consiste en un ou plusieurs filets qui descendent d'arrière en avant et de dehors en dedans, percent également la gaîne celluleuse du vague sur divers points, et se jettent dans son ganglion plexiforme.

3° *Avec le grand sympathique.* Cette anastomose se fait au moyen d'un filet grêle, se dirigeant en bas et en dedans du tronc de l'hypoglosse vers le ganglion cervical supérieur, ou vers son rameau carotidien.

4° *Avec le nerf lingual.* Au niveau du muscle hyoglosse sur sa face externe, il existe un échange de filets constant, entre le nerf lingual et le nerf hypoglosse.

Branches de l'hypoglosse.

1° *Rameaux vasculaires supérieurs et inférieurs.* Valentin décrit sous ce nom des filets de l'hypoglosse qui se rendent, pour les supérieurs, à l'artère carotide interne et à la veine jugulaire. Les vasculaires inférieurs émanent de la partie antérieure et inférieure de l'hypoglosse, se mélangent en s'anastomosant avec des filets pneumo-gastriques, d'où résulte une espèce de plexus qui entoure l'artère carotide interne. A ce plexus, arrivent quelquefois deux filets qui proviennent de la branche descendante de l'hypoglosse..

2° *Branche descendante de l'hypoglosse.* Elle prend naissance sur la convexité que forme le tronc de l'hypoglosse; elle se détache de sa partie inférieure et se dirige en bas, jusqu'à la partie moyenne du cou, en s'anastomosant en arcades, avec la branche descendante interne du plexus cervical.

A son point de départ, la branche descendante de l'hypoglosse est constituée par deux rameaux, dont l'un marche d'arrière en avant dans le sens du tronc nerveux, et l'autre d'avant en arrière, et semblant provenir de la périphérie du nerf. Ainsi formée, la branche descendante est située au devant de la carotide primitive, en arrière et en dehors des muscles sous-hyoïdiens. Au niveau du tendon du muscle scapulo-hyoïdien, elle s'anastomose avec les branches descendantes des troisième et quatrième paires cervicales. L'adjonction de ces différens nerfs constitue une anse plexiforme, qui est placée entre le sterno-mastoïdien et la veine jugulaire interne, et qui fournit, par sa convexité, cinq ou six filets destinés au muscle sous-hyoïdien. On constate que l'hypoglosse, par sa branche descendante, s'anastomose avec les quatre premiers nerfs cervicaux. De la convexité de l'anse décrite plus haut, part un certain nombre de filets qui peuvent être distingués en supérieur, moyens et inférieurs.

Le filet supérieur qui est grêle se porte en dedans, dans la moitié supérieure du muscle scapulo-hyoïdien, et en partie dans le sterno-hyoïdien.

Les filets moyens, généralement au nombre de trois, se distribuent, le premier, à la moitié inférieure du muscle scapulo-hyoïdien, le second, à la partie moyenne du muscle sterno-hyoïdien et le troisième, au muscle sterno-thyroïdien.

Le filet inférieur, plus volumineux que les deux autres, se porte en bas en longeant le bord externe du muscle sterno-thyroïdien, pénètre avec ce muscle dans la poitrine, et se répand dans son extrémité inférieure. D'après Valentin, ce filet irait plus loin se réunir au nerf diaphragmatique et mériterait, d'après cela, le nom de *nerf diaphragmatique accessoire.* M. Sappey ne pas avoir rencontré cette disposition, qu'il regarde comme exceptionnelle.

Si la branche descendante de l'hypoglosse présente une distribution qui est constante, elle peut offrir cependant un assez grand nombre de variétés anatomiques dans ses anastomoses qui sont de peu d'importance.

3° *Rameau thyro-hyoïdien.* Il naît au-dessus de l'artère thyroïdienne supérieure, se porte en bas jusqu'au muscle thyro-hyoïdien, et, arrivé au niveau de ce muscle, il se partage en plusieurs branches, ordinairement au nombre de trois, qui se distribuent dans ce muscle, en s'anastomosant entre elles, ainsi qu'avec des ramifications du nerf laryngé supérieur et laryngé inférieur (Valentin).

4° *Rameaux destinés à l'artère linguale.* Il naissent vis-à-vis du précédent ou un peu plus en arrière que lui de la partie supérieure du nerf grand hypoglosse. Ils se dirigent obliquement de bas en haut et d'arrière en avant vers l'artère linguale, et se jettent dans le plexus nerveux, situé au côté externe de cette artère. Valentin signale l'existence d'un renflement ganglionnaire pouvant exister quelquefois sur le trajet de ces nerfs.

5° *Rameaux destinés au muscle hyoglosse.* Ils sont au nombre de quatre ou cinq et naissent du côté inférieur et interne de l'hypoglosse, se dirigent obliquement de haut en bas, d'arrière en avant, s'anastomosent quelquefois entre eux dans leur trajet, et se distribuent dans la partie inférieure du muscle hyoglosse.

6° *Rameau destiné à la glande sous-maxillaire.* Né par plusieurs racines du grand hypoglosse, il se porte en haut et en avant, au-dessous et au côté interne du tendon du muscle digastrique; il se bifurque plusieurs fois, pénètre dans la partie antérieure de la glande sous-maxillaire dans laquelle il se distribue en s'anastomosant avec les filets que le nerf de la cinquième paire envoie à cette glande.

7° *Nerf génio-hyoïdien.* Il se dirige d'arrière en avant et pénètre dans la partie inférieure du muscle génio-hyoïdien, en s'anastomosant sur la ligne médiane avec le filet pareil de l'hypoglosse du côté opposé. Quelquefois il fournit encore un filet au muscle mylo-hyoïdien.

8° *Nerf stylo-glosse.* Il pénètre dans le muscle du même nom, en s'anastomosant préalablement avec des filets de la troisième branche du trijumeau, et avec les filets nerveux de l'artère linguale.

9° *Rameaux destinés au muscle génio-glosse.* Ils sont en grand nombre, s'anastomosent fréquemment entre eux en formant des anses dont les ramifications se terminent dans les muscles génio-hyoïdien et lingual. Ces filets s'anastomosent également avec leurs homonymes du côté opposé.

10° *Branche terminale de l'hypoglosse.* Après avoir fourni tous les filets précédemment indiqués, et être parvenus à la partie inférieure de la substance charnue de la langue, l'hypoglosse donne une branche qui se dirige jusqu'à la partie la plus antérieure de la langue, en distribuant de nombreux filets aux muscles génio-glosse, hyoglosse et lingual. Ces filets se dirigent de bas en haut, s'anastomosent fréquemment entre eux en arcades, et pénètrent dans la substance musculaire de la langue.

On voit, en résumé, que le nerf grand hypoglosse donne des rameaux dans les muscles de la langue, dans ceux qui s'attachent à l'os hyoïde, le stylo-glosse, génio-glosse, dans les glandes sous-maxillaire et sub-linguale, et autour des vaisseaux sanguins; il se réunit à des branches des nerfs cervicaux, pour constituer des nerfs qui se jettent dans les muscles sterno-hyoidien et omo-plate-hyoidien. Il s'anastomose avec les nerfs trijumeau, pneumo-gastrique, accessoire de Willis, les premier, second et troisième nerfs cervicaux, et avec le nerf grand sympathique. Enfin, d'après Valentin, il s'anastomoserait encore avec le nerf diaphragmatique.

Anatomie comparée.

Poissons. On considère comme analogue au nerf hypoglosse un tronc qui existe chez beaucoup de poissons, et qui naît de la moelle épinière par une ou deux racines. Bien que ce nerf sorte de la cavité crânienne entre l'occipital basilaire et l'arc de la première vertèbre, il doit, suivant Siebold et Stannius, être considéré comme un nerf rachidien, à cause de son mode de distribution. En effet, il fournit une ou deux branches dorsales et une branche antérieure plus forte; cette dernière s'accole à celle du nerf rachidien qui vient immédiatement après et forme avec elle des filets qui se rendent à la nageoire pectorale, et se prolongent inférieurement pour se ramifier dans le muscle sterno-hyoidien.

Reptiles. Le nerf hypoglosse naît par une seule racine de la face latérale de la moelle allongée, au-dessous de celle du pneu-mo-gastrique, et il sort du crâne par un trou particulier de l'occipital. Chez les reptiles nus, le nerf hypoglosse ne prend pas encore son origine du cerveau. Chez la plupart des batraciens anoures, il est remplacé par le premier nerf rachidien. Chez les *pipas* il provient, comme chez la plupart des poissons, de quelques branches du plexus brachial. Dans les salamandrines, il est remplacé par les deux premiers nerfs rachidiens. Chez les céciliens, il naît d'un ganglion; à sa formation concourent le nerf pneumo-gastrique et les trois premiers nerfs rachidiens. Enfin, chez les *proteus*, il provient en partie du pneumo-gastrique, en partie du premier nerf rachidien.

Les rameaux qui correspondent à l'hypoglosse s'anastomosent avec des branches du pneumo-gastrique et se répandent dans la plupart des muscles de l'hyoïde et de la langue, particulièrement dans les muscles sterno-hyoïdien, génio-hyoïdien, stylo-glosse, et dans la substance de la langue elle-même.

Oiseaux. Le nerf grand hypoglosse naît par deux racines comme un nerf rachidien, sur la limite de la moelle allongée et de la moelle épinière. Après avoir traversé le trou condyloidien pour sortir du crâne et s'être anastomosé avec des filets grêles du grand sympathique, et parfois aussi, avec le pneumo-gastrique, il se divise en deux branches, dont l'une se rend dans les muscles et à la face inférieure de la langue, et l'autre (la branche descendante) descend sur les côtés de la trachée-artère, à la rencontre du nerf récurrent, et se ramifie sur l'œsophage ainsi que dans les muscles de la trachée (notamment dans les muscles sterno-trachéens et furculo-trachéens).

Mammifères. Chez plusieurs espèces, le nerf grand hypoglosse se distingue par la présence d'une racine postérieure pourvue d'un ganglion. Mayer l'a observé chez le bœuf, le cochon et le chien. Du reste, les autres différences entre l'hypoglosse de l'homme et des mammifères offrent peu d'importance.

Fonctions du nerf hypoglosse.

La physiologie et la pathologie démontrent ce que l'anatomie aurait pu faire prévoir d'après l'origine de l'hypoglosse, c'est-à-dire qu'il est spécialement moteur. Toutefois, si l'on irrite ce nerf sur son trajet, l'animal manifeste des signes évidens de douleur. Cette sensibilité du nerf grand hypoglosse peut provenir, d'une part, de ses anastomoses avec des filets de nerfs sensitifs, et d'autre part, de la *sensibilité récurrente* qu'il possède, à l'égal de tous les nerfs moteurs.

La section des nerfs grands hypoglosses est accompagnée de la paralysie des muscles de la langue. Cet organe reste immobile dans la mastication et dans l'exercice de ses autres fonctions. Mais si la langue vient à sortir de la bouche, elle ne peut plus y rentrer, et reste entre les dents qui la mordent et la déchirent à chaque mouvement de mastication, elle se gonfle alors et devient douloureuse, parce que la paralysie du nerf hypoglosse n'a amené aucune diminution dans la sensibilité tactile et gustative de l'organe.

Lorsque le nerf hypoglosse vient à être comprimé ou détruit chez l'homme par une cause quelconque, il en résulte des désordres analogues. Si les deux nerfs sont paralysés, les mouvemens de la langue sont complétement abolis, tandis que sa sensibilité générale et spéciale est conservée. Si un seul nerf est paralysé, les mouvemens ne sont perdus dans la langue que du côté correspondant, et sa pointe est déviée du côté opposé. Un fait qui existe chez les hémiplégiques, c'est que la paralysie est croisée pour le nerf hypoglosse, de telle sorte que ce n'est pas la moitié de la langue correspondante au côté du corps paralysé, qui a perdu la faculté de se mouvoir, mais celle du côté opposé.

NERFS RACHIDIENS.

On comprend sous le nom de nerfs spinaux ou rachidiens, ou encore, nerfs vertébraux, tous ceux qui naissent de la moelle épinière, au-dessous du trou occipital et qui sortent par les trous de conjugaison de la colonne vertébrale.

Il existe, par conséquent, autant de nerfs rachidiens qu'il y a de trous de conjugaison. On en compte trente-et-une paires, que l'on distingue, suivant les régions, de la manière suivante :

1° Nerfs rachidiens cervicaux, au nombre de huit paires.

2° Nerfs rachidiens dorsaux, au nombre de douze paires.

3° Nerfs rachidiens lombaires, au nombre de cinq paires.

4° Nerfs rachidiens sacrés, au nombre de six paires.

Tous ces nerfs sont spécialement destinés à fournir le sentiment et le mouvement au tronc et aux membres.

Constitution anatomique des nerfs rachidiens.

Tous les nerfs rachidiens ont ce caractère commun, qu'ils sont constitués par deux racines, l'une *antérieure*, l'autre *postérieure*.

Chacune de ces racines a une origine spéciale et des fonctions distinctes, toutes deux se réunissent ensuite pour former le tronc mixte du nerf rachidien proprement dit.

Chez l'homme il n'y a pas d'exception, et toutes les paires rachidiennes présentent cette double origine. Chez un singe (grand papion), M. Bernard a constaté que la première paire des nerfs cervicaux n'offrait pas de racine postérieure. Il s'agirait de savoir si ce fait tenait à une anomalie, ou s'il constituerait une particularité anatomique propre à cet animal.

1° *Racines antérieures.* Ainsi qu'il a déjà été dit (voyez description de la moelle épinière), les racines antérieures des nerfs rachidiens prennent naissance sur les parties latérales de la face antérieure de la moelle, suivant une ligne que l'on désigne sous le nom de sillon collatéral antérieur, et qui sert de limite entre le faisceau antérieur et le faisceau latéral de la moelle épinière.

Chacune de ces racines est formée par quatre ou six filets qui s'insèrent sur la moelle par deux ou trois petites radicules. Dans la région dorsale, ces filets originaires sont plus petits, et plus espacés, que dans les autres régions.

L'origine réelle de ces filets est difficile à suivre dans la moelle, et il est impossible d'établir nettement leur continuité avec la substance grise médullaire.

Aussitôt après sa naissance, la racine antérieure se dirige en dehors, vers le trou de conjugaison correspondant, dans lequel elle se réunit, comme nous le verrons bientôt, avec la racine postérieure.

2° *Racines postérieures.* Ces racines émergent du sillon collatéral postérieur de la moelle, suivant une ligne qui sert de limite entre le faisceau postérieur et le faisceau latéral médullaire. Chacune d'elles prend naissance par six ou huit filets qui semblent sortir directement de la substance médullaire, à laquelle ils adhèrent fortement. Lorsqu'on les arrache, on remarque à leur implantation une série de points grisâtres creusés en fossettes, qui démontrent que ces filets radiculaires sont en continuité directe avec la substance grise médullaire inférieure. Après leur origine, chacune des racines postérieures se dirige de concert avec les antérieures, vers le trou de conjugaison, pour constituer le tronc du nerf rachidien mixte.

Caractères des racines rachidiennes.

Les racines antérieures et postérieures, comparées entre elles, offrent des différences caractéristiques. Suivant les régions où on les examine, elles en offrent d'autres qui sont relatives à leur volume, à leur trajet, etc.

Toute racine antérieure se distingue par l'absence de ganglion sur son trajet, tandis que les racines postérieures en présentent constamment un auquel on donne le nom de ganglion intervertébral. Dans le canal rachidien, chacune des racines est séparée l'une de l'autre à son origine, par l'épaisseur du faisceau latéral de la moelle, puis le ligament denté se trouve interposé entre elles. La pie-mère spinale leur constitue une enveloppe qui les accompagne jusqu'à leur sortie du canal fibreux de la dure-mère; là ces deux membranes se réunissent pour se confondre avec le névrilème des nerfs rachidiens. L'arachnoïde qui les entoure leur fournit également une gaîne infundibuliforme, qui se réfléchit au moment où ces nerfs percent la dure-mère.

Sous le rapport de leur volume, les racines postérieures sont généralement plus fortes que les antérieures; il existe toutefois une exception pour la racine postérieure de la première paire cervicale qui est plus grêle que l'antérieure.

Beaucoup d'anatomistes ont voulu établir un rapport entre les volumes proportionnels des racines dans les diverses régions.

Suivant Blandin, les racines postérieures sont, pour le volume, aux racines antérieures, :: 2 : 1 dans la région cervicale; :: 1 : 1 dans la région dorsale; et :: 1 1/2 : 1 dans les régions lombaire et sacrée. M. Cruveilhier donne une estimation un peu différente, et suivant lui, les racines postérieures seraient, relativement aux antérieures, :: 3 : 1 à la région cervicale; :: 1 1/2 : 1 dans la région dorsale; :: 2 : 1 dans la région sacrée.

Dans leur trajet intra-rachidien, toutes les racines ne présentent pas une même longueur ni une même obliquité. Les racines du premier nerf cervical sont légèrement ascendantes, tandis que celles du second et du troisième sont transversales. Plus bas, elles deviennent descendantes et obliques, de telle sorte, qu'elles ont à parcourir toute la hauteur d'une vertèbre pour arriver à leur trou de sortie. Dans la région dorsale, cette obliquité devient plus grande et enfin, dans la région lombaire, elle est tellement considérable que les racines rachidiennes deviennent verticales et se réunissent en un faisceau, au-dessous de la terminaison de la moelle, auquel on donne le nom de *queue de cheval.* Indépendamment de cette obliquité de haut en bas, les racines rachidiennes se dirigent encore vers le trou de conjugaison, suivant une ligne oblique, d'avant en arrière pour les racines antérieures, et d'arrière en avant pour les racines postérieures.

Arrivées dans le trou de conjugaison, les deux racines se réunissent et se confondent intimement. Cette union a lieu immédiatement après la formation du ganglion qui existe sur la racine postérieure, et elle est tellement intime, qu'il est impossible de dire si les filets qui naissent après, proviennent plutôt de la racine postérieure que de la racine antérieure.

Avant leur union, pour former le tronc du nerf rachidien, les racines qui le constituent ne fournissent jamais de filets, ni ne contractent jamais d'anastomoses entre elles. Toutefois, si les racines antérieure et postérieure ne s'anastomosent pas l'une avec l'autre, on voit assez souvent les racines d'un même ordre s'anastomoser entre elles, et cela se remarque spécialement pour les racines postérieures. On voit en effet souvent le filet le plus inférieur d'une racine s'écarter subitement, pour venir se réunir avec le filet le plus élevé de la racine inférieure. Il arrive quelquefois aussi qu'il existe entre deux racines un filet intermédiaire qui se bifurque pour se porter vers l'une et l'autre. Ce mode d'anastomose se remarque très bien entre les racines postérieures de la région cervicale. Quelquefois, dans la région lombaire ou sacrée, où les deux racines s'unissent dans le canal vertébral, on peut observer une fusion entre deux ganglions intervertébraux, et alors, cela amène une communauté de fonctions dans la production de la sensibilité récurrente, ainsi que M. Bernard l'a observé deux fois sur le chien. Il serait intéressant de savoir si les filets de communications qui existent entre les racines postérieures de la région cervicale ont le même effet.

Fonctions et propriétés des nerfs rachidiens.

Une des vérités les mieux établies en physiologie, est l'indépendance des fonctions des racines rachidiennes, qui sont destinées, les antérieures au mouvement, et les postérieures au sentiment. Chez tous les animaux vertébrés, les expériences ont démontré que la section ou la lésion des racines antérieures, entraîne immédiatement la perte des mouvemens avec conservation de la sensibilité, tandis que la destruction des racines postérieures abolit seulement la sensibilité.

Mais si ces fonctions distinctes des racines ont été parfaitement établies par les expériences de Charles Bell et Magendie, Müller, etc., ainsi que par les faits pathologiques, il existe encore la question de savoir si les propriétés des racines rachidiennes offrent la même différence que leurs fonctions. Ch. Bell avait admis, *à priori*, que les racines antérieures motrices sont complétement insensibles, et que les postérieures sensitives sont seules douées de sensibilité aux irritations mécaniques. MM. Magendie et Bernard ont démontré qu'il n'en est point ainsi et que les racines antérieures possèdent une sensibilité spéciale, à laquelle M. Magendie a donné le nom de sensibilité récurrente. Voici quels sont les phénomènes qu'elle présente :

1° Quand, sur un animal, chien, chat, etc., on pince avec les précautions nécessaires, la racine rachidienne antérieure dont la racine postérieure correspondante est restée intacte, on constate que le pincement de cette racine antérieure arrache des cris à l'animal, ce qui dénote sa sensibilité de la manière la plus évidente.

2° Si on divise avec des ciseaux fins cette racine antérieure, sans intéresser la racine postérieure correspondante, il résulte de cette section deux bouts de nerf qu'on peut facilement isoler, pour constater leurs propriétés. On trouve alors que le bout central du nerf, c'est-à-dire celui qui tient directement à la moelle épinière, est devenu parfaitement insensible, tandis que le bout périphérique du nerf, c'est-à-dire celui qui est séparé de la moelle, a conservé toute sa sensibilité.

3° De sorte qu'une racine antérieure étant coupée, sa sensibilité se réfugie dans le bout périphérique, ce qui est l'inverse pour la racine postérieure. En effet, quand on coupe une racine postérieure, c'est son bout central qui reste sensible, tandis que son bout périphérique devient complétement insensible. Tout ceci indique clairement que dans la racine rachidienne postérieure et dans la racine rachidienne antérieure, la sensibilité se propage d'une manière inverse.

4° Mais cette sensibilité récurrente d'une racine antérieure rachidienne n'est pas habituellement diminuée ni modifiée par la section des racines postérieures des paires rachidiennes, situées au-dessus ou au-dessous, tandis qu'elle disparaît, aussitôt qu'on vient à couper la racine postérieure correspondante, ce qui démontre que la sensibilité, dans la racine antérieure, est seulement transmise par la racine postérieure correspondante.

Il suit de cette opération qu'alors, parmi les quatre bouts résultant de la section des deux racines rachidiennes, il n'y en a plus qu'un dans lequel la sensibilité soit évidente : c'est le bout central de la racine postérieure.

Nous ne nous étendrons pas plus longuement sur les caractères de cette sensibilité des racines rachidiennes antérieures, qui se propage de la périphérie vers le centre, et s'éteint du centre vers la périphérie, contrairement à la sensibilité des racines postérieures.

Il resterait donc établi en principe, que dans l'état physiologique, la racine antérieure rachidienne tire sa sensibilité récurrente de sa racine postérieure correspondante, de telle sorte que par ce seul fait, qu'un nerf de sentiment transmettra la sensibilité récurrente à un nerf de mouvement, on pourra conclure qu'il joue, par rapport à lui, le rôle d'une racine postérieure, puisqu'en effet, c'est là le caractère physiologique essentiel d'association des racines des paires rachidiennes entre elles.

On pourra donc, à l'aide de ces caractères, juger la question d'association de certains nerfs crâniens, qu'on considère comme formant entre eux une paire rachidienne, tels sont, par exemple, le pneumo-gastrique et le spinal. Pour cela, on le comprend, il faut rechercher si la sensibilité récurrente du spinal provient du pneumo-gastrique, de même que la sensibilité récurrente d'une paire rachidienne antérieure provient de sa racine postérieure correspondante. Si le pneumo-gastrique fournit la sensibilité au spinal, on pourra dire qu'il remplit, relativement à lui, le rôle de racine postérieure. Dans le cas contraire, la question devra être jugée en sens inverse, puisque la propriété essentielle qui caractérise l'association des deux racines d'une paire rachidienne, ne se rencontrera pas entre le spinal et le pneumo-gastrique.

Or, M. Bernard a constaté que la sensibilité récurrente du spinal, qu'il a trouvée excessivement nette et évidente chez le chien, le lapin, le chevreau, ne subit aucune diminution par la section du pneumo-gastrique, ce qui prouve péremptoirement que ce n'est point ce nerf qui fournit la sensibilité récurrente au nerf spinal.

On peut donc conclure que, sous le rapport de la sensibilité récurrente, le nerf spinal ne peut pas du tout être considéré comme l'analogue de la racine antérieure d'une paire rachidienne, dont le pneumo-gastrique représenterait la racine postérieure.

Müller, à l'aide du galvanisme appliqué aux racines rachidiennes, a donné des caractères physiologiques très précieux pour les distinguer entre elles. Lorsqu'on coupe une racine antérieure, et que l'on excite successivement les deux bouts de la section, on constate que le bout périphérique seul détermine des mouvemens limités aux muscles où ce nerf se rend. Lorsqu'on applique la même expérience aux bouts périphériques des racines postérieures, on observe qu'il n'en résulte aucune espèce de mouvement. Les bouts centraux des nerfs coupés se conduisent également d'une manière différente sous l'influence du galvanisme.

Le bout de la racine antérieure, complétement insensible, ne réveille aucun mouvement, tandis que celui de la racine postérieure, doué d'une grande sensibilité, détermine des mouvemens généraux réflexes, plus ou moins considérables.

En résumé, d'après tout ce qui a été dit précédemment sur les propriétés des nerfs rachidiens, et plus haut, sur celles des nerfs crâniens en particulier, il résulte, ainsi que l'a fait remarquer M. Bernard, qu'on peut distinguer les différens nerfs entre eux par leur seule propriété aux excitans mécaniques et galvaniques. Il faut, dans ces expériences, préalablement séparer le nerf de son centre, et agir successivement sur les deux bouts divisés. Relativement aux caractères de sensibilité, voici ce que l'on observera :

1° Si l'on trouve le nerf complétement insensible dans ces deux bouts, on a affaire à un nerf de sensibilité spéciale, les nerfs optiques, acoustiques sont en effet dans ce cas.

2° Si l'on trouve le bout central seul sensible, on a affaire à un nerf de sensibilité générale. Toutes les racines postérieures sont dans ce cas, ainsi que les autres nerfs de sensibilité générale.

3° Si le bout périphérique est seul resté sensible, il s'agit d'un nerf de mouvement pur. Toutes les racines antérieures rachidiennes présentent ce phénomène, pourvu que les animaux soient dans de bonnes conditions, et qu'on laisse intactes les racines postérieures correspondantes.

4° Lorsqu'on voit la sensibilité exister à la fois dans les deux bouts du nerf divisé, on peut être certain que l'on a un nerf mixte. C'est en effet ce que l'on observe sur les deux bouts divisés du nerf facial, à sa sortie du trou stylo-mastoïdien, sur la branche externe de l'accessoire de Willis, etc.

Relativement aux caractères de mouvement, voici ce que l'on remarque :

1° Si l'excitation des deux bouts du nerf divisé ne détermine aucun mouvement *dans les muscles de la vie animale*, on obtient un caractère propre aux nerfs de sensibilité spéciale. En effet, si le pincement du bout central du nerf optique donne lieu à des mouvemens de la pupille, il n'en détermine jamais dans les muscles des paupières ou du globe de l'œil.

2° Lorsque le bout périphérique seul détermine des mouvemens musculaires limités, il s'agira d'un nerf moteur proprement dit, ce caractère s'observe dans les racines antérieures des nerfs rachidiens, etc.

3° Lorsque l'excitation du bout central seul déterminera des mouvemens non limités, plus ou moins étendus, suivant l'énergie de l'animal sur lequel on expérimente, il s'agira d'un nerf de sensibilité générale ; c'est le cas des racines postérieures rachidiennes, à la condition que la moelle épinière soit restée intacte.

4° Si on obtient des mouvemens par excitation des deux bouts du nerf seulement, limités pour le bout périphérique, et non limités pour le bout central, on aura les caractères d'un nerf mixte, c'est-à-dire constitué par la réunion d'une racine de mouvement et d'une racine de sentiment.

Distribution des nerfs rachidiens.

Une fois formé par la réunion des deux racines antérieure et postérieure, chacun des nerfs rachidiens sort par un trou de conjugaison, et se divise immédiatement en un certain nombre de branches destinées au mouvement et au sentiment. On divise ces branches : en branches postérieures, branches antérieures et branches internes. Les branches postérieures, qui sont généralement plus petites que les antérieures, sont destinées aux parties postérieures du tronc ; les antérieures aux membres et aux parties antérieures du tronc, enfin, les internes sont destinées spécialement à établir des communications avec le système grand sympathique.

Au lieu de décrire ces différens ordres de branches d'une manière simultanée, on est dans l'habitude de décrire isolément les branches antérieures, et par groupes, suivant les régions. C'est ainsi que l'on décrit ensemble, la distribution des branches antérieures dans la région cervicale, sous le nom de *plexus cervical*, et celles de la région lombaire et sacrée, sous le nom de *plexus lombo-sacré*, etc. Les *branches internes* seront décrites à propos du grand sympathique. Il nous reste seulement quelques mots à dire sur les branches postérieures des nerfs rachidiens, dont la distribution offre, du reste, une très grande uniformité.

Au cou, les branches postérieures des nerfs spinaux se détachent de leur tronc, aussitôt après leur sortie du trou de conjugaison. Toutes ces branches, à l'exception de la première et de la seconde, sont plus petites que les antérieures ; toutes ont la même direction horizontale d'avant en arrière, et se terminent en deux ordres de rameaux, dont les uns destinés à la peau, se dirigent plus en dedans et les autres destinés aux muscles, se dirigent plus directement en arrière.

La branche postérieure du premier nerf cervical sort du canal vertébral, entre l'occipital et l'atlas, en dedans et au-dessous de l'artère vertébrale ; puis, arrivée dans l'espace triangulaire compris entre les muscles droit et oblique postérieurs de la tête, elle se divise en rameaux internes, destinés aux muscles grand et petit droit postérieur ; en rameaux externes, au nombre de deux ou trois pour le muscle du petit oblique ; en rameaux inférieurs dont l'un va dans le grand oblique. Enfin, il fournit encore des rameaux anastomotiques avec la branche postérieure du deuxième nerf cervical.

Comme on le voit, cette branche postérieure du premier nerf cervical, encore appelé *nerf sous-occipital*, se distingue des autres en ce qu'elle ne fournit pas de filets cutanés. Cette particularité explique la petitesse relative de sa racine postérieure chez l'homme, et explique même son absence complète, comme cela a été observé sur le singe. Or, comme dans ce dernier cas, M. Bernard a constaté l'absence d'anastomoses entre le pneumogastrique et le premier nerf rachidien cervical, on doit conclure que son anastomose se fait aux dépens de la racine postérieure. Enfin, cela porterait également à penser que les muscles ne reçoivent pas de filets de la racine postérieure.

La branche postérieure du deuxième nerf cervical qui a été appelé encore *grand nerf occipital d'Arnold* ou *branche occipitale interne de M. Cruveilhier*, se fait remarquer par un volume considérable, et par l'étendue de sa distribution qui a lieu spécialement à la peau.

Ce nerf, qui sort du canal vertébral, entre l'atlas et l'axis, monte vers l'occipital, et en se plaçant d'abord au-dessous de l'oblique inférieur, puis entre ce muscle et le grand complexus ; il se porte ensuite obliquement en haut et en dedans, et se réfléchit en dehors, au moment où il devient sous-cutané. Dans son trajet, cette branche occipitale fournit deux filets anastomotiques qui s'unissent en arcades, à des filets correspondants des première et troisième paires cervicales. Ces arcades ont été désignées par M. Cruveilhier sous le nom de *plexus cervical postérieur*, et on en voit sortir deux filets destinés aux muscles oblique inférieur, grand complexus et transversal épineux. Le nerf occipital donne encore d'autres rameaux musculaires pour les muscles précités, et de plus pour les muscles splénius et trapèze. Les rameaux cutanés se divisent en internes, en externes et en supérieurs. Tous ces filets se ramifient dans le cuir chevelu et peuvent être suivis jusque dans les bulbes des cheveux ; quelques-uns, et particulièrement les externes, s'anastomosent avec la branche mastoïdienne du plexus cervical.

Les branches postérieures des six derniers nerfs cervicaux et celle du premier nerf dorsal vont en diminuant de volume successivement de haut en bas. Elles contournent le bord externe du muscle transversaire épineux, marchent entre ce muscle et le grand complexus, et, arrivées vers les apophyses épineuses, elles se réfléchissent de dedans en dehors. Elles donnent, dans leur trajet, des filets musculaires et se terminent en fournissant des ramifications à la peau. Il faut encore noter que la branche du troisième nerf cervical donne une anastomose avec le grand nerf occipital, et fournit elle-même un filet cutané à la région de l'occiput.

Les branches postérieures des 2e, 3e, 4e, 5e, 6e, 7e et 8e nerfs dorsaux sont destinées à la paroi postérieure du thorax, elles ont toutes un volume à peu près égal, et elles se divisent toutes en deux rameaux, l'un externe musculaire, l'autre interne cutané. Le premier se distribue aux muscles sacro-lombaire et long dorsal. Le second se ramifie dans la peau qui recouvre l'épaule et la partie postérieure de la poitrine.

Les branches postérieures des quatre derniers nerfs dorsaux, des cinq derniers nerfs lombaires et des six nerfs sacrés sont destinées aux parois postérieures de l'abdomen et du bassin. Elles donnent des filets internes pour la peau située dans le voisinage des apophyses épineuses, des filets externes pour le tégument des parties latérales de l'abdomen, des rameaux descendants plus volumineux que les précédents, qui se dirigent vers la crête iliaque, pour aller se distribuer dans la peau de la région fessière.

Sous le rapport du volume, les branches des quatre derniers nerfs dorsaux et celles des deux ou trois premiers nerfs lombaires sont sensiblement égales, tandis que celles des deux derniers nerfs lombaires sont beaucoup plus petites et sont même souvent exclusivement destinées à la masse commune des muscles sacro-lombaire et long dorsal. La grosseur des nerfs sacrés augmente depuis la première jusqu'à la quatrième, quelquefois même jusqu'à la cinquième. Toutes ces branches s'anastomosent ordinairement en arcades, avant de se distribuer dans les faisceaux musculaires correspondants, et enfin, pour se rendre à la peau, elles sont obligées de perforer l'aponévrose du grand dorsal.

PLEXUS CERVICAL.

Les branches antérieures des nerfs cervicaux qui concourent à la formation du plexus cervical sont au nombre de quatre, savoir: la première, la deuxième, la troisième et la quatrième. Chacune de ces branches s'accroît en volume, de la première à la quatrième; elles sont logées dans la gouttière que présente la face supérieure des apophyses transverses des vertèbres cervicales, entre les muscles inter-transversaires qui s'attachent aux deux bords de cette gouttière.

Elles sont en rapport avec l'artère vertébrale en avant, excepté pour la première paire cervicale, qui passe au-dessous de la courbure horizontale de l'artère vertébrale. Une fois parvenues sur les côtés de la colonne vertébrale, ces branches s'envoient réciproquement des rameaux anastomotiques en anse, d'où naissent d'autres rameaux, et par suite, la formation du plexus cervical.

Le plexus cervical se trouve placé au-dessous des apophyses transverses des quatre premières vertèbres cervicales. Il est en rapport, en dedans, avec la veine jugulaire interne et la portion cervicale du grand sympathique, et il est situé au-dessous du bord postérieur du sterno-mastoïdien; enfin une lame aponévrotique le recouvre et le maintient appliqué sur les muscles splénius et scalène postérieur.

On distingue les différentes branches que fournit le plexus cervical, en branches superficielles ou cutanées et en branches profondes ou musculaires. Les branches superficielles émergent vers la partie postérieure et moyenne du muscle sterno-mastoïdien; elles sont au nombre de cinq, savoir: une antérieure, *la branche cervicale superficielle* ou *transverse;* deux ascendantes, la branche *auriculaire* et *mastoïdienne;* deux descendantes, la branche *sus-claviculaire* et la branche *sus-acromiale.* Les branches profondes sont au nombre de dix, savoir: deux descendantes, la branche *descendante interne* et le nerf *diaphragmatique;* deux ascendantes qui sont destinées, l'une au muscle petit droit latéral, et l'autre au muscle petit droit antérieur; deux internes destinées, l'une au muscle grand droit antérieur, et l'autre au muscle long du cou; enfin, quatre externes, qui se distribuent, la première dans le muscle sterno-mastoïdien; la seconde dans le muscle trapèze; la troisième dans le muscle angulaire, et la quatrième dans le muscle rhomboïde.

Branches superficielles du plexus cervical.

1° *Branche cervicale superficielle* ou *transverse.* Cette branche se distribue spécialement à la peau de la partie antérieure du cou et de la face; elle provient d'anastomoses qui existent entre le second et le troisième nerf cervical. Après sa naissance, elle se dirige vers le bord postérieur du muscle sterno-cléido-mastoïdien, en décrivant une anse, dont la concavité regarde en avant. Elle se place ensuite au-dessous du peaucier, contourne en arrière la veine jugulaire externe, et lui fournit habituellement, deux filets qui accompagnent ce vaisseau jusque dans la face. Alors, la branche cervicale superficielle se divise en un certain nombre de rameaux, dont les uns ont une direction ascendante, et les autres une direction descendante.

Les rameaux descendants se distribuent dans la peau qui recouvre la partie antérieure et moyenne du cou, et on peut les suivre jusque près du sternum.

Les rameaux ascendants se distribuent dans la peau qui recouvre la région sus-hyoïdienne et les deux tiers inférieurs de la face.

En traversant le muscle peaucier, les rameaux de la branche cervicale superficielle lui abandonnent un certain nombre de filets, tandis qu'ils se distribuent ensuite exclusivement à la peau. Ce sont les rameaux ascendants qui contractent des anastomoses avec les branches inférieures du nerf facial.

2° *Branche auriculaire.* Elle a une origine commune avec la branche qui précède. Comme elle, elle se dégage du bord postérieur du muscle sterno-cléido-mastoïdien, et se porte verticalement en haut, en longeant le bord postérieur du peaucier, et en croisant la direction du muscle sterno-cléido-mastoïdien. Elle est destinée à l'oreille et à la parotide.

Les filets parotidiens, qui sont au nombre de quatre ou cinq, traversent le tissu de la glande, pour aller ensuite se terminer dans la peau, après avoir, toutefois, abandonné quelques filets dans le tissu glandulaire. C'est un de ces rameaux qui s'anastomose habituellement avec le tronc du facial à sa sortie du trou stylo-mastoïdien.

Les rameaux destinés à l'oreille sont au nombre de deux, le rameau auriculaire interne et le rameau auriculaire externe. Le premier fournit à la partie inférieure du pavillon de l'oreille, puis après avoir traversé le tissu qui unit le cartilage de la conque au cartilage de l'hélix, se divise en deux filets; l'un, le *filet de la conque*, va dans la peau qui recouvre cette partie de l'oreille externe, l'autre, le *filet de l'hélix et de l'anthélix*, rampe dans la rainure qui se trouve entre ces deux éminences, en distribuant ses rameaux dans la peau. Le second rameau auriculaire interne est d'abord placé dans l'épaisseur de la glande parotide, il va se distribuer à la partie postérieure de la face interne du pavillon de l'oreille. Au niveau du muscle auriculaire postérieur il donne un filet occipital qui se dirige en haut et en dehors, il vient s'anastomoser avec la branche mastoïdienne, et se terminer ensuite dans le cuir chevelu qui recouvre le muscle occipital.

3° *Branche mastoïdienne*, encore nommée *branche occipito-auriculaire*, par Chaussier, et branche *occipitale externe*, par M. Cruveilhier, provient plus spécialement du deuxième nerf cervical. Après s'être dégagée du bord postérieur du muscle mastoïdien, elle monte vers la face postérieure de l'occipital où elle se divise en deux rameaux, un externe et l'autre interne. Le rameau externe fournit à la peau de la région mastoïdienne et de la région temporale, et de plus, il donne à celle de la partie interne du pavillon de l'oreille un petit rameau qui s'anastomose, dans ce point, avec des divisions de la branche auriculaire. Le rameau interne se distribue dans le cuir chevelu et s'anastomose avec des filets externes du grand nerf occipital. Outre la branche auriculaire et la branche mastoïdienne, on en signale encore une autre plus petite, qui donne ses filets à la peau qui recouvre l'apophyse mastoïde. Cette dernière branche a reçu le nom de *petite mastoïdienne*.

4° *Branche sus-claviculaire*. Émanée de la quatrième paire cervicale, elle sort également derrière le bord postérieur du sterno-mastoïdien, pour descendre ensuite perpendiculairement sur la clavicule et sur la partie antérieure du thorax. Dans ce trajet elle se divise en un très grand nombre de rameaux destinés à la peau, et qu'on distingue en rameaux sus-sternaux et sus-claviculaires.

Les premiers se ramifient dans la peau qui recouvre le creux sus-sternal, ainsi qu'à celle de la moitié supérieure du sternum.

Les seconds se placent sur la partie moyenne de la clavicule, traversent le peaucier, et descendent au devant du grand pectoral jusqu'au niveau de la quatrième côte, en donnant des rameaux à la peau qui revêt le creux sus-claviculaire et le tiers supérieur de la paroi antérieure du thorax.

5° *Branche sus-acromiale*. Comme la précédente, elle naît du quatrième nerf cervical, se dirige en bas et se partage en deux ordres de rameaux dont les uns, antérieurs, passent sur le tiers externe de la clavicule, pour aller se ramifier dans la peau qui recouvre la partie antérieure du moignon de l'épaule, jusque vers l'insertion du tendon du grand pectoral. Les rameaux externes se ramifient dans la peau des parties supérieure et externe de l'épaule.

Branches profondes ou musculaires du plexus cervical.

1° *Branche descendante interne*. Cette branche naît par deux rameaux qui proviennent, l'un du second nerf cervical et l'autre du troisième. Quelquefois il existe un troisième rameau originaire émané de l'arcade des deux premiers nerfs cervicaux, enfin même, suivant M. Sappey, il en existerait encore une

quatrième origine qui se détache de la quatrième paire cervicale. Tous ces filets se réunissent pour donner naissance à la branche descendante interne qui s'anastomose, ainsi qu'il a été décrit ailleurs, avec le rameau descendant du grand hypoglosse, et se distribue avec lui aux muscles sterno-hyoïdien, sterno-thyroïdien et scapulo-hyoïdien (*voy.* le grand hypoglosse).

2° *Nerf phrénique* ou *diaphragmatique*. Ce nerf naît principalement du quatrième nerf cervical, par plusieurs filets qui se réunissent en un seul rameau; il reçoit bientôt d'autres origines qui viennent de la cinquième branche cervicale, et même de la troisième.

Après son origine, il se dirige en bas, et se place en arrière et en dehors des vaisseaux du cou dont il est séparé par des fibres musculaires et par des couches de tissu cellulaire. Il passe bientôt au devant du muscle scalène antérieur auquel il donne quelques filets grêles.

Dans cette région, il s'anastomose avec le grand sympathique, et quelquefois avec le pneumo-gastrique. Au moment où il parvient dans la cavité thoracique, il se place en dehors de la veine jugulaire, derrière la veine sous-clavière et au devant de l'artère du même nom, et s'anastomose avec le plexus de l'artère sous-clavière, de la mammaire interne, ainsi qu'avec le plexus cardiaque postérieur. D'après Valentin, il s'anastomose encore avec la branche descendante du nerf hypoglosse et fournit aussi aux débris du thymus et aux glandes lymphatiques des parties supérieures du médiastin antérieur.

Une fois parvenu dans le thorax, le nerf diaphragmatique descend le long de la partie antérieure et interne du poumon correspondant, se place entre lui et le péricarde et donne quelques filets grêles au plexus cardiaque supérieur.

Le nerf diaphragmatique droit est situé dans la poitrine, un peu plus en arrière que celui du côté gauche; il se place d'abord entre la veine cave supérieure et le poumon, puis, descendant plus profondément, il passe au devant des vaisseaux pulmonaires, entre l'oreillette droite et la portion du péricarde, située en dehors. Dans ce trajet, il reçoit encore du plexus pulmonaire antérieur une branche mince qui descend, d'arrière en avant, sur le péricarde. Enfin, arrivé au diaphragme, il se partage en deux branches, qui se divisent chacune en cinq ou six rameaux pour se porter, en rayonnant, dans la portion costale du muscle diaphragme. La branche antérieure s'épanouit dans la portion antérieure et interne du diaphragme. Ses rameaux s'anastomosent fréquemment avec des ramuscules perforants des plexus cardiaques supérieur et inférieur. La branche postérieure se porte en arrière et en bas, et se divise en trois rameaux principaux qui s'anastomosent, soit entre eux, soit avec des ramuscules des plexus de la veine cave, ainsi qu'avec d'autres rameaux ascendants du plexus solaire. De ces anastomoses, résulte un plexus appelé *plexus diaphragmatique supérieur*. Mais à la face inférieure du diaphragme, il existe encore un autre plexus, dans lequel paraissent exister des ganglions, et auxquels on a donné le nom de ganglions *diaphragmatico-hépatiques* (Valentin).

Le diaphragmatique gauche est un peu plus superficiellement placé que celui du côté droit, et présente des rapports un peu différents. Il se place au devant des vaisseaux pulmonaires, entre le poumon et le péricarde. Au niveau de l'oreillette gauche, il reçoit un petit filet venant des vaisseaux pulmonaires, et fournit des ramuscules qui descendent dans le péricarde. Parvenu vers le diaphragme il fournit ses rameaux terminaux, qui se distribuent à la moitié gauche du diaphragme, en se comportant à peu près comme ceux du côté droit. La distribution des nerfs diaphragmatiques est excessivement remarquable, à cause surtout de ses fonctions, qui sont relatives aux phénomènes mécaniques de la respiration. Les anastomoses de ces nerfs sont également très nombreuses, soit avec des nerfs du système cérébrospinal, soit avec des nerfs du grand sympathique. La question de savoir si les nerfs diaphragmatiques donnent des rameaux au foie, n'est pas également résolue par les anatomistes, le plus grand nombre nie cette distribution, toutefois, M. Sappey dit avoir observé qu'un certain nombre des filets appliqués sur la veine cave lui ont paru pénétrer dans le tissu du foie et se perdre dans la périphérie de ses lobules.

3° *Nerfs musculaires profonds du plexus cervical.*

Le nerf du muscle petit droit latéral provenant de la branche antérieure de la première paire cervicale pénètre dans le muscle petit droit latéral, par sa face profonde.

4° *Le rameau du muscle petit droit antérieur* provient de la même origine que le précédent.

5° *Le nerf du grand droit antérieur* naît souvent par plusieurs filets qui se rendent dans ce muscle à diverses hauteurs.

6° *Les nerfs du muscle long du cou* émanent également de plusieurs origines, soit de la troisième, soit de la quatrième paire cervicale.

7° *La branche du sterno-mastoïdien* provient à la fois des deuxièmes et troisièmes paires cervicales, et elle se rend dans le muscle sterno-mastoïdien, qui reçoit en outre des filets du spinal ou accessoire de Willis. Ces nerfs s'anastomosent entre eux en constituant un véritable plexus.

8° *La branche du trapèze* provient le plus habituellement du troisième nerf cervical, et elle se ramifie dans l'épaisseur du muscle trapèze, en pénétrant par sa partie profonde; elle s'anastomose avec l'accessoire de Willis, soit dans son trajet, soit dans sa terminaison musculaire.

9° *La branche du muscle angulaire* provient des troisième et quatrième nerfs cervicaux; elle se rend dans la partie supérieure du muscle angulaire.

10° *La branche du muscle rhomboïde* offre la même origine et le même trajet que la précédente, pénètre par le bord supérieur du muscle rhomboïde.

PLEXUS BRACHIAL.

Le plexus brachial résulte de la réunion et de l'entrelacement des branches antérieures des quatre dernières paires cervicales, et de la première paire dorsale; toutes ces branches sortent entre les muscles scalènes et affectent, pour le constituer, un arrangement particulier que nous allons indiquer.

Les cinquième et sixième branches cervicales marchent obliquement, en bas et en dehors, à la rencontre l'une de l'autre, et se réunissent après un trajet de deux centimètres environ, pour

former un tronc unique qui ne tarde pas à se bifurquer de nouveau. Plus bas, la huitième paire cervicale et la première dorsale se réunissent aussi peu après leur sortie des scalènes, et le cordon qui en résulte se bifurque au niveau de la première côte. — La septième paire marche assez longtemps après sa sortie des scalènes, entre les deux cordons précédents, mais enfin, elle se divise en deux troncs principaux, au niveau de la clavicule. De ces deux troncs, le supérieur s'anastomose avec la branche inférieure du cordon supérieur, et l'inférieur s'unit à la branche supérieure du cordon inférieur.

Ainsi, le plexus brachial est formé, à son origine, de trois cordons distincts, mais bientôt, par la bifurcation et la réunion de leurs branches, ils forment un gros faisceau aplati, dans lequel il est, si non impossible, du moins très difficile de démêler l'entrelacement des filets nerveux.

Ce plexus s'étend depuis les parties latérales du cou jusqu'au milieu du creux de l'aisselle. Large à son extrémité interne ou bien à son origine, et beaucoup plus étroit à son extrémité externe, et surtout dans son passage sous la clavicule, on peut, en général, lui assigner la forme d'un triangle dont la base est en haut et en dedans, le sommet en bas. Après avoir dépassé la clavicule, le plexus brachial s'élargit de nouveau.

Ses rapports, durant son trajet, sont les suivans : 1° à son origine, il est, comme nous l'avons dit, placé entre les muscles scalènes qui le recouvrent, dans une étendue beaucoup plus grande en bas qu'en haut, ce qui tient à ce qu'ils sont plus éloignés de la colonne vertébrale, inférieurement que supérieurement. Tout à fait en bas, sur la première côte, le scalène antérieur est séparé de sa face antérieure par l'artère sous-clavière; en dehors, une aponévrose assez forte, passant en même temps sur les scalènes et sur le plexus brachial, les isole complètement des parties environnantes. 2° Plus bas, il est plongé dans le tissu adipeux sous-claviculaire, passe entre la clavicule et la première côte, se trouve en rapport, en avant, avec le muscle sous-clavier, en arrière, avec la première côte, en dedans et en avant, avec l'artère sous-clavière, et en dehors et en arrière, avec la partie supérieure du muscle grand dentelé. 3° Dans le haut du creux de l'aisselle, il repose en arrière et en dehors sur l'articulation scapulo-humérale, dont il est seulement séparé par le tendon du muscle sous-scapulaire. Il est aussi en rapport avec le muscle grand dentelé. En avant, entre la clavicule et le bord supérieur du petit pectoral, il est recouvert par du tissu cellulaire, par l'aponévrose que M. Blandin appelle *fascia clavicularis*, et en dedans, jusqu'au niveau du bord supérieur du petit pectoral, il est en rapport avec l'artère axillaire. La veine satellite de l'artère n'a que des rapports médiats avec le plexus. Les rapports de ces trois parties sont très importants à connaître pour faire la ligature de l'artère, car il est souvent arrivé qu'on a compris dans le même fil, un ou plusieurs nerfs du plexus avec l'artère, et même des nerfs sans l'artère. La veine est toujours en dedans, au-dessus de la clavicule. Elle est séparée de l'artère par le pédicule du scalène antérieur, l'artère est au milieu, et les plexus, en dehors et en arrière.

Les branches qui émanent du plexus brachial, sont de deux espèces, les unes sont appelées collatérales, et les autres terminales.

a. Branches collatérales.

Les branches collatérales ont été distinguées par les auteurs, en sus et sous-scapulaires et en thoraciques. M. Cruveilhier les distingue plus méthodiquement en branches qui naissent au-dessus de la clavicule, en branches qui naissent au niveau de cet os, et en branches qui naissent dans le creux de l'aisselle.

Les branches collatérales qui naissent au-dessus de la clavicule sont: les branches des muscles *sous-clavier, angulaire, rhomboïde* et une branche pour le nerf phrénique, *branche thoracique postérieure ou du grand dentelé. Branche sus-scapulaire ou des muscles sus et sous-épineux, et branche sous-scapulaire supérieure.* Celles qui naissent au niveau de la clavicule sont *les thoraciques,* et celles qui naissent au-dessous, sont les *sous-scapulaires.* M. Cruveilhier range parmi elles le nerf axillaire ou circonflexe; pour nous, nous continuerons à le considérer comme une branche terminale.

1° *Branches collatérales qui naissent au-dessus de la clavicule.*

a. *Branche du sous-clavier.* C'est une des plus petites que fournit le plexus; cependant elle existe constamment, elle naît de la cinquième paire, à peu près au niveau du point où elle s'unit avec la sixième, se porte en bas et au devant de l'artère sous-clavière, entre dans le muscle sous-clavier, à peu près vers sa partie moyenne, et se divise en deux ou trois filets qui se ramifient dans son épaisseur. Ce nerf est très visible dans les planches 45 et 56.

M. Cruveilhier dit que cette petite branche fournit constamment, avant d'arriver au muscle sous-clavier, *un rameau phrénique* qui se porte obliquement en dedans, au devant de la veine sous-clavière, et va s'anastomoser avec le nerf phrénique.

b. *Branches des muscles angulaire et rhomboïde.* Ces branches naissent le plus souvent de la cinquième paire, quelquefois cependant, elles naissent de la quatrième et viennent alors du plexus cervical; nous en avons déjà parlé plus haut, par conséquent il est inutile d'y revenir.

c. *Filet du phrénique.* C'est, ainsi que nous l'avons vu plus haut, un petit filet qui naît de la cinquième paire, immédiatement en dehors des muscles scalènes, et qui se réunit au nerf phrénique, après un trajet très court.

d. *Branche thoracique postérieure, ou nerf du grand dentelé ou respiratoire externe de Ch. Bell.* Ce nerf naît des cinquième et sixième nerfs cervicaux, immédiatement après leur sortie des trous situés entre les apophyses transverses; les deux racines qui ont à peu près le même volume; la préparation nécessaire pour bien distinguer les origines, consiste à couper le plexus, à le renverser en dedans et à soulever le scalène antérieur. Bichat dit avoir vu souvent partir un troisième filet du septième nerf cervical, pour concourir à sa formation. Le filet qui vient de la cinquième paire fournit assez ordinairement à son origine, avant de s'unir à celui qui vient de la sixième, quelques petits filets qui vont se rendre dans les muscles latéraux du cou. Avant de se réunir, ces deux racines cheminent isolément, plus ou moins bas, derrière le plexus brachial; une fois que leur réunion est opérée, la branche qui en résulte continue son trajet derrière ce plexus, derrière les vaisseaux brachiaux et au devant du scalène postérieur, se place sur les parties latérales du thorax, entre les muscles sous-scapulaire et le grand dentelé, sur la surface externe

T. III.

duquel il reste collé, depuis son bord supérieur jusqu'à son bord inférieur (*voy.* pl. 56 O et pl. 52 N).

Dans son trajet, cette branche nerveuse fournit, en avant et en arrière, un grand nombre de rameaux qui sont tous destinés au muscle grand dentelé. Chaque digitation en reçoit au moins un qui se ramifie dans son épaisseur. Le rameau qu'elle fournit à la partie supérieure du grand dentelé est remarquable par son volume. Les quatre ou cinq derniers se placent dans l'interstice des digitations et se répandent dans les deux faisceaux séparés par les interstices.

Le nerf thoracique postérieur est très important. Si l'action de ce nerf était anéantie, les phénomènes de la respiration pourraient en être fortement troublés, voilà pourquoi Ch. Bell l'appelle nerf respirateur externe inférieur.

M. Velpeau rapporte qu'un homme de 26 ans, fort et bien constitué, s'étant froissé le creux de l'aisselle sur l'angle d'une commode, avait le bord axillaire qui faisait plus de saillie en arrière et en haut que dans l'état ordinaire, et le scapulum qui ne pouvait plus être appliqué sur le côté du thorax; il pense que ces phénomènes pouvaient dépendre de la paralysie du muscle grand dentelé.

e. *Branches phréniques.* Il y en a deux, toutes les deux viennent de la partie antérieure et supérieure du plexus cervical, la première, de la cinquième paire, et la deuxième, de la septième; il en a déjà été question à l'occasion du nerf phrénique.

f. *Branches sus-scapulaire ou des muscles sus et sous-épineux.* Cette branche, assez volumineuse, naît de la partie postérieure du cinquième nerf cervical, au niveau du point où il s'unit avec le sixième, en passant sur la face externe du muscle scalène postérieur, en se dirigeant obliquement en bas, en arrière et en dehors, s'enfonce sous le bord antérieur du muscle trapèze, puis sous le muscle omoplat-hyoïdien, et arrive à l'échancrure coracoïdienne de l'omoplate; contigu jusque-là aux vaisseaux sanguins sus-scapulaires, il passe sous le ligament qui convertit en trou cette échancrure, tandis que l'artère et la veine passent par dessus; le nerf arrive ainsi dans la fosse sous-épineuse, sous le muscle sus-épineux, lui laisse plusieurs rameaux, puis se dirige, toujours obliquement de dedans en dehors et d'avant en arrière, vers le bord concave de l'épine de l'omoplate, le contourne et descend dans la fosse sus-épineuse, sous le muscle sous-épineux, en suivant une direction opposée à celle qu'il avait au-dessus de l'épine, c'est-à-dire en marchant obliquement de dehors en dedans. Il est protégé dans la fosse sus-épineuse par une lamelle fibreuse épaisse, et maintenu contre le bord concave de l'épine, par une petite bandelette fibreuse.

Le nerf précédent ne fournit aucun filet remarquable avant son arrivée dans la fosse sus-épineuse; là il en donne deux assez volumineux qui se perdent dans le muscle qui remplit cette fosse. Valentin dit qu'il en transmet aussi quelques-uns à l'articulation de l'épaule. Au moment où il contourne le bord concave de l'épine, il en envoie un ou deux dans la partie du sous-épineux, qui s'attache à la tête de l'humérus, puis se termine en se divisant en cinq ou six rameaux, tous destinés au sous-épineux.

g. *Branche sous-scapulaire supérieure.* Très petite, cette branche naît immédiatement au-dessus de la clavicule, derrière le plexus brachial; de là, elle se dirige en bas, en avant et en dehors,

65

gagne le bord supérieur du muscle sous-scapulaire, et s'enfonce dans ses fibres où elle se termine.

2° Branches collatérales qui naissent au niveau de la clavicule.

Il n'y en a ordinairement qu'une, c'est la *thoracique antérieure* des auteurs, qui est destinée aux muscles grand et petit pectoral. M. Cruveilhier en distingue deux, qu'il appelle *thoracique antérieure* ou *branche du grand pectoral*, et *thoracique postérieure* ou *branche du petit pectoral*. Mais le nom de thoracique postérieure ayant déjà été donné à la branche du muscle grand dentelé, on pourrait établir une confusion entre elles. Il nous paraît donc plus convenable de les appeler antérieure et inférieure, en prenant pour base de cette dénomination leur origine au plexus brachial (*voy.* pl. 56 m m).

La *branche antérieure* naît : 1° du tronc de jonction de la cinquième et de la sixième paire cervicale, au niveau de sa bifurcation, en racine supérieure externe du médian et musculo-cutané ; 2° de la branche supérieure de la septième paire, par trois racines assez volumineuses. Deux de ces quatre racines se dirigent en bas, en avant et en dehors, passent derrière la clavicule et le muscle sous-clavier, au niveau duquel elles se réunissent en un seul rameau qui sort au devant de la poitrine, vers l'angle externe et supérieur du triangle *clavi-pectoral*, et va se jeter dans la portion externe du grand pectoral, dans lequel il pénètre en se divisant en une multitude de rameaux, jusqu'auprès de son tendon d'insertion à l'humérus ; pendant son trajet, derrière la clavicule et dans le triangle clavi-pectoral, il laisse échapper plusieurs filets qui se ramifient dans le petit pectoral.

Les deux autres racines se réunissent bientôt en un seul rameau qui descend au devant du plexus brachial de l'artère et de la veine axillaire ; arrivé en avant de ce dernier vaisseau, il contourne un de ses rameaux en formant une anse à convexité inférieure, et remonte en passant derrière l'artère axillaire qui se trouve, dès lors, comprise dans l'anse nerveuse, s'anastomose avec le *nerf thoracique inférieur* qui naît de la huitième paire cervicale, auprès de son point de jonction avec le premier dorsal (*voyez* pl. 56 m). Ainsi né, le nerf thoracique inférieur passe donc derrière l'artère axillaire, descend parallèlement au nerf du grand dentelé, pour aller former avec le précédent l'anse en question. C'est de là seconde partie de la branche thoracique antérieure, et de la convexité de l'anse qu'elle forme au devant de la veine axillaire, que partent les principaux rameaux qui vont se jeter dans la partie interne du grand et du petit pectoral. Dans la planche 46, on a enlevé une partie assez considérable de ces deux muscles, pour mettre à découvert les points par où les rameaux pénètrent dans leur tissu, on en voit quatre ou cinq pour le grand pectoral, et deux pour le petit ; ils pénètrent en divergeant dans leur épaisseur, et peuvent être suivis jusqu'auprès de leur partie inférieure et des attaches du grand pectoral au sternum. Dans la planche 52, I, I, K, on voit tous ces filets nerveux marcher assez longtemps isolés entre les deux pectoraux, avant que de pénétrer dans leurs fibres. Parmi ceux-ci, il en est un long et grêle, qui se divise en deux ou trois filets et se jette dans les muscles intercostaux.

3° Branches collatérales qui naissent au-dessous de la clavicule.

On observe beaucoup de variétés dans les branches par rapport

à leur origine. Le plus souvent, elles naissent isolément du plexus brachial, quelquefois, elles naissent toutes par un tronc commun, ou bien elles se rapportent à deux branches, d'autres fois enfin, une ou même deux tirent leur origine du nerf axillaire, et cela arrive encore assez souvent, pour que plusieurs auteurs aient jugé à propos d'en faire la description, en même temps que celle de ce nerf ; mais il vaut mieux les considérer comme une dépendance du plexus brachial. Il y en a trois principales. Bichat et beaucoup d'auteurs les appellent grande, petite et moyenne sous-scapulaire, mais il paraît plus convenable de les désigner par le nom des muscles auxquels elles vont se distribuer ; on les appellera donc : branches du grand dorsal, du grand rond et du sous-scapulaire.

a. *Branche du grand dorsal.* C'est la grande branche sous-scapulaire de Bichat. M. Cruveilhier la fait naître à angle aigu, du côté interne du nerf axillaire, mais cette origine n'est pas la plus ordinaire, elle naît, dit Bichat, de la partie postérieure du plexus. Dans la planche 56, on voit trois nerfs, l'*axillaire* ou *circonflexe*, le *radial* et le nerf du *grand dorsal*, partant d'un même tronc, placé entre les deux branches du nerf médian, et un peu au-dessus de l'orifice coupé de l'artère axillaire, dont un fragment a été enlevé pour le démasquer. Ce tronc naît manifestement de cinq branches d'origines du plexus brachial, savoir : 1° de la branche inférieure de bifurcation du tronc formé par les cinquième et sixième paires cervicales, unie avec la branche inférieure de la septième paire ; 2° de l'union de ce tronc commun avec deux branches supérieures que lui envoient la huitième paire cervicale et la première dorsale. C'est la plus inférieure de ces trois branches qui porte le nom de *branche du grand dorsal*. Ce nerf, le plus gros des trois branches sous-scapulaires, descend obliquement derrière le plexus brachial, derrière l'artère et la veine axillaire, se porte au milieu du tissu cellulaire du creux de l'aisselle, entre le sous-scapulaire et le grand dentelé, marche parallèlement au nerf de ce dernier muscle avec lequel, dit M. Cruveilhier, il a beaucoup de rapport, tant pour le volume et la direction, que pour la longueur du trajet. Il passe derrière les vaisseaux sous-scapulaires, arrive au devant des muscles grand rond et grand dorsal, se place sur le bord externe de ce dernier, puis sur sa face antérieure et se divise en une foule de filets qui se répandent en divergeant au milieu de ses fibres, dans lesquelles on peut les suivre jusqu'à leur partie inférieure. Dans la planche 56, P, on a enlevé une partie du muscle grand dorsal pour montrer les rameaux placés au devant de lui. Dans la planche 53, on en a aussi enlevé une partie, pour les montrer se ramifiant dans son épaisseur.

b. *Branche du muscle grand rond, branche sous-scapulaire moyenne de Bichat.* Le plus souvent elle naît par un tronc commun avec le précédent, assez fréquemment il vient du même tronc que l'axillaire, quelquefois aussi, il vient directement du plexus brachial. Dans notre planche 56, il est représenté venant du tronc du grand dorsal, et se séparant de lui au niveau du bord externe du sous-scapulaire, pour se placer sur la face antérieure du grand rond, dans lequel il envoie un grand nombre de filets.

c. *Branche du muscle sous-scapulaire, nerf sous-scapulaire inférieur, petite branche sous-scapulaire de Bichat.* Son origine n'est pas constante, le plus souvent elle vient directement de la partie postérieure du plexus brachial, d'autres fois elle naît par un tronc commun avec le nerf axillaire, ou bien avec le nerf du grand dorsal. Dans tous les cas, elle descend sur la face interne du muscle sous-scapulaire, et se divise, après un court trajet, en une multitude de rameaux qui s'enfoncent dans son épaisseur, et vont se ramifier dans la plus grande partie de son étendue.

B. BRANCHES TERMINALES DU PLEXUS BRACHIAL.

Ces branches sont au nombre de six, savoir : le brachial cutané interne et son accessoire, le brachial cutané externe ou musculo-cutané, le médian, le radial, le cubital et l'axillaire. Tous ces nerfs sont exclusivement destinés au membre supérieur; ils fournissent de nombreux rameaux au bras, à l'avant-bras et à la main. Comme plusieurs de ces nerfs ont la même origine, nous indiquerons ces origines d'une manière générale.

Origine des rameaux terminaux du plexus brachial.

Les cinq faisceaux qui constituent le plexus brachial à son origine, s'anastomosent entre eux et se réduisent à trois cordons d'où partent des branches nerveuses qui, en s'anastomosant, comme nous allons le voir, donnent naissance aux branches du plexus.

1° Une partie du huitième nerf cervical et le premier nerf dorsal, en se réunissant ensemble, donnent naissance à trois branches nerveuses, savoir : au nerf cutané interne et à son accessoire, au nerf cubital et à la branche interne du nerf médian. *Voy.* pl. 56, l, k, pl. 45, n°s 17, 16, et enfin, pl. 59, sur laquelle on voit aux lettres a, b, d, fig. 1re, le tronc des trois nerfs en question, qui sont désignés par les lettres d, pour le cutané interne, b, pour le cubital, et a, b, pour la racine interne du nerf médian.

Le tronc commun, a, b, d, de ces trois nerfs, est placé en dehors et en arrière de l'artère axillaire.

2° Le cinquième nerf cervical, une partie du sixième et une partie du septième concourent à former la branche externe du nerf médian (*voy.* pl. 45, n° 14).

3° Le nerf musculo-cutané tire son origine, à la fois du cinquième et du sixième nerf cervical (*voy.* pl. 45, n° 13).

4° Enfin, un tronc commun, formé par des branches qui proviennent des cinquième, sixième, septième et huitième paires cervicales, donne naissance à trois nerfs qui sont: le radial, l'axillaire et la branche sous-scapulaire du grand dorsal (*voyez* pl. 45, n° 18 et pl. 56). Ce tronc commun est situé entre ceux d'où émanent les racines du nerf médian, et derrière l'artère axillaire, dont on a enlevé un tronçon assez considérable, dans les planches 45 et 56, pour le rendre visible.

Nerf brachial cutané interne et son accessoire.

Le nerf brachial cutané interne est la plus petite des branches terminales du plexus brachial. Né, comme nous l'avons dit, d'un tronc commun (a, b, d, pl. 59) avec le nerf cubital, et la branche interne du médian, tronc qui vient lui-même de la huitième branche cervicale et de la première dorsale, il s'en sépare à peu près au niveau du bord supérieur du petit pectoral, ou de celui de la troisième côte, caché à sa naissance par l'artère axillaire. Ce nerf reparaît bientôt, descend directement en bas, le long de la partie interne du bras. Dans la planche 45, n° 17, on le

voit placé au devant de la veine basilique, et en dedans du nerf médian et du cubital. Jusqu'aux bords du creux de l'aisselle, il est profondément caché dans le tissu cellulaire; un peu au-dessus du bord inférieur du grand pectoral, il devient sous-aponévrotique, et un peu au-dessous, il croise le nerf cubital, et se place entre lui et le médian. Ce n'est que vers le milieu du bras, qu'il perce l'aponévrose pour devenir sous-cutané (pl. 49, fig. 1re, g). La veine basilique devient aussi sous-cutanée, mais elle perce l'aponévrose un peu plus bas que lui (pl. 49, fig. 1re, h), alors il continue son trajet dans la même direction qu'elle, dans l'étendue de un ou deux centimètres, après quoi, il se divise en deux branches vers son origine; le nerf cutané interne envoie des rameaux de communication à la branche cutanée brachiale du deuxième nerf intercostal (*v.* pl. 56, q, q). On en remarque trois principaux, qui prennent naissance près de son origine. Parmi ceux-ci, deux appartiennent au cutané interne, et un à son accessoire.

Dans son trajet il fournit, suivant les auteurs, quelques rameaux peu volumineux, qui vont se perdre dans le tissu cellulaire voisin, et d'autres qui percent l'aponévrose, et deviennent sous-cutanés. Parmi ces rameaux, un peu plus considérables que les autres, il en est un qui s'accole à la peau de la partie interne du bras, et peut être suivi jusqu'au coude. M. Cruveilhier dit qu'il a constamment rencontré un filet remarquable par sa ténuité et sa longueur, qui se détache du cutané interne, à la partie supérieure du bras, longe ce nerf, passe au-dessous de la veine basilique, s'accole à l'aponévrose anti-brachiale qu'il traverse au voisinage de l'épitrochlée, et va se perdre sur la synoviale du coude.

1° *Branche externe du cutané interne.* Elle est la plus forte des deux, elle marche dans la direction du tronc principal dont elle paraît être la continuation, c'est-à-dire en côtoyant le bord interne du muscle biceps, et en suivant la direction de la veine basilique, dont elle s'éloigne un peu, arrive au pli du coude, vers la partie moyenne, passe tantôt en avant, tantôt en arrière de la veine médiane basilique, descend sur la partie antérieure de l'avant-bras, entre la peau et l'aponévrose, et parvient, en suivant toujours à peu près la même direction, jusqu'au poignet, ou bien à la partie supérieure de la paume de la main, au delà desquels elle ne peut être suivie.

Dans son trajet jusqu'au pli du coude, elle ne fournit d'autres rameaux que ceux qui sont destinés à former la branche interne; quant à ceux qu'elle donne à l'avant-bras, on les divise en rameaux radiaux et cubitaux.

a. *Rameaux radiaux.* Ils se dirigent obliquement de haut en bas et de dedans en dehors, et se répandent dans la peau de la partie antérieure et externe de l'avant-bras, en s'anastomosant avec les filets correspondans du nerf cutané externe (*v.* pl. 58, fig. 1re, 4 et 5).

b. *Rameaux cubitaux.* Ils sont plus gros et plus nombreux que les radiaux; l'un d'eux se détache de la branche principale, au moment où elle croise la veine médiane basilique. Tous se dirigent de haut en bas et de dehors en dedans, s'anastomosent entre eux (pl. 58, fig. 6), et avec les rameaux que fournit la branche interne.

Les rameaux de terminaison de la branche en question se perdent dans les tégumens du poignet, la peau dans laquelle ils se ramifient adhère trop au ligament annulaire, pour qu'il soit possible de les suivre au delà.

2° *Branche interne.* Presque toujours unique à son origine, elle descend parallèlement à la veine basilique; arrivée près de la médiane basilique, elle se divise en deux branches, une antérieure et externe, l'autre interne et postérieure.

Rameau antérieur. Il s'unit au niveau de la veine médiane basilique, avec deux rameaux assez volumineux, qui viennent de la branche externe, et descendent le long de la partie antérieure et externe de l'avant-bras, jusqu'auprès du poignet. Dans son trajet, il donne des rameaux externes qui s'unissent avec les rameaux internes de la branche externe; quant aux filets internes, ils se dirigent obliquement de haut en bas et de dehors en dedans; les uns se perdent sur la partie antérieure de l'avant-bras, et les autres croisent la direction du cubitus, et vont se terminer dans la peau de la partie antérieure et postérieure de l'avant-bras.

Rameau postérieur. Il se porte d'abord au devant, puis au-dessous de l'épitrochlée, de manière à l'embrasser dans une espèce d'anse, puis il descend obliquement en arrière et en bas, sur la face dorsale de l'avant-bras, le long du cubitus, croise la veine cubitale postérieure, et vient se terminer auprès du poignet, par un grand nombre de filets, qui vont jusque sur le dos de la partie interne du carpe et du métacarpe. Comme les autres, il donne des filets internes et des filets externes. Les premiers se dirigent en dedans et en bas, et vont s'anastomoser avec des filets venant de la partie interne du rameau antérieur; les seconds se dirigent en bas et en dehors, et vont s'anastomoser avec des filets qui viennent de l'accessoire et du musculo-cutané.

Ainsi, le nerf brachial cutané interne fournit très peu de rameaux au bras, et se distribue surtout à la peau, de la moitié antérieure et interne de l'avant-bras, et à celle d'une petite partie de la face dorsale et interne.

Nerf accessoire du brachial cutané interne. J'ai cru, dit M. Cruveilhier, devoir désigner sous ce nom une petite branche difficile à découvrir, qui serait mieux placée parmi les branches collatérales du plexus brachial, que parmi les branches terminales de ce plexus. Quoi qu'il en soit, cette petite branche, maintenant bien connue, naît de la partie inférieure du plexus brachial, du même point que le cutané interne, marche dans le creux de l'aisselle, parallèlement à sa direction, en côtoyant d'abord la face interne de la veine axillaire, croise la face antérieure des muscles grand dorsal et grand rond, près de leur insertion supérieure, pénètre sous l'aponévrose brachiale, descend le long du côté interne de la veine basilique, perce l'aponévrose en même temps qu'il devient sous-cutané (pl. 58, h), et continue de la côtoyer, jusqu'au moment où les veines basilique, médiane et cubitale postérieure se réunissent pour la former; alors elle se place au côté interne de la veine cubitale postérieure, contourne le bras en même temps qu'elle, en passant sur le condyle interne de l'humérus, arrive sur la face postérieure de l'avant-bras et descend sur elle, placée en dehors de la veine cubitale postérieure.

A son origine, elle fournit un rameau assez gros qui s'anastomose avec les rameaux cutanés brachiaux des deuxième et troisième nerfs intercostaux, croise presque à angle droit les tendons réunis des muscles grand dorsal et grand rond, s'accole

à la peau qui tapisse les faces postérieures et externes du bras, et se divise en plusieurs filets qui peuvent être suivis jusqu'au coude.

Pendant son trajet sous l'aponévrose brachiale, il ne fournit aucun filet; lorsqu'il est devenu sous-cutané, le rameau interne du nerf cutané interne lui envoie un filet qui part de son origine, croise la veine basilique, et vient s'anastomoser avec lui; au niveau du pli du bras, il reçoit du même rameau plusieurs filets anastomotiques (*v.* pl. 58, fig. 1"). Enfin, lorsqu'il est arrivé sur la face dorsale de l'avant-bras (pl. 58, fig. 2, h), il se termine par des branches internes qui vont s'anastomoser avec les filets externes du rameau interne du nerf cutané interne (g-g, pl. 58), et par des branches dirigées en dehors, qui s'anastomosent avec les filets internes de la branche cutanée anti-brachiale du nerf radial (*v.* pl. 58, k, fig. 2).

Nerf musculo-cutané ou brachial cutané externe.

Ce nerf est plus gros que le cutané interne, mais il est plus petit que les autres nerfs du plexus, il naît du cinquième et du sixième nerf cervical, de la manière suivante: le cinquième s'unit, après un trajet de quelques centimètres, avec la branche supérieure du sixième. Ce nouveau cordon, arrivé au niveau du muscle sous-clavier, se divise en deux rameaux, un inférieur qui concourt à former la branche externe du nerf médian, et l'autre, supérieur, qui est le nerf musculo-cutané. Ce nerf traverse le haut du triangle clavi-pectoral, passe derrière le muscle petit pectoral, tout près du point où il s'insère à l'apophyse coracoïde, au devant de l'insertion humérale du muscle sous-scapulaire, en dedans du coraco-brachial auquel il s'accole, et dont il traverse les fibres très obliquement, à deux centimètres environ, au-dessous de son insertion à l'apophyse coracoïde. Après un trajet assez court dans ce muscle qui n'est même pas toujours traversé par lui, ainsi que l'observe M. Cruveilhier, le nerf musculo-cutané se place entre les muscles brachial antérieur et biceps, et descend obliquement de dedans en dehors, et parvient ainsi, jusqu'à son extrémité humérale où il sort de dessous lui, au niveau de son tendon, et du côté externe; alors il perce l'aponévrose et devient sous-cutané (*v.* pl. 58, fig. 1", I); là il côtoie d'abord la veine céphalique, puis la médiane céphalique qu'il croise, et descend sur la partie antérieure de l'avant-bras. Après avoir dépassé le pli du bras, le rameau principal reste quelquefois bien distinct, et descend jusqu'auprès du poignet, en se rapprochant toujours du bord externe de l'avant-bras. Mais il n'est pas rare de le voir se diviser après un trajet de quelques centimètres, en quatre ou cinq rameaux qui suivent la face antérieure de l'avant-bras. Parmi ceux-ci, néanmoins, il y en a toujours un qui continue le tronc principal, et qui se divise à quelques centimètres du poignet en deux rameaux.

Le nerf musculo-cutané fournit dans son trajet plusieurs rameaux, ce sont:

a. Les rameaux du *coraco-brachial,* au nombre de deux (*v.* pl. 59, n° 9, fig. 1"). Ces deux rameaux se détachent du musculo-cutané à son origine, se dirigent en dehors, et se répandent dans la partie supérieure du coraco-brachial; Bichat et Cloquet indiquent un filet très mince qu'on peut suivre dans le coraco-brachial, jusqu'auprès de son insertion à l'humérus.

b. *Rameaux du muscle biceps.* Il y a deux rameaux assez volumineux. Le supérieur se détache du nerf musculo-cutané, au niveau du point où ce nerf pénètre dans le muscle coraco-brachial, comme on le voit pl. 59, fig. 1re, F, où l'on a conservé une languette aponévrotique de son canal. Ce rameau se dirige obliquement en bas et en dehors, et pénètre dans le muscle biceps, où il se divise en un grand nombre de rameaux qui se ramifient dans son épaisseur. L'inférieur, à peu près aussi gros que le précédent, se dirige aussi en bas et en dehors, se divise en plusieurs filets, dont deux se jettent dans le muscle biceps, tandis qu'un troisième se dirige transversalement en dehors, et gagne l'articulation du coude à laquelle il se distribue.

c. *Rameaux du brachial antérieur.* Ils naissent en dedans du muscle musculo-cutané, tantôt par un tronc unique, tantôt par deux ou par plusieurs troncs. Lorsqu'il n'y en a qu'un seul, son volume est assez considérable, et il paraît être un rameau de bifurcation de la branche principale, dont la grosseur se trouve alors beaucoup amoindrie. Après leur origine, ces rameaux se portent en dedans et en bas, entre le biceps et le brachial antérieur, et se distribuent à ces deux muscles, en pénétrant dans le biceps par sa face postérieure, et dans le brachial par sa face antérieure (v. pl. 59, n° 12, fig. 1re).

Après avoir fourni ces branches musculaires dont nous venons de parler, le nerf musculo-cutané reçoit du médian un rameau d'anastomose assez considérable (v. pl. 59, n° 1); nous y reviendrons lorsque nous décrirons le nerf médian. Ensuite il devient sous-cutané; dans le dernier trajet que nous n'avons fait qu'indiquer, il fournit de nombreux rameaux. Au niveau du point où les veines médiane, céphalique et radiale externe se réunissent pour former la veine céphalique, il donne un petit rameau qui se répand sur la partie antérieure et externe de l'avant-bras, un peu au-dessous du point où il croise la veine médiane céphalique, il en fournit, par son bord externe, une autre plus considérable, qui descend aussi sur la partie antérieure et externe de l'avant-bras, et s'y divise en une multitude de filets. — Enfin, tout près de la veine radiale antérieure, il se partage en quatre ou cinq filets qui descendent jusqu'à la partie inférieure de l'avant-bras; dans leur trajet, les internes s'anastomosent avec les filets externes qui viennent du nerf brachial cutané interne et entre eux. Les externes s'anastomosent aussi entre eux et avec des filets du radial cutané (v. pl. 58, fig. 1re, n° 9). Arrivé vers la partie inférieure de l'avant-bras, le filet principal, qui est la continuation du musculo-cutané, se divise en deux rameaux (v. pl. 58, fig. 1re, n° 10); l'un descend jusqu'au devant du poignet et se répand dans la peau de l'éminence thénar, et l'autre perfore l'aponévrose et s'anastomose avec le radial, ce qui fait qu'on l'appelle rameau perforant d'anastomose avec le radial.

« Lorsque le nerf musculo-cutané est devenu sous-cutané, il se divise en deux rameaux, au niveau de la veine médiane céphalique. Ces deux rameaux, suivant M. Cruveilhier, se terminent de la manière suivante : 1° l'*externe* devient dorsal et peut être suivi jusqu'à la peau qui revêt le corps; 2° l'*interne*, après s'être anastomosé, comme nous l'avons dit, avec un rameau du radial, fournit un rameau profond ou articulaire qui se divise en plusieurs filets pour entourer l'artère radiale; l'un de ces filets s'épanouit en filamens qui pénètrent dans l'articulation radio-carpienne, par sa partie antérieure, les autres accompagnent l'artère radiale dans son trajet oblique, sur le côté externe du carpe, et s'épanouissent ensuite, pour se terminer à la partie postérieure de la synoviale de l'articu-

r. III.

lation radio-carpienne; cette branche articulaire est très remarquable. Chez un sujet, ces filets présentaient, sur leur partie latérale, des renflemens gangliformes, tout à fait semblables à ceux qu'on rencontre dans les filets cutanés de la paume de la main. »

Il résulte de ce que nous venons de dire, que le nerf musculo-cutané se distribue : 1° aux muscles coraco-brachial, biceps et brachial antérieur, et que sa division entraine la perte des mouvemens de ces muscles; 2° à la peau du côté externe de l'avant-bras et de la main; et 3° à l'articulation du poignet.

Nerf médian.

Origine. Le nerf médian, le plus remarquable et l'un des plus gros du plexus brachial, naît de sa partie antérieure, par deux racines placées entre le nerf cubital et le musculo-cutané. M. Cruveilhier remarque (*Anat.*, t. III, p. 802) que les deux racines du médian, réunies aux nerfs musculo-cutané et cubital, représentent assez exactement une M majuscule. De ces deux racines, l'une est interne et l'autre externe.

La racine interne naît de la huitième paire cervicale et de la première dorsale, par un tronc qui lui est commun avec le nerf cubital et le nerf cutané interne; elle se sépare de ce tronc commun, un peu au-dessus du bord supérieur du petit pectoral, se place d'abord derrière l'artère axillaire, puis à son côté interne, et se dirige obliquement de haut en bas et de dedans en dehors, en la côtoyant.

La racine externe vient d'un tronc commun avec le musculo-cutané; ce tronc est formé par le cinquième nerf cervical, une partie du sixième et une partie du septième. Cette racine se dégage à peu près au même niveau que la précédente, et se dirige aussitôt de haut en bas, en côtoyant le bord externe de l'artère axillaire, sur le devant de laquelle elle se réunit, à angle aigu, avec la racine interne, après un trajet de trois centimètres environ (v. pl. 45, n° 14 et pl. 59, a, b et a, c, 1). Depuis leur origine jusqu'à leur point d'union, ces deux racines sont donc séparées par l'artère axillaire; ce rapport est très important à connaître, et ne doit jamais être perdu de vue par l'anatomiste et le chirurgien, car il fournit un point de ralliement précieux pour reconnaître ce vaisseau, lorsqu'on veut le lier par le creux de l'aisselle, au-dessous du petit pectoral.

Ainsi formé, le cordon du nerf médian descend presque verticalement le long de la partie interne du bras, pénètre profondément dans le muscle de la partie antérieure de l'avant-bras, passe derrière le ligament annulaire du corps, et s'enfonce dans la paume de la main, où il se divise en six branches. Ainsi, comme nous le voyons, ce nerf est destiné à toute l'étendue du membre supérieur, et doit être étudié au bras, à l'avant-bras et dans la paume de la main.

1° *Étude du nerf médian dans sa portion brachiale.* Dans son trajet, depuis le point de réunion de ses racines, jusqu'au pli du bras, ce cordon affecte une direction à peu près verticale.

Ses rapports sont très importans à connaître, surtout avec l'artère brachiale. Placé, dès son origine, au bord interne du muscle

66

coraco-brachial, il descend ensuite sur le muscle brachial antérieur, se place au côté interne du muscle biceps, dans la gouttière ou l'angle rentrant qu'il forme avec le précédent, et s'en éloigne un peu, pour se diriger plus en dedans, un peu avant d'arriver au pli du bras. Pendant tout ce trajet, ses rapports avec l'artère ne sont pas indiqués de la même manière par les auteurs. Ainsi, M. Cruveilhier dit : « D'abord situé en dedans de « l'artère axillaire, il se place bientôt au devant d'elle, puis il « la croise légèrement, de telle manière, qu'au pli du coude, il « se trouve à deux lignes en dehors de ce vaisseau. Toutefois, ce « dernier rapport n'est pas constant; j'ai vu au pli du coude, le « nerf situé en dedans de l'artère (*Anat.*, t. III, p. 802). » M. Velpeau indique le même rapport dans le creux de l'aisselle : « Deux « cordons qui la croisent très obliquement, dit-il, se réunissent « sur sa partie interne où ils forment le médian (*Anat. chir.*, t. I, « p. 292). » Mais au bras, ce n'est plus la même chose ; ainsi (*loc. cit.*, p. 336), il est dit que depuis le tendon du grand dorsal jusqu'au pli du bras, le vaisseau est toujours côtoyé par le nerf médian, en haut, ce nerf est en dehors ou en avant de l'artère; plus, le premier croise très obliquement la seconde, en passant presque toujours sur sa face antérieure, et quelquefois seulement par derrière, de manière qu'inférieurement, il est à peu près constamment sur son côté interne, et enfin (*loc. cit.*, p. 358) on lit : « *En dedans*, l'humérale est toujours longée par « le nerf médian. » M. Malgaigne indique le nerf médian en dehors de l'artère, même dans le creux de l'aisselle, au-dessous du petit pectoral. Voici ce qu'on lit à la page 176 de son *Manuel de médecine opératoire* : « La première incision, faite dans la direction indiquée, doit mettre à nu l'aponévrose ; la seconde, le bord interne du coraco-brachial, premier point de ralliement ; la troisième, en divisant la gaîne de ce muscle, au niveau de son bord interne, conduit directement sur le nerf médian, deuxième point de ralliement, *en dedans et au dessous duquel* on trouve inévitablement l'artère. A la partie moyenne et supérieure du bras, le nerf médian longe le *côté externe et antérieur* de l'artère ; et enfin, au pli du bras, l'artère est avoisinée *en dedans*, à 6 ou 8 millimètres de distance, par le nerf médian. » De toutes ces contradictions, il semble résulter que les rapports de l'artère et du nerf médian sont très variables. Cependant il n'est pas ainsi : dans la grande majorité des cas, voici ce qui arrive : le nerf médian, depuis la réunion de ses deux racines, jusque vers le milieu du bras, reste placé au devant et un peu en dehors de l'artère ; au milieu du bras, il croise très obliquement sa direction, et se place à son côté interne, à 5 ou 6 centimètres au-dessus du condyle interne de l'humérus (*v.* pl. 59, a, A et a, 1, A, 1, fig. 1ʳᵉ).

Les veines qui accompagnent l'artère sont toujours placées en dedans du nerf médian, et ne deviennent externes que vers le pli du bras.

Au sortir du creux de l'aisselle, le nerf médian devient sous-aponévrotique et reste placé sous l'aponévrose, jusqu'auprès de l'expansion aponévrotique du biceps. Chez les personnes maigres, lorsque le bras est tendu, on peut le sentir au milieu du bras, sous la peau.

Le nerf médian ne fournit, le long du bras, qu'une seule branche assez volumineuse, qui s'échappe sur son côté externe, un peu au-dessus de l'insertion du muscle brachial antérieur, se dirige de dedans en dehors, entre ce muscle et le biceps, et va s'anastomoser avec le nerf musculo-cutané.

    2° *Étude du nerf médian à l'avant-bras.* Arrivé au pli du

coude, ce nerf passe sous l'expansion aponévrotique du biceps, à côté et en dedans de son tendon, derrière la veine médiane basilique, puis il s'enfonce profondément entre la partie inférieure du muscle brachial antérieur qui est en arrière, et le muscle rond pronateur qui est en avant, traverse presque toujours les fibres de ce dernier muscle, de manière, toutefois, à n'en laisser derrière lui qu'une très petite portion, comme on peut le voir, planche 59, fig. 1ʳᵉ ; se place ensuite entre les muscles fléchisseurs superficiels et profonds des doigts, et continue presque perpendiculairement son trajet à la partie antérieure et moyenne de l'avant-bras, vers la partie inférieure duquel il se dégage de dessous le tendon du fléchisseur superficiel, derrière celui du palmaire grêle, vient se montrer à leur face antérieure, et s'enfonce avec eux derrière le ligament annulaire du carpe.

Les branches que le nerf médian fournit dans son trajet, à l'avant-bras, sont très nombreuses. Presque tous les muscles de la région antérieure de l'avant-bras en reçoivent.

    a. Rameaux supérieurs des muscles rond pronateur, radial antérieur et palmaires grêles. C'est au moment où le nerf médian pénètre entre le muscle brachial antérieur et le rond pronateur, qu'il fournit ces rameaux qui sont presque les premiers auxquels il donne naissance depuis son origine ; ils sortent de son côté interne, se dirigent un peu obliquement de haut en bas, et se perdent dans l'épaisseur des muscles sus-nommés ; on voit leurs extrémités dans les attaches copées de ces muscles (pl. 59, fig. 1ʳᵉ, G). Leur nombre est indéterminé, mais leur distribution est toujours la même, ils envoient beaucoup de filets au fléchisseur superficiel.

    b. Rameaux inférieurs des mêmes muscles (*v.* même pl. nᵒˢ 3 et 4). Au nombre de deux ou trois, ces rameaux inférieurs assez volumineux, naissent en dedans et en dehors du nerf médian, un peu au-dessous des précédens, pénètrent dans ces muscles par leur face interne, et se divisent en plusieurs rameaux dans leur épaisseur et dans celle du fléchisseur superficiel.

    c. Rameaux du fléchisseur sublime. Au nombre de deux principaux, ils sont recouverts, à leur origine, par le muscle rond pronateur, ils naissent du médian, au moment où celui-ci traverse l'arcade à travers laquelle il pénètre, entre les deux fléchisseurs, s'enfoncent dans son épaisseur par sa face antérieure et s'y terminent. Dans la planche 59, on aperçoit ces rameaux au travers d'échancrures, dans un lambeau conservé H de ce muscle et du rond pronateur, environnant les arcades de passage du nerf médian et des vaisseaux cubitaux et interosseux. M. Cruveilhier dit que ces filets sont remarquables par leur ténuité, et par leur direction ascendante et comme réfléchie au-dessous de l'épitrochlée.

    d. Rameau du long fléchisseur du pouce et du long fléchisseur profond. Né du côté externe du nerf médian, derrière le rond pronateur, ce filet s'enfonce entre les deux fléchisseurs, se dirige en dehors et se divise en deux filets, dont un se distribue au muscle long fléchisseur du pouce, et l'autre à la partie externe du muscle long fléchisseur commun des doigts. L'autre moitié, comme nous le verrons plus loin, reçoit le mouvement du nerf cubital.

    e. Rameau interosseux. C'est le plus long des rameaux fournis par le médian. C'est aussi un des plus volumineux, dont la planche 62 des fig. 1 et 2, la montrent à découvert dans toute son étendue et dans ses rapports. Il naît de la partie postérieure du nerf médian, un peu au-dessus de l'insertion du tendon du muscle biceps, par une racine qui lui est commune avec un autre rameau dont il se sépare bientôt; ce rameau ne tarde pas à se jeter dans le fléchisseur superficiel des doigts, tandis que l'interosseux se dirige d'avant en arrière, traverse les muscles fléchisseur superficiel et profond, pour aller gagner la surface antérieure du ligament interosseux, et descendre verticalement sur elle jusqu'au poignet, en passant derrière le muscle carré pronateur et ligament musculaire du tarse; dans ce trajet, ce nerf repose sur le ligament interosseux, sur l'articulation radio-carpienne et sur les os du carpe, puis il donne, en dehors et en dedans, un grand nombre de rameaux. Ceux qui naissent en dehors jusqu'au muscle carré, se distribuent au muscle long fléchisseur propre du pouce, et ceux qui naissent en dedans, vont dans le long fléchisseur commun des doigts (v. pl. 62, fig. 1 et 2, n°ˢ 12-12 et 13); derrière le muscle carré pronateur, le nerf interosseux fournit aussi des rameaux latéraux qui pénètrent dans ce muscle, par sa face postérieure, et s'y ramifient (v. même planche, n°ˢ 14-14); enfin, derrière le ligament annulaire du carpe, il fournit aussi, à droite et à gauche, un grand nombre de filets appelés filets articulaires antérieurs du carpe, et se termine par quelques filets qui pénétrent dans la paume de la main. Bichat et Cloquet disent qu'arrivé à la partie inférieure du ligament interosseux il se divise en deux filets, l'un qui suit le trajet que nous avons indiqué, et l'autre qui traverse l'ouverture inférieure de ce ligament, pour se répandre sur le dos de la main, où il finit par divers filets qui se prolongent plus ou moins loin, et deviennent superficiels après avoir été profondément cachés, mais qui s'étendent moins loin que l'artère interosseuse qu'ils accompagnent (Anat., t. III, p. 259).

f. Rameau cutané palmaire. Il se détache du côté interne du nerf médian, vers la réunion des trois quarts supérieurs de l'avant-bras avec son quart inférieur, de là, il se dirige un peu en dedans et en bas, et se divise en deux filets qui deviennent sous-cutanés, immédiatement au-dessus du ligament annulaire du carpe; le plus petit est externe et se répand dans la peau qui recouvre l'éminence thénar, l'autre, plus gros, est interne, descend au devant du ligament annulaire du carpe, sous la peau, jusque dans la paume de la main où il se perd promptement; l'adhérence de la peau avec les parties fibreuses en rend la dissection assez difficile (pour son origine, v. pl. 61, n° 1).

3° Étude du nerf médian à la main et aux doigts. Un peu avant d'arriver derrière le ligament annulaire du carpe, le nerf médian s'aplatit et s'élargit, puis aussitôt qu'il a atteint les articulations supérieures du carpe, il s'élargit encore et se divise en deux branches, l'une externe et l'autre interne (v. pl. 61, b et c). Un peu après avoir dépassé le bord inférieur du ligament musculaire, la branche externe, qui se dirige un peu en dehors, se divise en trois rameaux dont deux sont destinés au pouce, et un au côté radial du doigt indicateur. La branche interne qui paraît être la continuation du tronc principal, se divise promptement derrière le ligament annulaire des deux rameaux qui vont se distribuer, comme nous le dirons tout à l'heure, aux doigts indicateur, médius et annulaire; cela fait donc en tout cinq branches, par lesquelles se termine le nerf médian.

Rameaux fournis par la branche externe. Ce sont, les rameaux de l'éminence thénar, les deux collatéraux du pouce et le collatéral externe de l'index, en tout quatre.

a. Rameau des muscles de l'éminence thénar. Avant de donner les trois rameaux par lesquels elle se termine, la branche palmaire externe en fournit un assez considérable aux muscles de l'éminence thénar. Née au niveau du bord inférieur du ligament annulaire et du côté externe de la branche palmaire, elle se dirige presque transversalement de dedans en dehors et un peu de bas en haut, fournit un filet qui s'enfonce dans les couches superficielles du muscle court fléchisseur, puis un autre, sous-cutané, placé entre la peau et la face antérieure du muscle court abducteur, dont le bord interne est échancré; il se divise en trois filets secondaires, dont l'un se dirige en haut, l'autre en dehors et le troisième en bas (v. pl. 61, n° 2).

b. Rameau collatéral externe du pouce. C'est le plus externe des trois, par lesquels se termine la branche palmaire externe, il se sépare un peu au-dessous du précédent. M. Cruveilhier dit l'avoir vu naître après le troisième rameau, sur un plan antérieur, de sorte qu'il croisait le troisième rameau à son origine (Anat., t. III, p. 807). Quoi qu'il en soit, dans les cas ordinaires, il se dirige obliquement de haut en bas et de dedans en dehors, sous le bord interne du muscle court abducteur du pouce, et au devant de son muscle adducteur, dans le premier espace interosseux; un peu plus bas, il croise le tendon du long fléchisseur et l'articulation du premier os du métacarpe et de la première phalange, passe en dehors de l'os césamoïde qui le sépare du second rameau, et parvient jusqu'à l'extrémité du pouce, en côtoyant son bord externe.

Dans son trajet, ce nerf est accompagné par l'artère collatérale externe, et lui envoie de petits filets qui l'entourent en spirale. Il donne trois ou quatre filets assez remarquables, qui se jettent dans le muscle court abducteur du pouce. Arrivé sur la troisième phalange, il se divise, dit-on, en deux rameaux, l'un dorsal ou unguéal, proprement dit, qui contourne le bord de la phalange, et s'épanouit pour se distribuer au derme sous-unguéal, et l'autre palmaire, qui s'épanouit dans la peau qui revêt la pulpe des doigts. Mais cette description n'est pas exacte, voici ce qui a lieu: du côté externe et du côté interne du rameau en question, partent un grand nombre de filets qu'on peut appeler dorsaux et palmaires; les rameaux dorsaux se dirigent, les uns transversalement, et les autres obliquement, sur le bord radial du pouce, et s'anastomosent avec des filets semblables, venant du collatéral interne, de manière à former une série d'arcades sur la face antérieure du pouce; M. Cruveilhier prétend qu'aucun de ces filets ne se termine en s'anastomosant avec le rameau collatéral interne; mais c'est une erreur, leur terminaison est telle, qu'arrivée à l'extrémité des doigts, chacun des nerfs collatéraux se divise en une multitude de filets qui, en s'anastomosant avec ceux du côté opposé, forment à la surface interne du derme, un réseau auquel on peut donner le nom de membrane nerveuse. C'est dont il est facile de s'assurer en examinant les planches 60, 61 et 62.

c. Rameau collatéral interne du pouce. Né du même point que le précédent, il se dirige comme lui, de haut en bas et de dedans en dehors, mais un peu moins obliquement ; il suit la direction des fibres supérieures du muscle adducteur du pouce, au devant duquel il passe dans le premier espace interosseux, descend en dedans de la césamoïde, se place du côté interne du plan antérieur du pouce, le long du bord interne du tendon de son grand fléchisseur, et se termine comme le précédent, en donnant, en dedans et en dehors, des rameaux dorsaux et palmaires ; les rameaux dorsaux s'anastomosent avec des rameaux analogues, venant du collatéral interne postérieur. Cette branche donne, dans son trajet, un filet au muscle adducteur du pouce (*v.* pl. 71, n° 5).

d. Branche collatérale externe de l'index. Un peu plus volumineuse que celle du pouce, cette branche paraît être la continuation du tronc principal, depuis son origine jusqu'auprès de l'articulation métacarpo-phalangienne de l'index ; elle décrit une légère courbure à convexité externe, repose sur la face antérieure de l'adducteur du pouce dans le premier espace interosseux, et côtoie le bord externe du premier muscle lombrical. Dans son trajet subséquent, le long du côté externe du doigt indicateur, il descend, verticalement jusqu'à l'extrémité du doigt où il se termine par un lacis nerveux. Dans son trajet dans la paume de la main, le nerf en question fournit deux ou trois filets au premier lombrical, puis le long du doigt, il se comporte exactement comme les collatéraux du pouce, en donnant, par son côté externe, des filets qui s'anastomosent avec des filets analogues du collatéral externe postérieur, par son côté interne, d'autres filets qui forment, en s'anastomosant avec les filets du collatéral interne, des arcades multipliées ; et enfin,. se termine à l'extrémité du doigt, par une multitude de filets qui s'entrelacent entre eux, et avec ceux du côté opposé, de manière à former un lacis inextricable, une véritable membrane nerveuse.

Rameaux fournis par la branche palmaire interne. Il y en a deux principaux qui se subdivisent chacun en deux autres, qui sont : les collatéraux interne de l'index, externe et interne du médius, et externe de l'annulaire.

a. Branche digitale de l'indicateur et du médius. Elle descend à peu près verticalement au devant du second espace interosseux et du muscle adducteur du pouce. C'est au milieu de cet espace qu'elle se divise en deux rameaux, le premier, qui est le *nerf collatéral de l'index*, et le deuxième le *collatéral externe du médius.* Ces deux nerfs se séparent à angle aigu et passent derrière l'artère qui forme l'arcade palmaire superficielle ; le premier jette quelques rameaux dans l'adducteur du pouce, dans la peau de la paume de la main, passe derrière le tronc commun des artères collatérales interne de l'index et externe du médius, et se place au côté interne de l'annulaire ; le deuxième marche parallèlement au tronc artériel déjà nommé, passe sur la face antérieure du deuxième muscle lombrical, auquel il envoie un rameau assez considérable (*v.* pl. 61 et 62. Dans la planche 62, ce muscle est coupé transversalement, et on voit le filet nerveux se diviser dans son épaisseur), et se place du côté interne du doigt médius, depuis la commissure des deux doigts indicateur et médius, jusqu'à l'extrémité des doigts. Ces deux nerfs se comportent exactement, comme nous l'avons dit, pour les nerfs collatéraux du pouce et le collatéral externe de l'indicateur.

b. Branche digitale du médius et de l'annulaire. A son origine, elle croise les tendons fléchisseurs du médius, se dirige obliquement en dedans, se place au devant du troisième espace interosseux, à la face antérieure du troisième lombrical, passe derrière l'arcade palmaire superficielle, et se divise un peu plus bas en rameau collatéral interne du médius ; et en rameau collatéral externe de l'annulaire ; ici, la division se fait beaucoup plus près de la commissure digitale. Le premier marche parallèlement au tronc commun des artères collatérales, et le second croise ce tronc, enfin ils se placent : l'un au côté interne du médius, l'autre au côté externe de l'annulaire, les longent jusqu'à leur extrémité et se distribuent comme les précédens.

Dans son trajet, le nerf digital du médius et de l'annulaire fournit, par son côté interne : 1° un rameau assez considérable (*v.* pl. 61, c, 23) qui se dirige un peu obliquement de bas en haut, de dedans en dehors, et va s'anastomoser avec la branche palmaire superficielle du nerf cubital (pl. 61, n° 21) ; 2° par son côté externe, un rameau au troisième lombrical.

Rapport du nerf médian à la main. Derrière le ligament annulaire du carpe, les deux branches palmaires du médian sont situées au devant des tendons du fléchisseur profond, et en dehors, de ceux du fléchisseur superficiel. Comme ces tendons, elles sont revêtues par la membrane synoviale ; plus bas, dans la paume de la main, elles passent au devant des tendons des muscles fléchisseurs des lombricaux et de l'adducteur du coude, l'arcade palmaire superficielle passe au devant d'elles et des nerfs qui en émanent, et les croise transversalement ; enfin, elles sont situées derrière l'aponévrose palmaire ; aux doigts, les branches nerveuses collatérales sont satellites des artères collatérales, sont situées en dedans d'elles, et sur les côtés des coulisses tendineuses.

Résumé du nerf médian. 1° Par la description précédente, on voit que le nerf médian ne fournit au bras aucun filet musculaire, mais seulement un filet d'anastomose avec le nerf musculo-cutané ; 2° *à l'avant-bras,* au contraire, il en envoie au muscles rond pronateur, radial antérieur et palmaire grêle, aux fléchisseurs sublime et profond des doigts, au long fléchisseur du pouce, au carré pronateur, et enfin, à tous les muscles de la partie antérieure de l'avant-bras, aucuns ne vont à la peau de cette région ; 3° *à la main,* il donne à la fois, des filets musculaires et des filets cutanés. Les muscles de l'éminence thénar, les deux premiers muscles lombricaux et quelquefois le troisième, en reçoivent des filets, ensuite, la peau qui tapisse la face palmaire de la main, reçoit de nombreux rameaux, dont quelques-uns présentent des renflemens ou ganglions ; enfin sept rameaux collatéraux, dont deux pour le pouce, deux pour l'indicateur, deux pour le médius et un pour le côté externe de l'annulaire, se distribuent entièrement dans la peau de ces doigts, et y sont les agens du sens du toucher.

Ainsi, le nerf médian est à la fois un nerf du mouvement et un nerf sensitif. On a prétendu que le nerf médian pouvait quelquefois subir une perte de substance, sans que les mouvemens soient abolis, on a même inséré, dans les *Bulletins de la Société anatomique,* une observation à l'appui de cette opinion ; dans cette observation, il est dit qu'une jeune fille qui portait, à la partie moyenne du bras, un névrôme développé dans le nerf médian, eut la tumeur emportée avec une partie du nerf, et conserva les mouvemens des parties dans lesquelles se distribue le nerf médian, mais M. Lenoir, à qui appartient cette observation, affirme qu'elle a été mal rapportée dans les bulletins, et que la jeune fille opérée est restée paralysée des parties qui sont sous l'influence du nerf.

Nerf cubital.

Le nerf cubital est beaucoup moins gros que le nerf médian; il naît de la huitième paire cervicale et de la première dorsale, par un tronc qui lui est commun avec la racine interne du médian et le nerf cutané interne. A son origine, il est situé entre ces deux nerfs, bientôt il se dirige verticalement en bas et en arrière, plus postérieurement que le médian, le long de la partie interne et postérieure du bras, où il traverse les fibres de la portion interne du triceps brachial, et pénètre dans la gaine de ce muscle, derrière l'aponévrose inter-musculaire interne. Ainsi caché, ce nerf passe entre les insertions olécranienne et épitrochléenne du muscle cubital antérieur, et vient se placer dans la gouttière qui existe à la partie interne et postérieure du coude, entre l'olécrane et l'épitrochlée.

Dans la planche 59, figure 1re, depuis 61 jusqu'à 62, on voit le nerf cubital, qui est mis à découvert par suite de l'incision de la gaine, et au moment où il pénètre dans la gouttière sus-indiquée; figure 2, b-2, on le voit qui traverse cette gouttière, une fois qu'il l'a franchie, il se réfléchit d'arrière en avant, se place au devant du muscle cubital antérieur et derrière le fléchisseur profond des doigts, descend perpendiculairement entre ces deux muscles, et arrive jusqu'au delà de l'insertion du tendon du muscle cubital antérieur à l'os pisiforme; où il se divise, comme nous le dirons plus tard.

1° *Étude du nerf cubital au bras.* Dans son trajet le long du bras, le nerf cubital présente des rapports importans avec l'artère humérale, surtout dans sa partie inférieure; il est placé à son côté interne, tandis que le nerf médian est placé à son côté externe, en sorte que, si l'on voulait lier ce vaisseau immédiatement au-dessous du creux de l'aisselle, on le trouverait entre ces deux nerfs, qu'il suffirait d'écarter pour le mettre à découvert; sa position dans la gouttière de l'olécrane et de l'épitrochlée est très importante à connaître. Lorsqu'on veut faire la résection du coude, on doit, en effet, éviter de couper ce tronc nerveux, parce que tous les muscles auxquels il va se distribuer seraient paralysés. On a donc le soin, après avoir incisé la gaine, de l'attirer en dedans et en avant, et de l'y faire maintenir par un aide, avec une spatule, pendant qu'on scie l'extrémité inférieure de l'humérus; sa position superficielle à la partie inférieure du bras rend parfaitement compte des vives douleurs que font éprouver les pressions dans ces parties.

Ce nerf est entièrement destiné à la main et à l'avant-bras, il ne fournit aucun rameau au bras, et si on a dit le contraire, cela tient, comme le fait remarquer M. Cruveilhier, à ce que le filet long et grêle que fournit le nerf radial au muscle triceps est accolé au nerf cubital dans une assez grande étendue.

2° *Étude du nerf cubital à l'avant-bras et à la face postérieure de la main.* Aussitôt qu'il a franchi les attaches supérieures du muscle cubital antérieur, il se trouve placé au devant de ce muscle. Planche 59, fig. 2, de b-2 en b-3, on aperçoit ce nerf au travers d'une échancrure du muscle cubital postérieur, et sur la figure première, on le voit continuer son trajet en droite ligne,

depuis le coude jusqu'au poignet. Depuis le pli du bras jusqu'à l'union du tiers supérieur de l'avant-bras, avec son tiers moyen, il reste séparé de l'artère cubitale qui, dans ce trajet, marche obliquement de haut en bas et de dehors en dedans, en se rapprochant incessamment de lui. A dater de ce point jusqu'au poignet, trajet qui est marqué, sur la planche 59, par l'intervalle compris sur la figure 1re, entre b-3 et b-4, il demeure satellite de l'artère, en dedans de laquelle il marche; tous les deux se trouvent alors placés en dedans des tendons du muscle fléchisseur profond, et en dehors du tendon du cubital antérieur.

Rameaux du nerf cubital à l'avant-bras.

a. Dans la gouttière de l'olécrane et de l'épitrochlée, il fournit un assez grand nombre de filets très petits qui pénètrent dans l'articulation du coude.

b. *Filets du cubital antérieur.* Ils naissent de la partie antérieure du nerf, immédiatement après sa réflexion au devant de l'épitrochlée et se jettent dans le muscle cubital antérieur, où ils peuvent être suivis assez bas dans son épaisseur.

c. *Filet du fléchisseur profond.* Il naît du même point que les précédens, rampe quelque temps à la surface du muscle auquel il est destiné, et se divise en plusieurs rameaux qui pénètrent dans son épaisseur. Ce nerf ne se répand que dans les deux divisions internes du fléchisseur profond (*v.* pl. 59, f. 1, n° 26).

d. *Filet de l'artère cubitale* (*v.* pl. 59, f. o, n° 27). Né un peu au-dessous du précédent et un peu plus haut que le point où le tronc principal devient satellite de l'artère, ce filet, qui est très long et très grêle, descend de dedans en dehors, passe derrière l'artère, se place à son côté interne et rampe au devant d'elle jusqu'auprès du poignet. M. Cruveilhier indique un filet anastomotique venant de ce dernier, et qui perce l'aponévrose pour aller s'anastomoser avec un filet du brachial cutané interne.

e. On a représenté sur la planche 60, au point m, une branche faisant émergence à la partie interne et postérieure de l'avant-bras, auquel on a donné le nom de rameau *dorsal métacarpien* du nerf cubital; il n'est pas indiqué dans les auteurs. Voici comment il se comporte : il naît du tronc cubital vers le tiers inférieur de l'avant-bras, se dirige en dedans, en arrière et en bas, et se divise bientôt en deux rameaux, l'un transversal qui va s'anastomoser avec un filet du cutané interne, et l'autre vertical qui va s'unir avec la branche transversale du nerf dorsal interne de la main; chacun de ces rameaux fournit des filets qui s'anastomosent entre eux et avec les filets des cutanés interne et externe.

f. *Branche dorsale interne de la main* (*v.* pl. 60, n° o). Cette branche, qui est exclusivement destinée à la région dorsale de la main et de quelques-uns des doigts, est une des principales branches fournies par le nerf cubital; elle s'en détache au point où les deux tiers supérieurs de l'avant-bras s'unissent à son tiers inférieur, se contourne en dedans, en arrière et en bas, passe entre le muscle cubital antérieur et le cubitus, descend verticalement le long du bord interne de cet os, et ne se dégage de dessous le tendon du muscle qu'un peu au-dessus de la petite tête du cubitus, entre l'os et la peau, et devient verticale. Après

avoir longé le côté interne du carpe, elle se divise en deux rameaux, l'un interne et l'autre externe.

Le rameau dorsal externe, dit carpien, se sépare de l'interne
à angle aigu, marche presque transversalement de dedans en dehors, et vient s'anastomoser avec un rameau de la branche
externe du nerf radial, en un point indiqué par la lettre J, pl.
60; dans son trajet, elle donne naissance à beaucoup de rameaux; parmi ceux-ci, les uns montent en haut et vont s'anastomoser avec des filets qui viennent des précédens. Les autres
descendent verticalement en croisant le troisième et le quatrième
métacarpien, et vont s'anastomoser d'une part avec la branche
interne, et de l'autre avec le rameau le plus interne de la branche
dorsale du nerf radial.

Le rameau dorsal interne ou digital (o, v. pl. 60), descend verticalement sur le dos de la main, dans l'espace interosseux des
quatrième et cinquième métacarpiens, fournit en dehors un petit
filet qui va s'anastomoser avec un des filets descendant du rameau carpien, et en dedans un autre qui se réunit au rameau
collatéral interne du petit doigt. Enfin, elle se divise en deux
rameaux terminaux qui forment le nerf collatéral externe du
petit doigt, les collatéraux interne et externe de l'annulaire et le
collatéral interne du médius.

Le rameau interne de ces rameaux terminaux (v. pl. 60, n° 9)
semble être la continuation du tronc; un peu avant d'arriver à
la commissure digitale de ces deux doigts, il se divise en deux
rameaux, l'un parcourt tout le côté externe de la face dorsale
du petit doigt (v. pl. 60, 22 et 23), et l'autre se dirige vers le
côté interne de la face dorsale de l'annulaire et la suit dans
toute sa longueur (id., n° 20 et 21).

Le plus externe (v. pl. 60, 13 et 14) se dirige obliquement de
haut en bas et de dedans en dehors, croise le quatrième et le
troisième métacarpien, et se divise au niveau du côté interne de
la tête du troisième en deux filets, l'un interne qui suit le côté
externe du doigt annulaire, c'est son nerf collatéral externe, et
l'autre externe qui suit le côté interne et dorsal du médius,
c'est son nerf collatéral interne. Dans son trajet, cette branche
reçoit plusieurs nerfs anastomotiques; l'un vient du rameau
carpien, et l'autre de la branche dorsale du radial. Deux autres
viennent du rameau terminal le plus interne (9, pl. 60).

Quant aux nerfs collatéraux dont nous venons de parler, ils se
comportent tous de la même façon; dans leur trajet le long des
doigts, ils donnent des filets dorsaux qui s'anastomosent entre
eux sur la face dorsale des doigts, et des filets palmaires qui s'a-
nastomosent avec des filets semblables fournis par les collatéraux
palmaires sur les côtés des doigts. Enfin, à leur extrémité, ils se
divisent en une multitude de rameaux qui se répandent sous
l'ongle et forment, par leurs anastomoses répétées, une véritable
membrane nerveuse.

3° Étude du nerf cubital à la région palmaire antérieure.
Arrivé à l'extrémité inférieure de l'avant-bras (v. pl. 61, lettre d),
le nerf cubital, toujours placé au côté interne de l'artère et en
dehors du tendon du muscle cubital antérieur, pénètre dans la
paume de la main en passant en avant et en dehors de l'os pisiforme, en dedans du ligament annulaire de carpe, et dans une
gaine qui lui est commune avec l'artère cubitale. Cette gaine
s'attache en avant à l'os pisiforme et à l'os crochu, et est tapissée par une synoviale. C'est dans cette gaine, ou du moins au
milieu du tissu fibreux qui la continue et au niveau de l'os pisi-

forme, que le nerf cubital se divise en deux branches, l'une superficielle et l'autre profonde.

A. *Branche palmaire superficielle* (v. pl. 61, n° 21). Immédiatement après sa naissance, elle donne : a. Un rameau assez
considérable, qui se dirige de haut en bas entre la peau et le
muscle de l'éminence hypothénar. Après un court trajet, ce rameau se divise en deux filets; le plus petit se dirige presque
transversalement, et se répand dans le muscle palmaire cutané
(v. pl. 61, n° 22), et le plus gros donne quelques filets aux muscles de l'éminence hypothénar, passe entre les muscles adducteur et opposant du petit doigt, le contourne au niveau de la
tête du cinquième métacarpien, et s'unit avec le collatéral interne
dorsal. b. Un peu plus bas, un second rameau (v. pl. 61, c. 23)
part de son côté externe et va s'anastomoser avec la branche la
plus interne du nerf médian. Dans son trajet, elle croise les tendons fléchisseurs du petit doigt et de l'annulaire. Plus bas
encore, au niveau du bord inférieur du ligament annulaire, la
branche palmaire superficielle se divise en deux autres, une interne et l'autre externe. c. L'interne (branche collatérale interne
du petit doigt), qui rampe entre la peau et les muscles de l'éminence hypothénar, passe derrière l'artère collatérale interne du
petit doigt, se place au côté interne de cette artère comme tous
les collatéraux des doigts, et l'accompagne jusqu'à l'extrémité de ce petit doigt, où il s'anastomose avec le collatéral externe. Dans son trajet, il envoie par sa partie postérieure quelques filets aux muscles de l'éminence hypothénar.
d. L'externe descend verticalement entre l'aponévrose de la
main et les muscles de l'éminence hypothénar, passe sous l'artère collatérale interne du petit doigt, croise la direction du
muscle court fléchisseur du petit doigt et de ses tendons fléchisseurs, au côté externe desquels il se divise en collatéral externe
du petit doigt et en collatéral interne de l'annulaire. Le premier
descend le long du bord interne du quatrième muscle
lombrical et du bord externe des tendons fléchisseurs, et se
place en dedans du quatrième lombrical, l'artère qui fournit le collatéral du petit doigt et de l'annulaire se place au côté interne
de cette dernière, qu'elle accompagne jusqu'au bout du doigt.
Dans son trajet, cette branche externe fournit quelques filets qui
vont au quatrième muscle lombrical.

B. *Branche palmaire profonde* (v. pl. 61, n° 20, et 62, n° 29,
fig. 1ʳᵉ). Immédiatement après son origine, cette branche s'enfonce dans l'épaisseur des muscles de l'éminence hypothénar,
immédiatement au devant de l'os pisiforme, se réfléchit de dedans
en dehors, traverse les fibres du muscle opposant du petit doigt,
qui, sur la planche 62, fig. 1ʳᵉ, n° 29, sont échancrées pour le
mettre à découvert, passe derrière les tendons des muscles fléchisseurs superficiels et profonds, derrière les muscles lombricaux, et vient se terminer dans l'épaisseur du muscle opposant
du pouce. Dans son trajet, ce nerf décrit une courbe dont la concavité regarde en dehors et en haut, et qui est concentrique à
celle que forme l'arcade palmaire profonde, jusque vers la partie moyenne de la main. En ce point, la branche nerveuse croise
la branche artérielle à angle aigu, en passant au devant d'elle
et au devant des os métacarpiens.

Les rameaux qu'elle fournit sont nombreux :

a. *Rameau de l'opposant du petit doigt.* Il part de l'origine de la branche profonde, se dirige de haut en bas et de dehors en dedans, s'enfonce dans l'épaisseur du muscle opposant du petit doigt et s'y distribue tout entier (v. pl. 62, fig. 1re, n° 28).

b. *Rameaux du troisième et du quatrième lombrical.* Ils naissent tout auprès l'un de l'autre, et du point où la branche palmaire profonde sort de dessous le muscle opposant du pouce; de là, ils se portent verticalement en bas, entre les os métacarpiens et les deux derniers lombricaux, dans lesquels ils se terminent, comme on peut le voir, planche 62, fig. 1re, n°s 24 et 25. Dans leur trajet, ils donnent cinq ou six filets qui se répandent dans les muscles interosseux, situés entre les troisième, quatrième et cinquième métacarpes.

c. *Branches perforantes.* Au nombre de trois ou quatre, elles naissent du tronc principal, derrière le muscle opposant du pouce, elles traversent la main, en pénétrant à travers les espaces interosseux des trois premiers métacarpiens, vers leur partie supérieure, et dans la ligne celluleuse qui sépare les muscles interosseux palmaires des interosseux dorsaux, donnent des filets à ces muscles, et se terminent sur le dos de la main en s'anastomosant avec les filets dorsaux fournis par le nerf cubital et le radial.

d. *Rameaux terminaux.* La branche palmaire profonde se termine dans l'épaisseur du muscle adducteur du pouce; dans la planche 62, fig. 1re, n° 27, une partie de ce muscle a été enlevée pour montrer ses filets qui pénètrent dans son épaisseur, et d'autres qui se terminent dans les fibres du premier interosseux.

En résumé, le nerf cubital ne fournit aucuns rameaux au bras, à l'avant-bras; il en fournit à l'articulation du coude, au cubital antérieur, au fléchisseur profond et à l'artère cubitale. Dans le tiers supérieur de l'avant-bras, ses rapports avec l'artère sont très importants à connaître, parce que, lorsqu'on est parvenu à le mettre à découvert, sa position indique celle du vaisseau. La branche dorsale interne de la main fournit des filets au dos de la main, puis des nerfs collatéraux au côté externe du petit doigt, aux deux côtés de l'annulaire, et au côté interne du médius. A la région palmaire, le nerf cubital donne: 1° par sa branche superficielle, des rameaux à la peau, au muscle palmaire cutané, à ceux de l'éminence hypothénar, puis un filet qui va grossir le collatéral interne dorsal du petit doigt, et enfin, les collatéraux palmaires internes et externes du petit doigt, et interne de l'annulaire; 2° par la branche profonde au troisième et au quatrième lombrical et aux deux derniers espaces interosseux, puis au muscle adducteur du pouce, au premier muscle interosseux, et de filets perforans qui traversent le deuxième et le troisième espace interosseux, et vont se terminer au dos de la main.

Nerf radial.

1° *Étude du nerf radial au bras.* Il naît d'un tronc qui lui est commun avec les nerfs axillaire et sous-scapulaire du grand dorsal (v. pl. 45, n° 18). Ce tronc étant formé par les quatre dernières paires cervicales et la première dorsale, il s'ensuit que tout le plexus brachial concourt à la formation du nerf radial. A son origine il est placé entre les deux nerfs qui naissent du même point que lui, et derrière l'artère axillaire, et sur un plan postérieur au nerf cubital, auquel il est accolé; immédiatement

après il se dirige en bas, en arrière et en dehors, sur la face antérieure du tendon commun au grand dorsal et au grand rond, contourne la face postérieure de l'humérus, en passant entre la longue portion du muscle triceps et sa portion moyenne, afin de gagner la gouttière humérale qui commence sous la longue portion du triceps, et se termine un peu en arrière de l'empreinte deltoïdienne; pendant son trajet dans cette gouttière, il est en rapport avec l'artère et la veine humérales profondes collatérales (v. pl. 59, fig. 2). Lorsqu'il en sort, il se trouve placé au côté externe et un peu antérieur de l'humérus, alors il descend verticalement, se place entre le muscle long supinateur et le brachial antérieur, puis entre ce dernier muscle et le premier radial externe, passe au devant de l'articulation du coude, et se divise en deux branches principales dont nous parlerons plus loin.

Les branches fournies par le nerf radial, dans ce trajet, sont très nombreuses au dessus de la gouttière humérale, il donne un petit rameau cutané interne qui, du bord situé sous l'aponévrose, la traverse bientôt pour s'accoler à la peau, et pour se diviser en deux filets qui se portent obliquement en arrière et peuvent être suivis jusqu'à l'olécrane.

2° *Branches de la longue portion du triceps* (pl. 59, fig. 2, n° 19). Elles se dirigent de haut en bas, de dehors en dedans, et se ramifient dans la peau et dans la longue portion du muscle triceps, qui a été échancré sur cette planche, pour mettre à découvert ses nombreux filets.

3° *Grande branche interne des trois portions du triceps* (v. pl. 59, fig. 2, n° 21). Elle naît en dedans du nerf radial, au niveau du point où il est croisé par les vaisseaux collatéraux, descend verticalement et se divise en trois branches: l'externe et la moyenne se portent dans les parties correspondantes du triceps; les dernières ramifications de la branche moyenne vont se répandre jusque dans la partie inférieure du muscle anconé (pl. 59, n° 22); la troisième branche ou la branche interne côtoie le bord interne de l'humérus, répand ses filets dans les parties interne et moyenne du triceps, et se termine au-dessous de l'olécrane.

4° *Grande branche externe d'où procède le nerf radial externe cutané du bras et de l'avant-bras.* Ce nerf, qu'on voit planche 59, fig. 2, n° 23, se dirige obliquement de haut en bas et de dedans en dehors, fournit au vaste externe, et se place sous l'aponévrose, qu'il perce immédiatement au devant de la veine céphalique, B, vers la partie moyenne du bras, K, fig. 2, pl. 59. Une fois sous la peau, ce nerf descend verticalement le long du côté externe du bras, et se divise un peu au-dessus du coude, en deux rameaux qui marchent parallèlement et parfaitement distincts l'un de l'autre, jusqu'à quelques centimètres au-dessous de l'articulation; mais alors, ils se divisent l'un et l'autre en un grand nombre de rameaux qui s'entrecroisent, s'anastomosent entre eux et se répandent sur la face postérieure de l'avant-bras, depuis le coude jusqu'auprès du poignet où il est possible de les suivre. Dans ce long trajet, les deux branches du radial externe cutané s'anastomosent d'abord, avec un filet venant du rameau brachial cutané du nerf circonflexe, puis avec des rameaux venant de l'accessoire du nerf cutané interne, avec le rameau postérieur du cutané interne lui-même, et avec la branche dorsale digitale et la branche dorsale carpo-métacarpienne (v. pl. 59, fig. 2, n° 13 et b).

D'autres branches cutanées, moins étendues que les précédentes, naissent encore du nerf radial vers le milieu du bras, et se répandent sur la face postérieure, comme il est facile de le voir, planche 59, fig. 2.

5° *Rameaux du grand supinateur et du premier radial externe.* Ils naissent du nerf radial entre le muscle brachial antérieur et le long supinateur; ils sont au nombre de deux ou trois, et pénètrent dans ces muscles par leur partie supérieure et leur face interne. Ces rameaux ne sont pas visibles sur la planche 59.

Après avoir fourni tous les rameaux dont nous venons de parler, le nerf radial, qui a perdu au moins la moitié de son volume, se divise au pli du bras, en deux branches, une dite anti-brachiale profonde et postérieure, et l'autre superficielle et antero-postérieure.

Branche anti-brachiale postérieure et profonde. Cette branche est entièrement destinée aux muscles profonds et postérieurs de l'avant-bras; elle est beaucoup plus grosse que l'antérieure, immédiatement après sa séparation d'avec elle, elle se détourne un peu en arrière et en dehors, passe derrière le grand supinateur et les radiaux, pénètre dans l'épaisseur des fibres du court supinateur, au milieu desquelles il marche, en contournant très obliquement le radius. En arrière de cet os, on le voit sortir de ce muscle pour se diviser aussitôt en un grand nombre de rameaux divergens dont les uns vont aux muscles superficiels, et les autres aux muscles profonds de la partie postérieure de l'avant-bras. Dans la planche 59, fig. 2, c-4, on a enlevé une grande partie des muscles extenseurs et échancré le muscle court supinateur, pour montrer le passage de la branche nerveuse dont nous parlons, dans son épaisseur, et son émergence à sa face postérieure.

Les rameaux fournis par la branche anti-brachiale postérieure et profonde, sont: 1° *en avant du radius*, a, le rameau du deuxième radial externe, b, les rameaux du court supinateur (v. pl. 59, fig. 1'', n° 15), qui sont au nombre de deux ou trois, descendent verticalement et se consument dans ses fibres; 2° *derrière le radius*, il donne encore quelques filets au court supinateur, pendant qu'il marche entre ses plans fibreux; mais c'est surtout une fois qu'il s'en est dégagé, qu'il en fournit le plus. Alors nous voyons (pl. 59, fig. 2) qu'il décrit une espèce d'arcade à convexité inférieure, placée entre l'extenseur commun des doigts et le court supinateur, et de laquelle émergent tous les rameaux qu'il donne. Les uns sont destinés à la couche superficielle, et les autres à la couche profonde des muscles de la partie postérieure de l'avant-bras.

1° *Rameaux de la couche superficielle.* Parmi ceux-ci, les uns sont descendans et les autres ascendans. Les rameaux *descendans*, au nombre de trois principaux, descendent verticalement entre les muscles de la couche profonde et ceux de la couche superficielle; sur la planche 59, fig. 2, n° 24, on voit parfaitement ces rameaux qui pénètrent dans les extrémités inférieures des muscles extenseur commun des doigts, et extenseur du petit doigt, qui ont été coupés et enlevés en partie; quelques-uns de leurs filets se répandent aussi dans les muscles de la couche profonde. Les rameaux *ascendans* sont récurrens, ils terminent l'arcade dont il a déjà été question, jettent sur leur route un grand nombre de rameaux qui se répandent dans le court supinateur, et vont se terminer par deux petites branches, dans la partie supérieure des muscles extenseurs des doigts.

2° *Rameaux de la couche profonde* (v. pl. 59, fig. 2, n° 25 et pl. 62, fig. 3-e). Ils naissent d'un tronc commun, qui paraît être la continuation de la branche principale, beaucoup diminuée de volume; à partir du point où ils sortent du muscle court supinateur (pl. 62, fig. 3-e), ils descendent verticalement entre les muscles de la couche superficielle et ceux de la couche profonde. Le *plus interne* (pl. 62, fig. 3, n° 28) décrit, dans son trajet, une courbe à concavité externe, d'où procèdent les filets du long extenseur et du court extenseur du pouce; on peut les suivre jusqu'auprès de l'origine de leurs tendons (v. pl. 62, fig. 3, n° 29 et 30). Le *plus externe* descend au devant du précédent, et donne tout près de son origine, deux rameaux, l'un qui se répand dans la partie inférieure du muscle court supinateur (pl. 62, n° 31) et l'autre qui passe au devant de la partie supérieure du long abducteur du pouce, et se perd dans ses fibres; plus bas, il se place dans la gouttière qui sépare les muscles long abducteur et court extenseur du pouce, du long extenseur de ce doigt sur la face postérieure du ligament interosseux, de sorte que pour le découvrir, il faut renverser en dedans le long extenseur du pouce. Dans ce trajet, il donne d'abord deux filets (32-32, pl. 62) au muscle long extenseur du pouce, dans lequel ils pénètrent par sa face antérieure, puis un troisième filet (33, pl. 62) au muscle extenseur propre de l'indicateur, qui est aussi renversé en dedans. Après avoir fourni ces filets, il continue à descendre sur la face postérieure du ligament interosseux, d'où il parvient sur la partie postérieure du carpe, où il se divise en une multitude de filets articulaires qui marchent à droite et à gauche, et pénètrent dans le ligament et dans les articulations radio-carpiennes, carpiennes et carpo-métacarpiennes (v. pl. 62, n° 34-34); à la partie inférieure du ligament interosseux, immédiatement au-dessus de l'articulation radio-carpienne, ce nerf présente un renflement (v. pl. 62, n° 35), au-dessous, il est grisâtre et noueux comme tous les nerfs articulaires.

Branche superficielle de la radiale digitale ou cutanée de la main. Cette branche, beaucoup plus petite que la précédente, descend verticalement entre le long supinateur et le premier radial externe, en côtoyant le côté externe de l'artère radiale, dont il est séparé vers l'union, du tiers supérieur avec le tiers moyen de l'avant-bras, par le muscle rond pronateur; au-dessous de l'insertion radiale de ce muscle, il est tout à fait en contact avec le côté externe de cette artère et la face interne du premier radial externe; vers la partie moyenne de l'avant-bras, il se dégage de derrière le tendon du grand supinateur, côtoie son bord externe, devient sous-aponévrotique, et se place au côté externe et un peu postérieur de l'avant-bras (v. pl. 60, a). A l'avant-bras, cette branche superficielle ne fournit que quelques rameaux insignifians aux deux radiaux et au grand supinateur.

Mais étudié à la partie inférieure de l'avant-bras et à la main, on le voit percer l'aponévrose et devenir sous-cutané, à 5 ou 6 centimètres environ au-dessus de l'apophyse styloïde, et descendre verticalement derrière l'extrémité inférieure du bras et sur le dos de la main, où elle se divise en rameaux digitaux.

Avant d'avoir subi aucune division, elle s'anastomose avec les rameaux d'une terminaison de la branche cutanée radiale externe dont il a été question page 42. Un peu au-dessous de cette anastomose, à 2 ou 3 centimètres de l'apophyse styloïde environ, il fournit, par son côté externe a, une branche externe, c'est le *nerf collatéral externe dorsal du pouce* qui passe sous la grande veine salvatelle du pouce et se dirige le long du côté externe de ce doigt jusqu'à son extrémité (*v.* pl. 60, b); plus bas, il donne encore, par son côté externe b, une seconde branche, c'est le *nerf collatéral interne dorsal du pouce* (*v.* pl. 60, e), qui passe également sous la grande veine salvatelle, en se dirigeant obliquement de haut en bas et de dedans en dehors, pour gagner le côté interne du premier métacarpien et du pouce, jusqu'à l'extrémité duquel il va au niveau de la veine salvatelle. Ce rameau en fournit, par son côté interne, un assez gros, qui marche parallèlement au côté externe du deuxième métacarpien, et va concourir à former le nerf collatéral externe dorsal de l'indicateur (*v.* pl. 60, e, et n° 5).

Après avoir donné les deux rameaux externes dont il vient d'être question, la branche principale se divise en trois branches, au niveau de l'extrémité supérieure du second os du métacarpe; de ces trois branches, la plus externe (*v.* pl. 60, g) se dirige vers le côté externe du doigt indicateur, et s'unit avec celle qui est fournie par le nerf collatéral interne du pouce, pour former le collatéral externe dorsal de l'indicateur (*v.* pl. 60, n° 6, leur point d'union); la moyenne h, qui se dirige vers la commissure des doigts indicateur et médius, se divise en deux rameaux, dont l'un est le collatéral interne de l'indicateur et l'autre concourt à former le collatéral externe dorsal du médius (*v.* pl. 60, n° 11 et 12), en s'unissant avec un rameau de la branche interne qui va aussi s'anastomoser sur le dos de la main, avec les rameaux n et o de la branche dorsale du nerf cubital n, pl. 60.

Ces rameaux collatéraux dorsaux se comportent exactement comme nous l'avons dit en parlant des branches collatérales, fournies par la branche dorsale du cubital, nous n'y reviendrons pas.

Résumé du nerf radial. 1° Au bras, le radial fournit des branches cutanées et des branches musculaires; ces dernières sont surtout destinées aux trois portions du muscle triceps; il en fournit aussi au long supinateur et au premier radial externe. 2° A l'avant-bras il donne, par la branche profonde, à tous les muscles, des couches superficielle et profonde, de la partie postérieure de l'avant-bras aux articulations radio-carpiennes et carpo-métacarpiennes. 3° A la main, il fournit par sa branche superficielle, à la peau du dos de la main, au pouce, à l'index et au côté interne du médius.

On peut remarquer que la branche radiale superficielle et la branche dorsale du nerf cubital forment, sur le dos de la main et des doigts, un véritable réseau nerveux, par suite des anastomoses nombreuses que leurs filets forment entre eux; on peut juger combien doit être sensible la peau de cette région, par la grande quantité de nerfs qui est répandue dans son épaisseur. C'est surtout à la face palmaire et à la face dorsale des doigts qu'on en rencontre le plus. Leur finesse et leur multiplicité augmentent à mesure qu'on s'approche du bout des doigts, c'est au point qu'ils forment dans cet endroit une véritable membrane nerveuse, qui explique suffisamment pourquoi le sens du toucher est plus développé et plus délicat dans l'extrémité palmaire des doigts que dans toute autre partie de la main, et pourquoi les inflammations des doigts sont plus douloureuses que dans les autres points du corps.

On pourrait quelquefois être embarrassé pour se rappeler quels sont les nerfs du plexus brachial qui fournissent les nerfs collatéraux des doigts, tant à la région dorsale, qu'à la région palmaire. Un résumé succinct sur ce sujet, après la description générale des trois nerfs qui les fournissent, peut donc être de quelque utilité.

т. III.

Le nerf médian, le cubital et le radial sont chargés de cette distribution: 1° Le nerf médian fournit à la face palmaire seule, savoir: aux deux côtés du pouce, de l'index et du médius, et au côté externe de l'annulaire. C'est la branche externe qui donne au pouce et au côté externe de l'index, et l'interne qui donne au côté interne de l'index, au médius et au côté externe de l'annulaire. 2° Le nerf cubital donne à la région palmaire, par sa branche terminale superficielle, le collatéral interne de l'annulaire et les deux collatéraux du petit doigt; et à la région dorsale, par le rameau dorsal interne de la main, le collatéral interne du médius et deux collatéraux de l'annulaire, le collatéral externe du petit doigt et un rameau qui concourt à former le collatéral interne du petit doigt, en s'unissant au bord interne de la main, avec un rameau, p, qui vient de la branche palmaire profonde. 3° Le nerf radial fournit, par sa branche superficielle, à la région dorsale, les deux nerfs collatéraux du pouce et de l'indicateur, et le nerf collatéral externe du médius.

Nerf axillaire ou circonflexe.

Il naît de toutes les branches qui constituent le plexus brachial, par un tronc qui lui est commun avec le radial, il se sépare de ce tronc, au-dessus et en arrière du nerf radial, immédiatement au-dessous de la clavicule, se dirige de suite en arrière, en dehors et en bas, sur la face antérieure du muscle sous-scapulaire, arrive sur le bord inférieur de ce muscle, près de son insertion à la tête de l'humérus, s'enfonce dans l'espace qui le sépare du grand rond, entre l'humérus et la longue portion du muscle triceps brachial, et contourne le col chirurgical de cet os, en passant derrière lui, puis sous le bord externe du muscle deltoïde, dans l'épaisseur duquel il pénètre et se ramifie. Planche 59, fig. 2, f, on voit le nerf circonflexe dans l'épaisseur du muscle deltoïde échancré.

Dans ce trajet, le nerf axillaire est accompagné par les vaisseaux circonflexes postérieurs. On a remarqué avec juste raison, que, par suite de ses rapports avec l'articulation, ce nerf court le risque d'être distendu ou déchiré dans les luxations de l'humérus. Cependant l'observation ne justifie pas la théorie, car il n'existe pas de cas bien avéré de rupture ou de déchirure du nerf axillaire ou des autres nerfs du plexus brachial, survenue à la suite de cette luxation. Les cas qu'on cite paraissent plutôt résulter de tractions trop fortes, et mal dirigées sur le bras, pour opérer la réduction.

Rameaux fournis par le nerf axillaire.

a. *Rameaux sous-scapulaires.* Ils viennent quelquefois du nerf axillaire, mais le plus souvent encore, ils sont fournis par le plexus brachial; aussi les avons-nous décrits à l'occasion de ce plexus (*v.* p. 12 et 13, a, b, c). Cependant, lorsqu'ils viennent de l'axillaire, ils s'en détachent peu après son origine, pour se distribuer comme nous l'avons indiqué.

b. *Nerf du petit rond.* Il naît, soit isolément, soit par un tronc commun avec une branche deltoïdienne, au moment du passage du nerf entre l'humérus et la longue portion du triceps.

c. *Rameaux cutanés.* 1° L'un d'eux, représenté pl. 59, n° 17, naît de l'axillaire, au moment où il passe entre l'humérus et la

68

longue portion du muscle triceps, il descend d'abord verticalement sous le bord postérieur du muscle deltoïde, et jette quelques rameaux sur sa face postérieure; 2° un autre plus considérable naît du tronc principal, au moment où il contourne transversalement la face postérieure de l'humérus, descend un peu obliquement de haut en bas et de dedans en dehors, entre la face postérieure de l'os et la face interne du muscle deltoïde, émerge sous le bord postérieur de ce muscle, et se divise aussitôt en trois rameaux. Ce nerf porte le nom de cutané de l'épaule (*v.* pl. 58, *c*, et pl. 59, n° 18); — l'un d'eux, appelé *scapulaire antérieur*, se dirige d'abord transversalement de dedans en dehors (*v.* pl. 58, fig. 2, n° 1), puis lorsqu'il est arrivé sous la face antérieure du bras, il se divise en rameaux ascendans et descendans (*v.* pl. 59, fig. 1re, e-1 et 3). Le rameau ascendant se divise en deux filets qui se ramifient sur la face antérieure du moignon de l'épaule, et le rameau descendant se répand sur la face antérieure du bras où il s'anastomose avec des rameaux des cutanés.—Le deuxième, appelé *scapulaire postérieur* (pl. 58, fig. 2, n° 2), se réfléchit aussitôt sur le bord postérieur du deltoïde, et se répand sur la face postérieure du moignon de l'épaule où il s'anastomose avec des filets de la branche sus-acromio-claviculaire. — Enfin, le troisième, appelé *rameau brachial*, descend verticalement sur la face postérieure du bras (*v.* pl. 58, fig. 2, n° 3), et se divise en plusieurs rameaux cutanés qui viennent de l'aisselle, et avec les longs filets cutanés qui viennent du nerf radial.

Terminaison. Après avoir fourni les rameaux précédens, le nerf axillaire continue à marcher transversalement derrière l'humérus, entre l'os et le muscle deltoïde, puis sur son côté externe et sur sa face antérieure où il se termine. Pendant ce trajet, il émet un grand nombre de rameaux ascendans et descendans ou divergeans, et nommés rameaux deltoïdiens. C'est, qu'en effet, ils se répandent tous dans le muscle deltoïde, dans lequel on peut les suivre, d'une part, jusqu'à l'épine de l'omoplate, et de l'autre, jusqu'à l'insertion inférieure du muscle à l'humérus (*v.* pl. 59, fig. 2, f), où la partie postérieure du muscle deltoïde ayant été échancrée, on aperçoit la distribution tout entière de ce nerf.

NERFS DORSAUX.

Ces nerfs sont au nombre de douze paires. La première sort entre la première et la seconde vertèbre du dos, et la dernière entre la douzième vertèbre dorsale et la première lombaire. Ce nombre de douze paires de nerfs dorsaux est maintenant généralement admis, bien que quelques anciens anatomistes, au nombre desquels se trouve Haller, aient considéré la douzième dorsale comme la première lombaire.

Après que les deux racines par lesquelles chaque paire dorsale naît de la moelle se sont réunies, les cordons qu'elles forment se divisent au moment où ils sortent par les trous de conjugaison en deux branches, une antérieure et une postérieure. La première, qu'on nomme aussi *intercostale*, est plus grosse que la seconde.

Branches postérieures des nerfs dorsaux.

Ces branches postérieures ont presque toutes une disposition analogue. Par conséquent, elles peuvent être comprises dans une description générale. Immédiatement après leur sortie des trous de conjugaison, elles se dirigent en arrière, se portent entre les apophyses transverses dorsales sous le muscle transversaire épineux, au bord externe duquel elles se divisent en deux ordres de rameaux, savoir : en rameaux internes et en rameaux externes.

Rameaux internes ou *musculo-cutanés.* Ces rameaux, au nombre de deux ou trois pour chaque branche (*v.* pl. 54, de 9 c à 14 a), se recourbent de dehors en dedans, embrassant dans leur concavité le bord externe du muscle transversaire épineux, se placent sur sa face postérieure, lui donnent plusieurs filets qui pénètrent dans son épaisseur, et se dirigent un peu obliquement de haut en bas vers les apophyses épineuses; lorsqu'ils sont arrivés près des faces latérales de ces apophyses, ils les côtoient et pénètrent d'avant en arrière dans l'épaisseur des muscles qui remplissent les gouttières vertébrales, savoir à travers la masse commune au sacro-lombaire et au long dorsal, le petit dentelé postérieur et supérieur, le rhomboïde, le grand dorsal et le trapèze (*v.* pl. 53, de 6 en 6). Après avoir traversé ce dernier muscle, ils se réfléchissent de dedans en dehors, et marchent transversalement entre lui et la peau sous laquelle ils se trouvent, jusque sur la face postérieure de l'épaule et sur les parties latérales du tronc, où ils s'anastomosent fréquemment entre eux, et avec les rameaux cutanés récurrents postérieurs des branches dorsales antérieures. Enfin ils se terminent dans la peau.

Bichat a remarqué que tous ces nerfs ne deviennent pas cutanés. Il dit que souvent il n'y en a que cinq ou six, et que les autres restent sous les muscles trapèze, rhomboïde, etc.

Lorsqu'on examine ces rameaux nerveux à leur origine, on observe entre eux certaines différences. Le premier est très petit, le second a plus du double de volume. Cet accroissement de volume se soutient jusqu'à la neuvième paire dorsale; la dixième, la onzième et la douzième paire deviennent subitement très petites, encore plus petites que la première. Toutes ces branches donnent dans leur trajet beaucoup de filets qui se consument dans le transversaire épineux comme on peut le voir dans la planche 54, tout le long du côté droit, surtout aux n°s 9 c et 14 a. Dans leur trajet subséquent à travers les muscles des gouttières vertébrales, ces rameaux internes leur laissent beaucoup de filets. Entre le muscle trapèze, qu'ils traversent très obliquement, et la peau, ils se divisent plus ou moins promptement en plusieurs filets qui vont en divergeant (*v.* pl. 53, de 6 en 6. côté droit), les filets des premiers se répandent jusque sur l'acromion; les supérieurs s'anastomosent avec quelques filets venant des branches postérieures des dernières paires cervicales, et les inférieurs avec les supérieurs de la deuxième paire dorsale, et ainsi de suite pour les suivants. M. Cruveilhier dit (*Anat.*, t. III, p. 775) que le nerf cutané, qui appartient à la deuxième paire, répond constamment à la surface triangulaire de l'épine de l'omoplate sur laquelle glisse l'aponévrose du trapèze. À cet égard, il n'y a rien de bien fixe. Dans notre planche 53, nous avons marqué ce filet comme venant de la quatrième paire dorsale; c'est qu'effectivement dans le sujet sur lequel nous l'avons trouvé, il venait de cette quatrième paire dorsale.

Rameaux externes. Ils se séparent des précédens immédiatement au devant des tendons ascendans du muscle long dorsal. Ils sont, en général, plus volumineux que les internes, et leur volume va en augmentant à mesure qu'on va en descendant. Il n'y a, à la vérité, que peu de différence entre eux jusqu'au septième ou huitième ; mais les huitième, neuvième, dixième et onzième sont beaucoup plus longs et plus volumineux que ceux qui les précèdent : cela tient à ce que les muscles auxquels ils se distribuent (*v.* pl. 54, de 16 *c* à 18 *c*, côté gauche, fig. 1) sont plus forts en bas qu'en haut. Au niveau du bord externe des tendons du long dorsal, ils fournissent un filet assez considérable, qui se divise immédiatement en plusieurs autres, et se répandent sur la face antérieure du muscle long dorsal et dans son épaisseur (*v.* pl. 54, fig. 1, n°s 9, 15 et suivans). Ensuite, les troncs principaux croisent les tendons d'insertion aux têtes du muscle long dorsal, suivent la direction des côtes, pénètrent dans l'espace qui sépare les muscles long dorsal et sacro-lombaire, et se répandent en grande partie, excepté les inférieures, dans les faisceaux de ce dernier muscle, où ils se subdivisent en une multitude de filets (*v.* pl. 54, fig. 1, de 9 *a* à 15 *b*). Enfin, ce qu'il en reste, sort de la rainure qui sépare ces deux muscles et se divise en plusieurs filets qui se distribuent différemment dans les muscles grand dorsal rhomboïde, trapèze, etc., qui les recouvrent ; la plupart deviennent sous-cutanés à une distance plus ou moins considérable de l'endroit où ils sont sortis d'entre les muscles et se dirigent en dehors. Ils ne parviennent pas tous jusqu'à la peau. Plusieurs, après être sortis de la rainure du sacro-lombaire et du long dorsal, restent sous les muscles superficiels de la région dorsale ; mais ce nombre est indéterminé.

Il nous reste à indiquer quelques différences qui existent entre ces rameaux externes. Par exemple, les rameaux externes des huitième, neuvième et dixième paires se distinguent de celles qui les précèdent par un long rameau cutané récurrent qui, après avoir jeté sur son passage les rameaux nécessaires pour animer le sacro-lombaire, se réfléchit de dehors en dedans en décrivant une courbe à convexité externe, passe dans la rainure qui sépare les sacro-lombaire et le long dorsal, traverse aussi les muscles superficiels et vient se rendre dans la peau. Quant aux rameaux externes des onzième et douzième branches postérieures dorsales, leur distribution est encore bien différente. 1° Le onzième, après avoir franchi la rainure située entre le sacro-lombaire, le long dorsal descend entre eux, fournit un filet au premier faisceau du long dorsal, traverse ce faisceau, descend verticalement sur la face externe du muscle transverse, lui laisse un filet, perfore les deux obliques, croise perpendiculairement la crête iliaque, et va se terminer dans la peau qui recouvre le grand fessier. 2° La douzième, après avoir franchi l'espace inter-musculaire précité, se divise en trois ou quatre filets qui tous descendent verticalement sur la masse commune, croisent la crête iliaque, et se répandent dans la peau de la fesse en se divisant en une multitude de filets.

M. Cruveilhier dit avoir observé sur un sujet la branche musculo-cutanée des troisième, quatrième et cinquième paires dorsales, qui présentait deux ganglions au moment de la bifurcation, en branche musculaire et branche cutanée. Chez un autre sujet les ganglions appartenaient aux branches cutanées de la première et de la troisième paire dorsales.

Le même auteur prétend que les *branches postérieures* des neuvième, dixième, onzième et douzième paires dorsales ont un système de distribution différent de celles qui les précèdent, et qu'elles sont destinées aux parois abdominales ; il n'y aurait plus de branche interne musculo-cutanée, la branche externe

remplirait tout à la fois le rôle de branche musculaire et celui de branche cutanée. Cela n'est pas complètement exact, nous avons trouvé, sur le sujet de la planche 54, que le rameau interne des neuvième et dixième branches postérieures fournissait des rameaux cutanés ; mais que les rameaux internes des onzième et douzième se terminaient entièrement dans les muscles, et ne donnaient rien à la peau.

Branches antérieures des nerfs dorsaux ou branches intercostales.

Préparation. Pour étudier convenablement ces nerfs, il est utile de faire une préparation spéciale, qui consiste à scier le sternum sur la ligne médiane ; à diviser l'abdomen sur la ligne blanche ; à briser et à enlever une partie des côtes d'un des côtés du thorax, afin de pouvoir étudier les nerfs du dedans au dehors, et enfin terminer en recherchant avec soin sur le côté laissé intact les rameaux cutanés.

Ces branches antérieures sont au nombre de douze, comme les postérieures, et sont destinées aux parois du thorax et de l'abdomen. Comme elles présentent dans leurs dispositions des analogies et des différences remarquables, elles doivent à la fois faire l'objet d'une description générale et particulière.

A. *Description générale des branches antérieures des nerfs dorsaux.* Voici leurs caractères communs : A leur origine, elles sont séparées des branches postérieures par le ligament costo-transversaire supérieur ; elles sont aplaties, passent derrière les cordons nerveux qui constituent le grand sympathique, gagnent le milieu des espaces intercostaux correspondants, glissent derrière la plèvre, se placent entre cette membrane et l'aponévrose qui tapisse le muscle intercostal interne et marchent ainsi jusqu'à l'angle des côtes où elles s'engagent entre les deux muscles intercostaux. A dater de ce moment, elles se rapprochent du bord inférieur de la côte supérieure, mais ne se placent point dans la gouttière qui règne le long de ce bord, et qui est parcourue par les vaisseaux intercostaux, car elles marchent toujours au-dessous de ces vaisseaux. Vers le milieu de l'espace qui existe entre le sternum et la colonne vertébrale, ces branches se divisent en deux rameaux, l'un perforant ou *cutané*, et l'autre intercostal qui continue le trajet du nerf primitif, et se comporte dans l'espace intercostal, comme nous le dirons plus loin. Passons aux rameaux qu'ils reçoivent ou qui en émanent.

1° *Filets ganglionnaires.* A leur origine, chacune de ces branches antérieures reçoit une série de filets venant des ganglions pectoraux ; malgré les nombreuses variétés qui existent à ce sujet, voilà, en général, comment se comportent ces filets : ils viennent du ganglion qui est situé immédiatement au-dessous de la branche qui les reçoit, et naissent de sa partie supérieure et externe. Quelquefois il en naît de la partie inférieure du ganglion, mais alors ils vont à la branche dorsale qui est au-dessous de lui. Il est rare qu'il en vienne de la partie interne du ganglion, cependant on en rencontre quelques exemples dans la planche 12. Au reste, on trouve sur ce point un grand nombre de variétés ; tantôt quelques-uns des filets ganglionnaires s'anastomosent avec la branche dorsale qui est immédiatement au-dessus ; tantôt ils s'accolent simplement à ses filets, puis dans l'un et l'autre cas, ils s'en séparent promptement pour se jeter sous la plèvre dans les muscles inter-costaux correspondant ou bien pour croiser la face interne de la côte qui est au-dessous et aller dans les intercostaux suivants (*v.* pl. 12). Ces filets sont généralement au nombre de deux.

2° *Filets intercostaux postérieurs.* Elles en fournissent quelques-uns dans leur partie postérieure ; ceux-ci pénétrent le plus souvent entre les deux muscles intercostaux correspondants et s'y ramifient. Quelquefois aussi un ou deux filets s'en détachent, croisent la côte qui est immédiatement au-dessous, et vont se diviser dans les muscles intercostaux suivants.

3° *Rameaux perforants ou cutanés appelés rameaux latéraux des nerfs intercostaux, nerfs thoraciques ou abdominaux musculo-cutanés externes.* Nés, ainsi que nous l'avons dit, vers la partie moyenne de l'arc costal, ils percent le muscle intercostal externe très obliquement d'arrière en avant, rampent pendant quelque temps entre ce dernier muscle et le grand dentelé, puis se divisent en deux rameaux, tantôt avant de traverser les intervalles qui existent entre les digitations de ce dernier muscle et celles du grand dorsal ; tantôt en les traversant. Suivant M. Cruveilhier, la division s'opérerait sous les muscles et le rameau antérieur pour les premiers nerfs intercostaux jusqu'au huitième, deviendrait sous-cutané en passant entre les digitations du grand dentelé, tandis que, pour les derniers, ce rameau passerait entre les digitations du grand oblique (*Anat.*, t. 111, p. 825). Valentin, au contraire, indique que cette division s'opère pendant le passage des rameaux latéraux entre les digitations de ces muscles. Quel que soit le point où cette division s'opère, lorsqu'elle est faite, il y a deux rameaux, l'un antérieur, et l'autre postérieur.

a. *Rameau antérieur.* Suivant Valentin (*Encycl. anat.*, t. IV, p. 527), le plan supérieur serait fourni par le rameau externe du second nerf intercostal, sortirait au devant de la troisième digitation du muscle grand dentelé, et derrière le muscle pectoral. Suivant Cruveilhier, il viendrait du troisième intercostal, serait très petit et se terminerait dans la mamelle et la peau qui la recouvre. C'est cette dernière description qui est la véritable.

Dans les nerfs suivans, ce filet antérieur, beaucoup plus développé, se réfléchit d'arrière en avant, immédiatement après qu'il est devenu sous-cutané ; alors il prend d'autant plus obliquement de haut en bas, qu'on le considère plus inférieurement dans son trajet sous la peau des côtés de la poitrine et de l'abdomen, dans laquelle il se termine au devant des muscles grand pectoral et grand oblique. Il fournit de nombreux filets qui s'anastomosent avec les filets voisins des paires supérieures et inférieures.

b. *Rameau postérieur.* Aussitôt après sa sortie des muscles précités, il se réfléchit transversalement d'avant en arrière, passe sur le bord externe et sur la face postérieure du muscle grand dorsal, et se ramifie dans la peau qui le recouvre. Dans son cours, il émet divers filets qui s'anastomosent avec des filets analogues qui sont au-dessus et au-dessous. Voyez pour l'origine du rameau perforant ou cutané, planche 5o, côté droit, et pour la distribution de ses filets antérieur et postérieur, pl. 5o, côté gauche, et surtout pl. 51, depuis le n° 11 b, jusqu'à 21 c.

4° *Terminaison du nerf intercostal.* Après avoir fourni le rameau externe, il se rapproche de la côte qui est au-dessus, longe

son bord inférieur et celui de son cartilage, parvient ainsi jusqu'au sternum, sur la face antérieure duquel il s'avance un peu, avant de se réfléchir d'arrière en avant pour perforer le muscle grand pectoral près de son bord interne (*v.* pl. 52). Après avoir fourni quelques filets à ce muscle, il parvient sous la peau qui le recouvre, se réfléchit de dedans en dehors, et se distribue à la couche cutanée.

Dans cette seconde partie de son trajet, le nerf intercostal fournit un grand nombre de filets qui naissent presque tous de son bord inférieur ; parmi ceux-ci, quelques-uns sont très longs et parcourent une grande partie de l'espace intercostal sans diminuer de volume. Ils sont destinés aux muscles intercostaux ; on est parvenu à en suivre quelques-uns jusque dans le périoste. Auprès des bords du sternum, quelques filets passent derrière cet os et se répandent dans le muscle triangulaire.

B. *Description particulière des branches antérieures des nerfs dorsaux.*

Branche antérieure du premier nerf dorsal. Il diffère essentiellement du suivant par la manière dont il se comporte; il sort entre les deux premières vertèbres dorsales, se dirige derrière le ganglion cervical inférieur, et croise obliquement le bord supérieur de la première côte, sur laquelle il passe pour aller se jeter dans le plexus brachial dont il fait partie ; on voit donc qu'il n'appartient pas à la poitrine ; ce n'est que par un rameau qui en émane que se trouve formé le *premier nerf intercostal ;* ce rameau s'en détache immédiatement après sa sortie du trou de conjugaison, tout près du point où elle remonte sur la côte, croise obliquement, d'arrière en avant, la face inférieure de celle-ci, de manière à n'arriver dans le premier espace intercostal qu'au niveau de l'union de la côte avec son cartilage. Ce n'est qu'à son arrivée près du sternum qu'il perce les muscles intercostaux, et qu'il parvient sous la peau de la partie supérieure et antérieure de la poitrine, où il se répand et se perd bientôt. Dans son trajet, le premier nerf intercostal ne donne que des rameaux destinés aux muscles intercostaux, et qui ne présentent rien de particulier.

Branche antérieure du deuxième nerf intercostal. Suivant M. Cruveilhier (*Anat.*, t. 111, p. 826), il croise obliquement la deuxième côte en dehors de son col, pour gagner le premier espace intercostal, et croise de nouveau la même côte vers le milieu de sa longueur pour rejoindre le deuxième espace. Mais si cette disposition existe quelquefois, elle n'est qu'exceptionnelle, car les autres auteurs n'en parlent pas, et nous ne l'avons pas rencontrée. Seulement, peu après avoir pénétré dans le second espace intercostal, on le voit quelquefois, ainsi que nous l'avons marqué sur la planche 12, donner deux ou trois filets qui montent perpendiculairement vers le premier nerf intercostal pour le fortifier. Une fois parvenu dans l'espace intercostal il ne tarde pas à fournir un filet considérable qui s'engage dans la partie postérieure des deux intercostaux, leur fournit plusieurs divisions et s'y perd ; puis, arrivé vers le milieu de cet espace, il se divise en deux rameaux, l'un qui est la continuation du tronc principal, et l'autre qui est le rameau perforant externe cutané et qui, ici, porte le nom de *brachial*, parce qu'il se rend à la peau du bras.

a. *Rameau intercostal.* Il continue le trajet primitif et arrivé à l'extrémité antérieure du second espace intercostal ; il donne quelques filets aux intercostaux, se dirige d'arrière en avant, perce le grand pectoral sur la face antérieure duquel il se divise en deux ou trois rameaux qui se réfléchissent immédiatement de dedans en dehors, sous la peau dans laquelle ils se ramifient en s'anastomosant avec les suivants et avec le précédent.

(b). *Rameau perforant cutané dit brachial.* D'un volume assez considérable, il perce le muscle intercostal externe, auquel il laisse quelques filets, immédiatement au-dessous de la seconde côte et au niveau de sa partie moyenne ; caché à son origine, par le muscle petit pectoral, derrière lequel il se réfléchit en dehors pour gagner le creux de l'aisselle qu'il traverse, placé au-dessous et en dedans de la veine axillaire, il reçoit quelquefois, pendant ce trajet, un petit filet du nerf cutané interne ou de son accessoire (v. pl. 50), croise la face antérieure du tendon du grand dorsal, s'accole à la peau de la partie interne du bras, et descend le long de la partie interne et postérieure du bras, en donnant divers filets, parmi lesquels un se contourne sur la partie postérieure, et l'autre descend parallèlement à l'accessoire du brachial, cutané interne. Parvenu jusqu'auprès du coude, où il est facile de le suivre, il se partage en un grand nombre de filamens qui se perdent dans cette région. Tous ces filets sont destinés à la peau de la partie interne du bras. Quelquefois ce nerf se divise en deux rameaux dans le creux de l'aisselle, mais alors, le second rameau se comporte comme s'il était un filet du précédent.

Branche antérieure du troisième nerf dorsal. Depuis son origine jusque vers le milieu du bord inférieur de la troisième côte, il se comporte comme nous l'avons dit dans la description générale. Arrivé en ce point, il se divise comme le précédent, en deux rameaux : rameau intercostal et rameau perforant cutané brachial.

(a). *Le rameau intercostal* continue à suivre la côte, s'engage sous le triangulaire du sternum, fournit en cet endroit deux ou trois filets très visibles, à ce muscle et à l'intercostal interne, et se réfléchit comme les précédens, d'arrière en avant, pour se répandre dans la peau qui couvre la face antérieure du grand pectoral.

(b). *Le rameau perforant externe, dit brachial,* perce l'intercostal externe, sort entre la digitation du muscle dentelé, et se porte immédiatement vers le creux de l'aisselle, en se réfléchissant sur lui-même, d'avant en arrière, croise le bord externe du grand pectoral et parvient à la partie supérieure du bras, où il se termine plus haut que le précédent. Dans son trajet, il donne un filet qui se réfléchit en avant et va se répandre dans la mamelle, puis il en fournit beaucoup à la peau qui tapisse le creux axillaire, et la partie supérieure et interne du bras.

Branches antérieures des quatrième, cinquième, sixième et septième nerfs dorsaux. Les branches antérieures de ces nerfs sont, en grande partie, connues par la description générale que nous avons donnée. Elles parcourent les espaces intercostaux qui leur correspondent, fournissent de nombreux rameaux aux muscles intercostaux, et se divisent en deux branches vers le milieu de leur trajet.

(a). *Les rameaux intercostaux* parviennent jusqu'au sternum,

T. III.

donnent beaucoup de filets au triangulaire ; le dernier fournit aussi quelques filets à la partie supérieure du muscle sterno-pubien, ou grand droit, puis, tous se réfléchissent d'arrière en avant, sur la face antérieure du grand pectoral, où ils rampent jusqu'à son bord inférieur et externe, sous lequel ils se réfléchissent et se perdent ; dans ce trajet, ils jettent un assez grand nombre de filets dans la glande mammaire.

(b). Les rameaux pectoraux externes ou perforans cutanés, après avoir traversé les intercostaux externes et les digitations du muscle grand dentelé, se divisent chacun en deux filets. Les *filets postérieurs* se réfléchissent d'avant en arrière sur la face postérieure de l'omoplate et du muscle grand dorsal, et se répandent dans la peau qui les recouvre ; les antérieurs se recourbent de dehors en dedans, et viennent, les uns dans la peau qui tapisse la face antérieure du grand pectoral et dans la mamelle, et les autres dans celle qui recouvre la partie inférieure et latérale du thorax. Avant de passer outre, nous devons indiquer ici les nerfs qui se jettent dans la glande mammaire.

Nerfs de la glande mammaire fournis par les intercostaux.

Non-seulement la peau de la mamelle, mais encore la glande elle-même reçoivent des nerfs venant des branches antérieures des nerfs dorsaux (pour connaître les sources d'où émanent tous les nerfs de la mamelle, voyez l'article *glandes mammaires*). D'après ce qui précède nous avons vu que la glande mammaire reçoit ses principaux nerfs des rameaux intercostaux et des rameaux externes, des second, troisième et quatrième nerfs intercostaux, et qu'il lui en vient rarement des rameaux analogues du premier et du cinquième. M. Cruveilhier (*Anat.*, t. III, p. 827) dit au contraire que les branches perforantes cutanés (rameaux externes) des troisième, quatrième et cinquième nerfs dorsaux fournissent chacune un rameau destiné à la mamelle. C'est en effet ce qui a toujours lieu.

Branche antérieure des huitième, neuvième, dixième et onzième nerfs dorsaux. Le trajet de ces branches se fait dans les espaces intercostaux formés par les fausses côtes ; il est à peu près le même que celui des précédentes. Elles fournissent comme elles de nombreux filets par leur partie postérieure aux muscles qui les remplissent, mais dans leur partie antérieure, elles en diffèrent complétement ; ainsi, comme le remarque Bichat, et comme il est facile de le voir, les rameaux perforans cutanés (thoraciques externes) s'en séparent plus près de l'extrémité antérieure de chaque intervalle, et cela d'autant plus qu'on les considère plus bas, ce qui tient à ce que les intervalles vont successivement en se raccourcissant, et que dans chacun la division se fait toujours à peu près à la même distance du trou de conjugaison.

Ces *rameaux perforans* percent les muscles intercostaux, traversent les digitations du grand oblique, et se divisent en deux filets ; les postérieurs se réfléchissent d'avant en arrière pour se ramifier dans la peau qui tapisse la face postérieure du grand dorsal ; les antérieurs se dirigent d'arrière en avant et de dehors en dedans, sur la face externe du muscle grand oblique, et se distribuent dans la peau de la région antérieure de l'abdomen ; leurs derniers filets s'étendent jusqu'au-delà de la ligne blanche, où ils s'anastomosent avec ceux de l'autre côté.

69

Les *rameaux intercostaux* des branches en question, parvenus à l'extrémité antérieure des intervalles des fausses côtes, abandonnent ces intervalles au moment où les cartilages costaux changent de direction pour devenir ascendants, passent derrière ces cartilages, traversent le diaphragme dans les points où il s'y attache sans lui laisser de filets, à ce qu'on croit généralement ; cependant, Valentin dit qu'ils lui distribuent quelques ramuscules (*Encycl. anat.*, t. ii. p. 531 et suivantes), puis ils traversent en suivant leur direction primitive dans l'épaisseur des parois abdominales, où ils se placent entre les muscles petit oblique et transverse, auxquels ils fournissent un grand nombre de filets, ainsi qu'au grand oblique, et marchent entre eux, comme ils marchaient entre les intercostaux. Arrivés au bord externe de la gaine des muscles droits ou sterno-pubiens, ils fournissent, avant de la traverser, un ou deux filets perforans cutanés qui percent directement d'arrière en avant le petit et le grand oblique, et marchent alors de haut en bas et de dedans en dehors sous la peau à laquelle ils se distribuent (*v.* pl. 50, du n° 14 e à 18 e); puis ils pénètrent cette gaine par des trous qui sont pratiqués le long de son côté externe, et entrent dans l'épaisseur du muscle qu'ils traversent obliquement d'arrière en avant; pendant leur trajet, ils lui laissent une multitude de filets; ce sont les filets musculaires qui vont en divergeant et s'anastomosent avec ceux qui sont au-dessus et ceux qui sont au-dessous; puis ils se rapprochent beaucoup de la face antérieure, de façon que près de son bord interne et de la ligne blanche, ils percent l'aponévrose antérieure et se réfléchissent obliquement de haut en bas et de dedans en dehors, sous la peau de l'abdomen dans laquelle ils se terminent par de petits filets qu'on appelle cutanés. Dans la planche 50, du n° 15 c au n° 21 c, on voit tous ces rameaux à nu sur la face antérieure du muscle transverse, et dans l'épaisseur du muscle sterno-pubien, dont on a enlevé une couche constituée à peu près par la moitié de son épaisseur; il est curieux de faire observer le nombre immense de nerfs qu'il renferme relativement à son volume, circonstance qui trouve son explication dans les fonctions auxiliaires qu'il remplit, eu égard à la respiration et à la digestion, dans le sommeil comme dans la veille; la même observation s'applique, quoique à un moindre degré, aux trois grands muscles larges de l'abdomen; les nerfs que ces derniers muscles reçoivent sont coupés sur cette figure.

Branche antérieure du douzième nerf dorsal. Peu après son origine, elle passe comme les précédentes derrière le filet d'union des ganglions du grand sympathique, reçoit un filet du ganglion qui est immédiatement au-dessus, puis un autre très long du ganglion qui est immédiatement au-dessous de la seconde paire lombaire. Ce filet passe au-devant de la première paire lombaire sans lui rien laisser, et se réfléchit un peu avant d'arriver à la branche en question de haut en bas et de dedans en dehors pour descendre avec elle parallèlement à ses fibres le long du bord inférieur de la douzième côte. Entre ces deux filets, la branche antérieure du douzième nerf dorsal en donne un (*v.* pl. 12, n° 38) qui descend de haut en bas, et un peu de dedans en dehors au-devant du muscle carré des lombes, pour aller s'anastomoser avec la branche antérieure du premier nerf lombaire (*v.* pl. 12, n° 32). Dans son trajet, ce filet en laisse échapper un qui pénètre dans le carré lombaire; l'origine de ce nerf n'est pas toujours dans le point où elle est indiquée sur cette planche, elle naît quelquefois beaucoup plus en dehors.; après avoir reçu et

donné ces filets, cette branche descend le long du bord antérieur de la douzième côte, sur la face antérieure du carré des lombes; arrivée au bord externe de ce muscle, elle perce les fibres du muscle transverse, et se place, comme les précédentes, entre la face antéro-latérale et le petit oblique, alors elle se divise en deux branches, savoir : en *rameau abdominal* et en *rameau perforant* cutané (rameau externe), on les nomme encore rameau profond et rameau superficiel.

(*a*). *Rameau abdominal profond.* Il continue la branche antérieure du douzième nerf dorsal; en passant entre les muscles larges de l'abdomen, il répand dans leur épaisseur un grand nombre de filets et se divise en deux rameaux qui marchent parallèlement jusqu'au bord externe du muscle droit, donnent un filet qui traverse les muscles grand et petit oblique, et devient sous-cutané, puis les perforent la gaine du muscle droit dans l'épaisseur duquel ils pénètrent pour s'y comporter comme les précédens. C'est de ce rameau abdominal que vient le filet du muscle pyramidal; ce filet, long et mince, rampe d'abord dans l'épaisseur du muscle droit, et se divise en trois ou quatre filets dans le pyramidal (*v.* pl. 50, n° 20 c.).

(*b*). *Rameau perforant* (ou externe), *rameau abdominal superficiel.* La disposition de ce rameau n'est pas constante, tantôt, et c'est là ce qui arrive le plus souvent, ainsi que nous l'avons établi dans notre planche 51, n° 20 c, il se comporte exactement comme ceux qui précèdent, c'est-à-dire qu'après avoir traversé le muscle grand oblique de l'abdomen, il devient sous-cutané et se divise en deux branches, l'une postérieure qui se distribue dans la peau de la partie postérieure du muscle grand dorsal, et l'autre antérieure, dans la peau qui tapisse la partie inférieure de l'abdomen. Tantôt il traverse obliquement de haut en bas les deux obliques, leur fournit beaucoup de filets, descend verticalement sur la face externe du grand, sur laquelle il en répand ainsi que dans la peau, arrive à la crête de l'os des îles où il se termine en se divisant en deux ou trois petites branches qui vont en avant, en arrière et en bas se terminer dans la peau de la région externe de la fesse. Cette dernière descend quelquefois jusqu'au grand-trochanter.

Le plus souvent, la disposition dont nous venons de parler, appartient à la branche antérieure de la première paire lombaire qui fournit la branche cutanée fessière.

En résumé, on voit, par la description que nous venons de donner des nerfs dorsaux, qu'ils sont destinés aux muscles et à la peau des cavités thoraciques et abdominales; quelques filets vont se distribuer dans la peau et dans le bras et de l'aisselle. Mais ce qu'il y a de plus remarquable, c'est cette immense quantité de filets et d'anastomoses qui se répandent dans les muscles droits de l'abdomen.

NERFS LOMBAIRES.

Les nerfs lombaires sont au nombre de cinq. Le premier de ces nerfs sort du trou de conjugaison, entre les deux premières vertèbres lombaires, et le dernier entre le sacrum et le cinquième. Leurs racines antérieures et postérieures sont très rapprochées les unes des autres à leur sortie de la moelle; elles sont à peine séparées par des intervalles distincts, elles proviennent du renflement médullaire inférieur, et n'occupent sur elle qu'un petit espace qui correspond à la dernière vertèbre dorsale et à la première lombaire. Chaque racine est constituée par plusieurs filets qui n'ont aucune communication entre elles, dans le canal vertébral. Les faisceaux antérieurs et postérieurs sont d'autant plus gros et plus longs qu'on les considère plus inférieurement. Lorsque ceux qui appartiennent au même nerf lombaire ont pénétré dans le canal fibreux de la dure-mère, et se sont réunis, comme nous l'avons dit dans les généralités, en un tronc unique, celui-ci se sépare, comme les précédens, en deux branches un peu avant de sortir du trou de conjugaison ; une de ces branches est postérieure ou lombaire, et l'autre antérieure ou abdominale.

Branches postérieures des nerfs lombaires.

Ces branches postérieures se divisent, comme les branches postérieures des nerfs dorsaux, en rameaux internes et en rameaux externes. Pour les mettre à découvert, il faut enlever l'aponévrose de la masse commune aux muscles sacro-lombaires et long-dorsal, et une légère couche de fibres musculaires, alors on les aperçoit qui se répandent dans ces fibres.

1° *Branches internes.* Très petites, beaucoup plus petites que les branches analogues des nerfs dorsaux, elles se distribuent dans les faisceaux inférieurs du muscle transversaire épineux, et dans la masse commune au sacro-lombaire et au long-dorsal.

2° *Branches externes.* La première, plus volumineuse que les suivantes, se porte en arrière entre les apophyses transverses des deux premières vertèbres lombaires, puis elle descend en bas et en dehors, traverse la masse commune au sacro-lombaire et au long-dorsal, y laisse quelques filets, devient ensuite superficielle, se place entre la face postérieure de ces muscles et l'aponévrose qui les recouvre, descend quelque temps au devant d'elle, la perce un peu au-dessus de la crête iliaque, devient sous-cutanée, et se distribue aux tégumens de la fesse où elle se divise en un grand nombre de filets. On les voit parfaitement planche 53, n° 11, et planche 54, n° 20.

La deuxième sort entre les apophyses transverses des deuxième et troisième vertèbres lombaires, se porte, comme la précédente, en arrière entre les faisceaux du muscle transversaire épineux, marche ensuite en bas et en dehors, traverse la masse commune, se place entre elles et l'aponévrose qu'elle perfore au niveau de la précédente, pour aller, elle aussi, répandre ses filets dans les tégumens de la fesse (*v.* pl. 54, n° 21).

La troisième sort entre les fibres du muscle transversaire épineux, traverse obliquement de haut en bas, de dedans en dehors et d'avant en arrière les fibres de la masse commune, descend entre elles, leur donne, pendant son trajet, quelques filets et arrive sous l'aponévrose, qu'elle perce au niveau de la crête iliaque, et va se diviser dans la peau de la fesse.

La quatrième et la cinquième sont très petites, elles diffèrent des précédentes en ce qu'elles deviennent rarement cutanées ; ordinairement lorsqu'elles ont traversé les fibres du transversaire épineux, elles se répandent sur sa surface postérieure, entre lui et la masse commune, quelquefois cependant leurs filets pénètrent dans les fibres de cette masse commune et parviennent jusqu'à la face antérieure de l'aponévrose qui le recouvre, mais ne la traversent point.

Branches antérieures des nerfs lombaires.

Préparation. On commence par enlever la paroi antérieure de l'abdomen , puis on scie le tronc au milieu de la huitième vertèbre dorsale, ou bien un peu plus bas, et pour mettre à découvert les nerfs lombaires au moment où ils sortent du trou de conjugaison, et le plexus lombaire qu'ils forment ; on divise avec précaution le muscle psoas au milieu duquel on les trouve.

Les branches antérieures sont, comme les postérieures, au nombre de cinq qu'on désigne sous les noms de première, deuxième, troisième, quatrième et cinquième, elles vont graduellement en grossissant, depuis la première jusqu'à la cinquième. Elles passent, comme les paires dorsales, derrière les cordons d'union des ganglions du grand sympathique, dont elles reçoivent chacune deux filets, en envoient quelques-uns dans le muscle psoas, et s'anastomosent entre elles pour constituer le plexus lombaire.

Branche antérieure de la première lombaire. Immédiatement après sa sortie du trou de conjugaison, situé entre les deux premières vertèbres lombaires, cette branche, qui est plus petite que les suivantes, et qui est placée derrière le muscle psoas, reçoit trois filets venant du ganglion lombaire situé au-dessous d'elle, puis elle en envoie un à la branche antérieure de la douzième paire dorsale, et se divise en trois branches secondaires, dont deux sont externes, ce sont les branches *iléo-scrotales*, et une interne ; cette dernière descend presque verticalement et concourt à former le plexus lombaire, avec lequel nous décrirons ces trois branches.

Branche antérieure de la deuxième paire lombaire. D'un volume à peu près double de celui de la précédente, et cachée à son origine par le muscle psoas, auquel elle donne des rameaux considérables, elle descend presque verticalement, et fournit 1° une branche externe appelée *inguinale externe* (inguino-cutanée de Chaussier) ; 2° une branche antérieure nommée *inguinale interne* (génito-crurale de Bichat, *v.* pl. 65 et n° 1 et 4). Après avoir émis ces deux branches et un rameau interne qui contribue à former le nerf obturateur , la deuxième paire lombaire s'unit avec la troisième et contribue à former le plexus lombaire.

Branche antérieure de la troisième paire lombaire. Elle sort du canal vertébral par le trou de conjugaison qui existe entre la troisième et la quatrième vertèbre lombaire, au niveau de la crête iliaque. Son volume est à peu près double de la précédente, elle est cachée à son origine par le muscle psoas, derrière lequel elle descend en marchant obliquement de dedans en dehors. Peu après sa naissance, elle se divise en deux branches de volume inégal ; l'une interne, s'anastomose chemin faisant avec la branche interne de la deuxième paire, et avec une branche descendante venant de la quatrième pour former le nerf obturateur ; l'autre externe, avec un autre rameau de la seconde paire, et avec le rameau externe de la quatrième pour former le nerf crural, derrière le muscle psoas, et devant le muscle iliaque.

Branche antérieure de la quatrième paire lombaire. Elle fait issue au dehors entre la quatrième et la cinquième vertèbre lombaire. Dès son origine, placée comme les précédentes, derrière le muscle psoas, elle se divise presque immédiatement en trois branches, 1° une externe qui se dirige obliquement de haut en bas et de dedans en dehors, pour s'anastomoser avec des branches venant de la deuxième et de la troisième paire et former le nerf crural ; 2° une moyenne qui va concourir à former le nerf obturateur; et 3° une interne qui est la continuation du tronc principal, et va se terminer à la cinquième paire, en passant en dehors d'elle sur le bord de la marge du bassin et derrière les vaisseaux iliaques.

Branche antérieure de la cinquième paire lombaire. Plus volumineuse que la précédente, et la plus volumineuse de toutes, elle sort des trous de conjugaison entre la cinquième vertèbre lombaire et le sacrum, descend, elle aussi, derrière le muscle psoas d'abord, puis derrière les vaisseaux iliaques, au devant de la marge du bassin et le long du bord interne de la quatrième, avec laquelle elle se réunit pour aller se jeter dans le plexus sacré. C'est cette branche que Bichat a désignée sous le nom de *nerf lombo-sacré ;* cette branche, sur laquelle nous reviendrons plus loin, parce qu'elle concourt à former le plexus sacré, ne fournit dans son trajet qu'une seule branche, la *fessière supérieure.*

PLEXUS LOMBAIRE.

Le plexus lombaire, appelé *lombo-abdominal* par Bichat, est constitué par les anastomoses des branches antérieures des nerfs lombaires. Nous savons, en effet, par ce que nous avons dit dans l'article précédent, que ces branches forment par elles-mêmes, et par les rameaux qui en émanent, une série de communications. Ce plexus, étroit supérieurement, va en s'élargissant à mesure qu'on s'approche de sa partie inférieure, d'où il résulte qu'il a une forme triangulaire dont le sommet répond à la colonne vertébrale. Pour bien le voir, Bichat donne le conseil de fendre le muscle psoas suivant sa longueur, et près de son bord postérieur ; alors, dit-il, on l'aperçoit placé sur les parties latérales du corps des vertèbres lombaires, et au devant de leurs apophyses transverses.

Les branches fournies par le plexus lombaire sont de deux ordres : les unes sont appelées *collatérales* et les autres *terminales.* (A) Les branches collatérales principales sont désignées par Bichat sous les noms de branches *externes musculo-cutanées* ou *abdomino-crurales,* parce qu'elles sont communes à l'abdomen et à la cuisse, et sous celui de branches *internes* ou *génito-crurales,* parce qu'elles sont communes aux parties génitales et à la cuisse ; les branches *abdomino-crurales* sont au nombre de trois, désignées par les noms de *supérieure, moyenne* et *inférieure* (Bichat, *Anat.,* t. III, p. 285). M. Cruveilhier distingue également quatre branches collatérales qu'il divise en deux ordres : 1° en *abdominales* subdivisées en *grande* et en *petite;* 2° en *inguinales* divisées en interne et en externe. Au reste, toutes ces branches offrent beaucoup de variétés que nous aurons le soin de signaler, au fur et à mesure qu'elles se présenteront. Bichat indique encore plusieurs branches collatérales qui n'ont pas reçu de nom particulier, parce qu'elles ne sont pas constantes. (B) Les branches terminales sont au nombre de trois, savoir : le *nerf crural,* l'*obturateur* et le *lombo-sacré.*

Branches collatérales du plexus lombaire.

A. *Branches externes* (musculo-cutanées, ou abdomino-crurales de Bichat ; grande et petite abdominale, et branche inguinale externe de Cruveilhier.)

Les noms différens qu'on a donnés à ces branches nerveuses, ont amené dans leur description beaucoup de confusion, en

sorte que pour y rétablir l'ordre et l'exactitude, il faut nécessairement recourir à la dissection ; c'est ce que Bichat avait fait, aussi sa description, quoique succincte, est-elle une des plus claires. Voici ce que nous montrent les sujets d'anatomie aux variétés près :

Les branches externes sont au nombre de trois. Lorsqu'on a enlevé le péritoine et fendu le muscle psoas, comme nous l'avons dit plus haut, on les voit se porter en dehors vers la crête iliaque pour traverser les muscles abdominaux et devenir cutanées ; les deux supérieures sont fournies par la branche antérieure du premier nerf lombaire, et l'inférieure par la branche antérieure du second.

(a). *Première branche externe* ou *iléo-scrotale.* C'est la branche musculo-cutanée ou abdomino-crurale supérieure de Bichat, la grande branche abdominale de Cruveilhier, et le nerf que Schmidt, Bock et Valentin ont décrit sous le nom de nerf iléo-hypogastrique; mais la dénomination d'*iléo-scrotale* qui lui a été assignée par Chaussier, est généralement adoptée aujourd'hui. Elle est très bien marquée planche 55, n° 3.

Cette branche, qui vient manifestement de la branche antérieure de la première paire lombaire, est la plus élevée de tout le plexus, elle traverse la partie supérieure du muscle grand psoas, lui donne quelquefois un filet, descend obliquement en bas et en dehors, en passant au devant du muscle carré des lombes et arrive à la partie postérieure de la crête iliaque, où elle se place dans la gouttière qui existe entre cette crête et le muscle transverse, auquel elle donne quelques rameaux, puis elle le traverse, se place entre sa face externe et le petit oblique, leur donne quelques filets, et se divise en deux rameaux après avoir continué à longer un peu la crête iliaque, et à une distance de l'épine antérieure et supérieure qui n'est pas toujours la même. Les auteurs sont peu d'accord sur la disposition de ces deux rameaux, Bichat les désigne sous les noms d'externe et d'interne, et M. Cruveilhier sous les noms d'abdominal et de pubien. Quant à nous, voici ce que nous avons observé le plus souvent : cette branche se comporte exactement comme les nerfs intercostaux que nous avons étudiés précédemment ; c'est-à-dire qu'arrivée sur les parties latérales du tronc, elle fournit une branche perforante (rameau externe), et continue ensuite son trajet.

Branche perforante (rameau externe). Cette branche descend verticalement entre les muscles transverse et petit oblique, perce le petit et le grand oblique au niveau de la crête iliaque, devient sous-cutanée et prend le nom de sous-cutanée fessière; aussitôt après être arrivée sous la peau, elle se divise en deux rameaux, l'un *antérieur* qui descend jusque vers le grand trochanter et sur la partie externe de la cuisse, et l'autre *postérieur* qui se répand sur la partie postérieure de la fesse, en croisant les rameaux fessiers des branches postérieures des première et deuxième paires lombaires (*v.* pl. 50 un peu au-dessous du n° 11, et pl. 51 au niveau du n° 20 d, et vers le point où le muscle grand oblique commence à s'insérer à la crête iliaque). Cette branche postérieure se termine par des rameaux ascendans, descendans et transverses. Néanmoins, cette disposition n'est pas constante ; quelquefois ce rameau perforant n'existe pas, c'est lorsque le rameau perforant de la douzième paire dorsale perce le muscle transverse très près de la crête iliaque, et qu'il est très développé, comme dans la planche 64, lettre C, car alors il suffit à lui seul avec ses nombreuses branches pour animer la peau de la région externe et postérieure de la fesse.

Lorsque ce rameau existe, après l'avoir fourni, la branche en question (ilio-scrotale) se divise presque immédiatement en deux rameaux (*v.* pl. 50, n° 20 c.), un supérieur et l'autre inférieur, qui peuvent être nommés avec juste raison rameau *abdominal* et rameau *pubien*, comme l'a fait M. Cruveilhier.

1° *Rameau abdominal.* Il descend un peu obliquement de haut en bas et de dehors en dedans, entre le muscle transverse et le petit oblique, leur distribue plusieurs rameaux et se divise en trois ou quatre filets avant d'arriver au bord externe du muscle droit. Ces filets percent l'aponévrose qui enveloppe ce muscle, et pénètrent dans son épaisseur ; le plus supérieur arrive jusqu'à la ligne blanche, perce l'aponévrose et se répand dans la peau de l'hypogastre, comme les filets analogues des branches intercostales. Ce filet s'anastomose dans son trajet, à travers le muscle droit, avec plusieurs filets venant du douzième intercostal. Les filets inférieurs se perdent tous dans l'épaisseur du muscle droit, en se répandant jusque derrière le muscle pyramidal.

2° *Le rameau pubien*, placé, comme le précédent, entre le muscle transverse et le petit oblique, descend un peu plus obliquement que lui de haut en bas et de dehors en dedans, et se divise au niveau de l'épine iliaque antérieure et supérieure, en deux filets : le supérieur donne au transverse, au sterno-pubien et au pubis (*v.* pl. 50, 21-c) ; l'inférieur, arrivé au niveau de l'épine iliaque antérieure et supérieure, s'anastomose avec un filet de la seconde branche externe du plexus lombaire, et quelquefois avec cette branche elle-même, parce que le muscle petit oblique glisse entre lui et le muscle grand oblique, le long de l'arcade crurale, rencontre le cordon testiculaire chez l'homme, et le ligament rond chez la femme, et les accompagne jusqu'à l'orifice externe du canal inguinal ; tantôt il reste unique jusque-là, tantôt il se divise en plusieurs filets qui percent l'aponévrose du muscle grand oblique, et s'épanouissent en filets internes qui se répandent dans la peau du pubis et du mont de Vénus, en filets externes qui vont aux ligamens du pli de l'aine, et en filets descendans qui vont à la peau de la partie interne de la cuisse et dans ceux des bourses ; pour bien voir tous ces filets, il faut recourir à la planche 63, lettres E E.

Deuxième branche externe du plexus lombaire. C'est la branche musculo-cutanée ou abdomino-crurale moyenne de Bichat, la petite branche abdominale de Cruveilhier. Du reste si la dénomination d'*ilio-scrotale* devait être conservée à la précédente, ce dernier auteur pense qu'on pourrait donner à celle-ci le nom de *petit ilio-scrotal*.

Elle naît, comme la précédente, de la branche antérieure de la première paire lombaire, mais un peu plus bas ; tantôt elle n'en est qu'une dépendance, tantôt elle en est complétement séparée, et n'a avec elle que des anastomoses plus ou moins fréquentes. Dans la planche 55, elle est représentée isolée de la première, marchant au-dessus d'elle, et suivant une direction qui lui est parallèle, c'est-à-dire oblique de haut en bas et de dedans en dehors ; elle croise le muscle carré des lombes, un peu plus loin, la crête iliaque, puis le muscle iliaque, perce le muscle transverse, se place entre lui et le petit oblique ; arrivée au niveau de l'épine iliaque, envoie un filet d'anastomose au nerf *ilio-scrotal*, et souvent se confond avec lui, ou bien se termine dans les deux muscles entre lesquels elle se trouve, ou bien en-

T. III.

fin, ce qui arrive le plus souvent, elle perce le petit oblique, continue à marcher parallèlement à la précédente, le long de l'arcade crurale, derrière le grand oblique et se termine de la même manière, c'est-à-dire sur le cordon testiculaire chez l'homme, sur le ligament rond chez la femme, dans la peau du pubis et du mont de Vénus, dans les tégumens du pli de l'aine de la partie interne de la cuisse et dans le scrotum.

Troisième branche externe du plexus lombaire. C'est la branche musculo-cutanée inférieure de Bichat, la branche *inguinale externe* de Cruveilhier, l'*inguino-cutanée* de Chaussier ; les dénominations les plus usitées sont les deux dernières.

Cette branche, qui est entièrement destinée à la peau de la région externe et postérieure de la cuisse, naît du plexus lombaire au-dessous des précédentes, et vient ordinairement de la deuxième paire lombaire (*v.* pl. 55, n° 8, à droite et à gauche). M. Cruveilhier dit l'avoir vue naître d'un tronc commun à la deuxième et à la troisième paire lombaire, et quelquefois se détacher du côté externe du nerf crural ; enfin, son origine est quelquefois double, et les deux rameaux qui sont destinés à la former se réunissent dans l'épaisseur du muscle psoas, ou bien après en être sortis. Du reste, de quelque manière que cette branche soit formée, elle traverse obliquement le psoas, croise la face antérieure du muscle iliaque contre lequel elle est maintenue, par une lame aponévrotique, se porte en marchant de haut en bas et de dedans en dehors, jusque auprès de l'épine iliaque antérieure et supérieure, passe entre elle et l'inférieure, quelquefois même au-dessous de celle-ci, sort de l'abdomen en passant derrière l'arcade fémorale, et gagne la partie supérieure de la cuisse. Au moment de son passage de la fosse iliaque à la cuisse, ce nerf grossit un peu et présente souvent des variétés. Après avoir franchi l'arcade fémorale, il se trouve placé au-dessous de l'aponévrose *fascia-lata* (*v.* pl. 63, A, on a divisé l'aponévrose pour montrer son trajet au-dessous, et pl. 55, n° 9, à droite et à gauche) où il se divise en deux rameaux, l'un qui est externe et postérieur, et l'autre qui est interne.

1° *Rameau externe et postérieur.* C'est le plus petit, il se sépare du tronc principal, avant ou immédiatement après qu'il a franchi l'arcade crurale, se dirige de suite en dehors, au-dessous du grand trochanter, croise le muscle *fascia-lata*, perce l'aponévrose, et se divise en plusieurs filets qui se répandent sur la partie inférieure de la fesse, et la face postérieure de la cuisse, où ils s'anastomosent avec le petit sciatique, et se terminent dans la peau qui recouvre ses parties ; du reste, ce rameau n'existe pas toujours, et il ne se montre qu'à l'état de vestige, lorsque le rameau fessier de la branche ilio-scrotale existe lui-même. Sur le sujet modèle de la planche 63, le rameau externe qu'on appelle aussi fessier ou trochantérien n'existait pas, et était suppléé par des filets G G de la branche fessière de la douzième paire intercostale.

2° *Rameau antérieur.* Divisé à son origine en deux filets, tantôt il perce l'aponévrose un peu au-dessous de l'arcade crurale, tantôt il ne la perce qu'après avoir parcouru sous elle un assez long trajet.

(a) *Le filet externe* (*v.* pl. 63, n° 2) se divise immédiatement en plusieurs autres, qui se dirigent obliquement de haut en bas et de dedans en dehors, et vont se répandre dans la peau de la

70

région externe et antérieure de la cuisse, vers le tiers inférieur de laquelle ils se terminent.

(b) *Le filet antérieur*, qui est le principal filet (*v.* pl. 63, n° 3), descend verticalement le long de la partie antérieure de la cuisse, et ne se termine que vers la partie supérieure et interne de la rotule. Dans son trajet sous la peau, ce filet émet, par son côté externe, une grande quantité de filamens à concavité supérieure. Ces filamens se distribuent à la partie antérieure et externe de la peau de la cuisse. Sur la planche 63, n° 4, et au dessus et au-dessous de ce numéro, on en voit plusieurs qui contournent le côté externe de la cuisse, et qui viennent se répandre sur sa face postérieure, où ils se terminent dans la peau, et en s'anastomosant avec des filets du nerf petit sciatique. La planche 64 montre tous ces rameaux et filets fort distincts, au moment où ils contournent la cuisse; ainsi, en E, on voit le rameau externe et postérieur ou trochantérien qui manquait planche 63, et en I, I, l es rameaux externes, fournis par la branche externe dans son trajet.

Assez souvent, la branche *inguinale externe* fournit par son côté interne, et au niveau de l'arcade crurale, un rameau interne très grêle qui descend de haut en bas et de dehors en dedans. Ce rameau rampe sous la peau jusque vers le tiers supérieur de la cuisse, où il s'anastomose avec une branche cutanée du nerf crural. Il était parfaitement marqué sur les sujets des planches 55, 65 n° 3, et 63.

B. *Branche interne, ou inguinale interne.*

C'est la branche *génito-crurale* de Bichat, le rameau *sous-pubien* de Chaussier, et la branche *inguinale interne* de Cruveilhier.

Ce nerf naît de la deuxième paire et de la partie supérieure du plexus lombaire, se dirige obliquement de haut en bas et d'arrière en avant dans l'épaisseur du muscle psoas, lui laisse quelques filets, le traverse, et en sort très près de la partie antérieure du corps des vertèbres lombaires. Devenu superficiel à ce muscle, il descend au devant de sa face antérieure, contre laquelle il est maintenu par une lamelle aponévrotique très mince, et par le péritoine. Arrivé près de la dernière vertèbre lombaire, il se dirige un peu en devant et en dehors, dans le même sens que l'artère iliaque, jette quelques filets dans le bassin par son côté interne, et se divise en deux rameaux, à une distance plus ou moins grande de l'arcade crurale. Ces deux rameaux offrent beaucoup de variété dans leur distribution. Celle qu'on observe le plus ordinairement est la suivante :

1° *Rameau interne ou scrotal.* Il se dirige de dehors en dedans, croise l'artère iliaque externe au devant de laquelle il est placé, et gagne l'orifice interne du canal inguinal ; avant d'y pénétrer il abandonne quelques filets aux muscles transverses et petit oblique, puis il se place en dessous et en arrière du cordon des vaisseaux spermatiques qu'il accompagne dans son trajet, le long du canal inguinal, sort de ce canal, se réfléchit de haut en bas sur l'extrémité inférieure du pilier externe, descend verticalement derrière le cordon, et se divise en plusieurs filets qui s'accolent à la peau du scrotum chez l'homme, à celle de la grande lèvre chez la femme, et s'y répandent en partie, et en partie dans les tégumens de la face interne de la cuisse (*v.* pl. 55, n° 12).

2° *Rameau externe ou fémoral cutané.* Il continue le tronc

génito-crural, arrive à l'arcade crurale avec les rameaux cruraux qu'il accompagne, donne plusieurs filets qui se répandent dans les muscles psoas iliaque et transverse, s'engage dans l'orifice supérieur du canal crural, puis dans ce canal lui-même de son côté externe, croise l'origine de l'artère circonflexe iliaque, traverse les ganglions et le tissu cellulaire ambiant, arrive à son orifice inférieur, se place au devant de la veine saphène interne, et se divise en plusieurs filets (*v.* pl. 55, un peu au-dessous du n° 12, et pl. 63, B) ; l'un d'eux accompagne la veine saphène interne, jusqu'au tiers inférieur de la cuisse (*v.* pl. 63, n°ˢ 5 et 6). Sur cette planche il y a deux filets, le premier est promptement épuisé, et le second, n° 6, le supplée. On le voit sur la planche 64, contourner le côté interne de la cuisse avec cette veine, donner un filet qui la contourne et se diviser en filamens qui l'accompagnent jusqu'au genou. Entre ce filet qu'on pourrait appeler moyen, le rameau fémoral cutané en donne quelques autres qui se dirigent en dehors, et vont se terminer dans la peau de la partie antérieure de la cuisse, en s'anastomosant avec un rameau cutané du nerf crural. Enfin, le rameau principal qui descend verticalement et ne se termine que vers la partie inférieure de la cuisse, fournit par son côté interne plusieurs filets, qui de la face interne de la cuisse passent à sa face postérieure, et vont se terminer dans la peau, après s'être anastomosés avec des filets du petit nerf sciatique.

Pour faciliter la mémoire, M. Cruveilhier donne le nom de *rameau du trajet inguinal* ou rameau interne, et de *rameau de l'anneau crural* ou rameau fémoral cutané (*v. Anat.* t. 3, p. 838).

Pour pouvoir suivre exactement la description que nous venons de donner, il faut surtout consulter la planche 55, côté gauche. On y voit le trajet tout entier de la branche inguinale interne. La planche 63 montre les deux rameaux de l'inguinale interne après leur sortie de l'abdomen, et leur distribution dans la peau, encore le rameau scrotal est-il peu apparent.

Du reste, il y a beaucoup de variétés dans la disposition de la branche inguinale interne. Nous allons en signaler une qui se trouvait sur le sujet de la planche 65 ; dans ce cas, la branche inguinale interne se divisait assez haut dans le bassin, en deux rameaux, un externe et l'autre interne. Le rameau externe (pl. 65, n° 5) qui n'était, dans ce cas, autre chose que le rameau postérieur ou fessier, que fournit ordinairement la branche inguinale externe, se dirigeait de haut en bas et de dedans en dehors, croisait le muscle iliaque et la branche inguinale externe, perçait l'arcade crurale un peu au-dessous de l'épine iliaque antérieure et supérieure, passait au devant de l'insertion supérieure du couturier, croisait le muscle tenseur de l'aponévrose, le long duquel elle descendait verticalement, en admettant par son côté externe de nombreux filets qui contournaient la hanche, et allaient se perdre dans la peau de la fesse, en s'anastomosant avec les filets fessiers. Quant à la branche interne, elle se comportait comme nous l'avons dit plus haut.

Branches terminales du plexus lombaire.

Elles sont au nombre de trois principales. Elles prennent les noms de nerf crural, nerf obturateur et nerf lombo-sacré.

Nerf crural (*v.* pl. 55, n° 13 et 65 l).

Le nerf crural est le plus externe des trois branches terminales du plexus lombaire ; très gros, très volumineux, la seconde, la troisième et la quatrième paire lombaire contribuent à le former, la seconde et la troisième surtout y entrent presque entièrement ; il fournit des rameaux à tous les muscles de la partie antérieure de la cuisse, et aux tégumens de la partie antérieure de tout le membre inférieur et au dos du pied.

Il est complétement formé, et isolé du plexus au niveau du fibro-cartilage intermédiaire à la quatrième et à la cinquième vertèbre, il se dirige obliquement de haut en bas et de dedans en dehors, derrière le muscle psoas et parvient au côté externe de ce muscle, il se place dans la gouttière qui existe entre lui et le muscle iliaque, parvient au ligament de l'arcade crurale en suivant le trajet de son tendon qui le recouvre un peu, et l'enveloppe dans sa propre gaîne ; arrivé en ce point, il sort de l'abdomen par l'orifice supérieur du canal crural, qu'il traverse en accompagnant les vaisseaux cruraux, qui sont placés au dedans de lui et en sont séparés par une lame aponévrotique. Au niveau de l'arcade fémorale, il s'aplatit, s'élargit et se partage en une multitude de rameaux dont nous allons bientôt parler.

Dans ce trajet, ce nerf présente quelques variétés, ordinairement il ne se divise pas avant d'être arrivé à l'arcade crurale, quelquefois, cependant, ses filets commencent à se séparer au milieu de la fosse iliaque, et marchent contigus les uns aux autres jusqu'au dehors de l'abdomen.

Ses rapports méritent quelque attention ; pendant son trajet dans la fosse iliaque, il est séparé des vaisseaux cruraux par le muscle psoas, il est maintenu par l'aponévrose iliaque contre la face antérieure du muscle de ce nom, et lorsqu'il est parvenu au-dessous du ligament de Fallope, il est placé au devant des tendons réunis des muscles psoas et iliaque, et en dehors de l'artère crurale, dans une gaîne complétement isolée des vaisseaux fémoraux, par une lame aponévrotique qui vient du fascia-iliaca et va s'unir au fascia-lata.

Le nerf crural fournit des rameaux intra-pelviens et extra-pelviens.

Rameaux intra-pelviens. Ils sont destinés aux muscles iliaques et psoas. *Les rameaux iliaques*, en nombre indéterminé, naissent en dehors, et rampent quelque temps à sa surface, où ils forment un réseau bien représenté par Fischer, avant de pénétrer dans son épaisseur où ils se terminent ; l'un d'eux, indiqué par quelques auteurs, est très long, descend sur la face antérieure du muscle iliaque, contourne son bord externe et s'enfonce dans son épaisseur (*v.* pl. 55, côté gauche). *Les filets du psoas* viennent tous d'un seul rameau qui naît du côté interne du nerf crural. On les voit, pl. 65, n° 7, qui pénètrent dans l'épaisseur de ce muscle qui est coupé.

Rameaux extra-pelviens. Ces rameaux sont excessivement nombreux et exigent la plus grande attention pour être étudiés convenablement ; ces branches n'ont pas été observées par tout le monde de la même manière ; ainsi, Bichat décrit seulement des branches exclusivement cutanées et des branches exclusivement musculaires, tandis que les auteurs plus récents considèrent le nerf crural comme étant composé de deux branches, l'une appelée *musculo-cutanée* et l'autre *musculaire*. C'est cette dernière division que nous suivrons.

A. *Branche musculo-cutanée crurale.*

On donne ce nom à une branche qui fournit à la fois des ra-

meaux musculaires et cutanés ; cette branche naît à la partie antérieure et interne du nerf crural, au niveau du ligament de Fallope, et même un peu au-dessus de lui, se dirige en bas et en dehors, entre le muscle couturier et le tendon commun, au muscle psoas et iliaque, et se divise immédiatement en rameaux musculaires et en rameaux cutanés.

1° *Rameaux musculaires* de la branche musculo-cutanée. Ils sont tous destinés au muscle couturier, les uns se distribuent à sa partie supérieure, et les autres à sa partie inférieure. Les premiers sont beaucoup plus courts que les seconds, nés au niveau du ligament de Fallope, *les courts*, au nombre de deux ou trois, se réfléchissent immédiatement de bas en haut, et de dedans en dehors, en formant des anses à concavité supérieure, sur la face postérieure du muscle couturier et pénètrent dans son bout supérieur. *Les plus longs* descendent de dehors-en dedans, derrière le muscle couturier, et pénètrent dans son épaisseur, vers le point où il passe à la partie interne de la cuisse pour contourner le genou. À l'origine, il n'y a qu'un seul rameau, qui, dans son trajet, se divise en deux ou trois, lesquels se subdivisent en filets très fins, au moment de pénétrer dans le muscle. Sur la planche 65 on voit parfaitement ces filets qui pénètrent dans les deux bouts du muscle coupé transversalement.

2° *Rameaux cutanés* de la branche musculo-cutanée. Leur nombre n'est pas toujours le même, Fischer en a représenté quatre principaux ; Bichat dit en avoir trouvé souvent six, et quelquefois deux seulement ; M. Cruveilhier, dit qu'ils sont au nombre de trois. Il désigne les deux premiers sous le nom de *rameaux perforans* et les deux autres sous celui de *rameau accessoire du nerf saphène*.

(*a*) *Rameaux perforans cutanés supérieurs*. Ordinairement il n'y en a qu'un, mais sur le sujet modèle de la planche 63, il y en avait deux ; ils sont marqués par les lettres C et D, l'un est externe et l'autre interne. 1° *Le rameau externe* la sépare de la branche musculo-cutanée au niveau de l'arcade crurale ou bien un peu au-dessous, traverse très obliquement la partie supérieure du muscle couturier, perce l'aponévrose, et devient sous-cutané, de là, il descend jusque sur la face externe de l'articulation du genou. Chemin faisant, il donne, surtout par son côté externe, beaucoup de filets qui se portent jusque sur la face postérieure de la cuisse. 2° *Le rameau interne* (on l'appelle ainsi par rapport au premier, car il est directement antérieur pour la cuisse) se porte verticalement en bas, parallèlement au nerf inguinal cutané externe ; arrivé vers le milieu de la cuisse, il se divise en deux filets à peu près d'égal volume, qui descendent jusqu'au devant de la rotule et de la partie interne du genou, où ils se terminent dans la peau par de nombreux filets en s'anastomosant par arcades à concavité supérieure avec le rameau perforant inférieur du nerf musculo-cutané crural marqué H sur la planche 63. Avant de se bifurquer, ce rameau nerveux fournit, dans son trajet, des filets cutanés internes et externes qui se répandent dans les tégumens de la partie antérieure de la cuisse (*V.* pl. 65, 5, et o, 15 et pl. 66, n° 15).

(*b*) *Rameau perforant cutané inférieur*. Né comme les précédens de la branche musculo-cutanée du nerf crural, il se place au bord interne du muscle couturier dans la gaîne duquel il est situé ; arrivé vers sa partie moyenne, il le trouve d'arrière en avant, continue à descendre sous l'aponévrose, jusqu'à quelques centimètres au-dessus du genou, la perfore, et continue à descendre verticalement sous la peau jusqu'au niveau du condyle interne du fémur, où il se réfléchit sur lui-même d'arrière en avant de manière à former une courbe à concavité supérieure (v. pl. 63 et n° 10, 11, 12); arrivé au-dessous de la rotule, il se divise en un grand nombre de filets; dans son trajet, marqué par les lettres m, m (pl. 65 et n° 19, pl. 66), ce rameau perforant fournit plusieurs filets. D'abord sous l'aponévrose, dans la gaine du muscle couturier (pl. 66, n° 20), il donne un filet qui descend sur le vaste interne, et va se terminer au devant de la rotule. A peu près au niveau du n° 19, planche 66, sur le sujet modèle, un second filet, venant de l'accessoire du saphène, allait s'anastomoser avec un rameau du perforant, lequel rameau est entièrement destiné au muscle couturier. Plus bas, le rameau perforant cutané antérieur ne fournit de filets qu'après avoir perforé l'aponévrose. Là il fournit par son côté antérieur, plusieurs filets qui se dirigent en avant, et viennent s'anastomoser dans la peau qui recouvre la rotule avec les filets réfléchis du perforant cutané supérieur (v. pl. 63, n° 10, 11, 12), enfin, tout à fait à sa terminaison, ses filets s'anastomosent au côté interne de l'articulation avec ceux de la branche réfléchie du nerf saphène.

(e) Rameau accessoire du nerf saphène interne. Ce rameau, qui est représenté, planche 66, n° 27, tire son origine du nerf musculo-cutané crural par plusieurs petits rameaux qui sortent en dedans des précédens, descend le long du bord interne du muscle couturier jusqu'au tiers supérieur de la cuisse arrivé en ce point, il se divise en deux rameaux secondaires ; le premier, très mince et très superficiel, placé dans la gaine du couturier, continue à suivre son bord interne jusqu'à la partie moyenne de la cuisse, alors il croise le muscle grand adducteur, se place auprès de la veine saphène interne, et l'accompagne jusqu'à la partie interne du genou où il croise le muscle droit interne et où il s'anastomose avec le nerf saphène interne ; un peu plus bas, il forme sur la saillie du condyle interne du fémur avec d'autres filets émanés du musculo-cutané crural et du nerf saphène un petit plexus très visible au n° 30 de la planche 66, plexus d'où partent d'autres filets cutanés qui se distribuent à la face postérieure de la jambe. Le second rameau, appelé par M. Cruveilhier satellite de l'artère fémorale, descend presque parallèlement au précédent, croise très obliquement le nerf saphène interne, puis l'artère fémorale le long de laquelle il marche dans sa partie inférieure, parvient au niveau de la gaine du grand adducteur qui est traversée par l'artère fémorale et se divise en plusieurs filets dont les uns vont se perdre dans le muscle couturier et les autres dans la peau,

Dans son trajet, le nerf accessoire du saphène interne fournit plusieurs filets : 1° l'un d'eux se détache un peu au-dessus du point où il se partage en deux, se réfléchit de bas en haut et d'avant en arrière, en formant une anse à concavité supérieure et va s'anastomoser avec les filets du nerf obturateur; 2° un autre, né un peu plus bas que le précédent, va s'anastomoser avec le nerf saphène interne au niveau du point où commence la gaine du grand adducteur ; 3° un troisième s'unit au nerf satellite de la veine saphène, et 4° un quatrième, plus volumineux et qui semble être la continuation du tronc principal (v. pl. 66, n° 28), descend obliquement de haut en bas et d'avant en arrière, croise le muscle droit interne, émet à son niveau plusieurs filets qui pénètrent dans son épaisseur, et se termine

par plusieurs filets qui traversent l'aponévrose de la partie postérieure de la cuisse à des hauteurs différentes (v. pl. 64, H, H,) se subdivisent en nombreux filets, s'anastomosent avec le petit nerf sciatique et forment un plexus qui envoie des ramifications dans la peau de la partie postérieure de la jambe.

B. Petite branche de la gaine des vaisseaux fémoraux.

Ce rameau de même que le nerf musculo-cutané au devant du nerf crural, et se divise, immédiatement après son origine en plusieurs filets qui entourent les vaisseaux fémoraux, et descendent en suivant leur direction. Un de ces filets très mince passe au devant de l'artère et de la veine, et s'anastomose avec la branche inguinale interne (v. pl. 65, n° 6) avant que celle-ci ne sorte par l'ouverture de la veine saphène. D'autres accompagnent cette artère et cette veine, répandent dans leur trajet des filets dans le petit adducteur et l'adducteur superficiel, et en émettent d'autres qui traversent l'aponévrose et vont se terminer dans la peau

Du reste, le rameau en question présente de nombreuses variétés, tant par rapport à son origine que par rapport à sa distribution.

C. Branche musculaire du nerf crural.

Dès son origine, cette branche, qui naît du nerf crural derrière la précédente, est divisée en plusieurs rameaux qui varient beaucoup pour le nombre et le volume. Ces variations tiennent à ce que chaque muscle en reçoit un plus ou moins grand nombre. Bichat divise ces rameaux en externes et en internes, il range les rameaux supérieurs du couturier qui viennent de la branche musculo-cutanée. En suivant cette division, nous nous trouverions exposés à répéter ce que nous avons déjà dit en parlant de cette branche musculo-cutanée, il nous paraît donc préférable de désigner ces rameaux comme l'a fait M. Cruveilhier par les noms des muscles auxquels ils vont se distribuer, et nous trouvons alors les rameaux : 1° du muscle droit antérieur ; 2° du vaste externe ; 3° du vaste interne ; 4° le nerf appelé saphène interne.

a. Rameau du muscle droit antérieur.

Ce rameau est un des plus gros du nerf crural, il y en a quelquefois deux, mais le plus souvent il n'y en a qu'un seul. Sur la planche 65, ce rameau forme la branche la plus externe du nerf crural. Il descend verticalement et se divise, après un trajet de quelques centimètres, en deux filets ; l'un est supérieur, et se partage en plusieurs filamens qui se réfléchissent de bas en haut et de dedans en dehors, et pénètrent dans la partie supérieure du muscle droit, ils correspondent, dans la planche 65, au n° 9. L'autre continue à descendre verticalement derrière le muscle droit, jusque vers la partie moyenne de la face postérieure; là il pénètre dans son épaisseur et s'y divise en nombreux filets. Dans la planche 66, n° 13, on voit ce nerf dans ce muscle, à travers une échancrure qui a été pratiquée dans ses fibres.

b. Rameau du muscle vaste externe (portion externe du triceps).

Ce nerf est vu à son origine sur la planche 65 où il est le second rameau du nerf crural, en comptant de dehors en dedans, se divise promptement en deux rameaux secondaires qui correspondent aux lettres *p* et *q*. Ceux-ci se dirigent obliquement en bas et en dehors, et passent derrière le muscle droit antérieur auquel ils fournissent un petit rameau; arrivés au bord externe de ce muscle, ils s'éloignent l'un de l'autre : 1° le *supérieur* se divise en deux ou trois filets assez volumineux, qui pénètrent dans la partie supérieure du muscle vaste externe, et se subdivisent dans son épaisseur en une multitude de filamens ; 2° le *rameau inférieur* descend en dedans du précédent, donne dans sa route un ou deux filets qui pénètrent dans le muscle vaste interne, et gagne ensuite la partie moyenne du muscle vaste externe dans lequel il s'enfonce pour y répandre ses filets jusque vers sa partie inférieure. Sur la planche 65, on a enlevé une portion assez considérable du muscle vaste externe pour montrer la distribution de ces nerfs dans son épaisseur.

c. Rameau du muscle vaste interne (portion interne du triceps fémoral).

Ces rameaux sont au nombre de deux, l'un externe et l'autre interne : 1° *rameau externe*. Ce nerf unique depuis son origine jusqu'au point où il pénètre dans le muscle vaste interne, est le quatrième rameau du nerf crural en comptant de dehors en dedans et correspond à la lettre *r* dans la planche 65. D'un volume assez considérable, il se porte verticalement en bas, en passant derrière le muscle droit, croise la face antérieure des petit et moyen adducteurs et pénètre dans la portion du vaste interne qui recouvre la face antérieure du fémur. *Voy.* planche 65. Ce muscle a été échancré pour montrer dans son intérieur le nerf dont il s'agit avec ses filets qui peuvent être suivis jusqu'à la partie inférieure du muscle, quelques-uns même, quoique très déliés, pénètrent jusque dans le périoste et dans l'articulation, et sont désignés par cette raison sous les noms de filets *périostiques* et *articulaires*; 2° *rameau interne*. Plus volumineux que le précédent, il naît quelquefois du nerf crural par un tronc commun avec le nerf saphène interne ; dans tous les cas, il se place immédiatement à son côté externe, d'abord en dehors et en avant de l'artère crurale, qu'il croise au niveau du muscle premier adducteur, descend ensuite verticalement le long de la face antérieure de ce vaisseau jusqu'au moment où il pénètre dans la gaine du grand adducteur ; alors toujours plus superficiellement placé que lui et toujours marchant dans la même direction que le nerf saphène interne, il pénètre dans l'épaisseur du muscle vaste interne en se rapprochant de la rotule, tandis que le nerf saphène s'en éloigne. Dans son trajet à travers les fibres du muscle en question, il se divise en deux filets; l'un de ceux-ci, appelé filet *articulaire*, se dirige d'arrière en avant et de dedans en dehors et s'enfonce derrière le ligament rotulien où il se termine dans le tissu adipeux qui y est très abondant. L'autre, plus gros, et appelé *filet périostique*, perce le muscle vaste interne au niveau du bord supérieur de la rotule, et se réfléchit d'arrière en avant sous l'aponévrose, et sur la face antérieure de cet os pour se ramifier dans son périoste. Avant de se diviser en ces deux filets terminaux, ce rameau interne donne plusieurs filets dont la plupart se répandent dans le muscle vaste interne. L'un d'eux long et grêle, correspondant à o,15, planche 65, passe derrière le muscle droit antérieur et vient se terminer dans le muscle vaste externe.

d. Nerf saphène interne.

Ce nerf, le plus gros de tous les rameaux fournis par la branche musculaire du nerf crural, naît de la partie interne de cette branche; Bichat le range parmi les rameaux internes du nerf crural; il correspond aux lettres n, n, de la planche 65, et aux n°° 21 et 22 de la planche 66, est visible jusqu'au niveau du muscle premier adducteur, c'est-à-dire dans l'étendue de quelques centimètres. Ce nerf est situé en dehors de l'artère crurale, mais bientôt il passe au devant d'elle pour gagner son côté interne, se place dans la gaine fibreuse et l'accompagne en la côtoyant, jusqu'au moment où l'artère pénètre dans la gaine du grand adducteur, pour devenir poplitée ; là, il l'abandonne, croise très obliquement, d'avant en arrière, le tendon de ce muscle, en passant au devant de lui, se place dans la coulisse qui existe entre lui et le muscle droit interne, puis dans celle qui existe entre ce muscle et le couturier, contourne ainsi le condyle interne du fémur, et se termine par deux branches. Cette division se fait ordinairement au niveau du point où le tendon du muscle grand adducteur s'insère au condyle interne du fémur.

Dans son trajet, le nerf saphène interne reçoit et émet plusieurs rameaux : 1° le nerf obturateur lui en envoie un au niveau du point où l'artère crurale fournit la profonde. Ce rameau se porte d'arrière en avant, et en donne un autre qui passe entre le muscle couturier et le droit interne, et va se distribuer à la peau de la partie postérieure de la cuisse; 2° une autre part du saphène interne, au moment où l'artère fémorale traverse la gaine du grand adducteur, il pénètre entre le muscle couturier et le droit interne, contourne ce dernier muscle, descend verticalement et parallèlement au nerf saphène, et se divise en plusieurs filets, dont quelques-uns s'anastomosent avec le nerf saphène lui-même, et les autres se perdent dans la région interne et postérieure de la jambe; 3° M. Cruveilhier signale un troisième filet qui se détache du nerf saphène, dans la gaine du troisième adducteur, se porte verticalement en bas, passe dans l'épaisseur de la cloison intermusculaire interne, gagne l'articulation du genou , traverse la couche fibreuse, et peut être suivi dans le tissu adipeux synovial (*Anat.* t. III, p. 846).

Les deux branches qui terminent le nerf saphène interne se distribuent de la manière suivante :

1° *Branche antérieure.* On l'appelle aussi branche *rotulienne* presque aussitôt après sa séparation du tronc principal ; cette branche qui rampe derrière le couturier traverse ce muscle, se réfléchit d'arrière en avant, et se divise en rameaux transverses et en rameaux descendans. Les *rameaux transverses* qui sont les plus volumineux, contournent le condyle interne du fémur, viennent passer au devant du ligament rotulien et se terminer au bord externe de la rotule, en s'anastomosant avec les rameaux cutanés antérieurs et externes. Les *rameaux descendans* suivent l'expansion aponévrotique des muscles de la partie interne de la jambe, s'anastomosent avec les filets de la branche postérieure du saphène, et se terminent dans la peau de la partie antérieure interne et supérieure du tibia.

2° *Branche postérieure.* C'est elle qui forme la véritable continuation du tronc principal ; elle est plus grosse que la précédente, elle se place d'abord au devant du tendon du muscle droit interne, puis entre ce tendon et le muscle couturier; arrivée au-dessous du genou, au niveau du point où les tendons des muscles de la partie interne de la jambe s'épanouissent pour former l'aponévrose qu'on appelle la patte d'oie, elle les croise très obliquement, et rejoint la veine saphène interne qu'elle accompagne, le long de la partie antérieure et interne de la jambe jusqu'au gros orteil (*v.* pl. 68, fig. 1re, let. C, C). Les rapports qu'elle affecte avec cette veine, dans son trajet, sont les suivans : d'abord placée au devant d'elle, elle la croise obliquement pour se placer à son côté externe, puis un peu plus elle revient au devant d'elle, mais se replace presque aussitôt à son côté externe, pour ne plus l'abandonner. A la jambe, le nerf saphène interne fournit un grand nombre de rameaux : les *antérieurs*, au nombre de trois principaux, correspondent aux nos 3, 4 et 5 de la figure 1re de la planche 68, ils se dirigent obliquement de haut en bas et d'arrière en avant, et viennent se terminer au delà de la crête du tibia sur le côté externe de la jambe, en s'anastomosant avec des filets qui viennent du nerf saphène externe ; dans son trajet, ils émettent un grand nombre de filets et de filamens qui vont se perdre dans les tégumens de la partie antérieure de la jambe ; le troisième, marqué no 5 sur la planche 68, est beaucoup plus long que les autres, il longe la crête tibiale, et ne se termine que sur le quart inférieur de la jambe. Les *postérieurs*, au nombre de quatre ou cinq, sont beaucoup plus petits que les antérieurs, correspondent aux nos 6, 7 et 8 de la figure 2 de la planche 68. Ces rameaux, très longs, marchent obliquement de haut en bas et d'avant en arrière, contournent le mollet, se divisent sur la face postérieure, en une multitude de filets qui s'anastomosent avec d'autres filets qui viennent du rameau terminal du nerf petit sciatique, et vont se terminer dans la peau de la région postérieure de la jambe ; deux de ces filets, plus longs que les autres, descendent jusqu'au talon (*v.* pl. 68, nos 7, 8 et 11).

Parvenu à l'union du quart inférieur de la jambe avec ses trois quarts supérieurs, le nerf saphène interne se divise en deux rameaux principaux : l'un *antérieur*, correspondant au no 9 de la figure 1re de la planche 68, longe la veine saphène en avant, et descend sur la face dorsale du tarse, où il s'épanouit en filets articulaires, qui pénètrent dans l'articulation tibio-tarsienne, et en petits filets cutanés ; l'autre *postérieur*, est placé derrière la veine, passe avec elle au devant de la malléole interne, et l'accompagne le long du bord interne du pied, où il se termine par des filets cutanés qui se répandent dans la peau de la région interne du pied.

Nerf obturateur.

Le nerf obturateur naît principalement des deuxième et troisième paires lombaires, par deux rameaux d'égal volume qui se réunissent à angle aigu. Assez fréquemment aussi, il reçoit un filet de la quatrième paire ; il correspond à la lettre J de la planche 65, et à la lettre K de la planche 66. Placé à son origine, entre les deux dernières vertèbres lombaires et le muscle psoas, il longe le côté interne de ce muscle et le côté externe du nerf lombo-sacré, arrive à la marge du bassin, s'enfonce dans sa cavité en passant derrière les vaisseaux iliaques et en traversant obliquement sa partie latérale et supérieure ; dans ce trajet, il est placé au-dessous des vaisseaux iliaques externes avec lesquels il forme un angle aigu, et accompagné par l'artère et la veine obturatrice, entre lesquelles il se trouve plongé dans beaucoup de tissu cellulaire ; parvenu à l'orifice interne du trou sous-pubien, il le traverse en s'aplatissant et en s'élargissant ; au niveau de la cuisse (*v.* pl. 66, no 9), il se trouve placé sous le muscle ilio-pec-

tiné et premier adducteur, et se divise immédiatement en deux branches qui for..ent quatre rameaux, destinés aux trois muscles adducteurs et au droit interne.

Branches fournies par le nerf obturateur.

1o Dans le bassin, il ne fournit aucun filet, mais lorsqu'il est parvenu au trou sous-pubien, il donne un ou deux filets ; quand il n'y en a qu'un, il se divise en deux, qui se distribuent au muscle obturateur externe ; l'un d'eux pénètre dans le muscle, par son bord supérieur, et l'autre par sa face antérieure. Le nerf en question ne fournit aucun filet au muscle obturateur interne qui en reçoit d'une autre source.

2o Hors du bassin, les branches terminales du nerf obturateur sont d'abord au nombre de deux qui en forment bientôt quatre qui se distribuent au muscle droit interne et aux adducteurs.

(a) *Rameau du muscle droit interne.* Souvent il n'y en a qu'un, mais aussi quelquefois il y en a deux. Sur la planche 66, ces deux rameaux correspondent au no 12, ils descendent verticalement, croisent le bord supérieur du moyen adducteur, marchent sur sa face antérieure, entre lui et le droit interne, dans lequel ils pénètrent après s'être divisés en cinq ou six filets. La planche 66 représente une coupe transversale de ce muscle, par laquelle on voit pénétrer ces rameaux.

(b) *Rameau du premier adducteur, adducteur moyen ou superficiel.* Sur la planche 66, ce rameau correspond au no 11, il descend verticalement, croise le bord supérieur du muscle premier adducteur, et s'épuise dans les fibres musculaires, en se divisant en un grand nombre de filets. Ici M. Cruveilhier signale un rameau particulier que nous n'avons pas rencontré ; il se porte, dit-il, tantôt en avant, tantôt en arrière du muscle premier adducteur, et se divise en plusieurs filets dont les uns s'anastomosent avec la branche accessoire du saphène, un autre avec le saphène lui-même, et un troisième va se terminer à la synoviale de l'articulation du genou (c'est un nerf articulaire, *Anat*, t. III, p. 840).

(c) *Rameau du muscle petit adducteur.* Il naît, sur la planche 66, par un tronc commun avec un des rameaux du muscle droit interne ; sur cette planche, il correspond au no 10 ; on le voit croiser le bord supérieur du petit adducteur, se diviser en trois ou quatre filets, et s'enfoncer dans son épaisseur, au voisinage de sa partie moyenne.

(d) *Rameau du grand adducteur.* Ce rameau, qui est plus volumineux que les autres, pénètre entre le petit et le moyen adducteur, au-dessous du bord inférieur du petit adducteur ; il se trouve placé entre le moyen et le grand adducteur, sur la face antérieure duquel il descend assez bas avant de pénétrer dans son épaisseur où il se ramifie tout entier (*v.* pl. 65, no 19).

Sur la planche 65, on a divisé le muscle moyen adducteur suivant sa largeur, et on en a enlevé une partie, pour mettre à découvert la plupart des filets qui émanent du nerf obturateur.

Nous devrions, à l'exemple de Bichat et de M. Cloquet, décrire ici le nerf lombo-sacré (branche antérieure de la cinquième paire lombaire), mais nous préférons, comme l'a fait M. Cruveilhier, en renvoyer la description à celle du plexus sacré, parce que ce nerf faisant partie de ce plexus, nous aurons ainsi l'avantage de ne pas séparer des objets qui doivent être naturellement réunis.

NERFS SACRÉS DE LA MOELLE ÉPINIÈRE EN GÉNÉRAL.

Les nerfs sacrés sont au nombre de six, quelquefois il n'y en a que cinq, ils sortent par les trous sacrés, le premier par le premier trou sacré, et le dernier par l'échancrure supérieure du coccyx, entre cet os et le sacrum. Ces nerfs vont graduellement en s'amincissant à mesure qu'on s'approche des plus inférieurs, et même pour l'ordinaire le sixième est tellement petit qu'on est souvent porté à croire qu'il n'existe pas, lorsqu'on va à sa recherche, quoique cependant il existe réellement; il en est quelquefois de même du cinquième. Tous ces nerfs naissent des côtés du renflement olivaire qui existe à l'extrémité inférieure de la moelle, et n'occupent, à leur origine, qu'un espace très rétréci, tellement rétréci, qu'il n'est pas plus grand que celui qui existe entre deux nerfs cervicaux, et présente à peine quelques millimètres d'étendue, aussi se touchent-ils tous; cependant, malgré cet extrême rapprochement, on distingue parfaitement les filets qui forment les racines de chacun d'eux. Dans leur trajet qui est fort long, beaucoup plus long que dans les précédens, ces filets, quoique adossés les uns aux autres, restent parfaitement distincts, et n'ont aucune communication entre eux, tant qu'ils sont contenus dans le canal vertébral.

Les racines antérieures et postérieures de chaque nerf descendent presque perpendiculairement dans ce canal, en convergeant l'une vers l'autre, et forment, avec les dernières paires lombaires, le faisceau connu sous le nom de *queue de cheval*. Arrivées au canal fibreux de la dure-mère, elles le traversent séparément et avant de pénétrer dans les trous sacrés, l'une d'elles se renfle dans les paires de nerfs situées plus haut, et ce n'est qu'au delà de ce renflement, que leurs filets se réunissent pour pénétrer dans les trous sacrés, à la sortie desquels ils se séparent en deux branches, une postérieure et l'autre antérieure.

Il y a une particularité qui mérite d'être notée dans les nerfs sacrés, c'est que les renflemens gangliformes de la racine postérieure ne sont pas placés à la partie externe des trous de transmission, comme dans les autres nerfs rachidiens, mais se trouvent contenus dans le canal osseux du sacrum; on les trouve d'autant plus rapprochés des trous sacrés, qu'ils sont plus supérieurs; les quatrième, cinquième et sixième en sont sensiblement éloignés. L'intervalle qui les en sépare est mesuré par la longueur du tronc commun qui résulte de la réunion des deux racines qui se correspondent dans le sixième nerf sacré; le renflement ganglionnaire en question est peu sensible, ce qui tient à ce que le nerf est très petit, mais il ne manque jamais.

Parmi les branches antérieures des nerfs sacrés, les supérieures sont beaucoup plus volumineuses que les inférieures, de telle sorte qu'elles vont successivement en décroissant de haut en bas; ces branches sortent du canal sacré par les trous sacrés antérieurs. Les branches postérieures, au contraire, vont en augmentant depuis la première jusqu'à la quatrième, et en décroissant depuis celle-ci jusqu'à la sixième; elles sortent par les trous sacrés postérieurs.

Le décroissement successif des branches sacrées antérieures est parfaitement marqué sur la planche 66, lettres c, d, e, f, g, h.

1. *Branches postérieures des nerfs sacrés.*

Ces branches sont très petites, ce qui en rend la préparation

très difficile; cependant on a remarqué qu'elles vont en augmentant depuis la première jusqu'à la quatrième pour diminuer ensuite dans les deux dernières. Pour les découvrir, il faut faire la même préparation que nous avons indiquée page 15 pour les branches postérieures des nerfs lombaires. La planche 54, sur laquelle elle a été exécutée, montre ces six branches à découvert, depuis le n° 26 jusqu'au n° 31. Bien que ces branches présentent entre elles beaucoup d'analogie, comme elles présentent aussi quelques différences, nous donnerons de chacune d'elles une description succincte.

1° *Branche postérieure du premier nerf sacré.* Mince et courte, elle sort par le premier trou sacré postérieur, se porte d'avant en arrière dans le faisceau charnu de la masse commune, dans lequel elle se divise en trois filets, un externe et un interne, qui se répandent dans ce muscle et dans la peau, et un moyen qui va s'anastomoser avec un filet de la paire suivante.

2° *Branche postérieure du deuxième nerf sacré.* Un peu plus grosse que la précédente, elle sort par le second trou sacré postérieur, arrive dans la masse commune au sacro-lombaire et au long dorsal, et donne un filet ascendant qui s'anastomose avec la branche précédente, puis un filet descendant qui s'anastomose avec la branche postérieure du troisième nerf sacré; un troisième filet, qui est interne, se perd dans les muscles et dans la peau, et enfin un quatrième, externe, descend obliquement sur la face postérieure du grand fessier, et s'y perd en se subdivisant en deux ou trois filets.

3° *Branche postérieure du troisième nerf sacré.* Encore plus considérable que celle du deuxième, elle sort par le troisième trou sacré postérieur, parvient dans la masse commune où elle s'épanouit en diverses branches. Elle communique d'abord par un filet avec la troisième et avec la quatrième; elle donne, en second lieu, un filet interne qui se répand dans la masse commune et dans la peau, puis elle se termine par deux rameaux externes qui pénètrent sous le muscle grand fessier auquel ils laissent des filets, percent ses fibres, deviennent cutanés; alors ils se divisent en plusieurs filets terminaux qui descendent jusqu'au bas de la fesse, et se perdent près de la marge de l'anus.

4° *Branche postérieure de la quatrième paire sacrée.* Un peu plus volumineuse que la précédente, elle se divise exactement comme elle, et ses rameaux se distribuent comme les siens, en communiquant avec la troisième et la cinquième, et en se répandant dans la masse commune, le grand fessier et la peau de la partie inférieure du dos et de la marge de l'anus.

5° *Branche postérieure de la cinquième et de la sixième paire sacrée.* Plus petites que les précédentes, elles communiquent d'abord entre elles, puis se divisent en plusieurs rameaux qui deviennent cutanés et se distribuent aux environs de la partie postérieure de l'orifice de l'anus, exactement comme celles qui précèdent.

II. *Branches antérieures des nerfs sacrés.*

La préparation des branches antérieures des nerfs sacrés peut se faire de plusieurs manières :

1° On peut, si l'on veut, faire une coupe antéro-postérieure sur la ligne médiane, comme dans la préparation de l'artère hypogastrique ; c'est celle que conseille M. Cruveilhier (*Anatomie*, t. III, p. 848). C'est celle que nous avons représentée planche 66. Elle permet de découvrir en même temps toutes les branches antérieures des nerfs sacrés, le plexus sacré, et les nerfs qui en émanent.

2° L'autre consiste à scier toute la partie antérieure du bassin suivant une ligne qui passerait au milieu des deux cavités cotyloïdes. C'est cette préparation qui est représentée planche 12. Elle met à découvert les nerfs sacrés et le plexus sacré des deux côtés ; elle permet aussi de voir leur communication avec les ganglions sacrés du grand sympathique, mais elle ne met pas en évidence, comme l'autre, toutes les branches qui émanent du plexus.

1° *Branche antérieure de la première paire sacrée* (*v.* pl. 66, c). Cette branche, qui est très volumineuse, sort par le premier trou sacré antérieur. Immédiatement après sa sortie, elle reçoit des filets volumineux, mais courts, du premier ganglion sacré, se porte obliquement en bas et en dehors, et se réunit promptement au-dessus et au devant du muscle pyramidal, savoir, en haut, au nerf lombo-sacré, et en bas, à la branche antérieure du second nerf sacré, pour concourir à la formation du plexus de ce nom.

2° *Branche antérieure de la deuxième paire sacrée.* Un peu moins volumineuse que la précédente, elle reçoit, immédiatement après sa sortie du second trou sacré antérieur, deux filets courts du second ganglion sacré, se trouve placée entre les deux languettes du muscle pyramidal, passe au devant de lui, descend obliquement en dehors et se jette dans le plexus sacré en s'unissant à la première et à la troisième (*v.* pl. 66, d).

3° *Branche antérieure de la troisième paire sacrée.* Elle est beaucoup plus petite que la première et la seconde, puisqu'on estime à peine son volume au quart de celui de la seconde ; sur la planche 66, elles paraissent pourtant à peu près égales. Elle communique, elle aussi, avec les ganglions sacrés, puis elle marche beaucoup plus horizontalement que les deux autres, au devant du muscle pyramidal pour aller, encore, se jeter dans le plexus sacré en s'anastomosant avec la deuxième et la quatrième. Entre cette branche et la deuxième, on voit à découvert une grande partie du muscle pyramidal. Cette troisième branche antérieure donne plusieurs rameaux que nous décrirons en traitant du plexus sacré (*v.* pl. 66, e).

4° *Branche antérieure de la quatrième paire sacrée.* Son volume est à peu près le tiers de celui de la troisième (*v.* pl. 66, f). Immédiatement après sa sortie du quatrième trou sacré, elle se divise en deux parties dont une, supérieure, concourt à former le plexus sacré, tandis que l'autre y est entièrement étrangère, et fournit, 1° des filets vésicaux qui se jettent ensuite dans le plexus hypogastrique, 2° en envoie un à la cinquième paire, 3° donne un ou deux rameaux au muscle ischio-coccygien, 4° enfin, émet un rameau appelé coccygien cutané, qui longe le bord du sacrum, s'engage dans l'épaisseur du grand ligament sacro-sciatique, contourne son bord inférieur, traverse la partie du grand fessier qui s'insère au coccyx, et s'épuise dans ce muscle et dans la peau.

5° *Branche antérieure de la cinquième paire sacrée.* Cette branche est très petite. Après sa sortie de l'espace compris entre le sacrum et le coccyx, elle se trouve réduite à un ou deux filets et présente à peu près le tiers du volume de la quatrième. Complétement étrangère au plexus sacré, elle donne quelques filets *ascendans* qui s'unissent avec la précédente, des filets *descendans* qui s'unissent avec la sixième, et se termine par un filet assez fort qui va se répandre en entier dans le muscle releveur de l'anus.

6° *Branche antérieure du sixième nerf sacré*, très petite et souvent difficile à découvrir, ce qui a fait dire qu'elle n'existait pas, mais M. Cruveilhier prétend qu'elle existe toujours. Quoi qu'il en soit, elle est, comme la cinquième, étrangère au plexus sacré, elle donne : 1° quelques *filets ascendans* très déliés, qui s'unissent avec les descendans de la cinquième, et 2° une branche terminale qui descend verticalement le long de la face antérieure du coccyx, puis dans l'épaisseur du grand ligament sacro-sciatique, et se partage en trois filets qui se contournent sous le bord inférieur du muscle grand fessier, s'avancent assez loin sur sa face postérieure, et se terminent dans son épaisseur et dans la peau qui le recouvre (*v.* pl. 66, n° 3).

PLEXUS SACRÉ OU SCIATIQUE.

Le plexus sacré est constitué par cinq branches nerveuses qui sont la branche antérieure de la cinquième paire lombaire et les branches antérieures des quatre premières paires sacrées. Car, ainsi que nous venons de le voir dans leur description spéciale, les branches antérieures des deux dernières paires sacrées y sont complétement étrangères. On pourrait aussi bien le considérer comme formé par six paires de nerfs, car une grande partie de la branche antérieure de la quatrième paire lombaire se réunit au nerf lombo-sacré avant que celui-ci ne soit entrecroisé avec les paires sacrées.

Voici comment le plexus est formé : le nerf lombo-sacré descend presque verticalement en bas et en dehors au devant du muscle pyramidal, et atteint un peu au-dessous du bord de ce muscle le premier nerf sacré, qui se dirige très obliquement en bas et en dehors, et ne se réunit avec le précédent et le second nerf sacré qu'après quatre centimètres de trajet. Ce dernier, et les deux suivans, affectent une marche qui se rapproche d'autant plus de la ligne horizontale qu'on les considère plus bas, et ne se réunissent entre eux et avec le premier, au devant du muscle pyramidal, qu'après deux à trois centimètres de trajet. De la disposition qu'affectent chacun des nerfs qui constituent le plexus sacré, il résulte qu'ils convergent les uns vers les autres au devant du muscle pyramidal, et vers la grande échancrure sciatique, et que ce plexus a la forme d'un triangle dont la base s'étend dans presque toute la longueur du sacrum, et dont le sommet correspond à la partie de l'échancrure sciatique, qui est au-dessus de l'épine de ce nom.

Le plexus sacré, dit Bichat (*Anat.*, 23, p. 299), présente une disposition toute différente de celle des autres plexus. En effet, dans tous on voit ordinairement les nerfs qui en font partie s'envoyer mutuellement des branches de communication, qui forment quelquefois des réseaux séparés par des espaces vides, tandis qu'ici, tous forment un réseau unique, complet et sans interruption. Après avoir entrecroisé leurs filets d'une manière inextricable, ils forment enfin un véritable tronc nerveux qui ne diffère du nerf sciatique qui y fait suite que parce qu'il est aplati d'avant en arrière ; Bichat considère sa structure comme tellement identique avec celle des autres nerfs de la vie animale qu'il le considère comme le plus propre à donner une idée de la structure de chaque nerf, à cause de son volume.

Rapports du plexus sacré. Il repose en arrière sur la face antérieure du muscle pyramidal, en avant il est recouvert immédiatement par une lame aponévrotique, par les vaisseaux hypogastriques, par une grande quantité de tissu cellulaire et par la partie postérieure du rectum, puis médiatement par le péritoine, par la vessie et la matrice. En dedans, il est limité par les trous sacrés d'où sortent les cordons qui le constituent, enfin, en dehors, il se confond avec le nerf sciatique qui sort immédiatement au-dessous du bord inférieur du muscle pyramidal.

Branches qui émanent du plexus sacré.

Bichat le divise en branches antérieures et postérieures, et M. Cruveilhier, selon son habitude, en branches collatérales, et en branches terminales. Cette dernière division doit être préférée. Les branches collatérales sont celles qui naissent en avant et en arrière du plexus, et les terminales celles qui le terminent.

A. *Branches collatérales.*

Les antérieures sont appelées : 1° les branches vésicales ; 2° la branche du releveur de l'anus ; 3° celle de l'obturateur interne ; 4° le nerf honteux interne. Et *les postérieures* portent les noms de : 1° nerf fessier supérieur ; 2° nerf fessier inférieur ou du petit sciatique ; 3° le rameau du pyramidal ; 4° celui des jumeaux et du carré.

BRANCHES ANTÉRIEURES.

a. *Branches vésicales.*

Pour les mettre à découvert, M. Cruveilhier propose la préparation suivante : après avoir fait la coupe du bassin sur l'un des côtés de la symphyse, renversez la vessie et le rectum, du côté de la section. Détachez avec beaucoup de précautions le péritoine qui du bassin se réfléchit sur ces viscères. Lacérez le tissu cellulaire pour arriver aux branches qui se détachent de la quatrième paire, suivez ensuite les nerfs rectaux et vésicaux. Il importe, pour vider préalablement les veines si volumineuses du bassin, de plonger la pièce dans l'eau pendant quelque temps.

Cette préparation faite, on trouve les branches vésicales au nombre de trois ou quatre, elles ne se détachent pas précisément du plexus sacré, mais de la troisième et de la quatrième paire, immédiatement après leur sortie des trous sacrés. Ces branches correspondent aux lettres n, n, sur la planche 66 et sont assez fortes. Elles se dirigent d'arrière en avant et de bas en haut sur les côtés du rectum et de la vessie, chez l'homme ; du rectum, du vagin et de la vessie chez la femme, et se distribuent en partie sur les côtés et dans le bas-fond de la vessie ; on peut les suivre dans son épaisseur jusqu'aux fibres charnues et jusque dans la muqueuse ; quelques filets s'étendent à la prostate et aux vésicules séminales, et d'autres peuvent être suivis jusqu'au canal de l'urètre chez la femme. Le plus grand nombre se jettent dans le plexus hypogastrique.

T. III.

b. *Branche au releveur de l'anus.*

Outre les quelques filets qu'il reçoit des branches précédentes et surtout des hémorroïdales, le muscle releveur de l'anus reçoit une ou deux branches particulières qui viennent de la quatrième paire sacrée ; l'une, la plus volumineuse, se jette dans la partie moyenne du muscle, et l'autre, la plus petite, passe sur les côtés de la prostate chez l'homme, et sur les côtés du vagin chez la femme, et se termine dans la partie antérieure du releveur.

c. *Branche de l'obturateur interne.*

Ce nerf naît de la partie antérieure du plexus sacré et surtout de la partie de ce plexus qui correspond au nerf lombo-sacré et au premier nerf sacré ; de là il va passer derrière l'épine sciatique, vient en avant, et se divise en trois rameaux qui s'écartent les uns des autres et vont se distribuer dans l'épaisseur du muscle. La préparation nécessaire pour mettre ce nerf à découvert consiste à faire la coupe de la planche 66.

d. *Branche hémorrhoïdale.*

Ce nerf et les filets qui en émanent correspondent à la lettre o sur la planche 66. Il naît du plexus sacré en dedans du nerf honteux, accompagne ce dernier entre les deux ligaments sacro-sciatiques, parvient sur les côtés du rectum, et s'épanouit en un grand nombre de rameaux qu'on distingue, 1° en *antérieurs*, qui vont se distribuer à la partie antérieure du rectum, et s'anastomosent avec la branche superficielle du périnée ; 2° en *moyens*, qui se rendent dans les parties latérales du sphincter, et 3° en *postérieurs*, qui vont à la partie postérieure de ce muscle. Tous ces rameaux donnent des filets qui vont jusqu'à la peau de l'anus, et d'autres qui montent sur l'intestin jusqu'à l'endroit où il entre dans le bassin, et pénètrent dans son épaisseur, les uns dans les fibres charnues et les autres jusqu'à la muqueuse.

e. *Branche utéro-vaginale.*

Cette branche naît d'un tronc commun avec l'hémorroïdale, ou bien dans son voisinage. Souvent elle est constituée par plusieurs rameaux qui passent sur les parties latérales du rectum, s'écartent les uns des autres et se ramifient dans toute l'étendue des parties latérales du vagin en se portant en arrière et en avant, et pénètrent dans son épaisseur jusqu'à la membrane muqueuse. Le corps et le col de la matrice reçoivent les plus supérieurs, qui sont moins nombreux qu'au vagin. Les rameaux de la matrice et du vagin se terminent sur une ligne latérale qui s'étend depuis le corps de l'utérus jusqu'à l'extrémité du vagin, où ils se terminent en s'anastomosant avec les vésicaux. Toutes ces parties, la matrice et le vagin, la vessie et le rectum, outre les rameaux du plexus sacré, reçoivent encore un grand nombre de rameaux du plexus hypogastrique ou des nerfs ganglionnaires.

f. *Nerf honteux chez l'homme.*

Synonymie. Nous désignons la branche honteuse interne sous le nom de nerf, parce qu'il fournit des branches qui ont des noms particuliers. Bichat et M. Cloquet le rangent parmi les nerfs qui naissent de la partie postérieure du plexus, et

72

M. Cruveilhier parmi ceux qui naissent de sa partie antérieure; cette différence d'opinion tient à la variabilité de l'origine de ce nerf; nous commencerons par donner la description de ce nerf et de ses branches, puis nous indiquerons la manière d'en faire la préparation.

Origine. Bichat, qui désigne le nerf honteux sous le nom de *branche génitale,* dit qu'elle se détache de la partie inférieure et postérieure du plexus sacré, et vient principalement des troisième et quatrième nerfs sacrés; le cinquième lui fournit quelquefois un rameau d'origine, mais cette disposition varie. M. Cruveilhier indique seulement qu'il naît du bord inférieur de l'espèce de ruban aplati que forment les nerfs du plexus sacré au niveau de leur jonction, et par conséquent, qu'il ne vient pas plus de la partie antérieure que de la partie postérieure du plexus. Mais à cet égard, on observe beaucoup de variétés; ainsi, tantôt il naît un peu en arrière de ce nerf, tantôt il naît un peu en avant, et ce qu'il y a de plus fixe, c'est son origine de la troisième et la quatrième paire sacrée.

Trajet. Immédiatement après sa naissance, il sort du bassin au-dessous du muscle pyramidal (sur la planche 67, ce nerf correspond à la lettre B, le muscle pyramidal a été échancré pour montrer son origine du plexus sacré); on le voit descendre au devant de cette échancrure, s'engager entre les deux ligamens sacro-sciatiques avec l'artère honteuse interne en dedans de laquelle il est situé et se partager en deux branches principales, l'une *inférieure* qu'on nomme aussi *périnéale,* et l'autre *supérieure,* qu'on appelle encore branche profonde, ou *dorsale de la verge.* Cette division a quelquefois lieu peu après l'origine du honteux interne, et les deux branches marchent parallèlement comme si elles n'en faisaient qu'une; dans notre planche 57, le nerf honteux interne correspond ainsi à la lettre B, le bord inférieur du muscle grand fessier a été échancré en demi-cercle pour le montrer dans le point où il se dégage d'entre les ligamens sacro-sciatiques; avant de s'engager entre ces ligamens, il envoie ordinairement un petit filet au plexus crural du plexus sciatique, et en reçoit presque toujours un autre qui part de la partie antérieure du plexus, passe au devant du petit ligament sacro-sciatique et vient s'unir à lui au-dessous de ce ligament (*v.* pl. 66).

1° *Branche inférieure ou périnéale* du nerf honteux interne (Rameau génital inférieur de Bichat). Nous l'appelons *branche superficielle du périnée.* Cette branche est beaucoup plus compliquée dans sa distribution qu'on ne le dit dans les ouvrages d'anatomie; dans notre planche 57, elle correspond à la lettre B, elle fournit d'abord un faisceau interne duquel émanent les rameaux musculaires et cutanés de la région ano-périnéale, on les voit sur cette planche s'épanouir en grand nombre; un premier faisceau postérieur divergent se jette dans les muscles releveurs de l'anus et sphincter anal, et au delà, de nombreux filets cutanés s'insinuent dans le pannicule adipeux pour ressortir à la surface et se distribuer dans la peau (*v.* pl. 57, n° 3, 3), et plus en avant, toutes les petites branches semblables, qui sont fournies par le nerf honteux du côté gauche; du côté droit, le pannicule est enlevé, et les filets sont coupés: en dehors, le même faisceau s'anastomose avec la branche *pudendalis interne* venant du nerf petit sciatique (*v.* pl. 57, n° 6), par plusieurs arcades avec le faisceau externe et antérieur, enfin, en avant, il fournit

des filets qui se prolongent au devant de l'anus, en suivant la direction du nerf bulbo-urétral; ensuite, la branche superficielle, proprement dite, à laquelle on donne le nom de faisceau antérieur du périnée se porte d'arrière en avant, entre le muscle obturateur interne et l'aponévrose obturatrice, se réfléchit de bas en haut, décrit une courbe à concavité supérieure, se place au devant de la tubérosité de l'ischion et perce l'aponévrose obturatrice au niveau du point où la tubérosité de l'ischion se réunit avec la branche ascendante du même nom. Là, et souvent même avant elle se partage en trois rameaux qui sont: le *superficiel externe du périnée,* le *superficiel interne* et le *rameau bulbo-urétral* (*v.* pl. 57, n°s 14, 15 et 17).

(a) *Rameau superficiel externe du périnée.* C'est le plus externe du faisceau, il correspond, sur la planche 57, au n° 14; il passe au niveau du bord interne de la tubérosité sciatique sous le muscle transverse du périnée, monte sur la f. ce interne du muscle bulbo-caverneux, longe la face inférieure du corps caverneux, et se termine dans la partie médiane postérieure du scrotum, en se divisant en un grand nombre de filets qui s'anastomosent avec ceux du rameau superficiel interne et de la branche scrotale interne ou *pudendalis* du petit nerf sciatique. Les filets du scrotum se rendent aussi au dartos, beaucoup d'entre eux s'y terminent. Depuis son origine jusqu'à sa terminaison, ce rameau donne, en dedans et en dehors, beaucoup de filets, qui s'anastomosent avec la scrotale interne et avec la périnéale superficielle interne, et qui se répandent dans le muscle ischio-caverneux. Le nerf dont il s'agit présente d'ailleurs beaucoup de variétés, il est rare qu'on le rencontre exactement disposé de la même manière deux fois de suite.

(b) *Rameau superficiel interne du périnée.* Il correspond au n° 15 de notre planche 57. A peu près aussi volumineux que le précédent, il marche en dedans de lui et parallèlement à sa direction, passe sous le muscle transverse, puis se place dans la gouttière de l'ischio et du bulbo-caverneux, monte sur la face inférieure de ce dernier muscle, et sur la paroi inférieure de l'urètre où il se divise en deux rameaux, dont l'un qui s'entre-croise avec le rameau semblable de son congénère de l'autre côté, va se perdre dans la partie postérieure du scrotum, tandis que l'autre, plus considérable, s'épanouit sur le canal de l'urètre en nombreux filets qui pénètrent jusqu'à la muqueuse. Dans son trajet, le rameau superficiel interne du périnée donne des filets au muscle transverse, à l'ischio-caverneux et au bulbo-caverneux. Celui de ce dernier muscle est assez volumineux; il s'anastomose ensuite avec le rameau bulbo-urétral, avec le superficiel externe du côté droit, et le superficiel externe du côté gauche. Les deux superficiels du même côté, en s'anastomosant ensemble, produisent un long filet très distinct qui monte sur la face inférieure du muscle bulbo-caverneux, longe l'urètre et va, comme les précédens, se distribuer à la partie postérieure du scrotum, où elle subit de fréquentes anastomoses.

(c) *Rameau bulbo-urétral.* Ce rameau, le plus interne du faisceau antérieur, correspond au n° 17 de notre planche 57; dès son origine, il est divisé en plusieurs filets; les plus petits s'anastomosent de suite avec des filets du faisceau postérieure en formant des arcades à convexité antérieure. Un autre un peu plus gros se répand dans le muscle constricteur de l'anus, et le rameau principal qu'on voit sur notre figure, à travers une échancrure pratiquée au muscle transverse du périnée, passant au-dessus de lui, et donnant au fond de cette échancrure son filet d'anastomose avec la branche interne superficielle du périnée, arrive à la partie postérieure du muscle bulbo-caverneux et s'y épanouit en nombreux filets qui s'insinuent dans ce muscle et dans le bulbe, et parviennent jusqu'à la membrane muqueuse de l'urètre.

2° *Branche supérieure du nerf honteux interne* (rameau géni-tal supérieur de Bichat), appelée aussi *branche profonde ou dor-sale de la verge.*

Cette branche correspond sur notre planche 57, au n° 12, on la voit se séparer de la branche inférieure, au niveau du bord postérieur de la tubérosité de l'ischion, et un peu en dedans de cette tubérosité, en s'avançant en avant et en haut, elle s'en rapproche et s'applique contre la face interne; placée entre le releveur de l'anus et l'obturateur interne, elle longe la face in-terne de la branche ascendante de l'ischion, contre laquelle elle reste collée, parvient à la partie supérieure de l'arcade du pubis, traverse le tissu fibreux qui la remplit, en passant par des trous particuliers, entre l'os et la racine correspondante du corps ca-verneux, se porte sur le dos de la verge, où elle se place sur le côté du ligament suspenseur, et s'avance en longeant la ligne médiane; avant d'arriver au gland, cette branche se divise en deux rameaux, l'un interne et l'autre externe.

(a) *Rameau interne ou rameau du gland.* Il continue le trajet du tronc principal sur la ligne médiane, et parvient jusqu'à la racine du gland, en s'enfonçant davantage, à mesure qu'il devient plus antérieur, sans toutefois pénétrer dans l'épaisseur du corps caverneux. Arrivé au gland, il s'épanouit en un grand nombre de filets qui pénètrent dans son épaisseur, entre sa base et le corps caverneux qui n'en reçoit aucun; tous se terminent dans le gland, en traversant son tissu spongieux, dans lequel on peut les suivre pour gagner ses papilles, sous l'épiderme très fin qui le recouvre. La grande quantité de nerfs qui reçoit cet organe rend suffisamment compte de son extrême sensibilité, qui du reste n'est pas la même chez tous les sujets, mais est proportionnée au nombre et au volume des nerfs qui s'y rendent.

(b) *Rameau externe ou cutané.* Très superficiel, ce rameau se porte très obliquement sur les côtés du pénis et se divise en un grand nombre de filets très longs et très minces. Quelques-uns de ces filets paraissent se terminer dans le corps caverneux, mais le plus grand nombre se distribue dans la peau de la verge et dans l'épaisseur du prépuce, où ils se partagent entre la peau et la muqueuse. Les nerfs de la peau de la verge viennent de deux sources, savoir: du rameau externe de la branche dor-sale, qui ne fournit qu'aux trois quarts supérieurs de sa circon-férence; le quart inférieur reçoit ses filets de la branche péri-néale.

Le nerf honteux interne suit exactement, dans les divisions de sa branche supérieure, celles de l'artère honteuse interne; toutefois, on ne retrouve parmi elles aucun rameau analogue à celui de l'artère caverneuse.

Nerf honteux interne chez la femme.

Le rameau *inférieur ou périnéal* est plus gros que le supé-rieur; il longe le périnée auquel il distribue plusieurs filets, se

réfléchit de bas en haut en formant une anse à concavité supé-rieure, gagne la grande lèvre correspondante, répand dans son épaisseur des filets très nombreux et disposés en forme de fais-ceaux qui se portent jusqu'à la muqueuse qui tapisse leur face interne, en donne aussi au muscle constricteur et au bulbe du vagin, puis au muscle transverse du périnée; ce dernier rameau ne manque jamais. Enfin, il se porte sur les côtés du clitoris et va se terminer dans le mont de Vénus.

Le rameau *supérieur ou clitoridien* est très-volumineux par rapport à l'organe auquel il va se distribuer; il est souvent plus gros que le rameau dorsal de la verge chez l'homme. Sur le sujet qui a servi à la planche des nerfs du périnée chez la femme, il était très gros. Du reste, il suit une direction analogue; ainsi il monte le long de la face interne de la branche ascendante de l'ischion, au devant du bord interne du muscle obturateur au-quel il donne des filets, se porte entre l'os et le ligament sus-penseur du clitoris, puis sur la face supérieure de celui-ci, à l'extrémité duquel il donne de nombreux filets, ainsi qu'à son enveloppe muqueuse, et aux petites lèvres.

Ainsi il existe la plus grande analogie dans la distribution des rameaux du nerf honteux chez l'homme et chez la femme. Le premier se comporte à l'égard des grandes lèvres comme l'autre à l'égard du scrotum, et le second envers le clitoris comme envers le pénis; or, les grandes lèvres sont analogues au scro-tum comme le clitoris l'est au pénis.

M. Cruveilhier dit que le nerf honteux interne de la femme n'a pas la moitié du volume du nerf honteux interne de l'homme. Cela tient, ainsi que nous l'avons dit, au peu de volume de la branche clitoridienne comparativement à celui de la branche pénienne.

Nous terminerons ce que nous avons à dire sur le nerf hon-teux par l'indication de la manière de le préparer.

Préparation.

1° *De la branche inférieure ou périnéale.* Dans la figure de la planche 57, on a enlevé la peau et le tissu adipeux sous-cutané de la partie supérieure des cuisses, et dans l'ex-trémité adjacente de la fesse dans un espace à peu près circu-laire. Du côté gauche du périnée, le pannicule adipeux est conservé pour montrer l'expansion des nerfs cutanés; du côté droit de la même région, on a enlevé le plan graisseux et l'apo-névrose, pour démasquer le plan musculaire superficiel formé par le sphincter anal, le releveur de l'anus, le transverse du pé-rinée, l'ischio et le bulbo-caverneux. On a échancré en demi-cercle le bord inférieur du muscle grand fessier, on a incisé le petit ligament sacro-sciatique, et on a mis à découvert le tronc du nerf honteux interne. Alors il a été facile de suivre les filets de la branche inférieure dans la racine du pénis, qui est mise à découvert par sa face inférieure, et dans le scrotum, qui, relevé de chaque côté et maintenu par des érignes, montre bien déve-loppés les nombreux filets nerveux qui s'y rendent.

2° *De la branche supérieure.* Par la préparation précédente, et même en enlevant les fessiers si l'on veut, on découvre son origine; puis en divisant le bassin en deux moitiés d'avant en arrière, si l'on procède de dedans en dehors, et si l'on écarte l'aponévrose obturatrice du muscle obturateur, on peut suivre cette branche jusqu'au point où elle sort du bassin, et la suivre sur le dos de la verge.

Rameau du muscle pyramidal.

Il se détache de la partie postérieure du plexus sacré, et principalement de la branche antérieure de la troisième paire; puis il se divise en deux filets qui se répandent dans le muscle, en pénétrant par sa face antérieure (*v.* pl. 66, un petit filet qui se détache de la partie postérieure du troisième nerf sacré).

Nerf fessier supérieur.

Le nerf fessier supérieur naît de la partie postérieure du nerf *lombo-sacré*, avant sa réunion au plexus sacré; très souvent il reçoit quelques rameaux d'origine venant de la face postérieure du plexus sacré. Valentin prétend qu'il naît souvent de la réunion des deux derniers nerfs lombaires et du premier nerf sacré (*Encyclop. anat.*, t. IV, p. 552). Ainsi formé, ce nerf représente une branche assez volumineuse, qui sort du bassin par la partie supérieure de la grande échancrure sciatique, au devant et au-dessus du bord supérieur du muscle pyramidal. Aussitôt il se réfléchit de bas en haut sur cette échancrure, se place entre les muscles moyens et le petit fessier, et se divise en deux rameaux, l'un ascendant et l'autre descendant. Sur notre planche 67, le tronc de ce nerf correspond à la lettre A; on l'aperçoit au-dessus du bord du muscle pyramidal. 1° Le *rameau ascendant* se partage presque aussitôt en cinq ou six rameaux plus petits dont les uns se dirigent en haut et les autres transversalement. Ces rameaux correspondent, sur la planche 67, aux n° 1 et 2; parmi eux, il y en a un qui contourne l'insertion circulaire du muscle petit fessier, et qui accompagne la branche correspondante de l'artère fessière. Les autres se divisent en rayonnant, dans l'épaisseur des muscles entre lesquels ils sont situés. 2° Le *rameau descendant* se dirige obliquement de haut en bas, de dedans en dehors et d'arrière en avant, vers la partie supérieure du grand trochanter, au-dessus duquel il se jette dans le muscle *fascia-lata*. Il est situé entre les deux muscles, moyen et petit fessier, auxquels il donne, chemin faisant, de nombreux filets qui se dirigent soit en haut, soit en bas, et s'anastomosent avec ceux de la branche précédente. Enfin, le principal qui répond, sur la planche 67, au n° 3, et qu'on aperçoit au-dessus du grand trochanter, à travers une échancrure du muscle *fascia-lata*, se termine dans ce muscle, et fournit un filet qui pénètre dans le petit fessier, près de son bord antérieur qu'il contourne.

Pour préparer ce nerf et ses divisions, il suffit, comme nous l'avons fait sur la planche 67, d'enlever la presque totalité du muscle grand fessier, et de faire une grande échancrure circulaire au moyen fessier, en prenant garde à ne pas couper les filets qui pénètrent dans son épaisseur.

Nerf fessier inférieur ou petit nerf sciatique.

Le premier nom est celui que lui a imposé Bichat, par opposition au précédent; Boyer l'a nommé petit sciatique, parce qu'il provient aussi, du plexus sciatique ou sacré, et répand de nombreux filets dans la peau et dans le muscle de la partie postérieure de la cuisse, et dans les muscles fessiers. Il naît de la partie postérieure et inférieure du plexus sciatique, et principalement des second et troisième nerfs sacrés. Le quatrième lui envoie aussi quelques rameaux d'origine, il en reçoit aussi souvent

quelques-uns du nerf honteux; tantôt tous ces rameaux réunis forment une branche unique, tantôt au contraire, ils en forment deux qui restent séparées dans toute leur étendue. C'était ce qui avait lieu sur le sujet de la planche 67, où les deux branches qui le constituent correspondent aux lettres C, C, et où le muscle pyramidal a été échancré, pour en découvrir une plus grande partie; quoi qu'il en soit, dans les cas ordinaires, le petit sciatique sort du bassin par la grande échancrure sciatique sur le bord inférieur du muscle pyramidal, qui le sépare de la branche fessière supérieure, et immédiatement en arrière du grand nerf sciatique, là il se divise en rameaux, que Bichat a désignés sous les noms de fessiers ischiatiques et cruraux, mais qu'on nomme plutôt aujourd'hui musculaires et cutanés.

1° *Branche musculaire.* Elle répond au C supérieur de la planche 67, descend derrière le grand nerf sciatique sur la face antérieure du muscle grand fessier, et se partage promptement en plusieurs rameaux divergens; parmi ceux-ci, deux assez volumineux qu'on peut appeler *ascendans*, naissent en dehors du tronc principal (*v.* pl. 67, n° 5), ils se réfléchissent aussitôt de bas en haut, en formant des anses à concavité supérieure, passent sur la face antérieure du muscle grand fessier, et sur la face postérieure du muscle pyramidal et du moyen fessier auxquels ils laissent quelques filets, et vont se terminer dans le muscle grand fessier dans lequel on peut les suivre jusqu'auprès de ses attaches au sacrum; un troisième, naissant en dedans du tronc principal, se comporte comme les précédens. Deux autres, qu'on peut appeler *descendans*, croisent la face postérieure des muscles carré, crural et jumeaux, leur donnent quelques filets, et se perdent dans la portion inférieure et externe du muscle grand fessier, dans lequel on peut suivre leurs nombreux filets, jusqu'au dessous du grand trochanter (*v.* pl. 67, n° 7). Ce sont les cinq rameaux auxquels Bichat donne le nom de *rameaux fessiers*.

2° *Branche cutanée.* Cette branche fait suite au tronc principal. Toujours placée au devant du muscle grand fessier, elle se dirige en dedans du nerf sciatique, passe derrière la tubérosité de l'ischion, et derrière les muscles biceps et demi-tendineux dont elle croise les insertions supérieures, gagne le bord inférieur du muscle grand fessier, donne pendant ce trajet un grand nombre de branches qui diminuent son volume, et continue à descendre verticalement sur la face postérieure de la cuisse où elle est placée dans le sillon de séparation du demi-membraneux et du biceps, et quelquefois entre celui-ci et la portion externe du triceps, où il est à l'abri des pressions. Un peu au-dessus du creux du jarret, elle fournit un rameau sous-cutané qui est très peu développé, mais qu'on peut cependant suivre jusqu'au milieu de la région postérieure de la jambe. Arrivée à cette partie postérieure de la jambe, elle s'accole en dedans de la veine saphène postérieure ou externe, et descend ainsi jusque vers le tiers inférieur de la jambe, dans son trajet derrière la croisse de la jambe. Cette branche fournit un grand nombre de rameaux dont nous allons parler. Elle se trouve représentée en totalité, avec tous les rameaux qui en émanent, sur les planches 57, 64, 66, 67 et 68.

Au-dessus et au-dessous du bord inférieur du muscle grand fessier, la branche cutanée du petit nerf sciatique fournit plusieurs rameaux très importans à noter. Ce sont : 1° les rameaux cutanés récurrens de la fesse, 2° les rameaux cutanés de la région ano-génitale, 3° les branches scrotales externe et interne, ou *pudendalis*, 4° les rameaux cutanés de la partie interne de la cuisse. Tous ces rameaux sont figurés dans notre planche 57, qui représente les nerfs du périnée chez l'homme ; ils sont aussi très bien marqués sur la planche 67, où l'on voit le récurrent de la fesse, les branches scrotales, et une partie des rameaux cutanés de la partie interne de la cuisse procéder de la même branche.

(a) *Rameau cutané récurrent de la fesse.* Il naît du nerf petit sciatique, au niveau de la partie inférieure de la tubérosité de l'ischion. De là, il se dirige en bas et en dedans, croise l'insertion ischiatique des muscles biceps et demi-tendineux, arrive au bord inférieur du muscle grand fessier, et se partage en deux ou trois rameaux secondaires qui se réfléchissent, de bas en haut, sur la face postérieure de ce muscle, où ils se divisent en une multitude de filets divergens qui se ramifient dans le muscle fessier, et dans la peau de la fesse, où ils s'anastomosent avec les rameaux fessiers qui viennent de la branche postérieure des onzième et douzième paires dorsales, de la première lombaire, des deux dernières paires sacrées (DD, pl. 64). Ces rameaux correspondent aux nᵒˢ 1 et 2 sur la planche 57, à droite et à gauche, au nᵒ 2 sur la planche 64, et au nᵒ 8 sur la planche 67.

(b) *Rameaux cutanés interfessiers de la région ano-génitale.* Leur tronc commun naît du même point que le précédent ; il se dirige d'arrière en avant et de dehors en dedans. Sous le pli de la fesse, il donne un filet récurrent qui monte sur la face postérieure du grand fessier, et se jette avec lui dans le pannicule charnu des environs de l'anus et du sillon interfessier ; les extrémités de ces rameaux répondent au nᵒ 3 de la planche 57 du côté gauche.

(c) *Branche scrotale interne* (*pudendalis longus inferior*, Sœmmering). Sur la planche 57, cette branche, qui paraît considérable par son volume et par sa longueur, répond au nᵒ 6 du côté droit où elle est unique, tandis que du côté gauche elle était multiple. Ordinairement cette branche naît par un tronc commun avec les deux précédentes. Elle se dégage de dessous le muscle grand fessier immédiatement en dehors, et en arrière de la tubérosité de l'ischion, et se réfléchit aussitôt de bas en haut, d'arrière en avant et de dehors en dedans, croise la face externe de la tubérosité sciatique et parvient au bord interne de sa branche ascendante ; là, elle se met en rapport avec le muscle ischio-caverneux, et le corps caverneux qu'elle côtoie jusqu'à la partie postérieure des bourses, où elle se divise en un grand nombre de filets assez volumineux qui se répandent dans toute la face postérieure de la bourse et du dartos correspondant, en s'anastomosant avec ceux de la scrotale externe du honteux interne, et de la scrotale externe pudendalis.

Dans son trajet, la branche scrotale interne donne un grand nombre de rameaux et de filets, tant par son côté interne que par son côté externe : 1° Rameaux internes, près du point où elle se dégage de dessous le muscle grand fessier. Elle en fournit qui s'anastomosent avec des filets du faisceau interne du nerf honteux, et qui pénètrent dans le pannicule adipeux sous-cutané. Au niveau du muscle ischio-caverneux, elle communique par deux filets avec la branche scrotale externe du honteux interne, et lui en envoie plusieurs autres au niveau du corps caverneux. 2° Rameaux externes. Ils sont au nombre de cinq ou six près du bord inférieur du muscle grand fessier. Il y en a un qui se dirige en bas, croise la branche pudendalis externe et

T. III.

s'anastomose avec un de ses rameaux externes ; d'autres, plus petites, se répandent dans la peau de la région ; et enfin, près de sa terminaison, elle en fournit une assez volumineuse, qui l'accompagne dans le scrotum. Du côté gauche, cette branche n'est pas disposée comme du côté droit ; elle se présente sous l'aspect de deux rameaux qui ne deviennent sous-cutanés, le premier, que dans l'attache du petit adducteur, et le second, dans le sillon qui le sépare du droit interne.

(d) *Branche scrotale externe, ou pudendalis externa.* Sur la planche 67, elle répond au nᵒ 3, et sur la planche 57 au nᵒ 9. Elle naît du petit nerf sciatique, tantôt isolément, tantôt par un tronc commun avec les deux précédens. Aussitôt qu'elle est dégagée de dessous le muscle grand fessier, elle se réfléchit de bas en haut et d'arrière en avant en formant une anse à concavité supérieure, se place en dehors et au-dessous de la tubérosité sciatique, se dirige le long du bord externe de la branche ascendante des ischions, en croisant les insertions supérieures des muscles demi-tendineux, demi-membraneux, adducteurs et droit interne, et va se terminer dans la face postérieure et externe du scrotum et dans la peau de la partie externe de la verge, en entremêlant ses filets et leurs anastomoses avec ceux de la branche scrotale interne.

Dans son trajet, cette branche fournit en dedans et en dehors beaucoup de rameaux. Les *internes*, qui sont en même temps supérieurs, sont très petits et peu nombreux ; ils s'anastomosent avec les rameaux externes de la branche scrotale interne, *pudendalis interna*, et se terminent dans la peau de la partie interne et supérieure de la cuisse. Les *externes*, beaucoup plus nombreux et plus volumineux, se dirigent en bas et en devant, en croisant les muscles sus-indiqués ; il y en a surtout deux très forts, dont l'un correspond au nᵒ 5 sur la planche 57 (côté droit). Ces deux rameaux se divisent en un grand nombre de filets qui s'anastomosent entre eux et avec ceux de la branche qu'on appelle cutanée de la partie interne et supérieure de la cuisse, dont une partie correspond au nᵒ 4 de la planche 57 (côté droit), et se terminent dans la peau de cette partie interne et supérieure de la cuisse. Ils envoient aussi quelques filets qui s'anastomosent sur la face interne du grand adducteur avec des filets venant de l'obturateur.

Chez la femme, les deux nerfs précédens sont fort développés ; ils suivent exactement la même marche que chez l'homme, et viennent se terminer dans la partie postérieure et latérale des grandes lèvres.

(e) *Rameaux cutanés de la partie interne de la cuisse.* Ces rameaux sont en grande partie fournis par le nerf petit sciatique, et en partie par la branche *pudendalis externa*. Dans la planche 57, ces rameaux répondent au nᵒ 4 ; dans la planche 64, aux nᵒˢ 4, 5 et 6 ; sur la planche 67, ils sont compris entre les nᵒˢ 9 et 10, et correspondent sur la planche 66 aux nᵒˢ 32 et 33.

Tous ces rameaux naissent en dedans du nerf petit sciatique ; les uns au-dessus et les autres au-dessous du bord inférieur du muscle grand fessier. Aussitôt après leur naissance, ils se dirigent en bas et en dedans ; les supérieurs marchent moins obliquement que les inférieurs, puis ils se réfléchissent d'arrière en avant en décrivant des arcades à concavité supérieure, croisent les muscles qui s'insèrent à la tubérosité de l'ischion et les adducteurs, traversent l'aponévrose, et se terminent dans la peau de la région interne de la cuisse, en s'anastomosant

73

avec les filets de terminaison de la branche crurale antérieure.

Sur le sujet modèle de la planche 64, le petit nerf sciatique fournissait par son côté externe une branche externe verticale, presque aussi considérable que le tronc même. Elle naissait à trois centimètres au-dessous du bord inférieur du musle grand fessier; après s'être dirigée en dehors et être parvenue au sillon qui existe entre le vaste externe du triceps et le biceps, elle descendait verticalement sous l'aponévrose jusqu'à la partie supérieure de la jambe. Dans son trajet, elle donnait en dedans et en dehors de nombreux rameaux. Les externes s'anastomosaient avec les filets qui proviennent des rameaux externes, de la branche fémorale de l'inguinale externe (*v.* pl. 63). Les internes fournissaient à la peau de la partie postérieure de la cuisse et s'anastomosaient dans cette région avec les filets du nerf cutané crural.

A la partie postérieure de la jambe, le nerf petit sciatique fournit beaucoup de filets cutanés internes et postérieurs qui s'anastomosent avec des filets analogues qui viennent du nerf saphène interne. Enfin, les filets terminaux du petit sciatique vont jusqu'au-dessous de la malléole interne, derrière laquelle ils passent tous. Ces filets internes correspondent, sur la planche 68, aux n° 23, 24, 25, 26 et 27. On rencontre aussi des anastomoses entre la branche terminale du petit sciatique et le nerf saphène externe.

Rameaux des muscles jumeaux et carré crural.

Ce nerf qui est assez volumineux correspond, sur la planche 67, au n° 6, il naît du bord inférieur du plexus sacré, quelques-uns disent de sa face antérieure, et se porte en bas en décrivant une courbe à convexité externe, passe au devant des muscles jumeaux et obturateur externe, qui le sépare du grand nerf sciatique. On a échancré les muscles sur le sujet modèle pour rendre ce nerf visible; il fournit 1° des filets externes périostiques et osseux qui, suivant M. Cruveilhier, s'enfoncent dans la tubérosité de l'ischion; 2° des filets internes qui pénétrent dans la capsule fibreuse de l'articulation coxo-fémorale; 3° plusieurs filets qui pénétrent dans les muscles jumeaux; et 4° enfin il se termine dans le muscle carré où on peut le voir à travers une échancrure pratiquée à ses fibres.

B. Branches terminales du plexus sacré.

Il n'y a qu'une seule branche terminale dans le plexus sacré, c'est le grand nerf sciatique. Ce nerf résume à lui seul tout ce plexus, qui se trouve condensé en un seul cordon nerveux.

Grand nerf sciatique.

Ce nerf, qui est le plus volumineux et le plus long de tous les nerfs du corps, est destiné aux muscles de la région postérieure de la cuisse, et aux muscles et à la peau de la jambe et du pied. Puisque tout le plexus sacré se réduit à ce tronc nerveux, il est évident qu'il est formé par tous les nerfs qui concourent à la formation de ce plexus, et par conséquent, par le nerf lombo-sacré, un cordon envoyé par la quatrième paire lombaire; les trois premières paires sacrées, et une portion de la quatrième, il répond, sur la planche 67, aux lettres D, D.

Immédiatement après la formation, le nerf sciatique sort du bassin par la grande échancrure sciatique, au-dessous du bord inférieur du muscle pyramidal et au-dessus de l'épine sciatique

et du muscle jumeau supérieur; de là, il descend d'abord un peu obliquement de dedans en dehors, derrière les muscles jumeaux et carré crural, au devant du muscle grand fessier, et entre le grand trochanter, et la tubérosité de l'ischion, puis, revenant un peu en dedans, il continue à se diriger un peu obliquement en bas et en dehors, le long de la partie postérieure de la cuisse, jusqu'à une distance variable de l'articulation du genou, mais qu'on estime cependant, approximativement, à quatre ou cinq travers de doigts.—Là, il se divise en deux troncs principaux, qu'on désigne sous les noms de *nerf sciatique poplité externe* et de *nerf sciatique poplité interne*. Quelquefois cette division s'opère beaucoup plus haut, ou beaucoup plus bas; on l'a vue se faire, à sa sortie du bassin ou même dans le bassin, et d'autres fois seulement au creux du jarret. Lorsque la séparation s'opère dans le bassin, on voit ordinairement une des branches passer au-dessous du muscle pyramidal, et l'autre traverser ses fibres. Du reste, que la division se fasse plus haut ou plus bas, cela n'a aucune importance anatomique, le plus souvent même, la division se fait réellement plus haut qu'on ne croit, cela tient à ce que les deux troncs sus-nommés marchent parallèlement, et accolés l'un à l'autre par un tissu cellulaire facile à diviser.

Rapport. Dans ce trajet, le grand nerf sciatique répond en *avant*, aux muscles jumeaux, aux tendons de l'obturateur interne et au carré de la cuisse, au niveau desquels il se trouve, entre le grand trochanter et l'ischion; plus bas il est appliqué sur la face postérieure du grand adducteur, et sur une couche de tissu cellulaire. En *arrière*, il est recouvert, dans le tiers de sa partie supérieure, par le muscle grand fessier, puis par la longue portion du muscle biceps et par le demi-tendineux. Dans le reste de son étendue, il est placé entre ces deux muscles, dans la ligne celluleuse qui les sépare; lorsqu'ils s'écartent l'un de l'autre, pour aller concourir à former les bords du creux poplité, il se trouve placé sous l'aponévrose, et au milieu d'une couche abondante de tissu cellulaire et adipeux.

Ordinairement, le grand nerf sciatique n'est accompagné par aucun vaisseau sanguin, cependant cela arrive quelquefois; ainsi M. Cruveilhier en cite trois cas, où il était accompagné par une grosse veine qui faisait suite à la poplitée, et qui traversait la partie supérieure du troisième adducteur à la manière de la profonde (*Anat.*, t. 3, p. 860).

Rameaux fournis par le grand nerf sciatique à la cuisse.

Ces rameaux, en nombre indéterminé, sont musculaires et articulaires; les articulaires naissent aussi souvent du nerf poplité interne et externe que du sciatique, nous ne parlerons que des rameaux musculaires.

Rameau musculaire. Il fournit d'abord quelques filets aux jumeaux, au carré, à l'obturateur et quelquefois au muscle grand fessier; parmi ceux qui existent toujours, nous trouvons:

(a) *Le rameau ascendant des muscles biceps et demi-tendineux.* Il naît de la partie interne du nerf sciatique, à quelques centimètres au-dessous de la tubérosité de l'ischion, et se réfléchit aussitôt de bas en haut pour aller dans les insertions ischiatiques de ces muscles. Sur la planche 67, ce rameau est placé en face du n° 9.

(b) *Le rameau moyen de la longue portion du muscle biceps,* se détache du bord interne du grand nerf sciatique, se dirige en dehors, croise sa face postérieure, et se répand aussitôt dans ses fibres (*v*. pl. 67, n° 12).

(*c*) *Rameaux de la partie inférieure de la longue portion du biceps.* Ils sont au nombre de deux; ils naissent de la partie interne du nerf sciatique, le plus long qui est aussi le plus gros, se détache beaucoup plus haut, marche d'abord parallèlement au tronc principal, et, parvenu au point où le plus petit effectue sa séparation, il suit sa direction, et alors ils croisent ensemble la face postérieure du grand nerf sciatique, se divisent en trois ou quatre filets, et se ramifient dans l'épaisseur de la longue portion du muscle biceps (*v*. pl. 67, n° 13). On a fait une section transversale à ce muscle, pour mettre à nu les filets nerveux qui pénètrent dans son épaisseur.

(*d*) *Rameau de la courte portion du biceps.* Ce rameau, qui est un des plus volumineux que le nerf sciatique fournit à la cuisse, se détache du côté externe de ce nerf entre les deux précédens, descend obliquement en dehors et au devant de la longue portion du muscle biceps, pour pénétrer dans la portion musculaire à laquelle il est destiné par sa face postérieure, et s'y épanouir en nombreux filets qui se ramifient dans son épaisseur. Sur la planche 67, n° 14 (au lieu de 4 qui s'y trouve), on a échancré les fibres de ce muscle pour faire voir la distribution du nerf dans son intérieur.

(*e*) *Rameau du demi-membraneux.* Il naît du côté interne du grand nerf sciatique au niveau du bord inférieur du muscle grand fessier, se dirige aussitôt obliquement de haut en bas et en dedans, passe au devant des muscles demi-tendineux et biceps, et pénètre dans le demi-membraneux par son bord externe et au niveau de la partie moyenne; là il se divise en nombreux filets qui se ramifient dans son épaisseur; sur la planche 67, il correspond au n° 15, on voit sur le muscle demi-membraneux une échancrure oblique qui met ses filets à nu.

(*f*) *Rameau du demi-tendineux.* Né un peu au-dessous du précédent, du côté interne du nerf sciatique, il descend un peu obliquement de dehors en dedans au devant des muscles biceps et demi-tendineux, et commence à pénétrer dans les fibres de ce dernier, à peu près vers le milieu de la cuisse; on peut les suivre dans son épaisseur, jusqu'auprès de l'endroit où elles dégénèrent en un tendon long et grêle. Sur la planche 67, on voit ses filets pénétrer dans l'épaisseur de ce muscle coupé transversalement.

(*g*) Assez souvent, le grand nerf sciatique fournit un rameau au muscle grand adducteur; ce rameau se porte d'arrière en avant, puis de dehors en dedans, et pénètre dans ce muscle par son bord interne.

Les nerfs articulaires naissent aussi souvent des nerfs poplité externe et interne que du tronc sciatique; nous y reviendrons plus loin.

Branches terminales du grand nerf sciatique.

1° *Nerf poplité externe.*

Le nerf poplité externe qu'on appelle aussi nerf péronier, est assez petit, proportionnellement à l'interne, c'est à peine s'il égale la moitié de son volume. Lorsqu'une fois il a quitté le grand nerf sciatique, il se dirige obliquement de haut en bas et de dedans en dehors le long du bord interne de la partie inférieure du muscle biceps, derrière le condyle interne du fémur et le muscle jumeau externe dont il croise la direction, croise aussi l'extrémité inférieure, se contourne d'arrière en avant et parvient au-dessous de la tête du péroné, immédiatement au-dessous de l'insertion du muscle biceps, et se divise en ce point en trois ou quatre branches terminales sur lesquelles nous reviendrons bientôt (*v*. pl. 69 et 70).

Branches collatérales du poplité externe.

Depuis son origine jusqu'au niveau de la tête du péroné, le nerf poplité externe fournit plusieurs rameaux qui sont d'abord un rameau articulaire, puis le nerf saphène externe ou péronier, et la branche cutanée péronière postérieure.

(*a*) *Rameau articulaire.* Il se porte verticalement en bas au milieu du tissu adipeux entre le fémur et l'extrémité inférieure du biceps et gagne le côté externe de l'articulation; parvenu au-dessus du condyle externe, il se divise en plusieurs filets qui traversent la couche fibreuse, et se perdent sur la partie externe des articulations fémoro et péronéo-tibiale, quelques-uns se portent en dehors de la rotule.

(*b*) *Nerf saphène postérieur ou péronier.* Il naît dans la partie supérieure du creux du jarret, descend verticalement sous l'aponévrose entre les deux nerfs poplités; parvenu au niveau de l'extrémité supérieure des muscles jumeaux, il se place dans la direction de la veine saphène externe, et continue à descendre sous l'aponévrose jusque vers le milieu de la jambe; là, il perce l'aponévrose, s'accole au côté externe de la veine saphène externe, longe avec elle le bord externe du tendon d'Achille, et se divise, au niveau de la malléole externe et derrière elle, en plusieurs rameaux terminaux qui se jettent sur la face postérieure du calcanéum et sur le côté externe du pied, et se ramifient dans la peau qui recouvre ces parties. Pour bien suivre le trajet de ce nerf, il faut voir les planches 69 et 70, n°⁵ 1, 2, 3, 4 et 6, et surtout la planche 68, lettre M, 29 M, 30 M, 31, 32, 33. Sur cette planche, on a ouvert l'aponévrose sous laquelle le nerf descendait jusqu'au point où il la perce. Dans quelques cas, ce nerf, au lieu de rester toujours au côté externe de la veine, passe au devant d'elle, se place à son côté interne au niveau du point où commence le tendon d'Achille, marche ainsi jusqu'au-dessus de la malléole, et revient au côté interne de la veine, pour se diviser comme nous l'avons dit précédemment. C'était ce qui avait lieu sur le sujet modèle de la planche 68.

Dans son trajet, le nerf saphène péronier donne beaucoup de filets cutanés. Sur le sujet de la planche 68, deux filets correspondant vis-à-vis du n° 29 M passaient sur la face postérieure de la veine, et allaient s'anastomoser avec le petit sciatique qui côtoie le côté interne de la veine saphène externe. En dehors, il reçoit quelques filets de la branche cutanée péronière, et entre autres, un assez volumineux et très long, qui sur la planche 68 correspond au n° 36; il marche de haut en bas et de dehors en dedans, et se termine par deux rameaux au nerf en question.

Parmi les rameaux terminaux, nous trouvons d'abord les

rameaux calcaniens. De ces rameaux calcaniens, le plus interne contourne de dehors en dedans la face postérieure du calcanéum, et les autres descendent verticalement en bas. Tous se réfléchissent sur sa face inférieure et se terminent dans la peau du talon. Sur la planche 70, ils correspondent aux n°⁸ 3, 4 et 5, et sur la planche 68, au n° 31.

Le *rameau pédieux* est la véritable continuation du tronc principal. Après avoir fourni les rameaux calcaniens, il se contourne au-dessous de la malléole externe, se réfléchit d'arrière en avant, devient presque horizontal, et marche d'abord en suivant la direction du tendon du long péronier latéral, et puis en côtoyant le bord externe du pied jusqu'à l'extrémité du petit doigt, dont il forme le nerf collatéral externe. Dans ce trajet, il émet des rameaux *internes* et des rameaux externes. Parmi les rameaux *internes*, nous trouvons : 1° les rameaux cutanés qu'il envoie sur le tarse (*v.* pl. 71, n°⁸ 19 et 70, en face du n° 3). Ces rameaux, très petits, se perdent dans la peau du coude-pied. 2° Un rameau cutané du dos du pied, qui se sépare du tronc principal un peu au-dessous du précédent, marche obliquement de dehors en dedans et d'arrière en avant, et vient s'anastomoser avec le rameau externe de la branche postérieure du nerf *musculo-cutané péronier* (*v.* pl. 71, n° 16). 3° Un peu plus en avant, un autre rameau cutané du dos du pied, dont la disposition n'est pas constante; ainsi, tantôt il se dirige d'arrière en avant, de dehors en dedans, et va s'anastomoser avec le rameau externe de la branche postérieure du nerf musculo-cutané péronier, comme cela avait lieu, planche 70, n° 7, pour le fortifier; tantôt, au contraire, il s'arrête au milieu de l'espace compris entre les deux derniers métatarsiens, suit cet espace jusqu'à la commissure des orteils, et se partage en deux rameaux dont l'un longe le côté externe du quatrième orteil et l'autre le côté interne du cinquième. C'était ce qui avait lieu sur le sujet modèle de la planche 71. Dans son trajet, ce rameau recevait un filet de communication du rameau externe de la branche postérieure du nerf musculo-cutané péronier.

Dans l'un et l'autre cas, le second rameau cutané du dos du pied, de même que le premier, donne un grand nombre de filets qui se ramifient dans la peau de la région, et les rameaux collatéraux des orteils fournissent, en dedans et en dehors, de nombreux filets qui s'anastomosent en arcade sur le dos des doigts du pied avec ceux du côté opposé, et sur les côtés des doigts, avec ceux qui viennent de leur face plantaire, exactement comme à la main. Les rameaux *externes*, assez gros, se dirigent aussi obliquement en dehors et en avant, contournent la plante du pied, et se terminent, en se divisant en de nombreux filets, dans la peau du côté externe du dos et de la plante du pied.

Variétés. Le nerf saphène péronier présente beaucoup de variétés ; dans quelques cas, il s'épanouit au niveau de la partie inférieure du tendon d'Achille, sur le côté externe du calcanéum, et donne seulement quelques rameaux calcanéens et malléolaires, tandis que les rameaux de la face externe du pied, les collatéraux du cinquième orteil et le nerf collatéral externe du quatrième sont fournis par le nerf *saphène tibial* ou externe, comme nous le verrons en parlant de ce nerf. Dans la description que M. Cruveilhier en donne (*Anat.*, t. III, p. 865), il adopte cette dernière variété et en signale quelques autres; une des plus importantes à noter, est celle dans laquelle le saphène péronier et le saphène tibial se réunissent au creux du jarret, en un seul

tronc, dont la distribution représente la distribution collective des deux nerfs. Le plus souvent ces deux nerfs marchent parallèlement jusqu'au bord externe du tendon d'Achille, et se réunissent pour se distribuer ensuite comme je l'ai indiqué.

(*c*) *Nerf cutané péronier postérieur.* Il tire son origine de la partie externe et supérieure du nerf poplité externe, descend verticalement sous l'aponévrose, en croisant ce dernier nerf, passe sur la face postérieure du jumeau externe, perce l'aponévrose au niveau de l'extrémité supérieure du péroné, et continue à descendre verticalement sous la peau, le long du bord externe du muscle soléaire, en suivant la direction de cet os jusque auprès de la malléole externe. Dans son trajet, ce nerf fournit des rameaux antérieurs et des rameaux postérieurs. Parmi les rameaux antérieurs, le plus supérieur de tous s'en sépare au niveau de la tête du péroné, se réfléchit de bas en haut sous la peau, et vient s'anastomoser au-dessous de la rotule avec le nerf cutané de la cuisse et du saphène interne. Les autres rameaux antérieurs descendent sur la face externe du mollet et des muscles péroniers, et se ramifient dans la peau de la partie externe de la jambe.

Les rameaux internes qui sont très nombreux, descendent obliquement en dedans, et se ramifient dans la peau du mollet; un d'eux, plus volumineux et plus long que les autres, prend naissance vers la partie moyenne de la jambe, descend obliquement sur la face postérieure du tendon d'Achille, il se divise en deux filets qui s'anastomosent avec le saphène péronier.

Branches terminales du nerf poplité externe (*v.* pl. 69-D).

Ces branches sont au nombre de trois, savoir : la branche du muscle jambier antérieur, la branche musculo-cutanée ou péronière externe, et la branche tibiale antérieure ou inter-osseuse.

1° *Branche du muscle jambier antérieur.* Cette branche se détache du tronc commun, au niveau de l'extrémité supérieure du péroné (*v.* pl. 69, fig. 1ʳᵉ, n° 17); elle est quelquefois double. Aussitôt après sa naissance, elle se dirige transversalement en dedans, derrière le grand extenseur commun des orteils, et s'enfonce dans l'épaisseur du muscle jambier antérieur, où il se divise en deux ou trois rameaux qui se répandent dans ses fibres. Le supérieur se réfléchit de bas en haut, et envoie quelques rameaux à l'articulation péronéo-tibiale.

2° *Branche musculo-cutanée ou péronière externe.* C'est le nerf *prétibio-digital* de Chaussier, et le *peroneus externus* de Sœmmering. Comme le nom l'indique, ce nerf est à la fois destiné aux muscles de la région externe de la jambe, et aux téguments du dos du pied. Sur les planches 69 et 70, il correspond à la lettre F. Peu après son origine, nous l'avons toujours rencontré se divisant en deux branches secondaires, que nous avons désignées par les noms de branche postérieure et branche antérieure musculo-cutanée.

a. La *branche musculo-cutanée postérieure*, située sous l'aponévrose, se porte d'abord un peu obliquement d'arrière en avant et de haut en bas, puis verticalement en bas, traverse les fibres du muscle long péronier latéral, se place entre celui-ci et le petit péronier latéral, et descend ainsi jusqu'à quelques centimètres au-dessus de la malléole externe, perce l'aponévrose, passe au devant du ligament annulaire du tarse et de l'articulation tibio-tarsienne et parvient sur le dos du pied; là, il se place dans la direction du troisième espace interosseux, marche d'arrière en avant, et se divise bientôt en deux rameaux, dont l'un se dirige le long du bord interne, et l'autre, le long du bord externe du troisième orteil. Comme ce nerf se confond souvent avec le suivant, nous décrirons leurs rameaux en même temps.

(b) *La branche musculo-cutanée antérieure* qui souvent se confond avec la précédente, descend de même verticalement, et presque parallèlement à la musculo-cutanée postérieure; dans son trajet, elle se place sous l'aponévrose, dans l'interstice des muscles long péronier latéral et grand extenseur commun des orteils; parvenue vers le tiers inférieur de la jambe, elle perce l'aponévrose, continue à se diriger le long du bord externe du long extenseur commun, jusqu'au niveau du ligament annulaire du tarse et de l'articulation; là, elle croise le tendon de ce muscle, se place en dehors de l'extenseur du gros orteil, et parvenue sur le dos du pied, elle se divise en trois rameaux principaux, qui se terminent en donnant naissance aux nerfs collatéraux des orteils.

M. Cruveilhier fait observer qu'il n'est pas rare de voir le nerf musculo-cutané se bifurquer au moment où il se dégage de dessous l'aponévrose jambière, et d'observer la réunion de ses deux branches de bifurcation au niveau de l'articulation tibio-tarsienne, de manière à former une figure allongée; nous avons observé cette bifurcation; elle existe sur le sujet modèle de la planche 71, et correspond au n° 4.

Rameaux fournis par les deux branches musculo-cutanées péronières. a. Rameaux des péroniers. Il y en a ordinairement deux, ils naissent à peu près du même tronçon, à quelques centimètres de l'origine des troncs principaux, descendent sur la face interne des péroniers, et se divisent en plusieurs filets qui pénètrent dans leur épaisseur (v. pl. 70, n° 15). b. *Rameau du jambier antérieur, et de l'extenseur.* Il est moins volumineux que les précédents, naît beaucoup plus bas qu'eux et se termine dans les muscles que je viens d'indiquer. c. *Rameau malléolaire externe.* Il se détache de la branche musculo-cutanée postérieure, un peu au-dessus de la malléole externe, se porte entre cette malléole et la peau, et se divise en plusieurs filets qui se répandent dans les tégumens, et s'anastomosent avec des filets malléolaires, fournis par le saphène postérieur ou péronier. d. *Rameaux cutanés tarsiens.* Ils sont au nombre de deux, le premier est fourni par la branche musculo-cutanée antérieure, il s'en détache à la même hauteur que le précédent, donne quelques filets qui se répandent dans la partie inférieure du muscle extenseur commun des orteils, descend entre la peau et le ligament annulaire du tarse sur le dos du pied, donne quelques filets au muscle pédieux, au muscle inter-osseux du second espace, et se ramifie dans la peau du dos du pied. — Le second rameau de la branche musculo-cutanée postérieure, s'en détache au niveau de la malléole externe, donne un ou deux filets au muscle pédieux, et se termine dans la peau.

Branches terminales.

Arrivée sur le dos du pied, la branche musculo-cutanée postérieure marche d'arrière en avant, dans le troisième espace interosseux, s'anastomose dans son trajet avec deux rameaux du sa-

phène péronier (v. pl. 70) pour former la branche des orteils qui se divise elle-même en deux rameaux, l'un qui gagne le côté interne du quatrième orteil, et l'autre le côté externe du troisième. Tous les deux vont jusqu'à l'extrémité de ces orteils et s'anastomosent par arcade avec les rameaux collatéraux du côté opposé (v. pl. 69, n° 29, pl. 68, F, pl. 71, G).

La branche musculo-cutanée antérieure, parvenue au niveau de l'articulation tibio-tarsienne, se divise en trois rameaux. Sur la planche 68, cette division correspond au n° 18, et sur la planche 69, au n° 26. On désigne ces rameaux sous les noms d'externe, de moyen et d'interne. a. *Le rameau externe* correspond à la lettre E de la planche 71, il marche directement d'arrière en avant sous la peau, dans la direction du second espace interosseux, et se divise tout près de la commissure du second et du troisième orteil en rameau collatéral interne du troisième et en rameau collatéral externe du second; dans son trajet sur le dos du pied, ce nerf donne beaucoup de filets cutanés, ces filets deviennent plus nombreux à mesure qu'on s'approche des doigts. Quant aux rameaux collatéraux, ils arrivent jusqu'à l'extrémité des doigts auxquels ils sont destinés, et fournissent des filets latéraux qui s'unissent en arcade à convexité antérieure avec les filets des rameaux du côté opposé; ces arcades ont lieu sur le dos et sur le côté des phalanges. b. *Rameau moyen.* Sur la planche 71, ce rameau correspond à la lettre D, son volume était à peine la moitié de celui des deux autres, il marche d'arrière en avant, en côtoyant le bord externe du gros orteil, et se divise en deux, l'un qui se dirige en dehors et en avant, et va s'anastomoser avec le rameau de la troisième branche digitale dont nous venons de parler (v. pl. 71, n° 10), et l'autre qui continue son trajet le long du côté externe de la commissure métatarsienne, et se confond un peu au-dessus de la commissure des deux premiers orteils avec un rameau de la branche de terminaison du nerf tibial antérieur. Ici, comme on le voit, ce rameau se termine sur le dos du pied et ne fournit point de rameaux collatéraux au premier et au second orteil, c'est là en effet ce qui arrive très souvent, alors il est remplacé par le rameau terminal du nerf tibial antérieur avec lequel il s'anastomose, et c'est ce nerf venant du tibial antérieur qui fournit les deux rameaux collatéraux interne du deuxième orteil, et externe du troisième orteil (v. pl. 71, n°s 13 et 14).

c. *Rameau interne.* Sur la planche 71, il correspond à la lettre C, et au n° 19 sur la planche 68. Immédiatement après sa séparation de la branche principale, il se dirige obliquement d'arrière en avant et de dehors en dedans, passe au-dessus du premier os métatarsien un peu au-dessus ou un peu au-dessous de son articulation avec le premier os cunéiforme, et le côtoie jusqu'à l'extrémité du gros orteil, dont il forme le rameau collatéral interne dorsal. Ce nerf étant placé très superficiellement au niveau de l'articulation métatarso-phalangienne, y est soumis à une pression à laquelle on attribue son augmentation de volume, la teinte grisâtre et les nodosités qu'il présente en cet endroit.

Dans son trajet, il donne et reçoit un grand nombre de filets. D'abord, il reçoit le rameau de bifurcation qui vient du tronc principal, et qui forme avec lui un angle aigu, comme nous l'avons figuré page 67; puis il fournit de nombreux filets cutanés à la face interne du pied; il fournit aussi par son côté externe, qui vont s'anastomoser avec ceux du rameau moyen. C'est principalement sur la face dorsale du gros orteil que le nombre de ces filets est plus considérable. Tous forment

74

également de nombreuses ramifications sur le dos des autres orteils. Ces ramifications méritent de nous arrêter un instant. Elles présentent beaucoup d'analogie avec celles des nerfs collatéraux dorsaux des doigts de la main ; peut-être même les ramifications fournies par les filets des doigts de pied sont-elles plus nombreuses. Une chose digne de remarque pour le pied, et qui n'est pas aussi évidente pour la main, c'est que, en général, les rameaux collatéraux ne vont pas jusqu'au bout du pied, ils se terminent derrière l'ongle en s'anastomosant ensemble, et leur réunion forme une arcade à convexité antérieure, de laquelle partent une multitude de filets qui se dirigent en arrière et en avant, pénètrent sous l'ongle et viennent jusqu'à l'extrémité de la pulpe des orteils s'anastomoser avec des filets analogues des collatéraux plantaires. En résumé, tous ces filets s'entrecroisant entre eux dans tous les sens, forment sur le dos de chaque orteil un épais réseau. Cette immense quantité de filets nerveux répandus sur le dos du pied, et surtout des orteils, rend parfaitement compte des douleurs que font éprouver les cors ou les durillons développés sur ces organes lorsqu'on les comprime.

3° Nerf tibial antérieur ou inter-osseux Ce nerf, qui présente à peu près le même volume que le musculo-cutané, naît du tronc poplité externe, entre les deux précédens ; il est destiné aux muscles de la région antérieure de la jambe, à ceux de l'espace inter-osseux et au muscle pédieux. Immédiatement après sa séparation du tronc principal, qui se fait au niveau de la tête du péroné, il traverse l'extrémité supérieure des muscles grand péronier et grand extenseur commun des orteils, contourne le bord antérieur et la face interne du péroné, se place sur la face antérieure du ligament inter-osseux, entre le jambier antérieur et l'extenseur commun, en dehors de l'artère tibiale antérieure et sur un plan qui lui est un peu antérieur, descend verticalement avec elle jusqu'au milieu de cet espace ; là il se place au devant de l'artère, et plus bas à son côté interne en la croisant très obliquement, et parvient ainsi jusqu'au coude-pied en suivant une ligne qui, tracée extérieurement, s'étendrait du côté interne de la tête du péroné jusqu'au milieu de l'espace inter-malléolaire. Dans son trajet le long de la jambe, ce nerf est dans les mêmes rapports que l'artère, c'est-à-dire placé en haut, entre les muscles jambier antérieur et long extenseur commun, et vers le milieu, entre l'extenseur propre du gros orteil et le jambier antérieur. Parvenu au niveau de l'articulation tibio-tarsienne, il passe derrière le ligament annulaire du tarse, derrière le tendon de l'extenseur propre du gros orteil, et se divise en deux rameaux. Avant cette division, le nerf tibial antérieur fournit, pendant son trajet, à la jambe deux rameaux très longs : le premier naît en avant, descend entre le jambier antérieur et l'extenseur propre du gros orteil, fournit des filets au premier, et se termine dans le dernier, qui sur la planche 69 est coupé transversalement, pour montrer l'introduction des filets nerveux dans son épaisseur. Le second naît en arrière du tronc principal, plus bas que le précédent, et va se jeter dans l'extenseur commun, après avoir parcouru un assez long trajet. Des rameaux terminaux, l'un est interne et l'autre externe.

(a) *Rameau interne*. Véritable continuation du tibial antérieur, il se dirige directement d'arrière en avant, dans la même direction que l'artère pédieuse, en suivant le côté externe du tendon de l'extenseur propre, perce l'aponévrose vers le milieu

du dos du pied, suit le premier espace inter-osseux et se divise non loin de la commissure des deux premiers orteils, en deux rameaux qui vont former le collatéral externe du gros orteil et le collatéral interne dorsal du deuxième, ainsi qu'il a été déjà dit. Depuis le point où il perce l'aponévrose pour devenir sous-cutané, le rameau interne et profond du dos du pied reçoit et donne plusieurs filets ; ainsi il reçoit un ou deux filets venant du rameau moyen de la branche musculo-cutanée antérieure, et il en envoie plusieurs sur le dos du second orteil, et un autre assez considérable, qui se divise dans la peau de la commissure des deux premiers orteils ; les autres vont se terminer dans la peau.

(b) *Rameau externe et profond du dos du pied*. Il se dirige de dedans en dehors et d'arrière en avant, entre le tarse et le muscle pédieux dans lequel il se divise en plusieurs filets qui se perdent dans son épaisseur. Sur la planche 69, ce nerf répond au n° 20 ; on a échancré le muscle pédieux pour montrer ses divisions ; quelques filets s'en détachent au niveau des espaces inter-osseux, pénètrent dans les muscles qui les garnissent, et dans les articulations tarso-métatarsiennes (v. pl. 73, n°ˢ 1, 2, 3).

Résumé du nerf poplité externe. D'après la description que nous venons de faire, nous voyons que les nerfs qui émanent du tronc sciatique poplité externe sont destinés au dos du pied à la portion externe de la jambe, limitée en avant par la crête tibiale, et en arrière par une ligne qui diviserait verticalement le mollet en deux parties égales. 1° le saphène postérieur ou péronier fournit à la partie externe du dos du pied, au petit doigt, et au côté externe du quatrième orteil ; 2° le cutané péronier postérieur se distribue à la peau de toute la partie externe du mollet, et de la jambe au-dessus de la malléole externe ; 3° la branche musculo-cutanée se répand dans la peau et dans les muscles de la gouttière comprise entre le péronée et le tibia, puis sur le dos du pied, où elle fournit le rameau collatéral interne du premier orteil, et une partie de son collatéral externe, qui s'anastomose en anse, avec le rameau dorsal du pied du tibia antérieur ; elle fournit encore le collatéral externe du second orteil, les deux collatéraux du troisième, et le collatéral externe du quatrième ; enfin, elle répand de nombreux filets dans la peau du dos du pied ; 4° le tibia antérieur, outre qu'il fournit des rameaux aux muscles de la gouttière péronéo-tibiale, en envoie aussi deux au dos du pied, un qui donne les collatéraux externe du gros orteil et interne du deuxième, et des filets à la peau, puis un autre qui se répand dans le muscle pédieux et donne des filets aux inter-osseux.

2° Nerf sciatique poplité interne ou nerf tibial.

Beaucoup plus volumineux que le tronc sciatique poplité externe, ce nerf paraît être la véritable continuation du grand nerf sciatique, il est destiné aux muscles de la partie postérieure de la jambe et à la peau de la plante du pied. Sur la planche 69, ce nerf correspond à la lettre B, immédiatement après sa séparation d'avec le précédent, le tronc poplité interne se dirige presque verticalement de haut en bas, dans le creux du jarret, au milieu de la graisse qui le remplit entre les deux condyles du fémur, et derrière l'artère et la veine poplitée, dont il est séparé par beaucoup de tissu cellulaire.

Ensuite il descend entre les muscles jumeaux, se place au devant d'eux, derrière l'articulation du genou et le muscle poplité, traverse l'arcade aponévrotique du muscle soléaire, passe au devant de lui et continue à marcher sous le nom de nerf tibial postérieur qui, sur la planche 69, correspond à la lettre C, entre la face antérieure et les muscles jambier postérieur et fléchisseur commun des orteils, contre lesquels il est maintenu appliqué par une aponévrose particulière, qui sépare la couche musculaire superficielle de la couche profonde, bien décrite par M. Blandin. Il parvient ainsi au bord interne du tendon d'Achille, se place derrière la malléole interne, et de là, sous la voûte du calcanéum, au-dessus de l'origine de l'adducteur du gros orteil, où il se divise en deux branches terminales qu'on appelle plantaire interne et plantaire externe.

Rapports. Dans son trajet, depuis son origine jusqu'à la voûte du calcanéum, le nerf poplité interne et le tibial postérieur qui lui fait suite, ont des rapports variés. En haut, dans le creux du jarret, le nerf tibial est situé derrière les vaisseaux, et en est séparé par beaucoup de graisse; plus bas, au devant des muscles jumeaux, il se place derrière et un peu plus en dehors de l'artère, et après avoir franchi l'arcade du soléaire, il conserve cette position, par rapport à l'artère tibiale, jusqu'au moment où il se divise en deux branches; dans toute cette étendue, il est retenu appliqué contre le muscle profond par l'aponévrose profonde, derrière la malléole interne et sous la voûte calcanéenne, il est maintenu par une gaine fibreuse qui lui est commune avec les vaisseaux tibiaux qui sont placés au devant de lui; ce nerf et ces vaisseaux, ainsi que la gaine qui les environne, sont placés derrière la gaine du tendon du jambier postérieur et du fléchisseur commun, depuis le jarret jusqu'au talon; il fournit des branches collatérales et des branches terminales.

Branches collatérales.

Les unes naissent dans le creux du jarret, et les autres le long de la jambe. Dans le creux du jarret, nous trouvons:

1° *Le nerf saphène tibial.* On le nomme aussi *nerf saphène externe*, par opposition au nerf saphène interne fourni par le crural, il est plus considérable que le saphène péronier, quelquefois cependant, c'est celui-ci qui l'emporte, il se sépare du nerf poplité interne, vers le milieu du creux du jarret, de là, il descend verticalement dans l'intervalle qui sépare l'origine des muscles jumeaux, puis entre ces deux muscles, sur leur face postérieure, ou il se place dans le sillon de séparation qui existe entre eux. Il est maintenu dans ce sillon au moyen de deux petites cloisons aponévrotiques qui, avec l'aponévrose jambière, forment un canal, dans lequel il est logé avec une petite veine et une petite artère. A peu près à l'union du tiers inférieur de la jambe avec le tiers moyen, il devient sous-cutané, longe le côté interne de la veine saphène externe, reçoit du poplité externe des filets de communication provenant du rameau appelé saphène postérieur ou péronier, se place au côté externe du tendon d'Achille, parvient jusqu'aux malléoles, et se termine de deux manières différentes, suivant les sujets : ainsi, tantôt il se termine auprès du talon, par plusieurs filets qui se ramifient dans la peau qui recouvre la région sus-malléolaire externe et celle du talon, tantôt, au lieu de se terminer de cette manière et de s'épuiser ainsi qu'il vient d'être dit, il se

réfléchit derrière la malléole externe et au-dessous d'elle, sur la face externe du calcanéum, et de là, sur le côté externe du dos du pied, où il se comporte encore d'une manière variable.

Chez quelques sujets il fournit le long du dos du pied, des filets collatéraux internes et externes et se termine en formant le nerf collatéral externe du petit doigt; chez le plus grand nombre, il se divise sur le dos du pied en deux rameaux, l'un qui forme le nerf collatéral externe du cinquième orteil, et l'autre qui marche obliquement d'arrière en avant et de dehors en dedans, s'adjoint chemin faisant un rameau venant de la branche musculo-cutanée péronière, et se divise avant d'arriver à la commissure des deux derniers orteils, en deux rameaux, qui sont le collatéral interne du petit doigt, et le collatéral externe du quatrième orteil.

En définitive, ces variétés se résument ainsi : Ce nerf s'arrête quelquefois au-dessous de la malléole en se terminant par des filets calcanéens, et alors le saphène péronier le continue sur le dos du pied pour fournir les rameaux collatéraux interne et externe du petit orteil, et externe du quatrième; d'autres fois le saphène péronier et le saphène externe se confondent en un seul nerf, dont la distribution représente la distribution collective des deux nerfs qui lui ont donné naissance.

Dans son trajet le long de la jambe, le nerf saphène externe ne fournit, pour ainsi dire, que des filets insignifiants, il y en a un assez grand nombre qui s'engagent sous le tendon d'Achille, et peuvent être suivis très loin dans sa gaine celluleuse qui l'entoure.

2° *Les nerfs des muscles jumeaux et du soléaire.* Le nerf du jumeau interne naît souvent par un tronc commun avec le nerf saphène externe en dedans du tronc poplité interne, de là il descend obliquement à la face antérieure du muscle jumeau interne et se divise en plusieurs filets assez volumineux, avant de pénétrer dans son épaisseur; en ce point, ils se divisent de nouveau et se distribuent à ses fibres. Sur la planche 69 il correspond au n° 1. On aperçoit ses filets dans la coupe transversale du muscle. Le nerf du jumeau externe et du soléaire naissent souvent aussi du même tronc, en dehors du poplité externe vis-à-vis du précédent. En passant au devant du jumeau externe, ce nerf lui abandonne plusieurs filets, puis, il continue à descendre au devant de lui, arrive sur la face postérieure du muscle soléaire, tout auprès de son arcade aponévrotique et s'épanouit en nombreux filets, en pénétrant dans son épaisseur. Sur la planche 69, fig. 2, on voit ces filets traverser les fibres du soléaire à travers la coupe transversale qui est représentée sur la figure.

3° *Rameaux articulaires et du muscle poplité.* Ces rameaux sont représentés sur la planche 73, fig. 5; sur cette figure, aux lettres *a* et *b*, correspond le nerf poplité interne d'où émanent, en face des n° 1 et 2, de nombreux filets qui vont se rendre au ligament postérieur de l'articulation tibio-fémorale. Ces rameaux articulaires viennent dans ce cas du *rameau du muscle poplité* qui naît lui-même, du côté interne du tronc principal, descend verticalement, donne chemin faisant beaucoup de rameaux articulaires et va se terminer dans le muscle poplité dans lequel on voit pénétrer ses filets par une échancrure qui a été pratiquée (*v.* n° 4).

4° *Nerf du plantaire grêle*. Il naît du côté externe du poplité interne et correspond, sur la planche 73, fig. 5, au n° 3. Dans son trajet qui est très court, il donne quelques filets à la partie postérieure de l'articulation, et se termine dans le petit muscle plantaire grêle qui est échancré dans la planche 73 pour montrer ses filets.

Parmi les branches qui naissent du nerf poplité externe le long de la jambe, il y a :

1° *Le rameau du muscle long fléchisseur commun des orteils*, qui correspond au n° 4 sur la planche 69, fig. 2me se détache de la partie interne du nerf tibial postérieur un peu au-dessous de l'arcade aponévrotique du muscle soléaire, descend le long de la face postérieure du muscle fléchisseur commun, et répand à diverses hauteurs, des filets dans son épaisseur.

2° Un *rameau du jambier postérieur* qui correspond au n° 6 de la même figure, naît vers le tiers inférieur de la jambe, et se divise dans ce muscle le long de sa face postérieure.

3° Un autre rameau qui naît au-dessus du muscle soléaire, traverse son arcade aponévrotique, et se répand dans la partie supérieure du *muscle jambier postérieur*.

4° Un quatrième rameau, qui appartient à l'extenseur propre du gros orteil, naît à quelques centimètres au-dessous de l'arcade du soléaire du côté externe du nerf tibial postérieur, descend verticalement sur la face postérieure de ce muscle, jusqu'auprès du talon et lui donne tout le long de son trajet un grand nombre de filets qui pénètrent dans son épaisseur, dans toute sa longueur. Ce muscle présente, çà et là, sur la planche 69, des échancrures qui montrent ces filets à découvert. Ce nerf est le plus gros de ceux que nous venons de décrire, il accompagne l'artère péronière jusqu'à la partie inférieure de la jambe et correspond au n° 5, fig. 2.

5° Un *filet articulaire* tibio-tarsien indiqué par le n° 7 sur la planche 69, se détache du côté externe du nerf tibial postérieur, croise l'extrémité inférieure de l'extenseur propre du gros orteil, et se divise en deux filets, qui se répandent dans le ligament postérieur de l'articulation tibio-tarsienne.

6° *Filet calcanien* tout à fait à sa partie inférieure, et près du point où il s'engage sous la voûte calcanienne. Le nerf tibial postérieur donne naissance à deux filets qui se détachent de son côté externe et se portent sous le talon pour se répandre dans la peau qui le tapisse. Sur la planche 72, ces rameaux répondent au n° 33.

Branches terminales du sciatique poplité interne.

1° *Première branche, nerf plantaire interne*. Il est plus gros que le plantaire externe dont il se sépare à angle aigu, sous la voûte calcanienne et derrière la malléole interne. Sur la planche 72 le tronc interne correspond à la lettre A et le plantaire interne à la lettre B. Situé à son origine au devant des vaisseaux tibiaux, il est contenu avec eux dans une coulisse au devant de laquelle il y en a une autre qui contient les tendons des muscles. Une toile fibreuse unie aux deux bords de la coulisse osseuse, sert à la convertir en canal et à protéger les deux branches plantaires. Devenu horizontal, le nerf plantaire interne se dirige un peu obliquement d'arrière en avant et de dedans en dehors, au-

dessus de l'abducteur du gros orteil et parallèlement au tendon de son long fléchisseur, jusque vers le tiers postérieur ou le milieu de la plante du pied, et se divise en quatre branches sur lesquelles nous allons bientôt revenir. Dans son trajet, depuis son origine jusqu'à sa division, il fournit plusieurs rameaux, les uns musculaires et les autres cutanés. 1° En dedans et près de son origine, se détache le rameau de la partie postérieure du muscle adducteur du gros orteil. Ce rameau répond au n° 1 sur la planche 72; 2° *Rameau du court fléchisseur commun des orteils*. Il naît du côté externe du nerf plantaire interne, tantôt par un seul, tantôt par deux rameaux qui pénètrent immédiatement dans l'épaisseur du muscle court fléchisseur commun, et s'y divisent en quatre ou cinq filets qui se répandent au milieu de ses fibres; 3° *Le nerf cutané plantaire* sort entre le court fléchisseur du gros orteil et le court fléchisseur commun, et se divise en deux filets dont l'un se dirige en arrière et l'autre en avant.

Les rameaux terminaux du plantaire interne sont au nombre de quatre :

Premier rameau interne, appelé nerf collatéral interne plantaire du gros orteil. Il se détache du nerf plantaire interne beaucoup plus en arrière que les autres dont il est séparé par le tendon du long fléchisseur propre du gros orteil. Il se dirige en avant et en dedans sur la face inférieure du muscle adducteur du gros orteil, passe sous l'articulation métatarso-phalangienne entre les deux os sésamoïdes, puis il longe la face inférieure du gros orteil, tout près de son bord interne, et se termine à son extrémité. Sur la planche 72, il correspond aux n°s 3 et 6. Dans son trajet, il fournit un grand nombre de filets ; les uns se dirigent en dedans et se répandent dans le muscle adducteur du gros orteil, et dans la peau de la partie interne et du dos du pied, en s'anastomosant avec les filets internes du collatéral interne dorsal du gros orteil. Les autres se dirigent en dehors. Parmi ceux-ci, il y en a un très long indiqué par le n° 5 sur la planche 72 ; il croise le tendon du long fléchisseur, et se termine par un filet qui s'anastomose au-dessous du tendon du long fléchisseur avec un autre filet interne qui naît plus bas que celui-ci. Parmi les autres filets, plusieurs se jettent dans le muscle adducteur, et d'autres croisent le tendon du long fléchisseur et s'anastomosent sur le bord interne du gros orteil avec ceux qui viennent du collatéral interne dorsal.

Parvenu au gros orteil, le nerf collatéral interne du gros orteil se divise en un grand nombre de filets dont les uns se ramifient dans la peau qui tapisse la face inférieure du gros orteil, et dont les autres montent sur la face dorsale et s'anastomosent sous l'ongle et sur le bord interne de l'orteil avec ceux qui viennent du collatéral interne dorsal.

Deuxième rameau. Il se sépare du tronc principal un peu plus en avant que le précédent, et au niveau du bord externe du tendon du long fléchisseur des orteils, longe le bord externe de ce tendon, parvient au niveau des articulations métatarso-phalangiennes des deux premiers orteils, à travers une arcade aponévrotique en passant aussi les vaisseaux, et se divise en deux rameaux secondaires qui forment le nerf collatéral externe du gros orteil, et le collatéral interne du second orteil. Dans son trajet, il donne de nombreux filets au petit fléchisseur du gros orteil et au premier lombrical; il répond au n° 8, sur la planche 72, et sur la planche 73 on voit pénétrer son filet lombrical dans le muscle coupé en travers ; cette branche donne aussi plusieurs filets articulaires, pour l'articulation métatarso-phalangienne du gros orteil, puis ses rameaux terminaux en fournissent encore un grand nombre, qui s'anastomosent sous cet orteil, avec ceux du côté opposé, en y formant des arcades à convexité antérieure et un réseau très serré.

Troisième rameau. Il se dirige d'arrière en avant, sur la face inférieure du muscle court fléchisseur commun des orteils, se place dans le second espace inter-osseux, sur la face inférieure du second muscle lombrical, parvient au niveau des articulations métatarso-phalangiennes du deuxième et du troisième orteil, et se divise en deux rameaux secondaires, dont l'un va au côté externe du second orteil, et l'autre au côté interne du troisième, et forment leur nerf collatéral; ils se comportent exactement comme les précédens et rendent inutile une description spéciale. Dans son trajet, le troisième rameau du plantaire interne fournit beaucoup de filets, savoir: un ou deux au muscle court fléchisseur des orteils, un au second lombrical et quelques filets articulaires à l'articulation métatarso-phalangienne du deuxième orteil.

Quatrième rameau. C'est le nerf le plus externe du plantaire interne; il se sépare du précédent à angle très-aigu, croise la face inférieure des deux premières parties du muscle court fléchisseur, parvient dans le troisième espace inter-osseux, passe au niveau des articulations tarso-métatarsiennes du troisième et du quatrième orteil, et se divise en rameau collatéral externe du troisième orteil, et en collatéral interne du quatrième.

Dans son trajet ce rameau fournit un filet qui passe sur la face inférieure du muscle court fléchisseur commun, et s'anastomose en arcade avec la branche interne du nerf plantaire externe. Plus bas elle donne un filet au troisième lombrical, deux filets aux articulations métatarso-phalangiennes du troisième et quatrième orteil, et un grand nombre qui se portent dans la peau.

Deuxième branche; nerf plantaire externe. Moins gros que le précédent, et placé comme lui dans la gouttière qui se trouve sous la voûte du calcanéum, il se dirige obliquement d'arrière en avant et de dedans en dehors, entre le muscle court fléchisseur des orteils et l'accessoire du long fléchisseur, jusqu'au tiers postérieur et externe du pied, où il se divise en deux rameaux, l'un superficiel et l'autre profond. Sur la planche 72, on voit ce nerf à travers une échancrure qui a été pratiquée aux fibres du muscle court fléchisseur commun. Avant sa division, le nerf plantaire fournit plusieurs rameaux collatéraux. 1° Le plus volumineux est le *rameau du muscle abducteur du petit orteil;* il se détache du tronc principal tout près de son origine, se dirige presque transversalement sous la partie postérieure du muscle court fléchisseur commun, pénètre dans l'épaisseur de l'abducteur du petit orteil par son bord interne, et s'y divise en trois ou quatre rameaux (*v.* pl. 73, fig. 7, n° 11, et pl. 72, n° 31). — 2° *Rameaux du muscle accessoire du long fléchisseur commun.* Au nombre de deux ou trois, ils répondent sur la planche 73, fig. 7, aux n°° 6, 6; ils naissent du côté externe, et du côté interne du nerf plantaire externe; celui qui naît du côté interne est très volumineux; ils envoient quelques filets aux ligamens inférieurs des articulations tarsiennes.

Branches terminales. Il y en a deux, une superficielle et l'autre profonde.

1° *Branche superficielle.* Elle fait suite au nerf plantaire externe et se divise presque immédiatement en deux rameaux, l'un interne et l'autre externe.

(a) *Rameau externe.* Il se dirige obliquement en avant et en dehors, dans la ligne de séparation du muscle court fléchisseur commun des orteils et court fléchisseur du petit orteil, puis, sur la face inférieure de ce muscle, gagne le côté externe de l'articulation métatarso-phalangienne, et va se terminer à l'extrémité du petit orteil en côtoyant son bord externe; il forme son nerf collatéral externe, qui s'anastomose avec celui du côté opposé dans la pulpe du doigt.

Tout le long de son trajet, ce nerf fournit par son côté externe un grand nombre de filets dont les uns se perdent dans la peau du bord externe du pied, en s'anastomosant avec des filets qui viennent du saphène externe, et dont les autres se perdent dans le muscle court fléchisseur du petit orteil, il donne aussi par son côté interne quelques filets qui se répandent dans les muscles inter-osseux du quatrième espace et d'autres qui vont aux articulations; enfin il reçoit un rameau anastomotique du rameau interne.

(b) *Rameau interne.* Il se dirige comme le précédent, d'arrière en avant et en dehors, mais moins obliquement que lui, côtoie le côté externe de la troisième portion du court fléchisseur des orteils, se dévie un peu en dehors, puis revient en dedans de façon à décrire une courbe dont la concavité regarde en dedans et en avant, croise la face inférieure du quatrième lombrical, et se divise en deux rameaux, l'un qui côtoie le côté interne du petit orteil dont il forme le collatéral interne, et l'autre le côté externe du quatrième orteil dont il est le nerf collatéral externe.

En dehors il fournit un rameau qui s'anastomose avec le précédent, en dedans il en donne un autre qui s'anastomose par arcade avec le rameau externe du nerf plantaire interne (*v.* pl. 72, n° 19). Cette arcade fournit quelques filets assez forts au court fléchisseur commun, deux ou trois autres se jettent dans le quatrième lombrical, les inter-osseux du quatrième espace, et les ligamens articulaires.

2° *Branche profonde.* Elle naît de la partie postérieure de la branche plantaire externe, se dirige d'arrière en avant et de bas en haut, au-dessus du muscle accessoire du long fléchisseur; après un trajet assez long, il se réfléchit de dehors en dedans, en formant une arcade dont la concavité regarde en dedans et en arrière et la convexité en dehors et en avant, puis il pénètre, avec l'artère plantaire externe, entre le muscle inter-osseux et l'*abducteur oblique du gros orteil,* dans lequel il se termine.

Dans son trajet, cette branche profonde (*v.* pl. 73, fig. 7, n°° 7, 9 et 10, et pl. 72, n° 32) fournit beaucoup de filets: 1° *filets articulaires,* les articulations *métatarsiennes* et *tarso-métatarsiennes* en reçoivent chacune plusieurs; 2° elle donne à l'abducteur oblique du gros orteil, plusieurs rameaux qui, sur la figure 7 de la planche 73, répondent au n° 7; 3° les muscles inter-osseux des trois premiers espaces et le transverse des orteils, reçoivent deux forts rameaux qui, sur la planche sus-indiquée, se voient aux n°° 8 et 9. Le rameau n° 9 fournit en outre le *filet du troisième lombrical;* 4° au n° 10 répondent deux filets de terminaison qui fournissent aux inter-osseux du quatrième espace, et le filet du quatrième lombrical.

Résumé du nerf poplité externe.

D'après la description que nous avons faite de cette grosse branche nerveuse, nous voyons qu'elle est destinée aux muscles de la partie postérieure de la jambe un peu à la peau de la partie inférieure à celle du côté externe du dos du pied et à celle du talon, puis enfin à la peau et aux muscles de la plante du pied. Ainsi : 1° le saphène externe donne à la peau de la partie postérieure et inférieure de la jambe, à celle du talon, et presque toujours à celle du côté externe du dos du pied quand il n'est pas suppléé par le nerf saphène péronier; 2° des filets spéciaux naissent en dehors et en dedans du poplité interne, et à diverses hauteurs sont destinés aux muscles jumeaux, et au soléaire, à la partie postérieure de l'articulation du genou, au muscle poplité et au plantaire grêle.

A la jambe, le nerf tibial postérieur donne des rameaux au muscle long fléchisseur commun des orteils, au jambier postérieur, à l'extenseur propre du gros orteil, à l'articulation tibio-tarsienne et à la peau du talon, puis il se termine par les deux branches plantaires.

Le nerf plantaire interne donne des rameaux au muscle adducteur du gros orteil, au court fléchisseur des orteils et à la peau, puis il se termine par quatre rameaux; un interne, qui fournit le collatéral interne du gros orteil et à la peau du bord interne du pied; deux moyens, qui fournissent le collatéral externe du gros orteil, les collatéraux interne et externe du deuxième orteil et le collatéral interne du troisième. Ils donnent aussi des filets au premier et au deuxième muscle lombrical, au court fléchisseur, et aux articulations tarso-métatarsiennes. Le quatrième rameau fournit le collatéral externe du troisième et le collatéral interne du quatrième orteil; il donne encore un filet au troisième lombrical et deux filets aux articulations métatarso-phalangiennes.

Le nerf plantaire externe donne un rameau au muscle adducteur du petit orteil, et un rameau à l'accessoire du long fléchisseur commun et se termine par une branche superficielle et une branche profonde. La *branche superficielle* fournit deux rameaux, l'*externe* forme le collatéral externe du petit orteil, il donne des rameaux à la peau du côté externe du pied, l'interne se divise en deux rameaux, un qui côtoie le côté interne du petit orteil, c'est son collatéral interne, et l'autre qui suit le bord externe du quatrième et forme son collatéral externe. Il fournit un rameau qui s'anastomose par arcade avec le rameau externe du nerf plantaire interne; il donne au quatrième lombrical, aux inter-osseux du quatrième espace et aux ligamens articulaires. Enfin, la *branche profonde* donne des filets articulaires, des filets à l'abducteur oblique du gros orteil, aux inter-osseux des trois premiers espaces, au transverse des orteils, et enfin le filet des troisième et quatrième lombricaux et du quatrième muscle inter-osseux.

SYSTÈME NERVEUX GANGLIONNAIRE

OU NERF GRAND SYMPATHIQUE.

Le système nerveux ganglionnaire situé dans les cavités splanchniques, est plus spécialement destiné aux organes viscéraux, ce qui lui a valu le nom de *nerf tri-splanchnique*. Il communique par des anastomoses très multipliées avec le système nerveux cérébro-spinal et, comme on croyait que c'était à l'aide de ces communications, que s'établissent les sympathies entre les diverses parties du corps, on avait donné le nom de nerf *grand sympathique* à l'ensemble du système nerveux ganglionnaire qui paraissait destiné à établir ces relations entre les systèmes nerveux des divers organes de l'économie. Les noms de *système nerveux végétatif* ou de la *vie organique*, indiquent que ces nerfs ganglionnaires se distribuent à des organes non soumis à la volonté et présidant surtout aux fonctions chimiques de la vie nutritive.

Le grand sympathique est constitué par deux séries de ganglions nerveux qui, placés en avant et sur les parties latérales de la colonne vertébrale s'étendent depuis la base du crâne jusqu'au coccyx. Ces deux grandes chaînes ganglionnaires constituent deux lignes courbes à concavité interne, se joignant par la partie inférieure et séparées par leur extrémité supérieure, à moins qu'on n'admette, comme nous le dirons plus loin, que le corps pituitaire soit un ganglion central destiné à servir d'union entre les extrémités céphaliques du grand sympathique.

Tous les ganglions qui composent le cordon du grand sympathique communiquent les uns avec les autres, au moyen de filamens nerveux qu'ils s'envoient réciproquement. Mais en même temps, les ganglions fournissent d'autres filets par leur côté interne, pour aller former les plexus viscéraux, et par leur côté externe, pour aller s'anastomoser avec les nerfs cérébro-rachidiens. De sorte qu'on doit distinguer trois ordres de filets nerveux sympathiques en rapport avec chaque ganglion : 1° filets de communication entre les ganglions; 2° filets externes de communication avec les nerfs cérébro-rachidiens; 3° filets internes de communication avec les plexus viscéraux. Quelques anatomistes ont appelé *filets afférens* les filets externes, et *filets efférens* les filets internes, voulant exprimer par l'opinion qui considère les premiers comme des sortes de racines nerveuses, émanant de la moelle épinière, pour venir constituer le grand sympathique qui, dans cette théorie, ne serait qu'une dépendance du système nerveux cérébro-spinal. Les filets efférens ne différeraient qu'après avoir traversé le ganglion. Nous

aurons plus loin, du reste, à examiner ces diverses opinions.

Le nombre des ganglions qui forment le cordon limitrophe du grand sympathique varie, suivant que ces ganglions restent isolés ou que plusieurs d'entre eux se confondent en un seul. Dans les régions dorsale, lombaire et sacrée, il y a généralement autant de ganglions que de vertèbres, tandis que dans la région cervicale il n'y en a que deux ou trois pour les huit vertèbres cervicales.

Dans la région cervicale, le grand sympathique est placé profondément en dehors des artères carotides interne et primitive, et en arrière de la veine jugulaire interne.

Dans le thorax, chaque ganglion repose sur la partie latérale et antérieure de la colonne vertébrale, le plus ordinairement dans l'intervalle qui sépare les deux trous de conjugaison par lesquels sortent les paires rachidiennes. La chaîne ganglionnaire sympathique se trouve placée sur les côtés de l'aorte thoracique et un peu en arrière des veines azygos.

Dans l'abdomen, le grand sympathique longe l'aorte abdominale et se place du côté droit, en arrière de la veine-cave inférieure.

Dans le bassin, la chaîne ganglionnaire accompagne encore le système aortique qui paraît, du reste destiné, d'une manière générale, à servir plus spécialement de support aux rameaux déliés du grand sympathique, pour gagner leur destination dans les divers organes splanchniques et autres.

L'aspect extérieur du grand sympathique est moins blanc et plus grisâtre que celui des nerfs du système cérébro-rachidien. A cause de cela, quelques anatomistes ont encore appelé *nerfs gris ou mous* les nerfs du grand sympathique. La couleur des ganglions sympathiques est d'un gris rougeâtre; ils sont entourés d'une enveloppe cellulo-fibreuse qui leur donne une consistance assez ferme. Les filets nerveux ont une coloration un peu plus blanchâtre.

Le volume des ganglions du grand sympathique n'est pas partout le même. Ils semblent avoir un volume généralement en rapport avec le volume des nerfs cérébro-rachidiens avec lesquels ils communiquent; ils sont plus volumineux au cou et dans les régions circulaires que dans la région dorsale.

On divise, pour la description, le système nerveux du grand sympathique en trois portions : 1° portion cervicale; 2° portion thoracique; 3° portion abdomino-pelvienne.

PORTION CERVICALE DU GRAND SYMPATHIQUE.

Nous ne reviendrons pas ici sur les ganglions ophthalmique, sphéno-palatin, sous-maxillaire, sub-lingual et otique, considérés à juste titre, comme dépendance du grand sympathique, parce qu'ils ont été décrits avec soin à propos des nerfs encéphaliques sur le trajet desquels ils sont placés.

Nous parlerons seulement des deux ou trois ganglions du sympathique, qui se trouvent dans la région cervicale, et qu'on désigne sous les noms de ganglion cervical supérieur, ganglion cervical moyen et ganglion cervical inférieur.

Ganglion cervical supérieur.

Placé au-dessous de la base du crâne, entre la carotide interne et le muscle grand droit antérieur, ce ganglion est fusiforme et repose au devant des 2ᵉ et 3ᵉ vertèbres cervicales. Les nerfs pneumo-gastrique, glosso-pharyngien et grand hypoglosse, situés d'abord plus haut, croisent bientôt et passent au devant du ganglion cervical supérieur. De ce ganglion partent un grand nombre de rameaux qu'on peut distinguer de la manière suivante :

1° *Rameaux inférieurs*, établissant une communication entre le ganglion cervical supérieur et le ganglion cervical moyen, quand il existe, ou cervical inférieur dans le cas contraire.

2° *Rameaux supérieurs*, assez nombreux et allant communiquer avec les ganglions de la base du crâne précédemment nommés.

3° *Rameaux externes*, communiquant avec les trois ou quatre premières paires cervicales.

4° *Rameaux internes ou viscéraux*, destinés au pharynx, au larynx et au cœur.

5° *Rameaux antérieurs ou carotidiens*, accompagnant l'artère carotide dans sa distribution dans la tête.

6° *Rameaux postérieurs*, qui se distribuent dans les muscles long du cou et grand droit antérieur, et dans les corps des 2ᵉ, 3ᵉ et 4ᵉ vertèbres cervicales.

Ganglion cervical moyen.

Ce ganglion, encore nommé ganglion thyroïdien par Haller, n'offre pas une existence constante. Dans tous les cas, lorsqu'il existe il est toujours très petit et diffère, sous ce rapport, complétement des ganglions cervicaux supérieurs et inférieurs qui sont très volumineux. Sa forme est généralement ovoïde et lenticulaire. Il est situé ordinairement au devant de la 5ᵉ ou 6ᵉ vertèbre cervicale.

Les rameaux que le ganglion cervical moyen fournit se divisent ainsi qu'il suit :

1° *Rameau supérieur*, établissant communication avec le ganglion cervical supérieur.

2° *Rameaux inférieurs*, généralement au nombre de deux, dont l'un passe au devant et l'autre en arrière de l'artère sous-clavière. Tous deux vont se jeter dans le ganglion cervical inférieur, qu'ils font ainsi communiquer avec le ganglion cervical moyen.

3° *Rameaux externes*, communiquant avec les 4ᵉ, 5ᵉ et quelquefois 6ᵉ paires cervicales.

4° *Rameaux internes*, qui sont distingués en *thyroïdiens*, parce qu'ils accompagnent l'artère de ce nom ; en *anastomotiques* qui s'unissent et se confondent avec le nerf vague ; en *cardiaque*, c'est le rameau cardiaque moyen qui va concourir au plexus cardiaque.

Ganglion cervical inférieur.

Situé au devant du col de la première côte, en arrière et un peu au-dessous des artères sous-clavières et vertébrales, ce ganglion offre une forme irrégulière et est moyen pour le volume, entre les deux autres ganglions cervicaux.

Les rameaux émanés du ganglion cervical inférieur sont les suivans :

1° *Rameaux supérieurs*. Les uns superficiels sont ceux précédemment indiqués, comme reliant ensemble les ganglions cervical moyen et cervical inférieur. Les autres profonds, s'insinuent dans le canal de l'artère vertébrale, entourent cette artère et communiquent successivement avec les 8ᵉ, 7ᵉ et 6ᵉ paires cervicales.

2° *Rameau inférieur*. Très court et allant communiquer avec le premier ganglion thoracique du grand sympathique.

3° *Rameaux externes*, dont les uns enlacent l'artère axillaire qu'ils accompagnent ensuite dans sa distribution dans le membre supérieur. Il existe en outre un rameau allant à la première paire dorsale rachidienne.

4° *Rameaux internes*. Ils sont les plus nombreux ; les uns s'anastomosent avec le nerf cardiaque moyen ; d'autres s'unissent au nerf récurrent ou laryngé inférieur, et enfin, d'autres se dirigent en bas et en dedans, directement dans le plexus cardiaque. On signale en outre, des ramuscules allant se perdre dans le muscle long du cou et dans le corps de la première vertèbre dorsale.

Par ses trois ganglions et les rameaux qui en émanent, la portion céphalique du grand sympathique forme un vaste réseau nerveux, communiquant largement avec le système cérébro-spinal auquel il emprunte des origines qui vont mêler leur influence à ces courans nerveux qui se distribuent dans les viscères. Ces vues, ainsi que les rapports du sympathique avec le corps pituitaire se trouvent résumées dans un travail lu à l'*Académie des Sciences*, le 7 avril 1845, dont voici les points essentiels :

Le grand sympathique, dont le cordon de continuité est simple de chaque côté, dans toute la longueur des deux grandes cavités thoraciques et abdomino-pelvienne, à partir du ganglion cervical inférieur, se divise, avec les artères, à son extrémité cervico-céphalique, en deux courans nerveux : antérieur ou *carotidien*, et postérieur ou *vertébral*.

L'*appareil nerveux vertébral* n'offre un certain volume, de manière à pouvoir être facilement étudié à l'œil nu, que dans son plexus d'origine, qui établit la communication du ganglion cervical inférieur et du plexus de l'artère sous-clavière avec les nerfs cérébro-spinaux du membre thoracique. Au delà, le plexus vertébro-basilaire ne peut plus être étudié qu'à l'aide du microscope.

La ténuité microscopique de l'*appareil nerveux vertébro-basilaire* paraît tenir à ce que, ne fournissant pas, comme aussi les artères, d'anastomoses périphériques d'un certain volume, il forme uniquement la chaîne splanchnique de la masse encéphalique postérieure (cervelet et partie des lobes postérieurs du cerveau). Cette présomption se justifie par la comparaison de l'appareil nerveux vertébro-basilaire avec l'appareil carotidien qui devient également microscopique sur les artères cérébrales antérieure et moyenne, c'est-à-dire au-dessus du point où il cesse de fournir des anastomoses périphériques avec le système nerveux cérébro-spinal.

L'appareil nerveux microscopique vertébro-basilaire, par les qualités physiques de ses organes, blancheur éclatante, solidité, netteté de contour, et aussi par ses chaînes de petits ganglions et le canevas serré des réseaux nerveux intermédiaires, semble bien former un appareil distinct de tout le reste du système nerveux splanchnique. Les deux moitiés vertébrales du grand sympathique se montrent confondues sur le plan moyen dans la gaine nerveuse du tronc basilaire, comme aussi les deux appareils nerveux basilaire et carotidien s'unissent mutuellement par la chaîne commune intermédiaire de l'artère communicante postérieure.

Ici, le grand sympathique est tout un avec l'appareil nerveux splanchnique. L'appareil nerveux *cervico-thoracique antérieur*, ou *carotidien*, est beaucoup plus complexe. Élaguant la portion cervicale destinée à fournir des rameaux splanchniques et périphériques; à partir du canal carotidien de l'os temporal, où se trouvent deux petits ganglions, le courant nerveux céphalique, avant d'arriver au plexus caverneux, représente : 2° au-dessous des deux petits ganglions pétro-carotidiens, la chaîne de continuation du ganglion cervical supérieur, et ses anastomoses avec le pneumo-gastrique, le glosso-pharyngien, l'hypoglosse, le spinal et les deux premiers nerfs cervicaux; 2° au-dessus des ganglions carotidiens, la jonction du rameau tympanique du glossopharyngien et du petit nerf pétreux, établissant la communication avec les nerfs facial et acoustique.

A son entrée dans le crâne le grand sympathique se compose de deux rameaux, origines premières du plexus caverneux, et de quatre filets, renfermés dans la dure-mère, qui vont concourir ultérieurement à former des plexus cphaliques. Dans ces six rameaux se résument, de chaque côté, les communications avec tout le système nerveux splanchnique, et les anastomoses périphériques avec tous les nerfs rachidiens et les six derniers nerfs céphaliques. C'est dans le plexus caverneux lui-même que se trouvent les anastomoses avec les six premiers nerfs céphaliques, établissant eux-mêmes, dans la suite de leur trajet, les communications centrales avec tous les appareils nerveux de la face, du cou, et même, en retour, avec les organes splanchniques, par les pneumo-gastriques.

Ce que l'on nomme le plexus caverneux se compose de trois éléments : 1° les forts rameaux de continuation du grand sympathique, issus des petits ganglions carotidiens; 2° une chaîne d'anastomoses formée par les six premiers nerfs céphaliques; 3° les plexus propres ou réseaux nerveux de l'artère carotide.

Ces réseaux, pourvus de petits ganglions, sont les seuls véritablement microscopiques, de 1/5° à 1/20° de millimètre de diamètre et au-dessous, les filets du grand sympathique et des anastomoses des nerfs céphaliques, de 1/2° à 1/5° de millimètre, étant visibles à l'œil nu ou à une simple loupe.

Les rameaux du grand sympathique adhèrent fortement au nerf moteur oculaire externe, en reçoivent des filets, puis se divisent en deux faisceaux, supérieur et inférieur à l'artère carotide. Ces rameaux se réunissent sur la face interne de la carotide, en un plexus pituitaire, et se terminent par quatre ou cinq filets qui pénètrent dans la glande pituitaire elle-même par ses deux faces, supérieure et inférieure. Du faisceau postérieur émanent, en outre, trois filets de terminaison sur les artères cérébrales : et du plexus pituitaire procèdent des anastomoses avec le nerf optique et, je crois aussi, l'olfactif.

La chaîne anastomotique des nerfs céphaliques qui environne comme une gaine le nerf moteur oculaire externe sur lequel elle s'appuie, est formée de la jonction de filets provenant des troisième, quatrième, sixième paires, et surtout de la cinquième, et d'un petit ganglion qu'elle offre sur sa branche ophthalmique. Cette chaîne s'anastomose avec les faisceaux pituitaires du grand sympathique.

De ces trois chaînes nerveuses, l'anastomose des nerfs céphaliques et les deux faisceaux pituitaires du grand sympathique, procèdent, de chaque côté, tant par des filets isolés que par des filets d'anastomose mutuelle, deux vastes plexus médians qui tapissent, à demi-épaisseur de la dure-mère, l'un la surface basilaire, l'autre la selle turcique. Les deux plexus basilaire et sus-sphénoïdal reçoivent isolément et en commun des filets ascendans du ganglion inférieur du canal carotidien, s'anastomosent l'un avec l'autre sur les côtés et au-dessus de la lame quadrilatère du sphénoïde, et communiquent avec le ganglion pituitaire lui-même par ses plexus latéraux.

Tous ces filets nerveux dont le ganglion pituitaire est le centre, tant ceux des plexus latéraux caverneux et pituitaires que ceux des deux plexus médians, sont gris et très mous. Aussi les rameaux du grand sympathique, et même les nerfs céphaliques, surtout le trijumeau, prennent-ils bien évidemment, en regard de leur origine, le caractère ganglionnaire.

La glande pituitaire, en raison de ses rapports, se révèle un organe de première importance physiologique. D'une part, environnée de plexus nerveux, elle se trouve des deux côtés le centre de convergence du grand sympathique, des anastomoses des nerfs céphaliques, et des plexus latéraux et médians qu'ils forment en commun; d'autre part, outre la tige bien connue de l'infundibulum qui la met en rapport avec le *Tuber cinereum* et la surface du troisième ventricule cérébral, elle émet, tant de sa surface que de ce prolongement, trois groupes de filets qui vont se continuer directement avec les nerfs des artères communicantes postérieures, carotides et cérébrales antérieures. Si donc à ces caractères on ajoute sa composition organique, formée de deux substances nerveuses grise et blanche, et sa grande vascularité, on ne peut guère s'empêcher de la considérer comme un ganglion du grand sympathique, ainsi que l'ont fait Gall, MM. de Blainville, Thierry et Bazin.

Ainsi donc, en traduisant physiologiquement sa disposition anatomique, le ganglion pituitaire semble jouer, par rapport au cerveau et aux nerfs céphaliques, surtout les six premiers, le même rôle que les ganglions intervertébraux (cervicaux, dorsaux, lombaires et sacrés) jouent par rapport à la moelle épinière

76

et aux nerfs spinaux. Et ce rôle serait celui de nœud de jonction des centres nerveux et des cordons périphériques de la vie animale, avec les centres nerveux et les plexus ganglionnaires de la vie organique.

Tous ces faits d'anatomie, empruntés de l'homme, se retrouvent, quoique plus simples, avec des détails analogues, dans les animaux mammifères.

En résumé, comme dernier résultat de ce travail, la supposition tant débattue de l'anastomose d'un côté à l'autre, de l'extrémité céphalique du grand sympathique, se résout par l'affirmative, mais avec une complication dans les rapports, qui n'offre pas moins d'intérêt en physiologie qu'en anatomie.

Au lieu d'un seul cordon céphalique il y en a deux, vertébral et carotidien, offrant cinq modes de terminaison auxquels s'associent les nerfs céphaliques et la glande devenue ganglion pituitaire. Dans ce mystérieux conflit anatomique des divers organes nerveux groupés dans la région médiane sphénoïdale de la base du crâne, les rapports, autant que l'on peut en juger, ne sont pas moins féconds, suivant que l'on considère ces organes isolément, ou dans la chaîne de liaison qu'ils forment par leurs anastomoses.

Considérés isolément :

Le ganglion pituitaire, céphalique ou sus-sphénoïdal, semble proprement l'intermédiaire ou l'organe de réunion de la masse encéphalique, c'est-à-dire des centres nerveux psychologiques et instinctifs et des nerfs céphaliques, leurs agens les plus actifs, avec le grand sympathique qui résume, de son côté, tout le système nerveux splanchnique. Toutefois, la masse relative du ganglion pituitaire, beaucoup plus considérable dans l'animal que dans l'homme, et aussi le nombre et le grand volume des rameaux que ce ganglion reçoit des deux cordons latéraux du grand sympathique, paraîtraient bien démontrer qu'il appartient plus spécialement au système nerveux de la vie organique, dont il constitue la masse centrale ganglionnaire céphalique.

Le grand sympathique présente une signification différente dans ses quatre espèces de terminaison.

La principale, ou au moins la plus volumineuse, et qui semble la suture du système nerveux splanchnique avec la masse encéphalique, s'effectue dans le ganglion pituitaire.

Celle qui forme les deux plexus médians a pour objet l'anastomose ou la jonction, en dehors du ganglion central, des deux moitiés latérales du grand sympathique.

La terminaison apparente sur les artères cérébrales peut être considérée plutôt comme une origine, et ne serait autre que l'appareil nerveux viscéral propre à la masse encéphalique, relié, au milieu, comme tous les plexus extra-viscéraux, avec l'amas gnaglionnaire central, qui est ici le ganglion pituitaire, mais comme ces plexus aussi, continu sur les artères avec la grande chaîne commune du grand sympathique.

La dernière terminaison du grand sympathique consiste dans ses anastomoses avec les filets gris émanés des nerfs céphaliques.

Quant aux nerfs céphaliques, ces quatre derniers ont autant de rapports avec le ganglion cervical supérieur qu'avec les ganglions temporo-carotidiens. Le facial et l'acoustique communiquent avec les rameaux de ces ganglions. Le plexus gris des six premiers nerfs céphaliques n'a pas moins de connexion avec le ganglion pituitaire qu'avec le grand sympathique. Quoique les six nerfs céphaliques, ganglionnaires le long du sinus caverneux,

concourent à la formation du plexus commun, c'est le trijumeau qui en est l'origine principale ou le foyer, dont les nombreux filets gris s'adjoignent tous les autres à leur passage. Sous ce rapport, ce nerf paraît bien une annexe du grand sympathique, intermédiaire entre les deux systèmes nerveux ganglionnaires et cérébro-spinal, et justifie par sa structure non moins que par ses rapports anatomiques, le surnom de *nerf petit sympathique*, qui lui a été donné par les physiologistes.

Enfin, considérés d'ensemble, dans leur chaîne commune de liaison, les trois genres d'organes nerveux de la région sus-sphénoïdale offrent sept variétés d'anastomoses.

A. Pour le même côté, d'avant en arrière, la jonction, par les artères communicantes postérieures, des deux appareils nerveux carotidien et vertébral.

B. D'un côté à l'autre, six espèces d'anastomoses sur le plan moyen.

Pour le courant vertébro-basilaire :

1° Des deux appareils vertébraux dans la gaine médiane du tronc basilaire.

2° Des gaines des artères communicantes postérieures avec l'infundibulum.

Et pour le courant carotidien et le plexus des six premiers nerfs céphaliques, tant par leurs filets isolés que par leurs filets unis :

3° Le vaste plexus basilaire.

4° Le plexus sus-sphénoïdal et les plexus latéraux pituitaires, anastomosés avec le précédent, et en communication eux-mêmes avec le ganglion central.

5° L'immersion en commun, dans le ganglion pituitaire ou céphalique, des faisceaux du grand sympathique et des filets gris des nerfs céphaliques.

6° La réunion médiane, sur l'artère communicante antérieure, des derniers rameaux du grand sympathique, anastomosés eux-mêmes de chaque côté, sur les artères carotides et cérébrales avec les filets émanés du ganglion pituitaire, de l'infundibulum et du plexus des nerfs céphaliques.

Dans cet ensemble, ce n'est pas moins que tous les points de la masse encéphalique, et les origines des nerfs propres de la face, mis en communication avec l'extrémité céphalique du système nerveux splanchnique ; et, si l'on y ajoute la chaîne entière du grand sympathique et de ses annexes, c'est tout le système nerveux central cérébro-spinal en rapport, point par point, avec tout le système nerveux splanchnique. L'anatomie complète ici positivement l'image du canevas sphérique, sans commencement ni fin, que figure le système nerveux dans l'organisme.

Cette disposition anatomique me semble d'une haute importance. L'étroite connexion mutuelle du ganglion pituitaire et du grand sympathique entre eux et avec les nerfs céphaliques et l'encéphale, vient donner à tous ces organes une signification, tant partielle que d'ensemble, qui rend solidaires les unes des autres, et relie en un seul organisme toutes les parties des deux grands systèmes nerveux de la vie organique et de la vie animale. Et suivant que l'on considère les organes nerveux isolés ou réunis, cette double disposition de demi-indépendance ou de solidarité se prête, en physiologie, à un jeu multiple des combinaisons les plus variées. Elle montre clairement la raison anatomique du *consensus*, aussi prompt que l'éclair, qui se manifeste entre tous les organes nerveux, et surtout entre les organes céphaliques. Elle motive cette influence caractéristique des affections viscérales sur la physionomie, d'où résulte le *facies* propre à chacune d'elles. Si elle n'explique pas dans leurs causes, elle suit au moins dans leurs trajets, par des communications nerveuses, c'est-à-dire qu'elle traduit et localise matériellement les brusques substitutions mutuelles et si variées d'une névralgie à une autre, du même côté ou entre des côtés différens, à proximité ou à distance, d'un nerf cérébro-spinal à son congénère, à un nerf du même genre, ou même à un nerf splanchnique. Elle fait comprendre ces enchaînemens si funestes des phlegmasies, causes secondaires les unes des autres; elle explique l'intervention si commune et si redoutée des accidens cérébraux; enfin elle donne la raison de tous ces retentissemens si fréquens et si rapides d'une surface nerveuse à une autre, qui jouent un si grand rôle en physiologie et en médecine. Mais surtout, et c'est là le point essentiel, parce que c'est le fait le plus général auquel se subordonnent tous les autres, cette liaison des centres nerveux psychologiques et de leurs agens avec les organes de la vie végétative, jette une vive lumière sur ces mille influences réciproques et perpétuelles du physique et du moral, causes incessantes de troubles fonctionnels, c'est-à-dire de maladies et de complications qui rendent si complexes la physiologie et la médecine de l'homme. C'est quelque chose, à ce qu'il me semble, que de dépouiller de leur caractère mystérieux tant de phénomènes si graves et si remarquables que, faute d'une liaison nerveuse connue en anatomie, on avait, jusqu'à présent, si vaguement englobés sous la dénomination générique de *sympathies*. Non pourtant que ce mot, dont on a tant abusé, soit un équivalent, puisse être encore, par les seuls progrès de l'anatomie, entièrement banni de la science; dans une chaîne continue on ne voit point de raison anatomique pour que les effets secondaires, ou les échos de sensibilité, se restreignent d'une surface à une autre. Il faudrait donc encore avoir recours aux sympathies, c'est-à-dire aux rapports de sensibilité spéciale entre les nerfs, si l'on voulait expliquer, soit l'action élective des causes morbides et des agens thérapeutiques, soit les influences mutuelles entre les organes formés d'un même tissu; et si l'on cherchait à se rendre compte pourquoi, entre des tissus différens, dans le jeu multiple des fonctions et dans les désordres variés des maladies, les effets dits *sympathiques*, dans une circonstance donnée, s'opèrent invariablement de telle à telle surface nerveuse plutôt que de telle à telle autre. Mais si l'anatomie, par ses seules lumières, est impuissante à éclairer du même coup, avec les corrélations et les mystères des fonctions, les réactions secondaires et les complications des maladies, du moins est-ce déjà beaucoup que, venant en aide à la physiologie et à la médecine, elle puisse leur montrer les voies par lesquelles s'accomplissent tant de phénomènes si complexes.

PORTION THORACIQUE DU GRAND SYMPATHIQUE.

On comprend sous ce nom toute la portion du nerf sympathique, étendue depuis la première jusqu'à la dernière côte. De plus, il existe dans la poitrine des plexus destinés aux viscères, et particulièrement au cœur, *plexus cardiaques*.

La chaîne ganglionnaire thoracique se compose de douze ganglions, autant que de côtes. Quelquefois il n'y en a que onze ou même dix, suivant qu'il existe une fusion entre deux ou trois ganglions. Cette fusion s'observe surtout à l'égard du premier ganglion thoracique.

Tous les ganglions communiquent entre eux à l'aide de filets nerveux *supérieurs* et *inférieurs*, et de plus, ils s'anastomosent avec les nerfs intercostaux par des filets *externes*. Les rameaux *internes* vont : 1° ceux qui émanent des quatre ou cinq premiers ganglions thoraciques, aux corps des vertèbres correspondantes, à l'œsophage, à l'aorte, au poumon; 2° ceux qui proviennent des sept derniers ganglions thoraciques sont destinés à la formation des *nerfs splanchniques* qui se jettent dans le *plexus solaire*.

Plexus cardiaque. Ce plexus résulte des anastomoses et des intrications des nerfs cardiaques, dont les uns proviennent du pneumo-gastrique, les autres, au nombre de six, de la partie cervicale du nerf grand sympathique. Au centre du plexus cardiaque, on observe un ganglion nommé *ganglion de Wrisberg*; le plus ordinairement ce ganglion est accompagné de plusieurs autres.

Le plexus cardiaque principal est limité en haut par la crosse de l'aorte, en bas par la branche droite de l'artère pulmonaire, et en arrière par la trachée. Par son extrémité inférieure, le plexus cardiaque se prolonge en enlaçant les gros troncs vasculaires de l'artère pulmonaire et de l'aorte. La partie du plexus qui se prolonge au devant de l'aorte et de l'artère pulmonaire a reçu le nom de *plexus cardiaque antérieur*; les nerfs qui passent entre ces deux vaisseaux constituent le *plexus cardiaque moyen*, et enfin les nerfs qui passent en arrière de l'artère pulmonaire et de l'aorte forment le plexus *cardiaque postérieur ou profond*. On donne de plus le nom de *plexus cardiaque droit* aux filets qui suivent l'artère coronaire antérieure, et celui de *plexus coronaire gauche* à ceux qui accompagnent l'artère coronaire postérieure.

PORTION LOMBAIRE DU GRAND SYMPATHIQUE.

Toujours situé sur les côtés de la colonne vertébrale, on comprend sous ce nom la portion du grand sympathique, étendue depuis la dernière vertèbre dorsale jusqu'à l'angle sacro-vertébral. Cette chaîne ganglionnaire lombaire est constituée par cinq, quatre, ou même quelquefois seulement trois ganglions, quand plusieurs se sont fusionnés ensemble. Comme dans toutes les autres portions du grand sympathique, ces ganglions s'envoient réciproquement des filets de communication, et donnent des filets externes d'anastomoses avec les nerfs rachidiens, et enfin des filets internes ou viscéraux qui se réunissent à ceux du côté opposé pour former le plexus lombo-aortique. Dans la région lombaire du grand sympathique il existe donc deux plexus, le *plexus solaire* et le *plexus lombo-aortique*.

Le plexus solaire est formé par la réunion et les intrications des quatre nerfs splanchniques, qui émanent des sept derniers ganglions thoraciques, et par celles de plusieurs divisions des nerfs diaphragmatiques et de la portion terminale du pneumo-gastrique droit. Plusieurs ganglions entrent encore dans la composition de ce plexus, savoir : les ganglions semi-lunaires, et les ganglions solaires.

Les *ganglions semi-lunaires* au nombre de deux, l'un à droite, l'autre à gauche, sont très volumineux; ils sont situés l'un à droite, l'autre à gauche, au devant des piliers du diaphragme. Ils affectent la forme d'un croissant à concavité, tourné en haut et en dedans. Par leur extrémité supérieure, ils reçoivent les filets des grands nerfs splanchniques, et de leur extrémité inférieure ou interne, partent de nombreux filets qui vont d'un ganglion à l'autre. Le ganglion semi-lunaire du côté droit reçoit en outre, par son extrémité inférieure, la terminaison du pneumo-gastrique droit qui s'y insère en décrivant une anse connue sous le nom d'*anse mémorable de Wrisberg*. C'est par leur concavité que les ganglions semi-lunaires reçoivent la division des nerfs phréniques.

Les *ganglions solaires* sont de forme très irrégulière et ils se trouvent parsemés dans les intrications que forment les filets du plexus solaire.

Le plexus solaire étant ainsi constitué, est situé au devant de l'aorte, autour de l'origine des troncs cœliaques et de l'artère mésentérique supérieure. Il en part, comme d'un centre, une foule de plexus secondaires destinés aux viscères abdominaux, en suivant le trajet des branches artérielles. On reconnaît ainsi *deux plexus diaphragmatiques inférieurs*, *un plexus coronaire stomachique*, *un plexus hépathique*, *un plexus splénique*, *un plexus mésentérique supérieur*, *un plexus rénal*, *un plexus surénal* et *un plexus spermatique ou ovarique*. Chacun de ces plexus ayant été décrit à propos des organes auxquels ils se rendent, nous n'y reviendrons pas.

Le *plexus lombo-aortique* est constitué par les anastomoses et les intrications des filets internes des ganglions lombaires sympathiques; il est entrecoupé par quelques ganglions nerveux. Ce plexus est étendu depuis l'origine des artères spermatiques jusqu'à la bifurcation de l'aorte. Un plexus secondaire s'en détache, c'est le *plexus mésentérique inférieur*. Après avoir fourni ce plexus le lombo-aortique se porte au devant de la bifurcation de l'aorte, puis au devant du corps de la cinquième vertèbre lombaire et pénètre dans l'excavation du bassin, en se divisant à droite et à gauche, pour aller constituer, en majeure partie, les plexus hypogastriques.

PORTION SACRÉE DU GRAND SYMPATHIQUE.

Placée au devant du sacrum, depuis la base de cet os jusqu'au coccyx, cette portion du grand sympathique comprend en général quatre ganglions dont le volume va en diminuant de haut en bas. Ces ganglions, comme toujours, communiquent entre eux par des rameaux inférieurs et supérieurs qu'ils s'envoient. Par leurs rameaux externes ils s'anastomosent avec les nerfs rachidiens correspondans, et par leurs rameaux internes ils vont aux viscères et aux corps des vertèbres sacrées. Enfin, des rameaux antérieurs vont concourir à la formation du plexus hypogastrique.

Le *plexus hypogastrique* situé dans l'excavation du bassin, sur les côtés de la vessie et du rectum chez l'homme, du rectum et du vagin chez la femme, offre une forme très irrégulière. Il y a deux plexus hypogastriques, l'un à droite, l'autre à gauche, et ces deux plexus communiquent ensemble par de nombreux filets.

Ainsi qu'il a déjà été dit, le plexus hypogastrique est constitué par des nerfs provenant de trois sources principales; 1° du plexus lombo-aortique; 2° de la portion sacrée du grand sympathique; 3° de filets provenant des 3°, 4° et 5° paires sacrées. De chacun des plexus sacrés, partent plusieurs plexus secondaires qui se rendent aux organes du bassin, et suivent généralement les divisions artérielles. Ces plexus secondaires sont : le *plexus hémorroïdal moyen*, le *plexus vésical*, le *plexus prostatique*, les *plexus des vésicules séminales et des canaux déférens* chez l'homme, et le *plexus vaginal et utérin* chez la femme. Nous ne reviendrons pas non plus sur ces plexus, qui ont été décrits avec les organes auxquels ils se distribuent.

Nous n'entrerons pas ici dans l'exposé des fonctions du grand sympathique, qui exigent pour être bien comprises, une sorte de comparaison du genre d'influence des deux systèmes nerveux, cérébro-rachidien et ganglionnaire. Cet exposé sera mieux placé dans le tome VIII, à propos des considérations d'ensemble qui se rapporteront aux systèmes nerveux *généraux* et *spéciaux*.

ORGANE DES SENS.

Les sens nous informent des états divers de notre corps, par la sensation spéciale que nous transmettent les nerfs sensoriels (Müller). L'état du corps se modifie par des causes intérieures ou extérieures. L'origine de ces modifications dépend-elle toujours du milieu qui nous entoure? En tous cas, cette influence est quelquefois assez éloignée pour mériter qu'on la néglige. On ne se préoccupe alors que de l'effet produit. La modification que perçoit le corps est ce que l'on nomme une sensation. Or, il est démontré que toute sensation se rattache à un changement de l'état antérieur, par cette simple raison, que nous ne percevons pas des phénomènes absolument continus. Tel est, par exemple, le cas des actes nutritifs, etc. De plus, la perception de ces phénomènes est considérée, dans la généralité des cas, comme la manifestation d'un état morbide. — On a défini la sensation, la perception non raisonnée des modifications spéciales, que les agens extérieurs impriment aux nerfs de sentiment. Cette définition exclut les sensations qui naissent au dedans de nous, sans concours direct du monde extérieur.

Pour M. Gerdy, il y a des sensations perçues et des sensations non perçues. Les sensations perçues se divisent en cinq groupes : 1° celles qui sont produites par des excitations physiques, *sensations physiques;* 2° celles qui se développent sous l'influence de l'activité de nos organes, *sensations d'activité;* 3° *impressions* ou *sensations de fatigue;* 4° d'autres sensations naissent du repos : ce sont des *besoins physiques;* 5° d'autres se développent sans causes précisément connues, et sont en apparence, des sensations spontanées morbides. MM. Ch. Robin et Bérard ont admis dans leur récent *Traité* les deux espèces de sensations dont nous avons montré l'existence, à savoir : des sensations naissant des agens extérieurs, et des sensations naissant directement dans la profondeur de nos organes. — Les premières seules doivent nous occuper; les secondes font l'objet d'étude des *fonctions générales* de l'organisme.

Les sensations spéciales sont transmises par cinq organes ou mieux, cinq appareils d'organes. On sait que Buffon imagina un sixième sens, celui de la *volupté;* Ch. Bell, un autre sens pour les notions de pesanteur; Caras, pour les notions de température. Jacobson suppose un sens destiné à discerner les poisons, chez certains animaux; Spallanzani admet un sens chez les chauves-souris, pour la connaissance de leurs routes aériennes.

Or, le mot sens répond à l'idée d'organes propres et spéciaux à telle ou telle sensation, et à ce titre, la plupart des sens in-

novés sont l'expression des cas particuliers, des sensations reconnues, et n'ont pas d'organes spéciaux qui perçoivent et transmettent des sensations spéciales.

Nous aurons à étudier, dans chaque appareil de sensations, trois espèces d'organes.

1° Des organes extérieurs, qui recueillent et subissent les impressions de tout ce qui nous entoure.

2° Des organes de transmission, qui dirigent leur action de la périphérie au centre.

3° Des organes centraux, centres de perception qui transforment la perception externe en sensation. — Il y a un quatrième acte, celui qui établit un rapport entre la cause de l'impression et la sensation perçue; cet acte a-t-il dans les centres nerveux un organe spécial, ou bien est-il l'effet de l'ensemble des actes cérébraux? C'est là que nous nous arrêterons.

Les organes des sens, malgré la variété de leurs usages, présentent quelques élémens communs, qui répondent d'ailleurs aussi à des rapports généraux.

La partie la plus importante de tout appareil des sens est une membrane.

C'est la peau pour le tact, la muqueuse de la langue pour le goût, la pituitaire pour l'odorat, la rétine pour la vue, le labyrinthe membraneux et la lame spirale du limaçon pour l'ouïe.

SENS DU TACT.

L'organe qui sert ce sens recouvre toute la surface du corps. Par ce sens, nous acquérons à la fois les notions les plus précises et les plus générales.

Toutes les fois que nous avons des doutes sur la justesse des notions que nous apportent les autres sens, c'est à celui-là que nous recourons pour les confirmer ou les redresser.

La peau constitue à elle seule l'organe du tact que nous séparons, avec M. Sappey, de l'organe actif du toucher.

Nous étudierons successivement dans la peau, sa conformation extérieure et sa structure générale.

§ I. *Conformation extérieure de la peau.*

La peau est une membrane de forme irrégulièrement convexe et concave; elle se moule en se soulevant sur les saillies, en se déprimant sur les dépressions qu'elle rencontre; ainsi elle marque et efface en partie, la hauteur des unes et la profondeur des autres. Par là, se trouve justifiée l'opinion qui attribue à la peau, entre autres usages, celui d'arrondir les formes. — La peau a une *étendue* en superficie notablement supérieure à celle des organes qu'elle recouvre : ce qui s'explique de bien des façons.

Non-seulement en effet le sens du tact acquiert par là un plus vaste champ de perception, mais elles effets ces organes jouissent par là d'une mobilité, d'une facilité d'excursion immédiate bien plus grande que s'ils n'étaient revêtus que de la quantité de tégument indispensable à leur fixité.

M. Sappey a fait des recherches très consciencieuses sur la superficie totale de l'enveloppe cutanée, chez un homme de taille élevée, fortement constitué. Cette étendue est de douze pieds carrés environ. Chez des hommes d'un embonpoint considérable, elle pourrait atteindre un tiers et une moitié de plus. Toutefois, M. Sappey pense que chez la moyenne des individus elle ne dépasse pas dix pieds carrés. Chez les femmes, la superficie cutanée paraît être d'un tiers de moins.

La peau présente une *épaisseur* très variable, mince au niveau des yeux, du conduit auditif, de la verge, où elle se continue avec des muqueuses, elle devient épaisse au niveau des organes qu'elle doit préserver surtout du contact extérieur.

La *couleur* de la peau dépend de bien des conditions de milieu. Elle offre, en conséquence, une grande variabilité. Qu'il nous suffise de rappeler que ce caractère a servi à classer les races humaines, et que si les ethnologistes en ont abusé, il est néanmoins de première importance comme élément de classification naturelle.

Naturellement les couleurs extrêmes, comme le blanc et le noir, ne laissent aucune équivoque. Mais au moment où l'on veut tenir compte des nuances intermédiaires à ces deux extrêmes, les caractères vagues et sans fixité aucune sont en grand nombre et indéfinissables.

L'influence du climat sur la couleur semble nulle pour des individus qui se déplacent d'une latitude dans une autre, ce qui ne veut pas dire que cette influence soit *absolument* nulle.

Il est remarquable cependant, qu'à travers bien des siècles, des races blanches aient conservé leur couleur originelle, dans un pays comme l'Afrique.

La couleur varie non-seulement suivant les races, mais selon les individus d'une même race. Cela est surtout vrai pour les individus de la race blanche. Assez généralement l'action du soleil, très incontestable sur les hommes qui s'y exposent, produit des effets variables, suivant les individus.

Mais, par cela même que ces effets se rattachent à une cause aussi limitée, son influence ne se fait sentir que sur un certain nombre d'organes, tandis que les variations des couleurs originelles portent sur tout l'individu.

Chez l'enfant naissant, appartenant à la race blanche, la peau est d'un blanc rosé. Avec le temps, l'augmentation d'épaisseur lui donne une coloration blanche. Le reflet bleuâtre que l'on observe sur les individus d'une belle constitution, est dû à la fois, à la transparence d'une peau mince et à la présence d'une riche musculation.

La surface externe de la peau est couverte de poils plus ou moins développés, suivant les régions du corps. En étudiant l'épiderme qui constitue la couche la plus externe de la membrane tégumentaire, nous aurons à examiner les ongles, qui recouvrent également les tégumens, mais seulement dans une très petite superficie.

Les poils, à leur point d'émergence de la peau, sont entourés d'une saillie, dont l'existence n'est manifeste chez beaucoup de personnes que sous l'influence de l'air froid. Cette action d'ailleurs n'est manifeste que pour des parties ordinairement à l'abri de l'air. L'existence de ces saillies constitue la différence anatomique entre une peau dure et une peau douce ou polie. La peau des blonds a généralement ce dernier caractère.

Nous reviendrons plus tard sur les orifices que l'on observe à la surface de la peau.

Nous distinguerons avec Bichat, les *plis* et *sillons* en quatre groupes, division dont le seul tort est de ne pas reposer directement sur l'anatomie.

1° Les uns sont dus à la contraction des muscles qu'ils recouvrent. Exemple : les rides du muscle frontal, les rides du pyramidal et du sourcilier, celles de l'orbiculaire ; la direction de ces plis est perpendiculaire à celle du muscle en contraction. Les plis, de temporaires qu'ils étaient, alors qu'ils sont produits fréquemment, deviennent permanents, et expriment ainsi, par la physionomie qu'ils nous impriment, les passions qui nous possèdent, ou les idées que nous méditons.

Les rides du dartos reconnaissent pour origine l'extensibilité de la peau et l'élasticité des fibres dartoïques.

2° Des plis très-nombreux existent autour des articulations et reconnaissent pour cause les mouvements qu'on leur imprime. Très prononcés autour des petites articulations dont toutes les parties sont réciproquement adhérentes, les plis sont presque nuls autour des grandes articulations. Si nous examinons la face palmaire de la main, nous y trouvons trois plis de ce genre : l'un, dû au mouvement d'opposition du pouce, est supérieur ; l'autre, inférieur, est dû au mouvement d'opposition des quatre derniers doigts ; le troisième sillon est intermédiaire aux deux autres : il résulte des deux mouvements. Les plis des doigts et des orteils varient suivant que l'on envisage le sens de la flexion et celui de l'extension. Les plis dirigés dans le premier sens sont plus profonds et plus fixes. Il en résulte qu'ils s'effacent beaucoup moins pendant l'extension que les seconds pendant la flexion. Les plis ou sillons du creux du pied ou de la main ont peu de fixité.

3° Les rides de vieillesse sont de nature toute différente. Lorsque la graisse a en partie disparu par les progrès de l'âge, l'enveloppe cutanée devient relativement trop étendue ; elle se plisse alors dans divers sens. Chez l'enfant et chez l'adulte, cette membrane, douée d'une élasticité plus grande, ne se ride point. L'âge et l'amaigrissement concourent donc également à la production de ces plis. M. Sappey fait observer que l'on a comparé à tort certains plis aux plis séniles. Ainsi, le développement de l'abdomen pendant une grossesse ou une ascite, donne naissance à des éraillures. Sous le nom de *vergetures*, on les a de tout temps rapprochés des précédens. Suivant cet anatomiste, la cause, la lésion, l'apparence même, sont entièrement différentes, et l'on les rapprocherait plutôt des cicatrices. Cependant ajoutons que la peau distendue par une hydarthrose du genou ressemble, après la disparition du liquide, beaucoup aux plis séniles.

4° On observe, à la surface de la peau, des sillons que l'on dirait tracés avec la pointe d'une aiguille ; très-développés à la plante des pieds et sur la paume de la main, le pouce les présente au plus haut degré. Ce sont généralement des courbes concentriques à concavité supérieure ; quelquefois ce sont des ovales, des ellipses concentriques, des spirales.

La *surface interne* de la peau présente de nombreuses inégalités. La peau a pour charpente un tissu fibreux très-serré. A mesure qu'il devient plus profond, sa trame se relâche, et lorsqu'il a pénétré dans le tissu cellulaire sous-cutané, il forme de vastes cellules dans lesquelles se loge le tissu adipeux. On voit par là comment la couche adipeuse fait partie du tégument dont elle forme la couche la plus profonde.

Les faisceaux fibreux qui partent de la profondeur du derme se comportent différemment dans les divers points du corps. A leur origine, ils s'entrecroisent de manière à donner naissance à une membrane qui porte le nom de *fascia superficialis* (feuillet externe). Puis, un peu plus écartés, ils reçoivent les pelotons cellulo-adipeux. Au niveau des aponévroses musculaires, ils s'entrelacent une seconde fois de façon à donner naissance à la lame plus profonde, le feuillet interne du fascia superficialis.

Quand les faisceaux fibreux se continuent avec l'aponévrose, il en résulte une fixité très grande de la peau, comme cela s'observe à la plante des pieds et à la paume de la main.

Quand le tissu fibreux se perd au milieu du tissu cellulo-adipeux, il n'y a qu'un feuillet dans le fascia superficialis.

La face profonde de la peau se trouve en rapport, comme on sait, avec des organes variables; outre les aponévroses, elle peut être en rapport immédiat avec les os, les artères, les veines, les lymphatiques, etc.

De tous ces rapports, l'un des plus importans est celui des muscles. Ces muscles dits peauciers occupent la tête et le cou, chez l'homme, mais dans une étendue bien plus considérable chez les animaux. L'insertion de ces muscles se fait quelquefois exclusivement aux téguments. Les fibres musculaires se perdent ordinairement dans les fibres blanches du derme.

Dans l'intervalle des deux insertions musculaires se trouve comprise une couche de tissu adipeux qui participe au plissement de la peau, en raison même de sa position. Cette couche, quand elle acquiert une grande épaisseur, s'oppose au plissement de la peau, et ne permet plus qu'une faible contraction de couche musculaire sous-jacente.

De là cet autre fait, que les gens à beaucoup d'embonpoint ont une mobilité bien moindre des traits. Leur physionomie est moins expressive, et peut même être perdue à jamais (Sappey).

La peau n'a que peu de rapport avec le système osseux. La clavicule, l'épine de l'omoplate, le sternum, la rotule, le tibia, sont directement couverts, à l'une de leurs faces, par la peau. La conséquence de ces rapports est pour ces os une extrême facilité à être fracturés; de plus une douleur intense lorsque la peau qui les recouvre vient à être comprimée sur leur plan résistant. Les saillies osseuses contractent aussi des rapports assez fréquens avec la peau : telles sont les saillies de l'articulation du coude, du genou, les épines du bassin. La plupart de ces éminences sont séparées de la peau par une bourse qui facilite les frottemens. Souvent ces bourses se forment dans des points anormalement exposés aux frottemens.

Les téguments de la face et du crâne, des doigts et des orteils, sont les seules parties de la peau qui aient un rapport immédiat avec les troncs artériels. De cette disposition résulte une grande vitalité dans ces parties. D'autre part il émane de la peau un vaste réseau veineux et lymphatique qui chemine au-dessous du feuillet interne du fascia superficialis. Néanmoins, de tous les organes, ce sont ceux des sens et ceux de la génération qui ont les rapports les plus intimes avec la peau. Ainsi, on admet qu'elle se prolonge du pavillon de l'oreille sur le conduit auditif; de

celui-ci sur le tympan; des paupières qu'elle recouvre, elle se continue avec la muqueuse lacrymale et conjonctivale; du nez, dont elle constitue inférieurement une grande partie, elle se prolonge dans les fosses nasales, où elle se continue avec la muqueuse. Des bords libres des lèvres, elle fait suite immédiatement à la muqueuse labiale, dans la cavité buccale. C'est encore ainsi qu'elle se comporte à l'entrée du vagin, de l'urètre, autour de l'anus. Cette continuité directe du tégument externe avec le tégument interne se fait par une transition insensible de l'un à l'autre. Ce qui marque cette transition, c'est une adhérence plus forte du tégument externe aux couches sous-jacentes. Or, ce caractère disparaît au tégument interne, qui est en ces mêmes points très lâchement uni.

§ II. *Structure de la peau.*

Deux couches superposées et d'inégale épaisseur constituent la membrane cutanée. La couche superficielle porte le nom d'*épiderme;* la couche profonde, celui de *derme* ou *chorion.*

Le derme est essentiellement constitué par un tissu fibreux élastique. Les papilles, les vaisseaux, les glandes, sudorifères, sébacées, pileuses, en constituent les parties accessoires.

Le derme ou chorion est la partie la plus épaisse et la plus résistante de la peau. C'est la gangue qui recèle les organes si variés qui se rendent à la peau. Supérieurement recouvert par l'épiderme, qui y forme une espèce de vernis, il est l'aboutissant des filets nerveux innombrables qui nous mettent en rapport avec le monde extérieur, et que cette couche superficielle sert à protéger.

Mais les conditions d'activité de ces tissus si variés reposent sur la présence d'humeurs qui les baignent et les préservent, en outre, des influences extérieures nuisibles.

Le derme est blanc, demi-transparent, lorsque les rayons lumineux, après l'avoir traversé, rencontrent une grande quantité de graisse, ils sont réfléchis en grande partie, et la peau paraît blanche; si ce sont des veines, les rayons sont absorbés, et la peau prend la teinte azurée, s'ils rencontrent des muscles, ils sont partiellement réfléchis, d'où une teinte mixte; s'ils traversent des milieux transparents, ils peuvent être arrêtés soudain par une membrane, et la rétine en est un exemple. D'autres fois ils traversent de part en part un milieu, et révèlent, en l'éclairant, la nature de sa constitution. (Sappey).

Le derme a une épaisseur variable, mais toujours en rapport avec les usages des organes qu'ils recouvrent. Ainsi, dans les points où la peau a aussi à subir des pressions de quelque intensité, on la trouve d'une épaisseur de près de deux millimètres. Sur la jambe et la cuisse, autour des organes génitaux, la peau est très-mince. Le scrotum est transparent, comme on sait, quand on le regarde au jour vif. Ces régions étant normalement dépourvues de tissu adipeux, offrent beaucoup moins de variations individuelles.

L'épaisseur du derme dépend un peu de l'âge; sa résistance est aussi forte que celle des fibres tendineuses. Il est élastique; car, après avoir été distendu, il revient peu à peu à son premier état.

On peut développer la *contractilité* dans le derme sous l'influence de l'*électricité.* Cette propriété se développe lentement et produit la chair de poule. Ou il faut changer la définition de la *contractilité,* ou la propriété en question n'en est point; ce serait alors un fait nouveau qui montrerait la possibilité de mettre en jeu l'élasticité, sans fibre musculaire. Cette interprétation est la seule plausible.

Quand on examine à l'œil nu le derme, l'impossibilité de distinguer les papilles fait apparaître des pertuis innombrables qui criblent la peau. Déjà nous avons signalé que la face inférieure du derme était formée par un réseau intriqué de fibres qui enveloppe le tissu adipeux.

Il est à remarquer que cette couche profonde revêt une texture qui, en beaucoup de points, la distingue complétement du derme. De là le nom de couche sous-cutanée appliqué aux membranes qui sont interposées au derme et aux muscles.

Les aréoles du derme offrent des dimensions variant suivant sa profondeur. D'autant plus larges qu'elles sont plus profondes, elles sont assez serrées vers le milieu du chorion, pour que la forme aréolaire en disparaisse. Contrairement à l'opinion de beaucoup d'auteurs, il n'y en a pas de trace au-dessous de l'épiderme. On a confondu les orifices glandulaires avec de prétendues aréoles : de là l'erreur. Sans aucun doute, les bulbes pilifères, qui sont logés dans une dépression de la peau, répondent à ces aréoles; mais ce rapport n'est pas visible à l'œil nu.

Des fibres de nature assez distincte entrent dans la composition du derme. D'abord on y remarque des fibres grêles, transparentes, solubles dans l'acide acétique : fibres de tissu cellulaire. Indépendamment de celles-ci, on trouve encore des fibres de calibre irrégulier : fibres de noyau; puis une troisième espèce de fibres courtes, sinueuses, ou élastiques. Des trois variétés, la dernière est la plus rare dans la peau.

Parmi les dépendances du derme, la plus immédiate, celle qui fait corps avec cet organe, prend le nom de *papille*.

Les papilles consistent en de petites élévations qui couvrent la peau. Huschke les compare aux plis d'étendue variable du système cutané interne. Il faut observer de plus, qu'en raison de leur vie tout animale, ces papilles sont surtout de nature sensitive, tandis que les plis internes sont surtout doués de propriétés végétatives. Les papilles ont été découvertes vers le milieu du xvii° siècle, par Malpighi, qui les vit d'abord sur la langue, sur le pied du bœuf et chez les oiseaux, plus tard sur les lèvres et à l'entrée des narines, chez plusieurs mammifères, et enfin chez l'homme sur la paume des mains et la plante des pieds. Puis, en les grossissant, il les observa sur la peau du bras, sur la région dorsale de la main; il en conclut à l'existence générale des papilles sur toute la surface du derme, et à leur développement proportionnel à la sensibilité de l'organe.

A la même époque, Ruysch décrivit les papilles de la face antérieure de la main, de la face inférieure du pied, à la surface du gland, à l'entrée des organes génitaux, au milieu du mamelon, chez la femme, aux lèvres. Le derme, arrivé à sa couche la plus élevée, se plisse et imprime ces duplications à la couche sus-jacente du réseau de Malpighi. De là naît le tissu papillaire, encore nommé *corps papillaire*.

La forme et le volume des papilles tactiles varient. Depuis Albinus, on en admet de deux sortes : les unes arrondies, les autres coniques ou filiformes. Les premières, plus généralement répandues et moins parfaites, sont le siège d'un toucher vague et confus; les autres, qu'on ne rencontre qu'en certaines régions, sont celui d'un toucher fin et délicat, du véritable tact. Les papilles filiformes diffèrent aussi, quant à leur nombre et à leur ténuité, de même que dans leurs rapports réciproques et leurs formes en séries. Les espèces variées passent de l'une à l'autre par des gradations insensibles. Sur la plus grande par-

tie du corps, les rondes font très-peu de saillie, et permettent par là à la peau de présenter une surface plane; à la conjonctive, à l'orifice utérin, elles deviennent plus saillantes, ainsi qu'aux lèvres génitales, buccales. Krause évalue leur hauteur à 1/30 de ligne, en moyenne. D'après Henle, les papilles du palais auraient 1/10 de ligne. Les plus longues sont celles du vagin et de la langue.

M. Sappey a tout récemment étudié les papilles, dans le but de vérifier les données de Malpighi et d'Albinus. A cet effet, il détacha les ongles d'une main par voie de macération; puis il chercha à découvrir les papilles sous-unguéales; peu s'en fallut, dit-il, qu'il n'en découvrit point.

La peau qui a macéré dans l'acide acétique convient le mieux à cette recherche. Dans ces conditions, les trois variétés de papilles sont très-aisées à reconnaître.

Les trois ordres de papilles sont irrégulièrement disséminés à la surface du corps. Celles du second ordre sont dispersées en séries linéaires et parallèles sous les ongles. Celles du premier ordre sont disposées aussi en séries linéaires et parallèles, mais quelquefois curvilignes.

Voici la distribution des papilles selon Huschke, à partir du poignet :

Au commencement de la main les séries sont perpendiculaires, surtout entre les éminences thénar et hypothénar. Celles situées entre la ligne d'opposition et le pouce sont parallèles à cette ligne. Elles forment des lignes concentriques jusque près de la seconde articulation de ce doigt, où elles prennent une direction presque transversale. Celles qui sont placées dans le sillon, entre les deux éminences, marchent vers l'indicateur; celles qui existent à l'hypothénar sont transversales. Les supérieures seules se rencontrent dans le sillon du creux de la main, formant un triangle avec d'autres semblables du creux de la main.

Entre les doigts les papilles forment des sinus ou tourbillons. Le nombre des variétés de formes est illimité si, à l'exemple de certains anatomistes, on fait une espèce de chaque variété de groupement.

Purkinge a subdivisé de même les formes qu'affectent les séries de papilles au bout des doigts, et sa description est d'une rigueur géométrique.

A l'extrémité des doigts, les papilles décrivent des courbes paraboliques, dont la concavité est tournée vers la racine des membres. Au niveau des deuxième et première phalanges, ainsi que dans les régions palmaire et plantaire, leur direction est plus ou moins parallèle et transversale par rapport aux sillons de la peau.

D'après l'observation de Prochaska, chaque série de papilles du creux de la main et de la plante du pied se compose de deux séries plus petites, de papilles séparées par un sillon; de sorte que les papilles sont disposées par paires, et que l'on trouve toujours deux rangées de papilles entre deux sillons voisins. Les deux rangées sont séparées à leur tour, par un sillon extrêmement superficiel qu'on peut cependant distinguer à l'œil nu, mais bien éclairé.

Dans le sillon intermédiaire aux papilles accouplées, viennent s'ouvrir des conduits des glandes sudorifères.

Dans les papilles de la première classe, les plus grandes occupent le talon et la base du gros orteil. Celles des autres parties du pied, celles de la région hypothénar sont des papilles de moyenne grosseur. Les plus petites sont dans le creux de la paume de la main. Les papilles du second ordre ou sous-unguéal sont plus étroites à leur base que celles du premier, et beaucoup plus allongées; leur direction est verticale; elles diffèrent très peu par leur volume. Les papilles du troisième ordre, en raison de leur peu d'élévation de la largeur de leur base, différant très peu entre elles, sont difficiles à reconnaître.

Cette forme conique se retrouve beaucoup à la main et aux pieds. Les papilles sous-unguéales, en se rétrécissant à leur base, deviennent presque cylindriques; celles des membres, du tronc de la tête, en se renflant en haut, deviennent presque hémisphériques.

Les papilles sont composées de deux élémens principaux: d'une gaine ou enveloppe fibreuse, et de filets nerveux. L'enveloppe fibreuse n'est autre chose que le derme soulevé, et dont les fibres écartées livrent passage aux extrémités des nerfs. Ce n'est donc pas un étui, dirons-nous avec M. Sappey, mais une trame lisse et dense au dehors, aréolaire au centre.

Les filets nerveux, en se dirigeant de la base de la papille vers son sommet, décrivent une légère courbure. Puis là, les filamens se continuent en anses; de même que les valvules intestinales multiplient les surfaces absorbantes, de même les papilles multiplient les surfaces sensitives.

Artères, veines et lymphatiques de la peau.

L'enveloppe cutanée est douée d'une grande vascularité. Cependant, tout récemment, R. Wagner a contesté ces vaisseaux dans des points où tout le monde les admettait. Les papilles du toucher, d'après son opinion, présenteraient deux conformations tout à fait distinctes:

1° Les unes seraient purement vasculaires; ce sont, d'après lui, les plus nombreuses; elles sont formées par une enveloppe traversée par un filet vasculaire unique.

2° Les secondes espèces de papilles sont placées entre les premières. Elles ne reçoivent pas elles-mêmes de vaisseaux; elles contiennent un petit corps ovalaire qui y est enchâssé, comme un noyau dans sa cellule.

Le corpuscule du tact (Tastkörperchen) est formé de membranes horizontalement superposées, et recouvertes par une membrane striée finement.

Chaque fibrille nerveuse se divise avant d'arriver à l'extrémité papillaire en un grand nombre de branches dont chacune supporte un corpuscule. L'ensemble des effets produits sur un nombre donné de corpuscules, transporté à une fibrille unique, et par elle au cerveau, une impression unique.

Nous traiterons ailleurs cette intéressante question histologique.

Revenons aux vaisseaux en général. M. Sappey a communiqué à la *Société de Biologie* un ensemble de recherches sur cette question, auxquelles nous emprunterons ce qu'il y a de plus saillant.

Les parties les plus éloignées sont les plus vasculaires. Les parties médianes, d'ailleurs, sont plus riches que les parties latérales.

Les occipitales, les frontales, les faciales, en s'anastomosant largement sur les parties médianes, viennent à l'appui de l'opinion précédente.

De la région postérieure du tronc, cependant, ce rapport est inverse d'avec celui des parties latérales.

Autour des grandes articulations, la peau qui correspond au côté de l'extension, est plus riche en vaisseaux que celui du côté de la flexion. Les parties les plus riches en papilles sont aussi les plus vasculaires.

T. III.

Lorsque la peau est séparée des artères par d'épaisses couches musculaires, généralement sa vascularité est moindre; lorsque l'artériole a traversé les couches sous-cutanées et qu'elle a pénétré dans la base de la papille, elle s'étale en aigrette; celle-ci se termine par des capillaires veineux qui s'adossent aux vaisseaux artériels.

Eichorn a cru observer que les vaisseaux se distribuent inégalement dans le derme; de là, une couche vasculaire externe, interne et moyenne; la dernière serait la moins vasculaire des trois.

Les veines offrent un calibre plus développé que les artères; elles sont sous-cutanées et forment, en s'anastomosant, des réseaux à mailles serrées. Leurs valvules sont nombreuses dans les points déclives, qui offrent aussi les parois les plus épaisses.

Les lymphatiques partent en grand nombre du derme, et leur multiplicité paraît en rapport avec celles des glandes et des nerfs, avec les sécrétions et la sensibilité; telle est la paume des mains, la plante des pieds. M. Sappey a vu ce réseau s'étendre du poignet à la pulpe des doigts, du talon à l'extrémité des orteils. Les organes génitaux n'en sont pas moins fournis; lorsque le corps papillaire est moins développé, mais qu'il y a néanmoins beaucoup de glandes sébacées, comme le pavillon de l'oreille, les ailes du nez, le système lymphatique n'est pas moins abondant.

Nous allons énumérer très succinctement le système glandulaire du derme. Commençons par les *glandes sudorifères*.

Purkinge, Wendt, Breschet et Roussel de Vauzème ont les premiers observé ces glandes: elles ont l'aspect d'un grain de sable suspendu à la face profonde du derme, par un filament ténu. C'est un tube pelotonné qui se redresse pour s'engager perpendiculairement dans les mailles du derme, puis se contourne en spirale pour s'ouvrir obliquement à la surface de l'épiderme.

La couleur de ces glandes est jaunâtre, ce qui les différencie des fibres blanches du derme. De plus, le séjour dans l'eau, en gonflant les tubes, les rend ternes, tandis que les fibres du chorion deviennent plus transparentes. Leur diamètre varie de 2 à 1/5 de millim.

Les *grosses* glandes sudorifères sont situées dans le creux de l'aisselle; elles sont visibles à l'œil nu. Les replis nombreux sont la seule cause de leur dimension plus forte. Les petites glandes sudorifères ont à peine le dixième du volume des précédentes. Les grosses glandes de l'aisselle forment sous la peau une couche assez uniforme; les petites glandes des autres régions sont irrégulièrement disséminées dans les aréoles de la face profonde du derme. Elles sont situées à toutes les profondeurs de l'épaisseur du derme.

Le nombre des glandes a été évalué par Leuwenhœk et Eichorn.

Il paraîtrait que le nombre des glandes palmaires s'élève à près de 90,000. Tout récemment la sueur a été étudiée avec des soins particuliers, et pour la première fois on a opéré sur de grandes masses. M. Favre y a constaté l'existence d'un acide nouveau. De plus, la présence de l'urée, du sel marin, est venue rapprocher cette excrétion des larmes, de l'urine, et établit un rapport que la physiologie admettrait *a priori*.

L'on se demande, en présence de ces conduits glandulaires si multiples, s'ils n'ont aucun rapport avec la transpiration insensible.

Il est excessivement difficile d'admettre que cette fonction

78

s'exécute à travers l'épiderme, quand on envisage son imperméabilité aux liquides. Alors que l'épiderme est traversé par un liquide, il perd tous ses caractères, il devient opaque, se ramollit. Il est donc plus sage d'admettre que la transpiration insensible est une sécrétion lente et minime des glandes sudorifères, sécrétion qui, par une suractivité circulatoire, devient plus abondante et par conséquent visible. On comprend, en effet, que le liquide, arrivé en trop grande quantité, ne puisse pas s'évaporer, comme il le fait à l'état normal. (Sappey.)

Glandes sébacées. La sécrétion de ces glandes est la matière grasse qui recouvre normalement la surface libre de la peau, en considérant ces glandes comme une simple dépression de la peau, terminée en cul-de-sac. Or, ces glandes consistent en un lobule dont les différentes divisions canaliculées se terminent dans un conduit excréteur.

Ces glandes sont situées dans les couches superficielles du derme; elles ne s'étendent jamais jusqu'à sa face profonde. On les trouve dans toutes les régions, excepté cependant à la paume des mains et à la plante des pieds. Elles sont remarquables par leurs dimensions au niveau de l'aile du nez. Au front, autour du mamelon, des organes génitaux de la femme, elles existent, mais moins volumineuses

Les glandes sébacées sont toujours supérieures aux sudoripares. Ailleurs nous étudierons la structure de ces glandes et leur connexion intime avec les glandes pilifères.

Epiderme et dépendances.

C'est la couche supérieure de la peau. Cette lame superficielle et mince est transparente à la façon de certaines substances végétales dont elle partagent aussi les propriétés purement organiques.

Son épaisseur peut atteindre la moitié environ de celle du derme, comme à la face palmaire de la main, ou même les deux tiers, comme au talon. Des pressions, réitérées souvent et longtemps, peuvent considérablement développer cette couche. Dans les points autres que ceux mentionnés, l'épiderme n'équivaut qu'à la sixième partie de l'épaisseur du derme.

Nous avons déjà étudié *la surface externe de l'épiderme,* sous le titre de *surface libre de la peau.*

La *surface interne* de l'épiderme recouvre les papilles du derme et se moule sur elles. Il fournit en outre un prolongement à chaque follicule pileux, à chaque glande sébacée, à chaque glande sudorifère.

De cette disposition naissent à la face inférieure de l'épiderme des alvéoles et des prolongemens canaliculés. Les alvéoles sont aussi nombreuses que les papilles qui leur donnent naissance et auxquelles elles servent de gaines quand les papilles sont en séries linéaires; il en est de même des anfractus. Aux espaces inter-papillaires correspondent des saillies épidermiques.

Quels sont les rapports des prolongemens avec l'épiderme? Parvenu à l'extrémité libre des follicules pileux, l'épiderme se réfléchit pour s'appliquer sur leurs parois, et descend jusqu'à la partie inférieure du poil où il se termine, en contractant avec celui-ci une intime adhésion; de cette disposition, résulte que toute la partie du poil contenu dans le derme est entourée d'une gaine épidermique. Grâce à cette circonstance on peut, après avoir détaché l'épiderme par macération, soulever un poil du

derme sans léser le bulbe, et en laissant l'épiderme intact.

En détachant sur un cadavre en voie de putréfaction l'épiderme des couches sous-jacentes, on enlève de même les glandes sébacées avec leurs dépendances, surtout au niveau des narines, du front, etc.

Quand on a fait séjourner un doigt, par exemple, pendant 24 heures dans l'acide acétique, on voit, en soulevant doucement l'épiderme, une quantité prodigieuse de tractus, fins comme des fils d'araignée. En exerçant une traction on rompt les gaines au niveau du derme: ce sont les gaines épidermiques des glandes sudoripares.

L'épiderme ne reçoit aucune division nerveuse; c'est un produit exhalé par les capillaires sanguins du derme, et déposé sur la surface de cette membrane à l'état liquide. Ce liquide, en se condensant, revêt une forme très nette, et qui est constituée par des cellules superposées. Par leurs formes particulières, ces cellules ont reçu d'Ilenle, le nom de cellules en pavé ou pavimenteuses, ou *épithélium pavimenteux.*

L'absence de nerfs dans cette couche en explique l'insensibilité; l'absence de vascularité propre le met dans un groupe de tissus à part.

Mascagni prétendait que l'épiderme n'était qu'un plexus capillaire lymphatique. Les lymphatiques occupent l'épaisseur du derme, dont la couche la plus superficielle les recouvre constamment. L'idée de faire de l'épiderme un produit organique n'est pas moins fausse. Les cellules ont une vitalité propre, qu'atteste leur évolution.

L'épiderme s'exfolie d'une manière insensible. D'innombrables pellicules peuvent s'accumuler dans des conditions morbides, d'où naît un aspect farineux ou furfuracé à la surface de la peau. Quand cette exfoliation se produit sur le cuir chevelu, avec une certaine abondance, elle s'étend parfois jusque dans la cavité des bulbes pileux, et jusqu'à la racine des cheveux. Alors ceux-ci tombent au moindre attouchement.

Détaché du derme et exposé à l'air, l'épiderme desséché devient plus dense, plus élastique et légèrement jaunâtre.

Lorsqu'on le met pendant quelque temps dans l'eau tiède, il blanchit et perd sa transparence. Le fait s'observe surtout dans les points où il n'y a pas de glandes sébacées. De là, il est aisé de conclure au rôle que joue le produit de sécrétion de ces glandes. D'autre part, c'est sur ces mêmes points que l'on rencontre le plus grand nombre de glandes sudorifères. Celles-ci, très multipliées, rendent la souplesse aux nombreuses papilles qu'elles entourent, et par une autre conséquence de l'ensemble de ces rapports, ce sont les points les plus aptes à percevoir les impressions du tact, qui sont le plus dépourvus de matière grasse.

L'action de l'eau bouillante détache l'épiderme du derme, en même temps que les canaux excréteurs des glandes sudorifères se rompent.

Sur le vivant, ce contact produit une accumulation de sérosité sous l'épiderme. Sur un lambeau isolé, les phénomènes ne se passent pas ainsi. L'épiderme se gonfle et blanchit; l'immersion prolongée dans l'eau froide, blanchit également l'épiderme et le gonfle.

Il double et triple d'épaisseur, s'étend en surface, après avoir pris une opacité complète, il se détache, au bout d'un temps variable, en conservant l'empreinte du derme.

La flamme le brûle comme la corne et répand une odeur analogue.

L'acide nitrique le colore en jaune, le ramollit et le convertit en une pulpe jaune. L'acide sulfurique peut le dissoudre ou seulement le brunir, suivant que l'on prolonge le contact ou non.

La soude et la potasse le dissolvent.

Corps muqueux.

Malpighi observe qu'en séparant l'épiderme du derme, par une macération suffisamment prolongée, on sépare l'épiderme en deux lames distinctes. C'est à la lame profonde qu'il a donné le nom de *corps muqueux*. Il l'appela aussi *réseau muqueux*, parce que, dans les circonstances où il avait opéré, cette couche avait pris artificiellement un caractère réticulé. Mais il n'y a pas là de réseau, puisqu'il s'agit d'une lame continue, répandue sur les papilles aussi bien que sur les sillons inter-papillaires.

Sans aucun doute sa couche sur le sommet des papilles est plus mince ; mais il n'est point perforé; Malpighi, par son procédé, abandonnait au sommet des papilles la couche qui les recouvrait. La lame profonde de l'épiderme ainsi interrompue, offrait des pertuis au niveau de chaque papille. M. Sappey plonge un lambeau de peau pendant vingt-quatre heures dans un mélange égal d'eau et d'acide acétique. L'épiderme se détache ; mais ses deux lames restent unies. Au bout de huit jours de séjour dans ce mélange, les lames se séparent assez souvent. Les deux lames n'ont pas une égale épaisseur : la lame supérieure est beaucoup plus mince que la seconde.

La surface interne du corps muqueux est creusée de petits enfoncemens, qui reçoivent les papilles; elle offre les prolongemens glandulaires.

La surface externe reproduit celle du derme. De cette opposition dans la conformation résulte un aspect gaufré très remarquable. Le corps muqueux appartient aux ongles comme à l'épiderme : il recouvre les papilles du derme, après l'ablation de l'ongle par voie de macération ou d'arrachement.

Le *pigment* ou matière colorante de la peau constitue une partie du corps muqueux. Depuis l'albinos, qui en est dépourvu, jusqu'au nègre, auquel l'accumulation de pigment donne sa couleur, il existe des variétés infinies de couleur, par conséquent des variétés dans la quantité de pigment accumulé. Le pigment est constitué par des cellules particulières, qu'on nomme *cellules pigmentaires*.

C'est un produit exhalé des capillaires du derme. Des hypothèses sans nombre ont été émises sur la nature du pigment ; néanmoins il démeure acquis que le pigment n'est pas du point du carbone précipité par le liquide de la transpiration, comme le voulait Blumenbach, carbone qui, chez les blancs, se transformerait en acide carbonique. C'est encore moins le produit de sécrétion de l'appareil hypothétique, que Breschet et Roussel nommèrent chromatogène.

Le pigment peut se régénérer si le derme n'a pas été altéré trop profondément. Pechlin et Gordon disent que chez les nègres les cicatrices sont blanches et noircissent plus tard ; lorsque l'altération du derme a été avancée, la cicatrice reste indéfiniment blanche.

Le chlore le pâlit, les acides minéraux le décomposent. Berzélius y a reconnu du fer, qui existe décidément dans toutes les matières colorantes.

Des ongles. Ce sont des produits épidermiques, qui revêtent chez l'homme la forme d'écailles blanches, élastiques, transparentes.

Ces lames sont enchâssées dans le derme qui revêt la face dorsale et la dernière phalange des doigts et des orteils. Elles ne recouvrent que les deux tiers inférieurs de la phalange. L'ongle se moule sur le derme, comme celui-ci se moule sur l'os.

On distingue à l'ongle trois parties : une racine, un corps, une extrémité libre.

La racine est enchâssée dans le derme ; elle est inégale en haut, et recouverte dans cette partie par un repli cutané. Adhérente de ce côté à ce repli, elle adhère au-dessous au derme qui recouvre le dos de la phalange unguéale.

La longueur du corps de l'ongle dépasse au moins trois fois celle de la racine. Elle est délimitée en haut par le repli qui couvre toute la racine, et en bas le sillon qui sépare l'ongle de la pulpe des doigts. Sa face postérieure est libre. On y remarque 1° des stries longitudinales plus ou moins apparentes; une coloration rouge en bas, blanche en haut. On nomme lunule l'espace compris entre une courbe à concavité supérieure qui délimite la portion blanche et l'extrémité de la racine. Convexe à leur face externe, les ongles sont concaves à la face interne, où ils sont parcourus par de nombreux sillons répondant aux papilles. La partie libre est séparée de la pulpe des doigts par un sillon demi-circulaire, dans le fond duquel on voit le derme s'engager sous l'ongle.

Le derme, arrivé à la rencontre de l'ongle, descend un peu sur la face dorsale ; puis, après avoir atteint le quart de sa longueur, il se réfléchit sur lui-même de bas en haut, en revenant au bord supérieur de la racine. Au-dessus de ce bord il subit une seconde réflexion, passe sous la racine, y adhère, puis sous le corps de l'ongle auquel il adhère plus intimement, et se continue avec le derme de la pulpe des doigts. Ce repli cutané a reçu le nom de *matrice de l'ongle*.

Béclard et Blandin pensaient que l'épiderme se continuait directement par-dessus l'ongle. D'après Lauth, il resterait appliqué sur le derme.

Voici l'opinion de M. Sappey, qui est généralement adoptée aujourd'hui : l'épiderme, parvenu à la partie inférieure du repli cutané qui recouvre la racine, se prolonge un peu sur le corps de l'ongle, se réfléchit ensuite pour s'appliquer à lui-même, puis à la face profonde du replis que décrit le derme, et s'identifie avec le bord supérieur de la racine. Sur les côtés et à la partie inférieure, il se continue avec l'ongle. Cette opinion était déjà celle d'Albinus, qui avait vu également que le corps muqueux est en rapport immédiat avec l'ongle. Il descend, comme l'épiderme, jusqu'à l'origine du corps de l'ongle, se réfléchit de même de bas en haut, et remonte jusqu'à son bord supérieur ; elle ne se continue pas avec l'ongle, comme l'épiderme, mais le contourne en passant sous la face adhérente de celui-ci, recouvre toutes les papilles sous-unguéales, puis se continue latéralement et inférieurement avec la partie des doigts.

Le mode d'accroissement des ongles n'est pas encore bien connu. Mais il est certain que c'est la partie blanche du derme qui seule le sécrète d'arrière en avant ou de haut en bas.

Il nous reste à dire quelques mots du *système pileux*, dont la nature est essentiellement épidermique. Ce système est constitué par des filamens qui naissent dans le derme. Comme précédemment, nous aurons à considérer une surface sécrétante glandulaire, et un produit sécrété, le poil.

Le follicule pileux est logé dans l'épaisseur de la peau qu'il traverse obliquement ou perpendiculairement à sa surface. Lorsque le follicule renferme un poil rudimentaire, son extrémité ne dépasse pas la face interne du derme. Lorsqu'il contient un poil plus développé, il dépasse cette face, et s'avance dans le tissu graisseux sous-cutané.

Une étude histologique des glandes et de leur produit ferait ressortir combien l'analogie est grande, entre les poils, les ongles et l'épiderme.

Le système pileux n'est pas également répandu à la surface du corps : la peau du tronc et des membres en est recouverte ; seulement ils y sont moins pressés que sur le cuir chevelu, etc. La paume de la main et la plante des pieds seuls en sont exempts. Le système pileux est réparti partout, comme on voit, mais il acquiert un développement variable.

Le nombre des poils qui végètent à la surface du corps est à peu près le même aux divers âges, dans les deux sexes, chez tous les individus, et probablement aussi dans toutes les races humaines, mais le nombre de ceux qui passent de leur première à leur seconde période est très variable.

Chez l'homme, le cuir chevelu est en quelque sorte le siége spécial du système pileux. Il résulte de là, que cet organe est peu apte au tact, soit parce que la présence des poils émousse la sensibilité, en dérobant la peau aux impressions directes des agens extérieurs, soit à cause de sa forme.

Les cheveux sont à la fois flexibles et élastiques. Une extension graduelle les allonge ; ils ne reviennent pas tout à fait à leur longueur primitive. Les cheveux peuvent devenir électriques, et fournir des étincelles par le frottement.

Ce phénomène très bien constaté sur le pelage du chat, de la vache, etc., est aussi vrai pour l'homme. Certains hommes présentent ce phénomène avec une étonnante facilité ; le seul passage d'un peigne dans les cheveux, ou des mains font jaillir des milliers d'étincelles.

Les poils attirent l'humidité ; en s'humectant ils augmentent de longueur ; sous l'influence d'un air sec ils se raccourcissent. Cependant il est bon de dire que ces influences sont assez limitées.

La couleur des cheveux varie avec l'âge, les individus, le climat ; elle est en harmonie avec celle de la peau. Bichat a fait ressortir combien les médecins, et aujourd'hui les hommes du monde, prêtent d'attention à ces couleurs pour juger du moral des personnes.

Bichat a également invoqué la longueur et la direction de nos cheveux à l'appui de l'opinion qui soutient notre destination essentiellement bipède ; car dans l'attitude quadrupède ils n'auraient pas seulement pour inconvénient de traîner à terre et de s'opposer au déplacement des membres antérieurs, ils s'étendraient comme un voile au devant des organes de la vision, et rendraient toute locomotion impossible. — Chez les mammifères, tous les poils arrivent à une évolution complète. Au lieu de recouvrir certaines régions plus ou moins limitées, ils recouvrent toute la périphérie de leur corps.

C'est un second manteau protecteur. Remarquons en passant que la crinière de certains animaux, la queue, ont une position qui en fait pour eux un ornement comme pour l'homme, parce que leur situation, relativement à la station de ces êtres, est la même que la nôtre.

De plus, la nature, en les exposant aux injures des temps, des saisons, des ennemis, a entendu les protéger physiquement, aux dépens mêmes de cette sensibilité qui serait devenue pour eux

une source de mal plutôt que de bien. L'homme, sans être désarmé physiquement, grâce au développement de son intelligence et à ses progrès à travers l'humanité, a remédié à cette nudité, aux dépens de ces animaux mêmes. Grâce à ces ressources que son esprit met chaque jour à profit, il multiplie sans cesse ses conquêtes dans le domaine de la nature, s'appropriant et s'assimilant tout ce qui peut devenir pour lui une source de bien être.

FONCTION DU TACT ET DU TOUCHER.

Le toucher est l'acte élémentaire par lequel nous prenons des notions précises de l'état des corps, afin de donner aux sens du tact toute la valeur dont il est doué ; c'est, pour mieux dire, un acte qui est au *tact* ce que *regarder* est à *voir*, *écouter* à *entendre*. Dire que le tact n'est pas un sens, puisque l'intelligence n'est pas éveillée, c'est dire que nous ne percevons les objets qu'en ayant conscience d'un *regard*, c'est, en un mot, faire intervenir la volonté là où elle n'est pas ; c'est dire que les muscles volontaires ne se contractent que sous l'influence de la volonté. Cette opinion est à peu près celle de M. Gerdy. Le toucher ne doit donc pas être mis au rang des sens, et de même que nous ne décrirons pas le *regard*, mais la *vue*, de même nous parlerons du *tact* comme sens, et du *toucher* comme acte spécial.

Le tact nous donne la sensation de contact d'un objet ambiant et en même temps celle des caractères et propriétés physiques de ce corps.

M. Gerdy a cherché à établir la distinction entre les phénomènes de sensibilité générale et ceux de la sensibilité tactile. C'est surtout pour réfuter Haller que cet auteur a discuté ces deux faits ; car l'immortel physiologiste croyait que tout filet nerveux, mis à nu et en contact avec un corps extérieur, pouvait en transmettre les caractères physiques au cerveau. Cela est contesté par tous les bons observateurs modernes.

Les irritations mécaniques, chimiques, électriques, s'appliquent avec un résultat assez analogue à presque tous nos organes. Toutes les parties du corps perçoivent, à la condition de recevoir certains nerfs. La peau, les muqueuses seules ressentent les impressions spéciales du tact. De plus, ces deux sensibilités sont en raison inverse dans certains organes, comme les joues, par exemple, d'une part, et la paume des mains de l'autre.

La sensibilité tactile est par elle-même assez neutre ; la sensibilité générale s'accompagne de plaisir ou de peine, le plus souvent.

Ces deux ordres de sensations resteront isolés chez un individu, à un moment donné, plus la notion acquise aura de netteté.

Anatomiquement, il n'a guère été possible de toujours distinguer les organes de perception de ces deux ordres de sensibilité.

Les organes qui servent à ce sens sont : la peau entière, mais surtout celle des mains ; la langue, les lèvres, notamment chez les chats, les phoques ; on y remarque chez ces animaux de longs poils ayant un bulbe auquel des nerfs nombreux communiquent une grande sensibilité ; le nez, chez les animaux pourvus d'une trompe, les tentacules des mollusques, les antennes et les pulpes des insectes, les appendices digités des nageoires pectorales des trigles, dont les nerfs naissent d'une série de renflements particuliers de la moelle épinière.

La sensibilité tactile des muqueuses va en s'affaiblissant, à mesure que l'on s'éloigne de la surface du corps.

Les centres nerveux offrent des parties complétement insensibles. Dans la peau elle-même, la sensibilité varie beaucoup. H. Weber a fait à cet égard des expériences très précises. Il a démontré que les pointes mousses d'un compas appliquées simultanément sur divers points de la périphérie du corps doivent présenter des écartemens très variables pour donner lieu à deux sensations distinctes.

Pour le bout de la langue, il suffit d'un écartement d'une demi-ligne ; la face palmaire de la phalangette des doigts, une ligne ; pour la deuxième phalange, la sensation n'est perçue double que pour un écartement double du précédent ; au rachis, 24 lignes dans la région dorsale ; au cou, au bras, 30 lignes. Mais ici, il est important de ne pas oublier la différence entre la sensibilité tactile et la sensibilité générale. D'ailleurs, le tact lui-même varie d'un individu à l'autre, du simple au double.

M. Belfield-Lefevre, en reprenant les expériences de Weber, a observé les faits suivans : 1° la perception est plus intense lorsque les pointes du compas sont appliquées dans une direction transversale que dans une direction longitudinale ou parallèle au membre, excepté pour les bouts des doigts et de la langue ; 2° lorsque deux points, amenés simultanément au contact d'une même portion quelconque du tégument, sont perçus comme nettement distincts, la distance qui sépare ces deux points paraît d'autant plus grande, que le sens tactile est plus développé dans la portion du tégument que l'on explore ; 3° lorsque deux points sont amenés successivement au contact de la peau, la distance qui les sépare paraît d'autant plus grande, que le temps écoulé entre le contact successif des deux points aura été plus considérable ; 4° deux points situés des deux côtés de la ligne médiane paraissent plus éloignés l'un de l'autre que deux points également distans situés d'un seul et même côté ; 5° si l'on choisit sur la surface tégumentaire deux régions dont la position relative soit sujette à varier, et qu'on appuie chacune des pointes d'un compas sur l'une de ces deux surfaces, la distance qui sépare les deux pointes du compas paraîtra beaucoup plus grande que si les deux pointes reposaient en même temps sur l'une de ces surfaces, etc.

Ce sont autant d'organes susceptibles de percevoir les sensations tactiles.

La main, par cela même qu'elle est douée d'un tact exquis, est devenue l'organe du toucher, opération à laquelle la langue ne se prêterait généralement pas.

Avec ces nombreuses articulations si mobiles en tout sens, ses nerfs si volumineux, la main est extraordinairement apte à multiplier et à varier le contact avec les corps. Immobile, elle est l'organe du tact, en mouvement, elle exerce le toucher.

L'opposition du pouce est l'acte par excellence qui nous procure des notions complètes. Buffon désirait que notre main fût plus complète qu'elle ne l'est. Des doigts plus nombreux, des brisures plus nombreuses, eussent sans aucun doute rendu à l'homme un service incalculable. Quand le tact est impressionné chez l'homme, il se passe des phénomènes variés. Il y a d'abord sensation de contact. Celle-là, nous l'avons vu, est très variable. Il y a ensuite sensation de résistance, occasionnée par une pression de la surface tégumentaire. Nous apprécions deux choses : dans beaucoup de ces cas, la résistance tactile et l'effort musculaire nécessaires pour soulever un poids. De plus, la sensation de poids que nous éprouvons varie suivant l'étendue de la surface qui est mise en contact avec nos tégumens. On pourrait même ajouter qu'elle varie beaucoup suivant que le contact est immédiat ou médiat. Quant aux températures, ce n'est guère que par une différence en

plus ou en moins entre notre corps et celui en contact que nous pouvons les apprécier. Il faut, en outre, que la surface en contact soit la plus étendue possible pour que la multiplicité des parties éprouvées rende la sensation aussi intense que possible. Darwin prétend avoir observé l'abolition du tact avec persistance de la sensibilité à l'action de la chaleur.

Le chatouillement consiste en un mode spécial de sensibilité tactile dont certains points du corps sont plus susceptibles que d'autres, variant suivant les individus, leur état moral, etc.

On a beaucoup exagéré peut-être les limites de la puissance du toucher, ainsi on a dit qu'il pouvait remplacer tous les autres sens. Toutefois, chez les aveugles il se passe certains phénomènes qui sont incontestablement en dehors de tout ce que nous savons sur les propriétés normales du tact.

De tous les sens, il n'en est aucun peut-être dans lequel notre intellect joue un rôle plus singulier, en tant que volonté.

La sensation de douleur, par exemple, sous l'influence de la volonté, peut s'anéantir presque complétement. De tous les sens, le toucher est celui où les sensations subjectives, provoquées par des causes internes, sont les plus fréquentes. Les sentimens de plaisir, de douleur, de froid, de chaud, etc., peuvent tous être déterminés par des états intérieurs. Ce qui revient à une opinion émise ailleurs, à savoir : qu'il n'est presque pas de sensations venues du dehors que nous ne puissions ressentir par un acte tout intérieur.

Ce qui est surtout remarquable, c'est de voir, par exemple, des amputés éprouver de la douleur venant d'un point qui n'existe plus, et qui aurait la situation relative qu'il avait avant l'amputation. Telles sont les innombrables sensations que l'on éprouve pendant les rêves, que beaucoup d'hommes à imagination ardente savent se donner même à l'état de veille.

Des natures maladives, des femmes hystériques, se plaignent des sensations les plus étranges ; dans ces cas, il est plus difficile de se prononcer ; car les sensations de brûlure et tant d'autres dont on se plaint par momens, telles que la chaleur insolite dans un point enflammé, qu'y a-t-il dans ces cas, quelle est la part de l'imagination ? Il n'y a pas besoin, on le sait bien, que l'on pince, pique ou brûle réellement pour que l'on éprouve ces sensations en un point donné, avec une grande persistance souvent. Quels sont les agens qui modifient de la sorte les extrémités nerveuses ? On l'ignore. Toujours est-il que les douleurs épuisent les malades autant que la lésion la mieux constatée.

Déjà nous avons insisté sur le rôle de la trompe, des moustaches, et d'autres appareils tactiles chez les mammifères.

Le bec des oiseaux est un organe de tact très important, ainsi que leurs pattes. Chez la plupart des animaux inférieurs, la sensibilité tactile est sans doute à l'état rudimentaire. Mais cette manière d'envisager leur sens est relative à l'homme. Car il n'est pas douteux que ces êtres ne possèdent la somme de sensibilité tactile nécessaire à l'accomplissement de leurs fonctions. De plus, comme nous le verrons pour d'autres sens, certains animaux, en raison même de leur manière de vivre, offrent des sens plus développés que l'homme.

L'éducabilité du sens du tact est considérable. Elle l'est surtout si on exerce ce sens à des perceptions toujours identiques.

DE L'ORGANE DU GOÛT.

La langue est considérée comme l'organe spécial de la gustation, bien que cette sensation puisse cependant être encore perque par le voile du palais et le pharynx. La langue elle-même ne reçoit l'impression des saveurs que par sa pointe, sa base et ses bords, tandis que la face dorsale de cet organe est totalement dépourvue de facultés sensorielles gustatives. La pointe de la langue, les deux tiers antérieurs de ses bords perçoivent spécialement les saveurs acides et sucrées ; la base et le pharynx paraissent plus spécialement destinés à l'impression des saveurs amères et alcalines. M. Bernard a montré qu'en faisant passer un courant galvanique dans la partie antérieure de la langue, on perçoit un goût acide; le même excitant porté sur le bas de la langue détermine, au contraire, une sensation franchement amère ; ceci provient, ainsi que nous le verrons bientôt, de la nature différente des nerfs qui sont excités dans ces deux cas.

Malgré cette extension du sens du goût dont les organes se confondent quelquefois, chez certains animaux, avec ceux de la déglutition et de la mastication, nous ne décrirons ici que la langue comme organe spécial du goût.

La langue, à raison de ses usages multiples, est composée d'une membrane muqueuse papillaire et glandulaire, d'un appareil musculaire très compliqué et d'une sorte de charpente fibreuse. Ailleurs (v. tome v, pages 74 à 99), nous sommes entré avec beaucoup de soin dans la structure intime de la langue. Nous n'avons rien à ajouter; nous reviendrons seulement ici sur l'appareil nerveux de la langue, qui est la partie essentiellement active dans la gustation.

Coordination générale et structure intime de l'appareil nerveux de la langue, dans l'homme et les mammifères.

Depuis le commencement du siècle, les immenses progrès imprimés à la physiologie générale par les études zoologiques dans toute la série animale, en montrant le système nerveux comme l'agent essentiel de la vie, avaient donné un nouvel et puissant intérêt aux recherches qui le concernent. Mise en mouvement par cet élan scientifique, la physiologie propre du système nerveux, s'est rapidement enrichie d'une foule de détails importans et de plusieurs grandes découvertes. Mais, il faut l'avouer, elle avait marché seule, par ses moyens propres d'expérimentation; et, comme on n'avait pas songé que la névrologie microscopique, encore ignorée, pût l'éclairer et lui venir en aide, cette partie de la science, laissée dans l'oubli, était demeurée fort en arrière.

L'histologie pourtant avait fait, de son côté, dans une direction différente, des conquêtes non moins remarquables, par la grande portée de leurs applications physiologiques.

Dans la période de ces vingt dernières années, l'École allemande, en retrouvant le secret des injections microscopiques, a beaucoup élucidé le mécanisme des fonctions, par l'étude des appareils circulatoires particls dans l'infiniment petit. Si néanmoins, comme je crois pouvoir le démontrer, ses recherches n'ont pas été aussi fructueuses à l'égard du système nerveux, ce n'est pas que les savans d'outre-Rhin n'aient fait, sur ce genre d'appareil, de plusieurs travaux nombreux et très importans; mais tous leurs efforts, pour avoir manqué d'une direction générale, sont restés incomplets.

Au reste, les tentatives faites partout ailleurs, n'ont pas été plus heureuses. En général, les recherches anatomiques sur les nerfs, à notre époque, se divisent en deux séries qui accusent nettement la différence des habitudes scientifiques de leurs auteurs. Les unes ont été faites par des anatomistes très exercés,

mais qui n'étaient point assez micrographes; les autres, par des micrographes fort experts, mais qui, trop souvent, n'étaient pas assez anatomistes. Les premiers ont poursuivi avec soin et habileté à l'œil nu, tel ou tel nerf isolé, mais se sont trouvés arrêtés tout court, pour n'avoir point aidé à la dissection, par les réactifs chimiques et l'emploi du microscope. Les seconds, séduits par l'espoir de mieux comprendre les phénomènes fonctionnels et aussi par cette facilité qu'offre le microscope, aux imaginations vives, de pénétrer tout d'un coup, par la science, jusqu'aux confins de la métaphysique, ont transporté de prime-abord les études micrographiques, jusqu'aux plus intimes profondeurs de la substance nerveuse. De part et d'autre, on a procédé sans idée d'ensemble. Faute d'avoir su les reconnaître, on n'avait pas étudié les décroissemens intermédiaires des nerfs et des nervules de toute sorte qui, par les myriades de leurs anastomoses en réseaux et leurs vastes épanouissemens à tous les plans, forment cependant la masse incomparablement la plus considérable, ou, pour mieux dire, la masse presque entière du système nerveux périphérique.

De ces efforts partiels, il était résulté une science incomplète, connue seulement des deux bouts sans le milieu : à une extrémité se trouvait reléguée la science ancienne, l'étude des gros nerfs visibles à l'œil nu, le champ habituel des anatomistes proprement dits, formant ce que je nommerai la *névrologie générale,* l'analogue de l'angéiologie de même nom ; à l'autre extrémité, c'est-à-dire à une grande distance de la première, se développait la structure intime de la substance nerveuse, le domaine propre des micrographes. C'était en apparence, comme deux sciences distinctes, cultivées à part l'une de l'autre; tandis que, en réalité, on ne peut y voir que deux fragmens d'une même science, malheureusement séparés par une immense lacune qu'il importait de combler, pour montrer les liens mutuels des différentes parties du système nerveux en un seul corps, et sa signification d'ensemble.

L'idée n'était venue à personne de chercher sous quelles formes les nerfs, dans leurs alliances avec les autres tissus, se déguisent au regard de l'observateur, dans l'infiniment petit.

Rien de plus clair pourtant que ces alliances, une fois leur mécanisme entrevu.

Ayant fait de ce sujet, depuis quelques années, l'objet d'études très sérieuses, je démontrerai plus tard en quoi consiste, dans tous les tissus, ce qu'il faut nommer le *système capillaire nerveux,* variable par ses aspects dans chaque tissu, suivant sa densité propre, ce dont celui des séreuses peut déjà donner une idée. Je me borne provisoirement à constater en fait général, mais comme une donnée de première importance, qu'il existe, dans tous les organes et les tissus, un *système capillaire nerveux,* analogue et parallèle au *système capillaire circulatoire, et non moins abondant que ce dernier, en nombre du moins, si ce n'est en volume.* Complètement indispensables et à titre égal, l'un de l'autre et de toutes les textures, ces deux appareils capillaires s'accompagnent mutuellement en mariant leurs réseaux, et se servant alternativement de supports dans chaque tissu, suivant sa texture particlle. Partout, dans leur étroite alliance, ils représentent les deux élémens de la vie, dont l'un apporte la matière nutritive, et l'autre la force qui la met en jeu ; et ils s'offrent dans chaque organe en proportion différente, suivant le genre d'activité fonctionnelle et le degré de vitalité qu'il manifeste.

Mais le système nerveux, multiple en lui-même, et chargé d'influences si nombreuses et si différentes, étant beaucoup plus complexe que le système circulatoire, l'étude de son appareil capillaire nerveux est aussi beaucoup plus difficile. Au début et avant tout essai de coordination, il importe d'apprendre à reconnaître, dans leurs caractères anatomiques, les derniers filamens nerveux, quoique non injectables, par cela même si faciles à confondre, comme on l'a toujours fait, avec les simples filamens fibreux, et du reste, beaucoup plus déliés que les capillicules circulatoires. Puis, une fois les nervules de toute sorte bien reconnues, jusque dans l'infiniment petit, il s'agit de déterminer comment se fondent les uns dans les autres les nerfs de la physique et de la chimie animale, ou en d'autres termes, comment s'opère anatomiquement le mélange des nerfs de la vie volontaire cérébro-spinale avec eux, et de la vie involontaire splanchnique. Au point de vue synthétique, en effet, ce mode de fusion des deux systèmes nerveux est le fondement matériel des alliances et des corrélations mutuelles de fonctions nécessaires pour former, des appareils si différens de ces deux modes d'existence, un seul et même organisme dont toutes les parties sont solidaires. C'est donc là une question de haute importance, par l'intime liaison qu'elle établit entre l'anatomie et la physiologie, les deux sciences mères, ou les deux expressions, physique et morale, de la science unique de l'organisation.

La langue est assurément l'organe le plus favorablement disposé pour commencer à éclairer l'étude de ce problème. Par sa situation, elle forme comme un appendice extérieur isolé, pour ainsi dire, du reste de l'organisation, à laquelle elle ne tient que par sa base. Par ses corrélations physiologiques, elle est placée comme un premier intermédiaire entre les organes des deux vies, cérébro-spinal et splanchnique, appartenant à l'une et à l'autre, et, conformément à cette double coordination, elle se montre pourvue d'une texture très complexe et de nerfs abondans de toute sorte, cérébro-spinaux, mixtes et ganglionnaires. Sous tous ces rapports donc, la langue est merveilleusement propre à élucider la question qui nous occupe, et fournit, en quelque sorte, dans un petit espace bien circonscrit, le spécimen le plus clair du mélange des nerfs de toute sorte, c'est-à-dire des nerfs physiques cérébro-spinaux, moteurs et sensitifs, entre eux et avec les nerfs chimiques ganglionnaires. Enfin, comme un dernier trait, encore plus spécial, et bien précieux pour l'objet qui nous occupe, suivant l'un des résultats de mes recherches qui, par sa signification physiologique, est peut-être le fait le plus saillant de ce mémoire, elle réunit tous ces nerfs d'origine si différente, en une vaste membrane commune, surface nouvelle d'émergence des organules nerveux périphériques, les papilles, évidemment chargées à la fois, des diverses sortes d'incitations nerveuses, sensitives et motrices, centripètes et centrifuges.

L'appareil nerveux de la langue se divise naturellement en deux parties, les nerfs proprement dits et le corps papillaire. Dans la description abrégée que je vais en donner, j'aurai soin d'indiquer parallèlement, avec le mode de distribution des organes nerveux, celui de leur appareil capillaire sanguin.

PREMIÈRE PARTIE.

MODE DE COORDINATION DES NERFS MICROSCOPIQUES DE LA LANGUE.

Sept nerfs ou plexus nerveux d'origine différente se distribuent, de l'un et de l'autre côté, dans chacune des moitiés de la langue.

1° Le grand nerf hypoglosse ;

2° La branche linguale du trijumeau ;

3° Toute la portion linguale du glosso-pharyngien ;

4° Un rameau, dit la corde du tympan, aujourd'hui généralement considéré comme étant dégagé du facial, et qui s'adjoint au lingual ;

5° Un autre rameau, également né du facial, au-dessous du précédent, et qui s'adjoint au glosso-pharyngien.

6° Un vaisseau émané de la branche laryngée supérieure du pneumo-gastrique.

7° Enfin, un plexus nerveux ganglionnaire, né du plexus carotidien, et qui accompagne l'artère linguale et ses divisions dans toute l'étendue de la langue.

Dans cet exposé sommaire où, pour être court, je ne vais faire qu'indiquer, et non décrire les nerfs de la langue, j'élaguerai tous les détails anciennement connus, pour ne signaler que des faits nouveaux ; seulement, pour offrir un ensemble complet aux faits d'observation qui résultent de mes recherches avec mon préparateur, M. Ludovic Hirschfeld, j'ajouterai ceux qui sont dus à d'autres anatomistes, en ayant soin de rendre à chacun ce qui lui appartient. Il est bien entendu aussi, que pour chaque nerf, quel que soit son mode de distribution au-dessus de la langue, nous n'avons à nous occuper que de sa portion proprement linguale.

La langue, comme tous les organes médians de l'appareil nerveux cérébro-spinal, se compose, suivant sa largeur, de l'adossement longitudinal de deux moitiés symétriques, ou offrant de chaque côté la répétition exactement semblables, ou offrant de chaque côté la répétition uniforme des mêmes parties. Au contraire, suivant sa longueur, la langue se divise en deux autres moitiés, postérieure et antérieure, encore analogues entre elles, mais inégales dans leur volume, leur configuration et leur composition organique et un peu différentes par leurs fonctions. Et comme l'identité anatomique et physiologique des deux moitiés latérales de la langue n'est que l'expression de celles de leurs appareils nerveux, formés par les nerfs congénères des mêmes paires ; de même les différences anatomiques et physiologiques des deux moitiés, postérieure et antérieure, ne sont aussi que la traduction de celles de leurs appareils nerveux, formés en partie par les mêmes nerfs et en partie par des nerfs différens.

A la portion postérieure ou pharyngienne de la langue, y compris les deux éminences obliques du V lingual, se distribuent des deux côtés, 1° une portion du nerf hypoglosse, uni à quelques filets du lingual ; 2° la branche postéro-interne et quelques filets de la branche antéro-externe du glosso-pharyngien ; 3° en partie le filet dégagé du facial dans l'aqueduc de Fallope, et qui s'unit au glosso-pharyngien ; 4° le fort rameau émané de la branche laryngée supérieure du pneumo-gastrique ; 5° l'autre filet dégagé du rameau tonsillaire du pneumo-gastrique ; 6° les petits plexus ganglionnaires qui accompagnent les rameaux basiques de l'artère linguale. De tous ces nerfs, l'hypoglosse avec ses filets anastomotiques du lingual est le seul qui appartienne à la masse musculaire, indivisible dans toute l'étendue de la langue. Tous les autres nerfs se rendent dans la portion pharyngienne de la membrane tégumentaire.

A la portion antérieure buccale ou palatine de la langue, en avant du V lingual, se distribuent des deux côtés, 1° la portion restante du nerf hypoglosse ; 2° la branche linguale du trijumeau ; 3° le rameau du facial, dit la corde du tympan, uni chez l'homme au nerf lingual, mais qui paraît s'en isoler facilement chez quelques animaux ; 4° la branche dorsale antéro-interne du glosso-pharyngien, et le rameau sous-lingual du même nerf ; 5° ajoutons-y et même pour la plus grande partie, le rameau du facial que nous savons être uni à la branche antéro-externe du glosso-pharyngien ; 6° enfin les plexus ganglionnaires de l'artère faciale.

Voyons pour quelle part chacun de ces nerfs, d'usages si variés, entre dans la structure de la langue. Pour en offrir logiquement l'exposition anatomique, nous allons les suivre dans l'ordre de leur décroissance, suivant les masses proportionnelles de tissus quelconques auxquelles ils se distribuent.

A ce point de vue à la fois anatomique et physiologique, les nerfs de la langue se divisent en deux groupes : au premier groupe appartiennent l'*hypoglosse* et le *lingual*, d'après nos recherches si fréquemment unies, à la surface et dans l'épaisseur des muscles linguaux, par les myriades d'anastomoses de leurs filets et de leurs nervures, qu'ils semblent appartenir en commun à toute la masse de la langue, dans ses organes moteurs et sensitifs, quoique pour une part proportionnelle très différente, suivant la fonction spéciale, motrice ou sensitive, de chacun d'eux. Sous ce rapport, il n'est donc pas moins intéressant de les considérer d'ensemble, comme nous allons le faire, que séparément, comme on l'a toujours fait jusqu'à présent. Dans le deuxième groupe se rangent tous les autres nerfs dont la distribution se borne à la membrane tégumentaire de la langue.

En premier lieu vient l'*hypoglosse*, le grand nerf musculaire de la langue. C'est exclusivement le nerf moteur de cet organe; car c'est le seul de ce genre qui se distribue à ses muscles; et non-seulement il leur suffit à tous, y compris les extrinsèques, mais c'est lui aussi qui anime, au-dessus de la langue, deux de ces groupes moteurs auxiliaires, les muscles sus et sous-hyoïdiens. On a cru longtemps que les filets terminaux de l'hypoglosse venaient se ramifier dans les papilles de la dorsale de la langue. Cette opinion, émise par Vieussens, et successivement adoptée par Cheselden, Boerhaave, et récemment, parmi nous, par M. Ribes, avait néanmoins été rejetée par tous les anatomistes. M. Huguier, qui a fait des recherches sur ce point, aurait vu les filets de l'hypoglosse former des arcades successives, et de plus en plus petites, analogues à celles que forment les artères mésentériques, et aurait toujours trouvé que les plus fins qu'il a pu suivre allaient se terminer à des filets musculaires, et jamais à la muqueuse buccale. Littéralement, et en ne tenant compte que des filets émis directement par l'hypoglosse, ce résultat de simple observation à l'œil nu est exact, mais incomplet. Il est bien vrai que, même avec l'aide du microscope, tous les nervules, si abondans, fournis par les filets propres de l'hypoglosse ou par leurs arcades anastomotiques, se rendent exclusivement aux fibres des divers muscles. Mais quelle est la nature de ces filets, et n'appartiennent-ils donc qu'à l'hypoglosse ? C'est bien ainsi qu'on les comprend en physiologie ; mais l'anatomie montre que c'est une erreur. Préalablement à sa distribution ultime en nervules, l'hypoglosse, à la base de la langue, se dissémine en plusieurs plexus, dont les filets s'anastomosent en très-grand nombre avec ceux du lingual et des plexus artériels ganglionnaires. Et comme ces anastomoses se reproduisent à tous les plans dans l'épaisseur de la langue, les nervules terminaux de l'hypoglosse, sans rien perdre de leur qualité mo-

trice, empruntent néanmoins, de cette double adjonction, une nouvelle et triple signification.

Tout le monde connaît le beau plexus que forment, par leurs anastomoses, sur la face externe du muscle hypoglosse, les deux nerfs hypoglosse et lingual. J'ai examiné au microscope ces arcades anastomotiques à double origine, et j'y ai reconnu deux faits essentiels : 1° leur jonction par des filets ganglionnaires émanés du plexus de l'artère linguale ; 2° l'émission, aux dépens de ces mêmes arcades, de nombreux nervules qui vont se distribuer, en pinceaux rayonnés, dans les fibres musculaires, et, au delà, dans la membrane tégumentaire. Evidemment chargés de trois sortes d'influences nerveuses, les uns cérébro-spinales ou de physique vivante, motrices pour l'hypoglosse et sensorielles par le lingual ; les autres chimiques ou nutritives par les nerfs splanchniques vasculaires.

Mais le plexus triple du muscle hyoglosse, n'est pas le seul qui s'offre dans la langue. Il en existe deux autres, formés aussi par les nerfs hypoglosse et lingual : l'un très considérable dans les muscles génio glosses, et l'autre à l'extrémité du stylo-glosse, sur leurs entre croisemens à la face inférieure de la langue. Et, si l'on y ajoute un quatrième plexus que nous avons trouvé aussi dans la portion intrinsèque du muscle stylo-glosse, formé aussi par le nerf hypoglosse, mais anastomosé ici avec le glosso-pharyngien, et un cinquième plexus, constitué dans le glosso-phylin par le glosso-pharyngien et le pneumo-gastrique, on reconnaîtra qu'il existe autant de plexus bien visibles que de muscles intrinsèques.

Disons toutefois, que cette vue serait encore trop restreinte, car elle ne s'appliquerait qu'aux plexus apercevables à l'œil nu. En fait, il en existe partout, à tous les plans des divers muscles de la langue, il ne s'agit que de les chercher avec attention. Il n'est aucun point des muscles intrinsèques, où ils ne se révèlent sous le microscope ; cette observation s'accorde avec une observation déjà faite par Remak, que la disposition plexiforme est commune à tous les nerfs de la masse musculaire de la langue.

Le *lingual*, par l'étendue de sa surface de distribution, se présente après l'hypoglosse. Mais quoique à une grande distance de ce dernier, pour la masse de tissus dans laquelle il se répand, il est néanmoins plus volumineux. C'est, comme on le sait, le caractère des nerfs sensitifs, d'être toujours plus gros que les nerfs moteurs, pour une moindre surface d'épanouissement.

On sait que, parvenu à la face inférieure de la langue, le nerf lingual se divise en deux séries, externe et interne, de rameaux fasciculés, en forme de pinceau, et composés chacun de six, huit, ou dix filets divergens. C'est aux dépens de ces rameaux internes qu'ont lieu les anastomoses du lingual avec l'hypoglosse formant le grand plexus des muscles génio-glosses et celui des stylo-glosses, sous la pointe de la langue. Voyons donc en quoi consistent la disposition et les rapports des deux principaux nerfs de l'appareil lingual.

Le *plexus des muscles génio-glosses*, qui domine l'appareil nerveux de la plus grande partie de la langue, est remarquable par l'extrême abondance de ses filets anastomotiques et sa vaste étendue. M. Valentin, s'il n'a pas poursuivi ce fait, l'a du moins entrevu, car il dit, à propos du lingual : « Ses ramifications « grosses et petites, forment entre elles des plexus nombreux « et très élégans, et en produisent également de non moins

« nombreux, mais plus délicats, avec les ramuscules du grand
« hypoglosse » (*Encycl. anat.*, t. IV, p. 380). D'un autre côté,
M. Cruveilhier a reconnu que quelques filets de l'hypoglosse s'a-
nastomosent avec ceux du lingual, tandis que plusieurs autres
accompagnent l'artère linguale (*Anatomie descriptive*, t. IV,
p. 714).

Ces faits étant établis, voici du reste en quoi consiste le vaste
plexus des muscles génio glosses. Il se compose de trois parties :
1° au centre, dans le sillon intermédiaire des muscles génio-
glosse ou lingual inférieur, se trouve l'artère linguale, environnée par son plexus nerveux splanchnique ; 2° en dedans est le
nerf hypoglosse, d'un aspect très remarquable ; ce nerf, divisé
en un grand nombre de filets, cesse de faire un tronc et, dans
une longueur de quatre à cinq centimètres, s'éparpille en un
réseau plexiforme, composé de huit à dix filets principaux, anastomosés entre eux et réunis par de nombreux filamens à courtes
distances, qui environnent de leurs entrelacemens annulaires
les faisceaux du génio-glosse ; 3° en dehors, plongent les rameaux internes du lingual, également réunis par des filets
anastomotiques, mais d'un aspect moins plexiforme que l'hypoglosse.

C'est aux dépens de ces trois plexus, marchant parallèlement
à la face inférieure de la langue, qu'il s'en forme un triple, et
commun aux trois espèces de nerfs. On y remarque, en effet,
quatre sortes d'anastomoses : 1° de l'hypoglosse et du lingual,
l'un avec l'autre, dans l'intermédiaire du plexus splanchnique ;
2° des deux mêmes nerfs, par des filets qui s'anastomosent sur
l'artère, avec son plexus ; 3° du plexus artériel splanchnique,
isolément uni de chaque côté, d'une part avec l'hypoglosse,
et de l'autre avec le lingual. De ces anastomoses si variées, les
plus remarquables sont celles des deux nerfs entre eux, car elles
ont lieu au-dessus comme au-dessous de l'artère, et comme elles
se répètent profondément par nervules très fins, sous le microscope, leur nombre paraît très considérable, car elles forment un
réseau microscopique en filet, embrassant dans ses mailles les
fibres des génio-glosses. Sur le plan moyen, ces deux vastes
plexus s'anastomosent d'un côté à l'autre, et en avant, ils se continuent avec le plexus des stylo-glosses. J'ai fait connaître à un
faible grossissement de deux demi-diamètres les plexus triples
des génio-glosses ; mais pour ne pas faire confusion, on n'a tenu
compte que des anastomoses principales, le réseau microscopique que forment toutes les autres étant si nombreux, qu'il mas-
querait tout si on le copiait au complet. Au reste, cette disposition caractéristique des deux grands nerfs, qui s'observe également dans toute la masse musculaire, déjà facile à reconnaître
dans la langue de l'homme, acquiert encore bien plus d'évidence
dans la langue des grands animaux, le bœuf et le cheval, où les
principales anastomoses se font par de longs rameaux d'un volume considérable, demi à un millimètre de diamètre.

Si l'on a bien compris la disposition du plexus triple des génio-glosses, on voit que les anastomoses n'ayant lieu que par
des filamens et des nervules très fins, n'interrompent pas la continuité des filets des deux grands nerfs visibles à l'œil nu. C'est
ce qui explique comment le mode de mixtion de ces deux nerfs
n'a pas appelé plus généralement l'attention des anatomistes.
En suivant ces filets à la surface de la langue, ils continuent de
s'y produire dans leur double caractère d'union et d'isolement ;
c'est-à-dire qu'en même temps qu'on les voit s'anastomoser, les
nerfs de chaque sorte affectent la distribution qui est propre à
chacun d'eux. Les nervules de l'hypoglosse se résolvent en ner-

T. III.

vules musculaires, et ceux du lingual gagnent la membrane tégumentaire.

J'omettrai à dessein de parler des autres plexus secondaires qui
n'offriraient qu'une répétition de faits analogues à ceux que je
viens de consigner plus haut.

En somme, on voit que les deux nerfs hyoglosse et lingual
semblent appartenir en commun, comme je l'ai dit, à presque
toute la masse de la langue. La différence entre ces deux nerfs,
mais elle est capitale, c'est que ce n'est qu'une faible portion
des nervules de l'hypoglosse, mélangés avec ceux du lingual,
que l'on peut supposer se rendre à la membrane tégumentaire de
la portion buccale de la langue, tandis que presque toute la masse
des nervules de l'hypoglosse se jette dans les fibres musculaires.
Et en sens contraire, ce n'est qu'une faible portion des nervules
du lingual, qui paraissent animer, avec les filets de l'hypoglosse,
les muscles de la langue, tandis que la grande masse du lingual
se distribue dans la membrane tégumentaire. Enfin, partout à
l'union de ces deux nerfs, s'ajoute celle des nervules splanchniques. Évidemment on ne peut s'empêcher de reconnaître une
alliance physiologique de fonctions, dans cette triple coordination anatomique, qui nous montre la sensibilité tactile venant se mêler pour une part, dans les muscles, à la force motrice ; et celle-ci venant ajouter un principe de mouvement à
la surface sensitive, en même temps que toutes deux se révèlent
sous la puissance nutritive ganglionnaire.

Après l'hypoglosse et le lingual, tous les autres nerfs de la
langue se distinguent par la petite masse organique à laquelle
ils se distribuent, étant exclusivement destinés à la membrane
tégumentaire. Leurs rapports étant moins complexes, je ne vais
faire que les indiquer.

Le *glosso-pharyngien* est le plus considérable et le plus important de ces nerfs. Les usages de la portion linguale ayant été
le sujet d'un grand nombre d'expériences physiologiques, je ne
sais pourquoi son anatomie n'avait pas été faite avec plus de soin.
Scarpa avait signalé son anastomose avec le lingual, près de son
entrée dans la langue. M. Valentin le divise en deux rameaux,
externe et interne, anastomosés tous deux, à leurs extrémités,
avec des filets du lingual. Du rameau externe part un filet qui
suit la face inférieure de la langue jusqu'à sa pointe. Le rameau
interne, le plus gros, se répand dans la base de la langue, jusqu'au trou borgne, et forme autour de celui-ci un petit plexus
coronaire. Un troisième rameau, intermédiaire entre les deux
autres, ne va pas plus loin que l'éminence du V lingual.

Il est remarquable que dans aucune des descriptions de la portion linguale du glosso-pharyngien, il n'est fait mention de son
mode de distribution à aucune sorte de papilles. Arnold est plus
explicite, du moins l'un de ses dessins montre-t-il l'arrivée des
filets du glosso-pharyngien aux papilles caliciformes (*Tab. anat.*,
fasc. 2, tab. X, fig. 13).

D'après nos recherches, la portion linguale du glosso-pharyngien s'est montrée constamment formée de deux branches principales, séparées l'une de l'autre bien au-dessus de la langue.
L'interne, la plus forte, est celle à laquelle se borne ordinairement la description du nerf en entier. Je la nomme postéro-interne, parce que son épanouissement se borne à la portion pharyngienne de la langue. C'est elle qui se distribue principalement aux glandules et aux papilles mamillaires de cette région
de la langue, et exclusivement, par des pinceaux de filets nerveux, aux grandes papilles caliciformes. La branche externe est

80

celle qui offre le plus de nouveauté. Je la nomme antéro-externe, parce que, contrairement à l'assertion des auteurs qui la font cesser en regard du trou borgne, elle se prolonge sur la portion buccale antérieure de la langue, où on la suit à l'œil nu jusqu'à son quart antérieur, et au microscope jusqu'auprès de sa pointe. En arrière, cette branche forme un plexus d'anastomoses avec la précédente, et fournit de même des nervules aux papilles mamillaires et aux glandules linguales. C'est d'elle que naît le fort rameuscule décrit par M. Valentin, et qui est destiné à la membrane tégumentaire de la face inférieure de la langue. Sa branche dorsale antérieure de continuation longe, à un centimètre de distance, le bord de la langue. En raison de son trajet parallèle aux lignes principales des papilles fongiformes et de son épanouissement vers la pointe de la langue où ces papilles abondent, on serait tenté de croire qu'elle leur est plus spécialement destinée, comme sa branche congénère postéro-interne l'est aux papilles caliciformes. Nous verrons, dans la dernière partie de ce mémoire ,comment l'interposition de la membrane papillaire m'empêche de pouvoir préciser anatomiquement cette opinion d'une manière plus affirmative.

Les deux rameaux que le nerf facial fournit à la membrane tégumentaire de la langue, y parviennent d'une manière très différente.

Au delà du ganglion sous-maxillaire, le filet du facial, dit la *corde du tympan*, fait partie du nerf lingual. Chez l'homme, le plus ordinairement on ne peut le séparer de ce nerf avec lequel il se confond ; mais dans les cas mêmes où il s'en distingue, je ne sache pas qu'aucun anatomiste soit parvenu à l'isoler du tronc de ce nerf, sans solution de continuité ; mais chez les animaux, le cheval, le mouton, le porc, d'après les recherches récentes de M. Demarquay, la corde du tympan se sépare facilement du facial. Elle forme un rameau qui se dirige en haut, vers la face dorsale de la langue. M. Demarquay, qui l'a poursuivie sur le porc, est le premier qui ait constaté sa distribution terminale dans la membrane tégumentaire de la langue.

La corde du tympan est celui des nerfs de la langue qui laisse le plus d'incertitude sur sa fonction spéciale, vu les résultats contradictoires qu'elle a fournis, par les vivisections, à des physiologistes très habiles. Ainsi, MM. C. Bernard et Guarini, d'accord avec l'opinion régnante, qui fait procéder la corde du tympan du nerf facial, dans l'aqueduc de Fallope, y voient une branche motrice de ce nerf ajoutée au nerf sensitif lingual. Mais voici, au contraire, que MM. Biffi et Morganti n'y reconnaissent qu'un rameau de sensibilité tactile, opinion nouvelle qui pose-traitent doute la véritable origine de ce nerf au facial, que d'autres recherches actuelles semblent déjà tendre à remettre en question. Quoi qu'il puisse en être de la réalité de l'une ou l'autre de ces deux opinions inverses, l'anatomie n'a rien à y débattre, et ne pourrait fournir de nouvelle lumière que par une détermination précise de l'origine réelle de la corde du tympan. Pour cette science, en effet, d'un côté le lingual, nerf sensitif, n'a pas besoin de s'adjoindre, en la même qualité, la corde tympanique qui n'ajouterait à ses fonctions qu'autant qu'elle proviendrait d'une autre région de trijumeau, comme dans l'ancienne opinion de H. Cloquet ; et d'un autre côté, le même nerf lingual, pour s'adjoindre une force motrice qu'il semble déjà tenir si abondamment de l'hypoglosse, n'aurait besoin d'un rameau du facial que pour être mise en rapport avec tout le système musculaire de la face.

L'autre rameau du facial, découvert successivement par MM. Richet, Ludovic, Hirschfeld, et Gros, à l'insu les uns des autres, offre une origine et une destination plus précises. Né du facial, dans l'aqueduc de Fallope, au-dessus du point d'émission de la corde du tympan, il s'adjoint à la branche antéro-externe du glosso-pharyngien, avec laquelle il forme un plexus de filets anastomotiques autour et dans l'épaisseur du muscle stylo-pharyngien. Intimement uni au delà avec le glosso-pharyngien, il se distribue, en commun avec ce nerf, dans la membrane tégumentaire de la langue, et semble bien avoir pour usage de lui fournir une branche motrice dégagée du facial.

Le dernier des nerfs propres à la membrane tégumentaire linguale est le fort rameau émané du pneumo-gastrique. Ce rameau, signalé d'abord par MM. Cruveilhier et Richet, se dégage de la branche laryngée supérieure, s'insinue de chaque côté, sous la membrane tégumentaire de la base de la langue, en dedans de la branche postéro-interne du glosso-pharyngien, et s'y distribue en rayonnant jusqu'auprès du V lingual.

Enfin, ajoutons à tous ces nerfs les plexus artériels splanchniques, émanés des plexus intercarotidiens, et qui accompagnent les artères linguales dans toutes leurs divisions. N'ayant point à décrire ces plexus, il nous suffit, en ce qui les concerne, de constater les myriades d'anastomoses microscopiques qu'ils forment sur tous les points avec les différens nerfs de la langue, aux influences desquels ils viennent joindre celles de l'appareil nerveux splanchnique.

Il nous resterait à faire voir comment les nerfs de la langue se conduisent dans la membrane papillaire, où tous viennent se confondre, moins un seul, l'hypoglosse, qui néanmoins y communique. Ce sera l'objet de la deuxième partie de ce mémoire.

En résumé, la langue, de tous nos organes est, après l'œil, celui qui possède le plus grand volume de nerfs, et le plus de tous, celui où se montrent le plus clairement le plus grand nombre d'influences nerveuses de toute sorte, quelles que soient, du reste, les spécialités de fonctions, encore incertaines, de plusieurs d'entre eux.

La langue reçoit pour chacune de ses moitiés :

1° *Deux, ou peut-être trois nerfs moteurs*. (a) L'un très considérable en égard au volume de l'organe, l'*hypoglosse*, nerf moteur par lui-même, mais, en outre, remarquable à raison des influences diverses, auxquelles on peut soupçonner qu'il participe par ses nombreuses anastomoses, au-dessus de la langue, avec tant d'autres nerfs de tout genre, moteurs, sensitifs et ganglionnaires. — (b) Un autre rameau, présumablement moteur et qui s'anastomose avec le glosso-pharygien. — (c) Un autre rameau, la corde du tympan, de fonction douteuse, et présumé moteur par les uns et sensitif par les autres.

2° La langue reçoit une portion des *trois nerfs mixtes* ou *sensitifs*, nés du prolongement céphalique de la moelle : (a) le *glosso-pharyngien*, dont elle absorbe la plus grande partie comme nerf de sensation spéciale, tandis que, par l'autre partie, elle se trouve en rapport sensitif avec le pharynx, l'isthme et le voile du palais. — (b) Le *lingual*, considéré par quelques physiologistes comme nerf gustatif ; par d'autres, simplement comme nerf de sensibilité tactile ; mais en tout cas, branche considérable du trijumeau, le nerf de sensibilité générale de toute la face. — (c) Un fort rameau du pneumo-gastrique, ce grand nerf mixte, de texture et d'usages si complexes, et qui se distribue dans son cours à tant d'appareils divers, en variant de fonctions dans chacun d'eux.

3° La langue, enfin, eu égard à son volume, est riche en

plexus nerveux ganglionnaires, qui accompagnent ses fortes artères.

Dans ce conflit des intrications nerveuses, constatons rigoureusement, par l'anatomie, de nombreuses anastomoses, qui mettent dans des rapports mutuels, les unes à l'égard des autres, toutes les parties de la langue : 1° des deux nerfs sensitifs entre eux ; 2° de chacun d'eux avec deux nerfs moteurs : le lingual avec l'hypoglosse et la corde du tympan, si tant est que celle-ci soit une branche motrice ; le glosso-pharyngien avec le facial par le filet de l'aqueduc de Fallope, et avec l'hypoglosse par le plexus du muscle stylo-glosse ; 3° des nerfs moteurs et sensitifs avec les plexus ganglionnaires, sur toute l'étendue des artères ; 4° des trois sortes de nerfs d'un côté à l'autre, de manière à réunir les deux moitiés de la langue en un seul système solidaire.

La langue enfin, outre sa dépendance générale du centre nerveux cérébro-spinal, est en rapport synergique d'actions de toute sorte : 1° avec les puissances motrices de l'appareil hyo-glosso-pharyngien, par les nerfs hypoglosses ; 2° avec l'ensemble du pharynx, par les glosso-pharyngiens et les pneumo-gastriques ; 3° avec toute la face, par les facials et les trijumeaux ; 4° avec tous les appareils splanchniques, par les plexus ganglionnaires et par les pneumo-gastriques.

A l'aspect de tant de nerfs d'origines si différentes, partout réunis en plexus communs, dans un si petit organe, et dont la signification si large, au moins dans l'ensemble, devient eu outre si complexe, en tenant compte des autres anastomoses des nerfs dans leurs parcours, doit-on s'étonner si la langue possède à la fois, des fonctions si nettes et si variées, des mouvemens si énergiques et en même temps si prompts, des sensations si vives et si délicates, des sympathies si rapides et si nombreuses ? Mais ce qui frappe surtout d'évidence et montre clairement les liens harmoniques de tant de fonctions, c'est l'alliance et la fusion, dans toute l'étendue de la langue, des trois sortes de nerfs, moteurs, sensitifs et splanchniques en plexus triples, partout anastomosés d'un même côté et d'une moitié à l'autre, qui semblent mélanger partout leurs influences. De sorte que, guidé par l'anatomie, le physiologiste, à partir de ces plexus, croit voir les nervules terminaux qui en naissent, amener du même coup sur tous les points, quoique en nombres différens et dans des proportions très variées, diverses sortes d'innervations, les unes doubles, les autres triples et même quadruples, suivant la multiplicité des fonctions de chaque partie.

APPAREIL DE LA VISION.

Les organes de la vue se composent des deux yeux et de leurs annexes.

Nous décrirons successivement, 1° la cavité orbitaire, qui loge l'œil et le protége dans la plus grande partie de son étendue ; 2° les paupières, voiles mobiles qui ferment la cavité de protection, en avant ; à côté de ces organes se rangent les sourcils dont le rôle est plus médiat ; 3° les organes lacrymaux sont un vrai appareil annexe de l'appareil de la vision ; 4° les organes locomoteurs ; 5° les vaisseaux et nerfs de l'orbite.

Cavités orbitaires ou orbites.

Ce sont deux cavités creusées dans les parties supérieures et latérales de la face. Leurs dimensions sont plus petites pro-portionnellement chez l'adulte que chez le fœtus. Elles ont la forme d'une pyramide quadrangulaire, dont la base regarde en avant et un peu en dehors. Leur sommet est dirigé en dedans et en arrière. Des quatre parois ou plans de la pyramide, trois sont triangulaires. Nous décrirons succinctement les quatre faces, les quatre angles qui naissent de leur réunion, la base et le sommet.

La paroi *inférieure*, ou plancher de l'orbite, est inclinée en dehors ; elle est convexe en arrière et concave en avant. D'ar-rière en avant, elle offre une suture transversale, résultant de la jonction de l'apophyse orbitaire du palatin avec le maxil-laire. En avant et en dehors se voit l'union du malaire au même os. Dans le milieu de cette paroi, et en dehors, existe une gouttière qui se termine en canal et vient s'ouvrir, sous le nom de trou sous-orbitaire, dans la fosse canine ; dans le canal sous-orbitaire se logent les nerfs et vaisseaux de ce nom.

Avant sa terminaison, le conduit sous-orbitaire donne naissance à un petit conduit, le *dentaire supérieur et antérieur*, creusé dans la paroi antérieure du sinus maxillaire. A travers ce conduit, descendent les nerfs et vaisseaux dentaires antérieurs et supérieurs. Quelquefois ce conduit s'ouvre dans le sinus maxil-laire ; d'autres fois il descend jusqu'à la tubérosité. En dedans du conduit sous-orbitaire, on remarque de petites inégalités pour l'attache du petit oblique, ou oblique externe de l'œil.

Le plancher de l'orbite est formé par trois os : le maxillaire supérieur, le malaire et l'os palatin. Une mince cloison le sépare du sinus maxillaire.

La paroi *externe* est légèrement concave et se dirige d'abord de dedans en dehors, puis d'avant en arrière et de dehors en dedans. Elle est oblique, de telle sorte que son extrémité pos-térieure est bien plus rapprochée de la ligne médiane que l'antérieure. Elle est constituée par la réunion de l'os malaire avec la grande aile du sphénoïde. Une suture corticale montre la réunion de ces deux os. Au devant de cette suture, existent quelques parties qui répondent à des parties placées à la face antérieure de l'os malaire.

Les conduits *malaires* donnent passage aux vaisseaux et nerfs de ce nom.

La paroi *interne* est presque directement dirigée d'avant en arrière. Légèrement convexe au milieu, elle a la forme réguliè-rement quadrilatère. Elle est constituée par la petite aile du sphénoïde, l'os palatin et l'unguis. Deux sutures verticales exis-tent au niveau de ces articulations ; la face interne de l'orbite est interrompue au devant de l'arête verticale de l'unguis. C'est là que commence la gouttière lacrymale, constituée par la partie antérieure de l'unguis, la face postérieure de l'apophyse montante du maxillaire supérieur ; les lames sont minces à la partie supérieure, où elles forment une excavation évasée, se terminant par un canal étroit, le canal nasal, qui s'ouvre dans le méat inférieur. Le bord antérieur de ce conduit donne atta-che au tendon direct de l'orbiculaire ; le bord postérieur au ten-don réfléchi de ce muscle et au muscle de Horner.

La paroi *supérieure* de l'orbite, ou voûte orbitaire, offre une disposition concave qui semble, par sa courbure, continuer celle de la paroi externe. Constituée dans les 4/5 antérieurs par le frontal, son 1/5 postérieur résulte de l'union de la petite aile du sphénoïde. C'est dans l'épaisseur de cet os qu'est creusé le trou optique, dirigé obliquement de bas en haut, d'avant en arrière, de dehors en dedans; il donne passage au nerf optique, à sa gaîne et à l'artère ophthalmique. Deux fossettes terminent en avant la voûte orbitaire; l'externe loge la glande lacrymale, l'interne une partie cartilagineuse, sur laquelle se réfléchit le tendon du grand oblique.

Les bords des quatre parois, en s'unissant sous une inclinaison variable, forment quatre angles curvilignes.

L'angle *supérieur* et *externe* présente, dans son tiers postérieur, la fente *sphénoïdale* ou orbitaire supérieure, plus large en arrière et en dedans qu'en avant et en dehors: cette fente s'ouvre dans la fosse latérale moyenne.

Constituée par la grande et la petite aile du sphénoïde, elle donne passage à l'oculomoteur commun, au pathétique, à l'ophthalmique de Willis, à l'oculomoteur externe. Par cette même ouverture passent encore, une branche de l'artère méningée moyenne, la veine ophthalmique, le tendon de Zinn et un double prolongement de la dure-mère, qui sert de gaîne au nerf optique et de périoste à la fosse orbitaire.

L'angle *supérieur* et *interne* présente sur son trajet, deux ou trois pertuis, *trous orbitaires internes*, divisés en antérieur et postérieur. L'antérieur est traversé par le filet ethmoïdal du rameau nasal de l'ophthalmique de Willis, par l'artère et la veine ethmoïdales antérieures; le postérieur laisse passer les vaisseaux ethmoïdaux postérieurs.

L'angle *inférieur* et *interne* ne présente rien de remarquable.

L'angle *inférieur* et *externe* présente, dans ses trois quarts postérieurs, la fente sphéno-maxillaire. Dans sa partie moyenne, cette fente donne passage au nerf maxillaire supérieur et aux vaisseaux sous-orbitaires. Le tissu cellulaire et le périoste la ferment dans le reste de son étendue. La partie la plus large de la fente sphénoïdale constitue le *sommet* de la cavité orbitaire.

La *base* de l'orbite est un quadrilatère à angles fortement arrondis, plus conique que pyramidale, c'est surtout une ellipse à grand diamètre transverse et à petit diamètre vertical. Débordée en dehors par le globe oculaire, elle nous permet, grâce à cette disposition, d'embrasser des objets de notre regard, sans détourner la tête. En haut, la base de l'orbite est limitée par l'arcade orbitaire, à la partie interne de laquelle se trouve l'échancrure sus-orbitaire, trou sourcilier, livrant passage au nerf frontal externe et aux vaisseaux sus-orbitaires. Du fond de cette échancrure partent des trous nourriciers de l'os. En dedans, la base offre les rugosités d'insertion de l'orbiculaire, tendon direct. En bas, s'insère l'élévateur propre de la lèvre supérieure. Le ligament large des paupières s'insère à tout le pourtour de la base de l'orbite.

Sourcils.

Les sourcils sont deux arcades osseuses et cutanées, couvertes de poils, étendues transversalement de la bosse nasale aux tempes. Les poils des sourcils sont raides et courts, dirigés obliquement de dedans en dehors, et inclinés les uns sur les autres. Cet arc est plus élevé en dedans qu'en dehors. La cou-

leur de ces poils varie ainsi que d'autres particularités. Tantôt leur direction est fortement hémisphérique, tantôt plus elliptique. Quelquefois les poils des deux sourcils se rejoignent sur la racine du nez; le plus souvent un intervalle les sépare. Beaucoup plus épais vers la partie interne, les poils des sourcils, chez certains sujets, disparaissent vers l'extrémité opposée. L'extrémité interne a reçu le nom de tête, l'externe celui de queue.

La peau des sourcils est épaisse; sous elle on trouve le bord supérieur de l'orbiculaire des paupières et une partie du sourcilier. Ce muscle les tire en bas et en dedans; le frontal les éloigne l'un de l'autre. Quand la lumière agit avec trop d'intensité, l'orbiculaire se contracte, et le sourcilier avec lui. Par là, ce dernier muscle intercepte en partie la lumière. Lorsqu'il y a défaut de lumière, le frontal agit avec le sourcilier. Dans les affections expansives, le frontal agit; dans les passions opposées c'est l'orbiculaire. Ces muscles sont animés par le facial; la peau reçoit les rameaux frontaux internes et externes de la cinquième paire; l'artère et la veine ophthalmique, l'artère et la veine temporale constituent l'élément vasculaire de ces organes.

Si nous ajoutons à ce que nous avons déjà dit, le rôle protecteur des sourcils à l'égard des yeux, dont elle écarte la poussière et les impuretés qui viennent d'en haut, nous aurons fait connaître leurs usages.

Paupières.

Les paupières sont des voiles mobiles autour des yeux, couvrant plus ou moins le globe oculaire, et transformant la base de l'orbite en une fente transversale, qui peut disparaître complètement, ce qui constitue l'occlusion des yeux. Ces voiles, au nombre de deux pour chaque œil, l'un supérieur, l'autre inférieur, sont au nombre de trois chez beaucoup d'animaux. Les rudimens de la troisième paupière, chez l'homme, portent le nom de membrane clignotante.

La paupière *supérieure* est plus mobile que l'inférieure, et plus grande, elle couvre les trois quarts supérieurs du globe de l'œil.

La paupière *inférieure* ne couvre qu'un petit segment. Les deux paupières présentent deux faces, l'une externe, convexe, cutanée, l'autre interne, conjonctivale, concave.

Un bord adhérent, un bord libre, un angle externe et interne, une commissure externe et interne, telles sont les différentes parties à décrire.

Face cutanée, convexe, sillonnée de rides nombreuses à la supérieure, et dirigée circulairement avec convexité tournée en haut, moins nombreuses à la paupière inférieure, où elles ont la convexité dirigée en bas.

La face *postérieure* ou conjonctive est revêtue par la muqueuse de ce nom, et s'adapte à la forme de l'œil.

Le bord *adhérent* de la paupière supérieure est limité par l'arcade orbitaire et se continue avec le sourcil; l'*inférieur* se continue avec la joue. Les bords *libres* sont plus épais que les précédens; ils présentent une surface plane dans les 4/5° externes, et arrondie dans le 1/5° interne. Leur écartement fait paraître l'œil plus ou moins grand. Au point de jonction de la portion horizontale et de la portion arrondie, on trouve un petit tubercule, dont le centre est creusé d'un pertuis visible à l'œil nu, c'est le tubercule et le point lacrymal.

Sur le bord antérieur ou cutané des paupières, on voit les cils, sur le bord postérieur, les orifices des glandes de Meibomius.

L'*angle interne* ou grand angle, *canthus nasalis*, est arrondi et placé plus bas d'une ligne que l'externe qui est aigu. Les points lacrymaux se trouvent à la jonction de son extrémité avec le bord libre.

Les *cils* sont des poils raides et arqués, disposés en une ou plusieurs rangées, sur la lèvre antérieure du bord libre des paupières.

Absens dans le cinquième interne de la paupière, ils sont plus longs en haut qu'en bas, et au milieu que partout ailleurs. A la paupière supérieure, leur convexité regarde en bas, l'inverse a lieu à la paupière inférieure. Ils peuvent offrir des directions vicieuses.

Les paupières sont formées par plusieurs couches membraneuses reposant sur un cartilage.

La couche cutanée a une finesse extrême; un tissu cellulaire lâche, sans graisse, l'unit intimement à la couche subjacente. Ce tissu cellulaire renferme les glandes sébacées et les follicules pileux. La couche musculaire est une dépendance de l'orbiculaire; ses fibres curvilignes présentent un aspect différent au niveau du bord orbitaire et du bord palpébral. Pâles et organiques au niveau de ce dernier, elles sont rouges et volontaires au niveau du premier.

La membrane fibreuse, ou le ligament palpébral, est étendue de toute la base de l'orbite au cartilage tarse. C'est la charpente de la paupière, plus épaisse à son insertion orbitaire, où elle se confond avec le périoste qu'au bord inférieur où elle se confond avec le cartilage tarse ; en dedans elle est constituée par un tissu adipeux rempli de graisse, en dehors, par du tissu fibreux très épais.

La partie étendue horizontalement à la base de l'orbite et la commissure externe des paupières, est un raphé épaissi, analogue au tendon de l'orbiculaire, que M. Cruveilhier nomme ligament de l'angle externe de la paupière.

Ce raphé, en se bifurquant, s'insère aux deux cartilages tarses. La lame fibreuse est placée entre la portion palpébrale de l'orbiculaire et le muscle élévateur qui le sépare de la conjonctive; il en résulte que la lame fibreuse est, dans la paupière inférieure, en rapport immédiat avec la conjonctive (Hirschfeld).

Chaque paupière est soutenue, à sa portion libre, par un cartilage qui lui donne sa forme. Les deux cartilages, tarses supérieur et inférieur, sont deux lames minces, jaunes, élastiques, aplaties et allongées transversalement, qui semblent continuer la couche fibreuse. Les cartilages tarses naissent de la bifurcation du tendon direct de l'orbiculaire ; vers l'angle externe ils s'unissent et se confondent. Le supérieur, convexe en haut, est presque semi-lunaire, l'inférieur est une bandelette transversale. Dans leur épaisseur, sont logées les glandes de Meibomius ; leur face antérieure répond à l'orbiculaire, la face postérieure, qui répond à la conjonctive, laisse voir les glandes. Libre au bord palpébral, continu avec la membrane fibreuse, le cartilage supérieur donne insertion en dedans au releveur de la paupière supérieure.

Ce muscle est propre à la paupière supérieure.

Ce muscle s'insère par son sommet au fond de l'orbite; entre le périoste et la gaine du nerf optique ; par sa base, au bord supérieur du cartilage tarse, derrière la lame fibreuse, d'où sa forme triangulaire. Il envoie en outre un faisceau *orbitaire* vers l'angle *externe*, qui se fixe à la partie inférieure de la fossette lacrymale, et un faisceau orbitaire interne qui s'insère à la poulie du grand oblique. Ce muscle n'est séparé du périoste orbitaire que par le nerf frontal, en haut et en bas il recouvre le droit supérieur de l'œil. Il s'étale en une large aponévrose, il est placé entre la lame fibreuse et la conjonctive. Les muscles droits supérieur et inférieur envoient un prolongement dans chaque paupière.

La *conjonctive* est une membrane muqueuse qui revêt la face interne de la paupière et le segment antérieur de l'œil. Cette membrane est la continuation de la peau de la lèvre antérieure des paupières. Après avoir recouvert le bord libre, où elle est traversée par les orifices des glandes sébacées, elle pénètre dans les conduits lacrymaux. Du bord, elle se réfléchit sur la face postérieure de la paupière, puis en formant une rigole, subit une seconde réflexion de bas en haut, au devant du segment antérieur de l'œil, la cornée transparente exceptée, où l'on en croit M. Ribes. A l'angle interne, elle forme un repli semi-elliptique dont la concavité regarde en dehors ; c'est la membrane clignotante.

La conjonctive présente une face adhérente et une libre. La face adhérente est unie aux cartilages tarses par du tissu cellulaire dense; est, au contraire, très lâchement unie à la couche fibreuse et à la sclérotique. Très vasculaires, les capillaires de l'œil sont si fins, que dans l'état normal ils n'admettent que le sérum (Ludovic). Le lacrymal, le nasal, le frontal externe, les ciliaires (Giraldès), fournissent les filets nerveux.

Nous ne parlerons ici des *glandes de Meibomius* que pour les mentionner.

La *caroncule lacrymale* est un petit corps rougeâtre, situé en dedans du bord libre des paupières, dans le grand angle de l'œil, en dedans de la membrane clignotante. La base est en dedans et large, le sommet en dehors et mince. C'est un amas de glandes recouvert par la conjonctive. Elles ont pour usage de s'opposer à l'écoulement des larmes.

Il y a enfin une *glande lacrymale* palpébrale à un amas de glandules, situées à l'angle externe de la paupière supérieure, au niveau du cartilage tarse, entre la couche fibreuse et la couche musculaire. Ces glandules s'ouvrent à la surface de la conjonctive par sept ou huit pertuis.

Une arcade artérielle située entre le cartilage tarse et l'orbiculaire, provient pour la paupière supérieure, de la palpébrale supérieure de l'ophthalmique et de la branche palpébrale de l'artère temporale superficielle.

La paupière inférieure reçoit ses artères de la palpébrale inférieure anastomosée avec la faciale et avec une division de la sous-orbitaire, dont une seconde branche se rend au même organe par voie directe. Quelques branches se rendent à la conjonctive de la paupière supérieure, provenant de l'artère lacrymale.

Les veines aboutissent à l'ophthalmique, à la temporale et à la faciale.

Les lymphatiques des paupières se rendent au ganglion sous-maxillaire. Quant aux nerfs, c'est l'ophthalmique pour la paupière

81

supérieure (br. nas., front. (int. ext.) lacrymal); c'est le nerf orbitaire du maxillaire supérieur pour la paupière inférieure; enfin, c'est le facial pour les muscles.

Voies lacrymales.

Il existe, annexé à l'œil, un appareil très compliqué, destiné à sécréter et à excréter les larmes; nous allons passer en revue chacun des organes qui le composent.

L'organe principal est la *glande lacrymale*. Elle est située, en majeure partie, dans la fosse lacrymale de l'os frontal; son volume est en rapport avec celui de la glande. La seconde partie, dite palpébrale, a été décrite à propos des paupières. Nous l'avons vue située dans la paupière supérieure, sous la conjonctive, séparée de la partie principale, orbitaire par la membrane fibreuse.

La glande lacrymale offre à peu près le volume d'une petite amande moulée sur sa fossette; elle est convexe pour répondre à sa concavité; c'est ce qui constitue sa face postérieure et supérieure; la face inférieure, antérieure est concave; elle regarde vers l'œil, et est, par conséquent, interne.

La face supérieure adhère au périoste orbitaire, l'inférieure est séparée de l'œil par le releveur de la paupière, les droits externe et supérieur.

La partie la plus antérieure répond à la membrane fibreuse, la plus postérieure aux vaisseaux.

Cette glande résulte de l'union de plusieurs lobes, à l'aide de tissu cellulaire.

L'artère ophthalmique fournit la branche lacrymale; les veines vont à la veine ophthalmique. La branche lacrymale du nerf ophthalmique, un filet lacrymal de la branche orbitaire du nerf maxillaire supérieur, se distribuent dans la glande lacrymale.

Les conduits excréteurs de la glande, après s'être détachés de la partie inférieure de la glande, descendent parallèlement entre eux dans l'épaisseur de la paupière supérieure, au-dessus de la conjonctive, et la perforent au niveau de la moitié externe du cartilage tarse (Huschke). Ces conduits sont au nombre de deux ou trois.

Points et conduits lacrymaux. — *Sac lacrymal.* — *Canal nasal.*

Points lacrymaux. Ce sont de petits orifices situés dans le tubercule de l'angle interne des paupières supérieure et inférieure. Le point lacrymal supérieur regarde en bas et en arrière; l'inférieur regarde en haut et en arrière. Ces points plongent dans le sinus de Morgagni, qui est limité en dedans par la caroncule, en haut et en bas par le bord libre des paupières; en dehors par le globe de l'œil.

Conduits lacrymaux. Les conduits commencent au point lacrymal de leurs paupières, et finissent à la paroi externe du sac lacrymal. Dans ce trajet de 7 à 9 millimètres, ils sont placés dans l'épaisseur de la paupière, en arrière de l'orbiculaire; leur calibre dépasse celui des points. Le conduit supérieur se dirige d'abord verticalement en haut, puis se recourbe verticalement en bas, en se coudant à angle droit avec la première partie, et s'ouvre au côté externe du sac lacrymal; l'inférieur, qui descend d'abord verticalement, se recourbe à angle droit et remonte jusqu'au côté externe du sac lacrymal dans lequel il s'ouvre. Quelquefois ces conduits convergent, et se joignant à angle aigu, forment un canal unique qui se rend dans le sac. Le

conduit supérieur est plus long que l'inférieur. Les conduits formés par une membrane élastique, sont revêtus par le muscle de Horner.

Le *muscle de Horner* ou lacrymal s'insère à la lèvre postérieure de la gouttière lacrymale; de là, il s'étend en se bifurquant sur chacun des conduits lacrymaux; par son insertion, il lui est aisé de tirer en dedans les conduits et les points lacrymaux.

Sac lacrymal. C'est une cavité osseuse complétée par une membrane. Ovalaire, allongé de haut en bas, aplati et situé derrière le tendon direct de l'orbiculaire, le sac lacrymal est formé en dedans, par la gouttière lacrymale de l'unguis, et par l'apophyse montante du maxillaire supérieur; en dehors il est formé par les attaches de l'orbiculaire, dont le tendon direct se fixe au devant de l'apophyse montante du maxillaire supérieur et le tendon réfléchi sur la crête de l'unguis. Des expansions fibreuses de l'orbiculaire complètent l'intervalle compris entre les deux tendons.

L'extrémité supérieure du sac dépasse les tendons, l'inférieure se continue avec le canal. C'est vers le milieu de sa paroi externe que ce conduit présente les orifices, ou l'orifice unique des deux conduits lacrymaux.

Le *canal nasal* est un canal osseux, étendu de l'extrémité du sac à la partie supérieure du méat inférieur, en dedans de l'extrémité antérieure du cornet inférieur, creusé surtout dans l'apophyse montante du maxillaire supérieur, en dedans, par l'extrémité inférieure de la gouttière unguéale, et par une petite lame du cornet inférieur.

Il résulte de ces rapports, qu'il répond en dehors au sinus maxillaire, dont il est très faiblement séparé par une lame osseuse; en dedans il répond au méat moyen et au cornet inférieur. La direction de ce canal est oblique en bas, en dehors et en arrière. Aplati sur les côtés, il est plus étroit au milieu que partout ailleurs.

Revêtu par le périoste, de même que le sac aussi, il est recouvert par une muqueuse qui part de la conjonctive en haut, en pénétrant par les points lacrymaux de la pituitaire en bas. M. Ludovic a rencontré de 1 à 3 valvules semi-lunaires sur le trajet de ce conduit, avec leur concavité qui était dirigée en bas. Huschke signale l'existence d'un repli, au niveau du rétrécissement d'origine du canal nasal. M. Serres a fait observer l'inégalité de développement des deux canaux nasaux, caractérisée par une prédominance de celui du côté gauche, ce qui expliquerait la fréquence des fistules de ce côté. D'après Osborn, l'orifice inférieur du canal offre de grandes variations de forme, d'étendue. La valvule de l'orifice inférieur est très fréquente, d'après le même auteur. Lisfranc crut observer que le ligament palpébral interne n'avait pas toujours la même situation, par rapport au sac. Chez les individus qui ont la base du nez large, l'angle interne de l'œil et ce ligament s'étendent loin sur l'apophyse montante, et ne couvrent pas le sac de leur extrémité interne.

Trajet des larmes. Les larmes sécrétées à la surface interne de la conjonctive sont répandues, par l'orbiculaire, à la surface de tout le globe.

Le clignement, qui n'a d'autre but que de disséminer le fluide lacrymal au devant de l'œil, dépendrait, d'après les auteurs, de la contraction active du sphincter des paupières, par le facial, qui ne reçoit l'impulsion du cerveau, qu'après l'impression transmise à celui-ci par la cinquième paire ; enfin, de l'action imprimée à la troisième paire pour élever la paupière.

M. Sappey combat cette théorie, et montre que la contraction des paupières est sous une autre influence. L'élévateur ne pouvant être en contraction permanente à chaque fois qu'il se relâche, l'orbiculaire, en vertu de sa ténacité, n'ayant plus d'antagoniste, tend à occlure l'œil, puis l'élévateur reprend son action, d'où les mouvemens alternatifs qui ont reçu le nom de clignement. Grâce à ce mouvement, les larmes, lorsqu'elles ne s'évaporent, sont dirigées vers le grand angle de l'œil. L'insertion de l'orbiculaire au grand angle est heureusement adaptée à cette circonstance ; nécessairement il glisse sur toute la surface, de dehors en dedans. Son tendon dilate le sac lacrymal, en se redressant ; le sac alors aspire, par ses deux canaux, les larmes que le refoulement a amenées ; le muscle de Horner, en se contractant, tire en arrière les points et conduits lacrymaux ; qui plongent dans le sac et absorbent les larmes.

Du sac, les larmes passent dans le conduit nasal qui les verse dans le méat inférieur. — Les larmes exercent à l'égard des yeux des fonctions de conservation et de préservation, par rapport aux milieux normaux et anormaux qui les entourent.

Organes locomoteurs de l'œil.

Six muscles sont destinés aux mouvemens de l'œil. Ces muscles font exécuter au globe oculaire tous les genres de mouvemens que nécessitent les fonctions importantes qui lui sont dévolues. Quatre muscles droits et deux muscles obliques sont, à cet effet, insérés à tout le pourtour du globe qui glisse sur une fibreuse propre, reposant sur un coussinet graisseux.

Les quatre muscles droits sont destinés à l'adduction, à l'abduction, à l'élévation et à l'abaissement du globe oculaire.

Rangés et insérés symétriquement à tout son pourtour, ils répondent aux quatre pans de la pyramide orbitaire ; le sommet de cette pyramide musculaire donne passage au nerf optique et à l'artère ophthalmique, et par une seconde ouverture externe, à l'oculomoteur commun, l'oculomoteur externe et l'ophthalmique de Willis.

Tous les muscles aplatis entre l'œil et l'orbite nous offrent à considérer une face orbitaire, une face oculaire. La première répondant, par l'intermédiaire d'un tissu cellulo-graisseux, au périoste orbitaire ; la seconde répondant, d'arrière en avant, au nerf optique et au globe oculaire.

L'intervalle qui sépare les muscles du nerf optique est rempli par de la graisse, dans l'épaisseur de laquelle cheminent les vaisseaux ophthalmiques, la branche nasale ou ophthalmique de Willis, le ganglion ophthalmique, les nerfs ciliaires qui en partent, la branche nerveuse du petit oblique.

Aponévrose orbitaire.

Cette lame fibreuse se porte de la base de l'orbite dans l'épaisseur des paupières d'une part, dans la cavité orbitaire de l'autre, et se termine sur le globe oculaire, auquel elle fournit une coque, en même temps qu'elle engaine les muscles. Avec M. Sappey, nous lui distinguerons une portion palpébrale, une portion oculaire et une portion musculaire.

La portion palpébrale a été décrite avec les paupières, sous le nom d'aponévrose orbiculaire, se terminant dans les cartilages tarses et les ligamens palpébraux.

La portion oculaire représente, pour le globe de l'œil, une tunique extrinsèque dans laquelle il est reçu comme le gland du chêne dans sa cupule. Elle offre deux surfaces, l'une interne, l'autre externe ; deux extrémités, l'une antérieure, l'autre postérieure : sa surface interne répond à la sclérotique qu'elle enveloppe en y adhérant, par un tissu cellulaire lâche ; sa surface externe est en rapport avec les muscles droits et obliques qui la traversent pour s'insérer à l'œil et auxquels elle fournit une enveloppe en arrière, en se prolongeant sur eux ; son extrémité postérieure se fixe au névrilème du nerf optique ; son extrémité antérieure se divise en deux lames : l'une passe sous la conjonctive, et s'insère en dehors de la circonférence de la cornée au globe de l'œil ; la seconde se rend à la paupière ; le sommet de l'angle qui sépare ces deux feuillets répond au sillon que forme la conjonctive en se réfléchissant sur les paupières.

La portion musculaire se compose des gaines aux muscles. Chacune des gaines part de la portion oculaire de l'aponévrose, et se prolonge sur le muscle qui lui correspond, en se dirigeant de la surface de l'œil vers la parois de la cavité orbitaire ; elles n'entourent d'une manière bien manifeste que le tiers antérieur des faisceaux musculaires ; au delà elles deviennent celluleuses. Suivant la remarque de M. Bonnet, ces gaines offrent toutes à l'origine une adhérence intime avec le muscle ; c'est par là que s'explique pourquoi l'élévateur de la pupille élève la paupière, et que l'abaisseur de la pupille abaisse la paupière correspondante.

L'usage de cette aponévrose est à la fois, de fixer et de brider l'œil, en donnant un point d'appui à ses mouvemens. Elle isole les muscles et précise par là leur action. Elle forme un vrai diaphragme, partageant la cavité orbitaire en deux chambres : l'une antérieure, limitée en avant par les paupières et contenant le globe de l'œil ; l'autre postérieure, qui s'étend jusqu'au sommet de l'orbite, et renferme les muscles, les nerfs et la graisse de la cavité orbitaire.

La graisse de l'orbite varie suivant la mobilité de l'œil, renfermée, d'une part, entre le périoste et les quatre muscles droits ; de l'autre dans l'espace compris entre ces quatre muscles ; la couche extérieure est épaisse au niveau de l'insertion des muscles. Elle sépare le droit interne de sa paroi ; la couche intérieure est traversée par le nerf optique, les branches supérieure, inférieure, interne et ophthalmique, par les racines sensitives et nutritives de ce ganglion ; par les nerfs ciliaires qui en émanent ; enfin, par les vaisseaux.

Globe oculaire.

Le globe oculaire est une vésicule presque sphérique, formée par une série de membranes emboîtées et divisées en plusieurs parties, renfermant des substances fluides ou semi-solides.

Le nerf optique y aboutit en arrière tamisé ses filets à travers le crible que présente la sclérotique. Par la face antérieure, pénètrent les rayons lumineux qui, après avoir traversé plusieurs milieux, se réfléchissent sur la rétine.

Quoiqu'on ait reconnu depuis longtemps que la sphéricité de l'œil est en défaut sur plusieurs points, Herschell et Krause ont démontré de plus que, contrairement à l'opinion reçue, la cornée opaque et la transparente n'étaient point des segmens de sphères différentes.

La surface de l'œil est ellipsoïde. Depuis le niveau d'insertion des muscles droits, l'œil est aplati d'avant en arrière. Les points du globe répondant aux muscles sont généralement aplatis, ceux qui sont compris dans leur intervalle font saillie.

Par l'étude des différens diamètres de l'œil, on peut même déterminer dans quel sens cet aplatissement est le plus notable.

On constate par là, qu'abstraction faite de la convexité plus grande de la cornée, le globe est un peu plus comprimé d'avant en arrière que d'un côté à l'autre; de plus, obliquement de dehors en dedans et en bas, il est plus comprimé et plus court que dans le sens inverse.

L'axe de l'œil, ou axe optique, répondant au centre de la cornée et au milieu de la face postérieure de la sclérotique, a environ 24 millimètres de long.

L'axe du nerf optique est étendu du centre de la cornée au point où le nerf pénètre la sclérotique. — Le globe de l'œil occupe la partie antérieure interne et inférieure de la voûte orbitaire.

Il est éloigné en arrière de 2 à 2 1/2 centimètres du trou optique.

A cause de l'obliquité de la base de l'orbite, le globe la déborde fortement en dehors. En devant, le globe est fixé par les paupières qui, dans leurs mouvemens, peuvent exercer sur lui une pression plus ou moins forte, et par les deux muscles obliques; en arrière, il l'est par les muscles droits, la graisse, etc.

Le volume de l'œil, d'après Krause, est d'environ 1/3 de pouce cube. Sa grosseur varie beaucoup. Elle est souvent plus apparente que réelle. Elle exerce de l'influence sur la situation profonde ou superficielle du globe, qui tient au volume du coussin graisseux, à la largeur de la fente palpébrale, à la longueur du pli conjonctival, enfin, aux dimensions de la cornée, qui étant quelquefois plus grande que de coutume, relativement à la sclérotique, produit l'apparence d'un bulbe volumineux.

Chez l'adulte, il arrive quelquefois que l'un des yeux soit plus pesant que l'autre. Mais la différence est le plus souvent très faible.

Pour résumer les rapports du globe oculaire, nous dirons: les paupières en avant, pour le protéger et l'abriter, latéralement et en arrière avec le nerf optique, une couche de graisse, des muscles, etc. L'aponévrose en l'enveloppant, le sépare de ces organes. Un tissu cellulaire presque séreux, favorise le glissement du globe sur cette membrane. Au niveau de la conjonctive cette disposition est plus marquée.

L'œil se divise en plusieurs membranes qui renferment des humeurs transparentes. D'avant en arrière on y distingue deux portions qui se correspondent, mais qui cependant, diffèrent l'une de l'autre à certains égards; l'antérieure contient à peu près les mêmes parties que la postérieure, mais d'une structure plus parfaite. Le nombre des couches superposées est assez grand; cependant on les a trop divisées dans les vingt dernières années.

Toutes les principales espèces de membranes s'y trouvent fibreuses, vasculaires, séreuses, pigmenteuses et nerveuses, ce qui fait qu'on l'a regardé comme une répétition de l'organisme entier. Ainsi, le système des fibreuses est représenté par la *sclérotique* et la *cornée*; ces membranes maintiennent et déterminent la forme de l'œil; ce sont les plus superficielles et les plus épaisses; les autres, vasculaires, répondent: l'une, la *choroïde*, à la sclérotique; l'autre, l'*iris*, à la cornée; la *rétine* nerveuse est appliquée à la face interne de la choroïde, et destinée à percevoir les effets des rayons lumineux.

Les milieux réfringens sont d'avant en arrière, l'*humeur aqueuse* contenue dans la *membrane de Demours*, le *cristallin* et sa *capsule*, l'*humeur* vitrée et son enveloppe *hyaloïde*.

Membranes fibreuses.

Sclérotique. La sclérotique, cornée opaque, tunique albuginée, est l'enveloppe extérieure et principale de l'œil, dont elle recouvre les quatre cinquièmes antérieurs. Étendue depuis l'insertion du nerf optique jusqu'à la cornée, elle occupe à peu près les 8/9° de l'axe externe de l'œil. Lorsqu'on enlève le nerf et la cornée, elle présente deux ouvertures, une postérieure plus petite, pour le premier de ces organes; l'autre antérieure, d'un diamètre de cinq lignes, dans lequel s'encastre la cornée. Se continuant en arrière avec un prolongement de la dure-mère, elle adhère intimement en avant, à la cornée. D'une épaisseur variable, elle décroît d'arrière en avant. Sa plus grande minceur correspond, en avant, au niveau de l'insertion des muscles; de là, elle s'accroît dans les deux directions opposées.

L'épaisseur est de un à deux millimètres au niveau de la convexité.

La surface *extérieure* est lisse et recouverte en avant par la conjonctive, dans une étendue variable; en arrière, elle est séparée de l'aponévrose orbitaire par un tissu cellulaire séreux. Cette surface donne insertion aux muscles de l'œil.

La surface *intérieure* est tapissée par un tissu que les auteurs considèrent comme séreux, *lamina fusca*. Elle est d'aspect brunâtre. Elle offre des sillons imprimés par les vaisseaux et nerfs qui rampent entre elle et la choroïde. Au-dessous et en dedans de l'axe optique, on remarque en arrière, le nerf optique. Il suffit de diviser l'œil verticalement et horizontalement dans le sens de l'axe optique en deux parties, on les trouvera inégales, de façon que la moitié verticale interne sera plus forte que l'externe, et la moitié horizontale supérieure, plus forte que l'inférieure.

Au niveau de pénétration de ce nerf, la sclérotique est criblée de pertuis. L'on croyait qu'il n'y avait qu'un seul trou infundibuliforme à base en dehors, et que la partie criblée appartiendrait au nerf, dont le névrilème fournirait une gaine aux nombreux filets.

L'ouverture antérieure est taillée en biseau, aux dépens de la surface interne. De là, résulte que vue de derrière, la sclérotique offre en ce point deux circonférences d'un diamètre de près de 12 millimètres.

La plus petite des deux circonférences, ou l'externe, est elliptique avec la grosse extrémité dirigée en dedans. La circonférence interne est circulaire. Aussi le biseau est-il plus large en haut et en bas que sur les côtés. De là, la différence dans la forme de la cornée, vue par devant ou par derrière.

L'adhérence entre la cornée et la sclérotique est tellement intime, que l'une semble la continuation de l'autre, ce qui n'est pas. La cornée d'ailleurs est transparente, quoique plus épaisse que la sclérotique.

Un grand nombre de pertuis vasculaires et nerveux laissent passer de petits ramuscules qui pénètrent obliquement. En avant, pour les ciliaires antérieures, ces vaisseaux sont moins nombreux qu'en arrière pour les nerfs et vaisseaux ciliaires postérieurs.

Une couche *fibreuse* et une couche *cellulo-séreuse* imprégnée de pigment constituent cette membrane.

Cornée transparente.

La cornée est la membrane transparente convexe qui remplit l'ouverture antérieure de la sclérotique. Elle occupe le cinquième antérieur de l'œil.

Cette membrane a une face extérieure plus ou moins convexe, libre derrière les paupières, et une face interne concave, formant la paroi antérieure de la chambre antérieure baignée par l'humeur aqueuse. Son diamètre transversal est de 10 à 12 millimètres, le vertical est moindre en moyenne. De là sa forme ovalaire signalée plus haut.

Son épaisseur, qui surpasse celle de la cornée, est moindre au centre qu'à la périphérie.

La face extérieure de la cornée est convexe, saillante, revêtue par la conjonctive. Ce fait avait été nié longtemps. Il est hors de doute. Elle y est très fine et très fortement adhérente.

Tapissée par la membrane de Demours, la face interne répond à l'humeur aqueuse. La circonférence de la cornée est taillée en biseau, aux dépens de la face externe, et répond aux deux circonférences de la sclérotique.

Comme la sclérotique, cette fibreuse est tapissée par une séreuse.

Membranes vasculaires.

Choroïde. Cette membrane s'étend depuis l'entrée du nerf optique jusqu'au sillon de la sclérotique; elle en tapisse, par conséquent, la face interne jusqu'à la cornée. Mince et peu consistante, son épaisseur décroît d'arrière en avant, jusqu'au voisinage de l'extrémité antérieure, où son épaisseur augmente brusquement. Elle renferme une grande quantité de fer et elle offre une densité considérable. La face externe convexe, est rugueuse et parsemée d'un nombre considérable de stries tourbillonnées, dues aux flexuosités des veines. Du tissu cellulaire, des vaisseaux et des nerfs la séparent de la sclérotique.

La surface intérieure, lisse, concave, et tapissée par la rétine, est libre d'adhérence, striée et de couleur plus foncée que la surface externe.

Toutefois, la coloration n'est pas uniforme. De moins en moins foncée d'avant en arrière, la membrane devient blanche au pourtour du nerf optique.

La terminaison de la choroïde, à l'entrée du nerf optique, s'effectue de la même manière que celle de la sclérotique.

Suivant les uns, la choroïde est percée en cet endroit par le nerf optique, ou bien par un trou ou par une lame criblée.

Huschke, qui croit que la première de ces dispositions existe dans la sclérotique de l'homme, n'hésite pas à l'attribuer aussi à la choroïde.

La seconde disposition appartiendrait aux autres mammifères.

Dans une deuxième théorie, suivant laquelle la partie postérieure de l'œil procède d'une expansion sphérique des élémens du nerf optique, l'extrémité postérieure de la choroïde, se continuerait avec l'enveloppe de ce nerf provenant de la pie-mère. Cette opinion, que partage Huschke, est très controversée en France.

En avant, la choroïde, avant de passer dans l'iris, s'épaissit

et adhère fortement à la sclérotique. En se terminant, cette membrane se bifurque en deux segmens: le superficiel, épais, grisâtre, est le *cercle ciliaire*; l'autre, profond, un peu en arrière, forme le *corps* et les *procès ciliaires*.

Une pellicule très mince, feuillet interne de la *lamina fusca*, donne un aspect tomenteux à la surface externe de la choroïde.

Cercle ciliaire, anneau, ligament, ganglion ciliaire; c'est une bandelette annulaire, grisâtre, placée à l'extrémité antérieure et externe de la choroïde. On l'aperçoit après avoir enlevé la sclérotique. La face la plus étendue est antérieure et externe, convexe et unie à la face interne de la sclérotique; la face postérieure interne répond aux corps et procès ciliaires; la petite circonférence, ou le bord antérieur, tient à l'iris et se fixe au rebord de la cornée; la grande circonférence, ou son bord postérieur, reçoit les nerfs ciliaires et se continue avec la couche superficielle de la choroïde.

Il existe un petit conduit circulaire entre la sclérotique, la cornée et la partie antérieure du cercle ciliaire. On le nomme *canal de Fontana*; il paraît destiné à recevoir du sang. Du tissu cellulaire, des nerfs et des vaisseaux constituent cette membrane.

Corps et procès ciliaires, plis, rayons, couronne, ciliaires. Au devant du corps vitré et de la rétine, en arrière de l'iris et du cercle ciliaire, on remarque de petits prolongemens rayonnés, accolés les uns aux autres, et disposés en couronne. Le disque annulaire qui en résulte forme le corps ciliaire.

Cette portion se distingue par son adhérence à la rétine, et parce qu'elle présente en dedans un plissement qui augmente d'arrière en avant, en se dirigeant vers l'axe de l'œil. On y reconnaît une partie non plissée et une partie plissée.

La première forme le segment postérieur; plus large du côté temporal de l'œil que du côté nasal, noire et lisse. Les petits plis qui s'en élèvent vont en grandissant vers le devant. La partie plissée constitue le segment antérieur et principal; les plis embrassent le bord de la capsule du cristallin, et font saillie dans la chambre postérieure. Parmi ces plis, il en est de petits, qui n'arrivent pas jusqu'à l'extrémité antérieure de la couronne.

Chaque procès a la forme d'une faux posée à plat, pointue en avant, obtuse en arrière. Le nombre des procès ciliaires est de 70 environ. Augmentant de volume d'arrière en avant, ils se pressent les uns contre les autres au niveau de l'iris, derrière lequel ils se terminent. Les faces droites et gauches sont contiguës à celles des cils voisins. Le bord antérieur libre est convexe; il répond à l'iris et au cercle ciliaire. Le bord postérieur, concave, est appliqué sur la rétine et la membrane hyaloïde. L'extrémité antérieure libre flotte dans la chambre postérieure; libre en arrière, elle adhère à l'iris en avant; l'extrémité externe et postérieure se continue avec les voisines, pour former la partie non plissée. La face postérieure ou concave est couverte de pigment qui s'imprime sur la rétine et la membrane hyaloïde: c'est la *zone de Zinn*.

Les vaisseaux de la choroïde se continuent dans cette membrane.

Iris.

L'iris est la portion antérieure des membranes vasculaires. Elle est verticalement placée entre le cristallin et la cornée. En divisant l'espace qui les sépare, elle donne naissance à deux chambres, l'*antérieure* et la *postérieure*.

De forme discoïde, cette membrane est percée dans le milieu, d'une ouverture qu'on nomme pupille. Libre de toute adhérence, si ce n'est à sa circonférence externe, elle flotte dans l'humeur. L'étendue de l'iris est variable. Elle est toujours en raison inverse de celle du ligament ciliaire.

La *face antérieure* de l'iris se voit au travers de la cornée, avec des couleurs variables. Plane, rugueuse, elle est striée, et les stries se dirigent du bord externe en se perdant vers l'interne. Rectilignes pendant la contraction de la pupille, les stries sont d'autant plus flexueuses que la pupille est plus dilatée. La zone interne de la membrane est plus foncée que l'externe.

La *face postérieure*, l'uvée, est tournée vers le cristallin et les bords antérieurs des procès ciliaires. Des lignes radiées, analogues aux précédentes, sillonnent cette surface.

Elle est recouverte, vers sa grande circonférence, par les procès ciliaires, et dans toute son étendue, par une épaisse couche de pigment.

La grande circonférence est fixée au ligament ciliaire en avant, aux procès ciliaires en arrière; l'adhérence, d'ailleurs, est très faible.

Le bord interne, ou petite circonférence, est presque toujours agité de mouvemens. Lisses ou crénelées, les inégalités y sont quelquefois pathologiques, d'autres fois normales. Les crénelures ont quelquefois jusqu'à une ligne de profondeur.

La pupille est circulaire. Son centre est plus rapproché du côté interne de l'iris que du côté externe. Le diamètre moyen de la pupille est de 2 1/2 millimètres.

Pendant la plus grande partie de la vie fœtale, *la membrane pupillaire* obture l'ouverture. Cette membrane résulte de l'adossement de deux feuillets.

Cette membrane existe du troisième au septième mois de la vie intra-utérine.

Tapissée par le pigment en arrière, la séreuse en avant, elle est musculaire dans sa charpente.

Rétine ou membrane nerveuse.

Entre la face concave de la choroïde et la membrane hyaloïde, on trouve l'expansion du nerf optique, destinée à recevoir l'impression de la lumière; son étendue est celle de la choroïde jusqu'au bord externe de l'uvée.

L'épaisseur de la rétine diminue d'arrière en avant. Moulée sur la choroïde, sa face externe n'y adhère point. Sa face interne est en rapport avec l'hyaloïde.

Le nerf optique, en traversant le trou optique, entraîne avec lui une gaîne de la dure-mère. Le feuillet externe de cette gaîne devient périoste orbitaire; le feuillet interne accompagne le nerf jusqu'à la sclérotique. La gaîne la plus interne, que l'on considère comme un feuillet de la pie-mère, s'applique autour de lui et envoie des cloisons dans son épaisseur.

A son entrée dans la sclérotique, le nerf se resserre beaucoup. Ce point d'entrée apparaît à la face interne sous la forme d'une élévation ou *papille* du diamètre d'une ligne.

Quelques auteurs ont envisagé la membrane comme résultant d'un simple accolement à la papille, et non comme une expansion.

Le *pli* de la rétine est situé au côté interne de la papille, dans une direction horizontale. C'est un repli de la membrane, dont les parties affaissées font saillie à l'intérieur de la rétine. On en voit à peine la trace à l'extérieur. Le pli commence à la papille du nerf optique, et se dirige du côté externe, en décrivant une courbe; il forme souvent d'autres plis radiés secondaires.

La *tache jaune* est de forme ovalaire, transversalement placée en dehors de la papille, au niveau du pli. Son plus grand diamètre est d'environ trois lignes. Sa couleur va en s'éteignant, du centre à sa circonférence, de manière qu'elle s'y confond. La couleur est plus claire chez les enfans à yeux bleus, chez les personnes âgées et chez les amaurotiques que chez les adultes à yeux noirs et sains.

Le *trou central* est un petit enfoncement transparent qui occupe le milieu de la tache jaune, sur la face interne du pli, et qui n'est qu'un point très aminci, mais non perforé. C'est une opinion que partagent aujourd'hui la plupart des anatomistes.

On n'est pas d'accord sur les limites antérieures de la rétine. Pour les uns elle s'arrête à la circonférence du ligament ciliaire; d'autres la limitent seulement au pourtour de la pupille ou du cristallin. Comme au trou central, de même au bord postérieur du corps ciliaire, la rétine subit une interruption brusque, et de là, elle contracte, en dehors avec la couche pigmentaire de la choroïde, en dedans avec son feuillet vasculaire, et médiatement avec la membrane hyaloïde, des adhérences intimes. Isolée des parties environnantes, la rétine présente un bord sinueux, répondant, par conséquent, à la naissance des procès ciliaires.

Cette terminaison n'est, suivant Huschke, qu'une apparence, due au facile déchirement de la membrane amincie et très adhérente, avec l'hyaloïde et le corps ciliaire. Pour cet auteur il y a des procès ciliaires de la rétine, de l'hyaloïde, comme de la choroïde. Ce qui est plus litigieux encore, c'est la connaissance des couches de la choroïde, qui se prolongeraient au-delà des procès.

Humeur aqueuse.

La pupille divise l'espace compris entre le cristallin et la cornée en deux compartimens inégaux, dont l'un, le plus grand, a reçu le nom de chambre antérieure; l'autre, plus petit, de chambre postérieure.

La chambre *antérieure* est bornée en avant, par la face concave de la cornée; elle l'est à son pourtour par le ligament pectiné, en arrière, par la face antérieure de la pupille. Toutes ces parties sont recouvertes par la membrane de Demours.

La chambre *postérieure* est limitée en devant, par l'uvée; en arrière et au pourtour, par le cristallin et les procès ciliaires.

La chambre antérieure est plano-convexe, la postérieure plano-concave, l'iris représentant la surface plane. On conçoit alors comment le plus grand diamètre antéro-postérieur de la première est au centre, et pour la seconde à la périphérie.

Le liquide clair, incolore, que contiennent ces deux chambres, et qui passe librement de l'une à l'autre, est l'humeur aqueuse.

Son pouvoir réfringent est de 1, 33. Formée en grande partie d'eau, elle représente en poids, environ 28 centigrammes. La chambre antérieure en contient les deux tiers.

Lorsque ce liquide a disparu, il se reproduit avec beaucoup

de facilité. En s'évaporant après la mort, il détermine l'affaissement de la cornée.

Toute la chambre antérieure est tapissée par une membrane qui se réfléchit de la face postérieure de la cornée sur l'iris. Cependant, en raison de la difficulté que l'on rencontre à la détacher de cette membrane, des auteurs en ont nié l'existence. De même ceux qui l'admettent, ne sont pas d'accord sur ses limites. S'arrête-t-elle au bord pupillaire, ou se réfléchit-elle sur l'uvée ?

Cristallin.

Le cristallin est un corps lenticulaire, transparent et incolore, situé au devant du corps vitré et derrière l'iris. Sa consistance est presque solide, la lentille est biconvexe, non sphérique, à rayons très inégaux chez l'adulte.

Sa couleur, de même que sa forme, change en passant du fœtus à l'adulte ; rougeâtre chez l'un, elle est transparente chez l'autre. Le poids en est variable.

La face *antérieure* a un rayon moindre que la *postérieure*, et se trouve ainsi moins saillante que celle-ci ; l'antérieure est elliptique, la postérieure parabolique. Limitant la chambre postérieure, la face antérieure est quelquefois très convexe et diminue par là la capacité de la chambre.

Lorsque l'iris est très dilaté, on voit cet organe tout entier. La face postérieure du cristallin repose dans une dépression du corps vitré ; il arrive chez certains animaux qu'il y a un liquide interposé entre ces deux corps : c'est la troisième chambre de l'œil.

Sa circonférence répond au pourtour de la membrane hyaloïde, au cercle ciliaire qui la recouvre et y adhère fortement. Autour de cette circonférence règne le canal de Petit. Le diamètre et l'axe varient dans leurs dimensions, avec le volume de l'œil ; le premier a 10 mill., le second 5. Aux extrémités de l'axe sont les pôles. Le pôle *antérieur* répond au centre de la pupille et se trouve à 2 1/2 mill. de la cornée ; le pôle postérieur occupe le centre de la face postérieure. Le pôle *postérieur* est à environ 12 millim. du foramen rétinien.

Le cristallin est renfermé dans une *capsule*. Celle-ci consiste en un sac sans ouverture, qui est appliqué sur le cristallin sans y adhérer.

Reçue en arrière, dans la dépression de l'hyaloïde, elle répond à la chambre antérieure par devant. Adhérente à la zone ciliaire par sa circonférence, elle constitue la paroi interne du canal godronné.

La capsule cristalline ressemble, par ses caractères, à la membrane de Demours. De plus, elle est elle-même enchâssée dans un dédoublement de la membrane hyaloïde, qui devient ainsi pour elle un moyen de fixité.

Le *cristallin* est une masse incolore visqueuse, dont la densité décroît du centre à la périphérie.

Le cristallin résulte de l'emboîtement d'un grand nombre de lamettes emboîtées.

Lorsque l'on incise la capsule, une goutte de liquide est expulsée sous l'influence de sa rétractilité. Après le liquide sort la masse cristalline tout entière.

Le liquide a reçu le nom d'humeur de Morgagni. Celle-ci existe tout autour du cristallin, entre lui et sa membrane ; mais elle paraît surtout accumulée en avant.

Corps vitré.

C'est une grande sphère transparente, limpide, apparaissant comme un globe de cristal lorsque toutes les parties ont été enlevées. Par rapport au segment postérieur de l'œil, il joue le même rôle que le cristallin par rapport à l'antérieur. La rétine lui forme une enveloppe immédiate et se moule sur lui. Il occupe les 3/4 postérieurs de l'œil, et présente en avant la dépression qui reçoit le cristallin. Entre le cristallin en avant, et la rétine en arrière, les procès ciliaires le recouvrent en forme de bandelettes.

A l'endroit de la pupille, on remarque chez l'adulte une dépression qui correspond à la saillie de la pupille ; il est adhérent et se trouve fixé par des vaisseaux capsulaires.

Le corps vitré est renfermé dans la membrane hyaloïde. Celle-ci ne renferme ni nerfs ni vaisseaux, et envoie en tous sens, de sa face interne, un grand nombre de cloisons. En dehors, elle s'épaissit, se plisse et contracte des adhérences intimes avec les procès ciliaires, se dédouble ensuite pour enchâsser la lentille oculaire Depuis la circonférence externe du corps ciliaire jusqu'au cristallin, l'hyaloïde, imprégnée par le pigment, prend le nom de zone de Zinn, etc. Ce rapport est tel, que les dépressions et les lignes saillantes alternent de part et d'autre, de manière à permettre une juxtaposition.

En avant, les sommets renflés de procès ciliaires reposent librement sur la zone de Zinn. Nous avons dit que la membrane hyaloïde, en quittant la zone, se divise en deux feuillets : l'antérieur est la portion libre ; le postérieur se dirige vers l'axe de l'œil, tapisse l'excavation du corps vitré. Les deux feuillets vont en divergeant à partir de leur origine. Ils limitent ainsi autour du cristallin un espace prismatique, c'est le canal godronné ou de Petit.

La paroi antérieure de ce canal est formée par la portion libre de la zone de Zinn ; la postérieure, par le feuillet postérieur, dans la partie externe de la hyaloïde, la paroi interne par le bord de la capsule cristalline.

Tout le monde n'admet pas l'existence d'un canal prismatique tout autour de l'œil. Dugès admet l'existence d'une rangée de canalicules coniques, à direction antéro-postérieure. Ce canal serait, par conséquent, divisé par un grand nombre de cloisons, en compartiments aussi nombreux que les procès ciliaires. De là, Dugès et Ribes expliquent une communication libre, entre la chambre postérieure et le corps vitré.

D'après M. Cloquet, la capsule hyaloïdienne se réfléchirait sur elle-même, au niveau de la pupille, pour former le canal hyaloïdien, dans l'épaisseur duquel cheminerait l'artère capsulaire.

Le liquide incolore, visqueux, qui remplit ce sac clos de toutes parts, est l'*humeur vitrée*. Quoique plus dense que l'humeur aqueuse, elle a avec celle-ci quelques analogies. Ce qui la différentierait surtout, c'est l'intime adhérence qu'elle contracte avec sa capsule. C'est une consistance qui ferait croire à l'existence d'un ciment solide, rendant toute la masse solidaire. Ce seraient de nombreuses cloisons dirigées en tous sens, communiquant librement entre elles.

La structure de toutes les parties de l'œil a été omise à dessein. Elle sera traitée au complet dans le tome VIII.

Les artères, veines et nerfs du globe de l'œil ont été décrites au long dans les tomes correspondans à ces organes.

Les usages du globe oculaire sont de percevoir les objets par les rayons lumineux qui en émanent, et qui sont transmis par un mouvement ondulé de l'éther qui remplit tout. L'ensemble des actes qui président à la perception des rayons lumineux, constitue la fonction de la vue ou de la vision.

Plusieurs expériences démontrent que les objets extérieurs éclairés, placés en avant de l'œil, donnent au fond de cet organe des images faciles à observer.

Prenez l'œil d'un animal récemment tué, et que l'on en détache avec soin tous les débris adhérens, puis que l'on amincisse la sclérotique dans une étendue équivalente à celle de la cornée, dans un point opposé à cette dernière ; si la ténuité de la mem brane est suffisante, l'œil étant placé de façon que son axe antéro-postérieur soit horizontal, un observateur pourra voir sur la sclérotique l'image de la flamme d'une bougie placée en avant. — On peut tout simplement, suivant le conseil de M. Magendie, regarder l'œil des albinos.

L'image des objets extérieurs est représentée dans des proportions fort réduites, mais avec une grande pureté ; la coloration, les nuances d'intensité, y sont conservées. L'image est renversée de haut en bas et de droite à gauche.

On peut raisonner sur les milieux réfringens de l'œil, comme on le fait sur des appareils lenticulaires étudiés en physique. C'est ainsi que l'on peut se rendre compte de la formation de l'image d'un objet situé à une distance plu grande que la limite de la vision distincte.

Si on se représente un objet placé au devant de l'œil, on concevra que chacun des points de ce corps enverra des rayons dans toutes les directions.

Tous les rayons qui tombent sur la cornée formeront un cône divergent dont la base est sur la cornée. La lumière passant de l'œil dans le tissu de la cornée, est très réfracte à cause de la différence de densité des deux milieux.

Une portion des rayons arrive, en traversant l'humeur aqueuse, à la face antérieure de l'iris ; ils sont en partie absorbés par le pigment de cette membrane, en partie réfléchis par elle, et font connaître la coloration variable de l'iris.

Les rayons suffisamment convergés pénètrent dans la pupille et seuls contribuent à la formation de l'image qui se peint au fond de l'œil ; arrivés à la face antérieure du cristallin, leur convergence augmente, car l'indice de réfraction de ce milieu est plus grand que celui de l'humeur aqueuse. La densité du cristallin croissant de la périphérie au centre, la marche d'un rayon ne peut être rectiligne dans son intérieur, mais suit une ligne brisée.

Les rayons lumineux, en passant du cristallin dans l'humeur vitrée, que l'on considère comme homogène, se réfractent de manière à converger encore davantage. Le faisceau émané de manière acquiert son maximum de ténuité au sommet d'une surface aiguë, placée sur la rétine.

Le rayonnement est le même pour les rayons partant de tous les points de l'objet. La condition pour que l'image d'un corps lumineux soit reproduite avec netteté au fond de l'œil, que le sommet des cônes réfractés, correspondans à chacun des points, se trouve précisément sur la rétine.

Nous admettons qu'une ligne droite indéfinie, tombant perpendiculairement sur le centre de la figure de la cornée, pénétrera normalement tous les milieux réfringens de l'œil, et qu'elle pourra être considérée, comme représentant la direction de l'axe principal du système.

Tout point lumineux situé en avant de l'œil et sur cet axe, à une distance comprise dans les limites de la vision, enverra un cône lumineux divergent qui, après les réfractions successives qu'il aura éprouvées, engendrera un second cône convergent, dont le sommet sera sur l'axe principal. On voit que la direction d'un pinceau de lumière, émané d'un point situé sur l'axe principal, et dont le foyer est sur la rétine, peut être donnée par la direction de cet axe. Le point lumineux et le rayon qui le traverse, sans subir de déviation, est l'axe optique. L'axe du cône secondaire passe par ce point également, mais avec une direction opposée dans la marche de ses rayons.

Les impressions visuelles doivent être nettes ; cela tient à la disposition et à la grandeur des élémens de la rétine.

Aussi, toutes les fois que deux objets lumineux de petite dimension sont assez rapprochés l'un de l'autre, pour que l'angle que leurs images sous-tendent sur la rétine, soit plus petit que l'un de ces élémens, ils ne seront pas vus distincts, mais produiront une impression mixte, qui sera le résultante des deux ébranlemens engendrés par leur réunion.

Dès lors, on s'explique comment des lignes blanches et noires très rapprochées donnent la sensation du gris.

Bien que les surfaces de terminaison du cristallin ne soient pas sphériques, la forme générale de cette lentille permet de supposer que la distance focale de sa partie centrale est la même que celle de ses bords, pour les rayons émanés d'un même point.

Un diaphragme opaque, percé à son centre d'une ouverture circulaire, corrige cette imperfection de l'aberration de courbure. La mobilité de l'iris rend cet instrument de beaucoup supérieur à tous les appareils physiques.

Les variations de l'orifice pupillaire se lient aussi au degré de convergence plus ou moins grand des rayons lumineux qui arrivent dans l'œil.

En examinant les instrumens dont on fait usage, comme l'intérieur du cylindre d'une lunette, nous le voyons recouvert d'une couche absorbante d'un enduit noir ; de même dans l'œil humain, fallait-il que chaque rayon, après avoir produit son effet sur la rétine, ne troublât pas cet effet par un subséquent.

En assimilant ce qui se passe dans l'œil à ce qu'on observe dans une chambre obscure, il est évident que si la distance de l'objet vient à changer, l'image focale doit elle-même se déplacer. Si l'éloignement augmente, les rayons qui arrivent à l'œil ont une divergence moins grande, et le foyer des rayons émanés de tous les points d'un corps, se trouve en avant de l'écran ; s'il diminue, au contraire, le sommet des cônes lumineux réfractés est placé au delà de l'écran. Dans les deux cas, l'image perd de sa netteté, parce que chacun des points de l'objet, au lieu d'être reproduit par un point correspondant de l'image, est représenté par une série de surfaces circulaires qui se couvrent dans une plus ou moins grande partie de leur étendue.

En admettant l'identité entre l'œil et ces instrumens, on serait tenté de conclure que cet organe, ne subissant aucune variation, les objets extérieurs sont visibles, seulement dans une position déterminée, celle où leur distance est telle, que l'image focale est sur la rétine. Cependant, l'œil donne des notions nettes sur des objets placés à des distances très différentes entre elles. Pour expliquer ce fait, de nombreuses théories ont été enfantées ; nous n'en donnerons pas la longue énumération. Une seule, générale et basée sur des faits physiques, semble attirer à elle la plupart des divergens. C'est la théorie de l'adaptation à des distances variables, par des changemens portant sur le cristallin, la pupille, etc., soit isolément, soit solidairement.

APPAREIL OLFACTIF.

L'organe de l'odorat est le nez, cavité qui sert en partie à l'olfaction, en partie à la respiration, en partie à l'excrétion des larmes.

Le nez se compose d'une partie essentielle et d'une partie accessoire.

L'une présidant à la perception des odeurs, l'autre étant surtout un organe de protection.

Le nez est une éminence triangulaire, à base inférieure, occupant le milieu de la face, entre le front et la lèvre supérieure, d'une part ; les deux yeux et les deux joues, d'autre part, et qui couvre la cavité nasale en avant. Son extrémité supérieure repose sur la portion nasale de l'os frontal ; étroite et enfoncée, elle a été nommée *racine* du nez. Il en descend le long de la ligne médiane un bord convexe, nommé *dos* du nez. Le dos du nez s'étend latéralement vers les orbites et les joues, par une face latérale oblique.

Au-dessous de la pointe se trouvent les *narines*, deux ouvertures, longues d'environ six lignes d'avant en arrière, sur trois de large, tournées vers le bas, séparées par une *cloison*, épaisse d'une ligne et demie, ayant à leur côté externe des parois plus mobiles, qu'on désigne sous le nom d'*ailes* du nez, et conduisant chacune dans une *cavité nasale*, qui est complétement séparée de celle du côté opposé, par une cloison cartilagineuse et osseuse.

Le nez grec n'a presque pas d'enfoncement à sa racine, et descend tout droit du front.

Le nez romain a la racine déprimée et le dos très saillant, mais se continue vers le bas, en droite ligne avec la pointe, laquelle n'est pas recourbée.

Le nez aquilin diffère du précédent, en ce que la courbure comprend aussi la pointe.

La description du nez embrasse : 1° les tégumens; 2° les os; 3° les cartilages; 4° les muscles; 5° les nerfs et vaisseaux avec la muqueuse qui les contient.

Le squelette du nez est osseux et solide en haut, cartilagineux en bas.

La partie osseuse, formée par les apophyses montantes, les os propres, a été décrite dans l'ostéologie. Ces os, en s'articulant avec l'épine nasale du frontal et avec ses apophyses orbitaires internes, forment l'ensemble de la charpente osseuse.

Cinq principaux cartilages servent à couvrir la partie inférieure du nez et à séparer les deux narines.

Les cartilages pairs sont au nombre de quatre: ce sont les deux cartilages latéraux proprement dits, et les deux cartilages des ailes du nez; le cartilage impair est médian, il forme la cloison.

Des noyaux cartilagineux, variables en nombre, se trouvent entre ces cartilages.

Le cartilage médian se loge, d'après Huschke, entre deux lamelles cartilagineuses.

Cartilages latéraux. Ils continuent les os propres du nez ; de forme triangulaire, ils s'unissent à ceux-ci en glissant un peu sous la face interne, de manière que le bord inférieur de la

lamelle osseuse les recouvre un peu. Des os du nez, ils descendent sur les apophyses montantes, auxquelles ils adhèrent très intimement par du tissu fibreux.

Le bord interne s'unit à celui du côté opposé et avec le cartilage de la cloison.

Le bord inférieur adhère au cartilage de l'aile du nez. Ce cartilage offre donc trois côtés, dont un seul, l'externe, est uni aux os. L'angle résultant de l'union du côté inférieur avec l'externe, est tronqué à son sommet. Il est complété par un cartilage supplémentaire.

Cartilages des ailes du nez. Ces cartilages forment les ailes et le bout du nez. Ils entourent chacun une narine, en devant et sur les côtés. On y distingue deux branches qui, au bout du nez, s'unissent ensemble, en décrivant un angle ou un arc court. La branche interne est plus étroite que l'externe ; la branche externe ou pinnale est mince, se dirige un peu en haut et en arrière, au-dessus de l'aile du nez, dont son bord inférieur forme le sillon. Elle se termine par une extrémité arrondie, dans le tissu fibreux qui la réunit au cartilage précédent. Convexe en dehors et concave en dedans. Tandis que les os nasaux sont recouverts par le muscle *pyramidal*, le cartilage triangulaire par le *triangulaire*, le cartilage de l'aile sert d'insertion en dehors au *myrtiforme* recouvert par la portion interne de l'*élévateur* commun de la lèvre supérieure et de l'*aile du nez*. L'angle forme le bout du nez, dont la forme générale dépend principalement de ce cartilage. Ce bout est d'autant plus pointu que l'angle est plus aigu, et d'autant plus arrondi que cet angle correspond davantage à un arc. Quand les angles des deux cartilages des ailes sont plus écartés l'un de l'autre, le bout du nez se trouve creusé à l'extérieur d'un sillon plus ou moins profond. La branche interne est plus étroite que la précédente, mais la déborde inférieurement ; revêtue en dehors par la pituitaire, elle est contiguë en dedans à la cloison. Large en avant, elle s'unit en arrière, dans sa partie étroite, à l'épine nasale inférieure et extérieure.

La contiguïté de son bord inférieur à celui du côté opposé constitue la sous-cloison.

Cartilage de la cloison. Lame quadrilatère, à côtés très inégaux, continuant le vomer et la lame perpendiculaire de l'ethmoïde. Il est situé, par conséquent, dans un plan antéro-postérieur correspondant à l'union des deux cartilages de l'aile. Il est transversalement aplati, plus ou moins dévié de la verticale. Les deux faces recouvertes par la pituitaire constituent la paroi interne des deux fosses nasales. Le bord postérieur et supérieur, incliné en arrière et en bas, épais, rugueux, s'articule par continuité de tissu avec la lame perpendiculaire de l'ethmoïde. Son bord inférieur répond en avant, aux branches internes des cartilages des narines, auxquelles il adhère par un tissu cellulaire lâche; en arrière, il repose sur le tissu cellulaire qui unit les deux cartilages vomériens, et sur le bord antérieur du vomer, entre les deux lames duquel il envoie un prolongement qui se fixe au rostrum du sphénoïde.

Son bord antérieur est continu en haut, avec les cartilages latéraux, et contigu en bas, aux branches internes des cartilages de l'aile. Son angle inférieur est assez obtus pour constituer un quatrième côté.

Cartilages vomériens. Ces deux petits cartilages existent, suivant Huschke, à un degré de développement très variable. Ils forment la partie la plus inférieure de la cloison cartilagineuse du nez. Chacun de ces cartilages a plus d'un demi-pouce de long. Ils sont dirigés depuis l'épine nasale antérieure et inférieure jusqu'à l'extrémité antérieure du vomer; dans le sillon que laissent entre eux ces cartilages, se placent les bords supérieur du vomer et inférieur du cartilage médian.

Les cartilages *carrés* sont trois petits disques qui se placent à la suite l'un de l'autre, derrière l'extrémité postérieure de la branche externe de l'aile. Ils jouent le rôle d'os vormiens. — Dans la membrane fibreuse qui unit les cartilages latéraux et ceux des narines, existent de petits noyaux cartilagineux en nombre indéterminé; ils ont reçu le nom de sésamoïdes.

Le cartilage *latéral* et celui de la narine sont unis par une membrane fibreuse. Les segmens cartilagineux irréguliers, renfermés dans son épaisseur, lui donnent de la résistance.

La peau du nez fait suite à celle du front, des paupières, etc. Elle s'enfonce au niveau des narines pour se continuer avec la membrane pituitaire. La peau s'épaissit en descendant de la racine vers la base du nez. Une couche de tissu cellulaire très mince s'unit aux couches sous-jacentes. Dans son épaisseur on rencontre un grand nombre de follicules sébacées, très visibles sur le lobe du nez, et dans le sillon qui le sépare de la joue.

Dans ces follicules, se trouve une humeur huileuse qui apparaît à leur orifice avec l'aspect d'un point noir, par son mélange avec la poussière.

Des poils assez nombreux se trouvent sur la peau à son entrée dans les fosses nasales. La membrane pituitaire, au point de réunion avec la peau est moins rouge que dans la profondeur.

Les *vaisseaux* sont fournis par les artères faciale, sous-orbitaire et le rameau nasal de l'artère ophthalmique. Les veines vont dans l'angulaire et la faciale.

Les *nerfs* viennent du facial pour le mouvement du filet naso-lobaire et du nasal interne pour la sensibilité.

Fosses nasales ostéo-fibreuses et cartilagineuses.

Les fosses nasales sont deux cavités creusées dans les os de la face et du crâne, et se prolongeant de plus, très avant, par les sinus.

Nous mentionnerons seulement les parties constituantes, en renvoyant à l'ostéologie pour la description des détails.

C'est un double parallélipipède ayant un côté commun, la cloison.

La paroi supérieure est constituée par la lame criblée de l'ethmoïde qui donne passage au nerf olfactif, et par une fente antérieure, au filet ethmoïdal du nasal interne;

La paroi inférieure, qui s'étend de l'épine nasale inférieure et antérieure à la postérieure, constituée dans sa majorité par le maxillaire supérieur; elle est formée, dans son quart postérieur, par le palatin.

La paroi antérieure est inclinée en avant et en bas, étendue de l'épine du coronal à l'ouverture antérieure du nez; sa composition est mi-osseuse et mi-cartilagineuse. Le nerf nasal interne longe cette paroi.

La paroi postérieure est bornée par la lame criblée et l'ouverture postérieure des fosses nasales.

La paroi *interne* est la cloison formée par plusieurs parties déjà énumérées, la lame perpendiculaire déjetée de côté, le plus souvent, avec le vomer et le cartilage. Le bord postérieur du vomer et l'échancrure en avant, en limitent la partie osseuse.

La paroi *externe* est la plus compliquée. On y distingue le cornet supérieur qui n'est séparé que par un petit intervalle de la lame perpendiculaire; le cornet moyen qui, ainsi que le précédent, appartient à l'ethmoïde, il est contigu à l'apophyse montante; enfin, le cornet inférieur s'articule avec la crête du maxillaire supérieur et du palatin.

Le *cornet supérieur* limite le *méat supérieur*. Il répond au trou sphéno-palatin.

Le *méat moyen* est limité par le *cornet correspondant*. Il offre trois ouvertures pour le sinus frontal et l'ethmoïdal antérieur son supplémentaire, et le sinus maxillaire.

Le *méat supérieur* en offre trois aussi pour les ethmoïdales postérieures.

Le *méat inférieur* offre antérieurement l'orifice inférieur du canal nasal.

L'*ouverture antérieure* des fosses nasales a la forme d'un cœur de carte à jouer sur le squelette; limitée en bas et sur les côtés par le maxillaire supérieur, en haut par les os nasaux, échancrés pour le passage des nerfs naso-lobaires.

L'*ouverture postérieure* est double sur le squelette, parce que le vomer sépare complétement l'orifice en arrière, tandis que falciforme, il est complété par un cartilage, à son union avec la lame perpendiculaire en avant. Elle répond à la partie supérieure du pharynx. En haut se voit l'orifice postérieur du conduit ptérygo-palatin.

Les fosses nasales enfin, communiquent avec les sinus. Les sinus ou cellules *ethmoïdales* ont été divisées en *antérieures* qui communiquent avec les *frontales*, et par l'*infundibulum* avec le méat moyen. Les *postérieures* en sont tout à fait séparées, elles communiquent avec le *sinus sphénoïdal* et s'ouvrent dans le méat supérieur. Nous avons vu le *sinus maxillaire* s'ouvrir, ainsi que les premiers, dans le méat moyen.

Après cette succincte énumération, on comprend que les fosses nasales sont presque doublées d'étendue par le vaste appareil accessoire de sinus, communiquant librement avec lui, et comme lui tapissés par une membrane muqueuse.

Muqueuse pituitaire. La membrane pituitaire ou de Schneider est, d'une manière générale, la membrane qui tapisse toutes les surfaces que nous venons d'énumérer, cornets, méats, sinus et cavités nasales. Elle se modifie, lorsque, de l'organe essentiel, elle se réfléchit dans les organes accessoires.

Se continuant en avant par l'intermédiaire des narines, avec la peau du nez et de la lèvre supérieure avec la conjonctive, au moyen du canal nasal, des points et conduits lacrymaux, avec la muqueuse de la voûte palatine par le canal palatin antérieur; en arrière, elle se continue également avec la muqueuse de la trompe d'Eustache, du voile du palais et du pharynx.

Elle fait disparaître, en les recouvrant, les saillies et dépressions qui existent sur le squelette, rétrécit certaines ouvertures, bouche le conduit sphéno-palatin et la lame criblée, allonge les cornets et diminue l'étendue des méats.

Face libre de la pituitaire. Celle-ci est d'une coloration rose foncé, d'un aspect velouté, molle, criblée de trous vers la partie moyenne des faces internes et externes de la cavité. Ce sont les orifices de follicules mucipares.

Sur cette face sont plusieurs ouvertures :

1° L'orifice inférieur du canal nasal situé au-dessous de l'extrémité antérieure du cornet inférieur, et autour duquel la muqueuse forme une valvule.

2° Les ouvertures de l'infundibulum, de l'antre d'Highmor rétréci par l'ethmoïde, sont très rétrécies, surtout la dernière, par le repli de la muqueuse, au moment où il y pénètre.

Cette ouverture n'est plus alors qu'une petite fente dirigée d'avant en arrière, de 4 millimètres de long, située à la partie antérieure et supérieure du méat moyen, et cachée au fond d'une rainure profonde due à la jonction du maxillaire supérieur avec l'ethmoïde. Il existe quelquefois une ou deux ouvertures supplémentaires, tant pour les cellules ethmoïdales que pour le sinus maxillaire (L. Hirschfeld).

Jourdain fait observer que la position de l'orifice du sinus ne permet pas au mucus de tomber régulièrement dans les fosses nasales. Il faut pour cela que la tête soit inclinée de côté.

Dans le méat supérieur elle pénètre dans les orifices des cellules ethmoïdales et sphénoïdales.

En avant et en bas, se voit l'ouverture du canal palatin antérieur, le plus souvent fermée par la muqueuse, qui offre alors une légère dépression à son niveau.

Dans les sinus, la face libre de la pituitaire est plus pâle et plus lisse que dans les fosses nasales. Elle y est également pourvue de cils vibratiles.

Mais on n'y trouve plus de traces des nerfs olfactifs, suivant Huschke.

Surface adhérente. Entièrement unie au périoste, elle a été considérée comme une membrane fibro-muqueuse. Huschke la distingue cependant des précédens tissus, par sa coloration et des follicules qui sont interposés.

Dans les sinus, ces deux couches sont entièrement confondues.

Vaisseaux et nerfs des fosses nasales. Nous nous contenterons d'énumérer les parties constituantes, et nous renvoyons aux tomes troisième et cinquième pour la description minutieuse.

Artères. 1° Les branches ethmoïdales antérieure et postérieure de l'artère *ophthalmique* qui vont en avant et dans les sinus frontaux : ce sont les nasales antérieures ; 2° les branches sphéno-palatines, qui vont en arrière et dans les sinus sphénoïdaux ; elles naissent avec les alvéolaires postérieures et supérieures, les palatines, se rendent en partie dans le sinus maxillaire de *l'artère maxillaire* interne : voilà pour les fosses nasales. — Les vaisseaux externes se composent de ceux de la cloison, des ailes du nez et du dos, des branches maxillaires externes et ophthalmiques. Les *veines* se rendent dans des vaisseaux correspondans et de même nom que les artères.

M. Sappey est le seul anatomiste qui affirme l'absence des lymphatiques dans la pituitaire. Les anciens et les modernes, parmi lesquels, M. Cruveilhier, M. Jarjavay, les ont injectés.

Nerfs. Les nerfs viennent : 1° du facial, qui se rend aux muscles ; 2° du sous-orbitaire, du nasal externe et interne, du sustrochléaire ; le premier à sa partie inférieure, les seconds, en partie au bout du nez (naso-lobaire).

Les nerfs de la surface interne et qui sont, comme ces derniers, pour la sensibilité, sont de deux ordres : 1° l'olfactif pour la sensibilité spéciale, 2° le trijumeau pour la sensibilité générale.

Le nerf olfactif, après son passage, se divise en deux ordres de branches dont les internes sont plus nombreuses que les externes. Ces filets ne s'anastomosent pas avec la cinquième paire.

Le trijumeau, par la branche ophthalmique, fournit le filet ethmoïdal ; les nerfs sphéno-palatin et palatin viennent du ganglion sphéno-palatin. Il y a encore des filets végétatifs.

On a attribué tour à tour, exclusivement, la propriété olfactive à la cinquième paire ou à la première. Aujourd'hui, on pense que l'olfactif est pour le sens spécial, et le trijumeau pour la sensibilité générale et la nutrition. Mais le concours simultané de ces nerfs est nécessaire à la fonction.

Développement. Le nez, comme les organes des sens en général, subit peu de modifications après la naissance. Simples dans les premiers temps de la vie intra-utérine, les anfractuosités se prononcent avec les cornets, à mesure que l'individu se développe. Les sinus, rudimentaires chez le fœtus, se développent de plus en plus jusque chez les vieillards.

Dans la série animale le développement des fosses nasales est subordonné à la perfection de l'odorat et au mode de respiration.

Chez les poissons, existent deux cavités terminées par un cul-de-sac, et tapissées par une pituitaire plus ou moins plissée ; l'eau, en pénétrant dans ces cavités, y amène des molécules odorantes, soit en suspension, soit en dissolution.

Chez les oiseaux et les reptiles, il existe deux conduits ouverts à leurs deux extrémités. Le nez des mammifères se rapproche davantage de celui de l'homme, et présente des anfractuosités plus nombreuses et plus profondes.

Les cornets sont surtout remarquables par les formes bizarres qu'ils affectent ; chez les herbivores, le cornet inférieur se dédouble à son bord libre, et se partage en deux lamelles contournées en sens opposé.

Chez les carnivores, le cornet inférieur ressemble à l'arbre de vie du cervelet ; les nerfs olfactifs de ces animaux sont très développés (Ludovic).

Usages et fonctions. L'odorat est la sensation des odeurs perçues à l'aide de l'appareil compliqué dont nous venons d'examiner les organes.

Déjà nous avons montré que, parmi ces derniers, il en est d'un usage essentiel, d'autres d'un usage accessoire protecteur, mais dont le concours est néanmoins nécessaire à l'accomplissement de l'ensemble de la fonction.

Nous n'examinerons pas s'il faut ou non admettre la théorie de l'émission ou celle des ondulations. L'émanation matérielle est incontestable dans beaucoup de cas, si elle n'est indispensable dans tous.

Diverses influences peuvent modifier singulièrement, soit la production des odeurs, soit leur transmission dans l'espace.

La chaleur favorise le plus souvent cette manifestation, en diffusant le corps dans l'espace. Il est des plantes, des géraniums, par exemple, qui ne répandent leur odeur que dans l'obscurité de la nuit.

A. Duméril a signalé dans les objets de différentes couleurs, des aptitudes variables pour retenir les odeurs, qui rappellent beaucoup les mêmes propriétés pour la lumière.

Linné rapporte les odeurs à sept sections très incomplètes. Nous en dirons autant des groupes chimiques de Fourcroy.

Dans beaucoup de cas, on a attribué au nerf olfactif ce qui sans doute appartenait au trijumeau, ce qui est incontestable pour des malades atteints d'anosmie.

L'odorat est plus répandu chez beaucoup de quadrupèdes, et Buffon l'a judicieusement fait observer, c'est un œil qui voit ce qui n'est plus dans l'horizon visuel. Parmi les invertébrés, on trouve également le sens de l'odorat développé.

Le mécanisme de l'odorat exige simplement l'imprégnation du mucus nasal par les particules odorantes disséminées dans l'air qui traverse les fosses nasales, et que ces particules s'arrêtent sur la portion de muqueuse qui reçoit les filets du nerf olfactif.

La destruction du nez amène généralement l'anosmie, d'après Béclard.

Lorsque l'olfaction est active, on *flaire*. En flairant on ferme la bouche, on resserre les narines en contractant les dilatateurs.

Quand au lieu de flairer, on repousse une odeur, on fait d'abord une forte expiration, et on resserre instinctivement la bouche, le voile du palais se relève et bouche les fosses nasales postérieures.

On a douté que l'air expiré pût produire des impressions olfactives.

Ce qu'il y a de bien certain, c'est que beaucoup d'odeurs sont perçues avec plus d'intensité par cette voie que par la voie sapide. Tel est le cas du tabac fumé par le nez. L'action irritante n'est pas le phénomène principal dans ce cas. L'odeur spécifique est plus agréablement ou plus fortement perçue. Le rôle des sinus n'est pas de percevoir des sensations, mais de retenir des masses d'air à la façon d'un diverticulum.

ORGANES DE L'OUIE ET APPAREIL DE L'AUDITION.

Les organes de l'ouïe recueillent les vibrations sonores, les renforcent et les précisent, les transmettent à la partie essentiellement percevante qui les conduit au cerveau, où elles deviennent sensations. Placées de chaque côté de la base du crâne, les oreilles internes sont creusées dans la partie la plus dure du temporal, que sa consistance a fait nommer le rocher ; double condition de protection et de transmission, à laquelle nul organe ne se pouvait mieux prêter. Blainville admet une partie essentielle ou fondamentale : le vestibule et le labyrinthe, une partie de perfectionnement acoustique, les canaux et le limaçon, une partie accessoire d'unisson et de renforcement, la cavité du tympan, et une partie accessoire de recueillement, l'oreille externe. Cette division ainsi que celle de Breschet, en une partie sensitive ou labyrinthe, et une partie accessoire, oreilles externe moyenne s'accorde avec l'ordre naturel.

Mais Huschke, fait observer que la membrane du tympan limite l'oreille externe et moyenne, et doit être comptée avec l'externe, parce qu'elle est originairement l'opercule et la membrane branchéostège, que, par conséquent, elle appartient à l'épiderme, tandis que les osselets et le tympan correspondent à l'appareil branchial lui-même.

Oreille externe.

C'est une sorte d'infundibulum à base évasée et à sommet tubuleux.

On a nommé *pavillon* de l'oreille la première partie, et *conduit auditif externe*, la seconde.

Pavillon de l'oreille.

Chez l'homme il est placé en arrière de la face, derrière l'articulation temporo-maxillaire, sur les limites les plus reculées, de manière à rester étranger à l'expression de la physionomie. Le pavillon de l'oreille manque aux cétacés, à la taupe. Les animaux nocturnes ou faibles ont un pavillon plus développé. Dans quelques chauves-souris, il dépasse le volume de la tête. Tantôt parallèle, tantôt incliné sur la tête, sa position influe indirectement, sur la physionomie surtout en l'absence des cheveux.

La forme générale est ovalaire, à grosse extrémité supérieure, fixée en avant ; le pavillon est libre en arrière.

La surface *externe* ou antérieure présente des saillies et des dépressions alternatives.

La première saillie, l'*hélix* est formé par un repli de la circonférence du pavillon ou *conque*. Il part de la cavité du pavillon ou *conque*, se dirige obliquement d'arrière en avant, de bas en haut ; puis verticalement, puis se coudant presque à angle droit d'avant en arrière horizontalement, se recourbe une troisième fois de haut en bas, un peu obliquement, puis verticalement, et se perd dans le lobule ; il a décrit ainsi un arc de cercle dont la branche postérieure descend plus bas que l'antérieure.

Au niveau de la terminaison de l'hélix naît l'*anthélix*, à rebord plus mousse, moins saillant. Il suit d'abord le trajet de l'hélix, bientôt en se recourbant il se bifurque ; la branche supérieure est très peu saillante, l'inférieure l'est bien davantage.

Le *tragus* est une saillie triangulaire obtuse, faisant suite à la région parotidienne d'une part, et au pavillon de l'oreille de l'autre. Sa face postérieure, qui fait l'office d'opercule, bouche le conduit auditif externe, et à l'aide de poils qui y sont implantés elle est un organe protecteur à la façon des cils, etc.

L'*antitragus* est une éminence moins prononcée que la précédente, à l'opposite de laquelle elle est placée. Séparée de l'anthélix, naissant par une petite échancrure, elle est séparée du tragus par une échancrure semi-elliptique, oblique de haut en bas, et qu'on nomme l'échancrure de la conque.

La cavité de la *conque* est cette excavation de profondeur variable, de forme irrégulière, limitée en arrière par l'anthélix, en avant par le tragus, en haut par la branche inférieure de l'anthélix ; entre celle-ci et le tragus, naît l'hélix, qui partage en deux parties inégales l'extrémité supérieure de la conque ; en bas, elle est limitée par l'antitragus en arrière, le lobule en avant. Au niveau de la continuation de la conque avec le conduit, celui-ci est bouché par une saillie du pavillon, qu'il faut tirer en arrière et en haut pour en découvrir l'orifice.

La *gouttière* de l'hélix suit cette saillie et ses accidens, c'est-à-dire que sa profondeur est plus ou moins considérable, suivant que le replis est plus ou moins saillant.

On a donné le nom de fossette scaphoïde à l'excavation qui sépare les deux branches de l'anthélix.

Les saillies et dépressions de la face externe de l'oreille offrent de très grandes variétés individuelles. Presque déplissé chez quelques personnes, le pavillon offre des saillies et dépressions très profondes chez d'autres.

Dans le premier cas il est comme étalé, l'oreille alors paraît plus grande. D'autres fois replié et resserré, l'oreille paraît plus petite.

Les différences entre les oreilles dépendent, par conséquent, suivant la judicieuse observation de M. Sappey, surtout du plus ou moins de déplissement de celle-ci. — Boerhaave a montré comment ces plis réfléchissent les sons. — Savart a fait voir comment l'inclinaison variable, l'élasticité de ces replis, favorisaient singulièrement le recueillement des ondes sonores.

La face *interne* du pavillon adhère aux parois du crâne par son tiers antérieur ; sa configuration représente, en sens inverse, celle de la face antérieure : 1° saillie correspondant à la gouttière de l'hélix ; 2° au devant, une rainure profonde, répondant à l'anthélix ; 3° une seconde saillie presque hémisphérique, répondant à la conque.

La plus grande partie de la circonférence du pavillon est constituée par la saillie du rebord, nommée *hélix*. La partie inférieure de la circonférence est formée par un repli cutané qui recouvre le tragus et l'antitragus, ainsi que leur sillon de séparation ; le repli cutané se continue en avant et en haut, sur la région parotidienne, en arrière avec l'hélix. Libre dans le reste de son étendue. Sa consistance molle le distingue du reste des parties du pavillon.

La partie antérieure de la circonférence du pavillon est la moins régulière. Elle est formée de haut en bas : 1° par une saillie arrondie qui appartient à l'hélix ; 2° par un sillon descendant qui sépare l'hélix du tragus ; 3° par la saillie du tragus ; 4° par la fossette répondant au condyle de la mâchoire, fossette qui augmente avec l'abaissement de la mâchoire ; 5° par l'angle rentrant, formé par le lobule et la région parotidienne.

Les *cartilages* de l'oreille diffèrent peu de la description donnée du pavillon, qu'ils forment en majeure partie.

Le bord concave de l'hélix est crénelé. Il forme un repli qui se termine un peu au-dessous ou au niveau de l'extrémité de la conque. L'hélix présente en avant une forte saillie qui porte le nom d'apophyse

La partie du cartilage qui répond à l'anthélix est lisse et unie chez les jeunes sujets, rugueuse et inégalement mamelonnée chez l'adulte. Dans le point où l'anthélix s'unit à l'hélix, s'étend une languette qui est séparée de l'antitragus par un sillon.

Les *ligamens* du pavillon sont extrinsèques et intrinsèques. Les premiers sont *antérieurs* et *postérieurs*. Antérieurs, ils sont bifurqués à leur insertion au muscle temporal et au tubercule zygomatique ; de là, ils se dirigent en croisant leurs fibres , vers l'apophyse de l'hélix et vers le tragus. Postérieurs, ce sont des fibres irrégulières, partant de l'apophyse mastoïde, pour se diriger vers la partie postérieure de la conque et la paroi supérieure du conduit auditif.

Parmi les ligamens intrinsèques, se trouvent : 1° un ligament allant de la languette de l'hélix à l'antitragus ; 2° un ligament allant de l'hélix au tragus ; 3° un ligament allant de la convexité de la fossette de l'anthélix à la convexité de la conque ; 4° un dernier ligament se portant de la convexité de l'hélix à celle de la fossette de l'anthélix.

T. III.

Les muscles *extrinsèques* sont : 1° l'auriculaire supérieur allant à la convexité de la fossette de l'anthélix ; 2° l'auriculaire ou les auriculaires postérieurs se fixant à la partie moyenne de la convexité de la conque ; 3° l'auriculaire antérieur s'insère à l'aponévrose du temporal, d'une part, à l'apophyse de l'hélix et au bord antérieur de la conque, de l'autre ; ce muscle est un peu oblique.

Les muscles *intrinsèques* appartiennent, un seul excepté, à la face antérieure du pavillon.

Le *grand muscle* de l'hélix est placé au devant de la partie ascendante de l'hélix fixé à son apophyse, en bas, et s'attache à la peau supérieurement.

En se contractant, il attire en bas la peau, et augmente la gouttière. Le petit muscle de l'hélix s'attache à la peau qui recouvre le coude d'origine de ce cartilage.

Le muscle du *tragus* tient médiatement à la glande parotide en avant.

En se contractant, il redresse un peu la courbure du tragus et dilate la partie antérieure. Quelquefois ce muscle a un faisceau accessoire.

Le muscle de l'antitragus ressemble au précédent. D'après M. Sappey, ce muscle s'insère à la languette de l'hélix ; d'autre part, à la convexité de l'anthélix. En se contractant, il modifie la courbure générale de la conque ou de l'hélix.

Le muscle *transverse* est postérieur ou interne ; il occupe le sillon qui sépare la convexité de l'hélix de la convexité de la conque. Ses fibres sont parallèles et transversales. Il rapproche l'hélix de la conque, et modifie ainsi la courbure des saillies du pavillon.

La *peau* du pavillon est plus unie et plus douce, blanche et rosée. Sa minceur permet souvent d'y suivre les vaisseaux, lorsqu'ils ont été injectés. Elle adhère au cartilage auriculaire par sa face profonde, et en reproduit les saillies et les dépressions.

Les poils et le duvet y sont très développés. Les glandes sébacées et pileuses y sont développées comme sur le nez.

Les nerfs viennent de l'auriculo-temporal ; de la branche auriculaire du plexus cervical ; du nerf sous-occipital ;

Les artères, de la temporale superficielle, de l'auriculaire postérieure.

Les veines antérieures vont dans la jugulaire externe ; les postérieures vont dans la portion mastoïdienne du temporal, et s'ouvrent dans le sinus latéral correspondant.

Les lymphatiques, d'après les recherches de M. Sappey, sont extraordinairement développés dans cet organe ; mais leur ténuité est extrême. On peut aussi les diviser en antérieures et postérieures, d'après leur situation.

Conduit auditif externe, fibreux, — cartilagineux, — osseux.

Le conduit auditif externe, ouvert à l'extérieur, et terminé en cul-de-sac intérieurement, s'étend du fond de la conque jusqu'à la membrane du tympan. On ne peut avoir une bonne idée de sa direction qu'en la moulant. Dans son court trajet, ce conduit s'infléchit deux fois sur son axe ; il se porte d'abord en avant, puis, se réfléchissant brusquement, il se porte en arrière et en

84

haut; dans sa partie moyenne, il se tord sur son axe, s'incline en avant et en bas.

Dans sa première portion, ou externe, il est aplati d'avant en arrière;

Dans la portion moyenne, il est presque cylindrique. La portion interne est aplatie de haut en bas; la portion externe forme un coude à concavité inférieure, en se continuant avec la moyenne.

L'extrémité externe du conduit communique avec la cavité de la conque; l'interne est formée par la membrane du tympan.

L'orifice qui fait communiquer le conduit auditif externe avec la conque est une ellipse à grand diamètre vertical. Le bord postérieur est formé par une crête saillante; l'antérieur, par le tragus.

La membrane qui ferme l'extrémité interne du conduit auditif n'est pas seulement inclinée de haut en bas et de dehors en dedans, de manière à donner moins de longueur à la paroi supérieure, et plus à l'inférieure. Elle est tournée en outre, un peu en avant.

Le *cartilage* qui entre dans la composition du conduit auditif représente une sorte de gouttière transversalement dirigée. Sa face supérieure est concave, et regarde en haut et en arrière. La face inférieure, convexe, répond, en avant et en bas, à la glande parotide, en arrière à la base de l'apophyse mastoïde.

Le bord antérieur est rectiligne. Le bord postérieur est inégalement découpé et moins élevé. L'extrémité externe décrit une courbe. Elle est formée en avant par le tragus, et se continue en arrière avec le cartilage du pavillon. L'extrémité interne se prolonge sous forme d'une saillie, jusqu'à la base de l'apophyse styloïde. On trouve sur ce cartilage deux ou plusieurs incisures, qui se partagent en demi-anneaux réunis par du tissu fibreux.

La portion *fibreuse* occupe la partie supérieure et postérieure du conduit auditif, et complète le demi-canal, formé par le cartilage auquel elle se fixe par ses bords. Par ses extrémités interne et externe, elle s'attache au conduit auditif osseux et au pavillon.

Portion osseuse. Située entre la racine postérieure de l'apophyse zygomatique qui la limite en haut, les apophyses mastoïde et styloïde qui la limitent en arrière, et l'articulation temporomaxillaire qui la borne en avant.

La paroi inférieure libre et mince décrit une courbure transversale très prononcée, dont la convexité se dirige en haut; le sommet de cette convexité dérobe à notre vue le tympan.

La portion osseuse ne forme que la moitié du conduit auditif externe.

Chez le fœtus et l'enfant nouveau-né, la portion osseuse du conduit auditif n'existe pas encore; elle est représentée par un anneau, dans lequel s'insère le tympan, et que l'on nomme le *cercle tympanal.*

La peau qui tapisse le conduit auditif adhère très fortement à la portion fibreuse et cartilagineuse; elle va en s'épaississant, depuis le pavillon jusqu'à la portion osseuse. A partir de là, elle s'amincit graduellement jusqu'au tympan. — La moitié externe du conduit offre des follicules pileux et sébacés, des glandes cérumineuses. La moitié interne en est dépourvue.

Les *artères* du conduit viennent de l'auriculaire postérieure

et des parotidiennes. La sensibilité de cette peau s'explique par la présence de filets d'origine très variée: le maxillaire inférieur, le pneumo-gastrique, le plexus cervical, y envoient de petites branches.

Oreille moyenne.

L'oreille moyenne est une excavation remplie d'air mise en vibration par une membrane transmettant les ondes sonores au labyrinthe.

Par sa partie antérieure, cette excavation se prolonge jusque dans l'arrière-cavité des fosses nasales; par sa partie postérieure, elle s'étend dans toute l'épaisseur de la portion mastoïdienne du temporal.

M. Sappey considère l'oreille moyenne comme un diverticulum, étendu de la partie la plus élevée des voies respiratoires, vers le sens de l'audition.

Le diverticule naît en arrière de la paroi externe des fosses nasales, se porte obliquement en dehors et en arrière, s'engage dans l'angle rentrant qui sépare la portion écailleuse de la portion poreuse du temporal, passe entre l'oreille externe et interne, contourne ensuite la partie supérieure de la base du rocher, et se termine en se fragmentant en petits espaces cellulaires. Dans ce trajet, il se dilate et se resserre deux fois.

La première partie du diverticule, qui s'étend de l'arrière-cavité des fosses nasales à l'angle rentrant du temporal, porte le nom de trompe d'Eustachi.

La dilatation qui succède à ce conduit a été comparée, par Fallope, à une caisse militaire, d'où la dénomination de *caisse du tympan*, sous laquelle elle est encore connue.

Le second rétrécissement est un simple orifice de communication.

Le second renflement, cloisonné dans tous les sens, n'est qu'une agglomération de cellules, que leur situation a fait dénommer cellules mastoïdiennes.

Caisse du tympan. C'est un cylindre à base très rapprochée. Ces deux bases sont des surfaces courbes se regardant par leur convexité. Ce serait, par conséquent, plutôt une lentille biconcave. L'axe est incliné. Il a 2 millimètres d'étendue, distance de séparation des deux centres: sur la circonférence, cette distance est de 3 à 5 millimètres.

La circonférence de la caisse du tympan se rapproche du plan médian, en bas et en avant, et plus du plan externe, en haut et en arrière.

Cette caisse n'est pas située directement en dedans du conduit externe, mais en dedans, en haut et en arrière. Elle n'est pas en dehors du labyrinthe, mais en dehors et en avant. Les trois oreilles, externe, moyenne et interne, ne sont donc pas situées sur une ligne transversale, mais sur une ligne oblique, de dehors en dedans, et d'avant en arrière, ligne qui irait aboutir à l'origine des nerfs auditifs dont elle représente exactement la direction.

Dans la caisse du tympan, nous allons examiner: les parois, la circonférence, la chaîne d'osselets qui s'étend de la paroi externe à l'interne, leurs ligamens et muscles, une membrane très délicate, dépendance des voies respiratoires.

La paroi *externe* de la caisse du tympan est constituée en bas et en avant, par une lame osseuse qui représente un croissant;

le reste de son étendue est rempli par la membrane du tympan.

La partie osseuse ne forme qu'une faible partie de la paroi externe. Elle est plus large, d'ailleurs, en bas et en avant. Ses deux extrémités se perdent sur la partie supérieure du conduit auditif externe. Son bord supérieur est creusé d'une gouttière qui contribue à former le cadre du tympan.

Le plancher de la cavité du tympan est situé au-dessous du plancher du conduit auditif externe; la différence des niveaux des deux planchers est mesurée par la hauteur de cette lame osseuse.

La membrane du tympan est une cloison mince, blanche, élastique, séparant l'oreille externe de la moyenne. Elle est placée obliquement de haut en bas, de dehors en dedans et d'arrière en avant. Ainsi, elle forme, avec la voûte et la paroi postérieure du conduit, un angle obtus, tandis qu'elle se réunit au plancher et à la paroi antérieure sous un angle aigu.

L'observation a démontré que toutes choses égales d'ailleurs, la perfection du sens de l'ouïe dans les oiseaux et les mammifères est en raison directe de l'étendue et de l'obliquité de la membrane du tympan.

La forme de cette membrane est circulaire à très peu de chose près; sa circonférence est reçue dans une rainure de même forme.

La face externe de la membrane du tympan est concave chez l'homme et les mammifères, convexe, au contraire, dans les oiseaux. On y trouve un peu au-dessus de sa partie moyenne une légère dépression, due à l'adhérence de la membrane avec le manche du marteau, et vers sa partie supérieure et antérieure, une saillie correspondant à l'apophyse externe de l'os. Sur cette face, on aperçoit par transparence le manche du marteau qui descend de sa circonférence vers son centre, à la manière d'un rayon. Au niveau de la saillie apophysaire, Rivinus avait cru voir un orifice établissant une communication entre la cavité de la caisse et le conduit auditif externe. Valsalva, qui a décrit toutes les parties des sens de l'ouïe avec une grande précision, a eu des doutes; mais l'imperforation est incontestable.

La *face interne* ou *convexe* de cette membrane correspond, par sa partie centrale, c'est-à-dire par le sommet de sa convexité, à une saillie osseuse qui constitue l'origine du limaçon, et qui porte le nom de promontoire.

L'intervalle qui la sépare de cette saillie varie selon l'âge, selon les individus, et surtout selon l'état de tension ou de relâchement qu'elle présente. Chez l'enfant, cet intervalle est plus grand, par suite du peu de saillie du promontoire.

Chez l'adulte, où le limaçon est plus développé et plus saillant, il diminue un peu. Suivant que la membrane du tympan se tend ou se relâche, c'est-à-dire suivant que sa face interne devient plus ou moins convexe, il se réduit ou il augmente d'un millimètre.

Le tympan est en rapport en dedans : 1° avec la corde du tympan, qui répond à l'union de son quart supérieur avec ses trois quarts inférieurs; 2° avec le marteau qui semble lui être appliqué.

Le cadre osseux dans lequel est reçue la membrane du tympan, est soudé à l'ensemble chez l'adulte, mais libre chez le fœtus.

Les traces de cette soudure sont une fine rainure, dans laquelle la membrane est engagée. Mais comme elle n'existe pas supérieurement, le tympan semble se continuer avec la membrane propre du conduit.

L'anneau est de consistance fibro-cartilagineuse, et d'une épaisseur triple de celle de la membrane.

Trois couches concourent à la formation de cette membrane; la plus importante est la moyenne ou fibreuse.

Les artères de la membrane du tympan émanent de plusieurs sources.

L'artère stylo-mastoïdienne envoie un ramuscule, qui est satellite de la corde du tympan, jusqu'au manche du marteau. Il s'y divise en deux ramuscules plus petits, lesquels descendent, l'un en arrière, l'autre en avant de ce manche, jusqu'à son extrémité, et se partagent en un pinceau de ramifications à direction rayonnante. Des ramuscules plus grêles partent du rameau tympanique de la maxillaire interne.

Les nerfs de la membrane du tympan viennent du rameau auriculaire du pneumo-gastrique et du rameau de Jacobson.

La membrane du tympan transmet à l'air de la caisse et aux osselets les vibrations qui lui arrivent du dehors; elle protège les parties profondes du sens de l'ouïe.

Paroi interne de la caisse du tympan. Cette surface très inégale présente, en son entier, une saillie nommée *promontoire*; au-dessus de celui-ci, l'orifice allongé conduisant au vestibule, c'est la *fenêtre ovale*; au-dessous de cette éminence, la *fenêtre ronde* allant au limaçon, ouverture plus petite que la précédente; en dehors et au-dessus, une autre saillie, la *pyramide*, saillie allongée qui loge le tendon du muscle de l'étrier; en dedans de la fenêtre ovale, une saillie qui loge le muscle externe du marteau.

Le promontoire qui occupe une grande partie de la paroi interne se rencontre avec le sommet de la pyramide, qui lui est unie, à l'aide d'un filet osseux. Les sillons que l'on remarque à sa base logent les ramifications du nerf de Jacobson; ils se dirigent vers les différentes ouvertures voisines. La *fenêtre vestibulaire* est limitée en bas, par cette saillie, en haut, par une saillie de l'aqueduc de Fallope; elle a à sa face antérieure, le relief du bec de cuiller, logeant le muscle interne du marteau; à sa face postérieure, le relief de la pyramide, logeant le muscle de l'étrier.

La base de l'étrier bouche cet orifice en se moulant sur son contour.

La *fenêtre ronde*, creusée dans la base du promontoire, est bouchée par une membrane qui rappelle tout à fait le tympan.

La pyramide est creusée d'un canal, cheminant parallèlement à l'aqueduc de Fallope, avec lequel il communique deux fois. Ces deux pertuis donnent passage aux nerfs et vaisseaux du muscle de l'étrier. Le conduit pyramidal s'ouvre au devant du trou stylo-mastoïdien.

Le conduit qui renferme le muscle interne du marteau commence dans l'angle rentrant du temporal; il se dirige en arrière, en dehors et en haut, vers l'extrémité antérieure de la fenêtre ovale, où il se soude, pour se porter transversalement en dehors.

La portion oblique est située en avant, au-dessus de la portion osseuse de la trompe d'Eustache; de là résulte que, vus par l'angle rentrant du temporal, le conduit du muscle interne du marteau et cette portion osseuse de la trompe représentent le canon d'un fusil double à conduits inégaux.

La portion transversale sert de poulie de réflexion au tendon du muscle interne du marteau (Sappey).

Circonférence de la caisse du tympan. La partie supérieure est une lame osseuse qui sépare la cavité du tympan de la cavité du crâne.

La partie inférieure sépare la caisse du tympan du golfe de la veine jugulaire.

La partie postérieure offre l'orifice de pénétration de la corde du tympan, placée en dehors de la pyramide, en dedans de la rainure qui encadre la membrane du tympan.

En avant, on observe la scissure de Glaser avec l'apophyse grêle du marteau et son tendon ; l'orifice de sortie de la corde du tympan, l'orifice de la trompe d'Eustache (*V. Ostéologie.*)

Osselets. Marteau. Enclume. Os lenticulaire. Étrier.

Marteau. Appliqué sur la face interne de la paroi externe du tympan, la tête s'articule avec l'enclume. Du col part en avant l'apophyse grêle de Raw qui s'engage dans la scissure de Glaser, et donne insertion au muscle antérieur du marteau.

Le *manche* forme un angle saillant en avant, qui repousse un peu en dehors la membrane du tympan ; on nomme cet angle apophyse courte ; elle donne insertion au muscle externe du marteau.

L'*enclume* s'articule, d'une part, avec la tête du marteau ; d'autre part, avec l'*os lenticulaire*; celui-ci s'articule à son tour avec l'étrier, tandis que la branche inférieure de l'enclume s'articule avec l'os lenticulaire ; la supérieure s'engage dans l'orifice de communication des cellules mastoïdiennes.

Les ligaments des osselets sont au nombre de quatre extrinsèques : deux appartiennent au marteau, un à l'enclume et un à l'étrier.

Le ligament supérieur du marteau s'étend de la partie la plus élevée de la cavité du tympan à la tête du marteau ; l'externe se porte de la partie supérieure et postérieure de la membrane, vers la partie supérieure du manche du marteau. Fixé en haut par son ligament supérieur, en bas par la membrane du tympan qui est comme un ligament inférieur, en dehors par son ligament externe, en avant par son apophyse grêle qui appuie sur la scissure de Glaser, en arrière par l'enclume, qui arc-boute elle-même contre une saillie osseuse, le marteau ne peut basculer que du dehors en dedans et de dedans en dehors, d'où le relâchement et la tension alternatifs de la membrane. Le ligament de la branche supérieure de l'enclume est remarquable par sa forme rayonnée. Le ligament qui unit la base de l'étrier au pourtour de la fenêtre ovale se compose de fibres irrégulièrement étendues de l'une à l'autre.

Les ligamens des os entre eux ont tous la forme capsulaire.

Muscles. Tandis que M. Sappey ne décrit que trois muscles des osselets, M. Hirschfeld en décrit quatre. Voici quels sont ces muscles :

Muscle externe du marteau. Il s'insère sur la paroi supérieure du conduit auditif externe, au-dessus de la peau, se porte en dedans, s'engage entre la membrane du tympan et son cadre, se termine sur l'apophyse du manche du marteau. Il tire en dehors le manche du marteau, et relâche la membrane du tympan.

Muscle interne. Le plus volumineux des muscles des osselets ; il naît de la portion rugueuse de la face inférieure du rocher et de la partie externe et supérieure du cartilage de la trompe ; il s'engage de là dans le canal décrit, se réfléchit en bec de cuiller, se fixe au côté interne du manche du marteau, au-dessous de l'apophyse antérieure.

Il tire en dedans le manche du marteau et tend la membrane du tympan, enfonce l'étrier dans la cavité du vestibule.

Le *muscle antérieur*, très grêle, prend naissance sur l'épine du sphénoïde, s'insère au sommet de l'apophyse de Raw. En tirant le marteau en avant et en dehors, il allonge la chaîne des osselets, et relâche la membrane du tympan.

Le *muscle de l'étrier* naît de son conduit propre, sort de la pyramide, s'insère au col de l'étrier. En entraînant en arrière le col de l'étrier, il fait rentrer l'extrémité postérieure de la base de cet os dans la fenêtre ovale, tandis que l'extrémité antérieure se porte en dehors.

Ce mouvement entraîne en arrière la branche inférieure de l'enclume ; de là un double mouvement de bascule : 1° un mouvement de bascule de la base de l'étrier, qui s'enfonce dans le vestibule, par sa partie postérieure, et qui se relève par sa partie antérieure ; 2° un mouvement de bascule de la base de l'enclume, qui s'incline en bas, en dedans et en avant, en poussant dans le même sens, la tête du marteau, dont le manche se porte en sens contraire ; d'où résulte que l'action de ce muscle a pour résultat un ébranlement du liquide labyrinthique et un relâchement de la membrane du tympan.

La *muqueuse* se réfléchit sur toutes les surfaces de la cavité, tympan, osselets, muscles. Elle pénètre dans les cellules mastoïdiennes, et se continue par la trompe d'Eustache, avec la muqueuse nasale.

Les *cellules mastoïdiennes* ont été décrites ailleurs. (*V. Ostéologie.*)

Trompe d'Eustache. C'est le canal de communication entre le pharynx et la caisse du tympan. Elle se compose de deux portions, l'une osseuse, l'autre cartilagineuse. La première commence à la paroi antérieure de la caisse, descend obliquement de dehors en dedans, entre le canal du tenseur du tympan, situé au-dessus d'elle, et le canal carotidien situé au dessous ; elle se rétrécit peu à peu dans son trajet, et se termine en face de la scissure de Glaser. Là commence la portion cartilagineuse qui continue de suivre la marche oblique de la précédente, arrive, par dessus la fosse ptérygoïdienne, à l'apophyse ptérygoïde, s'applique sur elle dans une petite fosse particulière, se dilate peu à peu, et s'ouvre vis-à-vis de l'orifice postérieur des fosses nasales, sur la lame interne de l'apophyse ptérygoïde, et dans la portion céphalique du pharynx.

La trompe d'Eustache a donc une ouverture tympanique et une ouverture pharyngienne, dont la première répond à l'extrémité osseuse, et l'autre à l'extrémité cartilagineuse.

Chaque portion a la forme d'un cône aplati ; la base de l'orifice tympanique est tournée vers le tympan, et celle de l'orifice pharyngien vers le pharynx. Toutes deux s'adossent par leurs sommets. La lumière du canal n'est pas circulaire, mais aplatie.

Les deux cônes ont une longueur très inégale; celui qui est tympanique par sa base a de 10 à 12 millimètres; celui à base pharyngienne a de 24 à 28 millimètres. La longueur totale du conduit guttural varie, par conséquent, de 34 à 42 millimètres. Sa forme aplatie explique la prédominance du diamètre vertical qui, au niveau de l'orifice tympanique, est de 5 millimètres environ. L'axe du cône guttural n'est pas situé exactement sur le prolongement de l'axe du cône tympanique. Ces deux cônes sont obliques en bas et en avant, mais l'obliquité du premier étant plus prononcée, il en résulte un angle dont l'ouverture regarde en bas.

On distingue à la trompe deux faces, l'une antéro-externe, l'autre postéro-interne (Sappey).

La face *antéro-externe* répond : 1° dans son tiers postérieur, à la scissure de Glaser; 2° dans ses deux tiers antérieurs, au péristaphylin externe, auquel elle fournit des insertions, et qui la sépare du ptérygoïdien interne; 3° au bord postérieur de l'aile interne de l'apophyse ptérygoïde, bord qui se trouve ordinairement légèrement échancré dans sa moitié supérieure, comme pour s'adapter à la saillie de la trompe.

La face *postéro-interne* se trouve en rapport: 1° en arrière, avec la portion horizontale du canal carotidien qu'elle croise à angle aigu; 2° avec le péristaphylin interne; 3° avec la muqueuse du pharynx.

Les *bords* ont l'aspect de gouttière. Le supérieur correspond au conduit du muscle interne du marteau, à la ligne de jonction du bord postérieur de la grande aile du sphénoïde avec le sommet du rocher, et à la base de l'apophyse ptérygoïde. L'inférieur occupe l'interstice des muscles péristaphylins externe et interne.

L'*orifice externe* ou tympanique inégal et évasé est situé à la partie antérieure et supérieure de la caisse du tympan, nous avons vu déjà sa situation.

L'*orifice interne*, guttural, pavillon de la trompe, est beaucoup plus évasé que l'orifice précédent, dont il diffère d'ailleurs par sa forme ovalaire et sa dilatabilité. Cet orifice déborde un peu l'aile interne de l'apophyse ptérygoïde; situé au niveau du bord supérieur du cornet inférieur, à 3 millim. du sillon qui limite en arrière, la paroi externe des fosses nasales, à 12 millimètres au-dessous de la voûte du pharynx, à 8 millimètres au-dessus du voile du palais.

L'ouverture postérieure des fosses nasales mesure l'intervalle qui sépare les deux orifices gutturaux des fosses nasales.

La portion osseuse s'étend depuis la caisse du tympan jusqu'à l'épine du sphénoïde, et constitue le cône tympanique.

La portion *cartilagineuse* est une lame triangulaire repliée en gouttière. La concavité de cette gouttière regarde en bas et en dehors. — Son bord antérieur est beaucoup moins étroit que le postérieur. Sa base, légèrement échancrée, repose sur l'aile interne de l'apophyse ptérygoïde, sur laquelle elle est fixée par des faisceaux fibreux très résistans. Son sommet s'attache à l'ex-

trémité correspondante de la portion osseuse. Dans l'intervalle compris entre son sommet et sa base, cette lame contracte une adhérence très intime avec le rocher, d'une part, et le bord postérieur de la grande aile du sphénoïde, de l'autre.

La portion *fibreuse* complète le demi-canal qui forme la portion cartilagineuse; elle occupe, par conséquent, la partie inférieure de la paroi externe de la trompe Une muqueuse très intimement adhérente recouvre le conduit.

Oreille interne ou labyrinthe.

L'oreille interne, placée dans la profondeur du rocher, nous offre à examiner, une portion osseuse protectrice, une portion membraneuse, essentiellement destinée à la perception.

Le *labyrinthe osseux* présente trois compartimens principaux, disposés sur un plan parallèle à la caisse du tympan : le *vestibule* qui répond à la partie moyenne de la caisse; les *canaux demi-circulaires* qui répondent à la partie postérieure et supérieure; et le *limaçon* situé à la partie antérieure et inférieure.

Vestibule. On trouve vers son sommet un conduit osseux, l'*aqueduc*. Cette cavité se moule sur les deux vésicules membraneuses. On y remarque une crête et des loges destinées à ces dernières.

Les trois canaux semi-circulaires et le limaçon ont été décrits avec le vestibule et le conduit auditif externe dans l'*ostéologie*. Nous passons au labyrinthe membraneux.

Labyrinthe membraneux.

Le labyrinthe membraneux est un ensemble de parties molles, minces, transparentes, sur lesquelles s'épanouit le nerf acoustique, et constitue, par conséquent, la partie essentielle de l'appareil auditif. Dans le vestibule, ces lames ont la forme de deux vésicules; dans les canaux, ce sont des tubes; dans le limaçon, c'est un long ruban, qui court de la base au sommet deux deux rampes. Autour de toutes ces lames, si diversement configurées, on trouve un liquide qui les sépare des parois osseuses, et dans la cavité que circonscrivent quelques-unes d'entre elles, un autre liquide qui soutient leurs parois.

Vestibule membraneux. Des deux vésicules qui le constituent, l'inférieure et petite se nomme *saccule*, quoique de forme sphérique; la supérieure, ovoïde, a été désignée par le nom d'*utricule.*

Le *saccule* occupe la partie déclive du vestibule; il répond à la fossette hémisphérique à laquelle il est fixé par le nerf sacculaire; en dehors, à la paroi externe du vestibule, dont il est séparé par le liquide du labyrinthe osseux; en haut, à l'utricule dont il semble former une dépendance; en bas, à l'orifice vestibulaire du limaçon qu'il surmonte.

L'*utricule* occupe la moitié supérieure du vestibule; l'utricule est en rapport avec la fossette semi-ovoïde; en dehors avec les canaux semi-circulaires membraneux, qui viennent s'ouvrir dans sa cavité, et dont elle représente le confluent. Ces deux vésicules communiquent-elles entre elles? La question est en-

85

core controversée. Dans ces deux vésicules se rencontrent les *poussière* et *pierres* auditives.

Tubes demi-circulaires membraneux. Ils reproduisent la conformation des canaux osseux. De même que les premiers, ils sont trois, l'un postérieur, l'autre supérieur, l'autre horizontal ; comme eux ils ont des extrémités ampullaires et non ampullaires ; ils s'ouvrent par cinq orifices dans le vestibule, le tube demi-circulaire supérieur se réunissant au postérieur par l'extrémité non ampullaire, pour former un tube commun. Chaque ampoule communique avec l'utricule par une de ses extrémités, et avec le tube par l'extrémité opposée. L'extrémité non ampullaire des trois tubes membraneux s'ouvre dans l'utricule par deux orifices : l'un, commun aux tubes supérieur et postérieur, est arrondi ; l'autre, qui dépend du tube externe, est arrondi aussi et précédé d'une dilatation.

Limaçon membraneux. La portion molle de la lame spirale du limaçon se compose, ainsi que nous l'avons vu, de deux bandelettes ou zones, dont l'une se continue avec la zone osseuse ou nucléenne, tandis que l'autre adhère à la paroi externe de la lame des contours.

La zone moyenne se continue par son bord concave avec la lame spirale osseuse, et son bord convexe avec la zone périphérique.

La face postérieure ou tympanique est unie et située sur le même plan que la face correspondante de la zone osseuse.

La face antérieure est surmontée d'une saillie.

La zone périphérique constitue la partie la plus externe et la plus transparente de la lame spirale. Son bord concave se continue avec le bord convexe de la zone moyenne.

Liquide du labyrinthe osseux ou périlymphe ; il entoure de toute part le labyrinthe membraneux. Le périoste qui tapisse les cavités labyrinthiques, paraît être la source dont il émane. Il tient en suspension la partie la plus délicate de l'organe de l'ouïe, et transmet à ces parties les vibrations sonores qui lui arrivent, soit par la chaîne des osselets, soit par la fenêtre ronde, soit par les parois du crâne.

Le *liquide du labyrinthe membraneux* a été confondu longtemps avec le précédent ; il ressemble beaucoup au précédent.

Le liquide de Valsalva a pour usage d'ébranler les ampoules membraneuses du sens de l'ouïe, lorsque la base de l'étrier s'enfonce dans la cavité vestibulaire. Le liquide de Scarpa ou endolymphe, concourt à la transmission des sons, comme le précédent, et soutient les parois des cavités membraneuses sur lesquelles s'épanouit le nerf.

Ces *nerfs*, en pénétrant dans le conduit auditif, se contournent et prennent la forme d'une lame décrivant deux tours ; ils s'isolent en deux branches, dont l'une pénètre dans le vestibule, et l'autre dans la lame spirale du limaçon. (Voir *Nerf acoustique.*)

Les artères et les veines sont assez nombreuses. Quatre branches artérielles :

Une branche pour les canaux demi-circulaires ; une autre pour l'aqueduc du vestibule ; une troisième est logée dans l'aqueduc du limaçon ; la quatrième se dirige dans les cavités du labyrinthe.

Les veines suivent le trajet des artères.

Les ondes sonores sont transmises de l'oreille externe qui les a recueillies au tympan qu'elles ébranlent ; l'air de la caisse et les osselets ébranlés à leur tour, font vibrer le liquide du labyrinthe dans lequel baigne le nerf acoustique.

Müller a démontré, d'ailleurs, que les osselets, appuyés d'une part sur la membrane du tympan, de l'autre sur l'eau du labyrinthe, au moyen de la fenêtre ovale, donnait une intensité notable aux ondes qui passaient de l'air dans l'eau.

Le tympan, augmenté et diminué dans sa capacité, suivant la tension ou le relâchement de sa membrane, est très apte à subir les modifications les plus délicates qu'impriment les ondulations de l'air.

Toutes les impressions auditives ne passent pas par le conduit auditif externe, mais ce sont celles-là qui sont les plus nettes.

FIN DU TOME TROISIÈME.

TABLE DES MATIÈRES

CONTENUES

DANS LE TROISIÈME VOLUME.

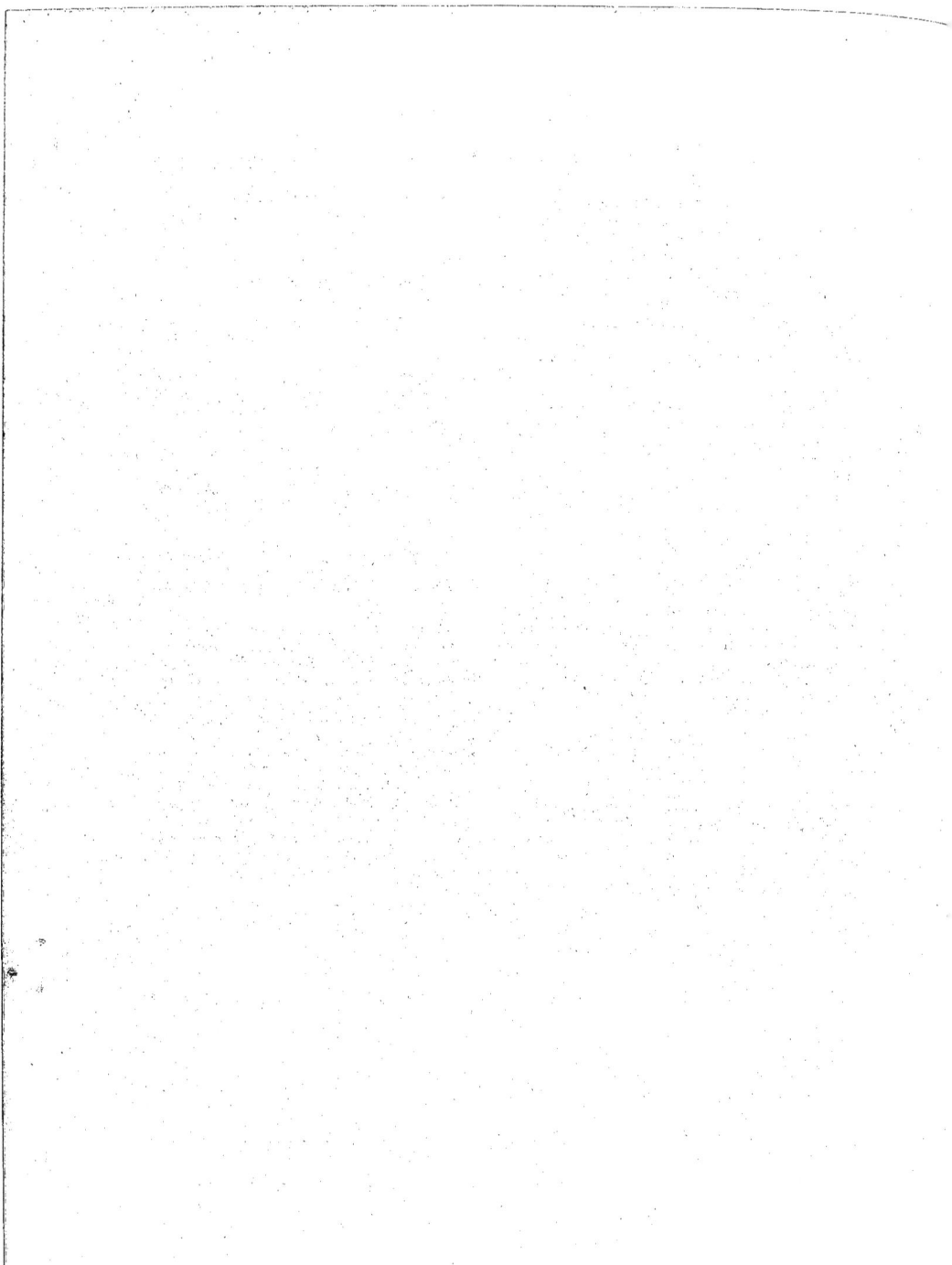

ANATOMIE DESCRIPTIVE

ou

PHYSIOLOGIQUE.

APPAREIL DE NUTRITION,

ORGANES DE LA CIRCULATION ET DE LA RESPIRATION,

ou

ANGÉIOLOGIE.

COEUR, POUMONS, ARTÈRES, VEINES, LYMPHATIQUES.

ΓΝΩΘΙ ΣΕΑΥΤΟΝ.

TOME QUATRIÈME.

PARIS,

C. A. DELAUNAY, ÉDITEUR.

LIBRAIRIE ANATOMIQUE, RUE DE L'ÉCOLE-DE-MÉDECINE, N. 13.

1851.

IMPRIMERIE DE W. REMQUET ET Cⁱᵉ, RUE GARANCIÈRE, N. 5, DERRIÈRE SAINT-SULPICE.

IDÉE GÉNÉRALE
DE L'APPAREIL CIRCULATOIRE.

Avant que les travaux de Harvey eussent développé la circulation, le mécanisme du corps a été une énigme que le caprice a interprétée à son gré... La découverte du cours du sang est donc une des époques les plus mémorables de la Médecine ; c'est un fil qui conduit l'esprit dans ce labyrinthe où il s'était perdu durant tant de siècles, et où les nouvelles recherches découvrent encore de nouveaux détours.

Sénac, *Préface du traité de la Structure du cœur.*

L'appareil circulatoire, *systema vaporum*, est formé par l'ensemble de canaux ramifiés, et communiquant les uns avec les autres, qui se distribuent dans toutes les parties du corps : véritables aqueducs qui ont pour objet la formation et le transport des fluides à la fois nutritifs et dépuratoires, *le sang* et *la lymphe.*

Les fluides circulatoires sont contenus dans trois sortes de vaisseaux, les *artères*, les *veines* et les *lymphatiques.* L'étude de ces vaisseaux constitue la partie de l'anatomie que l'on nomme l'*angéiologie.*

Les *artères* charrient le sang rouge, appelé aussi *sang artériel ;* les *veines*, le sang noir ou *sang veineux ;* les *lymphatiques*, la *lymphe* et le *chyle :* ces derniers ne sont que des annexes des veines dans lesquelles ils se jettent.

A l'une des extrémités de l'appareil circulatoire, les canaux vasculaires, d'une extrême ténuité, prennent le nom de *vaisseaux capillaires.* Ces vaisseaux constituent un système particulier de réseaux déliés, existant partout sur les surfaces et dans l'intimité des tissus ; intermédiaire entre les deux grands courans sanguins ; terminaison des artères, et origine des veines et des lymphatiques.

Le système capillaire circulatoire, dont la haute importance est loin d'être entièrement connue, paraît être l'organe essentiel formateur des fluides nutritifs. Sur les surfaces tégumentaires, disposées en appareils secondaires, qui lui fournissent les élémens réparateurs, il reçoit également le chyle ou le nouvel aliment liquide formé dans l'intestin, l'oxigène ou l'aliment gazeux qui lui est amené dans l'intérieur des *poumons*, et les produits des diverses absorptions qui ont leur siége à la peau : dans l'intimité des tissus il paraît réagir sur les substances dont il s'est emparé, pour en former les élémens organiques ou principes immédiats qui composent le sang.

L'ensemble des canaux circulatoires, *artères*, *veines*, et vaisseaux lymphatiques, se décompose en deux systèmes particuliers : l'un qui appartient à toutes les parties du corps, et que l'on appelle *circulation générale* ou *grande circulation*, l'autre borné à l'étendue des poumons que le sang traverse pour son

oxigénation, et que l'on nomme *circulation pulmonaire* ou *petite circulation.*

Enfin, dans le point de jonction intermédiaire entre l'une et l'autre, existe un organe central, agent commun d'impulsion, *le cœur*, double comme les deux circulations dont il est l'intermédiaire. Le cœur aspire le sang des veines et le chasse dans les artères. Sa moitié droite, ou *cœur à sang noir*, reçoit le produit des veines de la circulation générale, et le transmet aux poumons par l'artère pulmonaire ; sa moitié gauche, ou *cœur à sang rouge*, dégorgeoir des veines pulmonaires, reçoit ce fluide du poumon, où il vient d'être oxigéné, et l'envoie dans toutes les parties du corps par l'aorte.

Ainsi la circulation dans son ensemble peut être considérée sous deux aspects, également double dans chacun d'eux, et le cœur servant toujours d'intermédiaire. 1° Par rapport aux trajets parcourus, les deux circulations générale et pulmonaire, superposées, procèdent à la fois du cœur et y aboutissent, cet organe formant leur point commun d'entrecroisement ; 2° eu égard à la nature des fluides, les deux systèmes à sang noir et à sang rouge inscrivent, suivant la remarque de Bichat, deux circulations différentes, collatérales ou juxta posées, ayant chacune pour organe d'impulsion l'une des moitiés du cœur. Pour peindre à l'esprit ces deux formes de la circulation, l'ingénieux Bichat a eu recours à une image. Il les compare l'une et l'autre à un 8 de chiffre. Dans la première, le cœur formant le point d'intersection, la circulation pulmonaire, artères, capillaires et veines, décrit le petit anneau du 8, dont le grand anneau est représenté par les vaisseaux de la circulation générale. Dans la seconde, la figure est décomposée en deux moitiés verticales ; la droite, à sang noir, décrite par les veines caves et leurs affluens, le cœur droit et l'artère pulmonaire ; la gauche, à sang rouge, formée par les veines pulmonaires, le cœur gauche, l'aorte et ses divisions.

En résumé, l'appareil circulatoire se compose donc, 1° du *cœur*, organe d'impulsion ; 2° des *poumons*, organes d'hématose ; 3° des *artères*, *veines* et *lymphatiques*, canaux conducteurs des fluides.

DES VAISSEAUX EN GÉNÉRAL.

SITUATION.

La position des vaisseaux est intérieure ou profonde, de manière à ce qu'ils soient le plus possible protégés par les parties, soit résistantes, soit volumineuses. Les grands courans vasculaires sont situés au-devant du rachis; les troncs principaux, et successivement les grandes divisions, sont situés dans le sens de la flexion et tournés vers le plan moyen. Ils sont logés dans les sillons ou les polyèdres celluleux interorganiques, résultant de l'adossement ou juxta position des parties, et s'y ramifient de manière qu'ils n'arrivent aux surfaces que dans une extrême ténuité. Cette disposition est invariable pour les artères; celle des veines est un peu différente. Dans tous les organes symétriques composant presque exclusivement l'appareil locomoteur, et qui forment la plus grande partie du poids et du volume du sujet, les veines sont disposées sur deux plans, les unes profondes qui accompagnent les artères, les autres sous-cutanées qui viennent se vider dans les premières.

CONFIGURATION.

La forme générale de chacune des parties du système vasculaire est celle d'un arbre dont les divers troncs artériels ou veineux semblent sortir du cœur, et se divisent successivement en branches, rameaux et ramuscules de plus en plus déliés. L'amplitude de leur capacité du centre à la circonférence, les a également fait comparer à un cône qui a son sommet au cœur et sa base aux extrémités. Les divers embranchemens du système artériel aortique ont une forme cylindrique, de telle sorte qu'un vaisseau, entre son origine et la première branche qu'il fournit, conserve presque invariablement le même volume. Les veines au contraire forment des cylindres aplatis en travers, en sorte que la section des artères offrant un orifice circulaire, celle des veines est ovalaire ou elliptique. La forme des vaisseaux pulmonaires est un peu différente; les artères, au lieu d'être exactement cylindriques, sont légèrement conoïdes, c'est-à-dire que, plus étroites à leur origine, elles s'élargissent sensiblement jusqu'au point où elles donnent naissance à d'autres vaisseaux, de manière à former une succession de cônes tronqués très allongés, dont la petite extrémité est tournée vers le cœur. Les veines pulmonaires ont bien également la forme conique, et même beaucoup plus prononcée; mais la base du cône est tournée en sens inverse, dans le point de dégorgement vers le tronc, ou, en d'autres termes, en remontant vers le cœur. La forme des vaisseaux lymphatiques n'a que très peu d'analogie avec celle des artères et des veines. En général ils forment de longs cordons parallèles qui, à la vérité, augmentent de volume vers les confluents correspondant aux gros vaisseaux sanguins, mais sans présenter au même degré la forme arborisée.

DIRECTION.

Les grandes divisions du système vasculaire sont soumises à celles du squelette. Ainsi les gros troncs sont parallèles aux leviers principaux, et comme eux affectent la direction verticale. Au rachis correspondent les artères aortes et carotides, les veines caves et jugulaires, et le canal thoracique. Aux membres dans toute leur longueur, les vaisseaux sont si bien satellites des os, qu'ils en ont emprunté leurs noms. Les branches secondaires, nées des troncs principaux, sous divers angles, ont une direc-

tion horizontale ou oblique; les ramuscules, qui se distribuent en capillaires dans la profondeur des tissus, se dirigent indifféremment dans tous les sens.

DIVISIONS.

Les subdivisions des vaisseaux, à partir des troncs, en branches, rameaux, ramuscules, jusqu'aux capillaires les plus déliés, semblent au premier aspect presque infinies. Toutefois, soumis à l'analyse, le nombre possible ne paraît pas très considérable. Quelques auteurs ont cherché à calculer la règle de décroissance des subdivisions vasculaires; plusieurs d'entre eux l'ont portée jusqu'à quarante. Haller a restreint ce nombre de moitié. A l'œil nu, on en compte à peine au-delà de douze; mais si l'on y ajoute les nouvelles subdivisions apercevables au microscope, on trouve que l'évaluation de Haller est la plus probable, et encore faut-il considérer comme vaisseaux les capillaires les plus fins, que Döllinger, Kaltenbrunner, et tant d'autres micrographes de nos jours, considèrent comme de simples canaux sans parois, creusés accidentellement au travers des parenchymes organiques.

Le mode de division des vaisseaux est assez varié. La forme la plus régulière est celle d'un tronc en deux branches sensiblement égales, et que l'on nomme *division dichotomique*, ex. : division de l'extrémité de l'aorte en iliaque primitive de la carotide primitive en carotides externe et interne, du tronc basilaire en cérébrales postérieures, de la brachiale en radiale et cubitale, des digitales de la main et du pied en collatérales des doigts et des orteils, des artères mésentériques en branches intestinales. Dans quelques cas, la division dichotomique est encore réelle, les deux branches ayant à peu près le même volume, mais une direction différente; telle est la division du tronc brachio-céphalique en sous-clavière et carotide primitive, de l'iliaque commune en iliaque externe et interne. Toutefois le petit nombre d'exemples que l'on peut citer prouve que ce mode de division des artères n'est qu'accidentel et restreint. Le plus généralement, un rameau naît d'une branche qui elle-même diminue proportionellement de volume, et change un peu de direction. Habituellement aussi il y a un certain rapport de volume entre un vaisseau et celui dont il naît. Les fortes branches naissent des troncs, et les ramuscules procèdent plus ordinairement des rameaux. Cependant cette harmonie est fréquemment interrompue par les nécessités de position. Ainsi l'aorte, origine des gros troncs qui se distribuent à la tête, aux membres et aux viscères, donne également naissance aux petites artères œsophagiennes, bronchiques et spermatiques. Les grandes artères fémorales et brachiales dégagent aussi dans leur trajet un certain nombre de petits rameaux musculaires accidentels, qui auraient aussi bien pu être fournis par les divisions secondaires voisines. Il semble que cette perforation des parois des gros vaisseaux par des ramuscules dont les tuniques sont très faibles, puisse être une cause éloignée de dilatation ou d'anévrismes latéraux des grosses artères. Toutefois il est difficile que l'observation directe puisse rien apprendre à ce sujet.

Le mode de ramification des veines diffère un peu de celui des artères. En général les grandes veines profondes, qui accompagnent les principaux canaux artériels, composent leurs troncs dans la même forme que les artères décomposent les leurs, ou, en d'autres termes, en sens inverse quant au cours des fluides. Ainsi à l'aorte correspond la veine cave inférieure; à la carotide la veine jugulaire interne; aux artères humé-

rale, iliaque commune et fémorale, les veines de même dénomination. Toutefois la veine cave se décompose en deux troncs,
dont le supérieur est formé lui-même de deux troncs brachio-
céphaliques. Aux artères de cinquième ordre de l'avant-bras et
de la jambe correspondent deux veines satellites.

Les veines sous-cutanées affectent en général la disposition
de longs cordons parallèles ou obliques, communiquant fréquemment entre eux et avec les veines profondes par des rameaux
qui inscrivent de nombreux polyèdres irréguliers. La réunion
des rameaux pour former des branches, et des branches pour
constituer des troncs, affecte beaucoup plus que pour les artères la forme dichotomique. Toutefois, en raison du nombre
considérable des veines, l'inosculation latérale d'un petit vaisseau
dans un grand est encore plus commune.

ANGLES.

Les angles sous lesquels se divisent les vaisseaux sont les plus
généralement aigus. Ce cas appartient au plus grand nombre
des rameaux, et se trouve également dans quelques troncs,
ex. : la bifurcation de la carotide primitive et celle de l'aorte. L'angle, à peu près droit, de quatre-vingts à cent degrés, nous paraît
de tous le plus commun ; c'est celui sous lequel naissent les gros
vaisseaux de la crosse aortique, l'artère iliaque, les artères et veines
rénales, la bifurcation de la brachiale, et un nombre considérable de branches et de rameaux appartenant à toutes les parties. L'angle droit prédomine également dans les distributions
capillaires. Dans les ramifications des veines, la distribution
pour celles du plan profond est la même que pour les artères.
Les veines sous-cutanées se jettent le plus communément les
unes dans les autres à angle aigu, et communiquent par des
rameaux à angle droit ou obtus. Enfin, ce dernier, sous lequel
naissent le plus grand nombre des artères intercostales aortiques,
appartient principalement, dans les membres aux artères
qui environnent les grandes articulations ; c'est même à cette
disposition qu'est dû le nom de *récurrentes* donné aux artères
articulaires du coude. A ce sujet Béclard remarque qu'un certain nombre de vaisseaux, dont la direction est celle d'un angle
obtus, sont réellement aigus à leur origine, les branches après
un court trajet se réfléchissant dans une direction différente.
En résumé, on voit qu'il n'y a concernant la théorie de la circulation aucune règle à déduire de la direction des vaisseaux,
puisque, dans tous les volumes, ils naissent indistinctement sous
tous les angles. C'est donc à tort que quelques auteurs ont cherché dans le mode d'origine des vaisseaux d'une partie la cause
des modifications qu'ils supposaient gratuitement que le cours
du sang devait y éprouver.

FLEXUOSITÉS.

Un grand nombre de vaisseaux, indépendamment des courbures générales qui appartiennent à leur direction, présentent
deux séries de flexuosités très prononcées. On appelle flexuosités la forme sinueuse d'un vaisseau alternativement ondulé au-
dessus et au-dessous de la ligne droite ; elle augmente pendant
la vie dans l'état de réplétion et sous l'influence de la systole du
cœur. L'injection pleine produit le même effet sur le cadavre.
Les flexuosités sont maintenues, suivant la remarque de Haller,
par les adhérences de la tunique externe des vaisseaux avec le
tissu cellulaire ambiant. Elles diminuent ou disparaissent complètement par la dissection, comme on peut le voir surtout
dans les injections molles de gélatine. Dans quelques vaisseaux,

les courbures sont déterminées par la forme des canaux osseux
qu'ils parcourent ; telles sont celles des artères vertébrales et
carotides internes.

Les flexuosités sont en harmonie avec certaines conditions
des organes que parcourent les vaisseaux ou dans lesquels ils
se distribuent : 1° *Par rapport aux artères*, elles ont pour effet,
en augmentant leur longueur dans un point déterminé, d'offrir
une plus grande surface d'origine aux branches collatérales ;
telles sont les courbures de la maxillaire interne, de l'opthal-
mique, de la scapulaire inférieure, de l'hypogastrique, et peut-
être aussi celle de la crosse de l'aorte ; 2° *par rapport aux organes*,
les flexuosités des vaisseaux sont très nombreuses. (*a*) Dans les parties qui éprouvent de fréquentes alternatives d'ampliation et de
resserrement ; tels sont les vaisseaux coronaires des lèvres, ceux
des sphincters de l'anus et du vagin, des organes creux, tels que
le cœur, l'estomac, la vessie et l'utérus dans la femme. (*b*) Dans
le cerveau, dont la mollesse nécessitait une atténuation dans la
force d'impulsion du sang ; c'est la cause des courbures multipliées des artères carotide interne et vertébrale, maintenues spécialement par des canaux osseux. Bichat, à cette occasion, avait
pensé que, dans un système de canaux pleins, le choc déterminé à l'une des extrémités devait, comme dans un corps solide, se faire sentir immédiatement à l'autre, et que par conséquent les courbures des vaisseaux ne devaient avoir aucune
influence sur la vitesse des fluides ; observation qui annule
également le retard prétendu opéré par les angles. Les expériences de M. Poiseuille sont venues corroborer cette opinion, en
prouvant physiquement que cette vitesse est la même dans
toutes les parties du système artériel. Mais comme le remarque M. Cruveilhier, il n'en est pas de même de l'impulsion,
dont une partie de la quantité de mouvement vient se briser
contre les courbures, et, par le redressement occasionné dans
des canaux dilatables, diminue d'autant la force première.
3° Enfin, on rencontre chez les sujets avancés en âge un grand
nombre de flexuosités acquises dépendant de l'alongement
des parois des vaisseaux, résultat combiné des chocs qu'elles
ont longtemps éprouvés et de la diminution de leur élasticité.
C'est à cette cause qu'il faut rapporter les courbures de l'aorte
abdominale, de la plupart des grandes artères des membres, et
même des iliaques primitives et des carotides, qui se rencontrent
si fréquemment chez le vieillard, tandis que la plupart de ces artères sont sensiblement droites chez les jeunes sujets.

SYMÉTRIE ET ASYMÉTRIE.

Les vaisseaux, quant au nombre et au mode de distribution, sont en général symétriques avec les organes pairs, et
asymétriques avec les organes impairs. La régularité, quant à
la forme et à la direction, même dans les organes symétriques,
ne se présente, sauf les cas exceptionnels, que pour les gros
vaisseaux, artères et veines ; la variété ou l'irrégularité sont le
caractère des petits vaisseaux sanguins et des lymphatiques.

ANASTOMOSES.

Les divisions du système vasculaire, à mesure qu'elles se ramifient en s'éloignant de leur origine, communiquent les unes
avec les autres, soit directement ou par des branches secondaires. Ce mode de communication entre les vaisseaux d'une
même espèce, qui permet aux liquides de refluer de l'un dans
l'autre, est ce que l'on nomme anastomose (ανα, par στομα, bouche). On peut en distinguer cinq variétés.

1° L'anastomose par arcade, dans laquelle deux vaisseaux venus de points opposés se confondent ou s'abouchent au sommet d'une courbe commune, de la convexité de laquelle partent de nombreux rameaux. Cette variété est très commune. Dans sa forme la plus régulière, elle a pour effet d'étendre le champ de la circulation d'un centre vers une circonférence. C'est ainsi que par deux troncs principaux, les artères mésentériques, à l'aide de quelques vastes arcades formées par leurs branches principales, suffisent à une distribution abondante pour l'immense surface des intestins. Dans les rameaux secondaires, l'anastomose par arcade se présente fréquemment au pourtour des articulations; telles sont celles des scapulaires et circonflexes de l'épaule, des récurrentes radiale et cubitale, des circonflexes de l'articulation coxo-fémorale, des articulaires du genou, et en général des rameaux vasculaires de la plupart des articulations de la main et du pied. Dans les plus petits vaisseaux, la même forme d'anastomose établit la communication entre les diverses fractions du corps voisines l'une de l'autre. Ex.: le rameau sous-occipital de la vertébrale avec la cervicale postérieure, l'acromiale et la scapulaire supérieure avec les circonflexes et la scapulaire inférieure, la fessière avec les artères lombaires et l'ischiatique; les articulaires du genou avec les anastomotiques de la cuisse et la récurrente tibiale.

2° L'anastomose par insculation directe, formée par deux vaisseaux qui viennent à la rencontre l'un de l'autre suivant une ligne continue. Cette forme, qui ne se rencontre qu'à l'extrémité d'artères d'une certaine longueur, établit les communications entre les deux extrémités des longues sections du corps. Ex.: au tronc, la mammaire interne et l'épigastrique; au bras, les collatérales avec les récurrentes radiale et cubitale; à l'avant-bras, les interosseuses avec les récurrentes et les artères du carpe; à la cuisse, les grandes musculaires ou collatérales avec les articulaires supérieures du genou.

3° L'anastomose par communication transversale, dans laquelle deux troncs parallèles ou de direction différente sont unis par une branche qui leur est plus ou moins perpendiculaire. Cette disposition est surtout remarquable dans les artères rapprochées du plan moyen. Ex.: au cerveau, la communicante de Willis et celle des cérébrales antérieures. Dans quelques points, par des rameaux nombreux: à la face, entre les maxillaires externes; au bassin, entre les artères sacrées; au sternum, entre les mammaires internes. Enfin il existe dans toutes les parties, pour les petits vaisseaux, un grand nombre de ces communications transversales ou obliques.

4° L'anastomose par convergence, qui résulte de l'inosculation à angle aigu de deux branches de volume égal, formant un tronc commun en diagonale. Le cas le plus régulier est celui des deux vertébrales formant le tronc basilaire; mais dans les petits vaisseaux il existe en outre une foule de communications plus ou moins accidentelles, où un vaisseau est formé de la jonction de deux autres plus petits.

5° L'anastomose composée est produite par la réunion de plusieurs anastomoses inscrivant une figure générale commune. Telles sont, au cerveau, le polyèdre de Willis; à la main, l'ellipse palmaire; au contour des orifices cutanés, les anastomoses cycloïdes ou ovalaires comprises dans l'épaisseur des sphincters de la bouche, des paupières, de l'anus, du vagin, et celles des narines et de la conque de l'oreille; autour de l'iris, le cercle de Sœmmerring; les polyèdres qui entourent les pédicules des vertèbres et les trous veineux de leurs corps; enfin, dans tous les organes creux, l'estomac, les intes-

tins, etc., le cylindre vasculaire qui inscrit leur circonférence.

En général, et quel que soit l'angle sous lequel s'abouchent les canaux vasculaires, le vaisseau qui résulte d'une anastomose est plus volumineux que chacun des deux afférents et d'une capacité moindre que la somme de tous les deux.

La multiplicité des anastomoses est généralement en raison directe du plus petit volume des vaisseaux et du plus grand éloignement des origines. Aux extrémités du corps les anastomoses du plancher sous-encéphalique, celles des vaisseaux intercostaux et lombaires avec les mammaires internes et les épigastriques, et les arcades des vaisseaux collatéraux des doigts et des orteils sur les dernières phalanges, sembleraient s'écarter de la règle générale; mais elles y rentrent au contraire, si on considère que ces anastomoses, au-delà desquelles se font les nombreuses subdivisions terminales, ne sont elles-mêmes que de seconde ou de troisième division, comme celles des arcades mésentériques, leur éloignement des centres n'ayant d'autre cause que l'alongement des leviers.

Les veines dans leurs plans sous-cutanés présentent, sous les angles les plus variés, des anastomoses très nombreuses entre les vaisseaux d'un gros volume. En général, entre les grands troncs parallèles existent des branches intermédiaires plus ou moins longues qui viennent s'y jeter, en suivant à peu près la même direction; elles sont elles-mêmes réunies par de forts rameaux transverses ou obliques, de manière à inscrire des polyèdres très alongés.

Dans quelques organes membraneux très vasculaires, les veines forment des réseaux compliqués que l'on nomme des plexus, espèces de réservoirs où stagne le sang dans les cas de compression ou de dilatation des parties.

Les usages des anastomoses sont des plus importans; elles régularisent la distribution du sang dans toutes les parties, et permettent l'abord de ce fluide par des voies latérales, lorsque les vaisseaux qui se distribuent dans un point sont accidentellement comprimés; mais c'est surtout dans les maladies des gros vaisseaux, où leur calibre est interrompu, que les anastomoses collatérales sont indispensables pour rétablir la circulation du sang au-dessous du point obstrué.

Les admirables ressources de la nature dans ce cas dépassent tout ce que l'on aurait pu prévoir. La science possède plusieurs faits où l'aorte, la veine cave inférieure et le canal thoracique ont été trouvés sur des cadavres rétrécis ou oblitérés, sans qu'une disposition exceptionnelle aussi extraordinaire ait paru nuire pendant la vie à la circulation générale. Nous verrons dans la partie chirurgicale tout le parti que l'art a su tirer de ces observations.

MODE DE DISTRIBUTION.

La manière dont le sang arrive aux organes varie d'après leur texture. Le plus grand nombre reçoivent ou dégagent plusieurs vaisseaux de chaque espèce; tels sont l'encéphale, l'estomac, l'intestin, les parties génitales, et ceux qui composent l'appareil locomoteur. Dans quelques autres, un seul tronc artériel ou veineux se ramifie dans leur profondeur; ce sont la rate, les reins; ou bien plusieurs veines accompagnent une seule artère comme dans le testicule; le foie, pour sa fonction spéciale, possède un double appareil veineux. Les vaisseaux se divisent à l'infini à la surface ou dans les sillons interstitiels des organes avant de pénétrer dans l'intimité de leur tissu. Ce mode de circulation périphérique, donné comme un caractère de certaines parties, les glandes salivaires, les muscles, le cerveau, etc., nous paraît cependant commun à tous, les exceptions qu'il semble présenter n'étant qu'apparentes. Ainsi nous verrons plus tard que, même pour les glandes pourvues d'une enveloppe, comme le rein, le foie, etc., l'artère centrale et ses divisions, ne font que pénétrer entre les adossemens celluleux de ses parties constituantes, et leurs capillaires viennent se répandre au pourtour des granulations, les véritables organes fonctionnels, d'après un mode absolument analogue aux divisions vasculaires de la pie-mère autour des circonvolutions cérébrales, ou à celle des muscles entre leurs faisceaux et leurs fibres; d'où il résulte comme énoncé général que, dans tous les organes, les divisions vasculaires se ramifient sur une trame ou un canevas celluleux, dont les embranchemens s'insinuent dans les sillons d'isolement des parties dont ils se composent, et arrivent ainsi à l'état capillaire au contour de la fibre ou de la granulation, les organes réellement essentiels.

VASCULARITÉ PROPORTIONNELLE DES ORGANES.

La somme des vaisseaux et la quantité de liquide qu'ils charrient sont proportionnées dans les divers organes à l'importance et à l'activité de leurs fonctions spéciales. Voici l'ordre dans lequel ils se succèdent : 1° les poumons, organes propres d'une circulation partielle qui fait équilibre à la circulation générale; 2° les membranes tégumentaires, bouches latérales ou auxiliaires de la circulation générale, dans un état perpétuel d'exhalation et d'absorption; 3° les glandes, follicules et ganglions vasculaires, appareils dépuratoire, sécréteur ou élaboratoire d'un fluide quelconque; 4° la substance nerveuse, agent des fonctions les plus élevées de l'organisme; 5° les muscles, organes du mouvement; 6° le tissu adipeux, réservoir alimentaire provisionnel; 7° le périoste, organe de nutrition des os; 8° enfin, viennent les organes où la circulation sanguine est le moins évidente, les membranes séreuses, les divers organes fibreux, les cartilages, et ceux où elle ne saurait être prouvée, tels que l'épiderme, les ongles, les poils, l'ivoire et l'émail des dents.

Les divers appareils se servant mutuellement de diverticulum, le volume relatif de l'élément vasculaire, dans chacun d'eux, considéré par rapport aux autres ou à l'ensemble de l'organisme, est encore un point de vue d'une haute importance. Au premier aspect, il est facile de voir que le système musculaire, dont l'excès d'activité a le moins d'inconvéniens, est en outre, par sa masse, celui qui absorbe la plus grande quantité de sang. Cette considération, féconde en applications médico-physiologiques, explique l'influence du mouvement comme moyen de dérivation des congestions sanguines des centres nerveux ou des divers organes des appareils digestifs ou génito-urinaire. Dans les maladies, la réaction naturelle ou artificielle des systèmes vasculaires organiques, principalement de ceux des surfaces tégumentaires, est l'une des plus grandes ressources de la thérapeutique.

TERMINAISONS DES VAISSEAUX.

Les extrémités des vaisseaux, *fines vasorum*, sont formées par les derniers ramuscules des artères et les premières radicules des veines et des lymphatiques, à l'état d'extrême ténuité qui constitue le système capillaire. L'étude anatomique de ce dernier est du domaine des observations microscopiques. La science n'est pas encore fixée sur la forme et la structure des capillaires, soit

qu'on les considère comme des vaisseaux permanens pourvus de parois, ou comme de simples canaux accidentels filtrant au travers d'une matière molle amorphe. Quoi qu'il en soit, cette fraction de l'appareil vasculaire, inappréciable aux sens, n'en est pas moins la plus étendue, et celle dont la capacité est la plus considérable; c'est, dans l'opinion très-plausible de la plupart des physiologistes, la partie essentielle de l'appareil circulatoire, siége des fonctions et des maladies, et dont les artères ne sont que les canaux afférens et les veines et les lymphatiques les canaux efférens.

Quant aux artères et aux veines du plus petit volume, mais dans le degré où elles sont encore appréciables, les artérioles conservent leur forme cylindrique et par leur division et leurs anastomoses ressemblent de tout point aux plus gros troncs ; les veinules au contraire sont remarquables par leur ampleur et de fréquentes dilatations, entrecoupées de nombreuses anastomoses. Ce caractère, qui augmente avec l'âge, ou dans les maladies accompagnées de gêne de la respiration, donne aux petits réseaux veineux l'aspect du tissu érectile et dispose même à la formation accidentelle de ce dernier.

FORME DES RÉSEAUX VASCULAIRES.

Les systèmes vasculaires fractionnels des différens organes, appelés dans chacun d'eux à faire partie d'une organisation partielle, y subissent des modifications en rapport avec la configuration spéciale des parties dont ils se composent. Ainsi les réseaux vasculaires affectent la forme et houppe à la langue, de faisceau dans les muscles et l'œsophage, de pinceau dans la rate, d'étoile dans le foie, d'arborisation dans l'intestin, de frange dans la pie-mère; de natte ou de treillage dans la pulpe sous-unguéale, dans l'iris et la membrane pituitaire; d'aigrette dans la capsule du cristallin, de boucle dans le testicule, etc. Cette forme singulière et constante des différens réseaux suffit pour reconnaître la partie à laquelle ils appartiennent.

CAPACITÉ VASCULAIRE.

L'appréciation de la capacité de l'appareil circulatoire, l'une de ces questions fondamentales dont la solution aurait le plus d'importance en physiologie, est néanmoins peu connue, par l'impossibilité d'établir une base rigoureuse d'évaluation. Elle se présente sous deux aspects : 1° la capacité de l'appareil circulatoire en son entier relativement à l'ensemble de l'organisme; 2° la capacité partielle de l'une des quatre parties du système vasculaire par rapport aux autres. On n'a que des données très vagues sur la capacité absolue des vaisseaux; c'est en vain que quelques physiologistes ont estimé approximativement la masse du sang au quart du poids total de l'individu. Il n'y a en physiologie ni en pathologie aucune raison valable de préjuger si cette évaluation est trop forte ou trop faible. L'ignorance est encore plus profonde sur la quantité absolue de la lymphe, ou sur la proportion de sa masse relativement à celle du sang.

Quant au volume proportionnel des quatre parties de l'appareil vasculaire, quoique deux des élémens de la question, l'état moyen de réplétion et la rapidité relative de la circulation dans chaque espèce de vaisseaux, ne soient qu'imparfaitement connus, l'observation anatomique au moins permet d'évaluer approximativement leur masse relative. Ainsi les veines ont une capacité très-supérieure à celle des artères, mais qui semble diminuer graduellement des capillaires vers les troncs. Les veinules sont en

2

nombre considérable par rapport aux artérioles. Les branches et les troncs veineux secondaires et tertiaires ont un volume à-peu-près triple de celui des artères. Ex. : au pied et à la main, indépendamment des veines profondes, les veines superficielles sont en nombre considérable. A la jambe et à l'avant-bras, les artères s'accompagnent chacune de deux veines satellites, ce qui n'exclut pas un troisième plan veineux sous-cutané. A la cuisse et au bras, il n'existe qu'une veine profonde, mais elle se trouve plus que doublée par les grandes veines superficielles. La même observation s'applique aux parois du tronc, mais surtout au rachis, dont l'appareil veineux est d'un volume considérable par rapport aux artères. La disproportion est moins considérable à la tête, probablement en raison de la force auxiliaire que le sang veineux trouve dans la pesanteur. Enfin, ce n'est que dans le rapport des veines caves à l'aorte que la capacité des deux courans artériel et veineux paraît se rapprocher le plus. Cette disposition de l'arbre veineux, qui diminue de volume des extrémités vers les centres et de bas en haut, rend probable une inégalité de vitesse à des hauteurs différentes.

Le rapport de volume et de nombre entre les veines et les lymphatiques est moins facilement appréciable que celui des veines et des artères. En général, les lymphatiques en très-grand nombre accompagnent les veines, sous les surfaces tégumentaires, autour des membranes séreuses et dans les interstices des muscles. Autour des centres nerveux au contraire, les lymphatiques sont rares, quoique les veines soient volumineuses.

La capacité du système capillaire est probablement, à elle seule, beaucoup plus considérable que celle des trois autres espèces de vaisseaux. Il est facile de s'en convaincre par le raisonnement, quand on considère que l'étendue de la circulation capillaire, dans l'intimité des tissus, représente la masse du corps lui-même, moins le peu d'élémens solides et le volume des autres vaisseaux. Toutefois, comme nous l'avons dit plus haut, cet aperçu abstrait et purement idéal ne suffit pas même pour l'évaluation la plus éloignée.

CONNEXIONS DES VAISSEAUX.

Elles sont de deux sortes : 1° des vaisseaux des trois espèces entre eux ; 2° des faisceaux vasculaires avec les autres parties de l'organisme.

Connexions des vaisseaux entre eux.

Les artères et les veines profondes s'accompagnent dans toute l'étendue de l'arbre vasculaire jusqu'au voisinage du cœur, où les deux troncs principaux sont séparés par l'interposition de cet organe. Les grands troncs veineux sus-aponévrotiques sont en rapport commun de direction avec les troncs artériels ; mais le mode de distribution des petites artères sous-cutanées qui appartiennent au même plan, est tout-à-fait indépendant des grandes veines, dont elles croisent partout indifféremment la direction. Les vaisseaux lymphatiques, qui, en général, augmentent en nombre et en volume de la profondeur vers les surfaces, où ils s'agglomèrent, sont autant satellites des veines sous-cutanées que des vaisseaux profonds, jusqu'au grand réservoir lombo-abdominal, où ils recouvrent en masse, avec leurs ganglions, les deux grands courans de l'aorte et de la veine cave inférieure.

Connexions des vaisseaux avec les autres parties.

1° *Avec les os.* Les vaisseaux profonds accompagnent, dans toutes les divisions du squelette, les os, qui les supportent et les protègent. Dans nombre de points, où le contact est immédiat, les cylindres vasculaires tracent leurs sillons sur la surface des os. Partout les vaisseaux sont situés dans le sens de la flexion et de l'adduction ; de sorte que, tournés vers le plan moyen, ou appuyés au besoin le long du corps, en avant et en dedans, ils sont garantis en arrière et en dehors par les os eux-mêmes, les masses musculaires et les tégumens. C'est à cette position invariable des grands courans vasculaires dans le sens de la flexion, que sont dus les principaux changemens de direction de l'une à l'autre des fractions du corps, nécessaires pour qu'ils passent sensiblement au centre des articulations. Tels sont les angles successifs, au tronc, des vaisseaux sous-claviers et iliaques primitifs ; aux membres, des vaisseaux axillaires, brachiaux, iliaques externes et fémoraux. Ces derniers contournent le fémur pour se retrouver en arrière au centre de flexion du jarret. Lorsque les fractions du squelette se multiplient, les vaisseaux se divisent comme les os qu'ils accompagnent. Ex. : ceux de l'avant-bras et de la jambe, de la main et du pied. Aux doigts et aux orteils, au lieu de former un seul courant mitoyen, passant par le centre des articulations, ils forment deux courans latéraux, disposition qui est reproduite en plus grand pour les vaisseaux du cou.

Les os larges servent également d'organes de support et de protection pour les vaisseaux qui se ramifient sur leurs deux faces. Ex. : au crâne, à l'extérieur, les vaisseaux temporaux et occipitaux ; à l'intérieur, les vaisseaux méningés ; à l'omoplate, sur l'une et l'autre face, les ramifications des vaisseaux sus et sous-scapulaires ; au bassin, les vaisseaux nés des hypogastriques : en dedans, sacrés, ilio-lombaires, obturateurs, etc.; en dehors, fessiers, ischiatiques et honteux externes.

L'application des vaisseaux sur les os présente en chirurgie l'avantage de pouvoir les comprimer plus facilement. Dans les luxations cependant, elle les expose à être lésés ; parfois même les branches articulaires, peu flexueuses et non roulantes, en raison des tissus fibreux dans lesquels elles sont renfermées, sont rompues dans les déplacemens.

2° *Avec les muscles.* Les connexions de ce genre sont tout à-la-fois les plus nombreuses et les plus importantes. Les muscles par leur volume et leur mollesse sont les véritables organes protecteurs des vaisseaux contenus dans les polyèdres celluleux qui les séparent. Les grands vaisseaux rampent dans les espaces mitoyens situés entre les groupes de muscles qui ont des fonctions différentes. Au bras, les fléchisseurs et les extenseurs ; à la cuisse, les extenseurs et les adducteurs, etc., etc.; de sorte qu'ils ne sont que faiblement comprimés dans les mouvemens. Les divisions secondaires sont logées entre les muscles synergiques. Enfin, les rameaux et les ramuscules s'insinuent entre les faisceaux et les fibres de chaque muscle pour se distribuer dans leur épaisseur. En général les principaux troncs vasculaires sont plus spécialement recouverts ou protégés dans une certaine étendue de leur trajet par un muscle particulier, que M. Cruveilhier nomme leur *satellite* : tel est le biceps, pour les vaisseaux du bras ; le couturier, pour ceux de la cuisse ; le long supinateur, pour les artère et veine radiales ; l'extenseur propre du gros orteil, pour les vaisseaux tibiaux et pédieux ; le sterno-mastoïdien, pour l'artère carotide primitive et la veine jugulaire interne.

3° *Avec les aponévroses et les gaines aponévrotiques.* Les canaux vasculaires, indépendamment de leur enveloppe fibro-celluleuse spéciale, sont protégés et renforcés par les gaines propres des muscles. Les gros vaisseaux sont sous-jacents aux grandes aponévroses de contention; les veines superficielles sont situées entre ces aponévroses et la peau. Dans beaucoup de points, les faisceaux vasculaires traversent les muscles dans leurs insertions, surtout au voisinage des articulations; leur passage y est favorisé par des arcades fibreuses inextensibles, qui servent d'attache aux fibres charnues; telles sont les arcades vasculaires du fléchisseur sublime, du soléaire, des adducteurs de la cuisse, des long fléchisseur et adducteur du gros orteil, et même les orifices de l'aorte et de la veine-cave au diaphragme. Les aponévroses de contention présentent, pour le passage des vaisseaux, des canaux fibreux, qui traversent obliquement leur épaisseur; tels sont les canaux des veines saphènes externe et interne, basilique et céphalique, jugulaires externe et antérieure. Il existe également un grand nombre de canaux de plus petite dimension pour les artérioles, les veinules et les vaisseaux lymphatiques. Enfin c'est par de semblables orifices que sortent les nerfs cutanés.

4° *Avec la peau.* En général, parmi les vaisseaux situés entre les aponévroses et la peau, il n'y a que les veines et les lymphatiques qui soient d'un volume considérable. Les artères, uniquement destinées à la nutrition de la peau et de son panicule adipeux, y sont très-petites; mais, comme elles sont très-nombreuses, elles n'en charrient pas moins un grand volume de sang. Néanmoins, dans les points où il existe une nutrition active ou une exhalation abondante, les artères sous-cutanées prennent un volume considérable; telles sont, au crâne, les temporales superficielles et les sous-occipitales destinées à nourrir le cuir chevelu. Il en est de même, quoiqu'à un moindre degré, des artères sous-cutanées de l'aisselle, du pénis et du périnée.

5° *Avec les nerfs.* Généralement les grands troncs des nerfs encéphaliques accompagnent les vaisseaux profonds dont ils sont les satellites; disposition qui semble reposer sur la similitude de forme et de trajet, les nerfs comme les vaisseaux, pour établir la communication des centres à la circonférence, devant parcourir les espaces celluleux situés entre les os et les muscles, et être protégés par eux. Les petits plexus et les rameaux des nerfs ganglionaires se ramifient au contour du cylindre des artères qui leur servent de support et de conducteur.

Les rapports des nerfs avec les vaisseaux sont au nombre des plus importans à bien connaître, pour éviter de les léser dans les opérations.

ENVELOPPES OU GAÎNES VASCULAIRES.

Les vaisseaux, depuis les troncs principaux jusqu'aux ramuscules, sont enveloppés dans une gaîne comme une cylindroïde, de nature fibreuse ou fibro-celluleuse. Dans cette gaîne sont toujours comprises l'artère et ses veines satellites; parfois aussi, par un dédoublement, l'un des nerfs principaux. Les lymphatiques au contraire rampent à l'extérieur. La gaîne s'insère aux aponévroses, au pourtour des orifices de passage des vaisseaux, ce qui probablement a fait dire qu'elle en naissait; opinion d'après laquelle les gaînes continues formeraient une succession de canaux surajoutés dans toute l'étendue de l'arbre vasculaire. En réalité, elles coïncident dans leur résistance et leur développement avec les aponévroses de conten-

T. IV.

tion. À peine sensibles sur les deux grands courans de l'aorte et des veines caves, elles naissent avec les divisions des gros troncs; mais c'est surtout aux membres qu'elles sont remarquables par leur épaisseur et leur ténacité. Au bras et à la cuisse, leur texture est fibro-celluleuse et très-dense; à l'avant-bras et à la jambe, elles deviennent plus minces, et, dans les rameaux, elles se terminent par une toile celluleuse serrée. Dans toute l'étendue de leur trajet, elles adhèrent par leur circonférence extérieure aux tissus fibreux, aponévroses, gaînes fibro-celluleuses des muscles et synoviales des tendons, et enfin au périoste et à la peau dans les points où le squelette est presque sous-cutané.

Par leur surface interne, les gaînes adhèrent avec la membrane celluleuse des vaisseaux qu'elles renferment, et envoient dans leurs intervalles des lamelles celluleuses qui en même temps les séparent et les unissent.

Les gaînes vasculaires isolent et maintiennent les gros vaisseaux, les fixent dans leur position au milieu des sillons intermusculaires, les garantissent en partie des compressions et des atteintes venues du dehors, et servent de cloisons inter-organiques pour les attaches des gaînes musculaires. Dans les cas de blessure, si elles n'ont pas suffi à préserver les vaisseaux elles font néanmoins obstacle à la sortie du sang au-dehors ou à son infiltration; et par leur texture celluleuse et vasculaire, non moins que par leur résistance, elles facilitent la formation du caillot, qui tend d'abord à arrêter l'hémorragie. L'isolement des vaisseaux par les gaînes a des effets remarquables dans beaucoup de maladies; ainsi elles servent de conducteur aux fluides dans les infiltrations, et dans les phlegmons elles préservent de l'inflammation qui les entoure les cylindres vasculaires, dont il n'est pas rare de rencontrer les embranchemens, intacts au milieu de la destruction commune, traversant les vastes foyers purulens. Enfin, c'est généralement dans les espaces celluleux et le long des gaînes vasculaires que s'opèrent les déplacemens qui constituent les hernies, et que cheminent les corps étrangers pour être expulsés au-dehors.

TEXTURE.

Les vaisseaux se composent de tuniques superposées à paroi circulaire; trois pour les artères, et deux pour les veines et les lymphatiques. L'étude spéciale des tuniques des vaisseaux, dans leur texture et leurs propriétés physiques, appartient à l'histologie. La membrane extérieure, tomenteuse ou floculente, se confond par ses adhérences avec la masse du tissu cellulaire. La surface libre de la membrane interne, qui forme le contour du canal vasculaire, est lisse, polie, luisante et humide, de manière à faciliter le glissement des fluides circulatoires. La forme des cavités est la même que celle que nous avons décrite à propos de la conformation extérieure, et représente en réalité un arbre, et en théorie un cône des troncs vers les rameaux. L'épaisseur de la paroi des vaisseaux décroît en fait graduellement des troncs vers les rameaux; mais, considérée par rapport au calibre, elle devient au contraire proportionnellement plus considérable à mesure que l'on descend des troncs vers les capillaires.

Les parois des vaisseaux en contiennent un nombre considérable de plus petits (*vasa vasorum*) qui servent à leur nutrition. Ces vaisseaux, dont les principaux ramuscules sont assez volumineux dans l'épaisseur de l'aorte et des veines caves, sont encore très-distincts dans les troncs principaux et se ré-

3

duisent à l'état capillaire dans les tuniques des branches et des rameaux.

PROPRIÉTÉS PHYSIQUES.

Les vaisseaux en général sont blanchâtres : leur surface externe ne devient rosée que par le sang contenu dans leurs parois ; la surface interne est d'un blanc jaunâtre. Les artères sont opaques, les veines et les lymphatiques sont diaphanes. Cette dernière propriété, du reste, appartient aux petits vaisseaux des trois sortes, en raison du peu d'épaisseur de leurs tuniques ; la résistance des vaisseaux dépend de trois propriétés très-remarquables, la *ténacité*, l'*élasticité* et la *contractibilité* ; elles varient dans les trois espèces, et diminuent graduellement des artères aux veines et de celles-ci aux lymphatiques ; elles sont aussi très-inégales entre les tuniques des vaisseaux d'une même espèce. Les veines et les lymphatiques, moins résistans, sont par conséquent plus dilatables ; portée au-delà de l'état normal, cette disposition constitue deux sortes de maladies : pour les artères, l'*anévrisme* ; et pour les veines, les *varices*. Enfin une dernière propriété des parois des vaisseaux est la *perméabilité* soit de dehors en dedans, ou de dedans en dehors, l'une et l'autre anciennement connues, mais renouvelées et rendues très-intéressantes par M. Dutrochet, en raison des nombreuses applications physiologiques qu'il en a su tirer sous les noms d'*endosmose* pour la première, et d'*exosmose* pour la seconde.

DIFFÉRENCES.

1° *Par rapport à l'âge*. Dans le jeune sujet les vaisseaux sont peu volumineux, sensiblement droits ou à peine sinueux ; leurs tuniques sont minces, diaphanes, très-élastiques et contractiles. Les artères, dans le cadavre, s'aplatissent de manière à ressembler aux veines ; les veines elles-mêmes ont des parois si déliées, que les fluides et les gaz se distinguent parfaitement au travers. Ces caractères des vaisseaux, si favorables à leur perméabilité et au cours des fluides, persistent jusqu'à l'époque du complet accroissement. Dans l'adulte les vaisseaux s'épaississent, augmentent de volume, deviennent plus opaques, moins élastiques et contractiles. Les artères plus denses se rapprochent de la forme cylindrique dans l'état de vacuité. Enfin, à mesure que l'individu s'avance dans la vieillesse et la décrépitude, les vaisseaux dilatés par la pression du sang acquièrent un volume considérable. Les artères flexueuses et très-épaisses présentent de petites dilatations ou poches latérales au sommet des courbures ; leurs parois très-épaisses sont devenues friables et cassantes ; souvent il s'y forme des dépôts ou plaques de matière inorganique qui diminuent encore leur résistance, et parfois rétrécissent leur calibre ; d'où la fréquence des anévrismes, des ruptures avec épanchement, ou apoplexie des divers tissus, et des gangrènes séniles, résultat de la gêne ou de l'interruption apportée dans la circulation des fluides. Les veines sont encore proportionnellement beaucoup plus volumineuses que les artères ; celles des extrémités surtout présentent fréquemment d'énormes dilatations ou varices. Les veinules très-amplifiées forment des réseaux ou plexus dans lesquels stagne le sang, disposition qui explique la fréquence des ulcères variqueux à cet âge et la difficulté de les guérir. Les lymphatiques sont trop difficiles à voir sans injection préalable, pour que les modifications qu'ils éprouvent puissent être habituellement observées. Néanmoins les œdèmes, si communs dans la vieillesse et les difficultés de l'absorption, portent à croire que

les effets de l'âge sont les mêmes pour les lymphatiques que pour les veines.

2° *Par rapport au sexe*. Elles sont peu importantes ; seulement les vaisseaux, comme en général tous les tissus, sont un peu plus épais et plus résistans dans l'homme que dans la femme.

3° *Par rapport aux races*. D'après des témoignages assez nombreux, il semblerait que les vaisseaux seraient également plus épais et plus volumineux dans la race nègre que dans la race caucasique, sans que l'on en puisse inférer qu'ils soient réellement plus forts.

ANOMALIES.

L'anomalie est la déviation du type le plus ordinaire considéré comme normal. Les vaisseaux n'ayant qu'une seule fonction commune à tous ; et pouvant se suppléer mutuellement par les communications anastomotiques de leurs extrémités, il n'y a d'important que les troncs principaux, en raison des trajets nécessaires qu'ils doivent parcourir à travers les grandes voies cellulaires si directes, que la nature leur a ménagées avec tant d'art entre les adossemens des organes. Quant aux vaisseaux secondaires, l'existence et les qualités de chacun d'eux en particulier sont insignifiantes, ou, en d'autres termes, les parties sont indifférentes à leur trajet et à leur volume, pourvu qu'en définitive elles reçoivent des vaisseaux voisins la quantité de sang nécessaire à leur nutrition. C'est cette absence d'une fonction spéciale qui explique la fréquence des anomalies dans le système vasculaire, tandis qu'elles sont si rares dans les autres.

Les variétés entre les individus sont très-nombreuses. Dans un même sujet il est rare qu'elles occupent les deux côtés similaires. Presque toujours elles s'accommodent avec la nutrition des parties, le développement de ces dernières ne pouvant être entravé qu'autant que la somme des vaisseaux n'y est pas assez considérable.

Les différences ont rapport à l'origine, au volume, au nombre, au trajet et au mode de distribution. L'anomalie fondée sur l'origine, étant la moins nuisible, est aussi la plus commune : celle qui a rapport au trajet ou au siège est d'autant plus fréquente, que les espaces cellulaires parcourus par les vaisseaux étant plus vastes se prêtent facilement aux nombreux écarts ; c'est ce qui a lieu pour les vaisseaux scapulaires, fessiers et thoraciques. Les variétés de ce genre sont au contraire presque impossibles, quand l'espace est unique et bien circonscrit : ex. les artères carotides, vertébrales, l'aorte et les vaisseaux des viscères. Les différences de nombre ou de volume compliquent presque toujours plus ou moins les deux autres ; elles embrassent nécessairement plusieurs vaisseaux, la diminution de volume de l'un devant être équilibrée par l'augmentation de l'autre, de manière que la somme reste la même ; car sans cette disposition l'atrophie serait inévitable. Enfin, comme conséquence de ce qui précède, les anomalies dans le mode de distribution, c'est-à-dire celles qui concernent les ramuscules de terminaisons des vaisseaux, sont très-nombreuses, ces ramuscules se suppléant l'un à l'autre avec une grande facilité par leurs anastomoses.

Contre l'opinion générale, anciennement admise, Bichat, Meckel, et après eux Béclard, ont pensé que les anomalies sont au moins, sinon plus fréquentes dans les artères que dans les veines. Cette observation, qui nous paraît soutenable quant aux gros vaisseaux, au voisinage du cœur, ne nous semble plus admissible pour les troncs des extrémités et les branches qui en naissent. Au bras et à la cuisse, les veines surnuméraires ou accidentelles, plus ou moins développées aux dépens de la veine principale, sont bien plus communes que les variétés du tronc artériel correspondant. A l'avant-bras et à la jambe, les veines se trouvent bien presque toujours dans le nombre et la situation voulus par rapport aux artères; mais déjà les petites différences qu'elles présentent sont innombrables, quant à leurs anastomoses et à leur abouchement dans les veines principales. La même observation s'applique à celles de la main et du pied. De plus, il est à remarquer que les veines accompagnant les artères, outre leurs variétés propres, sont généralement entraînées à devenir anomales avec ces dernières. Quant aux veines sous-cutanées, il n'y a guère que les troncs principaux qui conservent une certaine uniformité. Les différences entre les rameaux secondaires sont si nombreuses, qu'il n'y a souvent aucune ressemblance dans la disposition qu'elles présentent sur les deux membres similaires d'un même individu. Enfin, quant aux viscères, les anomalies insuffisantes pour en empêcher le développement y sont très-rares; mais cette observation ne s'applique pas moins aux artères qu'aux veines.

Dans les lymphatiques, malgré leur nombre immense, les variétés sont si communes, que, si on en excepte le canal thoracique, il n'y a pas de vaisseaux particuliers dont l'existence isolée soit assez constante pour que l'on ait pu leur assigner des noms.

De la comparaison des variétés que présentent les vaisseaux, il nous semble que l'on peut induire ces deux énoncés généraux : 1° les anomalies dans les vaisseaux sont d'autant plus rares, que le fluide qu'ils charrient est lui-même plus important pour l'entretien de la vie; d'où il résulte que les variétés augmenteraient de fréquence des artères aux veines et des veines aux lymphatiques. 2° Pour une même espèce de vaisseaux, les anomalies sont d'autant plus nombreuses, que les vaisseaux eux-mêmes s'approchent davantage de leur terminaison à l'état capillaire, et, par rapport aux troncs, que les parties auxquelles ils se distribuent ont une moindre importance; les variétés par absence ou diminution de volume entraînant, dans le fœtus, l'arrêt de développement, d'où résultent nombre de monstruosités, qui, lorsqu'elles se portent sur les viscères, s'opposent à ce que l'individu soit viable.

DÉVELOPPEMENT.

La formation des vaisseaux est un fait qui appartient à l'embryogénie. Ce phénomène n'a été observé avec soin que dans l'œuf de quelques gallinacés, principalement de poulet et très-peu dans les mammifères. De ce qu'on a pu saisir, il résulterait que les premiers rudimens des vaisseaux, se composeraient de globules ou de petites vésicules, d'abord isolées, et dont les intervalles, graduellement remplis par des vésicules nouvelles, formeraient, par leur continuité, des chapelets, puis des ramuscules et des réseaux vasculaires très-déliés. Ces premiers linéamens semblent dépourvus de parois, et sont considérés comme de simples trajets que se fraient les globules au travers de la matière encore semi-fluide des parenchymes. Cette opinion générale vient à l'appui des observations microscopiques de Dollinger citées précédemment, observations qui nous ont paru très-exactes d'après la vérification que nous en avons faite en 1831 avec M. Lebaillif, et d'où il résulterait que, du moins dans les poissons, ces trajets capillaires, indépendamment des canaux à parois, existeraient encore en très-grand nombre dans l'animal adulte.

3.

Le nombre et le diamètre des vaisseaux, ou la somme totale de leur capacité sont d'autant plus considérables, relativement au poids et au volume du corps en son entier, que l'individu, plus rapproché de l'époque de sa formation est imprégné d'une proportion plus considérable de fluides. A mesure que le sujet atteint son développement, le nombre absolu de vaisseaux, beaucoup plus grand en raison de sa masse, est cependant moindre en capacité proportionnelle. Chez le vieillard, où prédomine de plus en plus l'élément solide, les capillaires, moins perméables, s'atrophient ou se dilatent; les vaisseaux plus considérables s'épaississent, et la capacité relative de l'appareil circulatoire diminue graduellement, jusqu'à ce point, que les canaux vasculaires ayant une tendance progressive à s'oblitérer, des capillaires vers les troncs, amènent, dans la décrépitude, les gangrènes séniles par insuffisance de la circulation.

Sous ce point de vue physiologique, la formation des vaisseaux est l'un des phénomènes les plus dignes d'attention. En effet, la plupart des organes qui ont une fonction spéciale, à partir de l'état rudimentaire se développent, mais ne se régénèrent plus en tout ou en partie. Un poumon de fœtus, par exemple, ne diffère pas sensiblement, dans l'aspect de ses vésicules, du poumon de l'adulte; d'où l'on est induit à conclure qu'à mesure que le poumon augmente d'étendue et jusqu'au terme de son accroissement, il se développe des vésicules nouvelles, mais qui ne sont, pour ainsi dire, que le complément ou la suite de la première formation; car, si une portion de l'organe est détruite par maladie ou accident, non seulement cette portion est arrêtée dans son développement, mais elle ne se reproduit plus. Ce que nous disons du poumon on peut le dire des autres viscères, des muscles, des os; en un mot, de tous les organes définis et limités qui ont une fonction propre à chacun d'eux. Il n'en est pas de même des vaisseaux. Il existe bien pour eux une formation première normale; mais, en outre, comme ils sont en masse les organes de la nutrition commune, si un gros tronc vasculaire est oblitéré accidentellement, un ou plusieurs des petits vaisseaux voisins se développent dans le volume, et avec la résistance et la texture de parois convenables, jusqu'à la mesure de capacité nécessaire à la circulation locale; bien plus, il se produit, au besoin, des vaisseaux de formation nouvelle : tels sont ceux des adhérences dans les membranes pseudo-séreuses et muqueuses, le tissu cutané accidentel, les cicatrices, dans le tissu érectile, et en général dans toutes les productions analogues aux tissus organiques. Cette faculté d'ampliation et de régénération des vaisseaux, à-la-fois moyen unique de guérison de toutes les lésions, et malheureusement, par excès de production, cause fréquente de maladies, est l'une des singularités qui distinguent le plus nettement le système vasculaire.

USAGES.

Les vaisseaux sont des aqueducs que parcourent sans cesse les fluides circulatoires par un mouvement cycloïde non interrompu, des extrémités au cœur et du cœur aux extrémités. L'élasticité et la contractilité dont ils sont pourvus, assez fortes dans les artères, mais graduellement moindres dans les veines et lymphatiques, sont considérées, avec raison, comme des causes auxiliaires du mouvement des fluides. Rien ne porte à présumer que les canaux vasculaires, les capillaires exceptés, exercent une action chimique sur la formation et la décomposition des liquides contenus. Toutefois il est à-peu-près certain que, sinon les lymphatiques, du moins leurs ganglions, opèrent quelque action de ce genre. M. Dutrochet a prouvé que la perméabilité, *exosmose* et *endosmose*, sous l'influence de certaines conditions électro-chimiques, permettait, pour la cavité des vaisseaux, comme en général pour les espaces à parois membraneuses, l'entrée ou la sortie de liquides de densité différente, phénomène qui permet de concevoir l'hexalation et l'absorption sans l'intermédiaire de canaux ou d'orifices appropriés.

NOMENCLATURE.

Les dénominations des artères sont les plus rationnelles qui existent en anatomie; elles sont empruntées de trois circonstances : 1° *du nom de l'os dont l'artère elle-même est satellite*; désignation quel'on trouvera très-heureuse, si l'on se rappelle l'observation que nous avons déjà faite, que les divisions des artères correspondent à celles du squelette. Telles sont : au tronc, les artères vertébrales, inter-costales, lombaires et sacrées; à la tête, la sous-occipitale et les branches de la temporale correspondantes aux os du crâne; aux membres, toutes les grandes artères parallèles aux leviers : la fémorale, les tibiales et la péronière, l'humérale, la cubitale et la radiale. 2° *De la direction* : ces artères sont généralement les branches nées perpendiculairement des troncs principaux. Ex. : les circonflexes du bras et de la cuisse, les récurrentes de l'avant-bras et du bassin, les transverses de la face, du périnée, du carpe et du tarse, les coronaires des lèvres. 3° *Des parties auxquelles elles se distribuent* : cette désignation est commune : (*a*) aux artères des viscères, ex., les cérébrales, cérébelleuses, cardiaques, bronchiques, hépatiques, spléniques, rénales, spermatiques, utérines, vésicales, etc.;

(*b*) à celle des organes assez bien limités, ex., les linguales palatines, pharyngiennes, laryngées, mammaires, thyroïdiennes, thymiques, etc.; (*c*) à celles des groupes de parties complexes, ex., les artères de l'épaule, de la fesse, de la plante du pied et des articulations.

Les noms des veines profondes sont les mêmes que ceux des artères qu'elles accompagnent. Il faut en excepter les veines du crâne, celles des centres nerveux situés sous la dure-mère, et qui prennent les noms de *sinus cérébraux et rachidiens*; et aussi les veines intestinales ou *mésaraïques*, qui correspondent aux artères mésentériques. Les veines sous-cutanées, par leur position, très-anciennement connues, portent généralement des noms bizarres, et dont quelques-uns sont empreints des opinions erronées des premiers anatomistes sur la circulation. Telles sont : aux membres supérieurs, les céphalique, basilique et salvatelle; aux membres inférieurs, les saphènes; au front, la préparate, etc. Néanmoins quelques-unes rappellent la région à laquelle elles appartiennent. Ex. : au cou, les jugulaires; à l'avant-bras, les radiales et cubitales superficielles.

Quant aux lymphatiques et à leurs ganglions, nous avons déjà vu qu'il n'y avait que le canal thoracique qui eût un nom particulier; tous les autres se distinguent par faisceaux, qui s'appellent en commun du nom de la région dont ils font partie : tels sont les faisceaux ou amas de lymphatiques de l'aine, de l'aisselle, du cou, etc. Le vaste confluent lombaire, qui reçoit les lymphatiques des membres inférieurs et des vaisseaux chilifères, a reçu le nom particulier de *réservoir commun* ou de *Pecquet*.

ICONOGRAPHIE DES VAISSEAUX.

MODE DE REPRÉSENTATION.

Le prince des savans de notre siècle, l'homme, outre son génie, le plus extraordinaire par l'étendue et l'universalité de ses connaissances scientifiques, Cuvier (1), disait que sans l'auxiliaire du dessin, l'anatomie et l'histoire naturelle, telles qu'elles existent aujourd'hui, auraient été impossibles. Pénétré des mêmes convictions, le patriarche de la littérature allemande, l'illustre Gœthe, livré toute sa vie à l'étude des sciences, déplorait, dans sa correspondance, que les savans, les savans ne fussent pas plus généralement familiers avec les arts du dessin. Cependant il est juste de remarquer que dans ces derniers temps, l'instruction générale a beaucoup acquis, et que, sous ce rapport, le public médical en masse est bien plus avancé que certains anatomistes spéciaux, absorbés dans leurs études habituelles, et malheureusement trop étrangers aux arts graphiques.

Déjà on a pu reconnaître dans les deux premiers volumes l'avantage de fixer, pour les yeux, une foule de détails qui, avec la seule ressource d'une description littéraire, auraient passé inaperçus ou incompris. Mais c'est surtout dans l'Angéiologie, plus que dans toute autre section de l'Anatomie, que l'extrême utilité des figures ne saurait être contestée, aucune mémoire ne pouvant suffire pour retenir à jamais la connaissance

(1) Rapport à l'Institut sur l'ouvrage de MM. Bourgery et Jacob. Séance du 12 mars 1832.

exacte des vaisseaux, dans leur nombre, leur situation et leurs rapports. Toutefois, les canaux vasculaires pénétrant partout, sur les surfaces et dans la profondeur des organes, la nécessité de les suivre et de les figurer avec exactitude et au complet offrait des difficultés presque insurmontables pour le dessin, qui ne se compose que d'une surface à deux dimensions. Aussi, en parcourant les ouvrages des iconographes, juge-t-on facilement de l'embarras dans lequel ils se sont trouvés par la multiplicité des artifices qu'ils ont imaginés pour éviter ou éluder les obstacles qu'ils avaient à vaincre. On nous permettra de jeter un coup-d'œil sur les moyens dont ils ont fait usage et sur les ressources que l'art pouvait encore offrir, puisque c'est de cet examen que dépend en partie l'avenir de la science, suivant l'emploi stérile ou fécond que l'on saura faire de l'un de ses plus puissans moyens d'instruction. Dans cette énumération critique, ayant à blâmer dans l'intérêt de l'art graphique, les différentes manières dont il a été compris, il nous a paru convenable de ne pas citer les auteurs.

Le mode de représentation des vaisseaux a été envisagé sous quatre points de vue.

1° *Sacrifier les muscles ou les organes pour montrer plus à découvert les divisions vasculaires* : et alors, ou les vaisseaux se rendent dans des lambeaux de parties molles méconnaissables, ou, comme dans certaines pièces anatomiques, ils rampent à nu sur les os. Ce moyen est, en général, le plus mauvais, et par cela même le moins usité de nos jours; car, dans les deux cas, le mode de distribution reste inconnu et tous les rapports sont détruits.

2° *Ménager les muscles.* Dans ce cas, ou ces organes sont intacts et en position, mais alors les vaisseaux, presque entièrement cachés, ne sont aperçus que dans quelques points de leur trajet; ou les muscles sont fortement écartés en dehors ou détachés en lanières flottantes, et il n'y a plus ni forme ni connexions.

3° *Montrer les vaisseaux se distribuant sur les surfaces.* Ce moyen est une erreur grave, ou plutôt un mensonge de fait, que la commodité de son usage ne suffit pas pour justifier. Il a pour effet d'imprimer les idées les plus fausses, outre qu'il ne permet la représentation que d'un nombre choisi de vaisseaux. C'est cependant le plus généralement employé par les auteurs, au moins pour les branches et les rameaux secondaires.

4° *Ponctuer le trajet des vaisseaux sur les surfaces, quand ils viennent à se cacher dans les profondeurs.* Cet artifice est souvent utile pour indiquer un court trajet caché d'un vaisseau dont on voit à découvert au moins l'une des extrémités. Mais, comme il ne donne la situation seulement que par rapport aux surfaces, sans tenir compte de la profondeur et des connexions réelles, il n'est pas assez anatomique. Ne pouvant servir que d'indication ou d'avertissement, ce n'est guère que dans les planches de médecine opératoire que l'on est autorisé à en faire usage. Aussi est-ce l'une des ressources les plus ordinaires des chirurgiens iconographes.

Tels sont les quatre modes de représentation tour-à-tour et plus ou moins employés par les auteurs.

Le moyen qui nous a paru le plus fécond et qui est le seul vrai consiste, tout en conservant les muscles ou les organes dans leur position, à les échancrer, ou, en quelque sorte, à les sculpter sur le trajet des vaisseaux qui s'y enfoncent. Ce procédé réunit tous les avantages : 1° il permet de montrer à-peu-près tous les vaisseaux d'un certain volume. 2° Il les montre dans leur lieu réel en tenant compte de la profondeur relative dans les divers points de leur trajet. 3° Il fait voir d'un coup d'œil toutes les anastomoses principales d'un membre ou d'une région, et indique par cela seul au chirurgien les ressources sur lesquelles il peut compter pour rétablir la circulation dans un cas déterminé. 4° Il n'altère en rien la forme générale, et conserve toutes les connexions partielles. 5° Enfin, il est l'image exacte du cadavre lui-même, où l'on ne peut également suivre les vaisseaux qu'au travers d'échancrures pratiquées dans les muscles, mais on conçoit qu'il nous a été facile de conserver l'aspect général mieux que dans le cadavre où ce genre de recherches, au milieu de la flaccidité des parties molles, les rend méconnaissables. Toutefois, comme on ne peut éviter en même temps tous les inconvénients, c'en est un que cette interruption des surfaces qui nuit un peu à l'effet du dessin : nous nous sommes efforcés de l'atténuer autant qu'il nous a été possible; mais du moins nous croyons avoir réussi presque toujours à sauver l'étrangeté de l'aspect général, et, dans tous les cas, à conserver les parties parfaitement reconnaissables dans leurs masses et dans leurs détails.

CHOIX DES VAISSEAUX.

En principe, on doit s'attacher à ne figurer, pour les vaisseaux, que le cas le plus normal par l'origine, le volume, le trajet et la distribution. Rien de plus facile pour les troncs principaux dont les anomalies sont assez rares; mais il n'en est

pas de même des vaisseaux secondaires. Comme il faudrait avoir vu des milliers de cas pour pouvoir se rendre un compte toujours exact de la fréquence relative des variétés, une connaissance absolue, sous ce rapport, est presque impossible à obtenir, et heureusement peu nécessaire, puisque l'observation sur la nature viendrait si souvent faire mentir la règle. Cette difficulté qui, du reste, ne peut donner lieu à de graves inconvénients, n'en est une que pour les iconographes, par l'impossibilité pour certains vaisseaux, tels que les scapulaires, si variés d'origine et de volume, de figurer un cas qui reçoive la sanction de tous les anatomistes, chacun d'eux ayant pu le voir différemment.

Désireux de fournir la plus grande variété de connaissances positives, nous avons donné l'état normal d'un vaisseau dans le lieu où il forme le sujet principal du dessin, et nous avons profité des occasions que nous présentent nos planches de reproduire à plusieurs fois une même région, pour dessiner les variétés les plus communes, non-seulement intéressantes à connaître en elles-mêmes, mais en outre dont la somme offre parfois un nombre supérieur à celui du cas normal. Enfin, dans les planches de grandeur naturelle qui appartiennent à l'Anatomie de régions, nous nous sommes attachés à copier strictement le cas qui se présente, lorsqu'il ne s'écarte pas trop de la règle, d'après cette considération qui nous a souvent frappés, que, dans le mode de distribution propre à une partie, chez un sujet, il existe nécessairement une harmonie, ou, en d'autres termes, un équilibre circulatoire local, que l'on détruit presque toujours par des corrections ou des modifications inopportunes, empruntées d'un autre individu.

Une difficulté propre au dessin, contre laquelle nous avons essayé de nous prémunir par une observation attentive, a été de rendre avec vérité les courbures et les sinuosités des vaisseaux, l'aspect différent des artères et des veines, et ces nuances délicates de volume et de dégradation insensible, toujours si admirables de mesure et de précision dans la nature.

L'emploi des échancrures au travers des muscles nous a permis de figurer tous les vaisseaux d'un certain volume; conséquence que nous trouvons heureuse, car il nous a toujours paru que l'on étudiait trop superficiellement cette partie de l'Anatomie. Les traités généraux ne décrivent que ceux des vaisseaux qui ont reçu des noms particuliers, et, en parcourant les ouvrages des iconographes, il est facile de se convaincre que beaucoup d'entre eux, soit insuffisance de la méthode graphique ou confiance exclusive eu leurs devanciers, se sont crus obligés, ou du moins se sont asservis à mettre leurs figures en rapport avec les textes connus et faisant foi. Cependant, comme, pour chaque partie, on ne décrit, en général avec les troncs, que les branches principales dans leurs divisions secondaires ou ternaires, et que les auteurs, dans le choix qu'ils ont fait, ont été moins guidés par le volume absolu des vaisseaux en eux-mêmes que par le degré de leur importance, relativement au tronc principal, il en résulte que dans les grandes fractions, telles que le bras et la cuisse, ou dans les vastes régions, le périnée, l'aine, l'aisselle, le nombre réel dans les grandes fractions, telles que le bras et la cuisse, ou dans les vastes régions, le périnée, l'aine, l'aisselle, le nombre réel est assez grand de vaisseaux non décrits, dont cependant la situation est constante et le volume considérable, et qu'il serait important de bien connaître, à cause des hémorrhagies graves dont ils sont fréquemment le siège dans les blessures et les opérations. En opposition avec cet oubli, préjudiciable à la thérapeutique chirurgicale, on s'étonnerait de voir avec quel soin minutieux ont été suivis tant de ramuscules insignifians des vaisseaux profonds de la tête, si l'on ne

4

se rappelait que l'utilité n'est pas toujours le mobile de nos recherches, et que souvent nous sommes entraînés par une pué-
rile satisfaction de difficulté vaincue, ou par l'infatuation de la
mode, qui, sous une certaine forme, ne règne pas moins dans
les sciences que partout ailleurs.

DISPOSITION ICONOGRAPHIQUE.

D'après la distribution générale de notre ouvrage, voici l'ordre et les conditions suivant lesquels seront décrites et figurées,
dans ce volume, les diverses parties de l'appareil circulatoire.

1° Le *cœur*, puis les *poumons* en totalité, avec toutes les parties qui entrent dans leur organisation.

2° Les *vaisseaux*. Nous ne traiterons dans ce volume que de
ceux qui appartiennent au système locomoteur. Quant à ceux
qui se distribuent aux viscères ou aux organes limités, comme
ils font partie d'une sorte de circulation partielle, modifiée dans
plusieurs d'entre eux, nous les abandonnerons à l'entrée ou à la
sortie de ces organes avec lesquels ils doivent être décrits. On
trouvera par conséquent, dans ce volume, ceux du cœur et des
poumons, qui font partie du sujet même de la circulation générale. Parmi les vaisseaux :

(*a*) Les *artères* seront figurées seules au travers des tissus,
dans leurs subdivisions et leurs principales anastomoses, celles
surtout qui établissent les communications entre les diverses
fractions et entre les groupes.

(*b*) Les *veines* seront dessinées suivant le cours du sang lui-
même, c'est-à-dire en commençant par les extrémités où elles
font suite aux artères. Partout elles seront accompagnées de ces
dernières que nous reproduirons de nouveau, d'abord pour
montrer leurs connexions, si importantes à connaître au point
de vue médico-chirurgical, et en outre pour faire juger de
leur capacité relative, peu différente dans les vaisseaux profonds, mais si disproportionnée sur les surfaces.

(*c*) Les *lymphatiques* seront également figurés avec les veines,
sur les surfaces, et dans les profondeurs, le long des gaines vasculaires qui, généralement, leur servent de conducteurs.

SECTION PREMIÈRE.

DU COEUR.

Cor, des Latins, καρ, κῆρ, καρδίη, καρδία, des Grecs.

Le cœur, renflement central de l'appareil circulatoire, est un muscle creux, aboutissant et point de départ de deux arbres vasculaires. Siége à la fois des deux mouvemens centripète et centrifuge, dont se compose la circulation, il aspire le sang des veines et le chasse dans les artères.

RAPPORT GÉNÉRAL AVEC L'ORGANISME.

Le cœur, par son importance, tient le premier rang dans l'organisme. Comme moyen de répartition du fluide nutritif, son développement, dans les divers animaux, est essentiellement lié à celui des poumons. De l'harmonie intime de ces deux organes, et de leur état de simplicité ou de complication relative, résultent des différences considérables dans les propriétés plus ou moins existantes et le mode de distribution du sang artériel, et, comme conséquence, de nombreuses modifications dans toutes les parties de l'organisme qui entraînent diverses sortes d'équilibre entre les systèmes, et cette variété de besoins et d'aptitudes fondée sur la nécessité de vivre dans des milieux différens.

Considéré seulement dans les animaux vertébrés ou ostéozoaires de M. de Blainville, le cœur y est toujours unique; mais il se complique dans sa structure, en remontant l'échelle zoologique à mesure que la respiration devient plus complète. Dans son état le plus simple, chez les poissons, où tout le sang doit passer par leurs poumons ou *branchies*, le cœur se compose de deux cavités : un récipient des veines ou *oreillette* et un *ventricule branchial* ou pulmonaire. Chez les amphibiens parfaits et les reptiles, où il n'y a qu'une portion du sang qui passe par les poumons, le cœur renferme trois cavités : deux oreillettes, dont une pulmonaire, et un seul ventricule, à-la-fois aortique et pulmonaire. Enfin, dans les mammifères, dont l'homme fait partie, et dans les oiseaux, chez lesquels la respiration est si étendue, le cœur forme une poche quadriloculaire : une oreillette de la circulation générale et un ventricule pulmonaire; plus une oreillette pulmonaire et un ventricule aortique, composant comme deux cœurs à sang noir et à sang rouge, juxtaposés longitudinalement, réunis par une enveloppe et séparés par une cloison médiane qui leur appartiennent en commun.

CONFIGURATION, DIVISIONS.

La forme générale du cœur est celle d'un cône irrégulier, convexe en avant, en haut et sur les côtés; aplati ou déprimé, en bas et en arrière; asymétrique, dans toute sa longueur, entre les parties similaires. La forme conoïde est surtout déterminée

4.

par les ventricules qui en constituent la masse principale pour le volume, l'épaisseur et la résistance. On distingue au cœur : 1° deux *faces*, l'une antérieure et supérieure, et l'autre postérieure et inférieure; 2° une *base*, large, irrégulière, molle et flasque dans l'état de vacuité, formée par les oreillettes; 3°,un *sommet* mamelonné, bituberculeux, qui termine les ventricules; 4° deux *bords* inscrits par la courbe des ventricules, l'un à droite, assez mince, simulant un angle mousse; l'autre à gauche, épais et arrondi, formant plutôt une face courbe; 5° un rétrécissement horizontal, le *sillon circulaire*, qui trace la limite entre les oreillettes proprement dites et la base des ventricules; 6° un autre enfoncement, le *sillon longitudinal*, perpendiculaire au premier, qui indique la séparation des deux ventricules et des deux oreillettes.

Par rapport à la circulation : 1° suivant le sillon auriculoventriculaire, figurant le plan transversal, on appelle *portion veineuse* ou *auriculaire*, celle formée par les deux oreillettes, récipiens des veines caves et pulmonaires; et *portion artérieuse* ou *ventriculaire*, celle constituée par les deux ventricules qui injectent le sang dans les artères pulmonaire et aorte. 2° Suivant le sillon longitudinal représentant le plan de même dénomination, on divise le cœur en deux moitiés, l'une droite et l'autre gauche, composées chacune de l'oreillette et du ventricule du mêmecôté, superposés, et communiquant de l'une dans l'autre. Ces moitiés latérales constituent les deux cœurs accolés sans communication; le *cœur droit*, à sang noir, ou interveino-pulmonaire; et le *cœur gauche*, à sang rouge, ou inter-pulmo-aortique.

SITUATION, DIRECTION, CONNEXIONS.

Le cœur, enveloppé du péricarde, est situé au milieu, en bas et un peu à gauche de la cavité thoracique, dans l'écartement des lames des médiastins, entre les deux tiges osseuses qui le protégent; en arrière le rachis, et en avant le sternum, qu'il déborde un peu à gauche. Dans le reste de son contour, il est environné par les poumons, le gauche surtout, qui le reçoit dans une concavité spéciale. Enfin, il est supporté, en bas, par le foliole médian du diaphragme qui le sépare des viscères abdominaux, et surmonté à sa base par les gros vaisseaux dont il est comme la terminaison ou l'origine.

Comparativement à la hauteur totale du corps, le cœur est situé environ à son tiers supérieur; de sorte que les parties les plus élevées, la tête et les membres thoraciques, moins éloignées du centre, sont plus immédiatement sous l'influence des fluides circulatoires. Cette proximité explique la rapidité du développement de ces parties chez le fœtus et dans la première enfance; plus tard, la brièveté du cou, qui rapproche le cerveau du cœur, est considérée avec raison comme une cause du développement précoce de l'intelligence dans la jeunesse, et par suite comme une prédisposition aux congestions cérébrales et à l'apoplexie dans un âge plus avancé.

Le cœur de l'homme, dans sa position, n'est pas vertical comme celui de la plupart des quadrupèdes. On s'étonne que tant d'auteurs, Casserius, Lower, Bidloo, Vieussens, etc., aient pu le juger tel après Vésale et Eustachi, dont le texte et les figures fixoient sa véritable position; encore a-t-il fallu que ce sujet fût repris plus tard par Ruysh, puis par Sénac. Le grand axe du cône cardiaque, dirigé obliquement de haut en bas, d'arrière en avant et de droite à gauche, forme avec la ligne verticale un angle d'environ cinquante degrés; en sorte que la base du cœur répond aux vertèbres dorsales de la quatrième à la huitième, et son sommet, aux cartilages des cinquième et sixième côtes, entre lesquels se fait sentir son battement. Indépendamment de cette inclinaison suivant ses deux diamètres, le cœur se présente comme s'il avait éprouvé un quart de rotation sur son axe; en conséquence de cette disposition, le plan de la cloison indiqué à l'extérieur par le sillon longitudinal, au lieu d'être antéro-postérieur, est oblique à deux faces latérales, antérieure droite et postérieure gauche. Le ventricule droit est en même temps antérieur et supérieur, et le ventricule gauche postérieur et inférieur; les oreillettes subissent des inclinaisons correspondantes; le plan inter-auriculo-ventriculaire, seul, est à-peu-près vertical, mais avec une légère obliquité de bas en haut, d'avant en arrière et de droite à gauche.

La situation bizarre du cœur semble avoir pour objet de permettre le passage des gros vaisseaux et de l'œsophage. Il est maintenu en position, 1° par le péricarde, son enveloppe fibroséreuse, intimement unie elle-même avec le foliole médian de l'aponévrose du diaphragme; 2° par les plèvres réfléchies de chaque côté sur le péricarde pour former les feuillets des médiastins, moyen de fixité véritablement assez faible et lâche; 3° par les gros vaisseaux, veines ou artères, qui sont unis avec le tissu des oreillettes ou des ventricules à leur lieu de terminaison ou d'origine; 4° par les poumons, qui cernent le cœur et l'empêchent de se déplacer latéralement; 5° par le diaphragme, qui supporte en partie le poids du cœur, appuyé qu'il est lui-même sur les viscères abdominaux. Toutefois le cœur n'est pas tellement fixé qu'il ne reste parfaitement libre dans ses mouvemens, et que sa position ne change facilement dans les attitudes ou dans les secousses imprimées au tronc. Dans les maladies, il est facilement déplacé par les tumeurs ou les collections de fluides développées dans son voisinage.

VOLUME, POIDS.

L'inégalité de développement du cœur dans les individus, la présence de la graisse dans son tissu et du sang dans ses vaisseaux, l'existence des dilatations ou des hypertrophies commençantes, sont autant de causes qui rendent très-vague l'appréciation que l'on peut faire du volume et du poids moyen du cœur. En général ils sont proportionnés à la masse du corps et à la vigueur du sujet.

Le volume, dans l'état de vacuité flasque du cadavre, ne sauroit être déterminé; l'injection l'exagère outre mesure, surtout pour les oreillettes. Tabor en avoit donné une évaluation insignifiante; Meckel estime les dimensions à cinq pouces et demi de longueur dans le plus grand diamètre, trois pouces et demi de largeur pour la somme des oreillettes, et trois pouces à la

base des ventricules : cette dernière estimation nous paraît un peu faible. La mensuration, par le volume d'eau déplacé, d'un cœur de moyen volume, médiocrement distendu par l'injection, nous a donné une capacité de trente-deux pouces cubes, environ les deux tiers du litre.

Le poids du cœur estimé par Kerkring à sept onces, quantité trop faible, est évalué par Tabor, dans un sujet vigoureux, à dix onces, pour les ventricules seulement, quantité trop forte. Meckel fixe à la même somme de dix onces le poids du cœur dans son entier; M. Cruveilhier ne l'estime que de sept à huit. Ce dernier nombre représente à-peu-près la moyenne de pesées très-nombreuses faites pendant deux ans par M. Alph. Sanson dans le service de M. Dupuytren. Ce poids est à celui du corps comme 1 à 225 ou 250.

Laennec, pour donner une idée du volume, auquel le poids est généralement proportionné, le rapporte approximativement à celui du poing du sujet, évaluation vague et bizarre en elle-même, mais de plus erronée par le rapprochement établi entre deux organes dissemblables, et soumis à des causes relatives de développemens si différentes.

Dans l'état pathologique, le poids et le volume du cœur varient dans les limites du quart en moins et du triple en plus. Des cœurs atrophiés étaient réduits à trois et à deux onces, et des cœurs hypertrophiés atteignaient vingt-deux et près de vingt-quatre onces.

CONFORMATION EXTÉRIEURE.

Pour faciliter la description du cœur, il est bon de le considérer isolément dans chacune de ses deux moitiés veineuse et artérieuse.

Des ventricules à l'extérieur.

Le cône ventriculaire, ou la portion artérieuse, forme la masse principale, et, pour ainsi dire, le corps de l'organe. Il présente, comme le cœur dans son entier, deux faces, deux bords, une base, un sommet et deux sillons.

1° La *face antérieure et supérieure* ou *sternale*, convexe dans son ensemble, est partagée diagonalement, par le sillon longitudinal, en deux portions inégales appartenant à chacun des ventricules. La portion du ventricule droit occupe les deux tiers de la surface totale. Convexe en haut, un peu déprimée en bas vers la pointe du ventricule, sa forme est celle d'un triangle, dont les côtés sont inscrits par les sillons circulaire et longitudinal, la base par le bord droit, et le sommet par un prolongement infundibuliforme en saillie, situé en haut et à gauche, et auquel fait suite l'artère pulmonaire. La portion du ventricule gauche, qui n'occupe que le tiers de la surface de son côté, est convexe et semble rectangulaire, comprise comme elle est entre deux lignes presque parallèles, du sillon longitudinal et du bord gauche.

2° La *face postérieure et inférieure* ou *diaphragmatique* est sensiblement plane et non point horizontale, comme on l'a souvent répété depuis Vésale; mais dirigée un peu obliquement en bas et en avant comme le foliole médian du diaphragme sur lequel elle s'appuie, en dos ou prolongemens, et qui la sépare de l'estomac et du lobe gauche du foie. Elle est aussi partagée diagonalement, par le sillon longitudinal, en deux portions inégales, dont celle du ventricule gauche est la plus considérable. La surface de ce ventricule est oblongue; celle du ventricule droit est triangulaire. Cette face est en rapport médiat, vers la base, avec le bord postérieur des poumons, l'aorte, la veine cave inférieure, l'œsophage et le rachis. Inférieurement c'est à ses connexions avec le diaphragme et l'extrémité cartilagineuse du sternum, que sont dus les battemens épigastriques.

3° *Bords.* Le *bord droit et inférieur* forme une surface convexe, triangulaire. Épais vers la base, il s'amincit et se termine par un angle plan vers le sommet; il est en rapport avec les fibres charnues du diaphragme, qui se rendent sur le bord correspondant du foliole médian. Le *bord gauche et supérieur*, épais, arrondi, forme plutôt une face ovalaire de haut en bas. Il est reçu médiatement dans une concavité spéciale de la face interne du poumon gauche.

4° La *base* du cône ventriculaire, origine des gros troncs artériels et point d'appui des oreillettes, est tracée par un plan incliné en haut, en arrière et à droite. Elle est indiquée circulairement par la courbe rentrante qui ferme la partie supérieure des ventricules, et dont la jonction avec la naissance des oreillettes trace le sillon transversal. Elle présente d'arrière en avant : (*a*) en premier plan, l'origine de l'artère pulmonaire qui fait suite à l'infundibulum du ventricule droit; (*b*) derrière l'artère pulmonaire, l'origine de l'aorte née d'un autre infundibulum situé en haut et sur le côté droit du ventricule gauche, dans le prolongement du sillon longitudinal; (*c*) en troisième plan, le sillon transversal qui sépare les oreillettes des ventricules.

5° Le *sommet* ou la *pointe* du cône ventriculaire, qui est également celui du cœur, est formé par l'extrémité mousse et arrondie ou mamelonnée du ventricule gauche, légèrement contournée en arrière. A sa droite et un peu au-dessus est un autre sommet beaucoup plus petit, et comparativement aigu, appartenant au ventricule droit; entre les deux existe une échancrure, point de réflexion du sillon longitudinal pour passer de l'une à l'autre des faces du cœur. Cette disposition, qui est la plus normale, est manifeste dans les cœurs des sujets vigoureux, et dans ceux des grands animaux, le bœuf et le cheval. Dans l'homme, sans même que le ventricule droit soit hypertrophié, il descend quelquefois assez bas pour que le sommet du cœur soit bituberculeux. Ce sommet, en regard duquel existe une échancrure dans le bord antérieur du poumon gauche, vient choquer directement dans la systole des ventricules, derrière les cartilages des cinquième et sixième côtes et leur espace intermédiaire.

6° *Sillons.* Le *sillon longitudinal* (*sulcus cordis longitudinalis*), qui trace au-dehors la délimitation des ventricules, n'est autre que le bord déprimé de la cloison qui en forme intérieurement la séparation. Né de la base du cœur, ou mieux du sillon transversal, en avant, entre l'origine des artères pulmonaire et aorte; en arrière, au-dessous de la ligne de séparation des oreillettes à laquelle il fait suite, le sillon longitudinal isole les ventricules sur leurs deux faces et à leur sommet, partout continu à lui-même; mais pour la facilité de la description on l'a divisé en deux, les *sillons antérieur* et *postérieur*, réunis par l'échancrure du sommet. Tous deux parcourus par les vaisseaux cardiaques correspondans, sont très profonds en réalité, mais remplis et masqués à la surface par la graisse. Le sillon antérieur est contourné en S, suivant sa longueur, convexe à gauche supérieurement et à droite inférieurement. Le sillon postérieur, presque vertical, forme seulement une légère courbe, dont la concavité à gauche est, pour l'agencement des ventricules, l'indice extérieur de la réception du gauche dans le droit.

Le *sillon transversal* ou *circulaire*, sillon de la base ou auriculo-

T. IV.

ventriculaire (*sulcus baseos, s. atrio-ventricularis, s. circularis,*) est formé par le renversement de dehors en dedans des ventricules et des oreillettes, constituant leur base commune. Rempli par les troncs des vaisseaux cardiaques, artères et veines, et nivelé par le tissu adipeux, dont souvent même les agglomérations granulées débordent la surface des ventricules, ce sillon, quoique très profond, n'est pas sensible à l'extérieur. Il est traversé crucialement ou rejoint sur les deux faces par les sillons longitudinaux des ventricules et des oreillettes. Sur la face postérieure, il est à découvert dans toute son étendue; mais, sur la face antérieure, il est caché au milieu par la naissance des artères pulmonaire et aorte. Sur les côtés, il forme le collet des oreillettes, dont les sommets ou les auricules retombent au-devant de lui.

Dimension des ventricules à l'extérieur. Ovalaire ou oblong en travers à sa base; plus épais, au contour de droite qu'à celui de gauche, le cône ventriculaire, dans un cœur de volume ordinaire, préalablement injecté, a offert à M. Cruveilhier :

Pour la circonférence de la base	10^{po}	4{li}
et sur un cœur volumineux	13	6

Hauteur des ventricules :

Cœur ordinaire	en avant	3	3
	en arrière	2	3
Cœur volumineux	en avant	4	
	en arrière	3	

Des mesures semblables que nous avons prises sur deux cœurs d'homme et de femme, de moyen volume, injectés en plâtre, et médiocrement distendus, nous ont donné, dans l'état frais, les dimensions suivantes :

	homme.		femme.	
Circonférence du cône ventriculaire dans le plan transversal de la base où il a le plus de volume . . .	11^{po}	8{li}	10^{po}	5{li}
Portion de la circonférence appartenant au ventricule droit de l'un à l'autre sillon longitudinal	6	3	5	10
Portion de la circonférence appartenant au ventricule gauche. . . .	5	5	4	7
Diamètre transversal	3	6	3	9
Diamètre antéro-postérieur : ventricule droit.	2	10		
ventricule gauche.	2	5		
Diamètre vertical en avant. Hauteur du ventricule droit 3 p. 5 l., et jusqu'au sommet formé par le ventricule gauche.	3	8	3	2
Diamètre vertical en arrière. Hauteur du ventricule gauche . . .	3	4	3	
Hauteur du ventricule droit . . .	2	7	2	3

Telles sont les dimensions du cône ventriculaire à l'extérieur, aussi exactes qu'il nous a été possible de les déterminer. Pour nous, la face antérieure de ce cône est d'environ quatre lignes plus longue que la face postérieure; le ventricule gauche est plus long que le droit d'environ six lignes en avant, et dix lignes en arrière, quantité moins considérable que l'évaluation de Lieutaud, qui l'estimait plus long d'un tiers. Pour un même ventricule, la différence dont il est plus long en avant qu'en arrière, est de dix lignes au ventricule droit et de sept lignes au ventricule gauche. Sur d'autres cœurs, ces différences nous ont paru un peu plus fortes, mais non autant que les évalue M. Cruveilhier, qui les porte à quinze lignes pour le ventricule droit, et neuf ou dix pour le gauche. Au reste, ces varia-

5

tions, si ordinaires dans tous les résultats de mensuration des organes sont surtout inévitables pour le cœur en particulier, par les inégalités de son volume et du développement proportionnel de ses cavités dans les divers sujets, l'état de résistance ou de flaccidité de ses parois, le mode et les accidens d'injection. Mais en même temps que ces aberrations prouvent l'impossibilité d'obtenir des mesures rigoureuses, elles permettent du moins d'établir une évaluation approximative, la seule importante à connaître en physiologie et en pathologie.

Des oreillettes à l'extérieur.

La portion veineuse ou auriculaire du cœur forme une masse oblongue en travers, incurvée en croissant suivant sa longueur; implantée, par une base rectangulaire, sur la moitié postérieure de celle des ventricules. Située profondément en haut, en arrière et à droite, elle se décompose en deux polyèdres, arrondis et tuberculeux, de forme bizarre, les *oreillettes droite et gauche*, que, pour la facilité de la description, l'on suppose irrégulièrement cuboïdes.

La masse auriculaire offre à considérer deux faces antérieure et postérieure, prolongemens de celles des ventricules; deux latérales, qui font suite aux bords; une face supérieure; une face inférieure ou base, et deux extrémités.

1° La *face antérieure et supérieure*, concave, inscrit les trois quarts d'un cercle rentrant, dans lequel sont reçues les artères aorte et pulmonaire. Le fond de la concavité est formé par les deux plans en regard des oreillettes, convergens en arrière, et réunis à angle droit. Le sommet ou angle plan est constitué par le sillon antérieur à peine sensible, qui fait suite à celui des ventricules, et répond à la cloison des oreillettes.

2° La *face postérieure et inférieure*, concave, est divisée verticalement, au milieu, par le sillon postérieur interauriculaire, profond de ce côté, qui continue celui des ventricules. Ce sillon incurvé, à concavité droite, indique à l'extérieur la réception de l'oreillette correspondante dans celle du côté droit. Les deux oreillettes sur cette face sont bosselées et tuberculeuses. Au milieu de celle de droite, près du sillon, est le vaste orifice de la veine cave inférieure, dirigé en bas et en arrière; et au-dessous, près du sillon circulaire, celui de la grande veine coronaire.

La face postérieure des oreillettes est en rapport médiat avec l'aorte, l'œsophage, le canal thoracique, les nerfs de la huitième paire et du grand lymphatique; elle répond aux vertèbres dorsales de la quatrième à la sixième.

3° La *face supérieure et postérieure*, inclinée à droite, est la partie la plus haute et la plus reculée du cœur. En forme de croissant, comme la masse auriculaire qu'elle représente, elle est également divisée par le sillon supérieur interauriculaire, qui forme en ce point l'anse de réflexion de l'une à l'autre face. Ce sillon, qui répète l'échancrure de séparation du sommet des ventricules, est rétréci d'avant en arrière, creusé profondément, et présente l'incurvation à gauche très prononcée; de sorte que l'oreillette gauche reçoit et déborde en haut le sommet culminant de l'oreillette droite. Les surfaces de l'une et de l'autre sont ovalaires ou oblongues; leur grand axe est incliné, de chaque côté en avant et en dehors; elles sont percées par cinq embouchures de veines. Sur l'oreillette droite, vers son extrémité antérieure et interne, l'orifice de la veine cave supérieure, tourné en haut, en avant et en dedans; sur l'oreillette gauche, dans son point culminant, auprès du sillon interauriculaire,

les deux orifices des veines pulmonaires droites; et à l'extrême gauche, surmontant la face latérale, les embouchures des veines pulmonaires gauches, les unes et les autres divergeant d'avant en arrière et de haut en bas, donnent passage, dans leur écartement, à la bronche du même côté. Entre les deux paires de veines est une dépression antéro-postérieure, qui correspond à l'angle de bifurcation de la trachée-artère.

4° Les *deux faces latérales*, convexes, ne présentent rien de remarquable: celle de droite, de forme triangulaire, a une étendue considérable d'arrière en avant; celle de gauche, quadrilatère, est surmontée par les veines pulmonaires de ce côté. L'une et l'autre est terminée en avant par l'extrémité des oreillettes.

5° Les *extrémités des oreillettes*, *appendices* ou *auricules*, ainsi nommées de leur ressemblance avec le pavillon de l'oreille du chien, forment comme deux petites cavités sur-ajoutées qui terminent chacune des oreillettes à la réunion de leurs deux faces, antérieure et latérale; toutes deux contournées de haut en bas, de dehors en dedans et d'arrière en avant; étranglées à leur base par un collet qui fait partie du sillon circulaire, retombant sur les ventricules, et terminées par un bord libre, en disque semi-circulaire, dentelé ou frangé.

L'*auricule droite*, large, courte, triangulaire, aplatie de droite à gauche, située au-dessous de l'orifice de la veine cave supérieure, prolonge en avant la face latérale de l'oreillette. Sa face interne, concave, embrasse la naissance de l'aorte. L'*auricule gauche*, née de la face latérale de l'oreillette, au-dessous des veines pulmonaires gauches, se dirige d'abord en avant et en dedans, puis se contourne brusquement en bas à la manière de l'apophyse coracoïde. Elle embrasse l'origine de l'artère pulmonaire, et répond, par son bord libre, au haut du sillon longitudinal antérieur. Dans l'angle de sa réflexion est un collet ou rétrécissement au-dessous duquel elle s'élargit. C'est cette disposition propre à l'auricule gauche qui justifie la distinction établie par Boerhaave entre cette loge surnuméraire et la cavité de l'oreillette proprement dite, ou du sinus dont elle constitue le fond.

6° La *base* des oreillettes répond aux orifices et aux cloisons interauriculaires; elle est seulement indiquée à l'extérieur par le sillon circulaire.

Quant aux *dimensions*, si déjà nous n'avons pu établir que des données approximatives pour les ventricules, la difficulté est encore bien plus grande pour les oreillettes. D'un aspect insignifiant, dans l'état de vacuité, elles se dilatent tellement sous l'effort des injections, que, comme l'a judicieusement observé Sénac, on ne sait jamais si on en reste en deçà ou au-delà de leur volume normal. Les injections par conséquent servent bien mieux à déterminer la forme que le volume de la masse auriculaire. Toutefois la distension ayant les mêmes effets pour les deux oreillettes permet de comparer leur volume relatif. Ainsi les oreillettes ayant chacune un diamètre vertical de deux pouces à deux pouces trois lignes, le diamètre transversal est de vingt-deux lignes pour l'oreillette gauche et de deux pouces pour l'oreillette droite, et le longitudinal de deux pouces seulement pour l'oreillette gauche et de près de trois pour la droite; d'où il suit que cette dernière paraît offrir, dans le cadavre, un excès de volume qui a paru évident à la plupart des auteurs, comme nous le dirons en traitant de la capacité relative des cavités du cœur.

CONFORMATION INTÉRIEURE DU CŒUR.

Le cœur est divisé intérieurement, suivant son grand diamètre par une cloison charnue antéro-postérieure, étendue de l'un à l'autre sillon longitudinal, et imperforée dans l'adulte; d'où la distinction des deux grandes cavités constituant les *cœurs droit et gauche*, accolés longitudinalement, mais sans communication l'un avec l'autre. Chacune de ces cavités est subdivisée transversalement en deux autres, l'oreillette et le ventricule, par un rétrécissement, correspondant en dehors au sillon circulaire, et garni à l'intérieur d'une soupape membraneuse ou *valvule*, qui ouvre ou ferme successivement la communication entre l'oreillette et le ventricule du même côté.

Aspect général des cavités du cœur.

Les quatre cavités du cœur, très-différentes entre elles, pour la forme, la direction, l'épaisseur et la résistance de leurs parois, ont néanmoins un aspect commun qui leur est propre. Planes et lisses au voisinage des orifices, elles sont parcourues, dans tout le reste de leur étendue, par des bandelettes musculaires nommées *colonnes charnues*, d'autant plus nombreuses qu'elles approchent davantage du fonds des cavités.

Les *colonnes charnues (teretes lacerti)*, rubanées ou cylindroïdes, forment en dedans une grande partie de l'épaisseur des parois du cœur. Très inégales de volume et de longueur, affectant toutes les directions, quelques-unes droites, le plus grand nombre curvilignes, elles se croisent ou se confondent dans tous les sens, et forment, par leurs intrications variées, une texture réticulée, interceptant des anses, des replis, des enfoncemens, des loges ou aréoles superposées, communiquant entre elles et avec les grandes cavités dont elles constituent les parois. De l'ensemble de cette disposition résulte une couche intérieure spongieuse, analogue aux tissus érectiles, et que M. Cruveilhier propose de nommer *corps caverneux du cœur.*

Pour faciliter l'étude de ces colonnes charnues, en saillie dans les cavités du cœur, on en a distingué trois espèces :

Les plus volumineuses, nées de la substance du cœur par l'une de leurs extrémités, sont libres dans le reste de leur étendue, et se terminent par un sommet mamelonné, simple ou multifide, d'où partent des filamens tendineux très résistans, qui vont s'insérer aux valvules des orifices auriculo ventriculaires. Ces colonnes, appelées les *muscles* ou les *piliers du cœur*, sont en petit nombre, et n'appartiennent qu'aux ventricules dont elles traversent en partie la cavité.

Les colonnes de la seconde espèce, détachées dans toute leur longueur, sont fixées seulement par leurs extrémités, soit qu'elles se confondent avec les parois du cœur ou qu'elles se mêlent avec d'autres fibres pour inscrire des aréoles. Ces colonnes, très petites et rares dans les oreillettes proprement dites, mais bien prononcées dans les auricules, occupent surtout, en grand nombre, la surface des ventricules. Les plus superficielles sont tendues comme de grandes brides sur une même surface, ou d'une surface à l'autre, dans les points où elles se rapprochent. C'est de leur accumulation que résultent les aréoles étagées des sommets des cavités du cœur.

Les colonnes de la troisième espèce, adhérentes d'un côté aux parois du cœur, se détachent en relief, à la manière des pilastres, dans tout le reste de leur étendue : ce sont elles qui commencent la surface continue du cœur. Communes aux oreillettes et aux ventricules, elles ne peuvent former par elles-mêmes que des replis ou de légers enfoncemens. Dans les ventricules, elles tapissent le fond des aréoles les plus profondes.

Surface intérieure de l'oreillette droite.

L'oreille droite (*oreillette antérieure*, Lieutaud ; *atrium dextrum; S. sinus venarum cavarum*, Boerhaave) est, dans l'ordre de la circulation, la première des cavités du cœur. Sa forme très bizarre a été comparée mal-à-propos à un cube, et beaucoup mieux à un segment d'ovoïde irrégulier. Comme image plus précise, nous la rapportons à un quart de sphère, à angles mousses, dont le grand diamètre est antéro-postérieur. D'après la configuration de ses parois, il nous a paru convenable de la diviser en cinq faces : 1° une *antérieure;* 2° une *postérieure*, toutes deux concaves, se rejoignant à droite, et composant en commun une surface *externe*, semi-circulaire, qui inscrit la grande courbure de l'oreillette en avant, à droite et en arrière ; 3° une *interne et postérieure*, convexe dans son ensemble, correspondant à la cloison ; 4° une *supérieure*, concave, qui fait le fond de l'oreillette ; 5° une *inférieure*, abouchée avec le ventricule, et, de plus, deux cavités en appendices, formant les extrémités ou les angles de réunion des deux courbures externe et interne : en avant, l'auricule ; et en arrière, un enfoncement terminal, inscrit dans l'infundibulum de la veine cave inférieure.

Les parois de l'oreille droite sont percées, dans l'adulte, par quatre orifices ; trois pour les embouchures des veines cave supérieure, cave inférieure et coronaire, et le dernier, qui forme la somme des trois autres, pour la communication de l'oreillette dans le ventricule. Chez le fœtus il existe un cinquième orifice, qui est interauriculaire, le trou de Botal, remplacé après la naissance par la fosse ovale.

Pour décrire les divers accidens de la surface intérieure de l'oreillette, il convient de prendre pour point de départ l'orifice de la veine cave supérieure. Cet orifice est situé en haut, en avant et à gauche, au-dessus de l'auricule, à l'angle de réunion des trois faces, supérieure, interne et antérieure. Son embouchure est marquée en avant par une anse musculaire saillante, composée de deux embranchemens latéraux. Celui du côté droit se continue en haut sous forme d'une bandelette épaisse et large, qui longe le bord antérieur droit de la face supérieure, et descend en arrière pour se fixer par un, deux, et quelquefois plusieurs embranchemens, vers l'orifice auriculo-ventriculaire, en avant de l'infundibulum de la veine cave inférieure. Cette forte bandelette antéro-postérieure trace la démarcation de l'oreillette en deux cavités, l'une antérieure et l'autre postérieure, très différentes d'aspect et d'usages.

La *cavité antérieure externe et droite* ou *musculaire*, comprise de haut en bas et d'arrière en avant, entre la grande bandelette et l'orifice ventriculaire, est tapissée par des colonnes charnues adhérentes, étendues de l'une à l'autre, curvilignes, généralement parallèles, mais souvent se confondant à angles très aigus à divers points de leur trajet. Ces colonnes sont unies par d'autres très fines, plus ou moins transversales ou obliques, qui remplissent leurs intervalles. Ceux-ci, à la naissance des colonnes, forment des enfoncemens très profonds, c'est à cette disposition de colonnes parallèles que s'applique l'expression employée par les auteurs de *muscles pectinés (musculi pectinati)*. La cavité de l'auricule termine en avant celle de l'oreillette. Entrecoupée par de nombreuses colonnes charnues, sa texture est aréolaire ou caverneuse, disposition que nous savons déjà être commune aux sommets des quatre cavités du cœur. Sa charpente est formée principalement par deux fortes bandelettes

5.

nées de la principale; l'une transversale ou annulaire qui entoure son embouchure, et l'autre qui suit la petite courbure. Il suffit pour bien voir cette disposition de retourner la face interne de l'auricule à l'extérieur comme un doigt de gant.

La *cavité postérieure, interne et gauche* de l'oreillette, d'un aspect généralement lisse, peut être nommée *vasculaire*; car elle ne semble être, suivant l'expression de Lagallois, que la dilatation ou le renflement des grandes veines dont elle reçoit les embouchures. Elle est divisée d'avant en arrière, par l'embranchement latéral gauche de la grande bandelette antéro-postérieure, en deux espaces infundibuliformes, l'un en haut et en avant, dans lequel s'abouche la veine cave supérieure; l'autre en bas et en arrière, dans lequel s'ouvrent la veine cave inférieure, la veine coronaire et la fosse ovale, ou le trou de Botal dans le fœtus.

1° *Orifice de la veine cave supérieure.* Circulaire, dépourvu de valvule, il est fortifié par l'anse charnue à double embranchement qui le sépare en avant de la cavité de l'auricule, et en arrière de l'orifice de la veine cave inférieure. Il offre de neuf à dix lignes de diamètre dans le point de son embouchure qui fait renflement, tandis que la veine, au-dessus, est un peu plus étroite. Son axe est dirigé en bas, en avant et à droite. C'est au-dessous de cet orifice que se trouve le prétendu tubercule de Löwer, dont l'existence niée par Haller l'est aujourd'hui par tous les anatomistes.

2° *Orifice de la veine cave inférieure.* Circulaire, de douze lignes environ de diamètre, formant presque toujours une dilatation dans le lieu de son embouchure, cet orifice se présente presque horizontalement à angle droit, mais avec une légère inclinaison en haut, en dedans et en arrière. Il est pourvu d'une valvule considérable en étendue et très épaisseur, cette *valvule d'Eustachi*, quoiqu'elle eût déjà été observée par Jacques Dubois (Sylvius). Cette valvule en forme de croissant, de trois à quatre lignes dans sa plus grande largeur, occupe la moitié antérieure du contour de l'orifice, et se prolonge quelquefois en bas jusqu'à envahir les deux tiers de la circonférence. De ces deux faces, l'une regarde la cavité du vaisseau, l'autre est tournée en avant dans l'état de vacuité; mais en arrondissant sa courbe, elle s'incline en bas et semble répondre à l'orifice ventriculaire, disposition qui a le double effet de diriger le sang vers le trou de Botal, dans le fœtus, et d'empêcher le reflux du ventricule, dans l'adulte. L'aspect de cette face est légèrement réticulé. Cette texture est surtout remarquable vers son bord adhérent, où elle donne attache à de petites colonnes en grand nombre, composant un tissu aréolaire très délié. Son bord libre, concave, est incliné obliquement en haut et à gauche. Dans des cœurs vigoureux, nous l'avons trouvé garni de filamens tendineux, au nombre de six à huit, qui se rendaient sur un petit pilier fixé à gauche sur la face correspondante de la zone auriculo-ventriculaire. Sénac a rencontré plusieurs fois des filamens de ce genre: et, par exemple, sur un cœur d'un homme de trente cinq ans, du bord de la valvule partait un reste de réseau, quelques filets s'attachaient au bord du ventricule; d'autres s'implantaient autour de l'orifice de la veine coronaire; quelques-uns s'étendaient jusqu'au trou ovale. L'extrémité inférieure de la valvule d'Eustachi se mêle avec un bourrelet charnu, qui lui-même remonte en dedans, et vient se confondre avec le pilier antérieur de la fosse ovale; l'autre extrémité se perd sur le bord saillant qui limite en bas la veine cave inférieure. Parfois, il existe vers la concavité de la valvule un repli, qui forme comme une première soupape, disposition qui avait été observée par Eustachi.

3° *Orifice de la veine coronaire.* Il est situé au-dessous et à gauche du précédent, entre l'orifice ventriculaire et l'attache inférieure de la valvule d'Eustachi. Dirigé en avant et à gauche, de quatre lignes environ de diamètre, il est pourvu d'une valvule semi-lunaire, la *valvule de Thébésius* (*valvula Thebesiana*), mince et transparente, verticale, à deux faces, antérieure et postérieure, large de trois lignes, qui bouche complétement la lumière du vaisseau. Ce repli valvulaire, légèrement réticulé à son bord adhérent, se confond en haut sur le même bourrelet que la valvule d'Eustachi, et se fixe en bas sur la zone auriculo-ventriculaire.

4° *Fosse ovale.* Située sur la face interne et postérieure qui appartient à la cloison, elle constitue un enfoncement ovalaire de haut en bas, de huit lignes environ de hauteur sur cinq à six de largeur, tourné en arrière et à droite, en regard de la veine cave inférieure. Cette fosse est inscrite en haut et en avant par un relief charnu demi-circulaire, espèce de sphincter incomplet connu sous le nom d'*isthme* ou d'*anneau de Vieussens*. Sa colonne descendante est aussi appelée le *pilier antérieur* ou *gauche*; elle se continue en bas avec l'extrémité inférieure de la valvule d'Eustachi. L'autre bord, vertical, peu prononcé, est le *pilier postérieur*; au-delà l'anse supérieure va se confondre avec l'extrémité supérieure de la valvule d'Eustachi, dans la saillie charnue qui sépare les deux veines caves; en sorte que la fosse ovale est comme embrassée dans un enfoncement commun par les prolongemens de cette valvule. Cette fosse, dont le fond est fermé dans l'adulte par une membrane musculaire très mince, représente l'ouverture interauriculaire existant dans le fœtus. C'est à tort que cet orifice porte le nom de *trou de Botal*. Bien connu de Galien dans sa forme et ses usages, signalé par Vésale, il avait depuis été décrit très complétement dès 1574 par Carcanus, élève de Fallope, qui l'a beaucoup mieux compris que Léonard Botal. L'orifice interauriculaire est pourvu dans le fœtus d'une valvule ouvrant dans l'oreillette gauche. Chez l'adulte la membrane d'occlusion se prolonge derrière le pilier antérieur en un cul-de-sac, au fond duquel il est assez commun de rencontrer un pertuis. Morgagni en a rencontré un assez grand pour recevoir le manche d'un scalpel ou l'extrémité du petit doigt. Nous possédons un cœur d'adulte, très vigoureux, où il existe un semblable orifice formé par deux valves juxtaposées, de toute l'étendue de la fosse ovale, appartenant à chacune des oreillettes, exactement appliquées l'une contre l'autre, et dont le bord libre est en sens inverse; de sorte que le défaut de parallélisme empêche toute communication entre les deux oreillettes. C'est probablement par un mécanisme analogue que de nombreux cas de persistance de l'orifice interauriculaire n'ont cependant donné lieu pendant la vie à aucun trouble de la circulation.

C'est ici qu'il convient de parler de pertuis en assez grand nombre qui existent agglomérés par petits groupes dans les parois de l'oreillette droite. L'un de ces groupes est disséminé autour de l'embouchure de la veine coronaire, surtout en avant; un autre se présente en haut et en arrière, entre l'orifice de la veine cave supérieure et la fosse ovale. Ces agglomérations de petits orifices sont connues sous le nom de *trous de Thébésius* (*foramina Thebesii*), quoiqu'elles aient été reconnues avant lui par Vieussens. D'après ces anatomistes, ces orifices seraient des embouchures de veines prouvées telles par des injections. Les anatomistes français modernes n'y voient au contraire que des groupes de petites aréoles. Nous aurons occasion d'y revenir en comparant les quatre cavités du cœur.

2° *Cavité du ventricule droit.*

Le ventricule droit, *antérieur* ou *pulmonaire* (*ventriculus dexter*, s. *anterior*, s. *pulmonalis*), représente, par la forme de sa cavité, une pyramide à trois faces irrégulières.

La paroi *interne* et *postérieure* gauche, formée par la cloison, convexe ou rentrante de ce côté, décrit une courbe plus prononcée en travers que de haut en bas; elle est triangulaire, et trace le diamètre antéro-postérieur. Lisse dans sa moitié supérieure, elle présente inférieurement un aspect reticulé qui augmente en s'approchant du sommet. La paroi *antérieure* et *supérieure*, concave, est réticulée dans toute son étendue; son peu d'épaisseur est la cause de sa flaccidité dans le cadavre. Il en est de même de la paroi *externe* et *inférieure*, étroite, en forme de gouttière, qui répond à l'extérieur au bord droit du ventricule. Le sommet, entrecoupé par les cordes charnues saillantes, ce vague et mousse.

La base du ventricule droit forme une grande cavité ovalaire transversalement, dont la grosse extrémité, tournée à droite, répond à l'orifice auriculo-ventriculaire, et la plus petite constitue l'infundibulum de l'artère pulmonaire.

Surface intérieure du ventricule. Elle est entièrement occupée par les colonnes charnues, superposées et intriquées en aréoles. Jusqu'au milieu de la hauteur du ventricule, et à la naissance des piliers, les aréoles s'élèvent en une cloison médiane, qui partage verticalement la cavité en deux parties, dont la postérieure est la plus considérable.

Les colonnes charnues des parois s'étendent jusqu'au contour des deux orifices supérieurs, où elles s'attachent au bord adhérent de la valvule auriculo-ventriculaire et au tissu fibreux qui forme la naissance de l'artère pulmonaire.

Orifice auriculo-ventriculaire. Situé à la partie postérieure de la base du ventricule, il laisse entre lui et la paroi du côté droit un espace demi-circulaire qui s'élargit de plus en plus en avant, où il vient se confondre avec la base de l'infundibulum artériel. En arrière, cet orifice commence sur le bord de la paroi du cœur; en dedans, il n'est séparé que par la cloison interventriculaire de la naissance de l'aorte.

Sa forme est ovalaire de droite à gauche et de bas en haut. Son plus grand diamètre, dans un cœur vigoureux d'adulte, est de dix-huit à vingt lignes; le plus petit, de quinze à dix-sept. Sa circonférence est indiquée par une zone d'un gris jaunâtre; elle forme le bord adhérent d'un appendice membraneux, composé de trois replis flottans, antérieur, postérieur et gauche, ce qui lui a fait donner le nom de *valvule triglochyne* ou *tricuspide* (*valvula triglochis* seu *tricuspis*).

Le repli *antérieur*, le plus considérable, de huit lignes de projection du bord adhérent au bord libre, garnit tout le bord antérieur, depuis le côté gauche jusqu'au milieu du côté droit. Le repli *postérieur* fait suite à droite au précédent. Entre les deux existe un sillon qui se prolonge jusqu'à deux lignes du bord adhérent; de sorte que la valvule ne cesse pas néanmoins d'être continue à elle-même. La *valvule gauche*, la moins étendue, occupe, par une large base, le contour de la petite extrémité de l'ovale; elle s'avance entre les deux autres; dont un sillon la sépare de chaque côté, et forme une saillie de sept à huit lignes; elle est située au-dessus de l'infundibulum artériel. Les valvules sont unies aux parois du cœur par des colonnes charnues de la première espèce ou *piliers.* Ces piliers sont au nombre de trois; chacun d'eux naît de la substance du cœur, et se termine par un sommet mousse, d'où procèdent, en nombre irrégulier, de petits tendons, ordinairement de six à dix, qui s'écartent en divergeant pour gagner le bord libre ou la face ventriculaire des valvules, et qui s'y épanouissent jusqu'à la zone fibreuse de leur bord adhérent. Ces tendons aplatis, filiformes, nacrés et très-résistans, se subdivisent souvent eux-mêmes auprès de la valvule, et parfois s'unissent par des filamens. A leurs extrémités, ceux qui appartiennent à des piliers différens se confondent ou s'entre-croisent, en unissant les divers replis valvulaires.

Des trois piliers, l'un *médian*, procède du milieu de la paroi ventriculaire antérieure, et distribue seulement ses tendons au repli valvulaire antérieur. Un pilier *postérieur gauche*, né du milieu de la cloison, se dirige obliquement en haut et à droite, et fournit des tendons aux extrémités du côté droit des deux valvules antérieure et postérieure. Le troisième pilier, situé aussi à *gauche*, se détache, par une saillie musculaire, au-dessous de l'orifice artériel, et distribue ses nombreux tendons à la valvule gauche et à l'extrémité voisine de la valvule antérieure. La valvule postérieure, dans ses deux tiers du côté gauche, est maintenue par un certain nombre de petits tendons isolés, nés de la paroi correspondante du cœur.

Les trois valvules dans leur soulèvement se redressent les unes vers les autres, de manière à fermer l'orifice, mais en formant des plans inclinés en entonnoir de l'oreillette vers le ventricule. La surface auriculaire est lisse; celle du ventricule forme un tissu aréolaire très-délié, qui fait suite aux colonnes charnues du cœur et à l'épanouissement des petits tendons. Le bord adhérent est fixé sur la zone fibreuse qui envoie dans leur épaisseur un petit prolongement en feston, ou qui en forme le point d'appui. Le bord libre est un peu plus épais et parsemé de petits nodules.

L'axe de l'orifice auriculo-ventriculaire, dans l'état de soulèvement des valvules, est tourné obliquement de haut en bas, de droite à gauche et d'arrière en avant, vers le milieu de la cloison interventriculaire.

Cavité infundibuliforme de l'artère pulmonaire. La naissance de l'artère pulmonaire est précédée par une cavité surnuméraire, abouchée avec celle du ventricule, à laquelle elle fait suite en haut et à gauche, et qui à l'extérieur représente le sommet du triangle de la face antérieure. Cette cavité, dirigée obliquement en haut, en arrière et à gauche, dans un trajet de dix-huit lignes, large de vingt lignes dans son plus grand diamètre, vers le plan de son embouchure dans le ventricule, se rétrécit supérieurement en un orifice circulaire d'environ quinze lignes de diamètre, qui forme la véritable origine de l'artère pulmonaire. La séparation de cette cavité d'avec celle du ventricule est indiquée, en haut et en arrière, par une vaste bandelette charnue demi-circulaire très-saillante, qui donne insertion aux colonnes aréolaires du ventricule, et se trouve masquée en arrière par le repli valvulaire gauche. Une autre bandelette moins prononcée existe sur la courbe antérieure; la paroi circulaire de la cavité se compose d'un tissu cellulaire, composé de colonnes charnues de seconde et de troisième espèce très-apparentes dans les cœurs vigoureux.

Orifice artériel ou *pulmonaire* (*ostium arteriosum*). Nous réservons ce nom à la naissance réelle de l'artère pulmonaire au-dessus de la cavité que nous venons de décrire. Cet orifice est circulaire, légèrement rétréci par un cercle d'un tissu dense, et pourvu de trois valvules nommées *sigmoïdes* ou *semi-lunaires*, *antérieure*, *postérieure* et *droite*. Ces valvules minces, transparentes, adhèrent à la paroi artérielle par un bord demi-circulaire, à concavité supérieure. Leur bord libre, de même forme et légèrement renflé, présente au milieu une petite nodosité très dense, connue sous le nom de *globules d'Aranzi* ou *d'Arantius* (*tubercula Arentii, seu noduli Morgagnii*). Leurs dimensions sont de dix à onze lignes de diamètre sur cinq à six lignes dans leur plus grande hauteur. La face inférieure des valvules est lisse et se confond avec la surface de la cavité de l'infundibulum; la face supérieure est entièrement couverte de fibrilles concentriques, dont la plupart ne décrivent que la moitié de la courbe et se confondent sur son milieu; à l'œil nu, déjà elles semblent offrir la texture musculaire à colonnes charnues du cœur; mais cette apparence est pleinement justifiée par l'observation à la loupe et au microscope. Cette remarque n'avait point échappé à Morgagni et à Sénac, qui en ont donné des descriptions et des figures très exactes. Ces valvules, demi-abaissées, inscrivent du côté de l'artère une petite cavité d'une forme propre à recevoir un quart de sphère : ce qui les a fait comparer à un nid de pigeon.

Dans l'état d'abaissement complet, les trois valvules se rejoignent par leurs bords, de manière à oblitérer l'aire du vaisseau. Le vide formé par l'adossement de leurs courbes est rempli par la juxta-position des nodules.

3° Cavité de l'oreillette gauche.

L'oreillette gauche *postérieure* ou *pulmonaire* (*atrium sinistrum, s. posterius, s. aorticum, s. sinus venarum pulmonalium*) est située à la partie inférieure et postérieure de la base auriculaire. Oblongue en travers, et quadrangulaire de haut en bas, sa capacité est d'un quart à un cinquième moindre que celle de l'oreillette droite; elle est percée de cinq orifices : les quatre veines pulmonaires et l'ouverture auriculo-ventriculaire. Dans le fœtus, il existe un sixième orifice, interauriculaire, dit le trou de Botal.

À l'intérieur, la cavité de l'oreillette gauche est partagée en deux parties à-peu-près égales de capacité, par une colonne charnue, saillante, née du milieu de la face externe, et qui se répand sur les faces antérieure et postérieure en formant un étranglement moyen. La moitié postérieure et supérieure constitue, à proprement parler, le sinus des veines pulmonaires; elle se compose de deux enfoncemens latéraux, droit et gauche, dont chacun est percé par les orifices des deux veines pulmonaires correspondantes.

L'axe convergent des veines pulmonaires gauches est horizontal et tourné vers la paroi interne de l'oreillette. Celui des veines pulmonaires droites est oblique en bas et en dehors, et placé en regard de l'orifice auriculo-ventriculaire. Chacune de ces veines, dans le lieu de son abouchement, offre une légère dilatation en forme d'ampoule, qui constitue une petite cavité au fond de celle de l'oreillette. Entre les deux veines d'un même côté est un éperon charnu qui les isole, et les deux paires de veines sont en outre séparées d'avant en arrière par un rétrécissement qui fait saillie en dedans.

La cavité antérieure et inférieure constitue, à proprement parler, l'oreillette, terminée latéralement par l'appendice ou auricule. Aplatie en haut et en dedans, convexe en arrière et en bas, elle se rétrécit en avant vers l'orifice auriculo-ventriculaire.

Cavité de l'auricule. Ouverte en bas et en dehors, elle se con-

tourne de suite inférieurement à angle droit, s'élargit d'avant en arrière en même temps qu'elle s'aplatit de gauche à droite, et se termine enfin par un bord mousse frangé, dont le sommet répond en haut du sillon antérieur interventriculaire. L'orifice de l'auricule dirigé verticalement inscrit un rétrécissement circulaire formé en haut par la bandelette charnue, et en bas par un éperon falciforme.

La surface inférieure de l'oreillette gauche est beaucoup plus lisse que celle de l'oreillette droite. Les parois antérieure et postérieure n'offrent rien de remarquable.

La paroi externe est divisée en deux parties par la grande bandelette qui sépare le confluent des veines pulmonaires gauches de la cavité de l'auricule. La paroi interne présente dans l'adulte un léger enfoncement, le *sinus de Morgagni*, environné par un bourrelet à peine sensible, formant un segment plus petit que vers l'oreillette droite, et qui constitue le revers de la fosse ovale. Dans le cas où il y a persistance du trou interauriculaire, c'est en avant de cette dépression que nous avons trouvé la fente verticale de communication.

4° Cavité du ventricule gauche.

Le ventricule gauche, *postérieur* ou *aortique* (*ventriculus siniter s. posterior s. aorticus*), forme une grande cavité conique de haut en bas, d'avant en arrière et de droite à gauche. La *paroi gauche* demi-circulaire, concave, est garnie de colonnes charnues et d'aréoles superposées en grand nombre, qui diminuent d'épaisseur sur les deux parois *antérieure* et *postérieure*, dont elles revêtent toute la surface jusqu'à la cloison. La *paroi droite*, également concave, est formée par la cloison rentrante vers le ventricule droit; le tissu aréolaire y est assez prononcé inférieurement, mais sa surface devient de plus en plus lisse en approchant de la base; elle est percée d'un assez grand nombre de pertuis, que Vieussens et Thébesius considéraient comme des orifices vasculaires.

Le *fond* du ventricule offre une excavation capsuliforme, dont la paroi est tapissée par des aréoles disposées circulairement. Le sommet mousse et arrondi est entrecoupé de brides charnues qui unissent les parois. La *base* du ventricule gauche constitue une grande cavité entièrement occupée par les deux orifices auriculaire et artériel.

Orifice auriculo-ventriculaire. Situé au milieu de la base du ventricule, mais un peu à gauche et en arrière, il laisse seulement entre lui et la paroi antérieure et droite un espace peu considérable qui constitue l'infundibulum de l'aorte. En arrière et en dehors, il circonscrit immédiatement la courbe de la paroi du cœur. La forme de cet orifice est sensiblement circulaire, de seize à dix-sept lignes de diamètre transversal, de quinze à seize de diamètre antéro-postérieur. Sa circonférence est indiquée, comme celle du côté droit, par une zone fibreuse.

La valvule de cet orifice a reçu de Vésale le nom de *mitrale*; mais cette dénomination ne s'applique qu'à l'un de ses replis. En réalité il existe deux replis vasculaires, droit et gauche. La valvule droite, qui est également supérieure et antérieure, est celle qui a reçu le nom de mitrale, en raison de la saillie demi-elliptique qu'elle forme dans la cavité du ventricule. Beaucoup plus épaisse que la valvule tricglocline, sa projection offre une étendue de dix à onze lignes sur un pouce de base; son bord libre est renflé par des nodosités en apparence de texture fibreuse. La valvule gauche, qui est aussi postérieure et inférieure, garnit tout le contour correspondant de l'orifice. Séparée de la valvule mitrale à chaque extrémité par un étranglement où elle n'a que deux lignes de saillie, sa projection est de six lignes au milieu, en regard de cette dernière. Elle est aussi moins épaisse dans l'ensemble de son étendue, principalement sur son bord libre. Des deux surfaces des replis valvulaires, celle qui regarde l'oreillette est lisse, tandis que la face ventriculaire offre l'aspect d'un réseau aréolaire très délié, qui se confond sur le bord adhérent avec la zone fibreuse.

Deux piliers ou colonnes charnues de la première espèce appartiennent aux valvules de l'orifice auriculo-ventriculaire gauche. L'un, né de la paroi *externe*, long de près d'un pouce, est épais de trois à quatre lignes; l'autre procède de la paroi *postérieure* : d'un volume égal à celui du précédent, sa longueur est moins considérable. Tous deux se confondent à leur base avec les nombreuses colonnes charnues de la substance du cœur, et y adhèrent sur les côtés par des filamens tendineux. Ils se terminent également par un sommet mousse, point de départ d'un très grand nombre de tendons, environ dix à seize, plus forts et plus épais que ceux de la valvule mitrale. Ces tendons se rendent également sur le bord libre des replis valvulaires, et s'épanouissent sur leur face inférieure où ils forment des réseaux. Chacun des piliers, *droit* et *gauche*, envoie ses tendons divergens à la portion des deux valvules située de son côté. Dans l'état de tension des valvules, l'axe de l'orifice est dirigé obliquement de haut en bas, d'arrière en avant et de droite à gauche, vers le milieu de la paroi formée par la cloison.

Orifice artériel ou aortique. Il est situé en haut, en avant et à gauche, au-dessus de la valvule mitrale. L'extrémité du ventricule dans ce point, forme, pour l'aorte, un enfoncement infundibuliforme très court; l'artère elle-même naissant immédiatement au-dessus du bord adhérent de la valvule mitrale. Cet orifice circulaire est également garni de trois valvules sigmoïdes; ces valvules sont exactement semblables à celles de l'artère pulmonaire, pour les dimensions, la forme et la texture; seulement elles sont plus épaisses; l'attache de leurs extrémités sur l'aorte est fortifiée par deux petits tendons. C'est sur ces valvules qu'Aranzi avait d'abord observé les nodules médians qui ont porté son nom, quoique déjà ils eussent été connus de Guido Guidi (Vidus Vidius).

COMPARAISON DES CAVITÉS DU CŒUR ENTRE ELLES.

1° *Comparaison des ventricules.*

(a) *Situation.* Le ventricule droit est antérieur et supérieur; le gauche est postérieur et inférieur.

(b) *Forme.* Tous deux ont une base et un sommet : le ventricule droit est pyramidal à trois faces; le gauche est conique.

(c) *Épaisseur des parois.* Elle atteint dans les deux ventricules son *maximum* à huit lignes environ de la base, et décroît graduellement vers le sommet. D'après l'évaluation moyenne qui nous paraît la plus rigoureuse, la proportion entre les deux ventricules est de un à trois ou trois et demi; le *maximum* d'épaisseur du ventricule droit étant de trois à quatre lignes, qui se réduisent à une et demie vers le sommet; et celui du ventricule gauche de neuf à onze lignes, qui se réduisent à trois. Notre estimation, qui est à-peu-près celle de Riolan et de Sénac, diffère de celles données par les auteurs plus modernes. Laennec et Bichat évaluent le rapport d'épaisseur du ventricule

droit au gauche, comme un à deux; Mœckel et M. Cruveilhier, comme un à quatre ou cinq. Quant à la cloison interventriculaire, en raison de son épaisseur, qui est, en haut, d'environ six à sept lignes, et de la saillie qu'elle forme à droite, elle semble devoir être considérée comme appartenant plutôt au ventricule gauche, dont elle complète la forme conoïde.

(d) *Aspect des parois.* Les colonnes charnues sont plus fortes, plus épaisses dans le ventricule gauche, mais elles sont moins multipliées, et les aréoles ne sont guère superposées que par deux ou trois étages. Dans le ventricule droit, les aréoles, à parois plus minces, sont en beaucoup plus grand nombre; elles constituent deux cavités séparées par une cloison médiane, sorte de crible d'un tissu caverneux, qui remonte du sommet jusqu'à la naissance des piliers, au milieu du ventricule, dont la partie inférieure se trouve ainsi biloculaire.

(e) *Orifices.* Une cavité intermédiaire infundibuliforme sépare les ventricules proprement dits de la naissance des artères; celle de l'artère pulmonaire est considérable et très profonde; celle de l'aorte n'est qu'un simple évasement. Quant aux ouvertures auriculaires, leur forme diffère, suivant l'observation de Sénac, avec le volume du cœur. Ou cet organe est vide, et elles sont elliptiques, ou il est dilaté par l'injection, et elles sont, l'une arrondie et l'autre ovalaire, comme nous les avons décrites. C'est entre ces deux extrêmes que doit se trouver la forme réelle pendant la vie. Au reste, toutes deux sont dirigées obliquement vers la paroi ventriculaire gauche. L'orifice des cavités droites est semblable à l'autre pour le diamètre antéro-postérieur, mais paraît un peu l'excéder pour le diamètre transverse.

(f) *Capacité.* L'impossibilité de mesurer exactement des polyèdres irréguliers à parois flasques, et l'inégale résistance des ventricules à l'injection, sont les causes des différences considérables que présentent les estimations données par les auteurs. Lower, en opposition avec Veslingius, pensait que la capacité des deux ventricules était la même pendant la vie, et que leur inégalité n'était qu'un résultat cadavérique. Son opinion, qui a été partagée par Santorini, Wood, Boerhaave, Lieutaud, Sabatier, est aussi celle de Mœckel et de M. Cruveilhier. Veslingius au contraire, appuyé de l'autorité des anciens, croyait que le ventricule droit offrait un peu plus de capacité que le gauche. Cette apparence, d'après la remarque ultérieure de Sabatier, tiendrait à la réplétion des cavités droites du cœur par le sang qui ne peut plus traverser le poumon au moment de la mort, et il cite en preuve contraire les cœurs des individus décapités, chez lesquels la capacité des deux ventricules lui a paru la même. Néanmoins l'opinion de l'inégalité de capacité, même pendant l'état de vie, reprise par Duverney et Winslow, et adoptée par Sénac, a été de plus formulée par un grand nombre d'auteurs. Sans parler des observations de Coleman sur les animaux morts par asphyxie, où le ventricule droit lui a paru d'un volume double du gauche, ni des cas cités par Haller de volumes triples qui ne peuvent avoir été que des hypertrophies, le rapport entre la capacité du ventricule droit et celle du gauche est établi par quelques auteurs de la manière suivante: Morgagni, vingt à dix-sept; Gordon, cinq à quatre; Lieberkühn, trois à deux; Portal, sept à cinq; Helvétius, six à cinq; Legallois, quatre à trois; Brown-Langrish, onze à dix. Parmi ces observateurs, Legallois semble être celui qui mérite le plus de confiance, parce qu'il a fondé sur une série d'expériences où il a rempli de mercure des cœurs d'animaux, les uns encore chauds, les autres ramollis. Son estimation, qui offre l'énorme différence de quatre à un dans l'état de raideur du ventricule

6.

gauche, était portée à une moyenne de quatre à trois, quand ce ventricule bien ramolli n'offrait qu'une résistance analogue à celle du ventricule droit. En outre, Legallois a fait des observations sur l'homme après les genres de mort les plus opposés; il a obtenu des différences considérables entre la mort par asphyxie et celle par décapitation; mais, dans ce dernier cas même, la supériorité de capacité appartenait au ventricule droit. Au milieu de tant d'opinions contradictoires, soutenues par un si grand nombre des plus habiles observateurs, il faut bien avouer que la question du rapport de capacité entre les ventricules est encore indécise. Vu les difficultés de la mensuration, la même obscurité régnera sur ce sujet, tant que l'on manquera d'élémens pour apprécier le calibre des vaisseaux pulmonaires, la vitesse du fluide qui les parcourt, et le rapport exprimé en volume entre la perte que le sang veineux éprouve dans l'hématose comparée à l'augmentation acquise par le sang artériel.

2° Comparaison des oreillettes.

L'oreillette droite est antérieure et supérieure; sa forme est oblongue : l'oreillette gauche est postérieure et inférieure; sa forme est irrégulièrement cuboïde.

L'oreillette droite est plus mince; son tissu réticulaire est très prononcé, et son auricule peu profonde fait suite à la cavité principale.

Les parois de l'oreillette gauche sont plus épaisses; le tissu réticulaire y est rare et délié, l'auricule forme une cavité surnuméraire, dont la direction est très différente de celle de la cavité principale.

L'inégalité de capacité relative est ici tellement évidente, qu'elle n'a été niée par aucun observateur autre que Lower. Cette concordance serait déjà une forte présomption de la plus grande capacité du ventricule droit. Les *Mémoires de l'Académie des sciences* fixent le rapport de l'oreillette droite à la gauche, comme vingt-quatre à treize; Santorini, cinq à trois; M. Cruveilhier, cinq à quatre.

Enfin, l'oreillette droite ne reçoit que deux veines, et s'abouche obliquement avec l'orifice ventriculaire; quatre veines se rendent dans l'oreillette gauche, qui s'ouvre presque verticalement dans le ventricule correspondant.

3° Comparaison des ventricules et des oreillettes.

Les oreillettes ou la portion veineuse du cœur, qui n'ont besoin que de peu de forces pour vider immédiatement dans les ventricules le sang qu'elles aspirent des veines, forment en quelque sorte des cavités surnuméraires à parois minces et flasques. Les ventricules, portion artérielle du cœur, constituent, à proprement parler, le corps ou la partie essentielle de l'organe; l'épaisseur considérable de leurs parois, cause principale de l'excédant de leur volume, étant nécessitée par la force énorme dont ils ont besoin pour chasser le sang jusqu'au delà des capillaires dans les veines.

4° Rapports et agencement des deux cœurs.

Le cœur droit, pyramidal, presque direct dans son obliquité, est concave par la surface de juxta-position; le cœur gauche est conique, contourné en pas de vis, ou, suivant l'expression de Legallois, comme jeté en écharpe autour du cœur droit, dans lequel il est reçu par sa face adjacente convexe; en sorte

que la cloison, dans toute sa hauteur, est en saillie du côté droit. Les gros vaisseaux veineux s'abouchent en haut et en arrière de la périphérie du cœur; les deux artères aorte et pulmonaire se dégagent d'une saillie des ventricules dans un demi-cercle rentrant formé par les oreillettes, et se contournent également en pas de vis, l'une au-devant de l'autre, à leur naissance.

TEXTURE DU CŒUR.

La texture du cœur comprend : 1° la charpente fibreuse des orifices auriculo-ventriculaires et artériels; 2° la disposition des fibres musculaires des ventricules et des oreillettes; 3° les vaisseaux du cœur; 4° ses nerfs; 5° les deux membranes internes des systèmes vasculaires à sang noir et rouge qui tapissent les deux cœurs droit et gauche; 6° les tissus cellulaire et adipeux du cœur; 7° ses enveloppes, comprises sous la dénomination générale de *péricarde*.

1° CHARPENTE FIBREUSE.

Elle se compose de quatre zones fibreuses, dont deux tendons circulaires appartenant aux orifices auriculo-ventriculaires, et deux anneaux ligamenteux qui forment l'origine des artères aorte et pulmonaire; celui de l'aorte servant de chaque côté d'insertion aux deux tendons valvulaires.

Zones auriculo-ventriculaires. Ces zones, assez fidèlement décrites par Lower, forment chacune un cercle tendineux, très mince, et de deux lignes de hauteur seulement, pour le cœur droit; beaucoup plus épais, et haut de trois lignes, pour le cœur gauche. Les fibres de ce tendon plat, peu sensibles à droite, vues à la loupe, paraissent manifestement circulaires, mais non parallèles, très courtes, et formant, par leurs adossemens, de nombreuses intrications à angle aigu. Par la surface intérieure, ces fibres sont immédiatement placés sous la membrane interne du cœur.

Leur surface extérieure donne attache aux fibres charnues des oreillettes et des ventricules, qui s'approchent jusqu'au point de ne laisser apercevoir qu'un raphé médian linéaire : disposition qui a pu en imposer à Lancisi, lorsqu'il pensait que les fibres musculaires se continuaient des ventricules aux oreillettes. Les fibres très déliées des oreillettes, couchées obliquement les unes sur les autres, s'y implantent sans intermédiaire; celles des ventricules qui se revêtent successivement les unes les autres, se fixent par de petits tendons courts très apparens chez le vieillard. C'est de leur juxta-position que naît la dégradation insensible du bord inférieur du cercle tendineux. Son bord supérieur se continue par une nuance imperceptible avec le tissu de l'oreillette. En dedans, le cercle tendineux envoie à chacune des valvules un feston ou appendice, qui en constitue la charpente, et sert d'attache au réseau filamenteux des petits tendons valvulaires. Par leur courbe adjacente, les deux cercles tendineux viennent se confondre ensemble et adhèrent fortement à celui de l'arc postérieur de l'aorte qui leur est intermédiaire en avant. C'est dans ce point d'adossement des deux circonférences auriculaires, formant le noyau fibreux le plus résistant et le point d'appui commun de la charpente du cœur, que l'on trouve dans les grands animaux une plaque cartilagineuse et même osseuse. Dans le bœuf c'est un os en forme de croissant de vingt lignes de longueur.

Zones artérielles. Chacune d'elles se compose d'un cercle

ligamenteux d'un tissu très dense, qui remplace la membrane moyenne de l'artère à sa naissance, et s'en distingue par une couleur blanche nacrée dans quelques sujets, jaunâtre dans les autres. Ce cercle, qui fait suite à l'infundibulum ventriculaire des deux vaisseaux, forme au contraire un rétrécissement, son diamètre étant un peu moins considérable que celui de l'artère au-dessus. Il est situé à la hauteur des valvules sigmoïdes, et présente en regard de ces dernières un pareil nombre de dilatations, qui complètent les trois poches ou petits sinus que l'on voit en dedans de l'origine de l'artère. Étudiés dans leur texture, les cercles artériels paraissent évidemment composés de fibrilles blanches, d'apparence ligamenteuse, entre-croisées en losanges, et offrant l'aspect d'un tissu natté, disposé longitudinalement. La zone aortique, plus épaisse et un peu plus élevée que la zone pulmonaire, est en outre traversée par les deux artères coronaires à leur naissance. Sur leurs deux faces, les cercles tendineux sont tapissés, en dedans par la membrane interne vasculaire, et à l'extérieur, par l'origine de la membrane celluleuse. Par leur rebord inférieur, ils reçoivent les fibres musculaires très déliées des ventricules, et s'amincissent en une aponévrose pour se confondre avec les fibres charnues; le bord supérieur se continue, par une transition insensible, avec la membrane moyenne de l'artère; le tissu fibreux paraît même envoyer entre cette dernière et la membrane celluleuse un épanouissement de quelques lignes qui facilite la fusion des deux tissus.

2° FIBRES MUSCULAIRES.

La disposition et l'agencement des fibres du cœur, si difficiles à déterminer, sont incontestablement l'un des sujets qui ont le plus exercé la patience et la sagacité des anatomistes. En parcourant les auteurs, et voyant combien dans leurs descriptions ils se rapprochent et s'éloignent alternativement; que les faits les plus généraux et les plus anciennement connus sont les seuls bien avérés, ou du moins qui obtiennent la sanction de tous, on est induit à douter si, même après les recherches les plus modernes, la connaissance exacte de l'intrication des fibres du cœur ne laisse pas encore un peu à désirer. Pour répandre sur un sujet aussi obscur toute la clarté dont il est susceptible, nous allons jeter un coup d'œil rapide sur les travaux des auteurs originaux. Dans ce travail nous prenons pour guide un auteur, sinon oublié, du moins peu lu de nos jours, l'illustre Sénac, dont l'inestimable ouvrage, chef-d'œuvre de logique, d'érudition et de style, est appelé par Sœmmerring, si bon juge en cette matière, *omnium operum princeps*.

Le cœur, sous le rapport de sa texture musculaire, se divise en deux portions bien tranchées: les ventricules et les oreillettes.

Fibres musculaires des ventricules.

Galien, instruit par les recherches d'Érasistrate et de Pélops, et par ses propres observations, reconnaît que le cœur est composé de fibres dont les directions sont fort différentes; les unes droites, d'autres transverses, et les dernières obliques en divers sens, formant en commun d'épaisses intrications.

À l'époque de la renaissance, le grand *Vésale* donne une description du cœur très détaillée et fort exacte pour le temps. Il admet les mêmes directions de fibres que Galien, et y ajoute l'observation que les couches internes marchent en sens inverse des fibres externes.

Lower pense que le cœur se compose de fibres internes et

externes. Les fibres externes forment une enveloppe commune qui embrasse les deux ventricules, et les fibres internes constituent un sac différent pour chaque ventricule en particulier.

Voilà donc, comme l'observe Sénac, et comme l'a formulé Winslow, *deux sacs musculeux renfermés dans un troisième, commun aux deux ventricules*. Cette formule lucide est celle qui est généralement adoptée par les anatomistes modernes. D'après Lower, les fibres d'enveloppe ne forment pas des circonvolutions complètes; elles se perdent à une certaine distance, et de nouvelles fibres, avec lesquelles elles se confondent, continuent la direction première. Cet auteur, qui se dispense de décrire le ventricule droit, fait la remarque que, pour le ventricule gauche, les fibres se contournent en spirale à la pointe, et la figure qu'il en a donnée trace une espèce de 8 de chiffre.

Sténon ajoute à l'observation de Vésale que les fibres externes entrent dans le cœur par la pointe, qu'il compare à une étoile, et remontent, à contresens, pour former les couches internes.

Vieussens, qui a fait un long travail sur le cœur, n'en donne qu'une description confuse, et n'ajoute rien à ce qu'en ont dit ses devanciers.

Lancisi est le premier qui ait commencé à démêler la structure jusqu'alors inextricable du cœur. Il est juste de dire que son travail a servi de guide pour les recherches les plus modernes. Comme point de départ des fibres, il trouve que le cœur est pourvu de deux tendons circulaires aux orifices artériels, et de deux cercles tendineux aux orifices auriculo-ventriculaires. Il admet trois couches de fibres. 1° Des fibres externes, qui, de la surface extérieure des ventricules, se contournent en tourbillon à la pointe, comme le disent Lower et Sténon, pour former la couche interne. Ces deux espèces de fibres ne forment, en réalité, qu'une seule couche continue. 2° Dans l'écartement formé par la duplicature des fibres externes et internes, sont disposés d'autres lits de fibres musculeuses, plus ou moins inclinés sur la longueur des ventricules; quelques-unes forment des angles aigus, et d'autres des angles presque droits. Ces fibres, avant d'arriver à la pointe, se réfléchissent, et remontent s'attacher au tendon de l'orifice auriculo-ventriculaire. Cette description est déjà presque complète; seulement Lancisi commet la faute de faire suivre les fibres des oreillettes par celles des ventricules. Nous verrons plus loin quelles particularités ont pu, à notre avis, lui causer cette illusion.

Winslow reprend la disposition générale des fibres trouvée par Lancisi; mais il y ajoute quelques détails qui la rendent plus complète. Selon lui, le contour fibreux des grandes ouvertures du cœur est le tendon commun des extrémités des fibres charnues dont les ventricules sont composés. La couche interne de la cavité du ventricule gauche forme, après sa torsion à la pointe, l'enveloppe commune aux deux ventricules. Les fibres pliées en angles ou en arcades ont toutes leur sommet tourné vers la pointe du cœur, tandis que leurs extrémités regardent la base. « Ces fibres diffèrent entre elles, non seulement « en longueur, mais encore en direction, qui presque partout « est fort oblique; mais beaucoup des fibres longues « ou pliées que dans les courtes ou simplement courbées. »

Le travail de *Wolff* semble se distinguer de celui des auteurs qui l'ont précédé, par une recherche extrêmement minutieuse du nombre et de la direction des fibres; mais ses observations n'ont généralement pas obtenu la sanction des anatomistes. Il admet trois couches de fibres superposées dans le ventricule droit et six dans le ventricule gauche; quatre ordres de fibres distinctes dans le premier, et huit dans le second. Le rapport géométrique du nombre qu'il a formulé semble déjà accuser une sorte d'arrangement systématique, lors même que les vérifications ultérieures ne seraient pas venues prouver l'impossibilité de retrouver ces détails. Une observation plus vraie a rapport au mode d'union ou d'isolement des fibres ou des faisceaux qui s'adossent et se confondent souvent par les côtés, et sont entremêlés de quelques fibres obliques, évidemment de nature musculaire, qui les unissent. Suivant lui, les fibres des deux ventricules se terminent à la cloison qui les sépare, mais en avant, les plus superficielles passent du ventricule droit sur le gauche. La séparation est plus prononcée vers le sillon postérieur, où Wolff admet une bandelette intermédiaire longitudinale augmentant d'épaisseur de haut en bas, et qui sert d'attache aux fibres des deux côtés. Meckel dit en avoir quelquefois rencontré une faible trace; mais que le plus souvent il n'y en avait aucun vestige.

M. *Faust* pose en fait que les ventricules se composent de trois plans de fibres obliques, superficiel, moyen et profond. Le plan superficiel, commun aux deux ventricules, n'atteint que jusqu'à la pointe du cœur, où il se confond avec le plan moyen. Celui-ci, plus oblique que le précédent, se compose de deux couches, l'une externe, enveloppe commune des deux ventricules; l'autre profonde, formant pour chaque ventricule une enveloppe spéciale, dont les bandelettes musculaires, arrivant de chaque côté l'une au-devant de l'autre, s'adossent pour former la cloison, et remontent des deux côtés pour se fixer aux orifices auriculo-ventriculaires et artériels.

Fibres ventriculaires, d'après M. Gerdy.

M. Gerdy considère dans les ventricules trois sortes de fibres : les unes appartiennent aux deux ventricules qu'elles unissent; ce sont les *fibres unitives*, distinguées en superficielles et profondes. Les autres sont spéciales à chaque ventricule, et constituent leurs fibres propres.

Fibres unitives superficielles. Elles forment l'enveloppe extérieure commune, et revêtent les deux ventricules sur leurs deux faces, d'où la distinction en *antérieures* et *postérieures.*

Les fibres *antérieures* naissent de droite à gauche de l'orifice auriculo-ventriculaire droit, de la zone artérielle pulmonaire et de l'extrémité antérieure droite de l'orifice auriculo-ventriculaire gauche. A partir de cette origine, elles se portent obliquement en bas et à gauche, et passent sur le sillon interventriculaire antérieur et sur la moitié inférieure du ventricule gauche, en convergeant vers son sommet. Là, les fibres se contournent sur elles-mêmes en tourbillons, en inscrivant, comme l'a figuré Lower, une sorte d'étoile à rayons courbes. Au point qui forme le centre de torsion existe un petit trou, qui n'est bouché que par de la graisse ou par la membrane séreuse du cœur. Le résultat de la torsion est que ces fibres se renversent, et remontent en dedans pour venir tapisser la surface interne des ventricules, et, en continuant de tourner, se jettent dans les colonnes charnues rassemblées en faisceaux ou bifurquées sans ordre. Celles qui remontent le plus haut s'attachent à la zone aortique ou à la zone fibreuse auriculaire.

Les fibres *superficielles postérieures* naissent de la face postérieure des deux zones auriculaires gauche et droite. Elles se portent aussi obliquement de haut en bas, et, comme la face du cœur est changée, de gauche à droite, du ventricule gauche sur le droit en passant sur le sillon postérieur. Parvenues sur le bord droit du cœur, elles s'y réfléchissent et s'engagent sous les fibres antérieures du ventricule droit, et remontent obliquement de diverses hauteurs vers la base de ce ventricule; elles se fixent aux zones auriculaire droit et artérielle pulmonaire.

Il résulte de ce qui précède, 1° que les fibres unitives superficielles antérieures ou postérieures, forment de grandes anses qui toutes se réfléchissent au même point; 2° qu'elles ont toutes une extrémité superficielle et une extrémité profonde insérées à la base des ventricules.

Fibres propres du ventricule gauche. Ce sont les fibres décrites par Lancisi et Winslow, sous la désignation assez impropre de *fibres en arcades* et *en angles.* Elles sont placées entre la portion extérieure et la portion intérieure ou réfléchie des fibres unitives superficielles; de sorte qu'elles se trouvent comprises dans la duplicature de l'anse que forment celles-ci. D'après notre observation, dans leur configuration générale, elles inscrivent, suivant l'expression de M. Cruveilhier, une espèce de petit baril ou, en d'autres termes, un cône tronqué, dont l'orifice supérieur ou la grande circonférence répond au cercle auriculo-ventriculaire, et dont l'orifice inférieur, taillé obliquement en bec de flûte, est interrompu, vers les trois cinquièmes supérieurs de la hauteur des ventricules, par la rencontre des nattes en retour des fibres unitives superficielles. Les fibres propres, attachées par une extrémité à la partie antérieure droite de l'orifice aortique, ou sur le bord correspondant de la zone auriculaire gauche, se portent obliquement en bas, en inscrivant des courbes autour du ventricule, les antérieures les plus longues à gauche, et successivement celles du bord gauche et les postérieures très courtes, à droite en décrivant par leur contiguïté le contour du ventricule. Toutes ces fibres superposées à divers plans en hauteur et en profondeur se renversent régulièrement les unes au-dessous des autres dans l'ordre de leur position et de leur insertion, et s'infléchissent pour remonter en arrière et en dedans s'insérer à la partie postérieure des deux orifices auriculaire et aortique.

Dans l'ordre de leur superposition, nous avons trouvé sur un cœur de cheval que ces fibres, dont les courbes s'embrassent dans le sens vertical, étaient d'autant plus longues que la première insertion se faisait plus à droite; celles-ci descendent jusqu'au milieu du ventricule, et remontent ensuite vers la partie postérieure de l'orifice artériel, en s'infléchissant en pas de vis sous les fibres en arcades superficielles, les moins longues. Leur faisceau le plus inférieur, adossé avec le faisceau de torsion le plus élevé provenant du sommet du cœur, formait avec ce dernier l'un des piliers des valvules mitrales.

Fibres propres du ventricule droit. Elles ne forment qu'une bande assez mince, qui n'enveloppe le ventricule qu'à sa base. Leur disposition est la même que celle des précédentes, et il est entendu que leur insertion se fait de l'orifice artériel pulmonaire à l'orifice auriculaire droit. C'est à leur interposition dans l'écartement des fibres unitives superficielles et profondes de ce ventricule, qu'est dû l'accroissement de son épaisseur à sa base.

Fibres unitives profondes. Elles forment, d'après M. Gerdy, les parois internes du ventricule droit, et s'attachent aux zones fibreuses du même côté. De là, les antérieures se portent obliquement en bas, à droite et en arrière, jusque dans la cloison; les postérieures, après un trajet plus court, les internes, dès leur origine, se jettent aussi dans la cloison en courant dans le même sens, et puis s'enroulent autour du ventricule gauche en se confondant avec ces fibres. Sur ce ventricule elles s'entrecroisent, en formant une sorte de couture avec les fibres unitives postérieures, qui remontent s'attacher à la base du ventricule droit.

Fibres ventriculaires, d'après l'opinion de l'auteur.

Le travail de M. Gerdy a répandu assurément beaucoup de clarté sur la structure des ventricules; mais répond-il à toutes les questions que l'on peut s'adresser?

1° Les fibres unitives antérieures, après avoir formé le tourbillon du sommet du cœur gauche, pénètrent-elles en se réfléchissant à la face interne d'un seul ou des deux ventricules?

2° Est-il certain que les fibres unitives postérieures, après avoir contourné le bord droit, vont sous les fibres unitives antérieures s'insérer seulement aux orifices auriculo-ventriculaire du même côté et artériel pulmonaire?

3° Comment est formée la cloison?

4° Quelles sont précisément les fibres qui tapissent la face interne de chaque ventricule et les différentes parois de l'un ou de l'autre?

L'impossibilité de répondre à ces questions nous a fait nous-même entreprendre une série de recherches. Voici les résultats auxquels nous croyons être parvenus.

Pour nous comme pour M. Gerdy, le cœur se compose 1° de trois sortes de fibres biventriculaires, communes réfléchies ou unitives: deux superficielles, antérieure et postérieure, et une profonde; 2° de fibres propres à chaque ventricule.

Les fibres *unitives antérieures* s'attachent bien en haut sur l'arc antérieur des zones artérielle et auriculo-ventriculaire droite. Dans l'homme, elles commencent sur le bord droit du cœur; dans le bœuf, elles recouvrent la partie postérieure du ventricule droit jusqu'à peu de distance du sillon vertical, où elles s'adossent en convergeant avec les premières fibres réfléchies du ventricule gauche ou unitives postérieures.

Les fibres antérieures, parvenues obliquement du ventricule droit sur le ventricule gauche, y forment en commun, dans l'homme, un tourbillon avec toutes les fibres superficielles, qui descendent obliquement sur la face antérieure du ventricule gauche. Après s'être réfléchies en pas de vis sur elles-mêmes, en laissant un petit canal central, elles remontent seulement dans l'intérieur du ventricule gauche, et laissent dégager, 1° un faisceau vertical, noyau des faisceaux en spirale, qui vient s'éteindre de bas en haut sur la moitié droite de la paroi antérieure de la surface interne de ce ventricule jusqu'auprès de son orifice; 2° un vaste faisceau en spirale, qui contourne en montant le bord gauche, la face postérieure, la cloison sur la moitié supérieure du ventricule, et en remontant de nouveau sur la face antérieure, vient s'attacher sur le cercle aortique en regard de l'artère pulmonaire. Dans son trajet, il laisse entre ses deux circonvolutions un espace que nous verrons plus tard être rempli par les fibres nutritives profondes. Ces détails sont identiques dans les cœurs d'homme, de bœuf et de cheval.

Le faisceau spiral dégage successivement en avant, 1° un petit faisceau vertical, qui concourt à former le pilier gauche de la valvule mitrale; 2° en arrière, dans le bœuf et le cheval, il existe un autre faisceau vertical, qui remonte, comme le précédent, former les colonnes charnues du bord gauche de la face postérieure et de la cloison, et rejoint, en avant sur le bord droit, le faisceau antérieur; de sorte que les deux faisceaux verticaux forment par leur réunion une sorte de cornet ouvert en haut et incomplet à gauche, autour duquel s'enroulent les bandes spirales. Dans l'homme ce second faisceau vertical n'existe pas, et c'est la bande spirale elle-même qui, en diminuant graduellement d'épaisseur, forme les colonnes charnues de la face postérieure et de la cloison; en sorte que, dans le cœur humain, le cornet intérieur est formé de bandes, verticales en avant et à gauche, spirales en arrière et à droite. Auprès des orifices auriculo-ventriculaires, ce sont les anses concentriques, les plus profondes, qui forment la surface interne ventriculaire.

En nous reportant maintenant aux fibres *unitives postérieures* que nous avions abandonnées provisoirement, celles-ci naissent de la zone auriculaire, au milieu de la base du bord gauche; puis successivement en arrière sur les deux zones auriculo-ventriculaires gauche et droite. Elles descendent obliquement vers le bord droit, en tapissant les deux ventricules et le sillon intermédiaire, sans que rien ne les sépare des fibres réfléchies antérieures, si ce n'est qu'elles ne se réunissent pas au tourbillon du sommet du ventricule gauche.

Après avoir contourné le bord du ventricule droit, on voit que par leur direction elles se séparent en deux groupes également divergens : l'un ascendant, qui passe entre le plan des fibres réfléchies antérieures et les fibres propres du ventricule droit, et vient s'insérer aux zones auriculaire et artérielle pulmonaire; l'autre groupe, dont les fibres sont de haut en bas, transverses, puis descendantes, se divise, dans la moitié inférieure du ventricule, en autant de fibres rentrantes à la face interne du ventricule, en formant un pareil nombre de digitations avec d'autres fibres bi-ventriculaires sortantes, nées en avant et à gauche sur la surface interne des colonnes charnues du sommet du cœur droit, pour se porter au tourbillon du sommet de gauche, et dont nous aurons bientôt à nous occuper. A leur jonction, les premières constituent plutôt les colonnes charnues transversales, et les autres font suite aux colonnes charnues verticales. Il en résulte qu'à la base du ventricule droit, en avant et sur son bord, les colonnes charnues paraissent formées par les fibres propres; au-delà vers l'infundibulum de l'artère pulmonaire, par ces mêmes fibres, confondues avec le faisceau ascendant des fibres unitives postérieures; au-dessous par le faisceau descendant de ces mêmes fibres, entrecroisées avec le plan profond que nous venons de signaler.

Il nous reste à déterminer de quoi se compose la cloison, et pour qu'elle part y concourt chaque ventricule. La réponse à cette question nous fera connaître la paroi gauche du ventricule droit. Pour bien comprendre la cloison, il faut couper les fibres unitives sur le sillon vertical postérieur, et alors on voit les fibres propres les plus superficielles du ventricule gauche qui adhèrent aux unitives par une sorte de suture, rentrer vers la cloison, en s'adossant avec d'autres qui restent sur le ventricule droit. En écartant ces deux plans, ce qui est assez facile, on reconnaît que celui de gauche remonte d'arrière en avant vers les orifices du ventricule de ce côté. Celui de droite a une direction inverse et mérite une description particulière. De la face du cercle artériel pulmonaire adjacente à l'aorte, et du bord auriculaire qui lui fait suite jusqu'à la cloison interauriculaire, ou, en d'autres termes, de la base du cloison vers le cœur droit, naît un plan de fibres descendant obliquement en bas et en avant jusqu'au sommet du cœur de ce côté. Ce plan qui forme la cloison du ventricule droit, et dont la couche profonde constitue la portion correspondante de la surface intérieure ventriculaire, nous paraît être le même que celui décrit par M. Gerdy sous le nom

de *fibres unitives profondes*. Seulement il serait pour nous différent d'origine, en ce qu'il ne naîtrait pas de toute la surface du
ventricule droit, mais surtout sa terminaison nous paraîtrait
plus précise. Ce plan de fibres donc parvenu en avant au tiers
inférieur de la cloison, reçoit les fibres sortantes nées du bas de
la face antérieure du ventricule, en formant en commun par
leur convergence une sorte de filet qui en décrit le sommet ;
puis il s'enroule autour du sommet du ventricule gauche, interposé de la surface vers la profondeur, entre les fibres superficielles en tourbillon et le cornet vertical antérieur, et de
haut en bas, entre les deux courbes supérieure et inférieure du
grand faisceau spiral. Dans cet espace intermédiaire où il monte
dans le même sens, il forme avec ce dernier le pilier gauche,
puis les colonnes charnues de la partie supérieure du bord gauche, de manière à compléter, dans ce sens, le cornet profond,
et il se termine en se fixant en arrière des cercles auriculo-ventriculaire et aortique.

Quant aux fibres propres des ventricules, nous n'avons rien
de plus à en dire que ce que nous y avons ajouté à propos du
travail de M. Gerdy.

Fibres musculaires des oreillettes.

La structure des oreillettes n'a pas été l'objet d'un aussi grand
nombre de travaux que celle des ventricules. Cette différence
tient probablement à ce que leur tissu étant beaucoup plus
mince, la direction des fibres laisse moins de confusion. Au
reste, en supposant qu'il reste encore quelque détail ignoré, ce
que l'on peut observer sur la structure de ces fibres si déliées,
nous paraît suffisant pour donner une idée complète et logique
des fonctions de ces deux sacs musculeux.

Lower le premier a donné quelques indications sur l'arrangement des fibres auriculaires. Selon lui, elles forment deux
rangs qui, nés de chaque côté de la zone auriculaire, vont s'y
rendre en sens inverse, ou se fixent sur un cercle tendineux
moyen, qui les affermit.

Vieussens ajoute quelques détails à ce qu'avait dit Lower.
L'oreillette droite n'est dans son opinion que l'épanouissement
des veines qui s'y rendent. Ses fibres s'élèvent en arrière de la
base du cœur, marchent circulairement de bas en haut sur la
surface de ce sac ; quelques unes forment un faisceau qui s'é-
tend sur l'oreillette gauche. La partie postérieure de cette dernière est formée de réseaux parallèles à la base du cœur ; quelques fibres extérieures lui paraissent ramper sur les ventricules.
Cette observation nous semble assez remarquable, dans la supposition que ces dernières fibres, dont parle Vieussens, ne seraient autres que celles que nous avons vues s'insérer sur la
tunique cellulaire des vaisseaux.

Lancisi et *Vinslow* sont stériles en ce qui concerne la structure des oreillettes. *Glasius* les considère comme formées de
faisceaux constituant autant de petits muscles, généralement
disposés en lignes courbes. Les descriptions de Ruysch et Boerhaave n'apprennent rien de plus.

C'est véritablement à *Sénac* que se rapporte ce que l'on sait
aujourd'hui sur la structure des oreillettes. Voici la substance
de son travail.

Les oreillettes forment deux sacs distincts séparés par la cloison, encore la division se fait-elle très aisément, surtout dans
la partie inférieure.

Elles sont unies en avant, derrière l'aorte, par un faisceau de
fibres transversales qui se bifurque à chaque extrémité. Celui

de gauche embrasse l'auricule ; celui de droite se répand à la
surface de l'appendice correspondant.

L'oreillette gauche se compose en arrière de fibres charnues
transversales ou parallèles au sillon circulaire, très sensibles
dans tous les sujets : ce plan cesse sur la cloison. La face inférieure de l'oreillette droite est formée de fibres un peu obliques
qui, du sillon circulaire et de la cloison, vont tourner à droite
la convexité de l'oreillette. La face antérieure concave, qui enveloppe les grandes artères, est traversée de la base vers la face
convexe par trois bandes de fibres musculaires. Ces bandes divergent en montant vers la convexité des oreillettes : l'une, médiane, contourne la face convexe, et va se rendre dans la cloison
ou se perdre dans la ceinture transversale postérieure ; les deux
autres, latérales, montent obliquement, l'une vers l'oreillette
droite, l'autre vers l'oreillette gauche, où elles forment des anses
autour des orifices veineux. Au-devant de ces bandes verticales,
se présente en bas un premier plan de fibres transversales, nées
de chaque côté de la base de l'auricule, et qui viennent l'une
au-devant de l'autre jusqu'au sillon de la cloison où s'enfoncent
les fibres.

Au-dessus règnent deux faisceaux obliques entre-croisés, dont
le gauche règne au-devant du droit. Les auricules sont formées
de fibres, dont les inférieures remontent de la base au sommet,
et dont les supérieures forment de petits faisceaux entre-croisés.

Fibres auriculaires d'après l'opinion de l'auteur.

En aperçu voici, d'après le travail de Sénac, augmenté de
nos propres recherches, de quoi se compose la texture des oreillettes : 1° un faisceau postérieur horizontal parallèle au sillon
circulaire et commun aux deux oreillettes ; 2° un autre faisceau horizontal antérieur semblable au précédent, et formant
avec lui l'anneau circulaire de rétrécissement des deux oreillettes ; 3° en avant, trois bandes verticales profondes nées des
zones fibreuses auriculo-ventriculaires : (a) l'une médiane, qui
contourne la face supérieure, vient passer entre les veines
pulmonaires droite, et contribue à former en arrière la cloison au-dessous de la veine cave supérieure ; (b) l'une latérale
gauche, la plus considérable des trois, contourne en dessus
la convexité de l'oreillette, en passant entre les veines pulmonaires droites et gauches, vient s'épanouir par des fibres
obliques dans la cloison, et par un plan des fibres directes rejoint en arrière la zone auriculo-ventriculaire ; (c) la troisième
bande monte obliquement sur l'oreillette droite, à la naissance
de la veine cave supérieure. Ces trois bandes se laissent, pour
ainsi dire, traverser par les orifices veineux, en décrivant de
chaque côté sur leurs faces une demi-ellipse, de sorte que, à chaque extrémité, un angle résulte de leur écartement ou précède
leur rapprochement. 4° En avant, à la face convexe, se rencontrent en plan superficiel, (a) deux bandelettes transversales nées
de chaque côté de la base de l'auricule, et venant l'une au-devant
de l'autre s'adosser dans le sillon médian pour former la cloison ; (b) au-dessus, deux fortes bandes diagonales entre-croisées
au milieu et confondues à la manière des piliers du diaphragme.
Chacune d'elles naît de la base ou du collet de rétrécissement de l'auricule correspondante ; celle de gauche remonte
entre la veine cave et la veine pulmonaire antérieure droite
et va au-delà rejoindre la cloison ; celle de droite va passer
après son entre-croisement, entre l'auricule gauche et la veine
pulmonaire antérieure du même côté, dont elle complète l'ellipse. 5° En arrière, l'oreillette gauche est tapissée, à par-

tir de la base de l'auricule, par un plan superficiel de fibres transversales, formant au-dessus des veines pulmonaires une sorte de capsule, et qui viennent s'enfoncer dans le sillon interauriculaire pour former la cloison. 6° L'oreillette droite en arrière, et jusqu'à la base de l'auricule, est formée d'un plan de fibres obliques nées du cercle ventriculaire, et qui vont rejoindre la cloison ou s'épanouir sur la naissance de la veine cave supérieure; en bas ces fibres se prolongent également sur la veine cave inférieure: dans l'une et l'autre, leur direction est longitudinale. 7° Les deux auricules, sur leur face concave, sont formées de fibres épanouies de leur base au sommet de leurs dentelures; celles de l'auricule droite remontent longitudinalement sur la face gauche de la veine cave supérieure. Sur la face convexe, l'auricule gauche présente de petits faisceaux disposés longitudinalement jusqu'au bord frangé. Les fibres de l'auricule droite, au contraire, sont perpendiculaires à sa longueur, et disposées par petits segmens qui continuent insensiblement ceux de l'oreillette. 8° Enfin, dans l'écartement des ellipses formées par les bandelettes circulaires, se voient de petits sphincters autour des embouchures des veines pulmonaires. Il en existe également sous la couche longitudinale autour des veines caves; et même ces derniers sont très anciennement connus, puisqu'ils avaient été signalés dès 1640 par Valacus.

Maintenant si on demande de quoi se compose la cloison des oreillettes, rien de plus facile, puisque nous avons vu que partout elle est formée de l'adossement des fibres transversales ou obliques, qui se continuent sans interruption de l'une à l'autre face antérieure ou postérieure de chacune des oreillettes, leurs extrémités étant fixées, de haut en bas, sur le cercle auriculaire, et transversalement sur le collet des auricules. Il en résulte que ces deux sacs musculeux ne sont maintenus adossés que par trois bandelettes; le cercle de la base, le double faisceau antérieur en sautoir, et la bandelette verticale droite.

Rapports des fibres du cœur avec ses vaisseaux.

Il nous reste, comme dernière observation, à appeler l'attention des anatomistes sur un point qui paraît avoir échappé à leurs recherches. Si on dissèque avec soin les vaisseaux du cœur, on s'aperçoit que, dépourvus d'une gaîne celluleuse, ils ont en outre avec les fibres des fréquentes adhérences, qui sont de véritables insertions. Cette particularité est commune aux ventricules et aux oreillettes. Ainsi, dans les deux sillons verticaux, un certain nombre de fibres unitives superficielles s'attachent manifestement sur la tunique externe des vaisseaux cardiaques; également dans le sillon cellulaire, des fibres auriculaires assez épaisses, empruntées surtout de la capsule de l'oreillette gauche, s'insèrent sur les veines et les artères coronaires à leur bord supérieur; tandis que de leur bord inférieur naissent quelques fibres superficielles ventriculaires. Cette observation est si évidente que, pour enlever les vaisseaux, il faut couper ces fibres, qui alors n'ont plus d'insertion. C'est surtout ce fait qui nous paraît en avoir imposé à Lancisi, quand il a cru reconnaître que les fibres musculaires se continuaient des oreillettes aux ventricules. Au reste, nous ignorons si l'attache des fibres a lieu dans la profondeur sur les petits vaisseaux; mais au moins elle est très apparente à la surface sur les troncs et sur les branches principales.

iv.

D'après ce que nous savons du cœur formé de deux sacs contenus dans un troisième, on conçoit que par la dissection on puisse les isoler d'une manière artificielle. C'est sur ce fait qu'est établi le mode de séparation du cœur; mais il est clair que, pour obtenir cet isolement, il faut couper sur l'un et l'autre sillon les fibres unitives antérieures et postérieures; et dans la section des premières, il faut comprendre les fibres biventriculaires profondes. En écartant alors en sens inverse peu à peu les deux cœurs, on obtient la séparation des ventricules au milieu de la cloison, dont une portion ferme chacun d'eux. L'une et l'autre des parois que l'on obtient est formée de fibres ascendantes d'arrière en avant et de droite à gauche, vers les bords adjacens des orifices artériels et auriculaires.

La séparation des oreillettes s'ensuit naturellement de la base vers le sommet; mais elle s'opère encore plus facilement dès lors qu'il n'y a à rompre que le faisceau circulaire et le faisceau antérieur d'entre-croisement.

Les deux cœurs ainsi obtenus séparément, il devient très facile de juger de leurs rapports: le cœur droit formant une masse pyramidale; le gauche une masse conoïde. Les deux artères aorte et pulmonaire sont un peu aplaties d'avant en arrière à leur origine. L'artère pulmonaire en montant à gauche est couchée entre l'auricule de ce côté et l'aorte, pour s'insinuer sous ce dernier vaisseau; l'aorte est coudée d'abord à gauche, puis en haut, et enfin à gauche pour former la crosse sous laquelle s'insinue l'artère pulmonaire. La face adjacente des deux oreillettes est plate; l'oreillette droite est un peu reçue dans la gauche. Des faces analogues des ventricules, la gauche un peu convexe est reçue dans la droite concave; le ventricule gauche oblique sur le droit, présente son sommet plus bas et un peu en avant de celui de ce dernier.

La séparation des oreillettes d'avec les ventricules est tout-à-fait arbitraire, puisqu'elle ne peut s'effectuer qu'en coupant au milieu du cercle de la zone fibreuse auriculo-ventriculaire.

Artères.

Le cœur est pourvu de deux artères d'un volume considérable proportionnellement à celui de l'organe, et nommées, d'après leur mode de distribution, *cardiaques antérieure et postérieure.*

Toutes deux naissent de l'aorte. La plupart des auteurs, entre autres Bichat et Legallois, placent leurs orifices d'origine dans l'intérieur de l'aorte, un peu au-dessus des valvules sigmoïdes; disposition qui s'opposerait à ce que les replis membraneux pussent jamais boucher la lumière de ces artères dans la systole des ventricules, comme l'avait pensé Boerhaave. Quoi qu'il en soit de cette dernière opinion, la vérité est que les deux orifices artériels sont placés à la partie supérieure des lacunes de l'aorte, un peu au-dessous des attaches des tendons valvulaires; de sorte qu'en écartant ces attaches, la valvule tendue recouvre, en totalité ou en partie, la lumière des vaisseaux. L'origine de l'artère cardiaque antérieure, correspond au milieu de la valvule semi-lunaire antérieure, entre l'artère pulmonaire et l'oreillette droite. La naissance de l'artère cardiaque postérieure est au milieu de la lacune postérieure, entre l'artère pulmonaire et l'oreillette gauche. Toutes deux traversent dans

8

l'épaisseur de l'aorte le bord supérieur de son cercle ligamenteux, qui leur fournit comme un sphincter d'origine.

Artère cardiaque antérieure ou *coronaire gauche de Vieussens.*

Moins forte que sa congénère à partir de l'aorte, elle envoie un rameau dans les parois de cette artère, se coude à angle obtus, et se dirige à gauche et en avant, entre l'origine de l'artère pulmonaire et le sommet de l'auricule gauche. En ce point, elle se divise en deux grandes branches, l'une *transversale circonflexe* ou *coronaire*, l'autre *descendante antérieure* ou *inter-ventriculaire.* La *branche circonflexe* se porte à gauche en suivant le sillon circulaire, envoie un rameau inférieur au ventricule, puis un autre supérieur, l'*artère auriculaire gauche*, qui se ramifie dans les parois de l'oreillette, au-dessous des veines pulmonaires du même côté. La branche de terminaison se jette au-delà dans le milieu du ventricule gauche.

La branche descendante d'un volume considérable, et qui forme la continuation du tronc principal, se divise en patte d'oie à la hauteur du sillon transversal. Elle envoie dans le ventricule gauche, 1° une forte branche qui descend à sa partie moyenne, où elle s'anastomose en V avec le rameau de terminaison de l'artère cardiaque postérieure; 2° outre quelques petits rameaux, une autre branche très considérable, qui descend jusqu'au-dessous du tourbillon formé par le sommet du ventricule, où elle s'anastomose également en arcade avec une branche semblable de l'artère cardiaque postérieure. Le tronc principal, ou l'artère inter-ventriculaire proprement dite, descend tout le long du sillon antérieur jusqu'au sommet, où elle s'anastomose avec la terminaison de la cardiaque postérieure dans l'échancrure qui sépare les deux ventricules. A sa naissance, elle fournit un rameau qui se distribue à l'infundibulum de l'artère pulmonaire et aux parois de ce vaisseau. En arrière, elle dégage une forte branche, l'*artère intérieure de Vieussens*, qui pénètre dans la cloison inter-ventriculaire, à laquelle elle se distribue. Dans le reste de son trajet, le tronc principal fournit de chaque côté des rameaux aux deux ventricules, et près de la pointe du cœur un autre rameau récurrent qui appartient à la cloison.

Artère cardiaque postérieure, ou *coronaire droite de Vieussens.*

Cette artère, dont le trajet est beaucoup plus long que celui de sa congénère, paraît aussi plus forte en volume. Cependant la différence n'est pas tellement sensible que les opinions des auteurs ne varient sur ce point.

A sa sortie de l'aorte, elle fournit également une artériole aux parois de ce vaisseau, et se contourne à angle obtus en avant et à droite, puis en arrière, cachée dans le sillon auriculo-ventriculaire. Parvenue à l'entre-croisement du sillon longitudinal postérieur, elle se divise en deux branches, l'une terminale, l'autre ventriculaire. Cette dernière se coude à angle obtus, et accompagne ce sillon en descendant jusqu'à l'échancrure du sommet du cœur, où elle s'anastomose avec l'artère opposée.

Dans son trajet, l'artère cardiaque droite fournit, 1° un rameau considérable, qui se jette au milieu de l'infundibulum de l'artère pulmonaire; 2° un autre rameau, dont le trajet circonscrit la base de cet infundibulum; 3° une branche ascendante, l'artère auriculaire droite, qui monte au milieu de l'oreillette, à laquelle elle se distribue; 4° une grande branche ventriculaire, qui descend dans le ventricule droit non loin de son bord et jusqu'auprès de son sommet, où elle s'anastomose en arcade avec la cardiaque postérieure; 5° près du sillon longitudinal postérieur, une autre branche oblique, qui descend jusqu'au

milieu du ventricule, où elle s'anastomose comme la précédente; 6° la *branche inter-ventriculaire* fournit dans son trajet des rameaux aux ventricule droit et à la cloison, mais se distribue presque entièrement à la partie inférieure de la face postérieure du ventricule gauche; 7° la branche de terminaison de l'artère cardiaque postérieure continue la direction première, s'enfonce dans l'entre-croisement des deux sillons vertical et horizontal, et reparaît dans ce dernier entre l'oreillette et le ventricule gauches. Elle fournit d'abord à ce ventricule une branche oblique et considérable, qui descend jusqu'à ses deux tiers inférieurs; puis une artériole à l'oreillette gauche, et à la cloison interauriculaire. Le rameau terminal s'enfonce dans le ventricule, où il s'anastomose, ainsi que le précédent, avec des branches semblables de l'artère cardiaque antérieure, comme nous l'avons dit précédemment.

Anomalies. Les artères cardiaques ne naissent pas toujours par deux troncs distincts. Fanton et Thébésius les ont vu naître par un seul tronc, qui se divisait après un court trajet. Lancisi au contraire a rencontré sur un sujet trois artères cardiaques; Meckel en a vu quatre. Le mode général de distribution de ces artères consiste à tracer de l'un à l'autre sillon vertical, dans l'épaisseur des ventricules, de grandes anses anastomotiques entrecoupées par des anastomoses capillaires en très grand nombre. A la surface interne du cœur, elles forment, d'après la remarque de Ruysh, un lacis très épais sous la membrane interne. Rien ne confirme l'assertion de Vieussens, que quelques uns de ces vaisseaux s'ouvriraient dans le ventricule gauche.

Structure. Les artères du cœur ont été l'objet des recherches de l'illustre Lancisi. Suivant cet auteur, il existe, à l'embouchure des branches dans les troncs, une sorte de petit sphincter qui rétrécit l'orifice; et à l'origine des artérioles, de petites valvules, que l'on rend sensibles en insinuant une soie de porc à revers dans l'intérieur de ces petits vaisseaux. Cette disposition lui paraissait avoir pour objet de s'opposer à ce que la substance du cœur en contraction ne se vidât du sang artériel qu'elle contient. Ces observations de Lancisi, comme le fait remarquer Sénac, n'ont pas obtenu la sanction des anatomistes; mais quoi qu'il en soit de l'explication physiologique de l'auteur italien, en ce qui concerne seulement la structure anatomique, l'existence des petits sphincters à l'origine des branches, nous paraît incontestable. Il est facile de les voir à l'intérieur des gros vaisseaux ouverts. En coupant ces vaisseaux longitudinalement, la section de leur orifice, sensiblement plus épaisse, forme un collet ou rétrécissement bien marqué, qui se rapproche ou se referme de lui-même, tandis que la paroi au-dessous est affaissée. Quant aux valvules artériels, on n'est qu'en y apportant un soin extrême que l'on peut s'assurer de leur existence. Toutefois dans les vaisseaux d'un quart à une demi-ligne de diamètre, en ouvrant leur cavité à quelques lignes de l'embouchure, et y insinuant un petit stylet que l'on remonte vers l'orifice, le stylet, qui passe librement d'un côté, s'engage de l'autre dans un petit cul-de-sac. Cet enfoncement, qui n'est pas transversal à la lumière du vaisseau, mais un peu oblique, est surmonté d'un petit repli ou bourrelet falciforme de la membrane interne, plus épais et d'un rouge plus foncé.

Veines.

C'est encore à Vieussens que l'on doit la première bonne description des veines du cœur. Il y a dans le cœur trois sortes de veines : la plupart viennent se rendre à un gros tronc commun, qui porte le nom de *grande veine coronaire du cœur;* les autres forment un ou deux troncs ventriculaires isolés, les veines cardiaques postérieures, auxquelles s'adjoignent parfois des veinules auriculaires. Toutes s'abouchent dans l'oreillette droite par des orifices particuliers.

1° *Grande veine coronaire.* En supposant son origine à l'extrémité inférieure du sillon vertical antérieur, elle commence par une forte branche qui remonte, sous le nom de *veine cardiaque supérieure* ou *antérieure,* en longeant le côté gauche de l'artère du même nom. Dans ce trajet, elle ne reçoit guère que des veinules du ventricule gauche, dont quelques-unes accompagnent seules ou par paires le rameau artériel dont elles sont les satellites. Parvenue au sillon circulaire, elle se coude à gauche dans ce sillon pour constituer la grande veine coronaire. Celle-ci contourne horizontalement la base du cœur d'avant en arrière et de droite à gauche, logée dans le sillon circulaire. Dans ce trajet, elle reçoit un grand nombre de veines ascendantes qui rapportent le sang du ventricule gauche, et des veines descendantes qui viennent de l'oreillette du même côté. Son volume en ce point est considérable; elle offre un aspect globuleux, quoique dépourvue intérieurement de valvules. Elle est située un peu au-dessus des branches des deux artères cardiaques antérieure et postérieure qu'elle recouvre. Arrivée à l'entre-croisement des deux sillons horizontal et vertical postérieur, elle reçoit une autre branche coronaire beaucoup plus faible, qui vient de la partie droite du sillon circulaire en sens inverse de l'artère cardiaque antérieure. Cette dernière reçoit un grand nombre de rameaux de la partie antérieure du ventricule droit et de l'oreillette correspondante. Enfin, la grande veine coronaire reçoit encore quelques veinules postérieures des deux oreillettes, et dans quelques sujets de la veine cardiaque postérieure; puis elle se contourne d'arrière en avant pour s'ouvrir à la partie inférieure et postérieure de l'oreillette droite, en formant une sorte de dilatation ou d'ampoule. Cet orifice, situé au-dessous de celui de la veine cave inférieure, a été décrit avec la valvule qu'il présente, en traitant de l'oreillette dans laquelle il s'abouche.

2° La *veine cardiaque postérieure,* qui souvent forme un ou deux troncs isolés, procède du sommet du cœur et remonte en arrière le long du sillon vertical, placée à à gauche, et plus profondément que la branche descendante de l'artère cardiaque antérieure. Cette veine, qui reçoit les branches des deux ventricules, mais principalement du droit, s'abouche, comme nous l'avons dit, chez certains sujets, dans la grande veine coronaire; mais le plus ordinairement elle glisse plus profondément en avant de cette dernière, et s'ouvre isolément tout près de la cloison de la base de l'oreillette par un ou plusieurs orifices.

3° De la seconde veine isolée, auxiliaire de la précédente, procède de la partie postérieure et supérieure du ventricule gauche, où elle revient en sens inverse des rameaux de terminaison de l'artère cardiaque antérieure. Dans certains sujets, elle se jette dans la veine cardiaque postérieure ou dans la grande veine cardiaque postérieure, comme l'a figuré Sénac; tandis que dans d'autres elle passe sous cette veine, et se jette dans l'oreillette droite, soit isolément, soit en confondant son orifice avec celui de cette dernière.

4° Enfin, une dernière veine d'un volume peu considérable naît en avant de l'infundibulum de l'artère pulmonaire, reçoit toutes les veinules de cette région du cœur, et vient se jeter dans l'oreillette droite en avant, au-dessous de l'auricule. Il faut y ajouter quelques veinules plus ou moins accidentelles, nées de

8.

la surface convexe, et qui gagnent la cavité auriculaire droite par la cloison.

Que penser des faits allégués par Cœcilius Folius, Vieussens, Thébésius et Lancisi, de communications trouvées chez quelques animaux des veines du cœur dans l'intérieur du ventricule droit, et même du gauche, et prouvées par un grand nombre d'injections partielles? Il est possible que, même dans l'homme, cette disposition se rencontre plus ou moins fortuitement. Mais, quoique récemment encore Abernethy ait soutenu la réalité de ces faits, ils sont généralement improuvés par les anatomistes, au moins comme état normal. Toutefois, comme ils sont niés par le raisonnement plutôt que d'après l'observation, il faut avouer que de nouvelles recherches seraient nécessaires pour fixer l'opinion à ce sujet; car la manière commune dont on injecte le cœur par les grandes veines de la circulation générale, qui en remplissent les cavités, n'est nullement propre à résoudre la question.

Vaisseaux lymphatiques.

Les vaisseaux lymphatiques du cœur ne sont pas proportionnés en nombre et en volume aux vaisseaux sanguins; ils se distinguent en deux groupes antérieur et postérieur. Le faisceau des vaisseaux lymphatiques antérieurs, composé de cinq à six rameaux, formé par les afférens des deux ventricules, remonte au-devant de l'artère pulmonaire, et va se jeter dans les ganglions qui sont appliqués sur la crosse de l'aorte. Les vaisseaux lymphatiques postérieurs, composés seulement d'un ou deux troncs, montent en arrière entre l'aorte et l'artère pulmonaire, et vont se jeter dans les ganglions qui sont appliqués sur la bronche gauche, où ils se joignent aux lymphatiques venus du poumon du même côté.

Nerfs du cœur.

Les nerfs cardiaques sont fournis, de chaque côté, par les trois ganglions cervicaux du grand lymphatique, *supérieur, moyen et inférieur,* et par le *pneumo-gastrique.* L'étude des ganglions et des plexus cardiaques, d'où irradient les nombreux filamens propres du cœur, étant inséparable de celle des nerfs d'origine, sans lesquels elle ne peut offrir qu'une image tronquée, nous renvoyons, pour cette description, au volume de névrologie.

Membranes internes du cœur.

Chacune d'elles n'est qu'une fraction de la membrane qui tapisse l'un des deux systèmes à sang noir et à sang rouge. Toutefois, leur structure, différente de celle de la tunique interne des veines ou des artères, varie également entre l'oreillette et le ventricule d'un même côté, à ce point que les deux membranes, quant à l'aspect et à l'épaisseur, nous sembleraient plutôt offrir de l'analogie, comparées entre les deux oreillettes et les deux ventricules.

Membrane interne des cavités droites. Pour faciliter sa description, nous supposons qu'elle pénètre dans le cœur par les orifices des deux veines caves en faisant suite à leur tunique interne. Dès l'embouchure de ces orifices, l'amincissement de la tunique interne des veines, pour former la membrane vasculaire du cœur, devient très sensible. Au-devant de la veine cave inférieure, cette membrane se réfléchit autour du léger noyau réticulaire de la valvule d'Eustachi, qu'elle concourt ainsi à former ; plus bas, elle s'adosse également à elle-même pour constituer la valvule de la grande veine coronaire, de même que les croissans falciformes de la veine cardiaque postérieure. Elle pénètre au-delà, dans l'intérieur de ces vaisseaux, pour se continuer avec leur *membrane interne*. Sur toute la surface de l'oreillette, la membrane vasculaire revêt les fibres charnues, pénètre dans tous leurs enfoncemens, et enveloppe en totalité les colonnes détachées. Cette membrane est d'apparence blanchâtre, probablement due à son épaisseur et à sa densité, qui sont encore assez considérables. Dans le fœtus, elle tapisse les bords du trou de Botal, et se continue avec la membrane vasculaire de l'oreillette gauche.

Parvenue à l'orifice auriculo-ventriculaire, cette membrane tapisse la face supérieure des valvules, et se réfléchit sur leurs bords libres pour revêtir leur face inférieure, renfermant dans sa duplicature le feston et les nodules fibreux, le petit réseau aréolaire, et l'épanouissement des tendons filiformes qui les constituent. Toutefois cette réflexion n'est pas si complète qu'elle ne se continue visiblement à l'entour des tendons filiformes euxmêmes, qu'elle accompagne jusqu'aux piliers, où elle se rejoint à elle-même. Sur toute l'étendue du ventricule, cette membrane partout continue à elle-même, enveloppe les colonnes charnues, tapisse toutes les aréoles ; de sorte que, si par la pensée on enlevait la substance du cœur, elle en représenterait encore la figure. Sa texture diffère dans le ventricule de ce qu'elle est dans l'oreillette ; elle est tellement mince que, dans le fond des dernières cellules, sa ténuité égale presque celle de l'arachnoïde. Sa couleur est celle du tissu cellulaire, d'un gris blanchâtre, et son apparence violacée tient aux fibres du cœur qu'elle laisse entrevoir en demi transparence.

A l'orifice artériel, la membrane des cavités droites se réfléchit autour du réseau musculaire et fibreux des valvules sigmoïdes qu'elle concourt à former, et se continue à leur base avec la membrane interne de l'artère pulmonaire ; celle-ci, d'abord très mince, s'épaissit par une gradation insensible dans la lacune de l'artère pulmonaire, et acquiert au-dessus toute l'épaisseur et la densité qui caractérisent la *membrane interne* de ce vaisseau.

Membrane interne des cavités gauches. En tout semblable à la précédente, la plupart des observations que nous avons eu lieu de faire à l'égard de la première appartiennent également à la seconde. La membrane musculaire des cavités gauches est censée naître de la continuation de la membrane interne des quatre veines pulmonaires. Elle tapisse toute la surface de l'oreillette ; sa densité est assez considérable, et peu différente des veines auxquelles elle fait suite. Sa couleur est blanchâtre et paraît rosée. Elle pénètre dans le ventricule en se réfléchissant sur les deux replis de la valvule mitrale. Sur la surface du ventricule gauche, elle est aussi mince que sa congénère dans le ventricule droit. Elle se réfléchit également sur les valvules sigmoïdes, et augmente d'épaisseur sur les sinus de l'aorte pour se continuer avec la membrane interne de cette artère.

Tissus cellulaire et adipeux du cœur.

Le tissu cellulaire séreux qui unit les faisceaux du cœur est tellement délié qu'il est très difficile de l'apercevoir sur un cœur frais ; mais il devient très évident, lorsque cet organe a subi une coction dans une solution de sel marin, ou une macération dans l'eau aiguisée d'acide hydrochlorique. On voit alors évidemment des filamens très déliés, mais en apparence moins nombreux que dans les muscles volontaires, qui lient les fibres du cœur perpendiculairement à leur direction.

Le cœur renferme, en outre, chez presque tous les sujets une masse assez considérable de tissu adipeux. Sénac croit avoir observé que la graisse est plus abondante sur le ventricule gauche que sur le droit : nous pencherions plutôt pour l'opinion contraire. Il y a quelques cœurs dépourvus de graisse ; mais ces cas sont les plus rares. Suivant la remarque du même auteur, on en rencontre, quoiqu'en petite quantité, même dans l'enfant, et la proportion de cette substance augmente graduellement dans l'adulte et le vieillard, au point que, chez certains sujets, il n'est pas rare que la substance, même du cœur, passe presque entièrement à l'état graisseux. Dans l'état ordinaire, la proportion de ce fluide n'est pas dans un rapport vrai avec le plus ou moins d'obésité du sujet, et cette graisse se rencontre même encore chez des individus morts dans un état d'émaciation assez avancé. Le tissu adipeux cardiaque se dépose sous la membrane séreuse du cœur sous forme de plaques festonnées, qui occupent principalement la base des ventricules, où elles remplissent le sillon circulaire. Il descend de là dans les deux sillons verticaux et accompagne toutes les ramifications vasculaires ; de sorte que, même étant injectés, les vaisseaux du cœur, comme engloutis sous les plaques adipeuses, sont presque inaperçus avant que la graisse ait été enlevée. Le tissu adipeux se rencontre encore en abondance, à la pointe et au bord droit du cœur, dans le sillon de séparation de l'artère pulmonaire et de l'aorte, et dans l'intervalle des festons frangés du bord libre des auricules. Enfin, il se présente aussi sous forme d'appendices, semblables à ceux de l'épiploon, à la naissance de l'artère pulmonaire.

DU PÉRICARDE.

Le péricarde est un sac fibro-séreux qui constitue l'enveloppe protectrice du cœur. Sa *forme*, dans son état d'intégrité, représente un cône tronqué, mais en sens inverse de celui du cœur, c'est-à-dire que sa base est en bas sur le diaphragme et son sommet en haut. Dans les jeunes sujets, le péricarde enveloppe assez exactement le cœur ; mais chez les sujets assez avancés en âge, sans qu'il y ait hydro-péricarde, il est un peu plus grand, et reste flasque à sa *surface extérieure*. Le péricarde, enveloppé latéralement par les plèvres, est situé d'avant en arrière entre les deux médiastins, et d'un côté à l'autre entre les deux poumons. Ses connexions sont les mêmes que celles du cœur. *En avant*, il répond au bord antérieur des poumons et aux plèvres, qui le séparent du sternum et des cartilages des cinquième, sixième et septième côtes gauches, excepté au milieu dans l'écartement des deux feuillets costaux des plèvres, formant le médiastin antérieur, où il est isolé par du tissu cellulaire de la face postérieure du sternum. Dans l'état normal le cœur étant situé obliquement, l'écartement, qui sépare le péricarde du sternum et des cartilages des côtes, est oblique en haut et en arrière ; mais dans les cas d'hypertrophie du cœur ou d'hydro-péricarde, l'enveloppe du cœur répond au sternum dans une grande étendue.

En arrière, le péricarde est séparé de la colonne vertébrale par l'écartement du médiastin postérieur, et il répond aux grands canaux qui remplissent cet espace, l'œsophage, l'aorte et le canal thoracique.

De chaque côté, le péricarde est recouvert par les plèvres, qui se réfléchissent des feuillets des médiastins sur son enveloppe fibreuse, et au-delà sur les vaisseaux pulmonaires. Par l'intermédiaire des plèvres, il est en rapport avec la face interne ou concave des deux poumons qui l'enveloppent. Les faces latérales sont parcourues de haut en bas par les nerfs phréniques et les artères et veines diaphragmatiques supérieures.

La base du cône formé par le péricarde, repose sur le foliole médian du diaphragme et sur les faisceaux charnus d'attaches au cartilage de la septième côte gauche. L'adhérence des deux membranes fibreuses, d'abord assez faible en arrière, devient très intime à la moitié antérieure de la circonférence. Sur la base même le péricarde n'adhère qu'assez faiblement au foliole médian du diaphragme. La surface intérieure, formée par la membrane séreuse cardiaque, est lisse et polie, et doit être l'objet d'une description particulière.

Texture du péricarde.

Les auteurs, nos contemporains, divisent invariablement le péricarde en deux feuillets; l'un extérieur, fibreux, qui forme l'enveloppe protectrice spéciale; l'autre interne, séreux, qui n'est que le dédoublement de la membrane séreuse du cœur.

Est-ce donc bien là toute la structure du péricarde, et la simple distinction d'un feuillet fibreux, tapissé par une séreuse, suffit-elle pour coordonner tout ce que l'on trouve dans la dissection de cette enveloppe complexe? *Malpighi* admet sur ce qu'il nomme la tunique interne du péricarde, des fibres musculaires qui descendent de la base à la pointe. Si l'on en croit *Lancisi*, la première des membranes est un tissu musculaire formé de fibres qui de la base marchent vers la pointe, et dont la direction est coupée par d'autres fibres transversales, de manière à former par leur entre-croisement une sorte de réseau plat, dont il compare l'agencement à la membrane musculeuse de la vessie.

Ce n'est point vaguement et comme un simple fait d'érudition que nous rapportons cette opinion de deux grands anatomistes. Voici ce que l'observation nous a montré dans la superposition des couches membraneuses qui composent le péricarde.

1° Nous avons dit que les plèvres des deux côtés enveloppaient le péricarde par ses faces latérales, et aussi par les faces antérieure et postérieure, jusqu'au point de leur réflexion; de sorte qu'elles laissent entre elles un écartement correspondant, en avant ou en arrière, à l'un ou l'autre des médiastins.

2° Sous les séreuses pulmonaires, ou les plèvres, existe une couche de tissu cellulaire assez lâche, dans laquelle rampent en grand nombre les vaisseaux du péricarde, qui y forment des réseaux très déliés. Le long de ces vaisseaux se déposent de petits amas adipeux; mais ils sont surtout épais et nombreux dans les espaces correspondants aux médiastins, où ils forment de petits appendices.

3° Sous la couche cellulo-vasculaire se présente un feuillet d'un gris rougeâtre, mou, floconneux, assez facile à isoler de la membrane séreuse par l'intermédiaire de la couche cellulaire, mais très adhérent au feuillet fibreux qui lui est sous-jacent, à tel point qu'il est difficile de l'enlever sous forme de membrane sans en laisser des traces sur la surface fibreuse. C'est cette membrane, qui probablement a été vue par Malpighi et Lancisi, et dont l'existence a donné lieu, du temps de Sénac, à des débats entre les anatomistes, jusqu'à ce qu'elle ait été décidément niée par les auteurs plus modernes. Elle est cependant bien évidente. Les fibres sont manifestement longitudinales et très apparentes, même sur un sujet d'une force médiocre. Elles semblent naître en haut de la circonférence de réflexion du

péricarde sur les gros vaisseaux, et se perdent ou s'insèrent en bas sur le centre phrénique. L'entre-croisement de ces fibres longitudinales par d'autres transversales, nous a paru moins manifeste. Faut-il considérer cette couche membraneuse comme de nature musculaire? Nous n'oserions nous prononcer sur cette question, mais son existence au moins n'est pas douteuse.

4° Sous la couche d'apparence musculaire se rencontre le feuillet évidemment fibreux admis par tous les auteurs. C'est lui qui forme la partie résistante du péricarde. Ce sac membraneux, partout continu à lui-même, n'est percé qu'à la partie supérieure pour le passage des vaisseaux; entre les orifices vasculaires, il s'étend de l'un à l'autre en formant des replis. Comment la membrane fibreuse du péricarde se termine-t-elle sur les vaisseaux? Il est admis par les auteurs classiques qu'elle forme sur chaque vaisseau un prolongement qui s'amincit peu à peu, en se confondant avec leur tunique cellulaire. Ce prolongement peut être suivi très loin sur l'aorte et les gros vaisseaux qui naissent de sa crosse. Il en est de même de l'artère pulmonaire et de ses deux grandes divisions, qu'il accompagne jusqu'à l'entrée du poumon. Sur les veines l'union des deux tissus a lieu presque immédiatement. Mais cette terminaison du péricarde sur les vaisseaux est-elle la seule? Non; car il y en a une autre, et qui même nous paraît la principale. Si l'on coupe par une section longitudinale bien nette la tunique fibreuse du péricarde sur l'aorte ou l'artère pulmonaire, en prolongeant l'incision vers la naissance du vaisseau, on voit manifestement que cette tunique subit une réflexion, en formant une gaine qui, semblable à un doigt de gant retourné, enveloppe le vaisseau jusqu'à sa sortie du cœur. Dans ce trajet, elle diminue graduellement d'épaisseur, en se confondant avec la membrane celluleuse. C'est du sommet de l'angle de réflexion que naissent les prolongemens dont nous avons parlé plus haut. En d'autres termes, pour compléter notre idée, le feuillet fibreux du péricarde, parvenu sur les vaisseaux, se partage en deux lamelles cylindriques, dont l'une accompagne le vaisseau dans le sens de sa terminaison, tandis que l'autre remonte vers son origine. La texture du feuillet fibreux se compose de fibres entre-croisées; mais en la regardant par la surface interne, on aperçoit manifestement sous la séreuse cardiaque que les fibres transversales forment une zone circulaire épaisse à la base des ventricules, et dominent également dans la portion réfléchie sur le diaphragme, tandis qu'entre ces deux points les fibres verticales sont plus apparentes.

5° La dernière des tuniques du péricarde est la *membrane séreuse cardiaque*. Celle-ci, comme l'a décrit Bichat, est incontestablement un sac sans ouverture, dont un dédoublement enveloppe le cœur, tandis que l'autre tapisse la tunique fibreuse.

Dédoublement pariétal. Incolore, épais et assez dense, il tapisse dans toute son étendue la surface du feuillet fibreux, et lui adhère par un tissu cellulaire tellement serré qu'il est très difficile de l'en séparer. Parvenu dans le repli de réflexion du feuillet fibreux, la membrane séreuse s'infléchit également pour former une enveloppe à l'origine des gros vaisseaux. Elle fournit une gaine complète à l'aorte et à l'artère pulmonaire réunies, de telle sorte qu'il est facile de passer le doigt autour de ces vaisseaux dans l'intérieur de la cavité séreuse. Elle environne aussi en entier, mais en s'adossant à elle-même, chacune des veines pulmonaires gauches; mais elle ne forme qu'une demi-gaine aux veines pulmonaires droites et aux deux veines caves.

9

Dans les points de réflexion, elle se continue avec le dédoublement viscéral en formant de nombreux culs-de-sac séparés par de petits freins.

Dédoublement viscéral. Il fait suite au précédent à l'origine des vaisseaux, enveloppe les deux oreillettes en se réfléchissant autour des auricules, passe sur le sillon circulaire où il revêt les vaisseaux cardiaques, et s'étend sur la surface des deux ventricules, qu'il enveloppe en commun dans leur entier. Ce dédoublement, beaucoup plus mince que le précédent, adhère moins aux surfaces qu'il revêt; par la coction il est même assez facile de le détacher. C'est lui dont la résistance donne aux petits amas graisseux du cœur la forme de plaques ou d'appendices aplatis.

Vaisseaux du péricarde.

Le péricarde est peut-être de toutes les membranes fibreuses celle qui renferme le plus de vaisseaux qui lui soient propres. C'est à Ruysch, d'après l'invitation de Gaubius qui lui avait écrit à ce sujet, que l'on doit les recherches les plus complètes sur ces vaisseaux. Dans le fœtus, et quelquefois même dans les jeunes enfans, on trouve des injections sanguines tellement fournies, que la surface entière de la membrane forme un vaste réseau de capillaires déliés. Une injection artificielle, très pénétrante, produit le même effet. Les artères du péricarde très variables de nombre, d'origine et de distribution, procèdent en haut et sur les côtés: 1° de l'aorte elle-même sous la courbure de sa crosse; 2° de la diaphragmatique supérieure, et souvent de ramuscules isolés de la mammaire interne, origine de la précédente; 3° de rameaux variés des thymiques, des médiastines, des coronaires du cœur, mais surtout des œsophagiennes et des bronchiques; 4° de rameaux récurrens assez volumineux des diaphragmatiques, qui s'insinuent dans le péricarde par la circonférence de son insertion fibreuse sur le foliole médian du diaphragme.

Les veines péricardiques accompagnent les artères que nous venons de nommer. Le plus grand nombre se rend dans l'azygos, principalement par l'intermédiaire des veines diaphragmatiques supérieures du bord gauche. Sur le bord droit, deux branches assez considérables, qui reçoivent les ramuscules en regard de l'oreillette gauche, se jettent en sens inverse, l'une dans la veine cave supérieure, l'autre dans la veine cave inférieure, près de leurs embouchures. En bas, et principalement à droite, les veinules se jettent dans les veines diaphragmatiques inférieures.

Les vaisseaux lymphatiques du péricarde ont été suivis jusque dans les ganglions situés au-dessous de l'aorte, entre ce vaisseau et la veine cave supérieure. Nous en avons vu se rendre manifestement et en assez grand nombre dans les ganglions bronchiques, situés sous la courbure qui résulte de la bifurcation de la trachée artère.

Quant aux nerfs du péricarde, c'est encore un point de discussion entre les anatomistes, de savoir s'il en existe. Vieussens en a décrit comme les ayant observés. Nous croyons nousmêmes en avoir aperçu. Nous renvoyons pour ces détails à la description des nerfs cardiaques.

DÉVELOPPEMENT DU COEUR.

Le cœur diminue toujours de volume proportionnellement au reste du corps, à partir de l'état embryonnaire et du terme de la naissance jusqu'à l'âge adulte et à la vieillesse.

En ne prenant pour point de départ que l'époque de la naissance, les différences que présentent le cœur ont rapport à l'âge et au sexe, et portent à-la-fois sur le volume, le poids, la densité, la situation, la forme et la texture.

Volume, pesanteur et densité. A la naissance, le cœur occupe une portion très étendue de la cavité thoracique. Sa pesanteur, relativement à celle du corps, est comme 1 à 120. Sa densité est plus considérable que chez l'adulte; son élasticité paraît également plus prononcée. Le cœur de la femme est généralement d'un moindre volume et d'un tissu plus mou que celui de l'homme. Dans la vieillesse, cet organe devient flasque; son volume appartient plutôt à la dilatation de ses cavités dont les parois sont amincies. Cette dilatation est souvent portée assez loin pour constituer un état morbide.

Situation, direction. A la naissance, le cœur est placé moins à gauche que dans l'adulte. Cette disposition fait suite à l'état embryonnaire où cet organe était médian et tourné directement en avant.

Configuration. Le cœur de l'enfant nouveau-né est globuleux, les oreillettes en sont proportionnellement très développées. Le cœur de la femme est plus évidé que celui de l'homme. En avançant en âge, la surface du cœur prend un aspect bosselé par l'accumulation des plaques graisseuses.

Texture. L'épaisseur des parois du cœur, de même que son volume dans l'état normal, est proportionnellement d'autant plus considérable, que l'on se rapproche davantage de l'époque de la naissance. A cet âge, le cœur est plus plastique, s'affaisse moins à vide, l'épaisseur est plus égale des deux côtés. Toutefois la différence la plus remarquable consiste dans le trou interauriculaire qui, sauf les cas de persistance, se ferme dans la première enfance. Quant à la capacité, le rapport entre les cavités droites et gauches est plus constant que par la suite, l'inégalité qui se développe plus tard étant presque toujours le résultat des obstacles à la circulation, principalement dans les poumons, ce qui donne lieu aux dilatations du cœur droit. Les différences des tissus, dans cet organe, ne sont à aucun âge aussi nettement tranchées que dans l'adulte. Dans la première enfance, leur délicatesse les rend faciles à confondre; dans la vieillesse, l'élément fibreux devient fibro-cartilagineux ou osseux; mais le tissu musculaire amolli, moins dense et imprégné de graisse, est moins bien déterminé dans ses propriétés physiques. Comme conséquence, le tissu du cœur d'une couleur rosée et plus pâle à la naissance, devient graduellement d'un brun rouge dans l'âge adulte, qui se détériore en un gris jaunâtre dans la vieillesse. Chez l'enfant, cet organe est remarquable par la finesse des injections sanguines capillaires qui tapissent sa surface dans le tissu sous-séreux. Chez l'adulte, mais surtout chez le vieillard, il n'y a plus de visibles que les vaisseaux d'un certain volume, surtout les veines; encore ces vaisseaux sont-ils engloutis sous les flocons adipeux, à la base du cœur.

ANOMALIES DU COEUR.

Nous avons vu que les anomalies, dans l'appareil circulatoire, innombrables vers les terminaisons, devenaient graduellement plus rares en remontant vers les gros troncs. Le cœur, centre de tout l'appareil, en est moins communément le siège, mais, en raison de sa texture complexe, elles y sont très diversifiées.

Ces anomalies portent sur le nombre, la situation et la configuration. Il est assez ordinaire qu'il s'en présente à-la-fois plusieurs, d'espèces différentes, sur le même sujet.

Nombre. Les anomalies de nombre, s'opposant à ce que l'individu soit viable, appartiennent à l'état embryonnaire. Sous cette qualification se rangent : 1° par *défaut,* l'absence complète du cœur, ou la privation de l'une de ses parties ou de ses enveloppes (Meckel). Ces cas coïncident ordinairement avec l'acéphalie ou au moins l'anencéphalie. Toutefois on a vu le cœur exister sans la tête (Meckel); et, en sens inverse, le cœur manquer en totalité (Meckel, Brodie, Lawrence), ou en partie (Rœderer), la tête et le tronc s'offrant à l'état normal. 2° Par *excès,* la pluralité, ou plutôt la séparation des deux cœurs droit et gauche, isolés dans un thorax simple (Meckel), et l'existence congéniale de cavités surnuméraires (Meckel).

Situation. Le cœur, dont la situation est changée, peut être contenu au dedans ou au dehors de la poitrine. Renfermé dans le thorax, le cas le plus simple est celui de transposition complète à droite. Cette disposition est ordinairement commune à tous les autres viscères; d'où il suit que la circulation n'en éprouve aucun trouble. Si le cœur seul est déplacé, cet organe se présente ou vertical, le sommet en bas (Meckel), ou horizontal en travers (Bertin), ou oblique, le sommet tourné en haut (Meckel).

Placé au-dehors de la poitrine, ou bien il est situé à l'extérieur au-devant de cette cavité dans un point plus ou moins élevé, ou, descendu plus bas, il est contenu dans l'abdomen (Deschamps). Ces différentes variétés s'opposent à la viabilité.

Dans l'adulte, le cœur normal et sain éprouve souvent des déplacemens par les différences de volume morbide des organes voisins. Il est parfois rejeté de côté par un hydro-thorax, un anévrysme des gros vaisseaux, etc. Il remonte et se trouve plus ou moins dévié par l'augmentation de volume des viscères abdominaux.

Volume. Cette espèce d'anomalie, renfermant, comme état congénial, les cœurs trop petits (Meckel), ou trop gros (Vetter, Legallois, Morgagni), est assez difficile à déterminer. Toutefois elle semble se distinguer, dans certaines familles, de l'atrophie ou de l'hypertrophie acquises ou pathologiques. L'excès de volume est plus ordinaire que le défaut. Dans certains cas, les deux vices opposés se rencontrent sur les diverses parties d'un même cœur (Meckel). Dans l'état morbide, les parois du cœur revenues sur elles-mêmes et comme flétries constituent l'*atrophie.* La dilatation avec amincissement des parois forme l'*anévrysme passif.* L'épaississement charnu constitue l'*hypertrophie,* qui, en coïncidant avec la dilatation, forme l'*anévrysme actif.*

Configuration. Les variétés de cette sorte intéressent la conformation extérieure et intérieure.

Vices de conformation extérieure. A cette dénomination appartiennent : 1° les petites variétés de configuration du cœur plus ou moins arrondi ou aplati, sans que ses aberrations de forme de l'organe nuisent à ses fonctions; 2° la scission plus ou moins profonde du sommet du cœur, représentant le premier degré de la séparation des ventricules compatible encore avec l'état de vie.

9.

Vices de conformation intérieure. 1° Les uns s'accompagnent seulement de troubles circulatoires, telles sont l'étroitesse anomale des orifices auriculo-ventriculaires (Abernethy), disposition qui ne doit être que très rarement congéniale; mais qui est commune comme cas morbide; l'étroitesse des orifices artériels et l'adhérence des valvules (Meckel), si toutefois elle s'est vraiment présentée comme disposition congéniale; l'absence des valvules ventriculaires ou artérielles, et l'augmentation ou la diminution de leur nombre, qui, pour les valvules sigmoïdes, peut être de deux ou de quatre. 2° Les autres vices de conformation intérieure nuisent à l'hématose en mêlant le sang noir au sang rouge, ou, *vice versâ,* le sang rouge au sang noir. Le plus grand nombre de ces anomalies appartiennent aux gros vaisseaux. Celles qui ont pour siège le cœur sont, dans l'embryon : (*a*) l'état simple du cœur, formant une seule cavité qui reçoit les veines et d'où naissent les artères. (*b*) Le cœur biloculaire, composé seulement d'une oreillette et d'un ventricule. Dans ce cas, l'oreillette reçoit isolément les veines caves et pulmonaires, ou les veines pulmonaires se jettent dans la veine cave supérieure. Le ventricule dégage une seule artère aorte qui fournit l'artère pulmonaire. (*c*) La communication accidentelle, soit des oreillettes, indépendamment du trou de Botal, soit des ventricules, ou simultanément des deux espèces de cavités, par arrêt de développement ou par suite de perforation de leurs cloisons. Dans le cas le plus ordinaire, où le manque de substance est à la base, l'une des deux artères, mais plutôt l'aorte, naît des deux ventricules à-la-fois. Leur distribution ultérieure n'est pas moins anomale. Si c'est l'artère pulmonaire qui procède des deux ventricules, elle forme l'aorte descendante, l'autre vaisseau ne constituant que la portion ascendante (Meckel, Farre, Hein). (*d*) Enfin la persistance isolée du trou de Botal.

Ces différentes anomalies, qui rapprochent la circulation des mammifères de celle des amphibiens et des reptiles, ne s'opposent à la viabilité qu'autant que le mélange des deux sangs a lieu dans une proportion considérable; c'est le résultat de la plupart des variétés citées plus haut. Dans les cas les plus simples de communication qui permettent la vie extra-utérine, d'après l'avis du plus grand nombre des auteurs, ils produisent la coloration bleuâtre de la peau, connue sous le nom de *cyanose* ou de *maladie bleue.* Bertin, sans nier cet effet, l'attribuait cependant moins à l'imperfection de l'hématose en elle-même, qu'à la stase du sang dans les cavités droites et le système veineux, qui est la conséquence de la gêne de la circulation ordinaire dans ce cas.

ACTION DU CŒUR.

Le cœur, muscle creux, isolé ou suspendu, ne pouvant agir que sur lui-même, doit trouver son point d'appui dans sa texture, tandis que les mouvemens auront pour effet de changer les dimensions de ses cavités. Le point fixe est dans le noyau fibreux de la base. Les mouvemens se réduisent à deux principaux : le resserrement ou la constriction, et l'ampliation ou la dilatation. Le premier constitue la *systole,* le second la *diastole.*

La diastole a pour objet de permettre l'abord du sang dans les cavités du cœur; la systole, au contraire, produit l'expulsion de ce fluide. Toutes deux offrent l'image d'une pompe alternativement aspirante dans la diastole et foulante dans la systole.

Pour donner préalablement une idée générale de la succession des mouvemens du cœur, nous supposerons par la pensée cet organe au repos, ou, ce qui revient au même, nous déterminerons les phénomènes qui résultent de l'abord d'une égale quantité de sang arrivant en même temps à l'oreillette droite par les veines caves, et à l'oreillette gauche par les veines pulmonaires.

D'abord, les oreillettes se dilatent simultanément pour recevoir le fluide; avec cette action doit coïncider la contraction des ventricules, qui chassent dans les artères celui qu'ils contenaient. Les oreillettes venant à se contracter à leur tour, elles poussent le sang dans les ventricules, qui alors se dilatent.

Le résultat de cette double action est un antagonisme successif et continuel entre la systole et la diastole des oreillettes et des ventricules. Mais, dans l'étude de ces actions opposées, une question préjudicielle se présente : Les deux mouvemens du cœur sont-ils également actifs, ou n'y a-t-il d'actif que la systole, tandis que la diastole ne serait que le résultat passif de la dilatation des cavités du cœur par l'abord du sang qui y afflue?

Que la systole des cavités du cœur soit leur mouvement actif essentiel, l'observation physiologique et la structure anatomique sont d'accord à cet égard? Mais en est-il de même de la diastole?

La plupart des auteurs ont cru que ce mouvement absolument passif était produit par l'abord du sang des veines. Dans cette hypothèse, au lieu que les parois du cœur puissent être agens de diastole, elles ne sont plus qu'une cause de résistance à vaincre; d'où il suit qu'à la somme de force qui fait circuler le sang dans les veines, il faut en ajouter une nouvelle pour produire la dilatation des oreillettes. Nous disons plus spécialement la dilatation des oreillettes; car celle des ventricules peut être ou produite ou aidée par la contraction auriculaire. Cette question est difficile à résoudre, si l'on considère que déjà l'on n'a que des données très vagues sur la force motrice dans les veines.

D'après M. Parry, elle aurait pour cause principale la pression ambiante. M. Poiseuille a prouvé expérimentalement l'ancienne opinion, niée par Bichat, que la circulation veineuse, sinon comme cause unique, au moins comme un puissant auxiliaire, était due à l'impulsion des veinules vers les troncs, ou *vis à tergo*, produite par le ventricule aortique et les artères, et qui se prolonge à travers les capillaires jusque dans les veines. Nous négligeons de tenir compte ici de la contraction des veines et des mouvemens des milieux organiques dans lesquels elles se trouvent.

Mais n'y a-t-il point dans l'oreillette elle-même une cause de l'afflux du sang des veines? Bichat, croyant à la dilatation active des cavités du cœur, arguait de ce que l'on a observé de tout temps sur le cœur extrait de la poitrine d'un animal vivant, et qui continue à vide son double mouvement de systole et de diastole. Ce dernier surtout est tellement énergique que, dans les premiers momens, l'organe posé sur une table saute en quelque sorte par l'effet de la résistance du plan qui le supporte.

D'une autre expérience répétée par plusieurs physiologistes, il résulte que la veine cave inférieure étant coupée sur le vivant à quelque distance du cœur, les corps légers ou les fluides présentés à son orifice sont fortement aspirés par l'oreillette qui continue à se dilater. De ces faits, il semblerait résulter que la dilatation active, prouvée physiologiquement, ne pourrait guère être niée dans l'état actuel de la science. Toutefois nous n'admettons pas cette opinion, qui répugne également à l'induction tirée de la structure anatomique et à la théorie générale du raccourcissement des fibres en contraction. La cause à laquelle on pourrait attribuer ce phénomène, nous paraît devoir être une double propriété physique; d'abord la pression ambiante,

cause nécessaire d'afflux, aussitôt la vacuité de l'oreillette; puis l'élasticité, commune au tissu jaune, avec lequel celui des oreillettes en particulier offre quelque ressemblance. Cette dernière hypothèse, au reste, paraît assez probable, quand on considère avec quelle facilité un cœur frais résiste à la pression, et reprend sa forme lorsqu'il est abandonné à lui-même. Ce fait est souvent peu sensible chez les sujets humains dont la plupart ont succombé à un long affaiblissement; mais il est très remarquable sur les cœurs des animaux tués, et sur ceux des hommes frappés de mort violente.

Une autre question se présente, qui a donné lieu dans le siècle dernier à de longues discussions parmi les anatomistes; c'est de déterminer la forme du cœur en contraction; la cause et la direction de ses battemens.

Harvey avait cru observer que le cœur, dans l'instant de sa contraction, augmentait un peu de longueur, en diminuant de volume dans les deux autres dimensions. Schelingius, Borelli et Winslow professaient la même opinion. Le dernier cherchant à interpréter ce fait, par ce qu'il savait de la structure du cœur, l'attribuait aux fibres plus ou moins transversales, selon lui les plus nombreuses, et dont la constriction neutralisant l'effet des fibres longitudinales, produisait l'alongement. Lower, Sténon, Vieussens, croyaient au contraire que le cœur en contraction se raccourcissait. Hunaud affirme avoir toujours vu cet effet dans les vivisections. Bassuel essaya de le prouver par des expériences; mais les argumens de part et d'autre parurent si peu concluans, que l'Académie des Sciences, invitée à juger le différend, n'osa pas prononcer. Le motif principal en faveur de l'alongement consistait dans ce fait, que le cœur, en mouvement, vient frapper derrière le cartilage des côtes. Sénac, avec sa perspicacité ordinaire, expliqua ce phénomène par un double effet de déplacement et d'alongement *à tergo* dû instantanément à plusieurs causes. Il suppose que ce battement coïncide avec la réplétion des oreillettes qui, trouvant un point d'appui en arrière, soulèvent la pointe du cœur en sens inverse, tandis que le redressement des gros vaisseaux, produit en même temps par la contraction des ventricules, concourt au même mouvement.

Depuis que les vivisections sont devenues si communes, chacun a pu voir, comme Hunaud, que les ventricules en contraction diminuent suivant leurs trois dimensions. Également, au point de vue de l'induction anatomique, la connaissance plus approfondie de la structure du cœur, qui montre toutes les fibres, tant des oreillettes que des ventricules, se resserrant en commun vers les orifices auriculo-ventriculaires et artériels, leurs points d'attache, ne permet pas de douter du rétrécissement alternatif des ventricules et des oreillettes en contraction.

De tout ce qui précède, il résulte: 1° que les deux oreillettes agissent simultanément, et qu'il en est de même des deux ventricules; 2° que la contraction des oreillettes répond à la réplétion des ventricules, et *vice versâ*, leur réplétion à la contraction de ces derniers, de sorte qu'il y a un antagonisme d'action perpétuel entre les deux portions veineuse et artérieuse du cœur; 3° la direction de ces deux espèces de mouvemens est inverse, les oreillettes se contractant en bas pour se vider dans les ventricules, tandis que ces derniers se resserrent de bas en haut vers les orifices artériels, les zones fibreuses intermédiaires servant de point d'appui commun.

L'épaisseur du tissu musculaire est partout en rapport avec la résistance à vaincre. Les oreillettes qui envoient le sang tout auprès dans les ventricules n'ont que des parois très minces; la gauche est un peu plus épaisse que la droite, disposition dont on a cru reconnaître la cause dans la nécessité de résister au reflux du sang du ventricule gauche plus fort que le droit. Les ventricules qui chassent le sang très loin par les artères sont beaucoup plus forts que les oreillettes. La portée si différente de leur action explique l'inégalité d'épaisseur des deux ventricules pulmonaire et aortique.

D'après tout ce que nous avons dit de la structure du cœur, il est évident que si l'examen de cet organe peut laisser encore quelque chose à désirer, du moins la résultante moyenne des forces de ses cavités offre un tableau assez complet pour en comprendre le mécanisme. C'est donc sur la texture du cœur, comme point de départ, que nous appuierons ce que nous allons dire des mouvemens en particulier.

Action du cœur droit.

Action de l'oreillette droite. Le sang arrive à l'oreillette droite par l'ensemble des forces que nous avons énumérées plus haut. Son injection dans cette cavité peut être facilitée par les anneaux musculaires de Valœus, qui environnent l'embouchure des veines caves; la cavité de l'oreillette se remplit et se distend. Dans l'animal vivant, elle prend une coloration violette due à la transparence de ses parois. La contraction de l'oreillette a pour point d'appui la zone de sa base. L'action principale est produite par les anses qui décrivent toute sa circonférence, et qui rapprochent le fond de l'oreillette de l'orifice ventriculaire. Les colonnes qui forment les muscles pectinés, en concourant à cet effet, paraissent devoir aussi commencer à triturer le sang; mais quelle peut être l'action isolée de l'auricule, et pourquoi forme-t-elle une cavité accidentelle? Cette question est absolument insoluble; il en sera de même pour l'auricule gauche. Au reste, le rétrécissement de l'oreillette en pressant sur le fluide, le force à se présenter aux différentes ouvertures. Les deux veines caves environnées par les fibres de l'oreillette même doivent se trouver un peu allongées et rétrécies d'autant. La supérieure résiste par le poids de sa colonne sanguine, mais pas assez pour empêcher un reflux qui, dans les cas de rétrécissement des valvules triglochines, produit la pulsation des veines jugulaires ou *le pouls veineux*. La veine cave inférieure et la veine coronaire sont un peu protégées contre le reflux par leurs valvules; toutefois la position de la valvule d'Eustachi, qui forme le segment inférieur de l'orifice très bien appropriée pour diriger le sang dans le fœtus vers le trou de Botal, semble dans l'adulte bien mieux disposée pour s'opposer au reflux provenant du ventricule en contraction, si toutefois ce reflux est possible dans l'état ordinaire.

Quoi qu'il en soit de ces aberrations, nous avons vu que la résultante de la contraction de l'oreillette était de diriger la colonne sanguine vers l'orifice ventriculaire. Les valvules de ce dernier forment un entonnoir incliné vers la cloison ; de sorte que c'est en frappant sur cette paroi que le sang arrive dans le ventricule. La valvule gauche, tendue au-dessus de l'infundibulum de l'artère pulmonaire, empêche le sang de pénétrer dans ce vaisseau.

Action du ventricule droit. D'après tous les physiologistes, le sang chassé de l'oreillette dans ce ventricule le distend ; les parois de cette cavité réagissent de bas en haut sur le fluide qui

soulève et développe les valvules triglochynes; mais ces replis ne suffisant pas à former complétement l'orifice, une faible portion du liquide reflue dans l'oreillette droite, tandis que la plus grande partie s'engouffre dans l'infundibulum de l'artère pulmonaire, chasse devant elle et rabat contre les parois du vaisseau les valvules sigmoïdes , et pénètre au-delà dans l'artère elle-même pour être distribuée dans les poumons. Dans ce trajet, le sang veineux, assemblage jusqu'alors hétérogène de fluides différens, est mélangé par l'effet de son mouvement, par l'action plus ou moins vaguement comprise des colonnes charnues, sujet sur lequel a tant insisté Bœrhaave, et enfin, comme l'a dit Legallois, d'après nombre d'auteurs, par le choc en retour du fluide contre lui-même dans l'oreillette. Nous verrons plus loin que ce dernier effet est peu probable, lorsque l'élévation des valvules est complète; aussi Sénac n'y croit-il que pour l'instant où les valvules sont encore abaissées et le temps qu'exige leur soulèvement.

En nous portant au point de vue de la structure, il nous semble qu'on peut ajouter beaucoup à l'ensemble de la théorie des mouvemens de ce ventricule. Voici celle qui nous paraît la plus probable.

La cloison étant presque entièrement formée par le ventricule gauche, et le droit n'y concourant que par une mince épaisseur de fibres qui tapisse sa surface interne gauche, et de là s'enroule dans le tourbillon commun du côté opposé, le ventricule droit peut être, on fait, considéré comme n'ayant que deux parois réunies en un angle, qui forme le bord droit de l'organe. Dans leur contraction ces deux parois tendraient à s'appliquer de bas en haut vers la paroi gauche, formée par la cloison dont les mouvemens liés plus immédiatement à ceux du ventricule gauche formeraient pour le droit un plan convexe résistant. D'un autre côté, la direction de l'orifice auriculaire nous montre la colonne sanguine venant frapper à gauche vers la cloison. Si l'on se rappelle que le ventricule droit est formé verticalement de deux cavités séparées par une cloison aréolaire, cette colonne sanguine est reçue d'abord dans la cavité gauche, qui est un peu postérieure et tamisée dans ses colonnes charnues; puis, traversant en anse, comme un crible, la cloison aréolaire médiane, elle est reçue au-delà dans la cavité droite et antérieure du même ventricule, d'où elle se dirige d'elle-même en haut vers l'infundibulum pulmonaire, également vers l'orifice artériel de ce ventricule. Les gouttières situées au contour de l'orifice auriculaire, et qui forment un plan incliné vers l'infundibulum artériel, facilitent d'autant l'abord du sang vers les orifices. Quel est maintenant le jeu des piliers et des valvules? Les valvules ont bien évidemment pour objet et sont le relevant de fermer la communication des ventricules dans les oreillettes, pour empêcher le sang de revenir en sens inverse de son trajet primitif. Dans cette action, les tendons filiformes qui s'y insèrent retiennent la valvule chassée par la colonne sanguine, et l'empêchent de se rabattre sur les parois de l'oreillette, ce qui rendrait ces soupapes inutiles. Il est facile de voir, en coupant dans l'épaisseur d'un cœur injecté, que les valvules dans l'état de soulèvement forment un plan incliné en entonnoir de l'oreillette vers le ventricule, et laissent encore entre elles une fente ellipsoïde. Si au contraire on examine ces valvules dans un cœur vide, au travers d'une double incision faite aux ventricules et aux oreillettes, sans avoir intéressé la zone intermédiaire, les valvules paraissent s'appliquer exactement par leurs bords, ou même se dépassent. Entre ces deux états de vacuité absolue et de distension exagérée par l'injection, il est bien difficile d'apprécier si, dans la réplétion modérée de l'état de vie, ces valvules laissent véritablement un espace qui permette le reflux du sang, comme le pensent les physiologistes. Nous serions tentés de croire, ou que cet espace n'existe pas ou qu'il est fort étroit ; quelques expériences, quoique un peu vagues, tendraient à justifier cette assertion. Sénac ayant rempli d'eau les ventricules et retournant le cœur, le sommet en haut, les valvules distendues et accolées par leurs bords n'ont permis aucun écoulement. Peut-être enfin dans certains cas d'obstacle momentané à la circulation, le gonflement du cœur et l'excès de dilatation des orifices valvulaires sont-ils au nombre des causes de palpitations.

Les piliers du cœur n'étant que l'extrémité mobile de fibres, dont l'autre extrémité fixe s'insère aux zones fibreuses, dans la contraction du ventricule qui entraîne un raccourcissement des courbes, les piliers doivent se froncer, et par conséquent concourir à abaisser les valvules, effet qui produit sans interruption l'arrivée d'une nouvelle quantité de sang dans le ventricule, aussitôt qu'il s'est vidé de celui qu'il contenait. Reste à connaître l'action du tissu des valvules mêmes. Nous savons que ces valvules, tant les sigmoïdes que les triglochines, sont pourvues à leur face de sortie d'un réseau musculaire, dont l'extrémité fixe étant sur le cercle fibreux et la terminaison sur le bord mobile, doit avoir pour résultat une rétraction du repli vasculaire sur lui-même qui augmente d'autant le passage. Cette particularité de structure n'est donc qu'un petit auxiliaire à la force de prépulsion du fluide dans les deux cas. Mais si l'occlusion des valvules triglochines paraît s'expliquer complétement par la contraction du ventricule, il n'en est pas de même des valvules sigmoïdes, où l'on reconnaît bien les causes qui tendent à les ouvrir, mais non celles qui peuvent les fermer. Les physiologistes du siècle dernier admettaient, comme pouvant produire cet effet, la contraction des artères pulmonaire ou aorte. Bichat nie avec raison cette contraction ; pourtant cet effet est produit en partie, mais par l'élasticité, ce qui revient au même. Peut-être aussi pourrait-on y ajouter comme force auxiliaire la résistance et le frottement de l'arbre vasculaire du poumon. Toutefois la cause qui nous paraît la principale doit être l'aspiration du ventricule lui-même, qui, dans l'instant inappréciable qui sépare sa vacuité d'une nouvelle réplétion, doit attirer à lui les valvules, en produisant le double effet de rétablir la communication de l'oreillette et de fermer celle de l'artère ; d'où il résulterait, en remontant plus haut que le mouvement d'aspiration de l'oreillette elle-même, en même temps qu'il appellerait le sang des veines, tendrait aussi à élever les valvules ventriculaires, et par conséquent à en fermer momentanément l'ouverture.

Telle est en résumé l'idée théorique que nous nous formons de la circulation dans les cavités droites ; il est clair que chacune des cavités des deux cœurs offrant le mécanisme complet d'une pompe aspirante et foulante, la plupart des détails dans lesquels nous sommes entrés pour le cœur droit, trouveront également leur application en ce qui concerne le cœur gauche.

Action du cœur gauche.

Action de l'oreillette gauche. Cette oreillette, en se dilatant, aspire le sang des veines pulmonaires qui afflue dans sa cavité, en même temps qu'elle soulève la valvule mitrale. Le mécanisme qui force l'abord du fluide diffère peu de celui de l'oreillette droite, seulement il est probable que, à l'action du ventricule

pulmonaire et à la pression ambiante, s'adjoint une pression nouvelle, déterminée dans l'inspiration par la tension élastique de l'air raréfié contenu dans les cellules pulmonaires. La contraction de l'oreillette gauche doit s'exercer principalement par les grandes bandes verticales ou du fond vers l'orifice ventriculaire, comme le pensait Lancisi. Les fibres capsulaires postérieures complètent le mouvement dans le sens transversal. Le rapprochement des bandelettes, en resserrant les ellipses qu'elles inscrivent autour des veines pulmonaires, doit avoir pour effet de diminuer leur calibre, et de s'opposer d'autant au reflux de l'oreillette dans ces vaisseaux. La résultante moyenne de la force qui agit sur le fluide est dirigée comme celle de l'autre côté en bas et à gauche. La valvule mitrale forme également un entonnoir incliné dans ce sens ; de sorte que la colonne sanguine, à son arrivée dans le ventricule, vient frapper en dedans au milieu de la paroi externe correspondant à l'extérieur au bord gauche du cœur.

Coordination et simultanéité d'action des deux oreillettes. Elle est favorisée par la direction des deux demi-anneaux transverses de la base et par les deux faisceaux communs en sautoir de la face antérieure. La contraction de ces bandelettes sollicite l'action commune, et maintient les deux oreillettes dans une ceinture active. La conséquence est que les deux cavités tendent à se resserrer en allant l'une au-devant de l'autre, vers la cloison, dont la base, au-dessus du noyau fibreux du cœur, devient le point fixe en travers, tandis que les zones auriculaires remplissent le même office dans le sens vertical.

Action du ventricule gauche. D'après la structure de ce ventricule, il est évident qu'il forme la partie essentielle et la plus résistante du cœur. Considéré isolément, il figure un baril dont l'épaisseur, qui diminue de haut en bas, est aussi plus considérable à gauche, quoique du côté droit il continue sa courbe aux dépens de la cloison dont il envahit les cinq sixièmes de l'épaisseur. D'où il résulte que ce ventricule du côté droit supporte son congénère, qui semble n'être qu'appliqué sur lui, en quelque sorte, comme un organe accidentel ou parasite. Cette induction, tirée de la structure du cœur des mammifères, se trouve confirmée à un degré plus bas dans l'échelle animale par l'organisation des reptiles, chez lesquels un seul ventricule est à-la-fois aortique et pulmonaire.

La contraction du ventricule gauche paraît donc, au premier aperçu, devoir se faire en totalité de la circonférence vers un centre ; mais, en considérant les divers faisceaux dont il est formé, on conçoit que c'est en haut et à droite vers l'infundibulum aortique que se dirige la résultante moyenne de leur action. En effet, les fibres communes réfléchies, insérées par leurs deux extrémités aux zones fibreuses, doivent entraîner le sommet vers la base ; mais comme leur point de départ est à la zone ventriculaire droite, c'est aussi vers le côté droit que doit incliner leur action. Quant aux fibres propres, qui ont été précédentes que par une moindre longueur, elles produisent bien la constriction transversale en raison de leur direction générale, mais en dirigeant la force vers le cercle artériel, où se fixent les plus longues, et dans l'obliquité duquel s'insèrent les fibres les plus courtes, dont l'extrémité terminale se résout, chemin faisant, en colonnes charnues.

Ainsi le trajet suivi par la colonne sanguine dans le ventricule gauche doit être aussi une anse qui, de l'orifice auriculaire, descend à gauche, contourne le sommet, et remonte à droite vers la cloison pour s'engouffrer dans l'aorte. Ici comme pour le ventricule droit, les colonnes et les aréoles doivent avoir pour effet de tamiser et de mêler le sang, comme le pensait Boerhaave. C'est en vain que Sénac argue précisément des cavités gauches pour nier la fonction du tissu aréolaire cardiaque, d'établir l'homogénéité du fluide sanguin. Rationnellement le mélange intime des diverses portions de fluide très inégalement oxigénées dans les ramifications pulmonaires, comme l'a fort bien observé Legallois sur l'animal vivant, ne semble pas moins motivé que la mixtion de la lymphe, du chyle et du sang veineux dans les cavités droites.

Nous n'insisterons pas sur le mouvement de torsion du ventricule gauche déterminé par les faisceaux en spirale, et qui a excité dans le siècle dernier des débats insignifians entre les anatomistes. Si l'on se rappelle la disposition de ces faisceaux qui, du sommet, contournent deux fois le ventricule en pas de vis, pour se terminer par une insertion au cercle artériel, il est bien clair que ce mouvement, distinct à la vérité, a cependant pour effet d'exprimer le sang de bas en haut, du sommet du cœur dans l'aorte.

Coordination et simultanéité d'action des deux ventricules. La synergie d'action des deux ventricules paraît encore bien plus nécessaire que celle des oreillettes. Il serait même impossible qu'il en fût autrement, puisque le ventricule gauche se trouve tapissé en dedans par les fibres superficielles antérieures du ventricule droit, et par celles qui forment la paroi de la cloison de ce côté, tandis qu'à droite et en avant, le ventricule droit, à son tour, est formé par la continuité des fibres postérieures superficielles, communes aux deux ventricules.

La charpente fibreuse intermédiaire, point d'appui commun des deux portions veineuse et artérieuse se trouvant entraînée alternativement vers l'une et l'autre, à la contraction auriculaire correspond le battement de la pointe du cœur en avant ; et à la contraction ventriculaire, le battement de la base en arrière sur le rachis et les gros vaisseaux.

Une dernière question est de savoir quelle quantité de sang renferment les cavités du cœur dans l'état physiologique, et si cet organe, à chaque contraction, se vide entièrement de celui qu'il contient. Nous n'entrerons pas dans les longues discussions à ce sujet qui ont tant occupé les anatomo-physiologistes des deux derniers siècles. Disons seulement que la moyenne de la capacité des cavités cardiaques dans l'état normal, ne doit guère excéder trois onces de sang ; et quant à la quotité de l'expulsion, il est supposable que la contraction n'est pas assez énergique pour évacuer complètement le fluide. Les cas de dilatation du cœur, quoique à la vérité en exagérant ce phénomène, montrent néanmoins suffisamment qu'il peut rester encore beaucoup de sang dans les cavités du cœur dans l'intervalle de leurs contractions.

SECTION DEUXIÈME.

DES POUMONS.

Pulmones, des Latins, Πνεύμονες, des Grecs.

DÉFINITION.

Les poumons, organes essentiels de la respiration, sont des viscères spongieux entièrement vasculaires. Siége de la petite circulation, ils reçoivent du cœur droit le sang noir, et renvoient au cœur gauche le sang rouge, après que s'est accompli dans leur tissu le phénomène de l'oxigénation par l'intermédiaire des canaux aériens.

IMPORTANCE RELATIVE DANS L'ORGANISME.

Le poumon, organe de l'absorption aérienne, joue dans l'organisme un rôle comparable à celui de l'appareil digestif. Aussi essentiel dans son but, il satisfait à un besoin de nutrition bien autrement impérieux, et plus prochainement nécessaire à l'entretien de la vie, en ce qu'il opère sur la transformation chimique du sang, et doit agir incessamment avec une promptitude et en harmonie avec celle de la circulation elle-même. Dans l'échelle zoologique, l'appareil d'absorption gazeuse présente deux grandes modifications suivant le milieu dans lequel vit l'animal. Dans les classes inférieures où la circulation est vague, la respiration a lieu par un certain nombre de canaux ramifiés, les *trachées*, aquifères ou aérifères, qui vont partout chercher le fluide nutritif pour le soumettre à l'influence de l'air. Dans les classes supérieures, qui ont une circulation régulière, c'est au contraire le sang qui, dans son cours, vient s'offrir en partie ou en totalité au fluide gazeux en traversant un appareil spécial, dans lequel se localise la fonction respiratoire. Modifié dans sa structure suivant le milieu dans lequel il doit agir, cet organe pour la respiration aqueuse est extérieur, et prend le nom de *branchie*, dans les poissons et les têtards des amphibies ; déjà plus bas il apparaissait chez les mollusques. Chez les ostéozoaires à respiration aérienne, les reptiles, les oiseaux et les mammifères, il forme un viscère rentré, de texture vésiculaire, qui constitue le *poumon*. Ainsi, partout l'organe de la respiration, soit que le sang le traverse en partie ou en totalité, fait partie du cercle circulatoire; seulement dans les animaux à sang froid, il n'en est qu'un diverticule, la circulation, complète en elle-même, pouvant continuer un certain temps par ses voies propres sans passer par les poumons, tandis que dans les animaux à sang chaud, où la vie ne peut se maintenir que par une respiration incessante, le poumon fait lui-même partie nécessaire et obligée des voies circulatoires. Séparé, comme il est, par l'intermédiaire des deux cœurs, des extrémités de la circulation générale, le trajet de son entrée à sa sortie constitue ce que l'on nomme la *petite circulation*, complément indispensable de la première, et en vue duquel existe la dichotomie du cœur.

NOMBRE.

Au nombre de deux, l'un droit et l'autre gauche, les poumons ne forment cependant qu'un seul organe, bilobé, dont les deux grandes divisions latérales sont réunies au milieu par les gros vaisseaux, qui maintiennent entre elles l'harmonie ou l'unité de fonction.

SITUATION.

Les poumons sont situés dans la cavité thoracique, dont ils remplissent verticalement les deux moitiés, séparés l'un de l'autre par le rachis, le cœur et ses enveloppes membraneuses, le péricarde et les médiastins; de sorte que chacun d'eux se trouve renfermé dans une cavité distincte, qui n'est ouverte que dans un point pour l'entrée ou la sortie des gros vaisseaux. Circonscrits par l'enceinte de la cavité thoracique qui les protège, ils la remplissent complètement, et par conséquent ils sont la cause première de son volume, en même temps qu'ils sont limités par elle dans leur développement. En bas, les poumons reposent sur le diaphragme qui les sépare de la cavité abdominale; en haut, la cloison fibreuse, tendue entre les premières côtes, les isole des espaces celluleux du cou.

Il en résulte que ces organes contenus dans toute leur périphérie sont incapables de déplacement, et ne peuvent éprouver de déviations que concurremment avec les parois de la cavité qui les renferme. Le plan diaphragmatique, le plus mobile, est celui qui permet les aberrations les plus considérables de rétrécissement ou d'ampliation.

VOLUME.

Le volume des poumons est nécessairement dans un rapport exact avec celui de la cavité thoracique qu'ils remplissent en entier. Ce volume diminue avec celui de la cage ostéo-musculaire qui les contient, et augmente avec elle, l'un et l'autre agissant à-la-fois comme cause et effet, de sorte qu'il n'existe jamais de vide entre eux. Il y a près de deux siècles, Van Helmont avait supposé que les plèvres pulmonaires étant criblées de pores, leurs cavités formaient des sacs aériens. L'expérience la plus simple a suffi pour détruire cette opinion. En effet, il suffit, comme Haller l'a souvent démontré sur le cadavre et sur l'animal vivant, de faire une ouverture en un point quelconque des parois thoraciques, pour voir que la surface pulmonaire est toujours exactement appliquée contre la plèvre pariétale, et que ce n'est que par la pression de l'air extérieur qui s'y introduit que le poumon se trouve refoulé. C'est encore à ce grand physiologiste qu'on doit une autre expérience, qui consiste à ouvrir sous l'eau la poitrine d'un animal. Il est facile alors de voir

que le poumon continue de remplir sa cavité sans qu'aucune bulle d'air se dégage.

Le volume considérable des poumons ayant pour effet une respiration très étendue est une des causes de vigueur et surtout de volume musculaires. C'est par conséquent la condition organique fondamentale du tempérament sanguin athlétique. Les différences de volume se rapportent à plusieurs conditions: 1° les états opposés d'*inspiration* ou d'*expiration*, constituant l'ampliation ou le rétrécissement fonctionnels; variables dans les individus suivant l'étendue des organes eux-mêmes et la liberté de la respiration. 2° L'*âge*: indépendamment des différences que présentent ces organes avant ou après la naissance, les poumons à l'état sain se dilatent proportionnellement beaucoup plus dans la jeunesse que dans l'âge adulte, et surtout dans la vieillesse. 3° L'*état pathologique*: (*a*) toutes les maladies qui ont pour effet une augmentation de volume dans la cavité abdominale, l'ascite, les maladies du foie, divers kystes, et même la grossesse, produisent le soulèvement du diaphragme et le refoulement des poumons de bas en haut. Ainsi on a vu le foie hypertrophié remontant jusqu'à la hauteur de la deuxième côte. (*b*) Les affections qui ont leur siège dans la poitrine: celles du cœur, hyperthrophie, hydro-péricarde, les anévrismes de l'aorte, etc., en faisant l'effet de corps étrangers, repoussent les poumons de dedans en dehors vers les parois thoraciques. Quant aux maladies des poumons eux-mêmes et des plèvres, l'hydro-thorax diminuant peu à peu le volume du poumon finit par accoler contre le rachis cet organe, réduit à une masse celluleuse de l'épaisseur de la main. Toutefois dans certains cas, cet organe lui-même, n'ayant pas participé à la phlogmasie pleurétique, sa structure était si peu modifiée qu'il n'en était pas moins perméable à l'air, et qu'il a suffi de l'insufflation pour lui rendre son volume normal. Dans ces cas, le poumon aplati ne servant plus à la respiration, celui du côté opposé, obligé d'y suffire à lui seul, devient emphysémateux, dilate les parois de la poitrine de son côté, et repousse les médiastins vers le côté malade. Dans les pneumonies chroniques, le lobe inférieur du poumon étant ordinairement induré, le lobe supérieur emphysémateux soulève le diaphragme fibreux cervical; enfin chez les sujets rachitiques, il n'est pas rare que, par suite des gibbosités, l'un des poumons se trouvant atrophié, l'autre n'acquière par compensation un volume exagéré. En dernier résultat, dans l'état pathologique comme dans l'état sain, les parois de la poitrine, tendant toujours à s'appliquer exactement sur les poumons ou sur le liquide épanché, le côté malade d'un poumon emphysémateux se dilate, augmente d'étendue à la longue par l'allongement des côtes et l'élargissement des espaces intercostaux, tandis que dans les cas d'atrophie du poumon, de cavernes cicatrisées ou d'adhérence après un épanchement longtemps continué, la paroi thoracique en regard s'affaisse par l'aplatissement des côtes et leur rapprochement.

COULEUR.

La couleur des poumons, si variable en raison de l'âge, du genre de mort et des maladies, est tellement difficile à déterminer, que beaucoup d'anatomistes n'ont dit à son sujet que des choses vagues, et que, dans la plupart des ouvrages iconographiques coloriés, les artistes n'ont pas su la rendre avec vérité. C'est que, même dans l'état sain et en copiant d'après nature, par les moindres circonstances physiologiques ou cadavériques, il est possible de représenter plusieurs poumons avec des teintes de coloration très différentes. La nature des fluides contenus dans les vaisseaux ou infiltrés, le mode de leur répartition et le mélange proportionnel de l'air sont les causes de ces différences.

Pour comprendre les nuances fugitives de coloration des poumons, il faut en considérer le tissu sain à l'état de vacuité. Chez le fœtus avant la naissance, le poumon, dense, est d'un rouge-brun clair. Dans l'enfant nouveau-né qui a respiré, cet organe, dilaté par l'air, est d'une couleur fauve rosée. Cette coloration, dont le poumon de veau exsangue donne pour ainsi dire le type, est aussi celle du poumon de l'homme dans la jeunesse. Toutefois elle ne se présente dans la totalité du viscère que chez les sujets morts d'hémorrhagie ; ordinairement elle n'existe que par intervalles, surtout en avant et vers le sommet.

Partout ailleurs, en raison du sang contenu, la surface du poumon est plus ou moins marbrée de taches brunes ou d'un rouge vif, qui s'observe principalement en arrière et à la base de ces organes. Bichat attribue ce résultat au décubitus habituel des cadavres en supination ; mais quelques anatomistes modernes pensent que cette injection se produit avec l'extinction de la circulation. Dans ce cas même, il nous semble que la position du corps de l'agonisant en serait encore la cause principale.

A mesure que l'individu avance en âge, le poumon prend un aspect grisâtre et azuré, et se trouve émaillé de taches noires souvent très abondantes dans des organes dont le tissu est d'ailleurs très sain. Ces taches commencent dans les angles qui résultent de l'adossement des lobules, et se continuent entre eux par des stries linéaires, de manière à inscrire nettement leur délimitation extérieure. Ce n'est qu'en se réunissant qu'elles forment les larges plaques qu'on observe chez les vieillards. En écartant les lobules, on voit qu'elles existent également dans le tissu cellulaire séreux qui les sépare, dans la profondeur de l'organe.

Cette matière noire est la même qui imprègne les ganglions bronchiques et les crachats muqueux que beaucoup de personnes rendent le matin. A la surface du poumon, elle est placée sous la membrane séreuse : elle s'enlève assez facilement en râclant avec le scalpel. Laennec la croit différente de la matière mélanique. La raison sur laquelle il se fonde est que qu'une goutte de matière noire pulmonaire qu'on laisse sécher sur le doigt se détache difficilement par le lavage, tandis que la matière de la mélanose disparaît aussitôt. Cependant M. Cruveilhier, qui appelle ces taches mélaniques, paraît les assimiler à la mélanose proprement dite.

Le mélange des diverses colorations des portions de poumons exsangues et d'un fauve rosé, de celles engorgées de sang, dont la couleur varie du brun au rouge vif, des infiltrations séreuses grisâtres, et des taches noires ou azurées de matière mélanique, constitue cet aspect varié qui rend la couleur des poumons si difficile à reproduire.

POIDS.

Les poumons doivent être considérés sous le double rapport de leur pesanteur spécifique et absolue.

1° *Pesanteur spécifique.* Beaucoup moindre que celle de tous les organes, elle est même inférieure à celle de l'eau. Cette légèreté spécifique, qui tient à la présence de l'air dans le tissu pulmonaire, est cause que ces organes surnagent plus ou moins

au-dessus de l'eau. Un poumon fortement insufflé ressort presque entièrement de la surface du liquide qui le supporte ; un poumon entièrement privé d'air, par la pression lente d'un hydro-thorax, tombe au fond de l'eau comme tous les autres organes.

2° *Pesanteur absolue.* Elle établit le rapport entre le poids réel de l'organe comparé à celui du corps dans son entier. Dans l'adulte, la pesanteur absolue des deux poumons médiocrement affaissés excède rarement deux livres et demie. C'est donc à tort que Meckel, d'après quelques auteurs, a fixé ce poids à quatre livres. Il est probable que dans les cas qui ont servi à l'expérimentation, il y avait induration ou au moins congestion pulmonaire. Le rapport avec la pesanteur du corps est environ, terme moyen, comme un est à cinquante. Chez l'enfant nouveau-né, avant qu'il ait respiré, le rapport est de un à cinquante-deux, d'après Schmidt, et un à quarante-neuf, d'après Chaussier ; nous citons de préférence ces auteurs, qui ont fait un grand nombre d'expériences : terme moyen, un à cinquante, le même que dans l'adulte. Après la respiration chez le nouveau-né, le rapport est de un à quarante-deux (Schmidt), ou de un à trente-neuf (Chaussier) ; terme moyen, un à quarante. La différence est évidemment causée par l'introduction de l'air et d'une plus grande quantité de sang dans ses vaisseaux. Dans ce cas néanmoins, quoique la pesanteur absolue soit double, la pesanteur spécifique est beaucoup plus faible, vu la dilatation considérable de l'organe, dont le volume, après la respiration, devient environ le triple ou le quadruple de ce qu'il était avant que l'air ne s'y fût introduit.

L'appréciation de la pesanteur absolue ou spécifique est d'une haute importance en médecine légale, pour déterminer si l'enfant nouveau-né a ou non respiré ; et dans les cas d'asphyxie, pour prononcer sur la cause de mort. Lorsque, a lieu l'asphyxie par le charbon, la strangulation ou l'immersion dans l'eau, le poumon engorgé par une grande quantité de sang noir prend une pesanteur absolue très considérable, et que nous avons vu atteindre entre six et sept livres chez une femme asphyxiée par le charbon. Quant à ce qui concerne l'enfant nouveau-né, nous verrons plus tard que les divers modes de docimasie pulmonaire, soit hydrostatique, soit par la balance, quoique fournissant des renseignemens précieux, pourraient néanmoins induire en erreur ; un poumon en totalité et en partie pouvant surnager, et même contenir de l'air ou des gaz, quoique l'enfant n'aie pas respiré, et dans le cas inverse, à un examen superficiel, pouvant conserver en apparence sa densité première et sa pesanteur absolue, même après qu'un enfant aurait respiré et crié.

DENSITÉ ET PERMÉABILITÉ.

Avant la naissance, le poumon offre l'aspect d'un corps solide, mou et rénitent. Complétement évacué d'air par la pression d'un hydro-thorax, dans les cas rares où la texture de cet organe n'est pas altérée, il est dur, élastique, résiste fortement à la pression, et présente à la coupe la structure serrée d'un tissu aréolaire et comme feutré. C'est que, dans cet état, le poumon ne se compose en réalité que d'une masse compacte de vaisseaux aplatis, et dont les parois accolées lui donnent l'aspect de rubans ou de filamens déliés entrelacés. Nous avons vu que dans ce cas le poumon, s'il est intact, reprend immédiatement tout son volume par une insufflation lente et prolongée.

Résistance à la pression et à la distension. Dans l'état ordinaire cadavérique, le poumon sain, image de ce qu'il est dans l'homme vivant après l'expiration, est mou, crépitant, d'un aspect bosselé, et présente une surface inégale, les sommets d'un grand nombre de ses lobules offrant par la dilatation de leurs cellules l'aspect d'une lame fine, tandis que d'autres sont mates et déprimés. Dans cet état, le poumon renferme encore une masse d'air considérable; par la pression sur une surface plane, on ne peut en évacuer qu'une faible partie, celle qui se trouve dans les gros vaisseaux aériens et leurs ramifications principales; mais l'air contenu au-delà s'y maintient sans qu'il puisse en être exprimé ni par une forte compression, ni par l'aspiration de la machine pneumatique: effet qui semble s'expliquer de lui-même par l'accolement des parois des vaisseaux aérifères de médiocre calibre. Cette pression continuée fait entendre dans toute l'étendue du poumon un petit bruit sec comparable au *cri de l'étain*, et connu sous le nom de *crépitation*. Si on en observe l'effet sur un point déterminé, on voit qu'il est dû à des déchirures locales peu étendues, qui donnent lieu à des agglomérations de bulles d'air constituant l'emphysème du tissu cellulaire. Cette résistance du poumon à la pression, ou, en d'autres termes, à la distension de son tissu par l'air, exprime sa force physique de cohésion, probablement bien supérieure encore dans l'état de vie.

La résistance cadavérique de ces organes à la pression extérieure, ou de dehors en dedans, donne l'idée de l'effet opposé de dedans en dehors, ou la *résistance à la distension par l'air*. Dans l'insufflation artificielle par un soufflet à double soupape au travers d'un robinet métallique adapté à la trachée artère, après avoir porté outre mesure l'ampliation de l'organe enflé comme un ballon, on est surpris de la force considérable qu'il faut ajouter de nouveau pour parvenir à déchirer le tissu et produire l'emphysème. Nous supposons que, dans cette expérience, on a agi méthodiquement et avec lenteur; car si l'on brusque par un coup sec la pression sur les branches du soufflet, on détermine immédiatement, avec la dilatation de l'organe, l'emphysème sur quelques points. Cette résistance du poumon, si nécessaire dans l'état physiologique, et sans laquelle il surviendrait presque toujours des déchirures dans le phénomène de l'effort, prouve le peu de danger qu'il y a à pratiquer l'insufflation artificielle dans les cas d'asphyxie.

ÉLASTICITÉ.

Le tissu complexe du poumon, dans son ensemble, jouit d'une élasticité très remarquable. Cette propriété, si nécessaire lui tient lieu de la contractilité musculaire dont il est privé, en dehors des ramifications aériennes. C'est en vertu de son élasticité que le poumon distendu par l'air revient sur lui-même. Il est facile de concevoir que cette force, qui s'exerce molécule sur molécule, était la seule convenable pour exprimer des plus petites cellules l'air qui n'aurait pu en être chassé par une contraction vitale, sans charger cet organe d'un poids et d'un volume de fibres musculaires, dont la présence l'aurait inutilement alourdi, en diminuant beaucoup sa capacité aérienne.

Pour mettre en jeu l'élasticité du poumon, il suffit de le distendre par l'insufflation, et ce viscère abandonné à lui-même se vide d'abord avec force, puis graduellement jusqu'au point où la force se trouvant épuisée, le poumon se rapproche sur le cadavre à cet état spongieux moyen qui doit représenter, à-peu-près, pendant la vie, l'effet de l'expiration.

CONFIGURATIONS, DIVISIONS, CONNEXIONS.

La forme des poumons est celle d'un conoïde irrégulier, aplati en avant, obtus en arrière, très large en dehors, excavé en dedans, dont la base s'appuie en bas, et dont le sommet est tourné en haut.

Le volume et la forme des deux poumons présentent quelques différences. Le poumon droit, moins haut que le gauche, est plus épais de dedans en dehors; le poumon gauche, le plus long, est principalement rétréci dans son diamètre transverse par l'excavation qui reçoit le cœur. Le diamètre antéro-postérieur est le même pour tous les deux.

Les poumons, qui déjà nous ont donné l'idée d'un seul organe bilobé ou dichotomique, se subdivisent de nouveau. Le droit est formé de trois lobes, supérieur, moyen et inférieur. Le poumon gauche n'est formé que de deux lobes, supérieur et inférieur. Les lobes sont séparés jusqu'à leur racine par de vastes sillons nommés *scissures interlobaires*. La racine des lobes est en dedans, à l'entrée des gros vaisseaux, occupant le tiers moyen des poumons de haut en bas, et sensiblement leur partie moyenne d'avant en arrière. C'est cette racine que nous considérons comme leur point de départ ou leur naissance, vu que c'est par elle que l'organe pulmonaire se rattache au cœur et à la circulation générale, l'extrémité opposée ou périphérique des poumons, d'une importance secondaire, variant ensuite de forme et de volume dans l'homme et les animaux, d'après la configuration du thorax et les divers besoins de l'organisme.

La racine des divers lobes pulmonaires est par le fait un angle plan, mousse qui vient s'offrir pour l'entrée et la sortie des gros vaisseaux. Au-dessus ou au-dessous de cet angle, les lobes supérieurs et inférieurs présentent un développement qui forme la portion correspondante de la face interne des poumons de haut en bas et d'avant en arrière. Sur la périphérie, les lobes *supérieurs* ne s'étendent en arrière qu'au septième supérieur de la hauteur du poumon droit, et au quart de la hauteur du poumon gauche. En avant, ces lobes forment les trois quarts de la hauteur du poumon gauche, et la moitié seulement de celle du poumon droit. Les lobes *inférieurs* occupent en arrière les six septièmes de la hauteur du poumon droit, et les trois quarts de celle du poumon gauche. En avant l'un de ces lobes forme le quart inférieur du poumon gauche, et l'autre se termine en bas sur la face externe du poumon droit. Le lobe *moyen* de ce poumon, très mince sur la face interne, s'élargit en triangle à sa périphérie, et vient former en avant son extrémité inférieure.

De ce que nous venons de dire du développement proportionnel des lobes sur les faces des poumons, il résulte que les grandes scissures interlobaires sont dirigées obliquement de haut en bas, et d'arrière en avant, sur le contour, et de dehors en dedans vers leur racine; que ces lobes, arrondis à leur périphérie se correspondent par des surfaces planes. Sur les bords libres, ils s'amincissent, et se terminent par des angles mousses. Le lobe moyen droit naît entre les deux autres par un angle plan aigu.

La surface des lobes pulmonaires est entrecoupée par un très grand nombre de stries ou de lignes celluleuses déprimées, plus ou moins tachetées de noir, comme nous l'avons dit plus haut. Les plus apparentes de ces lignes, verticales ou transversales, sont dirigées obliquement; d'autres coupent les premières sous des angles variés, de manière à inscrire par leurs entre-croisemens des polyèdres irréguliers à trois, quatre, cinq et six côtés, mais où domine plus généralement la forme pentagonale. Ces polyèdres, dont l'étendue varie de trois à six ou huit lignes, constituent la saillie périphérique des *lobules*, première subdivison des lobes. Ils se présentent partout à la surface des poumons, même sur les plans interlobaires.

Dans quelques points, par l'écartement du tissu cellulaire, les lignes plus prononcées forment des sillons ou *scissures interlobulaires*. On en rencontre au milieu des lobes, qui se terminent vaguement par leurs extrémités ; mais plus communément elles naissent à quelques distances des bords, sur lesquels elles viennent se perdre. La saillie des lobules terminaux et les étranglemens formés par leurs lignes de séparation donnent aux bords libres et amincis des poumons l'apparence frangée qui les caractérise.

On distingue aux poumons une surface périphérique demi-circulaire ou costale, improprement nommée *face externe*, une face interne ou médiastine, plano-concave ; deux bords antérieur et postérieur, une base et un sommet.

Surface demi-circulaire ou costale. Circonscrite par le thorax dont elle revêt la forme, elle se compose de trois courbes différentes. Légèrement aplatie en avant, elle est en rapport avec les cartilages et l'extrémité antérieure des côtes. En dehors, où elle forme un segment d'une circonférence plus grande, elle est en contact avec la portion la plus élargie de côtes. En arrière, la courbe des poumons inscrit une demi-circonférence très petite correspondant aux gouttières dorso-costales, dans lesquelles ces organes sont reçus. La surface costale des poumons est coupée par les grandes scissures interlobaires ; celle qui sépare le lobe moyen du lobe supérieur droit, est beaucoup moins oblique que les deux autres.

Face interne ou médiastine. Elle forme le plan antéro-postérieur, par lequel se correspondent les poumons. Elle se divise de haut en bas, en trois portions. La supérieure, plane, constitue la face interne du lobe supérieur gauche, et appartient en commun aux lobes supérieur et inférieur droits, séparés par leur scissure. Cette face est creusée de petites excavations, dans lesquelles sont reçus les gros vaisseaux et le sommet des oreillettes. La portion moyenne est occupée par les racines lobaires, lieu d'entrée et de sortie des gros vaisseaux, et présente à cet effet une dépression moyenne. La portion inférieure est seulement en rapport avec le cœur ventriculaire qu'elle circonscrit latéralement. Les deux poumons pour loger cet organe sont creusés d'une excavation, très profonde sur le poumon gauche : ils le revêtent sur les côtés, un peu en arrière, et presque entièrement en avant.

La face interne du poumon répond en arrière au feuillet de la plèvre, dit médiastin postérieur, et par l'intermédiaire de ce dernier à la colonne vertébrale et aux parties qu'elle supporte : dans toute la hauteur, l'aorte descendante, l'œsophage, le canal thoracique, la veine azygos ; en haut seulement, la trachée artère et ses ganglions, puis la crosse de l'aorte, les gros vaisseaux qui en naissent et la veine cave supérieure ; au milieu, la portion auriculaire du cœur et les vaisseaux qui y affluent ; en bas, la veine cave inférieure et les piliers du diaphragme. En avant, la face interne des poumons est en contact avec le médiastin antérieur, le péricarde et les vaisseaux diaphragmatiques. Dans le fœtus, la partie supérieure du médiastin loge un organe temporaire, le thymus, dont il n'existe plus que des vestiges chez l'homme.

Bord antérieur. Très mince et formé par les derniers lobules

terminaux, il est incliné de haut en bas et de dedans en dehors, en formant autant de grandes courbes qu'il y a d'extrémités de lobes, trois à droite, deux à gauche ; en sorte que les deux poumons insufflés s'accolent au-dessus du cœur avec l'intermédiaire du médiastin. En regard de cet organe viennent aboutir les deux grandes scissures, et les deux lobes gauches forment un retrait ; ainsi, le cœur au-devant duquel se trouve un intervalle médian, peut dans ses mouvemens écarter les lobes des poumons de chaque côté. Au-dessous de ce viscère sur le diaphragme, le lobe inférieur gauche revient en avant derrière les cartilages des côtes, de sorte que dans ses battemens, la pointe du cœur répond à l'angle rentrant interlobaire gauche.

Bord postérieur. Sous cette dénomination, les auteurs modernes ont compris la face postérieure dorso-costale du poumon ; pour nous, le bord postérieur est l'angle mousse incurvé de la face postérieure sur la face interne. Il est en rapport avec la colonne vertébrale et les cordons du grand sympathique par l'intermédiaire du feuillet de la plèvre réfléchie, qui se continue sous le nom de *médiastin postérieur.*

Base. Appuyée de chaque côté sur l'une et l'autre voussure du diaphragme, elle se moule en creux sur leur convexité ; de sorte que les deux poumons, considérés comme un seul organe, sont plus longs à la périphérie, où ils pénètrent dans l'intervalle du diaphragme et des côtes, et plus courts par leurs faces internes adjacentes, correspondant au sommet de la voûte du diaphragme. Ainsi leur courbe transversale inclinée de haut en bas et de dedans en dehors, s'étend du sixième cartilage costal au milieu de la huitième côte, correspondant en arrière de la neuvième apophyse épineuse dorsale à la onzième.

La courbe antéro-postérieure s'étend du sixième cartilage costal à la douzième apophyse épineuse dorsale, avec une différence de niveau correspondant à la hauteur de trois corps de vertèbres. L'excavation de la base du poumon droit, qui reçoit la courbe du foie, est plus profonde que celle du côté gauche. Cette base aussi est beaucoup plus large, et s'inscrit dans un plan irrégulièrement demi-sphérique. La base du poumon gauche, plus plane et moins épaisse, décrit la forme d'un croissant, dont les deux extrémités débordent le cœur en avant et en arrière. La circonférence de la base, amincie en angle pour s'enfoncer dans le sillon circulaire intercosto-diaphragmatique, se termine par un bord périphérique mince et frangé, formé lui-même par les lobules terminaux.

Il résulte de ce que nous venons de dire que les poumons sont beaucoup plus longs en arrière et latéralement qu'en avant. Au point de vue de l'auscultation, on conçoit qu'il n'y a de bonnes indications à en tirer qu'au-dessus de la dixième côte en arrière, de la septième sur les côtés, et de la cinquième en avant. Toute la portion du viscère située plus bas, n'étant formée que par les prolongemens du contour de la base trop minces pour influer sur la qualité du son. Les rapports du foie et des poumons, séparés seulement par l'interposition du diaphragme, expliquent les perforations avec adhérence, établissant la communication de l'un de ces viscères dans l'autre, et la possibilité de l'évacuation par les bronches du liquide renfermé dans les kystes ou les abcès du foie.

Sommet. Le poumon se termine en haut par un sommet obtus. Logé sous la voûte du diaphragme fibreux cervico-thoracique, il repousse vers le cou cette membrane dans l'inspiration, et vient, en refoulant le tissu cellulaire, former derrière la clavicule une saillie assez visible chez certains sujets, pour que l'on puisse suivre à l'œil les mouvemens respiratoires en ce point. L'exhaussement exagéré du sommet du poumon, qui s'étend jusqu'à un pouce ou un pouce et demi, nous a paru coïncider avec son état emphysémateux. Il constitue dans ce cas une sorte de cône surajouté, dont la base est inscrite par une gouttière d'étranglement, résultat de la pression de la première côte. Chez les jeunes sujets, où le poumon est sain, la cloison fibreuse ayant conservé sa résistance, le sommet de l'organe forme une courbe parabolique continue.

CAPACITÉ PULMONAIRE.

Sous ce nom, il faut entendre la somme des espaces vasculaires que renferme le poumon, et qui sont remplis en partie par le sang, en partie par l'air : de là deux sortes de capacités, *sanguine* et *aérienne*. Le volume absolu du poumon donne l'ensemble de ces deux sortes de capacités, plus l'épaisseur du tissu même; leur rapport doit être nécessairement toujours relatif dans un même organe. Dans l'état actuel des connaissances, il n'y a, pendant la vie, aucun moyen d'apprécier la capacité sanguine des poumons ou de la petite circulation, pas plus qu'il n'y en a de connaître la somme de la circulation générale. Dans le cadavre, on peut, à la vérité, déterminer, par le volume d'injection, la capacité des principales ramifications vasculaires; mais cet élément n'est encore que très vague par l'impossibilité de remplir en totalité les capillaires du poumon.

La capacité aérienne, au contraire, est facile à déterminer dans l'état de vie, au moins entre les deux extrêmes, de l'inspiration et de l'expiration ordinaire ou forcée. Comme cet élément de la question coïncide nécessairement avec une réplétion proportionnelle de l'appareil sanguin, et que la somme des deux, sauf l'intensité d'innervation, a pour conséquence la proportion de l'hémastose dans un sujet donné, il nous suffira de reconnaître l'un des rapports de cette question triple pour pouvoir suffisamment apprécier les deux autres.

Capacité aérienne pulmonaire. L'évaluation de la quantité d'air contenue dans les poumons offre, pour les résultats obtenus, la plus grande discordance entre les anatomistes qui s'en sont occupés, non seulement d'après le plus ou moins de développement du thorax des individus qui ont été le sujet des observations, mais aussi par le mode d'expérimentation qu'ils ont employé.

Le moyen le plus ordinaire, le plus simple, et peut-être aussi le plus vrai, consiste à tenir compte du volume d'air expiré après une inspiration soit ordinaire, soit exagérée, en proportionnant à cette dernière le degré de l'expiration. L'examen fait par Daniel, de l'ampliation et du rétrécissement de la poitrine, dans l'air ou sous l'eau, est vague ou tout-à-fait illusoire par l'insignifiance des moyens de mensuration. Le seul procédé efficace consiste à inspirer l'air enfermé dans une vessie d'une capacité connue, et à l'expirer, sous un appareil pneumatique, dans un vase gradué.

Mais indépendamment de ces données sur l'air en quelque sorte libre, ou sur la quantité inspirée ou expirée dans une respiration, il reste encore dans les poumons, après l'expiration, même quand elle a été portée le plus loin, un volume d'air considérable, et dont il est impossible de les priver en tota-

lité, même par le vide, sans la machine pneumatique. Son appréciation a également donné lieu à quelques expériences, mais dont les résultats sont encore bien moins satisfaisans, par l'impossibilité de savoir pour quelle quotité doit figurer le volume des tissus et des liquides contenus.

Les évaluations de la quantité d'air moyenne composant une respiration complète, sont exprimées dans les divers auteurs par des nombres compris dans les limites de trois à quarante; différence véritablement absurde, si l'on considère que ces nombres ne sont pas donnés par un seul auteur, comme une liste des résultats individuels entre les poumons plus ou moins sains ou vastes de sujets divers, mais qu'ils doivent exprimer, pour chaque auteur, la moyenne obtenue par lui dans des circonstances et sur des sujets variés. Ainsi cette moyenne d'air respiré par un sujet adulte, est fixée par Abildgaard à trois pouces, Wurzer et Lamétherie, à huit ou dix; Keutsch, entre six et douze; Abernethy, Lavoisier et Seguin, et Davy, à treize; Borelli et Goodwyn; Kite, Allen et Pepys, à dix-sept ou dix-huit; Herboldt, entre vingt-cinq et vingt-neuf; Cavallo, Jurin, Sauvages, Hales, Haller, Chaptal, Bell, Fontana, Menzies et Richerand, entre trente et quarante.

Pour ce qui est de la détermination du volume d'air qui reste dans le poumon après l'expiration, nous venons de voir que l'on peut apprécier la différence entre l'expiration ordinaire et celle qui est forcée; mais il n'y a aucun moyen à notre connaissance d'estimer rigoureusement la quantité qui reste encore dans le poumon après cette dernière.

Les différens moyens employés pour parvenir à ce dernier résultat manquent également d'exactitude. Cline plongeait dans l'eau le poumon après l'expiration, pesait la quantité de liquide qu'il déplaçait, et croyait déterminer par ce moyen le volume d'air qu'il renfermait encore. Allen et Pepys remplissaient d'eau la cavité des plèvres, et refoulaient par la pesanteur du liquide les poumons contre le rachis. Le volume de l'eau était censé représenter la totalité de l'air contenu dans le poumon, tandis qu'il ne donnait réellement que le volume de ce gaz qui en était expulsé. Dans l'une et l'autre expérience, il est clair qu'il manque l'élément principal de toute détermination, qui serait de connaître préalablement le volume de la substance pulmonaire et des liquides qu'elle contient, ce volume devant être soustrait de celui de l'organe à l'état d'expiration. L'anatomie pathologique pourrait fournir à cet égard quelques indices, en mesurant un poumon aplati par un hydro-thorax; mais encore, dans ce cas, on manquerait de l'excédant de volume si variable des liquides contenus dans un poumon sain.

Au reste, après avoir critiqué le mode d'expérimentation, en ne tenant plus compte que des chiffres obtenus, sauf restriction, Goodwyn avait introduit de quatre-vingt-dix à cent vingt pouces cubes d'eau figurant de l'air; et Allen et Pepys avaient recueilli d'abord trente et un pouces d'air, et introduit une quantité d'eau équivalant à soixante autres pouces, en tout quatre-vingt-onze : terme moyen des trois expérimentations environ cent pouces, et avec dilatation d'un sixième par la chaleur du corps, cent seize pouces cubes, comme terme approximatif du volume d'air qui reste dans le poumon de l'adulte après une expiration ordinaire. En y ajoutant de onze à treize pouces, d'après ces auteurs, on obtiendrait un total d'environ cent trente, pour la capacité d'un adulte dans une inspiration habituelle.

D'un autre côté, Seguin dans une inspiration profonde aurait introduit cent trente pouces d'air, représentant par la dilatation supposée d'un sixième cent cinquante pouces. En sens inverse, après une inspiration forcée, Jurin en aurait expiré deux cent vingt, et Herholdt deux cent huit.

Tels sont les renseignemens que nous fournit l'état actuel de la science. En comparant les résultats obtenus par les auteurs, on ne trouve que contradictions; car on ne saurait qualifier autrement des aberrations entre des limites si étendues que les termes extrêmes d'une respiration ordinaire, fixés par les auteurs, sont entre eux comme un est à treize. Certes, les forces physiologiques si variables, non seulement entre des sujets divers, mais aussi dans un même individu, d'après une foule de circonstances, ne se prêtent que très difficilement à une évaluation même approximative. Toutefois la respiration qui, par son mécanisme et son objet, rentre pour une si grande part dans le domaine de la physique et de la chimie, semble plus que toute autre fonction pouvoir être soumise à une sage application du calcul.

Ayant donc pressenti l'utilité dont pourrait être une appréciation de la capacité pulmonaire dans l'homme adulte, et désirant offrir à ce sujet un travail authentique et dans lequel on pût avoir foi, j'ai fait une série d'expériences, et j'ai dressé un tableau comparatif des résultats obtenus sur onze individus dans le même temps et avec le même appareil, en tenant compte des qualités et des conditions propres à chacun d'eux. C'est au manque de ces données, si nécessaires pour établir un résultat comparatif et fournir un terme moyen, que je crois pouvoir attribuer le vague des estimations précédentes.

Mode d'expérimentation. Un vase de verre, gradué, d'une capacité de sept litres, étant disposé sur une cuve pneumatique, alternativement rempli d'air ou d'eau, à l'aide d'un tube recourbé, chaque individu, dans une première expérience, inspirait l'air contenu dans le vase, et, dans une seconde expérience, expirait l'air de ses poumons sous le vase plein d'eau. Ces deux expériences ont été répétées par chaque personne à plusieurs fois dans un double but : 1° *obtenir la somme des plus grands efforts respiratoires.* Dans ce cas, après avoir expiré dans l'air ambiant le plus possible, on inspirait sous la cloche tout l'air que les poumons pouvaient contenir. En sens inverse le vase étant rempli d'eau, après avoir inspiré le plus que l'on pouvait, dans l'air ambiant, on chassait l'expiration sous le vase jusqu'à ses dernières limites. 2° *Évaluer la respiration ordinaire à l'état de repos.* Chacun, dans une série d'essais, s'efforçait de conserver la respiration normale sans éprouver de gêne. Pour l'inspiration, l'air du vase était fréquemment renouvelé, afin que le mélange de l'acide carbonique expiré des poumons ne pût pas nuire à l'inspiration. Une série d'inspirations et d'expirations du même air avait toujours pour effet de précipiter la respiration et d'en diminuer graduellement la capacité en produisant l'anhélation.

Dans le tableau où j'ai donné le chiffre comparatif des inspirations et des expirations forcées, j'ai négligé les expirations ordinaires, qui n'indiquaient que des différences à peine sensibles en plus ou en moins.

Enfin, j'ai employé, comme on le fait partout dans les ouvrages de sciences, les mesures métriques; seulement dans les mesures de capacité, j'ai donné la réduction du décimètre cube (litre), ou de ses fractions, en pouces cubes, pour faciliter la comparaison de ce travail avec ceux des auteurs.

TABLEAU DE LA CAPACITÉ PULMONAIRE,

D'APRÈS ONZE HOMMES SAINS ET BIEN CONSTITUÉS.

Nᵒˢ	DÉSIGNATION DU SUJET.	AGE.	TAILLE métrique.	CIRCONFÉRENCE du thorax.	INSPIRATION FORCÉE en décimètres cubes et pouces cubes.	EXPIRATION forcée en pouces cubes.	INSPIRATION ordinaire ou fractions du décimètre cube (litre) et en pouces cubes.	RAPPORT de l'inspiration ordinaire à l'inspiration forcée.
			mèt. mill.		litres. pouc. cubes.	pouces cubes.	litres. pouc. cub.	
1.	Brun, sanguin, lymphatique, élancé........	23 ans.	1.718	0.870	3 47 = 176.	172.	0.406 = 20.58	comme 1 à 8.75
2.	Châtain, sanguin, mince........	19	1.725	0.876	3.42 = 173.80	168.	0.401 = 20.00	1 à 8.25
3.	Sanguin lymphatique, état d'embonpoint...	53	1.732	0.906	2.96 = 150.52	160.	0.637 = 32.10	1 à 4.84
4.	Brun, sanguin-athlétique, état d'embonpoint	39	1.692	1.093	2.89 = 145.62	151.	0.598 = 30.16	1 à 4.84
5.	Blond, sanguin, mince........	22	1.811	0.812	2.88 = 146.	148.	0.339 = 17.08	1 à 8.49
6.	Brun, sanguin-bilieux, athlétique........	23	1.829	0.914	2.85 = 143.	150.	0.563 = 28.47	1 à 5.03
7.	Brun, bilieux-mince........	32	1.692	0.884	2.09 = 135.60	142.82	0.460 = 23.69	1 à 6.72
8.	Brun, lymphatique, maigre........	41	1.673	0.861	2.41 = 121.80	132.	0.600 = 30.25	1 à 4.62
9.	Brun, sanguin-athlétique, état d'embonpoint	59	1.772	1.035	2.28 = 115.26	125.80	0.687 = 34.62	1 à 3.03
10.	Châtain, lymphatique, faible........	19	1.319	0.784	1.70 = 86.	111.87	0.210 = 11.39	1 à 7.50
11.	Vieillard athlétique, état d'embonpoint......	86	1.730	.....	1.63 = 82.04	92.16	0.603 = 30.42	1 à 2.70
	Somme des onze individus............	410	.....	.....	29.20 = 1472.58	1530.45	5.515 = 279.88	: : 1 à 5.28
	Terme moyen en comptant le vieillard..	37 ¹/₄	.....	.....	2 65 = 133.87	139.13	0.501 = 25.42	: : 1 à 5.68
	Terme moyen en exceptant le vieillard..	33	.....	.....	2.75 = 139.95	143.53	0.491 = 24.82	

Corollaires physiologiques.

Il suffit de jeter les yeux sur ce tableau pour voir les nombreuses déductions qui en découlent.

1° *L'intensité des forces respiratoires dépend de deux conditions essentielles* : le volume du thorax et l'âge du sujet. (a) Le *volume du thorax,* indépendamment des différences dans l'épaisseur des parties molles, représente la *capacité physique absolue,* dont la portion réellement employée ou fonctionnelle, qu'il faudrait appeler la *capacité physiologique,* n'a jamais qu'une valeur relative. Le volume approximatif du thorax est estimé assez facilement à l'extérieur par la circonférence de la poitrine, plus sa hauteur soit mesurée, soit déduite de la taille du sujet. On voit sur le tableau que les thorax les plus vastes (n° 1, 2, 3, 4) sont, pour un âge déterminé, ceux qui absorbaient le plus grand volume d'air. Avec une moindre circonférence, le n° 3 plus élevé a contenu un peu plus que le n° 4 : mais il est bon de remarquer que ce dernier sujet a été affecté d'une pneumonie qui a laissé un peu de gêne dans les efforts respiratoires.

(b) L'*âge* exprime l'intensité d'innervation, le degré d'élasticité des poumons et de toute la cage thoracique, et l'énergie proportionnelle des muscles auxiliaires. Cette condition offre un si grand avantage en faveur des sujets les plus jeunes, qu'avec une moindre capacité les n° 1 et 2 ont renfermé plus d'air que les vastes poitrines n° 4, 3, 9 et 11. Ces deux derniers même sont remarquables par leur faible capacité proportionnelle ou physiologique, relativement à la force colossale des sujets, différence due à l'âge graduellement plus avancé. On remarquera de plus que les sujets athlétiques, malgré les dimensions considérables du thorax, ne sont pas ceux qui inspirent les plus grands volumes, comme le prouve, outre les précédens, le n° 6, qui fait partie des plus jeunes.

2° C'est de la combinaison de ces deux élémens, le volume et l'âge, auxquels s'adjoint l'influence du sexe et du tempérament, que résulte véritablement la *capacité physiologique*, si différente entre les sujets, mais qui, de plus, varie dans chacun d'eux avec les divers états de veille ou de sommeil, de mouvement ou de repos, de calme ou de passions, de santé ou de maladie, l'influence des milieux ambians, en un mot, avec toutes les circonstances physico-chimiques ou physiologiques, au point que cet élément fugitif se modifie à chaque instant, mais suivant des oscillations en plus et en moins, dont la moyenne m'a paru devoir être assez fidèlement représentée par l'état de repos, physique et moral, pendant la veille.

3° La contradiction apparente entre le volume du thorax et les limites de la faculté de renouveler l'air des poumons, donne lieu de supposer que les vastes poitrines se vident moins dans l'expiration, et retiennent habituellement un volume d'air plus considérable ; d'où existerait une différence entre la capacité de rétention et la capacité libre. Je ne donne, au reste, cette opinion que comme une probabilité, n'ayant fait aucune expérience qui puisse la démontrer.

4° Sur onze individus du sexe masculin, la respiration forcée ou portée jusqu'à ses plus extrêmes limites, nous a donné pour l'inspiration : en *maximum* (n° 1), 3 litres 47 centièmes, ou 175 pouces cubes ; et en *minimum*, le vieillard (n° 11), 1 litre 63 centièmes, ou 82,04 pouces cubes ; et chez un jeune homme grêle (n° 10), 1 litre 70 centièmes, ou 86 pouces cubes, environ la moitié du n° 1. A part les deux premiers, où l'inspiration a été la plus énergique, pour les neuf autres l'expiration a excédé l'inspiration. J'ajoute, pour compléter, que quatre personnes du sexe féminin ont donné, en moyenne de respiration forcée : 1° 25 ans, 78 pouces cubes ; 2° 22 ans, 86 pouces cubes ; 3° 15 ans, 68 pouces cubes ; 4° 12 ans, 53 pouces cubes. La capacité libre de cette dernière est moindre du tiers de celle du sujet n° 1.

5° La comparaison de la respiration ordinaire à la respiration forcée, offre des résultats non moins féconds que curieux. L'absorption aérienne la plus considérable qui, à l'état de repos, atteint 0 litre 687 centièmes, ou 35 pouces cubes, appartient à l'un des sujets les plus âgés, et se gradue en décroissant vers les plus jeunes, qui n'absorbent qu'un demi-litre au moins. Le rapport entre les deux sortes de respiration est tel, que le sujet n° 1 ne dépensait à l'état de repos qu'un neuvième de ses efforts respiratoires possibles ; tandis que le n° 11 en fournit deux cinquièmes, et encore, vu l'extrême vigueur de ce beau vieillard, qui a toujours joui d'une santé inaltérable, on peut supposer que

toute autre personne du même âge donnerait un rapport moins avantageux. Pour les rapports des autres individus, les sujets les plus forts n'échappent pas à l'inconvénient de leur âge et de leur structure athlétique ; tandis que le n° 10, petit et faible, dans son rapport de 7.50, jouit du bénéfice de sa maigreur et de sa jeunesse.

Par cet aperçu, on voit clairement que les individus jeunes et minces n'ayant besoin habituellement que d'un moindre volume d'air avec la facilité d'en prendre sept à huit fois plus, possèdent, pour la locomotion, une réserve considérable de faculté respiratoire ; d'où l'on conçoit que dans les exercices violens, ils laissent loin derrière eux les sujets plus âgés, obèses, ou lourdement musclés, et par cela même prompts à être essoufflés. Ayant soumis cette conclusion à l'épreuve expérimentale, à l'état d'anhélation, après un mouvement assez vif le sujet n° 1 a inspiré, 0 litre 753, ou 37,79 pouces cubes ; et le sujet n° 4, 0 litre 898, ou 45,29 pouces cubes ; pour le premier, environ le cinquième, et pour le second, le tiers de la respiration possible.

6° Les termes moyens pour un petit nombre ne peuvent être établis qu'entre des sujets dont les âges ne sont pas trop disproportionnés ; c'est pour cela que dans le tableau j'ai dû pour une seconde évaluation excepter le vieillard, qui chargeait trop l'âge. Les seconds termes entre les dix premiers fournissent en moyenne pour 33 ans, véritable âge adulte, un demi-litre de respiration ordinaire, formant les $^1/_7$ de l'inspiration forcée. Au reste, ces rapports sont si féconds et si sûrs, que les chiffres donnent sensiblement pour chaque individu la moyenne de son âge propre.

Comparativement avec les auteurs on voit que Séguin est dans le vrai pour la limite de l'inspiration ; celle de l'expiration est trop forte dans cet auteur et dans Herboldt. La moyenne de la respiration ordinaire, donnée par ce dernier, est celle qui se rapporte le mieux avec la nôtre.

7° *Application à la pathologie.* De tout ce qui précède, on peut conclure que la *capacité aérienne libre*, ou le degré d'intensité des forces respiratoires pour un volume de thorax et un âge déterminés, présenterait au point de vue clinique un *nouveau mode de mensuration* ou une application féconde, comme moyen de diagnostic et de pronostic dans les maladies des poumons et du cœur, surtout dans les diverses phases de celles qui ont passé à l'état chronique. A défaut de l'unité personnelle ou du point de départ à l'état sain, l'âge et l'aspect physique donneraient l'unité approximative, et en outre, les mesures successives à des jours différens indiqueraient des progrès en bien ou en mal.

Il est facile de prévoir les nombreuses données que fournirait ce mode de mensuration. Au dernier terme se trouveraient le phthisique réduit au huitième ou au dixième du champ respiratoire normal, et l'individu affecté d'hydro-thorax, d'hydro-péricarde, d'anévrismes volumineux de la crosse de l'aorte ou de diverses maladies du cœur ; dans tous ces cas enfin où l'orthopnée indique que la vie pour continuer a besoin de tout l'effort respiratoire possible. La mort par asphyxie arrive nécessairement lorsque l'effort, de plus en plus faible avec l'extinction des forces, est devenu lui-même insuffisant.

Au reste, dans cet ouvrage où je crains déjà d'avoir insisté trop longuement sur ce sujet, je n'ai pu et dû qu'indiquer un mode d'exploration d'une fonction qui a tant d'influence sur l'énergie de l'action vitale. On sent que, pour tirer de cet aperçu toutes les déductions qu'il peut offrir en physiologie et en pathologie, il serait besoin d'un travail par âges et par maladies fait sur un grand nombre d'individus. Cette esquisse ne peut donc avoir pour but que de montrer la voie.

ORGANISATION ET TEXTURE DES POUMONS.

La structure des poumons est des plus complexes. Enveloppées par une membrane séreuse spéciale, les plèvres se composent d'un tissu propre, renfermant des canaux aérifères, des canaux sanguins fonctionnels, des vaisseaux de nutrition, des glandes, des vaisseaux lymphatiques et des nerfs. Quoique le poumon soit l'un des viscères qui ont été le mieux et le plus constamment étudiés; j'aurais néanmoins à présenter sur chaque partie une foule d'observations nouvelles, dont quelques unes me semblent d'une haute importance, au triple point de vue, de la structure anatomique, du mécanisme physiologique, du mode de production, du siége et des formes des altérations morbides.

DES PLÈVRES.

Les plèvres (de πλευρα, côté) sont les membranes séreuses d'enveloppe des poumons; ainsi elles forment deux sacs latéraux sans ouverture, l'un droit et l'autre gauche, renfermant de chaque côté le poumon correspondant, et séparés au milieu par un espace irrégulier, dans lequel se trouvent contenus le cœur et les gros vaisseaux.

Chacune des plèvres, étant développées, représente idéalement dans son ensemble deux poches continues, séparées comme un sablier par un étranglement moyen; et dont l'une des deux rentre dans la cavité de l'autre; de manière à offrir partout une surface extérieure, adhérente par la petite circonférence en creux aux poumons, et par la circonférence en saillie aux parois thoraciques; et une surface interne de glissement, lisse, contigue entre les deux circonférences, et qui constitue la cavité des plèvres.

La plèvre thoracique prend différens noms, suivant les parois qu'elle tapisse: elle est costale sur les côtés, en avant et en arrière; diaphragmatique en bas; cervico-thoracique en haut; en dedans, son feuillet détaché du sternum en avant, et en arrière, du rachis et des gros vaisseaux, s'appelle plèvre médiastine antérieure et postérieure, du nom de deux espaces nommés médiastins, compris entre les plèvres de chaque côté, et séparés l'un de l'autre par le cœur. Sur cet organe, les deux feuillets médiastins accolés au péricarde, gagnent le point d'étranglement autour des gros vaisseaux des poumons.

La petite circonférence qui tapisse le poumon constitue la plèvre pulmonaire; elle se continue, sans interruption, avec la plèvre thoracique, au lieu d'entrée des vaisseaux.

Pour élucider la description de la plèvre, il convient généralement d'en suivre le trajet, suivant les deux diamètres vertical et transversal, en partant d'un point quelconque de son étendue, auquel on revient après avoir parcouru tous les détours qu'elle inscrit.

1° Diamètre horizontal. Prenant pour point de départ le bord postérieur du sternum, la plèvre tapisse, d'avant en arrière: les cartilages des côtes, les vaisseaux mammaires internes, les côtes, les muscles et les vaisseaux intercostaux, dans tout le contour du thorax. Parvenue en arrière, au-devant des têtes des côtes, elle revêt les filets ganglions et les filets de communication du nerf grand sympathique, et se réfléchit au-delà sur les faces latérales du rachis, pour se diriger, en avant, jusqu'à l'entrée des canaux vasculaires du cœur et de la trachée dans le poumon, en formant le feuillet médiastin postérieur. Arrivée sur les gros vaisseaux, la plèvre s'infléchit de nouveau, en dehors, sur leurs parois, gagne

12.

le poumon lui-même, qu'elle enveloppe dans tout son contour, d'abord le plan interne postérieur, puis la face postérieure, la grande surface externe, la face et le bord antérieurs, et enfin le plan antérieur interne, où, ayant fini d'environner le poumon, elle se réfléchit de nouveau sur les gros vaisseaux. Dans ce long trajet, rencontrant les scissures interlobaires, elle y pénètre, en se réfléchissant, d'un lobe sur l'autre.

A partir des gros vaisseaux, elle s'infléchit sur le péricarde, qu'elle tapisse, en se dirigeant en avant; elle l'abandonne au-delà, pour se diriger au point dont nous l'avons fait naître, en formant l'autre feuillet libre du médiastin antérieur.

2° Diamètre vertical. Prise au-dessous de la première côte, la plèvre descend sur toute la paroi thoracique jusque sur les attaches du diaphragme aux côtes et à leurs cartilages; là elle s'infléchit, remonte sur le diaphragme lui-même, qu'elle tapisse de dehors en dedans jusqu'aux insertions du péricarde: en arrière, où elle descend le plus bas, la réflexion se fait sur les ligamens cintrés et sur les piliers du diaphragme, de chaque côté des orifices de passage de l'aorte et de l'œsophage. De la base du péricarde, elle remonte sur cette membrane jusqu'aux vaisseaux pulmonaires, s'infléchit sur le poumon, descend sur le tiers inférieur de sa face interne, tapisse sa face concave ou diaphragmatique, remonte sur sa face externe, contourne son sommet, et redescend sur le tiers supérieur de sa face interne jusqu'aux vaisseaux; remonte en formant le médiastin, tapisse en dehors la cloison cervico-thoracique, et revient au point de départ sur la première côte.

MÉDIASTINS. Nous savons que cette dénomination appartient à l'espace mitoyen qui sépare les deux feuillets internes des plèvres thoraciques. Au point de vue théorique, l'écartement des deux poumons, limité par leurs feuillets séreux, a pour objet de loger le cœur et les gros vaisseaux. Cet écartement est donc très considérable à la partie médiane du thorax, dans le lieu de réception du cœur. Les plèvres, comme nous l'avons dit, se réfléchissent latéralement sur le péricarde; mais comme, au lieu de se rejoindre et de s'accoler sur les deux faces, elles laissent entre elles un écartement de haut en bas, il en résulte les deux espaces compris en avant et en arrière du cœur, qui constituent les médiastins antérieur et postérieur.

Médiastin antérieur. Limité latéralement par les feuillets des plèvres, qui du péricarde, des gros vaisseaux et du diaphragme, il s'étend de haut en bas de la cloison cervico-thoracique à l'appendice xiphoïde et aux cartilages des septièmes côtes. Sa direction n'est pas tout-à-fait verticale; il offre une légère obliquité de haut en bas et de droite à gauche. Entraîné dans ce sens vers la partie inférieure par la direction du cœur, et l'angle rentrant des deux lobes du poumon au-devant de cet organe, il en résulte que le feuillet droit du médiastin s'attache sur le bord correspondant du sternum dans toute son étendue; tandis que suivant l'observation de Heister, l'extrémité inférieure du feuillet gauche laisse en dedans le bord du sternum, pour s'attacher sur les cartilages costaux. C'est d'après cette disposition que, croyant pouvoir pénétrer dans le médiastin sans blesser la plèvre, on a établi le précepte chirurgical de pratiquer la ponction sur le bord gauche de l'extrémité inférieure du sternum, lorsqu'on a lieu de soupçonner un abcès dans le médiastin antérieur. Toutefois je ne saurais trop recommander la prudence dans ce cas, l'observation m'ayant appris que le feuillet gauche du médiastin s'insère assez fréquemment sur le sternum; cas dans lequel la ponction pénétrerait dans la cavité de la plèvre.

Le médiastin antérieur varie beaucoup de largeur; il est étranglé à sa partie moyenne, immédiatement au-dessus de la saillie ventriculaire du cœur, point correspondant à la plus grande saillie des bords antérieurs des deux lobes supérieurs des poumons. Plusieurs fois, même après avoir insufflé des poumons, il m'est arrivé, en ouvrant le thorax sur les côtés, de voir le bord du poumon gauche recouvrir entièrement celui du poumon droit, les feuillets lâches des médiastins se prêtant à la mobilité des deux organes. Au-dessus et au-dessous de l'étranglement moyen, le médiastin s'élargit par le retrait de la courbe des poumons vers leurs sommets et sur le diaphragme. L'évasement supérieur, proportionnellement très large chez le fœtus, est occupé par le thymus; il se rétrécit un peu après l'atrophie de cet organe. L'évasement inférieur, ordinairement le plus considérable, correspond à la saillie du ventricule droit du cœur. Inférieurement il communique par les trous vasculaires des attaches du diaphragme à l'appendice xiphoïde, et par l'espace celluleux triangulaire que laissent quelquefois ces attaches, avec le tissu cellulaire de la paroi antérieure de l'abdomen : disposition qui explique la fusion des abcès du médiastin dans les tégumens de la région épigastrique. Dans toute sa hauteur, mais principalement en haut et en bas, l'espace du médiastin est rempli par un tissu cellulaire lâche et adipeux.

Médiastin postérieur. Sa direction est verticale au-devant du rachis; sa hauteur est plus considérable que celle du médiastin antérieur, car il s'étend plus sensiblement du poumon jusque sur les piliers du diaphragme, des deux côtés de son ouverture aortique. Il se partage naturellement en trois régions : la supérieure, large de dix-huit à vingt lignes sur une épaisseur un peu moindre, mais qui, du reste, varie suivant la forme et la position du cœur, renferme l'œsophage, la trachée-artère, l'aorte, les nerfs pneumo-gastrique, le canal thoracique et la veine azygos, outre une masse considérable de tissu cellulaire et de ganglions lymphatiques. La région moyenne, occupée par la portion auriculaire du cœur, offre la plus grande largeur, qui est d'environ deux pouces, le bord postérieur des poumons présentant une ligne courbe rentrante en regard. La région inférieure, la plus étroite, est placée entre le rachis et la face postérieure des piliers du diaphragme; elle loge seulement la terminaison de l'œsophage, et la continuation de l'aorte, de la veine azygos, du canal thoracique et des nerfs grands sympathiques.

SURFACE EXTÉRIEURE OU ADHÉRENTE. Cette surface, floculeuse, en rapport avec le tissu cellulo-vasculaire sous-séreux, adhère fort inégalement aux parties qu'elle revêt.

1° *Plèvre costale.* Doublée par le feuillet fibreux qui lui est propre, elle n'y est unie que d'une manière assez lâche, et s'enlève facilement à la dissection ; cette laxité est due à l'interposition des vaisseaux capillaires de nutrition. La duplicature de la plèvre, fortifiée par le feuillet fibreux, explique la rareté des communications des collections liquides entre les cavités de la poitrine et les parois thoraciques.

2° *Plèvre diaphragmatique.* Elle adhère beaucoup plus fortement que la plèvre costale. En l'enlevant avec des pinces, il

est facile de voir que de sa surface extérieure se dégagent un très grand nombre de lamelles, qui traversent les écartemens des fibres du diaphragme, auquel elles servent de gaines, et vont sur la face opposée se confondre avec la surface adhérente du péritoine. Ce moyen de communication rend compte des sympathies qui unissent les deux enveloppes séreuses, thoracique et abdominale. La plèvre diaphragmatique, principalement dans sa gouttière périphérique de réflexion, présente des appendices graisseux quelquefois assez volumineux, dont l'aspect frangé rappelle ceux du gros intestin.

3° *Plèvre cervico-thoracique.* Le repli sous-aponévrotique supérieur n'adhère que très peu à l'aponévrose qui le double. Nous avons déjà remarqué, à propos de cette dernière, l'extrême utilité de cette duplicature, pour isoler les cavités des plèvres des espaces celluleux du cou.

4° *Plèvre médiastine.* Sa surface est la plus inégale; elle dégage un très grand nombre de lamelles et de filamens celluleux très lâches qui l'unissent aux gros vaisseaux. Ce tissu se charge fréquemment d'une grande quantité de graisse. Au milieu du médiastin antérieur, il n'est pas rare que les deux feuillets des plèvres contractent de fortes adhérences.

5° *Plèvre péricardine.* Elle ne se conduit pas de la même manière en regard des deux médiastins. La réflexion au-devant du péricarde se fait, pour la plèvre droite, en descendant sur la veine cave supérieure et l'auricule droite, et suivant en dehors le péricarde, en regard du sillon auriculo-ventriculaire jusque sur le diaphragme. Le feuillet gauche descend le long de l'artère pulmonaire, et successivement en regard du sillon interventriculaire antérieur ; en sorte que l'espace triangulaire où le péricarde se trouve à nu, entre les deux feuillets médiastins, correspond en haut à l'artère pulmonaire et à l'aorte, et en bas à la surface du ventricule droit. D'abord, les deux feuillets n'adhèrent au péricarde que d'une manière lâche, mais bientôt l'adhérence devient assez intime; elle est très forte à gauche, en regard du sommet du cœur. La membrane, dont la densité augmente de haut en bas, est beaucoup plus épaisse en ce point.

Sur la face postérieure, il n'est pas à notre connaissance que les auteurs aient donné les rapports des feuillets médiatins. Nous avons trouvé qu'en ce point, après avoir recouvert les gros vaisseaux au-devant du rachis, ils se rapprochent presque jusqu'à s'adosser suivant une ligne verticale, parcourant en diagonale la face auriculaire du cœur, du sommet de l'oreillette gauche au sillon transversal sur le diaphragme, près du trou de passage de la veine cave inférieure.

6° *Point d'étranglement cardio-pulmonaire.* Le cylindre des plèvres sur les gros vaisseaux établissant la continuité des deux sacs thoracique et pulmonaire, est le lieu sur lequel on a donné les renseignemens les moins exacts ; loin que l'adhérence sur les vaisseaux soit très intime, l'observation montre que la réflexion de la plèvre du péricarde sur le poumon se fait par de longues brides, ou des freins séreux, lâches et isolés des vaisseaux sousjacens, par des lamelles et de longs filamens celluleux, qui vont de l'un à l'autre. Ce tissu m'a toujours paru dépourvu de graisse.

7° *Plèvre pulmonaire.* Remarquable par son extrême ténuité, elle est néanmoins facile à détacher de la surface des poumons en l'arrachant avec des pinces. On peut également l'isoler par l'insufflation avec un tube de verre effilé. Sa transparence est telle, que l'on voit facilement au travers les moindres détails des injections capillaires et de ce que l'on croit les cellules pulmonaires superficielles. Dans les gouttières de réflexion d'un lobe à l'autre, elle forme des freins séreux semblables à ceux qui existent sur les vaisseaux. Parfois il existe entre les lobules des écartemens assez considérables, qui ne sont recouverts que par cette membrane. Cette disposition s'observe dans un grand nombre de points à la surface des poumons fortement insufflés.

SURFACE INTÉRIEURE OU DE GLISSEMENT. Elle est comme celle de toutes les membranes séreuses, lisse, humide, et partout contiguë entre les deux surfaces séreuses opposées. Les adhérens que l'on y observe si communément sont toujours le résultat d'une inflammation antérieure. Il est douteux si, dans l'état de santé, la cavité de la plèvre renferme un peu de sérosité liquide; mais il est certain qu'il en exsude des gouttelettes séreuses incessamment exhalées et absorbées, et qu'il y existe toujours de la vapeur séreuse, qui se condense à l'air lorsqu'on ouvre la poitrine d'un animal vivant.

STRUCTURE. La texture de la plèvre est celluleuse et lymphatique. Comme pour toutes les membranes de même nature, dans l'état actuel de la science, on n'ose pas prononcer qu'elle contienne des vaisseaux sanguins; les capillaires que l'on y aperçoit, même à l'état de plus extrême division, étant considérés comme rampant à sa surface extérieure. Toutefois, comme le microscope nous a paru faire voir distinctement de ces vaisseaux, la question pour nous n'est pas jugée; nous aurons occasion d'y revenir dans nos recherches sur la texture des tissus blancs. Jusqu'à présent aucun fait n'a donné lieu de soupçonner qu'il existe des nerfs dans la plèvre.

USAGE. En qualité d'organe de glissement, la plèvre a pour objet de permettre le jeu des poumons dans la cavité thoracique. Le mouvement est facilité par le poli des surfaces et par l'exsudation séreuse qui ne cesse de les lubrifier.

TISSU PROPRE.

LOBULES ET GRAPPES LOBULAIRES.

Déjà nous avons vu, à propos des divisions du poumon, que chacune des moitiés de ce double viscère se partageait en deux ou trois *lobes*, qui eux-mêmes se divisaient en *lobules*. La structure de l'organe étant partout uniforme, c'est donc en définitive dans le lobule que se trouve le secret de la texture fonctionnelle du poumon. En effet, ce viscère considéré dans le voisinage de ses divisions lobaires, en raison du volume considérable des gros vaisseaux pressés les uns contre les autres, en paraît presque entièrement formé. Il est évident que vers le centre un espace considérable est envahi par les canaux d'importation et d'exportation, au point que le tissu fonctionnel, n'ayant à remplir que des intervalles fort étroits, est réduit à un très petit volume. C'est donc à mesure que l'on s'approche de la circonférence, que les vaisseaux plus divisés et moins volumineux, n'occupant proportionnellement qu'un espace très limité, permettent le développement du tissu fonctionnel du poumon sous la forme lobulaire.

Nous venons de dire qu'un lobule est un petit poumon. Cette

définition suppose, ce qui est vrai, qu'un lobule reçoit pour le moins un petit canal aérifère de l'arbre bronchique et un rameau de l'artère pulmonaire; tandis qu'il émet en retour un rameau d'une veine pulmonaire et des vaisseaux lymphatiques, outre les nerfs et les ramuscules des vaisseaux bronchiques, indispensables pour sa nutrition. Mais le lobule est encore bien plus essentiellement un petit poumon, dans ce sens que ce n'est qu'en lui, c'est-à-dire au point d'extrême division du double appareil aérifère et sanguin qu'il renferme, que peut s'exécuter la fonction spéciale de l'hématose assignée à l'organe pulmonaire.

L'anatomie du lobule ne pouvant être que la déduction des observations sur la structure et le mode d'intrication des deux espèces de capillaires, j'y renvoie plus loin, et je me borne ici à indiquer les généralités.

Chacun des lobes pulmonaires n'est formé que d'une agglomération de lobules. Ces derniers, non seulement se présentent partout à la périphérie du lobe, sous les surfaces costales et interlobaires de la plèvre; mais en outre ils se groupent autour des divisions secondaires des vaisseaux, par groupes, semblables à ceux des grains de raisin sur leur tige, séparés les uns des autres par les longues scissures interlobulaires qui se présentent, quelquefois très écartées, à la surface des poumons. Chaque lobule, en outre, est séparé de ceux qui l'avoisinent par autant de petites scissures partielles, résultat de l'adossement de leurs cloisons. Partout les scissures interlobulaires, qui, dans l'état sain, ne sont, pour ainsi dire, que des espaces imaginaires, sont remplies par un tissu cellulaire séreux et lamineux, diaphane et très délié, qui jamais ne se charge de graisse. Dans les insufflations, exagérées au point de rompre les cloisons capillaires, et parfois même sur le vivant, ce tissu, devenu emphysémateux, s'arrondit en petites vésicules aériennes.

Les lobules, étant agglomérés par *grappes*, sans intervalles entre eux, prennent naturellement la forme de pyramides polyédriques irrégulières, adossées par des surfaces planes inégales, réunies sous des angles variés, avec un sommet mousse correspondant vers le centre commun, au point d'entrée des vaisseaux, et une base plus large vers la circonférence commune. C'est sous cette forme très variée qu'ils ont été dessinés par Malpighi. Dans toute leur périphérie, les lobules sont circonscrits par une cloison imperforée, d'un tissu cellulaire dense, probablement fibreux et élastique, qui empêche toute communication entre eux. On peut rendre évidente cette disposition en écartant avec soin deux lobules sur un poumon frais insufflé, et on en obtient la séparation sans affaissement, et par conséquent sans déchirure. Il résulte de cette conformation que chaque lobule, indépendamment de ses compartimens intérieurs, peut être considéré comme une petite vessie ou un organe distinct, dont l'isolement anatomique permet, jusqu'à un certain point, une fonction séparée, et la possibilité d'être seul atteint par une altération morbide; distinction très évidente dans la gangrène et l'apoplexie pulmonaire, et au début de l'emphysème et de l'infiltration tuberculeuse. Mais si la juxta-position et l'adhérence commune des lobules s'opposent à une indépendance absolue entre ceux qui sont adjoints, on conçoit que cette indépendance augmente graduellement avec les distances entre les grappes lobulaires, et de proche en proche entre les lobes eux-mêmes; d'où il résulterait que certaines maladies, à différentes phases de leur développement, pourront affecter, soit un lobule ou une grappe lobulaire, un lobe ou le poumon tout entier.

CANAUX AÉRIFÈRES.

Il se compose d'un grand tronc d'origine, qui établit la communication du larynx aux poumons, la *trachée-artère*, divisée en deux canaux, les *bronches*, un pour chaque poumon ; les bronches elles-mêmes formant le point de départ d'une série décroissante de canaux aérifères, dont les derniers tuyaux débouchent dans les espaces capillaires des lobules ; de sorte que l'appareil aérien représente, comme tous les systèmes de canaux ramifiés, un arbre ou un cône, qui a son sommet au larynx et sa base à la périphérie des poumons. Vu les analogies de texture, la solidité dégradant avec les diamètres, nous distinguerons les canaux aérifères en trois groupes, fondés sur le volume : 1° les grands canaux annelés, la trachée-artère et les bronches ; 2° les bronches moyennes, primaires, secondaires et tertiaires à plaques fibro-cartilagineuses ; 3° les rameaux et ramuscules fibro-musculaires.

DE LA TRACHÉE-ARTÈRE.

La trachée-artère (de τραχύς, âpre, et ἀρτηρία, artère), long canal symétrique, fibro-cartilagineux, contractile et très élastique, est le tronc commun de tout l'arbre aérifère. Située au-devant du rachis, elle s'étend depuis le cartilage cricoïde du larynx jusqu'au-dessus du cœur, lieu de sa division dichotomique.

Direction. La trachée-artère, située sur le plan médian, est sensiblement verticale, mais avec une légère inclinaison à droite vers son extrémité inférieure. Dans le jeune sujet, elle est rectiligne et comprise entre deux profils à-peu-près parallèles ; dans l'adulte, et surtout dans la vieillesse, elle offre assez souvent de légères flexuosités.

Dimensions. Étendue de la cinquième vertèbre cervicale à la troisième ou quatrième dorsale, sa longueur, dans l'homme, est de quatre à cinq pouces sur une largeur de dix lignes à un pouce, et une épaisseur d'environ un pouce. Son calibre, qui fait suite à celui du larynx par le cartilage cricoïde, présente dans les deux sexes quelques différences, indépendamment de la stature. Ainsi, dans la femme, pour une longueur de quatre pouces, la largeur de la trachée n'est que de huit à neuf lignes, et son diamètre antéro-postérieur à-peu-près le même ; très souvent les dimensions varient encore plus faibles. Au reste, le calibre n'est pas tout-à-fait le même à divers points de la hauteur. Ordinairement il s'offre à la partie supérieure, vers le troisième ou quatrième anneau, un léger rétrécissement, au-dessous duquel existe une petite dilatation très alongée ; les profils rentrent de nouveau vers le tiers inférieur ; et tout-à-fait en bas la trachée se dilate largement pour s'aboucher avec les bronches. Chez les vieillards et les individus affectés de catarrhe chronique, le reflux de l'air, produit par les efforts de toux, donne lieu à des dilatations quelquefois très prononcées. En raison de l'élasticité de la trachée, qui doit se prêter aux mouvemens du cou, ses dimensions varient avec les attitudes. Les limites entre son alongement exagéré, lorsque la tête est fortement portée en arrière, et l'extrême raccourcissement, ou le rapprochement de ses anneaux, lorsque le menton porte sur le sternum, établissent une différence d'environ deux pouces et demi, moitié de sa longueur habituelle. Ainsi, la longueur dans l'alongement est portée à six pouces, et réduite à trois et demi par le raccourcissement. Le calibre du canal diminue dans le premier cas, et augmente dans le second.

Surface externe.

Configuration. En devant et sur les côtés, la trachée est à-peu-près cylindrique ; en arrière, où elle s'applique sur l'œsophage et le rachis, sa surface est aplatie. Cette forme circulaire sans segment postérieur, est facile à voir sur la coupe horizontale. Sa surface est rugueuse, et coupée en travers par des reliefs circulaires blanchâtres, dus aux cerceaux cartilagineux renfermés dans son épaisseur.

Mobilité. La trachée qui, dans son étendue, n'est fixée aux parties voisines que par des liens celluleux très lâches, se déplace avec facilité latéralement sous la pression la plus légère, surtout dans la flexion du cou. Ce mode de connexion avec les parties environnantes était nécessaire pour permettre dans les mouvemens de la tête le jeu de ce conduit, sans intercepter son calibre.

Connexions. La trachée passant de l'extrémité inférieure du cou à l'extrémité supérieure de la cavité thoracique, affecte des rapports très importans dans ces deux localités. Environ vers sa partie moyenne, où elle franchit de l'une à l'autre, elle donne attache par sa surface convexe à l'aponévrose cervico-thoracique, qui sépare nettement les deux régions auxquelles elle appartient.

1° *Portion cervicale.* Les connexions en ce lieu sont surtout intéressantes en chirurgie, au point de vue des deux opérations de la trachéotomie et de l'œsophagotomie. En avant, la trachée est recouverte par l'isthme de la glande thyroïde, jusqu'à un pouce et demi au-dessus du sternum ; au-dessous, elle est en contact avec le plexus veineux thyroïdien inférieur, l'artère thyroïdienne de Neubauer, lorsqu'elle existe ; en haut et en bas avec le tronc artériel brachio-céphalique ; au-devant, toutes ces parties sont recouvertes par les muscles sterno-hyoïdien et sterno-thyroïdien.

Latéralement, la trachée est embrassée par les lobes de la glande thyroïde ; verticalement, ce conduit est longé par l'artère carotide primitive et, plus en dehors, la veine jugulaire interne ; par le nerf pneumo-gastrique, l'artère thyroïdienne inférieure, des vaisseaux et des ganglions lymphatiques en grand nombre.

En arrière, la face plane et membraneuse de la trachée s'applique sur le rachis et sur l'œsophage, qui la déborde un peu à gauche. Les deux nerfs récurrents droits sont logés dans ses gouttières : le gauche entre elle et l'œsophage ; le droit sur les vertèbres.

Il résulte de ces rapports de la portion cervicale, que la trachée est déviée, aplatie, et peut-être rétrécie dans ses diamètres au point de causer la suffocation dans toutes les maladies qui entraînent une augmentation de volume des parties voisines : le gonflement du corps thyroïde, les corps étrangers ou même le bol alimentaire arrêtés dans l'œsophage, l'anévrisme de l'artère carotide, et généralement toutes les tumeurs développées à la partie inférieure du cou. Le nombre et le volume des vaisseaux qui l'entourent donnent l'idée des précautions que nécessitent, pour ne rien léser, les incisions qui doivent pénétrer dans la trachée ou l'œsophage.

2° *Portion thoracique.* Au-dessous de l'aponévrose cervico-thoracique, la trachée est située dans le médiastin postérieur. Elle est recouverte, médiatement, par la première pièce du sternum et les attaches des muscles sterno-thyroïdiens; immédiatement, par les gros vaisseaux qui croisent sa direction; en travers, le tronc veineux brachio-céphalique gauche et la face postérieure de la crosse de l'aorte; verticalement, le tronc brachio-céphalique artériel et l'artère carotide gauche; latéralement, elle est en rapport avec les feuillets de réflexion du médiastin postérieur, les nerfs pneumo-gastriques, et de plus, à droite, avec la veine cave supérieure, à gauche avec l'artère sous-clavière. En *arrière*, elle est encore adossée à l'œsophage et aux vertèbres; en *bas*, par l'angle de sa bifurcation, elle répond à celle de l'artère pulmonaire, dont elle est séparée par les ganglions bronchiques, et donne attache en arrière au péricarde. Les connexions de la trachée avec les gros vaisseaux expliquent la dyspnée ou la suffocation causée par les anévrismes de la crosse de l'aorte et du tronc brachio-céphalique, et l'ouverture accidentelle de ces tumeurs dans l'intérieur des conduits aériens.

Surface interne.

Formée par la membrane muqueuse, elle est rosée, d'apparence rugueuse, par la saillie des follicules mucipares, et parcourue par des reliefs entre-croisés; les uns transversaux, produits par les cercles cartilagineux; les autres verticaux, dus à des fibres spéciales, sur lesquelles je reviendrai plus loin.

DES BRONCHES.

Les bronches (de βρεγχος, trachée-artère) sont les deux troncs qui résultent de la bifurcation de la trachée-artère. Écartées l'une de l'autre sous un angle obtus, qui, chez les sujets où les poumons sont moins épais, se rapproche plus ou moins de l'angle droit, elles se dirigent en travers, l'une à droite et l'autre à gauche, chacune pour se jeter dans les poumons. Un ligament en arcade, situé sous l'angle de bifurcation, limite leur écartement. Ainsi la trachée-artère étant l'unique canal aérien bipulmonaire, chaque bronche est le canal aérien du poumon dans lequel elle s'abouche.

Caractères communs. La forme des bronches rappelle celle de la trachée, dont elles sont la continuation; comme cette dernière, elles forment des segmens fibro-cartilagineux, seulement d'une courbe moins prononcée, et présentent dans leur quart postérieur une surface plane membraneuse. Leurs cavités, ouvertes obliquement dans celle de la trachée-artère, se terminent par leur division en deux ou trois grosses branches lobaires.

Caractères différentiels. 1° *Dimensions.* La bronche droite est longue d'un pouce, et la gauche de deux; cette dernière devant parcourir un trajet plus considérable, vu la déviation du cœur du même côté. En hauteur, la bronche droite, dans l'homme adulte, a huit à dix lignes; la gauche, sept à huit. Le diamètre antéro-postérieur est un peu moindre pour toutes deux. 2° *Calibre.* Déterminé par les dimensions et proportionné à la capacité de chaque poumon, il est beaucoup moins considérable dans la bronche gauche que dans la droite; cette dernière étant intermédiaire, sous ce rapport, entre sa congénère et la trachée, dont le calibre est inférieur à celui des deux bronches réunies. 3° *Directions.* La bronche gauche, franchissant l'oreillette de

son côté, est presque horizontale; la droite, qui n'a qu'un léger détour à faire, est oblique dans la direction du lobe inférieur. 4° *Connexions.* La bronche gauche est contournée en avant et au-dessus par l'aorte et le tronc pulmonaire de son côté. La bronche droite est embrassée en dessus par l'anse que forme la veine azygos, pour se jeter dans la veine cave supérieure, et placée derrière le tronc pulmonaire correspondant. Les deux bronches, ou du moins la gauche et la branche de continuation de la droite pour entrer dans le poumon, sont logées dans l'écartement des deux veines pulmonaires.

Structure de la trachée et des bronches.

La trachée et les bronches représentent des cylindres fibreux, renfermant dans leur épaisseur des cerceaux cartilagineux incomplets, disposés transversalement au diamètre longitudinal. Une couche musculaire partielle et une autre de tissu jaune élastique, des glandules mucipares, des vaisseaux sanguins et lymphatiques, complètent la structure de ces canaux.

1° *Membrane fibreuse.* Elle naît circulairement du bord inférieur du cartilage cricoïde, et s'étend en canal pour se continuer par les troncs bronchiques. Ces caractères du conduit trachéo-bronchique offrent quelques différences dans ses portions fibreuse et cartilagineuse, et simplement fibeuse.

Dans la portion cartilagineuse, la membrane fibreuse constitue une première couche extérieure, mince, formée de fibres longitudinales très fines et peu apparentes; elle se continue sans interruption, en avant, sur les faces antérieure et latérale, percée de petits trous pour le passage des vaisseaux de nutrition dans son épaisseur. Sa surface semble rugueuse au toucher, par la saillie transversale des cerceaux cartilagineux. Ces cartilages épaissis forment souvent des reliefs réels chez le vieillard, mais sont couverts en surface continue, par la membrane, chez l'enfant et la femme, et même dans l'homme adulte.

En arrière, où la membrane fibreuse existe seule, elle est plus épaisse, et offre des caractères spéciaux. Si on enlève avec soin le tissu cellulo-vasculaire et la première couche des glandules trachéales, on voit que cette membrane se compose de fibres plates, verticales et obliques, d'un aspect resplendissant et nacré comme le tissu ligamenteux, auquel il appartient. Les fibres verticales font suite à une première attache radiée, très solide, qui se fait au bas de la face postérieure du cartilage cricoïde. De chaque côté, sur la ligne de terminaison des cerceaux cartilagineux qui forme les limites de la membrane elle-même, elle offre un épaississement longitudinal ou une sorte de ligne blanche, véritable ligament commun très fort chez les sujets vigoureux. En dehors, ce ligament présente autant de petites cavités de réception, dans lesquelles s'encastrent les extrémités des cartilages; en dedans, ce ligament est le point de départ des fibres obliques, dont l'adossement avec les fibres verticales inscrit une série de petits losanges alongés, dont les aires sont occupées par les glandules trachéales et les trous vasculaires.

Cette organisation de la toile fibreuse postérieure est commune à la trachée et aux bronches. Comme m'a paru propre à l'homme, je pense qu'indépendamment de ses autres fonctions, cette membrane, au point de vue dynamique, peut être considérée comme un organe accidentel de suspension du poumon, dont la résistance a été augmentée en raison de la station bipède. La disposition losangique des fibres, déjà si favorable pour loger les glandules, se prête en outre avec facilité à l'alongement et au raccourcissement de la trachée par leur augmentation alternative en longueur ou en largeur. Le point de vue d'organe de suspension me paraît d'autant plus probable que l'organisation n'est plus la même chez les grands quadrupèdes. Dans le bœuf, la membrane postérieure renferme des plaques rectangulaires imbriquées de haut en bas, isolées des cartilages antérieurs, et qui glissent l'un sur l'autre dans les mouvemens: Dans le cheval, il existe d'autres plaques, plus grandes, arrondies ou ovalaires, soudées alternativement de l'un et de l'autre côté avec un ou plusieurs des cerceaux cartilagineux antérieurs, et mobiles les unes sur les autres.

2° *Cerceaux cartilagineux.* Superposés transversalement et séparés par autant d'intervalles, inégaux entre eux et dans leur propre hauteur à divers points de leur étendue, ils donnent aux conduits aériens un aspect noueux. Le nombre des cerceaux cartilagineux est de quinze à vingt pour la trachée; on en compte huit à dix sur la bronche gauche, quatre sur la bronche droite, avant la naissance du tronc du lobe supérieur, et cinq ou six sur la grosse branche de continuation, qui conserve les caractères de la bronche jusqu'à sa division en deux branches primaires pour les lobes moyen et inférieur.

Les cerceaux cartilagineux forment des deux tiers aux trois quarts de la circonférence des conduits. Chaque cerceau présente une face extérieure convexe ou plane, une face intérieure concave, deux extrémités mousses et arrondies, encastrées dans les petites cavités du ligament cervical commun, des bords minces supérieur et inférieur, qui donnent attache aux cercles fibreux inter-cartilagineux. Ces cercles eux-mêmes, moyens d'union des cartilages entre eux, forment moins une membrane qu'une juxta-position de petits faisceaux ligamenteux inclinés sous divers angles, mais unis sur leurs bords, fréquemment séparés par des loges glandulaires et des trous vasculaires, et qui rappellent jusqu'à un certain point l'aponévrose intercostale.

La forme des cerceaux est irrégulière; en sorte qu'ils ne sont pas exactement parallèles. Parfois deux ou même trois cerceaux s'unissent, d'un côté, par les bords, tandis qu'ils sont séparés de l'autre côté; souvent aussi un demi-cerceau, n'existant que d'un côté, vient se confondre au milieu avec l'un de ceux entre lesquels il est placé.

La hauteur du cartilage est terme moyen, d'une ligne et demie; mais comme elle est inégale, elle varie dans leur contour de une ligne à deux lignes et demie. Les extrémités au contraire ont une hauteur bien plus régulière, et offrent en général un petit élargissement qui les porte à près de deux lignes. La coupe des cartilages, en forme de croissant, a deux tiers de ligne de petit diamètre.

Le premier et les deux derniers cerceaux cartilagineux se distinguent des autres par leur forme. Le premier, dont la hauteur est de deux à trois lignes, fait suite en manière d'infundibulum au cartilage cricoïde, avec lequel il n'est pas rare qu'il soit soudé.

Le dernier cartilage s'infléchit en bas, en formant deux courbes obliques, réunies à angle aigu au point de la division de la trachée. A l'intérieur cet angle saillant en sens inverse, trace une crête ou un éperon de séparation interbronchique. Chacune des courbes latérales, ajustée à l'axe de la bronche correspondante, forme le point de départ de ses anneaux. Le bord supérieur du dernier cartilage forme aussi un angle rentrant vers le bas; mais, en raison de la saillie inférieure, le diamètre au milieu est d'environ cinq lignes. L'avant-dernier cartilage ne se distingue des autres que par un commencement de convexité de son bord inférieur. Néanmoins ce caractère anguleux, par le bas, est quelquefois si prononcé, que j'ai vu les trois derniers anneaux anguleux s'emboîter du haut en bas en manière de cornets.

Les cartilages bronchiques continuent ceux de la trachéo-artère; ils sont encore plus irréguliers, se joignent, se bifurquent, et tendent à se confondre de plus en plus de haut en bas. La membrane fibreuse présente aussi les mêmes caractères, quant à la disposition des fibres et au mode de réception des cartilages. En bas elle forme, d'une bronche à l'autre, une vaste adhérence avec le péricarde.

3° *Muscle dentelé transversal.* Entre les deux membranes fibreuse et muqueuse, la cloison postérieure de la trachée et des bronches présente une couche de fibres musculaires transversales. Ces fibres sont disposées en autant de petits faisceaux superposés qu'il y a de cartilages. Chacun de ces faisceaux est fixé latéralement sur la lèvre interne des extrémités cartilagineuses, et s'insinue en angle dans l'espace situé au-dessous, en formant de haut en bas, par leur continuité, une ligne de dentelures latérales. Ces faisceaux, dont l'épaisseur est d'un tiers à une demi-ligne, forment par leur réunion un long muscle transverse, trachéal et bronchique, auquel on ne peut refuser l'usage de constricteur, en rapprochant l'une de l'autre les extrémités cartilagineuses. Toutefois on ne peut soumettre à un calcul exact la somme du rétrécissement qu'il produit.

4° *Faisceaux longitudinaux.* Partout à la surface interne de la trachée et des bronches, et sous la membrane muqueuse, se voient de longues fibres ou colonnes longitudinales, parallèles, saillantes à l'intérieur, d'une couleur jaune-rougeâtre, élastiques, adhérentes à la muqueuse, qu'elles séparent des cartilages et de la membrane musculaire. Parvenues à l'angle de bifurcation de la trachée, ces bandelettes s'insinuent dans les bronches qu'elles tapissent de la même manière, pour se continuer au-delà dans les divisions principales. En franchissant d'un canal dans l'autre, elles s'incurvent, et souvent inscrivent dans le contour intérieur une sorte de demi-sphincter ou d'éperon. Partout ces colonnes sont plus prononcées sur la portion membraneuse que sur le segment cartilagineux.

Les fibres longitudinales, en raison de leurs propriétés physiques, paraissent avoir la plus grande analogie avec le tissu jaune-élastique: toutefois les anatomistes sont encore dans le doute de savoir si ce n'est point une variété du tissu musculaire. Dans le premier cas, elles auraient pour effet de s'opposer par leur élasticité à l'allongement exagéré des bronches, et dans le second, elles en produiraient le raccourcissement ou la rétraction par leur contractilité. Si la texture anatomique fait pencher de préférence pour la première opinion, les observations de rétraction énergique des poumons dans l'expiration chez les animaux vivans, dont le thorax est ouvert, le mécanisme de l'expiration des mucosités et des corps étrangers, et les phénomènes de l'asthme nerveux, sembleraient militer en faveur de la seconde.

5° *Glandules trachéales.* Ces petits corps ovoïdes, aplatis, rougeâtres et d'une texture molle, environnent en grand nombre la trachée-artère; ils affectent trois gisemens. Un premier plan est situé dans les espaces losangiques de la membrane fibreuse; quelques-uns en saillie, et le plus grand nombre encastrés. Un second plan se loge entre la membrane fibreuse et la couche musculaire. Enfin, il en existe un troisième au contour du segment solide, renfermé sous la muqueuse dans les excavations qui séparent les petits ligamens inter-cartilagineux. Toutes ces glandules s'ouvrent à la surface de la membrane muqueuse, où elles versent leur produit.

6° *Membrane muqueuse.* Mince, diaphane, d'un blanc rosé, elle fait suite à celle du larynx, et se continue dans les canaux bronchiques. Son aspect velouté est rendu inégal par le nombre considérable de petites dépressions correspondant aux orifices excréteurs des glandules mucipares, dont il est facile d'exprimer la mucosité par la pression.

7° *Vaisseaux de la trachée.* La trachée est pourvue de vaisseaux propres de nutrition, distincts des vaisseaux bronchiques. Ses artères, fournies par les thyroïdiennes supérieures et inférieures, forment de chaque côté huit à dix petits rameaux variés de direction, plus volumineux en arrière que dans le contour cartilagineux, anastomosés en anneaux, et qui s'insinuent par les trous nombreux dont nous avons parlé. Entre les petits ligamens inter-cartilagineux et les espaces losangiques de la membrane fibreuse, ils se distribuent en majeure partie dans les follicules mucipares et dans le tissu cellulaire sous-muqueux, en formant de nombreuses anastomoses.

Les veines trachéales, qui forment des lacis moins serrés que celles des ramifications bronchiques, se réunissent en plusieurs rameaux qui se jettent dans le plexus veineux thyroïdien inférieur.

Quant aux bronches, elles sont nourries par les vaisseaux propres du poumon, auxquels elles ont donné leur nom. Nous traiterons des vaisseaux et des glandes lymphatiques avec l'appareil vasculaire des poumons.

DES CANAUX BRONCHIQUES.

J'ai distingué, d'après le volume et la texture, trois divisions des canaux aérifères bronchiques. Ces trois groupes ne servent, comme on le conçoit bien, qu'à établir les distinctions principales entre des termes éloignés, en offrant par sections tranchées les types d'une dégradation qui s'opère en réalité d'une manière insensible, des bronches jusqu'aux plus petits rameaux.

Disposition générale. Les divisions bronchiques ont un *aspect noueux* et des contours bosselés, dus aux saillies des cartilages d'incrustation et aux dépressions intermédiaires.

Ces divisions sont généralement dichotomiques, et se font sous des *angles variés*, mais plus généralement à angle aigu. Toutefois les sommets des angles sont arrondis en courbes paraboliques, ou en demi-cercle, pour donner passage aux gros vaisseaux sanguins et pour loger les glandes lymphatiques.

La *direction* de ces canaux figure un cône épanoui d'un centre à une circonférence ; leur *trajet* est flexueux, pour se prêter aux incurvations et aux intrications qu'ils forment avec les vaisseaux sanguins.

La *forme* est encore un peu aplatie en arrière dans les branches primaires ; mais au-delà elle devient cylindrique.

L'*origine*, en raison des écartemens dichotomiques, se fait par deux courbes divergentes. Chaque canal à sa naissance est un peu rétréci par le diamètre correspondant aux surfaces d'application, et plus élargi dans l'autre.

т. iv.

Enfin, quant à leur *calibre*, les canaux bronchiques légèrement resserrés dans l'espace moyen de leur trajet, d'où il ne naît que de très petits rameaux, se dilatent un peu à leurs extrémités vers leur origine, et au lieu de leur bifurcation.

1° *Canaux primaires bronchiques* ou *canaux lobaires.* Les premières divisions, résultant de la terminaison des bronches, correspondent à la séparation des poumons par lobes. Il en existe par conséquent trois à droite et deux à gauche. Les premiers canaux destinés aux lobes supérieurs, sont très courts, de cinq à six lignes de diamètre sur trois à cinq de longueur ; le droit, plus faible que le gauche ; tous deux nés perpendiculairement de la bronche et à direction ascendante. Le canal du lobe moyen droit est long, oblique, en dehors et en bas. Les deux canaux de terminaison des lobes inférieurs descendent presque verticalement ; leur longueur est de huit à dix lignes, celui de gauche est le plus fort. Entre la bronche gauche et le premier canal, et entre les canaux supérieur et moyen existent deux vastes gouttières de réception des gros vaisseaux. Des gouttières semblables, quoique moins prononcées, se présentent dans tous les écartemens d'origine, ou, pour ainsi dire, les aisselles des divisions bronchiques.

2° *Canaux bronchiques moyens.* A ce type appartiennent trois volumes de ramifications secondaires, ternaires et quaternaires.

Les canaux secondaires, assez courts dans les lobes supérieurs, sont très longs dans les lobes inférieurs ; ils naissent des canaux lobaires au nombre de trois à cinq. Les canaux ternaires, qui approchent de la périphérie, sont partout assez longs et déjà en grand nombre ; les canaux quaternaires plus courts s'écartent en inscrivant des cônes ; ils forment la tige centrale des grappes lobulaires.

3° *Petits canaux bronchiques.* Ce sont eux qui se distribuent dans les lobules. Nés latéralement à angle aigu de l'arbre commun du canal central lobulaire, ils pénètrent, soit isolément, soit au nombre de deux et même de trois, dans l'intérieur de chaque lobule, où ils se ramifient de nouveau par deux ou trois subdivisions. C'est le mode de terminaison de ces canaux devenus capillaires, qui, depuis Malpighi, a excité de si nombreux débats entre les anatomistes. J'indiquerai, en traitant du double appareil capillaire des poumons, ce que l'observation microscopique la plus minutieuse m'a appris concernant le problème de la terminaison réelle de ses tuyaux, que, dans une intention dont le motif s'expliquera plus loin, je désignerai dorénavant sous le nom de *canaux aériens capillaires ramifiés* ou *bronchiques.*

Texture des canaux bronchiques.

Ces canaux, dans la série de leurs ramifications, ne sont que la continuation du cylindre fibreux et cartilagineux de la trachée-artère et des bronches. Seulement les cartilages ici ne sont plus des cerceaux, mais des incrustations incomplètes dans l'épaisseur du tissu fibreux, et dont l'agglomération irrégulière décrit toute la circonférence du canal ; de sorte qu'il n'existe plus de membrane fibreuse isolée. Cette texture élastique et solide de l'arbre bronchique, au moyen de laquelle il se maintient dans sa forme, isolé de la substance des poumons, en fait véritablement le soutien, ou comme la charpente de suspension du léger tissu de ces organes.

1° *Canaux primaires.* L'incrustation cartilagineuse s'y présente

14

sous forme de segmens irréguliers ou de larges plaques, envahissant une portion plus ou moins considérable du cylindre, et
dont les intervalles sont occupés par de petites plaques inégales.

2° *Canaux moyens.* Les branches secondaires et ternaires sont
formées principalement de plaques anguleuses, qui se correspondent vaguement par une série d'angles sortans et rentrans,
séparées par des sillons membraneux assez larges. Ordinairement l'une de ces plaques, bifurquée, forme l'angle d'écartement à l'origine des vaisseaux. Les canaux quaternaires, par une
dégradation insensible, ne forment plus qu'une membrane
fibreuse incrustée de noyaux cartilagineux, largement espacés,
sous forme de petits nodules ou de stries linéaires. Dans la
succession décroissante des segmens, des plaques et des nodules cartilagineux, leurs espaces assez larges sont remplis
par un tissu fibreux d'union. La somme de ces espaces, qui
probablement diminue beaucoup par le froncement longitudinal des canaux aérifères, explique la rétraction considérable
dont le poumon est susceptible de sa périphérie vers la trachée
dans les phénomènes de l'expuition des mucosités ou des corps
étrangers.

Dans la succession de ces canaux, la structure intérieure est
analogue à celle de la trachée et des bronches. Le tissu musculaire, qui ne tapissait d'abord que la face postérieure membraneuse, se convertit en un cylindre de plus en plus mince, de
forme transversale annelée, dont les fibres n'entourant en général qu'une demi-circonférence, se réunissent à angles très
aigus, en formant des lignes irrégulières.

Les faisceaux longitudinaux jaunes se continuent sans interruption, en devenant de plus en plus déliés. Il en est de même
de la membrane muqueuse, qui, dans les canaux lobulaires,
est d'une grande ténuité.

3° *Petits canaux bronchiques.* La structure de ceux-ci est toute
membraneuse. Jusqu'à une demi-ligne de diamètre, la surface
semble bien encore d'un aspect strié au microscope, sous un
grossissement de vingt diamètres, et on y aperçoit des bandes
transversales, qui rappellent la disposition des fibres musculaires en anneaux, mais sans toutefois que l'évidence soit assez
grande, pour qu'on puisse prononcer autrement que par analogie sur le fait de la structure musculaire. Dans les petits canaux
ramifiés, les parois transparentes, et qui laissent apercevoir les
adossemens des capillaires aériens, semblent formées d'un tissu
cellulaire très dense, et dans l'épaisseur duquel rampent en
grand nombre des capillaires sanguins, anastomosés avec ceux
des vaisseaux pulmonaires.

APPAREIL VASCULAIRE SANGUIN.

Les poumons, d'une texture entièrement vasculaire, renferment deux sortes de vaisseaux sanguins. 1° les uns, qui servent
à leur fonction spéciale, forment en capacité environ les deux
tiers de leur volume; ce sont: (*a*) l'*artère pulmonaire* et ses divisions, chargées de l'importation du sang noir des cavités droites
du cœur dans la profondeur des poumons; (*b*) les *veines pulmonaires* et leurs divisions, canaux d'exportation du sang rouge
de l'intimité des poumons dans les cavités gauches du cœur.
2° Les autres vaisseaux des poumons ont pour objet leur nutrition. En raison de l'extrême ténuité du tissu propre de ces
organes et de la petite quantité de matière qu'ils fournissent,
réduits à eux-mêmes, ces vaisseaux ne sont que d'un calibre

très faible, proportionnellement au volume des viscères. Ce
sont les *artères* et les *veines bronchiques.*

VAISSEAUX SANGUINS FONCTIONNELS.

Ils se composent de deux portions bien tranchées par leurs
formes et leurs rapports: l'une extérieure aux poumons et l'autre
intérieure; la première, *inter-cardio-pulmonaire*; et la seconde,
intra-pulmonaire. Nous allons décrire à-la-fois ces deux sortes de
vaisseaux dans chaque portion.

1° *Portion inter-cardio-pulmonaire.*

ARTÈRE PULMONAIRE.

L'artère pulmonaire, *vena arterialis* des anciens, ainsi nommée en raison de l'opposition qu'elle présente dans sa structure
artérielle et le sang noir qu'elle charrie, est un vaisseau d'un
volume considérable, qui s'étend du ventricule droit aux deux
poumons.

Origine, trajet, divisions. Elle fait suite au prolongement infundibuliforme, qui termine en haut et en avant le ventricule
droit. À partir des valvules sigmoïdes, elle monte obliquement
à gauche et en arrière, s'insinue, en se contournant à droite,
au-dessous de la crosse de l'aorte, où elle se partage en deux
gros troncs : l'un gauche, qui forme sensiblement la continuation du tronc principal; l'autre droit, qui passe derrière l'aorte;
chacun de ces troncs, dirigé presque transversalement, va se
distribuer au poumon correspondant. Sur le bord droit du
tronc de l'artère pulmonaire, adjacent à l'aorte, existe une sorte
de ligament, épais et volumineux, dirigé verticalement, qui unit
intimement les deux vaisseaux. Ce lien n'est que le détritus oblitéré du *canal artériel,* particulier à la circulation du fœtus.

Dimensions. La longueur du tronc de l'artère pulmonaire
avant sa division est généralement de deux pouces et demi; le
diamètre du vaisseau est de treize à quatorze lignes; le tronc
pulmonaire gauche a une longueur d'environ dix-huit à
vingt lignes sur un diamètre de huit à neuf; la longueur du
tronc pulmonaire droit est à-peu-près la même; son diamètre
est de dix à onze lignes. Au reste, ces dimensions, subordonnées
à celles du cœur et des poumons, ne peuvent être qu'approximatives.

Connexions. Convexe en avant et à gauche, concave en arrière et à droite, pour se contourner sous l'aorte, le tronc principal, recouvert en avant par le péricarde, est en rapport, en
arrière, avec l'aorte et l'artère cardiaque postérieure; à gauche,
avec l'auricule de ce côté et l'artère cardiaque antérieure, qui
contourne sa base. Sous la crosse de l'aorte, le tronc pulmonaire,
pour l'embrasser, se dévie en arrière et à droite, jusqu'au milieu
du calibre de ce vaisseau où se fait sa division. Les deux troncs
pulmonaires latéraux, au point de leur séparation, s'écartent
sensiblement à angle droit, inclinés tous les deux en arrière.
Dans leur écartement monte le faisceau supérieur du péricarde,
qui s'y attache et monte au-delà jusque sur l'aorte. Le tronc gauche, ascendant, passe au-devant de la crosse de l'aorte, puis au-
dessus de l'oreillette gauche, de la bronche et de la veine pulmonaire antérieure correspondantes, pour s'insinuer dans le
poumon. Le tronc droit passe également au-devant, mais au-

dessous de la bronche de son côté, et au-dessus de l'oreillette droite et de la veine pulmonaire antérieure du même côté.

VEINES PULMONAIRES.

Ces veines, *arteriæ venosæ*, ou veines à sang rouge, au nombre de quatre, se distinguent en deux paires, droite et gauche, une pour chaque poumon; les veines de chaque couple sont antérieure et postérieure, l'une par rapport à l'autre. Les veines pulmonaires naissent en fait de l'intimité des poumons, où elles font suite aux dernières divisions des artères; mais ayant à les décrire plus loin, conjointement avec ces dernières, dans leurs capillaires d'origine et leurs branches intermédiaires, nous les considérons seulement ici dans les troncs, c'est-à-dire prises à leur sortie des poumons et dans l'intervalle qu'elles franchissent de ces organes à l'oreillette gauche du cœur.

La *veine pulmonaire antérieure droite* est formée, à sa sortie, de la jonction de deux troncs nés des lobes supérieur et moyen, où ses grosses branches sont antérieures par rapport à celles des artères et des bronches; elles se dirigent d'avant en arrière sous le tronc artériel correspondant, et au-dessus de l'oreillette droite pour se jeter dans l'oreillette gauche. La *veine postérieure droite*, dont les divisions principales sont en général postérieures à celles des artères et des bronches, est formée immédiatement à sa sortie, par l'abouchement en commun, de sept à huit branches considérables; le tronc se dirige un peu de bas en haut et d'arrière en avant sur l'oreillette droite pour gagner la gauche. Ces veines, dans le lieu de leur abouchement, sont séparées par un espace que remplit le tronc artériel pulmonaire.

La *veine antérieure gauche*, dont les divisions sont également placées au-devant de celles des artères et des bronches, se dirige en bas et en arrière sur le tronc artériel et la bronche correspondante. La *veine postérieure gauche* est au contraire un peu ascendante; toutes deux convergeant se jettent fort près l'une de l'autre dans l'oreillette gauche; il est même assez ordinaire qu'elles se réunissent pour leur abouchement en un seul tronc.

Quant à leurs rapports avec le péricarde, du côté droit, le feuillet de cette membrane, après avoir environné en arrière la veine cave supérieure, s'enfonce entre ce vaisseau et la veine pulmonaire antérieure droite, forme entre les deux un sillon profond, contourne la veine, s'enfonce contre elle et sa congénère postérieure, se réfléchit au fond d'un nouveau sillon, revêt le côté droit de cette dernière, et s'applique ensuite avec le feuillet de gauche pour former la cloison d'adossement, qui descend sur la veine cave inférieure : d'où il résulte que les veines pulmonaires droites sont environnées aux trois quarts par le péricarde, et non recouvertes par cette membrane, seulement à gauche.

De ce côté, le péricarde, descendant transversalement sur l'artère pulmonaire, s'enfonce profondément entre cette artère et la veine antérieure gauche, contourne cette dernière, forme un léger repli entre elle et la veine postérieure et environne celle-ci en arrière pour se porter sur le tronc pulmonaire droit et la veine postérieure du même côté : d'où il suit que les veines pulmonaires gauches ne sont circonscrites que dans la moitié de leur contour par le péricarde.

Le lieu d'abouchement des quatre veines pulmonaires dans l'oreillette, est distingué par un léger étranglement. Cette disposition est due à une double cause : 1° en ce qui concerne

l'oreillette, à la forme en ellipse des orifices veineux, inscrits dans l'écartement de deux bandelettes musculaires; 2° pour la veine en particulier, à l'existence d'un anneau de fibres musculaires, large de quatre ou cinq lignes, dont les fibres, remplissant d'abord l'intervalle elliptique, se confondent bientôt avec celles de l'oreillette.

2° *Portion intra-pulmonaire.*

ARTÈRES ET VEINES.

A leur arrivée dans les poumons, le tronc artériel pulmonaire gauche est supérieur aux autres vaisseaux, et le tronc pulmonaire droit, médian. A quelques lignes du bord, chacun d'eux se divise pour se répandre dans les poumons. Le tronc *gauche* envoie d'abord plusieurs branches considérables, rayonnées, qui se distribuent dans le lobe supérieur. Au-delà, il s'incurve en bas pour descendre dans le lobe inférieur, où il se divise. Le tronc *droit* envoie d'abord de fortes branches ascendantes dans le lobe supérieur; puis, des branches transversales, dans le lobe médian; et des branches descendantes, dans le lobe inférieur. Quant aux veines pulmonaires, à *gauche*, l'antérieure remonte au-devant de la branche correspondante placée au-dessus, pour se distribuer dans le lobe supérieur; la veine postérieure descend dans le lobe inférieur. A *droite*, la veine antérieure passe en avant sous le tronc artériel, et fournit elle-même deux troncs pour les lobes supérieur et moyen; la veine postérieure, située comme celle de l'autre côté, le plus bas dans la superposition des gros vaisseaux, se distribue également au lobe inférieur. Quant aux divisions vasculaires ultérieures, il serait impossible de décrire le volume, le trajet et les rapports de ces nombreux vaisseaux; la simple vue en apprend plus à cet égard que ne pourrait faire la description la plus minutieuse. (Voyez, à cet égard, *Pl. 4 bis et 5 bis.*) Qu'il me suffise ici d'indiquer les principales généralités communes aux deux sortes de vaisseaux et les différences qui les caractérisent.

1° *Divisions.* Les vaisseaux pulmonaires diffèrent un peu dans leur mode de distribution de ceux de la grande circulation. Comme l'espace dans lequel ils se divisent est extrêmement rétréci, et que l'intimité ou la profondeur capillaire environne partout les gros troncs et commence dès leur entrée dans les poumons, il en résulte que les gros vaisseaux et les branches principales, très rapprochées, sont obligés de fournir les ramuscules, qui vont se distribuer aux grappes lobulaires remplissant les intervalles étroits et anguleux qui les séparent; ce n'est que vers la périphérie des poumons, où les espaces intervasculaires deviennent plus considérables, que les vaisseaux peuvent se diviser graduellement en rameaux et en ramuscules, d'où naissent les capillaires.

2° *Connexions.* Dans les rapports des vaisseaux sanguins entre eux et avec les canaux aérifères, on se figure généralement ces conduits marchant par faisceaux triples, un de chaque espèce, artère, veine et canal bronchique. En réalité, loin qu'il en soit ainsi, cet ordre, au contraire, n'existe nulle part dans l'étendue des poumons. Chez l'adulte, dans un rayon de deux pouces et demi, à partir du sommet de convergence, ou de l'entrée des gros vaisseaux, ceux-ci, pour leur division, absorbant un grand espace, chacun d'eux envahit d'abord toute une région, et ils se recouvrent suivant les deux diamètres vertical et antéro-posté-

14

rieur, par plans assez distincts, avant que leurs rameaux puissent se rencontrer et marcher au parallélisme. Le volume considérable et l'agglomération des vaisseaux dans les troncs d'origine et leurs ramifications principales ont pour conséquence que, l'aire des poumons en étant presque entièrement remplie, le tissu lobulaire, encore mince et rare, ne trouve à occuper que leurs intervalles. C'est donc à mesure que l'on se rapproche de la périphérie que les rapports et le développement relatif des appareils sanguins et aérifère, d'où résulte l'organisation spécialement pulmonaire, peuvent de plus en plus se produire. Le tissu propre s'épanouit alors largement sous la forme de *grappes lobulaires*, disposition qui déjà fait pressentir à quel point un peu plus ou un peu moins d'extension de la périphérie, ou d'ampliation de la poitrine, agrandit ou rétrécit le champ de l'hématose. Quant aux vaisseaux en eux-mêmes, les canaux bronchiques et leurs ramifications sont toujours accompagnés par les divisions de l'artère pulmonaire et nullement par les veines. A l'état capillaire, le nombre des artérioles est triple ou quadruple de celui des veinules; celles-ci sortent par la périphérie des lobules, tandis que les ramuscules artériels y pénètrent par le centre avec les tuyaux bronchiques. Les veinules, pour se réunir, traversent les lobules en diagonale; les veines qui en naissent remontent isolément. Il est rare qu'il s'en présente, accolées dans une certaine étendue, avec les artères et les canaux bronchiques de volume proportionnel.

3° *Configuration.* Une autre considération très intéressante porte sur la forme toute spéciale des vaisseaux pulmonaires. Si on isole immédiatement, sur un poumon frais, les vaisseaux remplis d'une injection très solide, on voit que ces vaisseaux, au lieu d'être cylindriques entre leurs embranchemens, comme ceux de la circulation générale, ont au contraire une forme conique, mais en sens inverse, pour les artères et les veines.

Toute artère pulmonaire, sensiblement rétrécie au lieu de son origine d'un vaisseau plus considérable, se renfle graduellement jusqu'au point où elle donne naissance à une branche un peu forte. A partir de ce lieu, considéré comme une nouvelle origine, le tronc de continuation et la branche latérale offrent également l'un et l'autre un rétrécissement et se gonflent de nouveau, au-dessous, pour donner naissance à de nouvelles divisions. Ainsi, en thèse générale, les artères pulmonaires sont rétrécies par leur extrémité tournée vers le cœur, et dilatée vers la périphérie ou les capillaires des poumons.

En sens inverse, *toute veine pulmonaire* a la forme d'un cône dont la petite extrémité est au lieu de son origine indiquée par la jonction des deux vaisseaux dont elle est formée, tandis qu'à sa terminaison pour s'aboucher dans une veine d'un volume plus considérable, elle se dilate en une sorte d'ampoule ou d'infundibulum.

Quant à la forme des vaisseaux en coupe transversale, celle de l'artère est un cercle et celle de la veine un ovale, dont l'aplatissement est d'avant en arrière. Enfin, l'orifice d'abouchement de ces deux sortes de vaisseaux, considérés à leur face interne, est également remarquable par un éperon en croissant, qui forme le sommet de l'angle de jonction.

En résumé, on peut dire, comme formule générale, que les vaisseaux pulmonaires étant également coniques, les cônes artériels ont leurs sommets vers le cœur droit et leurs bases vers le poumon; tandis que les cônes veineux ont leurs sommets vers le poumon et leurs bases vers le cœur gauche.

Telle est la configuration des vaisseaux pulmonaires. La première observation à ce sujet ne m'appartient pas; elle m'a été communiquée, en 1828, par mon excellent ami, le modeste et ingénieux docteur Auzoux, qui l'avait faite sur des poumons injectés par lui avec l'alliage de Darcet. L'inaltérable solidité des ramifications métalliques lui avait permis de saisir immédiatement des formes qui ont échappé aux anatomistes avec les injections ordinaires, dont la surface est si promptement amollie et déformée par l'humidité du poumon.

La forme conique des vaisseaux pulmonaires est d'un grand intérêt au point de vue physiologique, d'après les idées complétives qu'elle me semble devoir apporter dans la théorie de la petite circulation. En effet, si l'on se figure l'air arrivant dans les poumons, par son volume, augmenté de la dilatation que lui fait éprouver une plus haute température, il comprime les vaisseaux capillaires, et tend à refouler le sang à-la-fois dans les artères et dans les veines. La forme des veines, abouchées par de larges orifices, d'accord avec la force d'impulsion, accélère le cours du sang vers le cœur gauche; mais c'est le contraire pour le système à sang noir. La pression agissant à *tergo*, ou en sens inverse du trajet circulatoire, aurait pour résultat l'engorgement du cœur droit, si la succession des cônes artériels, graduellement rétrécis vers cet organe, n'opposait au liquide une résistance permanente. Toutefois cet effet n'est pas si efficace, que le reflux ne se fasse encore sentir; et en outre, comme l'action perpétuelle des lois physiques détruit nécessairement à la longue les obstacles qui lui sont opposés, il est probable que cette résistance des cônes artériels, de plus en plus faible, est une des causes éloignées des dilatations ou anévrismes passifs, si fréquens dans les cavités droites. Quoi qu'il en soit, en fait général, la forme conique inverse des vaisseaux a cet effet que, l'air entrant dans les poumons, les résistances sont ménagées pour s'opposer au reflux du sang vers le système veineux, tandis que toutes les voies sont ouvertes pour faciliter son transport rapide dans le système aortique.

VAISSEAUX DE NUTRITION DES POUMONS.

Ces vaisseaux ont reçu le nom de *bronchiques* en raison de leur point de départ sur les bronches : les artères et les veines bronchiques se ramifient sur les canaux aérifères, qu'elles accompagnent jusqu'à leur terminaison.

ARTÈRES BRONCHIQUES.

Ordinairement au nombre de deux, une de chaque côté, il n'est pas rare qu'elles procèdent d'un tronc commun; et, en sens inverse, on en trouve quelquefois trois et même quatre, nées de vaisseaux différens et à des hauteurs variées; les artères accidentelles ou surnuméraires procèdent indifféremment de la thyroïdienne inférieure, de l'inter-costale supérieure, de la mammaire interne, de la médiastine antérieure, ou même directement de la sous-clavière.

L'origine des artères bronchiques est latérale, droite et gauche; elle a lieu au-dessous de l'aorte, dans le point de réflexion de sa courbure, en arrière, sur l'oreillette gauche. L'artère du côté gauche descend immédiatement sur la bronche correspondante; l'artère bronchique droite se dirige en travers pour gagner la bronche de ce côté; elle passe plutôt en arrière, mais cependant quelquefois en avant de la bifurcation de la trachée; souvent son origine est commune, soit avec la médiastine postérieure, soit avec l'artère thymique. Ces deux artères envoient ordinairement des rameaux à l'œsophage et à l'oreillette gauche.

Parvenues sur les bronches, les artères fournissent des rameaux qui environnent transversalement ces vaisseaux; d'autres se distribuent aux ganglions lymphatiques pulmonaires et aux tuniques des vaisseaux fonctionnels; le plus grand nombre traverse la membrane fibreuse, et forme un réseau dans le tissu cellulaire sous-muqueux. Le mode de distribution est le même dans toute l'étendue des poumons; à chaque subdivision secondaire ou tertiaire des canaux aériens, correspond une ramification artérielle proportionnée à son volume. A leur terminaison capillaire, on admet, d'après Reisseisen, que les artères bronchiques s'épanouissent en un réseau délié sous la plèvre et dans les cloisons du tissu propre.

Depuis Haller, on sait que ces vaisseaux ont de nombreuses anastomoses avec ceux de l'artère pulmonaire. Reisseisen, qui a rencontré cette disposition, l'a figurée dans sa *planche* 4, *fig.* 5.

VEINES BRONCHIQUES.

Elles naissent partout de l'intimité du poumon, remontent dans leurs divisions en sens inverse des artères, et se terminent par deux ou trois troncs d'un petit volume qui viennent se dégorger, à droite, dans l'azygos ou dans la veine cave supérieure; à gauche, ordinairement dans la veine intercostale supérieure. Néanmoins j'ai vu la veine bronchique gauche contourner l'aorte en avant, pour se jeter dans la veine cave supérieure.

Les capillaires des veines bronchiques forment des lacis très serrés, proportionnellement d'un fort volume, et surtout d'une capacité très supérieure à celle des artérioles correspondantes: ils rampent sous forme de petits plexus dans le tissu sous-muqueux. Il est évident que ces petits réservoirs, réputés à sang noir, plus prochainement en rapport avec les canaux aérifères, doivent participer à l'hématose comme les ramifications de l'artère pulmonaire; et, sous ce rapport, on conçoit qu'ils puissent avoir des communications anastomotiques avec les veines pulmonaires, sans qu'ils y versent, à proprement parler, du sang noir, comme le dit Meckel. Dans tous les cas, ils n'en pourraient verser que des quantités infiniment petites, et qui ne justifieraient pas les prétendues communications très considérables, dont parle cet anatomiste, entre les deux systèmes vasculaires à sang noir et rouge dans l'intimité du poumon. Nous aurons, au reste, à revenir sur ce sujet, à propos du double appareil capillaire des poumons.

APPAREIL CAPILLAIRE DES POUMONS.[1]

Lorsque je commençai mes recherches sur la structure intime des poumons, je n'avais d'abord en vue que de vérifier

[1] En débutant dans le domaine de l'anatomie microscopique, je crois devoir prévenir nos lecteurs que les instruments dont je me sers sont les excellens microscopes achromatiques, simple et composé, de M. Charles Chevalier. L'emploi du micromètre permet de fixer avec la dernière rigueur le chiffre du grossissement. Lorsque ce dernier est très élevé, pour éviter toute erreur dans la délinéation et le volume apparent, les esquisses sont exactement calquées à la chambre claire.

Je crois aussi devoir ajouter un autre avertissement pour les personnes qui n'ont pas eu l'occasion de faire usage de microscopes. Le grossissement s'exprime en diamètres, c'est-à-dire par le nombre de fois dont l'étendue de l'objet, suivant une ligne donnée, est contenue dans la même ligne de la figure agrandie qui le représente. Cet énoncé suffit, mais toutefois avec

T. IV.

scrupuleusement les opinions accréditées; mais les résultats contradictoires de mes premières observations m'ayant mis sur la voie du doute, je me posai dès-lors une série de problèmes à résoudre, l'esprit dégagé de toute idée préconçue.

D'une part, en quoi consiste l'appareil capillaire gazeux, dernière expansion des canaux aérifères? Quels sont ses divisions, ses formes et ses moyens de communication?

D'autre part, comment se terminent les artères pulmonaires? Qu'elle est la première origine des veines? Comment se comportent les extrémités des vaisseaux bronchiques? En résumé, quels sont les formes, l'étendue et les rapports du système capillaire sanguin?

Enfin, quels sont le volume proportionnel et les moyens d'agencement, ou, si l'on veut, le mode d'intrication des deux extrémités capillaires sanguine et aérienne, dont les connexions réciproques, partout intimes et nécessaires, constituent l'admirable mécanisme propre à l'action chimique de l'hématose?

Toutes ces questions, ou leurs analogues, sont les mêmes qui, il y a trente ans, furent posées et semblèrent résolues, aux acclamations du monde savant, dans un travail ex professo de Reisseisen. Cependant les résultats de cet examen étaient-ils si exacts et si concluans, et leurs conséquences si complètes, qu'il n'y eût plus lieu à l'avenir de faire de nouvelles observations à ce sujet? J'espère que la suite de ce travail démontrera le contraire. Constatons d'abord quelles phases la science avait parcourues sur ces questions, et quelles étaient aujourd'hui les croyances généralement établies.

La texture raréfiée des poumons, quoique d'une exploration plus facile que celle des autres viscères, n'a été néanmoins entrevue que fort tard, dans l'ignorance où l'on était de l'objet véritable et du mécanisme de la fonction respiratoire.

Le célèbre rapporteur des connaissances de l'antiquité, Galien, qui s'étend si longuement et revient dans plusieurs chapitres sur les usages prétendus de la respiration, ne trouve rien à spécifier sur la structure des poumons. D'après Érasistrate, il la qualifie vaguement de *parenchyme*, dénomination confuse, encore usitée aujourd'hui, mais que les esprits positifs ne tarderont pas à expulser du vocabulaire de la science.

Suivant Malpighi, jusqu'à son époque, au milieu du dix-septième siècle, les anatomistes s'accordaient à considérer le poumon comme un viscère de texture molle, humide, *charnue*, et que l'on assimilait à celle du foie et de la rate[1]. Toutefois l'ignorance qui régnait à ce sujet n'était pas aussi profonde qu'on pourrait l'inférer de cette assertion. En réalité, si la respiration avait été mal comprise dans son objet, du moins les poumons étaient-ils fort anciennement connus pour en être les organes. De plus, la fonction elle-même élucidée naguère

une explication préliminaire qui en détermine la valeur. Comme la multiplication d'un diamètre ne donne qu'une dimension, et que le dessin en surface ne peut en avoir moins de deux, longueur et largeur, auxquelles, pour les objets diaphanes, s'ajoute la profondeur; le grossissement existant à la fois pour les trois diamètres, doit être multiplié par lui-même pour exprimer l'étendue en surface, et le produit de cette dernière, multiplié de nouveau par le même nombre, ou le troisième diamètre pour donner le volume cubique. Ainsi donc, soit une loupe d'un grossissement de vingt diamètres, si la surface lisse et opaque n'offre que deux dimensions, le grossissement est de 20 multiplié par 20 ou 400 fois; mais si l'objet étant diaphane laisse voir dans son épaisseur, le grossissement absolu est de 400 multiplié par 20 ou 8,000 fois le volume réel.

[1] Pulmonum substantia, vulgo censetur carnosa . . . . nec hepati, nec lieni absimilis creditur.

MALPIGHI, De pulmonibus. Epistolæ duæ ad J. A. Borellium.

In Manget, bibliotheca anatomica, t. 2.

15

par les belles expériences de Bathurst et Henshaw, venait d'être assez nettement précisée dans son influence chimique, pour provoquer un nouvel examen de la texture par le moyen de laquelle elle devait s'accomplir. Enfin, au point de vue purement anatomique, Vésale, un siècle avant, professait des idées beaucoup plus saines, lorsqu'il définissait la substance du poumon une chair molle, fongueuse, rare, légère, aérée, comme formée d'un sang écumeux, ou d'une écume sanguine concrète, et entrecoupée par un grand nombre de petits vaisseaux [1].

En 1661 parut la fameuse lettre de *Malpighi* à Borelli, dans laquelle le grand anatomiste de Bologne étonna le monde savant par le récit de ses découvertes sur la structure spongieuse des poumons. « Le hasard, dit-il, ayant dirigé mes recherches sur ces organes, j'ai trouvé que la masse des poumons, soutenue par les vaisseaux qui la parcourent, est une agglomération de petites membranes très déliées qui, par leur extension et leurs flexuosités, forment un nombre presque infini de *vésicules orbiculaires* et *sinueuses*, de même que nous voyons la cire étalée constituer les parois des gâteaux d'abeilles [2]. »

À cette proposition qui constitue le fait principal de sa grande découverte, Malpighi en ajoute plusieurs autres.

1° Vues au microscope, les vésicules lui paraissent être formées par la continuation amincie de la membrane interne de la trachée, dilatée à son extrémité directe et sur les côtés en *ampoules sinueuses*, au-delà desquelles elle se termine par des vésicules inégales qui offrent l'aspect d'une éponge [3].

2° Il reconnaît que les vésicules sont environnées par un réseau admirable, qui semble avoir pour objet de les lier et de les rassembler ; mais il ne sait encore si cette trame est vasculaire ou si c'est un tissu fibreux (*nerveum*).

3° Dans une deuxième lettre à Borelli, il signale la texture vasculaire du réseau, et raconte avoir vu au microscope la communication des artères avec les veines. Ce fait, déjà très important et complémentaire de la texture des poumons, est surtout capital pour l'époque, en ce qu'il prouvait en même temps l'immortelle découverte de Harvey sur la circulation générale. Malpighi a fait ses expériences et les a réitérées un grand nombre de fois sur des poumons de grenouilles ; aussi s'accuse-t-il plaisamment d'avoir détruit la race presque entière de ces reptiles [4].

Si j'insiste autant sur le travail de Malpighi, c'est qu'il est fondamental ; les observations de l'illustre auteur, lors même qu'elles sont incomplètes, sont toujours positives, et ses assertions vraies. Où l'évidence l'abandonne, il pose le doute. Il s'en faut bien que les travaux subséquens aient été faits dans le même esprit.

---

[1] Pulmonis substantia, caro est mollis, fungosa, rara, levis, aërea, ac velut ex spumoso sanguine, spumâve sanguineâ concretâ, multisque vasorum germinibus scatens.

    VÉSALE, *De corporis humani fabricâ, lib.* 6.

[2] Diligenti enim indagine adinveni totam pulmonum molem, quæ vasis excurrentibus appenditur, esse aggregatum quid ex levissimis, et tenuissimis membranis, quæ extensæ, et sinuatæ penè infinitas *vesiculas orbiculares* et *sinuosas* efformant, veluti in apum favis alveolos ab extensa cera in parietes conspicimus.

[3] Auctâ magnitudine.... istæ vesiculæ videntur efformari ex desinentiâ tracheæ, quæ extremitate et lateribus *in ampullosos sinus facessens, ab his in spatia et vesiculas inæquales terminetur*.

    ... Et ailleurs : «Unde fortasse tunica illa interna tracheæ in sinus, et vesiculas terminata, consimilem inchoatæ vulgò spongiæ vesicularum molem efficit.

[4] .... Pro quibus enodandis ferè totum ranarum genus perdidi.

Willis [5], dont les recherches ont principalement pour objet les nerfs et les lymphatiques des poumons, ne fait que gâter les idées de l'auteur italien par les idées fausses qu'il a répandues sur la disposition des vésicules.

Helvétius croit ajouter aux faits de Malpighi ; mais il dit absolument la même chose, du moins en ce qui concerne les capillaires aériens ; seulement, pour lui, les petites cellules sont formées par des membranes différentes de celle des ramifications bronchiques [6].

En 1808 parut la fameuse Dissertation de *Reisseisen*, couronnée par l'académie de Berlin, en réponse à la question posée sur la structure et les usages des poumons.

Dans cet ouvrage, remarquable déjà par la distribution lucide et méthodique du sujet, le célèbre auteur allemand trace la marche de son travail en une série de questions secondaires, qu'il traite successivement avec un soin achevé jusque dans les plus petits détails, de manière à former un ensemble de doctrine en apparence si exact et si complet, qu'il a séduit toutes les imaginations, et entraîné, à son apparition, le suffrage universel des savants. Établissons d'abord ce que dit Reisseisen du mode de terminaison des canaux aériens.

Un médecin qui, en ce moment, s'institue le vérificateur et le panégyriste de l'auteur allemand, affirme dans une lettre à l'Académie des Sciences, reproduite par les journaux, que depuis Reisseisen on sait qu'il n'existe ni cellules ni vésicules aériennes pulmonaires. Deux erreurs dans une seule proposition ; car ni Reisseisen n'a dit cela, ni le public ne l'a su ni compris de là ou d'ailleurs. Grâce au laconisme de certains auteurs et à l'obscurité qui règne dans leurs écrits, on a pu leur attribuer après coup des opinions qui n'avaient jamais été les leurs ; mais il n'en est pas de même de Reisseisen, qui d'abord exprime au long ses idées, puis y revient, les reproduit à plusieurs fois, et toujours avec une clarté parfaite.

D'après lui, le canal aérien, à mesure qu'il descend, se divise en un plus grand nombre de rameaux, dont chacun se distribue dans les poumons, de telle sorte que, après des subdivisions multipliées, il se termine par des culs-de-sac (ou cæcums) [7]. D'où, ajoute-t-il, on peut inférer que les *vésicules* ou *cellules aérifères* de la surface des poumons ne sont autres que les extrémités en culs-de-sac des petits canaux. Ces cellules, répandues en grand nombre, constituent la masse des poumons [8].

Ainsi Reisseisen, loin de nier l'existence des vésicules pulmonaires, les adopte au contraire en expliquant qu'elles sont les extrémités en cæcums des petits canaux ; ce qui n'apprend rien de plus, le cæcum n'étant lui-même que la cellule de Malpighi, un autre nom pour une seule image ; et quant au mode d'origine, l'observation est la même, puisque dans toute hypothèse le capillaire aérien est évidemment la terminaison du canal bronchique.

La forme vésiculaire est si bien prouvée pour Reisseisen, qu'il

---

[5] T. Willis : De respirationis organis et usu.

    In Manget, Bibliotheca anatomica, t. 2.

[6] Mémoires de l'Académie des Sciences. An. 1718, p. 15.

F. D. Reisseisen. De fabricâ pulmonum commentatio. Latinè expressit Hecker. Berolini, 1821.

[7] Fistula spiralis.... à faucibus exorsa, canalem exhibet undique clausum, initio simplicem, deinde, quô altius descendit, eò plures in ramos dividum, quorum singulus quisque ita per pulmones distribuitur, ut factâ demum partitione multiplici, cæcis terminetur finibus. *Op. cit., p.* 6.

[8] Inde jam facilè colligitur, singulas per pulmonum faciem vesiculas cellulasve aëriferas, cæcos esse extremorum canaliculorum fines, easque, ingenti numero distributas, massam illam conficere....

ne voit pas autre chose dans tout le cours de son ouvrage, et son sujet l'y ramène quatorze fois. D'abord il emploie collectivement les mots cœcum et vésicule [1], et enfin il finit par ne plus nommer que les vésicules aérifères [2].

Mais ce qui achève de rendre irrécusable l'opinion de cet anatomiste, ce sont les figures qu'il a données [3], où la vésicule est partout appelée de ce nom, et nettement dessinée dans la forme qu'il représente. Ces petites sphères, dont il évite de montrer les embouchures, sont agglomérées à la manière d'une grappe de raisin, suivant l'opinion émise et dessinée par Willis [4]. Je pourrais, en ce qui concerne cet auteur, pousser beaucoup plus loin ces observations avec leurs citations, si déjà les preuves n'étaient surabondantes.

Enfin, le travail de Reisseisen ayant, depuis trente ans, fait foi dans toute l'Europe, l'opinion qu'il a imprimée a rendu, comme cela est en fait, tellement identiques le cœcum et la vésicule que, depuis, non seulement l'existence de cette dernière n'a cessé d'être professée partout, mais le nom même en a prévalu. Ainsi, en zootomie, on appelle *poumons vésiculaires* ceux qui sont organisés pour la respiration gazeuse.

Quant aux dernières divisions des vaisseaux sanguins des poumons, il était naturel d'admettre par induction qu'ils se distribuaient en réseaux déliés sur les parois des vésicules. Je dis par induction, car l'examen contradictoire me prouve que l'on n'a pas vu ce fait, quoiqu'il ait été clairement dessiné de cette manière par Reisseisen, probablement comme traduction en petit de ce que l'on observe en grand dans l'épaisseur des organes creux à parois membraneuses.

Tel était aujourd'hui l'état de la science sur les deux sortes de capillaires des poumons.

Je vais raconter, le plus clairement qu'il me sera possible, les observations que j'ai faites à ce sujet, en indiquant les moyens de les vérifier.

Dans cet exposé, je vais parcourir successivement dans leur histoire anatomique :

1° L'appareil capillaire aérien ;

2° L'appareil capillaire sanguin ;

3° Les cloisons intercanaliculaires, à-la-fois moyen d'union et d'isolement des deux appareils ;

4° Enfin, la structure étant établie, je montrerai, d'après l'observation visuelle, les premières applications, ou les faits principaux qui en découlent, pour l'étiologie des maladies des poumons.

1° APPAREIL CAPILLAIRE AÉRIEN.

Si l'on coupe une légère tranche d'un poumon séché à l'état d'insufflation [5], et qu'on l'examine sur le porte-objet du micros-

[1] Evidentissimé autem cognosci potest, canaliculos ad extremum productos cæcos in fines, sive *vesiculas pulmonales* abire. P. 8.

[2] Ex. vasa igitur bronchialia.... ad cellulas usque aëriferas producuntur. P. 15.

[3] Tab. 2, fig. 4, 5 ; tab. 4, fig. 1, 2, 3, 4.

[4] Proindèque cellularum omnium aggeries uvarum racemo haud multùm absimilis videtur.

Willis, *Op. cit. in* Manget, t. 2, p. 176, et tab. 42, fig. 5.

[5] Ce procédé si simple est le plus convenable pour étudier le tissu du poumon. L'organe d'abord est laissé dans ses conditions naturelles ; mais en outre la parfaite transparence du tissu des cloisons, et les espaces vides des canaux conservés dans leur volume et leurs distributions, permettent d'apercevoir les moindres particularités dans les profondeurs. Aussi, tous les bons observateurs ont-ils eu recours à la dessication du poumon insufflé pour étudier la structure de cet organe. Malpighi recommande expressé-

15.

cope simple avec un loupe achromatique d'un grossissement de vingt à cinquante diamètres, on voit la surface parsemée de petites cavités irrégulièrement circulaires, séparées par des cloisons plus ou moins épaisses. Ces cavités sont les mêmes qui se voient à l'œil nu, et que l'on a toujours considérées comme des vésicules. Prévenu moi-même en faveur de la théorie reçue, je n'avais cru voir d'abord, dans ces cavités, que des cellules ou vésicules. Cependant, si on les observe attentivement, on voit avec évidence que celles de ces cavités, dont l'orifice vient s'offrir à l'œil perpendiculairement, ont une profondeur proportionnellement considérable, et qui est généralement de trois à six diamètres de l'orifice lui-même. Ici ce n'est donc point une petite sphère ou *vésicule* que l'on a sous les yeux, mais une cavité cylindrique ou un *canal*.

Que si l'on promène le champ d'observation de la lentille sur la surface de l'objet, on voit qu'elle est entièrement formée par ces canaux et leurs cloisons. Ces dernières, parcourues par des vaisseaux sanguins, sont elles-mêmes criblées dans leur épaisseur par d'autres canaux aériens beaucoup plus petits ; ce qui, outre les derniers tuyaux bronchiques, établit deux sortes de canaux distincts par leur volume. Ces canaux, quelle que soit ; par rapport aux surfaces pleurétiques, l'inclinaison de la coupe sur laquelle on les observe, paraissent également variés de direction ; le plus grand nombre, perpendiculaire aux surfaces, ou oblique, à section conique, et çà et là, quelques-uns, parallèles ou horizontaux, coupés en travers suivant leur longueur, et qui se présentent en forme de gouttière. Tous ces canaux sont très flexueux, et s'abouchent aux extrémités et sur leur contour les uns dans les autres par un grand nombre d'orifices. Ce double caractère, qui saisit d'abord pour les gouttières, par un examen attentif, devient très évident pour les canaux perpendiculaires. En descendant avec la loupe, dans les espèces de puits dont elle donne l'image, on les voit s'incurver, se bifurquer, et l'œil plonge sur les parois les galeries latérales formées par les canaux qui viennent s'y ouvrir. Les flexuosités, si nombreuses, sont le résultat nécessaire de l'intrication de canaux à directions croisées ou obliques, qui se contournent les uns sur les autres. C'est cette forme sinueuse qui fait paraître si rares les conduits transversaux, la coupe n'intéressant presque toujours qu'une portion de leur étendue, ou, en d'autres termes, les gouttières ne pouvant s'offrir telles, qu'autant qu'elles sont presque droites sur un plan, et que c'est précisément sur ce plan que se trouve dirigé le hasard de la coupe.

J'ai dit que, outre ces canaux, il en existait d'autres plus petits. Ces derniers qui rampent à travers les réseaux vasculaires, dans l'épaisseur des cloisons, viennent s'ouvrir à l'intérieur des plus grands. Leur nombre proportionnel m'a paru différent suivant les âges.

Aucun canal ne donne l'idée d'un cul-de-sac ou cœcum. Il n'en est pas qui ne soit ouvert au moins par les deux bouts, mais toujours en faisant un coude. Parmi les grands, presque tous reçoivent en outre, dans leur trajet, une ou plusieurs embouchures de canaux semblables. J'en ai compté jusqu'à sept sur une seule paroi, ou sur le fond d'une gouttière horizontale. Enfin, à leur intérieur, s'ouvre un plus ou moins grand nom-

ment et procédé (clarius et felicius in pulmone inflato, et mox exsiccato reperiuntur). M. Magendie s'en est également servi avec succès, non seulement pour l'examen du tissu pulmonaire, mais aussi pour celui des tissus érectiles. Je montrerai plus loin comment les injections opaques, de mercure ou de matières grasses, ont dû induire en erreur ceux qui en ont fait leur principal moyen d'exploration.

bre de petits conduits. Ainsi donc, quel que soit le point que l'on observe, partout des canaux; des vésicules, nulle part.

Telles sont, dans leurs généralités, les véritables capillaires aériens des poumons, non seulement dans l'homme, mais dans les mammifères. Ces canaux contournés sous toutes les inclinaisons, circonscrivant entre leurs anses des trajets sinueux que parcourent les vaisseaux, et s'abouchant tous les uns dans les autres, donnent l'idée d'un espace très divisé à milliers d'embranchemens tortueux, incessamment continu avec lui-même, et où il n'y a rien de terminal que l'orifice d'entrée où se trouve également ramenée la sortie; c'est en un mot l'image d'un véritable *labyrinthe* à trois dimensions, ce qui m'a engagé à nommer ces conduits *canaux labyrinthiques aérifères*, pour les distinguer des *canaux ramifiés*, qui forment la terminaison de l'arbre bronchique. D'après cette définition, il est clair que le lobule, avec son unique orifice aérien, ne fait que reproduire en petit les poumons eux-mêmes, dont la trachée est également le canal d'entrée et de sortie.

Mais alors comment la forme vésiculaire a-t-elle donc été si nettement spécifiée et si absolument admise? Pour se rendre raison de ce fait, il suffit de remonter aux premières observations de Malpighi, point de départ de tous les travaux ultérieurs. « Les vésicules, dit ce grand anatomiste, se montrent remplies d'air à la surface des poumons. » A la vérité, il ajoute qu'elles se voient même dans leur profondeur, le tissu privé d'air; mais il est évident que l'image des premières, une fois perçue, n'a pas supposé que la forme intérieure pût être différente. Toutefois, d'après ce qu'il a dit de *prolongemens sinueux*, il est probable que la forme réelle ne lui aurait point échappé, et qu'il aurait complété sa découverte, dans les détails, s'il n'avait été préoccupé de prouver le fait principal de la texture membraneuse. Quoi qu'il en soit, l'existence de la vésicule ayant été posée par lui, l'aspect extérieur qui l'avait séduit a également induit en erreur les anatomistes qui lui ont succédé [1].

J'ajouterai que le même aspect, sensible sous les plèvres, se présente également sur les parois des plus minces tuyaux bronchiques et sur celles des ramuscules sanguins observés par leur intérieur. Ces vésicules apparentes ne sont que des sutures de coudures et des adossemens de canaux flexueux dont le microscope fait voir les profondeurs et les abouchemens. Néanmoins sur les surfaces terminales sous-pleurétiques et vasculaires, ces diverticules sont généralement plus prononcés que dans la profondeur du poumon. Maintenant nous savons que répondre à cette question: Existe-il des cœcums suivant l'opinion de Reisseisen? Oui sans doute, sous le poids du mercure, encore aidé par une pression qui exagère et distend les flexuosités jusqu'à produire des ruptures, comme cela paraît être arrivé à l'auteur allemand [2]; mais ces cœcums artificiels, identiques avec ceux des ganglions lymphatiques remplis de mercure, ne sont nullement des extrémités terminales. Sur un lobe de poumon frais injecté de cette manière, on peut faire glisser le métal d'une cavité dans

l'autre, mais à l'état sec, si on enlève la paroi de revêtement, en secouant un peu, le mercure s'écoule, et l'on voit les communications canaliculaires qu'il cachait. Au reste, ce dernier inconvénient est commun à toutes les injections de matières solides dans les canaux aériens. Le vice du procédé est le même; toujours l'opacité du premier plan, qui empêche de rien voir au-delà, et annule le bénéfice du grossissement.

Il ne me reste plus qu'à tracer les caractères anatomiques des capillaires aériens.

1° *Canaux capillaires ramifiés ou bronchiques.*

Je renferme sous cette dénomination les derniers ramuscules aériens qui forment la terminaison de l'arbre bronchique dans les canaux labyrinthiques. Le nombre de leurs subdivisions dépend du lieu de leur origine, et n'est jamais considérable. Mais, pour comprendre ce mode de ramification, il faut remonter au rameau central lobulaire. (*Pl.* 7, *fig.* 1).

En rappelant ce qui a été dit plus haut, chaque lobule reçoit ordinairement un seul rameau bronchique central, qui forme l'arbre commun de ses divisions aériennes. Si le lobule est d'un grand volume, il peut y entrer deux ou même trois de ces rameaux de longueur inégale; les plus faibles se perdent latéralement; un seul, qui est le principal, atteint la base périphérique du lobule et la contourne en se ramifiant jusque vers l'un de ses angles qui forme le sommet terminal. A partir de cet arbre central décroissant, naissent en succession alterne, dans toutes les directions, des ramuscules secondaires, d'abord assez volumineux, et graduellement de plus en plus faibles comme l'arbre central lui-même. Les plus grands forment trois subdivisions, et les moyens, deux, avant de se jeter dans les canaux labyrinthiques; les plus petits s'y jettent immédiatement après un court trajet. On voit déjà que le nombre des subdivisions est bien plus limité que ne le croit Reisseisen [3].

Caractères anatomiques. D'abord rectilignes ou légèrement sinueux dans leur tige flexueux; dans les seconde et troisième divisions, flanqués par les ramuscules de l'artère pulmonaire; un demi à un quart de millimètre de diamètre, sur une longueur de trois millimètres au plus dans un seul; cylindriques; la paroi circulaire épaisse, lisse, paraissant formée de deux feuillets, remplie de capillaires sanguins des vaisseaux bronchiques et des artères pulmonaires; laissant voir en demi-transparence les coudures adossées des canaux labyrinthiques.

Mode de terminaison. La forme la plus ordinaire est celle-ci: Le capillaire bronchique, dans son trajet, ouvre d'abord sur ses parois deux ou plusieurs canaux labyrinthiques, dont les orifices sont perpendiculaires à sa direction. Au-delà, il se termine par un petit renflement irrégulier, sinueux, allongé, unique, bifide ou trifide, criblé, dans chaque compartiment, par un ou plusieurs orifices labyrinthiques, et s'abouchant au fond avec l'un d'eux qui fait suite au canal d'origine. Ce sont bien là les ampoules sinueuses, indiquées par Malpighi comme intermédiaires entre la trachée et les vésicules [4]. Ce sont elles aussi que Reisseisen a dessinées dans un grossissement de trois diamètres (*Tab.* 2, *fig.* 1, 2), et qu'il donne à tort comme terminales, sans rendre raison des grands espaces vides qui les sépa-

---

[1] Hoc demonstrat sensus in pulmonibus mox ab animalibus erutis, in quibus aëre turgentibus perspicillis observantur in extima superficie infinitæ penè vesiculæ aëre turgidæ; easdem etiam in eodem secto per medium pulmone, et aëre exinanito observare est, licet minores et minus conspicuas; clarius et felicius in pulmone inflato, et mox exsiccato reperiuntur, quia in extima superficie protuberantes emergunt orbiculi, et in secta qualibet parte foveæ et *sinuosæ propagines* levi extensa membrana efformatæ videntur. *Op.cit., cp.* 1.

[2] Hydrargyrum in pressu ad *vesiculas* usque propulsum, in reticulum capillare continuo penetrat, indeque *profusum, vesiculas* explet. REISSEISEN, *Op. cit., p.* 16.

[3] Voyez la citation, p. 56, factâ demum partitione multiplici, etc.

[4] Id., In ampullosos sinus facessens, etc.

rent, et sans songer que ce fait est contradictoire avec ses autres figures (4 et 5, *Tab.* 2, et 1 et 3, *Tab.* 4). C'est pour prouver cette comparaison que je donne moi-même le dessin isolé d'un capillaire bronchique trifide (*Pl.* 7, *fig.* 2), qui, s'il était rempli de mercure masquant ses orifices labyrinthiques, serait identique avec la terminaison vue çà et là par Reisseisen, mais qu'il a formulée uniformément dans ses figures. L'opposition entre les dessins des planches 2 et 4 me semble prouver que l'anatomiste allemand n'a vu réellement les vésicules ou cœcums qu'aux deux extrémités, à la terminaison des tuyaux bronchiques, avant la naissance des canaux labyrinthiques, et sous les plèvres ou tout au plus dans les coudures de ces conduits, les seuls points en apparence terminaux; mais qu'il a ignoré l'espace intermédiaire ou les canaux eux-mêmes, formant le véritable tissu fonctionnel du poumon.

2° *Canaux labyrinthiques.*

L'observation prouve l'existence de deux variétés de canaux, grands et petits.

a. Grands canaux labyrinthiques. Ils font suite aux derniers tuyaux bronchiques dont ils diffèrent peu de volume : ce sont d'abord les seuls apparens. — *Caractères anatomiques.* Un cinquième ou un sixième de millimètre de diamètre; longs de trois quarts à cinq quarts de millimètre; sineux, formant par leurs brusques flexuosités de légers enfoncemens, dans lesquels s'ouvrent fréquemment d'autres canaux. Inégaux de diamètre suivant leur longueur, ordinairement un peu étranglés vers les coudures et un peu dilatés dans les espaces moyens, et, par cela même, offrant des bords dentelés sur la coupe longitudinale de leurs cloisons. La paroi circulaire formée d'une membrane très mince, diaphane; à l'état sec paraissant unique ou à un seul feuillet; d'un aspect brillant et comme gommé. Les embouchures d'un canal dans l'autre sont marquées par un éperon arrondi. La transparence du tissu laisse voir les anneaux vasculaires dans l'épaisseur des cloisons.

b. Petits canaux labyrinthiques. La moitié ou le tiers des autres en diamètre, un dixième à un quinzième de millimètre; comparativement plus longs, de six à douze ou quinze fois leur diamètre; semblables aux grands pour la forme et l'aspect de la paroi circulaire. En surface, se présentent béans dans l'épaisseur des cloisons, entre les grands; en profondeur, s'ouvrent partout dans les grands, dont ils semblent multiplier les communications ou les dégagemens.

Je dois signaler à propos de ces petits canaux une observation singulière. Proportionnellement peu nombreux chez l'enfant de six à huit ans, ils sont en nombre immense dans l'adulte de trente ans, et redeviennent rares chez le vieillard. Surpris de cette singularité, j'en suis venu à me faire cette question : Est-ce que ces petits canaux ne seraient pas de formation première, et qu'ils se creuseraient dans la jeunesse par un développement graduel de remplissage? Cette présomption expliquerait l'influence critique de la puberté sur les maladies du poumon, lorsque le sujet ayant acquis avec rapidité tout son développement en hauteur, il faut que le viscère, qui déjà a subi cet alongement, augmente en outre son étendue en largeur et en épaisseur, pour s'adapter à la plénitude de la respiration virile. D'un autre côté, la rareté de ces petits canaux dans la vieillesse semblerait dire qu'ils se détruisent peu à peu par l'usure fonc-

tionnelle, sans que ce soit encore l'emphysème. Au reste, et quoique un fait de cette nature ne serait pas sans analogie dans l'organisation, ces aperçus provoqués par le nombre relatif, en quelque sorte périodique de ces petits canaux, n'étant que le résultat de premières observations, si, en raison de leur intérêt, je n'ai pas cru devoir les passer absolument sous silence, du moins je ne les offre à un examen public qu'avec circonspection, et sous toutes réserves, sentant bien qu'ils auraient besoin, pour être accueillis, de nombreuses vérifications.

2° APPAREIL CAPILLAIRE SANGUIN.

Il se compose des dernières ramifications des artères et des veines pulmonaires, et des vaisseaux bronchiques, auxquels s'adjoignent les lymphatiques.

1° *Capillaires sanguins pulmonaires.*

Aspect général. Les ramuscules pulmonaires, artériels et veineux, sont renfermés dans l'épaisseur des cloisons. La forme et les anastomoses de ces vaisseaux sont invariablement les mêmes. Une artériole d'arrivée représente une tige dont les rameaux divergens se distribuent en cône ou en arbre. Deux ramifications principales, en s'écartant, pénètrent dans les cloisons intercanaliculaires, en interceptant un premier canal rétréci dans l'espace triangulaire qui le renferme. Au-delà, elles enveloppent les canaux les plus voisins par autant de polyèdres ou d'anneaux vasculaires irréguliers formés par un seul vaisseau. La même disposition se répète de proche en proche, tous les canaux se trouvant ainsi environnés de vaisseaux annulaires, interposés entre leurs cloisons, qui s'abouchent les uns dans les autres, dans les points tangens ou aux nœuds d'intersection. A l'autre extrémité, les anneaux vasculaires recomposent les rameaux dont l'inosculation forme les veinules; en sorte que, sur une coupe, soit entre deux rameaux nés de l'artériole d'origine ou de deux artérioles voisines, soit dans l'espace intermédiaire des artérioles aux veinules, la surface est formée par un canevas de ces anneaux vasculaires, communiquant entre eux, ou mieux se continuant partout les uns les autres sans interruption, et dégradant un peu de diamètre des rameaux vers le centre moyen de jonction. L'ensemble de cette surface, criblée par les canaux que circonscrivent les cloisons vasculaires, présente l'image d'un filet. La même disposition s'observe à tous les plans, quelle que soit leur inclinaison relative. En prolongeant avec la loupe dans les profondeurs des canaux, il est facile de voir que des anneaux vasculaires de premier plan se dégagent des rameaux anastomotiques, qui vont concourir à former à d'autres plans des anneaux semblables, perpendiculaires ou obliques aux premiers; de manière à se répandre sur les parois des canaux labyrinthiques, et à les environner circulairement à courtes distances, quelle que soit la direction, toujours changeante de leurs nombreuses flexuosités.

Volume et nombre. Les tiges des artérioles et des veinules, avant leur dispersion en rameaux, ont un volume égal ou supérieur à celui des grands canaux labyrinthiques; les anneaux vasculaires dégradent du tiers au cinquième du diamètre des canaux un cinquième à un vingt-cinquième de millimètre. Il est facile de reconnaître de quel vaisseau ils dépendent, chaque tronc injectant de sa couleur les capillaires qui le continuent. Les artérioles sont à-la-fois plus nombreuses et un peu plus volumineuses que les veinules. Accolés aux canaux capillaires bronchiques, les anneaux vasculaires qui en proviennent sont plus gros que ceux qui leur font suite, et d'où naissent les veinules. Leur forme, plus vague et légèrement noueuse, semble indiquer que le sang y stagne, et qu'ils constituent des réservoirs, ou, en quelque sorte, un bain de sang noir autour des capillaires aériens.

Direction. Les artérioles pénètrent par le centre des lobules avec les canaux bronchiques qu'elles accompagnent dans leur distribution. Ainsi, en rappelant ce qui a été dit plus haut des gros troncs, il est évident que les artères, quel que soit leur volume, sont toujours satellites des canaux aériens. Les veinules au contraire, dont les anneaux vasculaires d'origine sont plus déliés et moins nombreux, se dégagent du centre des lobules pour former un tronc qui gagne la périphérie. Sur les surfaces pleurétiques et dans les sillons interlobulaires, on ne voit que leurs ramifications. Au-delà, les rameaux veineux croisent indifféremment la direction des autres vaisseaux et celle des lobules, pour se rassembler en une grande veine qui remonte aussi sans connexions nécessaires avec les artères et les canaux bronchiques de volume proportionnel. Ainsi, à l'état capillaire, la direction des artérioles et veinules est donc toujours opposée à angle droit; de sorte que, sur une coupe, si les artérioles se présentent couchées parallèlement, les veinules sont perpendiculaires au plan de section.

Surpris du volume considérable des capillaires sanguins du poumon, je me suis demandé s'il n'y en avait pas de plus petits, soit fonctionnels, soit de nutrition, qu'ils provinssent des vaisseaux pulmonaires ou bronchiques. Les injections, qu'il faut toujours supposer trop grossières, ne m'ayant rien appris à ce sujet, j'ai cru devoir interroger l'injection naturelle sanguine sur des poumons frais d'animaux. Ayant choisi nombre de fois, sur des poumons de veau très sains, des régions encore teintes de sang, non seulement j'ai toujours retrouvé les anneaux vasculaires remplis par le liquide, mais j'ai vu dans la membrane muqueuse des plus petits canaux bronchiques des capillaires bien injectés, et tellement déliés qu'ils semblaient plus fins que des cheveux et à peine perceptibles sous un grossissement de vingt-deux diamètres; et cependant je n'ai pu voir des vaisseaux semblables dans l'épaisseur des cloisons canaliculaires ou de leurs membranes, même sous les plus forts grossissemens (trois cents diamètres), qui font apercevoir de petits détails à l'infini. Ainsi je ne dis pas que ces vaisseaux n'existent pas, mais je n'ai pu en trouver. Si d'autres ne sont pas plus heureux, ce fait ne viendrait-il pas à l'appui de l'opinion de Helvétius et de M. Magendie, que la membrane interne bronchique s'arrête aux capillaires aériens ramifiés?

2° *Capillaires sanguins bronchiques.*

Le mode de distribution des artérioles bronchiques sur les petits canaux aériens ne diffère point de celui des vaisseaux de même nature. Les veinules au contraire sont remarquables par leur nombre, leur volume et les vaisseaux épais qu'elles forment dans toutes les divisions aériennes, même sur les plus grands canaux. (*Pl. 7 bis, fig. 4.*) C'est toujours le même fait des réservoirs à sang noir multipliant leur contact avec l'air. Aussi ont-elles de nombreuses anastomoses avec les artérioles pulmonaires.

CLOISONS INTERCANALICULAIRES.

Elles forment les intervalles qui séparent les canaux. D'une épaisseur variable, et qui est de la moitié au quart du diamètre d'un canal, elles se composent de deux petites membranes, segmens de la paroi circulaire de deux canaux, et entre lesquelles se trouvent renfermés les anneaux vasculaires et les petits canaux labyrinthiques, ces derniers ne faisant que scinder un grand espace en plusieurs petits. Ainsi les membranes appartenant aux canaux aériens dont elles sont les enveloppes, les cloisons ne sont en fait que des espaces vasculaires tortueux, partout contigus les uns avec les autres, et qui ressemblent à tous les adossemens de membranes séreuses par où pénètrent les vaisseaux. C'est toujours le même fait, général dans l'organisme, de l'appareil vasculaire ayant ses voies intérieures distinctes et séparées de l'appareil fonctionnel extérieur. La membrane d'enveloppe des canaux, commune à tout un appareil lobulaire, ou, en d'autres termes, née du canal bronchique central, auquel elle retourne, est partout continue à elle-même, et ne fait que s'infléchir d'un canal à un autre. Elle inscrit autour de chaque orifice d'abouchement un éperon arrondi. J'ai donné plus haut les caractères physiques de cette membrane. Au microscope, on y distingue une foule de petites granulations comme tremblées ou fripées; mais voilà tout. Quelle est maintenant sa texture anatomique? Est-elle simple ou composée de deux feuillets? Est-elle de nature muqueuse ou cellulo-fibreuse, ou formée de toutes deux? Je l'ignore, et je craindrais d'affirmer à ce sujet une opinion qui ne serait qu'une hypothèse.

Telle est la disposition générale des capillaires d'hématose; mais ici je crois devoir relever deux faits. On trouve dans Malpighi un passage d'où l'on peut inférer qu'il aurait entrevu la disposition annulaire de l'appareil capillaire sanguin [1]. Toutefois, comme l'image qu'il offre à l'esprit n'est pas nettement spéciale, et peut à la rigueur s'appliquer à la plupart des réseaux vasculaires, son opinion était bien le germe de la mienne, du moins l'a-t-il exprimée d'une manière trop concise et trop vague, puisqu'elle n'a pas été comprise par tant d'anatomistes distingués, qui, depuis près de deux siècles, n'ont cessé de méditer son beau travail. Mais il n'en est pas de même de ce que dit Helvétius de l'excès de capacité des artérioles pulmonaires sur les veinules [2]; et c'est par inattention, ou peut-être par le dis-

---

[1] Sed vascula *annulatim* immixta occurrebant; et tanta est horum vasculorum divaricatio, dum hinc indè à vena et arteria prodeunt.

Et plus loin: . . . . . Hinc patuit ad sensum, sanguinem per tortuosa vasa divisum excurrere, nec in spatia effundi, sed per tubulos semper agi, et multiplici flexu vasorum disjici.

Epist. 2, *Op. cit.*

[2] Voici le passage d'Helvétius:

Plus il sera (le sang veineux) finement divisé, quand il se présentera à l'air, et plus il en reprendra; et il sera d'autant plus divisé qu'il sera contenu dans un plus grand nombre de petites artères.... Ainsi le nombre des artères est plus grand que celui des veines, afin que le sang prenne plus d'air.

Mém. de l'Acad. des Sciences, 1718, p. 20.

Nota. Je me suis fait un devoir d'exhumer ces deux faits depuis si longtemps oubliés. Je n'apprendrai rien à personne en disant que je les avais découverts sur la nature avant de les retrouver dans les auteurs. C'est même précisément parce qu'ils m'étaient connus qu'ils m'ont frappé à la lecture; car autrement ils auraient passé inaperçus sous mes yeux comme il est arrivé pour tant d'autres, surtout en ce qui concerne Malpighi, dont l'indication fugitive n'a pas même suffi pour appeler l'attention. Au reste, toutes les personnes habituées aux travaux de recherches savent qu'il n'y a que la nature, où tout est vrai, qui puisse servir de base à un travail logique et

crédit résultant des hypothèses gratuites dont il a entaché son travail, que l'on n'a pas remarqué, dans cet auteur, un fait qu'il a très bien vu, qu'il discute, et dont il saisit les causes intentionnelles avec une lucidité très remarquable pour son époque.

Si maintenant je compare ce que je viens de dire des capillaires fonctionnels des poumons avec ce qu'en a écrit Reisseisen, j'avoue que les résultats sont si différens qu'ils sont inconciliables; il n'y a même pas moyen de supposer que chacun des deux observateurs n'aurait aperçu qu'un côté de la texture. Ce sont deux théories d'organisation, qui, se présentant l'une et l'autre assez complètes par les formes et le mode d'intrication des deux espèces de canaux aérifères et sanguins, semblent par cela même incompatibles. J'ai dit que Reisseisen (*Tab. 4, fig.* 1, 2, 3, 4) dessine les vésicules agglomérées par grappes; voilà pour l'appareil aérien : si ce n'est pas ainsi que je le comprends, du moins je conviens que cette forme étant apparente sous la plèvre on a pu les voir ainsi. Mais il n'en est pas de même des vaisseaux qui, sous un grossissement que je suppose d'environ trente-cinq à quarante diamètres, se distribuent à la surface des vésicules en réseaux très déliés. A-t-il donc vu ces réseaux? je l'ignore, moi qui n'ai pu en trouver. En tout cas, il n'a pas reconnu le fait principal, et qui est très évident, la disposition par gros anneaux vasculaires [1]. Enfin, les figures 3 et 4 montrent les deux troncs d'origine accolés parallèlement. Or jamais je ne les ai trouvés ainsi ; ces vaisseaux, comme je l'ai dit plus haut, marchant toujours isolés et en direction perpendiculaire l'un par rapport à l'autre. Les rameaux seuls rampent sur le même plan ; mais, au lieu de marcher parallèlement en faisceau, ils viennent de points opposés l'un au-devant de l'autre, séparés par une chaîne de quatre à six anneaux vasculaires [1].

substantiel, où les faits se coordonnent et se prouvent réciproquement. Ce n'est jamais que secondairement, et quand on a épuisé la série de ses observations personnelles, que, pour comparer, l'on peut trouver de l'intérêt à fouiller dans les auteurs. Avant, un pareil examen est plus nuisible qu'utile. Commencer un travail *ex professo* par l'érudition, lorsque l'on ne peut faire démêler le vrai du faux, c'est s'exposer, presque certainement, à s'escrimer avec des idées préconçues, à se faire le champion des vieilles erreurs d'autrui; le grand secret pour demeurer stérile. Quoiqu'il en soit, en ce qui concerne les deux auteurs précités, je rappelle le fait de Malpighi, que je crois avoir élucidé par l'interprétation, et je rends à Helvétius celui qui lui appartient si légitimement. Puissent d'autres, à l'avenir, être aussi justes à mon égard!

[1] Le texte explicatif, d'accord avec le dessin, dit :

Fig. 2. Arteria singulos ramos ad *vesiculas* evidenter dimittit, in *retia subtilissima* abeuntes;

Et *Fig.* 4. Aliæ *vesiculæ* reticulum tantum ex arteria, aliæ ex vena impletum referunt, in aliis utrumque pigmentum discernitur.

[1] *Nota.* J'en ai donc fini avec la tâche pénible de réfuter le travail d'autrui. Le rôle odieux de critique acerbe ne m'a jamais convenu. Les personnes qui ont lu mes ouvrages ont pu reconnaître que, toujours empressé de louer, dans les auteurs, ce qui me paraît vrai et bien observé, au lieu de blâmer les opinions auxquelles je ne crois pas, j'aime mieux les passer sous silence. Le médecin dont j'ai parlé comme s'étant fait le panégyriste de Reisseisen, sans connaître mon travail, et peut-être contrarié de ce que mes observations ne venaient pas corroborer les siennes, a cru pouvoir se permettre d'écrire à l'Académie des Sciences que les résultats de mes recherches ne pouvaient être vrais. Cette assertion, répétée d'après lui dans les journaux, a été reproduite dans le concours pour la chaire d'Anatomie à la Faculté de Médecine, par le candidat qui avait pour sujet de thèse *les Poumons*. L'argument des deux côtés est que, avant tout examen, il faut se défier d'un travail dont les conclusions sont si différentes de tout ce qui a été vu par les maîtres de la science. En présence de pareilles insinuations, je ne pouvais me taire; et je me suis trouvé, bien malgré moi, entraîné à faire le procès à l'auteur allemand. On m'attaquait; je me suis défendu. Ces anatomistes seront donc bien surpris d'apprendre que les conclusions qu'ils trouvaient si extraordinaires et si nouvelles ont toutes leurs germes dans Malpighi, et que c'est précisément Reisseisen qui,

16.

Le champ nouveau d'observations ouvert par le microscope, en offrant à l'œil avec évidence le volume propre à l'un et à l'autre appareils capillaires, permet d'entrevoir et de résoudre, du moins approximativement, un problème très intéressant pour la respiration. Le développement relatif des deux capacités est soumis à l'influence de l'âge, et m'a paru inverse aux deux extrêmes de la vie. Dans le fœtus et le jeune enfant, les capillaires aériens ne se composent guère que des grands canaux labyrinthiques peu serrés; les cloisons par conséquent occupent un grand espace, les membranes qui les forment sont épaisses, et les intervalles de ces dernières abondamment fournis de capillaires sanguins; au point que les artérioles pulmonaires donnent à toute la surface la couleur de leur injection. Dans l'adulte, les grands canaux labyrinthiques ont augmenté de diamètre; ils semblent avoir toute leur extension normale, car ils sont sensiblement égaux. J'ignore si leur nombre n'a pas varié; mais, comme je l'ai dit plus haut, la substance du poumon est criblée par un nombre considérable de petits canaux, qui s'ouvrent dans les grands et divisent les cloisons. Ces dernières, plus minces, sont moins garnies de vaisseaux sanguins. Ainsi déjà chez l'enfant l'appareil capillaire sanguin, si ce n'est en capacité absolue, du moins par le nombre de ses canaux, semble en quelque sorte prédominer sur l'appareil aérien; c'est le contraire chez l'adulte où l'appareil aérien ayant acquis une extension considérable, les vaisseaux sanguins au contraire ont diminué proportionnellement en nombre et en volume. Dans le vieillard, les petits canaux paraissent se détruire, les grands augmentent encore de volume, les cloisons sont très minces, fragiles et peu vasculaires; mais surtout, par un mécanisme que j'expliquerai plus loin, la substance du poumon devenue généralement emphysémateuse est occupée çà et là par des cavernes aériennes vagues, dont les parois sont presque dépourvues de vaisseaux ; en sorte que, de la quantité d'air considérable que renferme l'organe, une grande partie est insignifiante pour l'hématose.

Ces faits étant posés, les applications à la physiologie surgissent d'elles-mêmes. Il suffit de se rappeler les corollaires fournis par le tableau de la capacité aérienne pulmonaire, pour saisir le rapport entre les modifications de la texture et celles de la fonction respiratoire. La prédominance du système vasculaire, qui offre une plus grande surface d'absorption gazeuse, explique le petit volume d'air dont l'enfant a besoin pour l'hématose; d'où l'on peut inférer qu'il en sépare plus complètement l'oxygène. A mesure que l'individu avance en âge, pour remplir des espaces plus vastes, il inspire un plus grand volume d'air; mais, comme l'absorption gazeuse devient graduellement

ayant perdu la voie tracée par l'illustre Italien, a décrit et dessiné des idées pour des faits. Au reste, si j'ai dû soumettre à la critique certaines opinions de Reisseisen, je n'en rends pas moins justice à son travail empreint d'un véritable esprit de recherches, et remarquable par la logique et la lucidité. J'applaudis même aux efforts de son continuateur; tout travail mérite le respect, lors même qu'il aurait prouvé que son auteur, en cherchant la vérité, n'a rencontré que l'erreur. Dans les travaux de fine anatomie, où les illusions se rencontrent si fréquemment, et surtout lorsqu'il faut saisir de microscope toute la valeur des observations dépend de la manière de préparer et de disposer les objets, il n'est pas seulement plus généreux, il est aussi plus près du vrai de croire qu'un auteur s'est trompé lui-même, plutôt que d'admettre qu'il a voulu tromper les autres. Cette réflexion s'applique surtout au travail de Reisseisen, où les premières observations ayant été faites avec l'injection mercurielle, toutes celles qui les ont suivies ont été vues à travers le prisme des premières impressions reçues.

moins active, et par l'affaiblissement de l'innervation et par la diminution du nombre des vaisseaux, il est évident que la portion d'air sans emploi, et pour ainsi dire de remplissage, ne fait que s'accroître de plus en plus. Enfin, l'on arrive à ce point que, dans les grandes cavernes emphysémateuses, où les couches extérieures, les seules qui pourraient servir à l'hématose, sont en contact avec des vaisseaux détruits, l'air non seulement ne fait que remplir un vide, mais comme il ne peut se renouveler qu'imparfaitement, on doit croire que par une stagnation prolongée il s'y altère et se vicie.

Maintenant il ne sera peut-être pas impossible d'évaluer approximativement la capacité relative des deux appareils pour une phase déterminée; soit par exemple l'âge adulte : l'appareil circulatoire à l'état d'insufflation ou d'inspiration forcée, ne semble être que le tiers ou le quart de l'appareil aérifère, un litre ou un litre un quart de sang pour trois à cinq litres d'air. Mais comme, dans le viscère constituant l'espace commun, la réplétion exagérée des deux systèmes ne peut avoir lieu à-la-fois, une forte inspiration doit diminuer le volume du sang du poumon, qui, au contraire, en contiendra d'autant plus qu'il y aura moins d'air à l'état d'expiration forcée. Dans ce cas, l'examen anatomique montrerait en sens inverse les canaux aériens aplatis et les cloisons vasculaires plus épaisses, mais dans une proportion très inférieure, le poumon lui-même étant beaucoup moins volumineux. Les deux systèmes sembleraient donc, sinon égaux, du moins avec peu de supériorité de capacité gazeuse, à l'état d'équilibre, dans la respiration ordinaire, le seul qui permette l'harmonie des deux circulations. En effet, les deux extrêmes d'ampliation doivent entraver mécaniquement le double courant pulmonaire : la privation d'air, ou l'expiration forcée, par congestion ou engorgement de sang noir, comme lorsque le gaz n'est pas respirable ; la distension par l'air, ou, l'inspiration forcée, par la compression qu'elle exerce sur les capillaires, où elle rend le passage difficile, et fait refluer le sang dans les artères.

APPLICATION DE LA TEXTURE A L'ANATOMIE PATHOLOGIQUE.

La texture des poumons étant exactement déterminée, on pouvait espérer de reconnaître *de visu* les premiers rudiments, le mode de croissance, et le résultat final des altérations dont elle est le siège. J'espère que mes recherches auront converti cette prévision en certitude. Si des explications de cette nature avaient dû entraîner de trop longs développemens, j'aurais évité de les consigner dans cet ouvrage, trop spécialement anatomique. Toutefois, comme il est possible de les indiquer succinctement, et que ce sujet, complétif des faits nouveaux de texture des poumons, et déjà si intéressant pour la physiologie et la pathologie de ces organes, acquiert en outre une bien plus haute importance, en ce qu'il montre aux pathologistes tout le parti qu'ils peuvent tirer de l'emploi du microscope, soit pour confirmer ou compléter ces observations, soit pour en faire de nouvelles sur tous les organes, je vais tracer rapidement les résultats de mes recherches, bornées aux altérations permanentes des capillaires aériens et sanguins qui apportent un obstacle mécanique à l'exercice de la fonction respiratoire.

Les principales maladies du poumon ont pour effet anatomique sur les petits canaux aérifères deux conditions inverses : 1° l'*ampliation* des voies aériennes par dilatation ou rupture; 2° leur *diminution* par rétrécissement, oblitération ou obstruction. Ces divers effets réagissent les uns sur les autres, se solli-

citent et se produisent réciproquement, et en conséquence se présentent fréquemment réunis dans les poumons d'un même individu.

1° Dilatation; rupture. (Emphysème.)

J'ai dit plus haut que les canaux labyrinthiques atteignaient leur plus grande extension avec le développement complet des poumons et de tout le corps, c'est-à-dire à l'âge adulte. Si dans le vieillard on les voit encore s'accroître, ce n'est point comme continuation d'un développement régulier, mais par une altération de texture. A mesure que l'âge avance, pour le poumon dans son entier, ou par suite de maladies dans quelque partie, à tout âge, les canaux paraissent s'agrandir, ou mieux, s'agrandissent véritablement; mais, comme l'espace qui les renferme, ou le poumon lui-même ne s'accroît pas en volume, et au contraire se rétrécit beaucoup dans la plupart des cas, les canaux ne peuvent, se dilater qu'en diminuant beaucoup de nombre, observation qui n'a point échappé à M. Magendie [1]. Cet effet a lieu à la longue, même sur les poumons les plus sains, chez le vieillard, par la réitération des actes fonctionnels, l'amincissement des cloisons et l'oblitération croissante des anneaux vasculaires; chez l'adulte et le jeune homme, par l'effet des grands efforts respiratoires que nécessitent certains mouvemens habituels; ou par un excès d'activité pour suppléer à l'absence de respiration dans une portion de poumon engorgée, effet que j'ai longtemps éprouvé moi-même à la suite d'une pneumonie. Dans ce cas, sous un effort incessamment réitéré, les cloisons se brisent, et un ou plusieurs canaux se transforment en un seul plus vaste. Dans leur intérieur pendent les fragmens déchirés des cloisons, inscrivant des segmens plus ou moins considérables, dont l'œil recomplète facilement la première forme circulaire. Les canaux voisins, moins comprimés, se dilatent, tandis que d'autres, plus éloignés, conservent leur diamètre. Ainsi, les canaux paraissent plus grands et plus inégaux que dans le premier état normal.

Si la rupture s'étend davantage, il en résulte des espèces de cavernes ou de chambres aériennes vagues, entrecoupées par des membranes déliées que le passage des bulles d'air a criblées de petits trous : c'est cet état qui constitue l'*emphysème* [2]. Dans la destruction très avancée, la masse d'un ou de plusieurs lobules, par la déchirure commune des cloisons vasculaires, ne présente plus, à l'état sec, qu'une sorte de duvet cotonneux très fin, remplissant les petits foyers. Vu au microscope, ce duvet, formé par des débris de cloisons d'une rare ténuité, contient encore des fragmens de canaux vaguement épars; çà et là, il est traversé par quelques rares vaisseaux, comme il s'en trouve dans les foyers purulens.

L'emphysème sénile se rencontre sans autre mal anatomique pulmonaire; chez le sujet plus jeune il est la conséquence de l'imperméabilité aérienne d'une autre portion, soit que la dilatation ait lieu pour suppléer, soit que le tissu cède à une même pression que ne partage plus la portion engorgée. Comme l'observe judicieusement M. Magendie, cette raréfaction du tissu pulmonaire, qui déjà n'augmente la masse gazeuse qu'en diminuant

[1] Mémoire sur la structure des poumons.
Journal de Physiologie, t. I. 1825.

[2] Depuis que j'ai annoncé les résultats de mes recherches à l'Académie des Sciences, j'ai reçu de M. Lombard, de Genève, la communication d'un travail spécial sur l'emphysème, dans lequel l'auteur considère également cette maladie comme produite par des ruptures.

les voies aériennes, a pour conséquence la destruction des vaisseaux sanguins fonctionnels, et rétrécit d'autant la surface respiratoire.

L'emphysème se mêle inévitablement à la pneumonie, à la phthisie; en un mot, à toutes les affections pulmonaires qui gênent ou annulent la respiration. En thèse générale il envahit toujours une étendue de poumon proportionnée à celle qui est devenue imperméable à l'air. M. Magendie rapporte que chez un phthisique, un poumon entier étant tuberculeux, l'autre, altéré par l'emphysème, ressemblait à une *écume légère*.

L'effort respiratoire qui produit l'emphysème semble d'abord avoir pour objet de faciliter la respiration; mais, dès que l'emphysème survient, cet effet est manqué, la déchirure des vaisseaux qui en résulte constituant une sorte d'atrophie respiratoire; en sorte que, sur deux poumons dont une moitié est tuberculeuse ou hépatisée et l'autre emphysémateuse, la première imperméable au sang et à l'air, et la seconde au sang, la mort arriverait nécessairement par impossibilité au fluide sanguin de traverser ces organes, si auparavant elle n'était causée par l'insuffisance de l'hématose.

Enfin l'emphysème paraît être l'usure naturelle des poumons. Comme on l'observe à tout âge, même par petits points sur des poumons d'enfant, d'ailleurs très sains, il est permis de croire qu'il suffit des causes les plus légères, un rhume ou de violens efforts musculaires, pour causer de petites déchirures partielles, qui seront, déjà dans l'enfance, le premier degré de l'usure en quelque sorte sénile des poumons.

2° *Rétrécissement, oblitération.* (*Inflammation.*)

Le rétrécissement des canaux est temporaire ou permanent. Le rétrécissement temporaire, plus ou moins accidentel et produit par toutes les causes de compression ou de refoulement, épanchemens, développement de tumeurs, etc., est, pour ainsi dire, étranger aux canaux. Le second, au contraire, résultat d'une phlegmasie, doit être signalé comme offrant une altération anatomique dont le dernier terme est l'oblitération.

En soumettant au microscope, à un grossissement de vingt à cinquante diamètres, une portion de poumon enflammé, préalablement séché à l'état d'insufflation, voici ce que l'on y observe.

Le rameau bronchique central d'un lobule, au lieu d'offrir une série de ramifications décroissantes, s'interrompt plus ou moins près de son origine, et se termine en un sommet aigu imparfait, à-peu-près comme une artère oblitérée, au-dessus du point où elle a été anciennement liée. Dans le court trajet du canal aérien, des stries marquent la trace des ramuscules qui en naissaient. A son contour, le tissu pulmonaire est dur, opaque, serré; il se prolonge ainsi, sous l'apparence de bandelettes, jusqu'à la circonférence, où les cloisons interlobulaires forment également des noyaux de même aspect. Dans les points de centre les plus compactes, la surface est lisse, mais au-delà elle prend l'aspect de longues traînées longitudinales de *stries mates*, plus ou moins parallèles ou entrecoupées. Ces stries sont le premier indice de *canaux oblitérés* dont tout vestige a disparu dans les noyaux de centre. En dehors des bandelettes l'aspect des canaux oblitérés devient de plus en plus reconnaissable. D'abord ils se présentent sous la forme de petites fentes; puis, à mesure que le tissu devient moins dense, les canaux, seulement rétrécis ou accolés, affectent des figures d'ellipses ou de rhombes très alongés, sinueux et irréguliers. Quelques uns par leur grande étendue montrent qu'ils sont le produit de ruptures antérieures, dans lesquelles plusieurs se sont convertis en un seul. Enfin, dans les points les moins serrés, çà et là un canal labyrinthique a conservé sa forme circulaire. Partout sur la surface les cloisons denses et opaques semblent oblitérées, et par conséquent dépourvues de vaisseaux sanguins. Ce fait, qui certainement est vrai, au moins pour les espaces les plus serrés, aurait besoin toutefois d'être vérifié par l'injection.

L'état de densité dont je viens de tracer les caractères anatomiques, est ce qu'on appelle en pathologie l'*hépatisation* des poumons. Le rétrécissement et l'oblitération des capillaires aériens, effet de la pneumonie, s'étend à plusieurs lobules, à tout un lobe, et même à la plus grande partie des poumons. Toutes les portions ainsi affectées forment, à l'état de dessiccation, autant d'espaces affaissés.

J'ai dit que l'emphysème se mêlait à la pneumonie. A une série de lobules oblitérés s'accole une autre série de lobules emphysémateux, séparés seulement par les cloisons intermédiaires. Cette disposition contribue beaucoup à conserver le volume des poumons hépatisés.

3° *Obstruction.* (Tubercules.)

Il est probable que, dans les affections pulmonaires, l'obstruction des canaux peut être causée par plusieurs substances. Déjà le sang ou les mucosités doivent souvent produire cet effet; néanmoins je ne veux parler ici, comme fait d'anatomie pathologique résultat de mes observations, que de l'obstruction permanente déterminée par la matière tuberculeuse. J'avais supposé *à priori* que cette substance devait être déposée d'abord, par les vaisseaux, dans l'épaisseur des cloisons intercanaliculaires. L'examen est venu détruire cette hypothèse. En observant au microscope des tranches d'un poumon d'enfant affecté de phthisie commençante, j'ai reconnu que la matière tuberculeuse se trouvait déposée en petits grumeaux d'un cinquième à un dixième de millimètre dans les tuyaux capillaires bronchiques et dans les canaux labyrinthiques, dont elle obstrue véritablement la cavité intérieure. L'état le plus intime où elle puisse être reconnue est celui de petits flocons blanchâtres d'une grande ténuité. Cette matière forme-t-elle aussi des amas dans l'épaisseur des cloisons? Je l'ignore, mais j'en ai cherché vainement. Quoi qu'il en soit, dès sa première époque de formation, elle bouche les capillaires aériens, et comprime leurs vaisseaux; en sorte qu'elle retranche promptement un lobule de la surface respiratoire. A un état plus avancé, lorsque le diamètre du tubercule atteint un millimètre ou plus, il se présente sous sa forme bien connue, circonscrit par une enveloppe ou kyste. Les couches intérieures du kyste, fortement comprimées, ont un aspect lisse; les couches extérieures sont parsemées, par lignes concentriques, de stries mates, qui indiquent qu'elles sont formées par des canaux oblitérés par compression, dont le tubercule s'enveloppe à mesure qu'il augmente son volume. Au contour du kyste, les canaux qui le touchent, de forme irrégulière, sont plus ou moins aplatis ou envahis par leur surface adjacente.

4° Enfin je n'ai plus qu'un mot à ajouter, et c'est concernant le mode de production de la *matière noire pulmonaire*. Observée dans ses premiers rudimens, elle se présente d'abord sur le trajet des ramuscules sanguins, principalement les artérioles pulmonaires, et elle accompagne les anneaux vasculaires dont elle trace les divisions; en sorte que les capillaires non injectés se dessinent parfois en blanc sur un fond noir. A mesure que l'amas devient plus épais, les vaisseaux recouverts ne se distinguent plus qu'en relief;

ils cessent enfin d'être aperçus, lorsque la matière noire est assez abondante pour s'étendre en plaques. L'aspect sous lequel apparaît d'abord cette matière donnerait lieu de penser, d'après l'opinion de Fourcroy et les analyses de MM. Barruel Foi et Heusinger, que c'est un amas de carbone que les capillaires, d'où il transsude, déposent circulairement sur leur trajet. Quoi qu'il en soit, le siège de cet amas semble être bien réellement dans l'intérieur des cloisons vasculaires; son premier effet doit être un rétrécissement des canaux par compression. C'est cette première donnée qui m'avait porté à croire qu'il en était de même de la matière tuberculeuse, supposition qui s'est trouvée démentie par les faits.

Telles sont les observations que j'ai pu faire. Il est clair que je n'ai pas prétendu tracer le tableau de l'anatomie pathologique des poumons. Il est bien d'autres altérations que je n'ai pas dû retracer, qui rentreraient sous les chefs que j'ai indiqués. Je me suis borné à celles qui intéressaient le double appareil capillaire des poumons. Ce travail n'est donc qu'un aperçu général sur quelques points, propre seulement à indiquer aux observateurs une voie nouvelle d'investigation.

VAISSEAUX ET GANGLIONS LYMPHATIQUES PULMONAIRES.

1° VAISSEAUX LYMPHATIQUES.

Les vaisseaux lymphatiques des poumons, comme ceux de tous les viscères, ont été connus sur les surfaces avant de l'être dans la profondeur des organes. *Rudbeck*, le premier, a figuré un réseau superficiel sur le poumon du chien, et *Willis* sur celui du bœuf. *Hunault*, en 1732, fit voir à l'Académie des sciences les vaisseaux lymphatiques d'une portion de la surface du poumon, se jetant dans le canal thoracique. *Ferrein* étendit cette démonstration à toute l'étendue de la surface pulmonaire, et plus tard *Hewson* en compléta la description; mais il était réservé au grand *Mascagni*, sinon de dessiner, du moins de faire connaître les vaisseaux lymphatiques de la profondeur des poumons. Toutefois il est à regretter que la description qu'il en a donnée soit trop succincte et surtout qu'il ait négligé de faire représenter les résultats qu'il avait obtenus. Cette lacune n'a été qu'en partie comblée par *Reisseisen*.

Vaisseaux lymphatiques superficiels. Les lymphatiques sont faciles à démontrer sous la surface pleurétique d'un poumon frais. Pour les rendre évidens, il suffit, d'après Mascagni, d'injecter avec de l'eau tiède l'artère pulmonaire ou la trachée-artère. En les injectant avec le mercure, la surface se couvre très rapidement d'un réseau métallique formé de polyèdres irréguliers, où prédomine, comme pour la base des lobules, la forme pentagonale, et dont les subdivisions ou les mailles présentent la même configuration. Les rameaux, dont l'intrication constitue ces réseaux, présentent çà et là de nombreuses dilatations, semblables à de petites outres, rectilignes ou incurvées, irrégulières de forme et de disposition, différentes de celles que l'on observe partout ailleurs, et d'un aspect en quelque sorte particulier à la surface du poumon. Les réseaux superficiels communiquent, ou plutôt se confondent et se continuent de proche en proche sur toute la surface. Leurs terminaisons sont semblables : 1° à l'*extérieur*, le trajet ultérieur des rameaux de la face convexe varie suivant le lieu de leur émergence; les uns s'enfoncent dans les scissures interlobaires, pour se rendre, en commun avec les

vaisseaux de ces parties, dans les ganglions qui s'y trouvent. D'autres franchissent les bords antérieurs ou postérieurs des poumons pour se porter sur la face interne concave; la plupart se confondent dans de nouveaux réseaux, d'où émergent les efférens; d'autres plus superficiels traversent directement la face concave; tous, en y comprenant les rameaux des scissures, vont se rendre dans le chapelet vertical de ganglions et de vaisseaux lymphatiques situés en arrière de la face concave des poumons, au-devant de leur bord postérieur, et dont la partie moyenne se lie avec la masse des ganglions appliqués sur l'une et l'autre face de l'embranchement trachéal et des gros troncs vasculaires en dehors des poumons. 2° A l'*intérieur*, les lymphatiques superficiels communiquent fréquemment avec les profonds par les scissures interlobulaires. Mais, quoique ce mode d'anastomose ait été bien constaté par Mascagni (tab. 20, 21), ce fait est tout ce que l'on en sait; on ignore comment il s'effectue dans la capillarité.

Vaisseaux lymphatiques profonds. Ils naissent partout de la profondeur des poumons et de la surface interne des canaux bronchiques. Cet énoncé vague et général est peut-être tout ce qu'on peut dire encore aujourd'hui dans l'état de la science. Mascagni nomme en particulier, comme lieu d'origine, la surface interne des capillaires aériens (*ex cavo interno vesicularum*); ce fait, en rapport avec tout ce que l'on sait de l'organisation des tissus membraneux diaphanes, est assurément très probable; mais rien ne prouve qu'il ait été vu, et cependant il a servi de base à une théorie de l'hématose. Quoi qu'il en soit, les vaisseaux lymphatiques profonds, dès qu'ils sont visibles, rampent sur les canaux aérifères et sanguins qu'ils embrassent par leurs réseaux. Ils se rendent d'abord dans de petits ganglions situés dans les aisselles vasculaires ou les angles d'embranchemens, et successivement de ceux-ci dans d'autres ganglions plus considérables, en remontant des branches secondaires vers les troncs d'origine à la racine des poumons. Enfin les principaux troncs lymphatiques, au nombre de trois ou quatre sur chacun des canaux bronchiques primaires, viennent, de même que les troncs superficiels, se rendre en commun dans la masse des ganglions placés sur les deux faces et dans l'écartement des bronches, qui reçoivent presque entièrement les vaisseaux lymphatiques superficiels et profonds des deux poumons.

2° GANGLIONS LYMPHATIQUES.

Les ganglions, qui reçoivent les vaisseaux lymphatiques des poumons, sont intérieurs ou extérieurs à ces organes. Les *ganglions intérieurs ou profonds*, assez nombreux, sont placés dans les embranchemens des vaisseaux sanguins et aérifères. D'abords très petits et de forme circulaire, dans la profondeur, ils augmentent graduellement de volume, ovalaires, aplatis entre les canaux, de six à huit lignes dans leur grand diamètre à la racine des poumons, sur les gros vaisseaux, où ils reçoivent, par les diverses ramifications, des rameaux efférens plus forts et plus nombreux.

Les *ganglions extérieurs* composent un grand amas médian central, situé dans l'écartement des bronches, entre ces canaux, les gros vaisseaux pulmonaires et l'aorte, et qui prend le nom de *ganglions bronchiques*. Ces ganglions reçoivent : 1° les vaisseaux efférens profonds; 2° les vaisseaux superficiels provenant d'une traînée de ganglions supérieurs et inférieurs à la racine médiane, trois ou quatre de chaque sorte, disposés verticalement en arrière de la face interne du poumon gauche. Les inférieurs versent leurs affluens dans les ganglions sous-bronchiques; les supérieurs dans les petits ganglions de la bronche et du tronc pulmonaire de gauche ou dans ceux de la crosse aortique. A droite, les ganglions, moins nombreux et plus concentrés vers la racine du poumon, se vident par de nombreux rameaux dans les ganglions sous-bronchiques en dedans, et en haut, dans les ganglions trachéaux de leur côté.

La masse centrale bronchique se compose de huit à dix ganglions d'un fort volume, compris au-dessous de la trachée dans l'écartement des bronches, circonscrits d'arrière en avant par les attaches fibreuses du péricarde à la bifurcation de la trachée et à l'aorte. Ces ganglions, d'un rouge brun dans l'enfant, sont remarquables dans l'adulte par une couleur noirâtre qui augmente graduellement d'intensité avec l'âge. Cette coloration, due à la présence de la matière noire pulmonaire, avait fait penser à quelques auteurs qu'ils en étaient les organes sécréteurs, tandis que cette matière n'est qu'un produit de l'absorption pulmonaire

Terminaison des lymphatiques pulmonaires.

Les ganglions bronchiques sont les confluens communs des lymphatiques superficiels et profonds des poumons. *Inférieurement* ils reçoivent les rameaux affluens de l'œsophage et de ses ganglions. En *arrière* ils communiquent avec les chapelets intercostaux; mais c'est à la partie supérieure qu'ils dégagent leurs troncs efférens, terminaison dernière de tous les lymphatiques dont ils sont le centre de jonction. 1° A droite, ils envoient plusieurs rameaux dans les ganglions latéraux de la trachée; de ceux-ci émergent : d'abord un tronc qui se jette dans la veine sous-clavière droite en avant du grand canal de ce côté; puis des rameaux qui se rendent dans les ganglions trachéaux médians, au-dessous du corps thyroïde, et, à la sortie de ces derniers, par un ou deux troncs dans la portion cervicale du canal thoracique. 2° Au milieu, plusieurs rameaux vont rejoindre les ganglions trachéaux médians et se trouvent confondus avec les précédens. 3° Plusieurs troncs se jettent dans les ganglions aortiques, et réunis à ces derniers, à droite s'abouchent par un ou deux troncs dans la portion pectorale du canal thoracique, et à gauche se jettent dans la veine sous-clavière par l'intermédiaire des ganglions situés au-dessous.

NERFS DES POUMONS.

Les nerfs des poumons sont fournis par les pneumo-gastrique et le grand sympathique. Ces nerfs se décomposent de chaque côté en deux plexus antérieur et postérieur. Le *plexus pulmonaire antérieur*, auquel s'adjoignent quelques filets du plexus cardiaque, est le moins considérable. Les filamens qui en naissent accompagnent en avant les divisions des bronches et des artères. Le *plexus pulmonaire postérieur* est beaucoup plus volumineux. Dans sa formation, le nerf pneumo-gastrique semble s'é-railler ou se décomposer en de nombreux filamens interceptant des espaces en forme de rhombe très alongés. Selon Wrisberg, il serait renforcé, surtout à droite, par quelques filets du nerf phrénique. Ce plexus suit la face postérieure des ramifications bronchiques et s'unit par de fortes branches d'anastomose avec le plexus antérieur. Les filamens nerveux accompagnent les divisions des vaisseaux; sur les artères on les perd dans la tunique externe, et sur les canaux bronchiques on les voit se terminer

17.

dans les fibres musculaires annelées et dans la membrane muqueuse. Au microscope les épanouissemens nerveux paraissent affecter la forme rayonnée. Pour une description plus détaillée des nerfs pulmonaires, je renvoie à celle des nerfs pneumo-gastrique et grand sympathique [1].

TISSU CELLULAIRE DES POUMONS.

Le tissu cellulaire des poumons en constitue les enveloppes générales et partielles et le moyen d'union commun; Helvétius d'abord, puis Winslow, l'avaient parfaitement compris sous ce double point de vue.

Enveloppes celluleuses. 1° Un mince feuillet celluleux, duplicature de la plèvre et moyen d'union avec cette membrane, forme l'enveloppe extérieure générale des poumons. On le rend évident par l'insufflation et par l'arrachement de la membrane séreuse. Dans ce dernier cas, suivant la remarque de M. Stokes, si l'on n'a enlevé que la plèvre, la surface du poumon continue d'être lisse. Cette tunique qui forme le tissu sous-séreux pulmonaire me paraît former une couche cellulo-vasculaire; c'est dans son épaisseur que rampent les lymphatiques superficiels et les petits vaisseaux sanguins qui se recourbent pour se répandre à la surface des lobules. 2° En profondeur, la tunique celluleuse se continue par les scissures et les cloisons interlobulaires. Les lamelles, d'une extrême ténuité, qui établissent l'adhérence des deux feuillets juxtaposés, deviennent apparentes par le simple écartement, surtout dans les poumons de fœtus où les lobules sont moins intimement unis. Elles le sont également dans l'adulte par l'injection acqueuse ou par l'insufflation forcée des voies aériennes portée jusqu'à la déchirure des canaux labyrinthiques; les espaces inter-lobulaires remplis d'air, offrant l'aspect de cellules analogues à celles du tissu pulmonaire emphysémateux.

Gaînes celluleuses. C'est la seconde forme du tissu cellulaire des poumons. Les gaînes sont suite à la racine de ce viscère font suite à l'enveloppe commune. Leur aspect et leur consistance diffèrent suivant les vaisseaux qu'elles environnent. Celles qui revêtent les faisceaux composés d'un canal bronchique et d'une artère pulmonaire sont denses, serrées autour des vaisseaux et très vasculaires; les gaînes propres des veines, au contraire, sont souples, molles, peu adhérentes, et moins fournies de capillaires sanguins.

Enfin le tissu cellulaire forme encore des enveloppes spéciales autour des ganglions lymphatiques intra-pulmonaires. Quant à la manière dont il se comporte dans le tissu intime, il est probable qu'il forme en grande partie les cloisons intercanaliculaires qui, peut-être ne sont qu'une modification de ce tissu. L'aspect qui résulte de la dégénération emphysémateuse semble même prouver en faveur de cette opinion. Toutefois, comme je l'ai dit plus haut, on ne peut rien affirmer de positif à cet égard.

DÉVELOPPEMENT DES POUMONS.

Organe essentiel de la vie extra-utérine, le poumon offre l'unique exemple d'un changement brusque et complet à la naissance. Tant que le fœtus est dans le sein de sa mère, le poumon relégué en dehors des voies circulatoires, sans usages, vivant en parasite, seulement pour se développer et s'accroître, ne fait que se disposer pour l'action, et demeure si absolument

[1] Voyez tome III.

étranger à l'organisation qu'il peut manquer en totalité sans nuire à la vie de l'ensemble. Mais la scène change avec le milieu ambiant. Dès que l'enfant est venu à l'air, le poumon, jusque-là inactif, entre aussitôt en jeu dans l'organisme, et, une fois sa fonction commencée, devient, pour toujours, après les centres nerveux et le cœur, l'instrument le plus prochainement nécessaire à l'entretien de la vie.

Chez le fœtus à terme, encore renfermé dans l'utérus, le poumon est arrivé à son parfait développement et prêt à agir pour la respiration; mais comme il ne contient encore que des liquides, il est d'un petit volume, mat, dense, non rénitent, lisse, d'un rouge brun, et d'une pesanteur spécifique supérieure à celle de l'eau. Les parois du thorax, appliquées sur les viscères, sont planes et souvent même rentrantes. Cet état, sauf toute exception, est celui du fœtus mort-né. Mais, dès que l'enfant a paru au dehors, les muscles respiratoires entrant en fonction, l'air se précipite dans les poumons; les mouvemens alternatifs de dilatation et de resserrement se succèdent avec rapidité, et les cris de l'enfant annoncent que sa vie propre est commencée en lui. Cependant les différentes parties de l'organe ne sont pas toutes à-la-fois perméables à l'air; ce n'est que graduellement que ce gaz s'insinue dans leur profondeur; mais, après une série d'inspirations et d'expirations, la fonction respiratoire est complétement établie. Avec l'entrée de l'air coïncide l'abord du sang des cavités droites par l'artère pulmonaire, et son retour au cœur gauche par les veines. Dans ce nouvel état, le poumon, rempli d'air, a subi de notables modifications; quoique sa pesanteur absolue ait augmenté par l'injection de l'air et du sang, son volume ayant doublé ou triplé, sa pesanteur spécifique est beaucoup moindre, au point que, mis dans l'eau, il surnage; sa couleur est fauve rosée, sa surface moins unie accuse la forme et les divisions des lobules; ceux-ci sont parsemés de ramuscules sanguins, et ponctués de points brillans dus aux coudures des canaux labyrinthiques distendus par l'air; l'organe, dans son ensemble, est rénitent. La comparaison des deux états opposés du poumon, de leur mélange et de leurs modifications, d'après une foule de causes, constitue un point important de médecine légale, pour établir les probabilités qu'un nouveau-né a ou n'a pas respiré.

La modification la plus importante de l'appareil vasculaire sanguin consiste dans l'occlusion du canal artériel, qui, dans la vie intra-utérine, plaçant le poumon en dehors de la circulation commune, servait au passage du sang de l'artère pulmonaire dans l'aorte. D'après les observations de M. Billard, les cas d'oblitération sur un nombre d'enfans avec un âge déterminé, ont été : à un jour, six; à dix-huit enfans, un; à deux jours, sur vingt-deux, trois; à quatre jours, sur vingt-sept, quatre; à huit jours, sur vingt-sept enfans, le canal persistait sur trois; sur six, l'occlusion était très avancée; elle était complète chez les onze autres. Dans des cas rares, cette oblitération n'existe pas encore après douze ou quinze jours et même plus. L'imperfection de l'hématose, qui en résulte, entretient les enfans dans un état de faiblesse qui ne se dissipe qu'après que les deux circulations ont pris leur cours régulier. D'après M. Orfila, l'oblitération du canal artériel se fait par une sorte d'hypertrophie concentrique, dont le résultat est que le canal diminue et disparaît sans qu'il perde sensiblement de son volume à l'extérieur. Dans un âge plus avancé, le canal artériel se présente sous la forme d'un ligament large et très court, qui unit l'artère pulmonaire à l'aorte, dans le point où ces vaisseaux se contournent l'un sur l'autre en double spire. Cet état persiste dans l'adulte.

En ce qui concerne l'enfance et l'âge adulte, indépendamment de l'accroissement général en dimensions, les changemens qui surviennent dans la structure intime nous sont déjà connus. Dans la vieillesse, avec la dilatation et la rupture des canaux labyrinthiques, l'ampliation des canaux bronchiques, l'amincissement des cloisons et l'extinction croissante des capillaires sanguins, constituant l'atrophie sénile pulmonaire, coïncide une apparence extérieure analogue. Les poumons très légers sont flétris et flasques. L'air y étant disséminé dans des espaces plus étendus, la crépitation y est vague ou moins bruyante. Ces organes ayant beaucoup perdu de leur élasticité, ils se laissent moins distendre par l'insufflation, et ne s'affaissent qu'à peine peu quand on ouvre la poitrine. Enfin ils ont diminué de volume, et les parois de la poitrine ayant suivi le retrait des viscères, l'ensemble de la cavité du thorax n'offre plus dans le vieillard les dimensions qu'elle avait dans l'adulte.

ANOMALIES DES POUMONS.

Les poumons, en raisons de la simplicité de leur texture, sont au nombre des organes dont les anomalies congéniales sont les plus rares et les moins variées; la plupart s'opposent à ce que l'individu soit viable. Ces variétés portent sur le nombre, la situation, la configuration et les enveloppes.

1° *Nombre.* Les anomalies de ce genre appartiennent à l'état embryonnaire, ce sont l'*absence* des deux poumons coïncidant avec l'acéphalie; celle moins commune, d'un seul poumon, pouvant s'offrir avec un sujet d'ailleurs bien conformé; enfin, et ce cas est beaucoup plus rare, l'absence isolée de la trachée-artère (Van den Bosch). Une autre anomalie qui se rapproche de la précédente, et en sens qu'elle a les mêmes effets, c'est l'*occlusion* complète ou l'*étroitesse* excessive de la trachée (Otto).

2° *Situation.* Le cas le plus complet, coïncidant avec une organisation régulière, est la transposition des poumons d'un côté à l'autre. Cette disposition fait partie de l'inversion totale des viscères de la grande cavité thoraco-abdominale.

3° *Configuration.* (Meckel.) Les altérations de ce genre portent leurs effets sur le volume absolu ou relatif, la division ou la réunion anomales. (a) *Volume absolu.* L'exiguité des poumons, accompagnée de l'étroitesse de la cavité thoracique, disposition qui souvent coïncide avec des arrêts de développement dans d'autres organes. (b) *Volume relatif.* L'ampleur excessive d'un poumon, l'autre étant resté atrophié ou manquant absolument. Ces divers cas s'opposent à la viabilité de l'enfant. (c) *Division.* La séparation des poumons en trois, quatre ou cinq lobes, disposition analogue à celle de quelques mammifères. (d) *Réunion.* La fusion des poumons en une seule masse qui n'est point, comme à l'ordinaire, divisée en lobes, ou dont les scissures sont peu profondes. Ces derniers faits n'ont aucune influence sur l'état physiologique, et peuvent se rencontrer à tout âge.

Absence d'enveloppes thoraciques. Ces cas, qui n'appartiennent qu'à la vie embryonnaire, ont pour cause l'arrêt de développement des parois thoraciques ou cervicales qui amènent la dénudation d'une étendue plus ou moins considérable de la surfaces des poumons et du cœur, ou seulement de la trachée. (Meckel).

Les poumons sont les organes de la respiration. L'objet essentiel de cette fonction est la conversion du *sang noir* ou *veineux* en *sang rouge* ou *artériel*, par le contact de l'air et sous l'influence de l'innervation. Ayant eu à discuter, pour chacune des parties composantes du poumon, la part qui lui appartient dans l'action commune, il ne me reste qu'à en présenter un résumé d'ensemble.

1° *Mécanisme respiratoire.* L'ampliation de la poitrine est déterminée par le jeu des muscles inspirateurs; l'air se précipite dans les poumons. Cet effet, résultat nécessaire de la pression atmosphérique, est réel, mais est-il le seul? En d'autres termes, le poumon, qui déjà offre une résistance à vaincre, pour son alongement et sa distension, est-il absolument passif dans l'*inspiration*, ou, au contraire, les canaux bronchiques aident-ils à faire parvenir l'air jusque dans les ramifications labyrinthiques? En fait, chacun a pu voir, sur un animal vivant dont la poitrine est ouverte, le double mouvement respiratoire s'exécuter encore avec énergie. Cette expérience est d'un haut intérêt, en ce qu'elle prouve que le poumon, indépendamment des forces auxiliaires qui aident à la respiration, y concourt lui-même d'une manière très active. En théorie, la dilatation des grands canaux a paru, à la plupart des physiologistes, un simple fait d'élasticité, les parois revenues à leur forme première, après qu'elles ont été resserrées activement dans l'expiration, obéissant de nouveau à la pression de l'air. Au-delà, on s'est demandé si, dans les petits canaux, les fibres annelées, par une sorte de mouvement vermiculaire, analogue à celui de la plupart des organes cylindriques, ne peuvent pas contribuer à chasser l'air de proche en proche dans les dernières divisions aériennes. Cette opinion, interprétée de la texture, me paraît très probable, toutefois on ne peut la présenter qu'avec réserve comme toutes les explications des phénomènes intimes qui, se passant hors de la portée des sens, se refusent à l'observation expérimentale.

Le phénomène de l'*expiration* s'explique assez clairement. Les parois thoraciques reviennent sur elles-mêmes par l'influence de trois causes : leur propre élasticité, le relâchement des muscles inspirateurs et l'action des expirateurs. Le poumon lui-même, comme le témoigne l'observation directe, participe activement à ce mécanisme par la rétraction de ses fibres longitudinales et la constriction de ses fibres circulaires. La théorie physique de la respiration paraît donc assez bien comprise, mais, pour qu'elle soit complète, il reste à déterminer le rôle que jouent, dans le double mouvement respiratoire, les canaux labyrinthiques formant la substance intime du poumon. L'opinion la plus générale est que les parois de ces canaux (vésicules pulmonaires des auteurs), quelle que soit la nature propre de leur tissu, sont douées d'une élasticité très prononcée; en sorte que, distendues d'une manière passive dans l'inspiration, elles reviennent sur elles-mêmes dans l'expiration. On peut citer à l'appui de cette opinion le retrait considérable que subit le poumon sain et insufflé d'un jeune sujet, comparé à l'absence plus ou moins complète de cette propriété dans le poumon emphysémateux d'un vieillard.

2° *Hématose.* L'air étant introduit dans les poumons, nous avons vu que la forme conique inverse des vaisseaux avait le

T. IV.

double effet d'empêcher son retour dans le cœur droit, et de faciliter son transport vers le cœur gauche. L'air atmosphérique, dans son état de pureté, est composé, sur cent parties, de 0,21 d'oxigène et 0,79 d'azote; il contient, en outre, une faible proportion de gaz acide carbonique et de vapeur d'eau, variable suivant les lieux et l'état hygrométrique ambiant. A la sortie du poumon, l'air contient la même quantité d'azote, mais il a perdu de un à trois centièmes d'oxigène, remplacés par une proportion à-peu-près semblable d'acide carbonique, plus une quantité notable de vapeur d'eau, contenant, comme le remarque Chaussier, une matière animale en dissolution. Tel est le résultat général des travaux de la chimie pneumatique; on ignore absolument si, dans la respiration, il y a ou non un peu d'azote absorbé. L'effet apparent du contact de l'air est la conversion du sang noir en sang rouge, appelée du nom d'*hématose*. Du reste, que se passe-t-il dans ce phénomène? Le peu de précision des résultats obtenus a donné lieu à trois hypothèses. Les uns ont pensé que l'oxigène absorbé se partageait en trois parties; deux d'entre elles servant à la combustion d'une partie du carbone et de l'hydrogène du sang veineux, pour former de l'acide carbonique et de l'eau, tandis que la troisième partie se combinait avec le sang. Dans une deuxième opinion, l'oxigène se fixerait en entier sur le sang, l'acide carbonique et l'eau n'étant que dégagés du sang veineux où ils sont tous formés; car, suivant M. Brodie, le sang noir laisse dégager du gaz carbonique sous la machine pneumatique. Enfin une opinion tierce croirait au partage entre les deux sortes de phénomènes, admettant que l'eau et l'acide carbonique peuvent être en partie émanés du sang veineux, en partie le produit de la combustion pulmonaire; cette dernière hypothèse n'est qu'une concession insignifiante; la première a été long-temps dominante; la seconde est peut-être la plus probable. Le seul doute porte sur l'acide carbonique. En ce qui concerne la vapeur d'eau, elle est généralement trop abondante pour être le produit de la combustion locale. Ce fait ressortait déjà des expériences de Sanctorius et de Séguin; mais M. Magendie lui a donné une autorité invincible par ses expériences, d'où il résulte que la surface des voies aériennes, auxiliaires de la peau et des organes sécréteurs de l'urine, débarrasse le sang d'une quantité d'eau considérable injectée dans les veines, et qu'elle sert aussi d'émonctoire pour les substances diffusibles. Ces faits, s'ils ne prouvent pas positivement l'absence de combustion de l'hydrogène dans le poumon, rendent du moins cette hypothèse tout-à-fait inutile pour expliquer la présence de la vapeur d'eau dans l'air expiré.

Reste à déterminer quels sont proprement les vaisseaux par l'intermédiaire desquels s'effectue l'hématose. Il était naturel de penser que ce devaient être les capillaires sanguins intermédiaires aux artères et aux veines pulmonaires. La forme spéciale de l'appareil sanguin, sa capacité, le passage de l'injection des artères aux veines, et enfin la vue directe, sur les animaux vivans, du changement de sang noir en sang rouge, tout s'accordait à rendre cette opinion irrécusable. On comprend à peine comment a pu s'établir la singulière hypothèse de Chaussier d'une prétendue absorption de l'air par les vaisseaux lymphatiques, hypothèse qui placerait le phénomène de la sanguification dans les veines avant le cœur droit. En nous en tenant aux faits anatomiques, il me semble que les recherches énoncées plus haut sur la structure intime des poumons ont singulièrement élucidé le mécanisme de l'hématose. Ce sont évidemment les anneaux vasculaires qui en sont le siège. C'est pour multiplier le contact du sang noir avec l'air que les ar-

18

térioles pulmonaires, comme l'avait observé Helvétius, sont répandues en si grand nombre autour des conduits aériens. Comme rien ne démontre la communication des deux appareils capillaires sanguins et gazeux, on est induit à admettre que l'absorption du gaz se fait par imbibition aux travers des parois membraneuses. Ce fait, au reste, n'a rien qui doive surprendre ; on concevra sans peine que l'air puisse traverser les pellicules impalpables des canaux labyrinthiques, puisque chaque jour nous voyons, sur le cadavre de l'homme et des animaux, le sang noir contenu dans les veines prendre en peu de temps la couleur rouge-vif du sang artériel, malgré l'épaisseur assez considérable de la paroi du vaisseau qui le renferme.

SECTION TROISIÈME.

ARTÉRIOLOGIE.

Les artères forment deux systèmes : l'un à sang noir qui fait partie de la petite circulation, l'*artère pulmonaire* et ses divisions déjà décrites[1]; l'autre à sang rouge, appartenant à la circulation générale, l'*artère aorte* et les nombreuses divisions qui en naissent.

ARTÈRE AORTE[2].

A' ὀρτή; *AORTA; ARTERIA MAGNA; ARTERIARUM OMNIUM MATER.*

Situation. La grande artère aorte tronc commun de toutes les artères de nutrition du corps, est un vaisseau d'un volume considérable, situé à l'intérieur du tronc. Appliquée, presque parallèlement, le long de la colonne thoraco-abdominale du rachis, qui la soutient et la protège, elle s'étend de la base du ventricule gauche du cœur à la quatrième vertèbre lombaire.

Origine. L'aorte naît en avant et à droite de la base du ventricule gauche, d'un cercle fibreux qui forme sa jonction avec ce ventricule. (Pl. 13 et 11 *bis*.) L'orifice cardiaque de l'aorte, placé au-dessus, en avant et à droite de l'ouverture auriculo-ventriculaire gauche, derrière le cercle artériel pulmonaire, est dirigé de bas en haut, de gauche à droite et un peu d'arrière en avant. Sa texture que répète, mais avec moins de solidité, celle du cercle de l'artère pulmonaire, mérite une description spéciale et qui s'applique également à l'autre vaisseau. Voici ce qu'une dissection très minutieuse m'a appris à ce sujet. (Pl. 13, fig. 1, 2, 3, 4.) Le cercle aortique distinct, dans une hauteur de deux pouces de la naissance propre du vaisseau, se compose de deux portions continues.

1° La portion *inférieure* ou *ventriculaire* est formée en plan par la jonction de trois demi-circonférences; le cercle même de l'artère s'inscrit à l'intérieur en passant par les trois points tangens. Ces demi-circonférences constituent les *sinus de l'aorte.* Sur la coupe longitudinale les sinus se resserrent, en haut vers le ventricule et en bas vers l'artère, en sorte qu'ils forment trois demi-sphères en creux. Sur le segment inférieur s'attachent les valvules sygmoïdes qui se relèvent en quart de cercle vers le centre de l'artère, saillantes au milieu où est le nodule d'Arantius, de manière à clore exactement l'air du vaisseau par leur juxta-position. Ces valvules sont formées évidemment de fibres ou colonnes musculaires rougeâtres, en apparence de la même nature que celle de la substance du cœur, et qui se joignent en interceptant des espaces en losanges, disposition très favorable pour permettre la dilatation de ce voile musculo-membraneux. (Pl. 13, fig. 5.) En enlevant sur la surface des sinus la membrane interne vasculaire, très épaisse, la membrane moyenne apparaît, formée d'un tissu élastique et très résistant, d'une couleur d'un blanc jaunâtre, et disposée par filamens plats ou petits rubans parallèles, perpendiculaires à la direction du vaisseau. Ces filamens s'écartent en ellipse dans les deux sinus opposés, pour former l'ouverture rétrécie des ar-

tères coronaires. Entre les sinus sont trois colonnes ou piliers dont la direction est longitudinale. Ces colonnes, très saillantes, épanouies en gerbe à leurs deux extrémités, séparent les sinus et donnent insertion aux petits tendons des fibres des valvules et aux rubans horizontaux des sinus.

2° La *portion supérieure* ou *artérielle* du cercle aortique, de forme circulaire, et qui continue la précédente, se compose d'une bande, haute de dix lignes, du même tissu élastique, également disposée par rubans horizontaux, mais qui s'infléchissent vers les colonnes longitudinales. Les rubans diminuent graduellement et se fondent insensiblement avec la membrane moyenne de l'artère dont la texture au-delà est uniforme.

Trajet, direction, inclinaisons. A la sortie du cœur, l'aorte s'incurve obliquement de bas en haut, de gauche à droite et un peu d'arrière en avant, en formant une portion de cercle qui contourne l'infundibulum de l'artère pulmonaire. Elle continue de monter à gauche jusqu'à la hauteur de trois pouces, puis se coude de nouveau en avant et à droite et se porte alors transversalement de gauche à droite dans l'étendue de deux pouces et demi, mais avec une inclinaison de bas en haut et un peu d'avant en arrière. Dans une troisième courbure, elle remonte, dirigée plus en arrière, jusqu'à la hauteur de la quatrième vertèbre dorsale où elle s'infléchit une dernière fois d'avant en arrière et de haut en bas, pour devenir verticale. Elle descend alors, un peu flexueuse et appliquée obliquement sur la face latérale gauche des vertèbres dorsales, de la cinquième à la onzième. En ce point elle s'incline à droite pour parcourir le canal ostéo-musculaire oblique que lui fournissent les piliers du diaphragme. Au-dessous, devenue médiane, elle descend, presque rectiligne, sur la partie moyenne de la colonne lombaire, et se termine au milieu de la quatrième vertèbre par sa bifurcation en artères iliaques primitives droite et gauche. Du sommet de l'angle naît en arrière la sacrée moyenne, troisième branche terminale intermédiaire aux deux latérales, mais d'un très petit volume.

Divisions. Pour faciliter la description de l'aorte, on a divisé son étendue en trois parties, intéressantes à considérer isolément et par leur situation et par le nombre et le mode de distribution des vaisseaux qui en naissent. Ce sont : 1° la portion réfléchie sus-cardiaque dite la *crosse de l'aorte; * 2° la portion sus-diaphragmatique ou l'*aorte thoracique; * 3° la portion sous-diaphragmatique ou l'*aorte abdominale.* Les deux dernières, en raison de leur continuité dans la direction verticale, sont souvent réunies en commun sous le nom d'*aorte descendante.* Enfin on appelle parfois isolément *aorte ascendante* la portion située entre le cœur et la première coudure de la crosse;

---

[1] Voyez les vaisseaux fonctionnels des poumons.

[2] Planches 14, 15, 16, 22, 24, 75, 77.

18

Calibre. Le volume de l'artère aorte, en son entier, varie dans des limites assez étendues entre des individus de même âge et de même sexe. Comme toutes les artères, l'aorte, pour une taille semblable, augmente graduellement de volume et d'épaisseur de tissu, du jeune homme à l'adulte et de celui-ci au vieillard. Son calibre décroît en général graduellement, suivant sa longueur, d'après le nombre et la capacité des vaisseaux qui en naissent. Terme moyen, ce calibre, dans l'adulte, est de treize à quinze lignes à la sortie du cœur, de moins d'un pouce à la naissance de l'aorte thoracique, de neuf lignes dans l'arcade diaphragmatique, et de sept à huit lignes au point de sa bifurcation inférieure. Il n'est pas rare, chez les vieillards, de rencontrer des dilatations latérales dans les courbures; mais cet effet, produit à la longue par l'impulsion du sang, est étranger à l'organisation primitive; c'est donc à tort que des anatomistes ont nommé *grand sinus de l'aorte* la dilatation sénile qui précède la crosse.

Anomalies. L'aorte, dans son entier, n'offre guère d'autre variété qu'une transposition totale de gauche à droite qui accompagne ordinairement celle du cœur et des autres viscères. Toutefois on l'a vue s'incurver immédiatement en arrière, après sa première courbure, au-dessus de la bronche droite; et alors, dans un cas, elle descendait à droite dans toute l'étendue de la portion thoracique jusqu'à l'arcade du diaphragme (Fiorati); dans quatre autres, l'arcade transversale, devenue postérieure, passait derrière la trachée et l'œsophage pour se porter à gauche où elle continuait de suivre le trajet ordinaire (Abernethy, Caillot, Meckel).

CROSSE DE L'AORTE.

Sous cette dénomination qui représente une image assez exacte, je comprends, avec la plupart des auteurs modernes, toute la portion courbe du vaisseau qui s'étend depuis sa sortie du cœur jusqu'au point où, devenant vertical, sa direction est croisée perpendiculairement par celle de la bronche et de l'artère pulmonaire du côté gauche.

Courbures, connexions. Il résulte de ce qui a été dit plus haut que la crosse de l'aorte présente quatre courbures qui la divisent en autant de portions.

1° *Portion ascendante* ou *péricardique.* (Pl. 8.) Inclinée en haut, à droite et en avant, elle est relativement superficielle et renfermée dans le péricarde, dont le feuillet de retour, fibreux et séreux, se réfléchit sur elle circulairement, au-dessous de la deuxième courbure. Inférieurement elle est comprise entre les deux orifices auriculo-ventriculaires, en *arrière,* et en *avant,* l'infundibulum de l'artère pulmonaire, plus haut elle a pour rapport, en *avant,* le sternum et les feuillets antérieurs du médiastin; en *arrière,* la surface rentrante des oreillettes; et au-dessus, la trachée, la bronche et le tronc pulmonaire correspondans; à *droite,* l'auricule de ce côté et la veine cave supérieure; à *gauche,* l'artère pulmonaire et le tronc de ce côté, les deux vaisseaux se contournant l'un autour de l'autre en demi-spire, de manière que l'aorte, de postérieure et inférieure qu'elle était en bas, devient en haut antérieure et supérieure.

2° *Portion horizontale.* (Pl. 8.) Dirigée à gauche, avec une inclinaison de bas en haut et d'avant en arrière, elle passe comme un pont au-dessus de l'artère pulmonaire, et fournit en haut les grosses artères brachio-céphaliques. En *avant* elle est recouverte par le feuillet médiastin gauche, et croisée par les nerfs diaphragmatiques, pneumo-gastriques et cardiaques antérieurs. En *arrière* où elle donne attache au péricarde, elle contourne le tronc artériel pulmonaire droit, la trachée-artère, l'œsophage, le canal thoracique, la veine azygos et un grand nombre de ganglions lymphatiques; les nerfs cardiaques postérieurs lui sont adossés. En *haut,* par sa convexité, elle donne naissance aux grands troncs artériels, et se trouve en rapport avec la trachée, en avant avec le tronc veineux brachio-céphalique gauche qui la recouvre parallèlement. En *bas,* par sa concavité, elle passe sur le tronc de l'artère pulmonaire.

3° *Portion antéro-postérieure et descendante.* (Pl. 8.) Tournée directement en arrière, encore un peu ascendante jusqu'à sa courbure, au-delà elle devient verticale. Elle est appliquée à *droite* sur la face latérale gauche de la quatrième vertèbre dorsale, et reçue à *gauche* dans une gouttière propre que lui offre le poumon de ce côté. En *haut,* elle est tapissée par le feuillet médiastin; en *bas,* sa concavité embrasse le tronc artériel pulmonaire et la bronche du côté gauche; cette dernière accompagnée de ganglions lymphatiques. En ce point l'aorte fournit l'artère bronchique et se trouve embrassée par l'anse de réflexion du nerf récurrent correspondant.

Distribution. La crosse de l'aorte fournit des artères dans ses deux premières portions, et parfois dans la troisième :

1° De l'*aorte ascendante* à sa sortie du cœur, dans les sinus droit et gauche, les *artères coronaires* ou *cardiaques*;

2° De la *portion horizontale,* les gros troncs artériels de la tête et des membres thoraciques au nombre de trois, de droite à gauche : le *tronc brachio-céphalique droit,* la *carotide,* puis la *sous-clavière gauches.* Ces artères naissent en arrière du plan ascendant, ou de la convexité. L'orifice de chacun d'eux est marqué à l'intérieur de l'aorte, par un éperon circulaire, plus prononcé à gauche. Le tronc brachio-céphalique et la carotide gauche, écartés de trois lignes, ont leur origine au-devant de la trachée, d'où ils montent en divergeant, chacun de son côté. La sous-clavière gauche naît trois lignes plus en arrière et se trouve logée d'abord dans le sillon latéral et postérieur qui sépare la trachée de l'œsophage. (Pl. 8.)

3° Souvent la *portion,* ou *courbe antéro-postérieure* de la crosse de l'aorte, donne naissance, par sa concavité, aux *artères bronchiques* (Pl. 5 *bis*), et à *l'œsophagienne supérieure* (Pl. 14).

Anomalies. (Pl. 33.) La crosse de l'aorte est le lieu de cette artère qui offre les anomalies les plus nombreuses et les plus singulières. Elles sont remarquables et par les modifications de forme, de longueur et de courbure de la crosse elle-même, et par le nombre et le mode d'origine des vaisseaux qu'elle fournit. Ces deux genres de variétés, qui s'influencent réciproquement, dont l'un est souvent causé par l'autre, par cela même coexistent presque toujours; je vais donc les présenter ici dans leur ensemble, sauf, pour les vaisseaux secondaires, à rappeler celles dont ils sont l'objet.

1° La *division anomale* de la crosse aortique a offert trois variétés, qui ont de l'analogie avec la conformation régulière des reptiles. (*a*) Le tronc ascendant et le tronc descendant, n'offrant rien de particulier, l'arc transversal moyen se divise en deux branches, formant un anneau au travers duquel passe la trachée-artère; les quatre gros vaisseaux naissent isolément : à droite, sur le segment postérieur; à gauche, sur le segment antérieur.

(b) L'aorte, procédant par un large orifice ovalaire a cinq valvules sygmoïdes, se divise en deux troncs latéraux, qui remontent pour s'inosculer en ogive, chacun d'eux dégageant isolément, avec symétrie, les artères sous-clavière et carotide interne de son côté. L'aorte descendante naît en haut de l'angle de jonction. L'artère pulmonaire contourne en bas la bifurcation (Malacarne).

(c) L'aorte, au sortir du cœur, forme deux troncs isolés; l'un est descendant; l'autre ascendant et vertical, fournit le tronc brachio-céphalique, la carotide et la sous-clavière gauches, de manière à dessiner en commun la figure d'une croix (Klinz).

2° L'allongement de l'arc transversal coïncide avec les déplacemens, l'écartement, et la multiplication d'origine des vaisseaux. Les variétés de ce genre, qui entraînent souvent l'inversion d'un côté à l'autre, entre le lieu de naissance et la distribution, seront détaillées avec les artères en particulier.

3° Quant au nombre de ces vaisseaux, la diminution s'observe dans la coexistence de deux troncs brachio-céphaliques (Malacarne, Bienni). Dans d'autres cas, soit qu'il y ait transposition du tronc brachio-céphalique, ou jonction des deux carotides, les sous-clavières naissent isolées, la division des gros vaisseaux se trouve conservée. La multiplication d'origine est plus commune; elle a lieu concurremment avec la naissance des gros troncs par trois ou quatre, suivant que l'aorte fournit en plus la thyroïdienne inférieure (Neubauer), ou la vertébrale gauche, disposition très commune (Haller, Sœmmerring, Boyer, Meckel), ou ces deux artères, par un tronc commun (Meckel), soit qu'il en naisse la vertébrale gauche et la mammaire interne droite (Boemer), ou les deux vertébrales (Muller). Les artères thymique, œsophagienne supérieure et bronchiques, sont surtout très fréquemment fournies par la crosse aortique.

AORTE THORACIQUE.

Connexions. Appliquée sur la face latérale gauche du rachis, ordinairement avec trois légères sinuosités, à gauche en haut et en bas, à droite au milieu, elle est située dans l'écartement du médiastin postérieur. Ses rapports sont : 1° à gauche, le bord postérieur du poumon correspondant, dont l'isole le feuillet médiastin; 2° à droite, la colonne vertébrale et le canal thoracique, logé dans le sillon, qui la sépare des vertèbres, et auquel elle sert, en quelque sorte, de conducteur; puis la veine azygos et l'œsophage; 3° en avant, à sa partie supérieure, les vaisseaux pulmonaires gauches, artère, bronche et veine postérieure, puis le cœur, par l'intermédiaire du péricarde; à sa partie inférieure, l'œsophage, qui s'applique au-devant d'elle, pour atteindre son orifice diaphragmatique; 4° en arrière, en partie, les vertèbres, et, plus à gauche, le feuillet médiastin, qui se réfléchit sur elle.

La portion diaphragmatique, longue de trois pouces, est renfermée dans le canal ostéo-musculaire du diaphragme. Dans ce trajet, l'aorte, accompagnée par le courant moyen du canal thoracique et par la veine azygos, s'infléchit, à droite, sur les deux dernières vertèbres dorsales, et de latérale gauche, devient médiane, à la sortie de l'arcade fibreuse, en haut de la première vertèbre lombaire. Elle est recouverte latéralement par les pi-

T. IV.

liers du diaphragme, qui s'entre-croisent sur sa face antérieure, au-dessous de l'orifice œsophagien.

Distribution. L'aorte thoracique fournit des artères viscérales et pariétales. Les artères viscérales sont les thymiques, bronchiques, œsophagiennes et médiastines; les artères pariétales sont les intercostales inférieures qui en naissent de chaque côté.

Anomalies. Les auteurs ne citent aucun fait de bifurcation isolée de l'aorte thoracique. Mais cette portion de la grande artère a été vue très fortement rétrécie, à partir de la crosse (Desault); dans un autre cas, elle était tout-à-fait oblitérée dans une petite étendue (Steidele), et néanmoins, chez les deux individus, la circulation avait pu s'effectuer par l'ampliation extraordinaire et les anastomoses des artères intercostales. Ces faits singuliers, analogues de ceux que l'art provoque dans les ligatures des grosses artères des membres, justifient la hardiesse de sir Astley Cooper, qui, dans un cas de nécessité, a lié l'aorte abdominale.

AORTE ABDOMINALE.

Connexions. Située sur la partie moyenne des vertèbres lombaires, de la première au milieu de la quatrième, offrant, chez la plupart des sujets, une dernière inflexion à droite, à sa sortie de l'arcade fibreuse diaphragmatique, dans l'étendue d'un pouce entre les tendons; elle est verticale et presque rectiligne dans le reste de son étendue. Ses rapports sont les suivans : comprise, avec la veine cave inférieure, dans l'écartement des feuillets mésentériques du péritoine, elle est recouverte en avant, médiatement en haut, par le pancréas et la troisième portion du duodénum; en bas, par l'intestin grêle : immédiatement, elle sert d'appui, avec la veine cave, à de nombreux ganglions et vaisseaux lymphatiques mésentériques. En arrière, elle est appliquée sur les vertèbres lombaires, dont la séparent les ganglions et les vaisseaux lymphatiques profonds, les veines lombaires gauches, et l'origine des doubles artères lombaires qui en naissent. A droite, elle est accolée à la veine cave inférieure; quoique parallèles, ces vaisseaux offrent une inclinaison telle, que la veine, étant située plus en devant à sa partie supérieure, est exactement appliquée sur les vertèbres à sa partie inférieure, tandis que l'aorte s'en détache, de manière que, après leur bifurcation en vaisseaux iliaques primitifs, ce sont les artères qui passent au-devant des veines. A gauche, l'aorte est flanquée par le chapelet latéral des ganglions lymphatiques lombaires.

Distribution. L'aorte abdominale fournit des artères pariétales, viscérales, et les branches de terminaison. Les artères des parois de l'abdomen sont les diaphragmatiques inférieures et lombaires, quatre ou cinq de chaque côté. Les artères viscérales, qui se distribuent aux organes de l'appareil digestif, sont, par cela même, remarquables par leur nombre et leur volume; ce sont : les troncs cœliaque, mésentérique supérieur, mésentérique inférieur et rénaux; les artères capsulaires et spermatiques. Les branches terminales sont au nombre de trois : les grands troncs latéraux, iliaques primitifs, et, au milieu, dans l'angle de bifurcation, l'artère sacrée moyenne.

Anomalies. Elles consistent dans la bifurcation anticipée de

19

l'aorte abdominale, dans un point plus ou moins élevé, mais au-dessous de la mésentérique inférieure. Dans un cas, les troncs iliaques primitifs, très allongés, communiquaient par une branche transversale (Petsche).

ARTÈRES QUI NAISSENT DE LA CROSSE DE L'AORTE.

Ce sont les *artères coronaires* [1], le *tronc brachio-céphalique*, la *carotide* et la *sous-clavière du côté gauche*.

TRONC BRACHIO-CÉPHALIQUE [2].

ARTÈRE INNOMINÉE.

Origine, volume, trajet. Tronc commun de la carotide et de la sous-clavière du côté droit, première branche de l'arc transversal de la crosse aortique, il naît auprès de la première coudure, au-devant et à trois lignes d'écartement de la carotide gauche, et monte obliquement de gauche à droite, et un peu d'arrière en avant. Cette artère, la plus volumineuse de toutes, après l'aorte, offre un diamètre de six à sept lignes dans l'adulte. Sa longueur, assez variable, est ordinairement de deux pouces; hors les cas d'anomalies, elle se restreint dans les limites de quinze lignes à deux pouces et demi. Le tronc brachio-céphalique ne fournit aucune branche dans son trajet; pour sa terminaison, il se bifurque en artères carotide et sous-clavière droites; suivant sa longueur, il semble être continué, plus bas, par la carotide; plus haut, par la sous-clavière; mais, comme les deux branches sont à-peu-près égales de volume, c'est sans motif que d'anciens anatomistes le considéraient comme appartenant de préférence ou à la première (Vésale), ou à la seconde (Riolan).

Connexions. En *avant*, cette artère est en rapport immédiat, en bas, avec le thymus et le tronc veineux brachio-céphalique gauche, qui croise sa direction; à droite, avec le tronc veineux de ce côté, qui lui est parallèle, antérieur et latéral. Au sortir de la poitrine, ces vaisseaux traversent l'aponévrose cervico-thoracique qui s'insère, à leur contour. Médiatement, ils sont recouverts par la première pièce du sternum, et, suivant la longueur du tronc artériel, le lieu de sa bifurcation répond au-dessous, en arrière, ou au-dessous de l'articulation sterno-claviculaire. C'est cette situation, auprès de la paroi antérieure, qui a permis d'en faire la ligature dans les cas d'anévrismes. En *arrière*, le tronc brachio-céphalique est en contact avec la trachée, qu'il croise obliquement; le feuillet médiastin le tapisse en *dehors*, et il est séparé en *dedans*, de la carotide gauche, par un espace celluleux triangulaire.

Anomalies. (Pl. 33). 1° Le tronc brachio-céphalique est parfois transposé à gauche. 2° Il fournit à-la-fois les deux carotides (Zagorski). 3° La même disposition se répète à gauche, l'artère sous-clavière seule existant à droite (Tiedemann). 4° Il n'est pas très rare que ce tronc manque des deux côtés; cette anomalie se confond avec les nombreuses variétés d'origine isolée des carotides et des sous-clavières, décrites avec ces vaisseaux. 5° Enfin on l'a vu fournir, avant sa bifurcation, la thyroïdienne inférieure ou la mammaire interne.

[1] Voyez pour les artères coronaires, les vaisseaux du cœur.
[2] Planches 4, 4 bis, 16, 88, 24, 76, 77.

ARTÈRES CAROTIDES PRIMITIVES.

TRONC CÉPHALIQUE (*CHAUSSIER*); CAROTIDE COMMUNE; CAROTIS PRIMITIVA S. CEPHALICA.

Situation. Artère de la tête, située dans les sillons latéraux du cou; la différence d'origine des deux artères modifie un peu d'un côté à l'autre la longueur, la direction et les rapports.

Origine. 1° La carotide primitive *droite* naît en commun avec la sous-clavière du même côté, de la bifurcation du *tronc brachio-céphalique*, dont elle constitue la branche ascendante. 2° La carotide primitive *gauche* naît immédiatement de l'aorte, entre l'artère sous-clavière du même côté et le tronc brachio-céphalique. La hauteur de ce tronc détermine la différence de longueur entre les deux artères carotides primitives.

Trajet, terminaison. Ascendantes, presque verticales, mais un peu divergentes de bas en haut, logées profondément dans les sillons du cou, séparées, en bas, par la trachée-artère et l'œsophage, en haut, par le larynx et le pharynx; d'un volume considérable, le même pour toutes les deux, en rapport avec le développement du cerveau dans l'homme, et, comme elles ne fournissent aucune branche, d'un calibre égal dans toute leur étendue, elles montent jusqu'à la hauteur de la grande corne du cartilage thyroïde, où elles se bifurquent en deux troncs, les *artères carotides externe et interne*; la première, artère du cerveau, plus forte que la seconde, artère de la face. Ces deux troncs sont d'abord appliqués l'un contre l'autre, et sensiblement parallèles; la carotide externe continuant plutôt la direction du tronc d'origine, dont l'interne semble se dégager en arrière, en formant une légère coudure marquée par un renflement.

Connexions. Portion thoracique. L'artère du côté gauche, parcourant dans le thorax un trajet d'environ vingt lignes, et plus longue de cette quantité que celle du côté droit, affecte dans ce lieu des rapports qui lui sont propres. Située plus profondément que le tronc brachio-céphalique, de la quantité dont la crosse de l'aorte s'incurve en arrière, elle est surtout à son origine beaucoup plus profonde que la carotide primitive droite. Elle répond : en *avant*, au tronc veineux brachio-céphalique gauche, aux muscles sterno-hyoïdien et sterno-thyroïdien, et à la première pièce du sternum; en *arrière*, à l'œsophage et aux artères sous-clavière et vertébrale gauches; en *dehors*, au feuillet correspondant du médiastin; en *dedans*, au tronc artériel brachio-céphalique et à la trachée. En sortant du thorax, elle traverse l'aponévrose cervico-thoracique.

Portion cervicale. Les rapports des deux carotides primitives sont les mêmes. En *avant*, inférieurement le sterno-mastoïdien et le scapulo-hyoïdien, qui croisent leur direction; au milieu, le bord du sterno-thyroïdien et la glande thyroïde; en haut, les vaisseaux thyroïdiens supérieurs, l'aponévrose cervicale et le peaucier. En *arrière*, les muscles prévertébraux, le nerf grand sympathique, et en bas, l'anse de réflexion de l'artère thyroïdienne inférieure. En *dedans*, la trachée que les deux artères embrassent, puis l'œsophage et le larynx par l'intermédiaire du muscle constricteur inférieur. En *dehors*, la veine jugulaire interne, qui, par rapport à l'artère, est à-la-fois externe et un'peu antérieure; l'artère cervicale ascendante et le bord antérieur des scalènes. Le sterno-mastoïdien, malgré sa direction plus oblique, forme l'un des rapports les plus importans avec l'artère qu'il protége. C'est le bord antérieur de ce muscle qui sert de guide pour atteindre la carotide primitive dans les opérations.

Anomalies. Elles ont principalement rapport à son origine, à son trajet et à sa terminaison. 1° *Variétés d'origine.* Elles sont très nombreuses (voyez planche 33). Voici la plupart de celles qui ont été observées. (a) La carotide primitive gauche naît du milieu du tronc brachio-céphalique (Scarpa, Burns). (b) Le tronc brachio-céphalique existant à gauche et non à droite, la carotide gauche naît isolément de l'aorte, auprès de la sous-clavière, de son côté. (c) Il existe deux troncs brachio-céphaliques dont, par conséquent, naissent les deux carotides primitives (Malacarne, Bienni). (d) Les deux carotides naissent isolément de l'aorte entre les sous-clavières (Tiedemann). (e) La symétrie du cas précédent se trouve complétée dans un autre, où les deux carotides proviennent de la bifurcation d'un tronc commun médian (Tiedemann). Jusqu'ici les cas cités n'influent que médiocrement sur la direction et les rapports des gros vaisseaux; les suivans au contraire amènent à ce double point de vue les modifications les plus remarquables. (f) Les quatre gros vaisseaux, naissant isolément de l'aorte, l'artère sous-clavière gauche s'interpose entre les deux carotides. (g) Les deux carotides naissent à droite des deux sous-clavières, ou par un tronc commun (Walter), ou par deux troncs isolés (Tiedemann). Dans ces cas, les rapports variés d'origine et de direction, inutiles et trop longs à décrire, ne peuvent être bien compris que par les figures (Pl. 33—9, 10, 11, 12, 15). (h) La variété la plus singulière est celle où les quatre grandes artères naissent par un seul tronc, formant une aorte ascendante isolée qui se divise en croix (Klinz). 2° *Variétés de trajet et de terminaison.* Les deux principales se font opposition. Dans un cas, l'artère carotide primitive n'existe pas, les carotides externes et interne naissant chacune isolément de l'aorte, et montant parallèlement (Malacarne). Dans l'autre cas, au contraire, la carotide primitive, au lieu de se bifurquer en haut, fournit les branches de la carotide externe, et se continue par la carotide interne (Burns). Dans les variétés intermédiaires, la carotide primitive se bifurque prématurément à divers points de sa hauteur au-dessous de l'hyoïde, ou, au contraire, elle continue de monter, fournit plusieurs branches de la carotide externe, et se divise derrière la mâchoire en carotide interne et tronc temporo-maxillaire (Burns). Enfin, sans qu'elle offre d'autre singularité, la carotide primitive fournit parfois l'une ou l'autre des artères thyroïdiennes supérieures.

ARTÈRE CAROTIDE EXTERNE.

FACIALE (*CHAUSS.*); CAROTIS EXTERNA, S. FACIALIS, S. PERICEPHALICA.

Situation. Tronc artériel de la face, situé à la partie latérale et supérieure du cou, inférieure de la tête, dans le sillon compris entre le pharynx et la branche de la mâchoire d'un côté, et de l'autre, les attaches des muscles rachidiens et l'apophyse mastoïde.

Origine, trajet. Branche interne et antérieure de bifurcation du tronc de la carotide primitive, dont elle continue d'abord la direction, la carotide externe, de deux lignes et demie de diamètre à sa naissance, monte verticalement dans l'étendue d'un pouce, appliquée contre la carotide interne, dans la position

19.

droite de la tête; un peu inférieure en calibre à cette dernière dans l'adulte, elle est beaucoup plus faible dans l'enfant, en raison de l'excès de développement proportionnel du cerveau à cet âge. Parvenue sous le muscle digastrique, elle s'incurve en arrière et en dehors pour contourner la saillie des muscles styliens, puis remonte verticale derrière la branche du maxillaire inférieur, et, réduite à deux lignes de diamètre, se termine au-dessous du col de cet os par sa division en maxillaire interne et temporale.

Distribution. La carotide externe, dans son trajet, court et peu flexueux, diminue rapidement de volume, en raison des branches nombreuses et considérables qu'elle fournit. On en compte dix à douze, dont quatre antérieures, deux ou trois postérieures, deux ou trois externes, et une interne. Ce sont dans l'ordre de leur origine : en avant, la *thyroïdienne supérieure;* en arrière, l'*occipitale;* en avant, la *linguale;* en dedans, la *pharyngienne inférieure;* en avant, la *faciale;* en arrière l'*auriculaire postérieure;* en dehors, les *parotidiennes,* et souvent un *rameau massetérin;* enfin, parfois en arrière, un *rameau mastoïdien.* Au-delà est la bifurcation terminale du tronc en *maxillaire interne et temporale.*

Connexions. D'abord peu profonde, recouverte par les veines thyroïdiennes supérieures, l'aponévrose cervicale, le peaucier et la peau, appliquée sur les constricteurs inférieur et moyen, elle s'enfonce dans la région sus-hyoïdienne sous le ventre mastoïdien du digastrique, le stylo-hyoïdien et le nerf grand hypoglosse, appliquée sur le constricteur supérieur, le stylo-pharyngien et le stylo-glosse. Derrière la mâchoire, elle traverse l'épaisseur de la glande parotide, où elle dégage ses dernières branches, disposition qui rend l'extirpation de cette glande non moins délicate que dangereuse.

Anomalies. Cette artère parfois n'existe pas, ses branches étant fournies par la carotide primitive, où elle ne forme, comme tronc isolé, que l'artère temporo-maxillaire. Parfois elle se partage à sa naissance en deux troncs, dont l'un, interne et horizontal, fournit ses branches inférieures (Burns).

BRANCHES DE LA CAROTIDE EXTERNE[1].

ARTÈRE THYROÏDIENNE SUPÉRIEURE.

ARTERIA THYROIDEA SUPERIOR.

Situation. Artère du larynx et du corps thyroïde, située presque verticalement sur leurs parties latérales.

Origine, trajet. Première branche de la carotide externe, elle naît de sa partie antérieure, ordinairement à une ligne et demie au-dessus de l'origine de cette artère. Très rarement elle procède plus bas de la carotide primitive, et assez souvent, plus haut, d'un tronc commun avec la linguale; son diamètre, d'une ligne, augmente ou diminue proportionnellement au volume de la glande thyroïde et au calibre de ses autres artères. Dirigée d'abord en avant, elle s'incurve brusquement en bas, descend, légèrement flexueuse, et inclinée en dedans, sur le côté du larynx, et arrive encore volumineuse sur la face antérieure de la glande thyroïde, dans laquelle elle se termine.

[1] Planche 27.

Distribution. La thyroïdienne supérieure fournit de haut en bas, 1° en avant, la branche *laryngée supérieure;* 2° en arrière, le *rameau sterno-mastoïdien moyen;* 3° quelques *ramuscules musculaires;* 4° en bas et en dedans, la branche *laryngée inférieure;* 5° à sa terminaison, les *branches thyroïdiennes.*

Connexions. Placée sous le peaucier à son origine, cette artère, accompagnée d'une et souvent de deux veines satellites, est appliquée, dans sa moitié supérieure, sur le constricteur inférieur du pharynx, en contact en dehors avec les gros vaisseaux. Sur la glande thyroïde, elle est recouverte par les muscles scapulo-hyoïdiens et sterno-thyroïdiens.

Anomalies. La thyroïdienne supérieure manque quelquefois, ou elle est très faible, et alors elle se trouve remplacée par sa congénère dont le volume a doublé (Meckel). Dans un cas inverse, il existe du même côté deux artères voisines (Burns). Ailleurs la laryngée supérieure en est isolée (Mayer).

Branches de la thyroïdienne supérieure.

1° *Artère laryngée supérieure.* Née de l'artère principale, dans le lieu de sa coudure, quelquefois pourtant fournie par la linguale, ou, plus rarement, par la carotide externe, son volume est habituellement assez considérable. Dans certains cas, elle est très faible, mais alors elle est suppléée par l'augmentation de calibre de sa congénère, ou elle naît plus bas, par un tronc commun, avec le rameau musculaire du thyro-hyoïdien. A partir de son origine la plus ordinaire, elle se porte horizontalement en dedans sur la membrane hyo-thyroïdienne, accompagnée par la veine satellite et par le nerf laryngé supérieur; tous trois s'insinuent sous le muscle thyro-hyoïdien, et traversent en commun la membrane fibreuse. Au-delà, l'artère se divise en deux rameaux *épiglottique* et *laryngien,* qui se distribuent intérieurement dans la partie supérieure du larynx[1].

2° *Rameau sterno-mastoïdien moyen* (Pl. 28). Né en arrière et en dehors, près de l'origine du tronc, il se jette dans le muscle sterno-mastoïdien par sa face interne, et descend dans son épaisseur, divisé en plusieurs longs rameaux qui s'y terminent près de son extrémité inférieure.

3° *Ramuscules musculaires.* En nombre variable, antérieurs et postérieurs. (a) Ordinairement deux *ramuscules antérieurs* dirigés transversalement en dedans, qui se distribuent au muscle thyro-hyoïdien et à la partie supérieure des sterno-thyroïdien, scapulo et sterno-hyoïdiens. Le rameau supérieur, le plus considérable, atteint parfois un fort calibre, et fournit la branche laryngée supérieure qui, dans ce cas, pénètre dans le larynx par un trou du cartilage thyroïde. (b) *Ramuscules postérieurs.* Il en existe un ou deux, toujours très faibles, et qui se rendent dans le constricteur inférieur.

4° *Artère laryngée inférieure.* Se dégage en avant de l'artère principale au-dessus de la glande thyroïde, et se porte horizontalement en dedans sur la membrane crico-thyroïdienne, en longeant le bord inférieur du cartilage thyroïde. Dans son trajet, elle fournit des rameaux qui traversent la membrane

fibreuse, et vont à l'intérieur se distribuer à l'extrémité inférieure du larynx. Le rameau terminal s'inoscule avec son congénère, en formant, par leur réunion, l'arcade artérielle crico-thyroïdienne[1].

5° *Branches terminales.* Le tronc de l'artère, parvenu sur la glande thyroïde, fournit: une *branche externe,* qui contourne en dehors le lobe correspondant; une *interne* ou *médiane,* qui s'anastomose superficiellement avec sa congénère du côté opposé; une *branche profonde,* qui s'insinue entre la glande et la trachée, à laquelle elle donne quelques rameaux; enfin, la *branche moyenne,* continuation du tronc primitif, descend tout le long de la face antérieure de la glande thyroïde, et s'y distribue en rameaux qui entrent dans sa profondeur. Le caractère de toutes ces branches des thyroïdiennes supérieures est de se ramifier de haut en bas sur la glande par sa face antérieure, tandis que celles des thyroïdiennes inférieures y pénètrent de bas en haut par la face postérieure. Les uns et les autres s'anastomosent réciproquement dans son intérieur.

ARTÈRE OCCIPITALE[1].

ARTERIA OCCIPITALIS.

Situation. Artère de la partie postérieure de la tête, située d'abord profondément entre les muscles de la région occipitale inférieure, et devenant sous-cutanée pour se répandre sur la région occipitale supérieure.

Origine, trajet. Née, en arrière, de la carotide externe, plus haut que la thyroïdienne supérieure, plus bas que la linguale; d'un diamètre de cinq quarts de ligne, elle monte d'abord légèrement oblique et sinueuse, s'incurve en arrière pour devenir horizontale, croise la direction de la carotide externe, passe au-dessus de l'apophyse transverse de l'atlas et sous le sommet de l'apophyse mastoïde. Parfois c'est à cette hauteur que l'artère occipitale procède de la carotide externe, et alors elle est horizontale dès sa naissance. Au-delà de l'apophyse mastoïde de l'artère, très flexueuse, longe en travers les insertions des grands muscles de la nuque, placée entre eux et les petits muscles rotateurs de la tête. Parvenue à peu de distance de la protubérance occipitale externe, elle s'incurve de bas en haut pour devenir ascendante, et se termine sur la région occipitale supérieure.

Distribution. L'artère occipitale fournit: 1° en dehors, le *rameau sterno-mastoïdien supérieur* dirigé transversalement dans l'insertion du muscle où il se perd. Parfois ce rameau provient de l'auriculaire postérieure; 2° en bas, un *rameau musculaire* qui se distribue aux faisceaux cervicaux du splénius et aux muscles grand et petit obliques de la tête; c'est la *branche cervicale descendante;* 3° en haut, la *branche externe ascendante;* 4° deux *rameaux musculaires descendans,* l'un destiné aux muscles grand et petit droits postérieurs de la tête, anastomosés avec les précédens; l'autre qui se répand dans l'extrémité supérieure du grand complexus; 5° la *branche terminale.*

Connexions. Recouverte à son origine par le tronc veineux linguo-facial, le nerf grand hypoglosse, la veine jugulaire in-

---

[1] Voyez artères du larynx, tome 3.

[1] Voyez artères du larynx, tome 3.
[2] Planche 27.

terne et le ventre mastoïdien du digastrique, dans sa portion horizontale, elle est située d'abord profondément sous les attaches du sterno-mastoïdien du splénius et du petit complexus, appliquée sur les petits muscles rotateurs. Plus haut elle rampe sur l'os dans l'insertion du grand complexus, et devient superficielle à sa terminaison.

Branches de l'artère occipitale.

Branche cervicale descendante. D'un volume assez considérable, née d'une coudure de l'artère sur le muscle petit oblique de la tête, elle s'insinue entre le splénius et les deux complexus, auxquels elle se distribue, et s'anastomose avec la cervicale postérieure.

Branche externe ascendante. Traverse l'insertion aponévrotique du sterno-mastoïdien pour gagner la région occipitale supérieure, où elle se distribue par des ramifications très flexueuses, intermédiaire entre la branche terminale et l'artère auriculaire postérieure, avec lesquelles elle s'anastomose. Elle fournit un *rameau méningé* qui pénètre dans le crâne par le trou mastoïdien. Parfois ce rameau est remplacé par un autre, dégagé de la portion horizontale de l'artère, et qui pénètre par le trou déchiré postérieur.

Branche terminale. Continuation du tronc primitif, d'un volume assez fort à sa naissance, très flexueuse et parallèle à sa congénère de l'autre côté, elle monte sur la face postérieure du crâne et jusqu'à son sommet en distribuant de nombreux rameaux tortueux qui se répandent dans le cuir chevelu et s'anastomosent en dedans avec l'artère opposée, en dehors avec la branche externe et l'auriculaire postérieure, en haut avec la branche pariétale de la temporale. L'un de ces rameaux, *pariétal* ou *méningé*, entre dans le crâne par le trou pariétal et se distribue à la portion de la dure-mère qui forme le sinus longitudinal supérieur.

ARTÈRE LINGUALE [1].

ARTERIA LINGUALIS, S. SUBLINGUALIS.

Situation. Artère de la langue, située à la face inférieure de cet organe qu'elle accompagne de chaque côté de sa base à sa pointe.

Origine, trajet. Née en avant de la carotide externe dans sa portion sus-hyoïdienne, à un demi-pouce au-dessus de la thyroïdienne supérieure et deux lignes au-dessous de la faciale, parfois d'un tronc commun avec l'une ou l'autre, d'une ligne et demie de diamètre à sa naissance, elle se dirige par un trajet oblique très flexueux en haut et en dedans, au-dessus de la grande corne de l'os hyoïde, gagne le côté de la base de la langue où elle s'enfonce, et devenue horizontale elle parcourt d'arrière en avant, et avec de nombreuses sinuosités, la longueur de cet organe jusqu'à sa pointe où elle s'anastomose avec celle du côté opposé.

Distribution. L'artère linguale fournit : 1° accidentellement deux *rameaux musculaires*, l'un supérieur au constricteur moyen ; l'autre inférieur aux attaches des muscles abaisseurs de l'os hyoïde ; ce dernier est d'autant plus volumineux que la

branche laryngée supérieure est plus faible ; 2° un ou deux rameaux à l'hyoglosse ; 3° un *rameau hyoïdien* qui glisse entre les muscles génio-hyoïdien et génio-glosse et s'anastomose en arcade avec celui du côté opposé ; 4° enfin dans l'épaisseur de la langue elle se divise en deux branches terminales, la *dorsale de la langue* et la *sublinguale* [1].

Connexions. Située à son origine sous le peaucier, le ventre mastoïdien du digastrique et le stylo-hyoïdien, appliquée sur le constricteur moyen et sur l'aponévrose sus-hyoïdienne latérale, accompagnée par le nerf grand hypoglosse et une ou deux veines satellites, elle s'enfonce sous l'hyo et le stylo-glosses dans le sillon qui les sépare du génio-glosse, et, au-delà, se distribue dans l'épaisseur de la langue.

ARTÈRE FACIALE [2]

MAXILLAIRE EXTERNE; PALATO-LABIALE (*CHAUSS*); FACIALIS.
S. FACIALIS ANTERIOR.

Situation. Artère de la région sus-hyoïdienne et superficielle de la face qu'elle parcourt en diagonale de la base de la branche maxillaire à l'angle interne de l'œil.

Origine, trajet. Née de la partie antérieure de la carotide externe, un peu au-dessus de la linguale, d'une ligne et demie de diamètre, elle se dirige obliquement en haut et en avant, en s'écartant de la carotide, se coude en avant et devient horizontale dans le sillon sous-maxillaire, puis s'incurve en dehors et contourne la base de la mâchoire dans une rainure, en devant du masséter. Devenue faciale, elle monte obliquement avec de nombreuses flexuosités vers la commissure des lèvres, atteint le sillon de la joue et de l'aile du nez, continue sa direction ascendante, et se termine vers l'angle interne de l'œil en s'anastomosant, par inosculation, avec la branche nasale de l'artère ophthalmique.

Distribution. L'artère faciale, remarquable par la longueur de son trajet au milieu de muscles très nombreux, fournit en conséquence, outre plusieurs branches volumineuses, un nombre considérable de petits rameaux musculo-cutanés. — (A) A LA RÉGION SUS-HYOÏDIENNE : 1° en haut, la *palatine inférieure* ou *ascendante*, souvent fournie par la carotide externe ou la pharyngienne inférieure. Variable de volume, elle monte sur les muscles stylo-glosse et stylo-pharyngien pour gagner le voile du palais. (Voyez *Artères du voile du palais*, tome 5). 2° En bas, un *ramuscule* qui se distribue aux muscles styliens et à l'hyo-glosse. 3° Deux ou trois rameaux volumineux, destinés à la glande sous-maxillaire. (Voyez *Appareil digestif*, tome 5). 4° En haut, un *rameau massétérin* et *ptérygoïdien* qui ordinairement se bifurque sous le bord de la mâchoire et se perd dans les muscles masséter et ptérygoïdien interne. 5° En avant, la *branche sous-mentale*. — (B) A LA FACE : 6° un *rameau interne* destiné au muscle triangulaire des lèvres et qui s'anastomose avec le rameau mentonnier de la dentaire inférieure ; 7° parfois un *rameau externe massétérin* ; 8° la branche interne *labiale* ou *coronaire inférieure* ; 9° la branche externe *génienne*, outre quelques ramuscules qui se distribuent aux muscles zygomatiques, canin et buccinateur, et à la peau ; 10° la branche interne

[1] Planches 27, 67, 68.
7. IV.

[1] Voyez artères de la langue, tome III.
[2] Planches 28, 29, 31, 64, 65.

20

labiale ou coronaire supérieure; 11° l'artère de l'aile du nez; 12° la branche génienne supérieure; 13° enfin la branche terminale.

Connexions. A sa région sus-hyoïdienne ou sous-maxillaire, l'artère faciale, recouverte par sa veine satellite, le stylo-hyoïdien, le ventre mastoïdien du digastrique et le peaucier, est appliquée sur le constricteur moyen, le stylo-pharyngien et le stylo-glosse. Plus haut, elle est située entre le peaucier à l'extérieur, et à l'intérieur la glande sous-maxillaire, l'hyo-glosse et le milo-hyoïdien. A la face, recouverte d'abord par le peaucier, elle s'enfonce dans les muscles de la commissure des lèvres sous l'insertion cutanée des zygomatiques; au-dessus, devenue superficielle, elle est située dans le sillon qui sépare les élévateurs propre et commun.

L'artère faciale est remarquable par le nombre de ses anastomoses. Elle communique avec la maxillaire interne par la dentaire inférieure, la sous-orbitaire, les branches buccales et nasales, et avec la carotide interne par l'ophthalmique.

Anomalies. Née parfois d'un tronc commun avec la linguale ou avec cette dernière et la thyroïdienne supérieure (Burns), cette artère est surtout remarquable par les variétés de sa terminaison. On l'a vue finir très bas, avant les coronaires labiales, qui étaient fournies par la transverse de la face (Meckel); souvent au contraire elle ne remonte pas au-delà de la labiale supérieure. Il est assez commun que les artères faciales des deux côtés varient entre elles de longueur et de volume.

Branches de l'artère faciale.

Artère sous-mentale. Née de la coudure de l'artère principale dans le point où elle contourne l'os maxillaire, l'artère sous-mentale se dirige flexueuse d'arrière en avant sous la base de la mâchoire inférieure, entre cette dernière et le ventre maxillaire du digastrique, appliquée sur le milo-hyoïdien et recouverte par le peaucier. Dans son trajet, elle fournit en bas et en dedans des rameaux à ces différens muscles et à la glande sous-maxillaire. Un autre contourne le bord de la mâchoire et se jette dans le triangulaire des lèvres. Parvenu auprès de la symphyse du menton, le rameau terminal se réfléchit également sur le bord de l'os, où il se distribue dans les muscles et la peau du menton, et s'anastomose avec le rameau mentonnier de la dentaire inférieure.

Artère labiale ou coronaire inférieure. Née en dedans de la faciale au-dessous de la commissure, quelquefois formant un tronc commun dont se dégage la labiale supérieure, cette artère, dirigée en haut et en dedans, parcourt, en serpentant, la lèvre inférieure située entre les muscles et la couche des glandules labiales. Sur le plan moyen elle s'unit par inosculation avec sa congénère. Il n'est pas rare que cette artère se divise en deux branches parallèles voisines. De ses coudures se dégagent de nombreuses artérioles, musculaires, cutanées, glandulaires, muqueuses et gingivales, qui se distribuent à toute l'épaisseur de la lèvre et aux gencives.

Artère génienne inférieure. Née de la partie externe de la faciale, en regard de la commissure, elle s'enfonce, pour remonter profondément, entre le buccinateur et les zygomatiques, et fournit dans ce trajet des ramuscules musculaires et adipeux. En haut, par son inosculation avec l'une des branches de la sous-orbitaire, elle forme l'une des fortes anastomoses de cette artère avec la faciale.

Artère labiale ou coronaire supérieure. Née de la faciale ordinairement un peu au-dessus de la commissure, mais parfois au-dessous, d'un tronc commun avec la labiale inférieure, elle se porte, par un trajet semblable à celui de cette dernière, dans l'épaisseur de la lèvre supérieure et forme sur le plan moyen une pareille inosculation avec sa congénère du côté opposé. Elle fournit également une foule d'artérioles sinueuses qui se distribuent aux parties molles de la lèvre supérieure et aux gencives. En haut se dégagent deux ou trois rameaux nariniens plus volumineux : l'un externe se porte sous l'aile du nez; l'autre médian, unique ou double, *l'artère de la sous-cloison,* remonte dans la sous-cloison qu'elle suit en avant pour se jeter dans le lobule terminal. Ces artères qui ont de nombreuses anastomoses, entre elles et avec l'artère de l'aile du nez, forment une sorte de tissu érectile au pourtour des narines. Enfin les artères labiales supérieures et inférieures, par leur double inosculation, complètent avec les faciales l'ellipse artérielle qui circonscrit l'ouverture buccale.

Artère de l'aile du nez. Dégagée de la partie interne de la faciale dont elle est parfois la branche terminale; dans d'autres cas, née de la labiale supérieure, cette artère atteint le sillon de l'aile du nez, fournit d'abord une artériole qui s'anastomose dans la narine avec celle de la labiale, puis au-dessus un autre rameau qui contourne le bord supérieur convexe du cartilage alaire. L'artère continue de monter sur le côté du nez, envoie un rameau dans la muqueuse nasale, entre l'os propre et le cartilage, et s'anastomose en haut avec l'artère dorsale du nez.

Artères géniennes supérieures. Branches externes, au nombre de deux, nées de la faciale à la hauteur de l'aile du nez, elles rampent dans les élévateurs et le canin, et s'anastomosent par inosculation avec les branches de la sous-orbitaire.

Branche terminale. C'est elle qui forme par inosculation l'anastomose volumineuse de la faciale avec la branche nasale de l'artère ophthalmique, sans que l'on puisse ordinairement juger, par la décroissance, du lieu précis de la jonction. Quand cette branche manque, la faciale se termine par l'artère de l'aile du nez, les géniennes supérieures ou la labiale supérieure.

ARTÈRE AURICULAIRE POSTÉRIEURE [1].

ARTERIA AURICULARIS POSTERIOR.

Origine, trajet, connexions. Artère du pavillon de l'oreille, de l'oreille interne et de la région crânienne auriculaire postérieure, elle naît, en arrière, de la carotide externe, dans l'épaisseur de la glande parotide, en regard du milieu de la branche de la mâchoire, au-dessus de l'occipitale, dont elle est séparée par les muscles styliens; plus petite que cette dernière, parfois elle est fournie par elle ou procède d'un tronc qui leur est commun. Elle se dirige par un trajet flexueux, en arrière et en haut, sort de la glande parotide, s'enfonce sous le digastrique et dans l'attache du sterno-mastoïdien, au-devant de l'apophyse mastoïde, monte sur la région mastoïdienne dans le muscle auriculaire postérieur, en contournant à distance du pavillon de l'oreille, et se divise sur la région temporale postérieure en plusieurs rameaux qui s'anastomosent en avant avec la branche pariétale de la temporale, et en arrière avec les branches ascendantes de l'occipitale.

[1] Planches 28, 31, 65, 66.

Distribution. Dans son trajet, l'auriculaire postérieure fournit : 1° quelques *rameaux parotidiens*; 2° d'autres rameaux pour les muscles styliens, le ventre mastoïdien du digastrique, et parfois le fort rameau supérieur du sterno-mastoïdien (Pl. 28), 3° au-devant de l'apophyse mastoïde, en haut, l'artère *stylo-mastoïdienne.* Cette branche, née fréquemment de l'occipitale, pénètre dans l'intérieur du temporal par le trou stylo-mastoïdien, parcourt l'aqueduc de Fallope, donne quelques ramuscules à la caisse du tympan, puis au labyrinthe, et se termine en s'anastomosant avec un rameau de l'artère méningée moyenne [1]. 4° Sur l'attache du sterno-mastoïdien, une *branche musculaire* transversale, qui se distribue dans les insertions des muscles sterno-mastoïdiens, splénius, trapèze, et dans la peau; 5° en dedans, deux ou trois rameaux auriculaires qui se ramifient sur la face interne du pavillon de l'oreille, qu'ils traversent, entre les cartilages, pour se terminer sur sa face externe : un inférieur se répand dans le lobule, un médian et un supérieur se distribuent aux cartilages, aux muscles et à la peau de la conque, de l'hélix et de l'anthélix. Ces rameaux s'anastomosent avec ceux de l'auriculaire antérieure.

ARTÈRES PAROTIDIENNES ET MASSÉTÉRINES.

Au nombre de trois à cinq branches volumineuses, nées perpendiculairement de la carotide externe, dans l'épaisseur de la glande parotide : se distribuent en majeure partie à cette glande. En *dehors* quelques ramuscules la traversent pour se distribuer au peaucier et à la peau. En *dedans* il s'en dégage deux ou trois rameaux qui se répandent dans le masséter et la peau; leurs artérioles terminales s'anastomosent en avant de ce muscle avec les rameaux de la faciale [2].

ARTÈRE PHARYNGIENNE INFÉRIEURE [3].

<small>PHARYNGIENNE ASCENDANTE OU POSTÉRIEURE; PHARYNGO-MÉNINGÉE; ARTERIA PHARYNGEA ADSCENDENS, S. INFERIOR.</small>

Origine, trajet, connexions. Branche interne et la plus faible de toutes celles que fournit la carotide externe. Elle naît en dedans de cette artère, le plus souvent au niveau de la linguale; cette opinion est partagée par Sœmmerring, Portal, Sabatier, Meyer et Meckel. Bichat et Murray la font naître entre les artères linguale et faciale, et Boyer, vis-à-vis de la faciale. Son calibre, de trois quarts de ligne de diamètre, est généralement inverse de celui de la branche palatine de la faciale. Après sa naissance elle monte presque verticale, d'abord entre les deux troncs des artères carotides, puis derrière la carotide interne, appliquée sur le constricteur supérieur, et se divise en ses deux branches terminales pharyngienne et méningée.

Distribution. 1° Près de son origine, le *rameau pharyngien inférieur*, souvent unique, quelquefois double, se porte transversalement en dedans et s'épanouit en ramuscules : les uns, descendans et destinés au constricteur inférieur, s'anastomosent avec ceux de la thyroïdienne supérieure; les autres, ascendans, appartiennent au constricteur moyen et aux muscles styliens.

2° *Branche méningée postérieure.* Se porte en haut, passe derrière la carotide interne, distribue des ramuscules au ganglion cervical supérieur, et aux nerfs grand sympathique, pneumogastrique, glosso-pharyngien, grand hypoglosse et accessoire de Willis, remonte le long de ces nerfs, entre dans le crâne par le trou déchiré postérieur, et se perd en se ramifiant sur la dure-mère, qui tapisse la fosse occipitale inférieure. (Pl. 3o.) M. Cruveilhier a vu cette branche fournir deux rameaux qui pénétraient dans le crâne, l'un par le canal carotidien; et l'autre par le trou déchiré antérieur.

3° *Branche pharyngienne supérieure.* Terminaison de l'artère principale dont elle continue la direction ascendante, elle fournit d'abord en arrière le *rameau prévertébral*, né, dans d'autres cas, de la branche méningée. Ce rameau se distribue à la partie supérieure du long du cou aux grand et petit droits antérieurs de la tête, et s'anastomose avec la cervicale ascendante. Deux de ses ramuscules entrent dans le canal rachidien par les deux premiers trous de conjugaison. Au-dessus de la branche pharyngienne continue de monter jusqu'à la base du crâne, sur les côtés de l'aponévrose céphalo-pharyngienne. Dans ce trajet elle se distribue aux muscles supérieurs du pharynx, aux glandules mucipares, à la membrane muqueuse, et se termine à l'orifice de la trompe d'Eustache. Enfin, dans un cas d'absence de l'artère palatine de la faciale, elle fournissait le rameau amygdalien et se terminait dans le voile du palais (Cruveilhier.)

Anomalies. L'artère pharyngienne inférieure manque quelquefois d'un côté; dans ce cas elle est remplacée par des rameaux accidentels ou plus volumineux des branches de la faciale (Meckel). Dans d'autres cas elle est double; l'une des branches naît de la carotide externe, l'autre de la carotide interne (Sœmmerring) ou de quelqu'une des grosses branches de la carotide externe, l'occipitale (Meckel), la faciale, ou même la thyroïdienne supérieure (Sœmmerring).

BRANCHES TERMINALES DE LA CAROTIDE EXTERNE.

ARTÈRE TEMPORALE [1].

<small>TEMPORALE SUPERFICIELLE. ARTERIA TEMPORALIS.</small>

Situation. Artère superficielle de la région temporo-pariétale, située sous le cuir chevelu dans toute l'étendue de la surface latérale du crâne et de la partie supérieure de la face.

Origine, trajet. Branche supérieure de la division terminale de la carotide externe dont elle continue la direction, elle naît du point de bifurcation dans l'épaisseur de la glande parotide, derrière le col du condyle de la mâchoire inférieure et au niveau inférieur du lobule de l'oreille. Au-delà, elle monte légèrement flexueuse au-devant de l'oreille; parvenue à un demi-pouce ou un pouce au-dessus de l'arcade zygomatique, elle s'incurve en avant et se termine par sa division en deux fortes branches *frontale* et *pariétale.*

Distribution. L'artère temporale fournit des branches antérieures, postérieures et internes. *Branches antérieures :* 1° le *rameau massétérin;* 2° l'artère *transversale de la face;* 3° un *rameau zygomatique* variable. — 4° *Branches postérieures :* ce sont les auri

[1] Voyez les vaisseaux de l'oreille interne, tome 3.
[2] Voyez les vaisseaux des glandes salivaires, tome 5.
[3] Planches 21, 22, et voyez les vaisseaux du pharynx, tome 5.
20.

[1] Planches 28, 29, 64, 66.

culaires antérieures. 5° Branche interne qui est la *temporale moyenne.* — 6° Enfin les branches terminales.

Connexions. Située d'abord dans l'épaisseur de la glande parotide, l'artère temporale s'incurve en dehors et contourne la saillie de l'apophyse zygomatique, pour devenir sous-cutanée au-dessus. Dans le reste de son étendue elle rampe d'abord sur l'aponévrose temporale et sur les petits muscles auriculaires, puis sur l'aponévrose épicrânienne. La position superficielle de cette artère et le point d'appui qu'elle trouve partout sur les os du crâne ont rendu facile et sans danger l'opération de l'artériotomie dont elle est le siège.

Branches de la temporale.

1° *Artère massétérine.* (Pl. 28.) Née au-dessus de l'origine de la temporale, d'un volume variable, elle passe transversalement sur le col du condyle maxillaire, et se divise en plusieurs rameaux; un superficiel descendant, qui rampe sur la face externe du muscle jusqu'à sa partie inférieure, où il s'anastomose avec les rameaux de la faciale. La branche de continuation s'enfonce entre le masséter et la branche de l'os, et s'anastomose avec les branches fournies par la maxillaire interne.

2° *Artère transversale de la face.* (Pl. 28.) Elle naît à six lignes au-dessus de l'origine de la temporale. D'un volume assez considérable, elle s'incurve en haut et en dehors autour du condyle maxillaire, et se porte horizontalement en dedans et en avant sur l'aponévrose du masséter, accompagnée par la veine satellite, à un demi-pouce au-dessous de l'arcade zygomatique, un peu au-dessus du canal de Sténon, et parallèle à tous les deux. Dans ce trajet, elle fournit deux ou trois rameaux massétérins, dont un postérieur assez considérable. Au-delà, elle franchit l'attache du grand zygomatique, donne à ce muscle et aux élévateurs des ramuscules qui s'anastomosent avec les branches géniennes de la faciale et de la sous-orbitaire, envoie un rameau récurrent sur l'arcade zygomatique, et se termine en se ramifiant dans la partie externe et inférieure de l'orbiculaire des paupières, où elle s'anastomose avec les rameaux de la faciale, de la sous-orbitaire et de la nasale.

3° *Rameau zygomatique.* Né un peu au-dessous, au niveau ou au-dessus de l'arcade zygomatique, non moins variable de volume et de position, il traverse la région sus-zygomatique, entre la branche frontale et la transverse de la face, entre les deux feuillets de l'aponévrose temporale, se distribue à la peau, à l'aponévrose et à la surface du muscle temporal, et au-delà, quand il est assez fort, se perd dans l'orbiculaire des paupières. Souvent cette artère est remplacée par plusieurs rameaux ou par les branches voisines.

4° *Artères auriculaires antérieures.* Ordinairement au nombre de trois, nées successivement en arrière de la temporale. L'*inférieure* se distribue au lobule de l'oreille; la *moyenne* au tragus et à la conque; la *supérieure* à l'hélix : toutes trois s'anastomosent avec les branches de l'auriculaire postérieure.

5° *Artère temporale moyenne, ou sous-aponévrotique.* Née du tronc principal, en regard, mais plus souvent au-dessus de l'arcade zygomatique, traverse l'aponévrose, se distribue dans la couche superficielle du muscle temporal, et s'anastomose, dans son épaisseur, avec les branches temporales profondes de la maxillaire interne.

6° *Branches terminales.* Artères du périoste du crâne et du cuir chevelu; toutes deux également remarquables par leur volume, l'étendue considérable de la surface qu'elles revêtent, le grand nombre de leurs ramifications et de leurs anastomoses.

(*a*) *Branche antérieure ou frontale.* Après son origine, traverse obliquement en haut la région temporale, suit la courbe externe et supérieure de l'orbiculaire, fournit à ce muscle de forts rameaux qui s'anastomosent avec les autres artères palpébrales; puis dégage une longue branche *fronto-pariétale*, remonte sur le front et se divise en deux autres branches; 1° la branche *externe* ou *fronto-pariétale* se porte en haut et en arrière; elle suit d'abord la courbe antérieure de la crête temporale, et, au-delà, continue de monter jusqu'au sommet du sinciput. Dans ce long trajet, elle fournit un grand nombre de rameaux anastomosés avec ceux de la branche pariétale et des frontales. C'est cette artère dont le trajet correspond à l'extérieur, à la ligne de la racine des cheveux, que l'on saigne dans l'artériotomie. 2° La *branche interne* monte sur le milieu du front jusqu'au sommet du crâne; elle s'anastomose avec la précédente en dehors, et en dedans avec celle du côté opposé, et avec les rameaux profonds des branches frontale et nasale des artères ophthalmiques des deux côtés.

(*b*) *Branche postérieure ou pariétale.* Dirigée d'abord verticalement, elle forme la continuation du tronc de l'artère temporale comme celle-ci, de la carotide externe. Elle monte presque directe sur les muscles auriculaires et l'aponévrose temporale; au-delà elle s'infléchit en arrière et se distribue à toute la région occipito-pariétale du crâne. Ses nombreux rameaux s'anastomosent avec ceux de l'auriculaire postérieure et de l'occipitale en arrière, et de la branche fronto-pariétale en avant.

ARTÈRE MAXILLAIRE INTERNE[1].

GUTTURO-MAXILLAIRE (*CHAUSS.*); ARTERIA MAXILLARIS INTERNA, S. ORBITO-MAXILLARIS.

Situation. Artère des parties profondes de la face, de la dure-mère et de la table interne des os du crâne, situées profondément dans les fosses zygomatique et ptérygo-maxillaire.

Origine, trajet. Continuation de l'artère carotide externe par son volume et non par sa direction, elle naît perpendiculairement à la partie antérieure de cette artère, en formant une incurvation en haut; parfois cette anse d'origine semble véritablement faire suite au tronc de la carotide, la temporale naissant d'une autre courbe en arrière (Pl. 31.) Immédiatement après sa naissance, elle s'enfonce en dedans du col du condyle maxillaire, traverse horizontalement d'arrière en avant et de dehors en dedans, la fosse zygomato-maxillaire, légèrement sinueuse et oblique en haut. Parvenue derrière la tubérosité maxillaire, elle s'incurve pour devenir plus verticale, et monte dans la fosse ptérygo-maxillaire à la partie supérieure de laquelle sa branche terminale prend le nom de sphéno-palatine.

Distribution. L'artère maxillaire interne, dans son cours tortueux, se divise en un grand nombre de branches affectant les directions les plus variées. On en distingue quinze, mais le

[1] Planches 31, 66.

nombre en est plus considérable, plusieurs d'entre elles existant presque toujours doubles ou en nombre variable. Pour soulager la mémoire, on les a classées d'après le lieu de leur origine. Ces artères sont : A, en dedans et près du condyle, les artères *tympanique, méningée moyenne* et *dentaire inférieure*; B, sur le ptérygoïdien externe, les artères *petite-méningée, ptérygoïdiennes, massétérines* et *temporale profonde postérieure*; C, derrière la tubérosité maxillaire, les artères *buccale, temporale profonde antérieure, alvéolaire* et *sous-orbitaire*; D, dans la fosse ptérygo-maxillaire, les artères *palatine supérieure, ptérygo-palatine* ou *pharyngienne supérieure, vidienne* ou *ptérygoïdienne*, et la branche terminale ou la *sphéno-palatine*.

Connexions. 1° A son origine, la maxillaire interne est protégée par le col du condyle, en dehors, et en arrière par l'apophyse styloïde. 2° Dans sa portion *horizontale* ou *zygomato-maxillaire*, ses rapports sont variables; ou bien elle est située sur la face externe et antérieure du ptérygoïdien externe, c'est-à-dire entre ce muscle et les attaches maxillaires du temporal, disposition que Haller croit être la plus commune; ou elle glisse entre les deux muscles ptérygoïdiens, situation que lui assignent Bichat et Meckel. M. Cruveilhier considère l'un et l'autre trajet comme également habituel; et même chez un sujet il les a rencontrés simultanément chacun d'un côté. Toutefois, comme il faut que l'artère, dans sa portion verticale remonte sur la tubérosité maxillaire, en dehors du ptérygoïdien externe, c'est surtout à franchir l'épaisseur de ce muscle que se trouve la différence : elle forme une anse, sous son tendon condylien, dans le cas où elle se loge entre lui et le temporal (Pl. 31); au contraire, quand elle sépare les ptérygoïdiens, elle croise, en dehors, les nerfs dentaire inférieur et lingual; et, parvenue sur l'aile externe de l'apophyse ptérygoïde, elle s'incurve brusquement en dehors pour traverser, entre deux faisceaux, le ptérygoïdien externe. Ce dernier trajet, moins direct, et qui nécessite une modification particulière du muscle, me semble, par cela même, appartenir à une organisation moins régulière. Au reste, dans les deux cas, l'artère est recouverte, en dehors et en bas, par la veine maxillaire interne, d'un volume considérable. 3° Dans la fosse *ptérygo-maxillaire*, l'artère qui a formé une coudure, à convexité antérieure, se dirige de bas en haut, presque verticale, mais un peu oblique en avant, appliquée contre le ptérygoïdien externe, derrière la tubérosité maxillaire, dont elle se rapproche en montant. Au tiers supérieur de l'apophyse ptérygoïde, après avoir fourni les branches sous-orbitaire et ptérygo-palatine, elle remonte verticale, et inclinée en dedans, dans la fosse ptérygo-maxillaire, et se termine en haut par sa division en branches correspondantes, en regard des trous vidien, ptérygo-palatin et sphéno-palatin.

A. *Branches de la maxillaire interne, nées près du col du condyle.*

1° *Artère tympanique.* Rameau variable, né parfois de la temporale ou de la dentaire inférieure, ou même, suivant Meckel, de la carotide externe. Il se dirige en dedans et en arrière, se distribue au conduit auditif externe, à l'articulation temporomaxillaire, et pénètre au-delà, par la scissure de Glaser, dans la caisse du tympan, où il se termine et s'anastomose avec les ramuscules de l'artère stylo-mastoïdienne.

2° *Artère méningée moyenne, grande méningée* ou *sphéno-épineuse.* (Pl. 30, 31.) La plus forte des branches de la maxillaire interne, destinée à la dure-mère et à la table interne du crâne,

T. IV.

elle naît le plus communément en haut, du sommet de la première coudure de l'artère principale, à deux lignes de son origine. Cette branche serait la première d'après Sabatier, Boyer et Bichat. Contrairement à l'opinion de ces auteurs et à celle de Sœmmerring, Murray, Monro et M. Cruveilhier, Portal et Meckel la font naître après ou vis-à-vis la dentaire inférieure. Mayer l'a vue procéder de l'angle de bifurcation de la carotide externe. Après son origine, la grande méningée, d'une ligne de diamètre, monte verticalement à la partie interne du condyle et de l'insertion du ptérygoïdien externe, et fournit quelques ramuscules plus ou moins accidentels aux ptérygoïdiens, au constricteur supérieur du pharynx et au voile du palais. Parvenue à l'angle du sphénoïde, elle passe par le trou sphéno-épineux, entre sous la dure-mère dans l'intérieur du crâne, s'y réfléchit en avant, logée dans un sillon osseux, et se divise en deux branches antérieure et postérieure.

La *branche antérieure*, la plus considérable, monte dans un trajet curviligne sur la face concave de la grande aile du sphénoïde jusqu'auprès de l'extrémité externe de la petite aile, où elle s'applique sur l'angle antérieur et inférieur du pariétal. Dans ce trajet, elle fournit : 1° des ramuscules accidentels qui pénètrent dans l'orbite par la fente sphénoïdale; 2° par le même orifice, parfois un rameau lacrymal surnuméraire, ou très rarement la branche lacrymale elle-même (Meckel). 3° Une ou deux *artérioles méningées antérieures*, qui montent vers le bord de la petite aile du sphénoïde, renfermées dans un canal ostéofibreux, ou même entièrement osseux dans quelques lignes d'étendue, se ramifient sur la dure-mère de la partie concave du plancher orbitaire, et remontent, sur la portion frontale, s'anastomoser avec la grande branche antérieure. 4° Des rameaux temporaux accidentels traversent l'épaisseur de la grande aile du sphénoïde, et s'anastomosent, à l'extérieur, avec les artères temporales profondes.

Parvenue sur l'angle pariétal, la branche antérieure, logée dans un sillon qu'un pont osseux convertit souvent en canal, en ce point, se dirige en haut et un peu en arrière, et se divise en un grand nombre de rameaux reçus dans les nombreux sillons vasculaires dont est creusée la face interne de l'os pariétal : les artères se continuent sur l'os frontal. Tous parviennent jusqu'au sinus longitudinal. Les sillons sont criblés de petits trous pénétrant dans la substance des os pour l'introduction des artérioles capillaires ou la sortie des veinules.

La *branche postérieure*, plus petite, se dirige également en ligne courbe sur la portion écailleuse du temporal, dont les sillons de ses rameaux séparent les anfractuosités. Dans cette région, elle fournit : 1° de petits *rameaux trijumeaux*, qui vont se distribuer aux nerfs de ce nom, et s'anastomosent avec les artérioles fournies par la carotide interne ou par la petite méningée; 2° un *ramuscule tympanique*, qui pénètre par le canal du muscle interne du marteau pour se terminer dans le muscle lui-même. 3° Le *rameau du nerf facial*, qui entre par l'hiatus de Fallope dans le canal du nerf facial, fournit au névrilème de ce nerf, pénètre dans la caisse du tympan, et s'y perd en s'anastomosant avec l'artère stylo-mastoïdienne et le rameau tympanique.

Après avoir franchi la portion écailleuse du temporal, la branche postérieure se ramifie sur la partie postérieure et inférieure du pariétal et à la surface des fosses occipitales supérieures. Elle s'anastomose en avant avec la branche antérieure, et en arrière avec la méningée postérieure fournie par la pharyngienne inférieure.

21

L'artère méningée moyenne, en raison de sa situation, de son volume et de l'étendue de son trajet, est, dans les cas de lésions traumatiques, la cause la plus ordinaire des épanchemens sanguins à l'intérieur du crâne. La portion des deux branches principales en avant du pariétal et sur la portion écailleuse du temporal, est importante à considérer pour le chirurgien lorsqu'il s'agit d'appliquer le trépan.

3° *Artère dentaire inférieure, ou maxillaire inférieure, ou maxillo-dentaire.* (Chauss.) Née de la partie inférieure de la maxillaire interne, ordinairement d'une coudure inférieure, à deux lignes de la méningée moyenne, parfois en regard de cette dernière (Portal), ou même d'un tronc qui leur est commun (Meckel), elle se porte en bas, en dehors et un peu en avant, entre la face interne de la branche de l'os maxillaire et la bandelette fibreuse sphéno-maxillaire, qui l'isole du ptérygoïdien interne, et s'engage avec le nerf dentaire inférieur et accompagnée de la veine satellite dans l'orifice supérieur du canal dentaire. Dans ce trajet, l'artère fournit des ramuscules au muscle ptérygoïdien interne et un *rameau mylo-hyoïdien* assez volumineux, qui longe en descendant un sillon creusé dans l'os maxillaire, et se jette dans le muscle mylo-hyoïdien par sa face supérieure.

Parvenue dans le canal dentaire inférieur, l'artère en parcourt d'arrière en avant toute la longueur. Accompagnée de la veine et du nerf du même nom, dont la distribution est la même, elle fournit successivement : 1° un nombre d'artérioles en rapport avec celui des racines des dents grosses molaires, auxquelles elles se distribuent ; 2° quelques ramuscules diploïques supérieurs et inférieurs, qui se répandent dans le tissu de l'os. 3° En regard des dents petites molaires, elle se bifurque en deux branches, l'une sortante, et l'autre de continuation. La *branche sortante* ou *artère mentonnière*, la plus considérable, passe par le trou mentonnier, et vient se répandre à l'extérieur dans les muscles, le carré de la lèvre inférieure, le triangulaire, la houppe du menton et l'orbiculaire, où elle s'anastomose avec les branches coronaire inférieure et sous-mentale de la faciale. La *branche incisive*, la plus faible, continue le canal dentaire en avant, fournit des rameaux aux dents canines et incisives et au diploé, et se perd auprès de la symphyse dans le tissu de l'os.

B. Branches nées de la portion ptérygoïdienne de l'artère maxillaire interne.

4° *Petite artère méningée.* Cette branche, qui manque fréquemment, procède, lorsqu'elle existe, soit du tronc principal, au-dessus de la dentaire inférieure, soit de la grande méningée. Elle monte entre les muscles ptérygoïdiens, auxquels elle fournit des artérioles variables. A la base du crâne elle se divise en deux rameaux ; l'un, *descendant,* contourne l'attache supérieure du ptérygoïdien interne et se perd dans la paroi externe et postérieure de la fosse nasale et, au-dessous, dans le voile du palais. Le *rameau ascendant* pénètre dans le crâne par le trou ovale, se distribue à la dure-mère et aux nerfs trijumaux et s'anastomose avec les ramuscules de la carotide interne et de la grande méningée.

5° *Artères ptérygoïdiennes.* Très variables de nombre et de volume, mais généralement assez faibles, il en naît, pour chaque muscle, une, deux ou trois du tronc de la maxillaire interne ;

mais, en outre, à ces artérioles il s'en joint d'autres fournies accidentellement par les branches principales les plus voisines ; de sorte que chaque muscle ptérygoïdien reçoit trois ou quatre rameaux artériels, dont ceux du ptérygoïdien interne sont les plus considérables.

6° *Artère massétérine interne.* Branche née au milieu de la portion ptérygoïdienne de la maxillaire interne. Elle procède ordinairement de la partie supérieure, puis forme une anse recourbée de haut en bas qui contourne le bord de l'échancrure sygmoïde, descend entre le ptérygoïdien interne et les attaches maxillaires du temporal, leur donne quelques rameaux, se répand sur la face interne du masséter, et s'anastomose, dans son épaisseur, avec les artères massétérines externes fournies par les parotidiennes, la sous-mentale et la faciale. L'artère massétérine interne, d'un volume assez considérable, est souvent double. Dans ce cas, la seconde branche fournie par la temporale profonde postérieure, est parallèle à la première et affecte la même distribution (Pl. 31).

7° *Artère temporale profonde postérieure.* Branche ascendante, la plus forte de toutes après la grande méningée, née de la partie supérieure de la maxillaire interne, à l'extrémité de sa portion horizontale, en regard du milieu de l'échancrure sygmoïde. Elle se porte verticalement en haut, d'abord, entre le ptérygoïdien externe et le crotaphite, puis sous ce muscle, appliquée sur le périoste de l'os temporal. Arrivée à la hauteur de l'arcade sourcilière, elle s'infléchit en arrière en parcourant horizontalement le milieu de la fosse temporale, puis remonte pour se terminer à sa partie postérieure et supérieure. Dans toute l'étendue de son trajet, cette artère fournit un grand nombre de rameaux, antérieurs externes et postérieurs, dans sa portion verticale ; ascendans, externes et descendans, dans sa portion horizontale. Les plus considérables et les plus nombreux se distribuent dans le muscle temporal, par sa face interne, et s'anastomosent avec ceux des temporales moyenne et profonde antérieure. Au contour de la fosse temporale les rameaux de terminaison s'anastomosent avec la temporale superficielle et l'auriculaire postérieure.

Il est assez commun que cette artère, près de son origine, procèdent ou les massétérines ou la buccale.

C. Branches de la maxillaire interne qui naissent derrière la tubérosité maxillaire.

8° *Artère buccale.* Branche d'un volume médiocre, née en bas de la coudure de l'artère dans le point où elle change sa direction ; parfois elle procède d'un tronc commun avec la temporale profonde antérieure ou l'alvéolaire supérieure. Elle descend obliquement d'arrière en avant dans un trajet flexueux, entre la branche de la mâchoire et les ptérygoïdiens, et pénètre dans le buccinateur, où elle s'anastomose avec les branches géniennes et le rameau massétérin antérieur de la faciale.

9° *Artère temporale profonde antérieure.* Née au-dessus de la précédente, elle se dirige en avant et en haut, puis monte verticalement derrière le bord externe de l'orbite, dans l'insertion antérieure du muscle temporal, où elle s'anastomose avec les branches temporales moyenne et profonde postérieure ; quelques rameaux externes traversent de petits canaux de l'os malaire, et vont se perdre dans le tissu adipeux de l'orbite.

10° *Artère alvéolaire* ou *dentaire supérieure*. Née de la maxillaire interne en haut de sa portion post-maxillaire, isolément ou par un tronc commun avec la sous-orbitaire, elle descend obliquement en avant, parallèle à la précédente, appliquée sur l'os maxillaire dont elle contourne la tubérosité, et se termine dans l'épaisseur des muscles, en s'anastomosant avec les rameaux de la faciale et de la sous-orbitaire. Dans son trajet flexueux elle fournit : 1° des rameaux supérieurs ou ascendans très déliés qui remontent sur la cloison externe du sinus maxillaire dans le périoste de laquelle ils se distribuent. 2° Des rameaux inférieurs dont : deux musculaires, assez forts qui se distribuent dans la partie supérieure du buccinateur où ils s'anastomosent avec la buccale; et cinq ou six rameaux *gingivaux* et *périostiques* qui descendent sur le bord alvéolaire, fournissent aux gencives, contournent en dehors l'arcade alvéolaire, et se distribuent, dans chacune des cavités, au périoste alvéolo-dentaire. 3° Des *rameaux profonds* ou *dentaires postérieurs*, qui s'engagent au pourtour de la tubérosité maxillaire, dans les petits canaux dentaires postérieurs, pénètrent de haut en bas dans les alvéoles des dents grosses et petites molaires, auxquelles ils se distribuent par autant de ramuscules qu'elles ont de racines. Quelques artérioles, nées des rameaux dentaires, entrent dans le sinus maxillaire et se perdent dans sa membrane muqueuse. Un ou deux, plus considérables, suivent la gouttière inférieure de ce sinus, fournissent au tissu osseux et à la muqueuse, et, à l'extrémité antérieure du sinus, se recourbent de bas en haut pour se perdre dans l'apophyse montante.

11° *Artère sous-orbitaire*. Née de la maxillaire en regard, ou plus souvent au-dessous de la fente sphéno-maxillaire, isolée ou par un tronc commun avec l'alvéolaire supérieure, elle s'incurve de bas en haut, traverse la fente sphéno-maxillaire en contournant l'angle orbitaire de l'os, rampe sur son plancher, s'introduit dans le canal sous-orbitaire dont elle parcourt l'étendue, et vient sortir par le canal sous-orbitaire avec le nerf de même nom. A la face, elle se distribue en trois ou quatre branches, une *externe*, anastomosée avec l'artère génienne, une *interne*, qui fournit des branches palpébrales à l'orbiculaire, et s'anastomose après un court trajet avec la faciale; une *moyenne*, la plus forte et continuation du tronc principal, qui se ramifie dans les deux muscles élévateurs, le canin et le buccinateur, où elle s'anastomose avec les rameaux de la faciale, de la transverse et de l'alvéolaire supérieure.

Dans son trajet la sous-orbitaire fournit : 1° près de son origine un ou deux rameaux, qui s'insinuent dans des canaux osseux de l'os maxillaire, et se distribuent dans la membrane muqueuse du sinus; 2° un fort *rameau orbitaire* né avant ou dans le canal sous-orbitaire; il se distribue aux graisses de l'orbite et en avant dans la paupière inférieure; 3° un *rameau dentaire*, qui descend dans le canal dentaire antérieur et se distribue aux racines des dents canine et incisives supérieures.

D. *Branches qui naissent de la maxillaire interne dans la fosse ptérygo-maxillaire.*

1° *Artère palatine supérieure* (arteria palatina suprema). D'un volume assez considérable, surtout lorsqu'elle fournit la pharyngienne supérieure, cette branche naît au milieu de la fente ptérygo-maxillaire, soit du tronc d'origine, dans le point où il devient vertical, soit d'un tronc commun avec la sous-orbitaire.

Après sa naissance, elle se coude en arrière et en dedans, pénètre dans le conduit palatin postérieur, se dégage par son orifice buccal, s'infléchit d'arrière en avant, rampe en serpentant dans le sillon du bord alvéolaire supérieur; située entre la membrane muqueuse et le périoste de la voûte palatine, distribue de nombreux rameaux à ces parties, aux gencives, aux alvéoles, au voile du palais, et aux follicules muciparcs, et s'anastomose sur le plan moyen avec celle du côté opposé. Pour sa terminaison, sous le nom de *rameau nasal*, elle s'engage de bas en haut dans le canal palatin antérieur, adossée à sa congénère, puis elle s'en sépare en suivant la bifurcation du canal lui-même, et se divise en deux ramuscules, dont l'un s'insinue dans la membrane muqueuse de la gouttière nasale et remonte vers le cornet inférieur, tandis que l'autre se perd dans la cloison; tous deux s'anastomosent avec les branches correspondantes de l'artère sphéno-épineuse.

2° *Artère ptérygo-palatine* ou *pharyngienne supérieure* (arteria pterygo-palatina, s. pharyngea suprema). Petit rameau né de la maxillaire interne en haut de la fosse ptérygo-maxillaire au-dessous de la vidienne; parfois néanmoins elle procède plus bas du tronc de la palatine supérieure, ou plus haut de la sphéno-épineuse. Elle s'insinue en arrière dans le conduit ptérygo-palatin, et à sa sortie se distribue à la base de l'apophyse ptérygoïde, à la trompe d'Eustache, et aux aponévroses d'insertion céphalo-pharyngiennes.

3° *Artère vidienne* ou *ptérygoïdienne* (arteria pterygoidea). Ce petit rameau, dégagé au-dessous de la sphéno-palatine, s'insinue immédiatement dans le trou vidien, qu'il parcourt dans toute son étendue; au-delà, en arrière, il se distribue à la trompe d'Eustache et aux attaches supérieures du pharynx.

E. *Branche terminale de la maxillaire interne.*

Artère sphéno-palatine, ou *nasale postérieure*.

(*Arteria spheno-palatina, s. nasalis posterior*).

Cette branche considérable est la continuation du tronc primitif; très flexueuse à son origine, elle se porte en haut et en dedans, et pénètre par le trou sphéno-palatin dans la fosse nasale de son côté, en bas et en arrière du méat supérieur. Dans ce point elle se divise immédiatement en deux branches principales externe et interne. 1° La *branche interne*, *artère de la cloison*, s'infléchit en haut en décrivant un arc, appliquée sur la paroi supérieure; parvenue sur la cloison, elle se divise en deux forts rameaux (a). La *supérieure* se dirige transversalement en avant; au milieu de la cloison: elle se subdivise en deux ramuscules, dont l'un, qui continue la direction principale, vient s'anastomoser sous la voûte osseuse du nez avec le rameau ethmoïdal de la branche nasale de l'ophthalmique; l'autre descend dans la sous-cloison, où il s'anastomose en avant avec les branches nasales de la faciale, et en arrière avec le rameau récurrent de la palatine postérieure (b). Le rameau *inférieur* descend obliquement au milieu de l'os vomer, s'anastomose avec le précédent, et se termine en s'abouchant avec le rameau nasal de la palatine postérieure.

La *branche externe* de l'artère sphéno-palatine, ou *artère des méats et des cornets*, se divise en trois rameaux correspondans aux méats : le supérieur longe le cornet correspondant, et se distribue dans les cellules de l'ethmoïde et les sinus frontaux. Il

21.

s'anastomose avec le rameau ethmoïdal de l'ophthalmique. Le *moyen*, très long, suit la face convexe du cornet inférieur, d'autres ramuscules, dégagés de la branche d'origine, se distribuent en avant au cornet de Morgagni, et en arrière dans le sinus sphénoïdal. L'*inférieur* descend le long et en arrière de l'apophyse ptérygoïde, contourne le cornet inférieur, et se répand dans la gouttière sus-palatine et dans le cornet sus-maxillaire. Les trois rameaux forment en commun un réseau d'anastomoses très multipliées sur les méats, et se confondent en avant par leurs anastomoses dans le sillon vertical du nez où ils ont de nombreuses inosculations avec les artères de la faciale, et le rameau récurrent de la palatine postérieure. Toutes ces artérioles des fosses nasales sont situées entre le périoste des os et la membrane muqueuse; beaucoup d'entre elles rampent dans de petits canaux creusés dans le rare tissu osseux et dans les aréoles des cornets; elles se distribuent à la membrane muqueuse et aux follicules mucipares, en si grand nombre que, dans les injections heureuses, cette membrane en paraît presque entièrement remplie.

RÉSUMÉ GÉNÉRAL DES ARTÈRES DE LA FACE.

La face, siège des actions vitales les plus nombreuses et les plus variées, est parcourue à tous les plans, dans son ensemble et dans les cavités qui la composent, par un nombre immense de vaisseaux sanguins, nécessité par l'harmonie et l'isolement, l'énergie et la rapidité des deux fonctions de sensibilités spéciales et de myotilité qui s'y accomplissent.

Deux grandes artères, opposées de situation, mais partout anastomosées pour fournir en commun ou se suppléer réciproquement, parcourent la face dans presque toute son étendue : à l'extérieur la *faciale*, à l'intérieur la *maxillaire interne*; la première complétée, dans son trajet superficiel, par la temporale, l'occipitale et la frontale de l'ophthalmique au cuir chevelu; la seconde complétée, dans son trajet profond, par la stylo-mastoïdienne, les parotidiennes, la linguale; mais surtout par l'ophthalmique.

Mode de distribution et anastomoses par appareils.

Il suffit d'énumérer les jonctions des artères de la face pour voir qu'elles forment partout un immense réseau par des milliers d'anastomoses.

1° *Muscles peauciers de la face.* Presque entièrement alimentés par l'artère faciale, outre quelques rameaux de la maxillaire interne, de la nasale, de l'ophthalmique et les palpébrales de la temporale superficielle et de la transverse de la face. *Branches d'anastomoses* : artères géniennes avec la sous-orbitaire, rameaux musculaires sous-labiaux avec la mentonnière de la dentaire inférieure, tronc de la faciale avec l'alvéolaire supérieure et la buccale, outre les cercles des labiales et des nasales. Inosculation terminale de la faciale avec la nasale de l'ophthalmique.

2° *Appareil masticateur.* Pour les muscles : artères massétérines de la faciale, de la maxillaire interne, des parotidiennes et de la transverse de la face; artères ptérygoïdiennes; temporales superficielle et moyenne, et branches temporales profondes de la maxillaire interne. Pour les os : artères dentaires inférieures, alvéolaire supérieure, sous-orbitaire et palatine supérieure de la maxillaire interne.

3° *Pharynx* : la pharyngienne inférieure de la carotide externe, anastomosée avec la pharyngienne supérieure de la maxillaire interne.

4° *Palais* et son voile membraneux : la palatine inférieure de la faciale, anastomosée avec la palatine supérieure, la ptérygo-palatine, la vidienne et la petite méningée de la maxillaire interne.

5° *Paupières.* Les palpébrales de la temporale superficielle et de la transverse de la face anastomosées avec les branches semblables de la faciale, de la sous-orbitaire, des nasale et frontale de l'ophthalmique.

6° *Fosses nasales.* La sphéno-palatine, dans son entier, s'anastomosant en haut avec les ethmoïdales, en arrière avec les vidienne et ptérygo-palatine, au milieu avec la palatine supérieure, au pourtour des narines avec les branches sous-nasales de la faciale.

7° *Langue.* En raison de son isolement, seulement les linguales.

8° *Organe de l'ouïe et oreille externe.* Les artères auriculaires antérieures et postérieures; dans *la caisse du tympan*, l'artère tympanique, la stylo-mastoïdienne, le rameau de l'hiatus de Fallope, de la grande méningée; ceux de la carotide interne et du canal du muscle interne du marteau.

9° *Cuir chevelu et surface externe du crâne.* La temporale superficielle, anastomosée en avant avec la branche frontale de l'ophthalmique et le rameau ascendant de sa branche nasale, en arrière avec l'auriculaire postérieure et l'occipitale.

10° *Dure-mère et table interne des os du crâne.* La grande méningée de la maxillaire interne anastomosée avec les petites méningées, dont en avant le rameau crânien de l'ethmoïdale; en haut le rameau pariétal, et en arrière le rameau mastoïdien : tous deux provenant de l'occipitale.

ARTÈRE CAROTIDE INTERNE [1].

CÉRÉBRALE ANTÉRIEURE, (ARTERIA CAROTIS INTERNA, S. CEREBRALIS. S. CEREBRALIS ANTERIOR.)

Définition. Artère des lobes antérieur et moyen du cerveau, de l'œil et de ses annexes.

Origine, trajet. Branche interne de bifurcation de la carotide primitive, égale en calibre à la carotide externe et même plus considérable chez les enfans et chez les sujets dont le cerveau est très volumineux. La carotide interne naît en formant une légère coudure en arrière et un peu en dehors de l'externe, qui fait plutôt suite au tronc commun. De là elle monte presque parallèle à la carotide externe, d'abord postérieure à cette dernière qu'elle croise à angle très aigu, et devenant interne derrière le ventre mastoïdien du digastrique. Dans sa direction ascendante, appliquée sur le pharynx et protégée par la branche de la maxillaire et par la glande parotide, elle atteint la base

_____
[1] Planche, 30.

du crâne qu'elle traverse par le canal carotidien ; débouchant de ce dernier par le trou déchiré antérieur, elle longe le sinus caverneux, en dehors de la selle turcique, se réfléchit en haut à la partie interne de l'apophyse clinoïde antérieure, et se divise en trois branches terminales.

Direction. 1° *Portion cervicale.* L'artère carotide interne, légèrement curviligne à sa naissance, monte directement dans sa moitié supérieure jusqu'à la base du crâne. 2° *Portion carotidienne.* C'est au voisinage du canal carotidien que l'artère commence à changer brusquement sa direction ; elle s'incurve d'abord pour y entrer, puis s'infléchit, comme ce canal, de dehors en dedans, et un peu d'arrière en avant, et suit avec le conduit osseux une direction horizontale, mais un peu oblique en haut ; à sa sortie par le trou déchiré antérieur, elle se coude de nouveau à angle droit en haut et en avant. 3° Dans le *sinus caverneux,* l'artère, appliquée sur le corps du sphénoïde, marche directement en avant, un peu oblique en haut ; parvenue en arrière, et un peu en dedans de l'apophyse clinoïde antérieure, elle s'incurve une dernière fois, en haut, en avant et en dedans, pour pénétrer dans l'intérieur du crâne. Ainsi l'artère carotide subit, avant d'arriver à la base du cerveau, cinq coudures, contre lesquelles l'effort de la colonne sanguine vient successivement se briser dans le trajet inflexe d'un canal osseux et ostéo-fibreux inextensible. Si on l'accompagne au-delà, on verra qu'elle forme une sixième coudure avant de fournir la cérébrale moyenne, et cette artère en fournira d'autres, outre de nombreuses flexuosités. La cérébrale antérieure également accusera trois nouvelles coudures, avant d'avoir contourné le bord calleux. Évidemment c'est avec raison que l'on a considéré ces nombreuses inflexions de la carotide interne comme destinées à ralentir la force d'impulsion du sang, afin de préserver la molle substance du cerveau contre l'énergique contraction du ventricule gauche. Le mode de distribution ultérieure des artères qui s'atténuent jusqu'à l'état capillaire, avant de pénétrer dans la substance cérébrale, corrobore cette opinion. Nous verrons plus loin que les artères vertébrales, destinées aux lobes postérieurs du cerveau et au cervelet, sont soumises aux mêmes conditions : cinq à six coudures pour entrer dans le crâne, et l'atténuation en ramuscules capillaires, avant d'arriver dans sa substance nerveuse.

Connexions. 1re *Portion sous-crânienne.* A son origine, la carotide interne, née du tronc primitif, en regard de la grande corne du cartilage thyroïde, est située en arrière de la carotide externe, recouverte par le sterno-mastoïdien, et le ventre postérieur du digastrique. Au-dessus, devenue plus profonde, elle est appliquée en arrière sur la colonne vertébrale et les muscles prévertébraux ; en dedans, sur la face latérale du pharynx, protégée en arrière par les apophyses styloïde et mastoïde ; en avant par la branche de la mâchoire ; au milieu par la glande parotide, et séparée de la portion temporo-maxillaire de la carotide externe par les muscles styliens. Quant à ses connexions immédiates avec les vaisseaux, la veine jugulaire interne est d'abord postérieure à l'artère à sa sortie du trou déchiré postérieur, puis elle croise obliquement la direction de la carotide pour devenir externe ; nous savons déjà qu'au-dessous elle devient externe et antérieure, par rapport à la carotide primitive. L'artère pharyngienne inférieure répond en arrière de la carotide ; quant aux rapports de cette artère avec les nerfs, le filet du grand sympathique la longe en dedans, les nerfs pneu-

mo-gastriques, glosso-pharyngiens et grand hypoglosse, de même que la veine jugulaire, sont postérieurs à l'artère en haut, et plus bas deviennent externes.

2° *Rapports dans le canal carotidien.* La carotide, dans ce trajet, sert d'appui aux filamens nerveux dégagés du ganglion cervical supérieur ; un cylindre fibreux continu avec la dure-mère la sépare des parois osseuses du canal.

3° *Rapports dans le sinus caverneux.* La carotide est renfermée dans l'intérieur même du sinus caverneux dont elle longe le côté interne, appliquée sur le corps du sphénoïde ; à son côté externe elle est côtoyée par les nerfs qui traversent le même sinus, surtout la sixième paire ; les filamens du grand sympathique rampent à sa surface. On a prétendu qu'elle était séparée du sang veineux par la membrane interne du système à sang noir : M. Cruveilhier nie cette disposition qu'il a cherchée en vain. Une particularité propre à cette localité, ce sont de nombreuses adhérences filiformes de tissu cellulo-fibreux qui de l'artère, qu'elles fixent dans sa position, s'étendent en rayonnant aux parois de la gouttière, où elles se fixent à la dure-mère. A l'extrémité du sinus caverneux, l'artère traverse la dure-mère au côté externe du nerf optique, s'enveloppe d'une duplicature de l'arachnoïde pour entrer dans le crâne ; dans ce point elle est située au-dessous de la grande scissure, entre les lobes antérieur et moyen.

Distribution. Avant le canal de l'os temporal, la carotide interne ne fournit ordinairement aucune branche ; toutefois, dans des cas rares, on l'a vue donner, soit la pharyngienne inférieure ou un rameau pharyngien supplémentaire, soit une artériole palatine, et même le tronc de l'occipitale. Dans le canal carotidien, elle fournit ordinairement un petit rameau qui pénètre, par un canal osseux, dans la caisse du tympan ; dans le sinus caverneux, il en naît quelques artérioles : les unes *méningées* qui se distribuent à la dure-mère qui tapisse la gouttière basilaire et forme les parois du sinus pétreux inférieur, d'autres se distribuent au corps pituitaire, aux nerfs des troisième, quatrième, première branche de la cinquième, et sixième paires, et à la dure-mère voisine. Parfois, un rameau plus considérable s'anastomose en dehors avec la grande méningée ; enfin la carotide se termine en quatre branches : en arrière, la *communicante postérieure ;* en dehors, la *cérébrale moyenne ;* en avant, l'*ophthalmique ;* en dedans, la *cérébrale antérieure.*

Branches terminales de la carotide interne [1].

Les artères cérébrales devant être décrites avec le cerveau lui-même, et l'artère ophthalmique avec l'organe de la vue, nous ne ferons qu'indiquer rapidement le mode de distribution de ces artères.

ARTÈRE OPHTHALMIQUE. Née de la carotide interne ; elle pénètre dans l'orbite par le trou optique et fournit successivement : 1° en dehors du nerf optique (a) l'*artère lacrymale* destinée à la glande de ce nom ; elle donne un rameau méningé, un rameau malaire, qui traverse l'os de ce nom pour s'anastomoser avec la transversale de la face et quelques artérioles musculaires et né-

[1] Planche 30. Voyez aussi artères du cerveau, tome III ; et artères du globe de l'œil, tome III.

22

vrilématiques ; (*b*) *artère centrale de la rétine*, qui se distribue dans l'intérieur du globe oculaire ; 2° *au-dessus du nerf optique*, (*c*) *artère sus-orbitaire surciliaire*, ou *frontale profonde*, qui se réfléchit par l'échancrure de l'arcade surciliaire, pour se distribuer au front, où elle s'anastomose avec la temporale superficielle et la branche ascendante de la nasale de l'ophthalmique; (*d*) *artères ciliaires* divisées en postérieures ou uvéales moyennes, et antérieures ou iriennes; (*e*) *artères musculaires*, supérieure et inférieure, destinées aux muscles correspondans de l'œil ; 3° en *dedans du nerf optique*, (*f*) *artère nasale*, branche d'anastomose avec la faciale, à l'angle interne de l'œil, et d'où procèdent deux artères ethmoïdales antérieure et postérieure, qui pénètrent dans l'ethmoïde par les trous de l'os *planum*; les artères palpébrales, supérieure et inférieure, anastomosées avec la faciale et la sous-orbitaire ; la branche ascendante frontale et la branche descendante angulaire ou sus-nasale.

ARTÈRES CÉRÉBRALES. 1° *Artère communicante postérieure* ou *de Willis*. Tronc de trois lignes de longueur qui établit en arrière la communication de la carotide interne avec le tronc basilaire des vertébrales, par la cérébrale postérieure. 2° *Artère cérébrale moyenne*. Longe la scissure de Sylvius et se divise en un grand nombre de ramifications, qui se distribuent aux lobes antérieur et moyen. 3° *Artère cérébrale antérieure*. Rapprochée en avant de sa congénère, elle lui est unie par une branche transversale d'une ligne de longueur, *artère communicante antérieure*, qui complète le cercle artériel de la base du crâne; au-delà, la cérébrale antérieure contourne en avant le corps calleux, pour gagner sa face supérieure et se distribuer au lobe antérieur, à la face interne des hémisphères, et aux parties profondes du cerveau.

ARTÈRES DU MEMBRE THORACIQUE.

Un gros tronc artériel est destiné au membre thoracique; mais, comme nous l'avons vu plus haut, le mode d'origine n'est pas le même des deux côtés. En réalité l'un et l'autre naissent bien primitivement de la crosse de l'aorte, mais, à droite le tronc brachial procède avec la carotide primitive du tronc commun brachio-céphalique, déjà décrit, tandis qu'à gauche il naît immédiatement de la crosse aortique.

La grande artère latérale de l'extrémité supérieure du tronc n'est pas seulement destinée au membre thoracique; dans son trajet cervical, par ses branches variées, elle fournit à-la-fois du sang au cou, à la partie supérieure du tronc, au diaphragme et à l'encéphale.

Ce vaisseau, étendu de l'aorte à l'extrémité des doigts, change successivement de nom avec les diverses fractions qu'il parcourt : 1° à partir de la crosse de l'aorte il monte vers le cou, passe entre les scalènes et redescend sous la clavicule : cette anse cervicale a reçu le nom de *sous-clavière*. 2° De la clavicule il entre dans le creux de l'aisselle jusqu'à l'extrémité supérieure du bras, au-dessous du tendon du grand pectoral, d'où le nom d'*artère axillaire*. Au-dessous, dans les grandes fractions du membre, l'artère prend le nom de l'os qu'elle accompagne, et sur lequel elle s'appuie; ainsi, 3° du rebord inférieur de l'aisselle au pli du bras, elle s'appelle *humérale* ; 4° cette dernière bifurquée, comme le squelette à la partie supérieure de l'avant-bras, se divise en deux grosses branches *radiale* et *cubitale*, et en outre à la portion du squelette flexible, ou ligament interosseux correspond une double *artère interosseuse* ; 5° à la main, où le squelette se fractionne en cinq divisions, les artères *radiale* et *cubitale*, réunies en deux *arcades anastomotiques transversales*, dégagent autant de branches *métacarpiennes*, à trois plans, sous les noms d'*artères digitales* et *interosseuses*, lesquelles se réunissent par inosculation à la racine des doigts, pour former les *phalangiennes doubles* ou *collatérales* de ces organes, qui les accompagnent jusqu'à leur extrémité, où elles ferment le cercle artériel par leurs anastomoses en arcades.

ARTÈRE SOUS-CLAVIÈRE[1].

ARTERIA SUBCLAVIA.

Situation, définition. Tronc d'origine des artères du membre thoracique, situé à la partie supérieure du tronc, inférieure et antérieure du cou.

Origine, trajet, direction. La naissance de l'artère diffère des deux côtés : *la sous-clavière droite* constitue la branche externe horizontale de bifurcation du tronc brachio-céphalique, dont la carotide du même côté forme la branche verticale. Le lieu d'origine, dépendant de la longueur du tronc commun, correspond ordinairement derrière l'articulation sterno-claviculaire droite, quelquefois plus bas de quatre à six lignes, rarement plus haut.

La *sous-clavière gauche* est plus longue que sa congénère de toute sa portion thoracique; elle procède en arrière de la face supérieure gauche de l'extrémité de l'arc transversal de la crosse aortique, appliquée dans le sillon intermédiaire de la trachée à l'œsophage, à huit lignes plus en arrière que la carotide gauche, à un pouce à gauche et en arrière du tronc brachio-céphalique, dont elle est séparée par la trachée. A partir de ce point elle monte dans une hauteur de deux pouces, et sort du thorax un peu obliquement à gauche, s'incurvant autour du bord de la première côte; de ce point, qui correspond à l'autre côté à la bifurcation du tronc brachio-céphalique, la description ultérieure des deux artères homonymes est la même.

Portion cervicale des deux sous-clavières. A partir de la bifurcation du tronc brachio-céphalique, ou de la terminaison de la portion thoracique gauche, chacune des artères sous-clavières s'incurve en dehors à angle droit, et prend au-delà une direction descendante. Dans ce trajet elle passe entre les deux scalènes antérieur et postérieur, puis s'enfonce entre la clavicule et la première côte, où elle perd son nom. C'est donc à tort, selon nous, que nombre d'anatomistes modernes, par un étrange abus de dénomination, font terminer la sous-clavière entre les scalènes; cas dans lequel elle n'aurait avec la clavicule aucun rapport, tandis que pour eux l'axillaire commençant à la sortie des scalènes, se trouverait également nommée à faux.

Distribution. La sous-clavière fournit un grand nombre de branches que l'on distingue en supérieures et inférieures. Ce sont dans l'ordre de leur origine : en bas l'*intercostale supérieure*, en haut la *vertébrale*, puis la *thyroïdienne inférieure*, ordinairement en regard de celle-ci, mais en bas, la *mammaire interne*; à quelques lignes plus loin la *scapulaire supérieure*, la *scapulaire postérieure*, et la *cervicale profonde*, toutes trois suivant un mode d'origine très variable.

[1] Planches 5, 15, 16, 21, 24, 27, 66, 69, 73, 77.

Connexions. 1° *Portion thoracique de la sous-clavière gauche.* Logée à droite à son origine dans le sillon de séparation de la trachée-artère et de l'œsophage, elle s'en écarte en montant, et se trouve en rapport avec la carotide gauche; en avant elle est recouverte par le tronc veineux brachio-céphalique correspondant, à gauche par la plèvre médiastine, et en outre côtoyée dans ce sens par les nerfs pneumo-gastrique et diaphragmatique, et par l'extrémité du canal thoracique, qui s'insinue entre elle et le tronc veineux (Pl. 88). Au sortir du thorax, elle traverse l'aponévrose cervico-thoracique, qui se fixe sur la tunique externe par des filamens fibreux.

2° *Portion cervicale des deux sous-clavières.* Elle se compose de trois portions, dont la première précède les scalènes; la seconde est située entre ces muscles, et la troisième comprend l'intervalle qui la sépare de la clavicule. La description des seconde et troisième portions est commune aux deux sous-clavières.

(a) *Côté droit :* l'artère à son origine du tronc brachio-céphalique est recouverte en avant par l'articulation sterno-claviculaire, et par la jugulaire interne dans le lieu de son abouchement avec la veine sous-clavière; en arrière elle répond à l'apophyse transverse de la septième vertèbre cervicale, et au nerf récurrent dont l'anse la contourne en dessous; des ganglions et des vaisseaux lymphatiques occupent les sillons des gros troncs sanguins et de la trachée. *Côté gauche :* ici la coudure cervicale de la sous-clavière est recouverte immédiatement en avant par l'origine du tronc veineux brachio-céphalique, qui la sépare de l'articulation sterno-claviculaire. Les rapports sont les mêmes en arrière ; en dedans, un espace triangulaire la sépare de la carotide, et en dehors la concavité de la coudure répond médiatement au bord de la première côte, autour duquel elle s'incurve.

(b) *Entre les scalènes.* Chacune des deux sous-clavières en ce point répond en bas à la partie moyenne de la première côte, qui offre, pour la recevoir, une légère dépression en gouttière; le tubercule interne, qui sert à l'implantation du scalène antérieur, sert de guide dans les opérations, pour s'assurer de la position du vaisseau. En haut l'artère répond au triangle celluleux de séparation des scalènes, qui donne issue au nerf du plexus brachial ; en avant et un peu en dedans, elle est recouverte par l'attache du scalène antérieur, qui la sépare de la veine sous-clavière; en arrière elle répond aux nerfs du plexus brachial, qui la séparent du scalène postérieur. L'isolement de l'artère et de la veine sous-clavières est l'une des circonstances qui favorisent le plus la ligature du tronc artériel dans ce point; l'existence des nerfs du plexus entre les scalènes est, au contraire, l'une des plus grandes causes d'erreur à éviter.

(c) *Entre les scalènes et la clavicule.* Dans cet espace l'artère traverse obliquement en diagonale, un triangle inscrit à l'extérieur entre la clavicule pour base, la saillie des scalènes et celle du trapèze pour côtés; elle est recouverte en avant par la peau, le peaucier et l'aponévrose cervicale antérieure, la veine jugulaire externe, et l'extrémité inférieure de la jugulaire antérieure; les vaisseaux scapulaires postérieurs et supérieurs croisent sa direction ; inférieurement elle est recouverte par la clavicule et le muscle sous-clavier qu'elle croise très obliquement. Le lieu du passage correspond à l'extérieur au sommet de la courbure de l'arc interne de la clavicule; en arrière la sous-clavière est en rapport avec le plexus brachial et le tendon du scalène postérieur;

22.

en bas elle repose sur le premier muscle intercostal, et la première languette du grand dentelé.

Les connexions de l'artère, dans sa position sus-claviculaire, expliquent la facilité de la lier à la sortie des scalènes ou au-dessus de la clavicule; elle est également facile à comprimer en prenant appui sur le tubercule de la première côte.

Anomalies. Elles font partie de celles qui distinguent la naissance des gros troncs brachio-céphaliques, à la crosse de l'aorte, et dont la plupart ont déjà été signalées, à propos de cette artère et des artères carotides primitives; voici l'énumération des plus remarquables [1] : (a) l'existence isolée de la sous-clavière droite, le tronc brachio-céphalique étant transposé à gauche; (b) la coexistence de deux troncs artériels brachio-céphaliques; (c) un tronc brachio-céphalique gauche trouvé chez un fœtus concurremment avec une sous-clavière droite née de la portion thoracique de l'aorte; (d) la rencontre des quatre troncs artériels isolés ou les deux sous-clavières naissant, chacune d'un côté, d'un tronc médian commun des carotides; (e) les deux artères sous-clavières naissant isolément à gauche des carotides ou de leur tronc commun : soit que chacune d'elles se dirige immédiatement de son côté, que toutes deux s'entre-croisent, l'une et l'autre se rendant au côté opposé à celui où elle a pris naissance ; (f) l'origine des deux artères isolées aux deux extrémités de l'arc aortique, les deux carotides naissant isolément de la portion ascendante. Mais les cas les plus extraordinaires sont les suivans : (g) l'origine isolée des carotides et sous-clavières des deux arcs d'un anneau que traverse l'œsophage; (h) la naissance de ces artères d'une double aorte ascendante, et (i) le cas où les quatre vaisseaux procèdent d'une tige commune ascendante, isolée de l'aorte descendante à la sortie du cœur.

Indépendamment des anomalies, la sous-clavière, suivant la configuration des sujets, présente quelques variétés de rapports beaucoup plus communes, et par cela même plus intéressantes à connaître sous le point de vue chirurgical. Chez des sujets dont le cou très court semble rentrer dans les épaules très élevées, la clavicule étant remontée, l'artère est située plus profondément, et, au lieu de descendre, presque horizontale. Dans les individus qui offrent une conformation inverse, le cou très long et les épaules sur-baissées, la portion sous-claviculaire de l'artère s'alonge à proportion, en même temps qu'elle devient plus superficielle. Enfin dans les cas de gibbosité ou d'obliquité des épaules, accompagnant le rétrécissement d'un côté du thorax consécutif à la pneumonie chronique, la configuration inverse du cou des deux côtés amène des différences dans la situation relative des artères.

BRANCHES DE L'ARTÈRE SOUS-CLAVIÈRE.

ARTÈRE VERTÉBRALE[2].

ARTERIA VERTEBRALIS.

Situation, définition. Artère d'un volume considérable, la plus forte des branches de la sous-clavière, située verticalement dans la partie latérale du cou, dans un canal ostéo-fibreux formé par la succession des apophyses transverses et des muscles inter-épineux cervicaux; destinée à la moelle épinière, à la protubérance, au cervelet, et au lobe postérieur du cerveau.

[1] Planche 33.
[2] Planche 30.

Origine, trajet, direction. Elle naît en haut et en arrière de la sous-clavière, dans le lieu de sa coudure où cette artère contourne le sommet du poumon. De ce point la vertébrale monte presque verticale, mais inclinée et un peu en dedans avec de légères flexuosités, glisse au-devant, puis au-dessus de la septième vertèbre cervicale, et se coude un peu, pour entrer dans le premier canal osseux cervical de la sixième apophyse transverse. De là elle continue son trajet ascendant, dans la succession des foramens transversaires, en formant successivement de l'un à l'autre de légères sinuosités. Parvenue au-dessous de l'axis, elle se coude en dehors suivant la direction de l'apophyse plus latérale de cette vertèbre; au-dessus elle s'incurve plus ou moins en dehors pour traverser l'atlas. A partir de ce point commence la série des grandes coudures à angle droit de l'artère vertébrale avant de pénétrer dans le crâne, et qui assimile cette artère à la carotide interne, dans le but commun de rompre l'effort de la colonne sanguine, avant qu'elle arrive aux petits vaisseaux de la substance nerveuse. Au sortir de l'apophyse transverse, la vertébrale contourne en arrière, puis en dedans, l'apophyse articulaire de l'atlas, marche au-devant de sa congénère, et, de l'inosculation des deux, résulte le tronc commun basilaire; ce dernier remonte au milieu de la gouttière de même nom, jusqu'au-dessous de la lame quadrilatère du sphénoïde où il se termine par sa bifurcation en artères cérébrales postérieures.

Connexions. 1° *Portion cervicale.* A son origine entre la sous-clavière et le canal apophysaire, elle s'enfonce dans le sillon qui sépare les scalènes des vertèbres. Elle répond en arrière au muscle long du cou et à l'apophyse transverse de la septième vertèbre, en avant à la carotide primitive, à la thyroïdienne inférieure, aux nerfs grand sympathique et pneumo-gastrique. Dans toute la hauteur du canal apophysaire, elle est logée successivement dans la série des anneaux osseux, et couplée de muscles interépineux cervicaux. 2° Au sortir de l'apophyse de l'atlas, elle forme une première coudure d'avant en arrière, oblique en bas, logée dans une gouttière osseuse souvent complétée en canal par une languette étendue entre les apophyses transverse et articulaire; en arrière et en dedans de cette dernière, elle contourne son bord interne par une seconde coudure, continue de longer en arrière la même apophyse dans une gouttière osseuse, la contourne de nouveau en dedans par une troisième coudure à son entrée dans le crâne, suit son bord interne, s'incurve une quatrième fois pour marcher à la rencontre de sa congénère. En suivant le contour antérieur du trou occipital, toutes deux se brisent une cinquième fois à angle droit pour former le tronc basilaire qui donne lieu à un sixième angle droit par sa bifurcation en forme de T; dans toute sa portion crânienne, l'artère vertébrale appliquée sur la dure-mère et les os, est en rapport médiat avec la protubérance cérébrale.

Anomalies. Elles ont rapport à l'origine de l'artère, et au lieu de son entrée dans le canal apophysaire. 1° *Variétés d'origine.* Il n'est pas rare que l'artère vertébrale naisse directement de la crosse de l'aorte. Parfois les deux artères offrent cette disposition; mais c'est lorsque les quatre gros troncs artériels procèdent également isolés, chaque vertébrale alors est située entre la carotide et la sous-clavière de son côté. Lorsqu'une seule artère vertébrale naît de la crosse de l'aorte, c'est toujours la gauche, et dans ce cas (Pl. 3o), ou elle naît par un simple tronc aortique (Meckel), ou par deux branches, l'une aortique, l'autre

procédant de la sous-clavière au lieu ordinaire, qui s'abouchent en un tronc commun (Henkel); dans une autre variété de tronc double, les deux branches naissent de la sous-clavière (Meckel), et pénètrent dans le canal apophysaire, soit par le même trou, soit par des trous différents. Enfin la vertébrale tire parfois son origine du tronc brachio-céphalique, sans que cette variété influe sur son trajet ultérieur.

2° *Variétés d'entrée dans le canal apophysaire.* L'artère vertébrale commence quelquefois son trajet apophysaire par la septième vertèbre cervicale (Bichat, Meckel), mais c'est à tort que Mayer regarde cette disposition comme normale, et Monro comme étant très commune. Dans des cas rares le tronc vertébral, sans être double, commence son entrée par la cinquième apophyse, la quatrième, la troisième ou même la seconde; mais alors même il traverse celle de l'atlas; on ne connaît aucun cas où il se soit montré tout à fait extérieur aux canaux osseux vertébraux avant son entrée dans le crâne. Enfin une dernière anomalie, qui se rencontre quelquefois, est une inégalité de volume considérable entre les deux artères vertébrales; cette disposition n'a paru influer en rien sur l'état des facultés cérébrales, ce qu'explique très bien la fusion en un seul tronc des deux artères à leur entrée dans le crâne.

Distribution de l'artère vertébrale[1].

L'artère vertébrale, dans toute sa portion cervicale, fournit : 1° pour chaque espace intertransversaire, trois rameaux ostéo-musculaires, deux *extérieurs*, l'un en avant, l'autre en arrière, qui se distribuent aux muscles et aux tissus fibreux et osseux, et s'anastomosent avec les branches cervicales postérieures; un *interne* ou *profond*, rameau *spinal*, qui pénètre dans le canal rachidien par le trou de conjugaison correspondant, et se ramifie dans les ligamens jaunes et dans les méninges rachidiennes, où il s'anastomose avec les artères rachidiennes. Au-dessous de l'atlas, le dernier rameau postérieur, d'un volume considérable, se distribue aux muscles droits et obliques postérieurs de la tête, et s'anastomose avec la branche correspondante de l'occipitale, et avec la cervicale profonde, de même que chacun des petits rameaux postérieurs intertransversaires.

2° A son entrée dans le crâne, la vertébrale fournit un ou deux petits rameaux, *artères petites méningées postérieures* de Haller, (*occipito-méningée*, Chaussier), qui contournent le trou occipital et se distribuent à la portion voisine de la dure-mère dans la fosse *occipitale inférieure*, où elles s'anastomosent avec la grande méningée postérieure ou le rameau mastoïdien de l'occipitale. Sœmmerring a encore fait connaître un autre rameau méningé, qui pénètre dans le crâne, accolé à la première paire cervicale, et complète la série des ramuscules des trous de conjugaison.

3° A l'intérieur du crâne, de la portion coudée en S, des artères vertébrales, dont la jonction forme le tronc basilaire, procèdent : (a) les *artères spinales* ou *rachidiennes*, antérieure et postérieure, branches descendantes qui se distribuent à la moelle et à ses enveloppes, et commencent en haut la série des artérioles spinales, que continuent, dans toute la hauteur du canal rachidien, les ramuscules cervicaux, dorsaux et lombaires, qui entrent par les trous de conjugaison; (b) *artères cérébelleuse infé-*

[1] Nous ne décrivons ici que la portion cervicale de l'artère vertébrale. Voyez, pour la portion cérébro-rachidienne, les artères de l'encéphale et de la moelle, tome III.

ricures et postérieures. Nées en dehors de la vertébrale, elles contournent le bulbe rachidien, se portent entre les lobes médian et latéral du cervelet, et se divisent en deux branches externe et interne, qui se distribuent à la partie postérieure de cet organe.

4° *Tronc basilaire* (*Artère méso-céphalique*, Chaussier.) Il fournit : (a) de sa face supérieure quelques ramuscules immédiatement divisés en chevelu (b); de ses parties latérales les deux artères cérébelleuses inférieure et supérieure : la première se distribue au lobule antérieur du cervelet; la seconde contourne le pédoncule cérébral et se divise en deux branches externe et interne, qui se distribuent à la partie antérieure et au lobe médian du cervelet.

(c) *Artères cérébrales postérieures.* Branches terminales du tronc basilaire, qui, pour leur donner naissance, se divise en un double angle droit; chacune d'elles se recourbe en arrière, suit la grande fente cérébrale, et se divise en un nombre considérable de rameaux sur la face inférieure du lobe postérieur du cerveau. C'est avec cette artère auprès de son origine que s'abouche la communiquante postérieure, qui forme de chaque côté l'anastomose de la vertébrale et de la carotide interne.

ARTÈRE INTERCOSTALE SUPÉRIEURE [1].

ARTERIA INTERCOSTALIS SUPREMA, S. PRIMA.

Origine, trajet, division. Cette artère, isolée des autres intercostales, est destinée aux deux ou trois premiers espaces intercostaux situés au-dessus de la crosse de l'aorte; parfois, cependant, elle n'appartient qu'au premier espace intercostal, les artères des deux suivans étant fournies par la première intercostale aortique.

Née du côté postérieur et inférieur de la sous-clavière, un peu après sa coudure, en regard de la vertébrale, ou plus en dehors vis-à-vis de la thyroïdienne inférieure; parfois, d'un tronc commun avec cette dernière, ou avec la cervicale profonde, elle descend en serpentant sur le col de la première côte, en dehors du premier ganglion nerveux dorsal, et fournit immédiatement à son côté externe les deux premiers rameaux intercostaux. Lorsqu'elle donne la troisième artère intercostale, elle franchit en outre le col de la seconde côte, en avant ou en arrière, mais il est au moins aussi commun qu'elle soit fournie par la première intercostale aortique. Au reste, chacune des branches proprement intercostales se conduit à la manière de celles de l'aorte. Elle dégage d'abord, 1° en bas, deux ramuscules, l'un destiné à la vertèbre correspondante, et l'autre, qui pénètre dans le canal rachidien, par le trou de conjugaison; 2° en arrière, le rameau *dorso-spinal,* qui se jette dans les muscles des gouttières vertébrales; 3° le rameau *sous-costal* continue sa direction, accompagne la côte dans sa longueur, se distribue aux muscles intercostaux, et vient s'anastomoser en avant avec les rameaux de la mammaire interne.

Anomalies. Indépendamment de celles qui ont rapport à l'origine, dans des cas rares l'intercostale supérieure fournit une artère œsophagienne et trachéale, qui se contourne en avant et se distribue dans la partie moyenne de l'œsophage, et à la partie inférieure de la trachée; un autre ramuscule accidentel fournit parfois un rameau osseux ou vertébral, et se jette dans les ganglions bronchiques.

[1] Planches 18, 21, 22.
T. IV.

ARTÈRE THYROÏDIENNE INFÉRIEURE [1].

ARTERIA THYROIDEA INFERIOR, S. POSTERIOR.

Situation, définition. Artère de la partie postérieure et inférieure du corps thyroïde, située sur les parties latérales et inférieures du cou.

Origine, trajet, direction. D'un volume considérable, proportionnellement plus forte chez l'enfant que chez l'adulte, elle naît de la partie antérieure et supérieure de la sous-clavière, après la vertébrale et avant la mammaire interne. De là elle monte presque verticalement jusqu'au niveau des deux tiers supérieurs du corps thyroïde, s'infléchit en dedans derrière la carotide primitive, et redescend en se distribuant sur la face postérieure de la glande thyroïde, jusqu'à son extrémité inférieure.

Distribution. Elle fournit : 1° En bas, un rameau œsophagien, et quelques ramuscules trachéaux.

2° L'*artère cervicale ascendante* ou *antérieure* (Pl. 28 et 29), d'un volume considérable, et telle que, dans certains cas, elle peut être considérée comme une branche verticale de bifurcation du tronc commun. Cette artère se porte directement en haut, appliquée d'abord sur le scalène antérieur, puis sur le scalène postérieur, dans le sillon qui sépare ce dernier du long du cou. Elle monte ainsi jusqu'à la hauteur de l'atlas, où elle se termine dans les muscles antérieurs, en s'anastomosant avec la branche descendante de l'occipitale et le grand rameau musculaire de la vertébrale. Dans ce trajet, la cervicale antérieure distribue de nombreux rameaux aux scalènes, à l'angulaire, aux muscles prévertébraux, et même au sterno-mastoïdien par sa face interne. En outre, elle dégage en dedans des ramuscules spinaux, en nombre pareil à celui des espaces intervertébraux. Chacune de ces artérioles émet d'abord un ramuscule dans les tissus fibreux de la vertèbre, où il s'anastomose avec ceux de l'artère vertébrale. Le rameau de continuation s'insinue entre le tronc de cette artère et le nerf de l'espace correspondant, et pénètre par le trou de conjugaison dans le canal rachidien, où il se distribue aux vertèbres, à la moelle et à ses enveloppes, concurremment avec les ramuscules de l'artère vertébrale.

3° Après la cervicale antérieure, la thyroïdienne inférieure dégage quelques ramuscules pour le scalène antérieur et la partie inférieure du long du cou.

4° *Branches terminales.* Parvenue sur la face postérieure de la glande thyroïde, l'artère dégage des branches flexueuses, qui s'épanouissent en dehors à sa surface, et se distribuent dans sa profondeur. Une branche interne se dirige transversalement au-dessous de l'isthme, où elle vient former une inosculation en arcade avec celle du côté opposé. La branche de continuation, très flexueuse, descend jusqu'à l'extrémité du lobe latéral, où elle se perd par ses divisions.

Connexions. A son origine, elle est située derrière le sterno-mastoïdien, entre le scalène antérieur et la veine jugulaire interne en dehors, la carotide primitive en dedans, et, en arrière, l'artère vertébrale. La juxtaposition de ces trois artères, et la présence, au-devant, des veines jugulaires antérieure, jugulaire interne et thyroïdienne moyenne, sont des faits importans à bien connaître pour l'opération de la trachéotomie. Devenue plus pro-

[1] Planches 28, 15, 21, 23, 87, 29.
23

fonde, la thyroïdienne inférieure forme d'abord une première couture à convexité antérieure, qui embrasse en arrière la carotide primitive, la veine jugulaire interne, les nerfs pneumogastrique et grand sympathique. La seconde couture, dirigée en bas, est en rapport avec le nerf récurrent. L'artère en ce point est recouverte par le muscle sterno-thyroïdien et la glande thyroïde.

Anomalies. Aucune artère ne présente des variétés aussi nombreuses quant à son origine et à son volume. Il est rare que la thyroïdienne inférieure forme un tronc isolé ; le plus communément, elle naît d'un tronc commun avec la scapulaire postérieure, et parfois aussi la scapulaire supérieure, ou même la mammaire interne. Dans des cas plus rares, elle ne fournit aucune branche avant de se jeter dans le corps thyroïde. Tous les auteurs ont signalé ces variétés d'origine. Parfois il existe une thyroïdienne inférieure surnuméraire, née de la crosse de l'aorte ou du tronc brachio-céphalique ; c'est la *thyroïdienne de Neubauer*. Dans certains cas, l'artère procède soit de la carotide primitive, du tronc brachio-céphalique, ou de l'aorte (Meckel), ou il n'existe pour les deux thyroïdiennes inférieures qu'un seul tronc commun, né de l'aorte, ou de l'une des sous-clavières (Burns). Enfin il n'est pas très rare que les thyroïdiennes supérieures ayant un volume considérable, les thyroïdiennes inférieures manquent en totalité ou l'une des deux, ou soient réduites à un très petit volume. Le dernier cas est celui où l'une des deux thyroïdiennes très faible, et ne méritant pas ce nom, n'est signalée que par son origine, et ne fournit que le rameau musculaire, sans atteindre au corps thyroïde.

ARTÈRE MAMMAIRE INTERNE [1].

ARTERIA MAMMARIA INTERNA, S. THORACICA INTERNA, S. STERNALIS, S. SUBSTERNALIS.

Situation, définition. Artère du plastron thoraco-abdominal, elle forme, de chaque côté du sternum, un long cordon, qui reçoit latéralement la terminaison des intercostales, et s'abouche avec l'épigastrique, en formant, avec cette dernière, la longue ligne artérielle de la paroi antérieure du tronc.

Origine, trajet, direction. Elle naît de la partie inférieure de la sous-clavière, en regard de la cervicale supérieure, et généralement plus en dehors que la thyroïdienne inférieure. Elle se dirige en bas, pénètre dans le thorax, et descend verticalement, mais avec une légère inclinaison en dedans, derrière les articulations sterno-claviculaires et chondro-sternales, et se termine dans la partie supérieure du muscle grand droit, par son inosculation avec l'épigastrique.

Distribution. Cette artère fournit un très grand nombre de branches : 1° *branches postérieures* ; ce sont les artères thymiques ou médiastines antérieures, et la diaphragmatique supérieure. 2° *Branches externes*, ou intercostales antérieures. 3° *Branches internes et antérieures*, ou *extérieures*.

Connexions. Née derrière le scalène antérieur, la mammaire interne forme d'abord une couture en dehors, croisée par le nerf phrénique, qui l'accompagne à son côté gauche, et séparée de la clavicule par le tronc veineux brachio-céphalique. Elle descend dans le thorax, située entre ces deux veines, appliquée

[1] Planches 21, 16, 28, 24.

sur le muscle triangulaire du sternum, et recouverte en arrière par la plèvre costale, près de son inflexion, pour devenir feuillet médiastin. Plus bas, elle traverse les attaches du diaphragme entre le feuillet xiphoïdien et les attaches au septième cartilage costal, et pénètre dans la paroi abdominale par l'extrémité supérieure du muscle sterno-pubien.

Anomalies. Elles ont surtout rapport à l'origine : ou elle naît d'un tronc commun avec la thyroïdienne inférieure (Meckel), ou elle procède de la crosse aortique (Bœhmer). Parfois la mammaire du côté droit naît du tronc brachio-céphalique (Neubauer).

Branches de la mammaire interne.

1° *Branches postérieures.* (a) *Rameaux musculaires.* Nés près de son origine, ils se distribuent à la partie inférieure des muscles longs du cou. (b) *Artère thymique* ou *médiastine antérieure.* Elle se dirige en bas et en dedans, se distribue au thymus, envoie un ramuscule à la face postérieure des bronches, et se perd en descendant sur la face antérieure du péricarde, où elle s'anastomose avec les rameaux des diaphragmatiques.

(c) *Artère diaphragmatique supérieure* (Pl. 15). Séparée en arrière et en dedans du tronc de la mammaire interne, en regard de la première pièce du sternum, elle descend sur le péricarde, accompagnée par le nerf phrénique et par une forte veine satellite, et suit de chaque côté, en descendant, le contour du cœur, appliquée sur le péricarde, et recouverte par le feuillet médiastin de chacune des plèvres. Dans ce trajet, elle fournit de nombreux rameaux au péricarde. Parvenue, avec cette membrane fibreuse, sur la face supérieure du diaphragme, elle s'y divise en s'anastomosant avec les branches diaphragmatiques du tronc de la mammaire interne et avec les rameaux de la diaphragmatique inférieure.

2° *Branches externes* ou *intercostales antérieures.* En nombre double de celui des espaces intercostaux, elles forment, en regard de chaque articulation chondro-sternale, deux rameaux, l'un plus faible, qui accompagne le bord supérieur du cartilage, l'autre plus considérable, qui longe son bord inférieur, et s'anastomose par inosculation avec la terminaison de l'artère intercostale correspondante. Tous ces rameaux forment, comme les cartilages, une incurvation à concavité supérieure.

Parvenue sur les attaches antérieures du diaphragme, la mammaire dégage une ou deux fortes branches externes, qui se distribuent dans la partie antérieure de chacune des deux voussures, où elles s'anastomosent avec les diaphragmatiques inférieures.

3° *Branches internes et antérieures*, ou *extérieures.* En nombre pareil à celui des espaces chondro-sternaux, d'un volume assez considérable, chacune d'elles se dégage du côté interne du tronc commun, descend l'étendue d'un demi-pouce, fournit en dedans un ramuscule qui s'anastomose derrière le sternum avec ses pareils et avec ceux du côté opposé, puis s'enfonce à travers les attaches du triangulaire du sternum, dans le trou vasculaire interchondro-sternal, et reparaît à l'extérieur du thorax, où elle dégage un rameau interne sterno-cutané, se contourne ensuite en dehors, se distribue, parallèle aux autres, dans l'épaisseur du grand pectoral, et s'y anastomose avec les thoraciques.

4° *Branches terminales*. Parvenue en arrière et dans l'épaisseur du muscle grand droit, l'artère mammaire interne s'épanouit en cinq ou six rameaux en éventail, dont les externes s'anastomosent avec les dernières intercostales, tandis que les inférieurs s'abouchent avec de pareils rameaux de terminaison de l'épigastrique.

ARTÈRE SCAPULAIRE SUPÉRIEURE [1].

SCAPULARIS SUPERIOR, S. TRANSVERSA, S. SUPERFICIALIS.

Artère de la région sus-claviculaire et sus-scapulaire, dont les anastomoses avec les autres scapulaires forment une ceinture artérielle autour de l'épaule.

Origine, trajet, direction. Elle naît de la partie antérieure de la sous-clavière, au-delà de la thyroïdienne inférieure, et souvent par un tronc commun soit avec cette dernière, soit avec la scapulaire postérieure, ou toutes les deux. Ordinairement, à son origine, elle embrasse dans une anse le bord du scalène antérieur pour passer au-devant de ce muscle; plus rarement enfin, elle procède de la sous-clavière entre les scalènes. A partir de son origine, elle se porte, flexueuse, dans une direction horizontale au-dessous de la clavicule, appliquée sur les deux scalènes, l'artère sous-clavière, et le plexus brachial, dont elle croise la direction; recouverte par le sterno-mastoïdien et le peaucier. Au-delà, elle s'enfonce sous le trapèze, puis dans la fosse sus-épineuse. Passant au-dessus ou au-dessous du ligament qui comblète l'échancrure coracoïdienne, elle traverse, entre l'os et le muscle, la fosse sus-épineuse, s'infléchit autour de la base de l'épine de l'omoplate, et pénètre dans la fosse sous-épineuse, où elle se ramifie et se termine par ses anastomoses avec la scapulaire inférieure.

Distribution. L'artère scapulaire supérieure fournit: 1° quelques petits rameaux musculaires qui se distribuent aux deux scalènes et au scapulo-hyoïdien. 2° Le *rameau sous-clavier*, d'un volume assez considérable, qui se porte en bas sous la clavicule, dans le muscle sous-clavier auquel il se distribue en majeure partie, et au-delà dans les attaches du grand pectoral où il s'anastomose avec les thoraciques. 3° Un ou deux rameaux acromiaux, qui passent sur l'extrémité scapulaire de la clavicule, se distribuent à cet os et à l'articulation acromio-claviculaire, et se perdent dans les attaches du deltoïde. 4° La *branche ascendante du trapèze*. D'un volume considérable, elle remonte sur la face antérieure de ce muscle, et se distribue dans sa moitié supérieure, où elle s'anastomose en dehors avec les dernières branches dorso-cervicales des intercostales, en haut, avec le rameau descendant de l'occipitale, et en bas avec la scapulaire postérieure. 5° Dans les deux fosses sus et sous-épineuses, elle fournit un grand nombre de rameaux dont les plus volumineux se distribuent aux muscles, les autres au périoste et à l'omoplate. Un rameau externe *scapulo-huméral*, assez fort, se porte sur la capsule articulaire où il se distribue en s'anastomosant avec les artères acromio-thoracique et circonflexes. 6° La branche terminale d'inosculation avec la scapulaire inférieure est encore d'un volume considérable.

ARTÈRE SCAPULAIRE POSTÉRIEURE [1].

CERVICALE TRANSVERSE, CERVICO SCAPULAIRE (*CHAUSS*.); ARTERIA CERVICALIS SUPERFICIALIS, S. CERVICALIS TRANSVERSA.

Artère de la partie latérale et inférieure du cou, et de la partie interne et postérieure de l'épaule.

Origine, trajet, direction. Elle procède de la partie antérieure de la sous-clavière, le plus ordinairement à sa sortie d'entre les scalènes (Pl. 15, côté gauche), mais parfois dans le triangle qui sépare ces deux muscles (Pl. 15, côté droit), ou même en dedans du scalène antérieur par un tronc commun avec la thyroïdienne inférieure (Pl. 28). De là, elle se porte flexueuse, horizontalement et un peu en haut, passe sous l'angulaire, s'infléchit en bas et autour de l'angle cervical de l'omoplate, et descend au-devant de son bord spinal jusqu'à son angle inférieur, où elle se termine.

Connexions. Superficielle dans sa portion cervicale, elle est située d'abord sous le sterno-mastoïdien, le peaucier et le scapulo-hyoïdien. Appliquée sur les scalènes et le plexus brachial, parfois elle passe entre les troncs nerveux, et même entre les deux faisceaux du scalène postérieur. Dans le point de sa réflexion, elle s'enfonce entre l'angulaire et le sacro-spinal; dans le reste de son trajet elle est située au-devant de l'attache scapulaire du rhomboïde.

Distribution. La scapulaire postérieure se distribue en un grand nombre de rameaux qui, presque tous, se rendent dans les muscles. 1° D'après Meckel, elle fournirait, à son origine, plusieurs petits rameaux thoraciques qui gagnent la partie inférieure du muscle long du cou, et se distribuent à ce muscle, aux branches, à l'œsophage, au corps des vertèbres et aux enveloppes de la moelle, en pénétrant par les trous de conjugaison. Nous pensons que ces rameaux ne sont qu'accidentels; du moins nous ne les avons point rencontrés. 2° Dans son trajet cervical, elle donne de forts rameaux musculaires ascendans aux scalènes et à l'angulaire. 3° Sous le trapèze, se dégage la *branche ascendante*, d'un volume considérable, destinée à ce muscle, au splénius, à l'angulaire, au complexus, et aux cervical descendant. 4° Après sa coudure, elle dégage deux sortes de rameaux, les uns internes, qui se perdent dans le rhomboïde, le dentelé supérieur et l'extrémité correspondante du sacro-spinal. Des rameaux externes, deux ou trois, postérieurs, se rendent dans le sus-épineux et le sous-épineux; les antérieurs, en grand nombre, se jettent dans le sous-scapulaire. La branche terminale se jette au-delà de l'angle inférieur; dans l'attache du grand dentelé, où elle s'anastomose avec la scapulaire inférieure et la thoracique longue.

ARTÈRE CERVICALE PROFONDE [1].

CERVICALE ASCENDANTE POSTÉRIEURE; ARTERIA CERVICALIS ADSCENDENS. S. DORSALIS SUPREMA.

Origine, trajet, distribution. Artère profonde de la partie postérieure du cou, son origine est assez variable; parfois elle procède de la sous-clavière elle-même, en dehors de la vertébrale (Pl. 28). Dans d'autres cas, elle naît de la vertébrale (Pl. 30) ou

[1] Planches 15, 28, 30, 24, 18, 77.
23.

[1] Planches 18, 18, 24, 28, 29, 77.
[1] Planches 30, 24, 17, 77.

de la thyroïdienne inférieure (Pl. 15, côté droit), de la mammaire interne (Meckel) ou de la première intercostale (Cruveilhier). Après son origine, elle se dirige en arrière derrière les scalènes, contourne en bas et en arrière l'apophyse transverse de la septième vertèbre cervicale, entre cette vertèbre et la première côte; au-delà elle envoie d'abord une branche descendante dans l'extrémité du sacro-spinal, puis le tronc devenu vertical, monte, flexueux, entre le grand complexus et le demi-épineux du cou, ou entre ce dernier et le transversaire épineux, en fournissant de chaque côté de nombreux rameaux à ces muscles, et se termine supérieurement dans les petits muscles droits et obliques de la tête. Dans ce trajet, il s'anastomose avec les branches ascendantes du trapèze, le rameau descendant de l'occipitale, et les rameaux postérieurs de la vertébrale, dont le principal forme avec la cervicale profonde, au-dessus de l'atlas, une inosculation d'un fort volume.

ARTÈRE AXILLAIRE [1].

ARTERIA AXILLARIS.

Situation, *définition*. Comprise entre l'artère sous-clavière, qu'elle continue, et l'artère humérale qui lui fait suite, l'artère axillaire, comme son nom l'indique, tronc principal et origine des vaisseaux de la région de l'aisselle qu'elle parcourt de haut en bas, n'a dans les auteurs que des limites très incertaines. Inférieurement, le point où elle change de nom peut sembler arbitraire; toutefois nous croyons pouvoir assigner une limite assez précise dans le point de jonction de l'aponévrose brachiale avec le tendon et l'enveloppe du grand pectoral, ce lieu formant une arcade d'intersection fibreuse assez nettement déterminée, qui sépare extérieurement les régions sous-claviculaire et brachiale. Mais, comme nous avons eu déjà occasion de le remarquer, c'est bien à tort que nombre d'anatomistes ont établi sur la limite supérieure ou le point d'origine de l'artère axillaire. Quelques-uns d'entre eux l'ont fait remonter jusqu'à la sortie des scalènes, tandis que la clavicule et le muscle sous-clavier formant à-la-fois une arcade de protection et une ligne de démarcation nettement tranchée, offrent une donnée également favorable au point de vue anatomico-physiologique des rapports et des usages des parties voisines, et au point de vue chirurgical, pour l'isolement des maladies ou le tracé des opérations.

Ainsi donc, ces faits étant posés, pour nous l'artère axillaire, en réalité comme en dénomination, s'étend du bord inférieur de la clavicule au-dessous du tendon du grand pectoral.

Origine, trajet, direction. Le point où l'artère axillaire se dégage de dessous la clavicule correspond exactement, à l'extérieur, au sommet de la convexité de la clavicule, à sa partie moyenne; de là elle traverse obliquement la région sous-claviculaire et l'aisselle, de haut en bas, de dedans en dehors et d'avant en arrière, en décrivant une courbure à concavité interne et antérieure.

Connexions. 1° En *avant* l'axillaire, croisée à sa naissance, et protégée par la clavicule et le muscle sous-clavier, est recouverte médiatement au-dessous, d'abord par le grand pectoral, puis par le petit muscle du même nom, et, au-delà de son bord inférieur, de nouveau par le grand pectoral qui le déborde. 2° En *dehors* elle est revêtue longitudinalement, à demi-diamètre, par le toraco-brachial. Immédiatement au-dessous de la clavicule,

l'artère est croisée en avant et en dehors par le plexus brachial; un nerf thoracique et un tronc d'anastomose du cutané interne avec le médian la revêtent diagonalement. Sous le petit pectoral, sa direction est croisée par les vaisseaux thoraciques et le chapelet de ganglions lymphatiques, qui vont joindre la veine sous-clavière, et forment à droite le grand canal. Enfin, près du grand pectoral, elle est croisée obliquement par la veine humérale interne, qui vient contribuer à former l'axillaire, et par le tronc du nerf médian.

En *arrière* elle repose sur les trois premières côtes et les muscles intercostaux correspondans, et, à sa partie inférieure, sur la troisième languette du grand dentelé.

En *dehors* et en *haut*, séparée d'abord par un espace triangulaire de l'articulation scapulo-humérale, elle est protégée au-dessous par la voûte de l'apophyse coracoïde, en rapport dans ce sens avec le coraco-brachial et le nerf musculo-cutané. Inférieurement elle s'appuie sur le col chirurgical de l'humérus.

En *dedans* et en bas, elle est en rapport avec l'un des troncs origines du nerf médian et avec la veine axillaire, qui s'en rapproche de plus en plus; à sa partie inférieure elle est longée par les nerfs cubital et cutané interne.

Les rapports de l'artère axillaire sont des plus importans au point de vue des nombreuses opérations qui se pratiquent dans l'aisselle, les incisions, la ligature de l'artère ou les compressions qui portent sur tous les vaisseaux; la position de l'artère, qui s'enroule autour de l'humérus dans le mouvement de l'élévation du bras en arrière, explique les distensions brusques dont elle est le siège, et qui peuvent aller jusqu'à la déchirure. Le même accident est survenu dans des efforts immodérés de traction pour réduire une ancienne luxation.

Distribution. L'artère axillaire fournit cinq branches considérables : 1° au-dessus du petit pectoral, l'artère *acromio-thoracique* ou *thoracique supérieure*; 2° sous le petit pectoral, la *thoracique inférieure*; 3° au niveau du col de l'humérus, la *scapulaire inférieure* et les *deux circonflexes antérieure et postérieure*.

BRANCHES DE L'ARTÈRE AXILLAIRE.

ARTÈRE THORACIQUE SUPÉRIEURE [1].

ACROMIO-THORACIQUE; ACROMIALE; THORACIQUE COURTE; ARTERIA THORACICA
EXTERNA SUPREMA, S. PRIMA, S. ACROMIALIS.

Origine, trajet, direction. Tronc d'une ligne de diamètre, dégagé de la partie antérieure et supérieure de l'axillaire au-dessus du bord supérieur du petit pectoral, il se dirige d'abord en avant et en haut, en devenant plus superficiel, et se divise brusquement en forme de T. Une ou deux branches internes et antérieures descendent obliquement entre les deux muscles pectoraux auxquels elles se distribuent; la branche antérieure, la plus forte, ramifiée dans le grand pectoral, vient, à l'extérieur, se distribuer à la peau et à la mamelle, en s'anastomosant avec les branches récurrentes de la mammaire interne. La branche externe et supérieure ou acromiale se contourne au-dessus vers l'articulation, et se divise en deux forts rameaux. Le rameau inférieur descendant ou deltoïdien accompagne le deltoïde le long de son bord antérieur, jusqu'auprès de son tendon huméral, où il se consume. Outre ses deux veines satellites, il est accompagné dans une partie de son trajet par la veine céphalique. Le rameau *supérieur transversal* ou *acromial* se porte horizontalement en dehors, contourne l'apophyse coracoïde, pénètre entre l'articulation et les attaches du deltoïde, se distribue à ce muscle, à la capsule et à l'articulation acromio-claviculaire.

Anomalies. L'artère acromio-thoracique est souvent formée de deux troncs isolés; chez quelques sujets même elle est triple ou quadruple, chacune de ses branches principales naissant isolément.

ARTÈRE THORACIQUE INFÉRIEURE [1].

THORACIQUE LONGUE OU MAMMAIRE EXTERNE; ARTERIA THORACICA EXTERNA, S. LONGA, S. MAMMARIA EXTERNA.

Artère de la paroi latérale du thorax, quelquefois simple, mais le plus souvent doublée par une branche de la sous-scapulaire.

Origine, trajet, distribution. Elle naît, sous le petit pectoral, de la partie intérieure de l'axillaire. Parfois elle manque comme tronc distinct, et procède ou plus haut d'un tronc commun avec la thoracique supérieure, ou plus bas de la thoracique inférieure. Après sa naissance, elle fournit d'abord une branche considérable sous le petit pectoral, qui se distribue à ce muscle et aux intercostaux; puis elle descend sur le grand dentelé, jusqu'à sa partie inférieure, vers le huitième ou neuvième espace intercostal. Dans ce trajet, elle fournit de nombreux rameaux au grand pectoral, à la peau et à la glande mammaire, surtout chez la femme, aux ganglions lymphatiques et au tissu cellulaire de l'aisselle, et se perd en majeure partie dans le grand dentelé; elle s'anastomose avec la thoracique supérieure, les intercostales et les branches du même nom de la mammaire interne, la sous-scapulaire et la scapulaire postérieure. Dans quelques sujets où cette artère forme, sous le petit pectoral, un même tronc avec la scapulaire inférieure, en raison du lieu d'origine on peut dire que c'est cette dernière qui procède de la thoracique.

ARTÈRE SCAPULAIRE INFÉRIEURE [2].

SCAPULAIRE COMMUNE, SOUS-SCAPULAIRE, ARTERIA SCAPULARIS INFERIOR, S. INFRA SCAPULARIS, S. SUB-SCAPULARIS, S. SCAPULARIS COMMUNIS.

Situation, définition. Tronc considérable, le plus volumineux de tous ceux fournis par l'axillaire, destiné à toute la région intérieure et profonde de l'épaule, et à la partie latérale et postérieure du thorax.

Origine, trajet, direction. Née de la partie postérieure de l'axillaire, en regard du col chirurgical de l'humérus, rarement isolée, le plus ordinairement formant un tronc commun, d'où procèdent quelques unes des artères voisines; située entre le nerf radial en dedans et en arrière, et la principale branche du nerf médian en avant et en dehors, elle se dirige en bas, en arrière et en dedans, par un trajet flexueux, au-dessous de la tête de l'humérus, entre le sous-scapulaire et le grand rond, et se termine inférieurement par deux branches.

Connexions Les rapports de cette artère varient suivant la position du membre thoracique; si le bras est abaissé, elle forme,

écartée de la tête de l'humérus, une anse très flexueuse, à concavité inférieure, entre le grand rond, le sous-scapulaire, et le bord antérieur de l'omoplate. Mais, si le bras est élevé, cette artère s'enroule autour de la tête de l'humérus, et peut être contuse et même déchirée dans l'effort qui précède la luxation. En regard de la partie moyenne de l'omoplate est le point de départ des branches nombreuses en lesquelles elle se divise.

Distribution. La scapulaire inférieure fournit :

1° Quelques rameaux musculaires à la partie supérieure du sous-scapulaire et du grand rond.

2° *Branche descendante* ou *thoracique.* D'un volume considérable, formant comme une troisième thoracique, fournie parfois par l'artère inférieure de ce nom, cette branche suit le bord antérieur du sous-scapulaire, donne de forts rameaux au grand rond et à la partie supérieure du grand dorsal, puis descend sur le grand dentelé. Dans quelques sujets, elle se tient en arrière de la thoracique longue (Pl. 19); d'autres fois, au contraire, elle croise la direction de cette dernière (Pl. 32), et vient se répandre dans les digitations correspondantes du grand dentelé et du grand oblique de l'abdomen, où elle s'anastomose avec les intercostales et la thoracique longue.

3° En dedans et en avant, un rameau transversal qui se distribué dans la partie supérieure du muscle sus-épineux.

4° Parvenue en regard de la partie moyenne du bord huméral de l'omoplate, le tronc sous-scapulaire se divise en ses deux branches terminales, sous-scapulaire proprement dite, et sous-épineuse, qui embrassent l'omoplate dans leur bifurcation.

(a) *Branche antérieure* ou *sous-scapulaire.* Elle s'enfonce dans le muscle sous-scapulaire, au-devant du petit rond, et fournit un grand nombre de rameaux qui se distribuent dans l'épaisseur du muscle. La branche de continuation suit son bord antérieur, jusqu'à l'angle de l'omoplate; les différens rameaux s'anastomosent avec la scapulaire postérieure et les branches thoraciques.

(b) *Branche postérieure* ou *sous-épineuse.* Elle contourne en arrière le bord axillaire de l'omoplate, et se répand, par de nombreux rameaux, dans les muscles petit et grand ronds, mais surtout dans le sous-épineux. L'un de ces derniers, qui remonte vers la racine de l'épine de l'omoplate, forme une inosculation avec la scapulaire supérieure (Pl. 36). Les autres s'anastomosent avec la scapulaire postérieure, la branche sous-scapulaire, et les thoraciques inférieures.

Anomalies. L'artère scapulaire inférieure est remarquable par ses variétés d'origine, en commun avec les troncs voisins. Suivant qu'elle naît dans un lieu plus ou moins élevé, elle forme un même tronc avec la thoracique inférieure, la circonflexe postérieure et l'humérale profonde. Dans les cas où elle est plus développée, elle donne toutes ces artères à-la-fois, et, même, parfois, une longue collatérale interne (Pl. 32).

ARTÈRE CIRCONFLEXE POSTÉRIEURE [1].

ARTERIA CIRCUMFLEXA HUMERI POSTERIOR, S. ARTICULARIS POSTERIOR.

Origine, trajet, connexions. Cette artère deltoïdienne, postérieure et inférieure, naît, en arrière de l'axillaire, au-dessous de la scapulaire inférieure, se porte horizontalement en arrière,

[1] Planches 33, 69, 23, 19, 20, 24, 77
[2] Planches 33, 69, 23, 19, 20, 24, 77, 36 et 35

T. IV

[1] Planches 35, 36.

2 ₣

accompagnée par une ou deux veines satellites et par le nerf circonflexe, entre le sous-scapulaire et le grand rond; contourne de dedans en dehors le col chirurgical de l'humérus, située entre la portion interne du triceps et le petit rond, puis au-devant du faisceau scapulaire et de la portion externe du triceps. Parvenue entre l'humérus et le deltoïde, elle se divise en un grand nombre de rameaux flexueux qui continuent de contourner l'os en dehors, puis en avant, et se répandent dans l'épaisseur du muscle; quelques rameaux ascendans s'épanouissent dans la capsule scapulo-humérale et s'y distribuent, ainsi qu'au tendon et à la tête de l'os. Les anastomoses de cette artère se font avec la circonflexe antérieure, la branche deltoïdienne de l'acromio-thoracique et les rameaux articulaires de la scapulaire supérieure.

L'artère circonflexe postérieure est, avec son nerf satellite, au nombre des vaisseaux qui sont fréquemment lésés dans la luxation de l'humérus.

Anomalies. Cette artère présente aussi, quant à son origine, de nombreuses variétés, qui influent beaucoup sur ses connexions.

1° Elle naît parfois de la sous-scapulaire, circonstance qui la rapproche d'autant de la tête de l'humérus.

2° Parfois, sans changer son lieu d'origine, elle forme un tronc commun avec la circonflexe antérieure.

3° Il n'est pas rare qu'elle ait une origine commune avec l'humérale profonde ou collatérale externe; dans ce cas, l'origine se trouve portée beaucoup plus bas au-dessous des tendons des grand rond et grand dorsal, ce qui semble justifier l'opinion de Meckel et de Mayer, que c'est l'humérale qui est le tronc principal, et non la circonflexe, comme le pensaient Murray et Sœmmerring.

ARTÈRE CIRCONFLEXE ANTÉRIEURE [1].

ARTERIA CIRCUMFLEXA ANTERIOR HUMERI, S. ARTICULARIS ANTERIOR.

Origine, trajet, connexions. Petite branche quelquefois double ou multiple, mais toujours d'un volume inférieur à la précédente, née au-dessus de cette dernière, de la partie interne et antérieure de l'axillaire, mais souvent aussi d'un tronc commun avec la circonflexe postérieure. Elle se porte horizontalement, de dedans en dehors, au-devant et au-dessus des tendons du grand dorsal et du grand rond, recouverte par le coraco-brachial et la courte portion du biceps, contourne en avant le col de l'humérus, passe derrière la coulisse du long tendon bicipital, et se divise au-delà en deux rameaux osseux et périostiques *ascendant* et *descendant.*

Dans son trajet, la circonflexe antérieure fournit quelques rameaux au deltoïde; la plupart sont ascendans et destinés à l'articulation où ils se distribuent, à la capsule, aux tendons qui s'y insèrent, au périoste et à la tête de l'os. Ces rameaux s'anastomosent avec les branches articulaires de l'acromio-thoracique, de la scapulaire supérieure et de la circonflexe postérieure.

ARTÈRE HUMÉRALE [2].

ARTÈRE BRACHIALE; ARTERIA BRACHIALIS, S. HUMERARIA.

Situation, définition. Grand tronc artériel du bras, continuation de l'axillaire, elle s'étend du dessous du tendon du grand

[1] Planches 35, 36.   [2] Planches 35, 36, 32, 63.

pectoral à la partie supérieure de l'avant-bras, où elle se bifurque en *radiale* et *cubitale.*

Trajet, direction. Sensiblement verticale, et située le long de la partie interne du bras, elle est inclinée dans son cours d'arrière en avant et de dedans en dehors, de telle sorte que, placée à sa partie supérieure, sur la face interne du corps de l'humérus, elle croise un peu obliquement, en bas, le milieu de la face antérieure de l'articulation huméro-cubitale, avant sa bifurcation. A peine ondulée suivant sa longueur, son trajet est presque direct dans ses deux tiers supérieurs; dans son tiers inférieur, elle forme une courbure à concavité externe autour de l'extrémité inférieure du biceps, pour gagner au-delà, le long de son tendon huméral, le centre de l'articulation.

Connexions, 1° *A la face interne du bras.*

(a) *En avant.* L'artère est recouverte à demi-diamètre par le coraco-brachial, le biceps, et plus en dedans par le nerf médian; chez les sujets très maigres la rétraction des muscles vers leur ligne moyenne fait que l'artère n'est plus recouverte que par le nerf médian tendu comme une corde sous la peau.

(b) *En arrière.* L'artère humérale repose sur la portion interne du triceps et sur le brachial antérieur.

(c) *En dedans.* L'artère est longée par la veine humérale interne, qui lui est un peu postérieure; elle est recouverte médiatement par l'aponévrose brachiale et par la veine basilique.

(d) *En dehors,* et un peu en arrière, elle est côtoyée par la veine humérale externe.

Les rapports des nerfs varient aux deux extrémités. En haut l'artère est d'abord placée entre le nerf médian en dehors, et, en dedans, le nerf cubital, qui bientôt s'en écarte, pour longer la cloison aponévrotique interne; en bas, au contour du biceps, le nerf médian qui croise très obliquement la direction de l'artère, devient un peu plus interne, et cesse de la recouvrir en dehors.

2° *Au pli du coude.* L'artère humérale placée entre ces deux veines, est appliquée en arrière sur le tendon du brachial antérieur; un nerf médian l'accompagne à son côté interne. Le sillon dans lequel s'enfonce le faisceau vasculaire commun est limité en dehors par le tendon du biceps, en dedans par le rond pronateur. En avant la bandelette aponévrotique bicipitale le sépare du nerf cutané interne parallèle aux vaisseaux profonds, et de la veine médiane basilique qui croise très obliquement leur direction.

De la situation et des rapports de l'artère humérale, il résulte:

1° Qu'elle peut être facilement comprimée soit le long de l'humérus, soit au-devant de l'articulation du coude; et qu'on peut aussi en faire la ligature dans les divers points de son trajet.

2° Ses rapports avec les os montrent qu'elle peut être lésée dans les fractures communicatives, ou dans la luxation du coude.

3° Enfin les connexions au pli du bras prouvent que la saignée sur le milieu de la veine médiane basilique peut avoir pour conséquence la section du nerf cutané interne, ou, derrière l'aponévrose bicipitale, celle du nerf médian, celle de l'artère humérale ou de l'une de ses veines satellites.

Distribution. L'artère humérale fournit des branches nombreuses, antérieures, postérieures, externes et internes, qui, presque toutes, se distribuent dans les muscles du bras. Cinq d'entre elles d'un volume plus considérable sont constantes; ce sont : *l'humérale profonde* ou *collatérale externe; la branche du vaste interne;* celles *du biceps et du brachial antérieur,* et *la collatérale interne.* A sa bifurcation, l'humérale se termine par la *radiale* et la *cubitale.*

Anomalies. (Pl. 38.) Les variétés de l'artère humérale, quoique peu nombreuses, sont très intéressantes à connaître sous le point de vue chirurgical; la plus importante, et la seule bien prouvée, consiste dans la bifurcation du tronc principal à un point plus ou moins élevé au-dessus du pli du coude; la figure 38 représente plusieurs de ces variétés empruntées de Tiedemann, qui lui-même les a rassemblées des divers auteurs. Ainsi 1° l'artère humérale se bifurque au tiers inférieur du bras, la branche externe formant la radiale, et l'interne la cubitale, qui donne immédiatement naissance à la collatérale interne qu'elle remplace (Fig. 4). 2° La bifurcation se fait au milieu du bras, mais la branche externe, quoique affaiblie, forme l'humérale proprement dite, car elle se bifurque, comme à l'ordinaire, au pli du coude, en radiale et cubitale; la branche interne, volumineuse, forme les interosseuses (Fig. 3). 3° La bifurcation de la radiale et de la cubitale se trouve encore remontée jusqu'au tiers supérieur du bras (Fig. 2), ou jusqu'à la naissance de l'aisselle (Fig. 1). Ce n'est que dans cette variété que Meckel a pu dire que l'humérale proprement dite n'existait pas du tout; mais il serait plus vrai de dire qu'au lieu de manquer elle est double.

BRANCHES DE L'HUMÉRALE.

1° *Rameaux musculaires collatéraux.* Ils sont toujours en assez grand nombre, nés des divers points du tronc de l'humérale, et variables en volume, de manière à compléter la circulation des branches principales, ou à les suppléer au besoin. De ces rameaux, les internes se distribuent dans le vaste interne, le coraco-brachial, et l'extrémité inférieure du brachial antérieur. Les rameaux externes et antérieurs se jettent dans le biceps; un d'entre eux, assez considérable, remonte dans le deltoïde, où il s'anastomose avec une branche de l'acromio-thoracique. Les rameaux postérieurs appartiennent au triceps et viennent s'anastomoser, sous son aponévrose cubitale, avec les divisions de l'humérale profonde.

2° *Artère humérale profonde* ou *collatérale externe.* Née de la partie postérieure de l'humérale, près de son origine, au-dessous du tendon du grand rond, parfois isolée, mais souvent par un tronc commun avec la circonflexe postérieure; dans des cas plus rares, elle procède plus haut de la scapulaire inférieure. Cette artère, remarquable par son volume et la longueur de son trajet, est presque entièrement destinée au triceps. Elle se porte en bas et en arrière, accompagnée par sa veine satellite, et côtoyée par le nerf radial à son côté interne. Ces vaisseaux contournent, en descendant, la face postérieure de l'humérus dans un canal fibreux formé par le triceps. Une forte branche se jette dans la portion postérieure de ce muscle. La branche de continuation accompagne sa portion externe. Vers le milieu du bras elle se subdivise : une branche externe vient sortir avec le nerf radial dans le sillon où commence le long supinateur; l'autre descend dans l'épaisseur du muscle, et toutes deux s'anastomosent en dehors de l'articulation du coude avec la récurrente radiale postérieure, et, par une arcade transversale dans l'épaisseur du tendon du triceps, avec la récurrente cubitale.

24.

3° *Branche du vaste interne.* D'un volume assez faible, mais remarquable par la longueur de son trajet, elle naît de la partie interne de l'humérale, au-dessous de la collatérale externe, vers les deux cinquièmes supérieurs du bras (Pl. 35). Quelquefois elle est fournie par la profonde ou par la scapulaire inférieure (Pl. 32). De là elle se porte en bas, accolée au nerf cubital, traverse avec lui la cloison aponévrotique interne, et descend entre l'épitrochlée et l'olécrâne, où elle s'anastomose directement avec la récurrente cubitale postérieure, et en arcade transversale avec la collatérale externe, et la récurrente radiale postérieure.

4° *Branches du biceps et du brachial antérieur.* Uniques ou doubles, les branches de ces muscles naissent de la face externe de l'humérale, et se portent transversalement en dehors; puis, inclinées en bas, accompagnées par leurs veines satellites, la branche du biceps se dégage en regard du tendon du deltoïde, et celle du brachial antérieur au milieu de la hauteur de ce muscle; elles s'anastomosent entre elles et avec les récurrentes antérieures.

5° *Artère collatérale interne.* D'un volume assez considérable, elle naît de la partie interne de l'humérale, à une hauteur assez variable, mais le plus ordinairement au tiers inférieur du bras. Il n'est pas rare qu'elle soit double ou triple, chacune de ses branches principales naissant isolément. Elle fournit d'abord une branche externe qui se jette dans le brachial antérieur, puis un certain nombre de rameaux postérieurs, dont l'un traverse la cloison aponévrotique interne, pour se distribuer dans le triceps, et s'anastomoser au-delà avec la récurrente cubitale et la branche du vaste interne; le rameau de continuation descend avec le nerf cubital, et va s'anastomoser avec les deux récurrentes du même nom.

BRANCHES TERMINALES DE L'HUMÉRALE.

Parvenue au milieu et au-dessous de la face antérieure de l'articulation huméro-cubitale, l'artère humérale se bifurque en ses deux branches antibrachiales, en dehors la *radiale,* qui par sa direction forme la continuation du tronc primitif; en dedans la *cubitale,* qui naît en formant un angle d'environ quarante-cinq degrés, le lieu le plus ordinaire de la bifurcation peut être assigné dix lignes à un pouce au-dessous du plan interarticulaire, en regard du col du radius; il est quelquefois plus haut ou plus bas, mais rarement de plus de deux ou trois lignes. Dans ce point de bifurcation, l'artère, flanquée de ses deux veines collatérales, un peu écartée, en dehors, du nerf médian, est recouverte par la jonction des veines radiales et cubitales profondes, origine des humérales, et par les courtes branches d'anastomose de ces veines avec la radiale commune, d'où naît à l'extérieur, sur l'aponévrose, la bifurcation des veines médianes basilique et céphalique.

ARTÈRES RADIALES [1].

ARTERIA RADIALIS.

Situation, définition. Artère du bord radial de l'avant-bras, de la face dorsale de la main et de la face palmaire profonde, où elle concourt, par ses anastomoses avec la cubitale, à former les collatérales des doigts.

Origine, trajet, direction. Branche externe de bifurcation de l'humérale, dont elle continue la direction; plus superficielle et

[1] Planches 35, 36, 62, 57, 62.

moins volumineuse que la cubitale, elle descend, peu flexueuse et presque verticale, mais avec une légère inclinaison en dehors, jusqu'à l'extrémité inférieure du radius; contourne le bord antérieur et le sommet de l'apophyse styloïde, passe sur le côté radial de la face dorsale de la main, où elle descend au milieu du premier espace interosseux, et s'y enfonce vers son angle supérieur pour reparaître dans la paume de la main dont elle forme l'arcade profonde. Celle-ci se termine par des branches interosseuses et par des rameaux d'anastomose avec les branches de l'arcade superficielle de la cubitale. La diversité de son trajet permet de la diviser en trois portions, *antibrachiale, carpienne* et *palmaire*.

PORTION ANTIBRACHIALE DE LA RADIALE.

Connexions. 1° *En avant*, recouverte supérieurement par la saillie du rond pronateur, elle est sous-aponévrotique dans sa moitié inférieure.

2° *En arrière* elle est appliquée supérieurement sur le court supinateur, en dehors de l'attache du tendon bicipital, plus bas elle passe sur le tendon radial du rond pronateur, les attaches radiales du fléchisseur sublime, le faisceau externe du long fléchisseur profond, le carré pronateur, et enfin, dans une très petite étendue, sur le corps du radius lui-même. C'est cette proximité du point d'appui qui, rendant facile à percevoir le choc de cette artère, l'a fait choisir pour l'exploration du pouls.

3° *En dedans* l'artère est côtoyée par le rond pronateur, et en bas par le tendon du radial antérieur, qui fait saillie audevant d'elle.

4° *En dehors* elle répond dans toute son étendue au long supinateur, et médiatement au nerf radial placé dans une gaine spéciale; en sorte que, dans sa partie inférieure, elle est protégée par les deux tendons satellites qu'il faut mettre dans le relâchement, en demi-pronation, et déprimer, pour bien sentir ses battements. Enfin, dans toute sa longueur, l'artère est longée de chaque côté par les veines radiales profondes.

Distribution. La portion antibrachiale de la radiale fournit un très grand nombre de rameaux musculaires sans nom, externes, internes, antérieurs et postérieurs, généralement nés à angle droit, et qui se distribuent dans les supinateurs, le rond pronateur, le radial antérieur et le fléchisseur sublime. Trois branches seulement méritent d'être distinguées : la *récurrente radiale antérieure*, la *transverse antérieure du carpe* et la *radio-palmaire*.

1° *Récurrente radiale antérieure* (Pl. 36). Née perpendiculairement en dehors de la radiale, à quelques lignes de son origine, d'un assez fort volume, elle se porte en dehors, puis s'incurve de bas en haut; placée entre le long supinateur et le brachial antérieur, elle se distribue à ces muscles, au court supinateur, à la partie supérieure des radiaux; elle s'anastomose en haut et en avant avec la collatérale externe du bras, et de nouveau, en arrière, sur l'épicondyle, par une branche qui contourne le court supinateur.

2° *Transverse antérieure du carpe.* Née en regard du bord antérieur du rond pronateur, sous lequel elle se dirige horizontalement, elle se distribue à ce muscle et aux tissus fibreux articulaires, s'anastomose en arcade avec un pareil rameau de la cubitale, et, par ses divisions, avec l'interosseuse antérieure.

3° *Radio-palmaire* ou *palmaire superficielle* (Pl. 37). Née à angle aigu de la radiale, dans le point où elle contourne en dehors le

radius, quelquefois double, ou même triple, elle se porte verticalement en bas, en dehors du tendon du radial antérieur, passe sous le court extenseur du pouce, et s'anastomose audessous, par inosculation, avec un rameau ascendant de la cinquième branche de l'arcade superficielle de la cubitale. Dans son trajet, cette artère se distribue aux muscles de l'éminence hypothénar, où elle s'anastomose avec les rameaux dorsaux du pouce, et ceux fournis par la branche collatérale externe de ce doigt, provenant de la cubitale.

PORTION CARPIENNE DE LA RADIALE.

Connexions. À l'extrémité inférieure du radius, le tronc de la radiale passe sous l'apophyse styloïde et les tendons des long abducteur et court extenseur du pouce qui la croisent obliquement. Devenue sous-cutanée sur la face dorsale, elle glisse sous le tendon du long extenseur du pouce, puis entre ce dernier et celui du premier radial externe, jusqu'à l'extrémité du premier espace interosseux, où elle se bifurque. Dans ce court trajet, elle fournit quatre artères principales, la *transverse dorsale du carpe*, la *transverse dorsale du métacarpe*, la *première interosseuse dorsale* et les artères externes de l'éminence hypothénar.

1° *Transverse dorsale du carpe.* D'un petit volume, elle naît à la hauteur de la ligne articulaire des deux rangées du carpe, qu'elle suit horizontalement dans son cours de dehors en dedans; elle se divise en un grand nombre de rameaux osseux, périostiques et articulaires, qui servent à la nutrition du carpe, et s'anastomosent en haut, par deux ou trois forts rameaux, avec la terminaison de l'interosseuse antérieure, et en bas avec la dorsale du métacarpe.

2° *Artère dorsale du métacarpe.* Semblable à la précédente en volume et en direction, elle n'en est souvent qu'une branche inférieure, et, d'autres fois, elle naît isolément de la radiale; elle passe horizontalement sur les articulations carpo-métacarpiennes, et fournit des rameaux ascendans et descendans, osseux et articulaires. Mais ics plus considérables descendent pour s'anastomoser avec les branches perforantes des interosseuses. Le premier surtout, remarquable par son volume, a fait donner, par quelques auteurs, à l'artère dorsale du métacarpe, celui de deuxième interosseuse dorsale.

3° *Première interosseuse dorsale.* Branche postérieure et inférieure dégagée du tronc de la radiale à la partie supérieure du premier espace interosseux. D'un volume considérable, elle descend verticalement entre les deux faisceaux du premier interosseux dorsal, et ordinairement s'enfonce entre le premier faisceau de ce muscle et l'adducteur du pouce; parvenue sur le bord inférieur de ce dernier, elle se bifurque en T, en formant deux grosses branches, dont l'une horizontale en dedans, s'abouche avec la sixième ou terminale de l'arcade superficielle de la cubitale, pour former en commun l'artère collatérale externe de l'indicateur. La branche externe de bifurcation contourne en dehors le pli cutané de flexion du pouce, et constitue au-delà la branche collatérale interne de ce doigt.

4° *Artère dorsale de l'éminence hypothénar.* Cette artère, souvent double, et dont l'existence est constante, se dégage en dehors de la portion carpienne de la radiale, longe la face externe de l'éminence hypothénar, aux muscles de laquelle elle se distribue, et s'anastomose inférieurement en arcade au-dessous de l'articulation métacarpo-phalangienne avec la collatérale externe du pouce. Parfois c'est elle-même qui constitue cette artère, dans le cas où la cinquième branche palmaire de la cubitale, trop faible, se perd dans les muscles.

PORTION PALMAIRE DE LA RADIALE (Pl. 37, 62).

Destinée à former le plan artériel profond de la paume de la main, elle continue le tronc primitif après sa bifurcation sur la face dorsale, en haut du premier espace interosseux. Elle traverse ce dernier dans une arcade spéciale, entre les deux faisceaux du premier muscle interosseux dorsal, et pénètre dans la paume de la main ou-dessous de l'articulation carpo-métacarpienne du pouce, placée derrière l'adducteur et le court fléchisseur de cet organe, et au-devant du premier interosseux dorsal. A partir de ce point, elle se bifurque immédiatement; la branche externe ou sous-métacarpienne du pouce, d'un volume considérable, accompagne la courbure du premier os métacarpien, et se termine à son extrémité inférieure, en s'abouchant avec la cinquième branche de l'arcade superficielle de la cubitale, pour former en commun la collatérale externe du pouce. Dans ce trajet, l'artère sous-métacarpienne du pouce fournit des rameaux volumineux à l'adducteur, au court fléchisseur, et à l'opposant du pouce, et s'anastomose en arcade sous les tendons avec l'artère dorsale de l'éminence hypothénar.

La branche interne de bifurcation de la radiale palmaire, continuation du tronc primitif, ou l'arcade palmaire profonde proprement dite, se dirige légèrement flexueuse en dehors; appliquée sur la tête des os métacarpiens, elle se termine en dedans par un cas d'un fort volume qui contourne les tendons fléchisseurs, et s'anastomose avec la première branche digitale de la cubitale, qui forme la collatérale interne du petit doigt.

Connexions, distribution. Dans tout ce trajet, l'arcade palmaire profonde, appliquée sur les os et sur les attaches supérieures des interosseux palmaires, est recouverte par les muscles court fléchisseur et abducteur du pouce, les doubles tendons fléchisseurs et les muscles lombricaux. Elle fournit des divisions en grand nombre: 1° branches ascendantes ou supérieures. Au nombre de trois ou quatre, elles remontent dans les tissus fibreux de la gouttière des fléchisseurs, sur la face antérieure du carpe, et s'épanouissent en rameaux destinés aux tissus fibreux, aux os et aux articulations. L'une de ces branches, moyenne et verticale, remonte assez haut, et s'anastomose avec les transverses du carpe et l'interosseuse antérieure.

2° Branches antérieures. Au nombre de deux ou trois, la plus considérable se perd dans l'adducteur du pouce, les autres dans les muscles lombricaux.

3° Branches descendantes ou inférieures. Ce sont les interosseuses palmaires, au nombre de quatre, et d'un volume considérable. Le trajet et la distribution de ces artères sont les mêmes; elles descendent verticalement, la première le long du bord externe du second métacarpien, les trois autres d'une manière plus ou moins variée, dans les sillons qui séparent les interosseux dorsaux et palmaires.

Chacune de ces artères fournit: 1° quelques artérioles musculaires antérieures, destinées aux lombricaux et aux tendons fléchisseurs; 2° deux ou trois fortes branches postérieures ou perforantes supérieure, moyenne et inférieure, qui traversent les muscles interosseux, leur fournissent des rameaux, et contribuent, avec les anastomoses de la transverse du métacarpe, à former, sur la face opposée de la main, les artères interosseuses dorsales.

T. IV.

3° Parvenues auprès des têtes des os métacarpiens, en général, les artères interosseuses palmaires se bifurquent, ou s'anastomosent entre elles, pour se jeter entre les articulations métacarpo-phalangiennes, dans les branches digitales de la cubitale, avant le point où ces dernières se bifurquent pour former les collatérales des doigts.

4° Enfin il nous reste à parler des interosseuses dorsales, qu'il faut considérer comme des terminaisons de la radiale, formées comme elles sont des anastomoses des perforantes avec la transverse du métacarpe. Au nombre de trois, elles descendent verticalement entre les espaces moyens interosseux, fournissent des rameaux aux muscles, aux tendons et à la peau, et, devenues très grêles sur les articulations métacarpo-phalangiennes, s'anastomosent également avec les collatérales des doigts.

ARTÈRE CUBITALE [1].

ARTERIA CUBITALIS, S. ULNARIS.

Situation, définition. Branche interne de bifurcation de l'humérale; artère du bord cubital de l'avant-bras et de sa portion médiane, antérieure et postérieure, formant à la main l'arcade superficielle palmaire, d'où procèdent les collatérales des doigts. D'après son trajet, on la divise comme la radiale en trois portions: antibrachiale, carpienne et palmaire.

PORTION ANTIBRACHIALE DE LA CUBITALE.

Origine, trajet, connexions. Plus volumineuse que la radiale, elle se détache du point de bifurcation, suivant un angle de quarante à quarante-cinq degrés, se dirige en bas et en dedans en décrivant une légère courbure à convexité interne, passe sous le nerf médian, qui la croise à angle très aigu, puis traverse l'arcade du fléchisseur superficiel, et s'engage entre ce muscle et le fléchisseur profond. Verticale dans la moitié inférieure de l'avant-bras, elle est située derrière l'aponévrose, au-devant du fléchisseur profond, du carré pronateur, et tout-à-fait en bas, de l'os cubitus, entre le tendon du cubital antérieur et le nerf cubital, à son côté interne, le quatrième tendon du fléchisseur superficiel à son côté externe. Dans tout ce trajet, elle est flanquée latéralement par ses deux veines satellites.

Distribution. La cubitale fournit, de haut en bas, un grand nombre de branches, dont les principales sont: les récurrentes cubitales, l'artère interosseuse, le rameau médian, et le rameau carpien transverse.

1° Rameaux musculaires. Comme à la radiale, ils sont en nombre considérable, antérieurs, postérieurs externes et internes, généralement d'un petit volume, et dégagés à angle droit du tronc commun. Ces rameaux, sans nom, se distribuent dans les muscles voisins, en avant le radial antérieur, le palmaire grêle et le cubital antérieur; en arrière et latéralement les deux fléchisseurs des doigts.

2° Récurrentes cubitales. Au nombre de deux, antérieure et postérieure, dont la première, la plus considérable, forme le plus souvent le tronc commun. (a) Récurrente cubitale antérieure. Née de la partie interne de la cubitale, à six ou huit lignes au-dessous de son origine, elle se porte transversalement en dedans,

[1] Planches 35, 36, 62, 37, 63.

25

où, après quelques lignes de trajet, elle se divise dans ses branches. L'*antérieure* se porte en dedans, appliquée sur le brachial antérieur, recouverte par le rond pronateur et les attaches du sublime. Elle fournit de nombreux rameaux dans les insertions des muscles qui se fixent à l'épitrochlée, et vient s'anastomoser en dedans avec la collatérale interne de l'humérus. (b) La *récurrente cubitale postérieure* naît parfois isolément de la cubitale, au-dessous de la précédente, ou même, dans certains sujets, se trouve suppléée par une branche de l'interosseuse postérieure. Dans le cas normal, où elle naît en avant, elle s'enfonce, contourne sur le cubitus, le tendon du brachial antérieur, traverse les attaches du cubital antérieur, remonte entre l'épitrochlée et l'olécrane, et vient s'anastomoser, avec une branche de la collatérale interne, avec sa congénère, et avec la collatérale externe, par l'arcade située dans le tendon du triceps. Un de ses rameaux ascendans remonte le long du nerf cubital, et s'anastomose avec la branche du vaste interne.

3° *Artère interosseuse.*

Artère d'un volume considérable, et qui semble presque une branche de bifurcation, née à angle aigu de la cubitale, au-dessus de l'arcade du fléchisseur sublime, et un peu au-dessous du tronc des récurrentes et de l'attache du tendon radial du biceps. Elle se dirige d'abord verticalement, inclinée en arrière, en contournant le cubitus, fournit parfois le rameau médian, puis, au-devant du trou interosseux, se divise en deux fortes branches dites interosseuses, *antérieure* et *postérieure*.

(a) *Interosseuse antérieure.* Elle descend verticalement appliquée sur le ligament interosseux, où elle est maintenue dans un petit canal fibreux correspondant à l'interstice du fléchisseur profond des doigts et du long fléchisseur du pouce. Inférieurement elle est recouverte par le carré pronateur; près du bord inférieur de ce muscle elle traverse le ligament interosseux, passe sur la face dorsale, et descend verticalement sur le carpe, où elle vient s'anastomoser avec son artère dorsale transverse. Dans tout ce trajet, l'artère interosseuse antérieure fournit, de chaque côté, des rameaux nombreux, dont les antérieurs, les plus faibles, se distribuent dans les muscles fléchisseurs; des ramuscules osseux et périostiques, en grand nombre, se répandent sur la radius et le cubitus. Mais les rameaux les plus volumineux, au nombre de cinq ou six, traversent dans de petites fentes le ligament interosseux, et se distribuent à la face postérieure dans les muscles abducteurs et extenseurs du pouce, où ils s'anastomosent avec l'interosseuse postérieure. En bas, l'interosseuse fournit un rameau vertical au muscle carré pronateur.

(b) *Rameau médian.* Dégagé parfois de la cubitale, mais plus ordinairement du tronc interosseux, il descend verticalement sur la ligne moyenne de l'avant-bras, appliqué sur le fléchisseur superficiel, et compris entre deux veines satellites, parfois ce rameau se perd, à la partie inférieure de l'avant-bras, dans les muscles fléchisseurs; mais chez d'autres sujets, suivant une disposition que je crois plus commune, il continue de descendre sans perdre sensiblement de son volume, passe avec les tendons fléchisseurs sous le ligament palmaire, et vient s'anastomoser, avec l'arcade superficielle de la cubitale, dans la paume de la main. Le rapport le plus important de cette artère est avec le nerf médian, qui la croise très obliquement; elle longe son côté externe dans ses trois quarts supérieurs, passe derrière, et se trouve inférieurement à son côté interne.

(c) *Interosseuse postérieure.* Branche postérieure du tronc commun interosseux, plus faible que la précédente, elle passe par le trou du ligament interosseux et apparaît à la face postérieure de l'avant-bras, derrière le court supinateur qu'elle traverse près de son bord inférieur. Elle se divise immédiatement en deux branches, l'une ascendante, la récurrente radiale postérieure, et l'autre descendante, ou l'interosseuse proprement dite.

1° *Récurrente radiale postérieure.* Branche d'un volume considérable, elle monte verticalement en arrière sur l'anconé, ou entre ce muscle et le cubital postérieur, fournit des rameaux à ces muscles et s'anastomose en dedans avec la récurrente cubitale, en haut elle remonte derrière l'épicondyle, où elle s'abouche avec la terminaison de l'humérale profonde.

2° *Branche de continuation.* Après avoir fourni l'artère précédente, l'interosseuse postérieure, légèrement flexueuse, descend verticalement entre la couche superficielle des extenseurs des doigts et la couche profonde des extenseurs du pouce et du courtsupinateur, en fournissant de chaque côté de nombreux rameaux à ces muscles. Inférieurement elle se termine sur l'extenseur de l'index, en s'anastomosant avec la branche perforante de l'interosseuse antérieure.

3° *Rameau carpien transverse.* Dégagé de la cubitale au-dessous du carré pronateur, il suit le bord inférieur de ce muscle, dans lequel il se distribue, et s'anastomose en arcade avec le rameau semblable né de la radiale.

PORTION CARPIENNE DE LA CUBITALE.

L'artère cubitale, parvenue à l'extrémité inférieure de l'avant-bras, s'incurve légèrement pour contourner en dehors l'os pisiforme, descend en formant une légère courbure, convexe en dehors, appliquée sur le ligament palmaire, et recouverte par une lamelle aponévrotique, en dedans du muscle palmaire cutané, de sorte qu'elle est encastrée dans un canal fibreux, depuis l'os pisiforme jusqu'à la paume de la main. Dans ce court trajet l'artère cubitale fournit: 1° un rameau interne profond, qui se distribue en arrière dans le tissu fibreux de la gouttière des fléchisseurs; 2° une ou deux artérioles destinées au ligament palmaire et aux attaches carpiennes des muscles de l'éminence hypothénar; 3° le rameau *cubito-palmaire*, d'un fort volume; né, en dedans, au-dessous de l'os pisiforme, il se partage immédiatement en une branche superficielle, et une profonde, qui pénètre entre l'adducteur et le court fléchisseur du petit doigt: toutes deux se perdent dans les muscles de l'éminence hypothénar; parfois le rameau cubito-palmaire, très volumineux, forme inosculation avec l'arcade profonde de la radiale.

PORTION PALMAIRE DE LA CUBITALE.

Trajet, connexions. L'artère cubitale débouche dans la paume de la main, sous l'arcade du ligament palmaire, auprès de l'insertion du court fléchisseur du petit doigt; elle descend d'abord, dans l'étendue de dix lignes, au-devant et en dedans des tendons fléchisseurs de l'annulaire; puis, par un trajet flexueux, traverse de dedans en dehors la paume de la main, jusqu'à la naissance du doigt indicateur, au-dessous du muscle adducteur du pouce, où elle se termine en se bifurquant. Recouverte par l'aponévrose palmaire, elle est appliquée sur les tendons fléchisseurs et les muscles lombricaux, dont elle croise obliquement la direction.

Distribution. Dans son court trajet, l'arcade superficielle cubitale fournit : 1° quelques artérioles cutanées; 2° une branche ascendante, qui forme l'inosculation avec le rameau médian de l'interosseuse; 3° six branches descendantes ou artères digitales, nées successivement de dedans en dehors de chacune des courbures de l'arcade commune, et qui vont former les collatérales des doigts.

1re *branche digitale.* La plus faible en volume; elle procède de la partie interne du tronc, un peu au-dessous de l'arcade palmaire, descend obliquement, en dedans, au-devant des tendons longs fléchisseurs du petit doigt, et le long de son court fléchisseur; à dix lignes de son origine, elle reçoit, perpendiculairement, la branche terminale d'anastomose de l'arcade profonde, qui ferme en dedans l'ellipse artérielle palmaire. Plus bas, la première digitale fournit de nombreux rameaux aux attaches des muscles de l'éminence hypothénar, puis, par sa continuation, elle forme l'artère collatérale interne du petit doigt.

2e *branche digitale.* Née de la cubitale dans le point de sa première courbure en dehors, elle croise le tendon fléchisseur de l'annulaire, reçoit inférieurement l'anastomose de la quatrième interosseuse, et se bifurque entre le petit doigt et l'annulaire pour former la collatérale externe du premier, et la collatérale interne du second.

3e *branche digitale.* Née à peu de distance de la précédente, au-devant des tendons fléchisseurs du médius, elle descend entre ceux-ci et le troisième muscle lombrical; reçoit l'anastomose de la troisième interosseuse, et se bifurque, entre l'annulaire et le médius, en formant la collatérale externe de l'un et la collatérale interne de l'autre.

4e *branche digitale.* Elle fait suite à une courbure verticale de l'arcade commune; plus forte que le tronc de continuation, elle descend sur le bord externe du second muscle lombrical, reçoit les anastomoses des première et seconde interosseuses, et par sa bifurcation entre les articulations métacarpo-phalangiennes, donne naissance à la collatérale externe du médius et à la collatérale interne de l'indicateur.

5e *et* 6e *branches digitales.* La branche terminale de l'arcade cubitale, très affaiblie, se dirige transversalement en dehors en passant sur les tendons fléchisseurs de l'index, et le premier muscle lombrical, où elle se termine en se bifurquant. La branche supérieure ou la *cinquième digitale* remonte un peu transversalement en dehors, appliquée sur le muscle adducteur du pouce; elle envoie plusieurs rameaux à ce muscle, au lombrical, et un assez fort aux muscles de l'éminence hypothénar; puis elle croise le long fléchisseur, s'accole au tendon du court adducteur auquel elle fournit des rameaux, et se continue au-delà sous le nom de collatérale externe du pouce. La branche inférieure de bifurcation ou la *sixième digitale* s'incurve en bas, et, après un court trajet, s'abouche, sous l'adducteur du pouce, avec la branche interne de bifurcation de la première interosseuse dorsale, pour former en commun la collatérale externe de l'indicateur. On se rappelle que c'est la branche de la bifurcation externe qui forme la collatérale interne du pouce.

ARTÈRES COLLATÉRALES DES DOIGTS.

Nous réunissons dans une même description ces artères semblables entre elles pour l'origine, le trajet et le mode de distribution, sauf à mentionner les légères différences qui appartiennent au pouce et au petit doigt.

Chacune des artères collatérales des doigts provient de la bifurcation ou de la continuation des branches digitales ou métacarpiennes de la cubitale, renforcées par les anastomoses directes des interosseuses palmaires, et anastomosées elles-mêmes par leurs rameaux avec les interosseuses dorsales. Ces artères, dirigées longitudinalement, suivent le bord interne ou la face palmaire des doigts, jusqu'au milieu de la phalange unguéale où elles s'anastomosent en arcade dans la pulpe digitale. En profondeur, elles sont situées sous la gaine fibreuse superficielle sous-jacente à la peau et au tissu adipeux, et qui double et renforce l'enveloppe tégumentaire. En dedans elles s'appliquent sur les côtés des tendons fléchisseurs. Ces artères fournissent : 1° en dedans et en avant un premier plan d'artérioles assez volumineuses, distribuées dans le pannicule adipeux, et qui s'anastomosent en arcade. 2° En arrière d'autres artérioles qui contournent le doigt sur sa face dorsale, à laquelle elles se distribuent. 3° Un second plan d'artérioles très fines qui se distribuent à la gaine fibreuse des tendons. 4° Un troisième plan profond de petites artères articulaires et périostiques, supérieures et inférieures, à chaque articulation, où elles s'anastomosent en arcade, suivant une disposition semblable aux grandes articulaires du genou. 5° Les artères des deux doigts extrêmes forment une légère exception. La collation externe du pouce, en raison de son volume, forme une première anastomose sur la face externe avec les artères dorsales, et une autre très volumineuse, entre les collatérales, au-dessus de l'articulation phalangienne. La collatérale interne du petit doigt s'anastomose également en arcade avec les artères dorsales.

Terminaison des collatérales. Parvenues à la naissance de la pulpe du doigt, les artères des deux côtés se réunissent en une arcade d'inosculation volumineuse, à concavité supérieure. Par une dissection attentive, on reconnaît que du bord convexe de cette arcade se dégagent de forts rameaux dirigés vers l'extrémité du doigt, qui eux-mêmes s'anastomosent fréquemment à tous les plans, de manière à former un réseau artériel considérable, renfermant dans ses mailles les globules de la substance pulpeuse, auxquels de nombreux capillaires donnent une couleur rosée. En arrière, au contour de la matrice de l'ongle, de petits trous donnent passage à des rameaux postérieurs, qui viennent, sur la face dorsale, former un réseau capillaire très délié dans la pulpe sous-unguéale.

Anomalies des artères de l'avant-bras et de la main [1]. La radiale, la cubitale, et leurs divisions, offrent de nombreuses variétés dans toute la hauteur du membre. En ne considérant que celles qui ont lieu au-dessous de leur origine habituelle, les variétés de bifurcation anticipée de l'humérale nous étant déjà connues, il nous reste encore à noter de nombreuses particularités. Elles ont rapport à-la-fois à la situation, au trajet et à la distribution.

1° *A l'avant-bras.* Parfois l'artère humérale traverse l'aponévrose avant le pli du coude, et, devenue sous-cutanée, se bifurque comme à l'ordinaire; la radiale et la cubitale superficielles à l'avant-bras ne s'enfoncent qu'à la main pour leur distribution ultérieure. Nous avons copié (Fig. 5) cette disposition d'après nature. Elle est fâcheuse pour le sujet, vu les chances nombreuses de lésion qu'elle présente. Elle est

---

[1] Planche, 88.

importante à connaître pour le chirurgien, mais heureusement facile à apercevoir, du moins chez les sujets maigres, en raison de la pulsation continue sous la peau.

(b) Dans les cas de division anticipée de l'humérale, il arrive fréquemment que les deux branches, ou l'une d'entre elles, demeurent plus superficielles, ou même sous-aponévrotiques, dans le reste de leur trajet. (Fig. 3, 4.)

(c) Quand l'interosseuse a un volume considérable, le rameau médian, ou bien concourt pour une forte part à renforcer l'arcade superficielle (Fig. 2), ou remplace, dans la portion externe de sa distribution, la cubitale devenue beaucoup plus faible. (Fig. 6.)

2° *A la main.* Les nombreuses variétés de cubitale et de radiale semblent, au premier coup d'œil, reconnaître, pour cause première, une inégalité de volume, qui fait que l'une supplée à l'autre dans son mode habituel de distribution; mais, par l'examen attentif d'un certain nombre de cas très différens, empruntés des auteurs (Pl. 38), il m'a paru évident que c'est presque toujours la cubitale qui est diminuée de volume, et qui se trouve suppléée d'une manière plus ou moins variée par la radiale proportionnellement accrue dans sa capacité; ainsi :

(a) Le cas le plus simple est celui où l'artère cubitale, affaiblie, est augmentée, pour sa terminaison, par une volumineuse anastomose de la branche radio-palmaire de la radiale. (Fig. 7.)

(b) La cubitale, étant plus faible encore, s'arrête à la collatérale interne de l'index; la branche radio-palmaire de la cubitale, encore plus forte, fournit la collatérale externe de l'index et les deux collatérales du pouce, et s'anastomose avec la cubitale au-dessous de l'arcade palmaire par une petite branche transversale. (Fig. 8.)

(c) Enfin la branche radio-palmaire de la radiale, devenant assez forte pour constituer une bifurcation du tronc primitif, se répand dans l'éminence hypothénar et la moitié externe de la paume de la main, et fournit les deux collatérales du pouce et de l'indicateur, et la collatérale externe du médius, tandis que la cubitale, très afaiblie, ne donne que les deux collatérales du petit doigt et de l'annulaire et l'interne du médius. (Fig. 9.)

Mais la manière dont la radiale plus forte supplée à la cubitale plus faible ne se borne pas à l'accroissement de volume de la branche superficielle antérieure radio-palmaire; le même résultat s'obtient en arrière par l'arcade profonde. Ainsi, comme dans le cas précédent, l'arcade superficielle cubitale, fournissant les collatérales de l'annulaire, de l'auriculaire, et l'interne du médius, grâce à deux anastomoses de renforcement de la radiale, c'est du tronc même de l'arcade profonde que procèdent, par la branche sous-métacarpienne et la première interosseuse, les collatérales du pouce, de l'annulaire, l'externe du médius, et les deux branches d'anastomose. (Fig. 10.)

(e) L'arcade cubitale ne donnant que les collatérales du petit doigt, de l'annulaire et du pouce, c'est l'arcade profonde de la radiale qui donne les deux collatérales de l'index, et l'externe du médius. (Fig. 2.)

(f) Dans un autre cas, la continuation de la cubitale qui forme l'arcade superficielle étant très faible, toutes les collatérales des doigts sont fournies par l'arcade profonde très forte; mais, alors, l'anastomose de l'arcade profonde avec la cubitale étant considérable, et les deux troncs radial et cubital ayant sensiblement le même volume à l'avant-bras, on peut dire que les branches digitales sont seulement placées à un plan plus profond, l'arcade d'où elles naissent paraissant également formée par les deux troncs de l'avant-bras. (Fig. 11.)

(g) Enfin l'arcade palmaire cubitale peut varier dans son mode de distribution par la bifurcation du tronc principal, sans que la radiale y participe. Dans ce cas, la branche interne, continuation du tronc cubital affaibli, ne fournit que deux branches digitales, d'où naissent les cinq artères collatérales de la moitié interne de la main, tandis que la branche externe fournie par l'interosseuse, ou mieux, le rameau médian amplifié, donne les cinq collatérales de la moitié externe de la main. (Fig. 6.)

De ce qui précède, il semble donc prouvé, comme fait le plus général : 1° que les anomalies des artères de l'avant-bras et de la main ont pour cause première l'inégalité de développement des deux troncs; 2° que presque toujours l'inégalité consiste dans l'augmentation de développement de la radiale sur la cubitale, dont les effets se manifestent surtout à la main.

S'il était permis d'assigner une cause à ce fait, il semble qu'on pourrait la trouver dans une compression ou un obstacle quelconque à la circulation, à l'époque de formation embryonnaire; la radiale qui fait suite au tronc primitif, tendant à se développer aux dépens de la cubitale, plus facilement comprimée dans la position fœtale de demi-flexion et pronation, et dont l'angle d'origine est moins favorable à l'abord du sang dans sa cavité. (Fig. 6.)

RÉSUMÉ DES ARTÈRES DU MEMBRE THORACIQUE.

Le tronc artériel destiné au membre thoracique est remarquable par les variétés de sa distribution et le nombre de ses anastomoses; il offre l'exemple le plus convaincant de l'insignifiance d'origine des vaisseaux sanguins; en d'autres termes, de la solidarité de toutes les parties de l'appareil circulatoire. Ainsi, indépendamment du membre thoracique, le tronc brachial fournit : 1° au cerveau, au cervelet, à la protubérance, au bulbe rachidien, à la moelle et à leurs enveloppes, aux vertèbres et aux muscles profonds du cou, par l'artère vertébrale anastomosée avec la carotide interne, les méningées et les cervicales; 2° aux parois thoraciques par l'intercostale supérieure, la mammaire interne, les deux thoraciques et la scapulaire inférieure, anastomosées entre elles et avec les intercostales, les scapulaires et l'épigastrique; 3° au larynx, à la glande thyroïde, à la trachée et à l'œsophage, par la thyroïdienne inférieure anastomosée avec les autres thyroïdiennes, les œsophagiennes et les bronchiques; 4° au péricarde et au diaphragme par la mammaire interne anastomosée avec les branches médiastines et diaphragmatiques inférieures; 5° aux muscles du cou, par les cervicales anastomosées entre elles, avec la vertébrale, l'occipitale et la scapulaire postérieure; 6° aux muscles de la nuque et du dos, par les scapulaires supérieure et postérieure; à l'épaule et à l'aisselle, par ces mêmes artères et la scapulaire inférieure, renfermant l'omoplate dans un triangle commun d'inosculation, et en outre anastomosées avec les cervicales, les intercostales, les thoraciques et les circonflexes.

Le grand nombre de vaisseaux fournis par le tronc brachio-céphalique explique à-la-fois l'influence hygiénique des forts mouvemens du membre thoracique dans les congestions cérébrales, et l'excès de nutrition des parties supérieures du corps, ou la tendance apoplectique qui succède à l'amputation du bras.

Considéré seulement dans sa portion brachiale, le tronc artériel dégage partout des branches nombreuses qui facilitent la nutrition et les anastomoses. Autour de l'articulation du coude, les récurrentes radiales et cubitales, moyen de jonction intermédiaire entre les collatérales du bras, et les branches musculaires de l'avant-bras. Autour du poignet, les rameaux carpiens, branches moyennes d'anastomose entre les interosseuses antibrachiales et métacarpiennes. Mais, c'est surtout à la main où la distribution des vaisseaux, admirables par leur nombre et par le volume des anastomoses, est en harmonie parfaite avec la rapidité, l'énergie et la multiplicité des mouvemens. Trois arcades transversales, dont deux palmaires et une dorsale, fournissent trois plans d'artères longitudinales, métacarpiennes, communiquant partout les unes avec les autres. En travers, les deux fortes arcades cubitale et radiale, réunies par une double inosculation en dedans et en dehors, renferment, dans une vaste ellipse artérielle, les tendons fléchisseurs et les lombricaux. Sur les bords de la main, des anastomoses multipliées élargissent à l'extérieur les communications transversales des artères cubitale et radiale, autour des éminences thénar et hypo-thénar. Dans le sens longitudinal, les trois lignes d'interosseuses, anastomosées par des rameaux ascendants avec les artères antibrachiales, se réunissent et s'abouchent inférieurement sur les articulations métacarpo-phalangiennes, pour former les collatérales digitales. Ces dernières, enfin, qui environnent les doigts sur leur longueur par une succession d'anneaux anastomotiques, se réunissent en arcades, pour former dans la pulpe du doigt un vaste réseau terminal.

Enfin, le système artériel du membre thoracique présente en général un peu d'excès de volume du côté droit sur le gauche. C'est à tort que des auteurs ont cru voir dans la différence d'origine la cause d'un fait qui s'explique naturellement par l'exercice plus fréquemment réitéré du membre droit.

BRANCHES FOURNIES PAR

L'AORTE THORACIQUE.

Cette partie de l'aorte fournit des artères viscérales et pariétales.

ARTÈRES VISCÉRALES. Ce sont : 1° *Les thymiques;* nées des artères bronchiques, des péricardiques ou des diaphragmatiques supérieures, elles se distribuent au thymus dans le fœtus (voy. vaisseaux du thymus, tome 5). 2° *Les artères œsophagiennes;* nées de l'aorte à divers points de sa hauteur, elles se distribuent dans les parois de l'œsophage, et surtout à sa membrane (voy. vaisseaux de l'œsophage, tome 5).

ARTÈRES PARIÉTALES. Ce sont les artères intercostales inférieures.

ARTÈRES INTERCOSTALES INFÉRIEURES [1].

ARTERIÆ INTERCOSTALES INFERIORES, S. AORTICÆ.

Définition. Artères des parois du thorax, dont le nom dérive de leur situation dans les espaces intercostaux, au nombre de huit ou neuf de chaque côté, suivant que l'intercostale supérieure fournit jusqu'au troisième espace intercostal, ou s'arrête au second.

[1] Planches 14, 22, 18, 18, 19, 77, 79.

T. IV.

Origine, trajet, divisions. Ces artères naissent à angle aigu de la partie postérieure de l'aorte, sensiblement en regard l'une de l'autre, des deux côtés pour la même paire. Toutes les artères intercostales, à leur naissance, sont placées au-dessous de l'espace auquel elles appartiennent, et prennent d'abord une direction ascendante pour atteindre la tête de la côte qui doit les protéger. Ces artères du côté gauche montent sur la face latérale des vertèbres; celles du côté droit rampent en diagonale sur le rachis, dont elles traversent les deux tiers de la largeur. Les supérieures, dans leur portion ascendante, franchissent deux vertèbres, les moyennes, une seule, et l'inclinaison diminue progressivement jusqu'à la dernière, qui est presque horizontale. Parvenues sous les articulations costo-vertébrales, ces artères s'infléchissent et se divisent en deux branches, l'une *postérieure* ou *dorso-spinale,* et l'autre *antérieure* ou *intercostale* proprement dite.

Le calibre des intercostales, d'une ligne environ de diamètre, se maintient à peu près le même dans toute la hauteur; d'après des observations multipliées, il nous a paru augmenter légèrement de haut en bas, ce qui tient probablement à la masse des vaisseaux auxiliaires fournis supérieurement par l'artère axillaire.

Connexions. Les intercostales droites, plus longues que celles de gauche d'un demi-diamètre des vertèbres, sont en rapport sur le rachis avec l'œsophage qui les recouvre, le canal thoracique et la veine azygos qui croisent leur direction ; les intercostales gauches sont côtoyées par la petite veine azygos. Ces artères, des deux côtés, sont situées, pour leur portion ascendante dans l'écartement du médiastin postérieur ; sur les têtes des côtes, elles sont recouvertes par les plèvres, et croisées par les nerfs grands sympathiques et les chapelets lymphatiques intercostaux.

Anomalies. La principale variété des intercostales consiste dans la réunion de leurs troncs : ou bien les deux artères d'une même paire naissent par un tronc commun, disposition qui s'observe plutôt à la partie supérieure qu'à l'inférieure, ou un tronc d'un côté, augmenté dans son volume, fournit à deux espaces intercostaux, et rétablit à un troisième. Dans tous les cas, la variété ne porte que sur le mode d'origine, mais jamais un espace quelconque n'est privé de ses vaisseaux.

BRANCHES DES INTERCOSTALES.

1° *Branches antérieures* ou *intercostales proprement dites.* Continuation du tronc primitif, elles traversent d'abord horizontalement le milieu de l'espace intercostal, puis s'accolent sous l'angle des côtes, situées entre la plèvre et l'intercostal interne ; au-delà elles s'insinuent entre les deux muscles intercostaux, logées avec la veine et le nerf dans la gouttière inférieure de la côte correspondante. Parvenues sur la face antérieure, elles se détachent de la gouttière costale ; les quatre ou cinq premières se terminent en s'anastomosant avec les branches externes de la mammaire interne; les quatre dernières traversent les attaches du diaphragme, et s'abouchent avec l'épigastrique, les diaphragmatiques, les lombaires et la circonflexe iliaque.

Dans leur trajet, les branches intercostales fournissent de nombreux rameaux aux muscles intercostaux, dont un principal traverse ces muscles, vient sur les parties latérales du tronc, entre les digitations du grand dentelé, se jeter dans les muscles extérieurs, où il s'anastomose avec les thoraciques, les branches perforantes de la mammaire interne, et en bas avec la récurrente iliaque.

2° *Branches postérieures ou dorso-spinales.* Nées en arrière à angle droit, elles passent, pour chaque vertèbre, dans l'angle de l'apophyse transverse et de la lame vertébrale, pour apparaître en arrière entre les muscles sur-costaux et le transversaire épineux. Dans ce passage, elles fournissent un rameau spinal qui se distribue à la vertèbre, et pénètre par le canal de conjugaison pour se rendre à la moëlle et à ses enveloppes. En arrière, le tronc se divise immédiatement en deux forts rameaux; l'un très court, postérieur et interne, se porte directement en arrière, se distribue dans le transversaire épineux et le long dorsal, traverse les aponévroses et se termine à la peau. *La branche dorsale* de continuation suit le bord inférieur de la côte, appliquée sur l'intercostal externe, jusqu'au milieu de la paroi latérale du tronc; elle se distribue en arrière au sacro-lombaire, puis aux muscles superficiels du dos et à la peau. Toutes ces branches s'anastomosent entre elles et avec les intercostales antérieures.

BRANCHES FOURNIES PAR

L'AORTE ABDOMINALE.

Distinguées en viscérales et pariétales.

ARTÈRES VISCÉRALES. Ce sont : 1° *Le tronc cœliaque*, né de la partie antérieure de l'aorte, au-dessous de l'arcade diaphragmatique, très court et divisé en trois branches, coronaire stomachique, hépatique et splénique, destinées à l'estomac, au foie, à la rate, au pancréas et au grand épiploon; 2° la *mésentérique supérieure*, née de la partie antérieure de l'aorte, au-dessous du tronc cœliaque, divisée en trois branches anastomosées par de grandes arcades, d'où procèdent les artères qui se distribuent à l'intestin grêle et à la moitié droite du gros intestin; 3° la *mésentérique inférieure*, moins volumineuse que la précédente, et née à deux pouces au-dessous d'elle de la partie antérieure de l'aorte, artère de la moitié gauche du gros intestin, dont la terminaison au rectum forme l'hémorrhoidale supérieure; 4° les *artères rénales et capsulaires*, nées à angle droit des parties latérales de l'aorte, et destinées, les premières aux reins, dans lesquels elle se ramifient, les secondes aux capsules surrénales (voy. pour ces différentes artères, les vaisseaux des organes digestifs, tome 5); 5° enfin les *artères spermatiques*, qui, nées de l'aorte au-dessous des rénales, descendent sur les psoas, composent avec leurs veines, les nerfs et le canal déférent, le cordon des vaisseaux spermatiques, et se rendent aux testicules (voy. vaisseaux des organes génitaux, tome 5).

ARTÈRES PARIÉTALES. Ce sont : les *diaphragmatiques inférieures* et les *lombaires*.

ARTÈRES DIAPHRAGMATIQUES INFÉRIEURES.

ARTÈRES PHRÉNIQUES INFÉRIEURES OU SOUS-DIAPHRAGMATIQUES (*CHAUSS.*); ARTERIÆ DIAPHRAGMATICÆ, S. PHRENICÆ INFERIORES. S. MAJORES.

Origine, trajet, divisions. Au nombre de deux, gauche et droite. A l'état réputé normal, elles naissent, chacune de son côté, de la partie antérieure de l'aorte; la gauche auprès ou au-dessus du tronc cœliaque, la droite beaucoup plus bas, au-dessus

du tronc rénal correspondant. A partir de leur naissance, chacune de ces artères remonte inclinée en dehors sur le pilier du diaphragme de son côté, fournit d'abord un rameau descendant, destiné aux attaches du diaphragme et à la capsule surrénale, puis se divise à une hauteur variable en deux branches, l'une *interne* et *antérieure*, l'autre *externe* et *postérieure*.

La branche antérieure remonte sur le pilier, auquel elle fournit de chaque côté un rameau qui s'anastomose en arcade avec celui du côté opposé. Parvenue sur l'aponévrose, chacune d'elles dégage, 1° en dedans un fort rameau qui s'anastomose en arcade au-devant des orifices de l'œsophage et de la veine-cave inférieure; 2° en dehors une *branche médiane* considérable qui traverse l'un et l'autre foliole, et redescend dans les faisceaux latéraux pour s'anastomoser avec la branche postérieure; 3° en avant, la branche de continuation traverse le foliole médian, et vient se perdre dans les attaches du diaphragme, de chaque côté de l'appendice xyphoïde. Quelques rameaux assez volumineux traversent le diaphragme, et viennent se jeter dans le péricarde, au contour de ses attaches.

La branche postérieure, moins considérable, dirigée en dehors, suit l'attache des faisceaux postérieurs sur les folioles latéraux; elle se distribue à ces parties, et s'anastomose en arcade avec les branches récurrentes médianes.

Les artères diaphragmatiques inférieures forment de nombreuses anastomoses entre elles, et avec les diaphragmatiques supérieures, les branches phréniques de la mammaire interne, les intercostales et les lombaires les plus voisines.

Anomalies. Elles ont surtout rapport à l'origine qui est très variable. Ordinairement on les fait procéder de l'aorte, opinion professée par Monro, Mayer et Boyer; mais fort souvent elles naissent de la cœliaque, disposition qui est considérée comme la plus ordinaire par Haller, Bichat et Meckel. Murray et Sœmmerring pensent que la fréquence des deux origines est la même. Dans des cas plus rares, elles naissent, par un tronc commun, ou de l'aorte, ou de la cœliaque; dans d'autres sujets, la diaphragmatique gauche naît de la cœliaque ou de la branche coronaire, et la droite de la rénale correspondante. Enfin, ces artères forment parfois, de chaque côté, un tronc commun avec les capsulaires.

ARTÈRES LOMBAIRES [1].

ARTERIÆ LUMBARES.

Origine, trajet, divisions. Continuation de la série des artères intercostales, avec lesquelles elles offrent la plus grande analogie d'origine, de trajet et de terminaison; plus volumineuses que ces dernières, ordinairement au nombre de quatre, elles naissent, sous un angle presque droit, du milieu de la face postérieure de l'aorte, à peu de distance entre les deux artères d'une même paire, remontent un peu sur la face antérieure des vertèbres, passent sous les arcades fibreuses du grand psoas, contournent la face latérale des corps vertébraux auxquels elles fournissent de nombreux rameaux, et parvenues à la base des apophyses transverses, se divisent en deux branches, l'une postérieure ou *dorso-spinale*, et l'autre antérieure ou *abdominal*.

[1] Planches 14, 17, 22, 24, 77.

Branche dorso-spinale. La plus forte en volume, elle contourne en arrière l'apophyse transverse, et fournit dans ce trajet un rameau subdivisé en deux autres, l'un *vertébral*, destiné au corps même de l'os, et l'autre *médulaire*, qui entre dans le canal rachidien par le trou de conjugaison, et se distribue à la moelle et à ses enveloppes. Parvenue en arrière sur le muscle inter-transversaire, elle se divise immédiatement en plusieurs forts rameaux, dont quelques-uns vont au transversaire épineux, et dont le plus grand nombre se répand dans la masse commune du sacro-spinal, et au-delà de son épaisseur dans les aponévroses et la peau.

Branche abdominale. Plus faible en volume, analogue de la branche de continuation des intercostales, elle se dirige en dehors et un peu en bas, entre le carré des lombes et le feuillet moyen de l'aponévrose du transverse, en fournissant de nombreux rameaux à ce muscle et au psoas. Au-delà, les branches situées entre le transverse et le petit-oblique, se répandent dans les muscles abdominaux, où elles s'anastomosent avec la récurrente iliaque, les dernières intercostales et l'iléo-lombaire.

Caractères différentiels. Les artères lombaires se distinguent principalement par le volume et le trajet de la branche abdominale. La première longe le bord inférieur de la dernière côte, sous le ligament cintré, et se dirige en bas vers la crête iliaque; les seconde et troisième, d'un moindre volume, se terminent en arrière à la rencontre des anastomoses de la récurrente iliaque; la quatrième, également dirigée vers la crête iliaque, envoie un rameau se distribuer dans la partie supérieure du moyen fessier. Ordinairement elle fournit une forte branche qui descend sur la crête iliaque, et se termine dans les muscles fessiers (Pl. 22). Cette branche, lorsqu'elle naît isolément de l'aorte, constitue la *cinquième artère lombaire.*

Anomalies. Elles ont rapport au nombre et au mode de distribution. Parfois il n'existe que trois artères lombaires, l'une d'elles étant remplacée par la dernière intercostale en haut, ou en bas par l'iléo-lombaire. Plus souvent encore, la quatrième n'a point d'origine propre, et se trouve fournie par la troisième. Enfin, les artères d'une même paire naissent, dans quelques cas, d'un tronc commun, soit que cette variété affecte seulement la quatrième paire (Sœmmerring, Murray), ou toute la série des artères lombaires (Meckel).

ARTÈRES TERMINALES DE L'AORTE.

Au nombre de trois, deux gros troncs latéraux, les artères iliaques primitives, et une petite branche médiane, la sacrée moyenne.

ARTÈRE SACRÉE MOYENNE[1].

MÉDIANE DU SACRUM (*CHAUSS.*); ARTERIA SACRA, S. SACRA MEDIALIS.

Origine, trajet, divisions. Continuation de l'aorte par sa direction, d'une ligne de calibre; elle naît de la partie inférieure et postérieure de l'aorte, un peu au-dessus de sa bifurcation, sur le disque qui sépare les deux dernières vertèbres lombaires, descend verticalement, en diminuant graduellement de volume, au-devant de la cinquième vertèbre lombaire, de l'angle sacro-vertébral qu'elle franchit, puis du sacrum et du coccyx, au sommet duquel elle se termine.

Dans son trajet, la sacrée moyenne fournit successivement, sur la cinquième vertèbre lombaire, et sur chacune des vertèbres sacro-coccygiennes, des branches latérales qui continuent en quelque sorte la série des artères intercostales et lombaires; toutefois, la distribution de ses rameaux est loin d'être aussi régulière, ils naissent en succession alterne plutôt qu'opposée, et souvent en nombre inégal d'un côté à l'autre. La branche lombaire, ordinairement très faible, appartient seulement au corps de la cinquième vertèbre. Cependant il n'est pas rare de la voir atteindre un assez fort volume, lorsque la cinquième lombaire n'existant pas, n'est remplacée ni par la quatrième, ni par l'iléo-lombaire.

Les branches latérales distribuent sur le sacrum de nombreux rameaux osseux et périostiques, et s'anastomosent avec les sacrées latérales. Parfois elles suppléent ces dernières, ou s'y adjoignent pour fournir des ramuscules, qui pénètrent par les trous sacrés antérieurs dans le canal rachidien. La sacrée moyenne, devenue très grêle sur le coccyx, forme une division trifide par deux anastomoses en arcade avec les sacrées latérales, tandis que le ramuscule terminal se perd dans les parties molles.

Connexions. La sacrée moyenne, sur la cinquième vertèbre lombaire, passe derrière la veine iliaque primitive; sur le sacrum, elle est côtoyée par ses deux veines satellites, fréquemment réunies par des arcades anastomotiques. Dans sa position sacro-coccygienne, elle est recouverte par le rectum, avec les artères duquel elle s'anastomose au pourtour de l'anus.

Anomalies. Cette artère naît fréquemment de l'origine de l'une des deux iliaques primitives, surtout la gauche (Meckel).

On l'a vue procéder par un tronc commun avec les deux dernières artères lombaires (Cruveilhier). Dans son cours, elle est quelquefois médiane et bifide, ou elle est unique et s'incline d'un côté. Quant à son volume, il est solidaire avec celui des artères sacrées latérales, l'une de ces artères devenant plus forte lorsque l'autre est plus faible.

ARTÈRES ILIAQUES PRIMITIVES[1].

ARTÈRES PELVI-CRURALES (*CHAUSS.*); ARTERIÆ ILIACÆ PRIMITIVÆ, S. COMMUNES, S. PELVI-CRURALES.

Définition. Troncs de bifurcation de l'aorte, d'un volume considérable, destinés au bassin et au membre abdominal.

Origine, trajet, divisions. Elles naissent au milieu ou au niveau du bord inférieur de la quatrième vertèbre lombaire, se séparent à angle aigu, et se dirigent obliquement en bas et en dehors, en formant un triangle isocèle, dont la base est mesurée par le disque sacro-vertébral. Légèrement flexueuses, longues d'environ trois pouces, elles gagnent de chaque côté le rebord du bassin, et se divisent, en regard de la symphyse sacro-iliaque, en deux troncs secondaires, les artères iliaques externe et interne. Dans leur cours, elles ne fournissent aucune branche considérable, mais seulement quelques ramuscules aux ganglions lymphatiques et aux parois de leurs grandes veines satellites.

[1] Planches 16, 14, 24, 70.
26.

[1] Planches 14, 16, 24, 70, 78.

Connexions. Appliquée d'abord sur la cinquième vertèbre, l'iliaque primitive droite passe sur la jonction des veines iliaques primitives, formant par leur réunion la veine-cave inférieure, et franchit la veine iliaque primitive droite, pour se placer à son côté externe. L'artère iliaque primitive gauche, d'abord écartée de sa veine, est rejointe par cette dernière, située dans toute sa longueur à son côté interne. En avant, les deux artères iliaques primitives sont recouvertes par le péritoine auquel les unit un tissu cellulaire délié; leur direction est croisée par les artères; celle de gauche est recouverte par le rectum. En dedans, ces artères sont libres; en dehors, elles sont appliquées sur le psoas à leur partie inférieure. Enfin, elles sont environnées par les traînées de vaisseaux et de ganglions lymphatiques qui, du bassin et de l'arcade crurale, vont se jeter dans les ganglions lombaires.

Caractères différentiels des artères iliaques primitives. L'artère du côté droit est un peu plus longue que la gauche, de la quantité dont l'aorte incline de ce côté. Cette dernière, par cela même, descend plus verticalement. D'après Mayer et Sœmmerring, l'iliaque primitive droite est un peu plus petite que la gauche; nous avons rencontré cette différence que toutefois Meckel nie pour avoir plutôt observé le contraire.

Anomalies. La plus ordinaire consiste dans la bifurcation anticipée de l'un ou des deux troncs. Cette disposition est plus commune à droite. Dans une pièce qui fait partie des collections de la Faculté de Paris, l'iliaque primitive droite manque entièrement. Les deux troncs iliaque, externe et hypogastrique, naissent immédiatement de l'aorte, où ils formaient une division trifide avec le tronc primitif gauche. Enfin, d'après Meckel, on a vu l'iliaque primitive donner naissance à l'iléo-lombaire, et, dans des cas plus rares, à l'une des artères rénale ou spermatique.

ARTÈRE ILIAQUE INTERNE OU HYPOGASTRIQUE [1].

PELVIENNE (*CHAUSS.*); ILIAQUE POSTÉRIEURE; ARTERIA HYPOGASTRICA, S. ILIACA INTERNA, S. POSTERIOR PELVICA, S. HYPO-ILIACA.

Définition. Artère du bassin d'un trajet complexe, destinée aux organes contenus dans la cavité pelvienne, le rectum, la vessie, les organes génitaux de l'homme et de la femme, et aux muscles tant extérieurs qu'intérieurs.

Origine, trajet, divisions. Branche interne de bifurcation de l'artère iliaque primitive; elle s'incurve en dedans, en bas et en avant, franchit le rebord du bassin, et descend en arrière sur la paroi latérale de la cavité, en regard de la symphyse sacro-iliaque. Après un trajet d'un pouce et demi, elle se divise en deux troncs antérieur et postérieur, d'où naissent plusieurs branches variables par le lieu de leur origine, mais dont l'existence est constante.

Le tronc *antérieur* ou *pelvien*, continuation de l'hypogastrique, descend sur la face latérale de la cavité pelvienne, le long du bord postérieur de l'obturateur interne; en décrivant une légère courbure à concavité antérieure; au bas du pyramidal, il se termine par sa bifurcation en deux branches, la honteuse interne et l'ischiatique.

[1] Planches 14, 16, 22, 24, 70.

Le tronc *postérieur* ou *fessier* s'incurve en bas et en arrière, en regard de la symphyse sacro-iliaque, sort du bassin par la partie supérieure de la grande échancrure sciatique, et va se distribuer aux muscles de la fesse.

Distribution. Les branches fournies par l'hypogastrique sont au nombre de neuf dans l'homme, et de onze dans la femme, distinguées, d'après leur origine et leur direction, en antérieures, postérieures, externe et internes. Six de ces branches appartiennent au tronc pelvien; ce sont, dans l'ordre de leur origine : en dedans, l'*ombilicale*, les *vésicales*, considérées comme une seule, quoiqu'il y en ait au moins deux; en avant, l'*obturatrice*, en bas et en dedans, l'*hémorrhoïdale moyenne*; et enfin en bas et en arrière, les deux branches terminales, l'*ischiatique* et la *honteuse interne*. Dans la femme, il s'y ajoute l'*utérine* et la *vaginale*. Les trois autres branches sont fournies par le tronc fessier; ce sont : en arrière et en dehors, l'*iléo-lombaire*, la *sacrée latérale*, et en bas, la *fessière* proprement dite.

Connexions. L'hypogastrique, recouverte par le péritoine, contourne d'abord la veine iliaque primitive, puis la face interne du bassin, et le rebord osseux du bassin. Les deux troncs de sa bifurcation sont accompagnés par leurs veines satellites en arrière. Le tronc fessier s'applique sur la symphyse sacro-iliaque, le tronc pelvien repose sur la membrane de l'obturateur interne, et sur la face antérieure du pyramidal. Tous deux sont en rapport en arrière avec les nerfs du plexus sciatique, environnés par des traînées de vaisseaux et de ganglions lymphatiques et recouverts par le feuillet pariétal du péritoine.

Les *anomalies* de l'artère hypogastrique ou bien appartiennent au tronc principal, et nous les avons fait connaître, à propos de l'iliaque primitive, ou elles portent sur le nombre et l'origine des branches, et il en sera fait mention en traitant de chacune d'elles.

BRANCHES DE L'HYPOGASTRIQUE.

Ces branches, par rapport à leur distribution, se distinguent en viscérales et pariétales. Les artères viscérales seront décrites en détail en leur lieu avec les organes auxquels elles se rendent, et nous ne ferons que les indiquer ici succinctement; ce sont: l'*ombilicale* et les *vésicales*, l'*hémorrhoïdale moyenne*, l'*utérine* et la *vaginale*. Les artères pariétales sont l'*obturatrice*, l'*iléo-lombaire*, la *sacrée latérale*, la *fessière* et l'*ischiatique*, auxquelles nous joindrons la *honteuse interne*, en raison de sa distribution aux parties molles du périnée, quoiqu'elle se distribue aussi à la partie inférieure du rectum, et qu'elle appartienne plus spécialement aux organes génitaux.

1° ARTÈRES VISCÉRALES.

ARTÈRE OMBILICALE [1].

Branche considérable, particulière à la circulation du fœtus, convertie dans l'adulte en un cordon ligamenteux, excepté à quelque distance de son origine, où elle reste perméable, pour fournir une une ou deux petites artères vésicales. Dans le reste de son trajet, le cordon imperforé longe, comme dans le fœtus, la face supérieure de la vessie, et s'adjoint à son sommet avec l'ouraque et l'autre cordon, pour former un faisceau

[1] Planche 70.

triple qui rejoint l'anneau ombilical oblitéré (voy. vaisseaux de la vessie, tome 5).

ARTÈRES VÉSICALES.

En nombre variable, deux, trois ou quatre d'un petit volume; la moitié sont fournies par l'ombilicale, les autres ou naissent du tronc pelvien de l'hypogastrique, ou sont fournies par l'hémorrhoïdale moyenne ou l'obturatrice, et chez la femme, par l'utérine et la vaginale. Ces artères gagnent en bas et en dedans les parois de la vessie dans lesquelles elles se distribuent (voy. vaisseaux de la vessie, tome 5).

ARTÈRE HÉMORRHOÏDALE MOYENNE.

Née du tronc pelvien, parfois de l'ischiatique ou de la honteuse interne, elle se porte sur les côtés de la face antérieure du rectum, intermédiaire entre les hémorrhoïdales supérieure et inférieure (voy. vaisseaux du rectum, tome 5).

ARTÈRE UTÉRINE.

Née du tronc pelvien ou de la vésicale postérieure, elle se porte en dedans sur le bord et vers le col de l'utérus, dans lequel elle se distribue en formant de nombreuses flexuosités.

ARTÈRE VAGINALE.

Née de l'ombilicale ou d'un tronc commun avec l'artère utérine, elle descend le long des parois du vagin, fournit un rameau au col de la vessie, au canal de l'urètre, et se termine, entre le vagin et le rectum, par une arcade d'anastomose avec sa congénère.

(Voyez, pour ces deux dernières artères, les vaisseaux des parties génitales de la femme, tome 5).

2° ARTÈRES PARIÉTALES.

ARTÈRE OBTURATRICE.

SOUS-PUBIO-FÉMORALE (*CHAUSS.*); ARTERIA OBTURATORIA.

Origine, trajet, division. L'artère obturatrice est peut-être la plus remarquable au point de vue chirurgical, par rapport à ses variétés d'origine, et aux conséquences qui en résultent dans l'opération de la hernie crurale. Dans le cas réputé normal, elle naît de l'un des troncs secondaires de l'hypogastrique, et plutôt du tronc pelvien, entre l'ombilicale et l'hémorrhoïdale moyenne. De là elle se porte horizontalement d'arrière en avant, et de haut en bas, sur les parties latérales du bassin, gagne l'orifice interne du trou sous-pubien qu'elle traverse, et au-delà se divise en deux branches externe et interne.

Distribution. Dans son trajet, l'obturatrice fournit : 1° près de son origine, une branche supérieure iliaque, détachée à angle aigu, qui se porte obliquement en avant et en haut, envoie un rameau osseux et périostique au rebord du bassin, traverse l'aponévrose et va se distribuer sous le muscle psoas-iliaque, où elle s'anastomose avec la circonflexe iliaque et l'iléo-lombaire. 2° Près du trou sous-pubien, une branche assez forte qui se porte horizontalement derrière le pubis, auquel elle se distribue en s'anastomosant devant la symphyse avec celle du côté opposé. De cette branche procède un rameau ascendant qui s'anastomose avec l'épigastrique; mais souvent ce rameau est fourni par le tronc même de l'obturatrice, disposition qui,

T. IV.

d'après la remarque de Meckel, offre le rudiment du cas où l'obturatrice elle-même procède de l'épigastrique.

Connexions. Dans son origine normale, les rapports de l'artère obturatrice sont assez simples. Appliquée par sa face externe sur l'os des îles et les attaches de la base de l'obturateur interne, elle est côtoyée en bas par sa veine satellite, en bas et en dedans par le nerf obturateur, qui franchissent avec elle le canal ostéo-fibreux sous-pubien.

Branches terminales. 1° La *branche interne*, appliquée sur le corps du pubis, derrière le muscle obturateur externe, circonscrit le segment interne du trou sous-pubien; elle fournit d'abord quelques rameaux osseux et périostiques au pubis, puis d'autres rameaux musculaires, plus considérables, à l'obturateur interne et aux attaches des adducteurs. L'un d'eux se porte en dedans et va se distribuer aux enveloppes du testicule chez l'homme, et aux grandes lèvres chez la femme. Assez ordinairement, le rameau terminal, d'un fort volume, descend verticalement jusqu'au tiers supérieur de la cuisse, entre les muscles adducteurs auxquels il se distribue, en s'anastomosant avec des branches de la circonflexe interne.

2° La *branche externe* inscrit le segment externe du trou ovale; d'un volume moins considérable que la précédente, elle se contourne en dehors et en arrière sous l'obturateur externe, fournit des rameaux à ce muscle, aux jumeaux, au carré crural et à l'articulation coxo-fémorale, et s'anastomose avec l'ischiatique.

Anomalies. Nous savons déjà qu'elles ont surtout rapport à l'origine; quel que soit le vaisseau et le point d'où naît l'obturatrice, toujours elle s'engage dans le canal sous-pubien. Toute l'importance de l'anomalie provient donc du trajet varié que l'artère doit parcourir pour atteindre l'orifice interne de ce canal, et des complications causées par ses rapports insolites avec les viscères dans les cas de hernie crurale.

L'obturatrice peut naître du tronc ou de l'une des branches, soit de l'iliaque interne, soit de l'iliaque externe ou de la fémorale. Le premier mode d'origine est insignifiant, le second offre plus ou moins de danger.

(A) Procédant de l'iliaque interne :

1° L'artère obturatrice naît quelquefois de l'hypogastrique avant sa division en deux troncs.

2° Dans des cas rares, elle procède de l'iléo-lombaire auprès de son origine.

3° Elle naît en arrière du tronc fessier; cette variété d'origine est si commune, que Meckel la considère comme le cas le plus normal.

Dans toutes ces variétés, le trajet ultérieur de l'artère nous est déjà connu.

(B) Procédant de l'iliaque externe :

4° Elle naît du tronc même de l'iliaque, près de l'épigastrique. Dans ce cas, l'origine pouvant exister plus ou moins bas, a lieu parfois au-dessous du ligament de Poupart, et alors :

5° Elle procède de la fémorale de quelques lignes à un pouce au-dessous de l'arcade crurale (Mayer, Sabatier, Boyer, Sœmmerring, Meckel). Dans ce cas, l'artère, au lieu de pénétrer directement dans la cuisse, remonte vers le bassin accolée à la fémorale, et s'en dégage en dedans, sur le pubis, pour contourner ces os en dessus et en arrière, et gagner le canal sous-pubien.

27

6° Enfin l'obturatrice procède de l'épigastrique; cette variété est de deux espèces, soit que l'obturatrice procède de l'épigastrique seule, ou de la jonction de deux rameaux, dont l'un naît de cette artère, et l'autre de l'épigastrique, de l'iliaque externe ou de la fémorale (Meckel).

L'origine provenant de l'épigastrique seule est le cas le plus dangereux; aussi a-t-il été signalé par la plupart des anatomistes et des chirurgiens. Haller, Sabatier, Boyer, Bichat, Wardrop, Burns, A. Cooper, J. Cloquet, la citent comme très commune. Tous les auteurs varient sur la proportion de sa fréquence avec les cas où elle naît de l'hypogastrique. D'après Meckel, ce mode d'origine, quand il se rencontre, existe à la fois des deux côtés; toutefois s'il n'affecte qu'un seul côté, c'est ordinairement le gauche, dans un rapport estimé par cet anatomiste : : 10 : 1.

Le danger de ce mode d'origine, dans les opérations de hernie, est d'autant plus grand, que l'obturatrice, née de l'épigastrique à une plus grande distance de l'arcade fémorale, est plus libre dans son trajet pour gagner le canal sous-pubien.

ARTÈRE ILÉO-LOMBAIRE[1].

ILIACO-MUSCULAIRE (*CHAUSS*); ARTERIA ILEO-LUMBARIS.

Origine, trajet, division. Première branche du tronc fessier; elle naît de sa partie externe et postérieure, se porte en haut et en arrière, au-devant du nerf lombo-sacré, passe sur le psoas et gagne la fosse iliaque, où elle se divise en plusieurs branches lombaire et iliaques.

La *branche lombaire* ou *ascendante* remonte le long de la cinquième vertèbre, se distribue dans l'épaisseur du psoas et dans le carré des lombes, en s'anastomosant avec les artères lombaires et les branches iliaques. Un *rameau spinal* pénètre dans le canal rachidien entre la cinquième vertèbre lombaire et le sacrum, et va se distribuer aux cordons de la moelle et à leurs enveloppes.

Les *branches iliaques*, nées de la division radiée du tronc principal, se divisent en deux plans; l'un profond, appliqué sur la surface de l'os dans la fosse iliaque interne, fournit à l'os des îles de fortes branches nourricières; l'autre superficiel, qui se ramifie sous l'aponévrose. Ces divers rameaux se distribuent dans l'épaisseur du muscle iliaque, où ils s'anastomosent avec l'artère circonflexe et les lombaires.

Anomalies. L'artère iléo-lombaire est assez variable de nombre et d'origine. Dans des cas rares, elle manque et se trouve remplacée par des branches de la circonflexe iliaque et des deux dernières lombaires auxquelles elle fait suite; fréquemment elle naît soit du tronc de l'hypogastrique, de la sacrée latérale, de l'iliaque primitive, ou parfois à gauche de la sacrée moyenne; plus souvent encore elle forme un tronc commun avec la dernière lombaire; enfin, dans des cas rares, elle est double ou triple, et les branches qui la constituent procèdent irrégulièrement des artères voisines.

ARTÈRE SACRÉE LATÉRALE[2].

ARTERIA SACRA LATERALIS.

Origine, trajet, division. Simple ou double de chaque côté, elle naît de la partie postérieure du tronc fessier, à quelques lignes au-dessous de l'iléo-lombaire. Dans le cas le plus ordi-

naire, celui où elle est double, les branches prennent le nom de supérieure et inférieure.

La *sacrée latérale supérieure*, souvent fournie par l'iléo-lombaire, se dirige en arrière et en dedans, fournit à la première pièce du sacrum un rameau transversal qui s'anastomose avec la sacrée moyenne, et s'engage dans le premier trou sacré antérieur. Parvenue dans l'intérieur du canal, elle donne un fort rameau au tronc nerveux, et la branche de continuation sort du canal rachidien par le premier trou sacré postérieur, et va se distribuer en arrière du sacrum, à l'extrémité inférieure du transversaire épineux, du sacro-spinal, aux aponévroses et à la peau.

La *sacrée latérale inférieure*, née au-dessous de la précédente, et d'un volume plus considérable, se dirige transversalement vers la seconde pièce du sacrum, en formant une incurvation au-dessus et en dedans du second trou sacré. A partir de ce point, les artères des deux côtés descendent presque verticalement jusque vers le sommet du coccyx, en convergeant vers la sacrée moyenne, appliquées sur le sacrum entre les corps des fausses vertèbres de cet os et les trous sacrés antérieurs. Dans un cas, nous les avons vues suivre le bord externe des trous sacrés sur la face antérieure du pyramidal (Pl. 16). Dans leur trajet, chacune des sacrées latérales fournit : 1° des rameaux internes répandus sur les corps vertébraux, où ils s'anastomosent avec ceux de la sacrée moyenne; 2° quelques rameaux qui se distribuent dans le pyramidal ; 3° les branches postérieures de continuation pénètrent par les trous sacrés antérieurs, à partir du second, dans l'intérieur du canal rachidien, où elles se comportent, comme nous l'avons vu précédemment. Chacune d'elles fournit un rameau aux nerfs, et ressort au-delà par le trou sacré postérieur correspondant, pour se distribuer en arrière dans les muscles et à la peau. Parfois la sacrée latérale inférieure se termine par le dernier rameau rachidien; mais le plus ordinairement elle se prolonge sur les parties latérales du coccyx, où elle se distribue dans les muscles, et s'anastomose en arcade avec la sacrée moyenne.

ARTÈRE FESSIÈRE[1].

ILIAQUE POSTÉRIEURE; ARTERIA GLUTEA, S. ILIACA POSTERIOR, S. EXTERNA.

Origine, trajet, division. Branche de terminaison du tronc fessier, la plus forte de celles qu'il fournit, l'artère fessière se porte en bas, en arrière et un peu en dehors, entre le cordon lombo-sacré et le premier nerf sacré, se contourne en dehors et accompagnée de sa veine satellite et du nerf fessier, sort du bassin par la partie supérieure de la grande échancrure sciatique, au-dessus du pyramidal. Parvenue à l'extérieur du bassin, entre le pyramidal et le petit fessier, l'artère que l'on pourrait nommer fessière supérieure, par opposition à l'ischiatique, se divise en plusieurs branches disposées sur deux plans superficiel et profond.

Le plan superficiel est formé de deux ou trois branches qui se distribuent dans le muscle grand fessier supérieur et à la peau.

Le plan profond se compose de deux fortes branches, qui rampent entre les muscles moyen et petit fessiers. La *supérieure* décrit une arcade près de la base du petit fessier, fournit des rameaux au pyramidal, aux petit et moyen fessiers, et de nombreux rameaux périostiques et osseux dont un considérable pénètre dans un trou particulier de l'os des îles. La *branche inférieure*

---

[1] Planches 16, 70. [2] Planches 16, 70.

[1] Planches 16, 40, 42, 70.

descend obliquement en dehors, en fournissant des rameaux aux muscles fessiers et pyramidal, et s'anastomose au-dessus du grand trochanter avec la circonflexe externe. Dans ces divers rameaux, l'artère fessière s'anastomose en outre avec l'artère lombaire, les branches sacrées postérieures et l'ischiatique.

Anomalies. Cette artère naît quelquefois d'un tronc commun avec l'ischiatique, disposition qui réunit les deux fessières. Dans quelques cas, elle fournit l'obturatrice, les artères vésicales, l'utérine ou l'artère vaginale chez la femme.

BRANCHES TERMINALES DE L'HYPOGASTRIQUE.

ARTÈRE ISCHIATIQUE [1].

FEMORO-POPLITÉE (*CHAUSSIER*); ARTERIA ISCHIADICA.

Origine, trajet, divisions. Branche postérieure provenant de la bifurcation à angle aigu du tronc pelvien, au milieu de la face antérieure du muscle pyramidal, l'artère ischiatique descend au-devant de ce muscle et du plexus sacré, et sort du bassin à la partie inférieure de la grande échancrure sciatique entre le pyramidal et le petit ligament sacro-sciatique, accompagnée par sa veine satellite. Parvenue à l'extérieur du bassin, elle est située entre le pyramidal, le jumeau supérieur et le grand ligament sacro-sciatique, appliquée en arrière et en dedans des deux nerfs grand et petit sciatiques. En ce point, elle fournit d'abord quelques rameaux au muscle grand fessier supérieur, dont l'un remonte sur le grand ligament sacro-sciatique, et s'anastomose en arrière avec les rameaux sacrés postérieurs; en dehors elle donne une ou deux longues branches parallèles qui accompagnent longitudinalement les deux jumeaux, fournissent des rameaux à ces muscles, aux tendons des obturateurs, et au pyramidal. Le rameau supérieur le plus considérable, parvenu vers la fosse digitale, contourne le grand trochanter et s'anastomose dans les attaches fibreuses, avec la fessière supérieure, et la circonflexe externe. Un autre rameau descend sur l'attache fémorale du muscle carré, sur lequel il s'anastomose avec une branche ascendante de la circonflexe interne.

Au milieu du grand ligament sacro-sciatique, la branche de continuation passe sous l'aponévrose qui sépare les deux muscles grands fessiers, et fournit dans ce point plusieurs branches au fessier inférieur, et un rameau au muscle carré crural; puis elle contourne la tubérosité sciatique, et vient se distribuer dans la partie supérieure de la longue portion du biceps et du demi-tendineux, où l'on peut suivre ses divisions jusqu'au tiers supérieur de la cuisse.

Dans son trajet, l'artère ischiatique donne également aux enveloppes des nerfs sciatiques, quelques ramuscules, dont l'un accompagne très bas le tronc nerveux principal.

Anomalies. Parfois cette artère naît un peu haut du tronc pelvien, et fournit dans ce cas l'hémorrhoïdale moyenne, les vésicales, et aussi l'utérine et la vaginale chez la femme. D'après Meckel, on l'a vue fournir une sacrée latérale inférieure pour suppléer l'artère de ce nom, qui cessait au milieu du sacrum.

ARTÈRE HONTEUSE INTERNE [2].

SOUS-PUBIENNE (*CHAUSS.*); ARTERIA PUDENDA INTERNA, S. COMMUNIS, S. CIRCUMFLEXA, S. PUDICA PELVIANA.

Définition. Branche antérieure de bifurcation du tronc fessier de l'hypogastrique, destinée principalement au périnée et aux parties génitales externes dans les deux sexes.

Origine, trajet. Née sur la face pelvienne du pyramidal, de la division terminale, à angle aigu, du tronc commun, la honteuse interne, placée au-devant du plexus sacré et de l'artère ischiatique, sort du bassin avec cette dernière à la partie inférieure du pyramidal, et décrit une anse autour de l'épine sciatique et du petit ligament qui s'y insère. Parvenue à la région ano-périnéale, elle en suit le contour externe d'arrière en avant et de dehors en dedans, appliquée outre le petit ligament sacro-sciatique et le releveur de l'anus, puis sur la branche ascendante de l'ischion, flanquée par la veine en dedans et le nerf en dehors. Enfin, elle passe entre l'ischio-caverneux et le sphincter, sous le transverse du périnée, et se termine en arrière du bulbe de l'urètre par sa division en deux branches superficielle et profonde, dont la disposition ultérieure varie dans les deux sexes.

Distribution, connexions. D'un trajet complexe, et différente par ses divisions dans les deux sexes, l'artère honteuse interne demande à être considérée, quant à ses connexions et aux branches qu'elle fournit, en autant de portions dans les différentes régions qu'elle parcourt : la cavité pelvienne, les régions fessière, ano-périnéale, et génitale externe.

1° PORTION PELVIENNE. Dans le bassin la honteuse interne, placée au-devant de la veine satellite et des vaisseaux ischiatiques, fournit quelques rameaux à la face inférieure de la vessie, aux vésicules séminales, à la prostate chez l'homme, au vagin chez la femme, et à l'extrémité inférieure du rectum dans les deux sexes.

2° PORTION FESSIÈRE. Dans ce trajet, très court, l'artère, côtoyée en dedans par la veine, en dehors par le nerf honteux interne, et comprise entre les deux ligamens sacro-sciatiques, forme une anse autour de l'épine du même nom. La honteuse interne donne : (a) Deux ou trois ramuscules aux muscles obturateur interne et jumeaux supérieur et inférieur; (b) une branche musculaire, d'un volume considérable, dirigée en bas et en dehors, comme l'artère ischiatique. Cette branche, d'où naissent souvent les ramuscules cités plus haut, passe sur la face postérieure des jumeaux, fournit des rameaux au muscle fessier inférieur, contourne la tubérosité sciatique, se distribue au carré crural, et s'anastomose avec l'ischiatique et la circonflexe interne.

Jusque-là l'artère honteuse interne n'offre dans les deux sexes que de légères différences, dues aux petits rameaux, analogues entre eux, fournis aux parties génitales internes de l'homme et de la femme : mais son trajet ultérieur, quoique présentant des divisions analogues, exige cependant une double description, en raison même des différences d'organisation des régions ano-périnéale et génitale externe dans les deux sexes.

A. Dans l'homme.

3° PORTION ANO-PÉRINÉALE. Les artères de la région ano-périnéale forment deux plans, superficiel et profond. Le plan *superficiel* ou *sus-aponévrotique* se compose d'une ou plus ordinairement de deux branches postérieure et antérieure.

La branche *postérieure* ou *ano-coccygienne*, naît au dessous de la honteuse interne en regard du milieu de l'anus, traverse l'aponévrose superficielle et se divise en deux rameaux, l'un postérieur récurrent qui suit le contour du ligament sacro-sciatique jusqu'au coccyx et fournit des ramuscules adipeux et

[1] Planches 40, 43, 70.   [2] Planches 25, 70, 71.

cutanés en dehors, à la partie supérieure de la cuisse et en dedans au pourtour de l'anus. Le rameau antérieur suit le contour de la tubérosité sciatique et s'abouche par inosculation avec un autre rameau venu de la branche antérieure. Ces rameaux adipeux et cutanés vont également à la partie supérieure de la marge de l'anus.

La *branche antérieure* ou *périnéale* naît en dedans du tronc de la honteuse interne au-devant du muscle transverse du périnée. Elle fournit d'abord le rameau récurrent qui s'inoscule avec la branche postérieure d'où procèdent un ou deux forts rameaux qui se distribuent dans l'extrémité antérieure du sphincter de l'anus, et constituent ces *artères transverses du périnée* dont la lésion est si formidable dans l'opération de la taille latéralisée. Au-delà, la branche périnéale traverse l'aponévrose et se porte presque directement d'arrière en avant, dans le sillon qui sépare l'ischio et le bulbo-caverneux, et au delà sur les corps caverneux, jusqu'à la naissance du dartos, sur lequel elle se ramifie, en enveloppant en arrière chacune de ces poches fibreuses sous le nom impropre d'artères de la cloison. Elle se distribue à sa terminaison au dartos, au scrotum et à la peau de la verge. Dans son trajet, l'artère périnéale fournit de nombreux rameaux extérieurs à l'ischio-caverneux, au tissu adipeux et à la peau du pli de la cuisse; et des rameaux internes au transverse du périnée, au sphincter anal et au bulbo-caverneux. Ce dernier, d'un volume considérable, se répand dans le muscle et dans le bulbe de l'urètre et se prolonge au loin en avant dans la portion spongieuse de ce canal.

Le *plan artériel profond* de la région anale est formé par deux ou trois branches d'un fort volume, nées de la partie interne et supérieure du tronc de la honteuse interne; elles rampent en formant de nombreuses flexuosités sur la face inférieure du releveur de l'anus et des sphincters rectal et anal auxquels elles se distribuent. La forme et le mode de distribution de ces artères sont dans un rapport admirable avec les fonctions de ces parties, susceptibles d'une grande dilatation. Non-seulement toutes les branches et leurs divisions forment de nombreuses flexuosités, mais les rameaux qu'elles fournissent se séparent dès leur naissance et se dispersent en patte d'oie, de manière à se prêter sans rupture à des dilatations considérables. Nous verrons plus loin que la même disposition s'observe encore à un plus haut degré dans le sphincter vaginal. Nous consignons cette observation qui paraît avoir échappé aux anatomistes et qui nous semble d'autant plus intéressante, qu'elle réunit à-la-fois les flexuosités des artères labiales qui n'avaient besoin de se prêter qu'à une dilatation modérée, et les larges écartemens des branches secondaires du tube digestif, destinées à permettre sans inconvénient d'énormes dilatations.

4° PORTION GÉNITALE. *Branches terminales.* Parvenue en avant dans un petit espace trapézoïdal compris entre l'ischio-caverneux et l'extrémité du sphincter d'une part, et de l'autre le transverse de l'anus et le bulbo-caverneux, la honteuse interne se termine par sa division en deux branches caverneuse et dorsale de la verge.

(A) *Artère caverneuse.* Branche interne de la bifurcation terminale, elle pénètre dans l'extrémité postérieure du corps caverneux et se ramifie dans sa trame aréolaire où elle s'anastomose avec celle du côté opposé (voy. vaisseaux des parties génitales de l'homme, tome 5).

(B) *Artère dorsale de la verge.* Branche externe de bifurcation, elle passe entre la symphyse pubienne et la racine du corps caverneux, traverse le ligament suspenseur de la verge, et parvenue à la face dorsale sous la peau, parcourt son étendue d'arrière en avant, jusqu'au sillon du gland autour duquel elle forme une couronne, et se termine dans le tissu aréolaire de cet organe et dans le prépuce, son enveloppe cutanée.

B. *Dans la femme.*

PORTION ANO-PÉRINÉALE. Après s'être dégagée des deux ligamens sacro-sciatiques, l'espace entre les deux grosses tubérosités étant plus considérable, l'artère honteuse interne chez la femme, se dirige presque flexueuse d'arrière en avant, sans s'accoler autant aux ligamens et aux os, elle gagne ainsi le bord postérieur du transverse du périnée, et se divise en deux branches superficielles et profondes. Dans ce trajet, la honteuse dégage aussi deux artères superficielles qui traversent l'aponévrose, et se distribuent dans le tissu adipeux, et à la peau de la marge de l'anus, du périnée et des bords correspondans de la fesse et de la cuisse. Le plan des artères profondes, composé de plusieurs forts rameaux, vient également se distribuer dans le releveur et les sphincters de l'anus, en offrant dans l'écartement de leurs rameaux, la disposition indiquée plus haut.

PORTION GÉNITALE. Les deux branches terminales de la honteuse interne se séparent en arrière du transverse du périnée. La branche *inférieure* et *superficielle* prend le nom d'*artère de la grande lèvre,* et la branche *supérieure* ou *profonde* celui d'*artère clitoridienne.*

L'artère de la grande lèvre traverse l'aponévrose, et devenue sous-cutanée, remonte très flexueuse le long du sphincter du vagin, entre ce muscle et l'ischio-clitoridien. De son côté externe se dégagent quelques rameaux adipeux et cutanés, mais c'est surtout sur son bord interne qu'elle se divise par dix ou douze branches transversales très flexueuses, superficielles et profondes, distribuées dans le sphincter du vagin, et dont les deux extrêmes s'étendent de l'une à l'autre commissure, les artères moyennes offrant de larges écartemens, de manière à permettre une énorme dilatation. Ces artères s'anastomosent en arrière, dans l'entrecroisement périnéal, avec celles du sphincter anal, et du côté opposé, en avant, elles forment avec leurs congénères un lacis autour du méat urinaire.

L'artère *clitoridienne,* à peine sinueuse, passe au-dessus du transverse du périnée, puis sous l'ischio-clitoridien, entre le sphincter du vagin et l'ischio-caverneux, et se divise, à la naissance du corps caverneux, en deux branches, l'une superficielle, qui remonte sur les côtés du clitoris, et se divise à sa base en deux rameaux, dont l'un redescend sur cet organe sous le nom d'*artère dorsale du clitoris,* et dont l'autre va se perdre dans le tissu adipeux et cutané de la commissure des grandes lèvres. La branche profonde ou *caverneuse,* plus considérable, pénètre par les parties interne et postérieure du corps caverneux où elle se distribue.

Anomalies. Dans un cas qui n'est pas très rare, surtout dans l'homme, la honteuse interne, au lieu de sortir du bassin, longe la partie latérale du bas-fond de la vessie, pour gagner la branche de l'ischion (Meckel); on l'a vue dans ce trajet traverser la partie supérieure et latérale de la prostate, circonstance qui aurait pu être grave dans l'opération de la taille latéralisée (Burns). Parfois les artères des deux côtés se confondent dans l'épaisseur du périnée en un tronc commun, d'où naissent ensuite les artères génitales. Enfin, on a vu la honteuse interne cesser en ce point, les artères génitales étant fournies par l'obturatrice. Meckel, qui cite ce fait, ne dit pas quel trajet parcouraient ses branches pour atteindre le gland et le corps caverneux.

L'hypogastrique intermédiaire entre les artères du tronc et celles du membre abdominal, offre des anastomoses multipliées par sa division à des organes aussi nombreux que variés. Elle se distribue :

1° À la vessie et à ses annexes, par l'ombilicale et les vésicales, anastomosées entre elles, et avec les rameaux des hémorrhoïdales et de la honteuse interne.

2° Au rectum par l'hémorrhoïdale moyenne et la branche hémorrhoïdale de la honteuse, anastomosées l'une et l'autre entre elles et avec l'hémorrhoïdale supérieure.

3° Au vagin et à l'utérus, chez la femme, par les artères utérine et vaginale.

4° Au pénis dans l'homme, et à la vulve dans la femme, par les branches terminales de la honteuse interne : ces branches n'ont d'anastomoses qu'avec leurs congénères du côté opposé.

5° Aux cordons terminaux de la moelle dans le canal sacré, et aux nerfs du plexus sacré, par les artères du même nom, moyenne et latérales.

6° Aux muscles qui tapissent les parois intérieures du bassin, par l'iléo-lombaire anastomosée avec les artères lombaires et récurrente iliaque, par les artères sacrées moyenne et latérales anastomosées entre elles, et par des rameaux de l'obturatrice anastomosés avec des branches de la récurrente iliaque et de l'épigastrique.

7° Aux muscles du pourtour de l'anus et du périnée, par la honteuse interne anastomosée avec sa congénère, l'hémorrhoïdale moyenne et les vésicales.

8° Aux muscles de la fesse, par les artères fessière et ischiatique, intermédiaire et moyen principal de communication du tronc avec la cuisse ; ces deux artères, dont les terminaisons s'abouchent fréquemment, offrent en outre de nombreuses anastomoses ; la fessière avec les lombaires, les branches sacrées postérieures, la récurrente iliaque, l'ischiatique avec les circonflexes externe et interne.

9° Aux muscles de la gouttière lombo-sacrée, par les branches postérieures de la sacrée latérale.

10° Aux muscles internes de la cuisse, par l'obturatrice anastomosée avec la circonflexe interne et la fémorale profonde.

11° Aux os du bassin, principalement par l'iléo-lombaire, la fessière, l'ischiatique et l'obturatrice, les sacrées moyenne et latérales ; et à l'articulation coxo-fémorale, par les artères fessière et ischiatique, anastomosées avec la circonflexe externe.

ARTÈRES DU MEMBRE ABDOMINAL.

Un gros tronc artériel est destiné au membre abdominal. Né, par le fait, de la bifurcation de l'iliaque primitive, il est d'abord situé à l'intérieur du bassin, puis franchit l'arcade crurale, et parcourt dans toute sa longueur le membre abdominal, jusqu'à l'extrémité des orteils. Ce vaisseau, dans les diverses fractions du membre, prend le nom de l'os qu'il accompagne, ou sur lequel il s'appuie. 1° A partir de l'iliaque primitive, il suit le rebord du grand bassin jusqu'à l'arcade crurale, et s'appelle *iliaque externe*. 2° De l'arcade crurale au canal ostéo-fibreux des adducteurs, où il contourne l'os en arrière, il prend le nom de *fémoral*. 3° Du canal ostéo-fibreux à la partie supérieure de la jambe, derrière le trou du ligament interosseux, le tronc qui

parcourt le jarret se nomme *poplité*. 4° Le tronc poplité, divisé en regard du trou interosseux, fournit en avant l'*artère tibiale antérieure*, et se continue dans un court trajet, sous le nom de *tibio-péronier*, qui se subdivise lui-même en deux branches terminales, les artères *tibiale postérieure* et *péronière*. 5° Au pied l'artère tibiale antérieure, sous le nom de *pédieuse*, se divise en branches *tarsienne* et *métatarsienne* ; cette dernière se subdivise en branches métatarsiennes ou interosseuses dorsales qui vont former les *phalangiennes* doubles ou *collatérales dorsales* des orteils. La tibiale postérieure se divise en *plantaires externe et interne* ; de la première procèdent des branches *métatarsiennes* ou *interosseuses*, auxquelles font suite les *phalangiennes* doubles ou *collatérales plantaires* des orteils.

ARTÈRE ILIAQUE EXTERNE[1].

PORTION ILIAQUE DE LA CRURALE (CHAUSS.); ILIAQUE ANTÉRIEURE; ARTERIA ILIACA EXTERNA, S. ANTERIOR, S. CRURALIS ILIACA.

Origine, trajet. Branche externe de bifurcation de l'iliaque primitive, analogue de la sous-clavière pour le membre thoracique, l'iliaque externe, née en regard de la symphyse sacro-iliaque, se dirige, légèrement flexueuse, d'arrière en avant, de haut en bas et un peu de dedans en dehors, le long du rebord du bassin, suivant une ligne étendue de la symphyse sacro-iliaque à l'arcade fémorale.

Connexions. 1° En avant et en dedans, l'iliaque externe est recouverte par le péritoine qui lui adhère faiblement, disposition qui en permet le décollement facile dans les cas de ligature. A droite, elle est en rapport dans une portion de son étendue avec la fin de l'iléon, et à gauche avec l'S du colon ; des deux côtés elle donne appui à des ganglions lymphatiques, enveloppée par leurs vaisseaux de liaison. En haut sa direction est croisée par le passage des uretères, et en bas par le canal déférent, le nerf iléo-scrotal et les veines circonflexes iliaques. 2° En arrière, en bas, et en dedans, l'artère est côtoyée par la veine iliaque externe, qui devient tout-à-fait interne sur l'arcade fémorale. 3° En dehors, l'iliaque externe est appuyée sur le psoas par l'intermédiaire de son aponévrose ; elle est en rapport en ce point avec le nerf crural, le cordon spermatique et les ganglions lymphatiques. 4° A sa terminaison, le tronc iliaque externe, accompagné de sa veine satellite, franchit l'anneau crural, au-delà duquel il se continue par l'artère fémorale. Le plan de passage à l'anneau crural est fermé circulairement par une lamelle fibreuse, qui de l'arcade aponévrotique, s'attache sur les vaisseaux. Ce point forme dans l'état frais un petit enfoncement ou cul-de-sac sur lequel se réfléchit le péritoine ; un ganglion lymphatique concourt à boucher le trou en dedans et au-dessus de la veine. C'est cet enfoncement, dilaté par l'effort des viscères, qui forme l'orifice abdominal du canal accidentel par lequel se forme la hernie crurale.

Distribution. Jusqu'au voisinage de l'anneau crural, l'artère iliaque externe ne fournit aucune branche remarquable, mais seulement quelques petits rameaux accidentels destinés au psoas-iliaque ; derrière l'arcade fémorale, elle donne deux branches d'un fort volume, l'*épigastrique* et la *circonflexe iliaque*.

[1] Planches 14, 16, 22, 24, 70.

28

ARTÈRE ÉPIGASTRIQUE [1].

ARTÈRE SUS-PUBIENNE; ARTERIA EPIGASTRICA.

Définition. Artère médiane de la paroi abdominale antérieure qui forme, avec la mammaire interne, la ligne artérielle de liaison des troncs des deux membres du même côté, la sous-clavière et l'iliaque externe.

Origine, trajet, direction. Elle naît de la partie interne de l'iliaque externe, à deux ou trois lignes au-dessus de l'anneau crural, se dirige en dedans, puis s'incurve de bas en haut en formant au-dessous et en arrière du cordon des vaisseaux spermatiques dans l'homme, et du ligament rond chez la femme, une anse à concavité supérieure de trois à quatre lignes d'étendue. Devenue ascendante derrière le cordon, elle monte obliquement en dedans, suivant un angle de quarante-cinq degrés, vers le bord externe du grand droit, jusqu'à un pouce au-dessous du niveau de l'épine iliaque, passe derrière le muscle, puis se dirige verticalement entre lui et l'aponévrose du transverse. Au-dessus de l'ombilic, elle se disperse en plusieurs branches qui s'insinuent dans l'épaisseur du sterno-pubien, et se termine, au-dessous du bord cartilagineux des côtes, dans le second ventre charnu de ce muscle, par plusieurs rameaux anastomosés, par inosculation, avec ceux de la mammaire interne.

Distribution. Dans son trajet, l'artère épigastrique fournit: 1° un *rameau funiculaire* qui s'accole à la gaîne du cordon des vaisseaux spermatiques, et descend avec cet organe jusqu'à sa partie inférieure, où il se perd sur l'enveloppe testiculaire. Chez la femme, ce rameau accompagne le ligament rond, et se répand dans la grande lèvre. 2° Un peu au-dessus du précédent, procède un *rameau pubien*; dégagé en dedans, il longe la gouttière du ligament de Poupart, puis le bord supérieur du pubis, et s'anastomose derrière la symphyse avec celui du côté opposé et avec le rameau pubien de l'obturatrice. 3° Un rameau accidentel qui coupe perpendiculairement en arrière la direction du pubis, et vient s'anastomoser avec l'obturatrice, disposition que nous avons déjà signalée comme le rudiment du cas où cette artère elle-même naît de l'épigastrique. 4° Entre l'arcade du transverse et le bord du sterno-pubien, deux rameaux internes d'un fort volume qui descendent dans la partie inférieure du muscle jusqu'au pubis, et un rameau externe destiné à la partie inférieure du transverse, intéressant par le volume de ses ramuscules anastomosés avec ceux de la récurrente iliaque, et dont l'inférieur, longeant l'arcade du transverse, peut être lésé dans un large débridement de l'anneau inguinal interne. 5° Derrière et dans l'épaisseur du sterno-pubien, l'épigastrique fournit latéralement un grand nombre de rameaux externes et internes. Les *rameaux internes* se distribuent en partie dans l'épaisseur du muscle grand droit, et s'anastomosent au travers de la ligne blanche avec ceux du côté opposé; les *rameaux externes* se distribuent en partie au grand droit, et au-delà dans le transverse et aux deux obliques, et s'anastomosent avec ceux de la circonflexe iliaque et des lombaires. Les uns et les autres dégagent à la surface des ramuscules qui traversent les aponévroses, se distribuent dans

[1] Planches 21, 23, 26, 24, 22, 71, 75.

le fascia-superficialis, le tissu adipeux et la peau, et s'anastomosent entre eux, avec l'artère inguino-abdominale, et les rameaux superficiels de la circonflexe iliaque et des lombaires. 6° Les rameaux de terminaison, au nombre de cinq ou six, s'abouchent directement avec ceux de la mammaire interne; deux ou trois autres s'anastomosent latéralement avec les dernières intercostales et les diaphragmatiques inférieures.

Connexions. 1° *Portion coudée en anse.* Variable de longueur, suivant que l'artère naît plus ou moins bas de l'iliaque externe, cette portion, intermédiaire entre l'anneau crural et l'orifice interne du canal inguinal, est la seule importante sous le rapport des hernies. L'anse de l'artère épigastrique, flanquée de ses deux veines, est appliquée sur la face postérieure du fascia-transversalis, et recouverte elle-même en arrière par le péritoine. Dans sa concavité, elle inscrit médiatement le contour du cordon des vaisseaux spermatiques. En cas de déplacement des viscères par le canal inguinal, si la hernie se fait par l'orifice péritonéal (*hernie oblique* ou *inguinale externe*), l'anse des vaisseaux épigastriques embrasse la tumeur en bas et en dedans, et rend sans danger le débridement en haut et en dehors. Si au contraire le déplacement commence par l'éraillement des aponévroses, entre le tendon du sterno-pubien et le ligament de Gimbernat (*hernie directe* ou *inguinale interne*), l'anse des vaisseaux épigastriques embrasse les deux côtés externe et supérieur de la tumeur, et nécessite le débridement en bas et en dedans. Enfin, anticipant pour compléter ce sujet sur ce qui a rapport aux anomalies, l'obturatrice, lorsqu'elle naît de l'épigastrique, forme une anse en haut et en dedans de l'anneau crural, pour descendre vers le canal ostéo-fibreux sous-pubien. En cas de hernie crurale, les rapports de l'obturatrice avec la tumeur, étant les mêmes que ceux avec le contour de l'anneau, sa présence sur le bord du ligament de Gimbernat, rend très dangereux le débridement en bas et en dedans.

2° *Portion oblique.* Les vaisseaux épigastriques, placés dans ce trajet entre le fascia-transversalis et le péritoine, forment le troisième côté d'un triangle inscrit, pour les deux autres, par le bord du sterno-pubien en dedans, et en bas par le pubis et le ligament de Gimbernat. Ce triangle représentant la fosse inguinale interne, le faisceau vasculaire sert de limite entre cette dernière et la fosse inguinale externe.

3° *Portion verticale.* Le faisceau vasculaire jusqu'à la hauteur de l'ombilic est placé d'abord entre le muscle grand droit et le feuillet fibreux sous-péritonéal, puis sur l'aponévrose postérieure du transverse jusqu'au point où les vaisseaux s'enfoncent dans l'épaisseur du muscle.

Anomalies. L'artère épigastrique est d'un tel intérêt pour ses rapports avec les hernies, que les opinions vraies ou exagérées des auteurs sur les variétés qu'elle présente ne doivent être ignorées d'aucun chirurgien. Les limites dans lesquelles varie le point de son origine, ont une étendue de deux pouces et demi, soit qu'elle fournisse ou non l'artère obturatrice. C'est donc à tort que Hesselbach, contrairement à l'opinion de tous les anatomistes, considère cette artère comme peu variable dans son origine et son trajet. Prenant pour point de départ le lieu normal de son origine, la variété la plus ordinaire, celle remonte sur l'iliaque externe jusqu'à un pouce (Monro) et même davantage (Sœmmerring); l'artère alors descend, accolée à l'iliaque externe jusqu'au voisinage de l'anneau crural, où elle se détourne pour former une anse en dehors comme à l'ordinaire.

Dans une variété plus rare, son origine est à l'artère fémorale, à quelques lignes au-dessous de l'arcade du même nom. L'épigastrique alors remonte au côté interne de l'arcade fémorale, pour rentrer dans le bassin. Nous n'avons vu que deux fois cette variété, et nous croyons pouvoir, avec Meckel, taxer d'erreur l'assertion de Mayer et de Burns, qui considèrent cette origine comme la plus normale.

L'anomalie la plus intéressante est celle où l'épigastrique fournit l'obturatrice. Nous avons déjà signalé ce fait à propos de cette dernière artère. Dans un cas inverse, Hesselbach et Bekkers se sont évidemment trompés en faisant naître l'épigastrique de l'obturatrice, puisque le tronc commun provenait de l'iliaque externe. Toutefois cette anomalie, quoique niée par un auteur moderne, paraît avoir été observée par Monro, puisque, dans le cas cité par cet auteur, le tronc commun naissant de l'hypogastrique, l'obturatrice suivant son trajet ordinaire, et l'épigastrique s'en détachait derrière le pubis, pour se porter en haut et en dedans vers le muscle sterno-pubien.

ARTÈRE CIRCONFLEXE ILIAQUE [1].

ARTÈRE ILIAQUE POSTÉRIEURE ; CIRCONFLEXE DE L'ILIUM *(CHAUSS.)*; ARTERIA ABDOMINALIS, S. CIRCUMFLEXA ILIACA EXTERNA, S. ILIACA EXTERNA MINOR.

Origine, trajet, divisions. Née en dehors de l'iliaque externe, en regard de l'épigastrique, quand l'origine de cette dernière est normale, parfois unique, mais souvent double dès sa naissance, ou partagée de suite en deux branches, la circonflexe iliaque, flanquée de ses deux veines satellites, se porte obliquement en haut et en dehors, derrière l'arcade fémorale, séparée du péritoine par une lame aponévrotique, traverse le pilier externe de l'anneau péritonéal, formé par le fascia-transversalis, puis l'attache fibreuse de l'arcade du transverse, et remonte dans la gouttière du ligament de Poupart, entre le transverse et le petit oblique, jusqu'à l'épine iliaque antérieure et supérieure, où elle se divise en deux branches terminales, l'une ascendante et l'autre circonflexe. Dans ce premier trajet, l'artère fournit: 1° plusieurs rameaux internes et antérieurs au transverse et aux deux obliques, qui viennent s'anastomoser avec les artères épigastrique et inguino-abdominale; 2° des rameaux externes et postérieurs qui se distribuent dans le muscle iliaque, où ils s'anastomosent avec l'iléo-lombaire et l'épigastrique.

Après la bifurcation, la branche *ascendante* ou *abdominale*, d'un fort volume, monte verticalement, mais avec de nombreuses flexuosités, vers les cartilages des dernières côtes. Située entre le transverse et le petit oblique, elle se distribue dans l'épaisseur des muscles et à la peau par de nombreux rameaux anastomosés avec ceux de l'épigastrique, des dernières intercostales et des lombaires. Cette artère, lorsqu'elle est placée plus en avant, ou au moins l'un de ses rameaux antérieurs, peut donner lieu à une hémorrhagie, dans le cas d'opération de la paracentèse, accident facile à prévoir, mais qu'aucun indice ne peut faire éviter.

La branche circonflexe proprement dite continue de longer la crête iliaque dans l'épaisseur des attaches aponévrotiques, et se termine en arrière, en s'anastomosant sur la crête iliaque avec la quatrième paire lombaire. Dans son trajet, elle fournit: 1° une seconde branche ascendante abdominale parallèle à la précédente, dont elle répète le mode de distribution et les anastomoses ; 2° plusieurs rameaux descendans, dont les plus considérables se jettent dans le muscle iliaque, tandis que les plus faibles

[1] Planches 22, 20, 24, 21, 19, 70, 71.
28.

contournent la crête en dehors, et se distribuent aux aponéses et à la peau.

Anomalies. Outre les variétés de nombre, les différences ont rapport à l'origine, la circonflexe iliaque naissant quelquefois de l'iliaque externe à un pouce au-dessus de l'arcade fémorale, tandis que, dans des cas inverses, elle procède de l'artère fémorale elle-même, et remonte à son côté externe, pour rentrer dans le bassin.

ARTÈRE FÉMORALE [1].

ARTÈRE CRURALE ; ARTERIA CRURALIS, S. FEMORALIS COMMUNIS, S. CRURALIS INGUINALIS.

Définition. Tronc commun des artères de la cuisse, intermédiaire entre l'iliaque externe et la poplitée, elle s'étend de l'arcade fémorale au tiers inférieur de la cuisse, dans le canal ostéo-fibreux des adducteurs.

Origine, trajet, direction. Continuation de l'artère iliaque externe au-delà de l'anneau crural, l'artère fémorale descend le long du tiers interne de la cuisse, située entre les adducteurs en dedans, le psoas-iliaque et le vaste interne en dehors. Pour bien comprendre sa direction, il faut la considérer à-la-fois par les deux plans antérieur et interne : suivant le plan antérieur, elle forme d'abord à sa naissance, autour de la saillie du psoas, un léger coude en bas et en dedans, qui modifie la direction oblique en dehors de l'iliaque externe. Toutefois l'artère s'incurve de nouveau en dehors jusqu'au-dessous du petit trochanter, et au-delà prend une direction verticale, jusqu'à l'origine du canal fémoro-poplité, où elle s'incurve de nouveau pour passer derrière le fémur. Vue par le plan interne, sa direction verticale est modifiée par une direction diagonale, d'avant en arrière.

Connexions. 1° *Rapports avec les muscles.* Les rapports de l'artère fémorale les plus importans à considérer et qui servent de point de départ pour les autres muscles, sont ceux qu'elle affecte avec son satellite, le couturier, l'artère étant située en dedans de ce muscle, dans ses deux cinquièmes supérieurs, tandis qu'il la recouvre dans ses trois cinquièmes inférieurs.

1° *Au-dessous du couturier.* A son origine, l'artère fémorale repose sur l'arcade du pubis par l'intermédiaire de l'attache du pectiné, puis sur le contour de l'articulation coxo-fémorale. En avant, elle est recouverte par l'aponévrose d'enveloppe commune, très épaisse en ce point. En arrière, elle est logée dans la gouttière aponévrotique intermédiaire au psoas-iliaque et au pectiné. Inclinée comme ces muscles dont elle suit la courbe sur la tête du fémur, elle s'enfonce en arrière, puis forme un coude en dehors sur l'attache fémorale du pectiné, séparée de la saillie du petit trochanter par un espace que remplissent les vaisseaux fémoraux profonds. Dans cette partie de son trajet, l'artère est côtoyée, à son côté interne, par la veine fémorale. Leur gaine d'enveloppe commune, très résistante et fortifiée par ses adhérences à l'aponévrose, s'insère elle-même au pourtour de l'anneau crural par des lamelles fibreuses, composant par leur réunion un segment aponévrotique antérieur, qui achève de fermer l'orifice, et empêche toute communication avec l'intérieur du bassin.

[1] Planches 41, 43, 59, 80.

2° *Sous le couturier.* L'artère, dans ses trois cinquièmes inférieurs, recouverte en dedans par le muscle couturier, est logée profondément entre les attaches du vaste interne en avant, et celles des adducteurs en arrière ; séparée d'abord du corps du fémur, elle s'y accolle en bas vers le canal ostéo-fibreux. Enfin, dans ce canal, formé par les attaches du premier et du troisième adducteur, elle s'applique sur l'os en dedans et en avant, et se trouve enveloppée par la paroi fibreuse dans le reste de son étendue.

Rapports avec la veine fémorale. La veine, d'abord interne à l'arcade fémorale, descend ainsi l'espace de deux pouces jusqu'à la naissance des vaisseaux fémoraux profonds, puis elle s'insinue sous l'artère, pour devenir postérieure, jusqu'auprès du canal de passage, où, continuant de s'incliner en dehors, elle devient tout-à-fait externe à la naissance des vaisseaux fémoro-poplités.

Rapports avec les nerfs. Les nerfs qui ont des rapports avec l'artère fémorale sont le crural et le saphène interne. Le nerf crural, à l'arcade fémorale, est d'abord externe et postérieur, eu égard à l'artère dont le sépare une lamelle fibreuse, puis sa branche principale, logée dans une petite gaîne spéciale, s'accole au côté externe du vaisseau qu'elle accompagne dans sa hauteur. Le nerf saphène interne s'applique d'abord au côté externe de la gaîne des vaisseaux fémoraux, puis croise sa direction en diagonale jusqu'au canal ostéo-fibreux, au-delà duquel il l'abandonne pour continuer son trajet.

Gaîne des vaisseaux fémoraux. D'abord très épaisse en haut, elle s'amincit sous le muscle couturier où elle est mieux protégée; adhérente dans sa hauteur, d'abord avec l'aponévrose superficielle, puis avec les attaches des muscles et leurs enveloppes fibreuses, elle maintient les vaisseaux dans leur lieu et s'oppose à tout déplacement.

Distribution. La fémorale fournit 1° près de l'arcade crurale, en haut, l'artère *inguino-abdominale*, et en dedans les honteuses externes. 2° A deux pouces au-dessous de la même arcade, l'*artère fémorale profonde.* 3° Au-dessus du canal ostéo-fibreux, l'*artère anastomotique interne.* 4° A divers points de sa hauteur, un grand nombre de branches musculaires sans nom, mais dont quelques-unes méritent une description particulière.

Anomalies. La plus ordinaire consiste dans la bifurcation anticipée de l'iliaque externe en deux artères fémorales, superficielle et profonde (voy. Pl. 5o). Une autre variété est celle où la fémorale fournit la tibiale antérieure au-dessous de l'arcade crurale, l'artère principale continuant son trajet pour former la poplitée, devenue le tronc tibio-péronier (Sandifort).

ARTÈRE INGUINO-ABDOMINALE[1].

SOUS-CUTANÉE ABDOMINALE; ARTERIA INGUINALIS.

Origine, trajet, division. Cette artère, longue et grêle, mais dont l'existence est constante, naît de la partie antérieure de la fémorale, à six lignes au-dessous de l'arcade crurale ou quelquefois de l'une des honteuses externes. A partir de son origine, elle traverse l'aponévrose et le fascia-superficialis où elle se divise en deux ou trois branches, deux fémorales et une abdominale.

[1] Planches 26, 61, 39.

Des deux *branches fémorales* ou *descendantes*, l'une se porte verticalement sur le couturier et le droit antérieur, l'autre remonte d'abord parallèlement au pli inguinal et redescend sur le droit antérieur. Toutes deux s'anastomosent entre elles, avec les honteuses externes et les artérioles fournies par la fémorale, et se distribuent au fascia-superficialis, aux ganglions lymphatiques, au tissu adipeux et à la peau. La branche *ascendante* ou *abdominale* remonte verticalement, traverse le pli de l'aine, en fournissant des rameaux à ses ganglions, et se distribue dans le fascia-superficialis en un grand nombre de ramuscules anastomosés avec ceux des honteuses, de l'épigastrique et des lombaires, et qui se distribuent également au tissu adipeux et à la peau.

ARTÈRES HONTEUSES EXTERNES[1]

ARTÈRES GÉNITALES EXTERNES; GENITALES OU VULVAIRES (*CHAUSS.*); ARTERIÆ PUDENDÆ EXTERNÆ.

Origine, trajet, divisions. Nées de la partie interne de la fémorale, à quelques lignes au dessous de la précédente, ordinairement au nombre de deux, et quelquefois trois, elles rampent sur les deux faces du feuillet aponévrotique qui forme la grande anse de passage de la veine saphène interne.

La branche supérieure, à sa sortie de l'aponévrose, se porte transversalement vers l'anneau inguinal externe, dans l'épaisseur du fascia-superficialis et se distribue au tissu adipeux et à la peau de la partie interne de l'aine.

La branche inférieure ou sous-aponévrotique d'un volume plus considérable que la précédente, naît un peu plus bas. D'abord située sous l'aponévrose, elle envoie un rameau aux muscles adducteurs, puis traverse l'enveloppe fibreuse, se porte en dedans, et se divise, dans le fascia-superficialis, en trois rameaux : l'*inférieur* ou fémoral descend sous la peau de la partie interne de la cuisse. Le *rameau supérieur* ou pubien remonte vers l'anneau inguinal externe et se répand dans les tégumens du pénis, où il s'anastomose avec la honteuse supérieure, l'inguino-abdominale et l'épigastrique. Le *rameau transversal* ou pénien, faisant suite au tronc primitif, continue son trajet en dedans. Chez l'homme, il contourne le cordon spermatique, auquel il envoie de forts rameaux qui l'accompagnent dans sa hauteur, et se distribuent au scrotum. Au-delà il longe le ligament suspenseur du pénis, et descend jusqu'à l'extrémité de cet organe à la peau duquel il se distribue. Il n'est pas rare que ce rameau, très considérable, remplace l'artère dorsale de la verge. Chez la femme, le rameau terminal se répand dans la grande lèvre où il s'anastomose avec la branche superficielle de la honteuse interne.

Vu la situation horizontale des honteuses externes à leur origine, en cas de hernie crurale, ces artères placées au-devant de la tumeur dont elles parcourent le grand diamètre sont souvent lésées et donnent lieu à des hémorrhagies qui nécessitent la ligature des deux extrémités du vaisseau coupé.

ARTÈRE FÉMORALE PROFONDE[2].

GRANDE MUSCULAIRE DE LA CUISSE (*CHAUSS.*); ARTERIA CRURALIS, S. FEMORALIS PROFUNDA.

Définition. Tronc artériel des muscles et des tégumens des deux régions interne et postérieure de la cuisse, l'artère fémorale profonde est d'un volume si considérable à son origine

[1] Planches 26, 81, 39.
[2] Planches 41, 42, 88, 60.

qu'on lui a conservé le nom du vaisseau primitif, et que Meckel a considéré le tronc fémoral, comme se terminant par sa bifurcation en deux branches superficielle et profonde, division qui n'a pas prévalu.

Origine, trajet. La fémorale profonde naît de la partie externe et postérieure du tronc primitif, un pouce et demi à deux pouces au-dessous de l'arcade fémorale. Toutefois, dans certains cas, les limites de cette origine s'exercent dans une étendue de quatre pouces, soit qu'elle procède à trois pouces au-dessous de l'arcade crurale, disposition la plus rare, soit que l'origine remonte plus ou moins haut vers cette arcade, ou même que la division s'opère à un pouce au-dessus, aux dépens de l'iliaque externe, comme nous l'avons déjà signalé.

A partir de son origine, la fémorale profonde se porte en arrière et en dehors en se rapprochant du fémur, descend dans le sillon placé entre le psoas-iliaque et le pectiné, puis s'enfonce entre les attaches du premier et du troisième adducteur, pour se terminer dans les muscles postérieurs de la cuisse.

Distribution. Dans son trajet, la fémorale profonde, accompagnée en dedans et en arrière par la veine satellite, fournit, près de son origine, la *circonflexe interne*, puis la *circonflexe externe*, et se termine par les *branches internes* du grand adducteur et les *branches externes* ou les *perforantes*.

ARTÈRE CIRCONFLEXE INTERNE.

SOUS-TROCHANTÉRIENNE (*CHAUSS.*), ARTERIA CIRCUMFLEXA FEMORIS INTERNA.

Origine, trajet, distribution. La première et la plus considérable des branches de l'artère profonde, la circonflexe interne naît ordinairement en arrière et en dedans de la précédente, auprès de son origine, se dirige en arrière, passe dans une arcade spéciale au-dessus du premier adducteur et du pectiné en dedans, et du petit trochanter en dehors; puis traverse le troisième adducteur, et se dégage sur la face postérieure de la cuisse, au-dessous du carré et en dedans du tendon fémoral du grand fessier. La circonflexe interne, analogue de la circonflexe postérieure humérale, fournit dans son trajet un assez grand nombre de branches : 1° *Branche articulaire;* dirigée en haut, elle fournit quelques ramuscules à la capsule coxo-fémorale, pénètre dans l'articulation par le trou cotyloïdien, au-dessous du ligament qui complète le bourrelet fibreux du même nom, et se distribue à la synoviale, au tissu adipeux et à la capsule fibreuse articulaire. 2° *Deux ou trois rameaux musculaires* répandus dans l'obturateur externe, le moyen adducteur et le pectiné. 3° Avant son arcade de passage, une branche *descendante* considérable, qui passe entre le pectiné et le petit adducteur pour se jeter dans le grand muscle du même nom. 4° En arrière, à la sortie de ce dernier, elle se divise en rameaux ascendans, moyen et descendans. Les *rameaux ascendans* se jettent dans le grand fessier, le carré crural, et la partie supérieure du troisième adducteur, où ils s'anastomosent avec l'ischiatique et la circonflexe externe. Les *rameaux descendans* se rendent dans la longue portion du biceps et le demi-tendineux, et fournissent des ramuscules au grand nerf sciatique. Le *rameau moyen*, musculaire et périostique, traverse le tendon fémoral du grand fessier, se répand en partie dans les attaches du vaste externe, et se termine dans le tissu

7. IV.

fibreux du grand trochanter, où il s'anastomose avec l'ischiatique et la circonflexe externe.

Anomalies. La circonflexe interne naît assez souvent, par une origine isolée, du tronc fémoral, au-dessus de la profonde. Dans des cas plus rares, elle provient encore plus haut, soit de la fémorale, à l'arcade crurale, soit de l'iliaque externe ou de l'épigastrique (Meckel).

ARTÈRE CIRCONFLEXE EXTERNE.

ARTÈRE SOUS-TROCHANTÉRIENNE (*CHAUSS.*), ARTERIA CIRCUMFLEXA FEMORIS EXTERNA.

Origine, trajet, distribution. La circonflexe externe ou antérieure, plus petite que l'interne, naît auprès de cette dernière de la partie externe de la profonde, par un tronc commun avec la grande musculaire ou anastomotique du vaste externe. Parfois ces deux artères naissent isolément, ou même la circonflexe externe procède du tronc fémoral lui-même. A partir de son origine, elle se dirige transversalement en dehors dans un trajet sinueux, contourne, derrière le droit antérieur, la saillie du psoas-iliaque, passe au-dessous des attaches des petit et moyen fessiers, et se termine par la branche circonflexe proprement dite.

Dans ce trajet, l'artère circonflexe externe fournit de fortes branches supérieures et inférieures : 1° *Branches ascendantes.* Au nombre de quatre, elles remontent, les deux premières dans le muscle psoas-iliaque, la troisième dans le fascia-lata, la quatrième dans le moyen et le petit fessier. 2° *Branches descendantes*; il y en a deux destinées au vaste externe. (a) La première, *grande musculaire* ou *anastomotique externe*, née ordinairement de la circonflexe, sur le psoas-iliaque, descend obliquement en bas et un peu en dehors, pénètre dans la partie supérieure du vaste externe, et descend dans son épaisseur jusqu'à l'extrémité inférieure de la cuisse. Dans ce trajet, elle fournit un grand nombre de rameaux à ce muscle, et se termine en s'anastomosant avec la branche poplitée du vaste externe. La seconde branche, assez faible, se perd dans l'extrémité supérieure du vaste externe.

Enfin, la branche terminale ou circonflexe proprement dite, contourne, en dehors le grand trochanter dans les attaches du triceps, et se termine dans l'épaisseur du tissu fibreux par ses anastomoses avec la fessière, l'ischiatique et la circonflexe interne.

ARTÈRES DU GRAND ADDUCTEUR.

(*Branches internes.*)

Négligées par les auteurs, ces artères sont au nombre de deux ou trois. Les deux premières, d'un volume considérable, et non moins fortes que les externes ou perforantes, se dégagent de la partie interne et postérieure de la profonde, à un pouce de distance l'une de l'autre, dans l'espace moyen entre la circonflexe externe et la première perforante, traversent les deux premiers adducteurs auxquels elles fournissent de nombreux rameaux, et se distribuent, en arrière, dans le troisième adducteur et le demi-membraneux, où elles s'anastomosent avec la circonflexe interne, l'ischiatique et la dernière perforante externe. La troisième branche, née beaucoup plus bas, et la plus faible, se perd dans le grand adducteur.

29

ARTÈRES PERFORANTES.

(Branches externes et postérieures.)

PETITES MUSCULAIRES DE LA CUISSE (CHAUSS.); ARTERLE FEMORIS PERFORANTES.

Origine, trajet, distribution. En nombre variable, parfois seulement deux, mais le plus souvent trois ou quatre, elles ont la plus grande analogie entre elles par leur trajet et leur mode de distribution.

Nées successivement, à des hauteurs différentes, de la partie interne et postérieure du tronc de la profonde, elles traversent dans des arcades fibreuses spéciales les attaches des muscles adducteurs, et reparaissent, à leur sortie, à la face postérieure de la cuisse, auprès de la ligne âpre du fémur.

La première perforante, la plus considérable, fournit en arrière des rameaux à la longue portion du biceps, contourne en arrière et en dehors le fémur, au-dessous du tendon fémoral du grand fessier auquel elle fournit un rameau, puis s'enfonce et se distribue dans le vaste externe dans lequel elle descend très bas, en s'anastomosant avec la seconde perforante et la grande musculaire de la circonflexe externe.

La seconde perforante, la plus faible et quelquefois remplacée par la première, fournit souvent un rameau à la longue portion du biceps, puis une branche considérable à la courte portion du même muscle, et s'enfonce dans le vaste externe où elle se perd.

La troisième perforante, terminaison de la fémorale profonde, apparaît en arrière à deux pouces au-dessous de l'arcade fémoro-poplitée, et se divise immédiatement en plusieurs rameaux considérables, externes et internes, qui se jettent dans les deux portions du biceps, le demi-tendineux et le demi-membraneux.

L'artère fémorale profonde, par le grand nombre de branches d'un fort volume qu'elle fournit au milieu des masses musculaires, offre de grandes ressources pour rétablir la circulation dans les cas de ligature du tronc principal. La circonflexe interne, par ses anastomoses avec les branches de l'hypogastrique, l'obturatrice, la fessière, l'ischiatique, la honteuse interne, est le moyen principal de communication entre l'iliaque primitive et la fémorale, après la ligature de l'iliaque externe (A. Cooper). Dans le cas de ligature du tronc fémoral, ce sont les branches profondes, anastomosées avec les musculaires, qui ont été trouvées les plus dilatées (Deschamps, Dupuytren, A. Cooper).

Branches musculaires de la fémorale.

L'artère fémorale, dans les divers points de sa hauteur, fournit un grand nombre de branches musculaires dédaignées par les anatomistes, mais dont un certain nombre, d'un volume considérable, ne sauraient être passées sous silence, si l'on veut se faire une image complète des communications artérielles, dans les cas de ligature, de compression ou d'oblitération. La plupart de ces branches appartiennent aux muscles extenseurs (quadri-fémoral), et quelques unes aux adducteurs. En voici l'énumération dans l'ordre de leur origine :

1° *Rameau supérieur du couturier.* Né de la partie antérieure de l'artère, un peu au-dessus de la profonde, il se distribue dans le muscle couturier. 2° *Rameau du pectiné.* Dégagé un peu au-dessous du précédent de la partie interne de l'artère, il se porte en dedans, et se distribue au pectiné et au premier ad-ducteur. 3° *Artère musculaire antérieure.* D'un fort volume, elle se dégage de la partie externe de la fémorale, à un pouce au-dessous de la profonde, et descend verticalement dans la loge du droit antérieur, dans lequel elle se distribue jusqu'au voisinage de son tendon rotulien; elle s'anastomose inférieurement avec les branches du triceps, surtout les musculaires fémorale et poplitée du vaste externe. 4° *Branches moyenne du couturier et du droit antérieur.* Unique ou double, d'un assez fort volume, née vers la partie moyenne de la cuisse, elle descend dans les deux muscles sus-nommés, envoie un fort rameau profond au vaste interne, et se distribue inférieurement à la peau; elle s'anastomose avec la précédente et les branches du vaste externe et du vaste interne. 5° *Trois ou quatre branches latérales internes*, dont une supérieure se distribue à la partie moyenne du droit interne, et les trois autres, à ce muscle, au couturier et aux adducteurs. 6° Au-dessus du canal fémoro-poplité, deux branches internes, d'un fort volume : la supérieure destinée au vaste interne, au couturier, et au droit interne; l'inférieur, *artère du vaste interne*, d'un volume considérable et très-remarquable, analogue de la collatérale du bras, descend dans le vaste interne auquel elle se distribue, et s'anastomose, par un fort rameau, inférieurement, par inosculation directe, avec l'articulaire inférieure interne du genou, et latéralement, en arcade au-dessus de la rotule, avec l'articulaire supérieure externe. 7° Enfin, dans le canal ostéo-fibreux, la fémorale fournit deux artères : en avant et en dedans, la forte *branche inférieure du couturier*, qui se distribue à ce muscle, au droit interne et au tissu fibreux de l'articulation; en arrière, un rameau considérable destiné à la partie inférieure du demi-membraneux.

ARTÈRE POPLITÉE[1].

ARTERIA POPLITÆA, S. FEMORO-POPLITÆA, S. CRURE-POPLITÆA.

Origine, trajet, direction. Continuation de la fémorale, à la sortie du canal ostéo-fibreux des adducteurs, le tronc poplité traverse de haut en bas la partie moyenne du jarret; dirigé verticalement, mais avec une légère obliquité de dedans en dehors, il s'étend suivant une ligne tirée du bord interne du tiers inférieur du fémur, à la partie moyenne de l'extrémité supérieure de la jambe sous l'arcade du soléaire, où il se termine par sa division en artère tibiale antérieure et tronc tibio-péronier.

L'artère du jarret, légèrement ondulée dans l'extension modérée, devient flexueuse dans la flexion de la jambe, et presque rectiligne dans l'extension forcée.

Connexions. Située profondément dans le creux du jarret, l'artère, à la sortie du canal fémoro-poplité, est appliquée sur le fémur dont la ligne interne de bifurcation inférieure est interrompue par une surface lisse de glissement en regard des vaisseaux. La veine en ce point est externe; elle croise très obliquement la face postérieure de l'artère dans la hauteur du jarret, et se trouve inférieurement placée à son côté interne. Médiatement, le faisceau vasculaire est séparé, par du tissu adipeux, du nerf sciatique poplité interne, et recouvert, à la cuisse par le demi-membraneux, à la jambe, par les jumeaux et le plantaire grêle. Dans le creux du jarret, il est environné par des ganglions lymphatiques et du tissu adipeux, et recouvert par l'aponévrose triangulaire poplitée.

En avant. L'artère est appliquée sur le corps du fémur, puis

[1] Planches 46, 45, 43, 42, 68, 59.

au milieu de l'échancrure intercondylienne, sur la membrane fibreuse articulaire, et plus bas sur le muscle poplité. Latéralement, le faisceau vasculaire est compris : à la cuisse, entre le demi-tendineux, le demi-membraneux et le biceps; au jarret, entre les deux condyles et les attaches des jumeaux, et au-dessous entre ces deux derniers muscles.

Distribution. La poplitée fournit 1° dans toute sa hauteur, des branches musculaires internes, externes et postérieures. 2° De sa partie antérieure, des artères articulaires, distinguées en *supérieures*, *moyennes* et *inférieures*.

BRANCHES DE L'ARTÈRE POPLITÉE.

ARTÈRES MUSCULAIRES.

A la cuisse. Au nombre de huit ou dix, moitié externes, moitié internes, elles naissent, en succession alterne, de la portion fémorale de la poplitée. Les *branches internes*, moins volumineuses, se jettent dans les demi-tendineux et demi-membraneux. Une ou deux branches un peu considérables se perdent dans la partie inférieure du troisième adducteur et du vaste interne (Pl. 46), où elles s'anastomosent avec les articulaires et l'artère inférieure du vaste interne.

Les *branches externes* se distribuent dans les deux portions du biceps et dans le vaste externe : la plus considérable forme la principale anastomose entre la grande musculaire externe de la cuisse et les collatérales externes (Pl. 41).

A la jambe. Les artères y sont en nombre pareil à celui des muscles, deux pour les jumeaux, une pour le soléaire, et un rameau pour le plantaire grêle.

Artères jumelles (Pl. 45). D'un volume assez considérable, quelquefois nées d'un tronc commun qui se bifurque aussitôt à sa naissance, le plus ordinairement elles naissent en regard l'une de l'autre, de chaque côté du tronc poplité, vers le point d'adossement des jumeaux, séparées par le nerf sciatique poplité interne. A partir de leur origine, chacune d'elles, externe et interne, descend et se distribue dans le muscle correspondant, jusqu'à sa partie inférieure. Au-dessous des insertions des muscles, les artères des deux côtés forment une anastomose en arcade sur l'aponévrose du soléaire. De l'artère jumelle interne se dégage, ordinairement à sa partie supérieure, un rameau qui descend dans le sillon médian, et fournit un ramuscule qui accompagne le nerf saphène externe. A l'extérieur, les derniers rameaux des artères jumelles se distribuent au pannicule adipeux et à la peau.

Branche du soléaire (Pl. 46). Née au-dessus de l'arcade fibreuse de ce muscle, qu'elle contourne en arrière, d'un fort volume; elle se divise en éventail, en quatre ou cinq forts rameaux, qui se distribuent dans la partie supérieure du soléaire; ils s'anastomosent avec les branches fournies par les artères tibiale postérieure et péronière.

ARTÈRES ARTICULAIRES.

Les supérieures et les inférieures se divisent en articulaire externe et interne; les moyennes sont placées verticalement sur le trajet du tronc primitif.

ARTICULAIRES SUPÉRIEURES.

Il en existe deux internes et une externe.

La *première articulaire supérieure interne* (Pl. 43) naît en haut de la poplitée et quelquefois de la fémorale dans le canal ostéo-

fibreux; elle passe sous le tendon du grand adducteur, fournit des rameaux au vaste interne, envoie un rameau profond derrière le tendon extenseur, et, devenue superficielle, s'épanouit dans l'aponévrose du genou en quatre ou cinq rameaux, qui enveloppent la rotule par leurs anastomoses entre elles et avec les autres branches articulaires : parfois cette artère forme un tronc commun avec la branche inférieure déjà décrite du muscle couturier.

La *seconde articulaire supérieure interne*, analogue de l'externe, naît souvent par un tronc commun avec cette dernière de la partie antérieure de la poplitée, dans l'échancrure intercondylienne; elle monte jusqu'au-dessus de l'attache du jumeau interne, fournit des rameaux à ce muscle, à la capsule condylienne et au périoste de l'os; puis contourne l'insertion fibreuse du vaste interne, dans laquelle elle se distribue, et se termine dans les tissus fibreux en s'anastomosant sur le bord de la rotule avec les articulaires de son côté, et en arcade, au-devant de cet os, avec les articulaires externes.

Articulaire supérieure externe. Née en regard de la précédente ou d'un tronc commun avec elle, elle monte en dehors, contourne le condyle externe, fournit un rameau musculaire à l'attache du jumeau, et plusieurs rameaux fibreux ou périostiques ascendans et descendans, passe sous une arcade ostéo-fibreuse entre le fémur et le vaste externe, puis sous le tendon de l'aponévrose fascia-lata, fournit de nombreux rameaux aux tissus fibreux, et, parvenue au-dessus de la rotule, forme une triple anastomose : en dedans, en arcade au-dessus de la rotule, avec l'artère du vaste interne, en bas avec l'articulaire inférieure externe, en haut, le long du tendon rotulien, avec la branche de la poplitée intermédiaire entre elle et la grande musculaire externe de la cuisse.

ARTICULAIRES INFÉRIEURES.

Au nombre de deux, externe et interne, nées de la partie antérieure de la poplitée, au niveau du plan articulaire du genou.

L'articulaire inférieure interne, née ordinairement un peu au-dessus de sa congénère, descend d'abord verticalement le long du tronc poplité, fournit un rameau au muscle poplité, et quelques ramuscules périostiques et fibreux, se dirige en dedans, en contournant la tubérosité interne du tibia, dégage un autre rameau descendant poplité, passe dans l'épaisseur des tissus fibreux sous les quatre tendons des muscles de la cuisse formant la patte d'oie, fournit des ramuscules aux gaînes synoviales de ces tendons et à leurs attaches, et reparaît au-devant de celle du couturier, où elle se réfléchit de bas en haut, remonte le long du tendon rotulien, et se termine par inosculation avec l'extrémité de la branche du vaste interne. Sur le genou, elle fournit : 1° des rameaux descendans superficiels anastomosés avec ceux de la récurrente tibiale; 2° des rameaux profonds qui vont se distribuer, derrière le tendon, au tissu adipeux et à la synoviale; 3° des rameaux fibreux superficiels les postérieurs anastomosés avec les collatérales supérieures internes, les antérieurs formant des arcades, au-devant de la rotule, avec les articulaires externes.

L'articulaire inférieure externe, née en regard ou un peu au-dessous de la précédente, se dirige en dehors en formant une concavité inférieure sur le muscle poplité, fournit un rameau à ce muscle, et deux autres, plus forts, à l'attache péronienne du soléaire, passe au-dessus de l'articulation péronéo-tibiale, sous le ligament latéral externe et le tendon du biceps, achève de contourner la tubérosité externe du tibia, s'engage

29.

sous le tendon de l'aponévrose fascia-lata, et, parvenue près du bord du tendon rotulien, se divise en trois rameaux : l'un, ascendant, remonte sur le bord de la rotule pour s'anastomoser avec les articulaires supérieures; un rameau, descendant, s'anastomose sur l'aponévrose avec la récurrente tibiale ; le rameau profond de continuation s'enfonce sous le tendon rotulien, où il se perd dans le tissu adipeux et dans la synoviale de l'articulation du genou.

ARTICULAIRES MOYENNES.

Au nombre de deux ou trois branches, de volume inégal, elles naissent verticalement de la partie antérieure du tronc poplité, fournissent à la membrane fibreuse postérieure quelques ramuscules anastomosés avec ceux des autres artères articulaires, et s'enfoncent immédiatement, par des arcades fibreuses spéciales, pour pénétrer dans l'intérieur de l'articulation, où elles se distribuent aux ligamens croisés, aux fibro-cartilages, à la synoviale, et, sans avoir perdu beaucoup de leur volume, pénètrent, par des trous nourriciers d'un fort volume, dans l'extrémité inférieure du fémur, au pourtour des cartilages des condyles. Ces artères, spécialement destinées à l'articulation, conservent leur volume, et ne sont pas, comme les autres articulaires, susceptibles de se développer pour suppléer, par la circulation collatérale, dans les cas d'oblitération du tronc principal.

ARTÈRES DE LA JAMBE.

Parvenue en regard de l'attache inférieure du muscle soléaire, l'artère poplitée, située à la partie externe de sa veine satellite, et au-devant du nerf sciatique poplité interne, forme avec ces deux derniers un faisceau vasculaire environné par une arcade fibreuse protectrice, haute de 3 à 4 lignes, fournie par le soléaire dans son attache tibiale sur la ligne poplitée. Au-dessous de ce canal fibreux, mais dans certains cas immédiatement au-dessus, l'artère poplitée se divise en deux branches, l'une externe, la *tibiale antérieure*; l'autre, continuation de l'artère d'origine, le *tronc tibio-péronier*.

Anomalies. La bifurcation de la poplitée se fait quelquefois beaucoup plus haut. Sans parler du cas de Sandifort, où la bifurcation existant au-dessus du ligament de Poupart, constituait une variété de l'artère fémorale, la division du tronc poplité a été vue par Portal, au-dessus de l'articulation du genou, et par Ramsay, à la hauteur du plan articulaire, au-dessus du muscle poplité. La tibiale antérieure, dans ce cas, passait entre le muscle et le tibia pour gagner le ligament interosseux.

ARTÈRE TIBIALE ANTÉRIEURE.[1]

ARTERIA TIBIALIS ANTICA, S. ROTULARIS.

Définition. Branche externe et supérieure de la bifurcation de l'artère poplitée, destinée aux parties molles de la face externe et antérieure de la jambe, et de la face dorsale du pied, où sa continuation prend le nom d'artère pédieuse.

Origine, trajet, direction. Née à angle aigu de la partie externe de la poplitée, ordinairement au-dessous, mais dans des cas rares, immédiatement au-dessus de l'arcade fibreuse du soléaire, l'artère tibiale antérieure se dirige aussitôt en de-

[1] Planches 46, 47, 56, 57, 48.

hors et en bas, en formant une courbure à convexité supérieure, s'enfonce entre les attaches du jambier postérieur, traverse le trou du ligament interosseux, et reparaît à sa face antérieure dans la loge des muscles fléchisseurs du pied ; puis s'infléchit en bas, descend sur le ligament interosseux, glisse au tiers inférieur de la jambe sur l'angle arrondi du tibia, et s'enfonce sous le ligament annulaire du tarse, au-delà duquel elle change son nom en celui d'artère pédieuse.

Dans son trajet, au-dessous du trou interosseux, sa direction est celle d'une ligne étendue du tubercule tibial d'insertion du jambier antérieur, et de la ligne d'intersection de ce muscle et du long extenseur commun des orteils, au milieu de l'articulation tibio-tarsienne.

Connexions. 1° A son origine, en arrière, la tibiale antérieure flanquée du tronc commun de ses veines satellites, est appliquée sur le muscle poplité et l'attache du jambier postérieur, et recouverte par celle du soléaire. 2° Dans la gouttière interosseuse, où elle est située profondément dans sa moitié supérieure, elle est appliquée en arrière, dans ses trois quarts supérieurs, sur le ligament interosseux, dans son quart inférieur sur l'angle mousse du tibia. Flanquée latéralement par ses deux veines satellites, sa direction est croisée en avant par celle du nerf tibial antérieur : le faisceau vasculaire est recouvert par une gaine fibreuse adhérente au ligament interosseux. Dans ses rapports avec les muscles, elle est recouverte en haut par le jambier antérieur, et placée au fond du sillon qui sépare ce muscle de l'extenseur commun. Plus bas, elle est placée entre le jambier et l'extenseur du gros orteil ; inférieurement elle longe en dehors le tendon du jambier antérieur, puis, au-dessus de la malléole interne, s'en détourne un peu en dehors pour devenir verticale, passe obliquement en diagonale, sous le tendon de l'extenseur propre du gros orteil, et sous le ligament annulaire du tarse, située profondément entre les tendons des deux extenseurs.

Distribution. L'artère tibiale antérieure fournit un nombre considérable de rameaux; trois branches principales ont reçu des noms particuliers, en haut la récurrente tibiale, en bas les deux artères malléolaires externe et interne.

1° *Récurrente tibiale antérieure. Récurrente du genou* (Chaussier) ; *arteria recurrens.* D'un volume assez considérable, elle naît en dedans de la tibiale antérieure à sa sortie du ligament interosseux, remonte du côté interne, dans le jambier antérieur, appliquée sur la tubérosité externe du tibia, fournit quatre ou cinq forts rameaux au muscle jambier, puis se divise en deux branches ascendantes : l'une, externe, contourne le péroné sous l'attache du long extenseur commun, et se distribue à ce muscle et au long péronier latéral ; la branche interne remonte en dedans sur l'attache du tendon rotulien, et s'anastomose avec les deux articulaires inférieures.

2° *Rameaux musculaires.* Au nombre de quinze ou vingt, d'un volume variable, nés en général à angle droit ou à angle aigu du tronc de l'artère : les rameaux internes se jettent dans le jambier antérieur, et fournissent au tibia de nombreux ramuscules osseux et périostiques. Les rameaux externes se distribuent aux deux extenseurs; une ou deux branches plus considérables traversent ces muscles, et vont se distribuer dans les deux péroniers jusqu'à leur partie inférieure.

3° *Artères malléolaires,* ou *articulaires tibio-tarsiennes* (Pl. 47, 48). (a) *Malléolaire interne.* Née de la partie interne de la tibiale, en regard du pli de l'articulation tibio-tarsienne, elle se dirige flexueuse en dedans sous les tendons de l'extenseur propre du gros orteil et du jambier antérieur, envoie un grand nombre de rameaux ascendans, périostiques et osseux, sur la malléole interne, et quelques rameaux descendans dans le ligament tibio-tarsien antérieur, puis se divise en deux branches; l'une superficielle, continuation du tronc primitif, contourne la malléole et va s'anastomoser sous le ligament annulaire avec des rameaux de la tibiale postérieure. La branche profonde s'enfonce sous les ligamens, se distribue à la synoviale articulaire et se perd dans l'épaisseur de l'astragale.

(b) *Malléolaire externe.* Plus forte en volume que la précédente, elle naît ordinairement en regard de la précédente, mais quelquefois un ou deux pouces plus haut; dans d'autres cas elle procède de la péronière, ou se confond avec elle par une forte anastomose, à deux pouces au-dessus de l'articulation (Pl. 49). Quelle que soit son origine, soit qu'elle naisse directement ou qu'elle descende jusqu'au pli articulaire, elle se dirige transversalement en dehors, entre les tendons du long extenseur commun et du péronier antérieur, en avant, et, en arrière, le ligament tibio-tarsien, en contournant le cuboïde au-dessus de l'insertion du pédieux. En ce point, elle fournit des rameaux ascendans malléolaires qui vont se distribuer au périoste et à l'os, et des rameaux descendans destinés au pédieux, aux ligamens et à l'articulation calcanéo-cuboïdienne. En continuant son trajet, l'artère contourne le bord externe du cuboïde, fournit des rameaux postérieurs et inférieurs calcaniens externes, et des rameaux articulaires plus considérables aux articulations tibio-tarsiennes et cuboïdo-métatarsiennes; elle se termine sur le bord externe du pied, en s'anastomosant avec les rameaux de la péronière et de la plantaire externe.

Anomalies. La tibiale antérieure, très faible, se termine parfois à diverses hauteurs de la jambe, ou à sa partie inférieure, la pédieuse n'existant pas. Dans ces cas rares, elle manque en totalité, et se trouve remplacée : à la jambe, par des branches perforantes de la tibiale postérieure, et, sur le dos du pied, comme dans tous les cas d'absence de la pédieuse, par la branche antérieure de la péronière, dont le volume accidentel considérable est en rapport avec celui des parties auxquelles elle doit se distribuer (Meckel).

ARTÈRE PÉDIEUSE.

DORSALE DU PIED, ARTERIA PEDIÆA.

Origine, trajet, direction, connexions. Continuation de l'artère tibiale antérieure qui change de nom au-dessous de l'articulation tibio-tarsienne. La limite entre les deux artères semble tout-à-fait arbitraire. La plupart des auteurs font commencer la pédieuse au-dessous du ligament annulaire du tarse ; mais comme ce ligament, qui n'est qu'un épaississement transversal de l'aponévrose, n'a lui-même que des limites fictives, il nous semble qu'on peut choisir comme point plus précis, l'angle tibio-tarsien, en regard du plan articulaire où l'artère verticale, dirigée suivant la ligne moyenne du pied, forme un coude de haut en bas, et devient oblique en dedans ; ce coude séparant les deux artères, la portion située au-dessus sera la terminaison de la tibiale antérieure, et la portion qui la continue au-dessous, le commencement de la pédieuse.

A partir de cette origine, la pédieuse inclinée en dedans forme une légère courbure à concavité interne ; sa direction

T. IV.

est indiquée par une ligne étendue du milieu de l'articulation tibio-tarsienne, à l'angle postérieur du premier espace interosseux. Elle est située profondément sur le dos du pied, en dehors du tendon du long extenseur propre du gros orteil, longée et un peu recouverte en dedans par le premier faisceau du pédieux. Sous-jacente à l'aponévrose dorsale du pied, flanquée par ses deux veines satellites, elle est appliquée sur la voûte du tarse, l'astragale, le scaphoïde et le moyen cunéiforme, et répond en avant à l'articulation latérale des deux premiers os métatarsiens. Parvenue dans l'angle postérieur du premier espace interosseux, elle se divise en deux branches terminales, l'une plus faible, continuation de la pédieuse par sa direction ; l'autre beaucoup plus forte, branche digitale des deux premiers orteils, véritable terminaison de l'artère par son volume, s'infléchit de haut en bas autour de l'angle postérieur interosseux, et vient s'aboucher à la face opposée avec l'arcade profonde formée par la plantaire externe.

Distribution. La pédieuse fournit de fortes branches externes et internes, en nombre variable, et généralement destinées aux articulations et aux os du tarse.

1° *Branches internes.* Au nombre de deux ou trois, d'un volume considérable, elles se dirigent en dedans entre les tendons du jambier antérieur et du long extenseur propre, et sur les ligamens des articulations astragalo et cunéo-scaphoïdiennes, elles contournent en dedans le bord interne du scaphoïde et du premier cunéiforme, et viennent s'anastomoser sur la face inférieure avec des rameaux osseux et articulaires de la plantaire interne. La branche postérieure envoie en outre des rameaux à l'astragale et au calcanéum, et la branche antérieure aux articulations cunéo-métatarsiennes, où elle s'anastomose avec les rameaux de la première digitale ou interosseuse dorsale.

2° *Branches externes.* Elles sont au nombre de trois, les artères sus-tarsienne externe, sus-métatarsienne et une branche osseuse et articulaire intermédiaire.

(a) *Artère sus-tarsienne externe* (Meckel); *sus-tarsienne* (Chauss.); *arteria tarsæa.* Première branche de la pédieuse, elle naît en dehors auprès de son origine ; parfois elle est fournie par la malléolaire externe, ou bien elle est remplacée par deux branches, l'une profonde, osseuse et articulaire, née de la malléolaire externe, et l'autre superficielle, musculaire, provenant de la pédieuse. Après son origine, l'artère sus-tarsienne se porte obliquement en dehors et en avant, et se divise en une branche superficielle qui se distribue au muscle pédieux et s'anastomose avec les rameaux de la malléolaire externe, et une branche profonde qui se perd en rameaux-volumineux dans les articulations du cuboïde avec le calcanéum, le scaphoïde, et les deux derniers os métatarsiens.

(b) *La branche tarsienne externe moyenne* née de la pédieuse, en regard du petit os cunéiforme, se distribue aux articulations cunéo-scaphoïdiennes et métatarsiennes.

(c) *Artère sus-métatarsienne* (Chauss.); *artère du métatarse; arteria metatarsæa.* Née du côté externe de la pédieuse, en regard de la seconde articulation cunéo-métatarsienne, parfois néanmoins elle procède un peu plus haut et forme un tronc commun avec la précédente ; elle se dirige transversalement en dehors, en formant sous le nom *d'arcade dorsale du métatarse,* une série de coudes sur les têtes des os métatarsiens ; elle se divise en branches postérieures ou ascendantes, destinées aux articulations cunéo et cuboïdo-métatarsiennes, et en branches antérieures et descendantes les plus considérables, ce sont les digitales ou interosseuses dorsales.

30

Artères interosseuses dorsales. Nées de la partie antérieure de l'arcade dorsale métatarsienne, d'un fort volume et décroissantes de dedans en dehors, comme les os du métatarse et les orteils, on en distingue ordinairement trois, quoiqu'en réalité, il y en ait une quatrième terminale beaucoup plus petite. Toutes ces branches sont analogues entre elles pour le trajet et la distribution. Elles constituent, par le fait, les quatre dernières artères digitales de la face dorsale, dont la première est représentée par la continuation de la pédieuse. Chacune d'elles accompagne sur son bord externe l'un des os métatarsiens du second au cinquième, et se bifurque entre les articulations métatarso-phalangiennes pour former les collatérales dorsales des orteils. Dans leur trajet les digitales dorsales fournissent à chaque extrémité une forte branche *perforante interosseuse*, qui s'anastomose sur la face opposée avec le plan profond des autres artères digitales ou interosseuses plantaires. Les *perforantes postérieures* naissent ou de l'origine des digitales ou de l'arcade métatarsienne; les *perforantes antérieures* ne naissent presque jamais du tronc des digitales, resserré entre les articulations métatarsiennes, mais plus bas, dans l'écartement des premières phalanges, de la branche collatérale interne de bifurcation; excepté la dernière qui procède de la branche externe.

Les artères digitales fournissent, en outre, un grand nombre de rameaux musculaires aux interosseux dorsaux, des rameaux osseux et périostiques aux os métatarsiens, et de petites artères articulaires, postérieures et antérieures, aux articulations métatarso-phalangiennes.

La dernière branche digitale est formée par la terminaison de l'arcade métatarsienne et renforcée par une anastomose de la troisième branche; elle forme la collatérale externe dorsale du petit orteil.

Artères collatérales dorsales des orteils. Nous distinguons à part ces artères, qui font suite aux branches digitales dorsales, les orteils ayant deux plans d'artères collatérales, dont celles-ci sont les plus petites. Elles naissent de la bifurcation des branches digitales de l'arcade métatarsien, longent les bords adjacens des orteils, et s'anastomosent entre elles sur leur face dorsale. Elles se terminent en arcade auprès de la pulpe de l'ongle, où elles s'anastomosent avec les ramuscules venus de la face plantaire. Ces collatérales, fournies par la dorsale du métatarse, sont au nombre de sept, appartenant aux trois derniers orteils et au bord externe du second, les trois autres étant fournies par l'artère qui fait suite à la pédieuse.

Première digitale de la pédieuse. Continuation du tronc primitif par sa direction, plus forte que les précédentes; elle suit sur la face dorsale le bord externe du premier os métatarsien, et se divise, entre les deux premières articulations métatarso-phalangiennes, en deux branches collatérales dorsales, externe du premier orteil, et interne du second. Son mode de distribution diffère un peu de celui des précédentes; la branche perforante postérieure est représentée par le tronc terminal de la pédieuse; la perforante antérieure s'étend de l'une à l'autre des collatérales internes du gros orteil. Dans son trajet, la première digitale fournit quelques rameaux externes aux muscles interosseux, et de fortes branches internes osseuses et articulaires au premier métatarsien, et à ses articulations cunéenne et phalangienne. Souvent l'une de ses branches se continue sur le bord interne du gros orteil, pour former sa collatérale dorsale. Toutefois cette dernière n'est souvent qu'une branche de la collatérale plantaire.

Anomalies de la pédieuse. Elles sont rares pour le tronc, et assez communes pour les branches. La principale variété du tronc est celle qui a rapport à l'origine, lorsque la pédieuse est formée par la péronière antérieure. Dans un cas semblable, cette artère était renforcée par une branche de la tibiale postérieure qui contournait le tibia en avant pour rejoindre la face dorsale du pied (Tiedemann). (Pl. 5o, fig. 4.)

Pour le trajet, il n'est pas rare que la pédieuse se détourne beaucoup en dehors sur la voûte du tarse. Ce cas se rencontre principalement lorsque cette artère se divise à la jambe en deux branches inégales qui se rejoignent sur le tarse, et dont chacune s'écarte de la ligne moyenne du trajet ordinaire (Pl. 5o, fig. 5).

Quant aux branches, l'artère sus-métatarsienne est celle qui offre les variétés les plus nombreuses, par son origine unique ou multiple à diverses hauteurs, et par les anastomoses de ses diverses branches anomales; mais, dans tous ces cas, elle arrive toujours à fournir au moins deux ou trois des branches digitales dorsales; les autres naissant des interosseuses plantaires (Fig. 5).

TRONC TIBIO-PÉRONIER[1].

ARTÈRE TIBIO-PÉRONIÈRE, ARTERIA TIBIO-PERONÆA S. TIBIALIS POPLITÆA.

Branche interne et postérieure de bifurcation du tronc poplité auquel il fait suite; son trajet, seulement d'un demi-pouce à un pouce et demi, s'étend de la naissance de la tibiale antérieure au lieu de sa bifurcation propre en deux artères, *tibiale postérieure* et *péronière*. Le tronc tibio-péronier s'applique en avant sur les extrémités correspondantes des muscles poplité et jambier postérieur; il est côtoyé en dedans par sa veine, et en arrière par le nerf tibial postérieur qui l'isole du soléaire.

ARTÈRE PÉRONIÈRE.

ARTERIA PERONÆA. S. FIBULARIS.

Lorsque le trajet du tronc tibio-péronier est très court, il ne fournit aucune branche; dans le cas au contraire où il est le plus long, il donne la branche récurrente interne du tibia, l'artère nourricière de cet os et les deux premières branches du soléaire; néanmoins de ces dernières, l'une est plutôt fournie par le tronc poplité, et l'autre par la naissance de la péronière.

Origine, trajet, direction, connexions. Branche externe de bifurcation du tronc tibio-péronier, ordinairement la plus faible des trois grandes artères de la jambe, elle s'écarte à angle aigu de la tibiale postérieure et descend inférieurement jusqu'à la partie externe et postérieure du pied, suivant une ligne étendue du milieu du quart supérieur de la jambe, à la partie externe du calcanéum. Sensiblement verticale, et légèrement flexueuse dans son trajet, elle forme, à partir de son origine, une légère incurvation en dehors pour se rapprocher du péroné. Située d'abord au jambier postérieur et au soléaire, au niveau de l'attache supérieure du long fléchisseur propre du gros orteil, elle s'enfonce au-devant de ce muscle, et se trouve logée profondément dans le sillon du ligament interosseux, entre le péroné et l'attache du jambier postérieur. Au quart inférieur de la jambe, elle se termine par sa division en deux branches, dites *péronières, postérieure* et *antérieure.*

[1] Planches 46, 68.

Branches de la péronière. Cette artère fournit un grand nombre de branches et de rameaux, postérieurs, externes et internes.

1° *Branches postérieures.* Au nombre de deux ou trois, d'un fort volume, elles pénètrent de suite dans le soléaire par sa face antérieure, et s'y distribuent en s'anastomosant avec les branches du tronc poplité et de la tibiale postérieure. Inférieurement, cinq ou six rameaux également postérieurs, très petits, se distribuent dans le muscle long fléchisseur propre du gros orteil.

2° *Rameaux internes.* Au nombre de douze ou quinze, fournis par l'artère péronière ou sa branche postérieure de continuation, ils se distribuent dans le jambier postérieur et le long fléchisseur propre du gros orteil.

3° *Branches externes.* Au nombre de sept ou huit, d'un assez fort volume, elles se dirigent horizontalement en dehors, fournissent de nombreux rameaux musculaires au soléaire, aux deux péroniers, et des rameaux périostiques au péroné. Parvenues sous l'aponévrose, elles envoient au dehors des rameaux cutanés, et le tronc principal de chacune de ces artères contournant d'avant en arrière le bord externe du soléaire, rentre dans les couches superficielles de ce muscle, où il se distribue.

Branches terminales 1° *Péronière postérieure.* Continuation du tronc primitif, elle descend sur le ligament interosseux et derrière l'articulation tibio-tarsienne, entre les péroniers et le long fléchisseur propre du gros orteil, recouverte par l'aponévrose jambière et par le feuillet aponévrotique des muscles profonds. Dans ce trajet, elle fournit au-dessus des malléoles deux fortes branches, l'une, interne, transversale, s'anastomose en arcade avec la tibiale postérieure, et fournit quelques rameaux à la partie inférieure des muscles et à la partie postérieure de l'articulation. L'autre branche, externe, se distribue sur les muscles péroniers en deux rameaux : l'un ascendant, anastomosé avec une branche destinée au soléaire, l'autre descendant, passe derrière le tendon du long fléchisseur propre, et forme avec la tibiale postérieure une seconde arcade, d'où procèdent des rameaux périostiques malléolaires, postérieurs, externes et internes, qui s'anastomosent avec ceux de la tibiale, et des rameaux osseux et articulaires qui pénètrent par le ligament tibio-tarsien postérieur. Parvenue entre la malléole externe et le calcanéum, la péronière postérieure forme, au-dessous du calcanéum, une troisième anastomose en arcade avec la tibiale postérieure, puis elle se divise en deux rameaux calcanéens externes qui se distribuent au ligament, au périoste et dans l'intérieur du calcanéum; le rameau postérieur contourne le tendon d'Achille et le calcanéum en arrière; l'antérieur passe sous la malléole externe, et forme, sous la voûte inférieure de l'os, une arcade anastomotique avec la naissance de la plantaire externe.

2° *Péronière antérieure.* Née de la bifurcation du tronc primitif, à quatre ou cinq pouces au-dessus de l'articulation du pied, elle traverse immédiatement le ligament interosseux pour redescendre sur sa face antérieure, et le long de l'extrémité inférieure du tibia.

Elle fournit des rameaux à l'extenseur commun et au péronier antérieur, s'anastomose avec la malléolaire externe, et souvent supplée à l'absence de cette dernière, ou à son rameau terminal, qui contourne le bord externe du pied, et s'anastomose sur le cuboïde avec la plantaire externe. Cette artère provient fréquemment d'une double origine par deux branches

30.

nées de la péronière et de la tibiale antérieure qui s'unissent en un tronc commun.

Anomalies. Il est remarquable que la péronière, ordinairement la plus faible des trois grandes artères de la jambe, soit précisément celle qui s'accroît de volume dans les cas d'anomalies. Peut-être la raison est-elle la même que nous avons déjà signalée à l'avant-bras pour la radicale, la péronière continuant plus exactement que la tibiale postérieure la direction du tronc poplité. Ainsi les auteurs ne citent, à notre connaissance, aucun cas où l'artère péronière ait manqué en totalité. Ce fait n'est pas très rare, au contraire, pour la tibiale postérieure (Meckel, Tiedemann, et voy. Pl. 50).

Dans d'autres cas, la tibiale postérieure, très faible, et d'un calibre presque uniforme de haut en bas, vient s'anastomoser inférieurement avec la péronière qui la supplée (Pl. 50), ou se perd à la partie supérieure de la jambe; c'est alors la péronière qui, se bifurquant inférieurement, fournit en dedans le tronc plantaire. Toutefois Meckel a vu cette division de la péronière ne s'effectuer que sous la plante du pied.

ARTÈRE TIBIALE POSTÉRIEURE [1].

ARTERIA TIBIALIS POSTICA.

Définition. Branche interne de bifurcation du tronc tibio-péronier, la plus forte des trois grandes artères jambières : destinée aux muscles profonds de la partie interne de la jambe; elle se continue par deux artères plantaires, sous la face inférieure du pied.

Trajet, direction. D'un volume considérable, et qui est une fois et demie celui de la péronière, la tibiale postérieure descend presque verticale, mais inclinée en dedans, jusqu'au dessous de la malléole interne, suivant une ligne étendue depuis le milieu du quart supérieur de la jambe jusqu'au tiers interne de l'articulation tibio-tarsienne en arrière, au niveau du bord correspondant du tendon d'Achille. Légèrement flexueuse dans son cours, elle conserve encore un volume considérable à l'extrémité inférieure de la jambe, où elle contourne en dessous la voûte du calcanéum et se bifurque en deux troncs *plantaires, externe et interne.*

Connexions. 1° *Portion jambière.* Appliquée en avant, entre le jambier postérieur et le long fléchisseur commun des orteils, elle n'adhère plus, dans la moitié inférieure de la jambe, qu'à ce dernier muscle et au bord externe de son tendon. En arrière, elle est recouverte supérieurement par le soléaire; au tiers inférieur, elle est située en avant du bord interne du tendon d'Achille, recouverte par l'aponévrose jambière et le feuillet d'enveloppe des muscles profonds. Latéralement elle est flanquée par ses deux veines; le nerf tibial postérieur l'accompagne à son côté externe et postérieur. 2° *Portion coudée.* Sous la voûte du calcanéum, l'artère, enveloppée avec ses veines dans une gaîne spéciale, et accompagnée par le nerf satellite, est située d'abord dans l'espace moyen et au-dessous des deux tendons fléchisseurs; puis elle croise obliquement celui du long fléchisseur propre au-dessous duquel a lieu sa bifurcation.

Distribution. La tibiale postérieure fournit un grand nombre de rameaux, musculaires, osseux, périostiques et articulaires

[1] Planches 46, 48, 49, 58, 57.

1° *Rameaux musculaires.* Ils sont au nombre de dix ou douze externes et internes. Les rameaux externes, très faibles, se jettent dans le jambier postérieur, le long fléchisseur propre du gros orteil et le soléaire. L'un d'eux, assez volumineux, se distribue dans la partie inférieure du soléaire jusqu'au tendon d'Achille. Les rameaux internes appartiennent au long fléchisseur commun des orteils, à part deux branches supérieures, d'un fort volume, qui se jettent dans la partie interne du soléaire, et dont la plus élevée, la *récurrente tibiale interne*, contourne par son rameau terminal, le bord interne du tibia, et se réfléchit, de bas en haut, sous l'épanouissement des tendons de la patte d'oie, pour s'anastomoser avec l'articulaire inférieure interne.

2° *Rameaux osseux, périostiques et articulaires.* Des rameaux musculaires de la tibiale naissent, dans sa hauteur, de nombreux ramuscules périostiques, et de l'une de ses deux branches internes supérieures, la principale artère nourricière du tibia. Inférieurement l'artère donne, de sa partie externe, les trois rameaux que nous avons vus s'anastomoser avec la péronière en autant d'arcades, d'où procèdent des ramuscules qui se distribuent aux tissus fibreux et à la face postérieure de l'articulation. Enfin, au-dessus du calcanéum, naissent une ou deux branches qui se répandent sur la face interne de l'os, et s'y distribuent ainsi qu'aux articulations tibio-tarsienne et astragalo-calcanéennes.

Anomalies. Indépendamment de celles qui ont été signalées à propos de la péronière, la tibiale postérieure, d'un volume plus considérable dans le cas où celui de la tibiale antérieure est moindre, fournit parfois une branche interosseuse (Meckel), qui vient renforcer l'artère pédieuse, quoique, dans les cas d'absence de cette dernière, elle soit suppléée par la péronière.

ARTÈRES PLANTAIRES.

Au nombre de deux, externe et interne, provenant de la bifurcation de la tibiale postérieure, sous l'attache interne du ligament annulaire du tarse.

ARTÈRE PLANTAIRE INTERNE [1].

ARTERIA PLANTARIS INTERNA.

Trajet, direction. Continuation du tronc tibial par sa direction, cette artère, d'un volume plus faible que la plantaire externe, se dirige d'arrière en avant sous le bord interne du pied, située d'abord entre les tendons fléchisseurs et l'adducteur du gros orteil, puis sous le court fléchisseur, en avant duquel elle s'abouche avec la terminaison de l'arcade plantaire.

Distribution. Dans son trajet, la plantaire interne fournit un grand nombre de rameaux à la fois musculaires, osseux et articulaires.

1° Jusqu'à deux pouces de son origine, où le tronc conserve à peu près son volume, elle donne : (a) deux rameaux internes qui se distribuent au calcanéum, à l'astragale, au scaphoïde, à leurs articulations et aux ligaments qui les unissent; (b) deux autres rameaux osseux et articulaires et plus en avant une longue branche musculaire assez constante, l'*artère médiane plantaire*, qui fournit de nombreux rameaux au court fléchisseur commun des orteils, à l'accessoire du long fléchisseur, passe sous le tendon du long fléchisseur en arrière de sa divi-

[1] Planches 48, 49, 57.

sion quadrifide, et, continuant de suivre la ligne moyenne du pied, fournit des rameaux aux muscles lombricaux et se termine en s'abouchant avec la branche de bifurcation interne de la seconde interosseuse plantaire.

2° Sous l'articulation scaphoïdo-astragalienne, le tronc de la plantaire interne se divise en trois fortes branches : la première, *inférieure interne*, pénètre dans l'adducteur du gros orteil, auquel elle se distribue, et s'anastomose, sur le bord du pied, avec les branches sus-tarsiennes internes de la pédieuse. La seconde branche, ou *supérieure*, accolée au scaphoïde, se divise en deux forts rameaux : l'un, externe, traverse la voûte tarsienne et fournit de nombreux ramuscules aux articulations du scaphoïde avec l'astragale, le cuboïde et les os cunéiformes. Le rameau de continuation longe la face intérieure des os scaphoïde, grand cunéiforme et le premier métatarsien, leur fournit des ramuscules périostiques et articulaires, et se perd dans le court fléchisseur du gros orteil, qu'il accompagne jusqu'à son extrémité antérieure.

La troisième branche, *inférieure* et *terminale*, continuation de la plantaire interne, dirigée d'arrière en avant, passe sous le court fléchisseur, fournit de nombreux rameaux à ce muscle, à l'adducteur oblique, aux tendons longs fléchisseurs et à leurs gaînes, et, parvenue à l'extrémité antérieure du muscle court fléchisseur, sans avoir perdu beaucoup de son volume, s'abouche directement à angle droit avec la première interosseuse plantaire, pour concourir à former les collatérales des deux premiers orteils.

ARTÈRE PLANTAIRE EXTERNE.

ARTERIA PLANTARIS EXTERNA.

Trajet, direction. Plus considérable que l'interne, et, sous le rapport du volume, la continuation du tronc tibial, la plantaire externe, légèrement flexueuse, se porte obliquement d'arrière en avant et de dedans en dehors, en traversant en diagonale la voûte du tarse, accompagnée de ses deux veines satellites. Elle est située dans la portion tarsienne, entre le court fléchisseur commun des orteils et le muscle accessoire du long fléchisseur. Parvenue en regard de l'articulation du cuboïde avec le quatrième os métatarsien, elle se contourne en dedans autour du bord externe de l'accessoire et de l'attache de l'adducteur oblique du gros orteil, limitée en dehors par l'insertion du court fléchisseur du petit orteil; remonte d'arrière en avant sur les attaches des interosseux, et, embrassant dans une anse le bord de l'accessoire, s'infléchit en avant et en dedans, et parcourt obliquement dans cette direction l'extrémité postérieure de la voûte métatarsienne, située entre l'abducteur oblique du gros orteil et l'extrémité postérieure des muscles interosseux. Cette portion de l'artère, qui prend le nom d'*arcade plantaire*, se termine, en regard du premier espace interosseux, par son inosculation avec la forte branche perforante de la pédieuse.

Distribution. L'artère plantaire externe fournit un nombre considérable de branches et de rameaux à toutes les parties profondes de la voûte plantaire. Pour plus de lucidité, nous suivrons ses divisions dans ses deux portions tarsienne et métatarsienne.

1° PORTION TARSIENNE. La plantaire donne, sous la voûte du tarse, plusieurs branches musculaires et osseuses, inférieures, externes et internes.

(a) *Branches inférieures.* Au nombre de quatre ou cinq, elles se distribuent dans le muscle court fléchisseur commun et dans l'abducteur du petit orteil.

(b) *Branches externes*. Au nombre de cinq ou six, la première, ou sous-calcanéenne, passe sous la voûte du calcanéum au-dessus des attaches musculaires, fournit de nombreux rameaux aux muscles, à l'os et au grand ligament calcanéo-cuboïdien, et s'anastomose, sur la face externe du calcanéum, avec la péronière postérieure et la malléolaire externe. Quatre ou cinq branches intermédiaires se distribuent dans le muscle abducteur, et fournissent en outre des rameaux superficiels à l'aponévrose, au tissu adipeux et à la peau, et des rameaux profonds aux ligamens et à l'articulation calcanéo-cuboïdienne. En avant, une dernière branche externe, d'un fort volume, passe sur l'attache du court fléchisseur du petit orteil, fournit des rameaux à ce muscle et aux articulations cuboïdo-métatarsiennes, et s'anastomose, sous l'apophyse du cinquième os métatarsien, avec l'artère sus-tarsienne externe.

(c) *Branches internes*. Au nombre de deux ou trois, elles fournissent des rameaux aux muscles accessoires, et traversent les ligamens pour se distribuer aux articulations cunéo-scaphoïdiennes.

2° PORTION MÉTATARSIENNE OU ARCADE PLANTAIRE. L'arcade plantaire, analogue de l'arcade profonde à la main, est néanmoins proportionnellement d'un plus fort volume. Les branches qu'elle fournit dans son trajet flexueux sont semblables à celles de l'arcade métatarsienne dorsale, mais plus considérables ; ces divisions consistent en rameaux ascendans et en branches descendantes. Les rameaux ascendans, très faibles, se distribuent dans les attaches des muscles interosseux, et des articulations tarso-métatarsiennes et intermétatarsiennes. Les branches descendantes sont les interosseuses plantaires.

Branches digitales ou *interosseuses plantaires*. Au nombre de cinq, on les distingue par des noms numériques, en comptant de dehors en dedans, suivant le cours de l'arcade plantaire. Il s'y ajoute deux branches musculaires nées au-dessus de la première interosseuse, dont l'une superficielle, se jette dans l'abducteur du petit orteil, et dont l'autre, profonde, se distribue au court fléchisseur et à la dernière paire de muscles interosseux. Toutes les branches digitales, analogues de trajet et de distribution, parcourent d'arrière en avant la voûte métatarsienne ; appliquées sur les muscles interosseux, elles fournissent, comme celles de la main :

1° Une *branche perforante*, postérieure qui traverse l'angle de séparation de la tête des os métatarsiens, et s'anastomose avec les digitales ou interosseuses dorsales. La quatrième branche perforante du premier espace interosseux est représentée par la terminaison de la pédieuse.

2° Plusieurs *rameaux*, *musculaires* qui se distribuent aux muscles interosseux, aux lombricaux, à l'abducteur oblique et au transverse des orteils.

Les interosseuses plantaires, suivant dans leur trajet la partie moyenne des os métatarsiens, se bifurquent en avant pour embrasser les têtes de ces os. Par une modification un peu différente de ce qui s'observe à la face dorsale, les branches de bifurcation de deux artères voisines s'unissent entre les articulations métatarso-phalangiennes en un tronc commun qui fournit de chaque côté des artérioles articulaires supérieures et inférieures, franchit l'articulation, et, dans l'intervalle des premières phalanges, se divise en artères collatérales externe et interne des deux orteils adjacens, dont l'une reçoit la *branche perforante antérieure* de la collatérale dorsale correspondante.

Les *digitales plantaires extrêmes*, la première et la cinquième diffèrent un peu des trois intermédiaires. La première, parvenue en dedans de l'articulation métatarso-phalangienne, se divise en deux branches, dont l'une contourne en dessous et en arrière la tête des métatarsiens, et va former en dehors la collatérale externe plantaire du petit orteil. L'autre branche continue le trajet primitif, et se bifurque, entre les articulations métatarso-phalangiennes, en collatérales externe du quatrième orteil et interne du cinquième.

La *cinquième digitale plantaire*, beaucoup plus forte que les autres, ne s'en distingue pas moins par sa distribution. Continuation de l'anastomose à plein canal de l'arcade plantaire et de la pédieuse, dans le premier espace interosseux, elle se dirige en avant et en dedans, appliquée sur le premier os métatarsien, et, parvenue au milieu de sa face inférieure, derrière la tête articulaire et au-dessus du tendon du long extenseur, elle se divise en deux fortes branches qui s'écartent pour contourner de chaque côté la tête de l'os. La branche externe s'anastomose en dehors avec la branche interne de la quatrième interosseuse, pour former le tronc commun d'où naissent les collatérales plantaires, externe du premier orteil et interne du second. La branche interne, plus considérable, et par sa direction faisant suite au tronc de la cinquième digitale, reçoit à son origine la branche de terminaison de la plantaire interne, et forme, au-delà, la collatérale interne du gros orteil.

Artères collatérales plantaires des orteils. D'un volume plus considérable que les collatérales dorsales, analogues par leur trajet et leur distribution aux collatérales des doigts, elles fournissent, comme ces dernières, trois plans d'artérioles : le premier plan, sous-cutané, se distribue dans le tissu adipeux et la peau ; le deuxième plan forme les articulaires supérieures et inférieures des articulations inter-phalangiennes, le dernier plan se compose d'artérioles ostéo-fibreuses qui se répandent derrière les coulisses des tendons, et se distribuent au périoste et aux phalanges. Les collatérales du gros orteil diffèrent des autres, en ce qu'elles forment, en arrière de l'articulation inter-phalangienne, une arcade anastomotique d'un fort volume, d'où naissent des artérioles articulaires.

La *terminaison des collatérales* des orteils est la même, et en tout, analogue à celle des doigts. Au devant du tubercule plantaire elles forment une arcade d'inosculation à convexité antérieure, d'où procèdent des rameaux qui figurent, par leurs nombreuses anastomoses, un lacis dans l'épaisseur de la pulpe digitale. Au contour, des artérioles traversent par de petits trous l'enveloppe fibreuse, et viennent se répandre dans la pulpe sous-unguéale, où elles s'anastomosent entre elles et avec les terminaisons des artères dorsales.

Anomalies des artères plantaires. Elles sont assez nombreuses, mais de peu d'importance. Souvent la plantaire interne, indépendamment de ses rameaux, se compose de deux ou trois longues branches qui viennent s'anastomoser soit avec la première digitale plantaire, soit avec la naissance de la collatérale externe du gros orteil (Pl. 50, fig. 6, 7). Les variétés de la plantaire externe sont plus nombreuses, et n'offrent d'intérêt que dans sa portion métatarsienne. L'arcade plantaire peut exister beaucoup plus bas que son trajet ordinaire, au milieu de la voûte du métatarse, ou même en arrière des articulations métatarso-phalangiennes, en fournissant néanmoins des artères digitales plus courtes. Parfois elle a été vue double ou formée, dans une portion de son trajet, de deux branches qui se réunissent

T. IV.   31 avant l'anastomose de la pédieuse. Enfin les artères digitales plantaires varient fréquemment de nombre, ou s'unissent à diverses hauteurs par des anastomoses anomales. Souvent aussi elles donnent une ou deux des interosseuses dorsales qui manquent, et plus rarement sont suppléées par ces dernières. Dans tous les cas, quelle que soit l'origine des digitales plantaires, elles arrivent toujours à l'extrémité postérieure des orteils, pour former leurs collatérales.

RÉSUMÉ DES ARTÈRES DE LA JAMBE ET DU PIED.

Le tronc poplité se divise, pour la jambe et le pied, en trois artères principales qui se suppléent réciproquement dans leur volume, en cas d'anomalies. Les communications entre les artères de la cuisse et de la jambe, quand il y a oblitération du tronc principal, s'opèrent au contour du genou par les articulaires supérieures et inférieures anastomosées, à la cuisse, avec les musculaires des vastes externe et interne, et, à la jambe, avec les récurrentes des tibiales antérieure et postérieure. En arrière, les courans accidentels s'établissent, pour les parties molles, entre les branches poplitées, musculaires et cutanées, de l'extrémité inférieure des muscles fléchisseurs, à la cuisse, les artères jumelles et les articulaires à la jambe. Entre les deux fractions inférieures du membre, la jambe et le pied, les anastomoses ne sont pas moins nombreuses. De la tibiale antérieure aux deux troncs postérieurs, par les malléolaires et les artères calcanéennes de la tibiale postérieure et de la péronière; entre ces deux dernières, par leurs trois arcades postérieures anastomotiques et leurs branches calcanéennes. Enfin, au pied, les anastomoses se présentent partout, sur les bords et dans les espaces interosseux, par les branches tarsiennes avec les deux plantaires, et par les deux plans des perforantes métatarsiennes et des collatérales des orteils.

COMPARAISON DES ARTÈRES DES DEUX MEMBRES THORACIQUE ET ABDOMINAL.

Les artères des deux membres présentent, comme l'appareil locomoteur, les plus grandes analogies; mais la diversité des usages, en modifiant les formes et les rapports, surtout dans les deux ceintures du tronc, nécessitent, pour les vaisseaux, des différences proportionnelles de nombre, d'origine, de volume relatif et de distribution telles, que la conformité, évidente pour l'ensemble, ne saurait être rigoureusement précisée dans les détails entre les branches correspondantes. Toutefois cette confusion apparente n'existe que pour les ceintures du tronc, l'épaule et le bassin, si différens de conformation et d'usage, et au contraire on remarque que l'analogie des vaisseaux augmente entre les deux membres, du tronc vers l'extrémité terminale, au point de devenir presque identique dans les doigts et les orteils, dont les usages sont à peu près semblables.

Au point de départ, c'est à tort que des auteurs trouvent de la ressemblance entre le tronc brachio-céphalique et l'iliaque primitive; la nécessité de fournir des troncs vasculaires pour l'extrémité céphalique, fait que la carotide est sans analogue à l'extrémité pelvienne du tronc.

C'est donc entre la sous-clavière et l'iliaque primitive que commence l'analogie; mais il est besoin d'un examen attentif pour saisir les relations entre leurs branches, d'ailleurs si différentes dans la plupart de leurs conditions. La sous-clavière se continue par l'axillaire que représente l'iliaque externe; mais l'iliaque interne, dans sa portion musculaire, la seule qui puisse avoir ses analogues à l'épaule, est représentée dans ses branches fessière et iléo-lombaire, par la sous-scapulaire et la scapulaire supérieure; et, d'un autre côté, négligeant les variétés d'origine pour ne considérer que les analogies de distribution, deux branches de la sous-clavière ont pour analogues deux autres nées de l'iliaque externe; à la scapulaire postérieure correspond la circonflexe iliaque, et à la mammaire interne l'épigastrique.

Dans la première section du membre, les analogies deviennent plus faciles à saisir. A l'artère humérale et à sa portion coudée au pli du bras, correspondent la fémorale et la poplitée. Pour les branches, les circonflexes antérieure et postérieure du membre thoracique sont représentées par celles du membre abdominal. A l'humérale profonde répond la fémorale de même nom. Les collatérales externe et interne du bras, dans leurs anastomoses autour de l'articulation du coude avec les récurrentes radiale et cubitale, rappellent la distribution des grandes musculaires externe et interne de la cuisse avec les articulaires du genou et les récurrentes tibiales.

Dans la seconde fraction du membre, la bifurcation de l'humérale ressemble à celle de la poplitée. A la portion antibrachiale de la radiale correspond la tibiale antérieure; à la cubitale, la tibiale postérieure, et à l'interosseuse la péronière.

Dans l'extrémité terminale il se fait entre les artères une substitution dont l'objet est de faciliter la circulation. La pédieuse représente à la fois la portion dorsale de la radiale qui contribue à former l'arcade profonde, et, de plus, l'arcade superficielle de la cubitale transposée sur la face dorsale du pied pour éviter les compressions. La péronière se termine au voisinage des deux fractions du membre, comme les interosseuses de l'avant-bras, et la tibiale postérieure vient former l'arcade profonde d'où partent les principales digitales. Enfin les collatérales des orteils reproduisent celle des doigts, et se terminent d'une manière identique par l'arcade et le lacis artériel de la pulpe terminale.

VEINOLOGIE.

Les veines sont les vaisseaux qui rapportent le sang des extrémités vers le cœur. Elles forment, comme les artères, deux systèmes, mais en sens opposé; l'un à sang rouge, fait partie de la petite circulation, les *quatre veines pulmonaires* et leurs divisions déjà décrites [1], étendues de la profondeur des poumons à l'oreillette gauche; l'autre système, à sang noir, appartenant à la circulation générale, est constitué par les veines de l'ensemble du corps, dont la réunion forme les *deux veines-caves supérieure* et *inférieure* qui se dégorgent dans l'oreillette droite. Un diverticule du système veineux général, celui de la *veine-porte*, constitue à lui seul un appareil distinct appartenant à la circulation propre du foie, et dont il sera traité avec ce viscère (tome 5). Enfin il en existe un quatrième, particulier à la circulation du fœtus, celui de la *veine ombilicale*, pour lequel nous renvoyons à l'embryotomie (tome 5).

ORDRE DE DESCRIPTION.

Les veines constituant, comme les artères, des arbres ou des cônes qui ont leur sommet au cœur et leur base à la périphérie, peuvent être décrites de deux manières inverses; quant à leur forme, des troncs vers les extrémités, et quant au cours du fluide, des extrémités vers les troncs. Chacun de ces deux ordres de description offre à la fois des avantages et des inconvéniens opposés. Le premier est anatomique ou graphique, et plus facile à saisir, procédant du simple au composé; mais il est purement fictif en offrant la succession des vaisseaux en sens inverse. Le second est rationnel ou physiologique, et complète l'image vraie du cercle circulatoire, en offrant les veines à partir de leur origine dans le système capillaire, où elles font suite aux artères que l'on vient d'étudier; mais cet ordre si logique, peignant plus à l'esprit qu'à l'œil, n'est pas assez anatomique, ou, en d'autres termes, est trop difficile à suivre sur le cadavre, et, procédant du complexe au plus simple, a le grave inconvénient de noyer dans les détails avant d'avoir pu saisir l'ensemble. Aussi les auteurs se sont-ils partagés dans le choix qu'ils ont cru devoir faire de l'un ou de l'autre ordre de description. Winslow, Bichat, Boyer et les auteurs qui les ont pris pour modèles ont décrit les veines comme les artères, des troncs vers les extrémités. Meckel a pris l'ordre inverse, des extrémités vers les troncs; mais l'obscurité ou la confusion apparente qui en résulte pour le lecteur, n'encourage pas à suivre son exemple. M. Cruveilhier a adopté un ordre mixte, en commençant par les troncs, et remontant pour les branches et les rameaux des extrémités vers le cœur.

Nous avons procédé d'une manière un peu différente. Désirant éviter tout cercle vicieux, avons-nous emprunté à chacun des deux ordres anatomique et physiologique ce qu'il pouvait nous offrir d'utile. Ainsi, pour donner une idée vraie de l'ensemble des veines, sans s'exposer à des répétitions de détail,

il nous a paru convenable d'offrir d'abord, comme pour les artères, dans une rapide énumération, un tableau anatomique succinct de la décroissance du tronc primitif vers les extrémités, sauf, dans les descriptions, à reprendre, des extrémités vers le centre, les rameaux et les branches, pour recomposer le tronc principal.

SYSTÈME VEINEUX A SANG NOIR.

Les veines de la circulation générale, composant l'appareil vasculaire à sang noir, se dégorgent dans deux gros troncs déjà nommés, les *veines-caves supérieure* et *inférieure*. La première représente tous les affluens veineux des membres thoraciques, du cou et de la tête, des parois thoraciques et des poumons; la seconde rapporte le sang des extrémités inférieures, du bassin et de la cavité abdominale. Au point de vue général, le diaphragme peut être considéré comme le plan de démarcation des deux gros troncs veineux, la veine-cave supérieure étant le tronc commun sus-diaphragmatique, et la veine-cave inférieure le tronc commun sous-diaphragmatique. La première sur le plan moyen par plusieurs courans de communication qui leur servent d'intermédiaire, et dont la dilatation accidentelle les dispose à se suppléer mutuellement dans les cas d'oblitération : en arrière, l'azygos et les veines vertébrales; en avant, la chaîne des épigastriques et des mammaires internes. Comme complément de la circulation veineuse générale, en outre des deux veines-caves, l'oreillette droite reçoit les veines propres du cœur [1].

APPAREIL DE LA VEINE-CAVE INFÉRIEURE.

Grand tronc commun sous-diaphragmatique, placé dans l'abdomen et la partie inférieure de la poitrine, au-devant de la portion lombaire du rachis, la veine-cave inférieure s'étend de la naissance du bassin à l'oreillette droite du cœur, au-dessus du diaphragme qu'elle traverse par un orifice qui lui est propre.

VEINES DE FORMATION DE LA VEINE CAVE INFÉRIEURE.

Les affluens veineux dont la jonction successive constitue la veine-cave inférieure, se distinguent en branches d'origine et en branches collatérales.

1º Les BRANCHES D'ORIGINE sont les *iliaques primitives*, dont le confluent forme la naissance du tronc sous-diaphragmatique. Elles représentent tout l'ensemble des veines des membres abdominaux, et toutes celles du bassin, moins les communications vertébrales.

2º Les BRANCHES COLLATÉRALES répondent aux artères que fournit l'aorte abdominale. Il y en a de deux sortes. (a) Toutes

---

[1] Voyez, dans ce volume, les vaisseaux fonctionnels des poumons.

[1] Voyez, dans ce volume vaisseaux du cœur.

celles qui sont étrangères à l'appareil digestif se rendent directement dans la veine-cave inférieure; ce sont : les *veines lombaires*, les *rénales*, les *capsulaires*, les *spermatiques ou ovariques*, et les *diaphragmatiques inférieures*. (b) Les veines des organes digestifs se réunissent pour former, sous le nom de *veine-porte abdominale*, un tronc spécial qui se distribue de nouveau dans le foie, sous la dénomination de *veine-porte hépatique*, et des ramifications de cette dernière procèdent les veines sus-hépatiques qui, définitivement, se rendent dans la veine-cave inférieure; au-dessous du diaphragme.

BRANCHES D'ORIGINE DE LA VEINE-CAVE INFÉRIEURE.

Ce sont les *veines iliaques primitives*, ou les troncs pelvi-fémoraux. Chacune d'elles a pour affluens d'origine les deux *veines iliaques*, *externe* et *interne*, qui rapportent le sang du membre abdominal et de la cavité du bassin.

VEINES DU MEMBRE ABDOMINAL.

Les veines du membre abdominal composent, par leur réunion, la veine iliaque externe. Elles sont disposées sur deux plans, *superficiel* et *profond*. A partir de l'iliaque primitive, les troncs profonds, dans lesquels se rendent les veines superficielles, prennent, comme les artères, pour chaque section du membre, le nom de l'os qui leur sert d'appui. Ainsi, au tronc pelvien ou *veine iliaque externe*, succède : à la cuisse, la *fémorale*; au jarret, la *poplitée*; à la jambe, les *couples de tibiales antérieures*, *tibiales postérieures* et *péronières*; au pied, les *couples de pédieuses* et de *plantaires externes et internes*.

Affluens du tronc pelvi-fémoral.

1° *Iliaque externe*. Outre la fémorale, elle reçoit les deux paires de veines circonflexes iliaques et épigastriques.

2° *Fémorale*. A cette veine se rendent : la grande veine superficielle du membre inférieur ou la saphène interne, la veine fémorale profonde et les nombreuses veines accompagnant les rameaux musculaires artériels.

3° *Poplitée*. Elle reçoit la veine superficielle postérieure ou la saphène externe, les couples de veines articulaires et celles des veines profondes tibiales antérieures, tibiales postérieures et péronières.

VEINES SOUS-CUTANÉES DU MEMBRE ABDOMINAL.

VEINES SUPERFICIELLES DU PIED,
OU ARCADE SUS-MÉTATARSIENNE.

Les veines superficielles du pied naissent de la face plantaire et des faces latérales, et se réunissent en avant et de chaque côté, pour former une grande anse veineuse, à convexité antérieure, située sur les têtes des os métatarsiens et constituant l'arcade sus-métatarsienne, qui se continue par deux fortes branches dorsales, externe et interne, pour former les saphènes de même dénomination.

BRANCHES D'ORIGINE DE L'ARCADE SUS-MÉTATARSIENNE.

Toutes ces branches, qui se rendent sur la convexité de l'arcade, ne sont autres que les *veines digitales* superficielles. Celles-ci au nombre de cinq branches procèdent, sur la face supérieure des orteils, du pannicule adipeux et de la pulpe sous-unguéale.

Elles se rassemblent sur la face dorsale des orteils en plusieurs rameaux convertis en un lacis par de nombreux anastomoses, et dont la réunion, en regard des articulations métatarso-phalangiennes, constitue les veines digitales ou sus-métatarsiennes.

Avant leur jonction, les veines dorsales adjacentes des orteils reçoivent, entre ces derniers, les fortes *veines plantaires*. Celles-ci, nées de la face inférieure des orteils, de la pulpe digitale et du pannicule sous-cutané, forment un lacis épais qui se réunit, au-devant de l'articulation, en une arcade dont chaque branche terminale passe entre les orteils pour contribuer, avec les veines dorsales, à former les digitales sus-métatarsiennes.

Branches digitales. Au nombre de cinq ou six, elles sont formées par la jonction des veines dorsales et plantaires des orteils, remontent sur l'aponévrose, en regard des espaces interosseux, et viennent se jeter dans l'arcade sus-métatarsienne, à laquelle elles donnent naissance. Assez ordinairement, outre les branches digitales, il naît de la face dorsale des trois premiers orteils, deux ou trois longues branches qui remontent sur le côté interne de la face dorsale du pied et s'unissent en un seul tronc qui monte au-devant de la malléole interne et va se jeter, à la partie inférieure de la jambe, dans la grande saphène.

VEINE SAPHÈNE EXTERNE [1].

PÉRONÉO-MALLÉOLAIRE *(CHAUSSIER)*; VENA SAPHENA EXTERNA.

Origine. Trajet. D'un volume assez considérable, mais un peu plus faible, et surtout moins longue que la saphène interne, elle naît du bord externe du pied et de la portion voisine de la face plantaire par de nombreuses veinules qui se réunissent pour former la *veine dorsale externe du pied* dont la continuation avec la branche interne constitue l'arcade veineuse transversale sus-métatarsienne. Cette veine dorsale passe sous la malléole externe, puis, renforcée par les veines calcanéennes de ce côté, elle monte le long du bord correspondant du tendon d'Achille, et reçoit, en ce point, un rameau né de la face postérieure du calcanéum; au-dessus elle se contourne en arrière pour devenir mitoyenne entre les jumeaux. Elle continue ainsi de monter dans le sillon qui sépare ces muscles, et, parvenue entre leurs attaches supérieures, s'enfonce pour s'aboucher à la face postérieure de la veine poplitée. Dans son trajet, la saphène externe s'anastomose sur le dos du pied, par des branches obliques, avec la saphène interne; au-dessous des jumeaux, elle reçoit ordinairement une forte branche née de la face postérieure de la malléole interne, et intermédiaire entre les deux saphènes qu'elle unit par elle-même et par des rameaux anastomotiques.

Branches collatérales. Dans sa hauteur, la saphène externe est côtoyée par de longues branches, plus ou moins verticales ou obliques, réunies par de nombreux rameaux de communication qui établissent, sur les deux faces de la jambe, ses anastomoses avec la saphène interne. Enfin à diverses hauteurs, elle reçoit des espaces interosseux, du soléaire ou des jumeaux, des branches musculaires, qui forment les communications avec les branches profondes.

Au-dessus du jarret, par les branches collatérales s'établit un nouveau système de veines superficielles qui remontent sur la face postérieure de la cuisse, de chaque côté le long des tendons

_____
[1] Planches 55, 56, 57.

fléchisseurs, et viennent former les origines des branches postérieures fémorales.

Connexions. Sous-cutanée au pied et à la moitié inférieure de la jambe, la saphène postérieure, entre les jumeaux, est renfermée dans une duplicature aponévrotique, et côtoyée par le nerf saphène externe qui croise obliquement sa direction. Dans l'anse de son abouchement, elle croise obliquement en arrière le nerf sciatique poplité interne, pour se jeter en dedans de ce nerf dans la veine poplitée.

VEINE SAPHÈNE INTERNE [1].

GRANDE SAPHÈNE; TIBIO-MALLÉOLAIRE (*CHAUSS.*); VENA SAPHENA, S. SAPHENA INTERNA, S. MAGNA, S. CEPHALICA PEDIS.

Origine, trajet, direction. Née de la continuation de l'arcade sus-métatarsienne, dont elle forme la branche principale, elle monte sur le bord interne du pied, sous le nom de *veine dorsale interne*, et, parvenue au-devant de la malléole tibiale, change son nom en celui de saphène interne. Dans son trajet, la veine dorsale interne reçoit de nombreux rameaux nés de la face plantaire, et qui rejoignent le tronc commun, du gros orteil au calcanéum, en formant un lacis d'anastomoses sur la face interne du pied.

Après son origine, au-dessous et en avant de la malléole interne, la grande saphène se dirige verticalement au-devant de cette malléole, croise la direction du tibia à sa partie inférieure, et vient se loger dans le sillon sous-cutané, compris entre cet os et la saillie du soléaire et du jumeau interne. Ordinairement, vers la partie moyenne de la jambe, elle se divise en deux troncs qui montent parallèlement à un pouce de distance, et contournent de bas en haut l'articulation du genou, en arrière des tubérosités internes du tibia et du fémur. Les deux branches de la saphène interne étant parvenues à la cuisse, la branche postérieure, la plus forte, longe le bord postérieur du couturier; la branche antérieure, la plus faible, est placée sur ce muscle, et rejoint l'autre à la partie moyenne de la cuisse pour reconstituer le tronc primitif. Après leur jonction, la saphène interne, toujours superficielle, continue de monter le long du bord interne du couturier; au tiers supérieur de la cuisse, elle s'en détache pour continuer sa direction verticale, et, à un pouce environ du pli de l'aine, elle s'incurve en arrière et en dedans, traverse le trou que lui présente l'aponévrose fémorale, et se jette à la partie interne de la veine fémorale profonde.

Connexions. Superficielle au pied et à la jambe, elle est visible sous la peau au-devant de la malléole externe; parfois elle est située sur la partie moyenne de cette malléole; c'est dans cet endroit que se pratique de préférence la saignée du pied. Dans le reste de son étendue, la saphène interne n'est plus visible sous la peau, se trouvant encaissée plus profondément, à la jambe, entre le tibia et les muscles côtiers, à la cuisse, dans le sillon qui sépare le couturier du droit interne en bas, et des adducteurs en haut. Dans sa portion fémorale, cette veine est renfermée dans une duplicature de l'aponévrose, et supérieurement elle rampe dans le fascia superficialis. Enfin, dans sa portion jambière, la veine saphène interne est accompagnée par le nerf de même nom, et, dans toute sa hauteur, elle sert de conducteur au grand courant des vaisseaux lymphatiques. En haut, dans le lieu de son abouchement, elle est recouverte par les deux ganglions qui reçoivent les rubans lymphatiques superficiels, et, dans son orifice de passage au travers de l'aponévrose, elle est accompagnée par les forts rameaux lymphatiques de communication des ganglions superficiels avec les ganglions profonds. C'est ce trou de passage de la grande veine saphène qui, dans le cas de hernie crurale, devient l'orifice extérieur sous-cutané, ou de sortie, des viscères à travers le canal crural accidentel formé par leur déplacement.

BRANCHES DE FORMATION DE LA SAPHÈNE INTERNE. 1° *Au pied*, la saphène reçoit le grand tronc interne surnuméraire de sa veine dorsale d'origine, et de plus un certain nombre de rameaux de communication de l'arcade sus-métatarsienne et de la dorsale externe du pied.

2° *A la jambe*, les veines de formation sont de deux sortes, les unes externes et antérieures, les autres postérieures. (a) *Veines externes et antérieures.* Nées sur les faces sous-cutanées correspondantes de la jambe, elles traversent obliquement la face antérieure de la jambe, se contournant les unes les autres; les inférieures d'abord très courtes, celles qui leur succèdent d'autant plus longues, qu'elles sont plus supérieures. Ces veines, réunies par de fréquentes anastomoses, communiquent en arrière, par les branches collatérales postérieures, avec la saphène externe, et se jettent sur la face interne, dans l'une ou l'autre des branches de la grande saphène. Les veines externes les plus longues forment, à la partie supérieure de la jambe, l'*arcade sous-rotulienne*, qui contourne la tubérosité interne du tibia, et se jette dans la grande saphène, en regard du tendon du couturier. De cette arcade, procèdent en haut des rameaux qui contournent la rotule, et vont former l'origine des veines antérieures de la cuisse. (b) *Veines internes et postérieures.* Nées de la face postérieure de la jambe et des anastomoses avec les collatérales de la saphène externe, elles contournent en dedans le jumeau et le soléaire, et se jettent dans le tronc de la grande saphène. De ce qui précède, il résulte que les deux saphènes à la jambe, sont unies à toute hauteur par le lacis veineux de leurs branches latérales; ces veines nombreuses, où le sang remonte en sens inverse de la pesanteur, sont le siège des varices, si fréquentes à la jambe.

3° *A la cuisse.* Les branches de formation de la saphène interne sont les *fémorales internes et antérieures*, les *honteuses externes et l'inguino-abdominale.*

(a) Les branches *fémorales principales*, au nombre de trois ou quatre sur chaque plan, sont verticales, irrégulièrement parallèles entre elles et avec le tronc de la saphène. Les branches *internes*, nées des collatérales postérieures de la jambe, montent sur les côtés du droit interne et du demi-tendineux, et viennent se réunir supérieurement en un tronc qui se jette dans la grande saphène, et s'anastomose, dans le pli de la cuisse, avec les veines du périnée. Les branches *antérieures* nées au contour du genou, des anastomoses avec l'arcade sous-rotulienne, montent des deux côtés du muscle droit antérieur, et se réunissent en haut pour se jeter dans la grande saphène. Parfois la plus forte de ces branches, qui suit le bord externe du couturier, formant une large anastomose avec l'arcade sous-rotulienne, semble une division du tronc primitif que l'on a qualifié du nom de *troisième branche saphène interne.*

(b) Les *veines honteuses externes*, satellites des artères de même nom, affectent quatre origines distinctes. Une branche naît de la partie interne et supérieure de la cuisse; une seconde de la couche sous-cutanée du cordon et de la face dorsale de la verge, où elle s'anastomose avec la grande veine du même nom; une troisième, de la région du pubis, où elle s'anastomose avec les veines abdominales. Les veines provenant de ces trois origines se réunissent dans le fascia superficialis en un tronc commun, la *veine honteuse externe superficielle*, qui se jette dans la saphène interne près de son orifice de passage. La quatrième origine, ou la *veine honteuse externe profonde*, naît de la région du pubis, de la partie supérieure du cordon spermatique et des anastomoses avec les veines abdominales sous-cutanées, s'enfonce sous l'aponévrose fémorale, et se jette dans la saphène près de son embouchure et quelquefois dans la veine fémorale elle-même.

(c) *Veine inguino-abdominale.* Satellite de l'artère du même nom qu'elle accompagne irrégulièrement dans ses divisions, elle naît de la partie inférieure sous-cutanée de la paroi antérieure de l'abdomen, du pannicule adipeux, de la peau, et de nombreuses anastomoses avec les veines intercostales, épigastriques et récurrentes iliaques. Les nombreuses veinules de formation se réunissent au-dessous de l'ombilic, en regard du muscle sterno-pubien, pour former un ou deux troncs qui passent sur l'anneau inguinal externe et ses piliers, s'anastomosent avec les veines honteuses externes, et se jettent dans la grande saphène près de son orifice de passage.

BRANCHES PROFONDES D'ANASTOMOSE DE LA SAPHÈNE INTERNE.

1° *Au pied.* Une ou deux branches profondes établissent la communication entre les veines dorsale et plantaires internes.

2° *A la jambe.* A diverses hauteurs, la saphène communique avec les tibiales postérieures par deux ou trois veines perforantes qui traversent l'aponévrose sur le bord du tibia.

3° *A la cuisse.* Les anastomoses avec les veines profondes sont plus rares, parfois il en existe une ou deux, mais, dans d'autres cas, elles manquent absolument.

VALVULES. Au nombre de six ou huit dans le trajet de la veine saphène interne, quatre ou cinq existent à la cuisse; rarement il y en a plus de deux ou trois à la jambe, quoique l'aspect noueux de la veine à l'extérieur semblât en accuser un plus grand nombre.

VEINES SOUS-CUTANÉES SUPPLÉMENTAIRES.

Elles appartiennent à la face postérieure du membre.

1° *A la jambe,* on peut compter comme veines supplémentaires une ou deux veines collatérales de la saphène externe qui, bien qu'elles communiquent avec cette dernière, se continuent au-dessus du jarret, le long des muscles fléchisseurs, pour former l'origine des veines postérieures de la cuisse.

2° *A la cuisse,* les veines supplémentaires forment trois ou quatre troncs distincts, nés inférieurement des anastomoses avec les collatérales postérieures de la jambe, et communiquant sur les faces externe et interne, par leurs racines, avec les collatérales de la grande saphène. Ces veines postérieures ont pour caractère principal de former des troncs qui traversent l'aponévrose fémorale entre les muscles, pour se jeter dans les veines profondes. La même disposition s'observe plus haut dans les veines cutanées de la fesse et de la partie postérieure du tronc. Des trois ou quatre veines principales, deux s'enfoncent entre le demi-tendineux et le biceps, et une ou deux autres entre le biceps et le vaste externe : les rameaux cutanés supérieurs s'anastomosent avec ceux de la fesse.

VEINES PROFONDES DU MEMBRE ABDOMINAL.

VEINES PROFONDES DU PIED ET DE LA JAMBE [1].

Nées de l'extrémité des orteils, les veines profondes sont d'abord très faibles et forment seulement, pour chaque artère, une veine collatérale qui s'anastomose, chacune sur la face correspondante dorsale ou plantaire, avec le réseau épais sous-cutané. Parvenues sous les articulations métatarso-phalangiennes, les veines collatérales des orteils s'unissent pour former les digitales ou métatarsiennes dorsales profondes, qui remontent en sens inverse des artères du même nom. Aux arcades dorsales et plantaires, les veines satellites deviennent doubles, l'artère occupant le milieu. Celles de l'arcade dorsale donnent naissance à la paire de veines pédieuses, et celles de l'arcade profonde à la paire de veines plantaires externes.

VEINES PÉDIEUSES. Satellites de l'artère du même nom, elles remontent en sens inverse de cette dernière et reçoivent dans leur trajet toutes les veines musculaires, osseuses et articulaires sus-tarsiennes, et malléolaires externes et internes.

VEINES TIBIALES ANTÉRIEURES. Continuation des veines pédieuses, elles remontent de chaque côté de l'artère tibiale antérieure, anastomosées entre elles à diverses hauteurs. Il n'est pas rare que l'une de ces veines se divise en deux branches parallèles qui se réunissent à un point plus ou moins élevé, de manière à former trois veines tibiales dans une portion de la jambe. Les tibiales antérieures, renforcées successivement dans leur trajet par les couples de veinules qui accompagnent les branches artérielles, traversent en haut le ligament interosseux, et, parvenues avec l'artère sur la face postérieure de la jambe, le plus ordinairement elles s'unissent en un tronc commun qui s'abouche avec le tronc veineux tibio-péronier, pour former la veine poplitée; ou l'une des deux seulement se jette dans le tronc commun, et l'autre remonte pour le rejoindre plus haut entre les condyles, de manière à former au-dessous de l'articulation un double tronc veineux poplité, dont l'artère occupe l'écartement.

VEINES PLANTAIRES. Les *veines plantaires internes*, d'abord assez faibles avec les branches de l'artère du même nom, ne prennent un volume considérable que dans le point de leur réunion, de chaque côté de l'artère plantaire interne. Elles reçoivent, sous la voûte du pied, les veines osseuses et articulaires, et s'unissent avec les plantaires externes par de fortes anastomoses. Les *veines plantaires externes*, d'un fort volume, accompagnent régulièrement l'artère dont elles sont les satellites; elles reçoivent un grand nombre de rameaux musculaires, fibreux et périostiques, et s'anastomosent fréquemment entre elles dans leur trajet. Dans le lieu de bifurcation de l'artère, les deux couples de veines plantaires se réunissent, par de volumineuses anastomoses, en un confluent d'où naît une nouvelle paire de veines qui se continuent sous le nom de veines tibiales postérieures.

VEINES TIBIALES POSTÉRIEURES. Elles remontent avec l'artère du même nom, reçoivent toutes les veinules musculaires et osseuses et les branches de communication de la saphène interne; parfois elles se divisent comme les tibiales antérieures dans une longueur plus ou moins considérable, pour se réunir

[1] Planches 57, 58.

plus haut. A la partie supérieure de la jambe, les deux veines tibiales postérieures ou bien se confondent en une seule dont la jonction avec les péronières forme le tronc tibio-péronier, ou la veine tibiale postérieure externe s'abouche avec la péronière interne, pour former un tronc qui s'unit avec la tibiale interne, avant la jonction de l'autre péronière.

VEINES PÉRONIÈRES. Également variables par leurs distributions, elles se réunissent à la partie supérieure de la jambe pour former, avec les tibiales postérieures, le tronc tibio-péronier.

VEINE TIBIO-PÉRONIÈRE. Formée de la réunion des veines tibiales postérieures et péronières, d'un trajet très court, elle remonte sur la face interne et postérieure de l'artère du même nom, et, par sa jonction avec le tronc des veines tibiales antérieures, forme la grande veine poplitée.

VEINE POPLITÉE.

VENA POPLITEA.

Tronc médian du creux poplité, formé par la jonction des trois paires de veines profondes de la jambe, elle croise en arrière la direction de l'artère, située d'abord à son côté interne, puis à sa face postérieure, et à son côté externe au-dessous de l'arcade de passage des adducteurs. Le nerf sciatique poplité interne l'accompagne à distance en arrière et en dehors, séparé d'elle par des ganglions et vaisseaux lymphatiques et par du tissu adipeux. La veine poplitée reçoit, derrière l'articulation, les couples latérales de *veines articulaires supérieures et inférieures, externes et internes* et *les moyennes*, puis, au-dessus des condyles, la veine jumelle, la saphène postérieure et quelques veinules des muscles de la cuisse. Sous l'arcade du troisième adducteur, elle change son nom en celui de veine fémorale.

VEINE FÉMORALE[1].

VENA FEMORALIS COMMUNIS, S. CRURALIS.

Grand tronc veineux commun du membre abdominal, cette veine s'étend du canal des adducteurs, où elle continue la poplitée, jusqu'à la partie supérieure de la cuisse, où le tronc qui lui fait suite, au-delà de l'arcade fémorale, se continue sous le nom d'*iliaque externe.*

Dans ses rapports avec l'artère, d'abord externe dans le canal fémoro-poplité, postérieure à la partie moyenne de la cuisse, elle devient interne à sa partie supérieure, un peu au-dessous de la naissance des vaisseaux fémoraux profonds. Près de l'arcade crurale les deux vaisseaux sont presque superficiels, protégés seulement par l'aponévrose très épaisse en ce lieu. A un pouce au-dessous de l'arcade crurale, la veine fémorale, interne et un peu postérieure par rapport à l'artère, est recouverte par le feuillet aponévrotique qui ferme l'orifice de passage de la saphène interne. Dans le cas de hernie crurale elle forme la paroi postérieure du canal accidentel, et se trouve comprimée sur le pubis par la portion de viscères déplacée.

Dans son trajet, la veine fémorale reçoit toutes les veines musculaires de la cuisse, satellites des artères, dont la plus considérable est la *veine fémorale profonde.* Celle-ci, formée par les veines perforantes, accompagne l'artère profonde sur sa face interne et postérieure, et se jette dans la grande veine fémorale, à deux ou trois pouces au-dessous de l'anneau crural. En haut, la fémorale reçoit la saphène interne.

Valvules des veines profondes. Toutes les veines profondes du membre abdominal sont pourvues de valvules qui font obstacle au reflux du sang, dans les contractions musculaires. Les veines plantaires, les deux couples de tibiales et les péronières sont garnies de nombreuses valvules, et, en général, il en existe dans tous les points d'embouchures des veinules dans les branches, et des branches dans les troncs. La veine poplitée est garnie de trois ou quatre valvules ; il en est de même de la veine fémorale profonde ; le grand tronc fémoral en offre quatre ou cinq à divers points de sa hauteur.

VEINE ILIAQUE EXTERNE[1].

VENA ILIACA EXTERNA, S. ANTERIOR.

Branche affluente externe de l'iliaque primitive, elle naît inférieurement de l'arcade fémorale, où elle fait suite à la grande veine profonde du membre abdominal, monte sur le rebord du bassin, appliquée sur le bord interne du psoas, en dedans, en bas et en arrière de l'artère iliaque externe, et se termine, au-dessous de la naissance de l'artère hypogastrique, par sa jonction avec la veine de même nom, pour former l'*iliaque primitive.*

Branches affluentes de l'iliaque externe. Ce sont, comme branches d'origine, la grande veine *fémorale profonde*, et, pour branches latérales, les deux couples de veines *épigastriques* et *circonflexes iliaques.*

Veines épigastriques. Satellites de l'artère épigastrique, elles naissent de la profondeur du muscle grand droit, s'anastomosent par leurs racines avec celles des veines mammaires internes, intercostales, circonflexes iliaques et inguino-abdominales, et, au-dessus de l'arcade crurale, passent sur l'artère iliaque externe, et se jettent isolément ou par un tronc commun dans la veine iliaque externe.

Veines circonflexes iliaques. Nées de la profondeur des muscles de l'abdomen, elles reviennent de chaque côté de l'artère iliaque, s'anastomosent avec les intercostales, les épigastriques, les lombaires, passent également sur l'artère iliaque externe, et se jettent dans la veine du même nom, en regard ou un peu au-dessus des précédentes.

VEINES DU BASSIN.

Les veines du bassin se partagent, comme les artères, en *viscérales* et *pariétales*, qui accompagnent dans leur ensemble les divisions de l'artère hypogastrique.

VEINES VISCÉRALES. Ayant à les décrire avec les organes dont elles font partie, nous ne ferons ici que les indiquer succinctement. Les veines, qui appartiennent au rectum et aux organes génito-urinaires, ont pour caractère général de s'agglomérer par de fréquentes anastomoses sous différentes formes. Dans les corps caverneux de la verge et du clitoris, et le tissu spongieux de l'urètre, l'anastomose inter-aréolaire prend le nom de *tissu érectile.* Dans l'épaisseur des organes membraneux, la vessie et le rectum, les veines forment des réseaux multipliés ou des *plexus* ; cette disposition se reproduit à l'extérieur des viscères pour des vaisseaux d'un plus grand volume, et donne lieu au pourtour de l'anus, au *plexus hémorrhoïdal* dans les deux sexes,

[1] Planches 68, 69.
3₂.

[1] Planche 70.

au *plexus vésico-prostatique* dans l'homme, et dans la femme, aux *plexus vaginal et utérins*.

Ces nombreux réservoirs anastomotiques, susceptibles d'une dilatation variqueuse considérable, sont la cause première de la stagnation du sang veineux dans les organes du bassin. Cette disposition, encore augmentée par la gravitation et par les pressions des viscères, explique les hémorrhagies normales ou accidentelles si fréquentes, dont le rectum, l'utérus, et même la vessie, sont le siége.

Les plexus de la cavité du bassin se vident par de nombreux affluents dans les veines qui prennent, comme les artères, le nom de *vésicales, hémorrhoïdales, honteuse interne, utérines et vaginales*, et remontent avec leurs artères satellites, pour composer le *tronc veineux pelvien*. L'artère ombilicale est la seule qui, dans l'adulte, n'ait pas de veines correspondantes; la veine ombilicale, particulière à la circulation du fœtus, se rendant au foie et non dans la cavité du bassin. En raison des affluens nombreux qu'elle reçoit des parties molles du périnée, nous décrirons seulement ici la veine honteuse interne, comme nous avons fait de l'artère (voy. pour les veines du rectum et des parties génitales, tom. 5).

VEINE HONTEUSE INTERNE. *Vena pudenda interna*[1]. Elle naît, par des origines semblables à celles de l'artère, de la réunion de trois veines principales : 1° superficiellement en haut, *la veine dorsale de la verge*; 2° au plan périnéal superficiel, la *veine du dartos et du scrotum*, qui longe en dessous, de chaque côté, la face inférieure de la racine du corps caverneux, et le muscle ischio-caverneux, en formant une ou deux branches superficielles, anastomosées entre elles et avec les branches sous-cutanées du plan interne de la cuisse. Au-devant du sphincter anal, cette veine reçoit plusieurs rameaux d'anastomose, des veines superficielles du périnée et des veines profondes du plexus hémorrhoïdal, et vient se jeter dans *la veine caverneuse*. 3° Celle-ci forme la dernière branche d'origine, dont la jonction, derrière le transverse du périnée, avec la veine périnéale, constitue le tronc de la veine honteuse interne. Ce tronc, appliqué sur le côté inférieur de l'artère de même nom, reçoit les veines hémorrhoïdales inférieures et les veines sous-cutanées de la marge de l'anus, passe avec l'artère entre les deux ligaments sacro-sciatiques, et, rentrant dans le bassin, forme, par sa jonction avec la veine ischiatique, le tronc veineux pelvien.

VEINES PARIÉTALES. Ce sont, pour le tronc pelvien, les veines ischiatique et obturatrice, et, pour le tronc fessier, les veines fessière, sacrées-latérales et iléo-lombaires.

Veine ischiatique. Formée par les veinules qui reviennent avec les divisions de l'artère, de la partie supérieure de la cuisse, des muscles rotateurs du fémur et du grand fessier inférieur, la veine ischiatique pénètre dans le bassin, en arrière de l'artère et s'abouche, à angle aigu, avec la veine honteuse interne, pour former le tronc veineux pelvien.

Veine obturatrice. Née de la profondeur des muscles supérieurs de la cuisse, elle rentre dans le bassin par le trou sous-pubien, avec l'artère qu'elle accompagne en bas et en dedans, et se jette dans le tronc pelvien.

TRONC VEINEUX PELVIEN. Formé de la réunion des veines ischiatique et honteuse interne, d'un fort volume, il monte en arrière de son artère, reçoit les veines hémorrhoïdale moyenne, vésicales et obturatrice, et, près du rebord du bassin, se joint au tronc fessier, pour former la grande veine *hypogastrique*.

Veine fessière. Formée par la réunion des veinules qui reviennent de l'os des îles et du muscle fessier supérieur, elle entre dans le bassin par la partie supérieure de la grande échancrure sciatique, en arrière et en dedans de l'artère, et se joint avec les veines sacrées latérales.

Veines sacrées latérales (Pl. 70). Au nombre de deux, *inférieure et supérieure*, elles naissent des parties latérales du sacrum, et se jettent dans le tronc fessier. Unies par des branches de communication avec les veines sacrées moyennes, elles envoient, comme ces dernières, par les trous sacrés, de fortes branches rachidiennes. Ces nombreuses veines d'un grand volume, noueuses, garnies de valvules et fréquemment abouchées entre elles, directement ou par des rameaux de liaison, tapissent la cavité du sacrum, où elles forment un *plexus sacré*. A l'intérieur du canal rachidien, elles constituent par leurs anastomoses le point de dégorgement déclive des sinus vertébraux. Sous ce point de vue, les veines sacrées latérales peuvent être considérées comme l'une des bouches terminales des veines vertébrales, intermédiaires entre ces dernières d'une part, et de l'autre la veine hypogastrique et le plexus hémorrhoïdal. Dans l'état physiologique, elles servent au dégorgement des veines vertébrales dans l'iliaque interne, et, dans le flux hémorrhoïdal ou les saignées locales à la marge de l'anus, elles expliquent la prompte résolution des congestions cérébrales, par l'intermédiaire des veines du rachis.

Veines iléo-lombaires. Elles ont deux origines; l'une prend de la fosse iliaque interne et du muscle iliaque, par les veinules osseuses et musculaires; l'autre, par la veine de communication lombaire, s'unit à l'azygos de même nom, et forme, sous ce rapport, l'un des abouchemens des veines vertébrales.

TRONC VEINEUX FESSIER. Formé de la réunion des veines fessières, sacrées latérales et iléo-lombaires, il s'abouche avec le tronc pelvien pour constituer la grande veine iliaque interne.

VEINE ILIAQUE INTERNE OU HYPOGASTRIQUE.

VENA ILIACA POSTERIOR, S. INFERIOR. VENA HYPOGASTRICA.

Tronc principal des veines du bassin, formé de la réunion des veines fessière et pelvienne, très court, situé en arrière et en dedans de l'artère hypogastrique, il constitue la branche affluente interne, dont l'abouchement avec la veine iliaque externe forme le tronc de l'iliaque primitive.

VEINES ILIAQUES PRIMITIVES[1].

VENÆ ILIACÆ PRIMITIVÆ, S. COMMUNES, S. PELVI CRURALES.

Satellites des artères du même nom, elles sont formées en regard des symphyses sacro-iliaques, par la jonction des veines iliaques externe et interne, se dirigent en haut et en dedans, l'une au-devant de l'autre, et s'unissent, à angle de quatre-vingts degrés, à la partie supérieure droite de la cinquième vertèbre lombaire, pour former le tronc de la veine-cave inférieure.

Différences et connexions. Les deux veines iliaques primitives diffèrent de longueur de trajet et de direction. La veine du côté

[1] Planche 71.

[1] Planches 78, 79, 75.

droit, à laquelle fait suite le tronc commun de jonction, n'a guère que deux pouces de longueur, et monte presque directe, seulement avec une légère inclinaison à droite. Appliquée sur le sacrum et le côté de la cinquième vertèbre lombaire, elle est en partie recouverte en avant par l'artère iliaque primitive, qui croise obliquement sa direction, pour passer de son côté interne à son côté externe : d'où il suit que la veine, par rapport à l'artère, est externe en haut, postérieure au milieu, et interne en bas.

La *veine iliaque primitive gauche*, de trois pouces à trois pouces et demi de longueur, monte sur l'aile du sacrum, et traverse la hauteur de la cinquième vertèbre par une courbe diagonale à concavité inférieure. Appliquée en arrière sur les os, elle est recouverte inférieurement par la naissance du rectum, et croisée comme sa congénère par la direction de l'uretère correspondant. Par rapport aux troncs artériels, elle s'accole dans sa moitié inférieure au côté interne et postérieur de l'artère iliaque primitive gauche, et se trouve croisée en avant par l'artère iliaque primitive droite dans le lieu de son aboulement avec sa congénère pour la formation de la veine-cave. Il résulte de ces rapports que l'artère iliaque primitive droite peut seule comprimer les deux veines iliaques primitives; mais une autre pression plus à craindre, et qui rend raison des infiltrations plus abondantes de son côté, est celle de la veine iliaque primitive gauche, par le rectum à l'état de réplétion.

Affluens veineux.

Les deux veines iliaques primitives, outre les troncs d'origine, les deux iliaques externe et interne, reçoivent deux ou trois forts rameaux de communication des veines vertébro-lombaires; et, de plus, dans le tronc iliaque primitif gauche se rendent les veines sacrées moyennes.

VEINES SACRÉES MOYENNES.

Médianes, noueuses, fréquemment entrecoupées de valvules, d'un trajet flexueux, irrégulier, ces veines, nées de l'extrémité inférieure du coccyx et du pourtour de l'anus, où elles forment un réseau avec les hémorrhoïdales, montent de chaque côté de l'artère sacrée moyenne, reçoivent latéralement, sur le milieu de chacune des fausses vertèbres, une forte branche d'anastomose des veines sacrées latérales et des vertébrales par les trous sacrés antérieurs, et vont se jeter isolément dans la veine iliaque primitive gauche. Par leurs anastomoses, elles forment sur le sacrum un plexus qui appartient au système intermédiaire entre ceux du bassin et les sinus rachidiens.

BRANCHES COLLATÉRALES DE LA VEINE-CAVE INFÉRIEURE.

Elles se distinguent en veines *pariétales*, les lombaires et les diaphragmatiques inférieures, et en veines *viscérales*.

VEINES PARIÉTALES.

VEINES LOMBAIRES.

Au nombre de trois, quatre ou cinq, correspondant aux artères du même nom, elles sont formées comme ces dernières par la réunion de deux branches d'origine, l'une postérieure ou *dorso-spinale*, et l'autre antérieure ou *musculaire*. Les branches *dorso-spinales* naissent en arrière de la profondeur des muscles des lombes et des téguments qui revêtent l'aponévrose du grand dorsal, où les veinules sous-cutanées d'origine inscrivent des polyèdres irréguliers par leurs anastomoses entre elles et les veines sous-cutanées dorsales et fessières. Les veines dorso-spinales s'anastomosent, dans les gouttières, avec les veines vertébrales postérieures; passent, pour revenir en avant, sous les apophyses transverses; et communiquent largement, par les trous de conjugaison, avec les sinus rachidiens. Au-devant des apophyses elles s'unissent avec les *branches musculaires*. Celles-ci analogues des veines intercostales, et dont la direction est transversale, naissent des muscles larges de l'abdomen, du carré des lombes et des psoas, reviennent avec leurs artères et s'unissent avec les précédentes.

Mais, dans le lieu de jonction des deux branches à la base des apophyses transverses, les veines lombaires présentent une singularité digne de remarque: elles communiquent entre elles en haut et en bas par de fortes branches, dont la succession en trajet irrégulier forme un tronc vertical; ou, à un autre point de vue plus vrai, elles se jettent dans un tronc vertical étendu de la veine iliaque primitive aux dernières intercostales, et constituant de chaque côté une *veine azygos lombaire* d'où se dégage en dedans la continuation des veines lombaires, dans des points qui ne correspondent pas exactement aux branches d'origine. Ces veines lombaires antérieures accompagnant, dans les gouttières des vertèbres, les artères du même nom, viennent se jeter dans la veine-cave inférieure. De ce qui précède, il résulte que les veines lombaires, quoique appartenant aux parois abdominales, font partie, par leurs communications, des deux courans intermédiaires aux veines-caves, le système des veines vertébrales et celui des azygos.

VEINES DIAPHRAGMATIQUES INFÉRIEURES.

Satellites des artères du même nom qu'elles accompagnent en nombre double, elles s'en séparent inférieurement pour se jeter ou dans la veine-cave inférieure au-dessous du foie, ou dans les veines rénales (Pl. 75).

VEINES VISCÉRALES.

Ce sont les veines spermatiques, rénales et capsulaires affluens directs de la veine-cave inférieure, et les veines des organes digestifs dont la réunion forme le système de la veine-porte abdominale. Nous ne ferons qu'indiquer succinctement toutes ces veines qui seront décrites en détail avec les organes auxquels elles appartiennent. (Voyez tome 5).

Veines rénales. Nées de la profondeur des reins, elles se réunissent, de chaque côté, en un tronc d'un volume considérable, qui se dirige en dedans et un peu en haut, placé au-devant de l'artère correspondante; la gauche passe au-devant de l'aorte. Les deux veines rénales s'abouchent, en regard l'une de l'autre, dans la veine-cave inférieure.

Veines capsulaires. Nées des capsules surrénales, elles se réunissent à leur surface, et se jettent ordinairement, la gauche, dans la veine rénale de son côté; la droite, dans la veine-cave inférieure.

Veines spermatiques. Nées de la profondeur du testicule, elles reçoivent, à leur sortie, les veines de l'épididyme, s'anastomosent avec les veines superficielles; et, divisées en cinq ou six branches, remontent vers l'artère et les nerfs, en formant le cordon des vaisseaux spermatiques; en dedans de l'abdomen elles accompagnent, au nombre de deux ou trois, l'artère sur les psoas, et vont s'ouvrir parfois dans la veine-cave inférieure, mais plus souvent dans les rénales.

SYSTÈME DE LA VEINE-PORTE.

Sous le nom de veine-porte, on comprend un appareil spécial, formé de deux arbres veineux confondus en un tronc commun avant et dans le sillon du foie. De ces arbres veineux, l'un, qui a ses racines dans l'abdomen, est formé par la réunion des veines des organes digestifs, moins celles du foie, c'est la *veine-porte abdominale*. L'autre, divisé en sens inverse, à la manière des artères, se distribue dans l'épaisseur du foie, c'est la *veine-porte hépatique*. Les branches de formation de la veine-porte abdominale sont les deux mésentériques. 1° La *veine mésentérique inférieure*, ou petite mésaraïque, continuation des hémorrhoïdales supérieures, rapporte le sang du gros intestin. 2° La *veine mésentérique supérieure*, ou grande mésaraïque, née de la jonction des *coliques* de l'intestin grêle avec les veines de l'estomac et du pancréas, reçoit elle-même la veine propre de la rate ou *veine splénique*, et, s'abouchant avec la mésentérique inférieure, forme le tronc de la veine-porte abdominale. La veine-porte hépatique, divisée dans l'épaisseur du foie, y reçoit dans le fœtus la veine ombilicale, et dégage le canal veineux, l'un et l'autre propres à la circulation embryonnaire. Cette veine étant parvenue à l'état de division capillaire, de ses extrémités naissent les radicules d'un nouvel arbre veineux, celui des *veines sus-hépatiques*, dont les ramifications, perpendiculaires à la direction horizontale de celles de la veine-porte, se dirigent verticalement en arrière pour se jeter par plusieurs branches, les *petites et grandes veines sus-hépatiques*, immédiatement au-dessous de l'orifice diaphragmatique, dans la veine-cave inférieure, qui présente ordinairement une dilatation en ce point.

Ainsi le double appareil veineux du foie présente en physiologie le singulier phénomène d'un tronc intermédiaire, entre deux systèmes capillaires, circonstance qui a épuisé en vain la sagacité des physiologistes, pour expliquer le mode de circulation d'un appareil de vaisseaux trop éloignés du ventricule gauche du cœur pour en ressentir l'impulsion, en même temps que l'adhérence circulaire de leur paroi au tissu de l'organe semble exclure toute idée de contractilité propre.

VEINE-CAVE INFÉRIEURE [1].

VEINE-CAVE ASCENDANTE, OU ABDOMINALE (*CHAUSS.*); VENA CAVA INFERIOR, S. ADSCENDENS.

Définition. Grand tronc veineux abdominal qui rapporte à l'oreillette droite, le sang de toutes les parties situées au-dessous du diaphragme.

Origine, trajet, direction. Formée inférieurement par la jonction des deux veines iliaques primitives, en regard et à droite de la partie supérieure de la cinquième vertèbre lombaire, ou du disque qui la sépare de la quatrième, la veine-cave inférieure, légèrement noueuse, se dirige verticalement en haut, jusqu'au niveau de la première vertèbre lombaire, sur le pilier droit du diaphragme, derrière le foie; puis elle s'infléchit un peu à droite en remontant dans le sillon du foie, et traverse l'ouverture aponévrotique du diaphragme et le feuillet fibreux du péricarde. Parvenue dans la cavité de la poitrine, dans l'intervalle du médiastin postérieur, elle remonte encore d'un demi-pouce à neuf lignes, puis se coude de droite à gauche et

[1] Planches 20, 25, 26, 27.

un peu de bas en haut, et vient s'ouvrir d'arrière en avant dans la cavité de l'oreillette droite du cœur, par l'orifice garni de la valvule dite d'Eustachi.

Calibre. D'un volume plus considérable que la veine-cave supérieure, d'un aspect noueux et bosselé, quand elle est remplie d'injection, la veine-cave inférieure n'offre pas moins de dix à onze lignes de diamètre à sa naissance. Elle augmente un peu de volume de bas en haut jusqu'à la jonction des veines rénales, sans cependant recevoir aucun tronc; un peu rétrécie en regard de la jonction de ces veines, elle se renfle immédiatement au-dessus, dans le sillon du foie, s'élargit de nouveau dans un court espace, au-dessous du diaphragme, à la réunion des veines sus-hépatiques, puis, rétrécie par les bandelettes qui forment l'orifice diaphragmatique, elle reprend son volume dans sa portion coudée, avant de se jeter dans l'oreillette droite.

Connexions. Appliquée par sa face postérieure en avant et un peu à droite des vertèbres lombaires et du pilier correspondant du diaphragme, elle tend à s'en éloigner un peu en montant, de telle sorte que, placée en arrière de l'aorte dans le lieu de leur bifurcation, elle proémine au-devant de cette artère en regard de son orifice diaphragmatique de passage, de manière à passer au-devant de l'artère rénale. Dans sa portion lombaire, elle est recouverte en avant par le péritoine et de nombreux ganglions et vaisseaux lymphatiques des chapelets lombaires, et au-dessus, par la troisième portion du duodénum, le pancréas et la veine-porte, qui traversent sa direction sous des angles variés. A droite, elle est côtoyée en arrière par le chapelet des ganglions lombaires, et à gauche par l'aorte, contre laquelle elle s'applique. Dans sa portion hépatique elle est renfermée dans un demi-canal ou un canal complet que lui offre le foie en arrière; dans l'ouverture du diaphragme elle adhère par des prolongemens fibreux aux bandelettes de l'aponévrose et au péricarde. Malgré son apparence bosselée, il n'existe aucune valvule dans son intérieur, avant celle de son orifice auriculaire.

Anomalies. Elles sont assez nombreuses et portent sur l'origine, la situation et le mode d'abouchement des vaisseaux.

1° *Origine.* La veine-cave inférieure se compose quelquefois de deux troncs, dans sa portion lombaire. Les deux veines de formation, placées de chaque côté de l'aorte, sont unies inférieurement par une anastomose transversale, et se confondent en un tronc à la hauteur des rénales (Zimmermann, Wilde, Petsche). Dans certains cas, le tronc gauche ne forme qu'une branche très faible (Morgagni).

2° *Situation.* La veine-cave inférieure, outre le cas de transposition générale des viscères et des gros vaisseaux, a été trouvée à gauche de la colonne vertébrale et de l'aorte (Morgagni).

3° *Mode d'abouchement.* La variété la plus rare et qui ne peut appartenir qu'à l'état fœtal, est celle où la veine-cave inférieure s'ouvre dans l'oreillette gauche (Ring). Dans d'autres cas, le tronc des veines sus-hépatiques, restant distinct de celui de la veine-cave, se jette directement comme ce dernier dans l'oreillette droite (Rhote). Lorsque l'anomalie est moins prononcée, le tronc sus-hépatique se jette seulement dans la veine-cave entre le diaphragme et l'oreillette droite (Huber, Morgagni).

APPAREIL DE LA VEINE-CAVE SUPÉRIEURE.

Tronc veineux commun sus-diaphragmatique, située en haut de la cavité de la poitrine, la veine-cave supérieure rapporte le sang des membres thoraciques, de la tête, du cou et des parois de la poitrine.

VEINES DE FORMATION DE LA VEINE-CAVE. INFÉRIEURE.

Formée par la jonction des deux troncs veineux brachio-céphaliques, la veine commune sus-diaphragmatique n'a qu'un affluent latéral, la *grande veine azygos*, à laquelle se joint fréquemment la veine bronchique droite.

Les troncs veineux brachio-céphaliques droit et gauche représentent le tronc artériel droit de même dénomination et les artères carotide et sous-clavière gauches. Ils reçoivent plusieurs veines secondaires, et sont formés par la jonction de deux grandes veines principales, la sous-clavière qui rapporte le sang du membre thoracique, de l'épaule et de la région superficielle du cou, et la jugulaire interne, correspondant à l'artère carotide primitive, et qui représente tous les affluens veineux du cerveau, de la face et des parties profondes du cou.

VEINES DU MEMBRE THORACIQUE.

Les veines du membre thoracique se divisent comme celles du membre abdominal en deux plans, *superficiel* et *profond*.

Le tronc veineux du membre thoracique, confluent des veines superficielles et profondes, accompagne l'artère principale dans toutes ses divisions, et, comme elle, à part la région de l'aisselle, prend, dans chacune des fractions du membre, le nom de l'os qui leur sert d'appui. Ainsi la veine *sous-clavière* succède à l'*axillaire*; au-dessous toutes les veines profondes sont doubles, ce sont : au bras les *humérales*, à l'avant-bras les *radiales* et *cubitales*. Ces dernières forment à la main des arcades superficielle et profonde nées des *digitales*, faisant suite elles-mêmes aux *collatérales* des doigts.

VEINES SOUS-CUTANÉES DU MEMBRE THORACIQUE.

Les veines superficielles sont encore plus multipliées au membre thoracique qu'au membre abdominal, et surtout d'un volume proportionnel bien plus considérable, par rapport aux veines profondes.

VEINES SUPERFICIELLES DE LA MAIN[1].

Elles naissent des extrémités des doigts sur l'une et l'autre face. Les veines de la face palmaire des doigts sont en bien plus grand nombre; nées de la pulpe digitale, elles forment dans le panicule adipeux un réseau à mailles irrégulières qui, dans les belles injections, ressemble à un filet. Au travers de ces anastomoses multipliées naissent, sur la seconde phalange, des branches collatérales d'un plus fort volume qui se dirigent de chaque côté, vers la base du doigt, et passent dans leurs écartemens, pour se joindre aux veines de la face dorsale. Le plan des veines sous-cutanées dorsales des doigts, né des veinules de la pulpe sous-unguéale, forme également un réseau, mais moins multiplié que le précédent. En regard de la première

[1] Planches 61, 68.
33.

articulation phalangienne, les veines se reportent sur les côtés, laissant un espace moyen pour la flexion du doigt, et recomposent leurs mailles sur la première phalange. Au-dessous des articulations métacarpo-phalangiennes, elles forment des arcades à concavité supérieure dont les branches latérales contournent les articulations, et, par leur jonction entre deux doigts adjacens, composent les grandes veines digitales. C'est dans ces branches latérales que viennent s'aboucher les veines palmaires superficielles des doigts.

Dans la portion métacarpienne de la main, les veines principales occupent la face dorsale, disposition inverse de celles des artères et qui paraît avoir pour objet de placer ces vaisseaux hors des pressions qu'ils auraient éprouvées à la face palmaire, dans les mouvemens de préhension. Ainsi les veines sus-aponévrotiques palmaires, très faibles, ne rapportent le sang que de l'intérieur de la peau. Elles forment une arcade transversale au-dessus des doigts, d'où procèdent des veines latérales qui vont se jeter dans les éminences thénar et hypothénar, et quelques veinules ascendantes qui rejoignent les racines des veines antérieures de l'avant-bras.

Sur la face dorsale de la main, se présentent les veines sous-cutanées principales ou les digitales, irrégulières de nombre, de forme et de disposition, au point d'offrir de nombreuses différences entre les deux mains d'un même sujet; en général elles se composent de quatre ou cinq branches, dont trois moyennes placées entre les tendons extenseurs, en regard des espaces interosseux, formées de la réunion à angle aigu des veines collatérales superficielles des quatre derniers doigts. Ces trois branches, anastomosées par de nombreux rameaux, s'unissent à une hauteur variable par de fortes communications transversales, pour former ce que l'on appelle l'*arcade veineuse sus-métacarpienne*, dont les branches supérieures de continuation, renforcées par les veinules sous-cutanées de la face postérieure du poignet, forment l'origine des veines radiale et cubitale postérieures de l'avant-bras. En dedans, une quatrième branche dite *la veine salvatelle*, souvent représentée par trois ou quatre branches d'un moindre volume, rapporte le sang de l'éminence hypothénar, et forme les racines de la veine cubitale postérieure. En dehors une cinquième branche, née des veines dorsales du pouce et de l'indicateur, prend le nom de *céphalique du pouce*, et, par sa jonction avec le tronc des digitales voisines, au-dessus de la face postérieure du poignet, contribue à former la radiale externe et postérieure.

VEINES SUPERFICIELLES DE L'AVANT-BRAS[1].

En nombre considérable, elles sont plus volumineuses sur le plan palmaire que sur le plan dorsal. Très variables de nombre et de disposition, les veines de l'avant-bras offrent, sur l'une et l'autre face, l'aspect d'un réseau multiplié d'anastomoses, parcouru par de longues branches longitudinales dans lesquelles se rendent les branches secondaires de communication et les veinules d'origine à diverses hauteurs. En général, et indépendamment des variétés, trois grandes veines appartiennent à la face antérieure de l'avant-bras, au milieu, la *médiane* ou *radiale commune*, et, sur les côtés, les *radiale* et *cubitale antérieures*. Sur la face postérieure on distingue deux veines principales, qui sont les *radiale* et *cubitale postérieures*. Toutes ces branches se suppléent mutuellement, chacune d'elles pouvant se présenter d'un plus fort volume ou manquer absolument, cas où elles sont remplacées, soit par plusieurs

[1] Planche 61.

veinules qui se jettent dans les autres veines, soit par un réseau irrégulier.

Face antibrachiale postérieure.

1° RADIALE POSTÉRIEURE. Née de la céphalique du pouce et des veines digitales dorsales de la main, elle monte, en formant une ou plusieurs branches, sur le côté externe de la face postérieure de l'avant-bras, contourne en haut la saillie des muscles supinateurs, et vient s'unir à la veine radiale antérieure, ou se jeter isolément dans la céphalique du bras.

2° VEINE CUBITALE POSTÉRIEURE. Née de la salvatelle et de l'arcade dorsale de la main, elle monte sur la partie interne de la face postérieure de l'avant-bras, contourne en dedans la saillie des muscles fléchisseurs et pronateurs, et vient s'unir, en avant, à la partie inférieure du bras, avec la médiane basilique, pour former le tronc de la basilique.

Les deux veines postérieures de l'avant-bras, unies dans l'espace moyen, par un réseau d'anastomoses, communiquent autour du coude, par de nombreuses veinules ascendantes, avec les veines postérieures du bras.

Face antibrachiale antérieure.

3° VEINE CUBITALE ANTÉRIEURE. D'un faible volume, née des veinules superficielles de l'éminence hypothénar, formée, au-delà, de plusieurs veinules ascendantes anastomosées avec la médiane, elle monte sur la partie interne, reçoit quelques veines musculaires profondes, et, supérieurement, se confond en un tronc commun avec la cubitale postérieure, ou se jette isolément dans la médiane basilique.

4° VEINE RADIALE ANTÉRIEURE. Née de l'arcade dorsale de la main et de la céphalique du pouce, elle monte le long du bord externe de l'avant-bras, reçoit en haut la radiale postérieure, et, par sa jonction avec la médiane céphalique, concourt à former le tronc de la céphalique.

5° VEINE MÉDIANE OU RADIALE COMMUNE. Voisine de la radiale antérieure, à sa naissance, elle procède de la céphalique du pouce et des veines superficielles de l'éminence hypothénar, formées elles-mêmes par la réunion des réseaux sous-cutanés du pouce et de la face palmaire. Au-dessus de l'articulation du poignet, la médiane, formée d'une ou deux branches parallèles, monte d'abord au-devant du radius, puis traverse en diagonale la moitié supérieure de l'avant-bras, jusqu'au pli du coude où elle se termine en se bifurquant.

VEINES SUPERFICIELLES DU PLI DU COUDE.

Ligne de jonction entre les veines superficielles de l'avant-bras et du bras, cette région est importante au point de vue chirurgical, en ce qu'elle est le siège le plus ordinaire des saignées qu'on pratique au membre thoracique.

Le point de départ de ces veines est la terminaison de la médiane. Cette dernière, parvenue au sommet du double sillon en V que forment les deux masses de pronateurs et de fléchisseurs, et dans lequel est reçu le biceps, reçoit par une arcade aponévrotique, sur le côté interne du tendon bicipital, deux fortes branches de communication des veines radiales et cubitales profondes, et immédiatement au-dessus se bifurque en deux veines latérales ascendantes d'un fort volume, les médianes, qui contournent, chacune de son côté, l'extrémité inférieure du biceps, la veine interne est la *médiane basilique*, et l'externe la *médiane céphalique*.

LA VEINE MÉDIANE BASILIQUE qui continue par sa direction la médiane commune, monte sur l'aponévrose, dans le sillon intermédiaire entre le biceps et le rond pronateur, et, après un trajet de deux pouces, s'abouche avec les cubitales pour former le tronc de la veine superficielle interne du bras ou *la basilique*.

LA VEINE MÉDIANE CÉPHALIQUE monte sur l'aponévrose, dans le sillon intermédiaire entre le biceps et les supinateurs; après un trajet de deux pouces et demi à trois pouces, elle s'abouche en dehors avec les radiales pour former le tronc de la veine superficielle et externe du bras, la *céphalique*.

Connexions des veines du pli du coude. Les veines de cette région étant celles que l'on saigne le plus ordinairement, il importe de faire connaître exactement leurs rapports. La phlébotomie est rarement pratiquée à l'extrémité supérieure des radiale et cubitale, qui ne fournissent que très peu de sang; déjà elle est plus heureuse sur la radiale commune, la plus forte des veines de l'avant-bras : c'est surtout sur les médianes céphalique et basilique qu'on l'exerce, en raison du volume considérable de ces veines et de l'afflux abondant du liquide qui leur est fourni par les veines profondes. Mais l'incision de la lancette est dangereuse sur la veine médiane basilique, croisée superficiellement en avant, au milieu de son trajet, par le nerf cutané interne, et surtout séparée seulement, par l'aponévrose d'enveloppe et par le tissu cellulaire, des vaisseaux profonds, l'artère et les deux veines humérales et le nerf médian, dont la veine médiane basilique croise très obliquement la direction, sa partie moyenne répondant, à une ligne et demie de profondeur, à celle du faisceau vasculaire profond. La sécurité est bien plus grande dans la saignée de la médiane céphalique, qui n'offre à craindre d'autre lésion que celles du nerf cutané externe au milieu de son parcours.

VEINES SUPERFICIELLES DU BRAS [1].

Elles se composent des deux grandes veines antérieures, la *basilique* et la *céphalique*.

VEINE BASILIQUE, formée par la réunion du tronc des cubitales avec la médiane basilique, elle monte verticalement dans le sillon placé entre la portion interne du triceps en dehors, et en dedans le biceps et le brachial antérieur. Sous-cutanée dans la moitié inférieure du bras, elle s'insinue au-delà dans un canal aponévrotique, et, parvenue dans le creux de l'aisselle, elle s'abouche dans la veine humérale interne. Dans son trajet, la veine basilique n'est séparée que par l'aponévrose brachiale du faisceau vasculaire profond. Elle communique à diverses hauteurs avec les veines humérales, et reçoit de chaque côté des veinules superficielles dont les anastomoses établissent, sur les deux faces du membre, ses communications avec la veine céphalique.

VEINE CÉPHALIQUE. Formée par la jonction du tronc des radiales antérieure et postérieure avec la médiane céphalique, elle monte verticalement dans le sillon externe du bras, jusqu'à la hauteur du deltoïde, entre l'extrémité humérale du long supinateur et la portion externe du triceps en dehors, le biceps et le brachial antérieur en dedans. Appliquée d'abord sur l'aponévrose brachiale, elle s'enfonce, en regard du tendon du deltoïde, dans un canal aponévrotique. Dans ce premier trajet elle reçoit en arrière les veines postérieures superficielles du bras et deux branches d'anastomose avec les veines profondes collatérales externes. Au-dessus du brachial antérieur, la veine céphalique, renfermée dans sa gaine fibreuse, monte dans le

[1] Planche 81.

sillon adjacent entre le deltoïde et le grand pectoral, et reçoit les veinules sous-cutanées de l'épaule et de la région mammaire. Parvenue supérieurement en regard du triangle compris entre les deux muscles précédens et la clavicule, elle envoie, au-dessus de cet os, une forte branche sous-cutanée de communication, qui se jette dans la veine jugulaire externe, puis le tronc de la céphalique, incurvé en arrière et en dedans, traverse l'aponévrose thoracique, et vient se jeter dans la partie supérieure de la veine axillaire.

VALVULES DES VEINES SUPERFICIELLES. Rares à la main, elles sont au contraire assez nombreuses à l'avant-bras, surtout dans la médiane commune, et au bras dans ses deux grandes veines. En général on rencontre des valvules dans les points d'abouchemens des rameaux dans les branches, et des branches dans les troncs.

VEINES PROFONDES DU MEMBRE THORACIQUE.

VEINES PROFONDES DE LA MAIN. Nées en sens inverse des artères qu'elles accompagnent par paires, elles commencent à l'extrémité du membre, par les collatérales profondes des doigts; ces veines, d'abord uniques et très faibles, s'unissent dans l'écartement des doigts pour donner naissance aux couples de veines digitales superficielles. Celles-ci augmentées par les veinules des muscles palmaires composent, par leur réunion, les veines de l'arcade palmaire superficielle, auxquelles font suite les deux veines cubitales profondes.

En second plan, les couples de veines digitales profondes ou interosseuses antérieures naissent inférieurement des anastomoses avec les veines digitales superficielles et les veinules des phalanges des tissus fibreux et des gaînes tendineuses, et composent, par leur réunion, la couple de veines satellites de l'arcade palmaire profonde. Celles-ci reçoivent, par des rameaux descendans, les veinules des articulations du carpe; sorties du creux palmaire, par le premier espace interosseux, elles s'accroissent, sur la face dorsale de la main, par la jonction des couples de veines profondes des arcades carpiennes et métacarpiennes et, par leur continuation, forment les radiales profondes.

VEINES PROFONDES DE L'AVANT-BRAS. Les deux *veines radiales*, anastomosées entre elles, reçoivent dans leurs cours les veinules des muscles supinateurs et fléchisseurs, et se réunissent supérieurement en un tronc commun qui se joint avec celui des cubitales, pour former les humérales.

Les *veines cubitales* accompagnent l'artère du même nom; elles reçoivent dans leur trajet les veinules des muscles fléchisseurs et pronateurs, et, à la partie supérieure de l'avant-bras, les veines interosseuses. Leur jonction avec les veines radiales présente seule quelques variétés. 1° Tantôt l'abouchement se fait régulièrement de chaque côté par un tronc commun: 2° ou bien il a lieu par deux ou trois branches irrégulières, formant un réseau veineux; 3° dans d'autres cas, les veines radiale et cubitale se rendent dans une sorte d'arcade transversale d'où procèdent les humérales; 4° enfin il n'est pas rare que de l'une des paires de veines ou de toutes deux, procède une branche ascendante qui s'applique sur les veines humérales et s'y jette dans un point plus ou moins élevé.

Dans tous les cas, de la terminaison des radiales, ou de leur jonction avec les cubitales, naissent deux fortes branches de communication qui traversent l'aponévrose et viennent se jeter à l'extérieur dans la médiane commune ou dans la médiane céphalique, pour former le confluent veineux du pli du coude.

VEINES PROFONDES DU BRAS. De la jonction des couples de veines radiales et cubitales, naissent les deux veines humérales; celles-ci remontent de chaque côté de la grande artère du bras; l'une interne et antérieure, plus faible, séparée seulement par l'aponévrose de la veine basilique avec laquelle elle communique; l'autre, externe et postérieure, plus forte. Chacune d'elles reçoit les veines musculaires de son côté: les plus considérables, nées du biceps et du brachial antérieur, se jettent dans la veine externe. Parvenue dans le creux de l'aisselle, la veine interne reçoit la basilique; un peu au-dessus, elle s'abouche avec la veine externe qui passe derrière l'artère, pour rejoindre la précédente; le tronc commun qui en résulte est la veine axillaire.

Il n'est pas rare de ne rencontrer qu'une seule veine humérale; dans ce cas, c'est l'interne qui manque.

VEINE AXILLAIRE.

Formé par la jonction des deux veines humérales, le tronc de l'axillaire, d'un très fort volume, est situé à la partie interne et inférieure de l'artère de même nom. Il monte accolé à cette dernière, jusqu'au lieu d'embouchure de la céphalique, puis s'en écarte un peu en dedans, et passe au-dessous de la clavicule où il change son nom en celui de veine sous-clavière.

Les branches affluentes de la veine axillaire correspondent aux divisions artérielles: mais les veines satellites, que nous avons trouvées partout doubles au membre thoracique, ne conservent cette disposition, quant aux divisions de l'axillaire, que pour les veinules qui accompagnent les artérioles des muscles de l'épaule et non pour celles des muscles du thorax; partout une veine principale est unique par rapport à l'artère qu'elle représente. Ces affluens sont: 1° la forte *veine sous-scapulaire* dont les veinules d'origine sont doubles dans les fosses sous-scapulaire et sous-épineuse. 2° La *veine thoracique longue* qui, ordinairement, se jette dans la sous-scapulaire avant le point de son abouchement dans l'axillaire. 3° La *veine circonflexe*, formée de la réunion des veines de retour des deux artères circonflexes: ou elle se jette dans la veine sous-scapulaire, ou elle forme un tronc collatéral qui communique, en bas, dans la veine humérale externe, et, en haut, dans cette même veine ou dans l'axillaire. 4° La *veine thoracique courte* ou *acromio-thoracique*, dont les origines correspondent le plus exactement aux divisions de son artère. 5° A sa partie supérieure, l'axillaire reçoit la céphalique.

VEINE SOUS-CLAVIÈRE.

Continuation de l'axillaire, après qu'elle a franchi la clavicule, la grande veine sous-clavière s'incurve à sa naissance, et, d'oblique de bas en haut et de dehors en dedans, devient horizontale, pour se porter en dedans et un peu en arrière, en contournant la première côte. Dans ce trajet elle est protégée en avant par la clavicule qu'elle déborde un peu supérieurement, appliquée en bas sur la première côte et en arrière sur l'attache du scalène antérieur qui la sépare du tronc artériel correspondant. A sa terminaison, la veine sous-clavière s'abouche avec la jugulaire interne de son côté, derrière l'articulation sterno-claviculaire pour donner naissance à chacun des troncs veineux brachio-céphalique.

BRANCHES AFFLUENTES DE LA VEINE SOUS-CLAVIÈRE.

Elles ne correspondent nullement aux divisions du tronc artériel. Les seules branches constantes qui se jettent dans la sous-clavière sont les deux grandes veines superficielles du cou, sans artères analogues, les *jugulaires externe et antérieure*. Ces deux veines, quoique s'abouchant dans le tronc du membre thoracique, appartiennent, par leur trajet et leurs anastomoses, aux veines de la tête et du cou et seront décrites avec ces dernières.

Les veines correspondant aux artères mammaire interne, scapulaires postérieure et supérieure, thyroïdienne inférieure et intercostale supérieure, ne se jettent pas dans la sous-clavière.

En outre les veines sous-clavières reçoivent les *troncs lymphatiques*; à gauche, le *canal thoracique*; à droite, le *grand canal*, et de plus, les troncs *sous-claviers* ou *axillaires*; le droit est plus ou moins accidentel; le gauche est constant.

Valvules des veines profondes. Elles sont en nombre plus considérable que celles des veines superficielles, et donnent aux veines de la main et de l'avant-bras un aspect noueux. Les veines humérales offrent quatre ou cinq valvules; l'axillaire ordinairement n'en présente qu'une seule couple au-dessous de la clavicule; presque partout il en existe dans le lieu d'aboulement des veines de différens volumes.

VEINES DE LA TÊTE ET DU COU.

Les veines de l'extrémité céphalique se distinguent en superficielles et profondes. Séparées au crâne par l'enveloppe osseuse, isolées à la face par l'épaisseur de ses parois, entre la couche sous-cutanée et les cavités qu'elle renferme, les deux plans veineux superficiel et profond se réunissent à la région cervicale en deux troncs qui prennent le nom de veines *jugulaires*, l'une *interne* ou profonde, et l'autre, *externe* ou superficielle. Comme appendices, à la veine jugulaire interne s'ajoutent la *vertébrale* et les *veines rachidiennes*, et, à la veine jugulaire externe, une autre veine cervicale superficielle, la *jugulaire antérieure*; d'où il suit que, pour l'extrémité céphalique, le tronc artériel de la carotide primitive est représenté par les trois veines jugulaires, et celui de l'artère vertébrale par la veine du même nom et par les sinus rachidiens.

Rapports entre les plans superficiel et profond. Les deux plans de veines, dans leur mode de réunion pour la formation des troncs jugulaires, opèrent entre eux une sorte de transposition dont il n'existe aucun autre exemple. Ainsi la veine jugulaire externe est formée par les veines superficielles du crâne et les veines profondes de la face, et la jugulaire interne par les veines profondes de la cavité du crâne et par les veines superficielles de la face. Les deux systèmes s'anastomosent partout, entre les os du crâne par les trous et les scissures, à la face par de vastes anastomoses, et, dans ses cavités, par de nombreux réseaux, de telle sorte que les deux veines puissent se suppléer mutuellement dans les cas d'obstacle à la circulation de l'un d'eux.

VEINES DE FORMATION DE LA JUGULAIRE EXTERNE.

La veine jugulaire externe est formée par la jonction de deux ou trois branches d'origine : le tronc veineux temporo-maxillaire, l'auriculaire postérieure, et fréquemment l'occipitale. Le tronc temporo-maxillaire lui-même résulte de la jonction des deux grandes veines, l'une, superficielle du crâne, la *temporale*, et l'autre, profonde de la face, la *maxillaire interne*.

VEINE TEMPORALE, Composée de deux branches, superficielle et moyenne. 1° La *temporale superficielle* naît, sous le cuir chevelu de partie la plus élevée du crâne, par de nombreux ra-

meaux d'un fort volume, fréquemment anastomosés entre eux, et d'où procèdent une grosse branche médiane ou *pariétale*, et une antérieure ou *frontale*, réunies entre elles par de nombreux rameaux de communication, et anastomosées en arrière avec les veines occipitale et auriculaire, et en avant, avec la médiane frontale. Toutes ces veines, correspondant aux divisions de l'artère temporale, n'accompagnent que fort irrégulièrement les divisions artérielles correspondantes, et en sont indépendantes aux extrémités, où elles forment de larges réseaux d'un gros volume qui reçoivent les veinules cutanées et celles du péricrâne. Le tronc de la veine temporale superficielle descend d'abord au-devant de l'artère du même nom, croise en dehors sa direction, passe derrière elle au-devant de l'oreille, et s'unit au-dessous de l'apophyse zygomatique avec la branche moyenne.

2° La *veine temporale moyenne*, d'abord superficielle, naît des parties latérales du front, au-dessus de l'arcade sourcilière, où elle s'anastomose avec les veines frontales. Elle reçoit la veine *palpébrale* ou *orbitaire*, *externe* ou *supérieure*, communique par une forte branche en arcade avec la temporale superficielle, puis s'enfonce entre l'aponévrose et le muscle temporal, et descend obliquement vers l'arcade zygomatique, au voisinage de laquelle elle s'unit avec la temporale superficielle.

3° Le *tronc veineux temporal*, formé de la jonction des deux précédentes, reçoit la *veine transversale* de la face, et porte verticalement en bas, entre l'articulation temporo-maxillaire et le conduit auditif externe, en dehors de son artère correspondante; il s'infléchit en dedans, puis s'enfonce dans l'épaisseur de la glande parotide, et, au-dessous du condyle, s'abouche avec la veine maxillaire interne, pour former le tronc temporo-maxillaire.

VEINE MAXILLAIRE INTERNE [1].

Branche profonde d'origine du tronc temporo-maxillaire, la veine maxillaire interne répond exactement par ses divisions, à celles de l'artère dont elle est satellite.

Veines de formation. 1° *Branche d'origine* ou *veine sphéno-palatine.* Elle commence sous la membrane muqueuse des fosses nasales, par un lacis veineux, dont les ramifications sont innombrables; ce réseau s'anastomose au pourtour du nez avec la veine faciale, et envoie supérieurement une forte veine ethmoïdale. Les divisions des veines correspondent assez exactement à celles des artères; elles forment, sur les cornets de la paroi externe et sur la cloison, trois ou quatre branches principales, dont la réunion en avant du trou sphéno-palatin constitue la veine sphéno-palatine.

2° *Branches de jonction dans la fosse sphéno-maxillaire.* A la sphéno-palatine, se joignent la veine *vidienne*, et en avant, la veine *sphéno-maxillaire* ou *sous-orbitaire*, largement anastomosée à son origine avec la faciale, et qui reçoit, dans son trajet, des veinules orbitaires et celles du sinus maxillaire. Plus bas, s'adjoint la *veine palatine supérieure*, anastomosée, sous la voûte du palais, avec les racines de la sphéno-palatine.

3° *Derrière la tubérosité maxillaire.* Le tronc principal, souvent formé de deux veines, est rejoint par les *temporales profondes*, *antérieure* et *postérieure*, et par les veines *alvéolaire supérieure* et *buccale*. Ces deux dernières, souvent doubles et d'un fort volume, s'anastomosent à plein canal avec la faciale, et forment une large communication médiane entre les grandes veines superficielle et profonde de la face.

[1] Planche 86.

4° *Entre les ptérygoïdiens.* Le tronc de la maxillaire interne se dissémine parfois en un plexus; c'est ainsi que l'ont figuré Caldani et M. Breschet, et que le décrit M. Cruveilhier. Cependant nous croyons plus ordinaire qu'il forme un tronc, externe et inférieur à l'artère (Pl. 66), dans lequel se rendent les veines *ptérygoïdienne, dentaire inférieure, massétérines et méningées moyennes.*

Les veines *méningées moyennes* méritent une description spéciale; c'est à tort que leur existence a été niée par le continuateur de Bichat et par plusieurs anatomistes qui ont écrit après lui. Non seulement ces veines existent, mais elles sont très nombreuses, d'un fort volume, accompagnent partout les artères en nombre double, et par leurs dilatations, sont cause de l'élargissement considérable que prennent fréquemment leurs gouttières de réception à la surface interne des os du crâne. Ces veines, intermédiaire et moyen de communication entre les veines profondes du crâne et celles de la face, présentent une disposition particulière : à leur extrémité crânienne périphérique, au lieu de commencer, comme à l'ordinaire, par des veinules capillaires, elles naissent de la partie latérale du sinus longitudinal supérieur par un nombre considérable de branches, de dix à quinze ou vingt, qui se réunissent par groupe pour en former une seule, en décrivant une série d'embouchures multiples, triangulaires, en forme de delta, qui interceptent de nombreux îlots par leurs anastomoses. Les branches qui succèdent à la réunion des rameaux d'inosculation s'anastomosent entre elles, en arcade au milieu de la dure-mère, et convergent au-dessous les unes vers les autres pour constituer, le long des branches artérielles, les veines satellites, dont la réunion forme le tronc des veines *méningées moyennes;* celles-ci se confondent ordinairement en un seul tronc, qui vient se jeter dans la maxillaire interne, derrière le condyle. Par une singularité fort remarquable, ces veines, sur la région moyenne de la dure-mère, dans l'espace intermédiaire entre les bouches d'inosculation des sinus et la formation des branches méningées, sont grêles et minces, tandis que leurs extrémités sont fort larges, disposition qui porterait à considérer cette partie moyenne comme l'origine réelle et le moyen de communication entre les deux extrémités d'abouchement crânienne et faciale.

5° *Derrière le condyle.* La veine maxillaire interne s'abouche avec la temporale pour former le tronc temporo-maxillaire; mais souvent aussi elle se partage en deux fortes branches, dont l'inférieure rejoint plus ou moins bas la veine jugulaire interne, soit seule ou formant un tronc commun avec la faciale et la linguale.

TRONC VEINEUX TEMPORO-MAXILLAIRE.

Formé de la réunion des veines temporale et maxillaire internes, dans l'épaisseur de la glande parotide, long seulement d'un demi-pouce à un pouce, il descend un peu en arrière, en dehors de l'artère correspondante, et s'unit à la veine auriculaire postérieure, et fréquemment à l'occipitale, pour former la jugulaire externe.

VEINE AURICULAIRE POSTÉRIEURE.

Satellite de l'artère du même nom qu'elle accompagne irrégulièrement, intermédiaire entre la temporale superficielle et l'occipitale, avec lesquelles elle s'anastomose, elle descend derrière l'oreille, reçoit la veine stylo-mastoïdienne, et s'abouche inférieurement avec le tronc temporo-maxillaire.

34.

VEINE OCCIPITALE SUPERFICIELLE.

Cette veine, plus ou moins accidentelle, très flexueuse, d'un volume considérable, d'un aspect noueux, naît par de nombreux rameaux anastomosés en réseaux, de la région postérieure sous-cutanée du crâne, s'anastomose avec l'occipitale profonde, l'auriculaire postérieure et la temporale en avant, et en arrière avec sa congénère, communique souvent, par le trou mastoïdien, avec le sinus latéral du crâne, se dirige obliquement en dedans et en bas, sous les attaches du splénius et du sterno-mastoïdien, et se jette, à une hauteur variable, ordinairement dans le tronc temporo-maxillaire, pour donner naissance à la jugulaire externe, mais souvent aussi dans la jugulaire interne. Il n'est pas rare que la veine occipitale se compose inférieurement de deux troncs qui affectent à la fois l'une et l'autre terminaison.

VEINE JUGULAIRE EXTERNE [1].

TRACHELO-SOUS-CUTANÉE *(CHAUSS.);* VENA JUGULARIS EXTERNA.

Origine, trajet, variétés. Branche principale supplémentaire de la jugulaire interne, située verticalement au milieu de la face latérale du cou, la jugulaire externe s'étend, du dessous de l'oreille, ou un peu plus bas, de l'angle de la mâchoire à la clavicule, derrière laquelle elle s'abouche dans la veine sous-clavière. Ordinairement unique, elle est quelquefois double, et formée de deux branches parallèles, qui laissent entre elles un écartement pour se rejoindre à la partie inférieure : ailleurs ce sont les branches postérieures, l'auriculaire et l'occipitale, dont la veine de réunion ne se jette que très bas dans la jugulaire externe; dans d'autres cas, enfin, cette dernière elle-même se bifurque plus ou moins haut en deux branches, qui se jettent isolément dans la sous-clavière.

Volume, direction. Le calibre de la veine jugulaire externe, ordinairement de trois lignes en travers, varie néanmoins suivant le volume des deux autres jugulaires, les trois veines du même côté se suppléant mutuellement. Dans le cas le plus normal, sa direction est sensiblement verticale, mais parfois elle est flexueuse, et la veine s'incurve obliquement en arrière, vers l'attache du scalène où elle se recourbe horizontalement en dedans. A sa partie inférieure, cette veine offre ordinairement une dilatation ampulliforme, au-dessus de sa valvule d'embouchure; une autre valvule qui existe à sa partie supérieure n'influe pas ordinairement sur son volume.

Connexions. Appliquée à sa face interne, dans la plus grande partie de son trajet, sur le muscle sterno-mastoïdien, dont elle croise très obliquement la direction en dedans, elle est recouverte par le peaucier, l'aponévrose cervicale superficielle et la peau; inférieurement elle s'incurve autour du bord postérieur du sterno-mastoïdien, et se dirige en dedans et en bas pour venir s'aboucher dans la veine sous-clavière. Dans cette portion sus-claviculaire, la jugulaire externe, recouverte par le sterno-mastoïdien dont la sépare l'origine de la jugulaire antérieure, est appliquée en arrière sur le scalène antérieur et sur l'artère sous-clavière, et enlacée entre les nerfs du plexus brachial. Des deux côtés, elle est enveloppée par un lacis de gan-

[1] Planches 64, 66, 67.

glions et de vaisseaux lymphatiques; à droite, elle passe devant le grand canal du membre thoracique.

Veines de formation. Née de la jonction du tronc temporo-maxillaire, de l'auriculaire postérieure et de l'occipitale, la jugulaire reçoit en avant, 1° une forte branche transversale d'anastomose avec le tronc linguo-facial; 2° deux ou trois branches horizontales superficielles qui forment ses anastomoses avec la jugulaire antérieure; 3° plusieurs veinules sous-cutanées superficielles, nées de l'épaisseur de la peau et du muscle peaucier. En arrière, ses affluens sont : 4° une branche cervicale postérieure superficielle, née de l'épaisseur de la peau, du trapèze et du peaucier; 5° la *veine scapulaire supérieure*, satellite de l'artère du même nom, dans son trajet jusqu'à l'angle de la jugulaire externe, dans laquelle elle se jette; 6° parfois la *veine scapulaire postérieure*, dont toutefois l'embouchure a lieu aussi communément à la partie inférieure de la jugulaire interne; 7° enfin une forte branche superficielle de communication avec la céphalique, qui passe sur la clavicule, au-dessus et au-dessous de laquelle elle reçoit plusieurs rameaux sous-cutanés, sur les extrémités correspondantes du trapèze et du deltoïde.

VEINE JUGULAIRE ANTÉRIEURE [1].

Veine sous-cutanée constituant la branche cervicale antérieure, supplémentaire de la jugulaire externe.

Origine, trajet, direction. Née de la région sus-hyoïdienne, elle communique par ses rameaux d'origine avec les veines mentonnières, et plus profondément avec la submentale, reçoit les veinules sous-cutanées de la peau et du peaucier, unit le ventre maxillaire du digastrique, dégage, à la hauteur de l'hyoïde, des rameaux d'anastomoses avec le tronc linguo-facial et les veines thyroïdiennes supérieures, descend verticalement en regard du sterno-hyoïdien, jusqu'au-dessous du corps thyroïde, puis s'infléchit obliquement en dehors, passe derrière le sterno-mastoïdien, croise la direction des gros vaisseaux profonds, s'incurve en bas, et se jette dans la sous-clavière, un peu en avant ou en arrière de la jugulaire externe, et quelquefois aussi dans la portion sus-claviculaire de cette dernière.

Auxiliaire de la jugulaire externe, parallèle à sa congénère de chaque côté du raphé fibreux médian, elle communique fréquemment avec elle entre l'hyoïde et le sternum par plusieurs branches anastomosées profondément avec les thyroïdiennes inférieures. En dehors, au milieu du cou, elle est unie par deux ou trois branches horizontales avec la jugulaire externe. En bas, les deux jugulaires antérieures sont réunies par une forte arcade transversale représentée par Caldani et M. Breschet, et déjà figurée au seizième siècle dans les planches d'Eustachi; cette arcade forme le principal moyen de communication pour rétablir, d'un côté à l'autre, la circulation des veines superficielles du cou, dans le cas où l'une des jugulaires externes étant trop faible, comprimée ou oblitérée, se trouve suppléée par les jugulaires antérieures.

VEINES DE FORMATION DE LA JUGULAIRE INTERNE.

La veine jugulaire interne rapporte le sang du crâne, de la couche superficielle de la face et d'une partie du cou. Au crâne, elle a pour origine le *sinus latéral*, qui représente tous les affluens des sinus de la dure-mère, et par ces derniers, les veines

cérébrales. Dans la région cervicale, à la jugulaire interne viennent se rendre la *pharyngienne inférieure*, l'*occipitale profonde*, la *faciale*, la *linguale* et les *thyroïdiennes supérieures*, ordinairement réunies en un tronc commun. A la partie inférieure du cou, la jugulaire interne reçoit fréquemment la *scapulaire postérieure*, unie à la *cervicale antérieure*, et parfois aussi la *thyroïdienne moyenne*. Enfin, la jugulaire droite reçoit fréquemment le *grand canal lymphatique* du membre thoracique.

VEINES ENCÉPHALIQUES
ET SINUS DE LA DURE-MÈRE [1].

Les veines de l'encéphale, semblables à toutes celles de la circulation générale, dans la profondeur et à la superficie des organes, en diffèrent à l'extérieur par les troncs intermédiaires entre les branches libres et la jugulaire interne. Ces troncs périphériques, renfermés dans la dure-mère, ou creusés à demi-épaisseur dans des gouttières osseuses, et complétés par la dure-mère, forment des canaux à parois fibreuses ou mi-partie ostéo-fibreuses, continus avec l'ensemble du système veineux par la membrane du système vasculaire à sang noir qui les tapisse. Ces canaux prennent le nom de *sinus de la dure-mère*, *sinus cérébraux* ou *encéphaliques*; ils reçoivent le sang du cerveau, du cervelet, de la cavité orbitaire et de la profondeur des os du crâne. Nous décrivons ici les sinus; mais, pour les détails de veines d'origine, nous renvoyons à la description des vaisseaux propres de l'encéphale et de l'œil (voyez tome 3).

Conformation générale des sinus. Les sinus encéphaliques occupent, dans les écartemens des lobes, les gouttières répandues sur la surface interne du crâne. Leur disposition est symétrique en nombre pair ou impair. Les *sinus impairs*, situés d'avant en arrière, sur le plan moyen, occupent, sur chaque bord de la faux cérébrale, la région supérieure de la cavité du crâne; ils reçoivent des deux côtés les veines des hémisphères cérébraux, et se divisent en arrière pour former deux grands sinus latéraux. Les *sinus pairs*, placés dans les scissures qui séparent le cerveau du cervelet, rampent à la surface inférieure ou à la base du crâne, sur le sphénoïde, le rocher et entre les fosses occipitales. Ils s'ouvrent les uns dans les autres, et aboutissent également aux grands sinus latéraux. En outre, les deux chaînes latérales des sinus pairs sont unies entre elles par des communications horizontales qui traversent perpendiculairement le plan moyen. De sorte que tous les sinus communiquent entre eux, et forment une série non interrompue de canaux aboutissant aux sinus latéraux, leurs confluens communs, lesquels se continuent eux-mêmes par les veines jugulaires internes.

Les sinus sont au nombre de quinze, dont cinq impairs, les *sinus longitudinaux supérieur* et *inférieur*, le *sinus droit*, le *sinus coronaire* et le *sinus transverse*. Les sinus pairs sont : les *sinus caverneux*, les *sinus pétreux*, *supérieurs* et *inférieurs*, les *sinus occipitaux* et les *sinus latéraux*.

Sinus impairs médians.

SINUS LONGITUDINAL SUPÉRIEUR.

Sinus médian étendu de la crête ethmoïdale à la protubérance occipitale interne, situé à demi-diamètre dans la gouttière longitudinale antéro-postérieure de la voûte du crâne,

[1] Planche 67.

[1] Planches 72, 73.

creusée sur le frontal, la suture interpariétale et la moitié supérieure de l'occipital, et formée dans sa demi-circonférence
inférieure par l'adossement des feuillets périphériques de la
dure-mère qui constituent la faux cérébrale. La forme de sa
coupe transversale est par conséquent triangulaire, la base
demi-circulaire inscrite par la gouttière osseuse, et les côtés
convergens de la dure-mère s'unissant en un sommet. Le calibre du sinus longitudinal supérieur augmente graduellement
d'avant en arrière; au-dessus de la protubérance occipitale interne, fréquemment il se continue par une incurvation seulement avec le sinus latéral droit; mais, d'après notre observation, cette disposition, surtout apparente dans le squelette, est
un peu différente dans l'état frais où il est assez ordinaire de
trouver un pont fibreux qui établit la communication du sinus
longitudinal avec le sinus latéral gauche; et souvent même
aussi, un petit canal transversal s'étend sous la protubérance
interne de l'un à l'autre des sinus latéraux (Pl. 72, fig. 5).
Cette bifurcation inégale du sinus longitudinal en deux sinus
latéraux, outre que nous la croyons la disposition la plus normale, est aussi la plus heureuse, en ce qu'elle facilite le dégorgement du grand sinus médian du côté gauche, dans les cas
d'obstacle à la circulation du côté droit.

La surface interne du grand sinus longitudinal est entrecoupée par de petites brides filiformes, et criblée par un
nombre immense de vénules, outre des orifices des branches
veineuses plus considérables. Sur le pariétal, elle offre de petits
espaces granuliformes, dus à la saillie, sous la membrane interne, des petits corps désignés vaguement sous le nom de
glandes de Pacchioni.

Veines de formation. Ce sont : les veines cérébrales, internes
et externes, les veines diploïques et celles de la dure-mère (a).
Les *veines cérébrales internes*, nées de la face plane verticale des
hémisphères adjacents à la faux cérébrale, se rassemblent en
quatre ou cinq branches, dont quelques-unes, par elles-mêmes
ou par des rameaux détachés, s'insinuent dans la faux cérébrale
pour s'aboucher près de l'angle du sinus médian; les autres
se jettent dans les veines externes (b). Les *veines cérébrales,
externes* ou *supérieures*, au nombre de dix à douze de chaque
côté, rapportent le sang de la périphérie des hémisphères
cérébraux. Leurs branches d'origine, satellites des artères dans
les sillons des circonvolutions, s'en écartent vers leur terminaison, pour se porter de dehors en dedans, suivant une direction qui leur est commune, vers la scissure médiane des hémisphères. Parvenues au voisinage du sinus longitudinal, elles
pénètrent dans l'épaisseur de la faux du cerveau, et se réfléchissent sur les parois du sinus, auxquelles elles s'accolent dans
une étendue variable d'un demi-pouce à un pouce et demi, les
antérieures, d'avant en arrière, suivant la direction du grand
canal; les postérieures, d'arrière en avant, dans un trajet inverse à celui du cours du sang. Dans l'épaisseur de la faux
cérébrale, elles s'anastomosent fréquemment les unes avec les
autres par des branches de communication, et viennent s'aboucher dans l'intérieur du sinus, les unes par des orifices libres,
de forme circulaire, les autres par des ouvertures ellipsoïdes
que masque un tissu fibreux aréolaire très délié. On ignore
l'usage de ces brides fibreuses formant une sorte de treillage
au-devant de l'embouchure d'un grand nombre de veines;
suivant des hypothèses contradictoires, on a pensé, les uns,
qu'elles retardaient le cours du sang dans les veines cérébrales;
d'autres, quelles le tamisaient à son entrée dans le sinus; le

plus grand nombre, qu'elles s'opposaient à la manière des valvules, au reflux du liquide du centre vers les extrémités. De
ces diverses opinions, la dernière est la plus probable; au premier aspect, elle ne saurait être prouvée, puisque la disposition aréolaire manque à l'orifice d'un grand nombre de ces
veines; mais on conçoit que les brides transversales ou obliques
du sinus lui-même leur en tiennent lieu. Cette disposition,
prise dans son ensemble, paraît bien avoir pour objet d'empêcher le reflux dans les veines cérébrales supérieures, si l'on
considère que le reflux, par le tronc jugulaire interne, est
direct des sinus latéraux dans le grand sinus médian, et qu'une
fois le sang parvenu à la région syncipitale, le refoulement
dans les veines cérébrales aurait pour conséquence la compression des hémisphères cérébraux. Ce refoulement, moins
à craindre à la base du crâne, explique l'absence des brides
dans les sinus latéraux et pétreux. Toutefois, pareille organisation aréolaire se retrouve, à la sortie du cerveau, dans les
sinus coronaire et caverneux, quoique le cours du sang y soit
aidé par la gravitation.

Les *veines* de la *dure-mère* et les *veines diploïques* ou *osseuses*
se jettent en grand nombre dans la paroi supérieure du sinus
longitudinal; elles établissent par des anastomoses capillaires
très multipliées, au travers des scissures, une large communication avec les veines superficielles du cuir chevelu, qui rend
raison du volume considérable de ces dernières à la partie
supérieure du crâne, dans les points les plus éloignés de la
temporale superficielle et de l'occipitale. Deux de ces veines
perforantes des os du crâne, plus volumineuses, traversent le
trou pariétal, sous le nom de *veines de Santorini.*

SINUS LONGITUDINAL INFÉRIEUR.

Renfermé dans l'épaisseur du bord inférieur libre, demi-circulaire de la faux cérébrale, il est considéré par M. Cruveilhier
comme une simple veine. Cette distinction n'est fondée qu'autant que l'on réserverait le nom de sinus pour les canaux qui
ont une paroi osseuse, cas dans lequel le sinus droit lui-même
serait également une veine. Le sinus longitudinal inférieur,
d'abord très faible antérieurement, augmente graduellement
de volume en arrière, où il se jette dans le sinus droit; dans
son trajet, il ne reçoit que les veines propres de la faux, et
ordinairement il communique dans l'épaisseur de cette dernière
par de fortes branches d'anastomose avec le sinus longitudinal
supérieur, au dégorgement duquel il peut concourir.

SINUS DROIT.

Logé à la base de la faux du cerveau, dans le point de sa
bifurcation pour former la tente du cervelet, triangulaire sur
sa coupe transversale, et augmentant de volume d'avant en arrière, il s'étend sur le plan moyen, suivant une ligne oblique,
en bas, de la terminaison du sinus longitudinal inférieur, au
confluent des sinus, au-dessus de la protubérance occipitale
interne, où il se continue plutôt avec le sinus latéral gauche.

Veines de formation. Le sinus droit reçoit à sa naissance :
1° le *sinus longitudinal inférieur;* 2° les deux grandes *veines
ventriculaires,* ou *veines de Gallien,* formées elles-mêmes par les
veinules du plexus choroïde et du corps strié; 3° les *veines
cérébrales médianes inférieures,* distinguées en antérieure et
postérieure, d'après les régions du cerveau, dont elles tirent
leur origine; 4° la *veine cérébelleuse médiane supérieure,* née de
la surface correspondante du cervelet.

Sinus impairs de communication.

SINUS CORONAIRE, OU CERCLE DE RIDLEY.

Situé dans la fosse turcique, le sinus circulaire de Ridley entoure le corps pituitaire, et s'étend même fréquemment au-dessous, mais en formant néanmoins deux canaux aplatis séparés par l'adossement de leurs membranes internes, étroit dans le jeune sujet; ce sinus se dilate chez le vieillard, surtout dans sa branche postérieure, par l'usure du corps du sphénoïde. Le sinus coronaire ne reçoit que de faibles veinules provenant de l'épaisseur du sphénoïde, du corps pituitaire et des parties voisines de la dure-mère; il s'ouvre largement de chaque côté dans le sinus caverneux par des orifices entrecoupés de nombreux filamens tendus entre la saillie de l'artère carotide et les côtés de la gouttière sphénoïdale.

SINUS TRANSVERSE.

Le sinus transverse, nommé aussi occipital transverse ou basilaire, placé perpendiculairement en travers du plan moyen, très plat et d'une largeur variable, plus considérable dans le vieillard que dans l'adulte et le jeune sujet, traverse horizontalement la partie supérieure de la gouttière sphéno-basilaire, où il sert de communication d'un côté à l'autre, entre les origines des sinus pétreux inférieurs, et par conséquent entre les confluens latéraux des sinus antérieurs. Le sinus occipital transverse ne reçoit que quelques veinules nées en bas de l'intérieur du sphénoïde, en arrière de la dure-mère, qui revêt la gouttière sphéno-basilaire, et en haut de la protubérance cérébrale. Très large dans le vieillard, il offre souvent dans ce cas un aspect réticulé.

Sinus pairs.

SINUS CAVERNEUX.

Situé sur les côtés de la selle turcique, dans les gouttières latérales du corps du sphénoïde, il s'étend de la partie interne de la fente sphénoïdale en avant, au sommet du rocher en regard du trou déchiré antérieur. Sa forme est celle d'un demi-cylindre, dont la largeur est presque aussi considérable que la longueur; en travers, une partie de son diamètre est occupée du côté interne par la saillie de l'artère carotide primitive, et du nerf moteur oculaire externe; et en dehors, par celle des nerfs moteur oculaire commun, pathétique et ophthalmique de Willis. La membrane interne, à sang noir, qui tapisse la face libre de ces vaisseaux, les isole de la cavité propre du sinus caverneux. Une particularité de ce sinus qui le distingue de ceux de la base du crâne, est l'existence de nombreux filamens, obliques et transversaux, étendus en travers de la cavité du sinus et de ses abouchemens dans le sinus coronaire, et qui donnent à ce petit réservoir veineux l'aspect réticulé, plutôt qu'aréolaire, auquel il donne son nom.

Veines de formation. Le sinus caverneux reçoit en dedans par deux abouchemens le sinus coronaire qui établit sa communication avec celui du côté opposé; à son extrémité antérieure se jettent les veines *cérébrales inférieures* et *antérieures*, nées au-dessous du lobe antérieur du cerveau et la *grande veine ophthalmique* confluant des veinules de la cavité orbitaire, et dont la forte anastomose avec la frontale en avant forme l'une des plus larges communications entre les veines des deux surfaces du crâne.

SINUS PÉTREUX SUPÉRIEUR.

Grêle, situé de chaque côté dans la petite gouttière que présente le bord supérieur du rocher, il fait suite en arrière à la portion horizontale du sinus latéral située dans le bord extérieur de la tente du cervelet; intermédiaire entre le sinus latéral et ceux de la base du sphénoïde, il s'ouvre en avant et en dedans dans le sinus caverneux. Il reçoit plusieurs veines latérales, une *cérébrale* et une *cérébelleuse*, et des veinules de la protubérance annulaire.

SINUS PÉTREUX INFÉRIEUR.

Logé dans l'enfoncement de la suture pétro-occipitale, il s'étend de chaque côté de l'un à l'autre des trous déchirés antérieur et postérieur. Plus volumineux que le précédent, sa coupe transversale est demi-cylindrique; en avant, il reçoit le sinus transverse et communique avec le sinus caverneux par un petit canal ostéo-fibreux formé par le corps du sphénoïde et l'attache de la tente du cervelet à l'apophyse clinoïde postérieure; en arrière, il débouche dans l'extrémité antérieure du golfe de la veine jugulaire, en commun avec le sinus latéral. Le sinus pétreux inférieur ne reçoit qu'une veine un peu volumineuse de la base du cerveau, par le trou déchiré antérieur; il forme le canal de terminaison des sinus antérieurs dans le golfe de la veine jugulaire.

SINUS OCCIPITAL POSTÉRIEUR.

Placé dans l'épaisseur de la dure-mère sur les côtés du trou occipital, chacun d'eux monte en convergeant vers son congénère, logé dans l'épaisseur de la faux du cervelet, en regard de la crête occipitale interne, et vient se jeter en haut dans le confluent occipital des sinus médians. Le sinus occipital postérieur ne reçoit que des veinules de l'os occipital, et de la dure-mère; il trace une faible communication entre le confluent moyen et le trou déchiré postérieur.

SINUS LATÉRAL.

Le sinus latéral ou transverse occupe de chaque côté la gouttière latérale située entre les fosses occipitales supérieure et inférieure. Commençant à la protubérance occipitale interne, de la terminaison des sinus droit et longitudinal supérieur, il se porte horizontalement en dehors vers la base du rocher, puis s'infléchit en dedans et en bas sur la portion mastoïdienne du temporal, en contournant la base du rocher, et se relève un peu pour gagner l'orifice du trou déchiré postérieur ou golfe de la veine jugulaire interne dans lequel il s'abouche en regard du sinus pétreux inférieur.

Les deux sinus latéraux, comme les gouttières osseuses qui les contiennent, sont inégaux en capacité, le droit ordinairement plus ample que le gauche. Leur calibre augmente un peu de l'origine vers la terminaison, leur forme générale est celle d'un demi-cylindre, prismatique en avant dans la portion horizontale où ils sont complétés par la tente du cervelet formant une légère saillie en angle, dans le sillon intermédiaire entre le lobe postérieur du cerveau et le cervelet.

A leur surface interne, les sinus latéraux sont lisses; le calibre du vaisseau est libre et ne présente aucun de ces filamens que l'on rencontre dans plusieurs autres sinus. Dans des cas rares, le sinus d'un côté ou les deux se trouvent partagés dans leur portion mastoïdienne par une cloison complète ou incomplète qui double leur embouchure dans le golfe des veines jugulaires.

Veines de formation. Formés à leur origine par le confluent des sinus droit et longitudinal supérieur, les sinus latéraux reçoivent : 1° les *veines cérébrales inférieures*; au nombre de quatre ou cinq, nées de la surface postérieure et de la base du cerveau, elles réunissent leurs rameaux d'origine sur l'angle mousse des deux faces cérébrales, s'accolent dans l'étendue de quelques lignes, à la tente du cervelet, et s'insèrent perpendiculairement dans l'angle du sinus latéral. 2° Les *veines cérébelleuses latérales inférieures.* D'un fort volume, elles se réunissent à la surface de l'organe en deux ou trois branches qui se jettent dans le sinus latéral à son bord inférieur. 3° Une autre branche qui aboutit au sinus latéral et qu'il faut considérer plutôt comme une terminaison que comme une origine, est la *veine mastoïdienne;* elle sort du crâne par le trou mastoïdien pour s'aboucher à l'extérieur avec l'occipitale, en formant la vaste communication inférieure des veines profondes et superficielles du crâne.

CONFLUENS DES SINUS.

De ce qui précède, il résulte que les sinus encéphaliques partout continus les uns avec les autres, établissent leurs communications par l'intermédiaire de petits réservoirs ou confluens veineux, points d'arrivée des sinus d'origine et points de départ des sinus de terminaison. Ces confluens sont au nombre de cinq, correspondant à la division générale des sinus eux-mêmes. Au-dessus de la protubérance occipitale interne le vaste confluent postérieur des sinus impairs ou médians; de chaque côté deux confluens latéraux des sinus pairs, l'un antérieur ou pétro-sphénoïdal, et un postérieur, le golfe de la veine jugulaire.

1° *Confluent postérieur* ou *occipital* (Pressoir d'Hérophile). Situé au-dessus de la protubérance occipitale interne, très large, triangulaire, en forme d'Y renversé; il est formé par la jonction de six ou sept canaux, quatre d'origine pour l'arrivée en haut du sinus longitudinal supérieur, en bas des sinus occipitaux et en avant du sinus droit; deux de départ, les sinus latéraux, et un transversal de communication entre les deux derniers dont l'existence est plus ou moins accidentelle.

2° *Confluent antérieur* ou *pétro-sphénoïdal.* Situé en regard du trou déchiré antérieur, il forme le lieu d'arrivée de trois sinus, le caverneux, et, par son intermédiaire, le coronaire, en avant, et en arrière, le pétreux supérieur, par le grand orifice ostéo-fibreux que forment le sphénoïde et la tente du cervelet. Il se vide dans le sinus pétreux inférieur dont l'origine forme un autre confluent d'anastomose avec le côté opposé, par le sinus occipital transverse, disposition que le cercle de Ridley répète en double à l'origine des sinus antérieurs.

3° *Confluent terminal* ou *golfe de la veine jugulaire interne.* Large, ovoïde transversalement, circonscrit par l'ampoule osseuse que lui forme le trou déchiré postérieur, il reçoit deux grands orifices d'abouchement, en avant le sinus pétreux inférieur, et en arrière le sinus latéral, et s'abouche inférieurement avec la veine jugulaire interne dont il forme l'origine. En dedans le golfe de la veine jugulaire est séparé, par un éperon osseux, des nerfs pneumogastrique, glosso-pharyngien et grand hypoglosse.

35.

La veine faciale, par les branches dont elle est formée, représente à-la-fois l'artère faciale, les branches de terminaison de l'ophthalmique et les extrémités superficielles de la maxillaire interne.

Née antérieurement du sommet du crâne, elle constitue sur le front la veine *frontale*, descend de chaque côté vers le grand angle de l'œil en une *arcade sus-nasale*, dont chacune des branches latérales s'anastomose avec l'ethmoïdale de l'ophthalmique et donne naissance à l'*angulaire*, que continue la *faciale* proprement dite.

Veine frontale ou *préparate.* Formée, au sommet du crâne, par la jonction des fortes branches anastomotiques de la veine temporale, communiquant aussi des deux côtés du front avec cette dernière par des rameaux volumineux, la frontale qui, comme toutes les veines du crâne, procédant d'un réseau volumineux, ne semble pas avoir d'origine fixe, descend ordinairement sur le front en trois branches, deux latérales et une médine, liées entre elles et avec la temporale superficielle, par de nombreux rameaux anastomotiques décrivant des polyèdres irréguliers; à ces rameaux viennent se rendre les nombreuses veinules du péricrâne, du muscle frontal et du cuir chevelu. Les trois branches frontales principales, assez indépendantes des artères dans leur cours, viennent se jeter entre les sourcils dans une volumineuse arcade *sus-nasale*, à concavité inférieure dont les branches latérales descendantes constituent les deux veines angulaires.

Arcade veineuse sus-nasale. Formée par la jonction des veines frontales, elle se continue latéralement en deux branches volumineuses, d'un trajet flexueux, qui s'anastomosent à plein canal avec la veine ophthalmique pour former l'angulaire. Aux branches latérales de l'arcade nasale se rendent plusieurs veines. 1° Superficiellement la *veine* ou *arcade palpébrale supérieure.* Sous-cutanée, anastomosée en dehors avec la branche frontale de la temporale superficielle; elle reçoit par sa concavité les veinules palpébrales supérieures du muscle orbiculaire, et par sa convexité celle du muscle frontal. 2° L'*arcade sus-orbitaire* ou *palpébrale profonde.* Située en second plan sous le bord supérieur du muscle orbiculaire, cette veine irrégulière est sinueuse et formée de deux branches parallèles largement anastomosées en dehors avec la temporale moyenne, en haut avec les rameaux frontaux de communication, et en dehors avec l'arcade superficielle; elle reçoit profondément des veinules du muscle sourcilier, de l'os frontal, et l'anastomose de la veine frontale de l'ophthalmique; en dedans elle se jette au confluent de la branche sus-nasale avec l'ethmoïdale de l'ophthalmique. 3° Les *veines dorsales du nez.* Nées de la partie moyenne du nez, ces veinules remontent sur le dos de cet organe pour se jeter isolément ou par une bifurcation dans la concavité de l'arcade sus-nasale.

Veine angulaire. Formée par la jonction de la branche sus-nasale et de l'ophthalmique, elle descend presque verticalement

[1] Planches 64, 65, 66.

avec l'artère ethmoïdale, et se continue arbitrairement, sans aucune ligne de démarcation, avec la faciale. L'angulaire reçoit en dedans les veines dorsales *latérales du nez* et en dehors les *veines palpébrales inférieures.* 1° *Veines latérales du nez.* Au nombre de deux, la première naît de l'extrémité du lobule nasal dont elle rassemble les veinules et remonte en dehors se jeter dans l'angulaire ou la faciale. L'autre veine, que nous nommerons *communiquante nasale,* est fort remarquable; née au pourtour des narines, du lacis sous-muqueux terminal des veines sphéno-palatines, elle apparaît sous la peau, en arrière du cartilage de l'aile du nez, d'un volume considérable dès son origine, elle remonte le long du sillon latéral du nez, recevant à peine quelques veinules musculaires, et se jette en haut vers le point intermédiaire entre la terminaison de l'angulaire et la naissance de la faciale. 2° *Veines palpébrales inférieures.* Elles forment également deux couches, l'une en arcade sous-cutanée qui reçoit les veinules de l'orbiculaire et s'anastomose en dehors avec la branche frontale de la veine temporale superficielle; l'autre profonde, anastomosée en dehors avec la veine temporale moyenne, et en bas avec une forte branche de communication de la temporale moyenne avec la faciale. D'après l'ensemble de leur disposition, on voit que les veines palpébrales supérieure et inférieure forment extérieurement, au contour de l'orifice orbitaire, une vaste ellipse veineuse à deux plans, complétée en dehors par les veines temporales, et en dedans par l'arcade sus-nasale et l'angulaire.

VEINE FACIALE PROPREMENT DITE. Continuation de la veine angulaire, la faciale descend obliquement le long du bord inférieur de l'orbiculaire, s'écarte beaucoup de l'artère du même nom, passe sous les muscles zygomatiques, s'applique le long du bord antérieur du masséter, contourne le bord de la mâchoire, en arrière de l'artère faciale, et ordinairement s'unit avec la linguale en un tronc commun *linguo-facial,* qui envoie une large branche transversale de communication avec la jugulaire externe, et lui-même se jette dans la jugulaire interne.

Veines de formation de la faciale. Continuation de l'angulaire, la faciale rassemble toutes les veines superficielles des parties molles, et forme de larges communications avec les veines profondes; nous les suivrons de haut en bas dans l'ordre de leur aboutissement.

1° *Veine sous-orbitaire.* Dans sa portion faciale, la veine sous-orbitaire, qui reçoit toutes les veines profondes de la fosse canine, se jette par une ou deux bouches considérables dans la faciale, en formant l'une des larges anastomoses des veines superficielles et profondes de la face.

2° *Veine zygomatique.* Située obliquement de haut en bas, elle naît par une forte anastomose de la temporale moyenne, descend au contour externe et inférieur de l'orbite où elle reçoit des rameaux de communication des palpébrales inférieures et des veinules orbiculaires, et se jette sous les zygomatiques, par une vaste embouchure, dans la faciale.

3° *Veines alvéolaire supérieure et buccale.* Quoique dépendant de la maxillaire interne, ces veines, qui s'abouchent largement dans la faciale, peuvent être considérées comme de vastes communications entre les veines superficielles et profondes de la face.

4° *Veines labiales.* Elles sont indépendantes, dans leur trajet, des artères du même nom. La *veine labiale supérieure* remonte sur les côtés du nez et se jette ordinairement dans la faciale au-dessus du petit zygomatique. La *veine labiale inférieure,* en sens inverse, descend beaucoup plus bas que son artère, tourne en serpentant autour de cette dernière et du tronc de l'artère faciale, et se jette à un point plus ou moins bas dans la veine du même nom. Dans son cours elle rapporte le sang des veinules mentonnières.

5° *Veines mastoïdiennes antérieures.* En nombre irrégulier, elles se jettent ordinairement dans la faciale par deux troncs, l'un au niveau du canal de Sténon, et l'autre en regard du bord de la mâchoire.

Dans la région sous-maxillaire [1], la faciale reçoit plusieurs veines. 5° La *sous-mentale,* satellite de l'artère du même nom, qui rapporte le sang des muscles superficiels. 6° La *palatine inférieure,* née du plexus tonsillaire. 7° Plusieurs veinules de la glande sous-maxillaire.

VEINE LINGUALE.

Elle est formée de chaque côté par les veines propres de la langue disposées en trois plans, deux superficiels et un profond. La couche superficielle supérieure forme le *plexus dorsal* d'où procède la veine satellite du nerf lingual, qui se jette dans la faciale ou la pharyngienne inférieure.

Les veines superficielles du plan inférieur sont les *ranines;* les veines profondes ou les *linguales* proprement dites, en nombre double, accompagnent l'artère, et forment par leur réunion le tronc lingual, l'aboutissant commun. (Voyez pour plus de détails, vaisseaux de la langue, t. 3.)

TRONC VEINEUX LINGUO-FACIAL [2].

Formé par la jonction des veines linguale et faciale, d'un trajet d'un pouce, d'un volume considérable, ce tronc veineux représente l'artère carotide externe; appliqué en dedans sur cette artère, recouvert en dehors par le ventre mastoïdien du digastrique et par le peaucier, il se jette un peu au-dessus de la bifurcation de l'artère carotide primitive, dans le tronc de la jugulaire interne, dont il double presque le volume.

Branches collatérales. Dans son court trajet, le tronc veineux linguo-facial reçoit : 1° assez souvent une forte branche supérieure de communication de la veine maxillaire interne, qui descend avec l'artère carotide; 2° les *veines thyroïdiennes supérieures;* 3° la forte branche transversale de communication avec la jugulaire externe, moyen principal d'anastomose des deux grands troncs veineux du cou, mais qui, quelquefois, manque ou se trouve remplacée par de fortes branches collatérales, d'un trajet plus ou moins long, établissant la communication entre les troncs veineux temporo-maxillaire et linguo-facial.

Veines thyroïdiennes supérieures. Au nombre de deux, satellites de l'artère du même nom, elles naissent intérieurement du corps thyroïde, profondément par des branches qui accompagnent les artères, et superficiellement par plusieurs gros troncs périphériques dégagés de la partie supérieure du plexus thyroïdien; en haut, elles reçoivent les veines laryngées supérieures, et se réunissent en deux branches qui passent en dehors de l'artère carotide externe et s'abouchent dans le tronc linguo-facial.

[1] Planche 67.
[2] Planches 65, 67.

Satellite de l'artère, elle naît de la région occipitale par de larges anastomoses avec la veine superficielle du même nom, revient avec l'artère, sous les attaches du splenius et du sterno-mastoïdien, et vient se jeter dans le tronc de la jugulaire interne, à la hauteur de l'apophyse de l'atlas.

Veines pharyngiennes inférieures. En nombre variable, elles naissent du plexus pharyngien, situé sous l'aponévrose ; ces veines communiquent en haut avec la veine maxillaire interne, par les *vidiennes* et *sphéno-palatines*, et se jettent inférieurement dans la jugulaire interne, le tronc linguo-facial ou la branche descendante de la maxillaire interne.

Veine scapulaire postérieure, satellite de l'artère du même nom, jusqu'auprès de sa terminaison, les veinules d'origine accompagnent, par paires, les artérioles correspondantes, sur les scalènes ; la veine principale, unique, reçoit ordinairement la veine cervicale antérieure, puis se dirige en bas et se jette à la partie externe et inférieure de la jugulaire interne.

Veine thyroïdienne moyenne. Simple ou double, elle naît de la partie inférieure du lacis veineux de la glande thyroïde, reçoit des veinules laryngées inférieures et trachéales, se détourne en dehors, passe derrière la veine jugulaire antérieure, au-devant de l'origine des artères carotide primitive et sous-clavière, et se jette en avant, ou dans l'extrémité inférieure de la jugulaire interne, ou à la naissance du tronc brachio-céphalique.

VEINE JUGULAIRE INTERNE [1].

Définition. Tronc veineux principal du cou, elle rapporte le sang de l'intérieur du crâne, de la région sous-cutanée de la face, des parties profondes de l'appareil hyo-glosso-pharyngien, du larynx et de la partie supérieure de l'épaule.

Origine, trajet, direction, connexions. Continuation du grand confluent des sinus encéphaliques, au trou déchiré postérieur, elle descend profondément sur le côté interne et postérieur du pharynx, dans le creux triangulaire placé entre la mâchoire inférieure et l'apophyse mastoïde en dedans de la glande parotide, et au-devant des premières apophyses transverses cervicales, passe derrière les muscles styliens, d'abord postérieure, puis externe par rapport à l'artère carotide interne qu'elle représente. Un peu au-dessus de la grande corne de l'hyoïde, elle double de volume, par l'adjonction du tronc veineux linguo-facial, correspond à l'artère carotide externe, et descend verticalement le long du cou, dans le sillon des gros vaisseaux, appliquée au-devant des scalènes, au côté externe et postérieur de l'artère carotide primitive. Inférieurement elle s'écarte un peu de l'artère en dehors, et lui devient antérieure, passe entre l'artère sous-clavière et la veine jugulaire antérieure, et vient s'aboucher avec la veine sous-clavière, pour donner lieu, de chaque côté, au tronc veineux brachio-céphalique. Extérieurement la veine jugulaire interne, recouverte par le peaucier, entre les muscles styliens et l'hyoïde, est protégée, dans le reste de son étendue, par le muscle sterno-mastoïdien qui croise très obliquement sa direction. Au tiers inférieur du cou, elle est en contact avec le scapulo-hyoïdien, mais un autre rapport plus intéressant est celui qu'elle affecte avec les chapelets de vaisseaux et de ganglions lymphatiques auxquels elle donne son nom. En avant et en arrière, elle est enveloppée par ces vaisseaux, et c'est

[1] Planches 64, 65, 67.

le long de son bord externe, sur les scalènes, qui s'applique le vaste chapelet cervical. Dans le sillon intermédiaire entre elle et l'artère carotide, est logé en arrière le nerf pneumo-gastrique.

Le volume de la veine jugulaire interne est toujours considérable, et quelquefois énorme à l'état d'injection, principalement chez les sujets qui ont eu longtemps la respiration gênée, et chez lesquels, dans l'état de vie, le refoulement du sang donne lieu au pouls veineux. Ordinairement la veine jugulaire interne augmente un peu de calibre de haut en bas ; d'un aspect noueux dans son trajet, il est assez ordinaire qu'elle présente inférieurement une dilatation considérable, en forme d'ampoule ovoïde, au-dessous de laquelle elle forme un rétrécissement circulaire pour son abouchement avec la sous-clavière.

VEINES DE FORMATION DES TRONCS BRACHIO-CÉPHALIQUES.

Les troncs brachio-céphaliques, formés par la réunion des grandes veines sous-clavière et jugulaire interne, reçoivent plusieurs veines collatérales secondaires : *la vertébrale,* les *mammaires internes,* les *thyroïdiennes inférieures,* les *diaphragmatiques supérieures,* les *veines thymiques et péricardiques.* En outre, c'est dans l'angle de jonction des veines jugulaires internes et sous-clavières, à la naissance des deux troncs veineux brachio-céphaliques, que se jettent les deux confluens lymphatiques ; à droite, le *grand canal brachio-jugulaire,* et à gauche, le *canal thoracique.*

Veine vertébrale. Correspondant à l'artère cervicale du même nom, elle est renfermée, comme cette dernière, dans le canal vertébral. Née à la partie supérieure du cou, dans l'épaisseur des muscles, elle s'anastomose, à son origine, par plusieurs rameaux, avec l'occipitale profonde, reçoit dans son trajet des veinules musculaires antérieures, des branches de communication avec les veines vertébrales postérieures, et, par les trous de conjugaison, des rameaux anastomotiques des sinus rachidiens. Au-dessous du canal apophysaire, la vertébrale reçoit la *veine cervicale postérieure,* tronc commun des deux veines satellites de l'artère du même nom. Ces veines, formées supérieurement par des anastomoses avec les branches occipitales, sont accrues dans leur cours par les veinules des muscles profonds. Après la jonction de la cervicale postérieure, la veine vertébrale passe derrière l'artère sous-clavière pour se jeter dans le tronc veineux brachio-céphalique.

Veines thyroïdiennes inférieures. Au nombre de deux, droite et gauche, parfois il en existe trois, et même quatre, ou, au contraire, elles sont réunies en un tronc commun. Les veines thyroïdiennes inférieures naissent du plexus superficiel situé sur la face antérieure du corps thyroïde, et d'où procèdent également en haut les veines thyroïdiennes supérieures, et de chaque côté la veine thyroïdienne moyenne. Au-dessous du corps thyroïde, les veines se rassemblent en plusieurs branches principales, formant des anastomoses, encore assez nombreuses, qui continuent le plexus au-devant de la partie supérieure de la trachée, où il s'entremêle avec les vaisseaux et ganglions lymphatiques trachéaux. Cette disposition plexiforme qui rend l'incision si difficile, sans provoquer d'hémorrhagie, est le plus grand obstacle à l'opération de la trachéotomie. Du confluent de ce plexus trachéal, procèdent les veines thyroïdiennes inférieures, qui se jettent dans le tronc brachio-céphalique gauche ; fréquemment la droite s'abouche dans l'angle de jonction des deux troncs.

Veines mammaires internes. Au nombre de deux, satellites de l'artère du même nom, elles naissent de la partie supérieure du muscle grand droit, s'anastomosent à leur origine avec les veines épigastriques et diaphragmatiques inférieures, reçoivent en dehors les branches intercostales analogues aux divisions artérielles, et en dedans les veinules périostiques dégagées des petits plexus superficiels antérieurs et postérieurs du sternum; elles se confondent en haut chacune en un tronc commun qui se jette : le droit au confluent des deux troncs veineux brachio-céphaliques, ou dans la veine-cave supérieure ; le gauche, au milieu du grand tronc correspondant.

Veines diaphragmatiques supérieures. Nées de la face supérieure du diaphragme et de leurs anastomoses avec les diaphragmatiques inférieures, ces veines, d'un assez fort volume, remontent, accolées à l'artère et au nerf phrénique, de chaque côté du péricarde, dont elles reçoivent des veinules. En haut, le lieu de leur abouchement est assez variable. Elles se jettent ou dans le tronc brachio-céphalique gauche, ou dans le tronc mammaire interne; fréquemment la diaphragmatique droite s'abouche dans la veine-cave supérieure, et la gauche dans l'intercostale supérieure de son côté.

Veines thymiques, péricardines, médiastines. Ces veinules, qui s'unissent en plusieurs petits troncs irréguliers, ou communiquent ensemble par des anastomoses, forment un petit groupe dans l'écartement du médiastin antérieur. 1° Les *veines péricardines*, très nombreuses, se distinguent en inférieures ou descendantes, qui se jettent dans les diaphragmatiques; en moyennes, qui rejoignent de chaque côté le tronc des diaphragmatiques supérieures, et en ascendantes qui s'unissent aux thymiques et médiastines. 2° Les *médiastines* sont de longues veinules longitudinales, nées du tissu adipeux sous-sternal et des feuillets adjacents de la plèvre; elles montent verticalement, reçoivent ordinairement les thymiques, et viennent se jeter, à droite, à la jonction du tronc brachio-céphalique, dans la veine-cave supérieure, et à gauche, dans le tronc brachio-céphalique du même côté.

TRONCS VEINEUX BRACHIO-CÉPHALIQUES [1].

VEINES INNOMINÉES; VENÆ ANONYMÆ.

Au nombre de deux, droit et gauche, formés chacun par la jonction des veines jugulaire interne et sous-clavière, ils rapportent le sang de la tête, du cou, du membre thoracique, et en partie de la paroi antérieure de la poitrine. Les troncs veineux brachio-céphaliques correspondent parfaitement, pour le côté droit, à l'artère du même nom, et, pour le côté gauche, aux artères carotide primitive et sous-clavière.

Caractères communs.

Les troncs veineux brachio-céphaliques sont d'un volume considérable, de neuf lignes environ de diamètre, remplis par une injection, et plus forts que les veines iliaques primitives qui leur correspondent à l'extrémité pelvienne. Situés derrière la première pièce du sternum, ils contournent à leur naissance le bord des premières côtes, et convergent à la rencontre l'un de l'autre, pour s'aboucher à angle droit. Dilatés à leur partie moyenne, quoique dépourvus de valvules, ils sont rétrécis et comme étranglés à leurs extrémités, supérieurement à la jonction des troncs d'origine, et inférieurement pour leur embouchure mutuelle formant la veine-cave supérieure. Du reste ce rétrécissement circulaire, dans le lieu d'abouchement, se remarque également à la jonction des veines jugulaire interne et sous-clavière.

[1] Planche 68.

Caractères différentiels.

Très nombreux, ils portent à-la-fois sur le calibre, la direction, la longueur et les connexions.

1° *Calibre.* Le tronc veineux gauche, qui reçoit la plupart des veines médianes terminales, est un peu plus fort que le droit.

2° *Direction.* Le droit, qui continue la résultante des grandes veines d'origine, est presque vertical avec une légère obliquité en dedans. Le gauche descend d'abord dans une direction semblable, puis s'incurve légèrement en S, et se dirige en dedans et un peu en bas à la rencontre de son congénère, en formant une arcade transversale qui traverse le plan moyen.

3° *Longueur.* Les deux troncs brachio-céphaliques maintenant la continuité de leurs branches d'origine à la veine-cave supérieure, le tronc droit situé du même côté que cette veine est long seulement de quinze à dix-huit lignes ; le tronc gauche, obligé de parcourir tout l'espace intermédiaire pour se porter à droite, a une longueur double de l'autre.

4° *Connexions.* Le tronc droit occupe le sommet de la cavité correspondante du thorax ; satellite du tronc artériel brachio-céphalique, il est situé à son côté externe et antérieur ; entre eux se trouvent le nerf pneumo-gastrique et les filets cardiaques supérieur et moyen. Le tronc gauche, qui s'étend de l'une à l'autre cavité thoracique, forme, derrière le bord postérieur du sternum, une arcade transversale inclinée en bas, appliquée inférieurement sur la crosse de l'aorte, et qui embrasse en arrière l'origine des artères sous-clavière et carotide gauche, les nerfs pneumogastriques et cardiaques, et, derrière les artères, le canal thoracique, puis la trachée-artère et le tronc artériel brachio-céphalique, outre les ganglions et vaisseaux lymphatiques cardiaques et trachéaux.

VEINE-CAVE SUPÉRIEURE [1].

VEINE-CAVE DESCENDANTE OU THORACIQUE (CHAUSS.); VENA CAVA SUPERIOR S. DESCENDENS.

Grand tronc commun sus-diaphragmatique, cette veine, formée par la jonction des deux troncs brachio-céphaliques, est située dans le médiastin postérieur, à la partie supérieure de la poitrine, du côté droit du plan moyen. D'un trajet très court, et complétant par sa direction la coudure en S du tronc veineux brachio-céphalique gauche, elle se porte verticalement en bas, puis en avant, en formant une double courbe à concavité interne et antérieure, pénètre dans le péricarde, et vient s'ouvrir à la partie supérieure et antérieure de l'oreillette droite, au-dessus et en arrière de l'auricule, et en regard de l'orifice auriculo-ventriculaire.

Dimensions. Moins forte que la veine-cave inférieure à sa terminaison, de dix à onze lignes de diamètre, son volume qui excède un peu celui de chacun des troncs brachio-céphaliques, est loin pourtant de représenter la somme des deux. Cette veine, intermédiaire entre les troncs veineux et l'oreillette droite du cœur, n'a qu'une longueur de deux pouces ou deux pouces et demi.

Connexions. 1° *Hors du péricarde*, la veine-cave supérieure est reçue à *droite* dans une légère excavation du poumon droit,

[1] Planches 67, 68, 74, 75, 76.

dont la séparent le feuillet médiastin et le nerf diaphragmatique qui croise sa direction de dehors en avant. A *gauche* elle est accolée à la portion ascendante de l'aorte; en *avant* elle est en rapport à son origine, avec le cartilage de la première côte, et plus bas elle est recouverte par le thymus, par des vaisseaux et des ganglions lymphatiques; en *arrière* elle croise la direction de la bronche droite et de la branche supérieure de l'artère pulmonaire. 2° *Dans le péricarde*, la veine-cave, doublée par le feuillet séreux, donne attache circulairement au feuillet fibreux péricardique dans les trois quarts antérieurs de sa circonférence.

Structure. Dans le lieu de son abouchement, cette veine présente, comme la veine-cave inférieure, quelques fibres circulaires profondes constituant l'anneau de Valsava, et se trouve revêtue à l'extérieur par les fibres longitudinales, épanouissement terminal des bandelettes charnues de l'oreillette droite.

VEINES DE FORMATION. La veine-cave supérieure, outre ses deux grands troncs d'origine, reçoit à sa partie supérieure la veine bronchique droite, et, accidentellement, quelqu'une de celles qui se jettent dans les troncs brachio-céphaliques; mais son principal affluant est, au milieu de sa face postérieure, la grande veine azygos ou intercostale, qui sera décrite avec les veines du rachis dont elle fait partie.

APPAREIL VEINEUX RACHIDIEN.

Les veines du rachis forment un appareil distinct, intermédiaire aux deux extrémités du tronc, la tête et le bassin, auxiliaire et moyen de communication des deux veines-caves. Peu connues jusque dans ces derniers temps, ces veines ont été décrites avec beaucoup de soin par M. Breschet dans une monographie spéciale; nous n'avons donc eu qu'à répéter les préparations et les recherches de l'auteur original, auxquelles nous n'avons rien ajouté par nos observations personnelles. Composées pour chaque vertèbre d'autant de petits systèmes qui environnent l'os, contournent ses apophyses et le tapissent à la superficie et dans l'intérieur du canal, elles tracent dans la succession du rachis de longues chaînes continues plexiformes, disposées autour des vertèbres en plusieurs plans, *superficiels* ou *extra-rachidiens* et profonds ou *intra-rachidiens*.

IDÉE GÉNÉRALE DE L'APPAREIL VEINEUX RACHIDIEN.

Pour présenter avec plus de lucidité et faire comprendre immédiatement l'ensemble de l'appareil veineux du rachis, il faut commencer avec les origines les plus éloignées. 1° Le *plan superficiel postérieur* communique latéralement, à chaque espace inter-vertébral, par les trous de conjugaison avec les sinus intra-rachidiens, en haut avec les veines occipitales, en bas avec les veines sacrées postérieures. 2° Les *plexus intra-rachidiens* s'évacuent latéralement dans toute la hauteur, par les trous de conjugaison, dans les veines intercostales et lombaires, où ils s'unissent aux veines postérieures; en haut ils communiquent avec les sinus cérébraux, en bas ils se vident par les trous sacrés antérieurs dans les veines sacrées latérales. 3° Le *plan antérieur*, ou *vertébro-costo-lombaire*, se compose des veines intercostales et des lombaires qui reçoivent latéralement les abouchemens des veines postérieures et des plexus intra-rachidiens, et forment, par leur réunion, les troncs des intercostales supérieures et des azygos thoraciques et lombaires, qui se jettent dans les deux veines-caves.

36.

VEINES SUPERFICIELLES.
OU EXTRA-RACHIDIENNES POSTÉRIEURES[1].

VEINES DORSI-SPINALES (DUPUYTREN ET BRESCHET).

Elles naissent superficiellement, en arrière, de la peau et de la profondeur des muscles; anastomosées à leur origine avec les branches sous-cutanées des intercostales, et se réunissent dans les gouttières vertébrales où elles composent de grosses branches irrégulières, appliquées sur les os au-devant du transversaire épineux. Dans leur disposition générale, les veines vertébrales postérieures forment autant de polyèdres qui circonscrivent la lame vertébrale, et composent par leur succession de haut en bas une chaîne non interrompue. Ces polyèdres quadrangulaires sont coupés fréquemment dans leur espace moyen par des rameaux irréguliers qui leur donnent un aspect plexiforme. Par la jonction d'autant de rameaux postérieurs, ils tracent sur la série des apophyses épineuses une longue chaîne longitudinale alternativement simple ou double, qui s'étend dans toute la hauteur, des veines occipitales aux veines sacrées. De chaque côté de ces polyèdres latéraux se dégagent les veines terminales; celles-ci environnent par autant d'anneaux veineux les articulations costo-transversaires, passent entre les ligamens de ce nom, et, sur les faces latérales, s'anastomosent avec les veines nombreuses qui sortent de l'intérieur du canal vertébral par les trous de conjugaison, pour affluer en commun dans les intercostales.

A la région cervicale où les lames vertébrales ont peu de hauteur, au lieu de polyèdres quadrangulaires assez distincts, on ne saisit plus qu'un réseau continu de haut en bas, intermédiaire entre les deux veines longitudinales sus-épineuses et les anses latérales apophysaires; mais au milieu des lames vertébrales se présente de chaque côté une grande veine longitudinale que l'on a proposé de nommer *jugulaire postérieure*. Cette veine née, entre l'atlas et l'occipital, de ses anastomoses avec l'occipitale profonde et de plusieurs veines méningées qui sortent par le ligament occipito-atloïdien postérieur, descend verticalement en recevant, sur chaque lame vertébrale, les rameaux apophysaires, sur-épineux et transversaires et des branches transversales de communication avec la vertébrale. Inférieurement elle se détourne en avant passe entre la septième apophyse transverse cervicale et la première côte, et vient se jeter ou dans le tronc brachio-céphalique, ou dans l'anse coudée de la grande veine azygos, près de son abouchement dans la veine-cave supérieure.

VEINES PROFONDES OU INTRA-RACHIDIENNES[2].

Les veines intra-rachidiennes se composent de deux plans: 1° les *veines médullaires* (voyez les vaisseaux propres de la moelle épinière, tome 3); 2° les veines intermédiaires à la dure-mère spinale et au parois du canal vertébral: ces dernières composent les chaînes de *sinus* ou *plexus* rachidiens distingués en *plexus longitudinaux postérieurs*, *plexus longitudinaux antérieurs*, et en *plexus transverses*.

1° PLEXUS LONGITUDINAUX POSTÉRIEURS. Séparés par le plan moyen, composés de rameaux veineux de moyen volume, appliqués sur la face antérieure des lames vertébrales et des ligamens jaunes, formés de chaque côté par une chaîne continue de rectangles irréguliers entrecoupés de rameaux obliques, ils offrent, par l'ensemble de leur disposition, beaucoup d'analogie avec les plexus postérieurs superficiels, avec lesquels ils communiquent par des rameaux de liaison entre les ligamens jaunes. En arrière les deux plexus postérieurs communiquent par des rameaux transverses; latéralement ils dégagent, par les trous de conjugaison, des rameaux anastomosés avec ceux des plexus antérieurs et au-delà se vident dans ces derniers par des branches de communication.

2° PLEXUS TRANSVERSES. Sous cette dénomination il convient de comprendre exclusivement les faisceaux de veinules qui occupent la partie moyenne de la face postérieure des corps vertébraux, intermédiaires des canaux veineux de la vertèbre aux sinus latéraux antérieurs.

Les canaux veineux, très bien figurés par M. Breschet, occupent la profondeur de la substance spongieuse des corps vertébraux, tapissés seulement par la membrane interne à sang noir; en général leur volume est considérable surtout dans le viellard; leur trajet est sinueux, ils offrent fréquemment des dilatations analogues à celles des canaux des os du crâne; ils sont disposés par plans parallèles à ceux de la vertèbre, et se dirigent en convergeant vers la partie centrale postérieure où ils se réunissent dans une sorte de vestibule ou sur la convexité d'une petite arcade ouvrant à l'extérieur par un ou plusieurs orifices, décrits dans l'ostéologie sous le nom de *trous veineux vertébraux.*

De l'abouchement par une ou plusieurs veines avec les trous vertébraux, naissent les petits faisceaux veineux constituant les plexus transverses; ceux-ci dès leur origine se séparent à droite et à gauche en formant un réseau de veinules fréquemment anastomosées qui se jettent de chaque côté, par un grand nombre de bouches, dans les sinus latéraux antérieurs. Dans l'intervalle moyen formant leur origine commune, ils sont recouverts en arrière par le ligament vertébral commun postérieur, de chaque côté duquel se dégagent leurs branches de terminaison.

Les plexus transverses, en nombre pareil à celui des corps de vertèbres, se présentent dans toute la hauteur du rachis; toutefois ils offrent quelques différences aux deux extrémités. Supérieurement, au-dessus de la troisième vertèbre cervicale, ils forment, avec l'origine des sinus latéraux, sur toute la gouttière antérieure vertébro-basilaire, un lacis inextricable de veinules placées entre les os et la dure-mère et qui communiquent en haut dans le sinus transverse basilaire, analogue de ceux des vertèbres, et latéralement dans les sinus pétreux inférieurs qui rappellent la chaîne des sinus rachidiens antérieurs. Inférieurement, dans la gouttière sacrée, les sinus transverses deviennent plus grêles, et ne sont plus représentés en bas que par quelques veinules obliques ou transversales intermédiaires entre les deux grandes veines latérales.

3° PLEXUS OU SINUS LONGITUDINAUX ANTÉRIEURS. Ces plexus, nommés par les anciens auteurs sinus rachidiens, en raison de leurs flexuosités, se composent pour chaque espace intervertébral, d'un canal flexueux et multi-canaliculaire ou formé d'une agglomération de veinules longitudinales alternativement isolées et confondues à de courtes distances, sous l'aspect d'une colonne aréolaire, étendue de la partie moyenne de la vertèbre située au-dessus, à celle de la vertèbre placée au-dessous, dilatée à ses extrémités pour l'arrivée des veines d'origine des sinus transverses, et le départ des veines apophysaires de terminaison.

son, et rétrécie à sa partie moyenne derrière les disques intervertébraux. Par leur succession verticale, les sinus antérieurs, abouchés à leurs extrémités les uns dans les autres, constituent une double chaîne longitudinale antérieure et latérale de chaque côté entre le ligament vertébral commun postérieur et la gouttière formée par la superposition des gouttières des pédicules apophysaires.

S'il est permis de peindre par une image bien connue l'ensemble des sinus longitudinaux antérieurs, on pourrait les comparer aux deux montans d'une échelle dont les sinus transverses intermédiaires formeraient les échelons.

Les terminaisons des sinus longitudinaux antérieurs sont faciles à comprendre : à l'extrémité cervicale ils se confondent dans le plexus vertébro-basilaire en commun avec les plexus transverses; à l'extrémité sacro-coccygienne, ils se terminent chacun par une véritable veine latérale longitudinale, dispersée en veinules capillaires sur le coccyx où elles s'anastomosent d'un côté à l'autre. Mais c'est sur les parties latérales dans toute la hauteur du rachis, que les sinus rachidiens antérieurs dégagent leurs nombreux rameaux de dégorgement. De leur partie moyenne, entre les pédicules apophysaires, ils envoient un nombre irrégulier de courtes branches transversales, de deux à cinq ou six, qui passent par le trou de conjugaison, dont elles remplissent en grande partie l'espace, embrassant, par leurs anastomoses plexi-formes, les nerfs rachidiens et les artérioles spinales. Au-dehors ces veines se confondent avec les branches de communication des plexus longitudinaux postérieurs, et toutes ensemble se jettent par un grand nombre de bouches dans les veines intercostales ou lombaires, sous les apophyses transverses.

VEINES SUPERFICIELLES ANTÉRIEURES, OU VERTÉBRO-COSTO-LOMBAIRES[1].

Confluens des veines du rachis, et de celles des parois latérales et postérieures du tronc, les veines antérieures du rachis, composent deux petits appareils, l'un *inférieur* ou *abdomino-pelvien,* formé par les veines sacrées latérales et iléo-lombaires, qui se rendent médiatement ou directement dans la veine-cave inférieure, et par les lombaires proprement dites; l'autre *supérieur* ou *thoracique* qui afflue dans la veine-cave supérieure par l'intermédiaire des azygos.

VEINES VERTÉBRALES ABDOMINO-PELVIENNES.

Ces veines sont déjà décrites; il ne nous reste qu'à les présenter dans leur ensemble, comme appareil intermédiaire entre les veines vertébrales et les veines-caves.

1° *Veines sacrées latérales.* Par le plexus qu'elles forment dans la cavité du sacrum, avec les veines sacrées moyennes, elles établissent la communication entre les plexus hémorrhoïdaux et les plexus rachidiens profonds d'une part, et de l'autre, les veines hypogastriques et iliaques primitives.

2° *Veines azygos lombaires.* De chaque côté, la veine iléo-lombaire, affluant par un gros canal dans l'iliaque primitive, dégage une ou plusieurs fortes branches ascendantes, origine d'un long canal flexueux vertical ou de l'azygos lombaire. Déjà nous avons fait la remarque que cette veine peut être considérée plutôt comme un canal que comme une succession de branches de communication. Les veines qui s'y rendent ou qui en sortent,

[1] Planches 24, 76.

ne pouvant communiquer les unes avec les autres que par l'intermédiaire de son canal. En arrière, elle reçoit les branches terminales des plexus vertébraux, par les trous de conjugaison, et celles des veines postérieures, sous les apophyses transverses. En avant, elle dégage les fortes veines lombaires qui se jettent dans la veine-cave. A leur extrémité supérieure, les azygos lombaires communiquent avec la grande et la petite azygos costales. Celle du côté droit se continue avec les trois dernières intercostales, de sorte que, sur les deux dernières vertèbres dorsales, existe à-la-fois la terminaison des deux azygos abdominale et thoracique, en deux canaux parallèles, s'ouvrant l'un dans l'autre par les trois dernières intercostales. Du côté gauche, l'abouchement de l'azygos lombaire avec la petite azygos costale se fait également par l'intermédiaire des deux dernières veines intercostales.

Ainsi le système des azygos lombaires, affluent des veines postérieures superficielles et des veines profondes du rachis, débouche en travers par plusieurs larges canaux, dans la veine-cave inférieure, et de haut en bas établit la communication entre les iliaques primitives et la veine-cave supérieure, par les azygos thoraciques.

VEINES VERTÉBRALES THORACIQUES [1].

Les veines de cet appareil sont : 1° les branches d'origine, communiquant avec les azygos lombaires; 2° de chaque côté, les veines intercostales et les branches de terminaison des plexus vertébraux, dont la réunion forme : à gauche la petite azygos et l'intercostale supérieure, tronc commun de plusieurs veines du même nom; à droite, la grande azygos, confluent commun de toutes les veines vertébro-costales, dont elle rapporte le sang dans la veine-cave supérieure.

VEINES INTERCOSTALES ou VERTÉBRO-COSTALES. Semblables aux artères dont elles sont les satellites, elles naissent en sens inverse des parois latérales et postérieures du tronc. Anastomosées à leurs extrémités avec les origines des autres veines du tronc, en bas les récurrentes iliaques, en haut les radicules de la mammaire interne et les thoraciques, elles se rassemblent en deux branches, dorso-spinale et intercostale proprement dite, qui s'abouchent sous les têtes des côtes où elles reçoivent les branches nombreuses terminales des veines postérieures et des sinus rachidiens. Le tronc commun, qui résulte de la jonction de ces veines, s'abouche à angle droit dans l'une des azygos ou dans l'intercostale supérieure.

VEINES AZYGOS DU CÔTÉ GAUCHE,

OU VEINES DEMI-AZYGOS.

Elles sont au nombre de deux, supérieure et inférieure :

La veine demi-azygos ou intercostale supérieure forme le tronc commun des premières veines intercostales, au nombre de quatre, cinq ou six. Le tronc commun qui en résulte descend au-devant des articulations costo-vertébrales en arrière de l'aorte, et, suivant qu'il parcourt un plus ou moins grand nombre d'espaces intercostaux, il se jette, ou dans le tronc de la grande veine azygos, à une hauteur variable, ou dans celui de la petite azygos inférieure.

La veine demi-azygos inférieure ou petite azygos (vena hemi-azygos), beaucoup plus considérable, reçoit le sang des veines intercostales inférieures, ordinairement au nombre de six ou sept, mais variable suivant la longueur du tronc de la précédente. Son origine est assez remarquable; répétant à gauche la disposition de la grande azygos, elle procède inférieurement de vastes anastomoses avec l'azygos lombaire et souvent avec la veine rénale droite, ou même la veine-cave inférieure. D'abord placée un peu en avant de la colonne vertébrale, derrière l'aorte, dans son arcade diaphragmatique, elle monte pour se porter à gauche des vertèbres, fréquemment s'anastomose par un ou deux forts rameaux avec la grande azygos, reçoit en dehors les veines vertébro-costales inférieures, et, près de sa terminaison, la demi-azygos supérieure; enfin, parvenue, par l'addition de toutes ces branches, à un volume qui le cède peu à celui de la grande azygos, elle passe obliquement au-devant des vertèbres à la rencontre de cette dernière, avec laquelle s'abouche pour former le grand tronc commun.

GRANDE VEINE AZYGOS [1].

Définition. Veine d'un volume considérable, impaire à son extrémité supérieure, appliquée sur le côté droit de la colonne dorsale du rachis, étendue verticalement de la veine-cave inférieure, sur la première vertèbre lombaire, à la veine-cave supérieure, en regard de la troisième vertèbre dorsale.

La grande veine azygos, correspondant aux branches thoraciques postérieures de l'aorte, rapporte le sang des parois latérales et postérieures du thorax, y compris la colonne vertébrale, et peut être considérée comme le canal complémentaire des deux veines-caves derrière l'oreillette droite, propre à les faire se suppléer réciproquement en cas d'oblitération de l'une d'elles.

Origine, trajet, connexions. Destinée à établir la communication entre les veines intercostales et lombaires, son origine, tout en remplissant cette condition, est assez variable : 1° toujours elle s'anastomose, par les deux ou trois dernières intercostales, avec l'azygos lombaire du même côté; 2° ordinairement elle procède elle-même de la veine-cave inférieure, au-dessus de la seconde veine lombaire; 3° il n'est pas rare qu'elle reçoive une branche d'anastomose de la veine rénale droite; 4° enfin, sur la première vertèbre lombaire, elle s'unit par des rameaux transverses avec l'origine de la petite azygos. Formée par ces divers affluens, la grande veine azygos monte verticalement sur le côté droit de la colonne vertébrale, placée d'abord derrière la veine-cave inférieure, puis l'oreillette droite du cœur, côtoyée à gauche par le canal thoracique. Sur la septième ou huitième vertèbre dorsale, elle se confond avec la petite azygos, et au-delà monte plus inclinée à droite, jusqu'à la hauteur de la troisième vertèbre où elle se coude à angle droit, se dirige dans l'étendue d'un pouce et demi d'arrière en avant, en formant une anse qui passe au-dessus de la bronche et du tronc artériel pulmonaire du côté droit, et s'abouche par un orifice rétréci au milieu de la face postérieure de la veine-cave supérieure.

Branches de formation. Outre ses branches d'origine, la grande veine azygos a pour affluens latéraux toutes les veines intercostales ou vertébro-costales du côté droit, dont les deux dernières, plus la première lombaire, la font communiquer avec l'azygos lombaire. Les sept ou huit veines intercostales au-dessus, en tout semblables à celles du côté gauche, se jettent directement à angle droit, dans le tronc commun. Sur la septième vertèbre dorsale, elle reçoit le tronc des demi-azygos ou isolément les deux demi-azygos, dans tous les cas elle communique par des branches transversales avec la supérieure. A sa courbure terminale vient se rendre la veine intercostale supérieure droite, tronc commun des deux ou trois premières veines intercostales, et la veine jugulaire postérieure ; enfin près de son abouchement se jettent fréquemment des veinules œsophagiennes et thymiques.

Anomalies des veines azygos. Les variétés de ces veines sont très nombreuses ; mais, quelles que soient les formes qu'elles présentent, le système des azygos remplit toujours sa destination de servir d'intermédiaire entre les veines des deux extrémités du tronc. Ces variétés avaient déjà fixé l'attention, même avant que la circulation fût connue. On en trouve un certain nombre dessinées dans les planches d'Eustachi. La plus ordinaire, et que tout le monde a rencontrée, consiste dans le raccourcissement des deux demi-azygos, séparées par un ou plusieurs espaces

intercostaux, dont les veines se rendent isolément dans le tronc commun. Parfois la grande azygos existe seule ; elle est médiane et reçoit de chaque côté les intercostales ; la demi-azygos inférieure manque en totalité ou n'existe qu'en bas, où le tronc commun est formé par la jonction de deux veines latérales d'origine. Dans d'autres cas, il existe deux petites azygos inférieures. Enfin on a vu les deux demi-azygos former à gauche un grand canal continu égal en volume à celui de l'azygos droite ; et alors, ou les deux troncs parallèles sont unis par une vaste arcade transversale de terminaison, ou bien cette communication étant trop faible ou venant à manquer, la demi-azygos supérieure, très dilatée, devient le canal de continuation qui vient s'aboucher, soit dans le tronc brachio-céphalique, soit dans la veine sous-clavière du même côté (Wrisberg, Meckel).

APPENDICE SUR LES VAISSEAUX DES OS [1].

Dans les généralités des os [2], nous avons considéré ces organes seulement au point de vue de leur architecture, ou, en d'autres termes, du degré de résistance qu'ils peuvent offrir aux efforts qu'ils ont à supporter pour un lieu déterminé. Reprenant aujourd'hui le sujet des os, eu égard au mode de circulation qui leur est propre, il s'agit de montrer les formes de leurs vaisseaux et de signaler l'harmonie établie par la nature entre les deux conditions de résistance et de nutrition, l'ostéodynamique et l'ostéangéionie.

Ayant fait une série de recherches sur les vaisseaux propres des os, que nous avons injectés de diverses manières, conjointement avec notre préparateur, M. Bernard, qui a fait preuve, dans ce travail, d'autant d'habileté que de persévérance, nous allons essayer de mettre le plus de lucidité qu'il nous sera possible, dans un sujet demeuré jusqu'à ce jour fort obscur, personne à notre connaissance n'ayant injecté avant nous les vaisseaux propres des diverses substances de l'os, et l'existence même de ces vaisseaux n'ayant été admise, par les auteurs qui en ont parlé, que par analogie, ou du moins, en ce qui concerne l'observation visuelle, que dans les cas pathologiques et seulement à la superficie pour les vaisseaux des deux enveloppes, le périoste et la membrane médullaire.

Si l'on divise un os, par une section longitudinale, en deux parties, dans l'état frais, la surface tout entière des substances spongieuse et réticulaire est d'un rouge vif qui, à la première vue, annonce la présence du sang en très grande abondance, quelles que soient, du reste, sa nature et la forme des réservoirs qui le contiennent. Mais si l'os a été soumis à une ébullition prolongée, cette même surface ne présente plus qu'un aspect grisâtre dû à de l'albumine concrétée, et les diverses aréoles sont remplies par une matière grasse, la *moelle*, dont la présence était masquée, avant la coction, par la couleur rouge du sang. Ainsi, avant tout examen des vaisseaux, il est évident que les cavités des os sont remplies à-la-fois par du sang et de la graisse. Ces premières données sont connues de tout le monde ; seulement il importait de les établir pour l'intelligence de ce qui suit.

A la vue simple, il existe, sur la surface extérieure des os, des orifices considérables connus de tout temps, comme donnant passage aux vaisseaux nourriciers. Au milieu de la diaphyse des os longs, l'un de ces trous est particulièrement désigné dans les descriptions ; mais il s'en présente en outre un assez grand nombre que l'on néglige habituellement d'indiquer. Au

contour des extrémités des os longs, sur les os courts, et en général, à la partie moyenne et sur les renflemens épiphysaires des os larges, on remarque un nombre considérable de ces mêmes orifices, circulaires ou ellipsoïdes, disposés irrégulièrement sur la substance compacte, au voisinage des surfaces cartilagineuses.

Mais, indépendamment de ces deux espèces de canaux, dont la destination, sinon le mode ultérieur de distribution, a toujours été reconnue, il existe une troisième variété de vaisseaux à l'état capillaire, appartenant à la substance compacte, et qui, sur l'os sec, se présente sous l'aspect de stries ou de lignes creuses, longitudinales dans les os longs, rayonnées dans les os larges, plus ou moins irrégulières et disposées suivant les épanouissemens des tissus fibreux à la surface des os courts, sur les extrémités des os longs et à la périphérie des os larges.

COORDINATION ENTRE LES FIBRES DE SUPPORT ET LES CANAUX SANGUINS DES OS.

Nous savons déjà, par les généralités des os, que la substance compacte se compose de lamelles superposées, et la substance spongieuse, d'aréoles lamellaires dont la continuité, par stries longitudinales et parallèles, représente des faisceaux de colonnettes creuses de forme quadrangulaire. Dans l'accord de la fibre proprement osseuse avec le canal sanguin, la nature a établi une harmonie telle, que le même élément organique remplit à-la-fois le double usage de support et de voie circulatoire : 1° *dans la substance compacte*, entre les lamelles, ou mieux, entre les fibres osseuses parallèles, sont situés les vaisseaux sanguins ; 2° *dans la substance spongieuse*, les colonnettes, organes de sustentation par leurs parois osseuses, sous le rapport dynamique, sont également, par le canal multiloculaire qu'elles renferment, des réservoirs pour le sang, au point de vue de la circulation. Nous nous abstenons ici de qualifier la nature du sang qui, pour nous, ne saurait être proprement veineux. Dans l'histologie, où nous reprendrons cette question avec toutes celles qui ont rapport à la structure intime des os, nous donnerons les dessins microscopiques montrant les anastomoses, l'abouchement et le mode de terminaison des vaisseaux. Pour le moment, il nous suffira d'énoncer leurs formes générales comme complément de l'angéiologie.

VAISSEAUX MÉDULLAIRES DE LA DIAPHYSE.

Les grands canaux nourriciers des os longs donnent passage aux vaisseaux de la moelle, une artère, et une ou deux veines qui traversent très obliquement dans leur canal la substance compacte, et, parvenues dans la cavité de l'os, se divisent en deux branches, ascendantes et descendantes. Ces branches se ramifient par de petits vaisseaux alternes et horizontaux, sur la membrane de la moelle, en formant un lacis supporté par les filaments de la substance osseuse réticulaire. Les ramuscules accompagnent cette dernière vers chaque extrémité de l'os, où ils se perdent en un réseau capillaire, sur lequel nous reviendrons plus loin. Néanmoins, l'artère et la veine centrales médullaires ne sont pas uniques; il existe, comme nous l'avons remarqué plus haut, plusieurs autres canaux nourriciers sur les extrémités de la diaphyse; ces conduits donnent passage à de nouveaux vaisseaux médullaires qui viennent s'épanouir sur la membrane, à l'intérieur du canal, en s'anastomosant avec les précédens.

VAISSEAUX DE LA SUBSTANCE SPONGIEUSE.

A l'extérieur, ces vaisseaux ne se distinguent à l'œil nu que par de simples orifices qui traversent obliquement la lame mince de substance compacte; mais c'est à l'intérieur que la distribution de ces canaux offre le plus d'intérêt. Les considérations dans lesquelles nous allons entrer sont communes aux os larges et courts, et à la périphérie des extrémités des os longs.

Sur la paroi interne de la lame compacte, les orifices extérieurs s'abouchent de deux manières, dans les foyers ou *confluens*, et avec de *grands canaux libres*.

1° *Confluens*. Ce sont de petits espaces aplatis et de forme irrégulière, entrecoupés par de minces lamelles osseuses. Ces réservoirs ou foyers sanguins sont l'aboutissant d'un nombre plus ou moins considérable de canaux aréolaires qui viennent s'y vider; cette disposition s'observe presque partout sous la mince lamelle de substance compacte des extrémités des os longs; ex.: les deux tubérosités du fémur, du tibia et de l'humérus (Pl. 52, 53, 54); les surfaces du calcanéum, de l'astragale, du corps des vertèbres, et, en général, des os courts (Pl. 51, 54) et l'extrémité périphérique des os larges, le sacrum, l'os des îles, etc. (Pl. 51).

2° *Grands canaux libres*. Dans la seconde forme de terminaison périphérique des vaisseaux de la substance spongieuse, la moins commune, les orifices extérieurs font suite à des canaux sanguins d'un fort volume, variables de forme et d'un trajet plus ou moins long, criblés sur leurs parois, dans toute leur étendue, par les orifices d'abouchement des cellules dont la succession compose les canaux aréolaires au point de vue circulatoire, ou les colonnettes au point de vue dynamique. Ces canaux, que l'on pourrait nommer les grandes veines de la substance spongieuse, outre leur diamètre plus considérable, ne diffèrent des petits canaux fasciculés, ou chapelets d'aréoles, qu'en ce qu'ils présentent un espace continu ou non interrompu par des cloisons lamellaires. La forme de ces canaux est assez variable. Il en existe deux ou trois verticaux dans la partie moyenne de l'extrémité supérieure du fémur (Pl. 53) et souvent dans le calcanéum. Dans la portion iliaque de l'os des îles, on en compte ordinairement un assez grand nombre, dont cinq ou six moyennés, qui convergent vers les orifices de sortie, au pourtour de la cavité cotyloïde (Pl. 51). Dans les vertèbres, ces canaux affectent la même disposition rayonnée pour aboutir en commun à un confluent avec lequel viennent s'aboucher les sinus transverses par les trous de la face postérieure des corps vertébraux; souvent aussi les canaux se réunissent en une arcade commune, d'où procède le cloaque de terminaison. Ces différentes variétés ont déjà été vues et dessinées par M. Breschet. D'après le beau travail du même auteur, dans les os du crâne, les canaux sont très

37.

nombreux, aplatis, irréguliers de volume, d'un trajet flexueux et fréquemment anastomosés les uns avec les autres, de manière à circonscrire, dans l'intérieur des os, des polyèdres irréguliers (Pl. 72). Ces derniers se vident en général par des milliers de petits orifices composant les veines diploïques qui communiquent à travers l'épaisseur de l'os et par les scissures, sur l'une et l'autre surface lamellaire, où ils viennent s'ouvrir, soit dans les veines méningées, soit, en plus grand nombre, dans celles du péricrâne. La jonction de ces vaisseaux est l'une des causes du grand volume des veines sous-cutanées à leur origine apparente dans la région sincipitale.

3° *Aréoles et canaux aréolaires*. Les aréoles irrégulières dont nous avons signalé les formes dans l'ostéologie constituent, par leur agglomération, la masse de la substance spongieuse des différens os. Les aréoles ayant des parois lamellaires, criblées de petits trous, communiquent toutes les unes avec les autres; de sorte qu'il suffit de piquer dans l'épaisseur de l'os pour les injecter au mercure. En général, elles tendent à se grouper en séries linéaires pour former, par leur succession, des canaux. Ceux-ci sont très courts et à peine percevables dans les tubérosités apophysaires où le tissu osseux, très délié, prend l'aspect réticulaire; mais, dans les points où l'os est appelé à supporter une pression, les canaux aréolaires, comme nous l'avons déjà signalé, s'agglomèrent, pour la résistance, en faisceau de colonnettes creuses. Les aréoles et les canaux qu'elles forment sont également des réservoirs sanguins communiquant tous les uns avec les autres. Dans le cadavre, la matière de l'injection, qui pénètre par les mêmes voies, les remplit comme le sang dans l'état de vie. Dans les jeunes sujets, le cartilage épiphysaire interrompt la continuité entre les canaux aréolaires de l'épiphyse et de la diaphyse; mais, à mesure que le cartilage est envahi par l'ossification, il se crible de trous, dont le nombre augmente avec l'âge, et qui établissent la communication entre les canaux adjacens. Néanmoins la substance osseuse y est assez condensée pour que la trace de l'épiphyse se conserve dans l'adulte. Nous connaissons déjà l'abouchement avec les confluens et les grands canaux que nous avons considérés comme les veines principales; mais ce mode de communication extérieure, le seul dont on ait tenu compte jusqu'à ce moment, est peu de chose, comparé au volume immense des débouchés fournis par les innombrables vaisseaux de la substance compacte.

Extrémité centrale des os longs. Dans les points de jonction de la substance réticulaire des extrémités des os avec celle de la diaphyse, la portion osseuse centrale conserve la forme de réseaux de filamens déliés, qui servent de support à la membrane médullaire; ceux-ci s'anastomosent avec les capillaires sanguins des lamelles, ou paraissent s'ouvrir directement dans les canaux aréolaires faisant office de réservoirs. Mais à la circonférence du canal médullaire, la disposition de la substance osseuse est différente : elle forme de grandes lamelles aplaties, entrecoupées par des cloisons, et circonscrivant entre les substances compacte et réticulaire des espaces alongés et plats, sortes de réceptacles remplis de sang, dans lesquels affluent ou viennent puiser les vaisseaux de la substance compacte.

VAISSEAUX DE LA SUBSTANCE COMPACTE.

Nous avons dit que ces vaisseaux, dont l'existence jusqu'à ce jour n'était que supposée, s'offraient en nombre immense à l'inspection microscopique. Par substance compacte, nous entendons toute enveloppe extérieure lamellaire des os, quelle que soit son épaisseur, aussi bien l'enveloppe très mince des extrémités des os longs et des os courts, et les deux tables des os larges, que l'enveloppe épaisse et très dure de la diaphyse des os longs. En injectant isolément à l'extérieur les artères et les veines qui pénètrent dans les os, la matière de l'injection, après avoir traversé l'intérieur de l'os, vient emplir les petites veines du périoste. Si, dans cet état, on fait immerger l'os pendant deux ou trois jours, dans une faible solution d'acide nitrique ou hydrochlorique, et qu'on le fasse sécher à l'air, la substance, étant devenue transparente, se montre remplie de vaisseaux capillaires fréquemment anastomosés entre eux. Pour voir ces vaisseaux, du reste, il n'est même pas nécessaire qu'ils soient injectés. Des observations ultérieures nous ont appris qu'ils se voient très bien sur de minces lamelles d'un os sec préalablement amolli par un acide. Les artérioles sont cylindriques et présentent fréquemment des dilatations alongées ou fusiformes. Les veinules, beaucoup plus fortes, se distinguent par un aspect noueux, et, de distance à autre, par des renflemens analogues à ceux déterminés par les valvules des grandes veines, sans toutefois que l'inspection microscopique nous ait permis d'apercevoir distinctement des valvules. Ces capillaires, en outre, paraissent légèrement aplatis dans les intersections anastomotiques; la jonction de plusieurs veinules donne lieu à un confluent large et aplati de forme irrégulière.

Les capillaires de la substance compacte sont disposés par plans parallèles et beaucoup plus nombreux sous les deux surfaces de l'os, dans les couches sous-jacentes au périoste et à la membrane médullaire. A l'extérieur ils se continuent manifestement avec les vaisseaux du périoste. Mais quelle est leur disposition à l'intérieur, pour que les canaux se trouvent remplis de sang? Sous le microscope, ces vaisseaux nous ont paru s'ouvrir, à diverses inclinaisons, par des orifices circulaires ou ellipsoïdes distincts dans les aréoles de la substance spongieuse et réticulaire; du moins la surface interne et celle des lamelles paraissent-elles parsemées par ces orifices. Ce mode que l'on retrouve dans les tissus érectile et caverneux, est, par cela même, assez probable. La plupart de ces orifices appartiennent à de fortes veinules. D'après cet énoncé, on conçoit déjà à l'avance que nombre de vaisseaux, à partir de la substance compacte, s'ouvrent immédiatement dans les grands foyers lamellaires ou les réceptacles dont nous avons parlé. Les autres rampent dans l'épaisseur des lamelles qu'ils accompagnent plus ou moins loin pour s'aboucher dans les aréoles centrales; de manière qu'il n'est aucune fibre osseuse qui en soit absolument dépourvue.

Rapports du sang et de la substance adipeuse dans les canaux des os.

Jusqu'à présent nous n'avons parlé que du sang qui remplit les canaux et les aréoles des substances compacte et réticulaire; cependant il y existe coïncidemment un autre fluide, la matière grasse de la moelle, dont les divers canaux paraissent uniquement remplis chez les sujets qui périssent dans un état d'anémie, ou lorsque l'os ayant été soumis à la coction, la présence du sang se trouve dissimulée par la décomposition de la matière colorante. A l'inspection microscopique, les deux fluides sont évidemment contenus et mélangés dans les aréoles des tissus spongieux et réticulaire. Le sang se reconnaît aux globules dont il est formé; la graisse se présente sous la forme de bulles isolées ou agglomérées, nageant dans le fluide sanguin. La proportion de la matière grasse est bien plus considérable dans la moelle proprement dite du canal des os longs; le sang au contraire est plus apparent à l'état frais dans la substance spongieuse. La matière grasse est étrangère à la substance compacte.

Au reste, la question des rapports des deux fluides dans les mêmes espaces est au nombre de celles que nous nous efforcerons d'éclaircir dans l'histologie.

RÉSUMÉ DES VAISSEAUX DES OS.

De tout ce qui précède, résultent les corollaires suivans :

1° Les os, malgré leur apparence compacte, sont pourvus de vaisseaux sanguins en nombre immense, et qui semble comparable à celui des tissus mous les plus vasculaires.

2° A part l'artère médullaire des os longs, qui conserve un certain volume dans toute la hauteur du canal, et, par sa distribution à la membrane médullaire de la moelle, peut être assimilée aux artères des parties molles, toutes les artérioles propres de l'os, déjà très petites au moment de leur entrée, ne pénètrent dans la substance osseuse qu'à l'état capillaire microscopique, et s'y anastomosent fréquemment entre elles et avec les veinules.

3° Les veinules proprement dites, à part la veine centrale de la moelle, n'existent non plus qu'à l'état capillaire; plus fortes que les artérioles en volume, elles sont aussi en nombre beaucoup plus considérable, et remarquables par la fréquence de leurs anastomoses plexiformes. Comme les artères, elles n'existent que dans l'épaisseur de la substance osseuse.

4° Les aréoles et les canaux qu'elles forment représentent, comme l'a entrevu M. Breschet, une sorte de *tissu caverneux solide*, ou, en d'autres termes, donnent l'idée de réservoirs contenant en dépôt du sang déposé par les artérioles et repris par les veinules. D'après cette donnée, le fluide se trouvant, pour ainsi dire, en dehors des voies circulatoires, les cavités des os forment des amas de sang mêlé de graisse, intermédiaires, comme l'appareil de la veine-porte, entre les capillaires artériels et veineux; d'où il suit que l'ensemble du squelette, moins le volume propre du tissu osseux, présente l'image d'un vaste *diverticulum sanguinis*, qui ne saurait être sans usage au point de vue physiologique.

Si de ces faits on pouvait se permettre de déduire une hypothèse, peut-être le sang ne serait-il pas étranger à la production de la matière grasse avec laquelle il se trouve comme mélangé. En n'offrant cette opinion qu'avec les restrictions convenables, on arriverait à se demander, vu la masse considérable de fluide qu'ils contiennent, si les réceptacles osseux ne formeraient pas, dans les mammifères et les poissons, une sorte d'appareil d'hématose, comme on a pensé que pouvait être le foie, par soustraction d'hydrogène et de carbone? Cette supposition prend un nouveau degré de vraisemblance par la considération de ce qui a lieu chez les oiseaux, où les os contenant de l'air sont peut-être aussi, en sens inverse, des organes directs d'hématose, c'est-à-dire par fixation d'oxygène sur le sang veineux.

VAISSEAUX LYMPHATIQUES.

DES LYMPHATIQUES EN GÉNÉRAL.

DÉFINITION.

Sous le nom de système lymphatique, on comprend un ensemble de réservoirs composé de deux sortes de parties : d'une part, des vaisseaux à parois très minces, incolores, diaphanes, et garnis de valvules; et d'autre part, de petits corps glanduliformes ou ganglions lymphatiques situés sur le trajet des vaisseaux. Les uns et les autres forment, par leur enchaînement, des traînées vasculaires ou des chapelets, chariant deux sortes de fluides, la lymphe et le chyle. Les lymphatiques se terminent par trois ou quatre gros canaux qui s'abouchent dans les veines. Ils peuvent être considérés comme formant avec ces dernières, dans l'ensemble de la circulation, les deux embranchemens d'un appareil commun d'absorption ou de retour des fluides formateurs du sang veineux des extrémités vers le cœur.

SITUATION, TRAJET, DIRECTION, CONNEXIONS.

Les vaisseaux lymphatiques se distinguent en *superficiels* et *profonds*. Les *vaisseaux lymphatiques superficiels* sont de beaucoup les plus nombreux. Quant à leur origine, c'est en général le caractère des lymphatiques de s'offrir en très grand nombre sur les surfaces libres, la peau, les membranes muqueuses, séreuses, synoviales, et, par extension, la membrane interne des artères et des veines. Les réseaux lymphatiques s'y présentent ordinairement à la surface, à peine recouverts par l'épiderme ou l'épithélium dans les tissus où ils existent, et partout ailleurs, par une très mince pellicule. Quant à leur trajet, les vaisseaux lymphatiques nés des surfaces se rassemblent plus ou moins en groupes ou faisceaux qui se dirigent vers leur confluent : pour les viscères, à leur périphérie, et pour les membres, sur les aponévroses d'enveloppe, en continuant leur trajet superficiel. Sous le nom de *vaisseaux lymphatiques profonds*, on comprend à-la-fois les radicules qui naissent de l'intimité des tissus, et les vaisseaux qui leur font suite et qui remontent dans l'épaisseur des membres ou des viscères, le long des artères ou des veines principales, pour se confondre au-delà avec les vaisseaux superficiels dans des chapelets ganglionnaires servant de confluent commun. Dans la grande cavité thoraco-abdominale, les lymphatiques, vaisseaux et ganglions se rassemblent au-devant du rachis dans l'écartement des feuillets du péritoine et des plèvres.

ANALOGIES ET DIFFÉRENCES ENTRE LES LYMPHATIQUES ET LES VEINES.

Analogies. De même que les veines, les lymphatiques font partie de l'appareil absorbant, et se dirigent de la périphérie ou des extrémités vers le centre; ils forment des plans sous-cutanés et profonds, et sont pourvus de valvules qui s'opposent au reflux des liquides des centres vers les extrémités.

Différences. Elles ont rapport à trois faits principaux : 1° l'existence des ganglions lymphatiques qui interrompent fréquemment, et à de courtes distances, la continuité de leurs vaisseaux; 2° la corrélation des vaisseaux disposés par traînées parallèles, et dont le volume, quoique plus considérable dans les troncs que dans les rameaux d'origine, n'augmente cependant pas en proportion du nombre de ces derniers; 3° le mode de circulation, par le seul fait de la contractilité de tissu, les expériences de M. Poiseuille ayant prouvé qu'indépendamment de la tonicité, les petites veines sont en même temps sous l'influence de l'impulsion du ventricule aortique.

CONFIGURATION.

Les formes des vaisseaux lymphatiques, quoique faciles à reconnaître à l'état d'injection, ont néanmoins échappé à l'observation des anatomistes, qui ne les ont décrites que dans leur aspect le plus général. Cependant les vaisseaux lymphatiques ont, pour chaque lieu déterminé, une configuration si caractéristique, que, pour qui en a fait une fois la remarque, il suffit de jeter les yeux sur des vaisseaux injectés, quoique séparés du sujet, pour déterminer, d'après leur forme, le lieu auquel ils ont appartenu [1].

Les lymphatiques superficiels des membres sont, en général, rectilignes; ils forment des cylindres, aplatis, étranglés à deux ou trois lignes de distance par les replis valvulaires figurant à l'extérieur l'aspect que donnerait une ligature faite avec un fil de soie. A la cuisse et au bras, les principaux troncs lymphatiques sont formés de trois ou quatre vaisseaux marchant parallèlement sous forme de rubans. Au voisinage des ganglions de l'aine et de l'aisselle, les étranglemens valvulaires sont beaucoup plus rapprochés, mais avec cette différence, qu'à l'aine, les cylindres lymphatiques, quoique plus courts, ont la même forme qu'au-dessous, tandis qu'à l'aisselle ils donnent l'image de petits cœurs emboîtés, disposition que l'on a généralisée à tort dans la manière de figurer les lymphatiques, puisque, du moins, d'après notre observation, elle n'existe en réalité que pour la terminaison des lymphatiques superficiels du bras dans les ganglions axillaires. Les lymphatiques des parois du tronc affectent également la forme de cylindres, mais très alongés, les étranglemens valvulaires ne s'offrant qu'à des intervalles de six à huit lignes. Les vaisseaux profonds des membres, quoique cylindriques, sont toujours d'un aspect noueux entre les valvules, et d'un volume considérable par rapport aux vaisseaux superficiels. Les lymphatiques de la tête et du cou sont plats et lisses et non autant resserrés par des étranglemens.

Mais c'est surtout dans les grandes cavités, sur les chapelets

[1] Nos planches ayant été dessinées d'après un grand nombre d'injections au mercure, nous avons pu étudier et vérifier à loisir les formes diverses des vaisseaux lymphatiques. Presque toutes ces injections ont été faites par M. Joubert, alors notre préparateur, qui, dans ce travail, a rivalisé d'adresse et de patience avec Mascagni, et souvent, dans les résultats, a pu lutter de bonheur avec les plus belles préparations figurées par ce grand anatomiste.

38

iliaques et lombaires, que l'aspect de ces vaisseaux est le plus varié. En général, à la jonction des lymphatiques et des chylifères, les lymphatiques sont très volumineux et fréquemment entrecoupés par des valvules. Leurs formes sont des plus bizarres, les fragmens de cylindre s'emboîtant irrégulièrement les uns dans les autres avec des contours qui rappellent les articulations des crustacés. Leur volume est aussi très inégal; le même vaisseau rétréci par deux ou trois anneaux offrant tout-à-coup, et sans cause apparente, une dilatation considérable suivie d'un nouveau rétrécissement. Les ganglions participent également à cet aspect commun, au point de ressembler plutôt dans quelques points à des plexus de gros vaisseaux ; ils sont en outre remarquables dans la région lombaire, par l'absence de délimitation, nombre de ces ganglions s'accolant et, pour ainsi dire, se pénétrant les uns les autres en une masse continue d'apparence plexiforme.

ANASTOMOSES.

Les anastomoses sont extrêmement nombreuses sur les surfaces entre les radicules d'origine des lymphatiques, de manière à former par leur ensemble des réseaux ou filets différant des anastomoses des capillaires sanguins, en ce que le volume est le même pour tous. Ces réseaux dont les formes spéciales varient suivant les tissus, sont tellement fournies, que, dans les belles injections mercurielles, ils donnent à la surface l'aspect d'une lame argentée. Des réseaux procèdent les vaisseaux lymphatiques proprement dits. Le mode d'anastomose de ces derniers est uniforme. En général, un vaisseau se bifurque en deux rameaux de même volume, qui s'abouchent à angle aigu avec des vaisseaux voisins, de manière à former par leur juxta-position un filet à mailles ellipsoïdes très allongées. L'effet de ces anastomoses, comme nous l'avons remarqué plus haut, n'est pas, comme pour les veines, d'augmenter proportionnellement de volume le vaisseau qui semble formé de plusieurs autres. Dans les points où affluent principalement les lymphatiques, les troncs sont à la vérité plus forts que dans les lieux d'origine, mais, en général, la masse du fluide en circulation est moins représentée par l'augmentation de volume que par le plus grand nombre de vaisseaux qui marchent parallèlement dans la même direction.

RAPPORTS DES LYMPHATIQUES AVEC LES VAISSEAUX SANGUINS.

Les lymphatiques, vaisseaux et ganglions, faisant partie de l'appareil circulatoire, accompagnent partout les vaisseaux sanguins, mais, en outre, en qualité de vaisseaux absorbans, ils sont spécialement les satellites des veines et non des artères. Cette distinction n'est pas sensible dans les grands courans circulatoires où les deux espèces de troncs sanguins marchent parallèlement en faisceau, environnés en commun par les lymphatiques; mais elle devient évidente sur les surfaces d'origine et dans les couches superficielles des membres, où les groupes de vaisseaux lymphatiques accompagnent les veines sous-cutanées sur les aponévroses d'enveloppe.

COÖRDINATION DES VAISSEAUX ET DES GANGLIONS LYMPHATIQUES.

Les vaisseaux existent seuls à l'origine, sous forme de réseaux sur les surfaces, et de radicules dans la profondeur des tissus. Ce n'est qu'à mesure que plusieurs rameaux se rassemblent qu'il s'y mêle des ganglions. Les ganglions ne sont isolés que dans les grandes fractions des membres sur le trajet des vaisseaux sanguins où les vaisseaux lymphatiques sont en petit nombre. Mais dans les confluens où ils convergent par faisceau, les ganglions

se groupent en plus ou moins grand nombre, disposés circulairement par petits amas comme à la région buccale et au-devant de la trachée, ou forment, avec leurs vaisseaux de liaison, des traînées linéaires ou chapelets : c'est ainsi qu'on les observe aux membres, dans les plis articulaires, sur les côtés du cou, dans les grandes cavités, entre les feuillets du péritoine et des plèvres.

Les rapports des vaisseaux et des ganglions sont très variables. Dans un confluent lymphatique les vaisseaux d'un même groupe se partagent entre deux ou trois ganglions. Tel rameau en contournera plusieurs avant d'atteindre celui dans lequel il se jettera ; tel autre s'écartera latéralement pour remonter vers un autre confluent à une distance éloignée, mais jamais un vaisseau ne parcourt deux chapelets continus de ganglions sans se perdre dans l'un de ces organes.

Les vaisseaux lymphatiques qui appartiennent à un ganglion, suivant qu'ils y entrent ou qu'ils en sortent, prennent le nom d'*afférens* ou d'*efférens*. Les premiers sont ordinairement plus nombreux, et les seconds, plus volumineux ; les vaisseaux tendant toujours, quoique d'une manière moins apparente que dans les veines, à se confondre plusieurs en un seul, ou à compenser la diminution de nombre par l'augmentation de volume. Le mode d'entrée ou de sortie des vaisseaux affecte diverses formes : ou bien ils s'enfoncent brusquement, ou ils rampent dans un long trajet sinueux à la surface avant de pénétrer ; souvent ils se dispersent en un grand nombre de petits rameaux rayonnés. Le premier mode est plus commun pour les efférens, et les deux autres pour les afférens. Tous ces vaisseaux, au voisinage ou à la surface des ganglions, sont sillonnés par des étranglemens valvulaires très rapprochés.

GANGLIONS LYMPHATIQUES.

Ce sont de petits organes mous, d'un brun rosé, ovoïdes ou circulaires, aplatis, situés sur le trajet des vaisseaux lymphatiques, et vers lesquels convergent ces derniers, qui s'y jettent et en ressortent en nombre inégal. Les ganglions lymphatiques contiennent, proportionnellement à leur volume, un grand nombre de vaisseaux sanguins, artérioles et veinules. Aboutissant et point de départ des vaisseaux lymphatiques, on suppose, avec beaucoup de raison, qu'ils font subir au chyle et à la lymphe une élaboration d'une haute importance, mais dont la nature n'est pas connue. L'injection prouve la continuité entre les vaisseaux lymphatiques d'entrée et de sortie, mais la science n'est pas également fixée sur l'existence ou l'absence d'un mode normal de communication des vois lymphatiques avec les radicules veineuses dans la profondeur des ganglions ; le vague et l'indécision qui règnent sur ces diverses questions tiennent à l'ignorance où l'on est encore sur la texture des vaisseaux et des ganglions lymphatiques. Nous possédons déjà sur cette texture beaucoup de faits que nous espérons compléter assez par nos recherches journalières pour en donner, dans l'histologie, une anatomie microscopique détaillée.

VAISSEAUX ET GANGLIONS LYMPHATIQUES DES MEMBRES.

Les vaisseaux et ganglions lymphatiques des membres sont disposés sur deux plans : 1° un plan sous-cutané ou sus-aponévrotique, formé de lymphatiques agglomérés, ou de rubans isolés et parallèles, accompagnant les grandes veines ; 2° un faisceau profond composé de plusieurs canaux d'un fort volume, satellites des faisceaux vasculaires.

1° PLAN LYMPHATIQUE SUPERFICIEL[1].

PIED.

Les lymphatiques superficiels du membre abdominal naissent des lymphaticules du corps de la peau, et se rassemblent en vaisseaux isolés dans la couche sous-cutanée du pied, sur les deux faces sous-plantaire et dorsale. Les rameaux de la face plantaire, formés graduellement par les lymphatiques collatéraux des orteils et ceux du pannicule adipeux, s'écartent de chaque côté, vers les bords du pied, pour remonter en contournant les faces latérales; les plus nombreux sont ceux de la face interne; leur nombre est de sept ou huit qui forment un courant principal longeant la veine dorsale interne du pied; les rameaux de la face externe se rendent dans de pareils canaux accompagnant la veine dorsale externe, dont l'anastomose transversale, avec ceux du côté opposé, constitue une *arcade lymphatique sus-métatarsienne,* image et satellite de l'arcade veineuse sous-cutanée, à laquelle se rendent les lymphatiques dorsaux des orteils et d'où procèdent les canaux ascendans qui remontent le long des deux veines saphènes.

JAMBE.

Les lymphatiques superficiels de la jambe, accompagnant les veines saphènes, forment deux groupes ou deux courans dont la terminaison est différente, l'un *saphène postérieur* ou seulement *jambier,* et l'autre, *saphène interne* ou tibio-fémoral.

1° *Lymphatiques saphènes postérieurs.* A partir du coude-pied, la veine saphène postérieure est accompagnée des deux rameaux externes de l'arcade métatarsienne; ceux-ci, accrus par la jonction de quelques lymphatiques du talon, et successivement de plusieurs autres provenant de l'épaisseur de la peau, suivent à distance, au nombre de cinq à six rameaux, la veine saphène postérieure. Supérieurement ils se terminent de trois manières : de chaque côté, par des lymphaticules qui contournent la face interne ou les deux faces externe et antérieure, pour se jeter dans le grand courant saphène interne; en haut, par quatre ou cinq canaux, d'un plus fort volume, qui s'insinuent dans l'épaisseur de l'aponévrose d'enveloppe, et se réduisent à deux ou trois, pour s'aboucher dans les ganglions poplités.

2° *Lymphatiques saphènes internes.* (*Portion jambière.*) Formés sur la malléole interne de deux ou trois canaux, faisant suite à l'arcade sus-métatarsienne, ils remontent le long de la veine saphène, agglomérés en deux ou trois rubans, composés d'abord de deux, puis de trois vaisseaux lymphatiques, juxta-posés parallèlement. Quelques rameaux isolés remontent verticalement, avec ces derniers, sur la face interne de la jambe; les uns et les autres sont graduellement accrus par la jonction de rameaux internes, provenant de la peau ou du groupe saphène postérieur, et qui rejoignent les premiers à une hauteur inégale. D'autres, d'un trajet oblique, arrivent en grand nombre des faces externe et antérieure, pour se jeter dans le courant saphène interne qu'ils renforcent successivement de bas en haut. Les rameaux supérieurs de la face externe contournent le genou en dehors, et ne rejoignent le courant saphène qu'à la cuisse.

[1] Planche 74.
38.

CUISSE.

A la cuisse, le courant lymphatique superficiel est formé uniquement par le *groupe saphène interne.* Il se compose de quinze ou vingt rameaux plus ou moins parallèles, fréquemment anastomosés à angle très aigu, qui remontent obliquement en diagonale le long de la face interne de la cuisse, dans une largeur de deux pouces et demi, en suivant le trajet de la veine saphène interne et du muscle couturier. Dans la hauteur du membre, le courant lymphatique s'accroît successivement par la jonction des rameaux de la face interne et d'un grand nombre de canaux volumineux, d'un trajet oblique, qui rassemblent tous les vaisseaux des deux faces externe et antérieure de la cuisse. Supérieurement tous les rameaux lymphatiques du courant saphène interne, se coordonnent et s'agglomèrent en quatre ou cinq faisceaux distincts qui viennent se jeter dans la rangée inférieure des ganglions inguinaux superficiels. L'aspect particulier à ces faisceaux est de former des rubans par la juxta-position de quatre rameaux parallèles, accolés longitudinalement, qui s'infléchissent en commun. Cette dépendance mutuelle est surtout remarquable pour ceux qui se jettent en masse dans les gros ganglions; les autres, au contraire, plus ou moins entrecroisés ou agglomérés irrégulièrement, se disséminent en haut, pour envoyer leurs rameaux dans des ganglions différens.

RÉGION INGUINALE SUPERFICIELLE[1].

Cette région, confluent commun des lymphatiques sous-cutanés de la cuisse et de la partie inférieure de la paroi abdominale antérieure, est parsemée de ganglions de réception des vaisseaux, disposés sur deux rangées ou chapelets, l'un supérieur ou abdominal, l'autre, inférieur ou fémoral, réunis l'un à l'autre par des rameaux de communication. Cette couche de ganglions superficiels est indépendante de celle des ganglions profonds sous-jacens à l'aponévrose.

GANGLIONS INGUINAUX SUPERFICIELS.

1° *Chapelet inguinal inférieur* ou *fémoral.* Il se compose de trois forts ganglions, deux internes et un externe, et de deux ou trois autres intermédiaires plus petits. Les *ganglions internes* sont situés au-dessous de l'orifice de passage de la veine saphène interne; l'un, plus petit, placé dans l'embranchement de la veine honteuse externe; l'autre, de forme oblongue, d'un volume considérable, et le plus fort des ganglions du membre abdominal, ordinairement recouvre la veine, mais quelquefois est recouvert par elle. A ces ganglions se rendent trois ou quatre des faisceaux du grand courant lymphatique saphène interne. En haut, ils dégagent quelques rameaux superficiels de communication avec le chapelet supérieur, mais surtout ils fournissent trois ou quatre gros canaux efférens, qui traversent l'aponévrose avec la veine saphène, et vont se jeter dans les lymphatiques profonds.

Le *ganglion externe,* d'un fort volume, est placé verticalement sur le bord du couturier. Ses vaisseaux afférens proviennent du courant saphène externe et rameaux isolés de la face externe de la cuisse; de ses vaisseaux efférens, les uns superficiels, rejoignent les ganglions du chapelet supérieur; les autres, profonds, s'insinuent sous l'aponévrose, pour se jeter en haut dans les ganglions iliaques (Pl. 86).

[1] Planches 81, 91.

Les petits ganglions intermédiaires reçoivent inférieurement des lymphatiques fémoraux; ils communiquent en haut avec le chapelet supérieur, et, au travers de l'aponévrose, avec les canaux profonds.

2° *Chapelet inguinal supérieur ou abdominal.* Formé de quatre ganglions de forme ovale, qui se font suite le long du pli de l'aine, abouchés les uns avec les autres par quatre ou cinq vaisseaux courts de communication, ils ont pour afférens les lymphatiques sous-cutanés de la paroi abdominale et des parties génitales externes, et les rameaux de communication avec le chapelet fémoral. Leurs canaux efférens, d'un fort volume et en nombre variable, traversent l'aponévrose pour se jeter dans les canaux et les ganglions profonds. Cette distinction des deux chapelets ganglionaires superficiels de l'aine, évidente en anatomie, se retrouve en pathologie : l'inflammation ganglionaire, affectant isolément l'un ou l'autre chapelet, suivant que sa cause est aux parties génitales ou à la partie inférieure du membre abdominal.

2° PLAN LYMPHATIQUE PROFOND[1].

Les vaisseaux lymphatiques profonds, moins nombreux que les superficiels, naissent de la surface sous-aponévrotique et de l'intimité des tissus, les muscles et le périoste; ils se rassemblent en plusieurs gros canaux, onduleux dans leur trajet, anastomosés entre eux à angle aigu ou par des anses transversales, et communiquant à diverses hauteurs, au travers de l'aponévrose, avec les lymphatiques superficiels. Ces canaux, dans chaque partie du membre, remontent avec les faisceaux vasculaires dont ils empruntent les noms.

Lymphatiques plantaires. Ordinairement, au nombre de deux rameaux, accompagnant les vaisseaux plantaires externes, un seul canal revenant avec les vaisseaux plantaires internes.

Lymphatiques tibiaux antérieurs. Au nombre de deux ou trois troncs, un ou deux remontant sur les vaisseaux pédieux, et l'autre, sur les vaisseaux sus-tarsiens, ils marchent parallèlement en accompagnant l'artère et les veines tibiales antérieures, traversent en haut le ligament interosseux, et se jettent par deux troncs, dans les lymphatiques péroniers et dans l'un des ganglions inférieurs poplités. Au tiers supérieur de la jambe, Mascagni a figuré deux petits ganglions intermédiaires aux canaux lymphatiques; ces ganglions ont été vus par Hewson et Meckel; Cruikshank et Hunter, au contraire, ne les ont pas rencontrés. Nous n'avons pu nous-mêmes les faire représenter, ces ganglions n'existant pas sur plusieurs belles injections que nous avons obtenues.

Lymphatiques péroniers. Ils forment deux gros rameaux nés inférieurement de la face externe du pied, qui se confondent latéralement, à angle aigu, avec les lymphatiques tibiaux postérieurs et antérieurs avant les ganglions du jarret.

Lymphatiques plantaires et tibiaux postérieurs. Nés des parties molles de la voûte du pied et de l'extrémité des orteils, ils forment ordinairement deux forts rameaux accompagnant les vaisseaux plantaires externes, tandis qu'un seul canal revient avec les vaisseaux plantaires internes. Les lymphatiques remontent en arrière des vaisseaux tibiaux postérieurs divisés en quatre gros rameaux fréquemment anastomosés, d'où procèdent des canaux de communication avec le courant superficiel saphène interne. Au milieu de la jambe, le courant lymphatique profond s'incline en dehors pour aller à la rencontre des vais-

seaux péroniers avec lesquels il se confond. De leur jonction résultent deux ou trois gros troncs qui s'abouchent avec les rameaux tibiaux antérieurs, et tous ensemble vont se jeter par trois ou quatre troncs dans les ganglions poplités.

GANGLIONS POPLITÉS[1].

Confluens des lymphatiques profonds de la jambe et du pied et des lymphatiques superficiels saphènes externes, les ganglions poplités sont au nombre de cinq ou six, étagés à des hauteurs différentes. Il en existe ordinairement deux inférieurs appliqués sur la face postérieure des vaisseaux poplités dans l'échancrure qui sépare les condyles. Ce sont eux qui reçoivent les lymphatiques profonds tibiaux et péroniers. Au-dessus ils envoient leurs canaux efférens à deux autres ganglions également accolés aux vaisseaux sanguins. L'un au-dessus du condyle externe reçoit les rameaux d'un cinquième ganglion superficiel placé sur le biceps, et auquel se rendent les lymphatiques saphènes postérieurs et médians. L'autre, situé au-dessous de l'arcade de passage des vaisseaux fémoro-poplités, reçoit ses rameaux afférens des ganglions inférieurs, et en émet de supérieurs, lesquels, avec d'autres qui leur sont parallèles, forment pour la cuisse trois courans : le premier ou le principal formé de quatre ou cinq gros troncs traverse l'arcade du troisième adducteur et remonte sur les vaisseaux fémoraux. Le second accompagne les vaisseaux fémoraux profonds. Le troisième remonte le long de la ligne âpre sur les attaches des muscles adducteurs, pour se jeter dans un ganglion appliqué sur les vaisseaux circonflexes internes, et communique, par ce dernier, avec le chapelet ischiatique.

Lymphatiques fémoraux[2]. Continuation des vaisseaux efférens poplités à leur sortie du canal des adducteurs, d'abord au nombre de cinq ou six, d'un fort volume, ils augmentent successivement en nombre à mesure qu'ils sont renforcés par d'autres lymphatiques accompagnant les ramifications vasculaires de la cuisse. Après la jonction des vaisseaux fémoraux profonds, ils forment douze à quinze gros troncs fréquemment anastomosés, qui environnent en demi-cercle en avant la gaine des gros vaisseaux. A l'extrémité supérieure de la cuisse, dans le triangle au-dessus du couturier, les lymphatiques fémoraux se jettent successivement dans les ganglions profonds et reçoivent eux-mêmes les vaisseaux de communication du plan superficiel. De leur jonction résulte le vaste courant du membre abdominal qui franchit l'arcade crurale, pour se jeter dans le chapelet ganglionaire iliaque externe.

GANGLIONS INGUINAUX PROFONDS[3].

On en compte de six à huit ; trois ou quatre inférieurs, disposés irrégulièrement au voisinage des gros vaisseaux, sur les feuillets d'enveloppe du pectiné et du psoas iliaque, à l'origine des vaisseaux fémoraux profonds. Quatre autres ganglions couchés en travers sur l'arcade crurale forment le *chapelet inguinal profond*, séparé du superficiel par l'aponévrose d'enveloppe. Intermédiaires entre les deux courans lymphatiques de la cuisse et du bassin, ces ganglions reçoivent : 1° inférieurement le groupe des troncs lymphatiques profonds, augmenté par les vaisseaux efférens de communication des deux forts ganglions internes de la seconde rangée superficielle; 2° en avant, au chapelet inguinal profond se rendent les canaux efférens de la rangée supérieure superficielle. En haut les ganglions eux-mêmes se vident par un faisceau de gros troncs qui se jettent dans le chapelet ganglionnaire iliaque externe.

VAISSEAUX ET GANGLIONS LYMPHATIQUES DU MEMBRE THORACIQUE.

1° PLAN LYMPHATIQUE SUPERFICIEL [1].

MAIN.

Les lymphatiques du membre thoracique naissent de la couche sous-cutanée de la main, sur les faces palmaire et dorsale où ils ont pour première origine les rameaux collatéraux des doigts. A la face palmaire, les lymphatiques des doigts se réunissent en une arcade superficielle à convexité supérieure, dont les côtés se continuent avec les lymphatiques de l'avant-bras. A la face dorsale, les rameaux accompagnent, en formant des anastomoses, les veines dorsales métacarpiennes. Ceux des éminences thénar et hypothénar remontent isolément.

AVANT-BRAS.

Sur la face antibrachiale postérieure, les lymphatiques, satellites des veines digitales dorsales, se séparent en deux groupes externe et interne, composés chacun de huit à dix rameaux espacés, irrégulièrement parallèles, qui remontent sur les veines radiale et cubitale postérieures et contournent avec elles les faces latérales de l'avant-bras pour gagner sa face antérieure. En avant les rameaux palmaires remontent avec les divisions des veines radiale commune et cubitale antérieure, et se séparent également : les uns vont rejoindre les confluens des veines médianes ; les autres, moins nombreux, s'inclinent en dehors pour former, avec les rameaux de la radiale postérieure, le faisceau lymphatique de la veine céphalique.

BRAS.

A partir du pli du bras, les lymphatiques superficiels forment deux courans ; l'interne, le plus considérable, fait suite au groupe satellite des veines cubitales postérieure et antérieure et aux rameaux médians de la radiale commune. Il se compose de douze ou quinze vaisseaux espacés sur deux pouces de largeur. Entre eux, au-dessus des muscles pronateurs, est un ganglion sus-aponévrotique. Le groupe des lymphatiques internes remonte sur les côtés de la veine basilique. Quelques rameaux s'insinuent avec cette dernière sous l'aponévrose ; les autres forment des faisceaux rubanés par deux, trois ou quatre rameaux accolés qui remontent jusqu'à l'aisselle. Le groupe des lymphatiques externes, composé de cinq ou six vaisseaux qui se réduisent à trois, se confond en haut avec l'interne, ou un tronc qui s'insinue avec la veine céphalique sous l'aponévrose, et va se jeter dans les ganglions sous-claviers. Les lymphatiques superficiels, resserrés en un seul faisceau à la partie supérieure et interne du bras, et rejoints par ceux qui viennent des tégumens de l'épaule sur l'aponévrose du deltoïde, se jettent tous dans les deux ou trois ganglions inférieurs et superficiels du creux axillaire, qui reçoivent aussi, par l'autre face, des rameaux de communication avec les vaisseaux profonds.

2° PLAN LYMPHATIQUE PROFOND [2].

Ces lymphatiques naissent des parties profondes de la main, surtout à la face palmaire. Ceux-ci remontent avec les artères digitales, un faible rameau pour chacun des faisceaux vasculaires. Ils forment, comme ces derniers, deux arcades d'où procèdent des lymphatiques profonds *radiaux* et *cubitaux*. Les uns et les autres, au nombre de deux ou trois, accompagnent sur l'avant-bras les faisceaux vasculaires de même dénomination, et viennent se jeter dans les ganglions du pli du coude.

GANGLIONS DU PLI DU COUDE.

Au nombre de cinq ou six, un de ces ganglions est situé dans l'embranchement des vaisseaux interosseux dont il reçoit les rameaux satellites ; deux autres flanquent les vaisseaux cubitaux dans le point de leur jonction avec les radiaux. Un ou deux se logent entre les vaisseaux huméraux et le tendon du biceps ; des rameaux établissent la liaison des uns et des autres.

GANGLIONS ET LYMPHATIQUES HUMÉRAUX.

Formés par trois rameaux efférens dégagés des ganglions du pli du coude et un quatrième provenant du ganglion interne superficiel, les lymphatiques huméraux profonds remontent suivant un trajet irrégulier, se jetant ou envoyant des anastomoses dans quatre ou cinq ganglions espacés à diverses hauteurs, le long de la gaîne vasculaire. Au-delà, les canaux de continuation, ou les efférens des ganglions huméraux, vont se jeter dans les ganglions axillaires profonds, et communiquent par quelques rameaux de liaison avec les ganglions superficiels.

VAISSEAUX ET GANGLIONS LYMPHATIQUES DE LA TÊTE.

Les réservoirs lymphatiques de la tête se distinguent en ceux du crâne et de la face. Les uns et les autres sont disposés en deux plans, superficiel et profond.

LYMPHATIQUES DU CRANE.

PLAN PROFOND.

Les lymphatiques profonds du crâne se distinguent en ceux des enveloppes membraneuses et ceux du cerveau. Les premiers, ou les *lymphatiques méningés*, qui accompagnent les vaisseaux de même dénomination, sortent avec les veines par le trou sphéno-épineux et viennent se rendre dans les ganglions parotidiens profonds. Les lymphatiques superficiels du cerveau ont été aperçus par M. Fohman, à la surface des hémisphères, et, d'un autre côté, Mascagni a représenté des rameaux lymphatiques sur les gros troncs sanguins des artères carotide et vertébrale. Nous ne faisons ici que les mentionner, renvoyant pour plus de détails à l'anatomie du cerveau (voyez tome 3).

PLAN SUPERFICIEL [3].

Les vaisseaux et les ganglions lymphatiques superficiels du crâne, par leur origine et leur terminaison, appartiennent, comme les veines, à l'appareil circulatoire de la face.

Nés de toute la surface sous-cutanée syncipitale du péricrâne et du cuir chevelu, ils composent trois ordres de faisceaux antérieurs, latéraux et postérieurs, qui communiquent, les uns avec les autres, par des réseaux et de nombreuses anastomoses en arcade.

1° *Lymphatiques occipitaux*. Au nombre de huit à dix rameaux de chaque côté, ils descendent en accompagnant irrégulièrement les veines occipitales, s'anastomosent fréquemment les uns avec les autres, et, sans se confondre, vont se jeter dans les ganglions du chapelet sous-occipital, placés en ligne courbe sous les insertions du muscle occipital et du sterno-mastoïdien.

2° *Lymphatiques temporaux.* Ils naissent du sommet du crâne, se réunissent, en convergeant, à la région temporale, en cinq ou six troncs, qui se réduisent à trois, appliqués superficiellement sur la face externe des vaisseaux temporaux, descendent avec ces derniers, et vont se jeter dans les ganglions parotidiens superficiels.

3° *Lymphatiques frontaux.* Nés au sommet du crâne, des réseaux d'origine qui leur sont communs avec les précédens, ils forment un groupe de rameaux médians, au nombre de cinq ou six, fréquemment anastomosés entre eux, qui accompagnent irrégulièrement les artères et les veines frontales, et descendent à la racine du nez, où ils se continuent de chaque côté avec les lymphatiques faciaux.

VAISSEAUX ET GANGLIONS LYMPHATIQUES DE LA FACE[1].

1° PLAN SUPERFICIEL.

Les lymphatiques superficiels continuent ceux des régions antérieure et latérale du crâne; ils forment deux groupes. (a) Le *groupe facial* fait suite aux lymphatiques du front, reçoit de chaque côté les rameaux des paupières, ceux du nez, et successivement ceux qui naissent de la couche superficielle de la face. Ces vaisseaux se rassemblent en un ou deux troncs qui descendent intermédiaires de l'artère à la veine faciale, reçoivent quelques rameaux des joues et ceux des lèvres, et se jettent dans les ganglions buccaux. (b) Le *groupe temporal*, formé de trois vaisseaux, reçoit, en avant, des rameaux des paupières et de la joue, et, en arrière, ceux du pavillon de l'oreille; inférieurement il se jette dans les ganglions parotidiens superficiels.

Ganglions buccaux ou sus-maxillaires.

En nombre irrégulier, deux, trois ou quatre, d'un petit volume, ils sont situés entre l'artère et la veine faciale, appliqués sur le buccinateur, et protégés, en arrière, par la saillie du masséter, et en haut, par celle du grand zygomatique. Souvent deux de ces ganglions sont placés plus bas sur l'os maxillaire inférieur, entre le masséter et le triangulaire des lèvres, intermédiaires, entre les ganglions buccaux proprement dits et le chapelet sous-maxillaire. L'amas ganglionaire buccal reçoit : 1° de la partie supérieure, les troncs lymphatiques faciaux et des rameaux géniens; 2° de ses parties latérales, des rameaux lymphatiques labiaux, mentoniers, en dedans, et des rameaux massétérins, en dehors. Inférieurement ils se vident par plusieurs rameaux dans le chapelet sous-maxillaire, qui communique en dehors avec les rameaux parotidiens.

Ganglions parotidiens superficiels.

Au nombre de deux ou trois, disposés verticalement, placés entre la peau et la glande parotide, ils reçoivent en haut les lymphatiques temporaux superficiels, et, sur les côtés, des rameaux sous-cutanés zygomatiques et auriculaires. En profondeur, ils communiquent avec les ganglions parotidiens profonds. Unis

[1] Planche 86.

les uns avec les autres par des rameaux de communication, les plus inférieurs se vident dans les ganglions sous-maxillaires.

2° PLAN PROFOND.

Les lymphatiques profonds du crâne et de la face accompagnent les divisions des vaisseaux maxillaires internes et linguaux. Les vaisseaux des fosses temporales profondes, ptérygo et zygomato-maxillaires, viennent se rendre dans les ganglions parotidiens profonds. Les lymphatiques des fosses nasales, du pharynx, de la cavité buccale, de la langue, du voile du palais et du larynx, suivant leur position, se rendent : les supérieurs, dans les ganglions parotidiens profonds; les inférieurs, dans les ganglions sous-maxillaires, laryngés ou jugulaires externes.

Ganglions parotidiens profonds.

Ce chapelet ganglionaire est le seul qui appartienne aux lymphatiques profonds. Il se compose de huit à dix ganglions disposés verticalement entre la branche de la mâchoire et la portion mastoïdienne du temporal, appliqués sur la face externe des vaisseaux temporo-maxillaires, et, recouverts par les glandes parotides, entre les granulations desquelles ils sont comme encastrés. Aussi ce chapelet ganglionaire pourrait-il se nommer *temporo-maxillaire*, aussi bien que parotidien profond. Quant à ses communications, le chapelet temporo-maxillaire reçoit en haut les lymphatiques temporaux profonds ; en dedans, ceux de la partie supérieure des fosses nasales, des fosses ptérygo et zygomato-maxillaires et des rameaux méningés qui reviennent avec les vaisseaux du même nom. En dehors, aux ganglions moyens affluent les rameaux de la glande parotide elle-même, et quelques-uns de ceux de la cavité de l'arrière-bouche. Au-dessous de l'apophyse mastoïde, les ganglions les plus inférieurs, recouverts par les glandes parotide et sous-maxillaire, reçoivent de nombreux rameaux : en arrière, du chapelet sous-occipital; en avant, du chapelet sous-maxillaire; en dedans, du pharynx et du voile du palais; en dehors, des glandes salivaires elles-mêmes. Inférieurement ils se vident par de nombreux canaux dans le chapelet jugulaire externe qui les continue.

VAISSEAUX ET GANGLIONS LYMPHATIQUES DU TRONC.

Les lymphatiques du tronc se distinguent, comme tous les autres, en superficiels et profonds. Ils se divisent en plusieurs sections : les lymphatiques du cou, ceux du bassin et des deux grandes cavités abdominale et thoracique. Ces derniers, outre la distinction des deux plans que renferment leurs parois, comprennent, en outre, les différens groupes de lymphatiques qui entrent dans l'organisme propre des viscères.

VAISSEAUX ET GANGLIONS LYMPHATIQUES DU COU[1].

La région cervicale renferme plusieurs amas ou chapelets ganglionaires superficiels et profonds qui reçoivent tous les lymphatiques de la face et du cou, et sont liés entre eux par des traînées continues de vaisseaux, alternativement afférens et efférens. Les chapelets ganglionaires sont à peu près superficiels. Ils sont au nombre de cinq de chaque côté, les chapelets sous-maxillaire et sous-occipital; le jugulaire externe, qui se

[1] Planches 87, 88, 91.

continue derrière les vaisseaux par un amas distinct ou jugulaire postérieur; enfin, le chapelet trachéal, composé de plusieurs ganglions médians et de deux amas de ganglions latéraux.

1° Chapelet ganglionaire sous-occipital.

Composé de six à huit ganglions agglomérés suivant une ligne courbe entre les attaches du muscle occipital, du splénius et du sterno-mastoïdien. Outre les rameaux de communication qui unissent entre eux les ganglions, le chapelet sous-occipital reçoit : en haut, les rameaux lymphatiques du groupe occipital et auriculaire postérieur; en arrière, il communique sur le plan moyen avec celui du côté opposé. Quant à ses rameaux efférens, ils sont de deux sortes : au-dessous de l'oreille, des rameaux courts, dirigés horizontalement en avant, se jettent dans les ganglions inférieurs temporo-maxillaires; les autres rameaux, obliques et verticaux, dégagés des ganglions moyens, se jettent dans le chapelet jugulaire externe.

2° Chapelet ganglionaire sous-maxillaire.

Formé de quatre ou cinq ganglions, situés sur le muscle mylo-hyoïdien, entre les vaisseaux submentaux et le bord de la mâchoire; ces ganglions sont recouverts : les moyens, par le peaucier; le plus interne, par le ventre maxillaire du digastrique; et les deux externes et postérieurs, par la glande sous-maxillaire. Les ganglions du chapelet sous-maxillaire, réunis entre eux par de nombreux rameaux de communication, reçoivent en haut les troncs efférens des ganglions buccaux qui rapportent la lymphe des lymphatiques médians de la face; en dedans y affluent des rameaux profonds des muscles de la base de la langue; en arrière et en dehors, les deux ganglions inférieurs se vident par plusieurs gros troncs dans les ganglions supérieurs des chapelets jugulaires, externe et postérieur.

3° Chapelet ganglionaire jugulaire.

Le chapelet jugulaire, confluent commun de tous les lymphatiques de la tête et du cou, forme l'amas de ganglions le plus considérable de ceux qui ne reçoivent que la lymphe, et ne le cède en nombre qu'aux amas des chylifères mésentériques. En disposition générale, il se compose d'une masse ganglionaire centrale, offrant, pour ses origines et ses terminaisons, des diverticules latéraux dans les parties supérieures, moyennes et inférieures du cou.

(a) Masse centrale ganglionaire. Formée de dix à douze ganglions, d'un petit volume, située verticalement sur les scalènes, en arrière de la veine jugulaire interne, dans l'espace triangulaire inscrit en dehors par les bords adjacens du trapèze et du sterno-mastoïdien; recouverte par ce dernier muscle et le peaucier, croisée dans sa direction par le scapulo-hyoïdien et les veines d'anastomose entre les deux jugulaires externe et antérieure, cette masse constitue, à la partie moyenne du cou, un chapelet vertical, percevable au toucher, et qui, dans les engorgemens lymphatiques, inscrit à l'extérieur une succession de bosselures, en arrière du sterno-mastoïdien.

(b) Extrémité supérieure. En haut, le chapelet jugulaire a pour origine trois embranchemens; latéralement par la jonction en Y des deux chapelets sous-occipital et sous-maxillaire, tandis qu'au milieu ils forment la continuation du chapelet temporo-maxillaire. Un peu au-dessous, un ou deux ganglions, placés sous le tronc veineux linguo-facial, reçoivent les lymphatiques profonds de la base de la langue.

(c) Partie moyenne. Au milieu du cou, à la masse ganglio-

naire centrale, affluent trois diverticules : en avant, deux ou trois ganglions thyroïdiens reçoivent les lymphatiques superficiels du larynx; au milieu, quatre ou cinq ganglions, situés en arrière des gros vaisseaux, où ils forment un petit chapelet jugulaire postérieur, reçoivent les lymphatiques profonds du larynx, de l'œsophage et des muscles prévertébraux; enfin, en arrière, au chapelet jugulaire externe, affluent les rameaux efférens de trois ou quatre ganglions postérieurs, intermédiaires entre les chapelets sous-occipital et sus-scapulaire, et servant de communication des uns avec les autres.

(d) Extrémité inférieure. En bas, le chapelet jugulaire externe présente trois sortes de communication différentes: 1° en dedans, il reçoit des rameaux de terminaison supérieurs et inférieurs; les premiers, des ganglions laryngés ou thyroïdiens, les seconds, des ganglions trachéaux; 2° en dehors, ce chapelet envoie de forts rameaux dans un amas de trois ou quatre ganglions sus-scapulaires, placés sous le trapèze. Ces derniers, qui reçoivent inférieurement des lymphatiques de l'épaule, sont unis par des rameaux de liaison avec le chapelet sous-clavier, et se vident au milieu par un canal sus-claviculaire plus ou moins accidentel, mais dont l'existence est plus commune à gauche, où il se jette dans le canal thoracique près de son embouchure. A droite, il s'abouche fréquemment, dans le grand canal lymphatique, mais souvent des deux côtés il afflue aux troncs axillaires par l'intermédiaire des ganglions sous-claviers; 3° enfin, au milieu existe la terminaison du chapelet jugulaire externe. Cette terminaison se fait de deux manières : pour les ganglions inférieurs, par des rameaux de communication qui se rendent dans les ganglions sous-claviers, et, pour la masse ganglionaire, par deux ou trois canaux communs, les troncs jugulaires, d'un volume considérable, qui se jettent à gauche dans le tronc sus-claviculaire et dans le canal thoracique près de son embouchure, et à droite dans le grand canal de ce côté, et isolément, à côté de lui, dans la veine jugulaire interne, à l'angle de sa réunion avec la sous-clavière (Pl. 91).

4° Chapelet ganglionaire trachéal.

Formé d'un amas de dix à douze ganglions, espacés irrégulièrement autour de la trachée-artère, entre les gros vaisseaux et la glande thyroïde, et distingués en ganglions médians et latéraux. Les ganglions médians sont appliqués sur le plexus veineux thyroïdien; les ganglions latéraux sont situés de chaque côté entre la trachée, les deux artères carotides, et à droite le tronc brachio-céphalique. Le chapelet trachéal reçoit inférieurement les rameaux de terminaison provenant des ganglions bronchiques et cardiaques[1], et de plus les lymphatiques du médiastin antérieur et des rameaux de communication des vaisseaux sous-claviers et du chapelet jugulaire. Il se vide à gauche par quelques rameaux dans les ganglions inférieurs jugulaires et sous-claviers, mais surtout, par deux gros troncs, à la partie supérieure du canal thoracique, au-dessous de la glande thyroïde, et avant sa première coudure, derrière la veine jugulaire interne.

VAISSEAUX ET GANGLIONS LYMPHATIQUES DU BASSIN.

Les lymphatiques du bassin se distinguent en superficiels et profonds.

Les lymphatiques superficiels ou sus-cutanés appartiennent à

[1] Voyez, dans ce volume, les vaisseaux lymphatiques du cœur et des poumons.

la fesse et au périnée. Les uns et les autres se rendent dans les ganglions inguinaux et communiquent dans la profondeur des muscles avec les lymphatiques profonds qui vont se rendre aux ganglions honteux internes et fessiers.

Les *réservoirs lymphatiques profonds* du bassin[1] ont plusieurs origines indiquées par le trajet des vaisseaux sanguins; ce sont, de chaque côté, les vaisseaux et ganglions iliaques externe et primitif, et, de plus, les chapelets obturateur, fessier, ischiatique, honteux interne et sacrés, composant, dans leur ensemble, le plexus lymphatique hypogastrique.

1° Chapelets iliaques externe et primitif.

Ils font suite aux vaisseaux et aux ganglions fémoraux, après qu'ils ont franchi l'arcade crurale, et sont disposés sur deux plans, l'un superficiel, qui longe les vaisseaux iliaques externes et primitifs, l'autre profond, appliqué sur le psoas; les deux plans de ganglions sont liés par de nombreux canaux lymphatiques d'un fort volume, dont les anses tournent à l'entour des vaisseaux sanguins. En bas, immédiatement au-dessus de l'arcade fémorale, une première rangée transversale de ganglions disposés au-devant des vaisseaux, suivant une courbe demi-circulaire, reçoit tous les rameaux efférens du membre abdominal, sur deux couches. La couche profonde, composée de quinze ou vingt gros canaux, franchit l'arcade fémorale, appliquée sur l'aponévrose du psoas iliaque qui forme autant de petites gaines dans lesquelles sont renfermés les vaisseaux lymphatiques, d'où le nom de *fascia cribriformis* donné à cette aponévrose. La couche superficielle se dégorge par une douzaine de canaux très courts, qui, nés des ganglions inguinaux superficiels, se jettent immédiatement dans les ganglions iliaques, après avoir traversé le ligament de Poupart; de sorte que, à l'arcade fémorale, les aponévroses qui, au premier aspect, en raison de leur densité, paraissent lisses et imperforées, sont cependant criblées par un nombre considérable de canalicules et d'orifices de passage. La première rangée ganglionaire, située au-dessus de l'orifice pelvien du canal crural, y est comme encastrée par trois ganglions externe, antérieur et interne, qui forment le premier obstacle à la hernie crurale. En dehors, au bas de la fosse inguinale interne, est un dernier ganglion d'un fort volume, intermédiaire entre les deux chapelets iliaque externe et circonflexe iliaque. En haut, les chapelets iliaques superficiels et profonds se continuent sans interruption avec les vastes chapelets lombaires. Aux ganglions iliaques se rattachent comme appendices deux traînées de lymphatiques : l'une externe, et supérieure, née inférieurement par deux origines des ganglions inguinaux superficiels et du ganglion iliaque externe dont nous avons parlé plus haut, accompagne les vaisseaux circonflexes, et longe avec eux la crête iliaque interne pour se jeter dans les ganglions lombaires. L'autre appendice, interne et inférieur, descend, sous forme de guirlande, en dedans du bassin, se lie par de nombreux rameaux avec les ganglions obturateurs, et remonte par plusieurs gros canaux sur les vaisseaux hypogastriques, pour rejoindre les ganglions iliaques primitifs.

2° Chapelets fessier et ischiatique[2].

Au nombre de cinq ou six ganglions de chaque sorte, disposés sur le trajet des vaisseaux, au-dessus et au-dessous du muscle pyramidal, et communiquant d'un groupe à l'autre. Le chapelet supérieur naît par plusieurs rameaux de la profondeur des mus-

cles fessiers. Le chapelet ischiatique communique inférieurement par un long canal lymphatique avec les ganglions poplités. Ces deux amas ganglionaires envoient dans le bassin, par l'échancrure sciatique, leurs canaux efférens, qui se jettent au-delà dans les ganglions de l'intérieur du bassin.

3° Chapelet obturateur.

Il est formé de quatre ou cinq ganglions disposés le long des vaisseaux obturateurs, et dont le premier est engagé dans le trou sous-pubien. Ces ganglions, dont les vaisseaux d'origine sont dans les muscles de la cuisse, reçoivent sur le muscle obturateur interne de nombreux rameaux des parties profondes du bassin, et se vident en haut dans l'appendice inférieur des ganglions iliaques, et en avant dans les ganglions hypogastriques.

Ganglions honteux internes.

Formés par les vaisseaux efférens qui reviennent des parties génitales et du périnée, les canaux qui en naissent s'anastomosent avec ceux qui proviennent des ganglions ischiatiques, et les uns et les autres se jettent dans les ganglions hypogastriques.

Ganglions sacrés.

Ils sont de deux sortes, médians et latéraux. Les ganglions médians sont en nombre très variable et disposés irrégulièrement; ils s'étendent surtout à gauche, où ils sont situés dans l'épaisseur du méso-rectum, et reçoivent les rameaux lymphatiques de la dernière partie du gros intestin. Ils s'évacuent en dehors dans les ganglions sacrés latéraux, et en haut dans les ganglions lombaires médians. Les ganglions sacrés latéraux sont placés sur les bords des trous sacrés antérieurs; ils reçoivent les rameaux des précédents et se vident eux-mêmes dans les ganglions hypogastriques.

Chapelet hypogastrique.

En nombre irrégulier, mais qui n'est pas moins de huit à dix de chaque côté, ces ganglions sont placés autour des deux troncs pelviens et fessiers des vaisseaux hypogastriques. Les plus volumineux sont situés en dedans et au-dessus de la grande veine du même nom. Le chapelet ou plexus hypogastrique reçoit de nombreux canaux de terminaison, en avant, de la vessie par les ganglions obturateurs; en bas, des parties génitales et de la partie inférieure de la fesse, par les ganglions honteux internes et ischiatiques; en arrière, du rectum, du fond du bassin et de la partie supérieure de la fesse, par les ganglions sacrés et fessiers. En haut, le chapelet hypogastrique se vide par huit à dix gros canaux, qui passent sous la veine iliaque primitive, et vont se jeter dans les ganglions lombaires, directement ou par l'intermédiaire des ganglions iliaques primitifs.

VAISSEAUX ET GANGLIONS LYMPHATIQUES DE L'ABDOMEN.

Ils se distinguent en ceux des parois et ceux de la cavité proprement dite.

LYMPHATIQUES DES PAROIS ABDOMINALES.

Ils se composent des lymphatiques sous-cutanés ou superficiels, et des lymphatiques profonds.

1° Lymphatiques superficiels.

Paroi postérieure. Les lymphatiques lombaires se séparent en

[1] Planche 88.   [2] Planches 85, 88.

deux séries de vaisseaux ascendans et descendans. Les *vaisseaux descendans* communiquent avec les rameaux supérieurs de la fesse et contournent avec eux la couche sous-cutanée du bassin pour venir se jeter dans les ganglions inguinaux superficiels. Les vaisseaux ascendans remontent avec ceux de la couche dorsale sous-cutanée, suivant une direction oblique en dedans, vers le creux de l'aisselle, où ils se jettent dans les ganglions axillaires superficiels.

Paroi antérieure. Les lymphatiques superficiels de la paroi *sous-ombicale* (Pl. 81) descendent suivant un trajet flexueux, accompagnant irrégulièrement l'artère et la veine inguino-abdominales. Anastomosés inférieurement avec les lymphatiques sous-cutanés du pénil en dedans, et de la fesse en dehors, ils se jettent par douze ou quinze rameaux dans la rangée supérieure des ganglions inguinaux superficiels.

2° *Lymphatiques profonds.*

Ils accompagnent, au nombre d'un ou deux, les vaisseaux sanguins dans l'épaisseur des muscles. Les *lymphatiques épigastriques* (Pl. 84) communiquent en haut avec les derniers ganglions sus-diaphragmatiques, intermédiaires de ces vaisseaux aux lymphatiques mammaires internes; inférieurement ils se jettent dans les ganglions iliaques. Les lymphatiques iliaques se jettent dans la traînée des lymphatiques circonflexes qui nous est déjà connue. Ceux des vaisseaux lombaires vont se rendre aux ganglions aortiques.

VAISSEAUX ET GANGLIONS LYMPHATIQUES DE LA CAVITÉ ABDOMINALE.

Les lymphatiques de la grande cavité de l'abdomen se résument dans le vaste confluent des ganglions lombaires, d'où procède le canal commun de terminaison, ou le canal thoracique.

Lymphatiques de formation des chapelets lombaires.

Les chapelets lombaires, à leur origine, forment la continuation des chapelets iliaques primitifs qui représentent tous les lymphatiques du membre abdominal et de la cavité du bassin, moins ceux du testicule, dans l'homme, et de l'utérus, dans la femme.

Comme branches latérales, les ganglions lombaires reçoivent de chaque côté tous les lymphatiques des viscères, soit directement, soit par l'intermédiaire de chapelets ganglionaires propres à chaque viscère, et d'où se dégagent les rameaux efférens qui rejoignent le réservoir lombaire commun. Nous ne ferons qu'énumérer ici les vaisseaux lymphatiques et les amas ganglionaires propres à chaque viscère, pour donner une idée générale de l'ensemble, renvoyant pour la description spéciale à l'anatomie des organes digestifs et génito-urinaires (tome v).

Les lymphatiques qui se rendent directement dans le réservoir lombaire sont : 1° dans l'homme les lymphatiques testiculaires qui remontent en grand nombre le long des vaisseaux spermatiques; 2° dans la femme les lymphatiques des ovaires, des trompes, du corps et de la partie voisine du col de l'utérus, ceux du vagin se rendant aux ganglions sacrés et hypogastriques; 3° dans les deux sexes, les lymphatiques des reins et des capsules surrénales qui forment un lacis épais autour des vaisseaux sanguins.

Les lymphatiques viscéraux qui ne se rendent dans le confluent commun que par l'intermédiaire de chapelets ganglionaires qui leur sont propres, sont ceux des organes digestifs,

l'estomac, l'intestin grêle, le gros intestin, la rate et le pancréas. Parmi ces vaisseaux, ceux qui proviennent des intestins, et particulièrement de la partie supérieure de l'intestin grêle, destinés à absorber le chyle, prennent le nom spécial de *vaisseaux chylifères*; ils ne diffèrent des autres lymphatiques que par la nature du fluide qu'ils transportent dans le réservoir commun. Le foie se distingue des autres viscères par le nombre, la disposition et le trajet de ses vaisseaux lymphatiques superficiels et profonds, dont les uns affluent dans le réservoir commun, tandis que les autres pénètrent dans la cavité de la poitrine au travers du diaphragme et vont se jeter dans les ganglions intercostaux et dans le canal thoracique.

CHAPELETS LOMBAIRES [1].

Ils forment, autour de la portion lombaire de la colonne vertébrale, un énorme amas de ganglions et de vaisseaux lymphatiques dont la masse s'explique par ses nombreuses origines, le confluent lombaire étant à-la-fois l'aboutissant de tous les lymphatiques des deux membres abdominaux et des viscères situés dans la grande cavité abdomino-pelvienne. C'est lui par conséquent qui reçoit les chylifères et forme le confluent de ces vaisseaux avec les lymphatiques proprement dits. Les chapelets lombaires continuent inférieurement sans interruption les amas iliaques primitifs. Les ganglions qui les composent, augmentés par l'afflux considérable des vaisseaux chylifères et des lymphatiques viscéraux, sont remarquables par leurs grandes dimensions et l'énorme volume des vaisseaux qui s'y ramifient. Ils forment quatre *traînées ganglionaires* distinctes : *deux latérales* les plus considérables, appliquées de chaque côté dans la gouttière des vertèbres et des muscles psoas, où les ganglions très nombreux se pressent et se pénètrent pour ainsi dire les uns les autres; *deux antérieures*, placées en avant et en arrière de l'aorte et de la veine-cave inférieure qu'elles enveloppent. Ces ganglions, plus clair-semés, sont unis entre eux et avec les chapelets latéraux par de nombreux vaisseaux d'un gros volume.

Terminaison du confluent lombaire. Au-dessous des attaches du diaphragme, de la partie supérieure du vaste confluent lombaire, procèdent en avant trois ou quatre troncs considérables qui s'insinuent dans l'ouverture aortique du diaphragme, et donnent naissance, par leur réunion, à un grand canal commun, dit, *canal thoracique*. En outre, de chaque côté, les chapelets lombaires fournissent un tronc volumineux, unique ou multiple, qui pénètre dans la poitrine par les arcades des nerfs splanchniques, ou par celles des muscles psoas, et vient déboucher au-dessus, dans le canal thoracique, à une hauteur variable.

VAISSEAUX ET GANGLIONS LYMPHATIQUES DU THORAX.

Semblables par leur disposition à ceux de l'abdomen, ils se composent des lymphatiques des parois et de ceux de la cavité thoracique.

LYMPHATIQUES DES PAROIS THORACIQUES.

1° *Lymphatiques superficiels.*

Paroi postérieure. Les vaisseaux lymphatiques du dos varient de direction suivant la région à laquelle ils appartiennent. Ceux

[1] Planches 89, 90.

T. IV. 40

de la partie inférieure ont, comme les lymphatiques lombaires, une direction ascendante oblique en dehors ; à la partie moyenne du thorax leur direction est transversale ; en haut et à la région postérieure de la nuque, ils sont descendans ; les uns et les autres convergent en arrière de l'épaule pour se rendre dans les ganglions axillaires. Les lymphatiques de la nuque gagnent le creux de l'aisselle en rampant sur la face postérieure du deltoïde dont les rameaux cutanés marchent avec les autres. Les rameaux les plus profonds de la face postérieure du cou se jettent dans la traînée de ganglions situés sous le trapèze.

Parois latérale et antérieure. Les lymphatiques sous-cutanés de la paroi antérieure thoraco-abdominale forment plusieurs groupes. Latéralement, au-dessus du flanc, ils remontent, suivant un trajet flexueux, au nombre de dix à douze rameaux, largement espacés, qui accompagnent parallèlement à distance les vaisseaux thoraciques longs, et viennent se jeter dans les ganglions superficiels du creux de l'aisselle. Ceux de la région sus-ombilicale remontent au-devant de l'aponévrose du grand oblique, puis se détournent en dehors, en suivant le bord inférieur du feuillet d'enveloppe du grand pectoral, et vont également se rendre dans les ganglions axillaires superficiels. Les lymphatiques des régions sternale et mammaire, fréquemment anastomosés entre eux sur le plan moyen, se réunissent en convergeant sur la face antérieure du feuillet d'enveloppe du grand pectoral, et forment, par leur réunion, deux ou trois gros troncs qui montent obliquement en dehors vers l'interstice des muscles grand pectoral et deltoïde, communiquent par des anastomoses avec un autre tronc sous-cutané, provenant de la surface antérieure de ce muscle et de quelques rameaux efférens des ganglions axillaires superficiels, puis, tous ensemble contournent la clavicule et vont se jeter dans les ganglions les plus inférieurs du chapelet jugulaire.

2° *Lymphatiques profonds* [1].

Les vaisseaux lymphatiques profonds accompagnent, au nombre d'un ou deux troncs, les faisceaux vasculaires ; ce sont : les lymphatiques *thoraciques longs et courts, mammaires internes et intercostaux.* A cette série appartient également le chapelet des vaisseaux et ganglions axillaires. Les *lymphatiques thoraciques* sont les seuls qui appartiennent exclusivement aux parois de la poitrine. Ceux des vaisseaux *longs* remontent avec les divisions des faisceaux sanguins, et se réunissent en plusieurs rameaux, qui se jettent dans les ganglions axillaires.

Les *lymphatiques thoraciques courts* se jettent dans deux ou trois ganglions placés sous le petit pectoral, et par l'intermédiaire de ces derniers, affluent, par un tronc particulier, dans la veine sous-clavière ; un ou deux rameaux contournent cette veine, pour se jeter au-dessus dans les derniers ganglions jugulaires.

Les lymphatiques dont l'ensemble forme le *chapelet mammaire interne* (Pl. 84), naissent de deux ganglions situés sur les attaches du diaphragme au septième cartilage costal. Ces ganglions reçoivent eux-mêmes les vaisseaux lymphatiques antérieurs du diaphragme, et dégagent par les rameaux épigastriques, et en haut les mammaires internes. Ces derniers remontent le long des vaisseaux sanguins, formant une traînée commune avec huit à dix petits ganglions, qui reçoivent à diverses hauteurs des rameaux de la face postérieure du sternum et des

[1] Planches 84, 85.

espaces intercostaux ; supérieurement les rameaux mammaires internes se jettent, partie dans les ganglions sous-claviers, partie dans les ganglions cardiaques et trachéaux (Pl. 91).

Les *lymphatiques intercostaux* (Pl. 90), nés des parois latérale et postérieure de la poitrine, accompagnent les vaisseaux dans chaque espace intercostal. Réunis fréquemment entre chaque espace par des rameaux de communication, ils sont interrompus dans leur trajet par de très petits ganglions, et viennent se jeter entre les têtes des côtes dans les chapelets ganglionaires intercostaux.

CHAPELET AXILLAIRE [1].

Le chapelet des vaisseaux et ganglions axillaires, situé à la partie externe et supérieure du tronc, forme de chaque côté, un vaste confluent des vaisseaux lymphatiques superficiels et profonds des parois latérales de la poitrine et de tout le membre thoracique ; il est par conséquent, pour la ceinture scapulaire du tronc, l'analogue du confluent inguinal, dont il diffère seulement par sa terminaison, et en ce qu'il reste extérieur pour la cavité de la poitrine.

Le chapelet axillaire forme un amas considérable de vaisseaux et de ganglions lymphatiques. Dans le creux même de l'aisselle, entre les feuillets d'enveloppe du grand pectoral et du grand dorsal, existe un amas de cinq ou six *ganglions superficiels* enveloppés de tissu graisseux, et séparés par l'aponévrose du vaste amas ganglionaire profond. Ces ganglions superficiels sont ceux qui reçoivent tous les rameaux sous-cutanés du membre thoracique par deux ganglions externes et supérieurs, et ceux des parois antérieure et postérieure du thorax par trois ou quatre ganglions inférieurs enveloppant les autres suivant une ligne courbe. Ces ganglions superficiels, liés entre eux par de nombreux rameaux de communication, se vident au travers du fascia adipeux de l'aisselle, par de nombreux troncs efférens, dans les ganglions profonds.

Le *chapelet axillaire profond*, disposé sur le trajet des gros vaisseaux, forme une traînée continue de ganglions et de vaisseaux lymphatiques agglomérés le long des vaisseaux axillaires et commençant irrégulièrement par trois origines. En bas sept ou huit ganglions sont espacés le long des vaisseaux scapulaires inférieurs et thoraciques longs ; en dehors, quatre ou cinq ganglions reçoivent les troncs du membre thoracique ; en dedans, sous le petit pectoral, un autre amas de cinq ou six ganglions est placé sur le trajet des vaisseaux thoraciques courts. De ces trois appendices sortent plusieurs gros troncs qui vont se rendre dans une masse centrale de quatre ou cinq forts ganglions, situés sur la veine axillaire. Les vaisseaux qui en sortent, renforcés par de gros rameaux de communication provenant irrégulièrement de chacun des appendices, forment la terminaison du chapelet axillaire dont la disposition est différente d'un côté à l'autre. Du *côté droit*, de la masse ganglionaire centrale procèdent plusieurs canaux qui se distribuent en deux courans : l'*inférieur*, le plus faible, longe en dessous la veine axillaire, reçoit quelques rameaux de deux ou trois ganglions supérieurs situés sur le premier espace intercostal, et compose avec eux un *tronc sous-clavier*, qui se jette ou dans le grand canal ou dans la veine sous-clavière, au-dessous de l'embouchure de la veine jugulaire externe. Le courant supérieur le plus considérable se jette en partie dans une série de trois ou quatre ganglions ou les contourne par de gros rameaux ; tous en-

[1] Planche 85.

semble forment une traînée qui passe sur la veine et l'artère axillaires, monte sur la clavicule et donne naissance à un gros tronc isolé, le *canal lymphatique droit* ou la *grande veine lymphatique*. Ce canal sus-claviculaire se dirige en dedans, entre les scalènes et les veines jugulaires externe et antérieure, à la partie inférieure du cou, se détourne en bas, reçoit les canaux jugulaires, puis, devenu le tronc commun *brachio-jugulaire*, vient s'ouvrir par un ou deux orifices dans la veine sous-clavière à l'angle qu'elle forme en s'abouchant avec la jugulaire interne. Du côté gauche (Pl. 91), de l'amas ganglionaire central procèdent plusieurs gros canaux dont les uns se réunissent en un *tronc axillaire* ou *sous-clavier*, qui se jette par un ou deux orifices au milieu de la veine sous-clavière, et dont les autres vont se rendre, par l'intermédiaire des ganglions sous-claviers, dans un tronc *sus-claviculaire*, qui s'ouvre lui-même dans le canal thoracique près de son embouchure.

VAISSEAUX ET GANGLIONS LYMPHATIQUES DE LA CAVITÉ THORACIQUE.

Les lymphatiques de la cavité thoracique comprennent : 1° les amas ganglionaires des *médiastins* antérieur et postérieur; 2° les chapelets intercostaux; 3° les amas ganglionaires bronchiques et ceux de la crosse de l'aorte; 4° les ganglions trachéaux décrits plus haut pour la région cervicale; 5° le grand canal commun, dit *canal thoracique*.

Chapelets des médiastins. Les ganglions du *médiastin antérieur*, en petit nombre, naissent des rameaux lymphatiques du diaphragme et des ganglions d'où procède le chapelet mammaire interne. Leurs rameaux montent sur le péricarde et vont se jeter dans les ganglions situés au-devant de la veine-cave supérieure; ces derniers se dégorgent dans les ganglions cardiaques et trachéaux. Le chapelet du *médiastin postérieur*, plus considérable, forme une série de ganglions situés sur l'œsophage et l'aorte. En bas, les premiers rameaux naissent de la surface postérieure du diaphragme; latéralement les ganglions communiquent par des rameaux avec les chapelets intercostaux et reçoivent une partie des lymphatiques superficiels du poumon; en haut ils se jettent dans les ganglions bronchiques, cardiaques et intercostaux.

Chapelets intercostaux (Pl. 90, 91).

Ils forment, de chaque côté du rachis, une longue série de ganglions et de vaisseaux lymphatiques occupant toute la hauteur du thorax. Les ganglions, en général, sont situés à la naissance des espaces intercostaux entre les vertèbres et les articulations costo-vertébrales. D'autres situés sur les faces latérales des vertèbres; les uns et les autres sont unis par de nombreux rameaux de communication. Quant à leur origine, chacun des chapelets intercostaux naît inférieurement de la continuation des rameaux latéraux lombaires. Dans toute leur hauteur ils reçoivent latéralement les vaisseaux lymphatiques intercostaux des parois pectorales et des rameaux de liaison des ganglions du médiastin postérieur. Quant à leur terminaison, de ce chapelet procède, du côté interne, des canaux dont la disposition rappelle celle des veines azygos. En général, ils longent le rachis dans une longueur de plusieurs vertèbres, rassemblant tous les canaux des ganglions intermédiaires, et se jettent à chaque extrémité dans le canal thoracique. A divers

points, ces canaux, de chaque côté, se rendent dans des ganglions aortiques médians, d'où sortent les vaisseaux de terminaison qui affluent au canal thoracique. Enfin, pour les vaisseaux lymphatiques, comme pour la veine azygos, il n'est pas rare, entre deux longs canaux, d'en trouver un provenant d'un espace intercostal isolé, qui se jette tout seul dans le canal commun.

CANAL THORACIQUE [1].

DUCTUS THORACICUS.

Situation, définition. Long canal cylindrique, bosselé, irrégulier, situé en diagonale au-devant de la portion dorsale de la colonne vertébrale; tronc commun des vaisseaux chylifères et de la presque totalité des lymphatiques, à l'exception de la moitié sus-diaphragmatique du côté droit, moins les rameaux intercostaux.

Origine, trajet, direction. Il commence ordinairement au milieu de la première vertèbre lombaire, mais parfois, en regard de la vertèbre au-dessus ou au-dessous, par trois ou quatre racines et quelquefois plus, nées des ganglions lombaires, outre les deux gros troncs latéraux qui passent sous les petites arcades diaphragmatiques des nerfs splanchniques ou sous les arcades internes des psoas, pour rejoindre dans la poitrine le canal commun. Situé à son origine entre les piliers du diaphragme, le canal thoracique traverse son ouverture aortique, placé à droite et en arrière de l'aorte. Depuis sa naissance jusqu'à la dixième vertèbre dorsale, il est dilaté sous forme d'une espèce de vésicule alongée, d'un aspect noueux, connue sous le nom de *citerne* ou *réservoir de l'ecquet* (*receptaculum, s. cisterna chyli*). Parfois cette dilatation est presque insensible, ou le canal lui-même en ce point n'est formé que par l'agglomération de ses troncs d'origine anastomosés en réseaux. Cependant c'est à tort, selon nous, que Meckel considère comme état normal cette agglomération de vaisseaux, simulant, d'après lui, la dilatation ampulliforme d'un seul canal. Au-dessus de la vésicule d'origine, le canal thoracique monte au-devant des vertèbres, dirigé un peu à gauche entre la veine azygos et l'aorte. Rétréci en regard des sixième et septième vertèbres dorsales, il se dilate de nouveau au-dessus, passe derrière les gros vaisseaux, traverse l'aponévrose cervico-thoracique, remonte encore dans l'étendue d'un pouce et demi à la partie inférieure du cou, dilaté dans cette région en une succession de petites ampoules où affluent les lymphatiques des ganglions cardiaques et trachéaux. En regard du bord inférieur de la glande thyroïde il se contourne en dehors entre la veine jugulaire interne et l'artère carotide gauche, en décrivant une sorte de crosse analogue à celle de l'aorte, mais qui en diffère par de nombreux étranglemens valvulaires à sa petite courbure. En dehors, cette crosse se rétrécit de nouveau au-dessous et vient s'ouvrir par un large orifice dans l'angle de réunion des veines sous-clavière et jugulaire interne.

Calibre. Le volume du canal thoracique est très variable dans les divers points de son étendue. De quatre à cinq lignes de diamètre, du moins à l'état d'injection mercurielle, aux deux ampoules d'origine et de terminaison, il se réduit à trois lignes dans le reste de son étendue, et même à deux dans sa portion dorsale la plus étroite. Ce calibre est donc très faible, comparé

---

[1] Voyez, dans ce volume, les vaisseaux lymphatiques du cœur et des poumons.

40.

[1] Planches 88, 89, 90, 91.

à celui des gros troncs sanguins. Mais c'est surtout par rapport à l'ensemble des vaisseaux lymphatique et chylifères qu'il représente, au moins, dans l'état actuel de la science, et dont il est censé constituer le tronc commun, que la capacité de ce canal semble très minime et hors de proportion avec le nombre et le volume de ses affluens. Cette objection, fortifiée par la lenteur présumée de la circulation dans un appareil de vaisseaux dépourvus d'un organe d'impulsion, militait en faveur de l'assertion de Regolo Lippi, que les lymphatiques s'ouvrent partout dans les veines ; toutefois on ne peut encore rien préjuger, toutes les recherches ultérieures ayant infirmé cette opinion.

Connexions. Dans sa portion pectorale, le canal thoracique est placé au-devant de la colonne dorsale du rachis qu'il traverse obliquement en diagonale de droite à gauche. Placé d'abord au-devant de la grande azygos, puis entre cette veine et l'aorte, derrière l'œsophage, il passe au-delà sur la face postérieure de ce canal et de la bronche gauche, jusqu'à l'aponévrose cervico-thoracique, à laquelle il adhère par des filamens fibreux dans son orifice de passage. Dans sa portion cervicale, il monte sur le côté de l'œsophage et de la trachée, entre les artères carotide et vertébrale, puis contourne l'artère carotide pour passer entre elle et la jugulaire interne. Dans sa courbure descendante ou terminale, il est situé derrière le sterno-mastoïdien, au-devant du scalène antérieur et de l'artère sous-clavière.

Affluens. Formé à son origine par les troncs médians lombaires, il reçoit successivement dans sa portion thoracique les troncs lombaires latéraux, celui des lymphatiques de la surface convexe du foie, puis les longs canaux parallèles dégagés des chapelets intercostaux qui le rejoignent directement, ou par ses diverticules, à la partie supérieure du thorax. Dans sa portion cervicale ascendante se rendent les troncs intercostaux supérieurs, et deux autres nés des ganglions cardiaques, bronchiques et trachéaux du côté gauche ; enfin, près de son embouchure, se jettent les troncs sus-claviculaire et jugulaire gauches.

Diverticules. Le canal thoracique présente du côté gauche une série de diverticules irréguliers qui constituent de nombreuses variétés individuelles sans être précisément des anomalies. Ordinairement, dans la moitié inférieure de sa portion dorsale, il dégage un ou deux troncs qui se continuent immédiatement par un réseau plexiforme de gros canaux, appliqué immédiatement sur le côté gauche du rachis, dans l'étendue de plusieurs vertèbres (Pl. 90). A ce diverticule affluent, en dehors, les canaux intercostaux ; parfois il communique en bas par de forts rameaux avec les ganglions lombaires, et ordinairement aussi, en travers, avec le chapelet intercostal opposé, par l'intermédiaire de ganglions médians appliqués sur les vertèbres, et qui s'insinuent

sous le canal thoracique. Supérieurement, le diverticule latéral rejoint le canal thoracique vers le lieu de son étranglement. Dans d'autres cas, ce diverticule n'offre l'apparence plexiforme que dans une portion de son étendue, et il se convertit en un canal unique ou multiple, qui double et côtoie le canal thoracique avec lequel il se confond plus haut (Pl. 88). Enfin il n'est pas rare qu'il existe à la partie supérieure du thorax un autre diverticule gauche, confluent des lymphatiques intercostaux, et qui rejoint le canal thoracique par ses deux extrémités (Pl. 90).

Valvules. Le canal thoracique présente beaucoup moins de valvules que les autres vaisseaux lymphatiques. Rarement il en existe de complètes dans la citerne de Pecquet ; mais elles sont remplacées par de petits segmens ou replis horizontaux falciformes, en saillie, disposés irrégulièrement, dans le sens vertical, sur les divers côtés du canal dont ils partagent la cavité en petites loges ou ampoules inégales. En regard de la première vertèbre dorsale, existe une paire de valvules, et dans la portion coudée il s'en présente deux ou trois autres. La dernière occupe l'orifice terminal dans la veine sous-clavière ; elle est plus épaisse que les autres, ayant pour objet d'empêcher le reflux du sang veineux.

Anomalies. Il n'est pas rare de rencontrer le canal thoracique divisé en deux ou trois branches parallèles ; le plus souvent ces branches venant à se réunir à la partie supérieure, celle de droite est le canal thoracique proprement dit ; les autres ne faisant que représenter le diverticule latéral. Plus rarement la branche latérale droite double, dans toute sa hauteur, le canal thoracique et vient s'ouvrir dans la veine sous-clavière de son côté (Sœmmerring).

TERMINAISON DES LYMPHATIQUES.

En résumé de tout ce qui précède, il résulte que les vaisseaux lymphatiques et chylifères réunis se jettent dans les veines, un peu au-dessus du cœur, par cinq gros troncs dont les orifices sont garnis de valvules qui font obstacle au reflux du sang veineux. 1° A GAUCHE (a) le *canal thoracique*, qui rassemble tous les lymphatiques et chylifères au-dessous du cou et reçoit, près de son embouchure, les *troncs jugulaires* et *sus-claviculaire* de son côté ; (b) ordinairement un *tronc axillaire* qui souvent se jette isolément dans la veine sous-clavière, mais parfois s'abouche dans le canal thoracique. 2° A DROITE, (c) le *grand canal droit* ou tronc *brachio-jugulaire*, qui représente les lymphatiques du membre thoracique et reçoit le *tronc sus-claviculaire*: (d) les *troncs jugulaires* qui s'abouchent dans la veine jugulaire interne et dans le grand canal ; (e) le *tronc axillaire* qui s'ouvre isolément dans la veine sous-clavière et rarement dans le grand canal.

TABLE DES MATIÈRES

CONTENUES

DANS LE QUATRIÈME VOLUME.

SECTION QUATRIÈME.

VEINOLOGIE.

Pages 121 — 146.

APPENDICE SUR LES VAISSEAUX DES OS.

SECTION CINQUIÈME.

VAISSEAUX LYMPHATIQUES.

FIN DE LA TABLE DES MATIÈRES DU QUATRIÈME VOLUME.

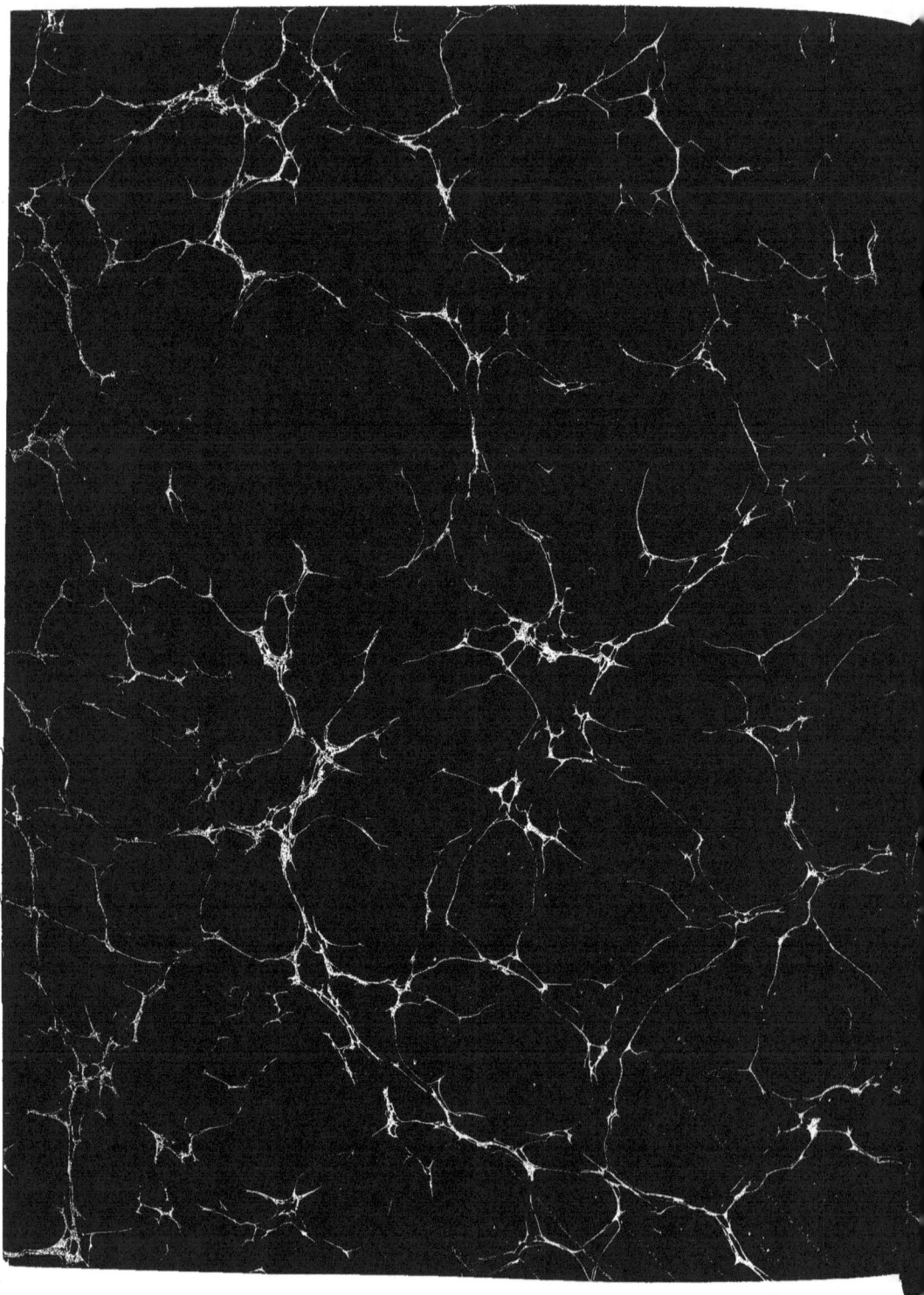

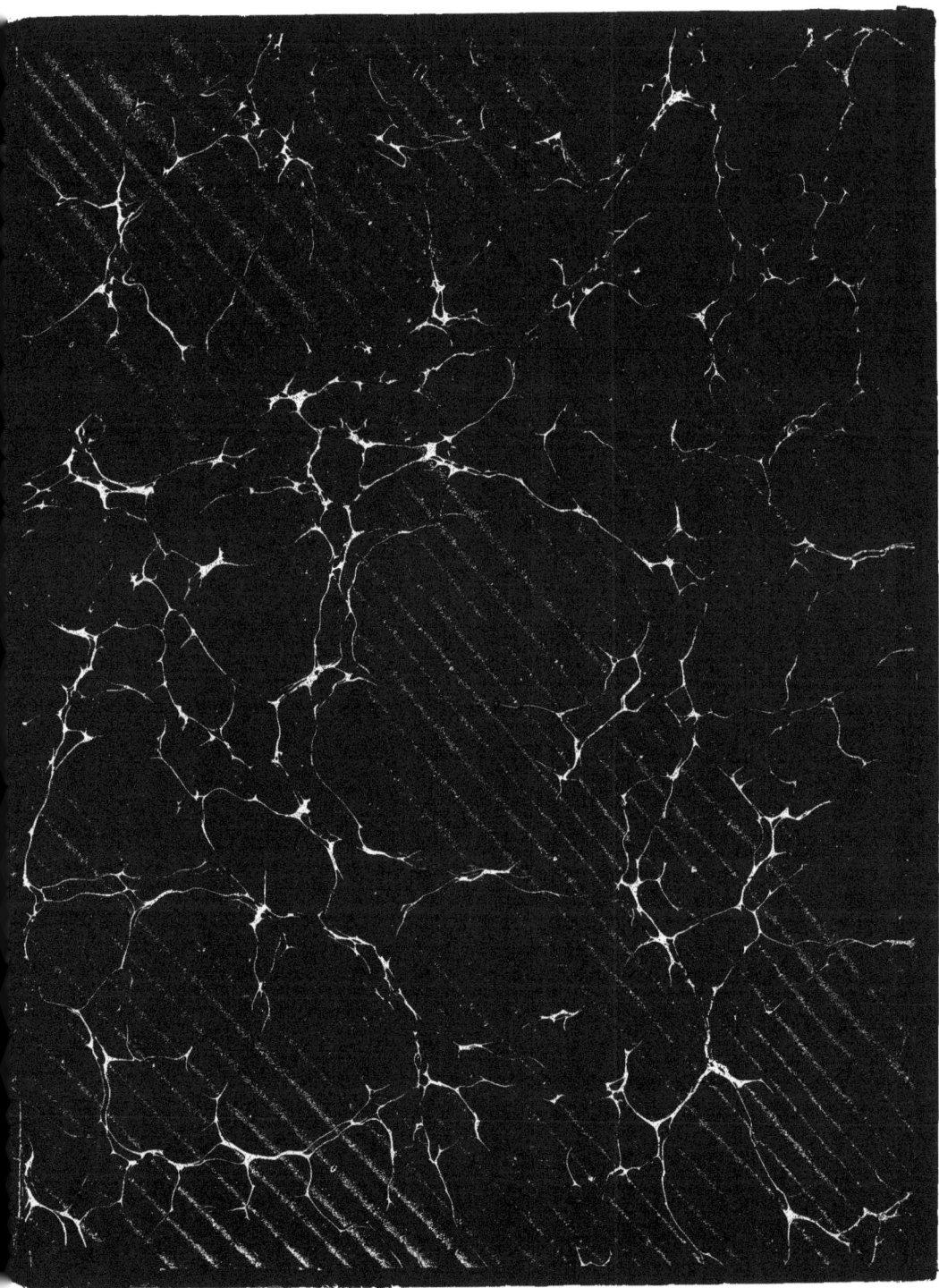

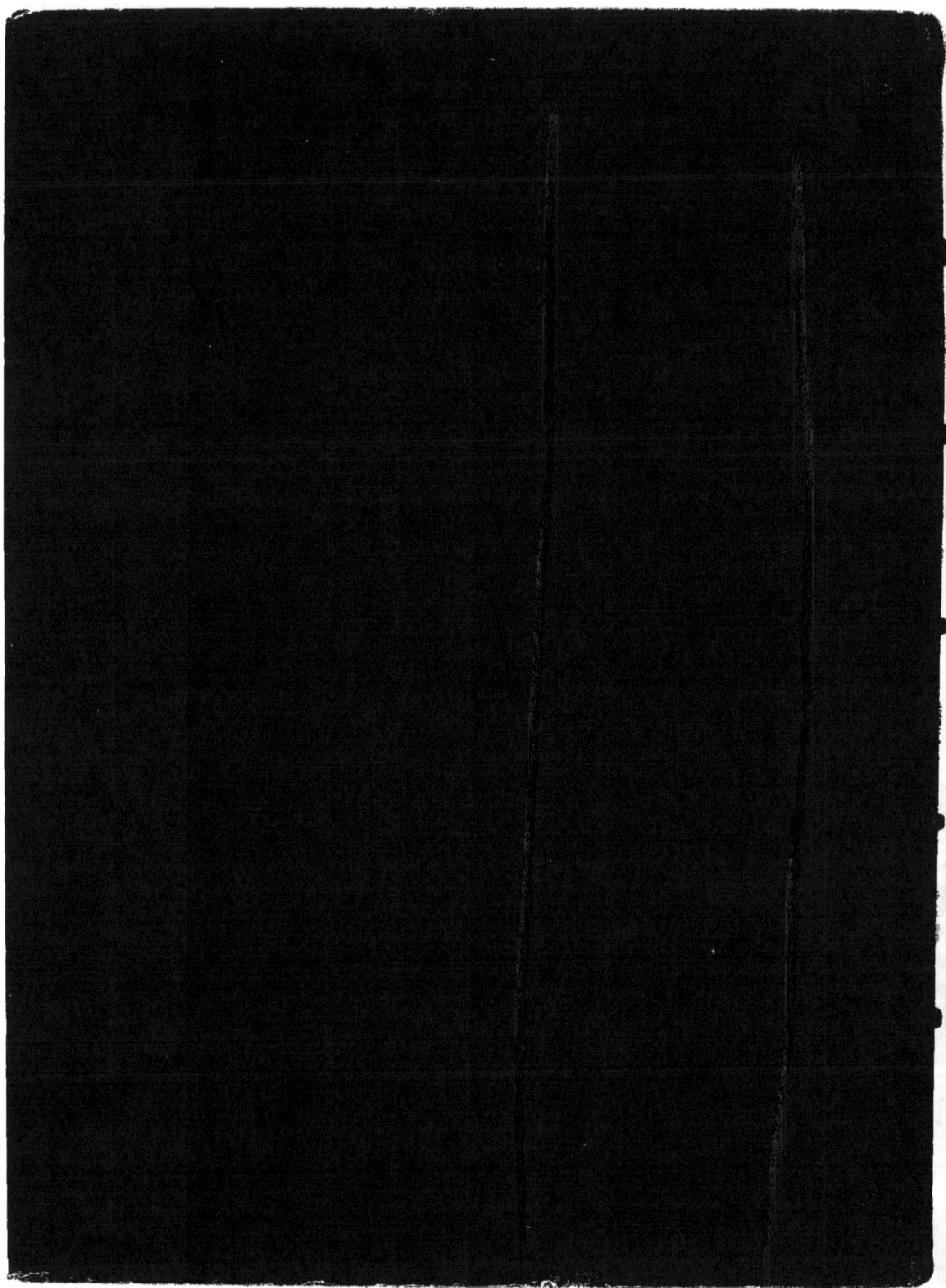

www.ingramcontent.com/pod-product-compliance
Lightning Source LLC
Chambersburg PA
CBHW060915220326
41599CB00020B/2977